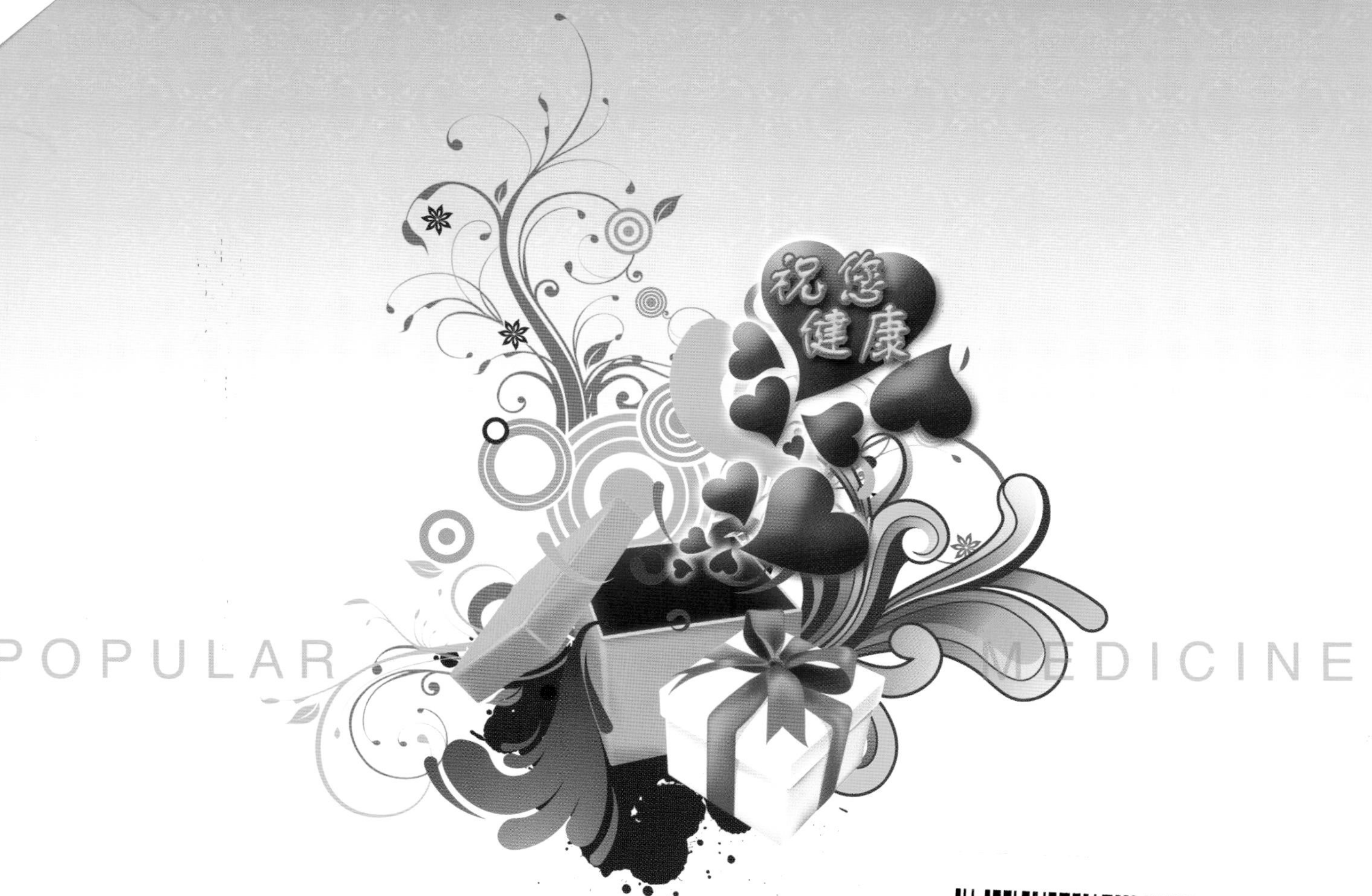

POPULAR MEDICINE

大众医学

合订本

2015

上海科学技术出版社

图书在版编目(CIP)数据

2015年《大众医学》合订本/《大众医学》编辑部编.
—上海：上海科学技术出版社，2016.1
ISBN 978-7-5478-2863-2
Ⅰ.①2… Ⅱ.①大… Ⅲ.①医学-基本知识 Ⅳ.①R

中国版本图书馆CIP数据核字（2015）第261252号

《大众医学》2015年合订本

上海世纪出版股份有限公司
上海科学技术出版社 出版
(上海钦州南路71号 邮政编码200235)
上海世纪出版股份有限公司发行中心发行 200001
上海福建中路193号 www.ewen.co
开本 889×1194 1/16 印张 60 插页 1
字数 1440千
2016年1月第1版
2016年1月第1次印刷
ISBN 978-7-5478-2863-2/R·1021
定价：70.00元

乙肝疫苗接种 不能少

作者简介

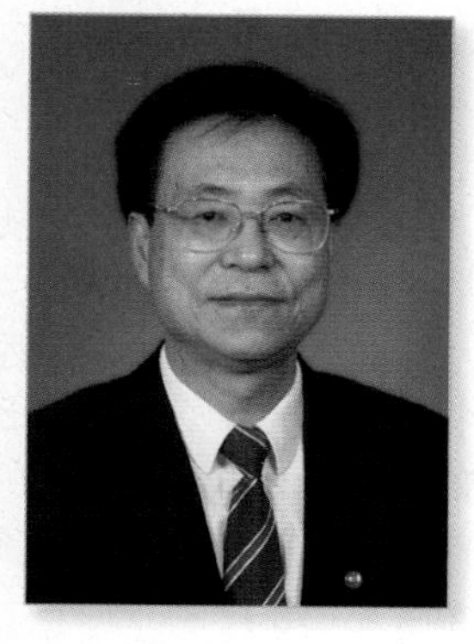

庄辉，北京大学基础医学院病原生物学系教授、博士生导师。中国工程院院士，中华预防医学会副会长。世界卫生组织西太区控制乙型肝炎专家组成员，中华医学会肝病学分会名誉主任委员，世界肝炎联盟公共卫生学专家。

庄辉

有报道称，因为“疫苗事件”，乙肝疫苗的接种率下降了30%，有些家长拒绝给孩子接种乙肝疫苗……这样做后果很严重——未接种乙肝疫苗的新生儿有可能感染乙肝病毒。而新生儿感染乙肝病毒，约90%以上将发展成慢性乙肝。如患乙肝后不进行抗病毒治疗，其中1/4最终将发展成肝硬化和肝癌。

事实上，乙肝疫苗在我国预防乙肝方面厥功甚伟。1992年，原卫生部将乙肝疫苗纳入免疫规划管理，并对所有新生儿接种乙肝疫苗。通过接种乙肝疫苗，我国约9 200万人免受乙肝病毒感染，乙肝病毒携带者减少了约3 000万例。在我国，母婴传播是乙肝病毒感染最主要的途径之一。目前，我国育龄期妇女的乙肝病毒表面抗原阳性率约为6%。乙肝病毒表面抗原阳性的母亲，主要是在分娩过程中，通过其血液、羊水和阴道分泌物等将乙肝病毒传染给其婴儿。为了阻断乙肝病毒的母婴传播，新生儿出生后应立即接种乙肝疫苗，且越早接种效果越好，最好在24小时内接种。

现在因为“疫苗事件”，一些人担心乙肝疫苗的安全问题。其实这种担心是多余的。首先，乙肝疫苗是最安全的疫苗之一。自1982年至2012年，全世界约1.8亿名新生儿和1.5亿名一般人群接种了乙肝疫苗，未发现因接种乙肝疫苗而出现新生儿和一般人群死亡率升高的现象。另据研究，乙肝疫苗接种后的一般反应，如注射部位短暂疼痛红肿、短暂发热不适、恶心呕吐等，远低于其他免疫规划疫苗。

关心疫苗安全问题者，应该知道“偶合反应”“偶合疾病”或“偶合死亡”的概念，即如果不接种疫苗，也会发生此种症状、疾病甚至死亡，而不是由接种疫苗引起。例如早产儿、低体重儿、难产儿，以及母亲是高危妊娠的新生儿，出现发热、不适、严重疾病甚至死亡并非罕见。无论接种乙肝疫苗与否，均不能避免这些情况发生。

当然，为了减少疫苗的偶合事件，应严格掌握乙肝疫苗的禁忌证。比如，对酵母或疫苗的其他成分有过敏史者，有中度或重度急性疾病、慢性疾病急性发作、格林－巴综合征、自身免疫性疾病或其他慢性疾病的患者，有危急症状或有各种潜在高危因素的新生儿，以及母亲是高危妊娠的新生儿，建议暂时不要接种乙肝疫苗。需要说明的是，对母亲是乙肝病毒携带者的高危新生儿，应作个案处理，分析其利弊，在获得母亲知情同意的情况下，决定是否接种乙肝疫苗。

事实上，给新生儿接种乙肝疫苗是世界上通行的做法。根据2013年的统计，世界卫生组织190多个国家中，有181个国家已将乙肝疫苗纳入免疫规划，其中107个国家要求新生儿在出生后24小时内接种乙肝疫苗。接种乙肝疫苗，不仅是我国的乙肝免疫策略，也是世界卫生组织的免疫策略，家长万不能因为错误地担心其安全性而放弃给新生儿接种乙肝疫苗，那样肯定得不偿失。PM

Contents 目录 2015年1月

本期部分图片由东方IC和达志图片提供 本期封面图片由PHOTOTEX提供

创刊于1948年　第三届中国政府出版奖期刊奖提名奖　新中国60年有影响力的期刊
上海市著名商标　全国优秀科技期刊一等奖　中国期刊方阵　中国百强报刊

大众医学®（月刊）

2015年第1期 da zhong yi xue

传统养生

健康卫士

医患之声

家庭药箱

上班时始终面对电脑屏幕，下了班手机、平板电脑一刻不停，眼睛得不到充分休息。"眼疲劳"已成为一种十分普遍的疾病。为了缓解眼不适，不少人长期使用人工泪液、抗疲劳滴眼液，甚至对这类滴眼液产生依赖。

健康锦囊

大众医学—— Healthy 健康上海 Shanghai 指定杂志合作媒体

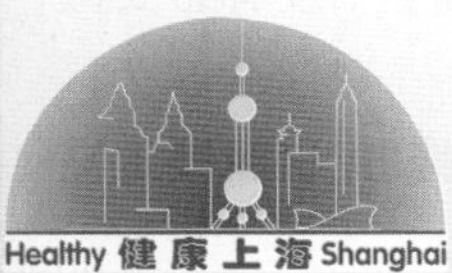

大力推进健康城市建设，上海市爱国卫生工作努力寻求本土化与全球化相结合，提升健康促进的能力与水平。上海市建设健康城市 2015 年 -2017 年行动计划实施期间，市爱卫会（健促委）将全面倡导"科学健身、控制烟害、食品安全、正确就医、清洁环境"五大市民行动，进一步加强健康支持性环境建设和市民健康自我管理小组建设。《大众医学》作为指定杂志合作媒体，邀您行动起来、与健康结伴。

顾问委员会
主任委员 吴孟超 陈灏珠 王陇德
委　员
陈君石 陈可冀 曹雪涛 戴尅戎 顾玉东 郭应禄
胡亚美 廖万清 陆道培 刘允怡 邱蔚六 阮长耿
沈渔邨 沈自尹 孙 燕 汤钊猷 吴 旻 吴咸中
汪忠镐 王正敏 王正国 肖碧莲 项坤三 张涤生
庄 辉 张金哲 钟南山 曾 毅 曾溢滔 曾益新
周良辅

名誉主编 胡锦华
主　编 毛文涛
执行主编 贾永兴
编辑部主任 姚毅华
副 主 编 姚毅华 许 蕾 黄 薏
文字编辑 刘 利 熊 萍 夏叶玲 王丽云 寿延慧 刘 硕
美术编辑 李成俭 翟晓峰

新媒体
项目经理 夏叶玲（兼）
编　辑 林素萍
美术编辑 陈宇思

主　管 上海世纪出版股份有限公司
主　办 上海世纪出版股份有限公司 科学技术出版社

编辑、出版 《大众医学》编辑部
编 辑 部 (021)64845061
传　真 (021)64845062
网　址 www.popumed.com
电子信箱 popularmedicine@sstp.cn

邮 购 部 (021)64845191 (021)64089888转81826

广告总代理
上海科学技术出版社广告部
上海高精广告有限公司
电话：021-64848170
传真：021-64848152
主任/广告总监 王 萱
主任助理 夏叶玲
业务经理 杨整毅 丁 炜

发行总经销
上海科学技术出版社发行部
电话：021-64848257 021-64848259
传真：021-64848256
发行总监 章志刚
发行副总监 潘 峥
业务经理 张志坚 葛静浩 仝 翀

编辑部、邮购部、广告部、发行部地址
上海市徐汇区钦州南路71号（邮政编码200235）

发行范围 公开发行
国内发行 上海市报刊发行局、陕西省邮政报刊发行局、重庆市报刊发行局、深圳市报刊发行局
国内邮发代号 4-11
国内统一连续出版物号 CN31-1369/R
国际标准连续出版物号 ISSN 1000-8470
国内订购 全国各地邮局
国外发行 中国国际图书贸易总公司（北京邮政399信箱）
国外发行代号 M158
印　刷 上海当纳利印刷有限公司
出版日期 1月1日
定　价 8.00元
广告经营许可证号 3100320080002
80页(附赠32开小册子16页)

杂志如有印订质量问题，请寄给编辑部调换

资讯分享

疾病预防类

高危人群要做HIV检测：一半人不知自己感染

中国疾病预防控制中心性病艾滋病预防控制中心主任吴尊友最近指出：一半HIV（艾滋病病毒）感染者不知道自己被感染。一般传染病的统计数据，发现多少报告多少，可信度高。艾滋病却不一样，发现的仅仅是实际发生的一部分。据测算，全国近50%的感染者不知道自己感染了HIV。比如，2013年新报告艾滋病死亡2.2万人，其中约一半是当年检测发现的。**早检测、早发现、早治疗，可以让HIV感染者活得更长**；高危人群（包括有卖淫嫖娼等婚外性行为、吸毒者等）要注意去做HIV检测。

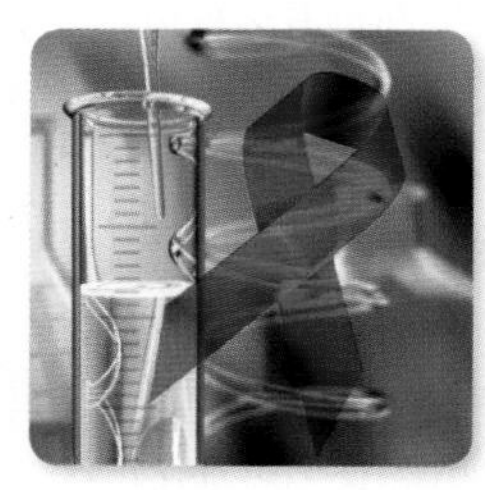

调查数据类

5人中有1人：中老年骨健康异常引关注

国内研究人员选取11个省的40个城市15 123人进行了问卷调查，7 785人接受了骨密度检测，年龄在21~97岁，平均年龄58岁。结果发现，每10名40岁以上男性中，2.3人骨健康异常；每10名40岁以上的女性中，3.1人骨健康异常。换句话说，5个人中有超过1个人骨健康异常。调查显示，虽然老百姓对骨质疏松症的认知率逐年提高，但预防骨质疏松症的运动方式过于单一，以散步为主（88.9%）。此外，中老年人喝奶的意识淡薄。专家建议，**维护骨健康，要适当运动、坚持体力活动，另外奶制品是最佳的补钙选择**，这些细节问题日常就要注意。

生活方式类

结伴户外散步，有助于治疗抑郁症

美国研究人员对1991名来自英国的“为健康而散步”组织成员的健康状况进行了分析。结果发现，**集体户外散步能大大减少患抑郁症的概率，可帮助减压，有利心理健康**。研究结果显示，遭受重病、失去至爱、经历婚姻破裂或者失业者，在参加户外散步后，心情有明显好转。**散步是一种廉价、低风险且便捷的运动形式，是压力的克星**。散步不仅给日常生活提供积极能量，而且给患有严重心理疾病（例如抑郁症）的人提供了一种非药物治疗方法。

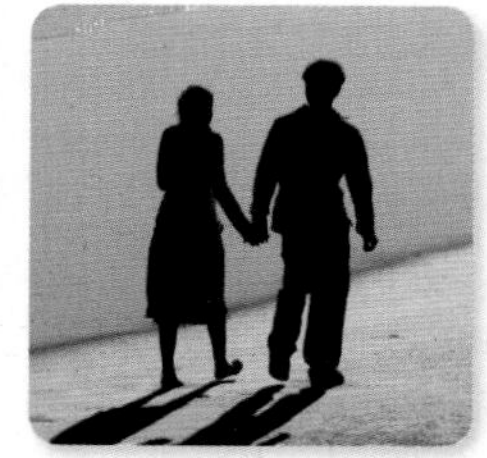

常见疾病类

提醒糖尿病患者：降糖，别忘控盐

日本医学研究人员一项最新调查显示，如果**糖尿病患者平均每日钠盐摄取量达5.9克，出现心血管疾病的风险是每日钠盐摄取量2.8克者的2倍**，而且高盐饮食患者的血糖控制较差。2型糖尿病患者本身就是心血管疾病高风险人群，因此要多注意饮食。除了要避免高糖食品外，还要尽量少吃高盐食物。研究证实，糖尿病患者采用低盐饮食还可以减少心脏病的发生概率。《中国居民膳食指南》中提倡每人每日食盐量应少于6克。**糖尿病患者每日摄入的盐量不宜超过6克**，应该采取措施（如使用控盐勺等），保证每日摄入盐量“不超标”，以维护心血管系统健康。

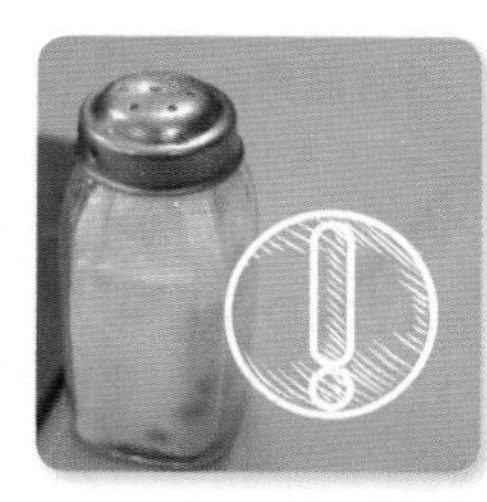

医疗话题类

中科院院士韩济生：医患皆努力，避免过度医疗

中国科学院院士韩济生认为，“过度医疗”是超过疾病实际需求的诊断和治疗行为，包括过度检查和过度治疗。韩济生举例说，B超发现甲状腺有囊肿，这非常多见。有的老百姓害怕癌变，要求切除，其实大多数都不必要，随访观察就可以（如有恶化趋向，及时手术），甚至可终身有囊肿而不必处理。但据说有医生一个上午就做了13例这样的甲状腺手术，这就是过度医疗。如果没有必要做手术，而老百姓因为主观认识上的不足而主动要求做手术，医生有义务做解释，说服患者采取合理的对策。韩济生还认为：在晚期癌症患者的治疗方面也存在过度治疗；我国的输液比世界上任意一个国家都多，而90%以上的此类药是可以口服的，没有必要做点滴、输液，这也是过度治疗……韩济生认为，**解决过度医疗问题，医患都要努力，医生要提高责任心，患者要提高医学素养。**

《大众医学》微信平台经常开展各种互动活动。本期精选"男性健康"微义诊活动，该活动由本刊和《中国男科学杂志》集合"男性健康特需顾问团"代表，为众多网友进行"私信"义诊。以下是本次活动精彩内容的摘录。

关爱男性健康

网友：我每次性生活时间很短，总是给不了她高潮，请问怎样才能使性生活时间长一点？

陈 俊(中山大学附属第三医院不育与性医学科副主任医师)：首先，由于女性性唤起时间较长，故应适当延长性前戏时间，一般为10~15分钟，而不是急于插入。性生活时，注意把握节奏，学会揣摩射精的临界点。在达到临界点之前适当停止，以提高控制射精的能力。其次，可适当更换姿势。因在更换姿势过程中，可得到适当休息，降低敏感度。最后，还应注意性后戏的问题。女性的性消退也需要一定时间，应给予适当安抚，提高性满意度。性行为训练需要一定的周期，应在取得伴侣配合的基础上，反复训练、揣摩，必要时可在医生指导下配合使用药物进行治疗。

网友：结婚2年老婆没有怀上孩子，该去看医生吗？该她先看，还是我先看呢？我们这里的医院好像没有男科，我该去哪里看呢？

陈 俊：夫妻结婚2年没有怀孕，应考虑几方面的问题：性生活是否规律，一般认为，规律的性生活为每周2~3次；有没有阴道内射精；有没有采取避孕措施；之前是否怀孕过。排除以上几方面因素后，夫妻双方应一同到正规医院的生殖中心或不孕不育门诊就诊，以求进一步诊治。男性检查精液，女性检查性激素水平、卵巢功能、输卵管、子宫内膜、阴道内环境等。

网友：我是前列腺炎患者，反复医治了好多年，一直都没好。最近做了前列腺液常规检查，卵磷脂小体（+），白细胞（++++），小便急，尿频，下腹胀。我该怎么治疗？

张春和(云南省中医院男科主任医师、中华中医药学会男科分会副秘书长)：根据所述表现可诊断为慢性前列腺炎，单从化验结果看是比较重的。该病病程长，易复发，宜采用综合疗法，如中西医结合治疗法。你既要坚持治疗，也要重视自身调理。

网友：我今年18岁，阴茎有点短，约13厘米；包皮过长，龟头不露出。这样算有问题吗？

陈 俊：别被某些广告忽悠，阴茎13厘米已属正常。对于包皮过长要不要治疗的问题，医学界有不同的观点，有的积极，有的保守。我是保守派。一般对包茎有过嵌顿，反复发生包皮龟头炎、包皮皲裂，合并尖锐湿疣的患者，应积极手术治疗。你没有出现上述情况，目前不必手术。但要注意个人卫生，每天把包皮翻开清洗。包皮过长与性功能没有必然的关系。

网友：我爸72岁，前列腺增生。最近一个月查了三次前列腺特异性抗原（PSA），分别是7、13、29 纳克/毫升，一次比一次高。这会不会是前列腺癌，要做其他检查吗？

陈 俊：在我国，超过60岁的男性，前列腺癌的发病率明显升高。目前专家认为， 50岁以上、有下尿路症状的男性，应常规检查前列腺特异性抗原（PSA）和直肠指检。前列腺特异性抗原（PSA）检测大于4.0纳克/毫升为异常。结合你父亲的年龄、前列腺特异性抗原（PSA）检查结果，不能排除前列腺癌的可能性。你父亲尽快到正规医院的泌尿外科就诊，做进一步检查，如前列腺穿刺活检等。

等你来参与

怎么样，我们的专家是不是很迅速地解决了你的问题？这次没参加义诊的不要紧，提出问题没有专家接诊的也不要紧。关注《大众医学》微信号，更多活动、更多机会等你来参与。

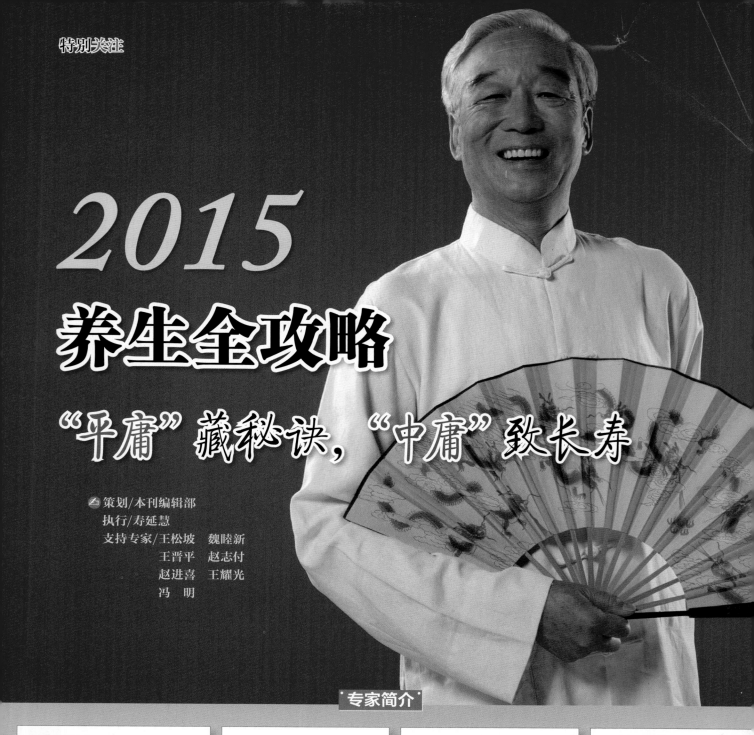

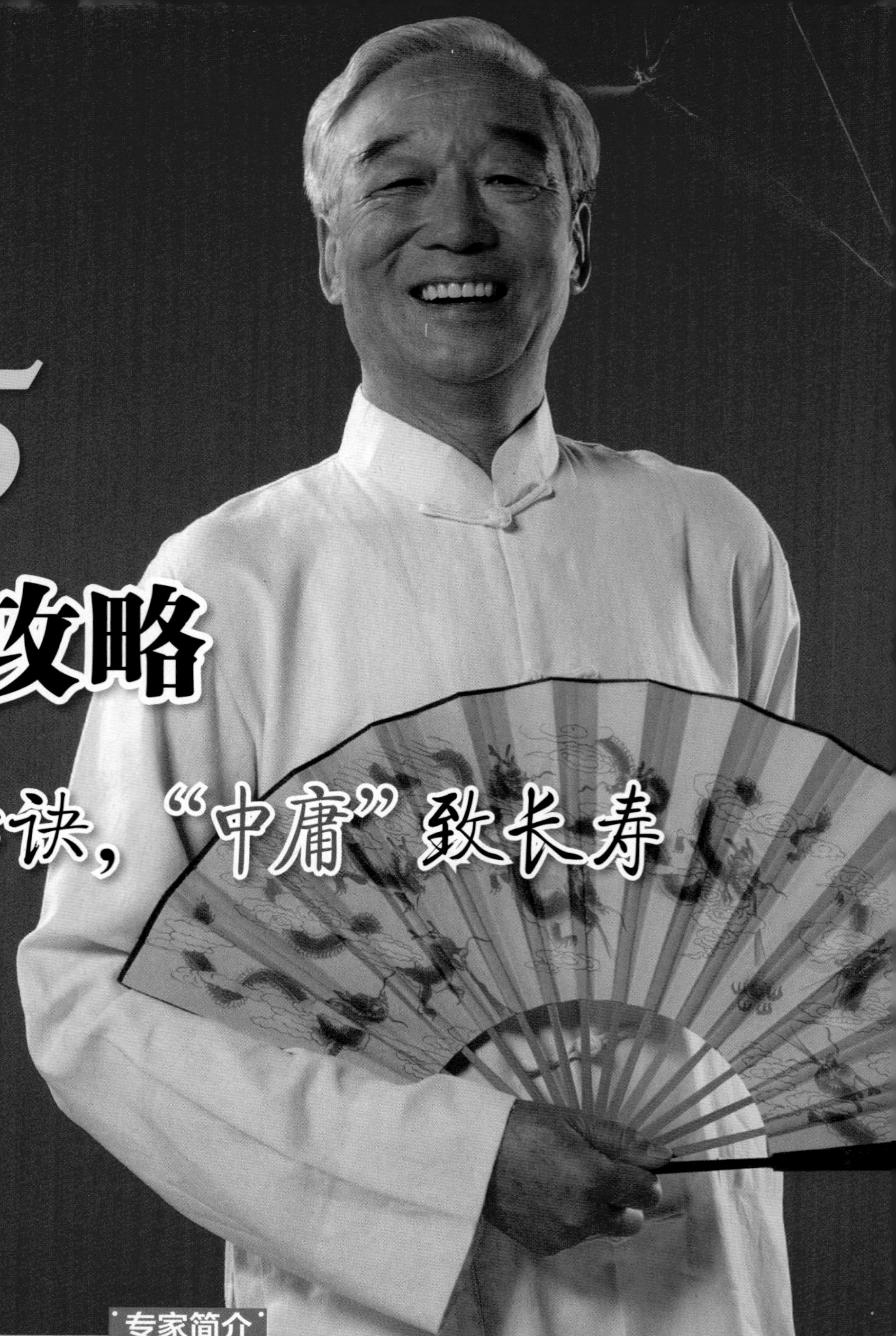

2015 养生全攻略

“平庸”藏秘诀，“中庸”致长寿

策划/本刊编辑部
执行/寿延慧
支持专家/王松坡 魏睦新
王晋平 赵志付
赵进喜 王耀光
冯 明

专家简介

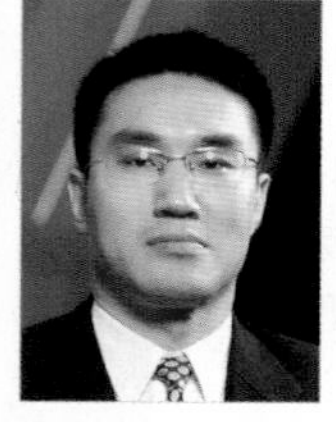

王松坡

上海市第一人民医院中医科主任医师，教授，中医学教研室主任，上海市中医慢性胃病临床优势专科主任。上海中西医结合学会消化疾病分会副主委，上海中医药学会综合医院中医发展分会副主任委员。

医疗专长：消化系统疾病、心脑血管疾病及肿瘤。

专家门诊：周三全天（南部），周四全天（北部）

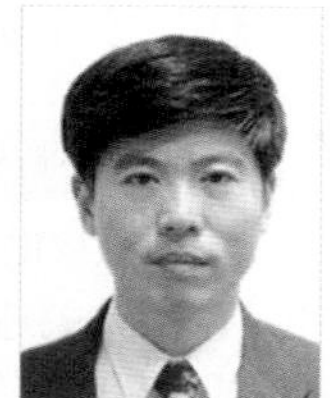

魏睦新

江苏省人民医院中医科主任医师，教授，博士生导师，南京医科大学中西医结合研究所常务副所长。江苏省中医学会老年医学分会主任委员。

医疗专长：慢性萎缩性胃炎肠上皮化生、免疫异常疾病等中医疑难病。

专家门诊：周五全天，周六上午

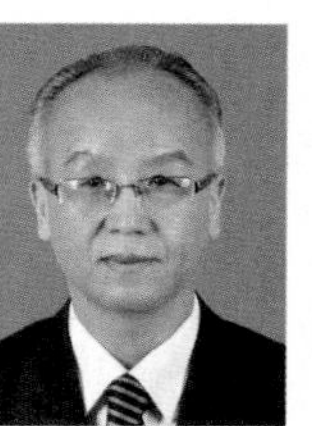

王晋平

甘肃省人民医院中西医结合风湿免疫科主任医师，教授，博士生导师。中国中西医结合风湿病专业委员会副主任委员，中华医学会甘肃分会风湿病专业委员会副主任委员兼医师协会副主席。

医疗专长：免疫风湿病，内科疑难杂病，心脑血管疾病等。

专家门诊：周一、周二、周三、周五上午

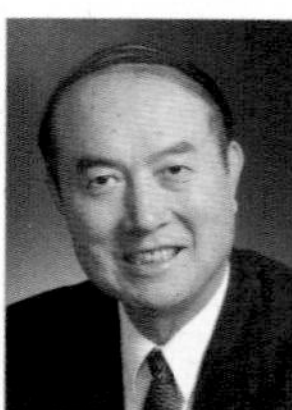

赵志付

中国中医院广安门医院医学科主任医教授，博士生士后导师。北医药学理事兼医学专业委员会主任委员，中华中学会心身疾病专业委员会副主任委

医疗专长：心脏神经症、更综合征、抑郁等心身疾病及中医疑难杂症。

专家门诊：周一、周二、周四

特需门诊：周三上午

自古以来，长寿老人并不罕见，中国传统医学文献记载了不少可考证的养生得寿经典，历代中医更是长寿者多。“长生不老”的梦想，几乎与人类文明历史一样久远。但为何很多人认为古人的长寿“秘诀”至今似乎“失传”？

为此，《大众医学》微信公众平台征集读者、网友的养生“秘诀”，了解现代人是否注重养生延寿，他们有哪些或高明、或独特、或实用、或简单的养生“秘诀”可供借鉴。读者、网友“闻讯”后贡献了各式各样的养生“妙招”，以下仅取数则。

我的养生“秘诀”

宋丽丽（杭州）：家有爱犬，陪我锻炼

每天早晨牵上爱犬到河边公园快速走路，燃烧脂肪；中午小睡片刻后再带它沿着河边绿树浅运动、深呼吸。有爱犬陪我锻炼，我有动力，也开心。每天如此，还告别了曾经令我烦恼的脂肪肝。

金顺（上海）：琴曲驱烦忧

我认为养生最主要的是养神，良好的心境对健康的作用不言而喻。我会在不忙乱的周末夜晚听一听古琴曲，整理心情，任凭窗外车水马龙喧闹不已，一曲古琴曲罢，心里的一切纷繁嘈杂都已被化解，只觉心定神清。

沈宇凤（上海）：简单生活就是养生

我每天的早饭都会粗细主食搭配，喝一杯牛奶。晚上排除一切杂念睡眠，几乎不熬夜。平时保持心情愉悦，内外兼修。其实也没特别的养生方法，但我觉得简简单单的生活就是养生。

李业龙（广西）：生活中养生，养生中生活

我的养生方法再简单不过：我每天早晨七点半起床，喝一杯温开水，出门或散步或打球，回来吃主食加一杯豆浆，出门前再加一个水果；中午小睡补充睡眠；晚饭休息后，到户外公园散散心，回家看书或练书法，十点半准时关灯休息，一天就这样过去了。这算养生吗？不过我觉得我是在生活中养生，养生中生活。

李心信（上海）：良好睡眠让我重获强健体魄

12 年前，我是睡眠障碍的一员，因晚上常难入眠，以致精神萎靡、头晕目眩，产生大限将至的悲观情绪。皇天不负苦心人，经过不断摸索，我终于克服了睡眠障碍。说来也简单，分享给大家：①睡前平稳呼吸具有很好的催眠作用；②我每天上午到公园跑步、做体操活动四肢，长此以往，体质增强了，原来扰乱我睡眠的疾病纷纷落马；③舍弃午睡习惯，改为忙碌家务或看书学习，晚上适当增加睡眠时间。良好的睡眠改变了我的精神和身体状态，我虽已年过八十，却无任何大病，身至年老不觉老。

大众医学：“献计献策”的朋友都谦虚地称自己的方法没什么特别。你读罢是否也以为好像无甚“亮点”，仿佛淡如白水？然而，恰是这些看似平淡，甚至平庸的字里行间，流传着一代代中国人吟诵的长寿“秘诀”，从未隐瞒。

你的 2015 年养生计划制定了吗，你想在计划中融入这些长寿“秘诀”吗？不急不急，且看中医名家解读“平庸”的秘诀，传承长寿的“中庸之道”，为你打造“2015 养生全攻略”。

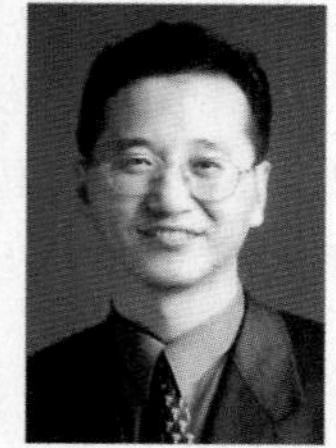

赵进喜

北京中医药大学东直门医院肾病内分泌科主任医师，教授，博士生导师。国家中医药管理局内分泌重点学科带头人，糖尿病肾病“微型癥瘕”重点研究室主任，中华中医药学会糖尿病分会副主任委员。

医疗专长：糖尿病及其并发症，肾病，内科疑难杂病等。

特需门诊：周一上午（国际部），周二上午，周四下午

夜间门诊：周二晚

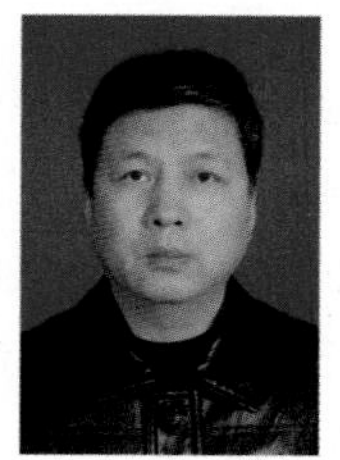

王耀光

天津中医药大学第一附属医院肾内科主任医师，教授，博士研究生导师。中华中医药学会肾病分会常务理事，中华中医药学会亚健康分会理事，天津市中医药学会第二届肾病专业委员会副主任委员兼秘书长。

医疗专长：急慢性肾小球肾炎，糖尿病肾病，内科杂病等。

专家门诊：周三、周六上午

国医堂：周一上午，周六下午

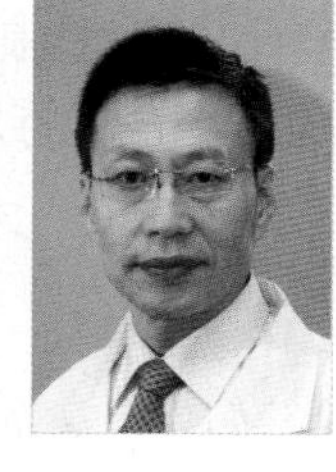

冯 明

山西省中医院副院长，内科主任医师，教授。山西省医师协会中医分会副会长，第四批国家中医药管理局中医药文化科普巡讲团成员，山西省卫生厅中医药文化建设与科学普及专家。

医疗专长：各类发热，失眠多梦，咳嗽气喘，胃痛腹胀，头痛眩晕等常见病、多发病及疑难杂病。

专家门诊：周二、周五上午

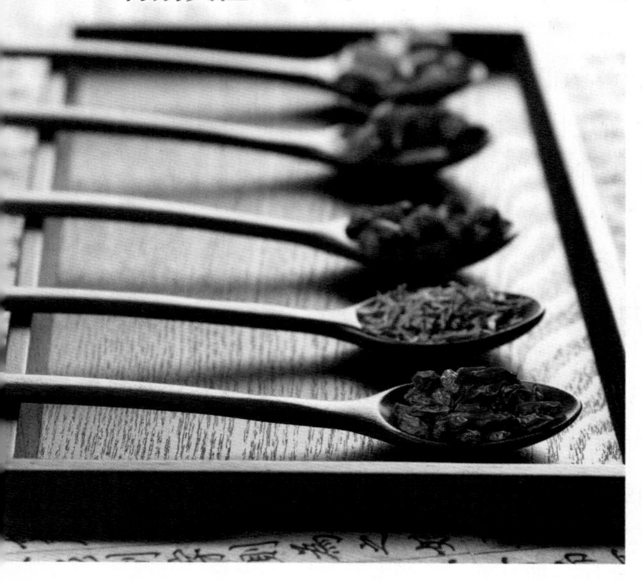

做个阴平阳秘的“中间人”

上海市第一人民医院中医科　王松坡

我的门诊见闻：无视“阴阳”，补过了头

前些时日，一位患者来就诊，自述失眠，口腔反复溃疡，口干、口苦，易怒，大便干结。我望其面色红润，舌质偏红，苔薄黄，舌中苔剥。脉细弦略数。仔细询问病史，他事业有成，应酬颇多，总感神疲乏力，遂每日进食人参、冬虫夏草等补品，服用数月后似觉精神稍增，但不知不觉出现上述不适。综合四诊，显系患者平素烦劳，气火伤阴，再进食人参、虫草温热之品，更助火耗阴，导致火旺阴虚。我遂嘱其停服所有补品，多饮水，予知柏地黄丸为主方加减的汤药以滋阴降火。药后1周症状即见缓解，3周后症状全部消失。

这一实例很好地诠释了养生应根据自身阴阳体质、合理有度地选择正确的方法，否则无益反害。

活百岁，不是不可能

《素问·上古天真论篇》中，黄帝向岐伯（中国传说时期最富声望的医学家）讨教养生之道，岐伯曰：“上古之人，其知道者，法于阴阳，和于术数，饮食有节，起居有常，不妄作劳，故能形与神俱，而尽终其天年，度百岁乃去。”意思是：懂得养生之道的人，效法自然界阴阳变化，运用修身养性之法来调养身心……所以可尽享天年而活百岁。

偏阴偏阳，疾病上门

人的体质大体可分为阳性体质（体性偏热）、阴性体质（体性偏寒）和阴阳平和体质。中医认为，阴阳平衡，人体神气旺盛、健康；阴阳太过或不足到一定程度，则会产生疾病。而人体的体质差异既与先天禀赋相关，亦与后天环境及生活方式等密不可分。

怎样平衡“阴阳”这杆秤

如何做到“阴平阳秘”，即阴气平和、阳气固密？答案是“和于术数”，通过具体的生活调摄，调和阴阳于平衡。“和于术数”之法无外乎饮食、起居、情志、劳逸等方面。

食物偏性修体质　食物有类于药物的“寒热温凉”四性和“酸苦甘辛咸”五味，可分别归于不同的阴阳属性。通过食物的偏性纠正体质偏性，使阴阳趋于平衡：阳性体质的人，应多吃阴性偏于寒凉的食物；阴性体质者，则可适当多摄取阳性偏于温热的食物。应季食物，特别是时令果蔬，禀受自然之气，适当多食有助于机体与自然气候的调和。当地食物亦有此作用。正确的饮食调摄应有节、有度，不要过分偏嗜以防太过。

起居作息顺自然　古人认为，卫气白天运行于阳经，阳气盛，人醒；晚上运行于阴经，阴气盛，睡眠。人体应顺应自然调整作息，如果长期起居不正常，或睡眠不足，则阳气难于入阴经，易导致阴阳不能和合而失衡，从而加重睡眠障碍，形成恶性循环，终致各种疾病的发生。

善调七情合精神　“百病生于气也。怒则气上……悲则气消……惊则气乱……思则气结。”又云“怒伤肝”“喜伤心”“思伤脾”“忧伤肺”“恐伤肾”“暴怒伤阴，暴喜伤阳”。可见，任何情志异常（太过或不及）长期存在，都可以影响人体的气机和脏腑，导致阴阳失调而为病；而情志平和，人体阴阳气血调和无病。

过劳过逸均不宜　过劳，会过度耗损人体脏腑的气血阴阳，导致阴阳失衡。劳形即劳力过度，损伤人的形体；劳心即劳神过度，损伤人的心气和心血；房事过度，伤肾，使精血衰伤。过逸，易使气血运行缓慢或不畅，继之产生痰浊、瘀血等有形之邪，阻塞于不同部位的经脉，产生不同疾患。所以应根据个人的体质、性别、年龄等，做到劳逸结合、适度。

不咸不淡 管好舌头

江苏省人民医院中医科　魏睦新　郭亚云

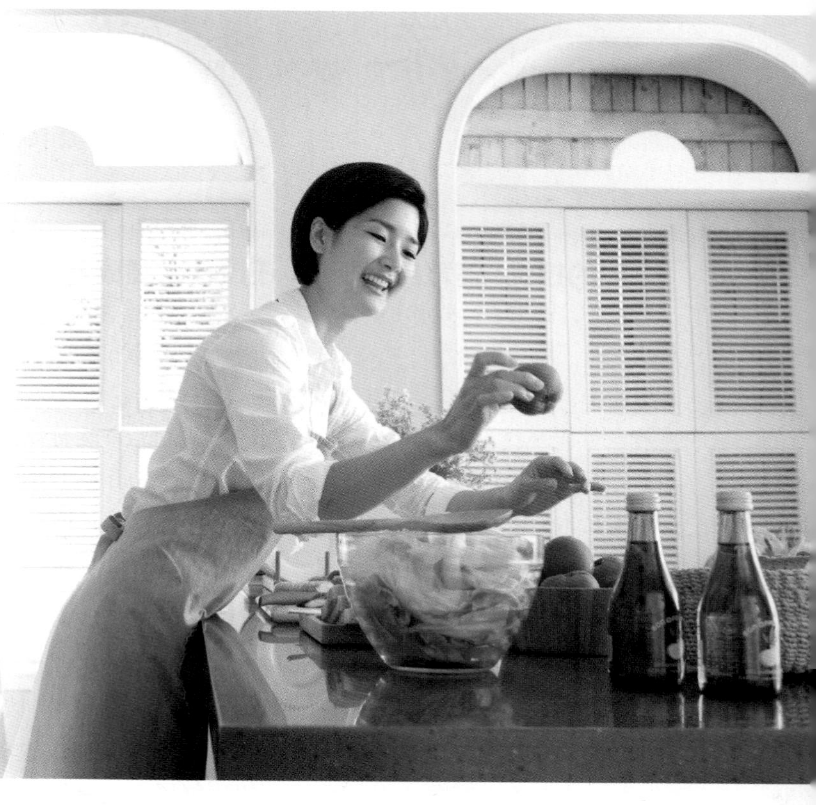

我的真实医案：爱吃辛辣——胃痛了

王女士，33岁。2012年11月10日胃镜示中度浅表性胃炎伴糜烂，幽门螺杆菌检查为阳性（HP+）。2012年12月2日来我门诊初诊，自述胃痛2年余，时感胃部灼热，偶有泛酸、口干，胃口不佳，喜食辛辣厚腻之品。现胃痛、泛酸加重2月，并有口干、纳差、便秘，舌红苔黄腻，脉弦数。经我诊断为胃痛，与饮食关系密切。

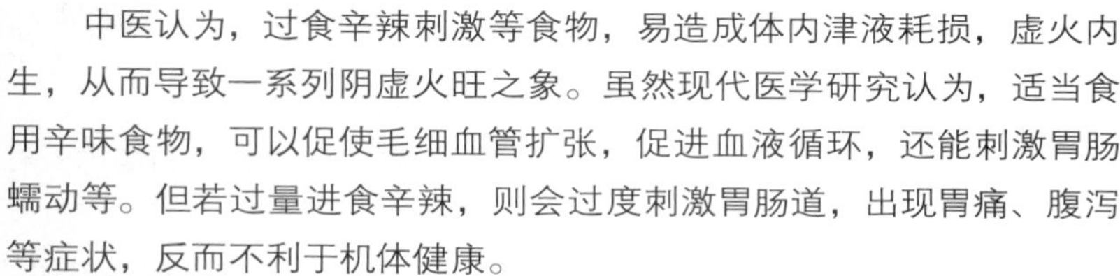

中医认为，过食辛辣刺激等食物，易造成体内津液耗损，虚火内生，从而导致一系列阴虚火旺之象。虽然现代医学研究认为，适当食用辛味食物，可以促使毛细血管扩张，促进血液循环，还能刺激胃肠蠕动等。但若过量进食辛辣，则会过度刺激胃肠道，出现胃痛、腹泻等症状，反而不利于机体健康。

食物有五味，配对给五脏

中医认为，人有五脏，药有五味，五味入五脏。五味和调，阴阳平衡，才有健康的身体。五味与五脏（五宫）的配对为：肝对应酸，心对应苦，脾对应甘，肺对应辛，肾对应咸。

又云“药食同源”，食物也有五味之说。《素问·阴阳应象大论》曰：“辛甘发散为阳，酸苦涌泄为阴。”具有酸苦咸等性能的食物属阴性食物，如海带、绿豆、苦瓜等；具有辛甘淡等性能的食物为阳性食物，如大枣、羊肉、蜂蜜等。日常饮食只有选对食物的性味，合理搭配，才能促进机体更加健康地活动，否则病从中生。

别让五味的“本事”变“坏事”

人体阴精的产生来源于饮食五味，但若五味摄取不当，则可使储藏阴精的五脏乃至人体受损。就如以下五味，各自有各自的“本事”；但若贪食，就会产生反效果，让“本事”变“坏事”。

酸入肝　具开胃醒脾、消食化积之功，如山楂、乌梅等。若偏嗜酸味易致肝盛而乘脾，肝气溢盛，脾气衰弱，使皮肉变厚、变皱等。

咸入肾　具增加食欲、软坚散结之功，如海带、食盐等。若过食咸味易致肾盛而乘心，令腰脊受损，肾气劳伤，肌肉痿短，心气抑郁，出现气短胸闷、血脉瘀滞等症状。

甘入脾　具益气补血、调和脾胃之功，如蜂蜜、五谷杂粮等。若偏嗜甘味易脾盛而乘肾，使心气烦闷，胸腹胀满，肌肤色黑，肾气失衡，出现腰膝酸软、脱发等症状。

苦入心　具清热解毒、燥湿通便之功，如苦瓜、茶叶等，属于清泻类食物，适合易上火及体质强壮者食用。但若过食苦味，使脾气不得濡润，胃气迟滞，易出现腹痛、腹泻等症状。

辛入肺　具祛风散寒、解表之功，如葱白、生姜等。若过食辛味则易导致肺盛而乘肝，筋脉活动受阻，弛伸而不屈曲，精气与心神受损，出现指甲枯燥、肌肉痉挛等症状。

所以，谨慎地调和五味，可使骨骼正直，筋脉柔和，气血流畅，腠理固密，这样骨气得以精健，从而享有天赋寿命。

不"反季节" 不"逆生长"

甘肃省人民医院中西医结合风湿免疫科 王晋平

我的担忧：违背自然规律，还谈什么健康？

时下，违背自然规律的现象已不胜枚举。看看你的周围，有多少人起居无时、行为无律、昼眠夜闹、行为乖张、妄为不羁？他们春季冒风、夏季补养、秋季欠收、冬季不藏，违季节时令而动、而行、而为、而作，违晨旦昼夜规律而恣意破坏与自然运行相统一的生命运行规律。日常生活中的行为举止违背了养生所需的顺应自然规律的自然观，健康长寿就犹如无本之木、无源之水。人体顺应自然规律，才能维持正常生命活动。

以自然之道，养自然之生

春三月，此谓发陈，以使志生 春季三月是生命萌发的季节，天地自然富有生气，所以精神情志应随生发之气舒畅条达。可以晚些睡觉，早些起身，在庭院中漫步，从而舒缓形体，愉悦精神。饮食起居、活动作息、情志养生都顺应春情萌发、条达舒展、随温渐行、避风防寒的春令规律，是为不违春时、不妨春令。

夏三月，此谓蕃秀，使志无怒 夏季三月是草木繁茂的季节，心中应无存郁怒。晚些睡觉，早些起身，午间补休养身，躲避炎热之苦。不要受制厌烦于白昼太长，不要耽于长昼而过劳身心，也不要迁就短夜而致睡眠不足。应当顺应暑热之季的天道之变，应暑而为。

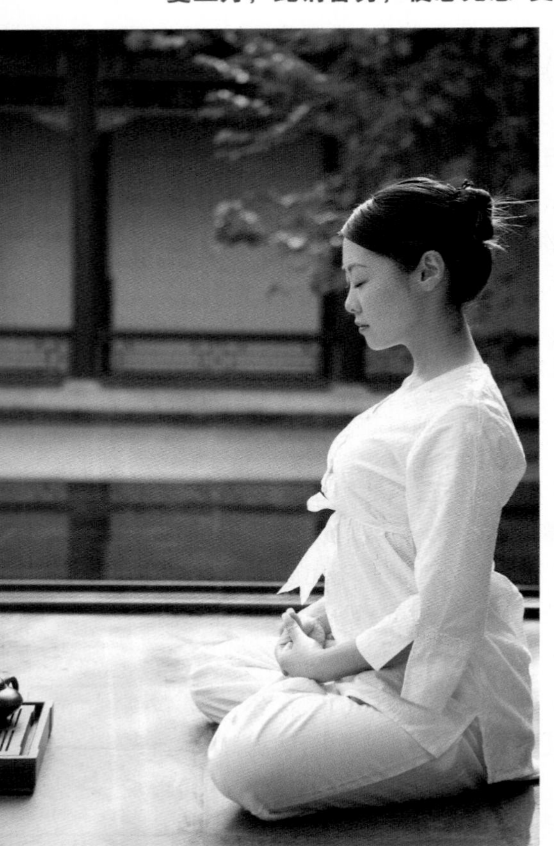

秋三月，此谓容平，使志安宁 秋季三月是草木嘉禾成熟的季节，秋高气爽，万物趋归，应使精神情志安定趋静。为适应秋季的温差大变、昼暖夜凉，应早睡早起，与鸡群同时作息，可食补富体之能，归体之藏。有禀赋素弱、健康不佳或久病体弱者，可酌情辨证施补，以补药性之力补偏救弊、和顺气血、调和五脏，养心安神，从而舒缓秋天的肃杀之气对人体的影响，同时为安然过冬做好准备。

冬三月，此谓闭藏，使志若伏若匿 冬季三月是万物生机闭藏的季节，精神情志应如伏似藏，心里充实。不要扰动阳气，应早睡晚起，待日光出现再起床劳作。居家暖心身，饮食防生冷，劳作躲阴翳，出门避寒侵。这乃是顺应冬令、养护人体闭藏机能的法则。

综上所述，根据四时节令节气不同，采用春养生、夏养长、秋养收、冬养藏，以及春夏养阳、秋冬养阴的法则；精神情志则遵循春应舒畅、夏当充实、秋要安定、冬宜伏藏的原则，保持"身无奇痛，万物不失，生气不竭，精神专直，魂魄不散，悔怒不起，五藏不受邪矣"，即以自然之道，养自然之生，取得人与自然的整体统一和谐与安宁康健。

违背四时养生会得什么病

我们为何需根据四时作息、调情志？未病先防也。

如果违逆了春生之气，便会损伤肝脏，使提供给夏长之气的条件不足，到夏季就会发生寒性病变；违背了夏季养生法则，火扰心神，就会伤害心气，身体未得充分长养，以致供给秋天的收敛之力少而不足；有违秋天养生之法，伤害肺气，身体的收敛机能未得到应有养护，以致供给冬天的闭藏之力少而不足；而没有遵循冬季养生大法，则会伤害肾气，闭藏机能未得到应有养护，使供给春天焕发生机的能量少而不足，到了春天易致四肢痿弱逆冷的病症。如此变生祸端，致生病患，以至于恶性循环，遗患无穷。

养身要得道是一生的大事，保持健康长寿是一辈子要走的路。就如这顺应四时的修行，也要循序渐进、与时共进、持之以恒，乐享主动。

“我心泰然”+“我身飞扬”

中国中医科学院广安门医院心身医学科　赵志付　柳红良

我的治疗实录：又一例都市白领“失衡”

何女士，32 岁，2014 年 3 月 13 日因“心烦、易怒，伴心悸半月”来我处就诊。患者从事财会工作，需谨慎仔细，遂自觉工作压力大。平素性格急躁，敏感好强，做事追求完美，且缺乏运动，常常一坐一天。近一个月始，因家中小事烦闷急躁。自服药物、当地某医院就诊服药后，均疗效不显。现症见心烦易怒，易激惹，阵发性心悸，并伴有恐惧感，胸闷憋气，眠浅易醒，夜间易受惊惕，四肢冷，纳少，无食欲，二便可。各项辅助检查排除器质性心脏病。

我诊断为心脏神经症，中医称为“心悸病”，证属上热下寒证。治疗当采用寒热并用之法，柔肝清心温脾，遂开具药方。嘱其改变认知行为，对家庭琐事调整心态，凡事顺其自然，不求过于完美；增加有氧运动，每日坚持走路一万步，使周身微微出汗；保证夜间 10 点到次日早晨 6 点正常休息，睡眠充足。

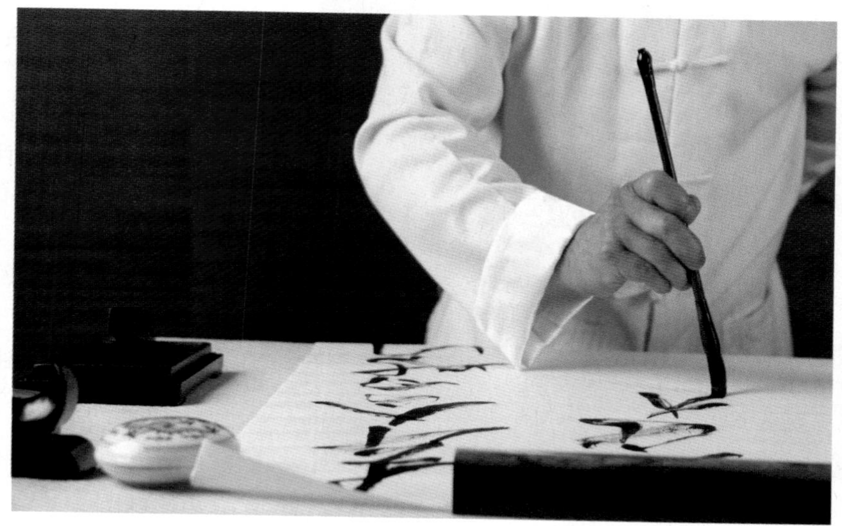

头晕、健忘、心烦……脑体失了衡

经常处于紧张状态、学习工作压力大、缺乏运动，是现代人普遍存在的状态，所以必然导致人体基本功能不平衡，出现头昏脑胀、记忆力减退、思维能力下降、周身乏力、心烦易怒、情绪易失控等症状。从医学角度而言，这便是心身健康出现了问题，即脑体失衡。

现代医学研究表明，大脑皮质的功能通过神经生理机制保持机体内外环境的平衡协调，而机体的生理功能也可通过内感受器不断向大脑发出冲动，影响大脑的功能，如有氧运动后感觉大脑神清气爽、精神愉悦，便是机体压力感受器通过神经系统增加大脑血液循环的结果。《黄帝内经》言：“心者，君主之官，神明出焉，主明则下安，以此养生则寿；主不明则十二官危，以此养生则殃。”适度的积极情绪（如欢喜、快乐等）能提高大脑皮质的张力；而过度的消极负面情绪（如悲哀、愤怒等）则严重干扰心理活动的内稳态，使体液分泌紊乱、免疫失调。

“16字”就能建平衡

规律生活 生活、工作、学习、饮食、睡眠规律是阴阳协调的前提，可以保证头脑清醒，身体精力充沛，为脑体平衡建立基础。

心态泰然 我常言：年轻人切忌急于求成、心浮气躁，要按部就班、踏踏实实工作学习。在人际关系上，人与人间的矛盾总有，要视之为正常现象，避免劳心，切忌放大化。《黄帝内经》言：“静则神藏，躁则消亡。”若心浮气躁、神气外张，大脑处于虚性亢奋状态；缺乏运动，则身体处于疲乏透支状态，继而脑体失衡。

日行万步 现代人，尤其是女性，上热下寒的体质特别多，典型症状是平时容易心烦易怒，面部起痤疮，但是小肚子发凉，四肢怕冷。中医认为，心肾不交是发病的本质。而走路可以引火归元，起到上下交泰的作用，每日坚持走到腿脚发热，可使心肾相交，脑体平衡。

病重就医 有些不舒服的身体症状可以靠食疗、运动疗法帮助解决。但如果问题严重，出现心身疾病时，就必须向专业医生求助。脑体失衡的患者，多数会有上热下寒或寒热错杂的表现。运用祖国医学，辨证论治，寒热并调，多可达到脑体平衡的效果。

想看赵教授为何女士诊治时开具的“独家药方”吗？登陆“大众医学”微信，回复“心悸病药方”获悉。

别让药"兵"追穷"病"

北京中医药大学东直门医院肾病内分泌科　赵进喜　申子龙

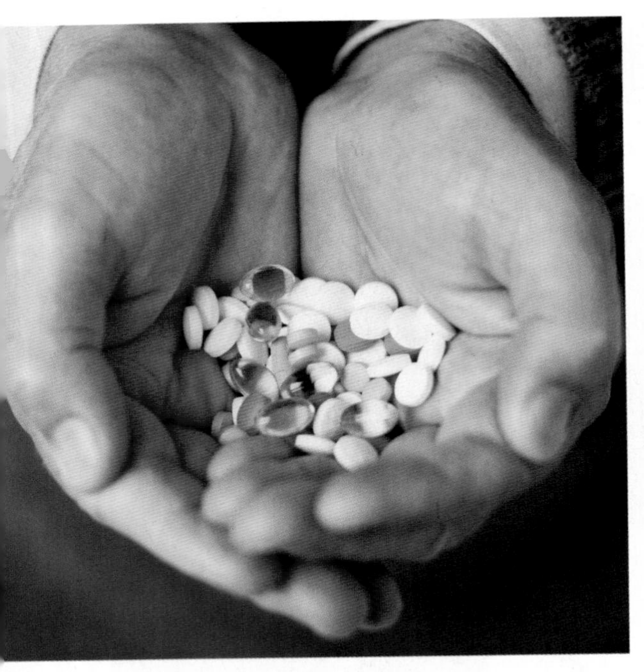

我的典型病例："急功"致病，恶性循环

家住北京的王大爷今年70岁，糖尿病病史10多年，靠胰岛素控制血糖。最近，他的身体越来越胖，血糖忽高忽低，时有低血糖情况出现，浑身乏力，干啥都没精神，渐渐产生悲观厌世的想法，于是来我处就诊。经过仔细问诊，我得知王大爷很少控制饮食，吃饭也没规律，尤其爱吃肉食，血糖自然高起来。王大爷想，加大胰岛素剂量不就行了。就这样，胰岛素打得越多，王大爷越感到饥饿，吃得也就越多，所以越来越胖，血糖波动较大。我向王大爷解释清这番道理后，对他进行了糖尿病教育，并予益气养阴、活血化瘀的中药汤剂口服。经过1个多月的治疗，他的血糖下降至正常水平并趋于稳定，胰岛素的剂量也减为合适，乏力症状随之改善。

这一案例是典型的用药过度。胰岛素注射剂量不当，导致低血糖事件。老年人如此，可能引起猝死，不容小觑。

用药如用兵，见好就收

如今，各种医疗广告琳琅满目，养生节目鱼龙混杂，使许多老百姓无所适从，"过度用药""药物滥用"现象较为普遍。最早的中医经典著作《黄帝内经》就曾经指出：用大毒治病好到六成就差不多了，用常毒（毒性中等的药物）治病好到七成就行了，用小毒治病好到八成，用无毒平缓的药物治病去掉九成即可，最后用食物恢复体内正气。如果用药过度，反而会使正气受伤。如医圣张仲景在《伤寒论》的桂枝汤汤证方后注指出"若一服汗出病差，停后服，不必尽剂"，如果再继续服用，就有汗多伤阳的危险。所述道理为"中病即止"，不过度用药，否则会对身体健康产生危害。实际上，用药过犹不及都是不可取的。

终身病，怎么"止"

患终身性疾病，如患糖尿病的患者可能有疑惑：糖尿病是终身性疾病，降糖药物和胰岛素一停，血糖就会上升，如何做到"中病即止"？其实对于糖尿病患者，"中病即止"并不是指停用降糖药物或不打胰岛素，而是要合理用药，通过中西医综合治疗，把血糖控制在理想水平，改善生活质量，将降糖药物和胰岛素控制在最低有效剂量，降低其副作用。糖尿病治疗中，血糖控制水平因人而异，不可一刀切，即应根据糖尿病患者的年龄、并发症、合并症、病情严重程度等因素确定患者的血糖控制理想水平。许多糖尿病患者合并慢性肾功能不全，使用降糖药物更要小心，多数降糖药物通过肝肾进行代谢，肾功能不全时，易造成降糖药在体内蓄积，增强其作用，诱发低血糖，加重肾功能衰竭，尤其二甲双胍还有导致乳酸性酸中毒的风险，这类患者可以选用促胰岛素分泌剂糖适平（格列喹酮）、诺和龙（瑞格列奈），因其从肾脏代谢较少，所以对肾脏功能影响较小；选用胰岛素控制血糖也应注意，此时肾脏对胰岛素灭活减弱，可造成胰岛素在体内蓄积，诱发低血糖，所以也需减量。

中医治疗糖尿病有几千年的历史，积累了丰富经验，越来越多的糖尿病患者选择求治于中医，但大家往往存在误区。比如今天听某位大夫说"黄连能降血糖"，就拼命吃黄连；明天又听另一位大夫说"黄芪能降血糖"，就使劲喝黄芪茶。久而久之，不是把胃口吃坏了，就是出现牙痛、口疮等上火症状，这就是不明白中医治病讲求因人制宜，辨证论治，尤其强调中病即止的道理。

孔子《论语》曰："中庸之为德也，其至矣乎！"朱熹言："中者，不偏不倚、无过不及之名。庸，平常也。"做人做事要恰如其分，不要过犹不及，这和中医"中病即止"的道理相通，均强调把握"度"、适可而止。

一颗"恬心"走天下

天津中医药大学第一附属医院肾内科　王耀光

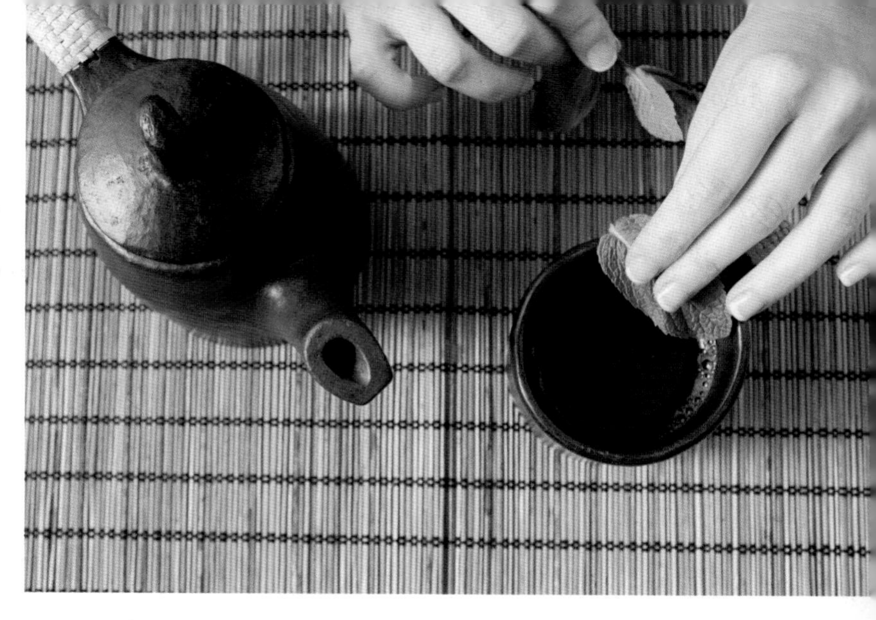

我的为医思索：一首老歌触动了我

我无意中在电视里听到一首老歌，其中有一句唱的是："天涯在何方？一个人，一壶酒……"这句歌词一下打动了我。我问自己：作为一名中医医生，从业的乐趣或最高境界是什么？能不能像歌词描述的那般潇洒，陶醉在自己所构想的幸福情景中？思考良久终有答案：全身心地投入对患者的临床诊疗中而心无旁骛，正如古圣贤所云之"恬淡虚无、精神内守"，这是我憧憬的工作的最高境界。在此过程中我自然忘却了身心的烦恼和世事的烦扰，且在看着疾病缠身的患者一个个健康起来时内心获得成就满足感。这是工作给我的回报，也是我眼中的幸福。

"自古中医多长寿"，原来如此

由此我联想到了古代和近代著名的"大医们"，他们要么具备精湛的医术，要么具备悲天悯人的心怀。凡此大医均有海纳百川般开阔的胸襟、菩萨怜悯的心肠、"医圣"张仲景般精湛的医技，还有"药王"孙思邈对待病患无论高低贵贱、长幼妍丑，均一视同仁的平常心态。而凡此大医不仅为患者所拥戴，也无敌于病疴，寿命均较长，所以有云"自古中医多长寿"，很大部分得益于他们的胸襟、心态。

看诊静，生活更静

社会发展促使着物质文化生活水平的提高，但为何还有人生活在忧虑之中，心态总是浮躁，甚至迷失了前进的动力和方向？我们的内心能平静吗？

以我——一名医生为例，诊病之时求二"静"：一为外界环境的静，无喧嚣之声，这样才能保证诊疗过程不被外界所干扰，专注于看病；二为内心的平静，不把生活中的烦恼带到工作中，心无旁骛，安神定志，无欲无求，时刻将患者的健康放在第一位，如同练气功与佛教修行里那般排除一切干扰，回归内心最朴素的平静。对世事保持一颗平常心，不受世俗之干扰，不为金钱和名利所累。

内心的平静体现着中庸思想。我理解的中庸，一是待人宽厚，不争一时之得失；二是面对得失时心态平和，重在过程努力，至于结果是否如意，都坦然接受，即使失败也能积极调整心态，做到"尽人事、听天命"；三是养生保健之"中庸"，脾气性格平和，不急躁易怒，不太过压抑，广交朋友，多参加活动，培养兴趣，人的精力毕竟有限，多专注于自己喜欢的事情，不仅可以找到宣泄情绪的途径，生活也会变得轻松纯粹。

大怒、隐忍，大多与健康无缘

一个人如能保持内心的平静，以中庸平和的心态面对生活，生病的概率亦会降低很多。古医籍《黄帝内经》道是："恬淡虚无，真气从之，精神内守，病安从来？"就拿我自己来说，平时工作虽然繁忙劳累，但每年常规体检一直合格，我想这与自己平和的心态分不开。

有些人性格较为暴躁，遇到一点小事就暴跳如雷，这类人较易得慢性胃炎、高血压、心绞痛等疾病，也经常会有胸痛、反酸、胁痛等症状。我在临床中遇过一位中年女性，由于大怒而出现一时性失语（暴喑），通过心理疏导和针灸才恢复语言功能。生活中这样的例子比比皆是。相反，有些人太过压抑自己，不懂得释放情绪，遇事通常只知心里嘀咕，这类人较易得抑郁症、失眠、偏头疼等疾病，同样困扰生活。

肺腑之言：我眼里的幸福

保持中庸平和的心态对健康极为重要，如文学家范仲淹所言"不以物喜，不以己悲"，这样平和安静的内心，可以避免诸多疾病的侵扰。

于我而言，幸福是平淡岁月里对生活的热爱，是对琐碎温暖生活的知足，是与家人共同度过的珍贵岁月，是与友人一路经历的聚散离合，更是对中医事业的热爱与坚持，让我在救死扶伤的道路上勇敢前行、始终坚守。

药补、食补、精补都不如神补？

山西省中医院内科　冯明

我的临床经验：常与两类患者“见面”

我在临床上所遇就诊最多的患者大体有两类：一类是虚劳证，一类是郁证。前者有劳心费神的脑力劳动者，有致力温饱小康的劳力者，有性开放房劳过度者。初时不觉，久则病成，多见神疲乏力、头晕、汗出、发热、食欲不振、失眠等。后者多因情志不和，所欲不遂，以致气滞、血瘀、痰停、湿阻，或因大鱼大肉，恣食膏粱厚味，在烟云酒水间行走，多为三高、四高者，即便这些“有余”之人，也不甘落后地补。

不少人无肉不欢，以为补必名贵，食必厚味，才能满足身体需要。殊不知古人早有忠告：“药补不如食补，食补不如精补，精补不如神补。”

想说药补不容易，想说食补误区多

药补较贵，容易出偏差，很多人也不知如何补。中医补法非常讲究，必须先看体质，对证调养才能收获效果，否则容易“虚不受补”。就像前些年，一运输药材的小伙在得知人参大补后，顺手牵羊拿了回家煮，不久胸腹满胀、烦躁欲死，寻医后吃了开胸顺气的汤药才缓解。

相对药补，食补简便、价廉、安全。但有几处误区需注意：不能只认功效，不看副作用，不辨体质，不顾身体的消化吸收能力；不能只追求山珍海味，忽略日常食材；不能只知吃能治病，不知吃也能致病，食后化不出，久了化瘀、化痰、成浊、成毒，四高、心血管病、肿瘤等各种病自然而生；不要以为吃出来的病可以吃回去。食补更多需持之以恒，而适当忌口、节食更胜药补、食补。

精补，不是说补就能补

精，中医认为是构成人体、维持人体生命活动的物质基础，犹如汽车所用汽油，油干车停。然而，补精不像药补、食补，说补就能补上。

消耗品，省着用　无论是狭义的生殖之精，还是广义的气、血、津液，都有限、难生而易耗泄。“生病起于过用”，超过人体适应限度，就会使脏腑气血损伤、阴精耗泄严重。

寡欲，但非禁欲　欲望致病特点有四，一是易膨胀，难节制；二是难满足；三是求新求异；四是易耗人体阴精。“葆精之道莫如寡欲”，但寡欲非禁欲。我们应养精蓄锐，少做无谓虚耗精力之事。

“吃人参，不如睡五更”　现代不少人不重视子午觉，偏爱夜生活。清代养生家李渔曾指出“养生之诀，当以睡眠居先”，认为睡能还精，即高质量的睡眠是消除疲劳、恢复精力的最佳方法。

炯炯有神的“神”，怎么补

神，指人体脏腑特定功能的外在表现，是精神、意志、知觉、运动等一切生命活动的最高统帅。《内经》有载：“得神者昌，失神者亡。”精、气、神三者相互滋生，精充气足、神旺；神旺说明气足、精充。那如何神补？

心境恬淡　恬者静也；“淡”即不把是非利害、荣辱得失看得太重。

省思少虑　常言道“闭目养神”“眼不见，心不烦”，防治关键是要以极大的意志力来节制，比如大家普遍都有的网络“信息焦虑症”，可否抑目静耳来克制？

做事精专　上海文史馆102岁的书法家苏局仙曾说：“真正的静就是心神专一。如创造发明，勤学苦练，兴致淋漓，思想集中……”

艺术养神　辛亥老人孙黑佛104岁时谈到书法与健康长寿的关系时说：“写字可以养心、养性、养气、养神、养生，写起字来，精神集中，万念俱消，刮风下雨却听不见……”听琴、下棋、书画、赏花、闻香、鉴石、临泉等，都是怡情养神的好方法。

养生不独重饮食，更惜精神

李梴在《医学入门·保养说》中提出了不用吃药就能达到药补作用的保养方法：一是注意避风寒来保护皮肤六腑，那么，解表理中的麻黄汤、桂枝汤、理中丸、四逆汤就不用吃了；二是节制劳累和安逸来保养筋骨五脏，那么，补中益气、解除疲劳、强健脚步的药就不用吃了；三是用节制色欲来养精，端正思想来养神，那么，滋阴降火、养营凝神的汤药又有何用？四是口味清淡可以养血，寡言少语可以养气，那么，四物汤、四君子汤、十全大补汤、三和汤等补养气血的药也不用服了。

我们的日常生活，不要仅迷恋药补和食补，人体内环境的和谐、人体内外环境的统一，才是我们养生的目的。PM

大众医学：读罢专家传授的“中庸”养生之道，茅塞顿开否？还在挥霍人生的慢慢学起来，也有养生“秘诀”在手的来献计。扫描二维码，一起来“抗老”。

血糖控制尚可 为何越来越瘦

山东省济南医院糖尿病诊疗中心主任医师　王建华

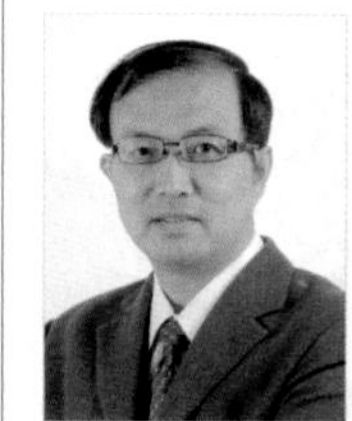

专家简介

王建华　山东省济南医院糖尿病诊疗中心主任，主任医师，济南市医学会内分泌专业委员会副主任委员，国内知名糖尿病教育专家。先后主编《谁是糖尿病人的保护神》《糖尿病人用药咨询》《糖尿病自我管理全书》《糖尿病实战——方略与细节》，发表糖尿病科普文章数百篇，被评为山东省科普宣传先进个人。

·临床病例·

刘女士今年40多岁，2年前因口渴、乏力、明显消瘦，经医院检查确诊为2型糖尿病。此后，刘女士一直坚持正规治疗，血糖控制良好，“三多一少”症状完全消失。前段时间，由于公司年终业务较忙，刘女士经常加班、熬夜，整个人疲惫不堪。经过一周休假，她还是觉得调整不过来，自我检测显示血糖也不是太高，但总感觉浑身没劲，经常心慌、出汗、失眠，动不动就发火，饭量比以前见长，人却比先前更瘦了。这究竟是怎么回事呢？最近，刘女士到医院就诊，结果发现，自己除了糖尿病之外，又添了个新病——甲状腺功能亢进症（简称“甲亢”）。

糖尿病为何易与甲亢结缘？

糖尿病与甲亢是临床最常见的两种内分泌疾病，两者看似风马牛不相及，但事实上，糖尿病合并甲亢的例子在临床上并不少见，两病既可同时发生，也可先后发生。有些患者在患甲亢同时出现糖尿病，是因为自身免疫紊乱同时殃及甲状腺和胰腺，在这种情况下出现的糖尿病往往是1型糖尿病；而临床更多见的是2型糖尿病合并甲亢，即在2型糖尿病的基础上又得了甲亢。

糖尿病和甲亢两者相互影响：一方面，甲亢患者由于升糖激素分泌增加，使血糖进一步升高，加重糖代谢紊乱；另一方面，糖尿病患者由于对葡萄糖利用减少，自身脂肪分解增加，会使甲亢的消耗症状更加明显，形成恶性循环。因为两者在症状上多有相似之处，所以当两病并存时，其中之一常常会被漏诊或误诊，尤其是先有糖尿病者易造成甲亢的漏诊，往往把心悸、出汗、大便次数增多误认为是糖尿病合并自主神经功能紊乱所致，故需引起高度重视。

糖尿病合并甲亢有哪些症状？

当糖尿病患者发生甲亢时，糖代谢紊乱及“三多一少”症状会明显加重。同时，还会表现出一些甲亢的症状，如心慌、手抖、怕热、多汗、易饥饿、体重减轻、大便次数增多等。有的患者会出现心律不齐甚至心房纤颤，比较特异的表现是眼球突出、甲状腺肿大。

糖尿病患者出现上述症状时，要特别留意是否合并甲亢，及时做甲状腺功能测定，如游离三碘甲状腺原氨酸（FT_3）、游离甲状腺激素（FT_4）和促甲状腺激素（TSH）检查，以进一步确诊。

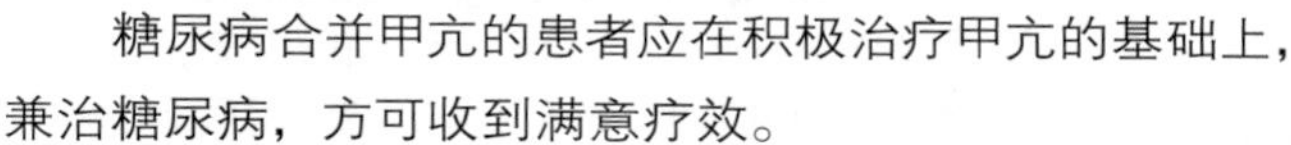

糖尿病合并甲亢怎么治？

糖尿病合并甲亢的患者应在积极治疗甲亢的基础上，兼治糖尿病，方可收到满意疗效。

首先，与单纯糖尿病者相比，糖尿病合并甲亢患者由于消耗明显增加，要适当增加进食量，热量摄入增加10%左右，注意多吃富含蛋白质、维生素、钙质的食物，限制含碘丰富的食物，如海带、紫菜等。

其次，运动量要比单纯糖尿病者相应减少，且不能太剧烈，防止过多消耗能量，导致甲亢加重。

第三，甲亢的治疗。有效控制甲亢有利于血糖保持稳定，应根据病情选择抗甲状腺药物、手术或放射性碘治疗。

第四，糖尿病的治疗。应视病情轻重采取相应的治疗，轻者可选口服降糖药，重者需采用胰岛素。口服降糖药一般选择胰岛素促泌剂或α糖苷酶抑制剂，双胍类药物及胰岛素增敏剂（如文迪雅）则需慎用，因前者会加重消瘦，后者可能会加重突眼、胫前水肿等。因甲状腺激素具有拮抗胰岛素的作用，故降糖药用量一般较单纯糖尿病患者大。随着甲亢的好转，血糖情况亦会日趋好转，需注意及时减少降糖药用量，以免出现低血糖。PM

不久前，著名网球运动员李娜宣布退役，在国内外引起了广泛关注。李娜是亚洲第一位大满贯女子网球单打冠军得主，亚洲网球女单世界排名最高选手。她为什么在运动生涯辉煌之际选择退役呢？

李娜退役 引发对膝关节健康的思考

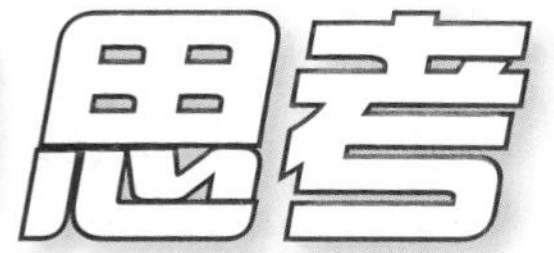

李娜因为一种膝骨关节炎而不得不退役，那么，这种膝骨关节炎到底是怎么回事呢？

李娜退役：膝伤是主因

金盛阳　王　洪

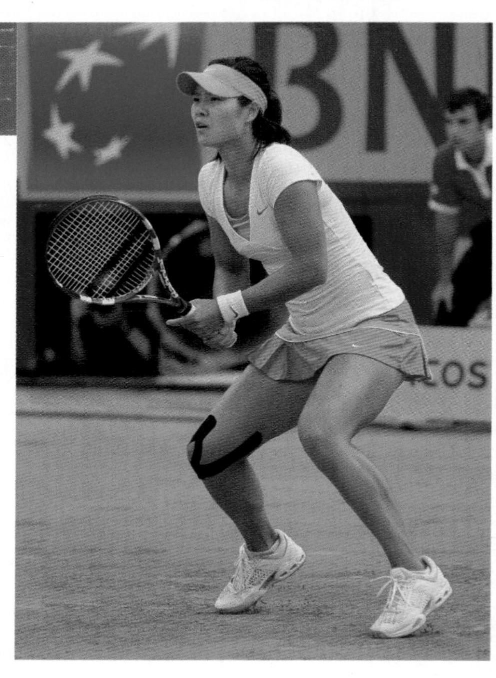

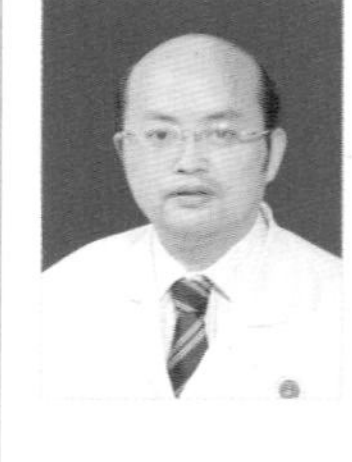

专家简介

王 洪 华中科技大学同济医学院附属协和医院骨科教授、主任医师。湖北省奥林匹克委员会首批运动医疗专家。湖北省骨科学会关节镜学组组长，中华医学会骨科分会关节镜学组委员，中华医学会运动医疗分会下肢创伤学组委员。主要从事关节镜和运动医学，骨与关节疾病、骨软骨组织工程学及骨生物材料仿生化研究。

专业特长：膝关节疾病、肩关节疾病、肘关节和踝关节疾病的关节镜下诊断与治疗。

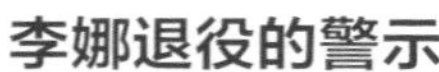

李娜退役的警示

李娜退役了。得知这个消息时，伤感总是免不了的。李娜的荣耀不再赘述，她永远是中国人的骄傲！然而，在荣誉背后则是许许多多不为人知的伤和痛。膝关节、踝关节、背部等伤病一直困扰着李娜，而膝关节无疑是李娜的“阿喀琉斯之踵”。李娜曾说“每天起床都会祈祷膝盖不会有事。现在能打球就觉得幸运……”但最终，经历了四次关节镜手术的膝关节，还是无情地终结了她的网球生涯——正因为大家熟悉的膝骨关节炎，李娜不得不选择退役。

如今，篮球、足球、网球等运动深受人们喜爱。由于激烈对抗或比拼等，急性膝关节损伤很常见。比如，当出现膝关节弹响、上下楼梯困难时，或许在脑海中就会出现“半月板”这个词；当膝关节失稳时，或许就会猜测交叉韧带出问题了。这些急性的损伤因为知识的普及，就诊率提高，往往可以早期发现，从而获得早期治疗和康复。但是，膝骨关节炎却因病程发展缓慢而经常未能在早期得到足够重视。这次“娜姐”的退役正是为大家敲响了警钟。因为李娜正是患了膝骨关节炎中的一种类型，即髌股关节骨性关节炎，并最后因此影响到运动生涯。

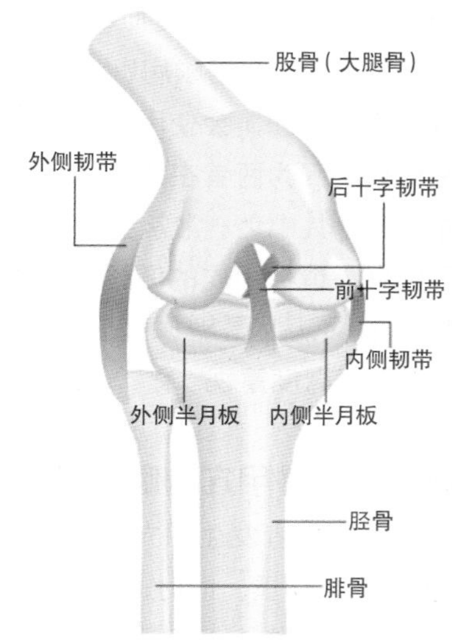

膝关节是由股骨髁、胫骨平台、髌骨（即膝盖骨）、韧带、半月板及其周围滑膜、关节囊、肌肉等组织共同构成。这是一个复杂而又精密的结构，任何部位受损都将影响膝关节功能。

值得关注的“髌骨软化症”

骨关节炎是一种退行性病变，是由于诸多因素引起的关节软骨退化损伤、关节边缘和软骨下骨反应性增生，发展到后期需要关节置换才能缓解疼痛。骨关节炎患者中年龄偏大者很多，那为什么李娜也会患骨关节炎呢？

打网球的时候，运动员在完成起跳、落地缓冲、急停、蹬转变向等动作时，除了有可能造成急性膝关节损伤外，还会导致髌骨和股骨关节面之间发生“不合槽”运动。长此以往，容易出现髌骨软骨的软化，也就是髌骨软化症。当与髌骨相对的股骨髁软骨也发生相同的退变后，则会形成髌股关节骨性关节炎（即髌股关节炎），到那时，疼痛就会“如影随形”。李娜的退役正是与此种类型的膝骨关节炎有关。

事实上，这类膝骨性关节炎（即髌骨软化症，又称髌骨软骨炎），是膝关节常见病，并不限于李娜这样的网球运动员。只是人们对此的关注还不够。其病因多数与日常运动（如爬楼、跳广场舞等）中不合理的动作和姿势有关，导致髌骨受到损伤，发生炎症。

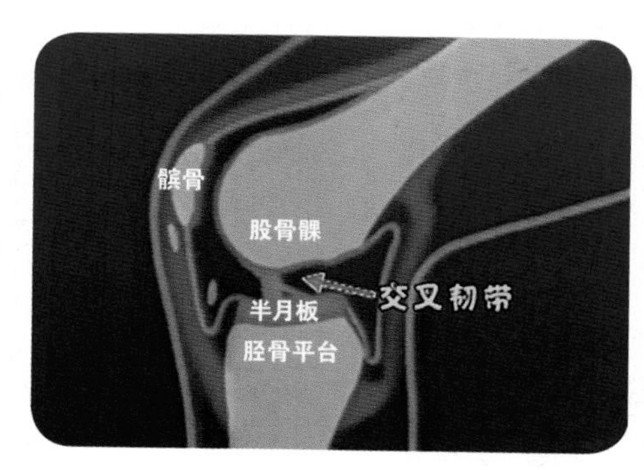

Tips:

膝骨关节炎是一种退行性关节疾病，是由于滑膜关节的退变引起的以关节疼痛、僵硬和活动受限为特征的关节病变。

预防膝骨关节炎，必须在日常运动中注意一系列问题——

从事五大运动：需为膝关节“减负”

金盛阳　王　洪

膝关节是活动范围很大的负重关节，几乎承载着全身重量，时刻都在承受压力。据统计，人在上下楼时膝盖受力为3~4倍体重，蹲和跪时为8倍。膝盖承重越大，磨损也就越严重。很多运动都能导致膝关节骨关节炎，甚至是一些人们认为有利于身体健康的运动。运动有益健康，但运动时一定要注意保护膝关节，避免将来患膝骨关节炎。

1 跳广场舞和踢毽子

广场舞如今或许已成为中老年妇女最爱的运动了。但在身心愉悦的同时，需警惕膝关节健康。广场舞有着大量腿部弯曲动作，同时伴随着大量侧身动作，甚至有许多单膝站立并弯曲侧身的动作，这对膝关节绝对是不小的考验。这些动作会造成髌股关节摩擦加剧，长此以往会导致髌股关节软骨的退变，从而发生髌股关节炎。此外，这类动作导致的受力不均还可能会挤压、磨损半月板，从而造成半月板损伤甚至破裂。

踢毽子也是一项很普及的运动。与广场舞类似，这项运动亦有着大量的屈膝、侧踢动作。这些动作对髌股关节软骨的磨损以及对半月板的挫伤、挤压，比广场舞有过之而无不及。因此，关节骨科医生不是特别推崇这两种运动。如果一定要做，也要有所节制。

2 爬楼（或登山）

人在上下楼时，膝盖受力为3~4倍体重，下楼时膝盖受力比上楼更甚。长期爬楼或者爬山，大量过度弯曲动作对膝关节软骨碾磨较为严重。因此，喜爱这项运动的朋友应适当减少运动量，以保护膝关节。那些避免不了爬楼的朋友，为了防止膝关节承受压力增大，应穿平板鞋，前脚掌先着地，再过渡到全脚掌着地，以缓冲膝关节的压力。不要提重物，也可考虑戴护膝，为关节提供支撑力。若一侧膝盖已经出现问题，上楼时要“好脚”先上，下楼梯时则“坏脚”先下。如果双膝都有问题，可用手撑着楼梯扶手以减轻膝盖压力，一步一阶，缓慢上下楼。

3 跑步

跑步是最常见的运动方式之一，但跑步时一定要注意姿势。跟上下楼一样，跑步时要前脚掌着地，再缓冲到整个脚。有的人脚落到地面上时发出特别重的“啪嗒啪嗒”声，显然是不正确的。选择跑步场地时，记得别选硬地，通常以草地为最佳，柏油路次之，水泥地居后。因为道路越硬，对膝关节的反作用力越大。有报道称，20世纪七八十年代，美国有几千万人到健身房使用跑步机锻炼，许多人到50岁后膝关节出了毛病，现在只有几百万人到健身房采用这种方式锻炼。主要问题出在跑步姿势上：一开始人是静止的，跑步机在动，初学者往往不适应，掌握不好正确的姿势，从而导致膝关节磨损。另外，跑步机要“稳”，对跑带松弛、晃动的跑步机需要“敬而远之”。

忠告：运动切勿过度

谈了这么多运动中需要注意的问题，并非不鼓励大家多做运动。其实，任何事情都得掌握“度”，在合适的度的范围内运动是安全的。那什么样的运动量才是适度呢？一般认为，活动后膝关节出现轻微的酸胀、症状可以在两三个小时内消失，则为适度；若酸胀感在运动后几小时甚至好几天都不消失，则提示活动过度。

4 骑自行车

骑自行车也是很受人们喜欢的一项运动。骑自行车时，鞍座要调到合适的高度。因为骑自行车时膝盖越弯曲，压力就越大，过低的骑姿会造成对膝盖的巨大压力。正确的鞍座高度是：骑自行车时，把踏板蹬到底后，腿几乎也蹬直（有一点弯曲，便于回旋）。踩踏时，应当是垂直的上下运动，内八字或者外八字的动作都会使膝关节受力不均，从而导致损伤。

5 打太极拳

练习太极拳时，最好有专人指点。以下的动作是要尽量避免的：开步时，前脚过度伸直；弓步时，前脚膝关节超出脚尖；静止及运动时，支撑腿脚尖外摆或膝关节内摆；运动过程中身体失去平衡，导致重心摇摆不稳。

不论是哪类型的膝骨关节炎，治疗时都要注意合理、规范——

治疗膝骨关节炎：必须规避三个误区

文 郭风劲

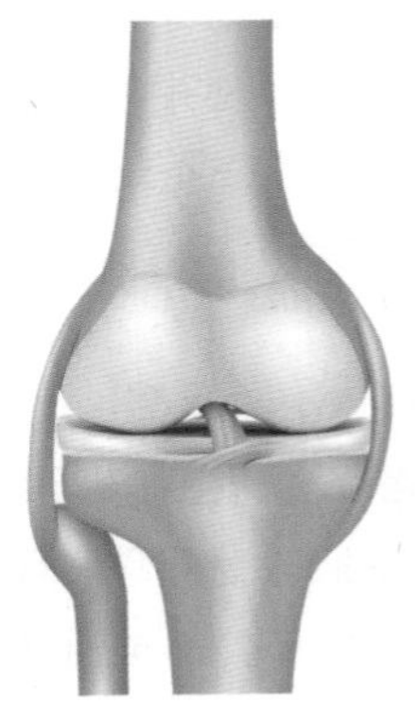
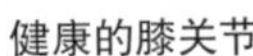
健康的膝关节

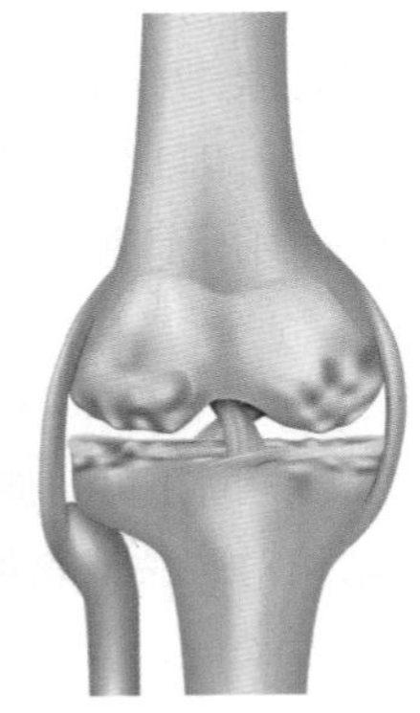
膝骨关节炎

膝关节疼痛是中老年人的常见病、多发病，大多是由于骨性关节炎引起。患了本病后，就要到正规医院接受规范的治疗。但是，在治疗中，我们发现存在很多误区，导致治疗效果打了折扣。

专家简介

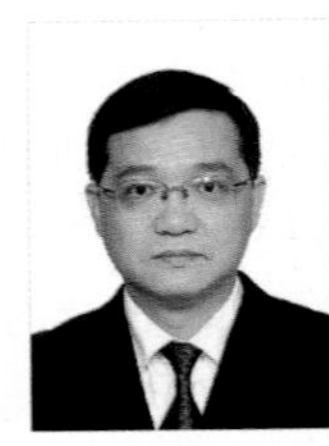

郭风劲 华中科技大学同济医学院附属同济医院骨科副主任、教授、主任医师、博士生导师。中华医学会疼痛学会青年委员、湖北省医学会骨科学会骨肿瘤组副组长。

专业特长：在关节外科疾病（如股骨头坏死、骨关节炎等）及骨肿瘤、创伤的诊疗方面有较深的造诣，包括人工髋关节置换、膝关节置换术、骨肿瘤切除术及各种类型骨折的手术治疗等。

误区一：喜用“消炎药”，抵制“镇痛药”

有的患者把抗生素当作“消炎药”，把非甾体消炎药当作“镇痛药”。一旦诊断出骨性关节炎，就服用“消炎药”，而对于“镇痛药”，多持一种抵制态度——疼痛就吃，不痛就不吃。实际上抗生素主要用于感染性疾病引起的急性炎症，而对于骨性关节炎，非甾体消炎药的作用不仅仅是缓解疼痛，更重要的是控制局部炎性环境，达到治疗骨性关节炎的作用。

误区二：跑步、登山、上楼梯等照常不误

在跑步、登山、上楼梯等运动中，人们往往只注重耗氧量和运动量等方面问题，却忽略了一个最重要的因素——

膝骨关节炎的演变

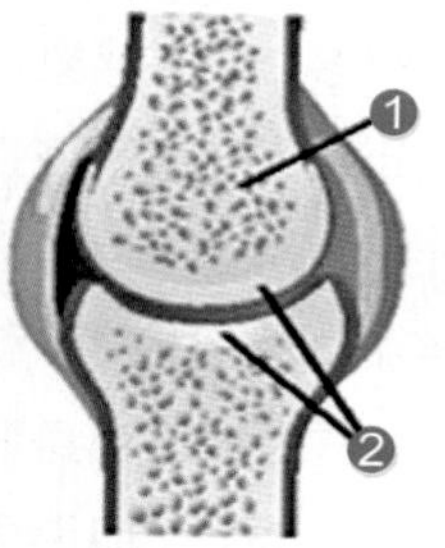
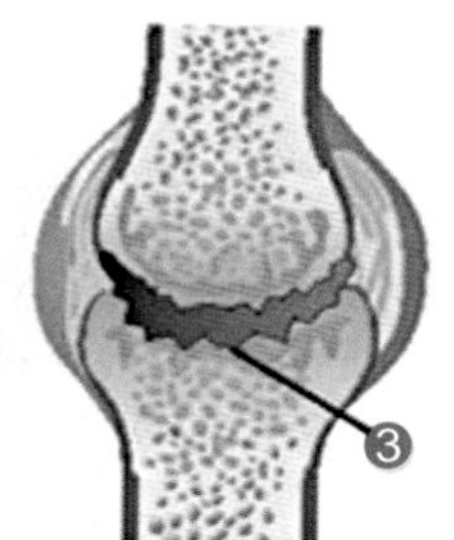
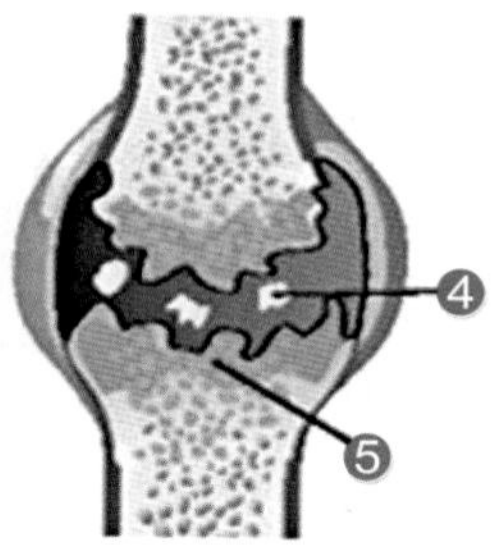

1.骨头　2.软骨　3.软骨变薄　4.软骨碎片　5.被破坏的软骨

关节的负重。在行走时，膝关节的负重约为自身体重的 3.02 倍，上楼梯时约为自身体重的 4.25 倍，跑步时膝关节负重随着步伐的短促和剧烈程度而增加。事实上，不合适的锻炼加重膝关节负担，使膝关节骨性关节炎病情发展。

最新的指南建议膝骨关节炎患者进行“膝关节不负重条件下的有氧运动锻炼”。下面介绍几种简单有效的锻炼方法。①下肢肌力锻炼：采取坐位或仰卧位，首先将腿伸直，绷紧股四头肌，使之收缩运动，然后将腿绷直抬起，坚持数秒钟再放下，左右两腿轮换进行。在直腿抬高锻炼的基础上，将一个 0.5~1 千克重物放在脚踝，直腿抬高举起重物。取下重物，两腿膝关节并拢，同时进行一屈一伸的运动。这组运动能提高肌肉和韧带的弹性和韧性以及关节的灵活性，消除膝部无菌性炎症。②游泳或骑单车：游泳或骑单车等运动方式能有效降低膝关节的负重，同时可增强下肢肌力和韧带的韧性以及膝关节的灵活性和稳定性。③自我按摩：特别适用于老年体弱、运动有困难者，对下肢肌肉进行揉捏拍打，对膝关节进行辅助运动，可以有效放松肌肉，缓解关节疼痛。

Tips:

● 骨关节炎是一种退行性病变，是由于诸多因素引起的关节软骨退化损伤、关节边缘和软骨下骨反应性增生。通俗地讲，就是骨头表面有一层软骨，当运动磨损了软骨后，导致“骨头磨骨头”就会引起疼痛。膝关节由股骨、胫骨、髌骨组成，股骨和胫骨间磨损，股骨和髌骨之间磨损，这两种都是膝骨关节炎。年轻人髌骨和股骨间磨损多一些（因为运动、蹲、弯曲等），而老年人往往这两种磨损都有。概括地说，只要骨头磨骨头了，就是骨关节炎。

● 当出现膝盖前方疼痛，按压髌骨有钝痛和摩擦感，上下楼时膝盖疼痛，尤以下楼为甚时，应及时去医院确诊。对于早中期的膝关节软骨退化，医生会让患者口服硫酸氨基葡萄糖来营养软骨，此外阿仑膦酸钠对于营养软骨下骨也是有疗效的。疼痛较重的病人可使用非甾体类药物消炎止痛或者用中药熏洗汤来缓解疼痛。当然，这些药物必须在医生指导下使用。

（金盛阳　王洪）

小结：怎么锻炼膝关节

对于膝关节已有退化的朋友，游泳不失为一种好的锻炼方法，因为只有在人“躺着”时，膝关节受力才是最小的。此外，走平路锻炼简单易行，膝关节的负重小，同时能增强关节周围肌肉的力量，增加对膝关节的保护，也是不错的锻炼项目。运动应量力而行，只要能达到活动、锻炼关节的目的就可以了。（金盛阳　王洪）

误区三：吃药“半途而废”

膝关节内存在大量的关节软骨，包括股骨、胫骨、髌骨的关节表面和内侧、外侧半月板。关节软骨起保护缓冲、营养润滑的作用。在骨性关节炎中，随着关节的退变，关节软骨也会磨损。一旦关节软骨磨损、消失，出现骨性结构接触骨性结构，会出现剧烈的疼痛及严重的功能障碍。而关节软骨缺乏再生能力，需要通过药物来进行修复。近年来，关节软骨的一种重要成分，氨基葡萄糖被认为能够促进膝关节软骨的修复和重建，改善关节功能、延缓膝关节骨性关节炎的发展。欧洲大部分国家将氨基葡萄糖作为治疗膝关节骨性关节炎的处方药物使用。美国最新的指南不推荐将氨基葡萄糖作为治疗骨性关节炎的药物，而是作为营养补充剂使用。

需要提醒的是，不能过分夸大氨基葡萄糖的作用，此药一般对早期的骨关节炎治疗效果相对较好。当然，既然是服药，就要注意，一定要足量足疗程，往往有些病人没有连续服用满 2 个月就停药了，这时药效就要打折扣了。PM

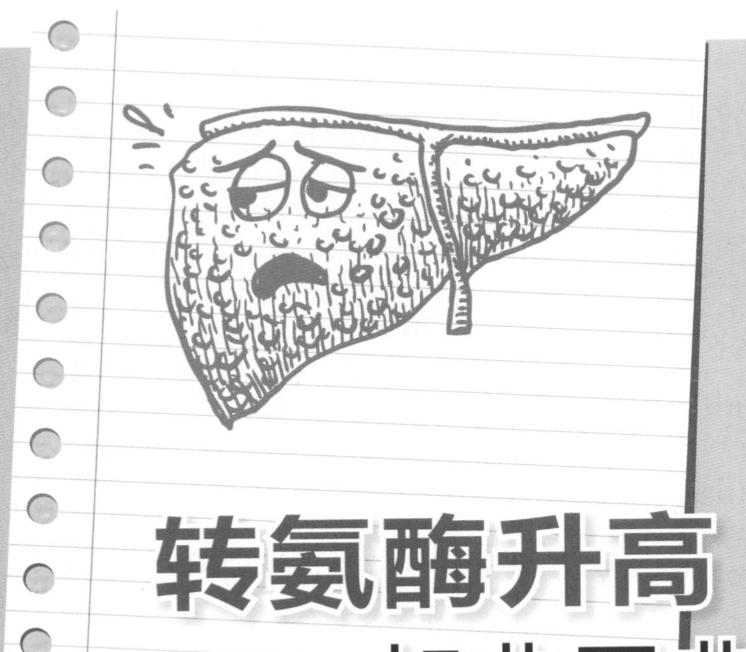

引起肝脏疾病的原因繁多，包括感染、药物、中毒、酒精、肿瘤、代谢及自身免疫性损害等。其中，自身免疫性肝病是一组与自身免疫损害相关的肝脏疾病，通俗地讲，就是指人体免疫系统发生紊乱进而损害自身肝脏。其主要特征为：在肝损伤的同时，血清免疫球蛋白升高，血中出现多种自身抗体。

转氨酶升高 却非甲非乙非药肝

第二军医大学附属长征医院感染科
副主任医师　王俊学

生活中，发现肝损害（主要是转氨酶异常）的患者，不能用病毒感染、药物、酒精等常见致病因素解释，并出现以下情况时，要考虑到自身免疫性肝病，及时配合专业医生做好深入检查，尽早明确诊断。如：

- 除了乏力、恶心、呕吐等肝炎症状外，还出现关节痛、肌肉痛、皮疹等自身免疫损害表现；
- 在转氨酶等异常的同时，发现球蛋白异常升高；
- 少数自身免疫性肝炎患者还伴发其他自身免疫性疾病，如自身免疫性甲状腺炎、皮肌炎、类风湿关节炎及干燥综合征等；
- 伴发皮肤瘙痒，出现眼睑内侧“黄色瘤”、高脂血症等情况。

临床上常见的自身免疫性肝病包括：自身免疫性肝炎（AIH）、原发性胆汁性肝硬化（PBC）、原发性硬化性胆管炎（PSC）等，下面介绍其中发病率相对较高的两种，希望帮助大家认识自身免疫性肝病，从而出现相关症状时及早诊治。

1.自身免疫性肝炎

生活实例　刘女士今年40岁，连续三年体检发现丙氨酸转氨酶（ALT）升高，近半年来自感乏力，食欲不佳，时有全身关节隐痛，月经不规律，无特殊服药史及饮酒史。进行肝功能、免疫球蛋白、肝脏超声等检查后，排除了病毒性肝炎、药物性肝炎及脂肪肝等疾病；进一步检查发现，抗核抗体、抗平滑肌抗体、抗肝肾微粒体抗体阳性。结合肝活检病理检查后，刘女士被确诊自身免疫性肝炎，使用泼尼松治疗3个月后，肝功能恢复正常。

发病：更年期女性多见

自身免疫性肝炎多见于女性，男女比例为1∶4，多发生在更年期。在美国，自身免疫性肝炎占慢性肝病的10%~15%，我国尚无统计数据，但随着相关实验诊断技术的进步，已经有越来越多的患者得到诊断。

诊断：IgG升高，抗核抗体、抗平滑肌抗体阳性

大多数自身免疫性肝炎患者早期无明显临床症状，常呈慢性进展，肝损严重时会出现恶心、乏力等消化道症状，部分患者会出现皮肤、关节症状，极少数患者呈急性发作。临床上，大部分患者是在体检时发现ALT升高，进一步检查发现血丙种球蛋白升高，主要是IgG（免疫球蛋白G）水平升高，80%左右的患者一些自身抗体出现阳性，主要有抗核抗体（ANA）及抗平滑肌抗体，少数患者抗肝肾微粒体抗体阳性。肝活检会发现特征性的界面肝炎改变，肝细胞玫瑰花样改变，严重者出现桥接坏死，病情进展到一定程度会逐渐发展为肝硬化。对于该病的诊断，首先要排除病毒、药物、酒精等因素所致肝病，结合自身抗体阳性及肝活检病理改变，进行综合评分后，才能确定诊断。

治疗重点：免疫抑制

自身免疫性肝炎患者如果长期延误诊治，可发展为肝硬化，因此早诊断、早治疗非常重要。治疗药物主要有皮质激素、硫唑嘌呤及来氟米特等免疫抑制剂，治疗越早效果越好。如果进展到肝硬化，则疗效和预后较差，若发展为严重的肝功能失代偿，则需要考虑肝移植。

生活中，自身免疫性肝炎患者应注意保持良好心态，进行适度锻炼，避免劳累及熬夜，忌酒，慎食油腻、辛辣及刺激性食物。

近年来，临床上观察到一些药物诱发的自身免疫性肝炎。因此，大家平时应特别注意避免滥用药物，一些成分不明的保健品也应慎用。

2. 原发性胆汁性肝硬化

生活实例 52岁的李女士，因发现眼黄、尿黄伴皮肤瘙痒3月余就医。体检发现，李女士双侧眼睑内眦有“黄色瘤”，皮肤、巩膜中度黄染，胸背部皮肤有搔抓痕，肝脏左叶增大。进行相关检查，排除了病毒、药物、酒精等肝损害及胆道系统炎症、肿瘤等疾病后，进一步检查血清抗线粒体抗体（AMA）、抗线粒体抗体M2分型，均为阳性。根据上述检查结果，李女士被明确诊断为原发性胆汁性肝硬化，应用熊去氧胆酸及甘草酸制剂治疗半年后，黄疸消退，病情好转。

发病：更年期女性多见

原发性胆汁性肝硬化的特征为：小胆管及毛细胆管出现非化脓性、肉芽肿性炎性破坏。本病70%以上的患者为女性，多在更年期发病，部分患者与其他免疫性疾病（如类风湿关节炎、干燥综合征等）并存。

诊断：抗线粒体抗体阳性

患者多在出现黄疸、皮肤瘙痒等症状后才就医，因此相当多的患者发现时已经进展为肝硬化，此阶段往往以肝内胆汁淤积及高脂血症为特点。

近年来，随着健康体检的普及，很多患者在体检时发现γ谷氨酰转肽酶、碱性磷酸酶及球蛋白升高，进而深入检查自身抗体，得到早期诊断，而此时患者并未发展到肝硬化。因此，很多学者建议将本病更名为“原发性胆汁性胆管炎”或“原发性胆汁性胆汁淤积”，以免误导患者。

自身抗体中，抗线粒体抗体（AMA）阳性是本病的特征，该抗体M2型相关性更大。有研究显示，抗线粒体抗体筛查阳性者，若干年后，相当一部分人可发展为本病。因此，对抗线粒体抗体进行筛查，有助于尽早发现可能会发展为该病的患者，以尽早治疗，改善预后。

治疗重点：改善胆汁淤积

当前，治疗原发性胆汁性肝硬化的药物主要为熊去氧胆酸，可较好地改善症状，缓解病情进展。而对于皮质激素的应用存在争议，应用时需权衡利弊。肝硬化肝功能严重失代偿患者，需要考虑肝移植。

生活中，此病患者应禁酒，包括各类含酒精饮料；饮食以低盐、低脂肪、少淀粉类、优质高蛋白质为好，注意补充维生素D、E、K，忌食辛辣、油腻、生冷、坚硬食物；要避免应用损肝食物、药物及成分不明的保健品，同时注意调整心态，适度运动，避免劳累。

Tips

与自身免疫性肝炎、原发性胆汁性肝硬化相比，原发性硬化性胆管炎发病率较低，多见于男性，临床表现与原发性胆汁性肝硬化相似，多数患者可伴发溃疡性结肠炎，病理表现主要为大胆管硬化性炎症，约80%的患者血中抗髓过氧化物酶抗体（pANCA）阳性，而抗线粒体抗体（AMA）阴性。在上述检查基础上，结合胆道镜或逆行胰胆管造影（ERCP）检查，可明确诊断此病，治疗和注意事项与原发性胆汁性肝硬化相似。PM

专家提醒 自身免疫性肝病的病因和发病机制尚未完全清楚。目前倾向于认为，该病是在一定的遗传背景下，由不良生活习惯、劳累、病毒感染、药物等因素诱发的。由于发病初期临床表现隐蔽，常无明显症状，诊断又较严重地依赖于实验室检查，所以容易导致疾病隐匿性进展，以致发展为肝硬化，甚至出现严重肝功能衰竭。而早期诊断、及时治疗，可以明显延缓疾病进展，改善生活质量。因此，如在体检时发现肝功能异常，应及时就诊，配合专科医生进一步排查，并进行相关自身抗体的测定，必要时进行肝活检。

医生手记

数月前，57岁的王先生因活动后胸闷、气促来我科就诊。王先生告诉我说，他十年前因冠心病做过介入治疗，植入过支架。多年来，他一直坚持吃药，基本没有出现过胸闷、心绞痛等不适症状。然而最近半年，胸闷、气促等不适症状频频发生，他怀疑自己可能是旧病复发了。经冠脉造影检查，我们发现，王先生原先放置支架的部位（冠状动脉前降支）再度出现狭窄，属于复杂性冠心病的一种，吃药或再次介入治疗都难有明显效果。在这种情况下，接受冠脉搭桥手术是最合适的选择。冠状动脉前降支是最重要的血管，负责供应左心室肌血液，一旦发生阻塞，会危及生命，患者发生猝死的概率非常高。王先生的情况更加复杂，放有支架的冠状动脉前降支再度发生狭窄，二次治疗的难度非常大，且其身体条件亦不是太好。于是，我们决定为王先生实施小切口心脏不停跳微创冠脉搭桥手术。手术进行得非常顺利，术后次日，患者已能喝水、进食。术后5天，王先生基本康复出院，目前情况良好。

心脏“搭桥”：也能很“微创”

同济大学附属东方医院心脏外科教授　范慧敏

心脏“搭桥”，越来越微创

对于严重冠心病患者而言，“搭桥”手术是一种非常安全、有效的治疗方法。很多人担心“搭桥”手术风险大，容易发生意外。实际上，目前该技术已经非常成熟。

心脏“搭桥”手术包括常规手术和微创手术两种，医生需要根据不同的病情，选用合适的手术方式，使患者最大程度获益。常规心脏“搭桥”手术时，医生需要打开患者的胸腔，使心脏暂时停跳，并利用人工心肺机实施体外循环。“搭桥”后，再使心脏重新复跳。随着技术的进步，心脏“搭桥”手术变得越来越微创：手术切口只有七八厘米，对于老年患者而言，小切口意味着术后愈合快，疼痛少，出现感染等并发症的风险低；而心脏不停跳，就不需要实施体外循环，可以避免体外循环可能导致的低血钾症，凝血机制破坏，肺、肾等器官功能减退等并发症，不仅术后恢复快，还能最大限度地保证患者术后的生活质量。不过，“小切口”只适用于部分患者，好的医生会根据患者的病情选择合适的治疗方法。

微创“搭桥”怎么做

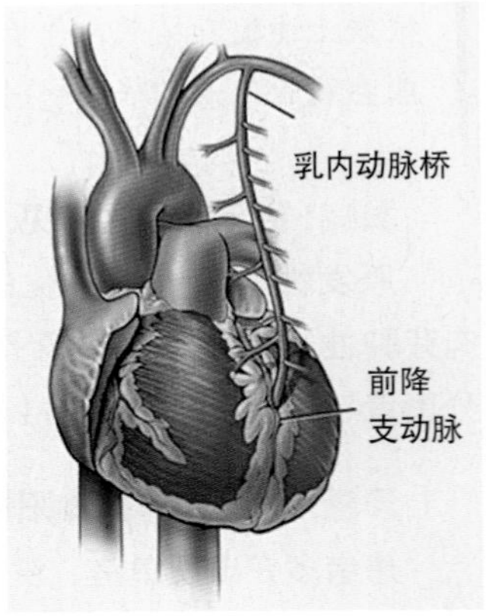

手术时，医生先在患者的胸口做一个7厘米的切口，随后将位于左侧胸骨后的血管——乳内动脉取下，作为健康的搭桥血管。这种类型的血管长期通畅率高，搭桥后远期效果好。接着，医生要找到位于心脏表面、已经发生病变的冠状动脉（大多为左侧冠状动脉前降支，它是人体最重要的血管之一），在放大镜的帮助下，医生用比头发丝还细的线，

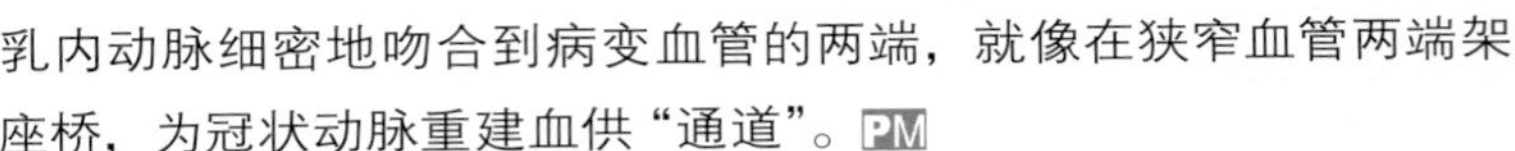
将乳内动脉细密地吻合到病变血管的两端，就像在狭窄血管两端架起一座桥，为冠状动脉重建血供“通道”。PM

专家简介

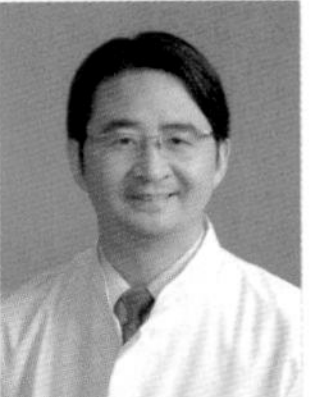

范慧敏 同济大学附属东方医院心力衰竭专科主任、心脏外科教授、主任医师、博士生导师，上海领军人才，上海市优秀学科带头人，同济大学东方转化医学研究中心副主任、移植免疫研究所执行所长、心力衰竭研究所常务副所长，中国免疫学会移植免疫学分会委员，中国医师协会心血管外科分会冠心病学术委员会委员，上海市医学会器官移植分会委员，中国中西医结合学会心血管委员会委员。擅长冠心病、风湿性瓣膜病、先天性心脏病、心肌病的外科治疗，以及心肺移植、心室辅助装置国产化研究和临床应用。

心脏外科专家门诊：周一上午（南院），周一下午（总院）

延伸阅读：哪些冠心病患者需要“搭桥”

目前，很多冠心病患者对外科搭桥手术心存疑虑和恐惧，更倾向于选择支架植入治疗（PCI）。实际上，支架植入治疗有其局限性，并不适合所有患者。冠心病患者到底选择内科支架治疗（PCI）还是外科搭桥治疗（CABG），应当遵循相关指南的建议，以便获得更多益处。目前认为，左主干病变者，3支血管病变或2支血管病变合并前降支近段病变，合并左心功能不全（EF<50）、糖尿病者，出现心肌梗死后并发症（如室间隔穿孔、严重瓣膜关闭不全、室壁瘤形成）者，介入治疗失败者，应行外科“搭桥”手术。

不容忽视 老年女性支气管哮喘

华中科技大学同济医学院附属
协和医院呼吸内科 吴凤 周琼（副主任医师）

生活实例

一周前，晨练后的王阿姨刚走到家，忽然觉得憋气、胸闷、呼吸困难，几次深呼吸后却又听到自己喉部发出刺耳的“鸡鸣音”。闻讯赶来的老伴儿手里拿着常备的“救心丸”，立刻塞了两粒到王阿姨嘴里含着，但和平常发病不一样，过了五分钟胸闷仍然没有好转，并且喉咙的喘息似乎还在加重。老伴儿马上意识到这不像“冠心病”，当机立断带着王阿姨赶到了医院急诊室。老伴儿告诉医生，王阿姨今天早上学了新动作，在寒风中比平时多锻炼了近一个小时，回家后就出现这样厉害地喘气，还听到刺耳的“鸡鸣音”，她以前有过敏性鼻炎，爱打喷嚏，但这样发作还是第一次。听完病史，医生又给王阿姨做了详细的检查，初步诊断为“支气管哮喘”，可能与长时间吸入冷空气刺激气道有关。王阿姨很纳闷儿：哮喘不是孩子易患的病吗?

医生的话

老年支气管哮喘（简称哮喘）的定义分为广义和狭义，广义的老年哮喘为年龄≥60岁且符合哮喘诊断标准的患者，而狭义的老年哮喘为年龄≥60岁新发的哮喘（晚发老年哮喘）。近年来调查认为，老年期是继青少年期之后的第二个哮喘发病高峰期。

主动就诊率低

哮喘的患病率有显著的性别差异。据美国2011年的调查数据表明，65岁以上的人群中，9.1%的女性和5.7%的男性患有哮喘。但在我国，由于相关疾病知识普及不全面，群众就医意识不强，能够主动到正规医院相关科室就诊并进行规范诊断与治疗的患者较少，尤其是老年人，主动就诊率更低。

性激素水平变化影响大

研究认为，性激素水平的变化在老年女性哮喘发病中具有重要的作用。绝经后，雌激素和孕激素水均出现下降，但下降程度不同，雌激素/孕激素比例明显增高。研究数据表明，哮喘急性加重发作的高峰年龄一般是50岁，这一年龄正是大多数女性的更年期，从而提示雌、孕激素水平的波动与气道痉挛及哮喘急性加重密切相关。

诊断更困难

老年哮喘患者病史不典型，临床表现复杂，并发症和合并症多，诊断较为困难。一旦出现不明原因的喘息、胸闷、呼吸困难等症状，应尽快到呼吸内科就诊，详细告知医生在发病前有无特殊诱因，有没有过敏性鼻炎等病史，家族中有没有患有类似疾病的人群等，然后配合医生进行肺功能等检查，以便明确诊断。

坚持用药、定期复查

老年哮喘的治疗原则与其他年龄组相似，都是以规范的日常吸入药物治疗为主，治疗目标是减少症状的发作，不能完全根除，治疗药物的使用贵在坚持。同时依据症状发作的频率、严重程度等情况，及时与医生沟通，对药物进行必要的增减量，最终目标是希望能使用最少量的药物即能控制哮喘发作。由于本身多存在心血管、内分泌等系统的合并症，老年人可能除了哮喘药物之外，还要同时服用其他种类的药物，那么在就医时，老年患者一定要如实告诉医生同时服用的其他药物，以便医生对合并用药可能产生的副作用进行评估，及时调整用药，尽量减少不良反应的发生。在用药过程中，老年患者应定期到医院复诊，必要时进行相关检查，如骨密度、眼底检查、肺功能检查等，以便医生掌握病情的变化及相关药物副反应发生的情况，从而及时调整用药，切忌自行加减药物用量。老年支气管哮喘患者不必过于紧张，只要配合医生进行正规、规范的诊断与药物治疗，坚持用药，定期复查，哮喘是一个可控的疾病。PM

"尿酸高"：你不知道的3个真相

上海交通大学附属第六人民医院
内分泌科主任医师 陈海冰

尿酸高，危害不仅仅是痛风

在很多人的印象中，"尿酸高"的危害就是痛风。只要没有发展为痛风，血尿酸高一点没事。然而，多项临床研究发现，高尿酸血症不仅仅是痛风的病因，还与多种疾病相关。高尿酸血症对中老年人身体健康的危害，等同于高血压、糖尿病，是个不容忽视的问题。

大量临床研究表明，高尿酸血症与心脑血管疾病、内分泌疾病和慢性肾脏疾病等密切相关，是这些疾病发生和发展的独立危险因素。也就是说，痛风只是高尿酸血症所致危害的"冰山一角"。

研究发现，血尿酸水平每增加 60 微摩 / 升，新发糖尿病风险增加 17%；高尿酸血症患者发生高血压的风险增加 81%，且血尿酸每增加 60 微摩 / 升，高血压风险增加 9%；高尿酸血症患者的冠心病总体发生风险增加 9%，冠心病死亡风险增加 16%，且血尿酸每增加 60 微摩 / 升，冠心病死亡风险增加 12%，女性患者尤甚；高尿酸血症患者的脑卒中发生风险增加 22%，脑卒中死亡风险增加 33%。

高尿酸血症对肾脏的损害更为直接和明显，因为在正常情况下，约 70% 的尿酸经肾脏排出体外。高尿酸血症与急慢性肾病的发生与进展密切相关，两者相互作用，相互影响，存在一定的因果关系。高尿酸血症可以导致急性尿酸性肾病和慢性尿酸性肾病，乃至肾功能衰竭。慢性肾病患者由于肾脏功能下降、尿酸排泄功能减低，会进一步加重高尿酸血症。研究发现，血尿酸每升高 60 微摩 / 升，急性肾衰的发生风险增加 74%；血尿酸 >392 微摩 / 升的患者，发生慢性肾衰风险，男性增加 94%，女性增加 420%，提示血尿酸水平与慢性肾衰的发生率显著相关，女性尤甚。

此外，国外有报道指出，在非酒精性脂肪性肝病患者中，合并高尿酸血症者更容易发生严重肝损伤。亦有报告指出，对于肥胖的青少年，高尿酸血症更容易提高血清丙氨酸转氨酶（ALT）水平。

"降尿酸"，"管住嘴"效果有限

在很多人的印象中，一旦得了痛风，一定要管住嘴，大鱼大肉不要吃，一定要吃得清淡。然而，要降尿酸，"管住嘴"真的有用吗？答案是否定的。

痛风的产生与尿酸密切相关，尿酸是嘌呤代谢的产物。人体代谢会产生嘌呤，从食物中也会摄入嘌呤，嘌呤代谢之后产生尿酸。血液中的尿酸，20% 来自食物，80% 由体内代谢产生。也就是说，仅仅通过"管住嘴"，限制嘌呤的摄入来降尿酸，效果十分有限，因为只有 20% 的尿酸来自食物。另一方面，在正常情况下，尿酸经肾脏由尿液排出体外。如果嘌呤过多，产生的尿酸也多，一旦人体不能很好地排出尿酸，尿酸就会在体内蓄积。有研究发现，导致高尿酸血症的原因，"生成增加"仅占 10%，"排泄障碍"占 90%。在此状况下，光靠限制嘌呤类食物的摄入，对血尿酸的影响更加有限。

"尿酸高"，"促排泄"最关键

为减少高尿酸对人体的进一步伤害，患者需要通过服用药物来降低血尿酸水平。常用药物有两种，一种是减少尿酸合成的药物，如别嘌醇等；另一种是促进尿酸排泄的药物，如苯溴马隆等。由于导致高尿酸血症的原因，排泄障碍占 90%，故加强尿酸排泄是治疗的关键。

值得注意的是，有研究指出，超重人群血液中的尿酸含量往往偏高，减重之后，血尿酸含量可明显下降。因此，运动减肥可以帮助减少尿酸含量，防止痛风发生。不过，当痛风发作时，一定要避免运动并抬高双腿，并对患处进行适当冰敷。PM

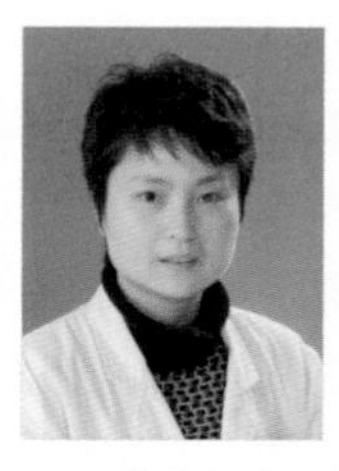

专家简介

陈海冰 上海市第六人民医院内分泌科副主任、主任医师、博士生导师，中华医学会上海市分会内分泌学会委员。擅长糖尿病的个体化诊治、糖尿病肾病早期诊断和个体化治疗，以及高尿酸血症的诊治。

专家门诊：周四上午 **特需门诊**：周二下午

生活实例

82 岁的王大爷患有高血压、冠心病、2 型糖尿病、骨质疏松、良性前列腺增生等 12 种疾病，由于服用药物太多，他的病情不但没有好转，反而出现了胃肠不适、消化不良、食欲下降等药物不良反应。王大爷到老年医学科就诊，医生详细了解他的病情并进行了全面检查后，减少了王大爷服用的药物种类，避免了药物之间的相互作用及不良反应，取得了很好的疗效。

老年病治疗要抓“主要矛盾”

华中科技大学同济医学院附属同济医院

老年病科　张存泰（主任医师）　余维巍

减少用药种类和数量

老年人是一个特殊而复杂的人群，其生理功能衰退与病理变化难以区分，常常同时合并 3 种及 3 种以上的慢性病，并可能出现器官功能障碍，如糖尿病肾病、肾功能不全、心力衰竭等。老年人脏器功能储备能力差，适应能力弱，消化、吸收功能，肾脏排泄功能会出现生理性衰退。

老年人对药物的代谢及排泄功能减弱，对药物敏感性增加，更容易出现不良反应，甚至危及生命。因此，老年人用药剂量要适当减少，用药种类也应尽可能少。医生应根据老年人病情特点，分清哪些疾病是病理性的，哪些疾病是增龄引起的退行性疾病，哪些疾病需要药物治疗，哪些疾病通过调整生活方式即可解决，抓住主要矛盾，合理用药。

用“维持功能”取代“慢病治愈”

老年疾病的临床表现、诊疗特点、对药物的反应等均与中青年人不同。老年医学不仅仅关注老年患者慢性病的管控，更关注影响老年人生活质量的老年综合征，强调治疗的连续性和整体性，最大限度地维持和恢复老年患者的功能状态和生活质量，达到改善老年患者功能状态、提高生活质量的目的，这是一种适应人口学转变的医疗照护模式的转变。

个体化诊治多种疾病共存

大部分老年患者同时患有 3 种及以上慢性疾病。医生会在全面细致了解患者的情况后，对患者进行全面、综合评估，在多种疾病重叠、相互影响的复杂情况下，从中找出最主要的问题，采取个体化、多学科的干预措施，打断各种疾病相互影响的恶性循环，全方位干预（包括营养、康复训练等），改善患者的功能状态，改善老年人的生活质量，以期达到健康老龄化。PM

口腔癌：易被忽视的口腔“杀手”

上海交通大学医学院附属第九人民医院口腔颌面外科教授 孙 坚

口腔癌是头颈部较常见的恶性肿瘤之一，舌癌最常见，其次为颊黏膜癌、牙龈癌、腭癌和口底癌。据国内资料统计，口腔癌占全身恶性肿瘤的1.9%~3.5%；占头颈部恶性肿瘤的4.7%~20.3%，仅次于鼻咽癌，居头颈部恶性肿瘤的第2位。口腔癌好发于老年人，以男性多见。近年来，口腔癌的发病年龄呈现“两极分化”趋势，即老龄化和年轻化并存。同时，女性患者的发病率也有上升趋势。

早期症状不典型

口腔癌的常见表现有：①口腔颌面部出现新生物，表面呈颗粒状，菜花样或早期出现溃烂、疼痛等症状；②舌、颊等部位出现不明原因的疼痛，麻木；③牙齿不明原因的疼痛，迅速松动、脱落等；④口腔或颜面部的溃疡持续两周以上不愈合；⑤不能解释的口腔黏膜出现白色或红色的斑块及浸润块。不过，一些口腔颌面肿瘤早期可无明显症状，有时易被误诊为慢性炎症、溃疡病、牙病或肉芽组织增生等，而待症状明显时，多半已到中晚期，为根治带来困难。

确诊靠“病理”

发现口腔癌或怀疑患口腔癌者都应尽早就医，有的需要拍X线片，做B超、CT或磁共振。根据疾病症状、局部情况、影像学表现，医生一般可做出初步诊断。口腔癌的明确诊断一般需要做局部活检或穿刺抽吸后经病理切片，在显微镜下确诊。基层医院若不能确诊，应及时到上级医院诊治，大型综合性医院都设有口腔专科，在口腔癌的诊断治疗上具有较丰富经验。

手术是首选

治疗口腔癌，应树立综合治疗的观念，即根据癌肿的病变情况（组织来源、分化程度、生长部位、病变大小、淋巴结转移等）和患者的全身状况来决定治疗方案。治疗措施有手术切除、放射治疗、化学药物治疗、免疫治疗、冷冻治疗、激光及中草药治疗等。目前，手术仍是治疗口腔肿瘤最主要和有效的方法，适用于良性肿瘤或用放射线及化疗不能治愈的恶性肿瘤。手术的创伤取决于手术的范围。手术时，医生会根据不同口腔颌面肿瘤原发灶的位置、病理分类、浸润深度、浸润模式、分化程度、临床分期、病程时间和瘤体周围组织情况等综合因素来确定切除范围，避免因“多切”而导致功能障碍，或因“少切”而导致肿瘤复发。

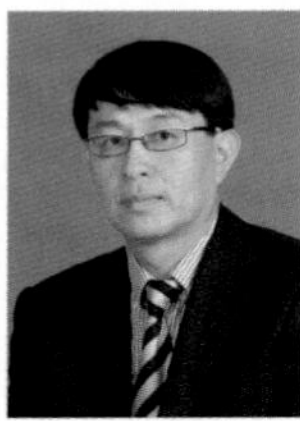

专家简介

孙 坚 上海交通大学医学院附属第九人民医院口腔颌面－头颈肿瘤科副主任、教授、主任医师、博士生导师，中华口腔医学会口腔颌面外科专业委员会常委、修复重建协作组组长、肿瘤学组委员，中华医学会整形外科学分会肿瘤整形外科学组副组长，上海市口腔医学会口腔颌面－头颈肿瘤医学专业委员会副主任委员。率先在国内成功开展多项高难度、功能性、开创性的手术，擅长口腔颌面－头颈部各类肿瘤的根治手术、术后缺损修复与器官功能性重建。

专家门诊：周一、四上午

预防最关键

由于口腔肿瘤早期症状不典型，容易被漏诊和误诊，故预防肿瘤的发生十分关键。具体措施包括：消除外来的慢性刺激因素，及时处理残根、残冠、错位牙，磨平锐利的牙尖，去除不良修复体和不良的义齿，以免口腔黏膜经常受到刺激或损伤，诱发癌肿，特别是舌、颊、牙龈癌；注意口腔卫生，不吃过烫和刺激性的食物；定期进行口腔检查；戒除烟酒；从事户外暴晒或接触有害工业物质的工作时，应加强口腔防护；避免精神过度紧张和抑郁；不讳疾忌医，发现病变应及早就医，力争做到早期发现、早期诊断和早期治疗。PM

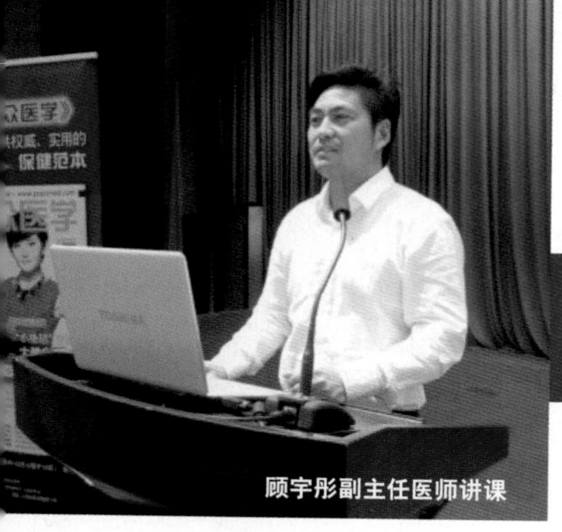
顾宇彤副主任医师讲课

关怀职工健康

《大众医学》走进金山区

《大众医学》健康管理平台自开通以来，受到众多企事业单位的关注。近日，在金山区总工会、金山区人口和社会保障局的大力支持下，《大众医学》携手上海市医药基金会优秀青年医师团、金山区卫夷健康管理服务中心、金山区亭林医院体检中心，共同举办健康知识讲座和义诊咨询活动。来自金山区多个机关事业单位干部和企业员工百余人参加了本次活动。

在健康讲座环节，复旦大学附属中山医院顾宇彤副主任医师向大家讲述了“如何维护脊柱健康”的相关科普知识。近年来，因颈部、腰部不适，自述患有“颈椎病、腰椎病”而去医院就诊的人越来越多。实际上，常见的颈部酸痛、腰背酸痛、头晕等症状，并不一定是颈椎病、腰椎病。颈椎病、腰椎病的诊断需要结合主诉、临床检查和影像学检查（如磁共振）才能确定。要维护脊柱健康，预防颈椎病、腰椎病的发生，关键在于纠正不健康的工作、生活习惯，特别是长时间伏案工作或使用电脑时，应保持正确的坐姿，注意劳逸结合，每隔一段时间，有意识地活动颈部和腰部。当出现颈部、腰部酸痛时，应注意休息，并适当热敷。必要时，可适当使用外用药。确诊为颈椎病、腰椎病者，若神经压迫不严重，可以尝试保守治疗，如药物治疗、理疗等。若保守治疗无效，可选择手术治疗。

讲座结束后，来自上海多家三甲医院的优秀青年医师为参会者提供了义诊咨询服务，受到了广大职工的热烈欢迎。

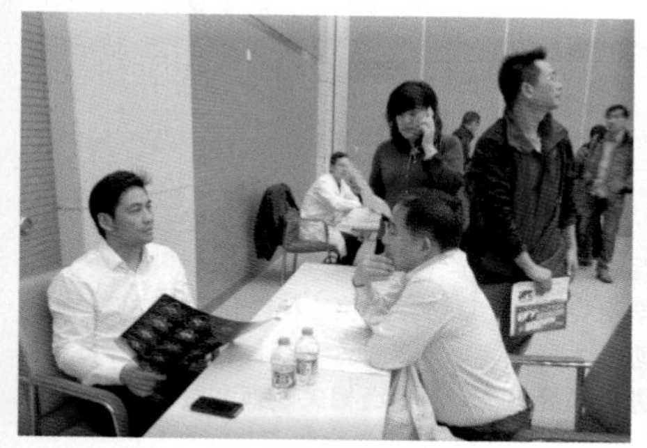
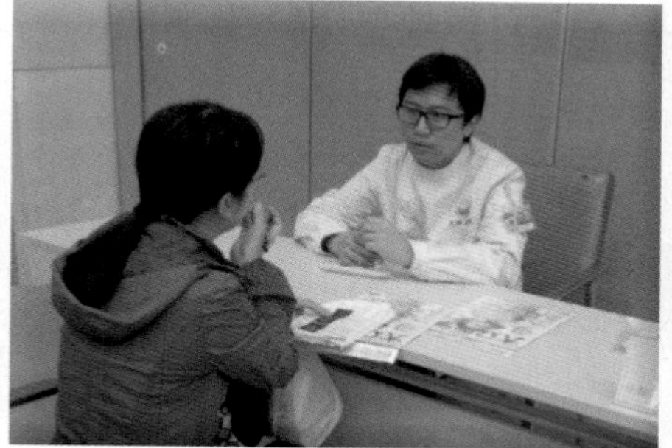
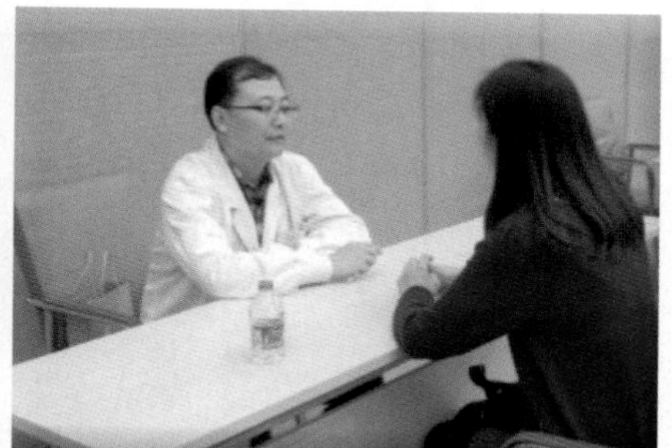
专家义诊

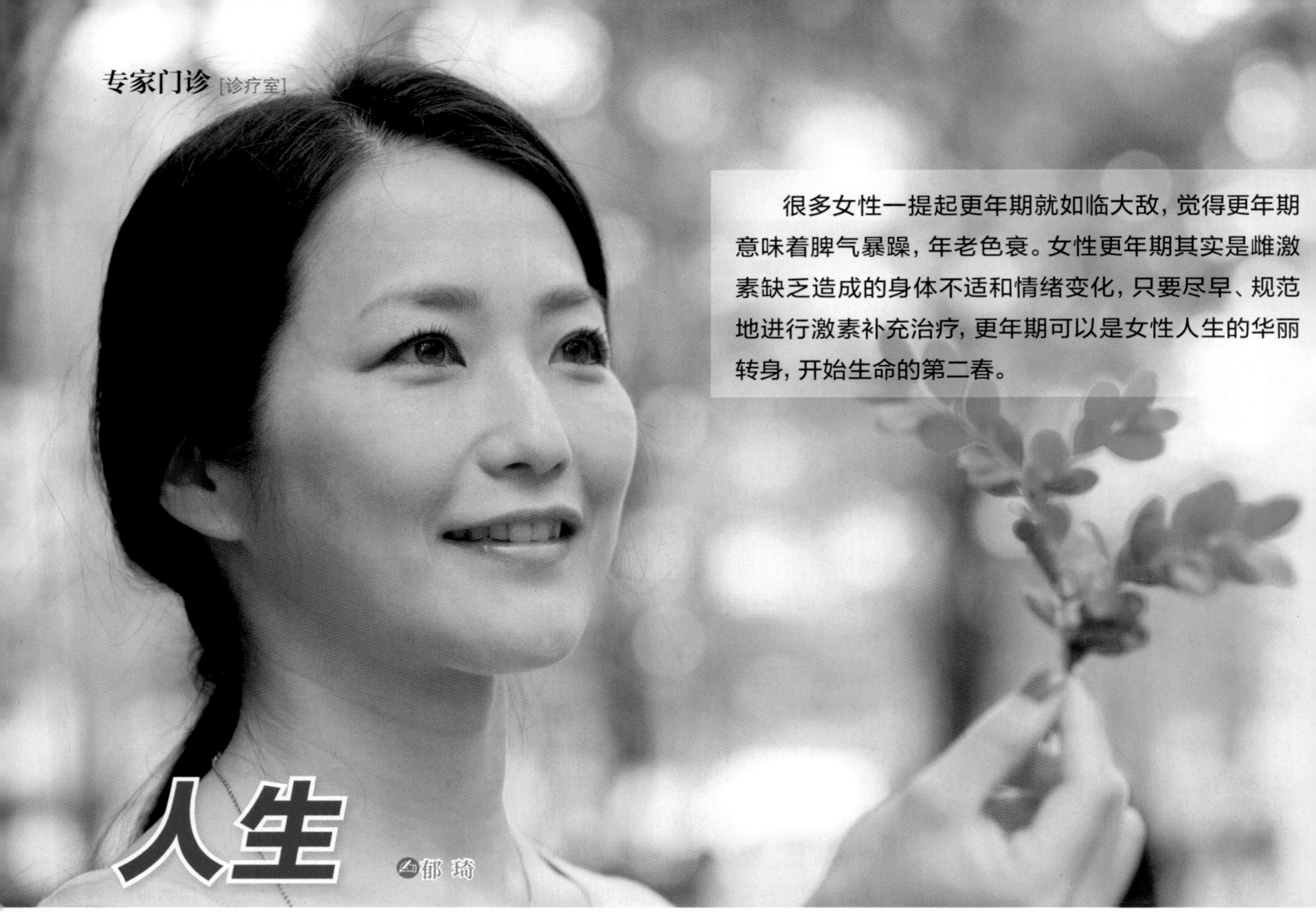

很多女性一提起更年期就如临大敌，觉得更年期意味着脾气暴躁，年老色衰。女性更年期其实是雌激素缺乏造成的身体不适和情绪变化，只要尽早、规范地进行激素补充治疗，更年期可以是女性人生的华丽转身，开始生命的第二春。

人生在第二生命舞台“更”绽放

文 郁 琦

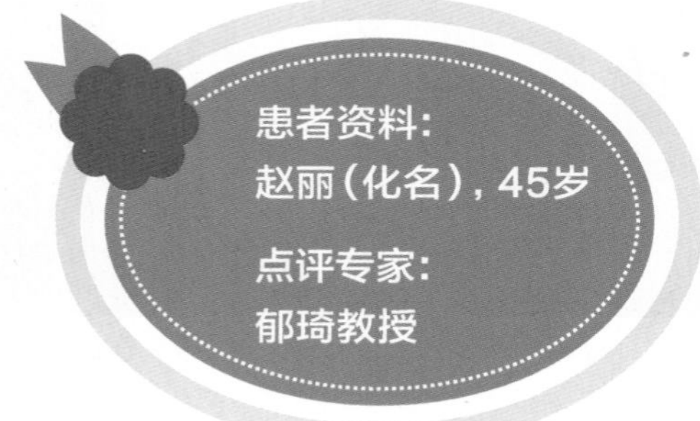

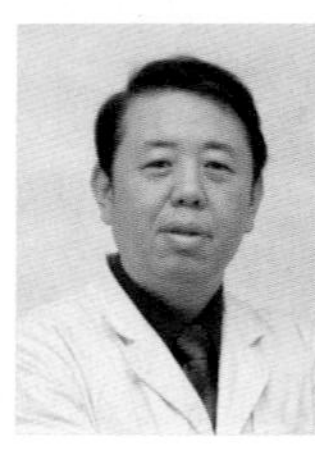

专家简介

郁 琦 中华医学会妇产科分会绝经学组组长，中华医学会妇产科学分会妇科内分泌学组委员，北京协和医院妇科内分泌副主任，博士生导师。多年来从事妇科内分泌工作，进行绝经、不育、月经相关疾病和性发育异常等的临床和科研。

“多事之秋”不期而至

赵丽（化名）是一位非常爱美和注重保养的女性，虽然人到中年但依然身材窈窕，妆容打扮得体大方，走在拥挤的人群中你会一眼发现她，她也是丈夫眼中的完美妻子和朋友们的羡慕对象。

43岁那年，赵丽因为连续三个月不来月经，去当地一家医院的妇科就诊，与此同时，她还开始出现一些其他的症状，觉得浑身不舒服，但又说不出到底哪里不舒服；很容易出汗，稍微动一下就汗流浃背，晚上躺在床上也会出汗；常常整夜睡不着觉，被失眠折磨得痛不欲生；皮肤也没有以前好了，皱纹都上了脸，让一向爱美的她觉得完全不能接受；心情也因此大受影响，时常会无端变得很烦躁，家人和朋友都觉得她性情大变。经常因为一点小事就不耐烦甚至大发雷霆，还“警告”丈夫不要和她说话以免惹她烦。与家人闹情绪还不算，原本经营着一家小企业的她，变得抑郁，不愿意与人交流，连与顾客和员工的沟通都不愿意。这些都让她原本稳定美好的工作和生活变得一团糟。一般治疗后，并没有明显改善症状。

专家点评

一般来说，女性在40岁以后，如果连续出现2次月经紊乱，或出现潮热出汗、心悸等症状，就可能是卵巢功能开始衰退，意味着更年期的到来。更年期的症状主要是由于卵巢功能衰退，体内雌激素水平降低导致的。中国女性更年期症状主要表现为骨与关节疼痛、记忆力衰退、易疲劳，以及情绪抑郁、烦躁、失眠、易怒等神经、精神症状。

随着生活条件的改善和医疗水平的提高，我国女性的平均寿命已接近75岁，这意味着人生有超过1/3的时间将从更年期阶段开始。目前中国13亿人口中更年期女性超过2亿，60%以上受到更年期综合征的困扰，严重影响生活质量。女性如果出现月经紊乱并伴有更年期症状，应到正规医院妇科内分泌专科咨询，检查一下体内激素水平，判断是否进入更年期，从而对症下药。女性朋友不仅要活得长，更要活得好，对严重更年期症状不做处理，任其发展，是对自己不负责任。

激素治疗，开始生命第二春

赵丽通过上网搜索，估计自己是到了更年期了。一向追求完美的她觉得自己还很年轻，不愿意就此走向衰老，便决定前往北京求医。

她来到了北京协和医院妇科内分泌门诊，赵丽表达了自己想继续来月经，并改善相关症状的需求，医生对她进行了全面体检后，建议她接受激素补充治疗。用药一段时间后，她的症状得到了明显改善，潮热出汗的现象没有了，晚上终于能睡个安稳觉，月经也恢复正常，她又重拾了往日的自信。丈夫惊喜地发现那个温柔贤惠的妻子又回来了，朋友们眼中那个美丽大方的她又恢复了神采。

虽然求医路上经历了一些坎坷，但她十分庆幸自己能够坚持下来，并最终找到了合适的治疗方法，让她坚信更年期的女人也可以美丽无法阻挡，更年期的女人可以健康快乐地生活。

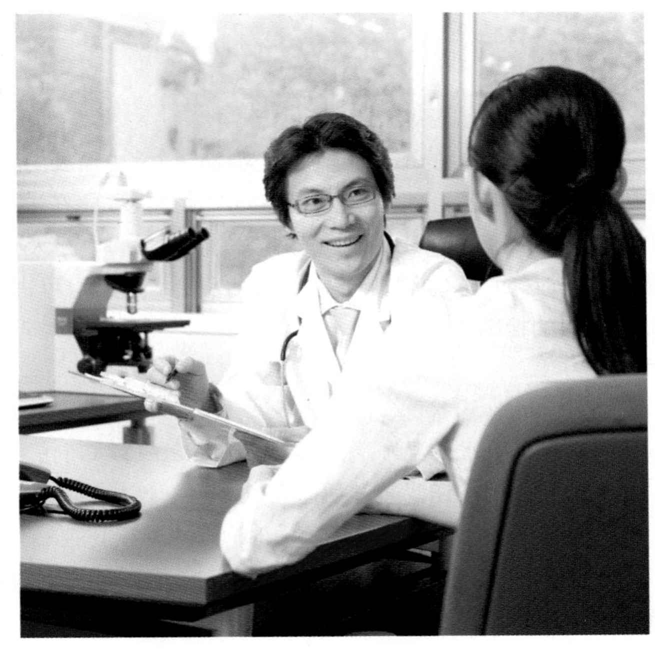

专家点评

很多非专科的医生目前对更年期的认知还存在误区，认为更年期激素治疗只是为了来月经。其实，更年期女性随着体内雌激素下降，最大的危害是骨质疏松。另外，由于雌激素对女性心脑血管有保护作用，绝经后女性血脂改变会引发心血管疾病等，更年期激素补充治疗是为了有效提高绝经女性的整体生活质量，尤其是对远期、不可逆的疾病如骨质疏松、心血管疾病等有非常重要的预防作用。

医学上认为，从开始出现更年期症状到绝经后10年内或60岁以下，都是开始接受激素补充的最佳时间，被称作激素治疗“时间窗”。在补充激素之前，应到妇科门诊做详细全面的体格检查，确定自己是否适合使用激素，并在使用后3个月复查指标，以检查激素使用后对身体健康有无影响，以后还要定期年检。

很多女性担心补充激素会增加乳腺癌和子宫内膜癌的风险，应该说在规范使用下，乳腺癌的绝对风险增加很少。在补充雌激素的同时补充适当的孕激素，也可以不增加甚至减少子宫内膜癌的风险。现在，雌激素基本上是天然的，孕激素也有一些是天然的或者接近天然的，对乳腺的刺激较小。

女性朋友应正确看待更年期，积极参加治疗。每周进行不少于3次、每次不少于30分钟、强度中等的锻炼，以保持正常体重。此外，还应坚持低脂饮食，多吃水果和蔬菜；戒烟、限酒；少喝咖啡因饮料，适量补充钙质，多参加文娱活动和社交活动，充实安排生活，通过有规律的生活调节身体和情绪，平安度过更年期。PM

结肠镜是发现结肠息肉、肠癌等肠道疾病的最直接方法。在检查的同时，医生还可以借助器械进行止血、摘除息肉等治疗，还能钳取活体组织送检，明确诊断肠道疾病的性质。目前，尚无其他方法可以完全取代结肠镜。然而，肠镜检查所导致的腹痛、腹胀等不适，也令很多受检者望而却步。

肠镜检查新技术：水交换肠镜

华中科技大学同济医学院附属协和医院　任宏宇　刘俊

水交换肠镜：视野清，痛苦少

肠镜检查产生的不适，多是因为检查过程中需要向肠腔注气和肠镜镜身牵拉肠道所致。与普通肠镜不同，水交换肠镜在进镜过程中，通过注入温水暴露肠腔，避免了注气所致的肠道结襻，可大大减轻受检者的痛苦。同时，通过不断向肠道注水和吸引（水交换），可进一步清洁肠道，提高疾病的检出率。

水交换肠镜怎么做

- 准备矿泉水或温开水，水温控制在 25~37℃；
- 关闭注气按钮，通过活检孔道注水；
- 寻腔进镜，当肠腔显示不清时，注水暴露肠腔；
- 肠道准备不佳导致视野不清时，进行吸水和注水的水交换，清理肠道；肠腔存在空气时，吸出残余空气；
- 若进镜顺利，适当吸水，避免肠腔过度延伸；
- 退镜时，打开注气按钮，吸出残余肠腔液体，并充分注气进行退镜检查或治疗。

水交换肠镜的操作过程相对简便，操作过程中不限制注水量。只有在进镜和退镜过程中，需要注水和吸水两项操作，可减少常规注气容易导致的结肠成角和成襻。

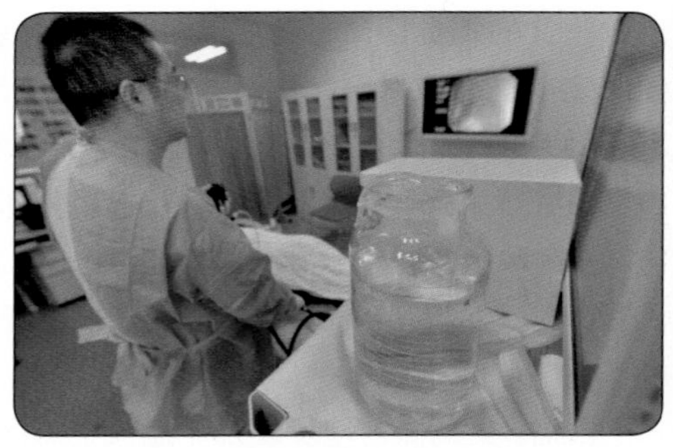

▲ 水交换肠镜检查中

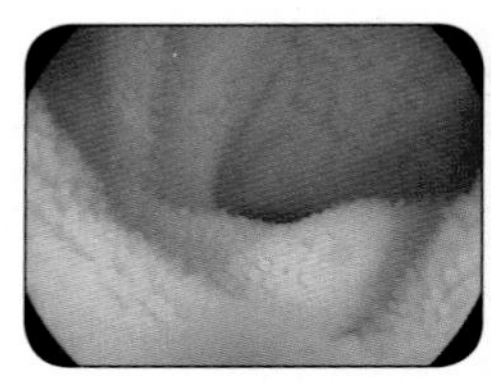

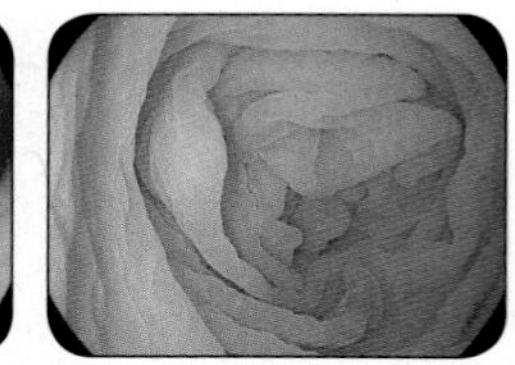

▲ 水交换肠镜下，肠黏膜结构清晰可见

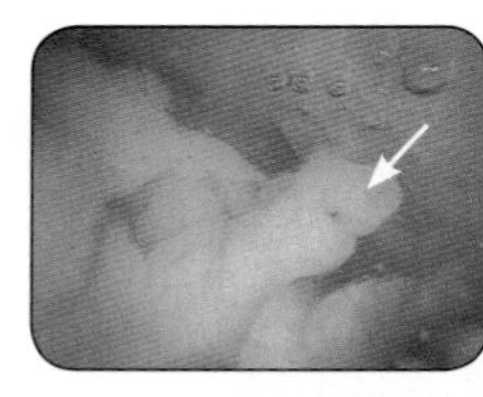

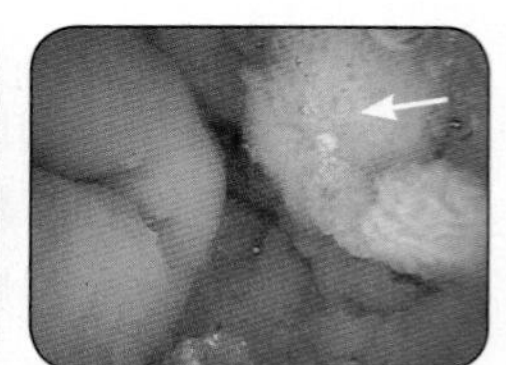

▲ 水交换肠镜下，肠道的细小病变被清晰呈现

水交换肠镜的5大优势

目前，除我院外，西安、北京、上海等地多家医院都开展了此项新技术。我院自 2014 年 4 月以来，已经开展 300 多例水交换肠镜检查。与常规结肠镜相比，水交换肠镜有如下优点：①疼痛轻，普通结肠镜因需要大量注气使肠腔延伸，进镜时容易导致肠道结襻，患者在检查过程中会出现腹痛，部分患者难以配合完成检查，而水交换结肠镜可明显减少腹痛情况；②增加回盲部达到率；③可减少麻醉药物的使用；④清理肠道更干净，通过反复注水和吸水，可使肠腔内原有的浑浊液体被清亮的洁净水代替，肠黏膜更清楚易见；⑤增加病变的检出率。有研究发现，水交换肠镜检查可使肠道腺瘤检出率提高 1%。

水交换肠镜是一项值得推广的肠镜检查新技术，尤其适用于较胖、太瘦，或腹部有手术瘢痕者，可大大减轻检查带来的痛苦，操作时间也更短。PM

有胃癌家族史者 需尽早根除幽门螺杆菌

北京大学肿瘤医院
步召德（教授） 王胤奎

自从澳大利亚学者首次报道成功培养出幽门螺杆菌（HP）以来，人们逐渐认识到幽门螺杆菌感染与消化性溃疡、胃癌及胃淋巴瘤的发生有密切关系。而随着检查技术的提高，幽门螺杆菌感染检出率大大提高。目前，我国幽门螺杆菌感染的人数约占总人口的50%。

胃癌的发生与幽门螺杆菌关系密切，那么，哪些幽门螺杆菌感染者需要接受根治幽门螺杆菌治疗？目前，我们建议，有胃癌家族史并伴幽门螺杆菌感染者，需尽早根除幽门螺杆菌。

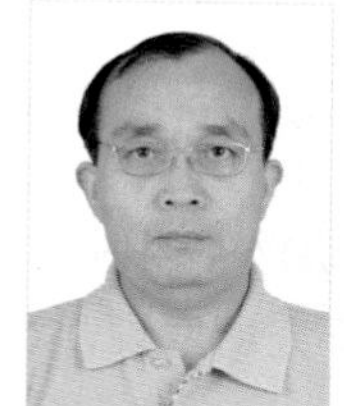

专家简介

步召德 北京大学肿瘤医院胃肠外科主任医师，外科教研室副主任。中国抗癌协会胃癌专业委员会青年委员、胃癌专业委员会遗传学组组长。主要从事胃肠肿瘤的基础和临床研究，特别是胃癌的临床和科研工作，以及早期胃癌的筛查、胃癌的新辅助化疗、胃肠肿瘤的个体化治疗。

幽门螺杆菌：胃癌发生危险因素

早在1994年，世界卫生组织（WHO）便正式将幽门螺杆菌列为第一类致癌因子，明确为胃癌的危险因素。幽门螺杆菌感染是触发慢性胃炎、萎缩性胃炎、胃黏膜肠上皮化生、不典型增生以及胃癌的重要致病因子，与胃癌发生密切相关。许多研究已证实，有幽门螺杆菌感染者肠上皮化生的发生率较无幽门螺杆菌感染者高，根除幽门螺杆菌可防止胃黏膜肠上皮化生的进一步发展。

肠上皮化生被认为是一种癌前病变，与胃癌的发病密切相关。幽门螺杆菌的菌株抗原可产生空泡变性毒素和CagA产物（细胞毒素相关基因A表达的蛋白），幽门螺杆菌通过细菌黏附素黏附于胃黏膜上皮细胞，并释放大量毒性产物，使上皮细胞发生退行性变。在这种长期的损伤修复过程中，胃黏膜发生萎缩、肠上皮化生、非典型增生与胃癌的慢性演变。尽管目前对于幽门螺杆菌根除后肠上皮化生和不典型增生是否会逆转有待于进一步研究和证实，但可以明确的是，根除幽门螺杆菌能使轻度的萎缩性胃炎逆转，延缓胃癌演变过程的进展。因此，胃黏膜肠上皮化生者应进行密切随访，及早根除幽门螺杆菌，阻断其病变的发展，以达到预防胃癌发生目的。总之，专家一致公认：根除幽门螺杆菌可以降低胃癌的发病率。

高危人群：胃癌患者一级亲属

胃癌的发生是包括生活方式在内的环境因素与遗传因素共同作用的结果。研究表明，幽门螺杆菌感染呈家族聚集型。幽门螺杆菌的传染源主要是人类，年长儿易于传染给幼小儿童，母亲易于传播给子女。一旦人感染幽门螺杆菌，绝大多数会长期在胃内定植，极少数可自然消退。一般地说，每年仅有1%的幽门螺杆菌感染者可以未经治疗自然转阴。

在胃癌患者中进行的大规模调查显示，胃癌患者的一级亲属患胃癌比例显著高于二级、三级亲属。在我国胃癌高发地区山东临朐县的调查资料显示：胃癌患者中父母、兄弟姐妹中患胃癌比例高于对照组。另一项前瞻性研究也表明，胃癌患者一级亲属中胃癌发生率比普通人群高2.9倍。需要说明的是，尽管由于遗传因素与共同生活环境因素相互交错，目前仍无有力证据证实胃癌与遗传一定相关。但可以明确的是，胃癌患者的一级亲属是胃癌发生的高危人群。

鉴于幽门螺杆菌是胃癌的第一类致癌因子，幽门螺杆菌感染又具有家族聚集性，同时，胃癌的一级亲属又是胃癌发生的高危人群。因此，对于胃癌患者的一级亲属，我们建议有必要进行幽门螺杆菌检测。如有感染，需尽早进行幽门螺杆菌根治性治疗，以降低胃癌的发生。PM

消化性溃疡、早期胃癌术后者等也需要根除幽门螺杆菌

对于大部分幽门螺杆菌感染者而言，幽门螺杆菌的感染都是无症状、不需要处理的隐性感染。但对于有消化性溃疡、早期胃癌术后、胃黏膜相关组织淋巴瘤、有明显异常的慢性胃炎、计划长期服用非甾体类抗炎药、胃食管反流病的患者，同样建议尽早根除幽门螺杆菌。

水是生命的起源，与人们的生活、健康密切相关。水是氢氧化合物，氢原子有三个同位素，按原子量大小分别命名为1，2，3的氕（H）、氘（D ，重氢）、氚（超重氢）。其中，氕和氘是稳定无放射性的同位素，在自然界中广泛存在。自然界中，水中氘含量约为150ppm（1ppm为百万分之一）。水中氘含量低于150ppm，称为低氘水、超轻水或贫氘水。研究发现，水中氘含量下降，会对水的理化性质产生影响，进而影响人的身体健康。近年来，美国、俄罗斯、日本、韩国等国家对于低氘水与生命健康的作用日益关注。

健康之水——低氘水

广东医学院中美肿瘤研究所教授　杨慧龄

辅助抗癌治疗剂

国外研究发现，低氘水能够使动物体内肿瘤消退。20 世纪 90 年代，匈牙利国立癌症研究所发现，饮用低氘水，可使猫、狗自发性恶性肿瘤生长完全或部分抑制。临床实验亦发现，低氘水作为辅助抗癌治疗剂，结合肿瘤综合治疗，能使晚期脑转移的肺癌患者，比传统治疗方法患者组生存期提高 6 ~ 9 倍。近年来，在匈牙利药品管理局批准下开展了一项超过 1500 名前列腺癌患者参与的临床调查实验，结果显示：饮用低氘水的前列腺癌患者与对照组患者相比，其生存期和生活质量明显提高。

近年来，我们的研究结果亦表明，低氘水可以改变或降低体内氘 / 氢比例，使肿瘤细胞有丝分裂所需的条件消失，肿瘤细胞生长受到抑制。对于肺癌、肝癌、鼻咽癌、宫颈癌、乳腺癌、白血病等肿瘤细胞生长具有显著抑制作用；进一步的研究发现，小于 50ppm 的低氘水，对肿瘤生长抑制效果明显；100 ~ 50ppm 的低氘水，则可作为保健水，促进正常细胞生长、延缓衰老、促进代谢和防止辐射伤害。

抗衰老、美容养颜

研究发现，低氘水还具有活化免疫细胞、改善机体基础代谢水平、抗细胞突变和延缓衰老等功能，有益于包括人在内的各种动植物生命体的生存发展和繁衍。低氘水的溶解力较一般水高 30% 以上，能够将不被细胞完全吸收的养分和身体积存的脂肪、胆固醇和其他物质溶解，促进胰岛 B 细胞分泌胰岛素而改善糖脂代谢，减轻胰岛素抵抗，预防 2 型糖尿病的发生、发展。低氘水可以提高超氧化物歧化酶、谷胱甘肽过氧化物酶含量，增加三磷酸腺苷酶活力和总抗氧化能力，因此，对于抗氧化能力也有一定正向调节作用。

低氘水被誉为生命的“圣水”，在抗衰老、细胞活化、抗肿瘤治疗、美容养颜以及辐射防治方面有广泛的应用前景。我国上海溪露净水科技有限公司多年开展这一领域的科研工作，目前能够生产出 100ppm、50ppm、25ppm 等不同氘含量的低氘水，生产技术居国内同行业领先水平。PM

氘含量越大，对生命危害越大

氘在体内有累积作用，进入生命体后很难代谢出去。氘含量越高，对生命体毒害越大。当自然水中氘超过了150 ppm时，这种水对生命体呈现明显的危害性。有研究表明，当小鼠、大鼠和狗体内的氘含量大约为25%时，虽然它们仍能处于健康状态，但会不孕不育；当氘含量超过25%时，则会出现贫血、肝脏肿大、急性神经症等症状，严重者甚至死亡。

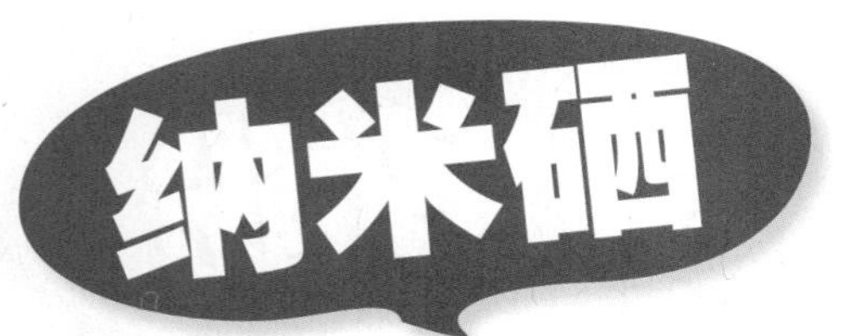

纳米硒为健康“保驾护航”

硒是人体必需的微量元素，硒能清除体内过剩的活性氧自由基，起到抗氧化、调节免疫等作用。那么，人们应该怎样补硒才安全、有效呢？

于霞飞（高级营养师）

含硒酶：抗氧化保健康

氧化应激的概念最早源于人类对衰老的认识。氧化应激是指机体在遭受各种有害刺激时，体内活性氧自由基产生过多，氧化程度超出氧化物清除程度，从而导致组织损伤。人体几乎所有器官都容易受到氧化应激带来的伤害，症状表现多样，如疲倦、全身无力、肌肉和关节痛、消化不良、焦虑、抑郁、皮肤瘙痒、头痛，以及注意力难以集中和感染难以痊愈等。氧化应激水平升高，还可诱发心脏病、癌症、骨关节炎、风湿性关节炎、糖尿病以及阿尔兹海默症、帕金森病等疾病发生。

中外科学家经过多年研究发现，人体有一种重要的抗氧化、清除自由基酶——“含硒酶”。研究证实，含硒酶的抗氧化能力比维生素 E 强 50 ~ 500 倍。含硒酶能有效清除有害自由基，包括脂质过氧化物等，而硒就是这个酶的活性中心。如果机体缺硒，含硒酶活性下降，大量自由基难以消除，会使细胞膜遭到破坏，导致细胞受损，诱发疾病。适当补硒，则可以迅速提高含硒酶的活性，从而有效防御自由基对细胞、组织和器官的损害。

纳米硒：更安全更有效

“硒”的特点是营养剂量和毒性之间范围比较窄，而硒的抗氧化、抗癌等有益作用往往依赖于超营养水平的硒，也就是说，治疗心脏病、糖尿病、白内障以及减轻癌症放化疗毒副作用等，一般都需要使用大剂量的硒。因此，各国科学家都在寻找活性高、毒性低的硒形式。2000 年，由上海四通纳米技术港研发的低毒性“纳米硒”问世，很好地解决了硒的安全问题，为广大民众带来了福音。

纳米硒是一种利用纳米技术制备而成的新型硒制品，不仅能够被人体吸收和利用，发挥无机硒（亚硒酸钠）、有机硒（硒蛋白）特有的功能，如抗肿瘤、抗氧化、免疫调节等。最重要的是，它还具有无机硒、有机硒没有的低毒性，也就是说，它的安全性比较高。医学实验充分证明，纳米硒的安全剂量高于无机硒和有机硒。为此，我们建议大家在医生指导下合理补硒，以维护身体健康。PM

专家教你鉴别无机硒、有机硒和纳米硒

硒分为元素硒、无机硒和有机硒三种。纳米硒是科学家采用先进的纳米技术，将零价硒（元素硒的一种）通过生物性质的突变制成纳米颗粒的一种特殊硒产品。那么，应该怎样鉴别无机硒、有机硒和纳米硒呢？中国预防医学科学院营养与食品卫生研究所陈君石院士提出一个最简单的辨识方法：看产品包装上的成分说明。如果成分写亚硒酸钠，那就是无机硒；如果成分写硒蛋氨酸、甲基硒半胱氨酸或硒酵母，那就是有机硒；如果成分写“硒”，并有“硒旺 NANO-Se”标识，则是国家卫计委认证的唯一含红色单质硒的“纳米硒”。

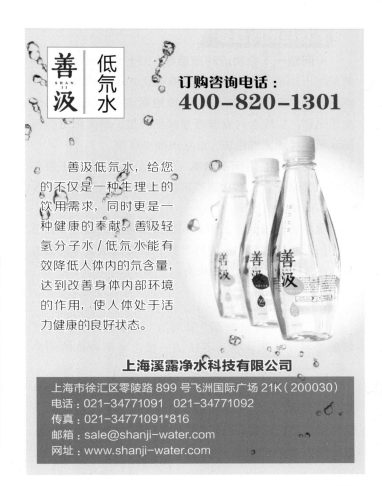

祛斑先锋——茶多酚

华中科技大学同济医学院附属协和医院急诊科(博士)　刘本德

斑的危害知多少

斑是指皮肤上出现的黑色素斑块。50岁以后，大部分人的脸部或身上出现斑，年龄越大，斑块越明显。斑，不疼不痒，很多人对此熟视无睹。其实，这是一个认识误区。

进入老年期或机体处于亚健康状态后，新陈代谢功能逐渐减弱，细胞代谢功能日益衰退。代谢减慢又进一步导致清除坏死细胞能力减弱。斑，实际上就是坏死细胞残骸的堆积，是细胞衰退增多和代谢清除能力减慢两个因素的必然结果。解剖发现，斑不只长在人体皮肤上，内脏也长斑，只是没被看见而已。若斑长在大脑里，会引起记忆力减退、老年痴呆；斑聚集在血管壁上，会引起动脉硬化、高血压。有统计表明，容易长斑的人，随着年龄增长，其心血管疾病的发病概率更高。

盲目祛斑问题多

● **问题一：急功近利惹后患**　很多女性在面部、手臂部刚出现斑块时，喜欢使用有祛斑功能的化妆品。那些见效快的含剥脱剂的化妆品或短期漂白肌肤法，看似立竿见影，实际上对皮肤表层损伤严重，晒太阳后容易出现晒斑等顽固性色斑，给祛斑增加难度。

● **问题二：治标不治本**　激光祛斑法，是当下很多人的选择之一。虽然祛斑非常快，但也容易复发，一般半年后斑块又会出现。

医学研究发现，长斑是机体自由基惹的祸，即自由基作用于脂质过氧化反应的产物。长斑提示着体内自由基与自身抗氧化防御系统失衡。

茶多酚祛斑

要防御过量自由基"搅局"，延缓机体衰老，可借助外源性抗氧化物。不妨试一试古老而神奇的植物"茶"——它的精华就是茶多酚。

1.**茶多酚可抑制酪氨酸酶和过氧化氢酶活性。**皮肤黑化、雀斑、褐斑和老年斑与酪氨酸酶和过氧化氢酶的活性增加密切相关，茶多酚对这两种酶的抑制作用很强，这与茶多酚的金属络合特性有关。茶多酚作为还原剂，可抑制黑色素形成的氧化进程。茶多酚对酪氨酸氧化及脂质过氧化的抑制，可有效地抑制斑痕和色素，对皮肤起到美白作用。

2.**茶多酚可升高高密度脂蛋白胆固醇，抑制细胞对低密度脂蛋白胆固醇的摄取，降低血脂。**同时，茶多酚能增强毛细血管韧性、渗透性，增强动脉抵抗硬化的能力，保护心脑血管。茶多酚能与脂类结合，达到调节血脂的作用。

3.**茶多酚能保护细胞膜，消除脂质过氧化自由基，对清除血管和皮肤斑块有辅助作用。**常年喝茶的人皮肤光洁，心血管疾病发病率低，这可能与食取茶中茶多酚有直接关系。茶多酚还能增强机体免疫能力，延缓衰老。

毒理学研究已经证实，茶多酚安全、无毒，无副作用。PM

天寒地冻，不少老骨病患者的腰、腿、颈椎疼痛又来了！老寒腿、腰椎间盘突出、关节炎、骨质疏松、骨质增生患者如何来面对呢？

重塑骨骼 远离骨病

北京骨病养护中心
医师 曹怡宏

天冷不爱动，颈肩腰腿痛

大家知道，骨关节疾病遇到季节变化会病情加重。进入冬季，许多“骨病老病号”旧疾复发，特别是患有颈腰椎病、骨性关节炎的中老年人，出现关节肿胀、疼痛，很不舒服。

冬季，颈椎病的发作以肌肉僵硬甚至痉挛为主要特征，有手麻、手痛的症状。有些人还会出现头晕，这可能与颈椎病发作时影响了头部的供血有关。有的腰椎间盘突出患者会突然“闪腰”，往往在低头洗脸时，一弯腰就动不了了。其实，这是腰椎小关节轻度错位或软组织嵌顿的缘故。还有，颈肩腰腿痛的表现也多样化。

谋杀骨骼健康的四大“元凶”

- **疏松** 骨质疏松，骨密度降低出现空隙；骨骼脆弱，好像玻璃人，一碰就折。
- **增生** 骨骼产生缝隙后，在缝隙部位长出突起，最终导致骨骼增生或畸形。
- **僵硬** 关节僵硬不灵活，没有润滑液与胶原蛋白；走路嘎吱响，就像“活僵尸”。
- **疼痛** 各种炎症导致关节疼痛、腰腿痛。

治骨不养骨，斩草不除根

中老年人往往到了出现关节僵硬、骨骼疼痛时才想到治疗。但是，单纯依靠外用药膏敷贴只能暂时缓解疼痛，治标不治本，疾病反反复复，不能根除。要想祛除骨病，关键是要长期坚持骨骼的日常养护。

研究发现，虽然骨病部位不同，临床表现各异，但都是由于关节受到风寒湿邪，使得关节变得僵硬，关节活动空间变小；因滑膜液减少，造成软骨损伤；因骨代谢失衡造成骨质增生，刺激神经而产生疼痛。

治疗“老骨病”，首先应通过药物软化僵直钙化的筋脉，使其恢复原有的柔软与韧性，释放出关节活动的空间，增加关节间的滑膜液。其次，纠正骨营养代谢失衡，抑制骨钙流失，修复受损的关节软骨和椎间纤维环组织，实现筋骨同治，消除疼痛之根源。

【氨糖骨胶原】治骨更养骨：颈肩舒展，腰腿不痛

研究者发现，骨骼中由四大成分形成一个整体网络，这四种成分各自分工又协作，同时进入骨骼，才能排毒排寒湿，营养骨关节，润滑修复软骨组织。这四种成分缺少任何一种，都不能真正改善骨病，有人称其为“养骨四大金刚”。

北京四环制药厂首次将四大成分即美国进口氨基葡萄糖，幼牛骨胶原，酪蛋白磷酸肽，碳酸钙集齐，精确配比，采用小分子和生物基因技术，确保吸收和效果，一步到位，深入关节患处养护修复，有效减少老年慢性退行性骨关节病的发生发展，预防骨质增生、骨质疏松、颈腰椎病变、关节炎、骨折后遗症等。PM

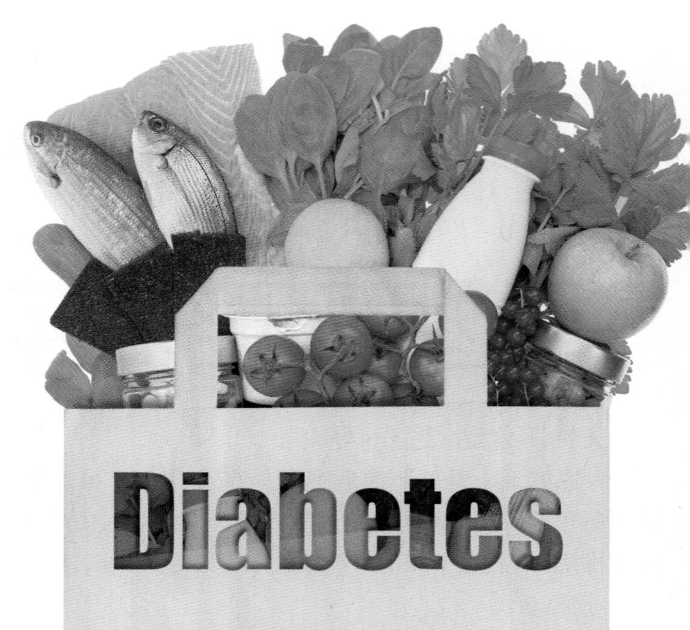

2025年中国将成为糖尿病患病人数最多的国家

近年来，2型糖尿病等代谢性疾病发病逐年增加，已成为全球范围内重要的公共卫生问题。中国2型糖尿病患病率已高达11.6%，预计2025年中国将成为糖尿病患病人数最多的国家。摄食过多和体力活动减少引起的能量过剩是代谢性疾病发生的根本原因。合理的膳食结构和体力活动等生活方式是防治2型糖尿病等代谢性疾病的重要措施。其中，蛋白质的选择很有讲究。

2型糖尿病患者 蛋白质摄入要有选择性

华中科技大学同济医学院公共卫生学院营养与食品卫生学系副教授　杨雪锋

糖尿病患者要不要限制肉类摄入

人体能量的摄入主要来源于脂肪（20%~30%）和碳水化合物（55%~65%），蛋白质提供能量比较少（10%~15%）。那么，糖尿病患者是否要控制蛋白质丰富的肉类（指瘦肉）摄入呢？看来，这是一对矛盾体。糖尿病患者体内代谢紊乱，机体不能充分利用碳水化合物提供能量，就要动用脂肪和蛋白质储备了，尤其是肌肉蛋白质。所以，糖尿病患者经常表现为消瘦。合理的饮食方案对于控制2型糖尿病的发生发展具有重要作用。但是，如果一味控制肉类摄入，优质蛋白质摄入不足，会进一步降低患者的免疫力和抵抗力，促进并发症的发生。

食物蛋白质是由各种氨基酸构成的，食物蛋白质在消化过程中分解成氨基酸被吸收。导致糖尿病等代谢性疾病发生的根本原因是总能量摄入过多。在总能量摄入高的情况下，含蛋白质丰富的肉类摄入过多，尤其是动物蛋白质摄入增加，也会雪上加霜，导致2型糖尿病以及心血管疾病的发病风险增加。

蛋白质摄入要有选择性

研究发现，动物性肉类蛋白质中含量丰富的亮氨酸等支链氨基酸，不仅可促进肌肉蛋白质的合成，还可以促进胰岛素分泌，增强外周组织的胰岛素敏感性。日本一项最新研究由13 525人参与调查并经过10年追踪，发现较高的膳食亮氨酸（约8克/日）等支链氨基酸的摄入，可使男性患2型糖尿病的风险下降30%，使女性下降43%。营养学家认为，支链氨基酸补充是否适用于糖尿病患者的治疗还需进一步研究。

亮氨酸等支链氨基酸主要存在于鱼、虾、蛋、瘦肉、奶等动物性食物中，花生等植物性食物也是其良好食物来源，其他植物性食物含量不高。

要预防2型糖尿病等代谢性疾病，在控制总能量的基础上，要保证蛋白质丰富的瘦肉、鱼（50~100克/日）、鸡蛋（1个/日）、大豆及其制品（50克/日）、奶和奶制品（300克/日）的摄入。

对于糖尿病患者而言，同样需要保证蛋白质和支链氨基酸丰富的瘦肉、鱼、鸡蛋、大豆及其制品、奶和奶制品等食物的摄入。糖尿病肾病患者则另当别论，由于机体对蛋白质代谢后含氮废物排泄能力的降低，需要在医生的指导下，控制蛋白质的摄入量。PM

酵素的“真面目”

同济大学营养与保健食品研究所
常务副所长　戴秋萍

酵素即酶，是生物体中所产生的具有催化作用的活性大分子。酵素的说法起源于1835年，当时将起催化作用的物质称为酵素。1878年，进一步的研究发现，发酵作用中的发酵现象不是酵母本身，而是酵母中某种物质催化了酵解反应，进而给这种物质定义为酶，形成最初的“酶”概念。随后，科学工作者相继发现了脲酶、胃蛋白酶、胰蛋白酶、胰凝乳酶，等等。

如今，酵素被“热炒”，也被质疑。推崇之人爱不释手，认为其完美无缺；质疑者将其贬得一文不值。在此，酵素的功效、存在的问题为你一一揭开……

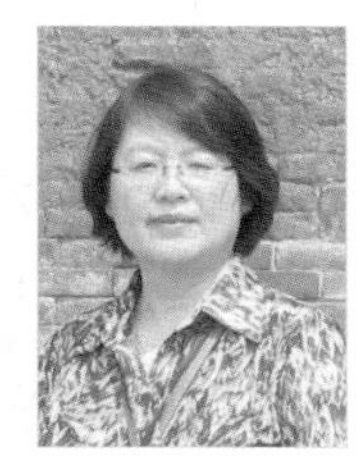

专家简介

戴秋萍　同济大学医学院卫生学教研室副主任、营养与保健食品研究所常务副所长，副教授。中国毒理学会食品毒理委员会委员，上海市营养学会理事，上海市预防医学会食品卫生委员会委员。长期从事预防医学、营养与食品卫生学领域的教学与科研工作。

身边的酵素

● **酵素食品**　即采用酵素技术制作的食品。酵素技术指多菌种复合型微生物群体发酵的技术，是一门新型的高新技术，传统的产品如泡菜、豆瓣酱、纳豆、味噌等也可称为酵素食品。酵素食品商业化生产始于上个世纪的日本，也可以说日本是最早开发酵素食品的。之后，中国台湾的科学家对这一传统的工艺进行改良，加上台湾盛产热带蔬果这一天然优势，使酵素食品更加符合现代人的需求并在国内流行起来。

● **蔬果酵素**　指以新鲜蔬菜、水果等植物为原料，经过多种益生菌发酵而产生的含有丰富的酶、维生素、矿物质以及乙醇、乳酸、醋酸的微生物制剂，其制作工艺并不复杂，通常选取多种新鲜的蔬菜和水果，切块后加入醋、糖或蜂蜜，在室温下密封存放4个月以上，让蔬果材料完全发酵成蔬果酵素。

真实功效多样

常见的水果、蔬菜、糙米、菇类、药食同源的中药等，都可以作为酵素发酵的原料，制成微生物酵素。

植物作为原料时，经过多种微生物发酵后富含丰富的酶类，主要的功效酶有蛋白酶、脂肪酶、超氧化物歧化酶、淀粉酶等。蛋白酶的主要功用是催化食物中的蛋白质及分解一些死亡的细胞，若用在洗浴品中，可以去除皮肤表面和毛孔、汗腺的污垢，去除老化角质，使皮肤恢复光滑细腻。脂肪酶主要是水解油脂中的脂肪酸和与甘油相连接的酯键，由于其独特的分解油脂作用，脂肪酶在减肥食品、保健品和化妆品中已得到广泛应用。超氧化物歧化酶（SOD）可专一地清除体内超氧阴离子自由基（$O_2^-\cdot$），消除活性氧（ROS）的毒性，保护机体。研究结果表明，植物SOD在抗衰老、预防心脑血管等疾病方面具有明显的作用。而淀粉酶则可将淀粉水解为单糖、双糖或糊精。

特别提一下水果酵素，其是以水果为原料，经过多种益生菌发酵而成的，不仅含有丰富的维生素、矿物质和酶，同时还有次生代谢产物（植物化学物）以及微生物的代谢产物，这些对人体健康都有一定的帮助。而新鲜水果经发酵后，不仅能产生更加丰富的营养成分，而且还可增加微生物发酵生成的特殊风味和香气，产生令人愉悦的果实香味。如苹果发酵过程中经水解、脱羧基和还原后生成乙基苯酚和乙基儿茶酚，形成特殊的“香味”和“酚类”风味。

制作不当，影响质量

● **生产需建立质量标准**　酵素作为一种发酵产物，在生产时影响其质量的因素较多。不同批次的产品之间，质量可能会有所差别，因此需要建立产品的质量标准，可能需要控制的方面如益生菌含量、功能活性物（番茄红素、花青素等）含量或是总体酶活性等。

● **家庭自制讲究卫生**　因为发酵过程在密封罐里进行，尤其是家庭自制，如果制作过程不够卫生，有害真菌会同时大量繁殖，制出来的“水果酵素”受到污染，食用后会对人体产生不良的影响。PM

居家能做出既有美容或保健功效，又香气自然的酵素吗？登陆“大众医学”微信，键入“酵素DIY”，获得专家指点的酵素配方和制作法。

减肥，是一个老生常谈的话题。儿童肥胖管理更是家长们的烦恼之事。肥胖症主要是由于不合理饮食、不良生活习惯导致摄入能量超过消耗能量后，多余的能量转化为脂肪并积聚于体内造成。对于处于成长期的儿童来讲，养成良好的饮食习惯，合理膳食，才能在不影响儿童生长发育情况下，起到健康减肥的效果。目前，在儿童肥胖饮食管理上，尤其是零食的选择还存在一些误区……

小胖墩减肥

零食，拒绝还是接受

上海交通大学医学院附属新华医院
临床营养科教授　汤庆娅

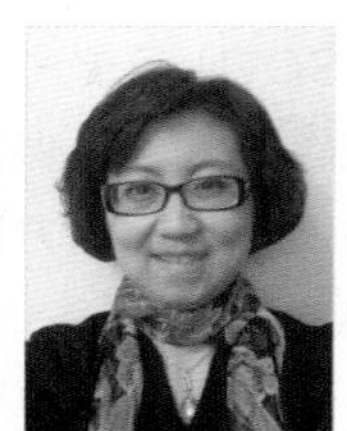

专家简介

汤庆娅　上海交通大学医学院附属新华医院临床营养科主任，主任医师。上海市康复医学会营养康复专业委员会副主任委员、上海市营养学会理事、上海市医学会肠外肠内营养学专科分会委员兼秘书长；中国医师协会营养医师专业委员会常委和儿童营养专业委员会委员、中国营养学会临床营养分会委员、中华医学会肠外肠内营养学分会儿科学组成员。

儿童已成为休闲食品和饮料消费的主力军

据 2014 年上海市消费者保护委员会发布的儿童零食（休闲食品和饮料）消费习惯调查报告显示，儿童已成为休闲食品和饮料的重要消费群体。70% 的孩子每天都吃休闲食品，以膨化类和饼干糕点类食品为主；饮料以含乳饮料类、果蔬汁类、茶饮料类和碳酸类为主。在调查的 132 种零食中，绝大多数零食中脂肪提供的能量以及饱和脂肪酸提供能量的比例都大大超过推荐量。如甜甜圈中脂肪提供的能量占 59%，饱和脂肪提供的能量占 46%；曲奇类饼干这两个指标也分别达到 43% 和 28%。

对策　正常情况下，三大营养素所提供的能量比为：蛋白质占 12%~15%，脂肪占 20% ~ 30%（其中饱和脂肪酸应该低于 10%），碳水化合物占 55% ~ 65%。因此，提醒家长和监护人，在为孩子选择和采购零食时，需要关注包装上的营养成分表，了解该食品的能量、脂肪、糖和钠的含量，读懂食物的营养标签。尽量不要选择脂肪供能比超过 30%、饱和脂肪酸供能比超过 10% 或高糖类零食，不要养成喝含糖饮料和碳酸饮料的习惯，限量摄入含钠量较高的食品。

肥胖儿童需要拒绝所有零食吗

在营养门诊中，经常遇到令人哭笑不得的尴尬事，有的家长为了限制肥胖儿再发胖，禁止喝牛奶，但不限制喝甜饮料；有的肥胖儿正餐无荤菜，零食大吃鱼干片和牛肉干等。要知道，学龄期孩子胃容量小，活泼又好动，容易产生饥饿感，合理添加零食——点心是保证机体正常生理代谢所必需的。肥胖儿童也可以吃零食。

对策　通常，每天 3 次正餐另加 1 ~ 2 次零食（即点心）。由于零食或点心的营养素比较单一，不能替代正餐。零食所提供的能量需计入每天总推荐能量内，一般不超过每日总推荐能量的 10% ~ 15%。零食最好选择水果和酸奶等天然食品，少食加工食品。每次可给予一个中等大小的新鲜水果、一小杯酸奶或一小块低糖糕点。吃零食宜在下一次正餐前 1.0 ~ 1.5 小时，不要靠近正餐。要限制高钠零食，如九制陈皮、海苔或膨化类（过咸）以及鱼干、肉干类食品。睡前不要吃零食，否则，不利于胃肠道休息和口腔卫生，还会增加脂肪储存。特别需要指出的是，在非正餐时段，若肥胖儿出现饥饿感，也不要提供正餐，否则，会影响胃肠道生理活动的节奏。

零食分为红灯、黄灯和绿灯三类

2007 年，中国疾病预防控制中心营养与食品安全所和中国营养学会联合发布了《中国儿童青少年零食消费指南》。根据食物中营养素的含量和分布，将零食分为可以经常食用、适当食用和限制食用三类。也有国外专家以交通信号灯的原则将零食分为红灯、黄灯和绿灯三类，便于小儿以及家长理解和掌握。

总之，选择零食要根据“红绿灯原则”，尽量选择能量低、营养素含量高的“绿灯食物”，要求是新鲜、天然、易消化、不加工或少加工的食物，如牛（酸）奶、全麦面包、鲜玉米、水果等；尽量避免高能量且不健康的“红灯食物”，如炸薯条、冰淇淋、巧克力、各类含糖饮料、方便面等，少吃腌制的蜜饯等零食和路边小吃。PM

绿灯类——可以常食用的零食

这类食物含有丰富的营养素，又属低脂肪、低盐和低糖类，既可提供膳食纤维、钙、铁、锌、维生素C、维生素E、维生素A等人体必需的营养素，又能避免摄取过量的脂肪、糖和盐。

食物代表：水煮蛋、无糖或低糖燕麦片、煮玉米、全麦面包、豆浆、香蕉、番茄、黄瓜、梨、桃、苹果、柑橘、西瓜、葡萄、纯鲜牛奶、纯酸奶、瓜子、扁桃仁、榛子、蒸煮或烤制的红薯、不加糖的鲜榨水果汁、黄瓜汁和芹菜汁等。

黄灯类——适当食用的零食

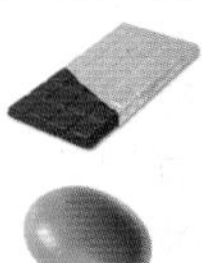

这类食物营养素含量也较丰富，但含有或添加了中等量脂肪、糖、盐等应限制的成分。

食物代表：黑巧克力、肉脯、卤蛋、鱼片、清蛋糕、各类油炸豆、卤豆干、海苔片、果脯、葡萄干、奶酪、奶片、松仁、琥珀核桃仁、花生蘸等。

红灯类——限制食用的零食

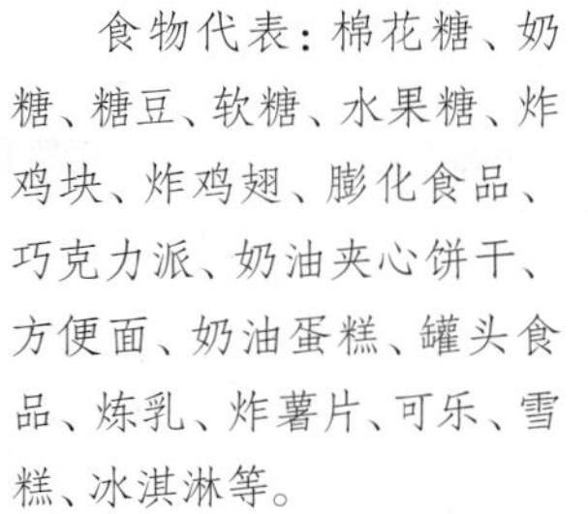

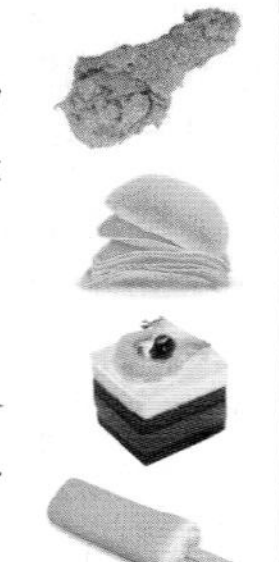

这类食物营养价值低，含有或添加了较多脂肪、糖、盐等成分，提供能量较多。

食物代表：棉花糖、奶糖、糖豆、软糖、水果糖、炸鸡块、炸鸡翅、膨化食品、巧克力派、奶油夹心饼干、方便面、奶油蛋糕、罐头食品、炼乳、炸薯片、可乐、雪糕、冰淇淋等。

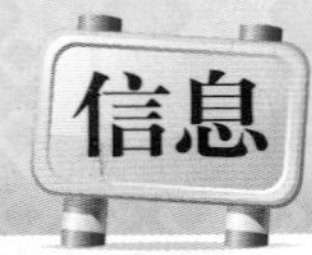

八成HER2阳性乳癌患者错过最佳治疗机会

近日，复旦大学附属肿瘤医院乳腺外科邵志敏教授表示：乳腺癌是中国女性发病率最高的癌症类型。预计到2030年，我国女性乳腺癌发病数将较2008年上升31.15%，达23.4万例。中国发达城市目前乳腺癌的整体治疗水平与美国著名医院基本相当。以上海肿瘤医院为例，乳腺癌患者5年生存率达到90%，达到同期美国治疗水平。除早期预防、早期发现、早期治疗外，规范化综合治疗是提高乳腺癌治疗效果的最佳途径。目前，乳腺癌已进入个体化多学科综合治疗时代。最典型的案例为HER2阳性乳腺癌的治疗。精确的HER2检测对乳腺癌靶向治疗患者的筛选起了决定性作用。以我国每年乳腺癌新发病例20%~30%的比例推算，全国应有5~6万HER2阳性乳腺癌患者，目前只有不到20%的确诊患者接受了抗HER2的治疗，超过80%的患者丧失了最佳治疗机会。为了帮助更多HER2阳性乳腺癌患者有机会得到并完成标准治疗，目前符合条件的乳腺癌患者可申请中国癌症基金会的“患者援助项目”，进一步减轻经济负担。

抗污染真空吸尘器：净化居家空气环境

人们坐在家里，关起门窗，或许能暂时躲开雾霾肆虐（PM2.5）的户外环境，但你仍然无法阻止有害颗粒进入室内，有时室内污染物含量可能更高。想拥有更安全、更健康的居家环境，光靠空气净化器可能还不够，必须去除居家环境中的有害微粒。因为空气中的有害颗粒会在重力影响下降落到地面上和家具表面，不断积聚，并有可能引发哮喘、呼吸道疾病等。在戴森科学家与微生物实验室的共同努力下，戴森成功研发了一款能有效去除此类微粒的真空吸尘器。这款吸尘器能高效捕捉仅为PM0.3（相当于PM2.5颗粒的1/7）的微尘颗粒，微尘去除率高。据悉，戴森圆筒形吸尘器获得了英国过敏症协会和瑞士过敏症中心的认证，是过敏和哮喘患者的理想之选。

表皮生长因子（EGFR）基因突变检测获批上市

如今，医学界开始从分子水平解析肺癌的复杂性。过去10年，医学专家在非小细胞肺癌发生、维持和进展的关键驱动分子和细胞机制研究取得了重大进展。第三军医大学大坪医院肿瘤专科医院院长王东教授指出：“肺癌有不同的组织学类型及分期，采用的治疗方案也不同，需要多学科合作的综合治疗。”晚期非小细胞肺癌的临床处理已从基于患者的临床病理特征选择治疗方案，转变为基于患者肿瘤的分子表达谱的基因靶向治疗。据悉，罗氏诊断cobas®表皮生长因子（EGFR）基因突变检测是首个获得美国食品和药品管理局批准的检测项目，其检测结果可靠稳定、准确客观，能帮助临床医生对癌症基因突变状态做出正确判断，为更多患者选择合适的治疗方式，推进非小细胞肺癌的个体化医疗。

D+方案：胃癌晚期一线治疗

世界领先的医药健康企业赛诺菲旗下肿瘤药物泰索帝（多西他赛）于近日获得国家食品药品监督管理局批准，用于中国晚期胃癌一线治疗。该方案在原有顺铂联合氟尿嘧啶的CF方案中加入了泰索帝（多西他赛）成为DCF方案。复旦大学附属肿瘤医院肿瘤内科主任李进教授表示：“与欧美国家获批方案相比，中国注册研究中剂量调整后的含泰索帝的治疗方案，其疗效不变，但不良反应发生率相对更低。”此适应证正式在临床中应用，将为既往未接受过化疗的晚期胃腺癌（包括胃食管结合部腺癌患者）提供基于循证医学及更加适合中国患者的化疗方案新选择，提高患者生存率的同时，更多考虑到了患者的生存质量。根据患者具体的身体状况和获益风险比，医生会帮助患者制定个性化的治疗方案。

“发现洛杉矶医疗”，为中国公民提供尖端医疗服务

近日，美国洛杉矶市政府联合在中国市场推出“发现洛杉矶医疗”健康旅游项目。该项目由中美九家伙伴机构共同发起，其中五家合作医疗机构包括西达-塞纳医疗中心、洛杉矶儿童医院、希望之城医疗中心、加州大学洛杉矶分校医疗中心和南加州大学凯克医疗中心。五家合作医疗机构中的专业医生及护理团队不仅能提供卓越的医疗服务，也能解决包括交通、住宿等需要。为配合此项目，还特别推出一个全新中文网页www.hellola.cn/medicalcare，旨在介绍洛杉矶医疗资源和信息。此外，上海华测洛加大医学检验所有限公司将于2015年上半年正式运行。该实验室将通过数字手段直接与加州大学洛杉矶分校以及中国各医院、诊所和其他实验室实现对接，使患者与医生能够直接获得加州大学洛杉矶分校病理学专家的专业咨询和建议。

芥花油：鲜为人知的优质健康油品

在人们的印象中，橄榄油因富含不饱和脂肪酸而被誉为健康油品。实际上，由双低油菜籽榨出的芥花油在营养价值和烹饪方式方面，比橄榄油更胜一筹。双低油菜是加拿大的种植者采用传统的育种技术培育而成，去除了普通油菜植物中的不良成分（芥酸和硫代葡萄糖苷），为了与普通油菜区分，这种新的植物被命名为——Canola，即“Canadian（加拿大）”和“ola（油）”的组合词。芥花油的芥酸含量极低（不到2%），不饱和脂肪酸高达93%（橄榄油为85%），饱和脂肪酸仅为7%（橄榄油为15%），能够帮助降低有害的低密度脂蛋白胆固醇，减少发生心血管疾病的风险。同时，芥花油具有高耐热性，烟点高达242℃（初榨橄榄油烟点为166℃），适用于任何类型的烹饪方式，特别是炒、煎、炸等中国人喜欢的高温烹调方式。美国食品和药物管理局批准了一项健康许可声明，证明使用芥花油代替饱和脂肪能有效降低罹患心脏疾病的风险。

系统化疗是晚期肝癌治疗的有效手段

中国是肝癌的第一重灾区。日前，由赛诺菲公司主办的“肿瘤治疗的艺术”第一届肝癌治疗高峰论坛在上海召开。为了突破肝癌治疗的瓶颈，在孙燕院士的指导下，首个由中国学者、亚洲临床肿瘤学联盟主席、解放军第八一医院秦叔逵教授担任主要研究者的EACH研究课题首次证实，含有乐沙定（奥沙利铂）的FOLFOX4系统化疗方案对晚期肝癌患者有效。中国食品药品监督管理局借此研究成果，批准了含有乐沙定（奥沙利铂）的FOLFOX4系统化疗方案用于不适合手术切除或局部治疗的局部晚期和转移的原发性肝细胞癌的治疗。该方案的化疗药物已纳入我国医保报销范围，使大部分中国患者受益。FOLFOX4方案广泛用于消化道肿瘤治疗10余年，积累了丰富的临床经验，安全性可控。该研究结果为《原发性肝癌诊疗指南》提供了科学的证据。

慢阻肺：认识危害，纠正误区，规范治疗

中国工程院院士、中华医学会呼吸病学分会主任委员、中日友好医院院长王辰教授指出，慢阻肺是一种会导致患者呼吸功能逐渐下降的慢性气道炎症性疾病。在药物治疗中，吸入长效支气管舒张剂是稳定期慢阻肺治疗的首选药物。一旦发生急性加重，需及早治疗。运用短效支气管扩张剂、激素（包括吸入型糖皮质激素）等有效治疗手段尽快控制病情，防止疾病的进一步进展，尽可能减少对器官的损害。据悉，中国医院协会在全国范围内开展了中国慢性阻塞性肺疾病/支气管哮喘规范管理项目（简称“红围巾关爱行动”）。该项目内容包括热线随访、线上线下患者教育活动、义诊、医生培训等。目前，微信公众号“红围巾关爱行动”已经定期面向大众推送疾病相关知识及活动信息。截至目前，已有600多家医院、7万多名患者加入到“红围巾关爱行动”中。

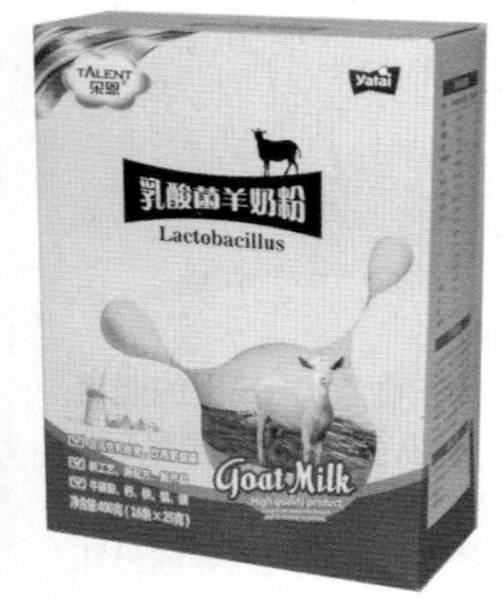

冬令进补 常喝羊奶

樊之戈

从羊肉，到羊奶

冬令进补，人们有吃羊肉的习惯，什么红烧羊肉、羊肉火锅、羊肉冻、羊肉饺子、羊肉丸子等，不仅味美，而且滋补。现在，随着羊肉进入人们的餐桌，很多人开始热衷于喝羊奶了。其实，羊奶是一年四季都可以喝的优质营养品，并不仅限于冬令进补。

在国内，与牛奶相比，喝羊奶的人较少，人们对它的营养价值不够了解，还害怕羊奶有膻味，其实这是一个误区。在欧美国家，喝羊奶非常盛行，一些国家羊奶的市场占有率甚至超过了牛奶，把羊奶作为必备的营养滋补品；美国加州还把羊奶列为甲级绿色食品；西欧一些科学家称羊奶是一种"天然抗生素"。由于羊奶营养丰富，食疗价值高，在欧美国家，羊奶的零售价格是牛奶的 2～5 倍，但喝羊奶仍非常普遍。

羊奶具有独特的营养价值

● **食疗保健** 羊奶是一种独特的奶资源，《本草纲目》记载："羊乳甘温无毒、可益五脏、补肾虚、益精气、养心肺、利皮肤、润毛发。"羊奶不但营养价值高，还有食疗保健作用。

● **营养全面** 羊奶中含有 200 多种营养物质和活性物质，其中含有多种乳酸，20 多种氨基酸和维生素，25 种矿物质，数十种酶，多种乳糖，富含免疫球蛋白，这些营养成分的含量在其他奶类制品中非常突出，对人体健康作用很大。

● **容易吸收** 值得一提的是，羊奶不仅本身具有丰富的营养，而且其中脂肪球和蛋白质颗粒很小，颗粒大小均匀，不饱和脂肪酸含量高，更有利于人体吸收利用，消化力可达 95%。

羊奶的种种好"习性"

● **避免胀气** 羊奶含有的乳糖分子细小，可直接吸收，避免亚洲人吃奶制品容易出现呕吐、胃肠胀气、腹泻等乳糖不耐症的发生。

● **不易上火和过敏** 一般奶类中的某些蛋白质如 α－S_1 酪蛋白和 β 乳球蛋白是目前公认的过敏源，但羊奶不含这些过敏源，可避免大部分奶类蛋白引起的过敏症。

● **没有膻味** 以前，传统工艺出品的羊奶确实有膻味，很多人因害怕膻味而拒绝了这一优质营养品。如今，新的加工工艺改变了以往羊奶有膻味的最大问题，国内高科技生物制药、食品加工、脱膻技术的应用，给羊奶的应用带来腾飞发展。

老年人，多食羊奶益健康

羊奶性温，对身体较为虚弱的老年人尤其适合，其独含的表皮细胞生长因子、超氧化物歧化酶、尼克酸，丰富的维生素和钙，能为中老年人补充营养，恢复元气，增强体力，而且消化吸收特别好。以市场热销的朵恩乳酸菌羊奶粉为例，除以上营养物质外，钙含量高，能防止老年人常见的骨质疏松。特别添加的乳酸菌，能使原料乳发酵，促进乳糖转为乳酸，增加可溶性钙并适用于乳糖不耐症患者。所以说，中老年人常喝羊奶益智健脑，健康益寿。当然，朵恩乳酸菌羊奶粉也很适合工作繁忙的上班族、身体虚弱者及患有各种慢性疾病的人等长期饮用。陕西雅泰乳业公司现在全国启动普及羊奶惠民活动，特推出一批优惠套装，优惠装数量有限，售完活动即止。PM

温馨提示

为保全羊奶的天然营养活性因子，建议用 40～60℃温开水冲调，调匀即喝，营养更佳、吸收更好。

坚果：最大众化的休闲食品（十一）

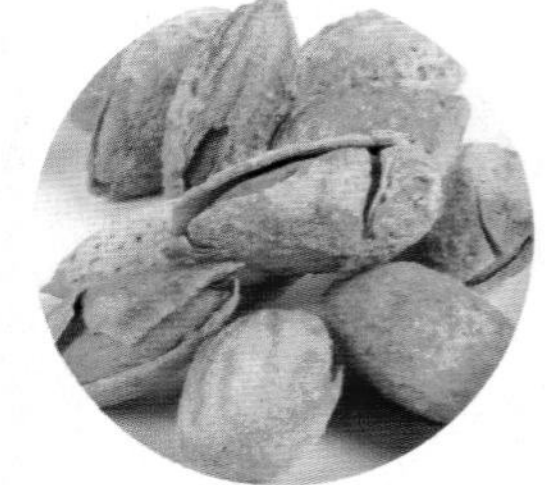

巴旦木

上海市营养学会 蒋家騉

坚果是一类深受老百姓喜爱的休闲食品。市场上的坚果可谓林林总总，大家常吃的西瓜子、南瓜子、杏仁、腰果、榛子、核桃、松子、板栗、白果(银杏)、开心果、夏威夷果、花生、葵花子、巴旦木等均属此类。不同的坚果有各自的营养成分和保健功效，坚持每天一把坚果，将有助你的健康。

巴旦木又名巴旦杏、薄壳杏仁。巴旦木是驰名世界的干果，营养丰富，味道香美，有一种特殊的甜香风味。

保健功能

中医认为，巴旦木具有安神、健脑、明目、益肾、生精、润肺、润肠，健胃等功效，对心悸、喘咳、腰膝酸软、阳痿、尿频等病症有食疗作用。现代医学发现，巴旦木含有丰富的不饱和脂肪酸和多种微量元素，对防治高血压、神经衰弱、皮肤过敏、气管炎、小儿佝偻病等有一定的作用。儿童食用，可促进大脑发育；老年人食用，既安神又健脑，对老年性脑萎缩、老年痴呆有预防作用。巴旦木富含维生素E和类黄酮，有抗自由基、延缓衰老的功效。还能使肠道中乳酸菌增殖，改善肠道健康，促进排便。据介绍，巴旦木盛产地的维吾尔族人近视眼发病率明显低于汉族人，这可能与当地人长期食用巴旦木有关。

选购须知

巴旦木有40多个品种，分为五个大家族，以软壳巴旦木和薄壳巴旦木为最佳。选购时，用手指剥开壳，若为味道香美的果仁肉则质优，若有哈喇味的则说明已经变质。新疆产的巴旦木所含的脂肪及糖较国外产的都高，味道也更香甜。所以，不要迷信进口货。

有的人把巴旦木称为美国大杏仁，甚至认为是大的杏仁。其实，巴旦木不是真正的美国大杏仁(学名扁桃仁)，更不是杏仁。两者的区别要点是：除了巴旦木比杏仁大一倍以上外，巴旦木的果实扁而长，近似椭圆状；杏仁的外形为一端圆，另一端尖，左右不对称。巴旦木的果壳很薄，外壳的凹痕多且很深，用指甲就能抠开；杏仁果壳较硬，不易剥开。巴旦木的果皮呈土黄色；杏仁果仁外覆有一层褐色的薄皮。巴旦木的果实有核桃和花生综合的特殊甜香风味；杏仁气味芳香，微苦。另外，两者的保健功效也不完全相同。

温馨提示

巴旦木含较多植物蛋白质和脂肪成分，口味香甜，能量很高。有些人一吃起来就停不下来，吃多了容易发胖。所以要控制摄入量，每天吃8～10粒为宜。不管是炒的、烘的还是自然风干的巴旦木，吃多了都会上火。一旦出现口腔溃疡、口角炎，有可能是上火了。此时，应多喝水或喝点菊花茶，多吃点水果、蔬菜等润肠通便的食物，不要再吃辛辣刺激的食物。也可以服维生素B_2，每次2片，每日3次。PM

杏仁有哪些不同于巴旦木的保健功效？如何选购？扫描二维码立刻收看。

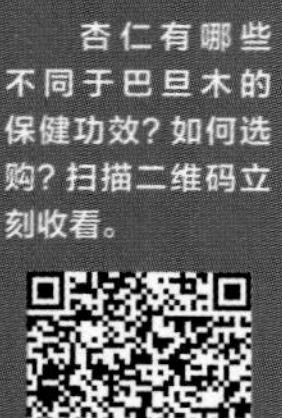

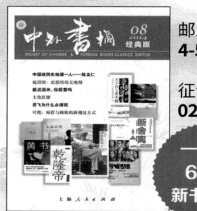

现代化的农业物流让我们可以随时随地享受世界各地的美食，蔬菜水果也早已跨越了季节或区域的界限。在享受美食的同时，以“本地食客”自居的人们却形成了一场“吃在当地，吃在当季”的社会运动。而我们该如何面对，如何选择？

“吃在当地，吃在当季”：顺其自然还是死搬教条

扬州大学旅游烹饪学院　章海风

跟随自然食养食疗

“吃在当地，吃在当季”是人与自然和谐统一的体现。千百年来，中国传统饮食养生学倡导“因时、因地、因人”的“三因制宜”饮食理论，提出了“四时食养”和“区域饮食”。俗话说：一方水土养一方人。由于人们生活环境的气候、地质、风俗习惯等不同，慢慢也就形成了当地与众不同的饮食风俗。

● **大地教你就地低碳**　“吃在当地”更适合当地居民千百年来的饮食习惯，如四川的麻辣、淮扬菜的清淡等；同时大大减少了“食物里程”，使时令果蔬更加新鲜，更利于人体健康，也可减少运输上的成本，降低能源的损耗。

● **四季透露食养方法**　我国传统医学认为，一年四季随着气候的变化，人体的功能随之呈现春生、夏长、秋收、冬藏的转变。我国传统医学“天人相应”的观点“人与天地相参也，与日月相应也”，强调在饮食上应顺应自然，根据四时变化和地域的环境差别采用相应的食养或食疗方法，也是我国饮食保健学的一项基本法则。如夏季天气炎热，汗出过多，易耗气伤津，饮食宜清热解暑、益气生津，此时绿豆、马齿苋及号称“天生白虎汤”的西瓜等果蔬就是当季较好的清热生津解暑之佳品；到了冬季，气温降低，人体阳气偏虚，阴寒偏盛，就要进食一些温热性的高能量食物，如羊肉、牛肉、山药、鸡肉等，以抵御寒邪的入侵，秋冬盛产的有“蔬中圣品”之称的萝卜、山楂等，也有助于健脾运脾、消食化积。

自然“偏心”时，物流来平衡

然而，“吃在当地，吃在当季”并非教条理念、铁的定律。

● **有些食物就是“那里”的好**　由于气候、日照和地质土壤等因素的影响，许多原料具有明显的农产品地理特征。如同样是黑龙江五常稻花香大米，因为拉林河河水在下游流经两个村子的时候，河水升温，使当地的活动积温比其他地方高 2 ~ 3℃，这造就了那两个村子的五常大米味道最香美。再比如，已被河南焦作市申请为国家原产地保护产品、被历代医家所推崇称赞为长寿因子的“铁棍山药”，也只有焦作怀庆府段黄河沿岸一带种植出来的品质才最好，才能称为真正的铁棍山药。这是由于温县北依太行，南临黄河，形成独特的“牛角川”地势，土壤、气候、水质、空气多种因素的综合作用，造成温县得天独厚的自然条件，铁棍山药在这里生长，经过数千年种内遗传变异，逐渐形成了外部形态、生理功能以及有效成分合成上的独有品质。长期实验证明，铁棍山药在多地区试种，其品质发生变异，无法与温县铁棍山药相比较。曾有日本专家将当地的土壤、水样、种子运回日本分析研究、调配土壤进行试种，结果以失败告终。所以，只有使用怀庆府铁棍山药种子，并在怀庆府种植生长的铁棍山药才是正宗的铁棍山药。同样，同一品种移植到不同的环境中种植，可能就很难开花结果，这也就是“橘生淮北而为枳”的原因。

● **缺食材时也别硬撑**　北方较寒冷的地区，靠常规的种植方法，人们很难吃到绿色的蔬菜，只能靠萝卜、白菜等为食。此时，就需要通过外地的供给和现代化的农业种植给人们餐桌上提供更多的选择。PM

“吃在当地，吃在当季”，可以使我们充分享受大自然给予的恩赐，尤其是物质丰富的地区居民；同时，现代化的农业物流又可使更多的人有更多的选择。就健康饮食而言，合理的选择、科学的搭配显得更为重要。

我的家庭“小油坊”

✍张智星

作为一个全职妈妈，用心做好每一餐饭和全心全意陪伴孩子同样重要，为了家人健康，我会用心挑选每一种食材。在“地沟油”“转基因油”等信息不绝于耳的大环境下，我尽力买来有机油和老家油坊自榨油，但仍心有余悸。一个偶然的机会，看到某美食家介绍榨油机，当时就有些心动，不过近 2 000 元的价格略贵，只好作罢。某日又翻微博，发现一台榨油机加一台破壁机团购价 1 199 元，想也没想，果断买了。

收到机器就迫不及待地用上了。安装非常方便，操作也很简单，直接把油料放进顶部的进料口就可以了。当即试榨了随机附送的亚麻籽和黑芝麻，以及家里现有的花生和大豆。根据说明，花生、大豆需要烤箱预热至 180℃烤 7~8 分钟再趁热榨油，其他油料直接冷榨营养最好。可能是大豆太硬了，榨油过程中机器停顿了好几次，后来我担心损坏机器，没再敢榨，其他材料出油都很顺利，250 克原料可以榨油 100 克左右。整个榨油的过程中，厨房里都有淡淡的油料香味，刚榨好的油闻起来也是淡淡的香味，花生油就是花生的味道，芝麻油就是芝麻的味道，放在嘴里尝一尝也不会觉得太油腻。

刚榨好的油是浑浊的，静置几个小时后就非常澄清了。下面的沉淀物以及油渣，可以用来做面包、饼干，我妈妈还用油渣来当花的肥料，效果貌似也不错。

据说，自榨油室温下只能保存一个星期，冷藏的话可以保存一个月甚至更久。这点对我来说没有负担，本来追求的就是新鲜健康，也不需要保存很久。粗算成本，自然种植的油料单价大多在 10 元左右，500 克油的成本 20 多元，不算便宜，但也没有贵得离谱。现在，除了大豆油和橄榄油，我家就没有再买过别的油了。

榨好的油，我主要用来炒菜，偶尔煎豆腐、炸甜甜圈和肉丸子，味道都很好。专给孩子榨的白芝麻油和核桃油，除了拌面、拌凉菜，偶尔也会用来炒菜。有时候，我会榨好几种油，然后把它们混合起来，自制调和油。反正怎么开心怎么做，这也是自榨油的乐趣吧！

我是山西人，在众多食用油中，我更喜欢亚麻籽油，山西人称之为胡麻油，这是我从小吃到大的味道。这些年在外生活，常常想起油锅一热就满屋飘香的胡麻油，现在好了，我特意买来了家乡的亚麻籽，想吃就榨，想吃多少就榨多少！网上搜搜，胡麻油的保健效果多得数不清，但对我而言，能将这一口家乡的美味，通过自榨油，分享给陪我一起远离家乡的父母兄弟，以及这些年认识的朋友们，已是万分满足！PM

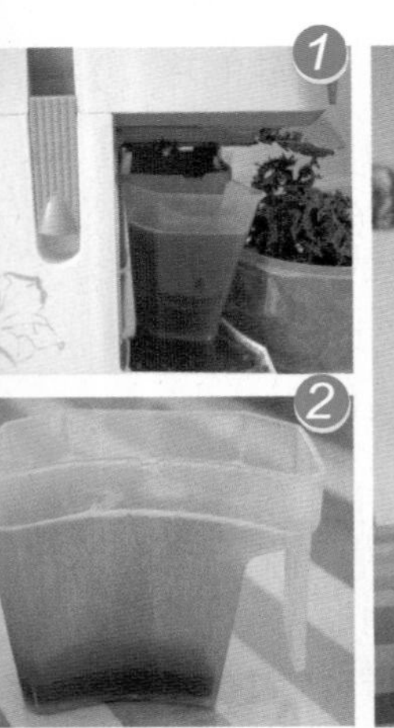
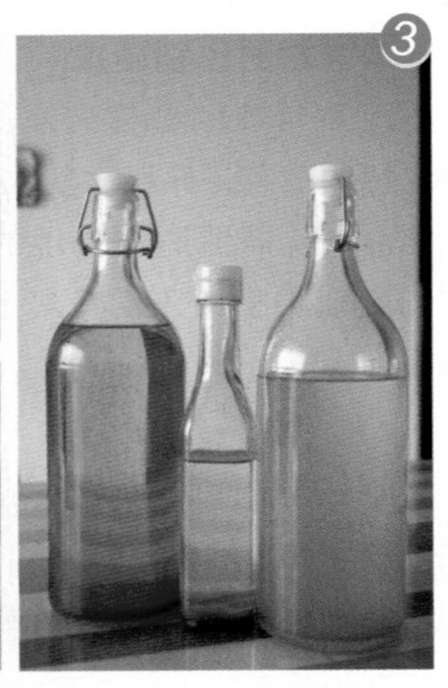

1. 工作中的榨油机
2. 刚榨出的油比较浑油
3. 从左到右依次为：亚麻籽油、白芝麻油、花生油

自榨油：更营养，未必更安全

专家点评

✍复旦大学附属中山医院营养科主任　高　键

因为担心地沟油、劣质油等带来的食品安全问题，一些家庭开始选择家用榨油机，总觉得自己看得见的榨油方式更加健康和安全。

营养角度：种类更多，保留更多健康成分

从营养角度看，自家榨的油与超市购买的精炼植物油相比有一定的优势。自家榨的油一般可以选择更多种类的原料，实现烹调油的多样化摄入。自家榨的油也可以更多地保存原料中的健康物质，如维生素 E 和植物甾醇等，口味也更好。自家榨的油还能够全程监控，当然也就杜绝了掺假掺伪。

安全角度：更易产生油烟，更易残留有害物质

但是，从安全角度看，自家榨的油未必比超市购买的精炼植物油更安全。

首先，自家榨的油保留了更多游离脂肪酸、色素、磷脂、蛋白质以及挥发性成分，这些杂质使得油在比较低的温度下就会产生油烟。这些油烟不仅是 PM2.5 的来源，本身也是致癌物质。而经过精炼的烹调油因为去除了这些杂质，冒烟温度能提高 50~60℃，在爆炒油炸的时候，精炼油在更高的温度下也不会冒烟。

第二，自家榨的油无法去除原料中不利健康的成分。如：压榨的葵花籽油含有不易消化的蜡，菜籽油中含有有害的的芥酸和硫苷。

第三，如果榨油原料中混入一些发霉的花生、玉米等，其中的黄曲霉毒素很可能被带入榨出的油中。而黄曲霉毒素是公认的强致癌物。市售烹调油在精炼过程中，大多数黄曲霉毒素都可以被去掉，所以精炼油并不容易出现黄曲霉毒素超标。而自榨油不进行精炼，超标的可能性就很大。

第四，自家榨的油还存在农药含量超标、重金属残留等问题。而且自家榨的油也更容易酸败变质，保存期短。PM

专家观点 我的建议是：如果自家榨油，原料不要用花生和玉米，榨的油不能用于爆炒和油炸，而且要一次少做点，在短期内吃掉。

滋补汤品 温暖过寒冬

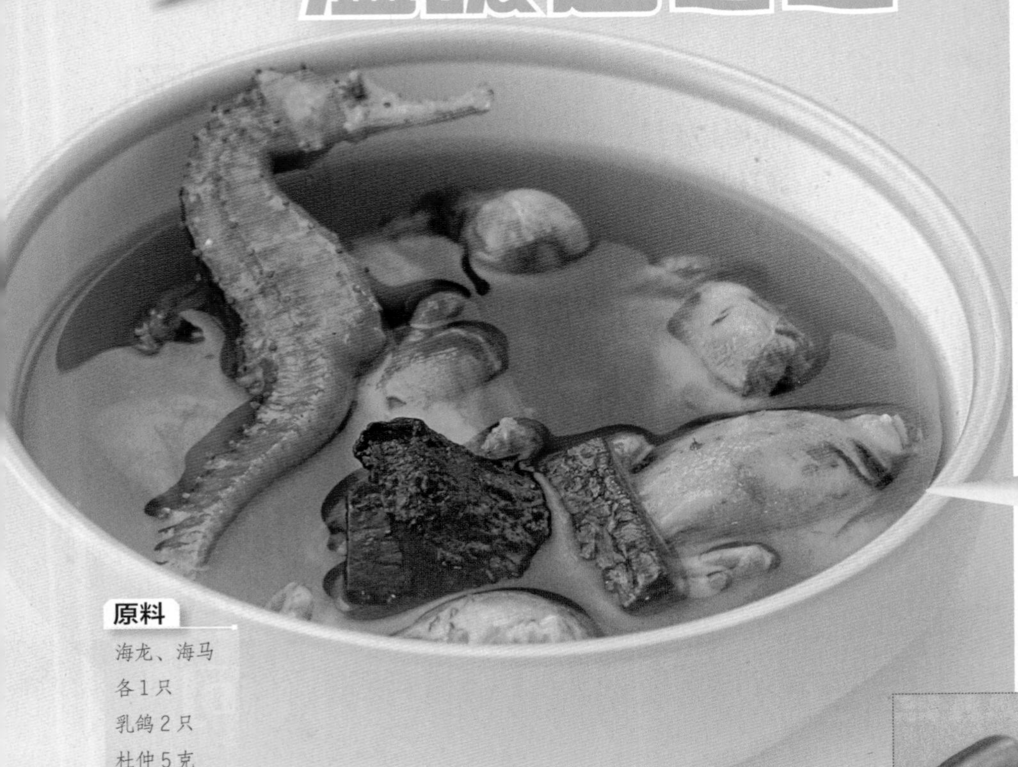

龙马杜仲炖乳鸽

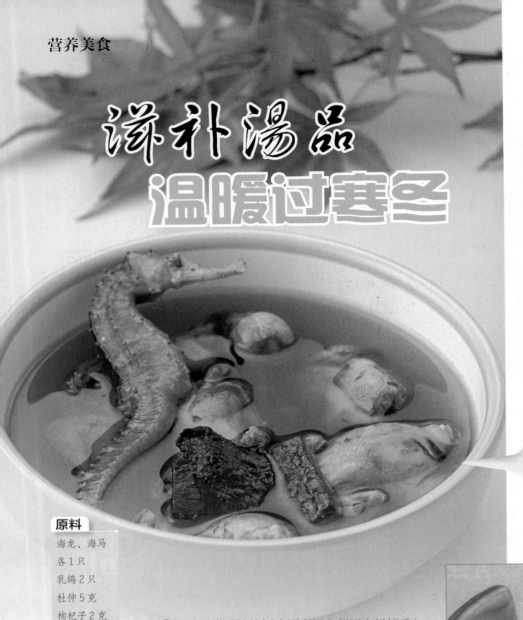

原料

海龙、海马各1只
乳鸽2只
杜仲5克
枸杞子2克
香菇20克
姜2片
黄酒4毫升

制法：乳鸽氽水洗净后，与洗净的香菇入盅内。中草药洗净，与姜片、黄酒、菌王粉、高汤注入盅内，用食用玻璃纸包住，橡皮筋封口，入蒸笼炖2小时，最后加适量精盐调味即成。

点评：海龙、海马性属甘温，有补肾壮阳之功；乳鸽具良好的滋补肝肾、补气血的作用；杜仲补肾强腰；枸杞滋补肝肾，明目；香菇增强免疫；黄酒、生姜活血通脉。此款汤品适宜冬季阳气内藏，寒凝血脉之时。

Tips: 有人会在冬季滋补汤品中加入麻雀，认为其有壮阳之功。麻雀的肉、血、脑髓、卵，古人确实都作药用，认为麻雀肉微温、无毒，有“壮阳、益精、补肾、强腰”的作用，但实际上麻雀的药用价值甚微，而且也是受保护的动物，建议换成乳鸽。

汤品提供/钱以斌（中国烹饪大师国家级评委）
点评/南方医科大学中医药学院、中西医结合医院教授　彭康

天人相应，人的生活起居、生理活动、病理变化，无不与环境周期、日时变异密切相关。从立冬开始，经小雪、大雪、冬至、小寒、大寒六个节气的变化，人体也相应地呈现不同的生理节律。冬属水，水性滋养、下行、寒冷、闭藏。风寒水冽，草木凋零，阴盛阳衰，万物闭藏。人体腠理致密，阳气内潜。皮肤汗腺收缩，气血流于体表减少而趋于内。人体新陈代谢变缓，以最大限度地保存能量，但同时也降低了抵抗疾病的能力。

冬日养生，精血内藏，宜于护阴；外寒阳衰，则当育阳。在饮食起居方面，《内经》有云“早卧晚起，必待日光”，应避免受寒，保护阳气。“使志若伏若匿”，旨在阳气潜藏之时，勿使阳气外泄而伤阳。饮食应以热治寒，冬季进补，吃羊肉等温热之食，或服用温补的药物，尤其是慢性病而见阳虚之人。

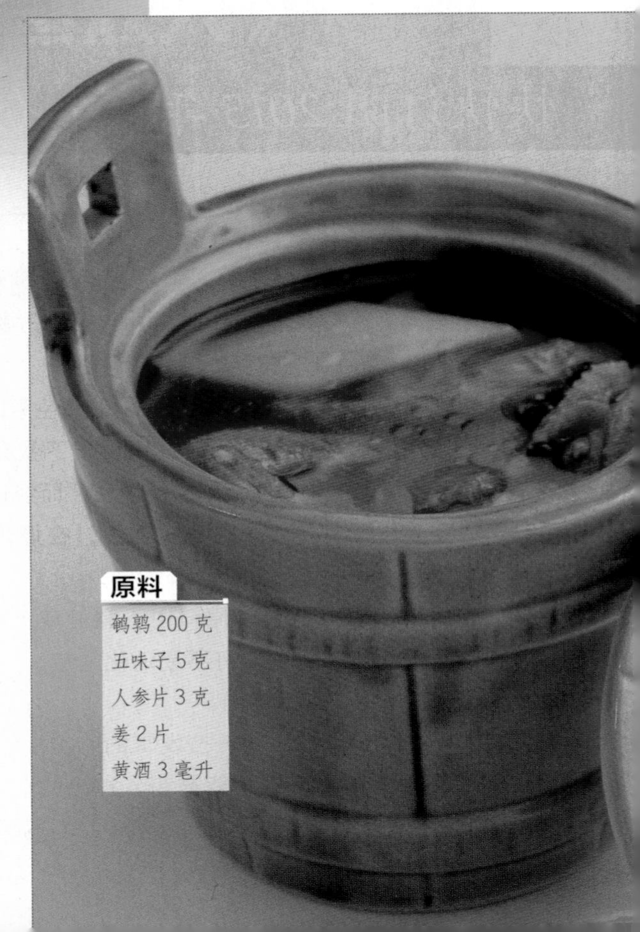

原料

鹌鹑200克
五味子5克
人参片3克
姜2片
黄酒3毫升

五味子炖鹌鹑

制法：鹌鹑切块氽水洗净后，与洗好的药材、姜、黄酒、鸡粉、高汤一同注入盅内，用食用玻璃纸包住，橡皮筋封口，入蒸笼炖 1.5 小时后，加适量的精盐调味即成。

点评：鹌鹑不仅食用营养价值高，它的药用价值亦很高。鹌鹑肉是高蛋白质、低脂肪、低胆固醇食物，特别适合中老年人及高血压、肥胖症患者食用。中医学认为，鹌鹑性甘、平，具有补中益气、强筋骨的作用。李时珍在《本草纲目》中曾指出，鹌鹑的肉、蛋有补五脏、益中续气、实筋骨、耐寒暑、消热结之功效，还被誉为“动物人参”。人参、五味子配合有中药复方“生脉散”之意，能补气养阴通脉，特别适合冬天寒冷，阳气闭阻，血脉不通之时。

鲍鱼杜仲炖水鸭

制法：水鸭切块、氽水，与发好洗净的鲍鱼片放入盅内。中草药洗净，与姜片、黄酒、鸡粉、高汤注入盅内，用食用玻璃纸包住，橡皮筋封口，入蒸笼炖 2 小时后，加适量的精盐调味即成。

点评：鲍鱼能养阴、平肝、固肾，有调经、润燥利肠之效，也含有丰富的维生素，特别是维生素 A，是保护皮肤健康、视力健康及加强免疫力、促进生长发育的关键营养素。水鸭含蛋白质、脂肪、碳水化合物、钙、铁、磷及多种维生素，可温中益气，补阴养肝，且补而不燥，食用可以强身健体。杜仲味甘，性温，有补肝肾、强筋骨的作用，还能暖子宫，安胎气。

原料

发好的鲍鱼 25 克
水鸭 150 克
杜仲 3 克
当归 2 克
姜 2 片
黄酒 3 毫升

Tips: 也可选用冬虫夏草作为汤品的药材，虫草水鸭汤是珍贵的滋阴补肾强壮剂，现代用作调补病后或肿瘤化放疗后的食疗。另外，鲍鱼的壳，中药称石决明，因其有明目退翳之功效，古书又称之为“千里光”。石决明还有清热平肝、滋阴潜阳的作用，可用于医治头晕眼花、高血压等。

Tips: 汤中生晒参不宜用花旗参替代。花旗参即西洋参，味苦、甘，性寒，有补气养血、清肺火、生津液的功效，但适宜夏日服用。冬天为避免寒凉，建议用生晒参或红参为好。

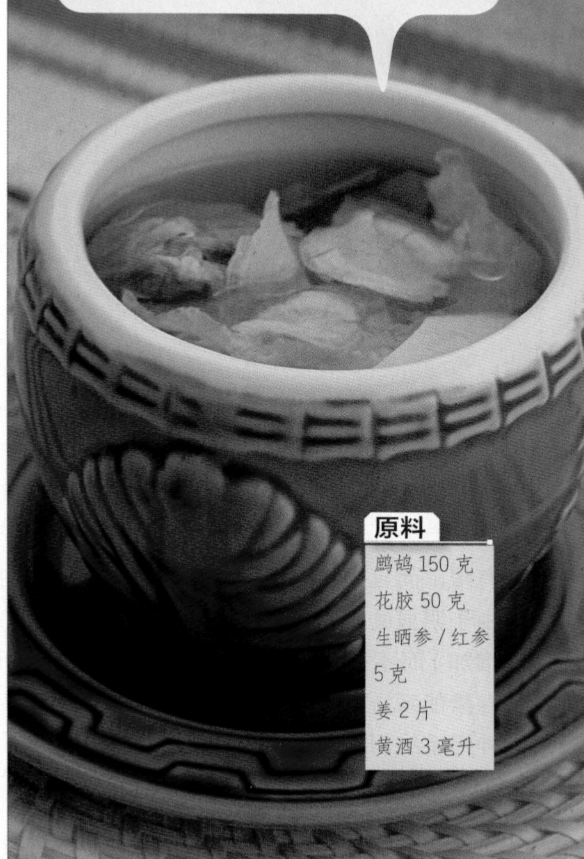

原料

鹧鸪 150 克
花胶 50 克
生晒参 / 红参 5 克
姜 2 片
黄酒 3 毫升

生晒参炖鹧鸪花胶

制法：鹧鸪切块氽水，与发好切段洗净的花胶一同放入盅内。中草药洗净，与姜片、黄酒、鸡粉、高汤注入盅内，用食用玻璃纸包住，橡皮筋封口，入蒸笼炖 1.5 小时后，加适量的精盐调味即成。

点评：鹧鸪肉含有丰富的蛋白质、脂肪和必需氨基酸，以及较高的锌、锶等微量元素，具有壮阳补肾、强身健体的功效，是男女老少皆宜的滋补佳品。明代医圣李时珍在《本草纲目》中记载“鹧鸪补五脏、益心力”“一鸪顶九鸡”。花胶即鱼肚，是各类鱼鳔的干制品，极有滋补作用，有滋阴、固肾的功效，是中国四大补品之一，亦有海八珍之称。PM

长久以来，轻松减肥一直是肥胖和爱美人士的梦想。对此，很多人寄希望于减肥药物或保健品。

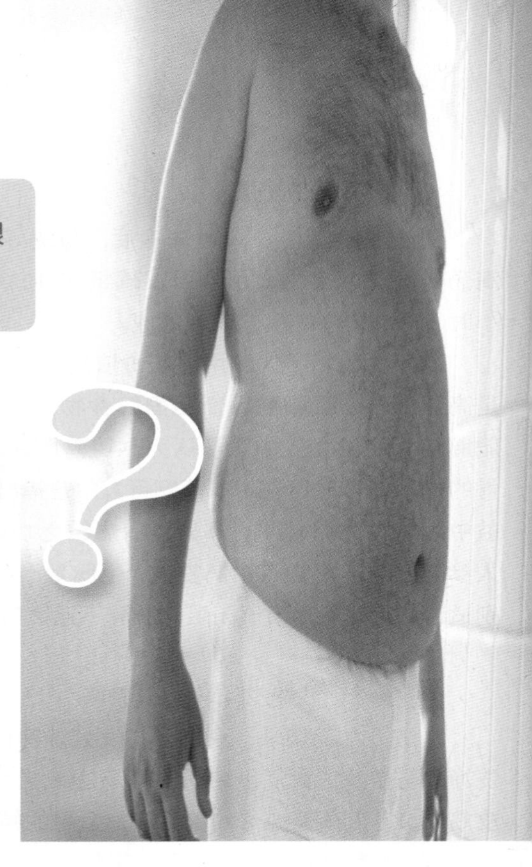

减肥神药有没有?

华中科技大学同济医学院附属协和医院内分泌科副主任医师 曾天舒

随着肥胖及其导致的一系列严重健康问题，人们越来越感受到研发安全有效的减重药物的重要性和紧迫性。不幸的是，目前减重药物数量有限，而且往往副作用较大。曾经有很多种药物用于降体重的治疗，但由于明显的副作用（如高血压、严重的情绪障碍、心血管疾病和死亡率增加）而不得不被叫停。这些药物的作用机制大多为通过激活中枢肾上腺素能系统而抑制食欲并增加能量消耗，但这同时也激活了全身的交感神经系统而导致致命性的副作用。

美国有4种减重药物获批

从药物作用机制的角度，目前临床上使用的减重药物主要包括两大类：一类作用于中枢神经系统，抑制食欲、增加饱腹感；一类作用于消化系统，抑制肠道脂肪吸收。

在世界第一肥胖大国——美国，被美国食品和药品管理局（FDA）批准上市的减重药物最多，截至2014年9月已有4种：奥利司他、氯卡色林、苯丁胺/托吡酯复方制剂，以及最近获批的安非他酮/环丙甲羟二羟吗啡酮复方制剂。而用于糖尿病治疗的胰高血糖素样多肽1（GLP-1）激动剂——利拉鲁肽，将有望被批准用于肥胖治疗，不过其减重剂量远远大于起始降糖剂量。

中国减重药物只有1种

上述4种药物中，非中枢性减重药仅有肠道胰脂肪酶抑制剂奥利司他一种，这是唯一被欧洲、美国及中国药品监管部门批准使用的减重药物，也是目前唯一一个被FDA批准可以用于长期（＞6个月）治疗肥胖症的药物。

奥利司他于1998年首次上市，其主要作用机制是，与脂肪形成无活性中间体，通过对消化道的多种脂肪酶产生可逆性抑制，使膳食脂肪吸收减少约1/3，逐渐消耗机体储存的脂肪，达到减重的目的。同时，该药物也降低超重和肥胖患者的血脂水平。

由于食物中未被吸收的脂肪会随大便排出，相当一部分患者可出现胃肠道副作用，如胃肠胀气、便急、大便失禁和油样大便，所以服用奥利司他时，最好进食低脂饮食。良好的饮食配合，不仅有利于发挥药物最佳疗效，也可以减少副作用。

此外，服用奥利司他会干扰脂溶性维生素（维生素A、D、E、K）的吸收，患者治疗过程中应补充这些维生素。有少数报道，奥利司他可能与肝损害有关，因此患者在治疗过程中应密切关注相关体征和症状，定期检测肝功能，一旦发生肝损害须及时终止用药。

中枢性减重药副作用大

目前已经被FDA批准上市但在欧洲和我国尚待批准的中枢性减重药有3种：氯卡色林、苯丁胺/托吡酯复方制剂、安非他酮/纳曲酮复方制剂。

中枢性减重药的长期安全性一直为人们所担忧。过去40年间，有5种减重药因安全问题退市：芬氟拉明、右芬氟拉明、西布曲明、苯氟雷司、利莫那班。这些药物的主要副作用包括心血管系统和神经精神并发症。如：芬氟拉明、右芬氟拉明、苯氟雷司可引起严重的心脏瓣膜病；西布

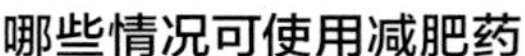

哪些情况可使用减肥药

总体而言，当综合生活方式干预无法达到或维持减重目标时，才考虑使用减肥药物。

国际上建议，BMI（体质指数）≥ 30 千克 / 平方米 或 BMI ≥ 27 千克 / 平方米并且伴有合并症的患者，可尝试使用一种减肥药物治疗。FDA 建议，患者在药物治疗 12 周后应接受评估，如果使用药物最大剂量治疗 12 周后，体重减轻小于治疗前体重的 5%，说明药物治疗无效，应停止用药。

对于中国人，BMI ≥ 28 千克 / 平方米，或 BMI ≥ 24 千克 / 平方米并伴有合并症，经过 3~6 个月综合生活方式干预仍不能减重 5%，甚至体重仍有上升趋势者，可考虑药物辅助治疗。在药物治疗过程中，必须注意可能的不良反应。

曲明可引发心血管疾病如血压升高、心率增快等；利莫那班则由于可能引发抑郁症或自杀观念于 2008 年退市。在上述药物中，西布曲明在我国曾有多家企业仿制，其中最知名的恐怕莫过于“曲美”，而芬氟拉明在我国被广泛适用于所谓的减肥“保健品”当中。这两种药物都被我国药品监管机构明确规定不得以任何形式继续销售。广大消费者在购买所谓减肥“保健品”时，一定要高度注意不法厂家非法添加的问题。

考虑到不良反应，FDA 批准的几种中枢性减重药物有针对性地做出了设计，但是，其不良反应尤其是神经精神作用未能完全消除。这也是这些药物在欧洲及我国一直没有获批的原因。即使在美国，存在着庞大肥胖人群的压力，也有专家认为 FDA 的决定过于草率，上述药物的安全性评价应该更为严格。

部分降糖药有望成为减重药

除了上述批准用于肥胖症治疗的药物之外，临床上还有一类可以减重的药物，就是降糖药。众所周知，肥胖与 2 型糖尿病之间关系密切，部分降糖药物有一定的减重作用，已经在肥胖的 2 型糖尿病患者中广泛使用，如二甲双胍和糖苷酶抑制剂。在降糖药中，最有希望成为减重药的就是胰高血糖素样多肽 1 受体激动剂或胰高血糖素样多肽 1 类似物了。

胰高血糖素样多肽 1（GLP–1）是一种肠道分泌的激素，可通过葡萄糖依赖的形式促进胰岛素释放，同时抑制胰高血糖素分泌，发挥降糖作用。到目前为止，我国广泛使用的艾塞那肽和利拉鲁肽都显示出明显的减重作用，还有助于减少高血压、血脂、血糖和腰围，其减轻体重的作用与抑制食欲及摄食、延缓胃内容物排空有关。但是，用于减重的降糖药剂量远大于其降糖剂量，因此长期的严格追踪观察仍然是重要的。PM

专家忠告

除了少数由于疾病导致的肥胖以外，绝大多数肥胖的发生和生活方式密切相关。多吃少动是导致体重增加的主要原因，几乎人人都会说“管住嘴迈开腿”，但是这么做的人可以算是寥寥无几。在减重的医疗干预系统方案中，科学的饮食计划、运动规划和心理支持是基础，而药物甚至手术都只是辅助手段。不论人们采用何种方式减去了体重，如果回到既往体重增加的生活方式当中去，体重还原只是时间问题，甚至还会“获得”更多的体重。

因此，追求减重的朋友，必须在制定减重计划之初就明确：减重是一项终生的事业，这个世界上不存在轻松减重、一劳永逸的神仙方。减重药物可以在一定的时间里帮助人们减去更多的体重，更好地建立减重成功的信心，但是不能代替健康行为方式的建立和维持。

累、懒、困 测测是否患“甲减”

山东省济南医院内分泌科主任医师　王建华

生活实例

芳芳是位年轻女性。来门诊时，主要抱怨她经常感到疲乏、精力不足，情绪也比较低落。做了好多检查，都没找出原因。曾经以“抑郁症”治疗过，但收效甚微。她这次是听医生建议来查内分泌有没有问题。医生咨询病史后了解到：芳芳过去很勤快，动作麻利、活泼开朗，但如今却感浑身没劲，啥也不愿干，整天老想睡觉，什么也不愿吃，但体重却不减反增……医生听后心里基本有数了，于是给她开了“甲功化验单”，让她查查甲状腺功能。随后化验报告显示：FT_3、FT_4 升高，TSH 降低。真相终于大白：这一切都是“甲减”惹的祸。

认识“甲减”

甲状腺功能减退症（简称“甲减”）指的是由多种原因引起的甲状腺激素合成、分泌或生物效应不足所致的一种全身性疾病，以人体代谢功能减低及黏液性水肿为主要特征。早期轻症甲减常常表现为疲乏无力、嗜睡、怕冷、食欲不振、便秘等。随着病情进展，上述症状逐渐加重，并出现记忆力减退、动作迟缓、反应迟钝、情绪低落抑郁、皮肤少汗粗糙、颜面及下肢黏液性水肿、体重增加、心动缓慢，男性阳痿，女性月经紊乱等。严重者可有贫血、肌肉关节疼痛、僵硬、高脂血症、心包积液、心力衰竭以及黏液水肿性昏迷。此外，儿童期甲减还可引起生长发育迟缓和智力发育障碍。

需要说明的是，疲乏、精力不足等只是甲减的症状之一。由于甲状腺激素对人体的影响是全方位的，故甲减时会出现全身器官、多系统（如心血管系统、精神神经系统、消化系统、生殖系统乃至肌肉与关节等）表现。但就某一患者来讲，其症状表现不一定面面俱到，可能某些系统的症状相对更加突出。

“甲减”自查表

下面这张表对早期诊断甲减很有帮助。请看以下问题中的描述是否符合自己的实际情况，并做出相应选择。

题号	情况描述	是（有这种情况）	否（没有这种现象）
1	我感到疲乏，常常犯困，体力和精力不足		
2	我的大脑思维迟钝，注意力很难集中，记忆力下降		
3	我的体重增加了		
4	皮肤变得干燥，指甲变得很脆、灰白易折断		
5	常常觉得冷，即使其他人觉得很舒服的时候也是如此		
6	情绪低落、抑郁		
7	代谢慢了（如体温低、心率慢、食欲差等），有时还会便秘		
8	肌肉和骨骼僵硬疼痛，手感到麻木		
9	血压增高或心跳变慢了		
10	胆固醇水平增高了		

评分说明：

以上每题，选择“是”得1分，选择“否”得0分。将各题的得分相加，即得总分。

总分为0～4分：患甲减的可能性小，而且得分越低，可能性越小。当然，对于符合自己情况的那些症状还是需要关注的，要积极查找病因，接受必要的治疗。

总分为5～10分：可能患有甲减。请到医院内分泌科就诊，做甲状腺功能及其他相关检查，以确诊是否患本病。如果诊断为甲减，应尽早接受治疗。甲减的治疗相对简单，即补充外源性甲状腺激素，目前最常用的是左旋甲状腺素。在甲减的治疗过程中需定期随访，以便医生根据甲状腺功能和病人表现，调整药物至适合病人的最佳剂量。PM

50岁男人的性困惑

上海交通大学医学院附属仁济医院泌尿科、
上海市男科学研究所　陈向锋　李　铮（教授）

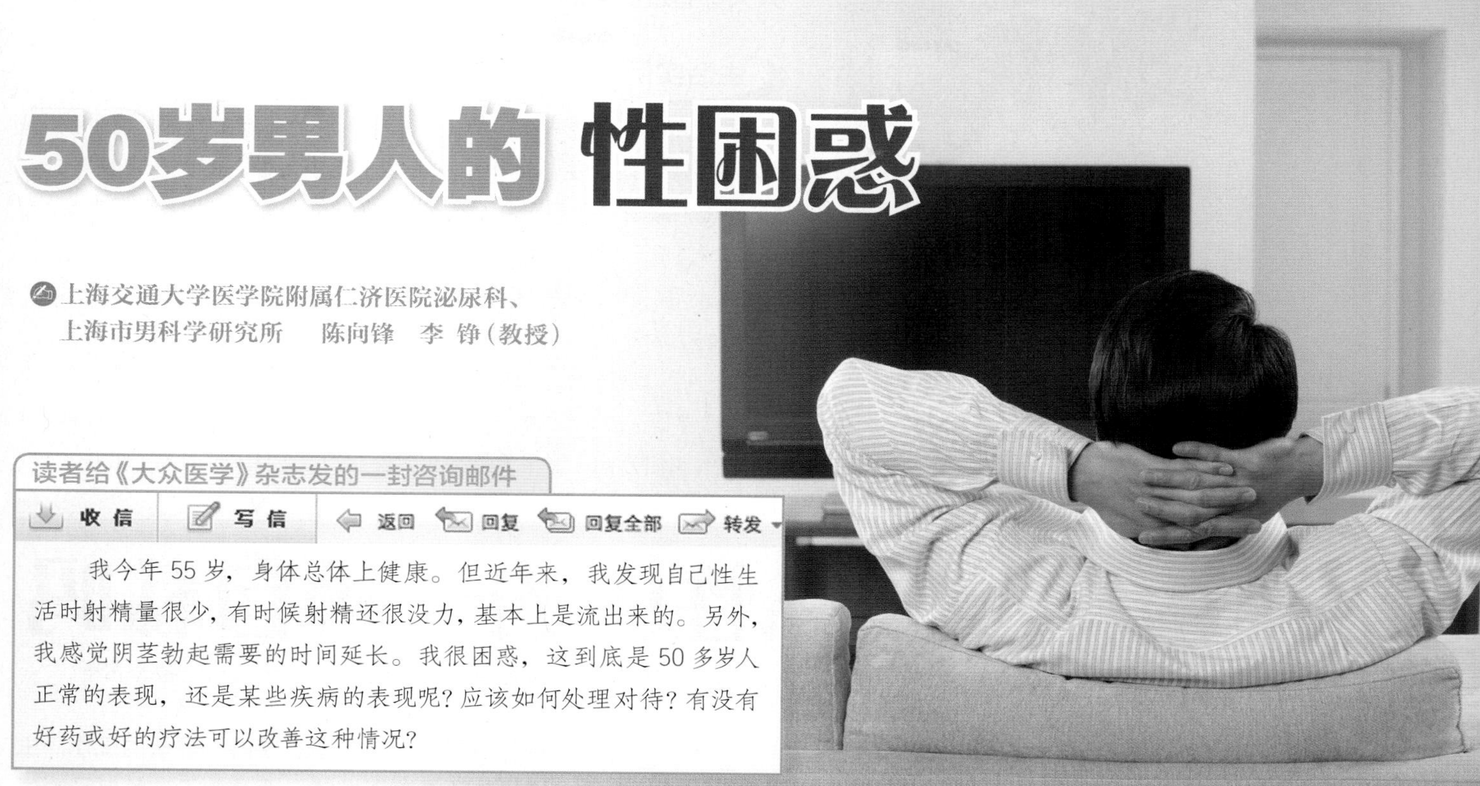

读者给《大众医学》杂志发的一封咨询邮件

我今年55岁，身体总体上健康。但近年来，我发现自己性生活时射精量很少，有时候射精还很没力，基本上是流出来的。另外，我感觉阴茎勃起需要的时间延长。我很困惑，这到底是50多岁人正常的表现，还是某些疾病的表现呢？应该如何处理对待？有没有好药或好的疗法可以改善这种情况？

50岁以后，男性体内的雄激素逐渐下降，在性生活方面会出现如下变化：性高潮的频率降低；勃起和射精所需的刺激强度升高；两次射精间隔的时间延长；射精时的精液量明显减少。这些情况一般属于男性更年期的表现，学名为“迟发型性腺功能低下症”。这位读者反映的问题与此符合。

具体地说，50岁以后，勃起和射精往往需要更长的时间和更强烈的刺激，这意味着在做爱时，他再也不能一碰伴侣的肉体或仅仅吻她就能勃起。许多50多岁或近60岁的正常男性在射精后12~24小时内不能重新勃起。在50岁或年龄更大时，射精时的喷射力也大大减弱，甚至表现为缓缓涌出的尴尬情形……

这类“性尴尬”是怎么造成的呢？通常情况下，55岁左右的男性体内雄性激素生成减少。但不同于女性卵巢功能的突然衰退，此阶段的雄激素减少呈现循序递减的态势。有些男性在这一阶段可出现心情沮丧、容易激动、无精力、性生活遭遇困难等表现。这些改变除了受到雄激素水平下降影响之外，还涉及多种心理因素，因此，给予睾酮（雄激素）替代治疗并不总能奏效。相反，如果对这种更年期的变化早有思想准备，则可以通过各种防卫和适应活动来有效处理和度过这种危机。

因此，这位读者面对更年期性方面的种种变化，关键是要科学应对。首先，保持平和的心态，认识到雄激素下降是人体自然的变化，性功能的今不如昔在所难免。其次，研究发现，坚持体育锻炼、养生、保健、修身养性等可改善更年期综合征症状。所以，50多岁的男性要更注意生活规律、适度运动、平衡膳食等，以保持身体的良好状态，那样性方面的表现也会有所提升。除此之外，在性生活上，可改进性技巧、加强与伴侣之间的情感沟通和性交配合，适当地借助性用品或器具，这么做往往可以收到良好的效果。具体可以多阅读相关的书籍、报刊等资料。

性在男子的一生中从不会停止，即使到了老年，也不会像水龙头那样一下子就“完全关闭”。在极端情况下，自我调适和伴侣参与可能无法解决的问题，就必须及时就诊、治疗。专业的男科医生和完备的医疗设备是解决问题的关键，切忌非专业、非正规医疗机构和医务人员的错误或过度医学干预。当情况严重时，需要在医生指导下服用雄激素类药物治疗。PM

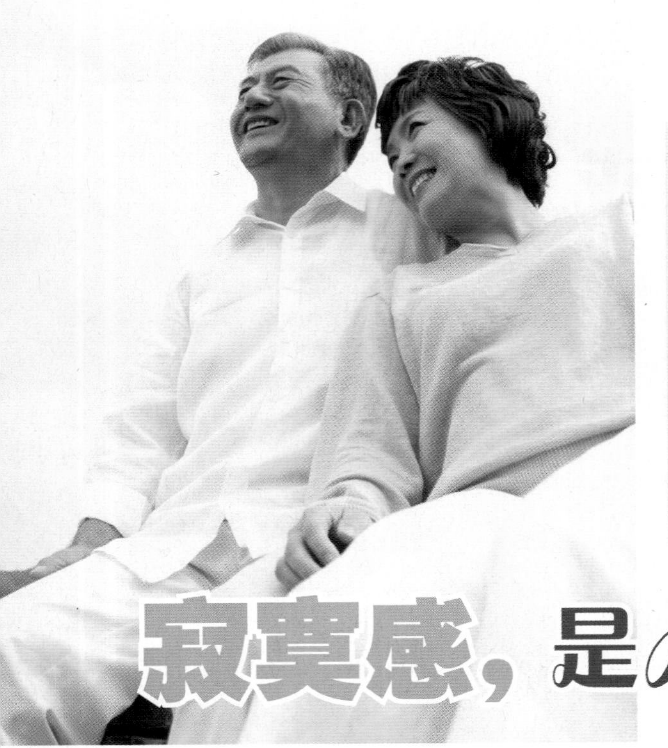

人人都有过寂寞的感觉，那么，这种感觉到底是怎么回事呢？

生活实例

杭州市有一对老夫妻，都是一家设计院的高级工程师，有个独生女儿远嫁德国。他俩退休后，基本上无事可做，感觉非常寂寞。后来，他们跟着女儿到了德国。女儿生有一儿一女，老两口就帮助女儿带孩子。孩子对他们很依赖，他们也感到生活很充实。然而，小外孙长大后，渐渐地不需要他们了。于是，老两口异常失落，虽然在德国的生活很不错，但仍感觉生活不充实，并因此出现了心理疾病，不得不进行心理咨询。心理医生与他们交谈后告诉他俩：其实人的本性是"自私"的，而他们的心理失落感正与此有关。老两口听后都很诧异：我们为女儿带孩子是给予子女帮助，怎么成了自私了呢？

寂寞感，是人性中的一种自私吗

皋古平

寂寞感：只因为劳动的需要没有被满足

心理医生知道老两口对此不能理解。就向他们解释：人的本性是自私的，并没有贬义，而是说人本质上是"利己"的，这与"利人"并不排斥。从心理学角度看，人是有各种各样的需要的，比如吃饭和营养的需要、睡眠的需要、性的需要、美的需要、劳动的需要，等等。人的利己之处就体现在，人总是希望自己的需要得到满足；一旦这些需要不能得到满足，人的正常运转就会受到影响。具体到这对老夫妇，他们的失落感从何而来呢？心理学研究发现，人都有劳动的需要。换句话说，人是自然而然希望有事情做，而不是无所事事。这是人的一种天然心理需求。而人的"自私心"是希望这种需要得到满足的，否则就会产生心理问题。而这对老夫妇，正是因为劳动需要得不到满足，从而产生了寂寞感、空虚感，并由此生出心理问题。听了医生的解释后，这对夫妇有所领悟，连连点头。

克服寂寞感，要找事情做

就人群而论，孩子玩耍，学生上学，年轻人和中年人忙于工作，他们都闲不下来，所以一般不会感到寂寞。老年人则不同，他们退休后不再工作，参加社会活动也少了，如果子女不在身边，老年人"做事"的机会就更少了。于是，寂寞就成了老年人常有的心理感受。而寂寞是痛苦的，长年的寂寞是难熬的。一些老年人便会因此而患心理疾病。因此，老年人尤其需要设法克服寂寞感。

已经知道，寂寞感是因为人的劳动的需要没有被满足。因此，克服寂寞的方法便是找些事情做，让自己充实起来。退休的老人要感觉充实，主要还得靠自己多想办法，自己去"找充实"。比如，刚退休者可找份自己感兴趣的、轻松的工作，主要目的不是为了挣钱，而是为了充实自己的生活。工作中既有工作本身的吸引力，又能增加与人交往、接触社会的机会。另外，可多做做家务，多帮帮子女，或做点其他事情，让自己"忙起来"。勤劳的人长寿，经常做事不仅能够锻炼身体，而且能够避免寂寞，享受多种精神乐趣。事例中这对夫妇，虽然现在不需要照料外孙们了，但他们不应该就此"闲下来"，而是应该找点别的事情做。比如，参加老年大学、学点电脑知识、参加老年人的集体活动（如跳广场舞等），等等。PM

Tips

"劳动需要"是心理需要，它区别于为获得物质资料、养家糊口的劳动。由于条件反射的作用，现代生活中满足这种心理需要的刺激物被大大地扩展：看书、看电视、做家务、带小孩、旅游、与人交往、参加社会活动和娱乐活动，等等，都属于"劳动"或"做事"，都可以使人充实、避免寂寞感。

（本文摘编自华东师范大学出版社《人的本性是自私的吗》一书）

女性性用品的"说明书"

中山大学附属第三医院副主任医师　陶　欣

生活实例

张女士是一名离婚女性，今年40岁。在性方面，她承认自己确实存在需求，但她又不想过于随便。她上网经常看到那些女性性用品的图片和介绍。她注意到，上面的描述似乎只提这些东西的优点。张女士有心想尝试一下，但还是有很多顾虑。比如，使用女性性用品到底是否健康？会不会让人上瘾、导致反而不喜欢真实的性生活？使用了自慰用品，将来再次结婚后会不会影响到对性的兴趣，对生育功能会不会有影响呢？另外，各种类型的自慰用品很多，如何选择呢，如何正确、卫生地使用此类商品？张女士陷入了深深的矛盾之中：有心尝试性用品，又怕产生"副作用"呢……

女性性用品不是禁区

随着社会的进步，现代社会生活节奏越来越快，工作、生活压力都越来越大，单身、离异的比例增高，正常的性需求需要得到满足。有研究发现，即使是在婚女性，使用性用品也不会对她的男性伴侣造成任何伤害，甚至还减少了婚外情的发生机会。这是因为，女人与男人一样，同样有性要求，只是作为女性角色，表现得隐蔽、含蓄一些。虽然她们不会公开谈论性的问题，然而这种需求是不能被否定的。尤其是单身、离异女性，在忍受长期的性空白时期，偶尔使用女性性用品，不失为一个良好选择。如果是在婚女性，这对于家庭稳定也有一定好处。

会否影响正常性生活

一般地说，性用品可以刺激女性的性敏感区如阴蒂、G点等，还可以通过调频调节到合适的刺激频率与强度，可加快性高潮的到来。有些妇女采用振荡器刺激很容易诱发性高潮。这位女士担心使用性用品上瘾，虽然这种担心不无道理，但性用品并无"成瘾性"，所以只要不是无节制使用，完全不需要担心这方面的问题。

另外，目前的研究表明，使用性用品也不会影响结婚或再婚后的性兴趣和生育功能。因为成人性用品毕竟是物品，使用性用品时是无法与人进行情感的交流与互动的。使用性用品属于"手淫"行为，而"手淫"早已被证明并不会产生不健康的影响。总之，对于单身、离异的女性而言，频率适当地使用性用品，并不会导致婚后对性生活缺乏兴趣。婚后通过沟通、和伴侣一同使用性用品，反而能促进夫妻性生活时的情趣。

安全、卫生使用性用品

现在市场上的女用性用品类型很多，如何选用安全有效的性用品呢？总结一下，在购买时要注意以下"三看"：一看品牌。找正规厂家出厂的有品质保证的产品，选择合适自己的尺寸大小。二看质量。一分钱，一分货，要选择质量有保证的商家，要保证安全卫生，方便清洗消毒。三看服务。好的售前和售后服务，保证保密送货。

最后，如何才能健康地使用性用品？首先，使用前后一定要消毒。其次，有阴道炎症不能用，以免加重病情。再次，避免月经期使用等。PM

延伸阅读

女性性用品大致有以下几种：①仿真人阴茎体：材料柔软，弹性足。振动按摩女性阴道内外敏感区域。②水晶棒：造型独特，小巧，携带方便。可按摩性敏感区域。③情趣跳蛋：将跳蛋塞入阴道中，可调整振动频率。④人体润滑油：适用于任何年龄因各种因素，如劳累、情绪波动、妇科手术等引起的阴道分泌物减少造成的房事不适、阴道干涩或疼痛等，用后增强其润滑度。⑤G点刺激器：是一种特殊的女性性用品，可以弯曲，可以触碰到阴道任何部位。

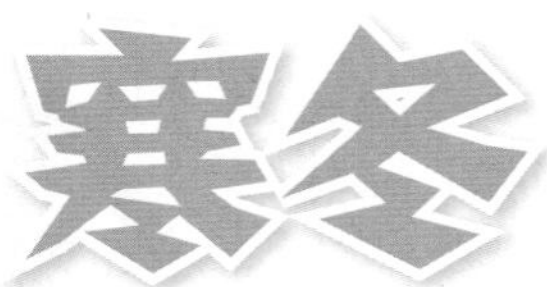

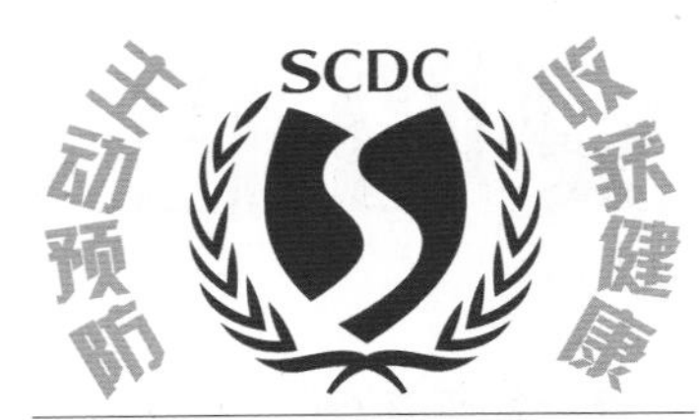

本版由上海市疾病预防控制中心协办

寒冬 8项措施护心脑

上海市疾病预防控制中心
心脑血管疾病防治科副主任医师　吕宁

冬季天气寒冷，时常因寒潮侵袭而气温骤降，是心肌梗死、脑卒中（俗称“中风”）等心脑血管疾病的高发季节。

为什么冬季心脑血管疾病高发呢？这是因为，环境气温骤降，人体受到寒冷的刺激后，交感神经系统兴奋性增高，引起儿茶酚胺分泌增多。这一方面可使人的肢体血管发生收缩，外周血管阻力增大，心率加快，心脏工作负荷增大，心肌耗氧量增多，这时为心脏提供氧气和养分的冠状动脉如果跟不上心肌耗氧的需要，心肌就会缺氧，容易发生心绞痛；另一方面，儿茶酚胺增多还会导致心脏冠状动脉痉挛，使原来就发生粥样硬化的动脉管腔更加狭窄，加上血液黏稠度增大，很容易形成血栓，从而引起心肌梗死。同时，寒冷使周围血管多处于收缩状态，可致血压进一步升高，因此，高血压患者的血压在冬季容易出现波动和升高。寒冷还可使脑血管发生收缩痉挛和血栓形成，容易造成血管阻塞，或在原有高血压、动脉硬化所造成的微小动脉瘤基础上，由于血压波动造成动脉瘤破裂出血，发生脑卒中。

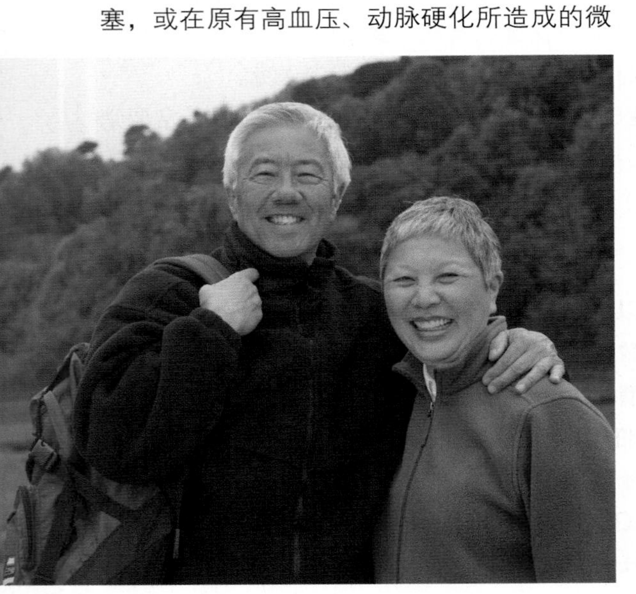

患有冠心病、高血压等心脑血管疾病的患者，尤其是老年患者，在寒冷的冬季，气温降低时，要特别提高警惕，应积极采取预防保护措施，尽可能预防心肌梗死和脑卒中的发生。具体地说，可采取以下8项措施。

1. 注意保暖　应根据气温变化，及时添加衣物。早上醒来时，不要立刻起床，可在被窝中活动活动身体，过几分钟再起床。夜间如厕时，要注意保暖，披上衣服。

2. 适度锻炼　冬季应适当参加一些体育活动。有晨练习惯的人，需注意室内外温差，以防受凉；晨练后，应及时擦干汗水并添加衣物。需要提醒的是，冬季锻炼一定要注意掌握好“度”，每周适当运动3~5次为宜，每次30分钟左右，活动后微微出汗即可，不宜大汗淋漓。

3. 饮食清淡　平时应多吃蔬菜、水果，适量进食谷类、牛奶、豆类和肉类等，要控制盐、油、糖的摄入量。在节日期间，尤其要注意避免吃过多的油腻食品。

4. 避免过度疲劳和吃得过饱　疲劳和暴饮暴食极易诱发心脑血管疾病。因此，生活要有规律，应避免过度疲劳和吃得过饱，尤其是在元旦和春节等节假日期间。

5. 戒烟限酒　吸烟是引起心脑血管疾病的主要高危因素之一，为了预防心脑血管疾病，吸烟者应尽早戒烟。饮酒者饮酒要适度、适量，尤其是在节日期间，不能图一时之快而放松要求。

6. 保持心态平和　日常生活中，应保持心情愉快，避免精神紧张和压抑。节日期间，要注意避免情绪激动。

7. 遵照医嘱　患有冠心病、高血压等心脑血管病的患者，要遵照医嘱，按时按量服药。高血压患者要经常在家自测血压，留意血压变化，发现血压有较大波动时，应及时就医，找出原因，调整生活状态或治疗方案。

8. 及时就医　心脑血管疾病患者一旦发现异常症状，要及时就医，进行相应的检查和治疗；如果出现危重症状，应立刻拨打120急救电话。PM

擦亮眼 看清最易被忽略的用眼误区

◎福建医科大学附属第一医院副院长、眼科学教授　徐国兴

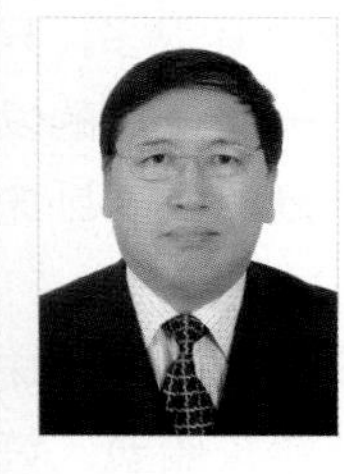

专家简介

徐国兴　福建医科大学附属第一医院副院长，眼科学教授，主任医师，福建医科大学眼科与视觉科学研究院院长，福建省眼科研究所所长，福建省科普作家协会理事长，国务院特殊津贴专家。

学生时代，无论是课堂上用眼卫生的教育，还是老师、家长叮嘱一定要认真对待的课间眼保健操，都让保护眼睛成为我们从小就建立的观念。但与之相对应的是，如今“小眼镜”“大眼镜”越来越多，令人好奇、推陈出新的科技产品使我们的眼睛除了睡觉，很难有休息的时间。而这从小就应或已培养的好习惯随着时代的改变渐渐被忽略，甚至不知不觉走入误区……

误区一：光线亮有利于阅读

专家评析： 许多家长、学生都明白暗光下阅读对眼睛不好，因为光线暗时，瞳孔散大，进入眼内的光线增多，这时为了看清物体，只好移近距离，眼睛的睫状肌收缩以增强眼调节，时间久了，易使睫状肌痉挛，出现视力模糊、眼胀、眼痛、头痛等疲劳症状。如不及时矫正，眼球就会慢慢加长，导致真性近视。但为何在强光下看书对眼睛也不利呢？强光如直射的自然光照射到书本上，阅读时眼睛的瞳孔缩小，使进入眼内的光线减少，如持续时间过长，瞳孔持续缩小，就会引起眼肌收缩，甚至痉挛，产生视疲劳；视网膜受强光刺激后会产生后像，感觉眼前一片耀眼的白光，对眼睛不利；强光线中的紫外线也会对眼底视网膜产生严重的损害，使视力下降至难以恢复。所以光线太强、太弱的环境都不适宜阅读。

误区二：边饮酒边看电视很逍遥

专家评析：很多人饮酒后会马上看电视，或边饮酒边看电视，其实这种做法是错误的，易损伤视力。酒的主要成分是乙醇，可令眼球结膜充血，造成局部组织缺氧。同时酒会消耗体内大量维生素B，当眼睛缺少维生素B后，极易发生角结膜干燥、视神经炎及晶状体混浊。另外，酒中所含甲醇也会对视网膜、视神经有明显的毒害作用。因此，奉劝饮酒后莫马上看电视，以免使眼睛受损。

误区三：完成作业后，玩电脑放松

专家评析：虽然看电脑对眼睛无明显害处，但长时间、近距离观看电脑屏幕则会促使近视形成、发展。尤其是学生刚做完作业或上班族刚伏案工作后不宜马上看电脑，更不要长时间打电子游戏，因频繁闪动的电子屏幕需要眼睛紧张地调节，很容易使近视度数加深。

误区四：等到视力明显下降时，再换眼镜也不迟

专家评析：近视镜虽只能起到矫正视力的作用，但已有近视的患者一定要设法阻止近视度数加深，尽量保持现有视力或更好。如眼镜片磨损破裂、镜框损坏，应及时更换。青少年学生应每半年利用寒、暑假定期复诊，根据屈光度数变化更换眼镜。如果屈光度数稳定或成人近视，则因人而异。

误区五：人人都能配戴隐形眼镜

专家评析： 如今，戴角膜接触镜（隐形眼镜）的人逐年增多，其不仅能矫正各种屈光不正，还有治疗某些角膜疾病和美容的作用，但并非所有人都适合戴隐形眼镜。以下情况就不适宜配戴隐形眼镜：眼部急性炎症；眼睑内翻、倒睫或慢性睑缘炎；急慢性泪囊炎；经常在强酸、强碱、粉尘多、接触铁屑的环境中工作；居住或工作环境的卫生条件差，不注意个人卫生；眼球震颤，无法固视；不能熟练掌握配戴隐形眼镜的方法或进行镜片清洗消毒；散光200度以上。PM

卧床保胎 能阻止流产吗？

文 复旦大学附属妇产科医院副主任医师 王 凌

生活实例

周女士35岁，与林先生结婚6年，怀孕2次都以自然流产告终。随着年龄的增长和两家人的期盼，周女士第3次怀孕时决定辞去工作，一心在家卧床保胎。但她仍没能保住宝宝，在过度紧张与焦虑、恐惧中，胎儿发育到十几周时又自然流产了。

林女士28岁，做过3次人工流产手术，第4次怀孕不幸自然流产，第5次怀孕便决心在家卧床保胎，后来因公司有非常重要的事，她不得不去上班，结果当天晚上就见红流产。多次流产经历，让林女士对第6次怀孕异常紧张，下定决心在家卧床休息，绝不出门，一定要保住这个宝宝。

过去，很多女性上有老人需要照顾，下有小孩嗷嗷待哺，肚子里还怀着一个，每日劳作，还能生下一个个健康的孩子。现在，生活条件好了，不少女性却频频流产，从而滋生出卧床保胎的想法。

三类因素可致自然流产

保胎必定是因为害怕流产。所以，我们应首先弄清楚为何会流产。

流产是指妊娠不足 28 周、胎儿体重不足 1000 克而终止者。机械或药物等人为因素终止者为人工流产，自然因素导致的为自然流产，连续自然流产 3 次或 3 次以上者为习惯性流产。自然流产原因复杂，可分为以下几大类：

1. 胚胎因素 胚胎染色体异常是流产的主要原因，主要分为染色体结构异常和数目异常。

2. 母体因素 母体全身性疾病、内分泌异常、免疫功能异常、子宫异常、创伤刺激、不良习惯等，均可导致流产。

3. 环境因素 与砷、铅、甲醛、苯、氯丁二烯、氧化乙烯等化学物质接触过多，可导致流产。

特殊情况才需卧床保胎

卧床休息可减轻子宫敏感性和子宫肌张力，降低宫缩频率；左侧卧位可减轻增大的子宫对腹主动脉、下腔静脉的压力，使回心血量增多，减轻水肿，不仅可让心、肾、脑等重要脏器得到更多的血液灌注，而且能改善胎盘血供，给宝宝输送更多的营养和氧气。

卧床休息固然是保胎的一种方法，但更重要的还是要找出自然流产的原因。像周女士与林女士的案例，现实生活中有很多，只有找出流产的原因才能防止下一次流产的发生，一味卧床其实并不可取。是否需要卧床保胎，应看情况。

一般地说，出现以下情况需要适当卧床休息：先兆流产、先兆早产、前置胎盘、妊娠期高血压疾病、宫颈机能不全等。

孕期适当运动好处多多

如果没有上述情况，孕期进行适当合理的运动更有利于母胎健康，如缓解身体疲劳，调节心理和情绪，加强心肺功能，促进身体对氧气的吸收，对准妈妈及宝宝都有直接益处；加强血液循环，增强肌肉力量，消除腰背酸痛，增加身体耐力，为分娩做准备；调节血压、血糖，控制体重过度增加，平稳渡过孕期。

孕期运动强度不宜过大，运动时间不宜过长，每次 15~30 分钟为宜，运动方式应以步行、骑自行车、孕妇操、游泳等简单安全的低冲击性有氧运动为主，要避免过分跳跃或大幅度动作的运动。出现高血压、早期羊水破裂、先兆流产、头晕、心悸、胸痛等症状时要停止运动，及时就医。

卧床保胎不会降低流产危险

某些特殊情况下，卧床休息虽然有一定好处，但过久的卧床休息也会带来很多并发症。研究显示：孕妇卧床休息不但不会降低流产、早产的危险，反而可能引起静脉血栓栓塞、骨质脱钙、肺不张、心血管功能失调、肌肉萎缩、体重减轻及抑郁、焦虑、敌意、烦躁不安等心理问题，甚至会引起内分泌与免疫系统的改变。PM

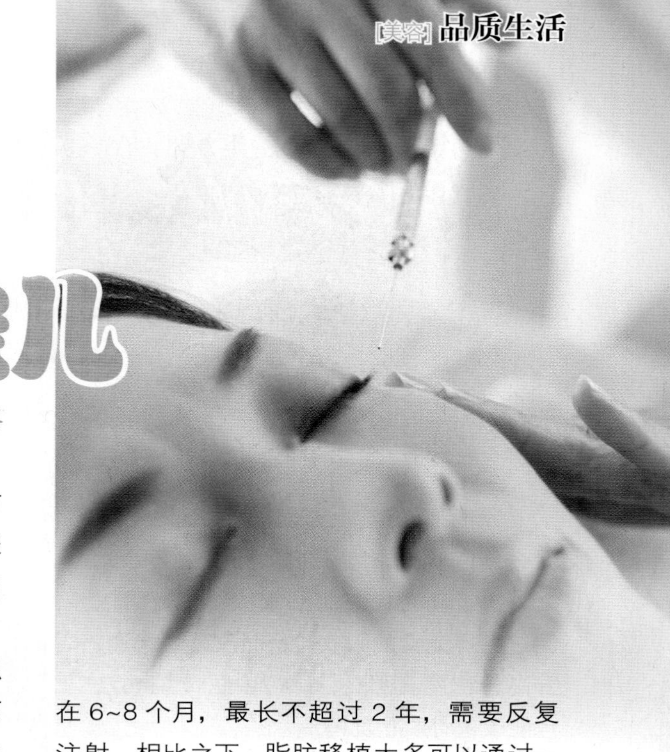

自体脂肪移植 整形美容界的新宠儿

华中科技大学同济医学院附属协和医院整形外科　孙家明　郭 科

近十年来，脂肪注射迅速成为现代女性改善形体及容貌的热门方法之一，越来越多的整形美容外科医生选择这种手术方式，广大求美者也对该技术趋之若鹜。无论国际还是国内，脂肪移植技术已成为当今整形美容界的新宠儿。

自体脂肪移植是自体组织移植的一种，是将自己体内的脂肪组织从腹部、大腿等部位移植到面部和乳房等区域。自体脂肪移植分为两种方式，一种是结构脂肪移植，另一种是颗粒脂肪移植。颗粒脂肪移植也称脂肪注射，是将体内的脂肪通过抽吸的方式分离成颗粒状，经收集后，再注射至体内所需要移植的部位。因其获取脂肪的方式简单，且移植的可操作性强，是当前最流行的脂肪移植方式。

“变废为宝”，优势凸显

首先，脂肪移植是自体组织移植，不会发生排斥反应，也不存在交叉感染的风险，相对安全。其次，对大多数女性而言，在腹部、大腿等局部堆积的脂肪十分影响美观，将其抽吸出来进行注射移植，可谓“废物利用”，不仅实现了形体的雕塑，还能用于其他部位的美容充填，一举两得。第三，手术效果逼真。对面部老化所导致的凹陷及乳房发育不良的女性而言，脂肪移植后局部组织的质地和手感与皮肤软组织十分接近，效果非常逼真，很难辨别出是自然的形态还是整形手术所获得的效果。第四，脂肪组织是体内含量最为丰富的组织之一，广泛分布于全身各个部位的皮下，通过常规的脂肪抽吸，一次可获取数千毫升，可以满足移植所需，且可多次抽吸。尽管移植的脂肪会有一定的吸收率，但吸收大多在注射后三个月内发生，注射三个月后，保留下来的脂肪将永久留存在移植部位，并维持效果。

值得一提的是，经过数十年的发展，自体脂肪移植技术已经相对成熟，在脂肪的获取、分离和注射等方面，都已经形成了国际公认的操作规程。早期脂肪移植相关并发症较多，但随着技术的改进与成熟，脂肪液化、感染及硬结形成等情况，已相对少见。随着水动力等脂肪抽吸技术方面的出现，抽吸过程中对脂肪颗粒的破坏相对微小，专用的脂肪收集装置可预先过滤掉脂肪中的纤维条索，进一步提高了脂肪注射的成活率。

目前用于注射美容的材料，除自体脂肪外，还有很多人工材料，如玻尿酸、胶原蛋白等。不过，人工材料的维持时间十分有限，大多在6~8个月，最长不超过2年，需要反复注射。相比之下，脂肪移植大多可以通过一两次注射达到满意效果，且美容效果可长期维持。在价格方面，自体脂肪也有一定优势。

“瘦身塑形”，一举两得

自体脂肪移植目前主要用于丰胸、面部填充、丰臀等。自体脂肪丰胸一般仅需注射2次，即可获得满意效果。手术后乳房的形态与正常乳房几乎没有区别，不仅在感觉与质地方面与正常自体组织一致，且站立位乳房突出度良好，卧位时乳房自然外趴，这是假体丰胸所无法达到的效果。在面部，脂肪移植主要用于年龄增大所导致的局部皮肤软组织松弛、凹陷和皱纹的填充，常见治疗项目包括法令纹、泪沟及苹果肌充填，丰颞，隆鼻，隆颏等。此外，自体脂肪丰臀也是目前国内外热门的整形美容项目，对女性形体的雕塑有一定作用。

值得一提的是，脂肪注射后一周内，不要按压注射区域，以免脂肪颗粒发生移位，影响脂肪颗粒的存活；术后次日，进行脂肪抽吸部位伤口换药，并开始穿弹力塑身衣至术后3个月；自体脂肪的吸收一般发生在手术后3个月内，以术后第一个月最为明显，不必过分焦虑；术后3~6个月，若注射区域已变得柔软，可行下一次脂肪注射。PM

骨头松、骨易折 练练五行健骨操（上）

上海中医药大学附属岳阳中西医结合医院老年病科　史 晓（主任医师）　施 丹

我们都知道，合理适量的运动可以促进新陈代谢，增强机体免疫力。除此之外，运动时骨骼肌频繁收缩，还可以促进钙等元素的吸收，从而改善骨代谢，升高骨密度。那么，练习中医传统功法也能改善骨质状况吗?

这里为各位介绍一种简单易学且较为安全的健骨操——五行健骨操，以中医易筋经、八段锦、练功十八法、少林内功、太极拳等为基础，结合现代康复医学骨质疏松的相关理论及研究而创编，经 7 年临床研究与社区推广发现练习者骨质状况有明显改善，已作为上海市基层中医药适宜技术推广，同时录入国家中医药管理局中医药传统知识保护平台。

下面就让我们学练这八节五行健骨操吧，本期先为各位展示前四节。

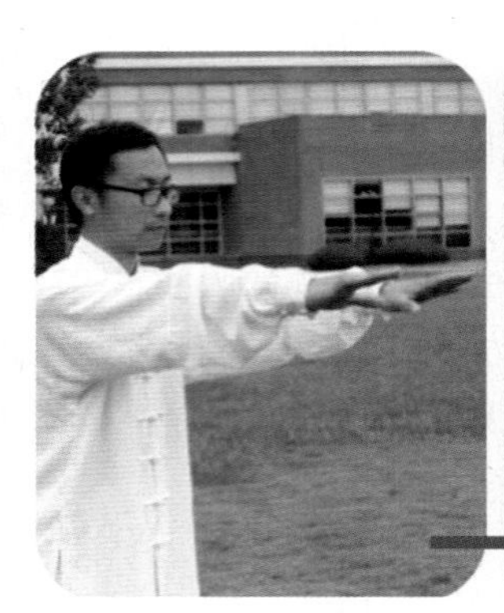
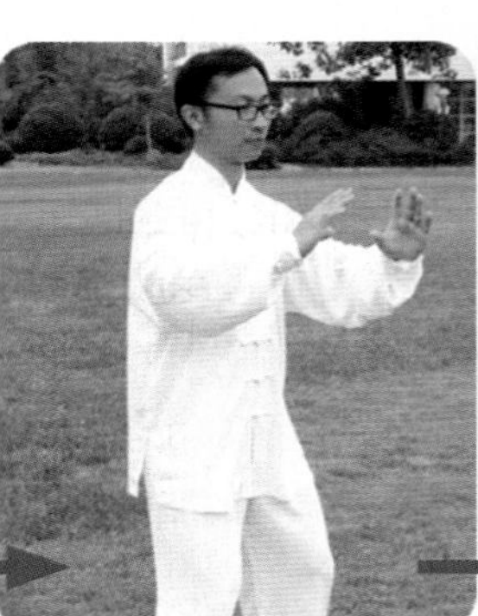
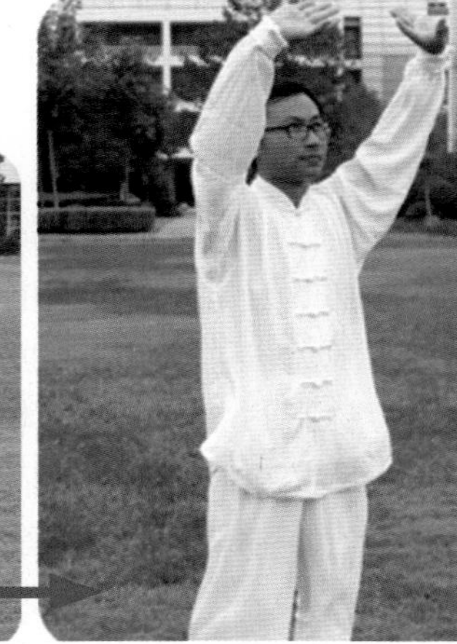

第一节 宁心静神益源火

1. 直立，两足分开与肩宽。两手徐徐上提至胸前，平伸。
2. 屈膝屈髋，两手成捧球状。足尖着地，足跟提起。
3. 两手高举过头顶，指尖相对，掌心向上，目往上视。
4. 双臂分作两边，一字平开，两手向前合掌，翻转向后，合十两掌，翻转。
5. 指尖向前，两臂伸直。分作两边，双臂缓缓落下。

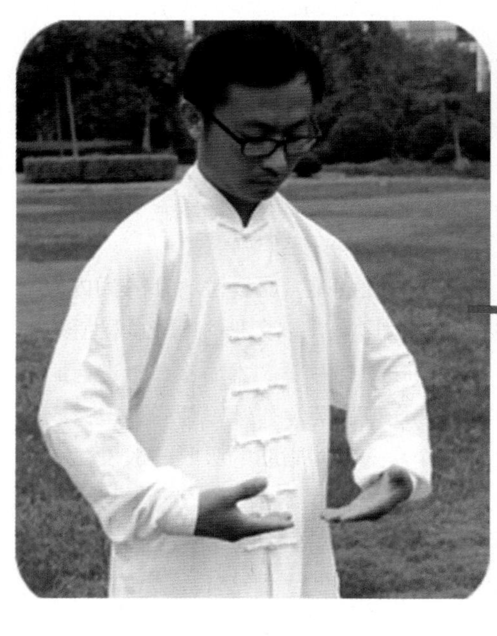
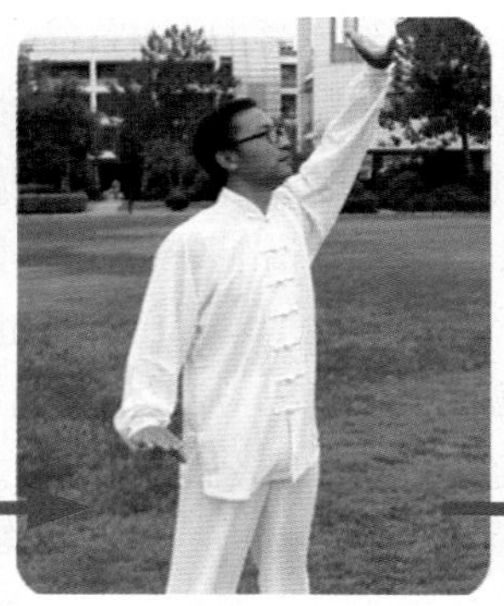
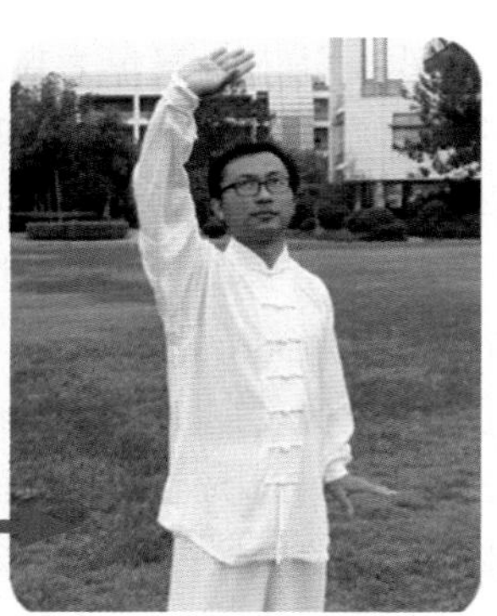

第二节 调理脾胃巧培土

1. 两手垂于身体两侧。随后两手捧起，掌心朝上，上提至与胸同高。
2. 两手翻转，使左掌心向上，右掌心向下。
3. 抬头注视左掌，左臂由左外侧慢慢放下，回复预备姿势。
4. 而后的动作除左右手相互交换外，其余均与前述同。

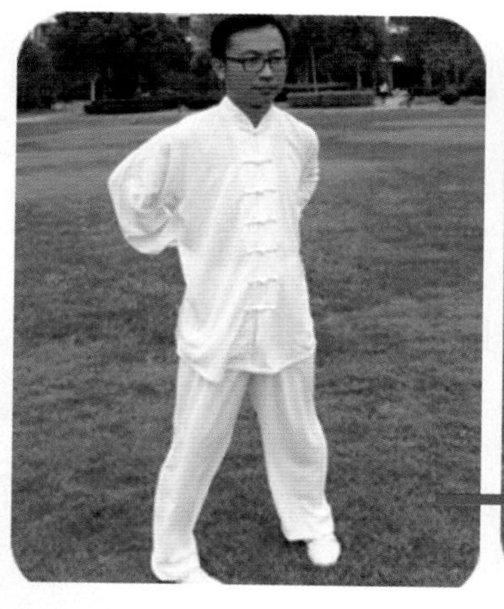
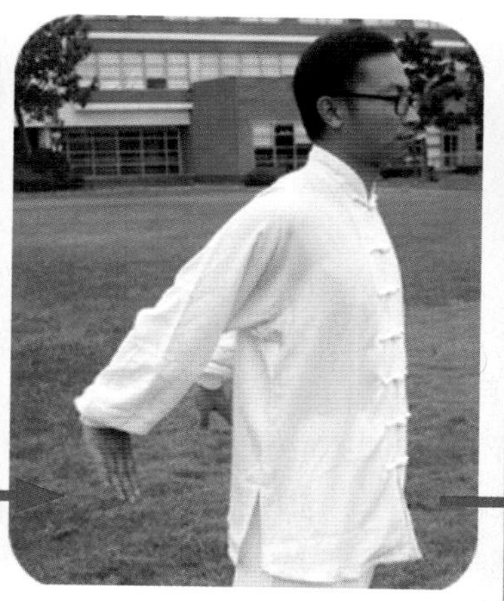
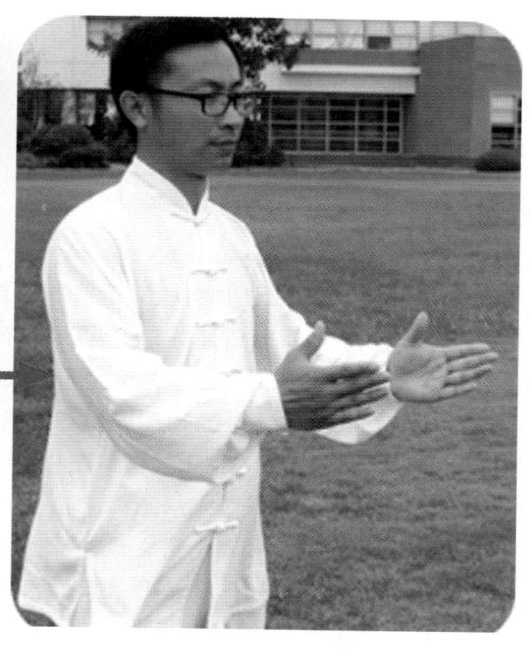

第三节 运气前推妙生金

1. 两脚跟向外撑，成内八字（站裆式）。屈肘，两手叉腰。两手后撑，四指朝前，拇指分开，腕关节背伸。

2. 两掌收于腰间，掌心相对，拇指用力外展伸直，其余四指并拢，蓄劲于肩臂指端，同时出声发力——“嗨”，使两臂徐徐运力前推，推至肩、肘、腕成一水平线为度。

3. 胸微挺，臂略收，两目平视，呼吸自然。吸气，吐气，同时出声发力——“嗨”。徐徐屈肘，两手收回于两胁（腋下到肋骨尽处）。共反复 3 次。

4. 由直掌化俯掌下按，两臂后伸，四指朝前，拇指分开，腕关节背伸。

5. 两手叉腰。随后两肘、两臂放松，双手垂于体侧，同时两脚跟提起下落，成两脚平行站立，与肩同宽。

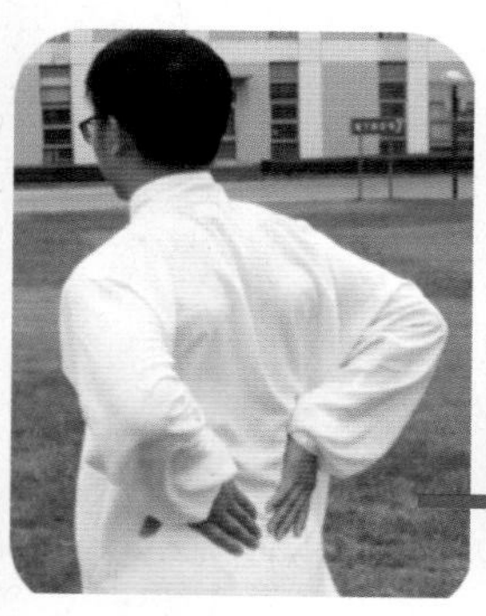
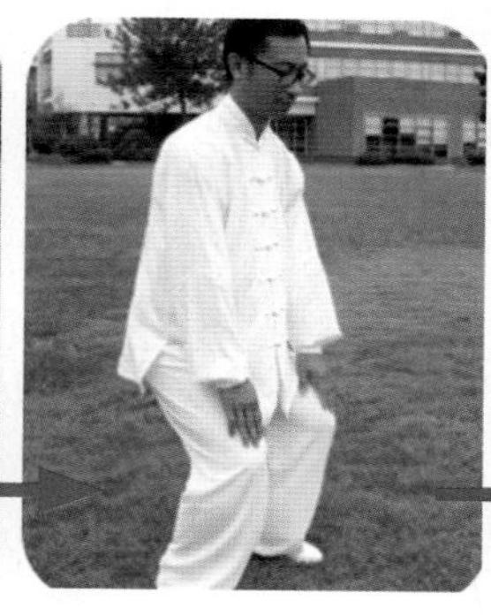
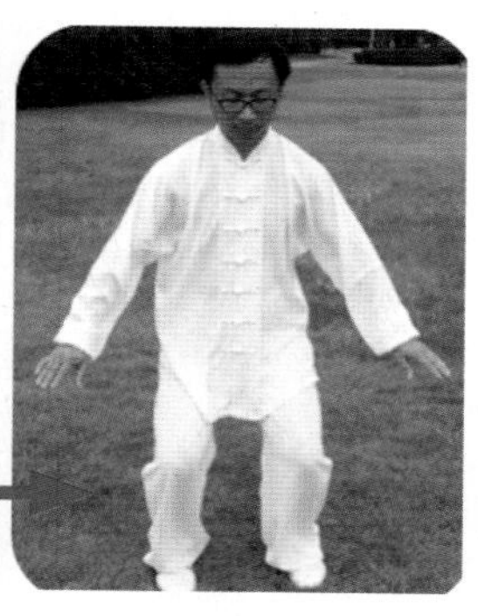

第四节 吹字壮腰滋肾水

1. 接上势，两手掌心置腰部肾俞穴处（如图，后腰部），两手上下摩擦肾区各 7 次。

2. 双手放于腰部，下颌微收，意想肾及命门（后腰部）。吸气，然后用口吐气，同时默念“吹”字，屈膝下蹲，量力而行，双手随着下蹲分作两边，感觉意气从命门灌注到涌泉（足底），然后两手收到膝盖，环转按摩膝盖部位 3 圈，稍停放回体侧。

3. 吸气，双手贴于身后，上提，放于腰部，同时意气从涌泉收到命门，敛入脊骨。如此，共练 3 次。

五行健骨操三问：

1. 适合哪些人练习？

患有骨质疏松症或骨量减少的中老年患者。骨质疏松患者需由专业医师指导，根据不同的病情分级给予不同的运动处方及个性化的治疗方案。

2. 为什么练习后能减缓骨质疏松？

做操时通过肌肉的收缩使骨骼处于负重、应力刺激状态，可强化肌肉力量，抑制破骨细胞的活性，减缓骨质疏松症的进程，还可以提高平衡能力，减少跌倒和骨折意外的发生，从一定程度上提高生活质量。

3. 中医五行和健骨有什么关系？

五行健骨操共分为八节，每节都有其独特的中医理论基础及现代研究阐述：前五节操充分体现了中医五行相生的特点，即心（火）生脾（土）生肺（金）生肾（水）生肝（木），以五脏为中心推演络绎整个人体的各种组织结构与功能，同时又将自然界的五方、五时、五气、五色、五味等与人体的五脏六腑、五体、五官等联系起来，使人体内外环境联结成一个整体，体现天人合一；后三节通过结合中医理论的经脉学说和丹田学说阐述其理论基础和意义。PM

石氏伤科 “国宝遗产”造福海内外

石氏治伤，内外一起治

石氏伤科是国家级非物质文化遗产项目，是著名的伤科流派。原籍江苏无锡前洲镇石家宕，肇始于清道光年间石兰亭先生，他不仅精通武术，更擅长医道。约在 1870 年，石兰亭举家东迁来到上海城南新街，正式挂牌开设诊所。

近 150 年来，石氏传人从各科专著、理论书籍、临床实践中，寻其一贯之理用于伤科，衍化充实于石氏伤科临床，形成了石氏伤科“局部与整体兼顾，气血与筋骨并重”的学术特点。他们不仅尽得祖业家传，更在原有基础上继续发展，将“十三科一理贯之”的理论进一步深化，主张“治病务求灵活，不拘泥墨守成规”，尤其是伤科，不能单凭几张家传秘方治一切跌打损伤，应根据不同病情，察其体质、审其阴阳。

石氏伤科疗法目前主要分布于上海中医药大学附属曙光医院，还分布于上海市黄浦区中心医院、上海市闸北区中心医院、上海中医药大学附属龙华医院、上海市浦东新区上钢社区卫生服务中心、江苏省中医医院等，并影响全国乃至海外。

石氏名方，你肯定听说过

家传验方：三色敷药、牛蒡子汤、消散膏、麒麟散、新伤续断汤……

根据上述处方演变出的成药：芪骨胶囊、抗骨质增生合剂、养血软坚胶囊、参蝎止痛胶囊……

曙光医院的“独门秘剂”：密骨胶囊、参蝎止痛胶囊、怀珍柔肝胶囊、膜韧膏、桑松外洗散……

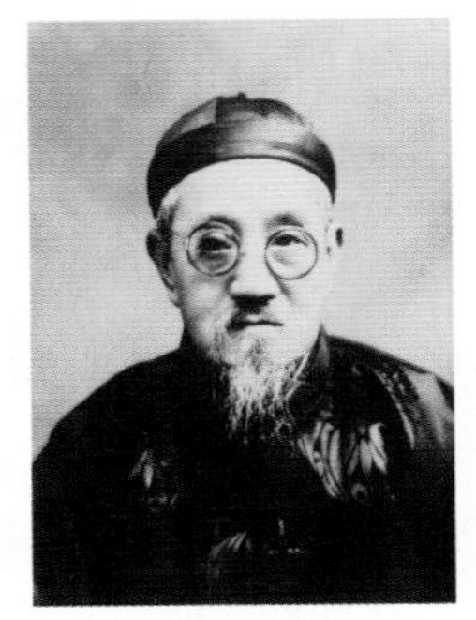

石兰亭

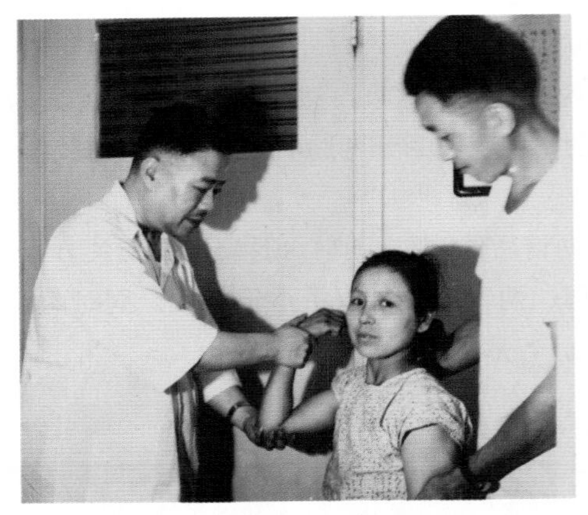

第三代传人石幼山示教骨折复位

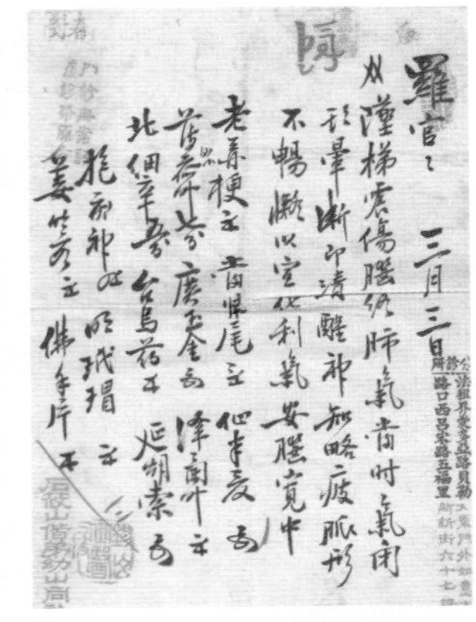

石幼山手写处方

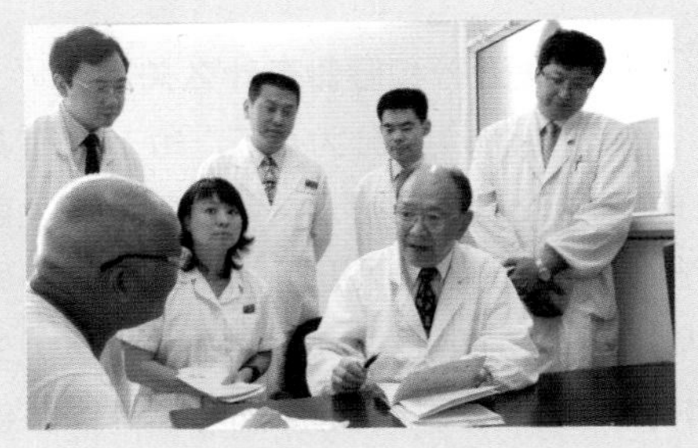

石印玉 石氏伤科代表性传承人之一。曾任上海中医药大学附属曙光医院院长、中华中医药学会骨伤科分会副会长兼秘书长，创建上海市中医药研究院骨伤科研究所并任所长。上海市名中医，享受政府特殊津贴专家。现任上海中医药大学附属曙光医院终身教授、石氏伤科医学中心主任。

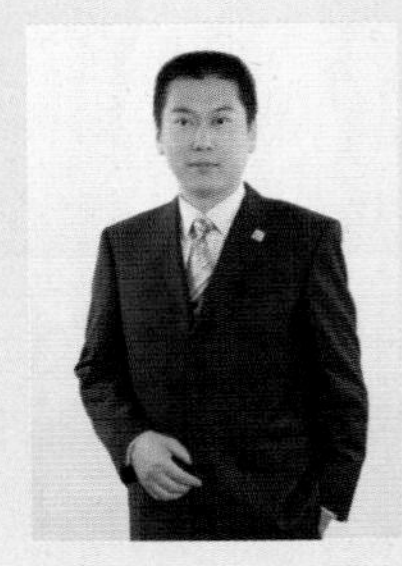

詹红生 主任医师，教授，博士生导师。师承石印玉教授。现任上海中医药大学、上海市中医药研究院骨伤科研究所所长，曙光医院骨伤科主任，曙光临床医学院中医骨伤科学教研室主任。擅长运用整骨手法、导引练功、针灸、中药等石氏伤科理论和技术诊治颈椎病、腰背痛、腰腿痛、腰椎间盘突出症、骨质疏松症、骨关节炎等。

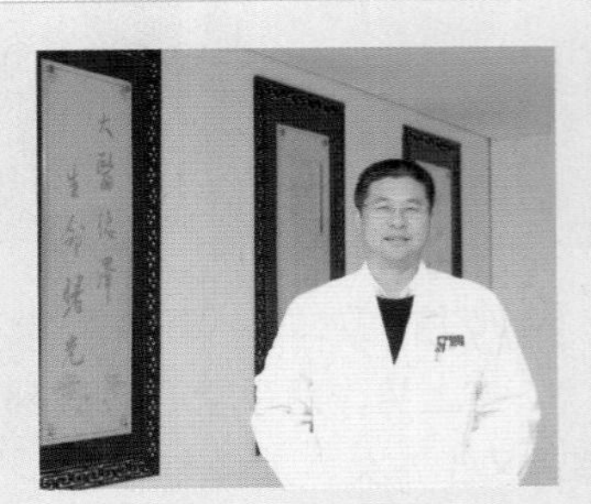

沈卫东 主任医师，教授，博士生导师。全国第三批名老中医继承班学员，师承石印玉教授。现任曙光医院针灸科主任。中国针灸学会理事。擅长诊治：颈肩腰腿痛，软组织损伤，疼痛，周围神经病变，带状疱疹等。

保护腰背 预防筋出槽、骨错缝

上海中医药大学附属曙光医院
石 瑛（副主任医师）、石印玉（教授）

近年来，由于生活和工作方式的变化，腰背部的慢性劳损变得极为常见，很多人都曾有过腰背痛的感觉。

腰背部是人体用力最多的部位，为人体提供支持并保护脊柱，长期在办公室久坐而缺少运动的人，或是因为工作需要久站的人，长时间维持一个体位或姿势太久，就容易造成腰背部的疼痛。这就是通常所讲的"筋出槽"，"骨错缝"。因此，石氏伤科提出系列练功锻炼方法，不论是配合治疗还是预防保健都可以起到事半功倍的作用。

强筋固腰操

1. 仰卧抬腿强筋力

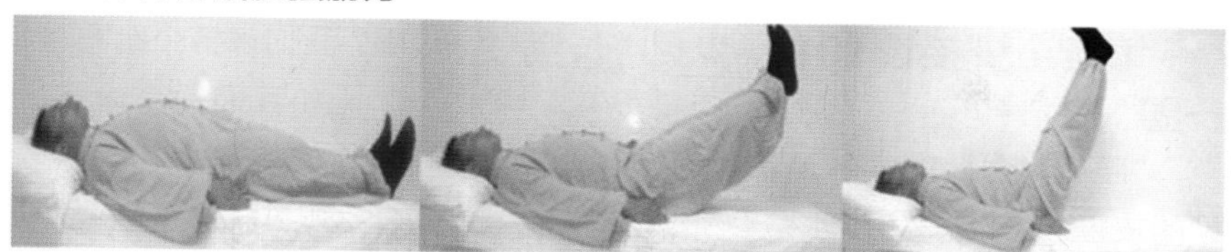

仰卧于床上，身体四肢均呈自然放松状态。双腿伸直并拢，慢慢匀速抬起，在抬起的过程中配合吸气，待腿抬到最高位置时，停留数秒钟，同时呼气；然后再慢慢匀速放下双腿，在放下双腿的过程中配合吸气。根据个人体力情况，每天早晚各做 5~10 次。

2. 双手攀足固肾腰

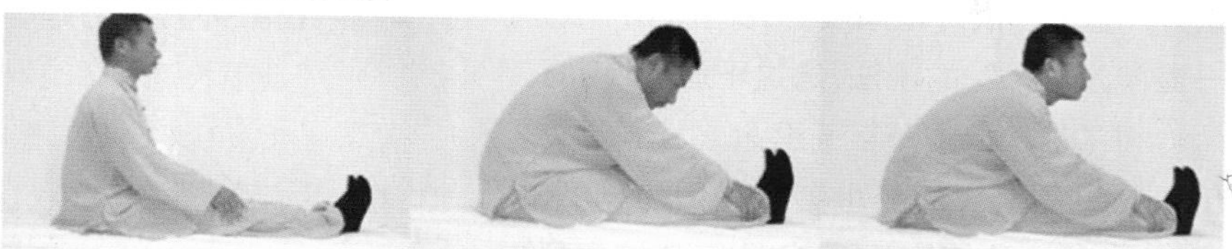

坐于床面上，双腿伸直，上身前屈弯腰，上肢伸直，双手尽量抓住下肢的最远处，然后抬头呈前探状，保持 5 秒钟后松开双手，恢复到坐位。整个过程自然呼吸，不要屏气，每天早晚各做 5~10 次。

上述的锻炼动作既可交替做，也可分开做，以个体情况量力而行，运动匀速，尽量把每一个动作都做到位。锻炼次数以实际耐受情况而定，一般原则是："尽早开始，先易后难，先小幅度后大幅度，次数由少到多，时间由短到长，循序渐进，持之以恒。"

长生健骨汤

此外，石氏伤科还注重气血的流通，认为气血在人体之中无处不在。肢体能屈伸活动，是血气充盈、流动通畅的缘故。

平日可以用黄芪、玫瑰花、红枣等煮在一起当水喝，长期服用还可以补气养血、调节免疫、改善循环，强健筋骨。从而避免气血运行不畅而变得缓慢，甚至停滞，造成经络瘀阻不通，出现疼痛等症状。PM

曙光石氏，中西合璧特色治伤

上海中医药大学附属曙光医院建有国家中医药管理局石氏伤科传承工作室和上海市石氏伤科传承基地，国家中医药管理局中医重点专科（骨伤科），国家级和上海市"石印玉名中医学术经验研究工作室"等。

不开刀治伤特色

◎ 松解理筋手法治疗筋伤
◎ 整复合缝手法治疗脊柱与关节疾病
◎ 经筋层针刀松解治疗顽固性筋伤疼痛
◎ 针刺艾灸联用治疗筋骨关节寒湿痹痛
◎ 中药熏蒸擦洗治疗筋骨关节肿痛
◎ 导引练功治疗慢性筋骨损伤
◎ 单穴深刺电针治疗腰椎间盘突出症
◎ 臭氧注射消融治疗腰椎间盘突出症
◎ 麻醉下肩关节粘连松解治疗肩周炎

手术治伤特色

◎ 骨质疏松引起的胸腰椎骨折经皮穿刺锥体成形术
◎ 腰椎管狭窄减压术
◎ 髋部骨折内固定和人工关节置换术
◎ 四肢骨折开放手术
◎ 四肢骨折手法复位微创内固定
◎ 关节镜微创修补治疗关节内损伤
◎ 小切口微创关节置换

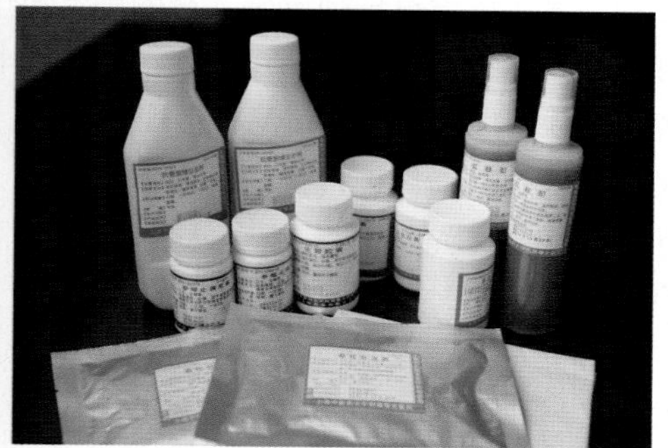

石氏伤科自制制剂

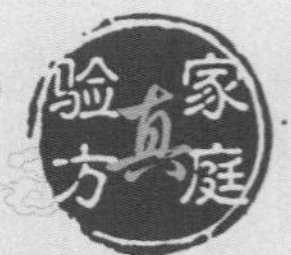

77岁的杜阿婆突然发现左侧腰腹部长了一串红色疱疹，痛得不得了。“腰缠火丹”！老伴惊叫：“这都半圈了！长满一圈就没得救了！快……快……快……”

快干吗呢？老伴说：老法说缠龙草灰伴麻油外用有奇效。可缠龙草是什么东西？仓促间上哪去找？女儿上网一查，高兴地叫：不用缠龙草，网友说用墨汁圈就行了！可再翻两页，女儿不吱声了：针挑、雄黄酒擦、菜刀切……各种各样奇方五花八门，网友敢说，咱可不敢用啊！一家人心急如焚——

“腰缠火丹”长满一圈就没命了吗

上海中医药大学附属岳阳医院皮肤科副主任医师　李福伦

每天至少接诊10位，少见“长满一圈”的

“腰缠火丹”的学名是带状疱疹，是常见的皮肤疾病之一，由水痘－带状疱疹病毒感染引起。带状疱疹皮损以“单侧带状分布”为特点，也就是说，水疱往往只在身体的一侧发作。笔者门诊每日至少有10人因带状疱疹就诊，极少有长满一圈的。即便是播散性的带状疱疹患者，经过正规治疗，也可以很好地康复。民间所谓“长满一圈就没救了”的说法，是过于危言耸听了。

得了带状疱疹不至于没命，“痛得要命”倒是常见的，大部分患者就是因为剧烈的疼痛前来就诊。由于病毒具有亲神经性，感染后可长期潜伏于脊髓神经后根神经节的神经元内，当抵抗力低下或劳累、感染、感冒时，病毒可再次生长繁殖，并沿神经纤维移至皮肤，使受侵犯的神经和皮肤产生强烈的炎症。注意：这句话暗示我们，有疼痛的时候只是带状疱疹发作，病毒其实很早就已经潜伏在我们身体里了，只是我们不知道而已！

治疗最佳时机：发病5天内

带状疱疹治疗的黄金时间窗在发病后5天以内，此时的积极治疗可以非常有效地降低后遗神经痛的发生概率。为什么这么说呢？我们来打个比方。

比如我们的身体是一个“精装修房间”的话，带状疱疹病毒就是闯入我们房间的“老鼠”。发现“老鼠”入侵，我们要做的第一件事情是什么呢？自然是赶紧“灭鼠”（抗病毒），“保护家具”（抗炎）；“老鼠”消灭得越及时，“家具”被破坏得越少；后期维修“家具”需要的工人、时间就越少。这些“家具”就是我们的神经，而神经是人体中生长最慢的组织，所以一旦严重受损就需要较长时间来修复，病程自然就会比较长。

Tips：不要过分担心后遗神经痛

所谓带状疱疹后遗神经痛，其诊断标准往往是发病后超过6周仍有疼痛者。因此，很多患者“一个月了还痛”，就担心患上了后遗神经痛，这是不对的。要分清带状疱疹的自然病程和后遗症，不要过分担心。

评价各路奇方：也许喝瓶水也能好

需要提醒的是：带状疱疹是具有一定自限性的疾病。也就是说，即使不治疗，该病也可以好转，但是罹患后遗神经痛的概率比较大，年龄愈大，神经痛愈重。同时，也有部分患者根本没有疼痛。那是因为带状疱疹的个体差异性很大，有的患者可以没有任何感觉，有的则会出现瘙痒，有的会有剧烈针刺感疼痛、火烧样疼痛等不适。

民间所谓的“墨圈、菜刀切、针挑、雄黄酒擦”都是不正规的治疗，耽误病情不说还有潜在的扩大感染风险。临床上，我们一再告诫患者不能这样处理。如果刚好遇到抵抗力比较强的患者，喝瓶水后就好转，我们可以把这瓶水当做治疗带状疱疹的“圣水”吗？

发现患上带状疱疹，要快，不是快找秘方奇方，而是快上医院。及时到正规医院相关专科进行治疗，不然耽误了病情，真的可能因后遗神经痛而吃大苦头！

网上帖子

救命啊！有一种东西长在腰上，如果长成一圈就死定了，那叫什么病？我怀疑我妈得了这个病！

前段时间有姐妹发过这样的帖子，但我不记得题目了，找不到！我妈腰上的红点已经有半圈了，救命啊！

5555 我也长过来

小时候长过的，后来是用一种什么药弄好的忘记了，但是那个疼可是忘不了的，用针挑破了然后抹药，疼了俺 2 天 2 夜啊 ~~~~

楼主快去看医生吧，很多人说过长成一圈就不行了~

我的偏方

我们老家叫蛇传。我也生过，不过有个偏方，非常有用：用墨汁（一定要磨出来的，所以建议买一个曹素功的墨自己磨），然后用毛笔沾上墨汁把长出来的点点分区域画圈圈起来，注意，一定要全部圈到，不能有遗漏的，否则就还是要蔓延的。然后你就等着缩小包围圈好了，大概一个星期就好了。

我们这里的土话叫——缠蛇

听说雄黄酒能治这个病，就是（大蒜和雄黄粉一起配制）只要把这个雄黄酒擦这个地方，管用。

带状疱疹

是带状疱疹，我们这边方言叫缠龙。我老公年初就得了这病，而且他得的部位比较危险，是在眉毛以上。开始看的两个医生都没看出来，后来到皮肤科才确诊，开了药，有涂的有吃的，才控制住的。我们这边还有种草药，就叫缠龙草，烤焦，研成粉，和着生的菜籽油擦，很快就会好。

菜刀切

我也生过的，是一老奶奶，拿了一把菜刀切我太阳下的影子，在我生"蛇缠"的地方的影子的部位，放上稻草，然后拿刀边切边念着听不懂的话！结果竟然好了！科学是没法解释的！

网帖不足为信

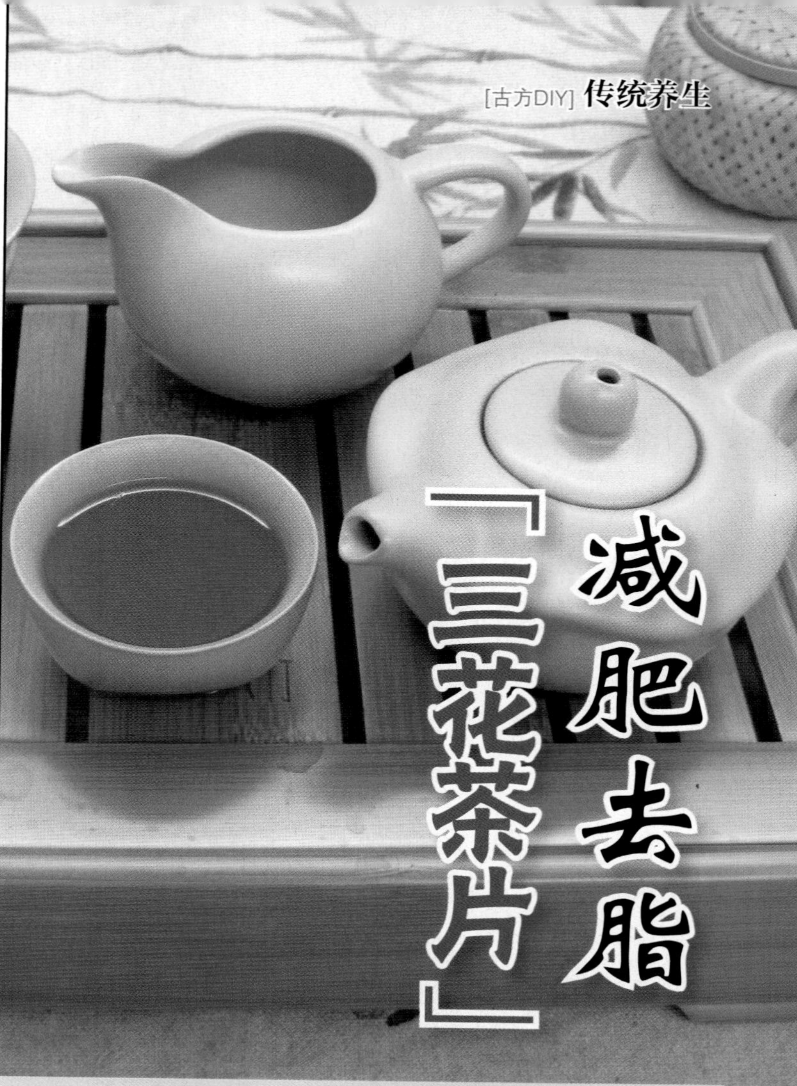

减肥去脂"三花茶片"

原方

方名：三花减肥茶（《中国中医秘方大全》）

组成：玫瑰花 3 克，茉莉花 3 克，玳玳花 5 克，川芎 15 克，荷叶 10 克，通草 3 克，郁李仁 5 克，火麻仁 5 克 ，全瓜蒌 12 克，佛耳草 12 克，玉竹 12 克，三七 10 克（可按比例增大剂量）

功效：宽胸利气，祛瘀逐饮，利水消肿，活血养胃，降脂提神。

适应证：单纯性肥胖。

简易方

本方可删去川芎、郁李仁、火麻仁、佛耳草，方剂更紧凑，配制更方便，亦不影响功效。

制法：上方除荷叶外，共入锅内，加水浓煎。分 2 次取浓汁，合并两次药汁，再上火煎稠。荷叶放大碗中，倒入药汁拌匀，放锅中焙干，冷却后贮于罐内。

用法：每次取 10-15 克，放茶壶中，加入沸水泡茶，饮用。3 个月为一个疗程。

DIY

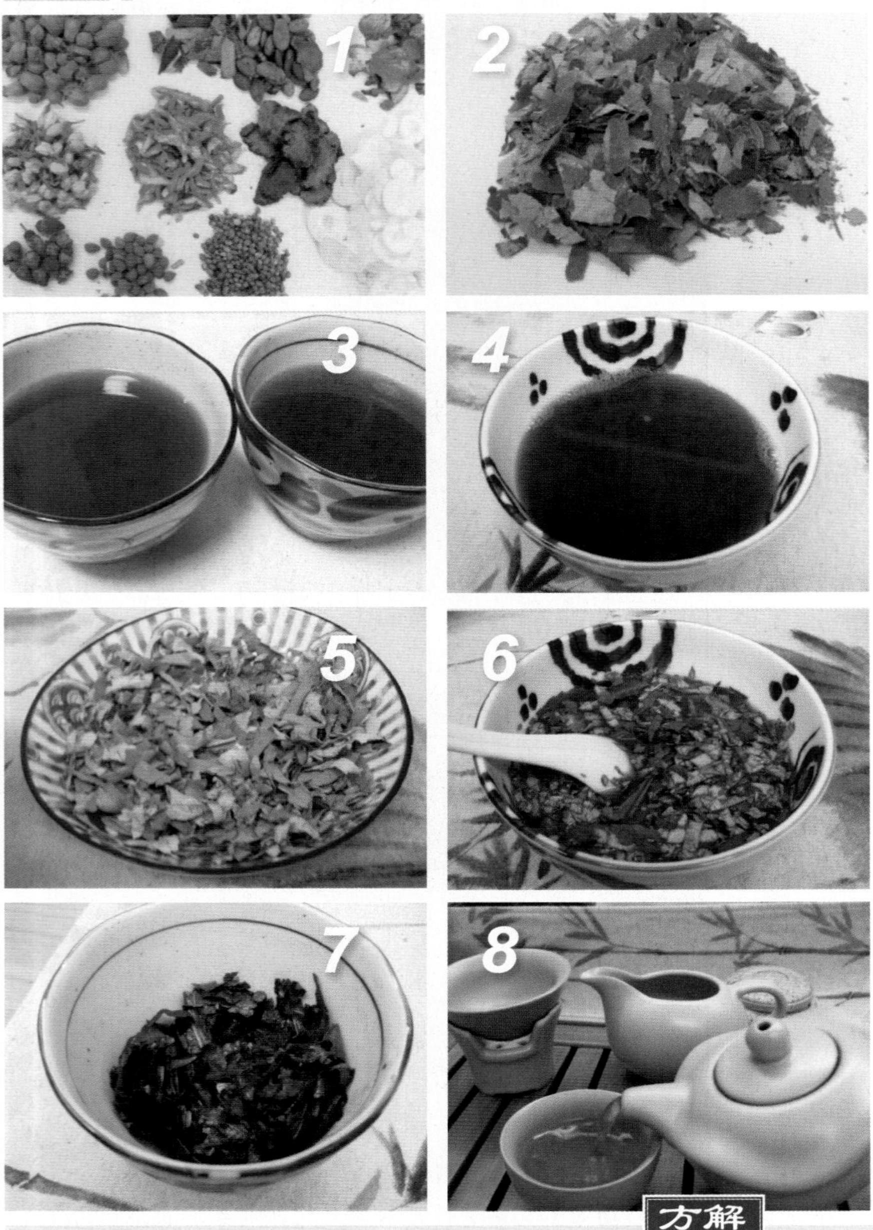

文/小君　摄影/家庭真验方

爸爸身材高大，平时饮食不注意，又不运动，日渐肥胖，幸亏各种体检尚无大碍。他喜饮茶，当我得知三花茶可治肥胖，十分欣喜。

我按方配药（按比例增大 5 倍），随后把药放在陶瓷锅中煎。在煎药空隙，把荷叶洗净晾干。然后，慢火煎取药汁（约 2 小时），先后倒取 2 次药汁后，去渣。把 2 次药汁合并入锅，再煎浓缩约一半药汁，停火。

我找了一个大盆子，把荷叶放入，然后把药汁缓缓倒入，一边不断翻动荷叶，让药汁慢慢渗透进荷叶中。最后把药汁荷叶放入大炒锅（不锈钢）中，微火烘焙至药汁收干，停火，冷却后收罐贮存。

我把这罐荷叶茶片送给爸爸，让他每天一匙，沸水冲泡代茶频饮，希望爸爸减肥成功！PM

1. 玫瑰花、茉莉花、玳玳花等 11 味药（缺佛耳草；全瓜蒌由 1：2 的瓜蒌皮与瓜蒌子组成）
2. 荷叶
3. 除荷叶外，其他诸药共入锅中加水浓煎，分 2 次取药汁
4. 相合两次药汁，上火煎稠
5. 荷叶洗净，晾干
6. 荷叶倒入药汁拌匀
7. 放锅中焙干，待冷却后贮藏
8. 每日冲泡代茶饮

方解

本方药性平和，芬芳可口，服用方便，无不良反应。

肥胖原因很多，但多与湿、痰、虚有关，故有“肥人多虚”“肥人多湿”“肥人多痰”之谓。古人治肥，多用健脾化湿法，或加祛痰、或加利水，或增温阳。肥胖者又多嗜食肥甘厚味，肠胃多食积，进而实热积滞，大便不畅，故又宜以消导通腑法。

本方十二味，主药荷叶苦涩性平，清暑利湿，升阳醒脾止血。荷叶浸剂和煎剂均能直接扩张血管，产生降压作用，还具有降血脂和减肥功效，故高血压、高血脂而体形肥胖者尤宜。玫瑰花甘微苦，性温，有行气解郁，和血散瘀之功；茉莉花，芳香化痰饮，“主温脾胃，利胸膈”，亦可化痰。玳玳花有“理气宽胸，开胃止呕”之功。三花相合，疏肝和脾胃、理气散瘀、利湿化痰、利于减肥。

其余诸药配伍全面，利水化痰、活血祛瘀、理气消导，促肝、脾、肾之功能恢复，共奏减肥健壮之功。PM

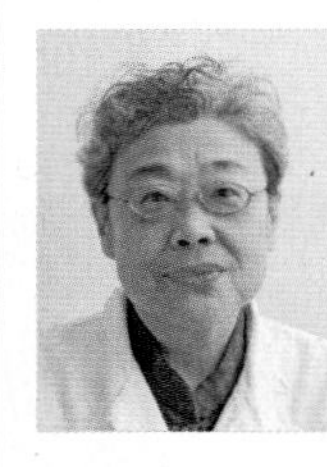

专家简介

达美君 上海中医药大学教授，原中医文献（古医籍）研究室主任。从事中医药文献研究及临床诊疗工作，擅长心血管病、消化系统疾病、虚证、疑难症的治疗和调养。

本刊联合上海多家医院向糖尿病患者赠送杂志

助糖尿病患者规范诊疗

随着现代生活方式的变化，我国糖尿病患病率逐年增高。上海交通大学医学院附属瑞金医院内分泌科宁光教授课题组的调查研究显示：我国18岁及以上成人中，根据国际最新临床诊断标准进行诊断的糖尿病估测患病率为11.6%，糖尿病前期患病率高达50.1%。在所有的糖尿病患者中，只有30.1%的人知晓自己病情，只有25.8%的人接受了治疗，而在那些接受治疗的患者中，只有39.7%的人血糖得到了适当的控制。

为了更好地普及糖尿病防治知识、提高大众对糖尿病的认知水平、帮助糖尿病患者规范诊疗，2014年11月14日"联合国糖尿病日"之际，《大众医学》杂志联合上海市部分三甲医院（上海交通大学附属第六人民医院、第一人民医院，复旦大学附属中山医院，上海交通大学医学院附属瑞金医院、仁济医院、新华医院，第二军医大学附属长海医院、长征医院，）发起了向糖尿病患者赠送《糖尿病专病特刊》的活动。

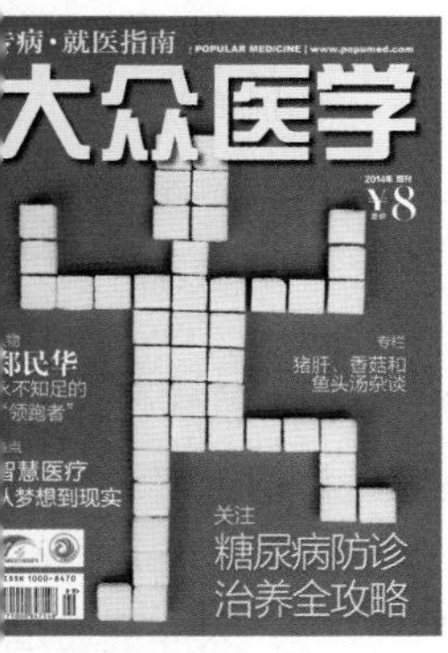

1.《糖尿病专病特刊》

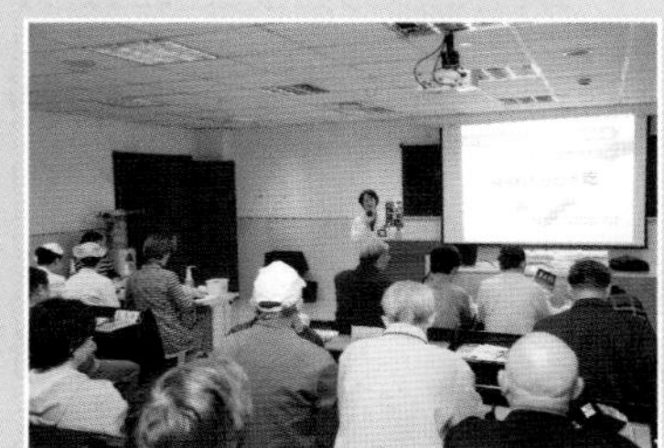

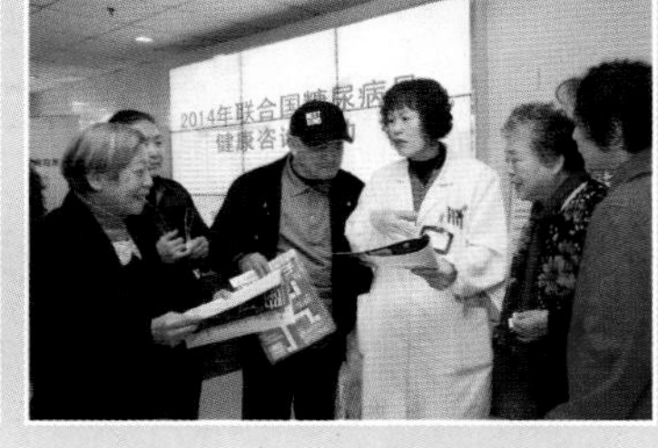

2. 上海交通大学附属第六人民医院在"2014年联合国糖尿病日科普系列活动"中，专题讲座、健康咨询、同伴志愿者、赠送杂志等活动精彩纷呈

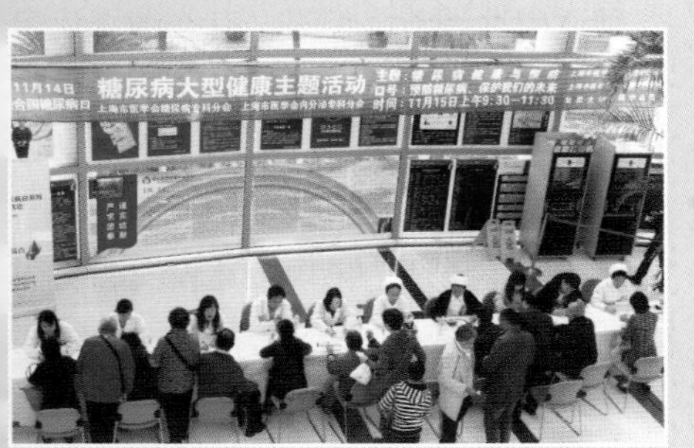

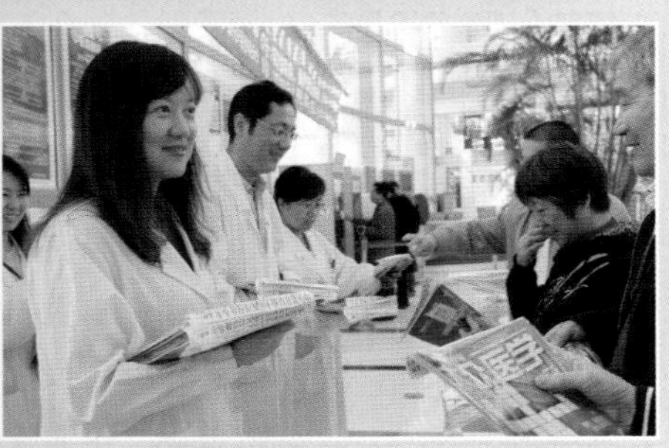

3. 复旦大学附属中山医院内分泌科在门诊大厅开展糖尿病义诊活动，并向患者赠送杂志

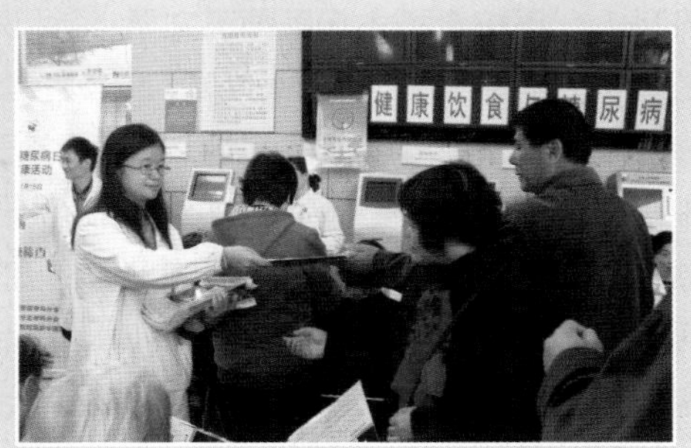

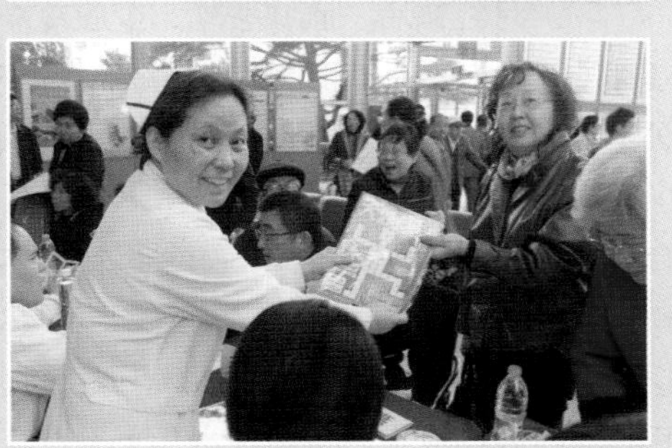

4. 上海交通大学医学院附属新华医院开展"健康饮食与糖尿病"义诊咨询活动，向患者赠送杂志，并为患者免费测量血糖

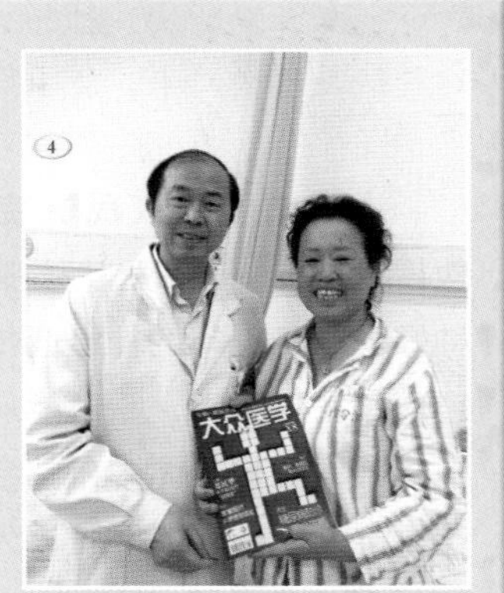

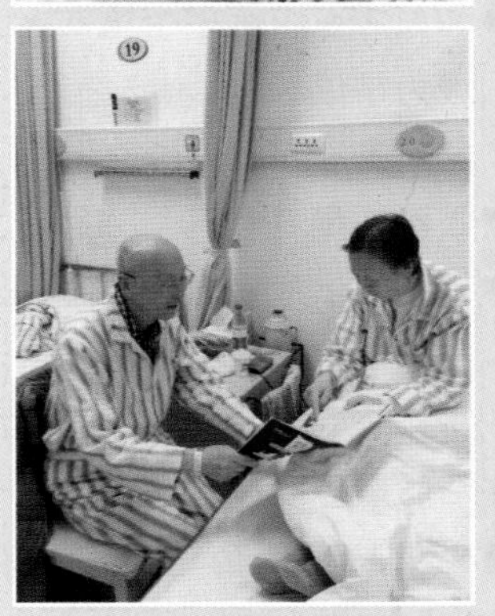

5. 第二军医大学附属长海医院内分泌科主任邹大进教授向住院患者赠送杂志

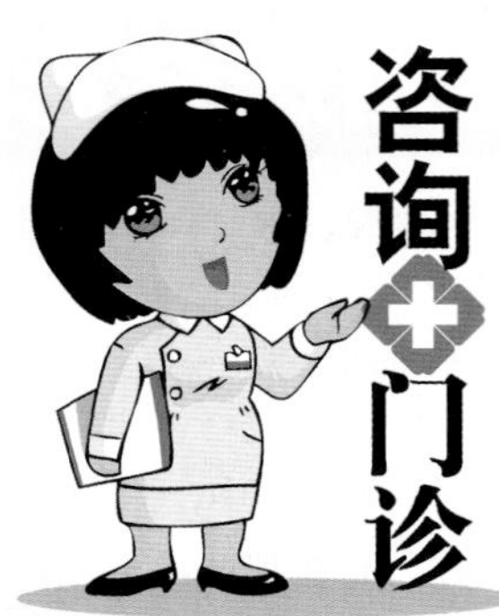

网上咨询：popularmedicine@sstp.cn
（专家门诊时间以当日挂牌为准）

“肝豆病”能治好吗

我儿子今年刚满16岁，但他走路不稳、经常跌倒已经长达10年，我们一直认为这是他小脑不发达、平衡能力欠佳所致。直到最近，他说话时口齿越来越不清楚，我们才带他就诊，结果被诊断为“肝豆状核变性”。这种病是怎么回事，能治好吗？

江西　张女士

上海市第一人民医院神经内科教授王晓平：“肝豆状核变性”是一种好发于青少年的神经遗传病，患者铜代谢发生障碍，铜不能从身体中正常排出，沉积在体内，就会对各器官产生毒性作用，以肝脏、大脑、肾脏和血液系统等多个重要器官功能紊乱最为常见。

在很长一段时间内，“肝豆病”被看做是“怪病”“绝症”，西方医学界认为治疗后患者寿命也只有10年。实际上，采用中西医结合治疗配合终身排铜，“肝豆病”患者的寿命和生活质量可以基本和正常人一样。目前，青霉胺和葡萄糖酸锌是治疗“肝豆病”的首选药物，配合中药“肝豆汤”，可以起到很好的排铜效果。患者需要终身服药，使体内的铜维持在一个较低的水平。大多数患者在一段时间的驱铜治疗后，病情都会出现不同程度的缓解，许多患者的生活质量可和正常人一样。除了药物“驱铜”，患者还务必保证周围环境处于“低铜”状态，日常生活中使用的炊具、餐具都不能用铜制的，还要避免食用含铜高的食物，如动物内脏、蟹、虾、乌贼、章鱼、豆类、坚果等，可放心食用牛奶、蔬菜、精白米面、瘦猪肉、瘦鸡鸭肉等低铜食物。

专家门诊：周一上午、周二下午（北部）

宫寒有哪些表现

我的小腹摸上去总是凉凉的，经常痛经，朋友说这是“宫寒”。“宫寒”到底有哪些表现，是什么原因引起的，该怎么办呢？

上海　杨女士

复旦大学附属妇产科医院中西医结合科主任医师王文君：俗话说“百病起于寒”“十女九寒”，宫寒是影响女性身心健康的烦恼之一。顾名思义，宫寒即子宫寒冷，主要指因女子肾阳虚、冲任胞宫失于温煦、寒邪客于胞宫而引起的以生殖功能和水液代谢功能减退为主要表现的一系列症候，如月经错后、腰膝酸软、少腹冷痛、面白肢冷、带下清稀、痛经、经色紫黯、性欲淡漠、发胖、舌淡苔白、脉沉迟等。

宫寒多与先天体质及平素饮食起居不注意有关，如父母自身体质偏寒或父母生育年龄较晚导致阳气虚损、平素贪食生冷食物、以素食为主、经期或产后冒雨涉水、夏季贪恋空调房、四季衣着单薄、过度减肥、生活工作压力大、经常熬夜、反复流产等。建议您请中医诊治，如果确实“宫寒”，可用中药调理，也可适当食补。当然，合理规律的起居、平和积极的心态、适当的锻炼、舒适保暖的服装，以及泡脚、艾灸等，对改善“宫寒”都是有益的。

专家门诊：周二下午、周五上午（黄浦院区），周一下午、周三上午（杨浦院区）

糖尿病患者多汗怎么办

我患糖尿病七八年了，最近一两年添了个新毛病：特别好出汗，气温不高也是如此。这是什么原因，该怎么治疗？

河北　张成

山东省济南医院糖尿病诊疗中心主任医师王建华：汗腺分泌汗液主要受自主神经（也叫植物神经）支配。当周围环境温度升高时，人体会通过增加出汗带走热量，以避免体温异常升高，这是正常人体对周围环境的一种适应性调节。但是，有些糖尿病患者格外好出汗，即使天气不热，也往往是汗流浃背，还有些患者出汗部位反常，如出汗主要集中在头面和躯干，而四肢不出汗。出现上述情况，首先应高度怀疑是否合并“自主神经病变”，其他相对少见的原因有糖尿病合并甲亢、结核病、低血糖等。

糖尿病自主神经病变主要与糖代谢紊乱、氧化应激、微血管病变等因素有关。目前，对于糖尿病自主神经病缺乏特效治疗，以综合治疗为主。严格控制血糖是防治糖尿病性自主神经病变的基础，此外，还可配合使用一些营养神经、改善微循环、抗氧化应激、抗凝类的药物，也可以配合中药治疗。建议您到医院诊治。

专家门诊：周二、周四全天

作为“健康上海”指定杂志合作媒体，2015年，《大众医学》将继续开设“健康城市知识讲堂”栏目，当好读者的健康生活参谋。近年来，上海市持续推进健康城市建设，广泛倡导全民健康生活方式，积极营造健康支持性环境，努力提高市民健康素养。在一部分市民主动追求健康的同时，上海市各级健康促进部门致力于引导更多的市民加入到追求健康的行列中，并通过多种方式传播健康保健知识、传授健康管理技能。2015年，本栏目将介绍各具特色的市民健康自我管理活动案例，希望能让更多社区和市民从中受到启发，从而增进自身健康生活方式的“知、信、行”水平。

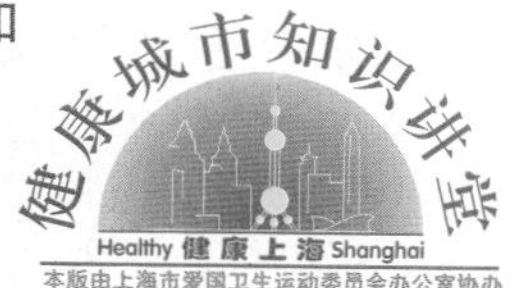

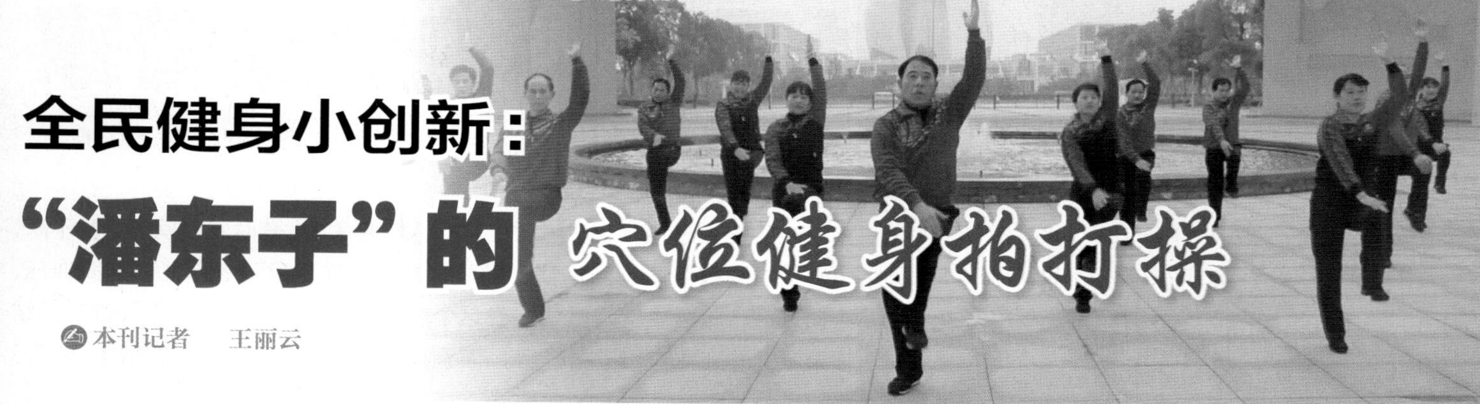

全民健身小创新：“潘东子”的穴位健身拍打操

本刊记者　王丽云

居民热心：创编穴位健身拍打操

家住上海市浦东新区南汇新城镇申港社区的潘东对中医颇感兴趣。为了健康，2007年，潘东和夫人开始学习中医经络、穴位等知识，在中医专家的指导下，不断摸索，创编了一套穴位健身拍打操。

这套穴位健身拍打操分53节，除了开头两节“大鹏展翅”“风吹杨柳”的热身运动，以及中间穿插的“捏掌骑马”“展臂护胸”“头顶合掌”“扬臂运目”“扭胯转腰”“提胯提脚跟”“踮脚转肩”“下蹲拳击”“抬头呼浊气”等调整运动，其他拍打动作涵盖了百会、风池、肩井、内关、曲池、劳宫、中脘、关元、环跳、足三里、三阴交等数十个穴位。据位于临港新城的上海交通大学附属第六人民医院东院中医科主任医师贾运滨介绍，这套穴位健身拍打操通过活动肢体关节和拍打穴位，可起到较好的健身和预防保健作用，适合久坐不动、缺乏锻炼一族以及热爱运动保健的中老年人。这套操中下肢活动原地重复的动作时间较长，专家认为，为了避免肌肉关节劳损，日常练习时不必受限于整齐划一，可多加入舞蹈舞步。

潘东刚开始在小区练习穴位健身拍打操的时候，就常常会吸引周围的居民们跟他一起练，他也非常乐于将自己的“研究成果”介绍给大家，热心的潘东夫妇还坚持每周一、三、五在社区生活服务中心义务教学。慢慢地，他们带起了一支队伍，后来，队伍“开”到哪里，哪里就会聚集更多的居民，就像“广场舞”一样，很多路过的人都会受到感染而情不自禁地加入。因为这套操，潘东成了社区的大名人，居民们都亲切地叫他“潘东子”。

政府有心：推广穴位健身拍打操

由于穴位健身拍打操老少皆宜、易懂易学、行之有效，适合不同职业和体质的人，又不需要任何器具，2013年以来，在广泛的全民健身活动动员和开展中，南汇新城镇人民政府向居民推广了潘东的这套操，并在人力、财力上给予了大力支持。

为了推广这套操，南汇新城镇老龄办、爱卫办等部门，多次组织中老年人学习，使健身操团队不断壮大，已成为南汇新城镇中老年健身活动的主要项目之一。至今，已有4万多人次参加了穴位健身拍打操的健身运动。

近年来，以潘东为首的穴位健身拍打操团队多次参加浦东新区乃至上海市的文体活动展示：2012年，潘东带领86位中老年人参加浦东新区第三届老年人运动会开幕式，向市民展示穴位健身拍打操；2013年，在上海市创新项目展示活动中，穴位健身拍打操荣获优秀奖；2014年，在上海市全民健康生活方式指导员健康素养技能竞赛总决赛中，穴位健身拍打操团队获得冠军……

为了更好地推广这项健身活动，相关部门还刻录了光盘发放给居民，以方便大家掌握动作要领，了解保健功能。PM

亲爱的读者朋友，您也想学学穴位健身拍打操吗？拿起手机扫一扫，视频内容先睹为快！

随着社区卫生服务改革的不断深化，家庭医生逐渐走入千家万户，让人们体验到了社区医疗保健的方便快捷。2015年，本刊开设“家庭医生”栏目，为您介绍家庭医生与社区居民之间的那些温暖故事。如果您身边也有这样的医生，请推荐给我们。

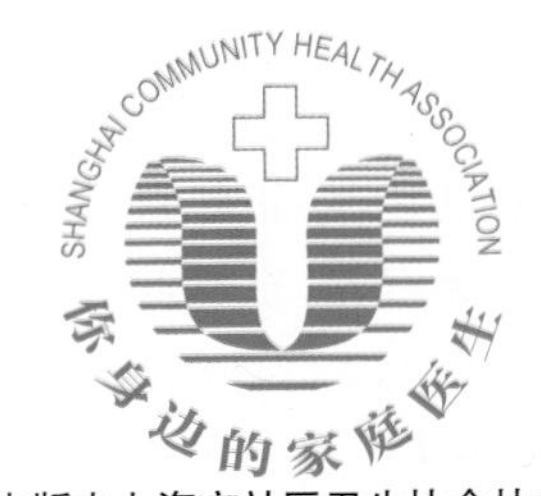

本版由上海市社区卫生协会协办

“上海市十佳家庭医生”陈华

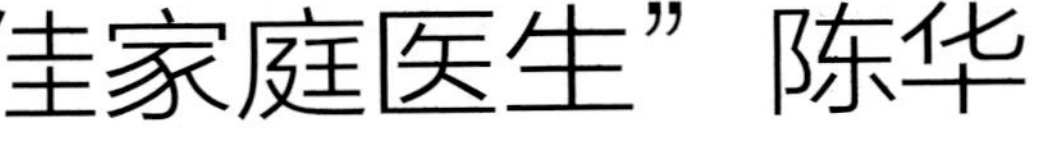

社区居民的健康管家

本刊记者　王丽云

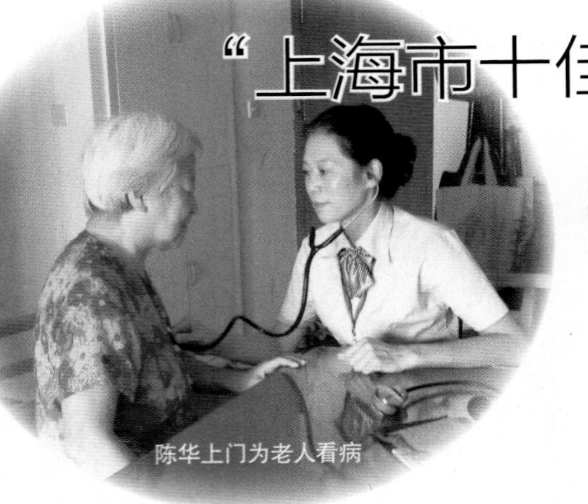

陈华上门为老人看病

深秋的细雨中，记者来到上海市长宁区周家桥社区卫生服务中心，走进门诊大厅一侧的“陈华工作室”。在这样一个萧瑟雨天的下午，来找陈华医生看病的居民并不多，却也一个接一个。于是，为了不打扰他们，在陈华医生每看完一个病人后，记者就对病人展开第二次“问诊”。

“陈医生帮我解决了2个大问题”

陶先生今年 80 岁，说起陈医生，感激之情溢于言表：“自从陈医生当了我们小区的家庭医生，我们看病、检查、开药方便多了，因为她对我们的病情非常了解，所以沟通起来特别容易！这几年，除了一堆健康小问题，陈医生还帮我解决了两个健康大问题。”

原来，几年前，有一段时间陶先生发现自己小便不太正常，有一天在小区里散步时碰到了巡诊的陈医生，便向她咨询。陈医生给陶先生做了简单的化验检查后，认为问题比较严重，就给陶先生开了转诊单，建议去复旦大学附属中山医院就诊。结果，陶先生到中山医院就诊后，被确诊为膀胱癌，很快进行了手术治疗，效果很不错。

前一段时间，陶先生感觉有点不舒服，但不发烧也不咳嗽，就找陈医生看看。陈医生听诊后发现陶先生肺部有异常，进一步拍胸片检查，结果发现是肺炎（右肺下部感染）。随后，陶先生在社区卫生服务中心输了几天液，肺炎就痊愈了。

陶先生感慨地说：“陈医生对病人非常关心，有时候时间长了我不来，她会主动打电话询问病情，就像家里人一样。我和老伴儿都有高血压、糖尿病，陈医生就提醒我，说这个病有遗传因素，让我儿子去查查，结果我儿子还真查出了糖尿病。有了陈医生，我们全家都感觉很放心！”

“我是陈医生的粉丝”

熊女士今年 81 岁，是 2008 年与陈医生签订家庭医生合约的第一批居民之一。作为老党员，熊女士热心群众工作，她对陈医生的评价与一般居民角度不同：“陈医生到我们小区开展工作以来，不仅促进了大家的健康，而且促进了居委会、党支部的工作，起到了居委会、党支部与居民联系的桥梁作用。”

近年来，小区成立了健康自我管理小组，陈医生经常参加小组活动，给大家讲课。熊女士患有糖尿病、高血压，通过小组活动和陈医生的关心，她学到了很多健康知识，并严格要求自己，血糖、血压都控制得很好。像“老顽童”一样可爱的熊女士告诉记者：“我是陈医生的粉丝，我能有现在的身体状态，离不开陈医生的关心！”有时候，陈医生忙得没时间参加健康自我管理小组的活动，作为志愿者，熊女士就会代替陈医生，给大家讲讲自己战胜糖尿病、高血压的经验和心得。

“陈医生把病人当成朋友和亲人”

李先生今年 69 岁，患有糖尿病，一般 2 周就要找陈医生开一次药。他说：“我以前对陈医生不了解，后来发现她人真不错，对病人相当负责，看病配药不仅态度好，而且能把每个人的病情、特点都记清楚，这一点我很佩服她！有时候来看病，人比较多，我就会在一旁观察，发现陈医生对所有病人都是一丝不苟、一视同仁，有些病人没什么文化，不了解自己的病情，她会很耐心地给病人讲解。”

在李先生眼中，陈医生不仅仅是值得信赖的家庭医生，更像朋友和亲人。有一次，李先生去开药时钱没带够，陈医生主动借钱给他，让他感动不已，至今记忆犹新。每每看到陈医生急匆匆地骑着自行车到小区上门服务，李先生总会叮嘱她：“陈医生，不要给自己太大压力，你要是生病了，也是我们病人的损失！” PM

开栏语:

排队挂号三五小时，医生看病三五分钟；态度冷漠敷衍，看病草草了事……不少人在看病就医时都会对医生有这样那样的评价，遇上一位好医生简直难如登天。本刊为各位独家海选的全国好医生会线上回答网友提问，线下为患者加号，他们愿意将有限的时间和博大的爱心分给素不相识的你。来看我们精选的科普文摘、医患故事吧，好医生不再遥不可及。

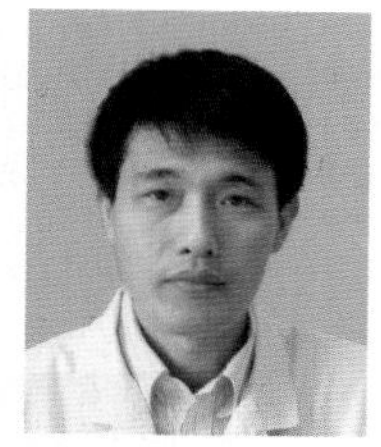

王晏美
卫生部中日友好医院
肛肠科主任医师，教授

TA的擅长

痔疮、肛裂、肛乳头瘤、高位肛瘘、复杂性肛瘘、肛周脓肿、肛门直肠狭窄、直肠脱垂等肛肠常见病、疑难病。

TA的文摘

这些有疑惑的患者

“便利店”为何出“绿货”？

如果有一天，你排出了绿色的粪便，知道是怎么回事吗? 别说不可能，今天我就遇到一位。一年多来，他经常腹胀，严重时呕吐，每天的大便不像正常人的黄色，而是绿色。这是因功能性消化不良引起的。粪便携带着人体健康很多重要的信息，就看你会不会识别。

3岁女孩恐惧排便——小儿肛裂惹的祸

3岁女孩，大便天天出血、疼痛，已经对排便产生了恐惧。每次排便时都要抱着妈妈或奶奶：“我不会出血吧? ”我检查后发现她的肛管有裂口，肛缘长出长长的外痔。这是小儿肛裂，多发于大便干燥的女孩。治疗关键是软化大便，可以多吃菜，或用乳果糖，局部涂红霉素眼药膏。

这些粗心的患者

一错损肛，再错损肠

张女士，2月前来就诊，后来图方便在外接受“随治随走”的微创手术(实际也不方便，需连续换药几十天)。今天是术后50天，张女士自述大便细、出血、疼痛。我诊查后发现她的肛管前后皮损严重，狭窄迹象明显。由于排便疼痛，她又买来肠清茶天天喝。真是糊涂啊!

囫囵吞枣——苦的是肛门

张先生快被折磨疯了，这2天上厕所必须家人陪同，因为太疼了。看图中这枣核，穿越了张先生整个胃肠道，最后被肛门拦下，也狠狠教训了那个囫囵吞枣的人。我见到它时，它横在肛门里，锐利的两头深深扎在肉里。

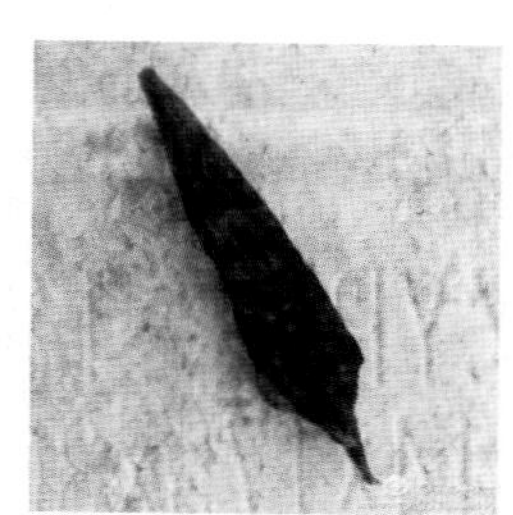

这些上当的患者

不分青红皂白“倒立”，不靠谱!

一患者便秘，横结肠下降，听别人说“倒立”好使，于是天天练，结果一个月后便秘越来越重。也曾有痔疮和肛门下坠的患者问“倒立”可否治疗。每一种疾病都有其病因，不分青红皂白“倒立”，不仅没效果，还可能出现眼底出血、脑出血、颈椎病等疾病。

小道广告可别接!

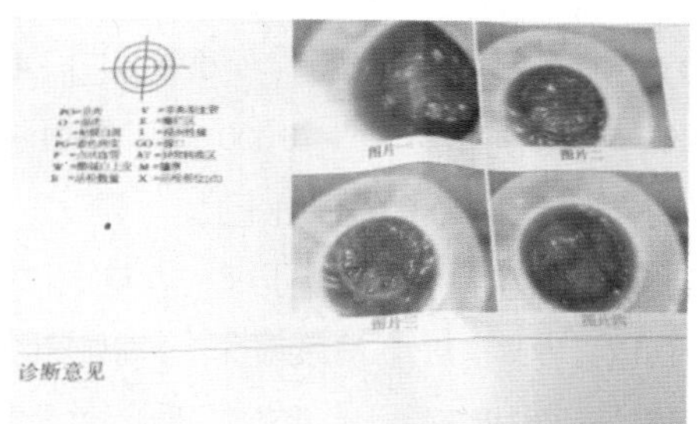

62岁的姜大爷最近上当了。出门接了张免费治痔疮的广告就糊里糊涂去看病了。广告“诊所”给他出了一份报告，结论是痔疮很严重，有癌变可能。他随后接受了手术，但术后有两件事让他疑惑：花费高达4000元，但术后1个月都不见好。你们看这报告，连诊断都没有。PM

怎样找到TA

医院：卫生部中日友好医院肛肠科
微博：王晏美医生
个人网站：好大夫在线
http://wangyanmei.haodf.com/

大众医学：更多科室的更多好医生，在《大众医学》微信中。登陆微信打开下拉菜单“好医生”版块，收看、收藏更多的“好医生”。

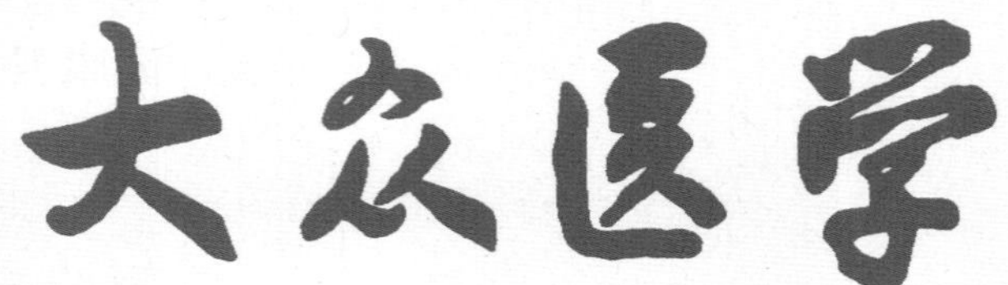

popular **medicine**

2015年1月 读者俱乐部

2015年第1期 “读者健康中心”幸运会员名单

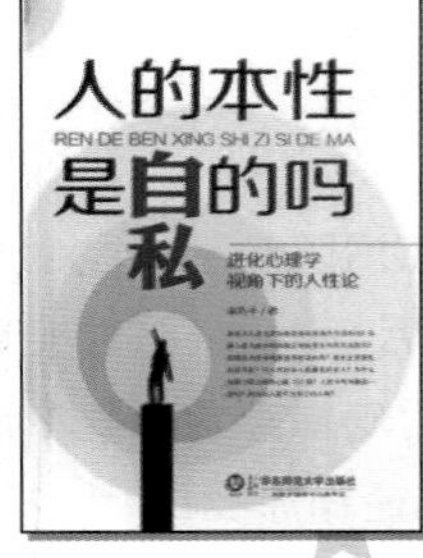

《人的本性是自私的吗？》

爱美之心是为更好地觅食和择偶而形成的吗？自尊心是为维护群体稳定和自我生存而形成的吗？爱情是为更好地繁殖而形成的吗？什么样的女人是最美的女人？人性中有利他的一面吗？高尚的人是不为自己的人吗？本书会为你解开答案：人的机体上不仅存在生理需要，还存在情感需要，这是人内在的两大动力……

作者：皋古平
华东师范大学出版社出版
定价：39.80元

以下50名获《人的本性是自私的吗？》

胡恩泉 程继尧 谢玉祥（安徽）杨素琴 吕玉珠（北京）林元珍 张娆杰 薛宗进（福建）刘乃新（广东）黄汉光（广西）蔡贤让（贵州）郭洪英 陈勤宁 王润之（河北）慎文修 钱学新（湖北）王 晔（湖南）王玉莲（吉林）郁筱银 蒋顺康 张锦标 董太白 金 洁（江苏）王松兰 黄亚君 余自文（江西）王培良 张星初 张学军（山东）王志炎 范根顺 王鸿发（山西）史文良（陕西）周媚媚 熊光声 陈爱爱 陈学仁 范光耀 华兆德 谢心平 祝钟麟 沈瘦白（上海）范国智（四川）彭佩珠（云南）童根海（浙江）蔡光琼 李昌全（重庆）王桂荣 哈达布和 程 坛（内蒙古）

以下50名获《我的第一本健身书》

李 婉 莫凤娟 金伯梅 马玉洁（安徽）王友仁 梅长根（北京）陈景炜 黄鸿光（福建）牟福堂（甘肃）张伟建（广西）王世茂（贵州）张贵林（河北）赵 明 张玉芳 陈馥芬（湖北）王 昕（湖南）怀大成 陈振东 王 健 邱国良 陈伯良 黄学彬（江苏）肖国治（江西）李载常（辽宁）毕建成 吕 文（山东）霍 钢 王金元（山西）石 磊（陕西）董瑞圣 吉耀明 吴文良 卫振业 许耐梅 崔济英 徐如衡 张伯华 姚祖裕（上海）姜莫科 贾显维 黄宗伟 梁多桂（四川）代文高（新疆）夏毓鸿（云南）姚志康 何 其 姜肖秋 黄振东 何水英（浙江）罗林钟（重庆）

《我的第一本健身书》

如何科学使用健身房器械？如何设计各种有针对性的健身计划？如何在家中进行有效的运动健身？如何避免运动伤害？

本书为你一一解答，消除运动误区，避免运动伤害，有效训练示范，让您成为自己的健身教练！

上海科学技术出版社出版
定价：35.00元

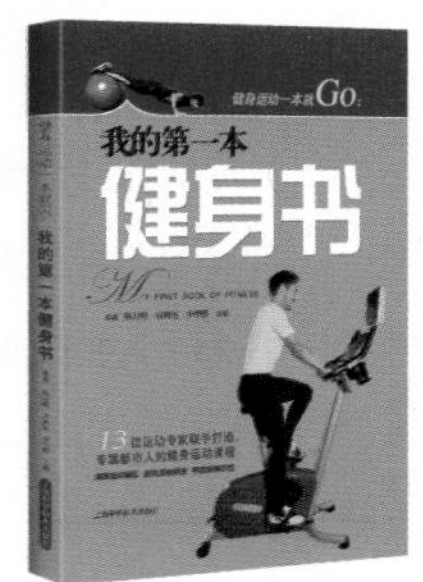

新会员☐ 老会员☐

读者健康中心会员申请表

可上网查询会员申请是否生效

姓名：________ **性别**：男☐ 女☐

身份证号码：☐☐☐☐☐☐☐☐☐☐☐☐☐☐☐☐☐☐ **文化程度**：高中及中专以下☐ 大专☐ 本科☐ 本科以上☐

职业：干部/国家公务员☐ 企业管理人员☐ 企业员工☐ 医务及相关行业人员☐ 私营业主☐ 大学生☐ 家庭主妇☐ 离退休人员☐ 自由职业者☐ 其他工作人员☐ **您的婚姻状况**：已婚☐ 未婚☐

联系地址：________省/自治区/直辖市________市/县________区________

联系电话：________ **电子信箱**：________ **邮政编码**：☐☐☐☐☐☐

个人月平均收入：1001～2000元☐ 2001～3000元☐ 3001～4000元☐ 4001～5000元☐ 5001元以上☐

家庭月平均总收入：2000元以下☐ 2001～4000元☐ 4001～6000元☐ 6001～8000元☐ 8001～10000元☐ 10001元以上☐

如何接触到《大众医学》的？零购☐ 订阅☐ 借阅☐ 网站☐

您阅读《大众医学》有多长时间了？不到6个月☐ 1年左右☐ 3～5年☐ 5年以上☐

您最希望从《大众医学》获得哪方面的健康指导或信息？糖尿病☐ 高血压☐ 高血脂☐ 慢性肝炎☐ 脂肪肝☐ 骨关节病☐ 更年期☐ 妇科疾病☐ 男科疾病☐ 用药常识☐ 儿童养育☐ 孕妇保健☐ 胃肠疾病☐ 头痛☐ 饮食营养☐ 避孕知识☐ 减肥☐ 心理☐ 其他________

如果编辑部向会员投递有关健康信息，通过普通邮件或者电子邮件，您是否愿意接收？愿意☐ 不愿意☐

大众医学网站（www.popumed.com）开通了，您是否有兴趣上网查阅本刊既往的文章？有兴趣☐ 没兴趣☐ 不方便上网☐

会员待遇（若您的通讯地址发生变化，请务必联系我们，进行更新。）
- 参加每月一次的抽奖活动，获得图书、保健品、生活用品等奖品。
- 与编辑部建立最直接的联系，参与选题策划、栏目设置等活动。
- 免费得到健康、医疗咨询服务。
- 一次加入，即可成为永久会员，享受会员待遇。

★ 全年（2015年）订阅《大众医学》杂志的读者，凭订单复印件可参加今年第四季度“年度健康奖”抽奖活动。请将订单复印件邮寄到下列地址。

邮寄地址：上海市徐汇区钦州南路71号《大众医学》读者健康中心 **邮政编码**：200235 **传真**：021-64845062 **电子信箱**：popularmedicine@sstp.cn

提醒：地址已更改！ 你喜欢哪些佳作？你想今后多看哪类文章？你有哪些意见？你想参加哪些活动？

★欢迎登录大众医学网站（www.popumed.com），进入“读者俱乐部”栏目，填写《读者评刊表》，并可查询会员申请是否成功。

医院就诊怎么防"托"

安徽医科大学第一附属医院泌尿外科副教授　张贤生

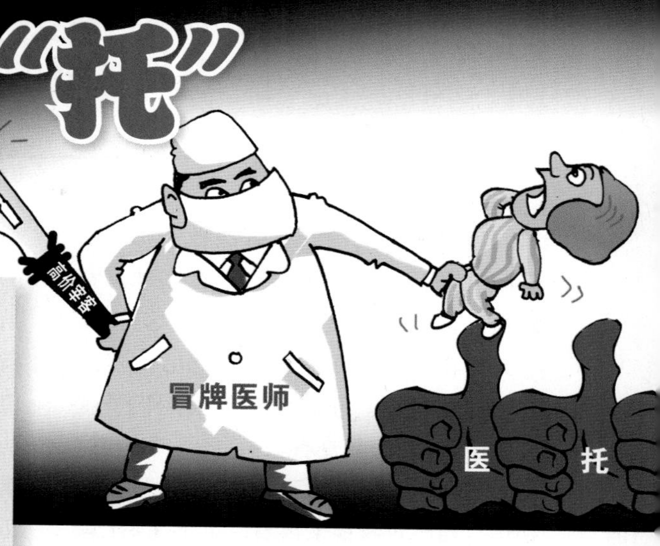

江苏读者钱先生：

我是一名慢性前列腺炎患者，一直在一家知名的三甲医院的男科诊疗。可最近一段时间，我经常在男科门诊遇到不好的现象。我发现那里医托很多。一些新患者，可能是出于不好意思等原因，被医托搭讪后，很快就上当受骗，跟着医托出了门。据说是被带到一家不正规的医疗机构治疗了，而那里的花费很大，病还不一定能治好。这种情况我看到好几回了，但为了不惹是生非，我也没敢当场去阻止医托的行为。请教专家，这类事情应该向谁反映？另外，最好请媒体宣传一下防止上医托当的知识……

医托骗人的三部曲

这位读者提到的"医托"现象有一定普遍性，值得警惕；这位读者的提议也很好，作为患者，大家都要有些必要的就医常识，包括防止被骗的知识。

医托是怎么回事呢？那些当医托的人，往往会谎称自己也是患者，以此博取求医者的同情和共鸣。然后，他们会谎称自己在某某医院或诊所做过治疗，并获得了满意的疗效。接下来，他们便会"热心"带着求医者一起去那个地方就医……这就是当医托的全过程。事实上，这样的行为基本上是医托们共同遵守的一个"剧本"。但遗憾的是，仍然有很多人会上当受骗。例如，在男科门诊，因为男科病带有一定的隐私性质，患者为了避免隐私泄露，又急于求医，所以更容易被骗。

对付医托的3个策略

如何才能不上医托的当呢？我觉得医托主要有3种欺骗的方法。下面一并介绍对付的方法和策略。

医托手段：与人套近乎。为取得病人的信任，"医托"一般以患者或患者家属的身份，与病人套近乎。

对待策略：到医院就诊，要多个心眼，多点戒心。有"病友"或其他人搭讪，虽要礼貌对待，但也要想一想：对方此举的意图是什么？对于"过分热情"者要多几分警惕。此时，可以选择离开那块地方，或者干脆装作打电话的样子，避免继续与之聊天。

医托手段：对方诉说自己或家属就医的经历，并以"亲身经历"证明取得了很好的疗效。然后又说，大医院不但贵而且治不好，而某某医院的某某教授是治这种病的专家，便宜且疗效好……

对待策略：老百姓对疾病和医疗一定要有一个科学的认识。平时可以多学点医学普及知识。要清楚地认识到，疾病的治疗需要一个正规、循序渐进的过程，绝对没有什么"秘方""灵方""高效"之类的方法，不轻信虚假广告及"热心人"夸大的宣传。如果在医院遇到陌生人宣传某医院的某医生"能治好这种病"，一定要多个心眼，要思考一下对方的目的是什么。

医托手段：说某专家今天不在医院坐诊，而是在其他地方坐诊，然后就说可以免费带着一起去那里看病……

对待策略：世上没有免费的午餐。想一想，对方那么热心，究竟是什么目的呢？貌似帮忙的"朋友"领你到其他地方去见专家，对方又想从中得到哪些好处？要相信大型医院的医疗水平，不要因贪图省钱省事而被带到一些不正规的地方治疗。另外，大型医院的专家一般也不会到其他诊所坐诊。PM

特别提醒

就医时，一定要选择正规的医院（可通过当地卫生计生委了解情况）进行治疗。相信有病要及时到正规医院诊治，不要相信江湖郎中之类。到医院就诊时，还应提高防范意识，不要轻信旁人的"善意指引"。如果在就诊时遇到医托，可以及时向医院或当地公安机关反映情况。

患病才知看病难
——一个医生的看病经历

上海中福会养老院保健站　吴正军

我是一名安徽籍社区执业医师，由于职业原因，从未体会过“看病难，看病贵”。2010年，我转到上海青浦区行医。一天吃午饭时，我突然觉得恶心，咽部有明显异物感。于是我让老婆用筷子压住我的舌头，帮我查看。一看把她吓一跳：“老公，你喉咙里长了一个东西！”我不相信，自己对着镜子再看，可不是吗？扁桃体上长出了一个乳头状的新生物。“老公，你不会生癌了吧？”老婆大惊失色。我忙安慰她：“我觉得可能是扁桃体乳头状瘤吧，它是良性肿瘤，没大碍。”

虽说如此，但我毕竟不是耳鼻喉科医生。第2天，我前往某医院就诊，连去了3天，才挂上一位耳鼻喉专家的号。那位专家看了一下我的咽部：“扁桃体乳头状瘤，准备全麻手术。”我问：“手术费用大约多少？”专家回答：“两侧扁桃体都要切除。全部费用约一万四五千元。”我一头雾水：“一侧扁桃体乳头状瘤，为什么两个扁桃体都要切除？”专家不耐烦地回答：“为了防止转移到另一个扁桃体。”我一听这话，很生气：“医生，我自己也是一名医师，扁桃体乳头状瘤是良性肿瘤，怎么可能转移？”专家听了我的话不高兴了：“你自己也是医生，那找我看病干吗？在这里就要听我的。”我不想再和这位专家多费口舌，转身离开。

生气也没用，病还是要看的。我于是打电话给学医时认识的安徽某县人民医院的耳鼻喉科主任咨询。他说这是小手术，用不着全麻，让我回安徽，他20分钟就能把手术做完，也不用住院。好在扁桃体乳头状瘤是良性肿瘤，可以择期手术。等到快过年，我回到安徽，找到了这位耳鼻喉科主任，他看了一下说：“确是扁桃体乳头状瘤，需手术切除，但用不着两侧扁桃体都切除。”我忙说：“《五官科学》上提到，小的扁桃体乳头状瘤可以用镊子直接拔除的。”他用压舌板压了一下我的舌根，我马上感到恶心干呕。他说：“直接拔除很有可能复发，再说你咽部脂肪比较多，咽反射明显，局麻恐怕不行。全麻手术的费用约八九千元。”他看我一脸不太相信的样子，又压了一下我的舌根，我又恶心干呕。就这样，我和他约好年后手术。

我从未接受过全麻手术，虽不害怕，但心里难免忧虑。回家途中，我路过县中医院，突然想以普通患者的身份去看看。挂号后到了耳鼻喉科，一位20多岁的年轻医生接诊，他看过我的咽部后说：“是扁桃体乳头状瘤，小毛病，直接用镊子拔除就行。”我有些不放心：“别的耳鼻喉科医生说直接拔除会复发的。”年轻医生回答：“如果拔除干净，复发的可能微乎其微，也就是0.1%的复发率吧，我每年都要拔除几十个像你这样的扁桃体乳头状瘤，目前没有1例复发。再说，万一复发了，还可以手术切除。”这下我放心了。医生在我的咽部喷了一些地卡因麻醉药，用压舌板压住舌头，再用镊子一下子把扁桃体乳头状瘤连根拔起，只流了少量的血。最后医生叮嘱我禁酒戒烟，不要吃辛辣食物。全部的治疗费用仅需20元。

我的扁桃体乳头状瘤拔除至今已有2年，未见复发。作为医生，这次治病经历让我终生难忘，终于知道什么叫“看病难，看病贵”。都说“医生是白衣天使”，我认为医术和医德如同是天使的两个翅膀，缺少哪一个，天使都飞不起来。希望医生在提高医术的同时，也重视医德修养，多为患者着想，多和患者沟通，那么医患矛盾、医疗纠纷就会少很多。PM

“医患之声”征文启事

无论你是医生，还是患者，如果你曾经在行医或就医过程中遇到过感动事、愤怒事、困惑事、纠结事、委屈事，或者对如何提高就医效率、改善医患关系等问题有所感悟，欢迎大家踊跃投稿，一经录用，稿酬从优。

投稿方式：

1.上海市钦州南路71号《大众医学》编辑部“医患之声”栏目（200235）

2.电子邮箱：popularmedicine@sstp.cn（请注明“医患之声”栏目投稿）

3.传真：021-64845062（请注明“医患之声”栏目投稿）

为方便联系，请投稿作者注明具体地址、邮编和联系电话。

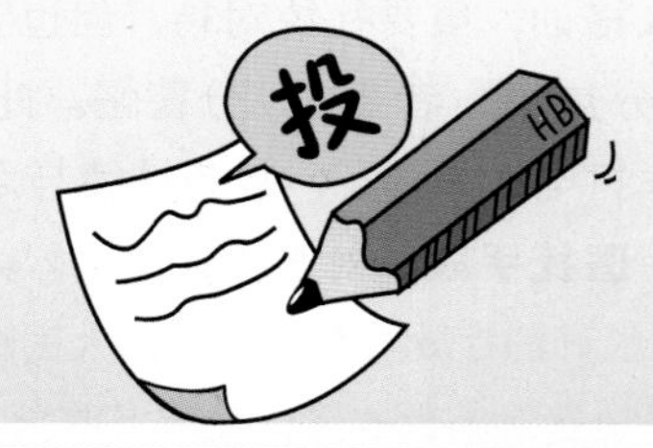

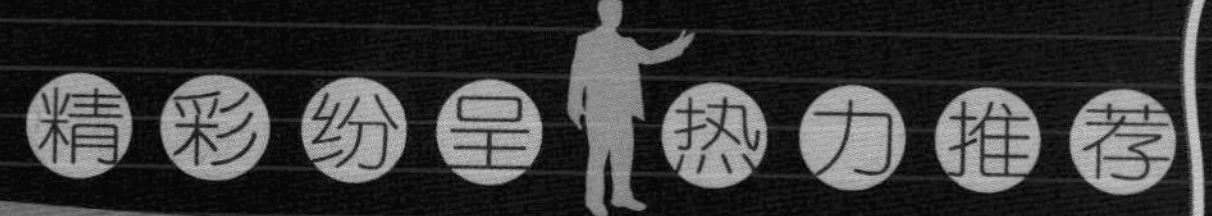

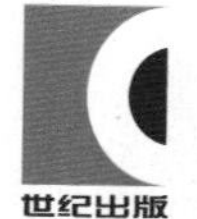

www.ewen.cc

上海科学技术出版社
www.sstp.cn

上海科技出版社
"天猫" 旗舰店

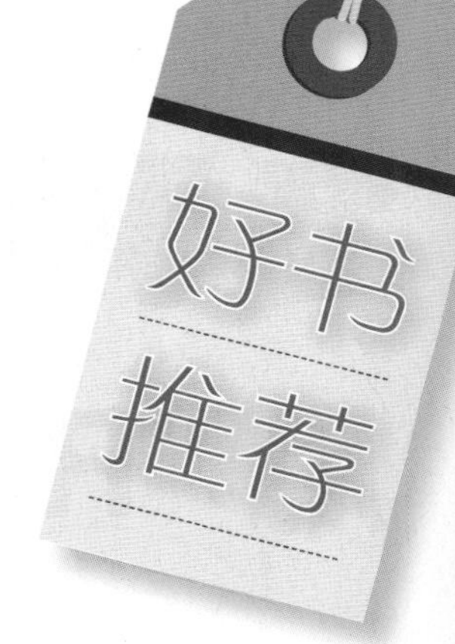

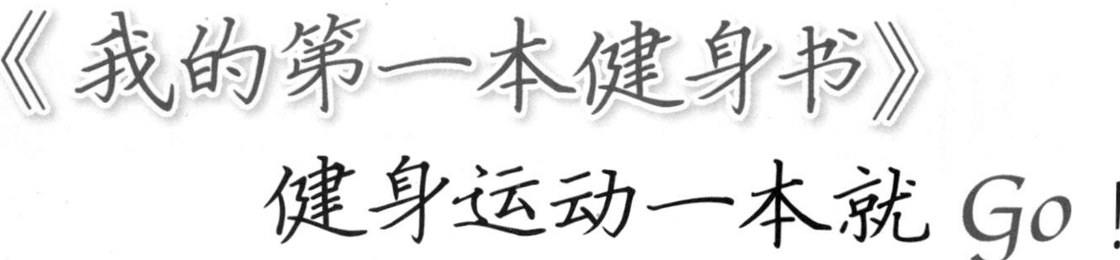

健身运动一本就 Go！

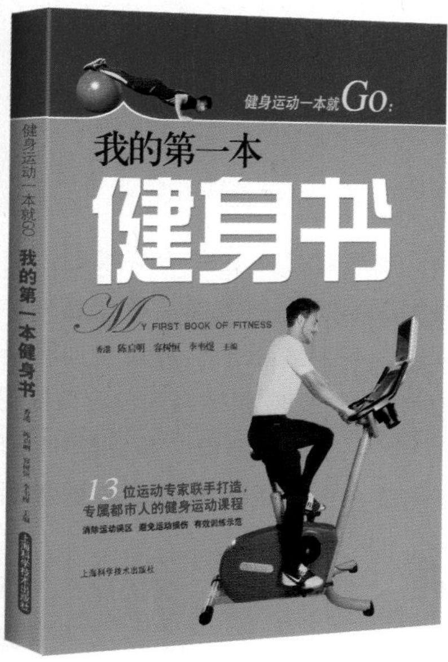

【图书信息】

主　　编：陈启明 容树恒 李韦煜
出版时间：2015 年 1 月
定　　价：35 元
书　　号：978-7-5478-2431-3/G·564

【新书介绍】

如今，越来越多的都市人渴望通过运动改善身体状况或减轻工作压力，而健身房锻炼则是最热门的选择之一。对于健身初学者来说，健身房锻炼有诸多需要注意的地方，若错误使用健身设施或超负荷运动，不仅达不到健身效果，严重的更会造成运动创伤。

本书由国际知名运动医学专家编写，收录近年来有关健身的实用运动医学常识，提供经科学验证的最新训练方法，全方位解答在健身房中会遇到的问题，以及在家中科学健身的方法，提供具体专业的“运动示范”，切实帮助读者将书中学到的技巧运用到日常的健身锻炼中去。书中还针对老年人特设章节，详细叙述老年人健身的注意事项与科学有效的锻炼方法。

【编辑推荐】

◎ 如何科学使用健身房器械？
◎ 如何设计各种有针对性的健身计划？
◎ 如何在家中进行有效的运动健身？
◎ 如何避免运动伤害？

本书为你一一解答，消除运动误区，避免运动伤害，有效训练示范，让你成为自己的健身教练！

【主编简介】

陈启明：香港中文大学医学院矫形外科及创伤学系讲座教授、博士生导师，香港运动医学及健康科学中心主任，是国际知名的骨科运动医学专家。

容树恒：现任威尔斯亲王医院矫形外科及创伤科（骨科）专科顾问医生，运动医学科主任，在运动医学界是国际公认的年轻领袖。

李韦煜：香港中文大学矫形外科及创伤学系助理讲师，持有美国与澳大利亚认可体适能专家及教练证书。

以上图书在全国各大书城、新华书店及当当网、卓越网、京东网、“天猫”上海科学技术出版社旗舰店有售，另可通过邮购方式购买。

邮购地址：上海市钦州南路 71 号邮购部
邮编：200235
电话：021 － 64845191
网址：www.sstp.cn

冬季降压 用"RAAS抑制剂"，获益更多

文/本刊记者　熊萍
支持专家/复旦大学附属中山医院心内科
梁义秀　宿燕岗（教授）

冬季是心脑血管疾病高发时期。由于气温陡降，人体血管收缩，血压相应增高，增加了心脑血管疾病的风险。而有动脉粥样硬化的高血压患者，在气温陡降后更易出现心脑血管意外，危及生命。那么，为何冬季血压会升高？冬季降压用什么药更合适？我刊邀请复旦大学附属中山医院心内科宿燕岗教授和梁义秀医生，为大家解答上述问题。

大众医学：冬天寒冷的气候对人体血压主要有哪些影响？

宿燕岗：人的血压是处在不断动态变化之中，不仅一天24小时有变化，而且随着季节的不同也有变化。冬季是全年血压最高的时期，冬季血压升高与冬季气温下降有关。一般地说，为了适应寒冷环境，在大脑中枢神经的调控下，会产生一系列调节反应。其中，肾素－血管紧张素－醛固酮系统（RAAS）的过度激活，被认为是导致冬季血压升高的核心机制。

大众医学：怎样遏止肾素-血管紧张素-醛固酮系统的过度激活？

宿燕岗：专家研究认为，当患者暴露在寒冷环境时，交感神经系统和肾素－血管紧张素－醛固酮系统均被激活，且交感神经系统激活可加剧肾素－血管紧张素－醛固酮系统激活。肾素－血管紧张素－醛固酮系统过度激活引起一系列缩血管反应和神经内分泌系统激活，从而导致血压升高。因此，增加肾素－血管紧张素－醛固酮抑制剂（RAAS抑制剂）的剂量，充分抑制肾素－血管紧张素－醛固酮激活是冬季强化血压管理的重要一环。

梁义秀：研究表明，肾素－血管紧张素－醛固酮系统不仅是高血压的重要病因，而且在冬季，该系统的激活会进一步导致血压升高。因此，合理地应用肾素－血管紧张素－醛固酮抑制剂（RAAS抑制剂），可以阻断该系统的通路，降压达标，这是冬季降低血压、减少高血压导致的心脑血管意外的重要方法，同时它们还可以带来心血管保护等更大的获益。

大众医学：哪些降压药属于肾素-血管紧张素-醛固酮抑制剂（RAAS抑制剂）？

宿燕岗：依据目前的临床研究证据，医生开具的降压药主要包括五大类：利尿剂、血管紧张素转换酶抑制剂（ACEI）、血管紧张素Ⅱ受体拮抗剂（ARB）、β受体阻滞剂和钙通道拮抗剂。目前，肾素－血管紧张素－醛固酮抑制剂（RAAS抑制剂）已经广泛应用于临床，患者通常可以根据包装上的化学名自行判断所服用的降压药是不是肾素－血管紧张素－醛固酮抑制剂及其类别。一般地说，如果化学名最后两个字为"普利"，则为血管紧张素转换酶抑制剂（ACEI类）；如果最后两个字为"沙坦"，则为血管紧张素Ⅱ受体拮抗剂（ARB类）。

服丙硫氧嘧啶，别忘监测肝肾功能

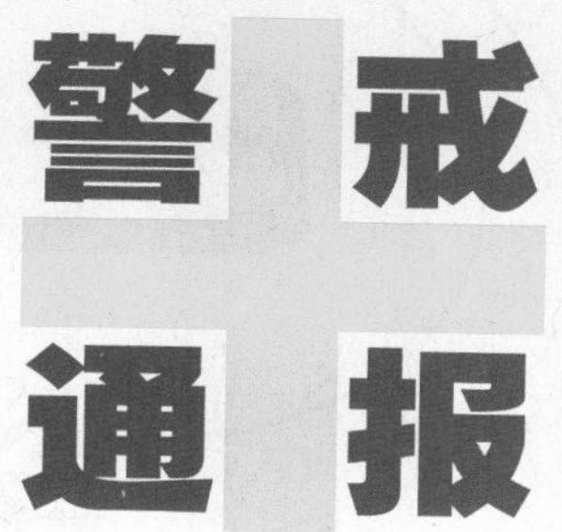

丙硫氧嘧啶是一种抗甲状腺药物，能够抑制甲状腺过氧化物酶，从而阻断甲状腺激素生成，主要用于治疗成人甲状腺功能亢进。2013年，国家药品不良反应监测数据库提示，丙硫氧嘧啶不良反应报告有所增加。丙硫氧嘧啶引起的严重不良反应包括肝功能异常、肝细胞损害、肝炎、胆红素升高、白细胞减少、粒细胞缺乏等，多出现在用药的最初三个月内。长期使用丙硫氧嘧啶的患者，还可能出现抗中性粒细胞胞浆抗体相关性血管炎，累及全身多个器官和系统，如肾、肺及关节等，主要表现为血尿、肾功能不全；咳嗽、咯血、肺内阴影以及关节疼痛、肿胀等。

丙硫氧嘧啶可能引起肝肾等脏器损伤，为此，建议患者在服药期间定期检查血常规、尿常规、肝生化指标及肾功能等，并注意身体变化。一旦出现发热、头痛、食欲不振、恶心、呕吐、疲劳、瘙痒、腹部右上区疼痛或压痛、深色（茶色）尿，皮肤或眼白变黄、浅色肠道排泄物、肌肉关节疼痛、水肿等症状，及时就医。需要强调的是，虽然丙硫氧嘧啶有一些不良反应，但该药疗效确切，使用方便，价格低廉，在甲状腺功能亢进治疗领域中发挥重要作用。因此，患者应在医生指导下安全停药，不要擅自停药，否则，药物减量过快或停药过早都会导致甲亢病情反复。PM

本栏目由《大众医学》杂志主办，国家食品药品监督管理局药品评价中心、国家药品不良反应监测中心协办

大众医学：肾素–血管紧张素–醛固酮抑制剂（RAAS抑制剂）主要适用于哪些高血压患者？

宿燕岗：临床试验证据显示，肾素–血管紧张素–醛固酮抑制剂中的“普利”和“沙坦”类降压药，特别适合高血压伴慢性心力衰竭、心肌梗死后伴心功能不全、预防心房颤动、糖尿病肾病、非糖尿病肾病、代谢综合征、蛋白尿或微量白蛋白尿等患者。研究证实，伴有以上疾病的患者，若冬季血压控制不佳、需要联合用药时，把“普利”和“沙坦”类降压药作为基础降压药，可能带来更多的获益。但是，双侧肾动脉狭窄、妊娠妇女和高钾血症患者，不适合应用“普利”和“沙坦”类降压药。因此，妊娠期女性因高血压就诊时，应主动向医生提及自己的妊娠状况，以免发生用药错误。

大众医学：肾素–血管紧张素–醛固酮抑制剂（RAAS抑制剂）有哪些副作用？

梁义秀：肾素–血管紧张素–醛固酮抑制剂（RAAS抑制剂）中的“普利”和“沙坦”类降压药对某些患者可能有一些不良反应，“普利”降压药最常见不良反应为持续性干咳，多见于用药初期，其他不良反应有低血压和皮疹，偶见血管神经性水肿及味觉障碍等；“沙坦”类降压药不良反应较“普利”降压药少见，偶有腹泻。此外，长期应用“普利”和“沙坦”类降压药有可能导致血钾升高等，尤其是原有肾功能不良或合并应用含钾制剂时。

大众医学：对高血压患者安全过冬，还有哪些建议？

宿燕岗：冬季气温下降引起人体反馈调节导致血压增高，心脑血管意外风险增加。因此，患者可以在医生指导下选择可全面抑制肾素–血管紧张素–醛固酮系统活性的抑制剂（RAAS抑制剂）。同时，酌情调整剂量，注意药物不良反应，以更好地降压达标，降低心脑血管事件风险。此外，患者还应做好保暖工作和适度运动，避免劳累。目前认为，同时进行生活方式干预和药物治疗，可以更好地控制血压，安心度过寒冬。PM

冬季是全年血压最高的时期，冬季血压升高与冬季气温下降有关。临床研究显示，在5℃以上时，温度每降低10℃，收缩压升高5.7毫米汞柱，冬季收缩压一般较夏季升高10毫米汞柱。因此，在冬季，高血压病患者必须经常测量血压，适时调整降压药，平稳控制血压。

治消化性溃疡 含"金"制剂不宜长期用

复旦大学附属中山医院消化科 李蕾

胃药是指治疗胃及十二指肠溃疡、急慢性胃炎等的药物，一般分为抗酸药（如氢氧化铝）、抑酸药、黏膜保护剂（如硫糖铝）、促胃肠动力药、铋制剂（如胶体果胶铋、枸橼酸铋钾等）五种类型。其中，铋制剂、铝制剂（如氢氧化铝、硫糖铝）因含有金属铋、铝，被通俗地称为含"金"制剂。

铋制剂

铋制剂是治疗消化性溃疡及抗幽门螺杆菌感染的常用药物。正常情况下，铋制剂口服后在酸性胃液中形成不溶性铋盐，呈胶状物覆盖在溃疡面上，保护胃黏膜。铋制剂中的"铋"属于重金属物质，一旦过多进入人体将会导致毒性反应，出现肾脏、骨关节以及中枢神经系统等损害。

危害 大剂量、长期应用铋制剂，可造成重金属"铋"在体内的累积，引起铋中毒，出现不可逆的锥体外系损伤及肾衰竭。铋中毒引起脑病时，血铋浓度往往高于110微克/毫升，可表现为头痛、失眠、记忆力变差、精神异常，后期可发生明显的脑病症状，如精神错乱、肌肉强直运动失调、构音障碍、幻觉、惊厥等。

【注意事项】长期及重复使用铋制剂的患者，尤其是有慢性肾脏病、肾脏排泄障碍的患者，应注意铋蓄积所存在的潜在风险。此外，严重肾功能不全者、孕妇，应禁用铋制剂；对阿司匹林、水杨酸盐药物过敏者及体温升高的患者，不宜服用铋制剂。

铝制剂

不少胃药中添加了铝元素，如氢氧化铝、硫糖铝等。

1. 氢氧化铝 氢氧化铝是常用抗酸药，具有抗酸、局部止血和保护溃疡面等作用。长期大剂量服用氢氧化铝最常见的不良反应是便秘，甚至由粪块引起肠梗阻。铝也可导致血清胆酸浓度增加，同时伴随着胆汁流量降低，可诱发肝胆功能异常、代谢及内分泌系统不良反应。

2. 硫糖铝 硫糖铝对胃、十二指肠黏膜有强大的附着作用，可保护黏膜免受胃酸和胆汁的伤害，还能改善胃黏膜血流，增加上皮细胞的紧密性。约3%的患者在服用硫糖铝后出现轻、中度便秘，并伴有口干、恶心、头痛、荨麻疹或皮疹，一般不影响治疗。

危害 铝元素并不是人体所必需的微量元素，它是有害人体健康的食品污染物。一般人每天经由食物或饮水摄入铝30~40毫克。使用铝锅烹调酸性食物，会使食物中含铝量由0.1毫克上升到25毫克。当服用含铝的胃药时，每天的铝摄取量高达0.2~3克，远比使用铝锅烹调酸性食物来得严重。长期大剂量摄入含铝的胃药可置换出沉积在骨质中的钙，抑制骨生成，导致低磷血症、骨质疏松和骨软化症等；神经精神系统不良反应表现为肌肉抽搐、神经质或烦躁不安、味觉异常、呼吸变慢以及极度疲乏无力；血液系统不良反应表现为小细胞低色素性贫血。

【注意事项】 正常人群适当服用铝制剂一般问题不大，但应对症应用，不能随意服用，更不能长期、大量服用，以维护身体健康。若为低磷血症或吸收不良综合征患者，则不宜服用氢氧化铝，否则会导致骨软化、骨质疏松，甚至骨折。若长期服用时，应在饮食中加磷酸盐。PM

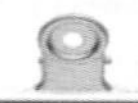

服用铝制剂时，患者应尽量少喝水

硫糖铝和氢氧化铝凝胶多被制成混悬剂，进入胃中会变成无数不溶解的细小颗粒，像粉末一样盖在受损的胃黏膜上，这样胃黏膜才能免于胃酸侵蚀。因此，服用此类药物时患者应尽量少喝水（最好服药半小时内不要喝水），以免稀释药物，使覆盖在受损胃黏膜上的药物颗粒减少，保护膜变薄，失去治疗作用。

4类人慎用倍他乐克

上海交通大学医学院瑞金医院高血压科副主任医师　陶 波

在候诊室，我们经常可以看到有些热心的患者向其他患者推荐自己的用药“经验”。例如，有一位高血压患者自己用倍他乐克效果比较好，马上就告诉其他患者，结果这位患者服用这种药物以后，心跳慢到每分钟仅50多次，很难受。显然，这位患者是不适合使用倍他乐克的。

倍他乐克是高血压患者的常用药物，分为普通片和缓释片两种(通用名分别叫酒石酸美托洛尔和琥珀酸美托洛尔缓释片)，属于β肾上腺素能受体阻滞剂类药物(简称β阻滞剂)。与普通片相比，缓释片的最大优点是作用时间更长，即更长效，服用更方便，一般一天仅需服用一次。

倍他乐克通过拮抗交感神经系统的过度激活而发挥降压作用，主要适用于心率较快，合并冠心病的高血压患者，而严重心功能不全或伴有二度2型以上房室传导阻滞者则应该禁用。倍他乐克亦不能用于病态窦房结综合征，或窦性停搏可能发生晕厥的患者。此外，以下4类患者则需要慎用。

1. 心率低于50次/分钟的患者　倍他乐克一般用于心率大于70次/分钟的患者，若用药后出现严重心动过缓(心率低于50次/分钟)，应减量。注意，此时不能够停药，否则易导致心率反跳性增加，有引起心肌缺血或心绞痛症状频发的风险。

2. 支气管哮喘患者　倍他乐克可导致气道阻力增加，支气管哮喘或其他慢性阻塞性肺病患者应慎用，必须使用时，医生通常会同时给予足够的扩支气管治疗。

3. 糖尿病患者　倍他乐克可影响糖代谢，可部分掩盖低血糖症状，因此，糖尿病患者需慎用。

4. 驾驶员和操作机械者　患者在使用倍他乐克治疗过程中，可能会发生眩晕和疲劳，因此，驾驶员和操作机械者应慎用。临床亦证实，倍他乐克的中枢神经系统不良反应包括疲劳、头痛、睡眠紊乱、失眠和多梦以及压抑等。疲劳可能与骨骼肌血流减少有关，也可能与中枢作用有关。

此外，倍他乐克可加重外周血管循环障碍疾病的症状，如加重间歇性跛行，外周血管循环障碍疾病者需慎用；嗜铬细胞瘤患者使用倍他乐克医生会事先或合并使用α受体阻滞剂。

每一位高血压患者的特点都不完全一样，有的收缩压高，有的舒张压高，有的心率快，有的心率慢。所以，有的人适合使用倍他乐克，有的人则不适合使用倍他乐克，自己的用药“经验”不能随意推荐给其他患者。正确的方式应该是通过医生问诊、体检以及辅助检查，让医生帮患者选择降压药。此外，服用倍他乐克后，患者要在家里监测血压、心率，在下次门诊随访时连同服药后的变化反馈给医生，以便医生调整用药，避免不良反应发生，逐步将血压控制在目标值范围之内。PM

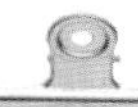

服用倍他乐克时，要注意其他药物对其生物利用度的影响

一般地说，患者应空腹服用倍他乐克，进餐时服药可使其生物利用度增加40%。另外，倍他乐克和其他药物有药代学和药效学的相互作用，如铝盐、消胆胺(考来烯胺)可降低倍他乐克的吸收;酒精、苯妥英钠、利福平、苯巴比妥和吸烟均可降低倍他乐克的血浆浓度和半衰期；西咪替丁和肼苯哒嗪可提高倍他乐克的生物利用度。维拉帕米、地尔硫䓬和抗心律失常药物可抑制窦房结功能和房室传导，此时，应谨慎使用倍他乐克。吲哚美辛和其他非甾体抗炎药可拮抗倍他乐克的降压作用。

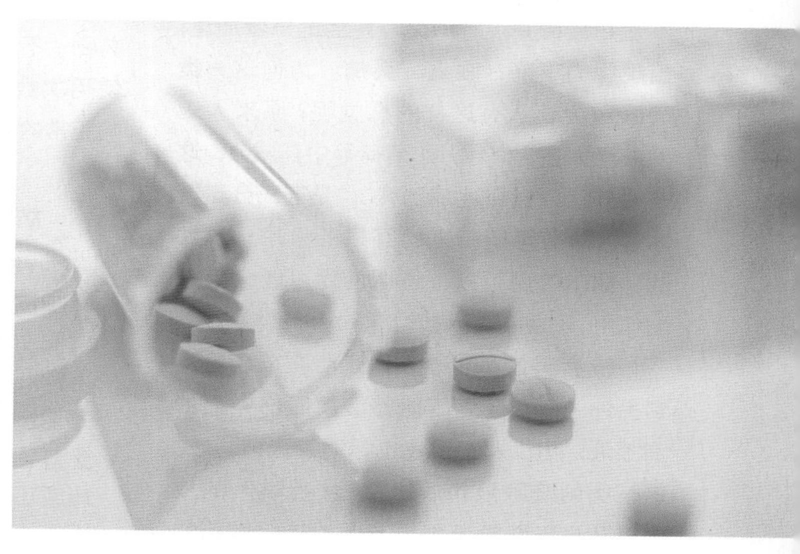

眼疲劳：不要过度依赖“滴眼液”

上海交通大学附属第一人民医院眼科　姚蕾　宫媛媛（主任医师）

随着年龄的增长，眼的调节能力下降，继而出现视物疲劳的症状，这就是所谓的“老花”。如今，许多年轻人也出现了这样的情况，这与我们生活方式的改变有很大的关系，上班时始终面对电脑屏幕，下了班手机、平板电脑一刻不停，眼睛得不到充分休息。可以说，“眼疲劳”已成为一种十分普遍的疾病。为了缓解眼不适，不少人长期使用人工泪液、抗疲劳滴眼液，甚至对这类滴眼液产生依赖。

两类滴眼液　缓解眼疲劳

目前在临床上，缓解眼疲劳的滴眼液通常分为两大类。

人工泪液　人们能在药店里买到的缓解疲劳的滴眼液大多是人工泪液，品种繁多。让我们回忆一下常用的人工泪液滴眼液滴入眼睛后的感觉吧！是不是会觉得冰凉无比，就像是含了一片薄荷糖，原本的灼烧感、异物感瞬间消失，眼疲劳也得到了缓解。可是，这样舒适的感觉持续不了多久，疲劳和不适又再度来袭，你也越来越依赖这瓶滴眼液。与此同时，你也许也察觉到不适和疲劳并没有消失，甚至进一步加重，出现视力下降、眼痛、头痛。为何这一类滴眼液会让人有这样的感觉呢？原来人工泪液里大多含有冰片、薄荷等中药成分，这些成分让人觉得冰凉舒爽。“是药三分毒”，冰片、薄荷等所带来的舒适感只是一过性的，偶尔使用可以，长期使用可能会带来副作用。

抗疲劳滴眼液　人们还能在药店里买到另外一种点了之后能够缓解眼部充血的滴眼液，不少人工泪液也标明了这种功效。这一类的滴眼液中后缀常是“唑啉”的成分以及马来酸氯苯那敏一类的抗组胺药物成分。这些成分能够在短期内缓解眼睛的充血症状，起到一定的缓解眼疲劳的作用。但如果长期使用，反而会导致“血管舒张后效应”。也就是说，在点完这类滴眼液后充血症状迅速得到缓解，但是很快充血就又回来了，甚至比原来更加严重，血管显得比原来更加粗大。部分人使用这类滴眼液后可能会导致眼压升高，诱发青光眼发作，因此，青光眼患者以及潜在的青光眼患者慎用这类药物。需要注意的是，青光眼一般也会表现为眼痛、头痛等症状，有时容易与眼疲劳混淆，因此，在没有专业医生指导下，一般不要随意使用这类滴眼液。

三招缓解眼疲劳

那么，面对眼疲劳，人们又该如何应对呢？

1. 合理用眼　如今，人们无论工作、休息眼睛始终盯着屏幕。所以应减少持续用眼时间，每次用眼最好不要超过40分钟。工作一段时间后，可起来走走，看看远处，不可长期注视电脑屏幕。还要有意识地增加眨眼次数，使得泪液能够均匀地分布于眼睛表面。还可以用热敷的方法，缓解干眼及眼疲劳。

2. 佩戴合适的眼镜　不同年龄层的人常常有近视、老花等问题。长期在电脑前工作并且需要佩戴眼镜矫正视力的人，不仅需要一副能看清远处或能读书读报的眼镜，还需要一副合适于电脑距离使用的眼镜，以减少眼疲劳的发生，减轻眼部的不适症状。此外，合适的照明对于预防眼疲劳也很重要。

3. 合理选择滴眼液　患者可在医生或药师指导下选购滴眼液，而且要尽可能选择：不含冰片、薄荷等成分；不含抗生素；不含血管收缩药物；不含防腐剂的滴眼液。在使用滴眼液时，也不可过度依赖，一天使用次数不要超过6次，过度的滴眼反而会冲走自身分泌的泪液，影响正常的眼部代谢。PM

防腐剂对眼睛的伤害，不容忽视

滴眼液中最常见的防腐剂是苯扎氯胺和羟苯乙酯，短期内使用含有防腐剂的滴眼液并不会对眼睛产生太大伤害，但是长期使用含有防腐剂的滴眼液，其中的防腐剂会破坏眼表的正常结构和泪液成分，反而会引起干眼症状，使得眼表不适及眼疲劳加剧。对于戴隐形眼镜的人来说，含有防腐剂的滴眼液就更加有害了，防腐剂会被隐形眼镜吸收，也会对眼表角结膜功能造成不良影响。

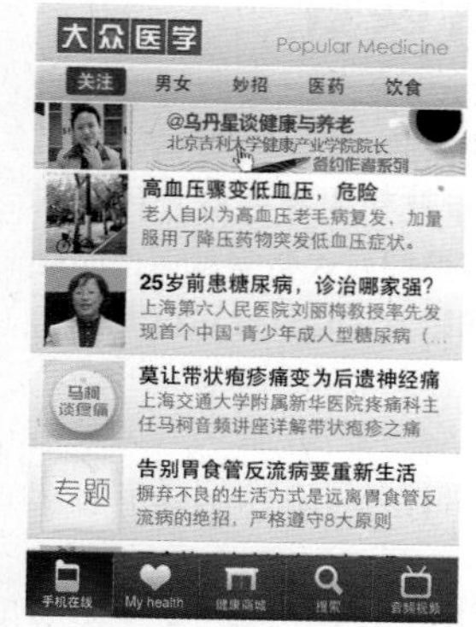

大众医学手机版(APP)是《大众医学》旗下融合性新媒体平台，适配IOS和android操作系统的手机和平板电脑，具有图文展示、音频视频、应用下载、内文链接、多渠道分享等功能，带来健康资讯阅读新体验。扫描二维码立即下载。

大众医学手机版获两项上海市市级科普贡献荣誉称号

基于领先的架构理念和实用、体贴的内容呈现方式，大众医学手机版在2014年下半年获得了两项重要荣誉。第一项，在上海市公民科学素质工作领导小组办公室组织开展“推进公民科学素质百家示范单位”和“推进公民科学素质百个示范项目”的创建活动中，大众医学手机版成为首批25个示范项目。第二项，在“上海市科普教育创新奖”中获“科普传媒奖”一等奖，该奖项是上海科普教育发展基金设立的综合性科普奖项，旨在打造公众喜爱的科普平台，调动全民投身科普事业，在全社会营造一种良好的科普氛围。

10点营养妙计送老人

2014年11月25日，由静安寺街道、复旦大学附属华东医院和《大众医学》杂志联合举办的公益讲座《老人怎么吃更健康》中，复旦大学附属华东医院营养科副主任冯颖送给老年朋友10点营养妙计：①心情愉悦最重要；②饮食起居有规律；③定时定量(3餐或多餐/日)；④食物多样化；⑤荤素搭配；⑥粗细适宜；⑦奶类、豆类及豆制品吸收好；⑧水是营养素；⑨水果不等于蔬菜；⑩小食有益、量适宜。该讲座也是华东医院和《大众医学》杂志联合举办“控制营养风险、享受健康老年”项目走进社区活动之一。请扫码收听、收看完整音频和视频。视频由IPTV925频道(老人生活频道)制作。

顶尖科学家团队免费为青少年成人型糖尿病患者提供基因诊断

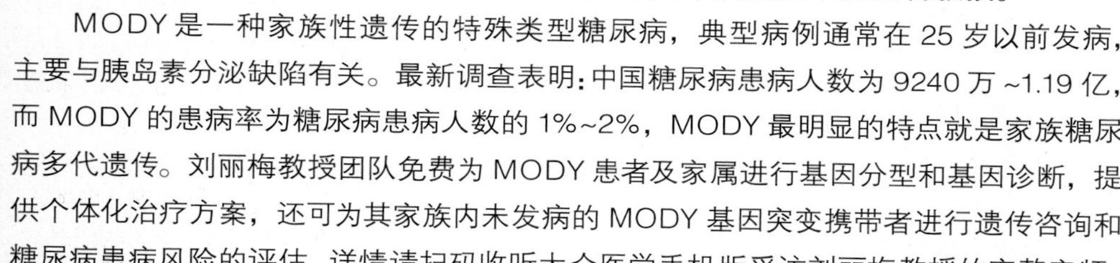

2013年她在世界上率先发现首个中国“青少年成人型糖尿病(MODY)”的致病基因。2014年，她的该项研究荣获“2013年中国糖尿病十大最具影响力研究奖”；2014年她的“揭秘中国MODY致病基因密码”荣登“2013年国际糖尿病十大热点”之榜首。她就是上海市优秀学科带头人、上海交通大学附属第六人民医院博士生导师、研究员，上海市糖尿病研究所副所长刘丽梅教授。

MODY是一种家族性遗传的特殊类型糖尿病，典型病例通常在25岁以前发病，主要与胰岛素分泌缺陷有关。最新调查表明：中国糖尿病患病人数为9240万~1.19亿，而MODY的患病率为糖尿病患病人数的1%~2%，MODY最明显的特点就是家族糖尿病多代遗传。刘丽梅教授团队免费为MODY患者及家属进行基因分型和基因诊断，提供个体化治疗方案，还可为其家族内未发病的MODY基因突变携带者进行遗传咨询和糖尿病患病风险的评估。详情请扫码收听大众医学手机版采访刘丽梅教授的完整音频。

走一走你的“冰山”

国家二级心理咨询师 夏雅俐

冰山理论由心理学家萨提亚在家庭治疗中提出，它揭示了在一个人或一个家庭的负性行为或事件背后，存在固定的应对模式(指责、讨好、超理智、打岔中的一种或几种)，在模式后面，有事件发生的根源待分析。在心理治疗中，治疗师可以带着来访者走走“冰山”，冰山分为八层：行为、应对、感受、感受的感受、观念、期待、渴望和自我。通过这八个步骤的凝神息气，松弛、沉浸，受访者可以将意识与前意识、潜意识联结，一步步后退，从“行为(事件)”，对自己的探索慢慢深入，一直到回归自我。

更多内容，请扫码阅读。

莫让带状疱疹痛变为后遗神经痛

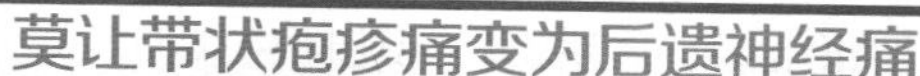

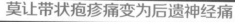

上海交通大学医学院附属新华医院疼痛科主任 马柯

你知道有一种疾病叫“不死的癌症”吗？它是一种疼痛，疼痛的时间可以达到10年，甚至伴随终身，这就是带状疱疹后遗神经痛。带状疱疹多见于老年人，好发于胸背部和腰部，因疲劳和抵抗力下降等而诱发从儿童时期就潜藏在体内的带状疱疹病毒急性发作，手术和肿瘤等原因也可诱发。

在治疗中，抗病毒治疗是最根本的，同时建议服用镇痛药物，镇痛药物还具有局部消炎的作用。千万不要以为忍忍疼痛就过去了，镇痛药物的使用能使以后发生带状疱疹后遗神经痛的概率下降。更多带状疱疹的症状、诊断和治疗详情请扫码收听。

以下内容登录大众医学网站(www.popumed.com)，在大众论坛“手机版资讯”板块也可查看。

我与《大众医学》的两代情

文 王慧令

对于《大众医学》杂志，我的感情一言难尽。首先，感谢《大众医学》杂志伴随我重病的父亲平静地走完了人生的最后一千多个日日夜夜，其次要感谢《大众医学》杂志帮助我的老伴战胜了疾病。

思念父亲，总会牵出对《大众医学》杂志的一段情愫。在父亲卧床的最后三年里，母亲和儿女们的精心照料、《大众医学》的文章，都是他生命中的精神慰藉。

酷爱书籍、报刊的父亲，每天手不释卷地阅读《大众医学》杂志。一次，父亲与我闲谈："我这一辈子不抽烟，不喝酒，不计较吃穿，唯视书籍、报刊如贾宝玉颈项上'通灵宝玉'一样，视如命根。但接触过许多的医学类刊物，感觉上还是《大众医学》杂志最好。栏目既有特别关注、专家门诊，又有营养美食、家庭药箱，还有更为精彩的传统养生和健康卫士。你看，这个病房里共有六个床位，已经住进了五个人。每期《大众医学》杂志一到，我先仔细地阅读，然后让邻床的老杜看。慢慢地，大家都熟悉了，我又把《大众医学》杂志送给其他人看。现在这个病房里，病友们大部分的时间都在阅读《大众医学》，讨论杂志里的文章内容。《大众医学》杂志在同类刊物中创刊最早，办得最好，我读《大众医学》，确实是一种情结、一种力量。"

在整理父亲遗物时，看着父亲精心保存的完好的《大众医学》杂志，我的心情久久不能平静。他三年多生命的延长，三年多与《大众医学》杂志的牵手，让我不能不代表父亲对《大众医学》杂志衷心地道一声迟来的"谢谢"！如今，看到老伴病好如初，更坚定了我一世交定了《大众医学》杂志这个良师益友的信念。

今年1月，老伴突患胆结石症，出院后表现出很严重的抑郁症状，顿时给家庭生活蒙上了一层阴影。无论医生如何开导都无济于事，我的心里更是七上八下，不是滋味。这时，我想起了《大众医学》杂志的"健康卫士"栏目，就鼓励老伴多多阅读，因为我信任它对读者认真负责的责任感。这个栏目所采编的文章都是言之有物的，尤其是考虑到病人的特殊心理，既无危言耸听的渲染，又非轻描淡写的一笔带过；总是娓娓道来，洋溢着人与人之间的真情．好像是有一种默契，想要读啥，很快就会有针对性很强的文章呈现在眼前，犹如"及时雨"一般，透露着编读之间的那种心有灵犀。

也正是基于以上原因，老伴积极配合中西医治疗的同时，十分重视心理治疗。就像《大众医学》杂志上所说的"身病用药医，心病用心医"，老伴的抑郁症状真的很快改善了。很多亲朋好友十分惊讶："你老伴的病好得这么快，还很彻底，有秘方吗？"我肯定地说："有，我的秘方就是《大众医学》杂志，你赶快也订阅吧！"

古人云："人生贵相知。"这就是"我与《大众医学》杂志的两代情。" PM

敬告读者

每一个月，《大众医学》都会带给您权威、实用、最新的保健知识。出版前，每篇文章都经过严格审查和内容核实。我们刊出这些文章，并不是要取代看病就医，而是希望帮助大家开阔眼界，让自己更健康。

由于个体差异，文章所介绍的医疗、保健手段并不能适合每一位读者，尤其是在诊断或治疗疾病时。任何想法和尝试，您都应该和医生讨论，权衡利弊。

您可以通过以下方式，进一步了解有关专家信息：

1. 登陆《大众医学》网站 www.popumed.com，打开"专家门诊"，在"看病找专家"中键入专家姓名，了解专家专长、联系办法等信息。

2. 发电子邮件至 popularmedicine@sstp.cn 或写信向编辑部咨询。

3. 通过114查询相关医疗机构电话，向挂号室或咨询服务台，了解专家近期门诊安排，就医诊治。

敬告本刊作者

1. 本刊稿件一律不退，敬请自留底稿。从稿件投到本刊之日起，三个月后未得录用通知，方可另行处理。如需退稿（照片和插图），请注明。

2. 稿件从发表之日起，其专有出版权、汇编权和网络传播权即授予本刊，同时许可本刊转授第三方使用。本刊支付的稿费包含信息网络传播的使用费。

3. 根据需要，本刊刊登的稿件（文、图、照片等）将在本刊或主办本刊的上海科学技术出版社的网页或网站上传播宣传。

4. 本刊作者保证来稿中没有侵犯他人著作权或其他权利的内容，并将对此承担责任。

5. 对于上述合作条件若有异议，请在来稿时声明，否则将视作同意。

“微阅读”渐欲迷人眼

作者简介

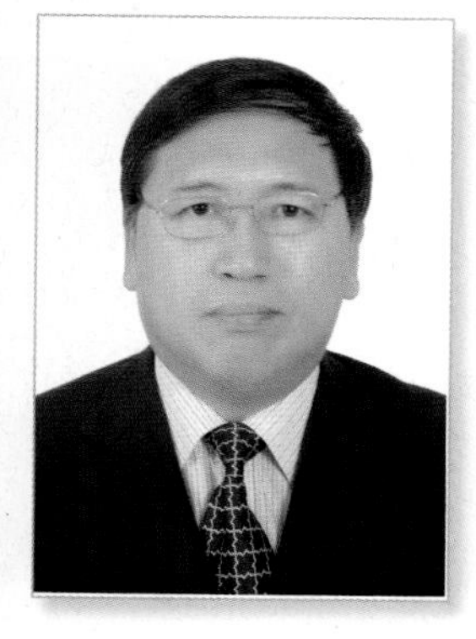

徐国兴，福建医科大学附属第一医院副院长，眼科学教授，主任医师，福建医科大学眼科与视觉科学研究院院长，福建省眼科研究所所长，福建省科普作家协会理事长，国务院特殊津贴专家。

眼睛是获取信息的主要途径，80%以上的外界信息均靠眼睛捕捉。微时代下，新媒体为吸引眼球，以花样百出的传播手段取悦受众，使我们每一天都置身于眼花缭乱的信息海洋之中。作为科技发展的产物，电脑、手机、iPAD（平板电脑）……各式大小屏幕随处可见。新媒体时代不仅改变了信息的获取渠道，也改变了人们的用眼方式。上班族固定在电脑屏幕前办公，年轻人习惯用智能手机上网阅读，就连小朋友也喜欢用电脑打游戏，这使得面临眼疲劳问题的人多到难以计数。

新媒体时代下，视疲劳等症状系内外因素双重作用所致。只要连续2小时以上近距离用智能手机阅读，就可使视力下降。虽然休息半小时后又恢复到正常水平，但是这样的视疲劳累积到一定程度就会导致眼健康受损，出现视力下降、眼眶酸胀、眼痛、眼干涩、流泪等症状。有研究表明，阅读电子书的效率仅为阅读纸质书的60%，而且长时间注视电子屏幕比阅读纸质书本等界面更容易出现上述眼功能的改变，青少年则更易导致眼调节近点远移、调节幅度下降。因为电子屏幕的光照强度、刷新频率、炫光等与纸质书本等界面有不同的性质，对眼调节产生更多干扰，更容易出现失调，从而导致视疲劳和近视眼的发生，也更易出现干眼症。

通常情况下，人的眼睛每分钟的眨眼次数为20～25次，而在操作电脑时，由于眼睛高度集中于键盘和屏幕，使眨眼次数明显减少，为通常情况的1/3或1/4，因而大大减少眼内泪液的分泌。同时，因眼球长时间暴露在空气中，水分蒸发过快而又得不到及时补充，使眼睛干涩不适。长期如此，就容易造成眼球表面干燥，严重的甚至会损伤角膜。

微时代下眼保健的最好方法是不要连续注视电子屏幕。有研究表明，黑底白字可令电脑使用者眼睛舒适，且提高工作效率，原因是黑色与白色是互补色，而且色彩分辨率特别高，可减轻视疲劳。电子屏幕亮度的设定需柔和且不刺眼；注视电子屏幕时，调整一个最适当的姿势不仅令颈部肌肉放松，还可使眼球表面暴露于空气中的面积减到最低；显示屏的光度与清晰度是否适当、环境的光线是否柔和、桌椅的高度及舒适度是否能配合电脑的高度，这些都是保护眼睛所必须考虑的要素。如果视疲劳的症状十分严重且得不到改善，需在眼科医师指导下配合使用人工泪液滴眼剂或睫状肌松弛眼药水。

其他诸如注视电子屏幕间歇眺望远方景色或做眼保健操，让双眼获得休息；配戴正确度数的眼镜片以减少疲劳等均是“视屏族”应掌握的眼保健基本常识。如果出现眼睛干涩、发红、有灼热或有异物感、眼皮沉重、视物模糊，甚至出现眼球胀痛或头痛，休息后仍无明显好转，则需考虑并非单纯是使用电脑等所引起的视疲劳。此时，应由眼科医师检查，以诊断是否有其他的眼部疾病。

眼睛是我们关注世界的重要“窗口”，保护好明眸才能适应新媒体时代的挑战。PM

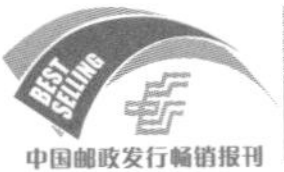
中国邮政发行畅销报刊

Contents 目录 2015年2月

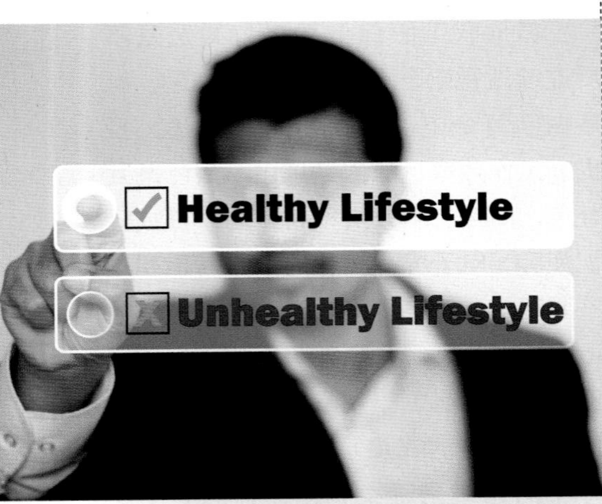

影响男性健康的10大坏习惯：

1.久坐 2.压力大
3.熬夜 4.缺乏锻炼
5.抽烟 6.饮酒
7.妻子关照少 8.饮食不节
9.听信广告 10.拖延就医

扫描二维码
关注大众医学

发送短信"大众医学"到12114，免费下载大众医学手机版，短信资费0.1元。

大众医学
微信二维码

大众医学手机版
（安卓版/iphone版）

"断舍离"理念起源于瑜伽修行，教导众生要斩断欲望，舍弃外物，脱离执念。同样，这一理念也适用于高血压患者的生活方式管理上。

"催生"肾结石的食物：菠菜、豆类、葡萄、可可、茶叶、橘子、番茄、土豆、李子、竹笋……

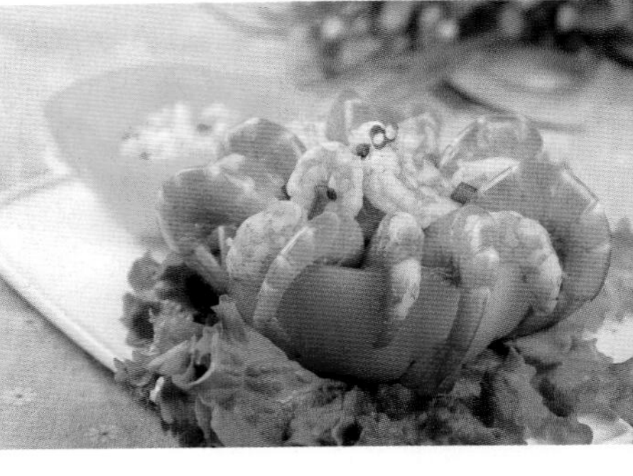

本期部分图片由东方IC和达志图片提供 本期封面图片由东方IC提供

创刊于1948年 第三届中国政府出版奖期刊奖提名奖 新中国60年有影响力的期刊
上海市著名商标 全国优秀科技期刊一等奖 中国期刊方阵 中国百强报刊

大众医学®（月刊）

2015年第2期 da zhong yi xue

"一年之计在于春"，在这万象更新的时节，我们也来开耕新地——《节气微导引》。一年24节气，24套养生小功法，杂志上、微信平台上同步引导你一步步走向健康。

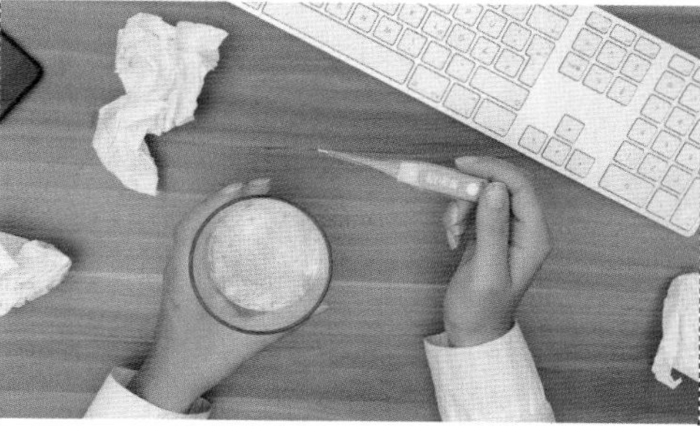

必嗽平、吉诺通、乙烯半胱氨酸、愈创木酚甘油醚……分别适合哪类咯痰？

大众医学——Healthy 健康上海 Shanghai 指定杂志合作媒体

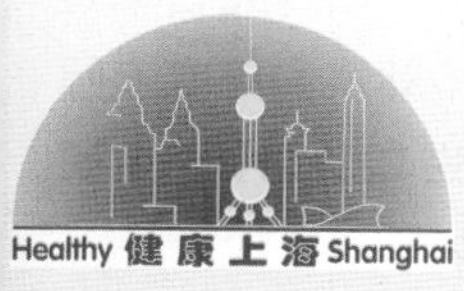

大力推进健康城市建设，上海市爱国卫生工作努力寻求本土化与全球化相结合，提升健康促进的能力与水平。上海市建设健康城市2015年-2017年行动计划实施期间，市爱卫会（健促委）将全面倡导"科学健身、控制烟害、食品安全、正确就医、清洁环境"五大市民行动，进一步加强健康支持性环境建设和市民健康自我管理小组建设。《大众医学》作为指定杂志合作媒体，邀您行动起来、与健康结伴。

主 管 上海世纪出版股份有限公司
主 办 上海世纪出版股份有限公司 科学技术出版社

编辑、出版 《大众医学》编辑部
编 辑 部 (021)64845061
传 真 (021)64845062
网 址 www.popumed.com
电子信箱 popularmedicine@sstp.cn
邮 购 部 (021)64845191 (021)64089888转81826

广告总代理
上海科学技术出版社广告部
上海高精广告有限公司
电话：021-64848170
传真：021-64848152
主任/广告总监 王萱
主任助理 夏叶玲
业务经理 杨整毅 丁炜

发行总经销
上海科学技术出版社发行部
电话：021-64848257 021-64848259
传真：021-64848256
发行总监 章志刚
发行副总监 潘峥
业务经理 张志坚 葛静浩 仝翀

编辑部、邮购部、广告部、发行部地址
上海市徐汇区钦州南路71号（邮政编码200235）

发行范围 公开发行
国内发行 上海市报刊发行局、陕西省邮政报刊发行局、重庆市报刊发行局、深圳市报刊发行局
国内邮发代号 4-11
国内统一连续出版物号 CN31-1369/R
国际标准连续出版物号 ISSN 1000-8470
国内订购 全国各地邮局
国外发行 中国国际图书贸易总公司（北京邮政399信箱）
国外发行代号 M158
印 刷 上海当纳利印刷有限公司
出版日期 2月1日
定 价 8.00元
广告经营许可证号 3100320080002
80页（附赠32开小册子16页）

杂志如有印订质量问题，请寄给编辑部调换

资讯分享

疾病预防类

中风新疗法，预防后遗症有“显效”

中风往往会带来严重的后果，如语言障碍和瘫痪等——如果不及时治疗，近一半患者会留下严重的后遗症。目前，**中风病人得到的标准急救措施是：通过手臂血管注射血栓溶解剂**。但这种方法效果有局限性。最近，荷兰医学人员经过研究发现一种新的方法，其溶栓、疏通血管的效果更佳。新的方法是：将细导管插入腹股沟的血管，然后该导管被推进到大脑里的闭塞动脉血管处，接着将血凝块通过导管移除。随机研究表明，接受这种新的治疗方法的患者恢复得比没有接受这种治疗的患者要好。**医生通过大脑扫描也看到，新的治疗还减少了脑损伤，患者能更好地行走、穿衣和从事日常活动**。预计，这项研究将会对急性脑梗死的治疗产生重大影响。

时令健康类

心脑血管病：对女性伤害更大

冬季是心脑血管病高发季节，提醒注意预防保健，尤其是女性。首都医科大学一项最新研究显示，在我国，尽管男性心脑血管病死亡率高于女性，但女性因心脑血管病死亡损失的寿命为4.97年，高于男性的4.47年。分析原因，**女性心脑血管病预后较差，因为女性血管较细、易出现阻塞**；另外，女性对疼痛的忍耐力强于男性，对于胸痛等问题多会轻视，不能及时就医治疗。具体而言，在因心脑血管病死亡损失的寿命中，脑血管病死亡占43%，缺血性心脏病占26%，其他心血管病合计占31%。专家提醒**冬季尤其要控制好血压，平时注意保暖保健，出现症状及早就医**。

调查数据类

100个中国人：仅约10人“有（健康）素养”

国家卫生和计划生育委员会等最近发布针对约10万人的大型调查数据。结果显示：中国人目前的健康素养值为9.48%。这一数字意味着**每100个15～69 岁的中国人中，仅有不到10人（相当于大约9 800万人）具备基本的健康素养**。衡量健康素养，主要看个人是否具备基本的健康知识和理念、健康生活方式与行为和基本技能。同时，还要看他是否具备科学健康观、传染病防治素养、慢性病防治素养、安全与急救素养、基本医疗素养和健康信息素养。在完成某方面健康素养问卷考察时，正确率超过80%，才说明具备该方面的健康素养。专家指出，**健康素养对个人保健、防病治病，以至家庭成员的健康都有重要的意义**，平时应努力学习健康知识，掌握相关技能，成为“有素养的人”。

常见疾病类

抑郁症：原来是脑功能发生异常

抑郁症是常见病，研究显示其患病率约为6%。很多人认为抑郁症就是一种单纯的心理疾病，但最新研究表明，抑郁症是一种大脑疾病，可能是脑功能发生异常所致。复旦大学附属华山医院精神医学科苏亮等通过PET显像（即正电子发射计算机断层扫描）对抑郁症患者的大脑功能进行了监测，结果观察到**抑郁症患者大脑葡萄糖代谢发生异常（与正常人不同）**。研究发现，抑郁症患者在大脑一部分（岛叶及边缘系统）葡萄糖代谢下降，而在大脑另一区域（丘脑等部位）葡萄糖出现（代偿性）代谢增高。专家提醒：**抑郁症和其他躯体疾病一样，是有生理基础的，患者要客观看待本病，及早发现患病迹象，及早接受规范治疗**。

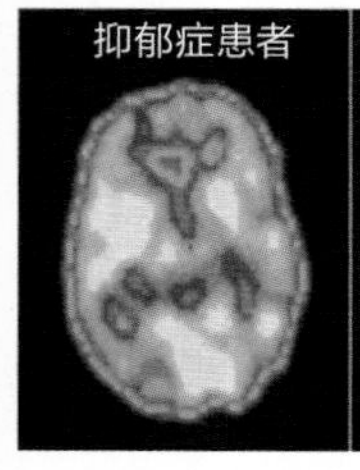

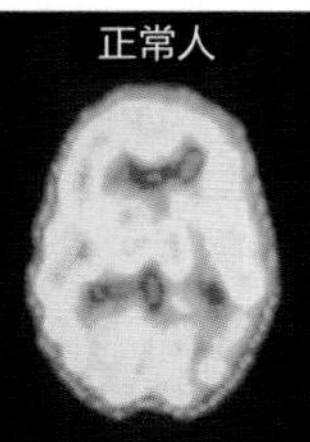

PET观察发现，抑郁症患者大脑中绿色、蓝色显像区域增多，而淡色和黄色显像区域减少，这意味着大脑的活跃程度下降。

医疗话题类

中国工程院院士郎景和：“单独二孩”后，更慎剖宫产

现在女性生育“流行”剖宫产，这其实很不科学。中华医学会妇产科学分会主任委员、中国工程院院士郎景和指出，剖宫产造成的问题随“单独两孩”政策的实行日益明显。世界卫生组织早就提出，**各国剖宫产率应控制在15%以下，而中国近年来剖宫产率高达46%**，且近12%的剖宫产没有明确手术指征。剖宫产后再次怀孕时，易发生危及孕妇生命的瘢痕妊娠，剖宫产产妇的死亡率是阴道分娩的2倍以上。为此，郎景和等专家呼吁**慎用剖宫产；剖宫产者生二胎时，一定要密切观察随访**。

新春佳节临近了，《大众医学》在微信平台上举办了“2015年新春寄语秀”活动，除了送出大量的话费红包外（目前该活动已结束），也收集了众多“粉丝们”的新年祝福和愿望，比如有的“粉丝”希望自己和家人在新的一年里健康快乐，也有“粉丝”对《大众医学》杂志给予了肯定和鼓励。在新的一年，《大众医学》编辑部希望大家身体健康，万事如意，同时我们也会带给大家更多、更好、更实用的健康、养生知识。以下是“2015年新春寄语秀”活动的精彩摘录。

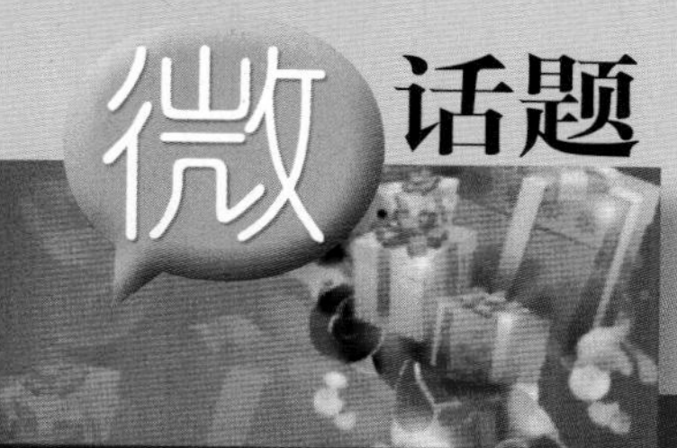

来做大“民”星，新年健康！红包大发！

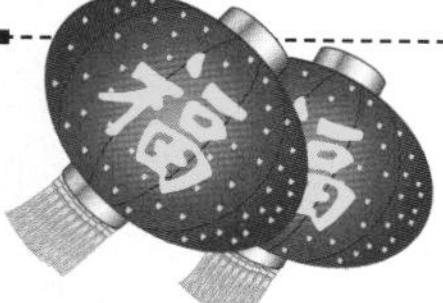

秀健康寄语，赢新春祝福

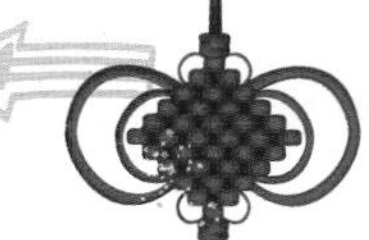

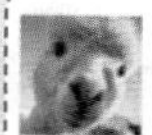

babyjun 分享了一个链接

钱的确很重要，但当你失去了健康，才会知道再多钱都无法换回你的健康。关爱自己和亲人的健康，要立刻行动！不容迟疑！

爷 分享了一个链接

这里有仁心仁术的好医生，这里有你要寻找的养生知识，这里还有电话费！关注《大众医学》，和我一起过个喜气洋洋的新年。万事如意，朋友们！

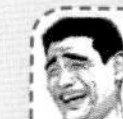

端午 分享了一个链接

祝福我的家人、朋友们新年快乐，身体健康，吉祥如意！在新的一年里，应该继续倡导健康的生活方式，坚持生命在于运动，加强锻炼，合理用药。只有身体健康，才能实现美好的理想和愿望，这方面《大众医学》是您的良师益友！

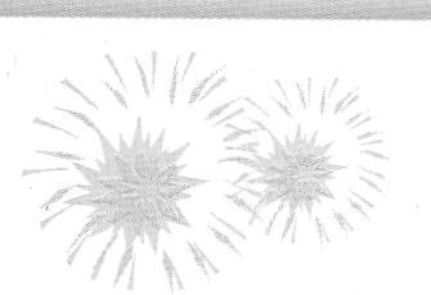

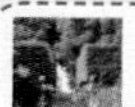

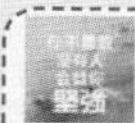

我是坏孩子 分享了一个链接

每天锻炼1小时，健康工作50年，幸福生活一辈子！

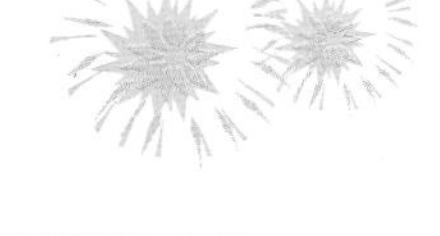

闫玲 分享了一个链接

新的一年里，祝大家财源滚滚，健康又平安。也希望老妈的高血压快快好起来。关注《大众医学》，跟我一起“涨姿势”，学习保健、养生知识吧。

superking 分享了一个链接

子女们慢慢长大，父母也越来越老，我们作为家里的“顶梁柱”，压力也越来越重。新的一年，新的开始，希望自己和家人都健健康康！为了自己，也为了家人，不能倒下。将压力转化为动力，学会适当地休息、放松。加油，2015！

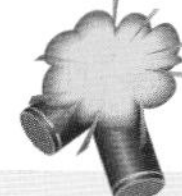

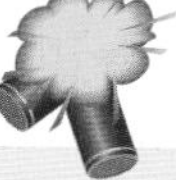

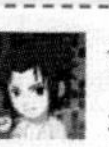

100% 分享了一个链接

微笑能排除万难，
微笑让我们健康，
微笑能使我们身心愉悦，
祝福亲朋好友们健康长寿！

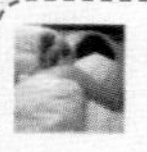

向绍晶 分享了一个链接

快乐来自心态平淡，健康来自饮食清淡，轻松就要记得恬淡，交友千万莫要冷淡！祝大家新年快乐！

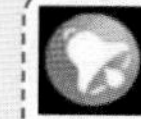

wg911 分享了一个链接

新春好，好事全来了！朋友微微笑，喜气围你绕！欢庆节日里，生活美满又如意！喜气！喜气！一生平安如意！和我一起关注《大众医学》，好礼不断，话费不断！

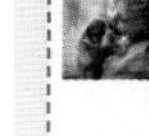

o>_<o~飚丽 分享了一个链接

2014年已经过去了，希望在2015年里，我爱的人和爱我的人都能幸幸福福，平平安安！美好的日子需要我们共同努力。2015，加油！

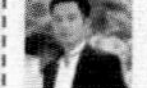

远方的家 分享了一个链接

一句祝福，能够化解父母的思念；一句关心，能够开怀父母的付出；一丝真情，能够留住父母的感动；一句感谢，让他们无悔今生。我想对父母说声谢谢，愿他们平安一生。

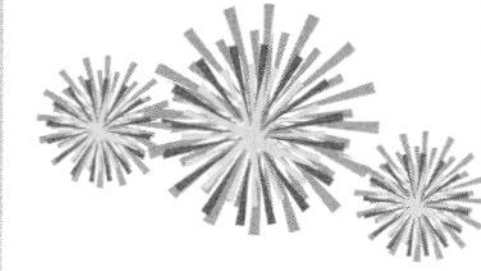

香远溢清 分享了一个链接

希望自己平安健康，人生更顺利，事业更成功，财源滚滚来，烦恼快快除。

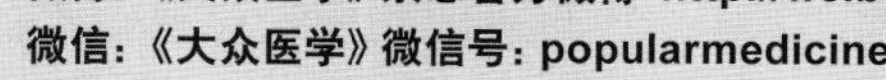

添加微信号popularmedicine或扫描二维码关注大众医学微信

关注《大众医学》微信号，更多活动、更多机会等你来参与。

如何参与“微话题”？

微博：《大众医学》杂志官方微博 http://weibo.com/dazhongyixue

微信：《大众医学》微信号：popularmedicine

本刊在新浪、搜狐、腾讯的微博用户名都是“大众医学杂志”，欢迎“加关注”！

独家调查

影响中国男性健康的10大"坏习惯"

策划/本刊编辑部　执行/本刊记者 刘 利
专家支持/王 忠　刘继红　白 强　张春和　张贤生

以往，大家对于女性健康非常关注，而男人作为"家庭顶梁柱"，其健康问题却并未受到足够关注。随着时代的进步，关注男性健康的呼声越来越高。

那么，如何才能在日常生活中维护好男性健康呢？有哪些因素或不良生活习惯，会影响到男性健康？围绕这一问题，《大众医学》与《中国男科学杂志》联合汇编《男人锦囊——男人特需智慧养生方案》一书。同时，《大众医学》、《中国男科学杂志》、上海市中西医结合学会泌尿男科学专业委员会联合举办了"男科学热点问题研讨会"。

在本次讨论中，我们对来自全国各地100多名男科学专家进行了名为"影响男性健康的不良生活方式和行为"的调查，并评出了影响中国男性健康的10大不良习惯。这是一次权威、科学的调查，有助于全面了解男性健康相关的生活方式和行为，帮助男性朋友进一步提高个人健康水平，促进夫妻关系的和谐。

参与本次调查的专家暨《大众医学》男性健康特需顾问团（部分名单）

姜　辉　中华医学会男科学分会主任委员、北京大学第三医院男科教授

邓春华　中华医学会男科学分会候任主任委员、中山大学附属第一医院男科教授

刘继红　中华医学会男科学分会副主任委员、华中科技大学同济医学院附属同济医院泌尿外科教授

王　忠　中华医学会男科学分会副主任委员、上海交通大学医学院附属第九人民医院泌尿外科教授

辛钟成　北京大学第一医院男科中心教授、博士生导师

王国民　复旦大学附属中山医院泌尿外科教授、博士生导师

……

想了解更多有关男性健康的知识、相关活动和国内知名男科专家的动向吗？扫一扫以下的二维码或直接下载《大众医学》APP查看——

调查结果发布：影响男性健康的10大坏习惯

1 久坐　2 压力大　3 熬夜　4 缺乏锻炼　5 抽烟　6 饮酒

7 妻子关照少　8 饮食不节　9 听信广告　10 拖延就医

阅读提示

★ 男性健康范围很广，我们一般是指男性生育以及性功能的健康。

★ 本文中调查结果评分最高分为5分，说明该不良行为非常普遍，且对男性健康影响非常大；最低分为1分，说明该不良行为很少见，且对男性健康影响不大。

坏习惯：

1.久坐

调查结果：✖✖✖✖✖

点评专家：上海交通大学医学院附属第九人民医院　王忠　姚海军

专家个人评分：✖✖✖✖✖

久坐：现代人的“生活方式”

久坐为什么对男性健康影响大呢？首先，是因为这种行为变得越来越普遍了。随着生活节奏的加快，许多白领男性不得不“久坐”打拼事业。白领男士们的标准生活方式就是：开车（坐在车上）上班到单位，白天上班在办公室里久坐不动，下班后再坐在驾驶位上开车回家。整整一天，除了午饭时间起来走动，其他时间臀部和椅子几乎“成为了一体”。

久坐的普遍性还不止于此。现在使用手机、电脑已经成为生活中必不可少的活动项目。很多人都已经养成了这样的习惯：每天睡觉前，还要坐在床上在手机上看新闻，或使用社交软件，或看余额宝又有多少进账……电脑也差不多，很多男性上班时都是直接坐在电脑前工作8小时，回家后又要坐在电脑或电视前好几小时。

正是因为以上这些原因，久坐越来越成了现代人的一种“生活方式”。

久坐：对男性健康影响几何

久坐是不是一种不健康的生活方式呢？到底会不会影响男性健康？答案是肯定的。因为久坐办公室或者久坐车里，会造成男性会阴部及盆底血液回流不畅、会阴部血液淤滞。前列腺长期处于充血状态，易引发前列腺炎。开车时，长时间坐在汽车软椅上，臀部深陷其中，阴囊受挤压，睾丸始终处于高温状态，严重者可引起精子质量和活力下降，影响生育。还有很多人因为

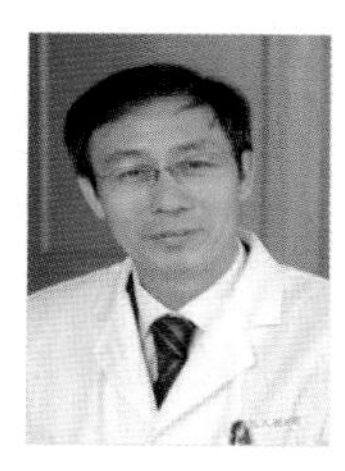

专家简介

王忠　上海交通大学医学院附属第九人民医院临床医学院副院长，泌尿外科主任，教授、博士生导师、留美博士后。中华医学会男科学分会副主任委员、中国性医学会副主任委员、上海男科学会副主任委员、上海市中西医结合泌尿男科学会副主任委员、欧洲泌尿外科协会会员。

长时间久坐用电脑、玩手机，甚至不记得喝水或有尿意却“没时间”上洗手间。结果感觉会阴部不适，到医院一查原来是前列腺炎。总之，经常处于久坐、憋尿、接触辐射等状态中，容易发生前列腺充血肿胀，易导致前列腺炎及生精障碍等。

另有调查表明，勤于运动的男人发生勃起障碍的可能性只是习惯久坐男人的 1/2。更有研究提出，因为久坐，有 41% 的人感到颈椎酸痛，23% 的人出现肥胖问题，14% 的人患上肩周炎。《英国运动医学》也有文章指出，一天中大部分时间都坐着的人，其肥胖、心脏病发作或死亡的风险更高。而男性生殖健康与心血管等全身健康状况息息相关。整体健康状况的下降，无疑会影响男性生殖健康。

特别提醒

沉迷电脑和手机，当心健康“全方位”受损

● 许多过去需要思考的问题，现在可以通过电脑或手机上的网络搜索而解决，从而使得人体对大脑的使用逐步减少，导致脑活力不断“缩水”。

● 过多使用电脑、手机，会导致视疲劳，导致眼睛提前衰老。根据中医理论，眼睛过度疲劳会伤肝，进而“久视伤血”。

● 鼠标手、冻结肩、电脑脸这些最常见的“电脑病”，不仅会导致手指、手臂、头部、肩膀的疼痛、麻木，甚至可能危害神经系统和心肺功能。

● 不能忽视辐射可能对男性生殖健康造成的影响。经常使用手机、电脑、WIFI 等，有可能在不经意中受到辐射影响。

久坐：要动起来做些事

男性要重视个人健康，一定要避免长时间久坐的不良生活方式。要挤出时间“动起来”。建议一日工作安排要做到有张有弛、动静相宜。工作一定时间后，通过伸懒腰、去洗手间、续杯添水等方式改变一下体位，放松一下自己。也可利用午休、茶歇等时间到办公室外走走，换换气或原地高抬腿小跑。最好做适量的有氧运动，多参加户外活动。

还要建议男性朋友，如果特别喜欢玩手机、平板电脑，甚至着迷于打游戏等，一定要有所节制。千万不要久坐在一个地方不动，最好每次使用电脑或手机 15 分钟左右，就让眼睛看看远方，放松睫状肌。

生活中，还要培养健康的兴趣爱好，多“做些事”，多进行户外活动，这样才能远离久坐的不良习惯。只有现实中的活动，才能锻炼个人的体魄，提升男性健康。电脑和手机虽然提供了不少便利，但一定要提倡把网上能做的事情转移到现实中去做。比如，与其在网上阅读、下棋、逛商店，不如在现实中做同样的事。

最后，特别提醒一下：现在沉迷于电脑或手机的年轻人，往往对生育等问题考虑很少。建议专注于现实，最好在适宜的生育年龄开始播种爱情的种子，争取做到优生优育，别让久坐的不良生活方式影响到“下一代”。

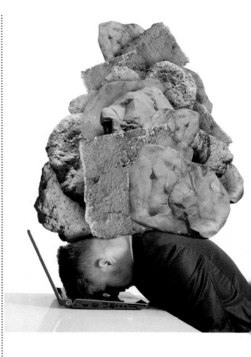

工作太忙：性事成了走过场

门诊上经常遇到一些中青年白领，诉说性欲明显不如以前。详细询问后才知道：他们经常是早上 9 点上班，下午 6 点多还不能按时下班，常加班到晚上八九点钟，有时甚至是十一二点。而且，下班后还要规划第二天的工作。这种紧张的生活节奏，直接导致他们不能完成满意的房事，在太太要求下，才来男科就诊。医生检查后，没有发现明显器质性疾病。这就是典型的长期压力下造成的男性性功能减退。

对于这类患者，医生会建议经常做体育锻炼，每天保证 7~8 小时有质量的睡眠时间。另外，还要每天抽出一定时间做家务、与家人沟通交流，养成饭后散步等好习惯。这样，就能把他从高度紧张的工作状态中拉回到现实生活当中。如果经过调整，夫妻生活还是不够满意，则要适当应用药物治疗。检查发现睾酮分泌明显缺乏者，还可以适当补充睾酮治疗。

压力大：男性健康很脆弱

现在，关于压力大影响身心健康的

坏习惯：

2.压力大

调查结果：✕✕✕✕✕

点评专家：上海交通大学医学院附属新华医院泌尿外科　白　强

专家个人评分：✕✕✕✕✕

话题“很热”。但事实上，工作繁忙、心理压力大，不仅与全身健康有关，更与男性健康有关。因为男性性健康是很脆弱的，很容易受到不良情绪的影响。一般地说，心理压力大对男性健康的影响主要表现在性欲及勃起功能方面，而治疗也是个缓慢的过程。

亚健康这个名词最近很流行，指的是虽然没有明显发病，到医院也查不出问题，但经常感觉疲劳，对很多事情无暇顾及。但经过一段时间的休假之后重新回到工作岗位，又像是刚刚充足了电一样。现实中，很多男性正是处于亚健康的状态，从而影响到了男性生殖健康，如出现精液质量下降、不孕不育等，以至于每个医院的辅助生育门诊“人山人海”。

减压：要学会忙里偷闲

现在工作繁忙、压力大是事实，在这种情况下要学会变通。要学会在繁忙的工作中“忙里偷闲”，正所谓“磨刀不误砍柴工”。充分休息，让身体有张有弛。这样做不仅能使人精力充沛、更好地投入到工作中，而且对男性性腺功能的恢复有积极作用。

解决心理压力的方法因人而异。最主要的是，应找出并解除导致压力产生的根本原因，当然这也是最难以解决的问题，因为谁也不愿意冒丢掉饭碗的风险而去“偷懒”。在这种情况下，最有效的解决方法就是树立一个正确的态度、合理安排时间。心里要有一根弦，经常提醒或问问自己：是否长期处于高压状态呢？要适时放松自己，具体方式包括旅游、增加兴趣爱好、进行有益的体育锻炼，等等。

总之，一定要学会减压，学会科学、合理安排好工作。记住要把工作和休息完全分开，这样才能让心理处于有张有弛合理状态。当然，一旦出现心理问题，还可以向人倾诉，或找心理医生咨询。

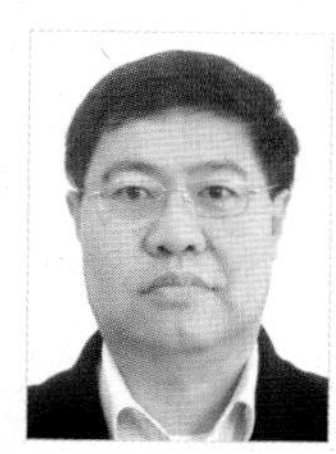

专家简介

白　强　上海交通大学医学院附属新华医院泌尿外科副主任，医学博士、主任医师。中华医学会男科学会上海市分会委员、中国中西医结合学会上海市分会委员、上海市性健康产业协会性医学专家委员会副主任委员。

坏习惯：

3.熬夜

调查结果：✕✕✕✕✕

点评专家：云南省中医医院男科　张春和

专家个人评分：✕✕✕✕✕

熬夜：男性健康受到三大影响

人的一生大约有1/3时间是在睡眠中度过。人处于睡眠状态时，大脑和身体得到休息和恢复。提高睡眠质量，是正常工作、学习、生活的保障。由于生活方式的改变、生活节奏的加快以及学习、工作压力增大等原因，熬夜已成为许多男性的生活习惯之一。殊不知，熬夜对健康是一种慢性危害，可导致身体细胞的代谢异常、内分泌功能紊乱、抗病能力下降，甚至可引起神经衰弱、疲劳、溃疡病、高血压病和冠心病等。那么，长期熬夜对男性健康有哪些影响呢？

● **影响射精和精子**　虽然精液质量不会因为偶尔一次熬夜或其他使身体疲劳的因素就受到影响，但过度疲劳会影响到射精功能，导致射精后身体不适。长期熬夜及生活不规律，会导致体质下降，进而引起精子质量下降。

● **影响正常性功能**　人体的生物节律是周期性变化的。夜间人体内分泌激素较低，如果大脑持续于夜间工作，会刺

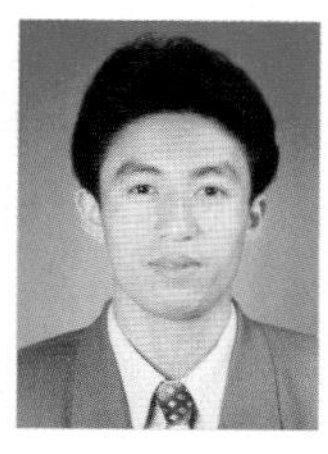

专家简介

张春和　云南省中医医院男科主任医师，医学博士。中华中医药学会男科分会秘书长，国际中医男科学会第四届常务理事，中国性学会第五届中医性学专业委员会副秘书长。

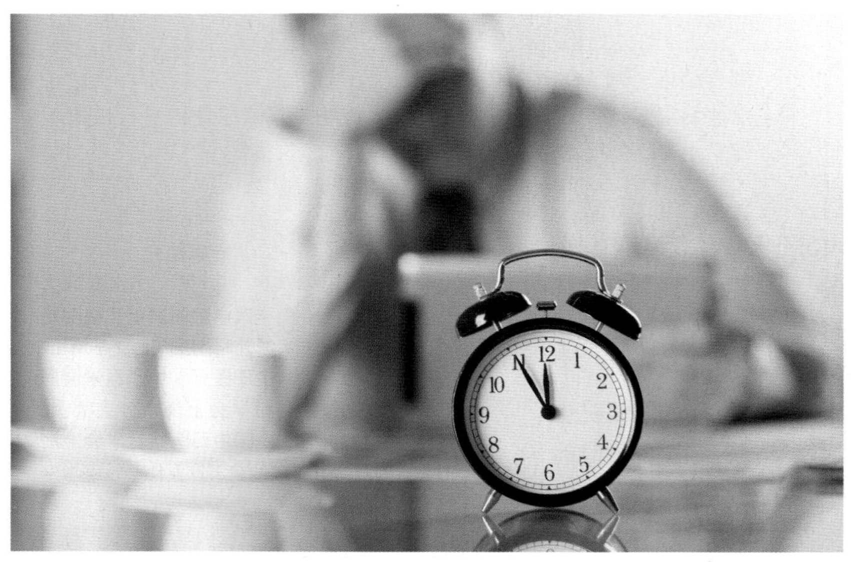

激大脑皮质兴奋，强制其继续分泌过多激素，久而久之会破坏人体生物钟的昼夜节律。而当人体需要恢复正常的作息习惯时，被打乱的生物钟很难调整过来，长期如此就会出现失眠健忘、疲劳乏力等症状，性能力受损随之而至。熬夜会让很多年轻人变得“性早衰”，二三十岁的人性能力可能还赶不上五六十岁的中老年人。对男性而言，睡得太晚还可导致清晨无勃起、性生活时缺乏激情、总是无精打采、性爱持久度降低等。

● **影响前列腺健康**　不良的起居习惯会导致人体生物钟紊乱，使具有抑制前列腺癌细胞增殖作用的褪黑激素分泌量下降。调查显示，昼夜倒班的男性患前列腺癌的概率是作息正常男性的 3.5 倍。前列腺癌虽是少数，但前列腺炎则多发。白天上班，晚上熬夜，睡眠严重不足，会造成抵抗力降低，前列腺炎发病的概率也会随之上升。

勿熬夜：睡个好觉，补点营养

关心男性健康者，一定要重视睡眠，不熬夜。科学研究发现，23 点入睡，是睡眠时间安排上的最后底线——能取得较好睡眠质量的入睡时间是晚上 9 点 ~ 11 点。在这期间，人体精力下降，反应迟缓，思维减慢，利于人体转入慢波睡眠。最佳睡眠时间段为晚上 11 点至次日 6 点，而晚上 11 点至次日 3 点为睡眠的黄金时间段，若长期错过这段睡眠黄金时间，将会发生睡眠障碍，导致身体功能紊乱。另外，凌晨 3 点到 4 点，是重症病人最易发病的时刻，常有患病者在此时死亡，故即便熬夜，也最好不要超过这个时间。

当然，能调整作息时间最好，如因工作等实际需要必须熬夜，则可以在其他方面做些弥补。首先要注意饮食营养，其次要加强身体锻炼。营养方面，可多吃胡萝卜、韭菜、鳗鱼等富含维生素 A 的食物，以及富含 B 族维生素的瘦肉、鱼肉、猪肝等动物性食品。熬夜时还应适当补充热量，吃一些水果、蔬菜及高蛋白质食品（如肉、蛋等）来补充体力消耗，也可以吃一些花生米、杏仁、腰果、胡桃等干果类食品。

多锻炼：性的活力在于运动

俗话说：生命在于运动。这条“真理”永远适用于健康领域。运动不仅能够强身健体，也能够改善男性的性健康。因为睾丸的功能很大程度上依赖全身的健康状况。门诊上因不育症及勃起功能问题就诊的中青年患者中，通过锻炼身体及饮食疗法能够治愈的占到了一半左右。尤其是年轻白领阶层，工作繁忙，心理压力大，再加上缺乏身体锻炼，几年以后性腺功能就可明显下降。可见，为了男性健康，锻炼身体绝对不是一件可做可不做的事情。

有医学专家对 1203 位男性进行健康调查发现，仅有 125 人每周固定时间参加锻炼，近 70% 的人选择“不锻炼”。结果发现，缺乏体育锻炼，使得这些男性很容易感到疲劳，大脑思维迟钝，精神压力增加，人变得心神不宁，容易生病，性健康状态亦不佳。其实，

抽烟影响性功能——一个被忽视的问题

很多男性都会问医生：“我抽烟抽得挺厉害的，肺不会有什么问题吧？”因为大家都知道，吸烟可能导致肺部疾病，但很少有人会问抽烟是否会影响男性性功能。事实上，吸烟不仅可以诱发多种疾病，加速心血管老化，而且还可以使男性生育力明显下降，并影响男性性功能。国外有文献报道：吸烟者勃起功能障碍的发生率高出不吸烟男性人群 2~4 倍。相关动物试验也证明：食物中添加了尼古丁的雄性大鼠的雄性激素、促黄体生成素等（与男性生殖系统密切相关的激素）水平明显下降，并引起实验动物性功能减退。

坏习惯：

4.缺乏锻炼

调查结果：✖✖✖✖✕
点评专家：华中科技大学同济医学院附属同济医院　凌　青　刘继红
　　　　　上海交通大学医学院附属第九人民医院　王　忠
专家个人评分：✖✖✖✖✖

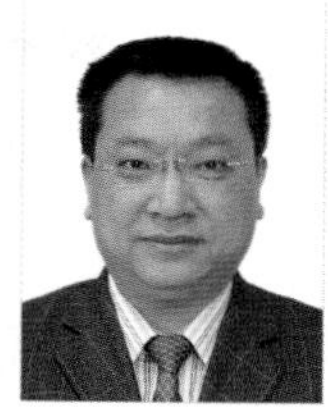

专家简介

刘继红　华中科技大学同济医学院附属同济医院泌尿外科教授、主任医师、博士生导师。华中科技大学同济医学院副院长、同济医院副院长。中华医学会男科学分会副主任委员，中华医学会泌尿外科分会男科学组副组长，中国医师协会男科医师分会副会长，中国中西医结合学会男科专业委员会副主任委员。

无论何时何地，健康而富有活力的身体，都是进行性活动的坚强后盾；不注意体育锻炼和身体素质的培养，很难持久地维持良好的性生活。

因人而异：有氧运动最益"性"

并不是非要从事踢足球、打篮球这些剧烈运动，才能使身体得到锻炼。相反，这些剧烈运动后过性生活，并不能做到最佳发挥。

坚持做一些有氧运动，其实对性健康更有帮助。人常说：饭后百步走，活到九十九。经常到公园、郊区等绿化环境比较好的地方走动，可以分解血糖，并镇定交感神经。在临床研究中发现，进行太极拳、瑜伽等低强度体育锻炼，锻炼者血清睾酮水平增高18%~20%，其主要特点是促使男性成人在运动时雄激素反应增大，使雄激素水平迅速增高。太极拳强调安静的状态，中老年男性朋友尤其适合此类低强度的持续性体育锻炼，其对男性生殖健康以及心理具有很好的帮助作用。

需要注意的是，锻炼也要因人而异、因时而异。应注意回避在气候恶劣的条件下或拥挤的场所进行锻炼。有时，即使在家里也可以做一些垫上运动，包括俯卧撑、原地踏步走等，这样可以锻炼一下胸肌和腹肌。

坏习惯：

5.吸烟

调查结果：✖✖✖✖✕
点评专家：华中科技大学同济医学院附属同济医院　凌　青　刘继红
专家个人评分：✖✖✖✖✖

动物试验还发现，吸烟动物的睾丸间质细胞肿胀，曲精小管上的生殖细胞和支持细胞受损变性。吸烟实验动物的精液量、精子计数、精子存活率、向前运动的精子百分比等均较非吸烟组显著降低，而精液pH值显著升高。而且，这种变化还与吸烟量和烟龄相关。暴露在烟雾中的大鼠血清中的尼古丁等浓度明显升高，对精子的生成和精子受精能力非常不利。

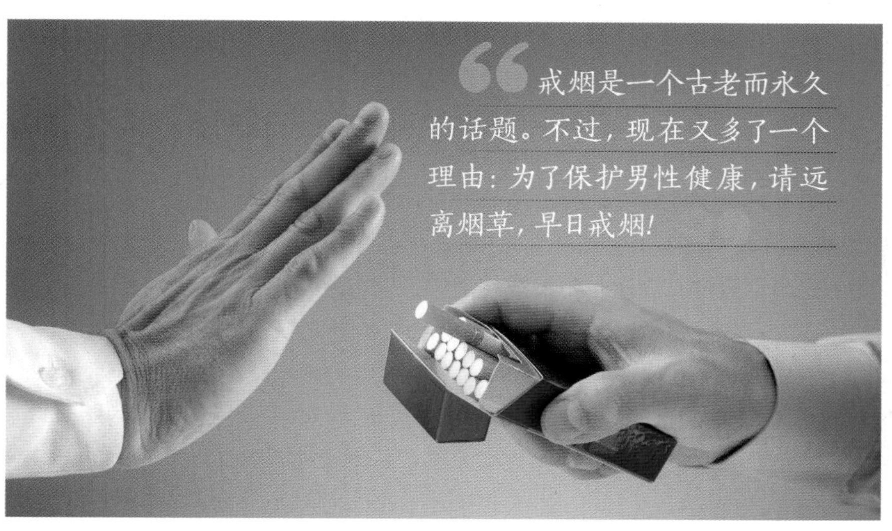

戒烟是一个古老而永久的话题。不过，现在又多了一个理由：为了保护男性健康，请远离烟草，早日戒烟！

坏习惯：6.饮酒

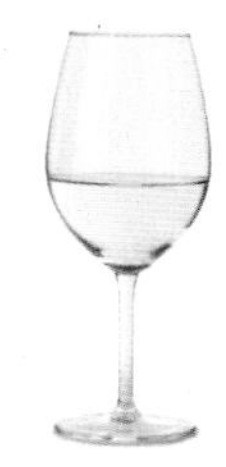

调查结果：✕✕✕✕
点评专家：华中科技大学同济医学院附属同济医院　凌　青　刘继红
专家个人评分：✕✕✕✕✕

性之大敌：长期过量饮酒

少量饮酒对男性正常生活并没有很大影响，但酗酒是男性健康大敌。有资料表明，过量饮酒后，血液中雄激素（睾酮）的数量会减少。这一方面是由于酒精直接妨碍睾丸产生睾酮，另一方面是由于在酒精刺激下，肝脏对睾酮的处理变弱。长期饮酒的人，还可发生一定程度酒精性肝硬化，导致肝脏对睾酮处理能力持续减弱，最终造成体内雌激素水平上升。而睾酮减少或雌激素增多，都会造成男性性功能障碍。

饮酒助性：一个要改变的错误观念

很多男性误以为，饮酒可以助性，其实这是误解。刚饮酒后，人会感到阵阵发热，面部泛起红晕。此时大量血液集中在脑部和皮肤血管里，如果过性生活，性器官顿时需要大量血液，出现供不应求的情况，阴茎怎么能良好勃起呢？当发热与脸部红晕消退后，大量血液会在内脏器官内淤积，人反而感到发冷。如此时有房事，性器官依然得不到理想的供血，从而可发生勃起功能障碍。饮酒会短暂地兴奋一下大脑皮质"司令部"，但是兴奋很快会转为抑制状态。如果在这短暂的兴奋状态下匆忙性交，会过于激动、鲁莽与粗鲁，甚至失态，性能力容易发生偏差，也容易招惹配偶责怪。这往往为心因性勃起功能障碍埋下祸根。倘若在由兴奋转为抑制后性交，由于控制性能力的神经系统处于抑制状态，勃起功能障碍的出现更在情理之中。

前列腺：最易受到酒精伤害

酒进入人体后，可通过血液到达前列腺。由于酒精的刺激，前列腺可发生充血，同时前列腺液分泌增加。长期大量饮酒，前列腺会持续不断受到刺激，反复充血及分泌腺液，功能得不到恢复，腺体血液循环可出现障碍，导致前列腺液排泄不畅、腺管发生阻塞。久而久之，就会发生无菌性炎症。同时，如果上述情况长期存在，腺体免疫功能受到损害，又易造成细菌等病原微生物感染，而发生细菌性炎症。如果已经患了前列腺炎或前列腺增生，更要绝对忌酒，否则会导致症状加重。

"建议一定不要过量饮酒。如果实在有需要，可少量喝点低度的葡萄酒、黄酒等。"

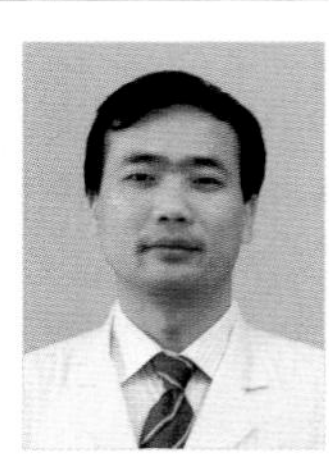

专家简介

张贤生　安徽医科大学第一附属医院泌尿外科副主任，医学博士，硕士研究生导师。中华医学会男科学分会委员、中国中西医结合学会男科学分会全国委员、安徽省中西医结合学会男科学专业委员会主任委员。

妻子关照少：男人健康易被漠视

现实生活中，很多男人有了健康问题也经常不好意思与妻子沟通。

究其原因，多数男性总认为自己永远强于女人，重活、累活全是"一人扛"。另一方面，大多数男性对自身健康历来关注较少。但是，长期奔波于社会、家庭和事业之间的中年男人，却最易"透支"健康。

于是，就形成了这样一种局面：男性处于亚健康，或患了某种疾病，却很少与妻子就此沟通。尤其是患了男科疾病后，更不会与妻子就此讨论。结果，

饮食不节：对男性健康的三个"不利"

● **反式脂肪酸不利于生育**　薯条和其他油炸类食物、饼干、曲奇中都含反式脂肪酸。美国食品和药物管理局称，反式脂肪酸可增加人体"不良胆固醇"，增加患心脏病风险。反式脂肪酸会减少男性激素分泌，对精子产生负面影响，中断精子在身体中的反应。美国研究人员对 188 名男性调查发现，经常摄入反式脂肪酸的人，出现不育的风险更高。

● **肥腻食物不利于男性性功能**　烤肉、烧鹅、香肠等肥腻食物，会影响男性生殖能力，令他们较难动情。男性朋友吃烧烤免不了会喝点啤酒，酒精可抑制中枢神经系统，干扰性冲动刺激神经反射的传递途径，抑制阴茎勃起，从而影响性功能的正常发挥，甚至降低年轻

坏习惯：

7.妻子关照少

调查结果：✕✕✕✕✕

点评专家：安徽医科大学第一附属医院泌尿外科　张贤生

专家个人评分：✕✕✕✕✕

健康没有得到重视，问题也没有得到解决。最终很可能是能防的病变成了真的病，小的病变成了大的病。尤其是很多男科疾病（如早泄等性功能障碍），没有妻子的配合，是很难治愈的。

夫妻多沟通：妻子要学会呵护男人健康

首先，男性当自珍。要身体力行，重视健康，这才是根本。一旦有了疾病，尤其是患男科疾病时，可坦诚与妻子讨论一下病情，以得到她的支持和关心。

另一方面，女性心思缜密，对生活观察细致，来自妻子的帮助对男性非常重要。在各种疾病中，大都是妻子在第一时间发现丈夫疾病征兆的。比如，丈夫晨起，汗衫是湿的，那可能是更年期的征兆；丈夫尿频，妻子就要考虑是不是他的前列腺出了问题；性生活时，妻子要留心丈夫生殖器有没有异常……发现疾病后，妻子还应鼓励丈夫及时就医，甚至可陪着他一起去看病。一旦确诊，妻子要参与到治疗中，督促丈夫吃药、做调整，安排好他的饮食，等等。

由疾病引起的生理功能障碍，则更需妻子默契配合。平时要多给予丈夫关怀和鼓励，可通过拥抱、抚摸及按摩等触觉刺激的方式，帮助其重拾“性”福乐趣。要让丈夫树立起信心和亲密感，从而克服对夫妻生活的恐惧，建立和恢复正常的生理功能。另外，妻子的细心关照是男人健康的助推剂。无论女性多么聪明和坚强，都应尽全力维护男人的尊严，不要伤害丈夫的自信和自尊。

坏习惯：

8.不良饮食

调查结果：✕✕✕✕✕

点评专家：云南省中医医院男科　张春和

专家个人评分：✕✕✕✕✕

男性的睾酮和垂体激素水平。饱和脂肪和胆固醇让血管变窄，引起男性阴茎血流不足，从而引起血管性阳痿。肥腻食品会增加体内脂肪储存，进而引起脂肪肝，雌性激素在肝脏灭活，长时间脂肪肝会导致肝功能异常，从而导致男性雌激素水平升高，性激素水平紊乱，最终导致性功能障碍。

● **辛辣之品不利于前列腺健康**　嗜酒及过食辛辣之品引起的慢性前列腺炎尚未引起人们的重视。临床统计表明，该病患者中饮酒者占49%，食辛辣者占32%，既饮酒又食辛辣者占17%，总计97%有大量饮酒及喜食辛辣史，由此可见，饮酒及过食辛辣之品的习惯与慢性前列腺炎的发生极为密切，从某种意义上说，前列腺炎是吃出来的，确实恰如其分。

男性饮食的3个“补”：补蛋白质、锌和维生素

美国医学专家研究发现，持续食用低脂肪、高蛋白质的食物，能在六个星期内增强性欲和改善性生活。如果渴望性生活中激情的感受，建议别再吃那些主要含碳水化合物的食品（这种食品只能让你感到困倦），而要大量摄入含蛋白质的食品，因为蛋白质能使人精力更加旺盛。

另外，每天食用大量含有丰富维生素和矿物质的蔬菜和水果将促进性激素的产生。海鲜和瘦肉一样富含锌元素。锌是男人所必需的一种重要元素。缺乏锌将导致性欲低下、精子量少，甚至“阳痿”。男人每次射出的精液大概含有5毫克锌，是每日锌摄入量的三分之一，因此性生活越频繁，他就需要补充越多的锌。

坏习惯：

9.听信广告

调查结果：✖✖✖✖

点评专家：安徽医科大学第一附属医院泌尿外科 张贤生

专家个人评分：✖✖✖✖

偏信广告：花了钱却治不了病

医疗广告在电视媒体上被禁播已经有一段时间了，但却并未销声匿迹，而是“改换门面”后以其他方式出现在广大患者面前，令人防不胜防。比如常见的在大街小巷发传单和广告册。按说发布的是“治病救人”的“好消息”，应该光明正大进行才对，但发放广告的人员都是躲躲闪闪，在走到病人或其家属身边时，才会抽出一本塞到对方手中……

在门诊，我在问病人看病经历时，经常会得知：他们已经在某某男科医院花了好几千，甚至上万块，但没有作用，病情根本没好转。最后他们对广告中说的疗效产生怀疑，才来到正规医院诊治。更有一部分早泄患者，糊里糊涂就听信广告做了阴茎背神经阻断术——动了手术，但早泄却并未治好。

虚假广告：4张“脸谱”迷惑病人

目前，虚假医疗广告主要有以下几种“脸谱”，往往对患者产生很大的迷惑。

● **拍胸脯打保票，宣扬疗效** 如报纸上“一次治愈××”等极富诱惑力的广告，以及出现宣传治愈率、有效率、保证治愈等内容的广告。

● **医托推荐** 如名人明星助阵、专家认可、权威机构推荐，或让“治愈”患者“现身说法”。

● **用高科技做文章，大包大揽疑难病症** 越是像不孕不育等顽症，越敢夸口。因为他们深谙“难治的病本就难治，因此治不好病人心理上也能承受”这个门道。

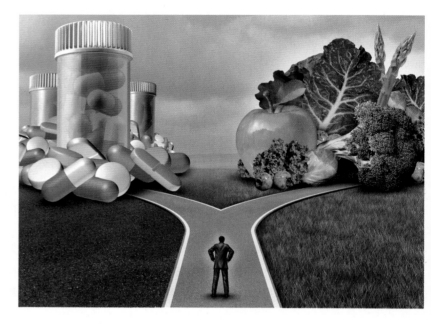

● **靠所谓“祖传疗法”或“专家名医”忽悠病人** 有些“特色门诊”用“祖传秘方”蒙人，名为看病实为卖“药”。

警惕广告：不成为“摇钱树”的4原则

由于男科疾病患者常常羞于就医，所以经常成为医疗广告的“瞄准对象”或“摇钱树”。在这里，建议男性患者不要轻易相信各种广告，病急切莫乱投医，而是遵循以下原则：

● 注意对一般医学常识的学习，提高对广告的认知、辨别等自我维权能力，不要被所谓的“××专家”“××疗法”“××设备”等广告宣传所迷惑。

● 针对自身的病情需要，慎重选择医疗机构，可以事先向卫生、药监等部门咨询，切忌有病乱投医。

● 要注意甄别那些以“健康俱乐部”“患者之家”名义组织活动的目的。对于“专家”“医院”现场义诊、健康咨询热线、免费体检诊疗等，也要了解其主办单位和活动的性质、动机等，以免上当受骗。

● 如果遇到就诊的医疗机构在病历上不如实、明确记录诊病的状况，或是在处方上不明示用药名称、规格、数量，或在治疗中不明示仪器或设备功效，或用药价格高昂且已用多个疗程仍被告知继续购药等时，应提高警惕，以免上当受骗，并贻误病情。特别提醒患者要妥善保存好自己的病历、处方、挂号凭证、检查和化验报告、收款收据等有效凭据。

坏习惯：

10. 拖延治疗

调查结果：✖✖✖✖✖

点评专家：上海交通大学医学院附属新华医院泌尿外科　白　强

专家个人评分：✖✖✖✖✖

多年前有这样一例外地患者。他被诊断患睾丸癌，诊断时距离他大学毕业还有半年，因各种原因当时没有治疗。半年以后，他毕业找到了工作，打算接受治疗，但 X 线检查发现两肺已经密密麻麻布满了转移灶。只是半年时间，他就错过了治疗的时机。这个病例到现在一直让我记忆犹新。拖延就诊、延误治疗，留下了很多心痛和遗憾。一般地说，男科疾病并不如肿瘤等疾病那么“危险”，但同样不能拖延，甚至长期等待。

拖延治疗：意味着生育机会的丧失

比如精索静脉曲张，轻度的可以不治疗，但程度严重、对精子形成不良影响者，必须尽快手术，不能拖延治疗。附睾炎等生殖道感染，可导致输精管梗阻，部分精子被吸收进入身体，引起身体产生抗体、对自身精子进行杀伤，从而可导致不育，因此也需要及早治疗方能避免男性不育。

事实上，在男性生殖方面，越早治疗，意味着生育的机会越大；而拖延治疗，则会大大降低生育的机会。例如少弱精症。当精子数量低于 2 000 万时，是不可能怀孕的；而超过 2 000 万，且精子活动力还比较强，就有自然怀孕的可能性。但值得注意的是，少弱精症往往会随着时间推移而不断加重。如果少弱精症进一步恶化，则需要药物治疗，提高精子数量和质量。治疗后仍不能怀孕者，则要采用人工辅助生育。如果精子数量实在太少，则只有行试管婴儿。最严重的，连 1 条活的精子都找不到，妻子就不可能怀上丈夫的孩子了。可见越早治疗成功生育的机会越高。

拖延治疗：勃起功能障碍“由假变真”

勃起功能障碍患者，一开始出现症状时多数不太在乎。但随着妻子不满情绪增加，自己又无法改变这种状况时，便开始出现焦虑情绪，且自信心受到影响。实际上，早期的勃起功能障碍，往往没有器质性病变，多数是在压力大的情况下发生的，通过锻炼身体、调整心态和饮食疗法能够恢复过来。但一旦讳疾忌医、拖延治疗，阴茎长期“废用”，夫妻关系出现紧张，阴茎勃起就更加困难了。很多患者心理压力陡然增加，产生了心理恐惧，性交之前已开始担心自己不行。于是，本来容易治疗好的早期勃起功能障碍，到后来也变得难治了。

拖延治疗：隐私处疾病也可致命

男性的睾丸疾病也不容忽视。经常发生的问题有睾丸扭转、附睾炎和睾丸肿瘤等。一些男性感觉睾丸疼痛，不以为意。如果是睾丸发生扭转，拖延治疗可导致严重后果。从解剖上讲，睾丸通过精索（里面有向睾丸供血的血管）与身体相连，垂在阴囊里面。如果精索扭转，睾丸发生血液供应障碍，就会感觉睾丸疼痛。短短几小时内的扭转，如果扭转度数小，手术可以纠正过来；但多数患者都是睾丸疼痛了几天才来就诊，切开阴囊时发现睾丸已经坏死、变黑，只有手术切除了。

附睾炎，顾名思义就是附睾发生了炎症。附睾位于睾丸和输精管之间，是精子的必经之路，而慢性附睾炎会堵塞精子的出路。在附睾炎发生的数小时之内，有可能彻底治愈，不影响生育。但令人遗憾的是，多数患者来就医都是几天以后了，即使治疗也都会形成附睾的慢性肿块，堵塞了患侧睾丸精子的“出路”。另外，睾丸癌常发生于青年人群，恶性程度高，早期仅表现为睾丸内肿块，越早诊断、越早手术切除，效果越好。PM

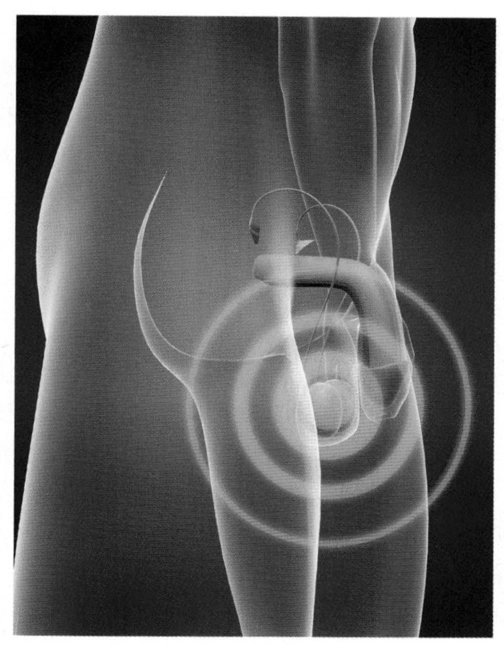

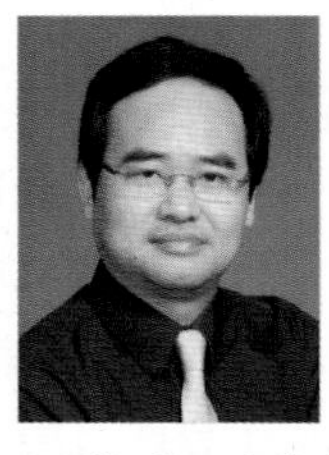

专家简介

滕晓明 上海市第一妇婴保健院辅助生殖医学科主任、主任医师。中华医学会生殖医学分会委员，上海市医学会生殖医学专科分会副主任委员，上海市中西医结合学会生殖医学专业委员会常务副主任委员，中国性学会医学专业委员会常务委员、生殖医学学组副组长，上海市人类辅助生殖技术专家组成员、评审专家。

医疗专长：擅长辅助生殖技术和男性不育等的诊治，在男性不育特别是无精子症的治疗及胚胎培养、试管婴儿技术反复失败的处理方面积累了丰富经验。

专家门诊：周二全天（西院），周四上午、周五上午（东院）

由于环境污染的加剧以及生活方式的变化等因素，孕育，这件再自然不过的事情正变得越来越不容易。目前，我国育龄人群不孕不育症的发病率约为12.5%，平均每8对育龄夫妇中就有1对面临生育方面的困难。由于长期受旧观念影响，如今还是有些人认为生不了孩子就是女人的事，对男性不育知之甚少。其实，导致不孕不育的一半原因来自男性。那么，男性不育分哪些情况，有无治疗良策？本刊特邀专家为您详细分析。

男性不育“终结”时代将至

本刊记者/王丽云

支持专家/上海市第一妇婴保健院生殖医学中心主任医师　滕晓明

寻因篇　男性不育　源于精子“不达标”

三大环节决定男性能否生育

男性不育症是指由于男性因素所致的夫妻双方未采取避孕措施共同生活一年以上而不能生育。从生殖的过程来看，决定男性能否生育有以下 3 个环节：

❶ **能否有精子进入女方阴道；**

❷ **能否有精子经子宫到达输卵管与卵子汇合；**

❸ **能否有精子钻进卵子完成正常受精。**

在如此复杂的过程中，任何一个环节出现了问题，就会出现我们不愿看到的结果——男性不育。说到底，男性能否生育，就是看在受孕的长跑中精子“达不达标”。对以上 3 个环节逐一分析，就可以找到男性不育的可能原因，然后进行针对性的治疗，从而让生育从困难变得容易、从不可能变为可能。

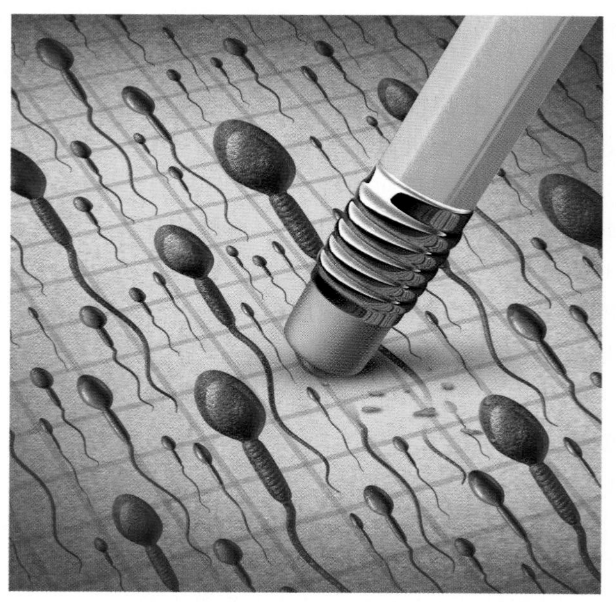

不育原因1：没有精子进入女方阴道

所患疾病：勃起功能障碍、生殖器畸形、不射精症、逆行射精症、非梗阻性无精症、梗阻性无精症

在男方能否有精子进入女方阴道这个环节，包括有无将精子送入阴道的能力和有无精子两个方面。

没有将精子送入阴道的能力，在临床上比较常见的是勃起功能障碍、生殖器畸形、不射精症和逆行射精症患者。他们的共同特点是：可以有正常的精子，但没有能力将精子送入阴道。

没有精子，按原因可分为非梗阻性和梗阻性两类。非梗阻性无精症患者，睾丸生成精子障碍，无法产生精子，或者产生的精子非常少，在精液中查不到；而梗阻性无精症是由于输精管堵塞或缺失，导致睾丸内的精子无法排出。

不育原因2：精子不能与卵子会合

所患疾病：严重少精症、弱精症

第二个环节中，当精子进入阴道后，先通过子宫颈部进入子宫，然后沿着曲曲弯弯的输卵管前进，在输卵管壶腹部与卵子会合。在这“长途跋涉”过程中，对精子的要求是很高的，要求精子既要有耐力到达终点，又要具备一定的速度在一定的时间内赶到，从而把握与卵子会合的良机。

男方精子不能与卵子会合，在临床上一般表现为严重的少、弱精症，精液检查可见少量精子或偶见活动精子。少精症患者精子数量太少，基本上“牺牲”在与卵子会合的途中；弱精症患者精子数量正常或接近正常，但是活动力很差，基本上没有前向的运动或运动速度很慢，所以无法在一定的时间内到达“终点”，结果错失良机。

不育原因3：精子不能钻进卵子完成正常受精

所患疾病：少精症、弱精症、畸精症

决定男性能否生育的最后一步是，能否有精子钻进卵子完成正常受精。精子在一定的时间内到达了终点，与卵子会合了，这时精子的最后工作是钻进卵子的体内。如果把卵子比作乒乓球大小，那么精子大约是芝麻大小。精子要依次通过卵子外围的放射冠、卵子的透明带和卵子的胞质膜，才能真正进入卵子。

卵子外围致密的放射冠需要许多精子一起分泌一种叫做透明质酸的酶才可以松解，所以，没有一定数量的精子是无法完成这个步骤的。众多精子齐心协力松解卵子的放射冠后，精子才有机会接近透明带，用头部的顶体进行最后的“冲刺”，如果精子的顶体异常，即精子畸形（畸精症），那也只能前功尽弃了。一旦有一个精子通过透明带，透明带就会硬化，将其他精子拒之门外，进入的精子很幸运地与卵子完成受精过程。显而易见，没有一定数量的活动力良好、有正常功能和正常形态的精子的“牺牲”，再“幸运”、再“强壮”的精子，也不太可能靠“单打独斗”完成这个复杂的过程。

那么，到底有多少怎么样的精子才可以完成上述过程呢？世界卫生组织根据许多科学家的多年研究结果制定了这样一个标准：男性每次射出的精液应为1.5毫升以上，每毫升精液中的精子不少于1500万个，其中前向活动的精子应有32%以上，形态正常的精子应在4%以上。这就是正常精液的基本要求。

求子篇　科学治疗　八成患者可当爸

手术治疗：为精子“开路”

梗阻性无精症是由于输精管堵塞或缺失，导致睾丸内的精子无法排出。进行输精管疏通等手术治疗，可使精子正常排出，从而有条件走上与卵子会合的道路。

药物治疗：帮精子“达标”

临床上，弱精症导致的不育最多见，其次是畸精症、少精症、无精症，有些患者会同时出现弱精、少精、畸精中的几种情况。造成精子“质量低”“数量少”“形态差”的原因有很多，如全身内分泌代谢异常、染色体异常、睾丸炎、精索静脉曲张、药物影响，以及抽烟、酗酒、熬夜等不良生活方式，等等。

精液不达标的患者，在寻找原因后，首先可以考虑进行药物治疗，改善精子状况，帮助其“达标”。临床上，1/3~1/2的少精症、弱精症患者可通过药物治疗提高精液质量，将生育从困难变得相对容易。

辅助生殖技术：助精卵结合

经药物治疗一段时间仍不能自然生育的患者，可求助于辅助生殖技术。无精症患者可选择供精人工授精，少精症患者可进行夫精人工授精，少、弱精比较严重的患者可选择试管婴儿技术。通过这些途径，80%~90%的男性不育患者可以成功生育，但还有少部分患者不能生育，如基因缺陷等，随着医学的飞速发展，相信在不久的将来，这部分患者也能拥有自己的孩子。

在试管婴儿技术中，对男性不育患者来说，不得不提的是卵细胞内单精子穿刺术，即第二代试管婴儿。1992年，对于手术和药物治疗后看不到希望的患者来说，是一个展现曙光的时刻。比利时的科学家经过多年努力，在试管婴儿技术的基础上，完成了世界首例卵细胞内单精子穿刺术，让一位不可能成为父亲的男性有了自己的后代。这种技术就是在200~400倍的显微镜下，使用精密的仪器，把丈夫的一个精子直接注射到妻子的一个

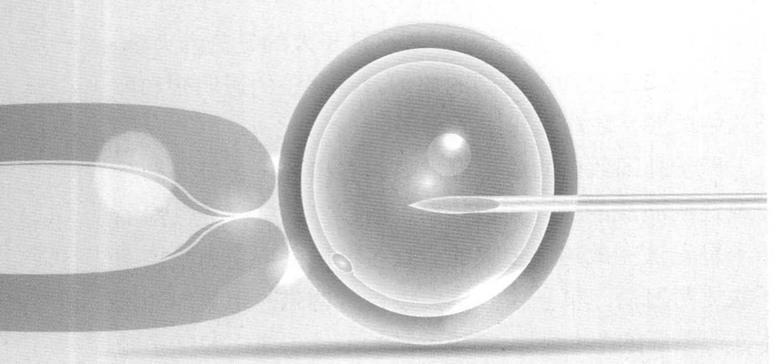

卵子的胞质内，使其完成受精，然后把受精后发育良好的胚胎直接放回妻子的子宫。现在，我国已有近百个试管婴儿中心开展了这项技术。目前，这项技术的临床妊娠率一般在40%左右，而且费用相对比较昂贵。

早期的卵细胞内单精子穿刺技术主要针对精液中有精子的患者，后来发展为经过常规治疗的所有患者。只要在睾丸里有精子，从技术上讲都可以进行卵细胞内单精子穿刺治疗，包括梗阻性无精症患者和部分非梗阻性无精症患者。现在，只要进行一个简单的睾丸细针抽吸术，吸出少量的睾丸组织，如有精子，就可以在分离后进行冷冻保存了，以后在任何时候都可以解冻，进行卵细胞内单精子穿刺治疗。

Q&A

患者担忧：精子不达标，第二代试管婴儿技术帮助下生育的后代会不会先天不足？

专家解析：现在有许多患者，特别是无精症患者，对卵细胞内单精子穿刺术非常感兴趣，但担心通过这项技术生出的后代是否正常，会不会出现畸形、智力低下等情况。根据我完成的数百例卵细胞内单精子穿刺术结果和国内外的大量资料来看，后代的智商、畸形率和遗传病发生率等，与普通试管婴儿一样，而且与正常受孕分娩的婴儿也没有差异。但有一点需要说明的是，父亲不能正常生育的缺陷有可能要遗传给子代，也就是说，子代有可能将来也要通过这项技术生育，我们称之为“卵细胞内单精子穿刺术家族”。我们应该看到，现代科学技术发展如此迅猛，也许再过几年，这些遗传病都可以进行基因水平的治疗，那我们现在的担忧可能就是多余的。

Tips 男性不育检查的4大误区

误区1：男方身体很健康，精液检查不用做

专家解析：受传统思想影响，很多男性觉得生不出孩子是女方的事，结果有许多不孕不育夫妇治疗多年，但一直是女方在医院奔波，男方不愿做最基本的检查。其实，相对于女方来说，男方的检查非常简单，应该在开始就诊时进行。

误区2：若精液检查正常，那就是女方的问题

专家解析：临床上，有许多男性是带着忐忑不安的心情等待精液检查结果的，一旦得知此次化验结果正常，会长长地松口气，并对妻子说：“我是好的，那是你的问题！”这种非此即彼的判断是个误区，因为精液检查结果正常不等于可以生育。

精液常规检查只可以对精液的量、气味、颜色、液化时间和精液中精子的数量、活动力、活动率、形态有一个大致的了解，而精子内部结构是否正常、受精能力和遗传物质是否完整，是无法得知的。即只能了解其“外在形象”，却无法知道其“内在质量”。

另外，在所有的不孕不育夫妇中，约有10%原因不明，夫妇双方目前可以做的所有检查都正常，但就是不能怀孕。有的夫妇由于不能生育而离婚，当他（她）再次结婚时，又很容易怀孕了。所以，如果精液检查结果正常，在女方进行进一步的检查后，如果基本正常，那男方还要进行进一步检查。

误区3：精液常规检查一次就可以了

专家解析：男性的精液状况受其他因素影响非常大，与取精距上次射精的间隔时间、取精前2周有无洗桑拿浴、有无服用影响精子活力的药物、检查人员、检查机器等因素有密切关系。所以，一次精液检查有时不能完全正确反映精液的真实状况。为此，世界卫生组织特别要求精液常规检查要在2周内连续检查2次以上才可以根据结果下诊断。

误区4：精液常规检查结果不正常就不能怀孕

专家解析：怀孕是一个概率问题，一对正常的育龄夫妇，有正常的性生活，每个月怀孕的机会也只有20%左右。精液检查的结果低于参考值，若女方正常，那么每个月女方怀孕的机会就会低于20%。从理论上讲，精液检查的结果越差，女方怀孕的机会就越少，但只要有一个活动力好的精子存在，女方就有怀孕的可能。PM

肿瘤"绿色"疗法——冷冻消融

上海中医药大学附属曙光医院
肿瘤介入科主任医师　武　清

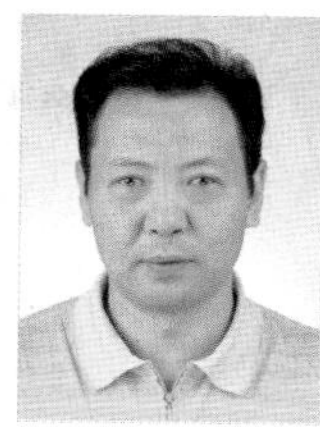

专家简介

武　清　上海中医药大学附属曙光医院肿瘤介入科主任医师。中国生物医学工程学会肿瘤靶向治疗技术分会副主任委员，中华冷冻学会副主任委员等。2010年获第14届国际冷冻学会"杰出贡献奖"。目前已完成各类肿瘤冷冻消融手术3000余例。

专家门诊：西院周一下午；东院周四上午

最神奇的病例

吴先生不幸身患肝癌，凶恶的肿瘤已经侵犯肝脏达70%，严重危及生命，多方求医遭拒以后，怀着仅存的一线希望，他来到了我院肿瘤介入科，要求医生为他行肝癌冷冻手术。经过综合考虑以后，我们为他做了两次冷冻手术，结果惊奇地发现：不仅冷冻过的肿瘤死亡了，没有冷冻的肿瘤也全部死亡了。这个案例是我们碰到的最神奇的病例，仅用冷冻治疗，让一个晚期肝癌病人存活了6年以上。虽然是个案，却说明了冷冻疗法的神奇之处。

广受病人好评

肿瘤冷冻疗法，全称为"经皮微创冷冻消融术"。该疗法既不是传统意义上的手术，也不是没有创伤的保守治疗，而是介于两者之间的一种微创治疗，也是一种物理疗法。1998年，美国科学家应用数十项航天高科技专利技术，推出了新一代超低温冷冻手术系统，简称"氩氦刀"。实际上，这种特殊的"刀"是一根极细的中空不锈钢针，又称为冷冻探针。治疗时，冷冻探针在CT或B超定位引导下，自病人皮肤（1厘米小切口）进入肿瘤内部，通过超低温和常温之间的互相转换，在肿瘤内部短时间内形成巨大的温差，用温差彻底破坏肿瘤细胞。目前，冷冻疗法可一次性将5～10厘米肿瘤完全冷冻杀灭，或分次将巨大肿瘤冷冻消融，最终达到完全冷冻灭活或姑息性"减瘤"的目的。

在欧美、亚洲广泛开展实体肿瘤冷冻消融治疗已十余年，中国已完成各类冷冻消融手术数万例。近两年，我们国家已将此类新技术纳入国家三类技术准入及规范化管理，并已制定了国家级技术规范路径。因此，该疗法已发展成为肿瘤治疗的一项成熟技术，广受病人好评，属于物理疗法，无毒副反应，被病人亲切地称为"肿瘤绿色疗法"。

冷冻治疗范围广

笔者根据长期临床经验，结合相关研究结果发现，下列肿瘤适合使用冷冻疗法：①局限性肝癌、肺癌、肾上腺肿瘤、前列腺癌、盆腔腹膜后肿瘤，以及骨、软骨肿瘤等，冷冻治疗疗效显著，部分晚期肿瘤病人可获得长期无瘤或带瘤生存。②不能或不愿接受外科手术的早中期肿瘤，采用冷冻疗法，可以得到根治性冷冻治疗，与手术切除疗效相仿或更优。③对放、化疗敏感或不敏感的肿瘤，冷冻治疗一样有效。④巨大局限性肿瘤经分次冷冻消融，可完全灭活肿瘤，仍可获得长期生存。

相关研究报告还显示：冷冻疗法联合化疗、分子靶向治疗、中药等较单纯化疗、分子靶向治疗、中药治疗，生存率显著提高；部分长期无瘤生存的病人，生活质量得到显著改善。此外，冷冻疗法在晚期肿瘤的姑息性综合治疗中具有很重要的作用，目前已得到业界共识，即使随访中发现肿瘤复发进展，仍可重复多次使用冷冻疗法干预，再次治疗疗效肯定。

安全性高、疗效好

肿瘤冷冻治疗最大优点是手术过程中病人无痛苦。因为冷冻本身具有止痛作用，手术中仅用局麻即可，有利于术后恢复。冷冻冰球在CT、B超等影像观察下边界显示十分清晰，医生可在冷冻术中实时监控、调整冰球冷冻范围，与周边重要脏器的距离精确度在1毫米内，医生对冷冻手术全程掌控。所以，肿瘤冷冻消融在所有消融手术中，安全性最高、适应范围最广、疗效最好、性价比最高。

肿瘤冷冻疗法是一种局部治疗，只能杀死肿瘤靶区内的癌细胞，所以，冷冻术后，病人仍需进行化疗、免疫、中药、分子靶向药物等综合治疗。此外，需要强调的是，虽然该新技术已日趋成熟，但对医生资质和操作技术水平要求较高，操作水平和经验对消融效果和安全性影响较大，因此，病人应选择有丰富临床实践经验的医师，以避免不良事件发生。PM

特别提醒：弥散性肿瘤，胃、肠等空腔脏器肿瘤，不宜使用冷冻疗法。

冷冻球囊消融 房颤治疗新技术

上海交通大学医学院附属瑞金医院心内科教授　吴立群

心房颤动是最常见的持续性心律失常之一，患病率随年龄增长而增加。房颤发作时，心室搏动加快，每分钟达 130~150 次，甚至更快。此时，患者会出现心慌、心悸等不适症状。有些患者没有及时去医院接受正规治疗，会慢慢适应，但房颤对心脏的不良影响仍在继续，会逐渐演变成心动过速型心肌病等，使心脏扩大、心功能减退，进而出现气急、不能平卧、四肢水肿等心力衰竭的表现。另一方面，房颤发作时，心房跳动频率每分钟达 350 次以上，但这只是心脏的一种“无效蠕动”，血液在心房内呈现一种淤滞状态，红细胞、血小板会沉积在心房内，形成一种松软的血栓。血栓一旦脱落，会随着血流堵塞脑血管，导致脑栓塞（中风）。

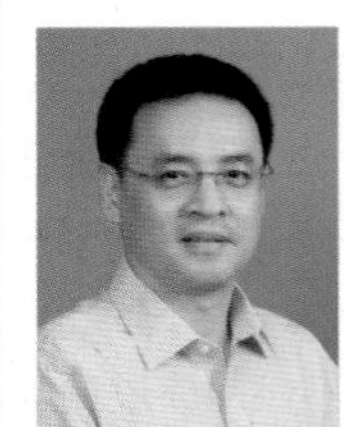

专家简介

吴立群　上海交通大学医学院附属瑞金医院心内科副主任、主任医师、博士生导师，中国医师协会心律学专业委员会副主任委员，中华医学会心电生理和起搏分会常委、起搏组副组长。专攻临床心脏起搏与电生理学，擅长诊治各种类型的心律失常。

特约专家门诊：周四上午（门诊 14 楼）

阵发性房颤，“消融”疗效好

目前，房颤的治疗方法有药物、外科手术及导管消融等。对大多数房颤患者而言，药物治疗的长期有效性尚存在争议。外科手术治疗创伤大，风险较高。目前，国内外医学界已达成共识，对阵发性房颤患者而言，射频导管消融和冷冻消融是较为有效的治疗方法，其疗效比药物治疗好得多。

传统导管消融，存在三大问题

房颤的发生多与导致心律失常的肌袖（缠绕于肺静脉的心肌组织）相关，消融治疗的基础是阻断这些肌袖与左心房的连接，即通常所说的“肺静脉隔离”。传统的射频导管消融术，通过穿刺股静脉及房间隔，把电极导管送入左心房，逐点沿肺静脉口外进行消融，使局部组织发生凝固性坏死，阻断由肺静脉向心房的异常传导，从而达到治疗目的。不过，射频导管消融存在三大问题。首先，异常触发灶位置的确定有时会发生偏差，且由于是逐点消融，不可避免会有遗漏，病情易复发。其次，消融的位置靠近食管，烧灼感或疼痛会给患者带来痛苦，术中需使用镇痛药物，有时甚至必须行全身麻醉，才能完成消融治疗。第三，由于左心房与动脉血管相连，因烧灼形成的血痂可能会被冲到脑部，造成脑栓塞等严重后果。为了避免形成血痂，导管的顶端都带有喷水头，一边烧灼，一边喷冷盐水，每次消融灌入的水量达 2 000 ~ 3 000 毫升，会加重患者的心肺负担。老年人或已有心功能减退的患者可能会出现心功能不全，存在安全隐患。

冷冻球囊消融，更安全有效

冷冻球囊消融术近年来异军突起，欧美等国家迄今已完成 10 万余例房颤患者的治疗。冷冻球囊消融通过液态制冷剂吸热蒸发，带走组织的热量，在球囊接触处进行消融，使目标消融部位温度降低，破坏病变的心肌细胞，阻止异常电信号的传递，从而达到治疗房颤的目的。

与传统射频消融相比，冷冻球囊手术时间及 X 线曝光时间显著缩短，术中无需输注大量盐水，患者无明显疼痛感觉，心脏穿孔、心脏压塞等严重并发症的发生率亦明显降低，更安全、简便、有效，患者耐受性好。国际大型临床研究显示，冷冻球囊单次消融后，70% 的患者在不使用抗心律失常药物情况下一年内无房颤复发；房颤复发再次接受手术的患者比例为 19%，远低于射频消融的 30% ~ 40%。因此，房颤冷冻球囊消融已被众多国际学术团体推荐为阵发性房颤的首选治疗手段之一。

我科自 2013 年 12 月成功实施本市首例冷冻球囊消融治疗手术以来，迄今已完成 130 余例手术，平均手术时间为 90 分钟，无明显并发症发生，手术患者中包括多名 75 岁以上老年人。初步随访观察发现，阵发性房颤患者的总体成功率接近 90%，绝大多数患者术后症状明显改善。PM

二战期间有一张珍贵的合影，合影中的三巨头——罗斯福、丘吉尔和斯大林，是世界反法西斯联盟的首脑，也是杰出的政治家和军事家。这三位伟人最终都因高血压导致的心脑血管并发症而相继离世，在当时，医学界普遍认为，随着年龄增长而带来的血压升高(特别是收缩压)是人体的正常代偿反应，无需干预。时至今日，人们对高血压的认识已今非昔比。高血压已经成为人们公认的“隐形杀手”，它对心、脑、肾等重要器官和周围血管的危害也已广为人知，世界各国的高血压防治指南均强调对高血压人群进行早期干预。

高血压治疗的“断舍离”

上海交通大学医学院附属新华医院心内科　李毅刚（教授）　邵芸

生活方式干预，高血压治疗的基石

高血压的治疗分为药物治疗和非药物治疗两种。非药物治疗，即生活方式干预，是高血压治疗的基石，降压药的使用是血压达标的关键，两者相辅相成，缺一不可。治疗高血压，为什么要进行生活方式干预呢？不少高血压患者认为，总是“限这戒那”，就失去了做人的乐趣，所以宁愿多吃药，也不肯调整生活习惯。其实，许多研究数据表明，非药物治疗有明确的轻度降压效果。肥胖者体重减轻 10 千克，收缩压可下降 5 ~ 20 毫米汞柱；膳食限盐（每日摄入食盐< 6 克），收缩压可下降 2 ~ 8 毫米汞柱；规律运动和限制饮酒均可使血压下降。因此，及时进行生活方式的调整，有可能使高血压前期或轻度高血压患者重新恢复正常血压，使 2 级、3 级高血压患者更快、更平稳地使血压达标，进而降低心脑血管疾病的发病风险。

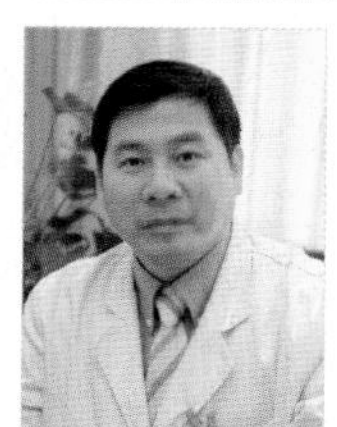

专家简介

李毅刚 上海交通大学医学院附属新华医院心血管内科主任、教授、主任医师、博士生导师。擅长快速型心律失常的导管消融治疗、缓慢型心律失常的起搏治疗、心力衰竭的再同步化治疗，以及冠心病介入治疗等。

专家门诊：周四下午　**特需门诊**：周二上午

生活方式调整，需“断舍离”

高血压患者如何进行生活方式调整呢？套用近期的热门词，就是要在生活上自觉进行“断、舍、离”。“断舍离”理念起源于瑜珈修行，教导众生要斩断欲望，舍弃外物，脱离执念。近两年，这个理念被广泛延伸应用于生活管理的各个方面。同样，这一理念也适用于高血压患者的生活方式管理上。

“断”：就是要断绝一切不顾健康状况、一味“求多求好”的欲望，降低快节奏、高压力生活带来的紧张、焦虑、抑郁情绪，摆正心态，缓解心理压力，避免因精神心理因素导致血压难控。

“舍”：就是要舍弃“饭后一支烟，赛似活神仙”的惬意和“大碗喝酒，大口吃肉”的痛快。舍弃舒适慵懒的生活，坚持每周 5 ~ 7 次、每次 30 分钟左右的有氧运动（或累计 30 分钟）。具体措施包括：科学戒烟；严格执行限盐、低脂、高纤维饮食，每人每日食盐量逐步降至 6 克；不饮酒或少饮酒，每天饮白酒不超过 50 毫升，葡萄酒不超过 100 毫升，啤酒不超过 250 毫升；控制每日总能量，减少脂肪摄入，总脂肪占总能量的比例不超过 30%；膳食营养结构均衡，适当增加纤维素摄入，每天摄入新鲜蔬菜 400 ~ 500 克、水果 200 ~ 300 克；坚持规律运动，运动量以身体微微出汗为适度，运动时最大心率≤（170- 年龄）为极限；有效控制体重，体质指数（BMI）< 24 千克 / 米 ^{2}，男性腰围< 90 厘米，女性腰围< 85 厘米。

“离”：就是要离开“年轻人怎么会得高血压”的错误观念，离开“不头晕不吃药，一头晕猛吃药”的错误服药方式，离开“周围人说什么药好，就吃什么药”、拿自己当“小白鼠”以身试药的错误治疗理念，更要离开所谓包治百病的祖传秘方和号称调节血压的“神奇”保健品，以免花钱买罪受。PM

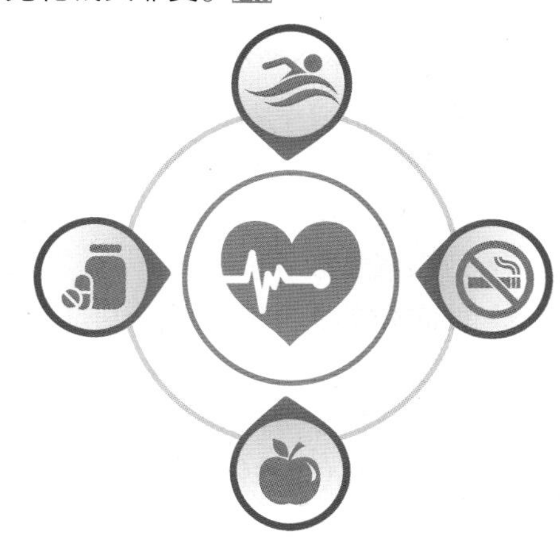

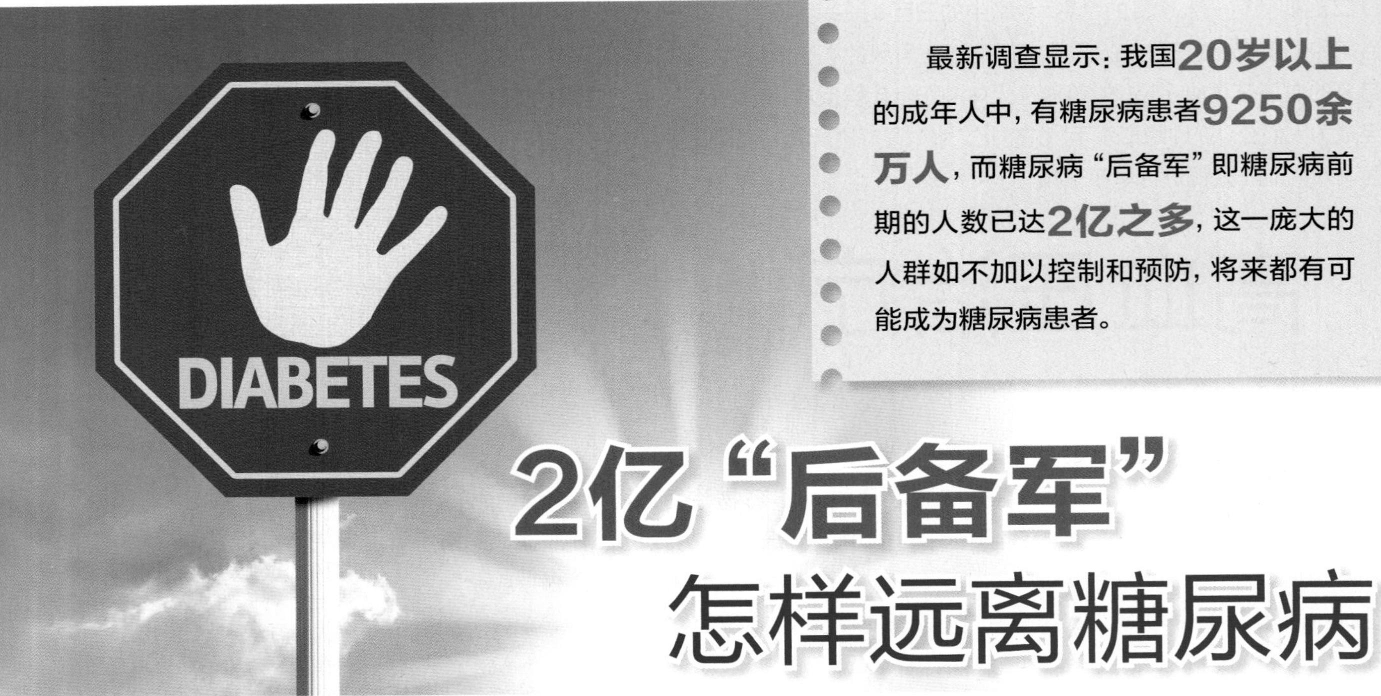

最新调查显示：我国**20岁以上**的成年人中，有糖尿病患者**9250余万人**，而糖尿病“后备军”即糖尿病前期的人数已达**2亿之多**，这一庞大的人群如不加以控制和预防，将来都有可能成为糖尿病患者。

2亿“后备军” 怎样远离糖尿病

✍上海交通大学附属第六人民医院内分泌代谢科主任医师　魏　丽

正常人的血糖标准为：空腹血糖 <5.6 毫摩 / 升，餐后 2 小时血糖 <7.8 毫摩 / 升。如果空腹血糖达到 5.6~7.0 毫摩 / 升，叫空腹糖调节异常；餐后 2 小时血糖达到 7.8~11.1 毫摩 / 升，则叫糖耐量异常。这两种情况都是糖尿病前期的表现，医学上称之为糖调节受损。如果血糖已经达到上述糖调节受损的范围，不注意加以控制的话，快则几个月，慢则几年，就有可能进展为真正的糖尿病。一旦被确诊为糖尿病，就需要终身治疗。但如果在糖尿病前期合理控制饮食和体重，进行科学管理，就有可能恢复到正常，退出糖尿病“后备军”。

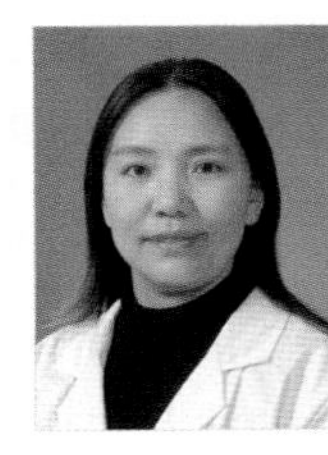

专家简介

魏　丽　上海交通大学附属第六人民医院内分泌代谢科主任医师，东院内分泌代谢科执行主任。擅长肥胖、糖尿病、多囊卵巢综合征、甲亢合并突眼、甲状腺结节等的诊治。

专家门诊：周一下午（本部）
周二上午（东院）

10种人，易成糖尿病“后备军”

❶ **35 岁以上者**　年龄是糖尿病发病的高危因素之一，35 岁以上的人应该定期检测空腹及餐后血糖。

❷ **肥胖者**　肥胖会引起糖尿病，尤其是腹型肥胖者，男性腰围大于 90 厘米、女性腰围大于 85 厘米，更容易患糖尿病。

❸ **高血压患者**　40%~50% 的高血压患者往往伴有糖尿病。

❹ **冠心病患者**　和高血压一样，冠心病和糖尿病的关系非常密切。

❺ **血脂异常者**　高脂血症特别是高甘油三酯血症患者更易患糖尿病。

❻ **有家族史者**　家属中有糖尿病患者的人都是糖尿病的高危人群。

❼ **脂肪肝患者**　脂肪肝引起肝酶异常的患者要特别留意自己的血糖。

❽ **有巨大儿（出生体重大于 4 千克）生产史以及曾患过妊娠糖尿病的女性是糖尿病的高危人群，巨大儿、早产儿以及母亲患过妊娠糖尿病的孩子也易患糖尿病。**

❾ **长期服用抗抑郁药物、糖皮质激素等药物者。**

❿ **反复感冒的孩子要警惕 1 型糖尿病**　因为反复感冒会激发自身免疫功能，针对病毒的抗体有可能会破坏产生胰岛素的胰岛 B 细胞。

5个征兆，判断是否“后备军”

❶ 餐后血糖升高。糖尿病“后备军”的高危人群要经常检测血糖，不仅要检测空腹血糖，而且更要检测餐后 2 小时血糖，因为糖尿病前期的早期往往是餐后血糖升高。

❷ 两餐之间容易饥饿，尤其是午餐前。当早餐只吃主食（碳水化合物）时，午餐前更容易饥饿。

❸ 经常感到口渴或口干，常有疲乏感。

❹ 视力下降，看东西有时模糊不清。

❺ 皮肤有时瘙痒，有了小伤口不易愈合。

如果出现以上一种或几种征兆（而且持续不断），就要警惕是否糖尿病或糖尿病前期。征兆愈多，患上糖尿病的风险也就愈大，应及早到医院检查血糖和胰岛功能，及时干预。

7项措施，退出“后备军”

处于糖尿病前期的人，应该怎样进行自我管理，才能不发展为糖尿病，甚至退出糖尿病前期？

❶ **控制饮食** 糖尿病“后备军”的日常饮食要严格做到低糖、低脂，以清淡为宜，多吃蔬菜，少吃高热量的食物及零食，杜绝可乐、含糖饮料等“甜蜜杀手”。吃饭速度不要过快，应尽量细嚼慢咽。

❷ **规律运动** 适当运动会减少糖尿病的发生。根据国际糖尿病联盟最新的糖尿病预防指南，每周坚持 150 分钟的运动就能降低 35%~40% 患糖尿病的风险。如果白天工作忙碌，不妨把每天的运动时间安排在晚饭后，慢跑、快步走、游泳都是很好的运动方式。不要出门就坐车，应适当步行，以增加胰岛素敏感性。

❸ **舒缓压力** 人长期处于高压力之下，身体会分泌出大量的应激激素，如糖皮质激素、肾上腺素等，这些应激激素都有一定的“升糖”作用，会对抗体内的胰岛素。长期如此，就会造成胰岛细胞功能损伤。

❹ **拒绝熬夜** 夜晚休息时，人体的血糖本应处于低水平。如果长期熬夜或者晚睡，体内的升糖激素会一直处于高分泌状态，从而影响空腹血糖。

❺ **戒烟限酒** 酗酒的危害不仅伤肝，而且也会给身体提供热量，尤其是白酒。

❻ **减轻体重** 超重或肥胖容易导致高血脂、脂肪肝、胰岛素抵抗，早期机体会分泌高水平的胰岛素来维持血糖正常，时间长了代偿功能下降，血糖就会升高。减轻体重可以预防上述现象的发生。

❼ **定期查血糖** 许多糖尿病症状都是“隐性”的。45 岁以上、肥胖、有糖尿病家族史、高血压、高胆固醇的人，都应该定期检查血糖（最好每半年检查一次），检查空腹和餐后血糖，如果空腹血糖在 5.6 毫摩 / 升以上，还应做口服葡萄糖耐量试验。这是因为，糖尿病早期往往首先仅表现为餐后血糖升高，而空腹血糖可能正常，仅检测空腹血糖可能会使一半的糖尿病患者被漏诊。PM

生活实例

婷婷是位业余模特，前段时间因体重略有上升而自行到药店购买减肥药。吃了3个月，人的确是比以前更苗条了，但出现了恶心、厌油、腹胀和食欲下降等消化道症状，肝区还隐隐作痛，眼珠、皮肤发黄，小便就像浓茶水。到医院检查发现，她的肝功能显著异常，转氨酶和胆红素都高得吓人，被诊断为“急性药物性肝炎”。她很是震惊：“一点减肥药竟如此厉害，把我的肝脏伤得这么重？”在进行保肝、降酶、利胆治疗3周后，婷婷康复出院。

减肥 减出了肝炎

山东大学附属传染病医院主任医师　汪明明

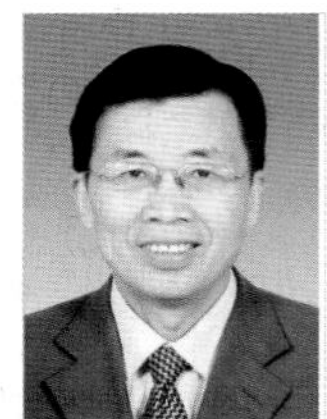

专家简介

汪明明　山东大学附属传染病医院主任医师，教授。全国疑难及重症肝病攻关协作组委员，山东省医疗事故鉴定专家库成员。

医疗专长：擅长病毒性肝炎、肝硬化腹水、肝性脑病、肝肾综合征等传染病和并发症的诊疗。

专家门诊：周一全天

药物缘何致肝炎

顾名思义，所谓药物性肝炎就是因药物对肝脏造成损伤后引起的炎症反应。肝脏是人体非常重要的代谢器官，很多药物都要通过血液流经到肝脏进行代谢和转化。发生药物性肝炎有两种情况。

第一种情况是，药物或其代谢产物对肝细胞产生直接的毒性作用，这些药物的肝毒性是已知的、明确的，在药品说明书上都会有说明，其肝毒性与药物的剂量、疗程成正相关，即剂量越大、疗程越长，肝损伤就越严重。

第二种情况是，药物性肝炎的发生与个人的特异体质有关，即大多数人用这种药都不发生肝毒性，但个别人用了这种药会发生明显的肝毒性，其原因可能是对药物过敏或某些代谢酶的先天性缺乏，这种肝毒性在用药前是未知的、不明确的、难以预测的。

3种行为易致药物性肝炎

能引起药物性肝炎的药物有数百种，包括西药和中草药。临床上最常见的西药有：抗结核药（如利福平）、抗肿瘤药（如环磷酰胺）、他汀类降脂药，以及包括对乙酰氨基酚在内的一些解热镇痛药；最常见到的中草药有：苍耳子、苦楝子、五倍子、番泻叶和何首乌等。

生活中，导致药物性肝炎的常见原因有以下几种情况。

● **盲目服用所谓的减肥药**　减肥药的作用一般是通过导泻或抑制食欲等使体重下降，其中的许多成分（如番泻叶、西布曲明等）对肝脏都有明显毒性作用。西布曲明因其副作用已被禁止使用，但还有很多不法厂商在所谓的减肥保健品中使用。

● **轻信所谓的“偏方”“秘方”**　很多患有牛皮癣、高血脂、腰腿痛等慢性病、疑难杂症的患者，病急乱投医，反复尝试各种“偏方”“秘方”，认为中草药没有毒性而长期服用。

● **滥用抗菌药和解热镇痛药**　一些人感冒、头痛常常自己治，滥用抗菌药、消炎药，结果往往节外生枝、适得其反。

4项注意预防药物性肝炎

● 预防药物性肝炎，最重要的就是不要乱吃药，要少吃药，不要轻信偏方、秘方和所谓的减肥药。

● 已有慢性肝病和过敏体质者，用药更要谨慎小心。

● 必须用药时，尽量选择没有肝毒性或肝毒性小的药物，剂量不可过大，疗程不可过长，同时要定期检查肝功能。一旦发生药物性肝炎，要及时停用相关药物，不能停药时也应在医生指导下减量使用，必要时加上保肝药。

● 自购药品一定要看清说明书，就医时要主动向医生说明用药情况。PM

Tips

药物性肝炎的主要表现是乏力、腹胀、肝区隐痛，以及恶心、呕吐、食欲下降、怕吃油腻食物等消化道症状，严重者可出现眼珠发黄、皮肤发黄、尿液颜色变为深黄色或茶色，部分患者可以出现皮疹，抽血化验可以发现转氨酶和胆红素升高。大多数药物性肝炎都发生在服药后7~30天内，少数可在数月以后。诊断药物性肝炎，最重要的是要明确有无服药史，所以病人在就诊时应如实告诉医生自己的服药情况（包括药物种类、用药时间）。

现在网购越来越方便了，很多人会尝试上网购买化妆品。不过，一不小心，却可能因此染上皮肤病……

误用护肤品 发生"激素皮炎"咋办？

南京医科大学第一附属医院
皮肤科教授　骆　丹

患者咨询

去年，我从网上购买了一些"高级化妆品"使用。刚开始，感觉效果挺不错。可是，问题不久就出现了，我发生了一次脸部炎症。过了几天我才停止使用这些化妆品，症状似乎好了点。我当时没上医院，自己去药店买了点激素性药膏抹了下。不过没见什么效果。我来到一家医院治疗，医生开的好像也是一种激素药膏，当时似乎是治好了病。谁知，不久后又复发了。此后，病情总是时好时坏。到了今年，病情比原来更严重，脸上起了很多小红疙瘩。我到另一家医院皮肤科治疗，医生检查后说是激素性皮炎，并开了点药。但是，用药后效果仍不理想。请问专家，激素性皮炎到底是怎么引起的？到底怎么才能彻底治好我的皮肤病呢？

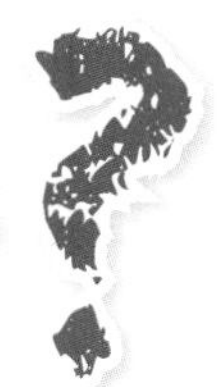

专家简介

骆丹　南京医科大学第一附属医院教授、博士生导师。江苏省政府重点学科皮肤病性病学科带头人。擅长皮肤性病科常见病和疑难病的诊治。

乱用化妆品致"激素皮炎"

某些女性长期误用含有激素的不合格护肤品，如有问题的防晒霜、美白嫩肤霜等，并因此导致了激素依赖性皮炎。这位女士使用网上购来的化妆品后脸部发炎，很有可能就是这种情况。更糟糕的是，由于不恰当使用各种外用药膏或清洁护理不当，皮炎并未得到控制，反而在原有皮肤病基础上病情加重。事实上，由于激素外用药的不恰当使用和不合格护肤品的使用，现在患激素依赖性皮炎的人越来越多。

拿外用激素来说。激素药膏常用于治疗各类炎症性皮肤疾病，如湿疹、过敏性皮炎、脂溢性皮炎等。由于激素的抗炎和收缩血管作用，局部炎症反应很快被抑制。可一停止使用激素，收缩的血管又会扩张，局部再次红肿，上述皮炎的原有皮疹会复发，甚至较前加重，此即激素停用后的"反跳现象"，这时患者不得不继续外用激素。为了尽快控制症状，部分患者不仅会重新使用激素，甚至会选用更强效的激素制剂，结果反而造成患处皮损对外用激素的进一步依赖。这就是我们所说的"激素依赖性皮炎"。

特别提醒

激素依赖性皮炎属于激素应用不当所致，因此，避免滥用和误用激素是预防的关键。应注意面部不要随便使用不明成分的外用药品或护肤品。若因某些皮肤病需外用激素，务必弄清激素药膏使用的部位和持续使用的时间。

要想治好，就要下决心脱离激素

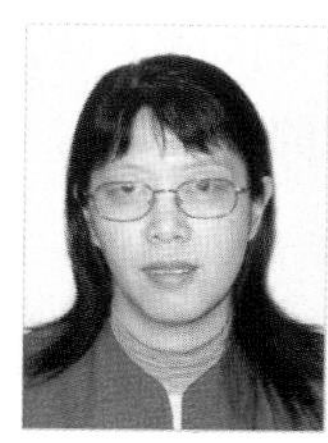

治疗面部激素依赖性皮炎，首先是停用激素类制剂，这是治疗本病的基本原则。一般停用方法有两种：①使用时间较短的患者可立即停用，换用润肤剂或试用钙调神经磷酸酶抑制剂，如他克莫司。②使用激素时间较长的患者，应缓慢撤药。可用弱效激素代替强效激素，用不含氟的激素代替含氟的激素，也可弱效激素与他克莫司软膏联合使用。另外，还可以在激素制剂中加入不含药的霜剂，按照比例逐渐递减激素用量，做到用药次数减少或间隔时间延长。逐渐撤药后，可用润肤剂替代治疗。

其他治疗还包括：①心理治疗，可增强患者的顺从性。②抗组胺止痒治疗。③应用抗生素抑制毛囊微生物感染。④使用润肤剂改善皮肤屏障功能。⑤口服维生素C等促进表皮脂类屏障的合成和组建。⑥中医药治疗，及冷敷、冷喷等物理疗法。⑦原有酒渣鼻、严重痤疮者，可口服小剂量维甲酸类药物。PM

网上段子

● 火灾被烧死的少，被呛死的多。烟大怎么办，湿毛巾捂口鼻匍匐前进啊，但你不能太死板，别人都跑步就你匍匐，被踩死的可能性更大。

● 丝袜非常可怕，被烧了会和表皮紧紧粘连，只能把皮肉全部割了扔掉，所以火灾时女同志记得第一时间脱丝袜，男同志平时也要克制自己的特殊爱好。

● 上海只有2家医院能治烧伤，一家是瑞金，俞灏明被烧了就是去的那里嘛。

● 你们知道吗，云梯最高只能到13层，所以啊，今天谁没来又住低层，你们去和她换一下房子住。

● 楼梯里起火叫烟囱效应，人是不可能从起火的楼梯里活着逃出来的，圣诞老人可以。

● 多高的楼层可以跳？7米，2楼！为什么？这是我们用全国跳楼的数字总结出来的。那你们从楼上怎么下来？用消防水带，那东西很结实，把你们全部挂上去都没问题。只有一种情况，就是被锋利的利器割过，一般这种情况都是因为同事关系不太好了。

● 灭火首选水基灭火器。哪里买？去实体店买！有人跟我说：要200~ 300元，太贵啦，网上买才20元，还有好评呢。我就想不通了，这东西怎么会有那么多好评呢。

● 你们看看这个消防队员最新款的防毒面具，多功能的，你们打电脑戴着也可以防辐射。逃生的时候别人匍匐，你可以走啊，边走边说：哎，往那边点爬，别被踩到了。

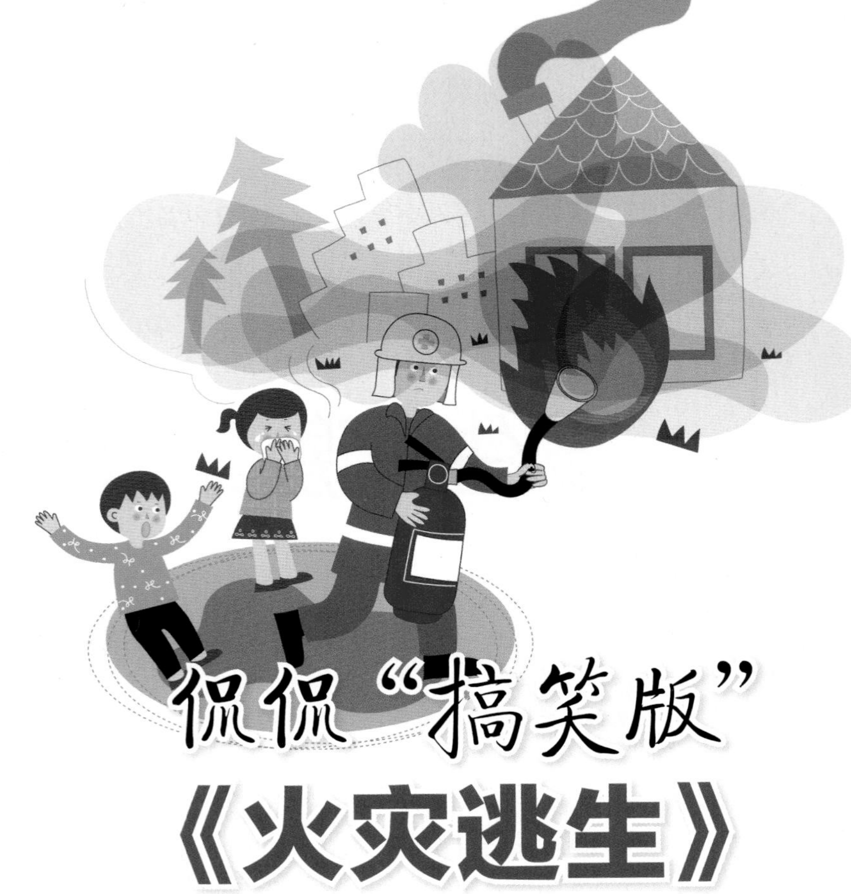

侃侃“搞笑版”《火灾逃生》

支持专家／中国消防协会理事、
上海市公共安全科普宣传咨询专家　范强强
上海交通大学附属第三人民医院
烧伤整形科副主任医师　倪 涛

左栏是最近网上流传颇广的“消防员来讲消防安全”段子，这个消防员把火灾逃生说得如此搞笑，令人印象深刻，但内容却难以分辨真假。于是，我们邀请了消防专家、烧伤科专家来解读：火灾来了，怎样逃生才正确、烧伤后如何就医。

大众医学：火灾被烧死的少，被呛死的多？怎样才能避免吸入过多浓烟？

范强强：这句话表达的意思是对的，但“呛死”是外行话，应该说“烟气致死”，它占火灾死亡的70%以上。在火灾烟气中，危害性最大的是一氧化碳。佩戴消防过滤式自救呼吸器，是避免吸入浓烟最好的方法。它能过滤各种有毒气体，但不能解决缺氧问题。用湿毛巾蒙口鼻能减少烟气的吸入，冷水能令人清醒，但不能过滤一氧化碳。在我国，其作用往往被夸大。干毛巾、衣服也有减少烟气吸入的作用，但不如湿毛巾。

发生火灾时，要根据火灾烟气层的高度，采用不同的行进方式。火灾烟气比空气轻，它从天花板往下蔓延。在烟气层高出头顶很多时，应疾走行进，这样既撤离得较快，又不会造成踩踏事件。在烟气层接近头顶时，要弯腰疾走，烟气层更低时，应匍匐行进。行进的要领：一是尽少吸入烟气，二是不造成踩踏事件，三是迅速撤离。

大众医学：云梯最高只能到13层，13层以上的只能先跑到低层？

范强强：这种说法是错误的。国产的云梯消防车就有50米的，远远超过13层，进口的举高消防车还有90米或更高的。只是这些举高消防车在高层建筑救生中还没有发挥国人期望的作用。相比建筑物外救生，安全的建筑物内疏散逃生更重要。我国12~18层的高层住宅有封闭楼梯间，19层以上有防烟楼梯间，它们是火灾逃生最重要的通道。只要让楼梯间的常闭防火门保持关闭，在底楼门厅、楼梯间的楼梯平台不停放电动车，不堆放杂物。那么，发生火灾时，居民进入楼梯间就相对安全了，可以有序地通过楼梯撤出起火大楼。

大众医学：楼梯里起火叫烟囱效应，人是不可能从起火的楼梯里活着逃出来的？

范强强：对于高层住宅而言，居民们只要确保楼梯间里本身不发生火灾，就没有烟囱效应。砖混结构的多层建筑是我国住宅建筑的主流。这种建筑物由于采用敞开式楼梯，起火时会有烟囱效应。只要居民们不在底楼门厅、楼道、楼梯间的楼梯平台停放电动车，不堆放杂物，自家一旦着火，逃生时把房门关上，就能大大弱化烟囱效应，从建筑物内逃生的机会很大。上层发生火灾，烟囱效应对下面的楼层没太大的影响。

大众医学：怎样从高楼层尽快下来？用消防水带是否安全？

范强强：高层建筑发生火灾时，从建筑物内疏散逃生，即通过楼道、楼梯间逃生是基本途径。家里一旦发生火灾，居民逃离时应把房门关上，使楼道成为安全疏散通道并通知邻居。这样，进入楼梯间后各层的居民就可以有序地疏散。若发现火灾时，楼道已被高温的浓烟封锁，用消防水带从建筑物外逃生是不可取的。首先，配备消防水带的室内消火栓在楼道里，很难拿到。第二，消防水带是供消防员登楼后灭火用的，移作他用会影响灭火。居民可以在家里配备缓降器。离心原理的缓降器可用于12层以下。我国开发、技术世界领先的擒纵原理的缓降器，最高可用到30层，只是价格比较高。另外，就是把门缝塞住，等消防队救援。发生火灾时，低楼层居民跳楼逃生是不可取的。二至四楼的家庭应配一条逃生绳。

大众医学：灭火器种类有几种，灭火首选水基灭火器是否正确？

范强强：灭火器按灭火剂种类不同，分为4类：即干粉灭火器、水基灭火器、二氧化碳灭火器和洁净气体灭火器。供老百姓使用的是前两种。与干粉灭火器相比，水基灭火器的优点是不会污染施救对象，加了添加剂的水基灭火器还能用于扑救B类（可燃液体）火灾。水基灭火器在灭火剂上作假的比较少。近年来，水基灭火器用得越来越多。但是，水基灭火器的灭火效能比干粉灭火器低许多，而且ABC干粉灭火器能扑救C类（可燃气体），这项功能是水基灭火器所没有的。扑救D类（金属）火灾，只能用D类专用干粉灭火器，不能用水基灭火器。选择灭火器应视保护对象而定，“灭火首选水基灭火器”的说法是错误的。

大众医学：身上烧烫伤时怎么办？

倪 涛：本人或家人身上有烧烫伤时，立即用冷水冲洗伤口10分钟。Ⅱ度以上烧烫伤要送医院。

大众医学：穿丝袜烧伤要割皮？

倪 涛：在发生火灾时，与纯棉衣物相比，丝袜等化纤织物更容易引火上身，并且可能会使烧伤面积和烧伤程度雪上加霜。但穿丝袜被烧伤后，也不至于要把皮肉全部割了扔掉，表面清创就可以将与皮肤粘连的残存衣物去除。

大众医学：上海只有2家医院能治烧伤？

倪 涛：上海有7家医院设有独立的烧伤科，分别是上海交通大学医学院附属瑞金医院、第二军医大学附属长海医院、上海交通大学医学院附属第三人民医院、复旦大学附属金山医院、上海市第七人民医院、武警上海市总队医院、上海电力医院。PM

小贴士：

发生火灾时，要根据火灾烟气层的高度，采用不同的行进方式逃生。逃生时用湿毛巾蒙口鼻能减少烟气的吸入。本人或家人身上有烧烫伤时，立即用冷水冲洗伤口10分钟。Ⅱ度以上烧烫伤要即时送医院。

坚果：最大众化的休闲食品（十二）

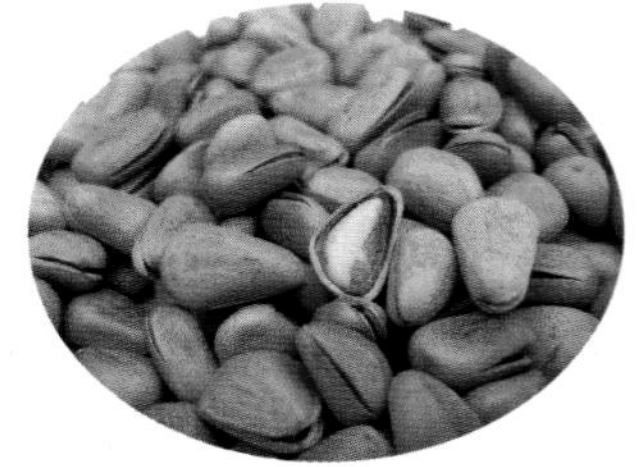

松子

上海市营养学会　蒋家騉

坚果是一类深受老百姓喜爱的休闲食品。市场上的坚果可谓林林总总，大家常吃的西瓜子、南瓜子、杏仁、腰果、榛子、核桃、松子、板栗、白果(银杏)、开心果、夏威夷果、花生、葵花子、巴旦木等均属此类。不同的坚果有各自的营养成分和保健功效，坚持每天一把坚果，将有助你的健康。

松子又名海松子，是华山松、红松及马尾松的种仁。古代医书中记载，松子是具有抗衰老功能的长寿果。

保健功能

中医认为，松子性平、味甘，具有补肾益气、养血润肠、润肺止咳等作用。在《本草纲目》中写道："海松子，逐风痹寒气、补虚补气、肥五脏、散诸风、湿肠胃，久服身轻，补益气血、滋润五脏、养颜驻容、乌发白肤、强壮筋骨、延年不老。"现代医学分析发现，松子中的脂肪成分是油酸、亚油酸等，属于不饱和脂肪酸，能增强血管弹性，降低坏胆固醇（低密度脂蛋白胆固醇）和甘油三酯，升高好胆固醇（高密度脂蛋白胆固醇），具有增强脑细胞代谢，维护神经功能的作用。常吃松子有益于强身健体，防止动脉硬化，降血压及预防心血管疾病，特别适合用脑过多、腰痛、眩晕者食用;松子中所含的不饱和脂肪酸，还能润肠通便，缓泻而不伤正气，对老人、小儿便秘有一定的食疗作用；松子中的钙、磷和钾含量丰富，对大脑和神经有补益作用，是学生和脑力劳动者的健脑佳品，对老年痴呆也有一定的预防作用；松子还含有丰富的维生素E，维生素E是一种很强的抗氧化剂，能起到抑制细胞内和细胞膜上的脂质过氧化作用，保护细胞免受自由基的损害，从而保护细胞的完整性和细胞内许多酶的正常功能，具有抗衰老及消除疲劳、防癌抗癌的作用；松子富含的多种营养物质，有助于乌发白肤，养颜驻容，是美容佳品。1997年挪威科学家首次公布了世界上仅存在于松子中的特殊不饱和脂肪酸——皮诺敛酸，它有抗炎、解热、镇痛作用，能防治真菌、病毒感染等，被誉为"洗血因子"。

选购须知

松子要选择外表较硬、丰满、色泽光亮、大小均匀、颜色一致的。陈年的松子，颜色暗淡无光。现在，市场上供应的大多是开口松子。正规生产时，需用100℃、经过30分钟高温加工而成，特点是松子开口不均匀，有大有小。优质的开口松子吃起来有清香味。非正规厂家生产时，往往用化学物加工，松子的开口基本一样大；有的生产者为了掩盖已变质松子的缺陷，还加入多种国家不允许使用的添加剂，闻有异味，口感发涩，选购时应注意。

温馨提示

松子含脂肪多，属于高能量食品。吃得太多，会导致肥胖。每天松子食用量以20~30克（约一把）为宜。脾虚腹泻以及多痰者，最好暂时少吃松子。PM

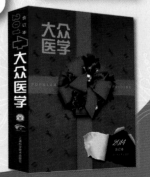

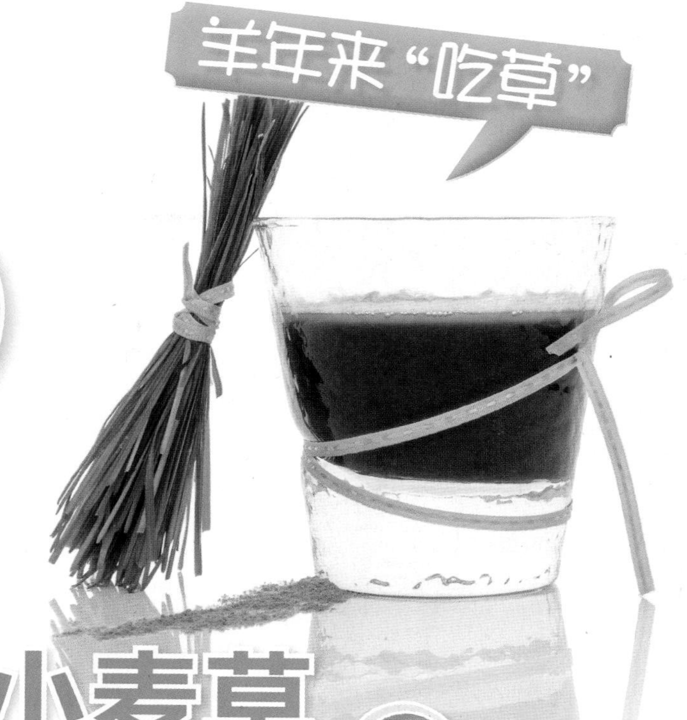

前不久，北京、上海等城市中流行起了饮用“鲜榨小麦草汁”，每天清晨喝一杯小麦草汁，已经成为上班族中一种时尚、健康的生活方式。小麦草的营养价值，也成为人们广为流传的健康养生话题。小麦草即小麦苗。二十世纪，人们发现小麦的幼苗——小麦草，比小麦果实即麦粒更富有营养。小麦草因此备受人们关注。小麦草究竟有什么营养价值，怎样吃最好，我们请专家为大家解答。

“神奇”的小麦草 你吃对了吗？

同济大学营养与保健食品研究所
常务副所长、副教授　戴秋萍

小麦草，营养更丰富

小麦草的营养价值包括：①小麦草中含有丰富的叶绿素，结构和血红素相似，唯一的区别是血红素含铁，叶绿素含镁。小麦草的叶绿素对心血管系统有益，具有平衡血糖及清肝的作用。②小麦草属于高钾低钠的食物，钾的含量非常高，可达 2.3%，高于其他绿色蔬菜。经常食用小麦草，可以抗疲劳，并有助于预防高血压。③小麦草中含有黄酮类化合物及多种酶，如过氧化氢酶、细胞色素氧化酶、超氧化物歧化酶、谷胱甘肽过氧化物酶等。这些酶可以清除人体内的氧自由基、分解毒素，具有抗氧化、预防癌症的作用。④小麦草比其他绿叶蔬菜的维生素含量更丰富，是天然维生素的良好来源，如 B 族维生素、维生素 C、维生素 E、β 胡萝卜素等，尤其维生素 E 的含量相当高。⑤小麦草中含有丰富的膳食纤维，可以起到通便的作用。⑥小麦草中含有丰富的蛋白质及 18 种氨基酸，其中含有的低分子水溶性蛋白质，具有促进表皮、黏膜再生以及加快伤口愈合的作用，可以治疗溃疡。

小麦草，你吃对了吗

小麦草中含有多种天然营养物质，经常食用小麦草对人体有益。最好的食用方法是将小麦草榨汁，可以保留小麦草中丰富的营养物质及其活性。但榨汁用的小麦草必须是干净的、无污染的。小麦草割取后，放入榨汁机中，小麦草和饮用水的最好配比为 1 ∶ 10（水可以分两次加入）。小麦草汁有浓郁的青草香味，口感清淡甘甜。榨好的小麦草汁可加入适量蜂蜜、白糖或水果汁，使其口感更香甜，可随时饮用。空腹喝小麦草汁吸收比较好，但有人可能会出现胃部不适，可以改在饭后 1~2 小时内饮用。新鲜的小麦草汁最好在 2 小时内喝完，每天饮用总量约 50 毫升。

加热、烹调等会使小麦草的营养物质及其活性受到一定的破坏。PM

小贴士

小麦草含有丰富的叶绿素、钾、维生素 E 等，对心血管系统有益，有助于平衡血糖、预防高血压等。干净的、无污染的小麦草可以榨汁饮用，能够更好地保留小麦草中丰富的营养物质及其活性。加热、烹调等会使小麦草的营养物质及其活性受到一定的破坏。空腹喝小麦草汁吸收比较好，新鲜的小麦草汁最好在 2 小时内喝完。

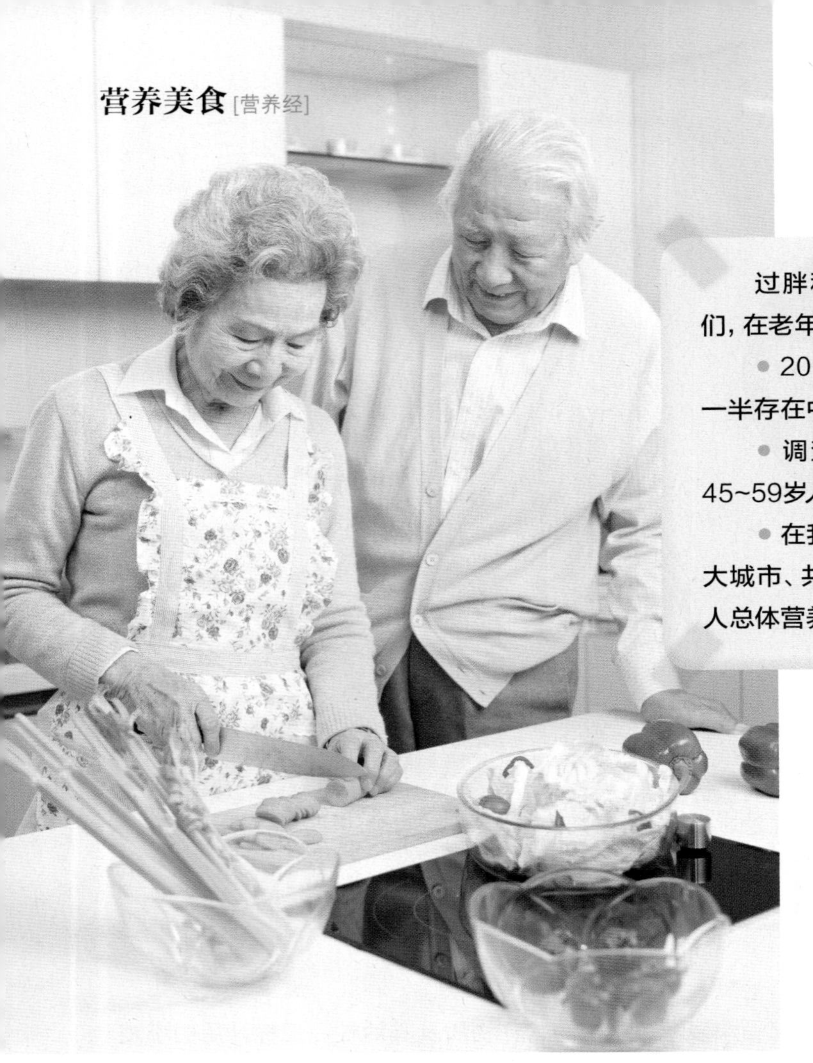

过胖和过瘦对健康都不利，恐怕无人不知。但数据告诉我们，在老年朋友中，"富态美"和"老来瘦"仍是两股"潮流"：

- 2010年，通过监测19 966名60岁以上的老年人，发现近一半存在中心型肥胖。
- 调查报告显示，60岁以上老年人的营养不良发生率是45~59岁人群的2倍，贫血患病率也远高于中年人群。
- 在我参与调查的一项针对北京、上海、广州、成都、重庆五大城市、共计6 058名65岁以上老年人的营养状况调查中，老年人总体营养不良及营养风险的发生率为55%。

耄耋老人也能享受美味

同济大学附属同济医院营养科副主任医师　吴 萍

"富态美"：事出有因

老年人肥胖的主要原因在于基础代谢率逐渐降低，体力活动减少，饮食摄入过多，特别是高糖、高脂、高能量的食物摄入没有相应减少，导致老年人高发包括肥胖在内的多种疾病。

"老来瘦"：绝非偶然

● **客观＋主观原因**　除了遗传因素，老年人会受到诸多疾病因素和生理代谢的影响。疾病因素如恶性肿瘤、甲亢、慢性胃炎、胃和十二指肠溃疡、溃疡性结肠炎、肝硬化、肾功能不全、糖尿病、结核病等。生理代谢的影响主要是消化系统功能减退；牙齿磨损或缺牙，使咀嚼能力下降；味觉和嗅觉功能减退，影响食欲；食管蠕动时收缩力减退；胃酸、胃蛋白酶合成减少，影响消化；胃肠蠕动减慢，易发生胃肠胀气、便秘等；肝脏体积缩小，血流减少，合成白蛋白的能力下降，等等。

另一方面，很多老年人对饮食和营养知识一知半解，易走入营养误区，往往认为吃肉、吃蛋会导致血脂高、胆固醇高，有的认为得了糖尿病就应该吃得少，因而盲目节食，矫枉过正，出现营养不良。

● **惹来不少麻烦**　老年人营养不良，对健康往往有很多负面影响，如增加疾病的易感性，易着凉感冒，或是造成胃肠功能紊乱；骨质疏松发生率高，特别是老年女性患者，骨折率上升；受伤时或外科术后伤口愈合缓慢；在某些应激状态下，耐受力低下，一旦生病经不起疾病消耗；易出现精神神经症状。

从饮食开始：重"量"重"质"地生活

欧洲成功老年人的标准是：75岁前基本健康，能参加社会活动，75～84岁生活能自理，85岁以上才需护理服务。而中国的老年人虽然平均寿命普遍延长，但往往患有多种疾病，生活质量差。要达到欧洲标准，除了合理运动、心理健康、戒烟限酒之外，特别需要合理营养，保持正常的体型。在及时治疗原发病的基础上，首先需保证充足的食物摄入，提高膳食质量，适当增加进餐次数，适当使用营养素补充剂，并且定期称量体重，监测营养不良。

目前我国多数老人选择居家养老，但普遍缺乏专业的护理和营养配餐。《中国居民膳食指南》明确给出了中国老年人的 14 条膳食建议，概括为 4 句口诀：

二两粗三两细，主食搭配要合理；
一两肉二两鱼，一个鸡蛋一把豆；
一杯奶一斤菜，半斤水果防老衰；
食用油吃半两，限盐 6 克保健康。

老年人可在此基础上合理调配，烹饪出营养又健康的美食。不过，每个老年人的基础疾病不同，性别、身高、体重不同，营养状况不同，劳动强度及饮食习惯均不同，因此饮食需个性化，必要时可去三甲医院的营养门诊进行具体咨询。PM

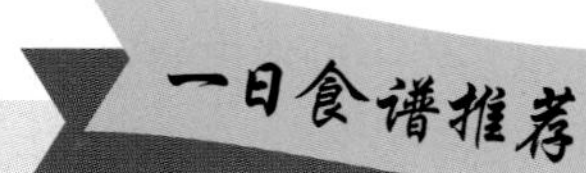

以一个身高160厘米、体重60千克的轻体力劳动的健康老年女性为例，推荐一日食谱（全日用油25克，盐5克）。

早餐 低脂牛奶200毫升，燕麦片20克，杂粮馒头（玉米面粉50克），白煮鸡蛋1个，莴笋丝拌干丝（莴笋75克，豆腐干丝20克）。

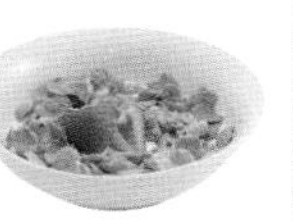

下午点心 苹果 1个，核桃2个。

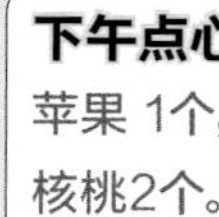

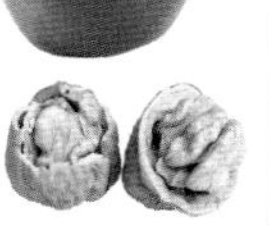

晚餐 二米黑豆粥（小米20克，大米20克，黑豆20克），芹菜牛肉丝（芹菜75克，牛肉50克），蒜泥茄子75克。

中餐 杂粮米饭（大米50克，荞麦25克），香菇炒青菜（香菇50克，青菜75克），青椒绿豆芽（绿豆芽75克，青椒30克），清蒸鲈鱼（鲈鱼100克，木耳若干）。

饭后1小时 低糖酸奶100毫升。

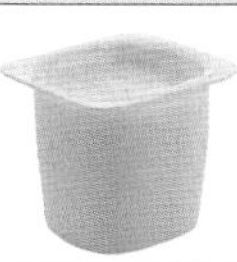

肾结石是一种常见的泌尿系统疾病，指发生于肾盂、肾盏及肾盂与输尿管连接部的结石，多见于30~60岁人群，且男性发病率高于女性，近年来发病率有上升的趋势。为什么会患肾结石呢？研究显示，除了泌尿系统感染、梗阻、自身代谢性疾病及遗传因素外，肾结石的发病与不合理饮食关系密切。

吃什么，减少肾结石风险

✍解放军总医院营养科　张新胜　薛长勇（教授）

结石的由来

临床上，一般将肾结石分为四类：含钙结石、感染性结石、尿酸结石和胱氨酸结石。其中，80%的肾结石为含钙结石，主要成分为草酸钙、磷酸钙；感染性结石约占10%，主要成分为磷酸镁铵；尿酸结石约占10%。近年来，尿酸结石的发生率有逐步升高趋势；胱氨酸结石仅占1%。还有一部分药物性结石、基质结石等。当人体从食物中摄取过多的结石成分，超出了机体的代谢能力，再加之在致病因素的作用下如感染、少尿、尿液酸碱失衡，造成草酸钙、磷酸钙或尿酸过饱和，析出晶体或结晶增大，大大增加了形成肾结石的风险。

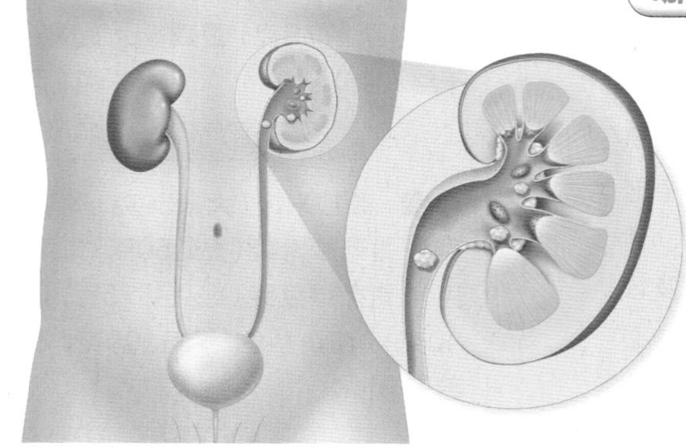

哪些人容易发生肾结石

有下列情况者容易罹患肾结石：①既往患过肾结石者，5年内肾结石再发率高达50%。②久卧病床的老人或老人骨折后，容易使血钙增高，进一步造成尿钙增多，形成肾结石。③多汗者，人体汗液蒸发过多，使尿液浓缩，容易形成结石，特别是夏季。④慢性代谢疾病，如高血压、糖尿病、肥胖患者，罹患肾结石的风险较健康人群高。⑤疾病因素导致高血钙或高尿钙者，如甲状旁腺功能亢进、痛风、骨折、瘫痪、溶骨性骨肿瘤等，可使尿钙增高，容易形成肾结石。⑥尿路梗阻者，因尿液郁积、尿路感染，容易出现肾结石。

哪些食物会“催生”肾结石

❶ 高草酸食物 体内草酸大量积存是导致草酸类结石的因素之一。含草酸较高的食物有菠菜、豆类、葡萄、可可、茶叶、橘子、番茄、土豆、李子、竹笋等，人们普遍爱吃这些食物。

对策：平常少吃高草酸食物外，此外，适当补充维生素B_6片，有利于草酸的脱除。

❷ 高蛋白质食物 经常过量摄入高蛋白质食物，会使肾脏和尿中的钙、草酸、尿酸增高，若不能及时把多余的钙、草酸、尿酸排出体外，会导致肾结石、输尿管结石。

对策：每日蛋白质摄入量1~1.2（克/千克体重）。早餐或晚餐摄入的鸡蛋和牛奶等，基本满足了机体一天对蛋白质的需求量。适当降低动物性食物的摄入，对预防肾结石发生尤为重要。

❸ 高糖食物 虽然糖是机体的重要养分，但高糖饮食可通过提高尿钙的排泄而增加尿路结石的风险，尤其是乳糖，能促进钙吸收，导致草酸钙在体内积存而形成肾结石。摄入糖越多，形成结石的风险越高。另外，摄入糖过量会导致肥胖，肥胖又会增加罹患肾结石的风险。

对策：尽量少食用或不食用纯糖类食物，例如白糖、红糖或经含有这些糖的饮料和甜点等，主食要做到粗细搭配。

❹ 高脂肪食物 肉类尤其是肥肉含脂肪多。脂肪会减少肠道中可结合的钙，增加草酸盐的吸收。特别在出汗多、喝水少，尿量少时，可能会加速肾结石的形成。

对策：少吃肥肉，每日食用油控制在25克。夏天要多喝水。吃了油水多的食物时，也要多喝水，以促进排尿，稀释尿液成分，不让草酸盐等成分“抱团结块”，减少肾结石风险。

⑤ 高嘌呤食物 动物内脏、海产品、浓肉汤、花生、豆角、菠菜等，均含有较多嘌呤成分。嘌呤进入体内新陈代谢后，其最终产物是尿酸。尿酸可促使尿液中草酸盐沉淀。一次过多食用含嘌呤丰富的食物，会导致嘌呤代谢失常，草酸盐在尿中沉积形成尿结石。

对策：痛风患者以及尿酸结石患者，应少吃高嘌呤食品。

⑥ 高钠食物 当饮食中钠含量高时，会增加尿液中钙的排泄。若钙与草酸、尿酸结合，会增加发生结石的机会。

对策：每日盐摄入量控制在6克以内。肾结石患者应避免高盐食物，如火腿、香肠、咸蛋、酱瓜、豆腐乳、沙茶酱等。

哪些吃法会“制造”肾结石

❶ 盲目限钙 限制钙摄取并不能预防结石形成，因为钙在肠道与草酸结合，形成不溶于水的草酸钙，随粪便排出，可降低尿液中草酸的排出量，减少结石形成的机会。

对策：每日钙摄入量1 000～1 200毫克。可以选择一些钙含量较高的食物，如奶类及乳制品、虾皮、小鱼干等。

❷ 维生素C超量补充 摄入大剂量维生素C，可增加正常人尿草酸的排泄。长期服用过量维生素C补充剂，可能会导致草酸钙结石。

对策：每日维生素C摄入量100毫克，可从新鲜蔬果中获得。若需要补充维生素等营养素，也要在专业医生指导下进行，适当补充有助健康；过量或不合理补充，将适得其反。

❸ 镁摄入量不足 缺乏镁，会增加草酸钙肾结石形成的风险；适当补充镁，可降低草酸钙肾结石形成的风险。

对策：多摄入紫菜、小米、玉米、冬菜、苋菜、辣椒、蘑菇、杨桃、桂圆、核桃仁等镁含量高的食物，以防结石形成。

延伸阅读

减肥或健身人士，要避免蛋白质摄入量过高

研究发现，摄入蛋白质过量时，尿钙排出量增加，从而加大罹患肾结石的危险性。在大鱼大肉摄入过多而主食、蔬菜偏少的情况下，容易造成膳食中钙、钾、镁元素过少，而硫、磷元素过高的问题，使尿钙排出量上升，骨钙溶出增加。如果采用高蛋白质和低碳水化合物食谱快速减肥时，非常容易造成肾结石。所谓“吃肉减肥”“鸡蛋减肥”等方法，都有这样的风险。还有，很多女士在三餐之外还服用胶原蛋白美容产品。要知道，胶原蛋白中所富含的甘氨酸和羟脯氨酸都是草酸形成的前体，过量服用时会增加尿中的草酸含量，从而增加肾结石的风险。我国的人体试验也发现，草酸钙型肾结石患者摄入350克猪肉后，尿中的草酸和尿酸水平均升高，柠檬酸下降，尿液酸度上升，如果这种情况持续6小时以上，会增加形成肾结石的危险。另一类可能出现问题的人是健身人士，在训练后服用大量蛋白质粉、蛋清等高蛋白质保健品或食品，也会有类似的危险。

目前，我国绝大部分城市居民并不存在蛋白质不足的问题，但很多人因为受到保健品推销人员的忽悠，在三餐之外大量摄入蛋白质粉，造成蛋白质摄入过量，从而增加罹患肾结石的风险。

❹ 维生素A摄入不足 因维生素A是维持尿道内膜健康所必要的物质，有助于阻碍结石复发。若缺乏维生素A，会增加罹患肾结石的风险。

对策：补充富含维生素A的食物。平时可适当进食胡萝卜、绿花椰菜、洋香瓜、番瓜、牛肝等含维生素A较多的食物。但是，补充维生素A不能过量，否则会出现中毒。服用补充剂前最好请教医生。

❺ 过多摄入维生素D 过多摄入维生素D能产生过量维生素D_3，促进肠内钙吸收，引起高钙尿的发生，增加了肾结石发生的风险。

对策：成年人每日维生素D摄入量10~15毫微克。除了海鱼外，膳食中含有大量维生素D的食物很少，人们不必担心饮食会引起维生素D过量。需要注意的是，额外补充维生素D制剂容易引起过量。易罹患肾结石的人应该在医生指导下进行补充。PM

值得一提的是，预防肾结石发生，除了调整食谱，阻止食物“制造”肾结石外，还要注意以下几点：①改变单一的饮食方式，注意饮食搭配，进食适量。吃晚餐不要太晚，也不要太饱。②保证每日至少摄入2 500毫升水，晚间也要饮一定量的水，有利于防止肾结石的形成。③改变不良的生活方式，保持有规律的生活，不要憋尿，远离烟酒。④治疗相关疾病。⑤保持良好心情，积极参加有氧运动，让机体充满活力。

煲出一锅营养汤

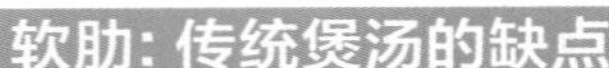
扬州大学旅游烹饪学院　周爱东

煲汤，最能体现烹饪技艺。不过，汤的浓郁、清淡与各地的口味习惯相关，没有评判标准来划分是浓汤好或清汤好。但是，当我们把营养卫生与风味结合起来分析时，那些传统的煲汤方法就需要推敲或改进一下了。

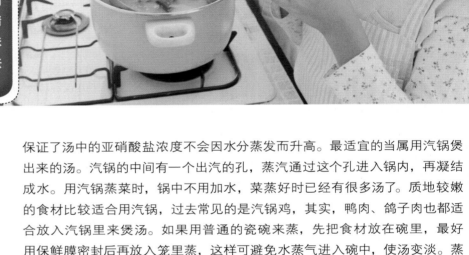

软肋：传统煲汤的缺点

许多人认为，煲汤时间越长味道越美味，一锅汤煲 2 个小时算短的。在一些特别讲究的私房菜馆里，煲一锅汤需要 5 小时，甚至超过 8 小时的也很常见。因为很多食材要经过长时间煲煮，才使得风味和营养成分充分析出。不过，营养学家认为，经过长时间煲汤加热，汤中的亚硝酸盐浓度会增加，尤其是超过 24 小时的。如果长期饮用这样的汤，会增加致癌风险。长时间加热煲汤，还会导致水中二氧化碳完全蒸发，煲出来的汤缺少清新的口感，汤中食材也变得毫无质感。反过来，短时间煲煮的汤，虽没有亚硝酸盐的担忧，但食材中蛋白质因加热时间较短而不能充分水解，氨基酸析出较少，除了汤的鲜味明显不足，溶解在汤里的营养成分、功效成分与风味成分也都不够。

推荐：两种煲汤方法

● **蒸法**　这种方法做出来的汤色清澈，水分也不会因为加热而蒸发掉，保证了汤中的亚硝酸盐浓度不会因水分蒸发而升高。最适宜的当属用汽锅煲出来的汤。汽锅的中间有一个出汽的孔，蒸汽通过这个孔进入锅内，再凝结成水。用汽锅蒸菜时，锅中不用加水，菜蒸好时已经有很多汤了。质地较嫩的食材比较适合用汽锅，过去常见的是汽锅鸡，其实，鸭肉、鸽子肉也都适合放入汽锅里来煲汤。如果用普通的瓷碗来蒸，先把食材放在碗里，最好用保鲜膜密封后再放入笼里蒸，这样可避免水蒸气进入碗中，使汤变淡。蒸制时间以 1 小时左右为宜，如果是蒸牛肉、猪肉之类较老的食材，需要 2～3 小时，甚至更长一些。

● **炖法**　要特别注意火力大小，若火大了，不仅汤易耗干，还会让汤色变得浑浊，缺少清新口感。一般用小火炖，保持锅中汤的温度在 80～90℃。过去的老法子还特别地道，盖上锅盖后，要用绵纸把锅沿封起来，尽量不让汤的香味散掉。炖法更适合质地偏老一点的食材，如牛肉、猪蹄、老母鸡、老鸭等，通常需要 3 小时。

食材：不同原料入锅烹饪时间有区别

● **肉类**　这是煲汤的主要材料，是汤的鲜味“源头”，也是起主要滋补功效的成分。若长时间蒸炖之后，肉类的口感都不会太好，肉质越来越老，新鲜的滋味也荡然无存。那么，饭店会怎么煲汤呢？以鸡汤为例，先用老鸡或鸡骨架煲汤，蒸也罢，炖也行，先煲汤 1 小时左右，再选嫩鸡，剁成块，焯水，洗去血沫，放在汤里再煲 1 小时。这样既有老鸡汤的鲜美，也有仔鸡汤的清爽。凡肉类食材，都可参考这样的做法。

● **葱姜**　这是煲汤最常用的去腥增香材料。煲汤，大多数人习惯在开始时就放入葱姜。其实，长时间加热，葱姜的香味早已不新鲜了，甚至有些植物食材会产生一股焖熟味。正确的方法是，在汤煲好前 10 分钟，把锅中原有的葱姜捞出，再放入新的葱姜煲一下。这样煲出来的汤就显得清新多了。同样道理，如果汤中要加入鲜竹笋、黄瓜等气味清香的食材，也应在汤煲到最后 10 ~ 20 分钟时再加入。

● **补益类药材**　这类材料不要随意添加，若能在有经验的中医师指导下使用，才可收到良好的效果。尽可能不要用药香味浓烈的中药材，以免影响汤的风味，影响食欲。有些中药材会掉色，也应尽量避免。中药材不要选药性猛烈的，比如人参，一般选用园参就可以了，韩国名菜“参鸡汤”用的就是人工种植的高丽参。此外，选平和的西洋参也可以。黄芪、黄精也是煲汤常用的药材，黄精色重，用的时候最好先用热水略烫，去掉一些颜色。为了尽可能发挥药材的功效，煲汤前最好先用冷水浸泡 30 分钟至 1 小时。人们习惯用补益类药材加肉类煲汤，这样的汤品比较适宜秋冬季食用，不适宜于春夏季食用。

助鲜：煲汤要懂得用好食材

● **食用菌**　一般来说，春夏季煲汤宜清淡，仔鸡春笋之类是春夏季常用的煲汤材料；秋冬季煲汤宜浓厚，老鸡、老鸭、牛羊肉则是秋冬季常用的煲汤材料。人们通常以油脂多少来区别汤品的清淡与浓厚，这是一个误区。还有一个因素常被人们忽视，那就是肉类中的胶原蛋白（主要存在于筋骨、皮、爪中）。若要汤味清淡，则少用胶质丰富的肉类。反之，则可以多用。有人喜欢略带胶质的汤，这样喝起来更美味。如何解决这个矛盾呢？不妨添加一些食用菌，如蘑菇、杏鲍菇、银耳等。炖煮后，食用菌中的多糖成分可产生近似胶原蛋白溶化的口感，但并不会使人感到口腻。

● **干货**　很多人喜欢用干货食材来煲汤。其实，大多数干货食材并不具有好的风味。如鱼翅、鲍鱼、海参等，都要依靠其他食材提供鲜味；而且干货类食材还需要更为复杂的涨发加工过程，这又是家庭厨房很难掌握的。所以，若没有特殊需求，就不要用干货食材了。

解读：汤品中的营养成分

● **脂肪**　许多人认为，浓白的汤才有营养。其实，那只是脂类物质在大火煨煮时发生的乳化现象，喝那种浓汤等于喝下了很多脂肪。即使用骨头煮出来的浓汤也一样，骨头中的钙极少会溶解入汤里。那么，如何去掉汤品中的脂肪呢？常见的方法是用勺子撇去浮油，但效果不太好。最有效的是冷藏法，把煮好的汤放入冰箱冷藏一段时间，等油脂浮起凝结成块，将其揭去即可。

● **维生素**　炖汤时，水溶性维生素很容易因长时间加热而遭受破坏。水溶性维生素基本存在于新鲜蔬菜中，为保全营养素，新鲜蔬菜最好在汤炖到最后时才下锅，这样，汤品不仅味道鲜美也能保证蔬菜新鲜。脂溶性维生素不易因炖煮而破坏。

● **蛋白质**　很多人比较喜欢浓稠的汤，尤其是喝起来有点粘嘴的。其实，那是胶原蛋白溶化后的口感。胶原蛋白属于不完全蛋白，主要存在于动物的筋、皮、骨骼中，营养价值不高。所以，在选择原料时，最好多用些瘦肉，以提升汤品的营养价值。PM

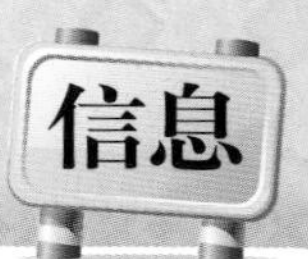

中外合作，携手打造首个国际一流心脏中心

近日，以创新医疗服务为宗旨的德达医疗集团宣布，与哥伦比亚大学心脏中心（哥伦比亚医学中心内外科分部及哥伦比亚大学心脏资源中心简称）正式签署协议，共同打造上海首家国际一流的心脏中心。该协议的签署标志着德达医疗成为哥伦比亚大学心脏中心在中国的首个、也是唯一的心血管临床领域战略伙伴。签约仪式上，德达医疗同时宣布德达医学专家委员会正式成立。德达医学专家委员会的三位创始专家分别为：孙立忠教授（中国医师协会心血管外科医师分会会长，全国大血管外科专业委员会主任委员）、葛均波教授（中国科学院院士、中华医学会心血管病学分会候任主任委员）、黄连军教授（中国医师协会心血管外科分会介入学术委员会主任委员）。在专家委员会和哥伦比亚大学心脏中心的共同协助下，德达医疗将打造一个创新与变革的平台，致力提升本地心血管诊疗服务，以进一步补充和支持中国整个医疗体系并满足患者需求。

重视生殖激素水平检测，保障女性健康

2014 年 12 月，女性生殖激素关爱媒体见面会在上海举行。北京协和医院妇产科孙爱军教授指出："生殖激素在女性成长发育以及正常的生理代谢中起着重要作用，一旦打破平衡，会造成内分泌紊乱，这也是导致月经不调等多种妇科内分泌疾病和不孕不育的元凶。而生殖激素检测及 AMH 检测（抗苗勒管激素检测是预测卵巢反应和优化卵巢刺激治疗的最佳生物标志物，可评估女性卵巢储备功能。罗氏诊断首个自动化 AMH 检测将于 2015 年在中国上市）。正是这些疾病诊治的重要手段，是保障女性健康的关键。"据悉，罗氏诊断 Elecsys 生殖激素检测采用电化学发光法，精密度与灵敏度高，仅需 18 分钟即可拿到检测报告，满足临床妇科内分泌疾病诊疗生殖激素检测的需求。复旦大学附属中山医院潘柏申教授亦表示："电化学发光法准确度更高，结果更稳定，与临床判断具有高度一致性，保证了诊断和治疗动态监测的准确与高效。"

抗晚期胃癌创新药引发世界关注

2014 年 12 月中旬，江苏恒瑞医药股份有限公司在上海宣布，其自主研发的用于治疗晚期胃癌的新型药物——艾坦（阿帕替尼）已获国家食品药品监督管理局批准，正式在中国上市。据悉，阿帕替尼是全球第一个被证实在晚期胃癌标准化疗失败后安全有效的小分子抗血管生成靶向药物。临床研究证实，阿帕替尼能够给晚期胃癌患者带来明显的生存获益。由中国人民解放军八一医院秦叔逵教授和复旦大学附属肿瘤医院李进教授共同牵头、38 家中心参与的阿帕替尼治疗晚期胃癌Ⅲ期临床研究中，1 名晚期胃癌患者服用阿帕替尼后已存活 44 个月。秦叔逵教授指出，阿帕替尼是血管内皮生长因子受体 -2 的小分子酪氨酸激酶抑制剂，可抑制酪氨酸激酶的生成，从而抑制肿瘤组织新血管的生成，最终达到治疗肿瘤的目的。李进教授则表示，阿帕替尼是目前晚期胃癌靶向药物中唯一的口服制剂，方便应用，可极大提高患者治疗依从性，显著延长晚期胃癌患者生存时间，大大降低患者治疗费用。

及早筛查，防"宫颈癌"于未然

2014 年 12 月，由上海交通大学医学院宫颈专病诊治中心主办，上海交通大学医学院附属国际和平妇幼保健院承办的"百合花行动——远离宫颈癌"系列宣传讲座在上海交通大学医学院举行。会上，国际和平妇幼保健院宫颈科主任吴丹博士呼吁：女性，尤其是年轻女性，应尽早了解宫颈癌预防相关知识，定期进行妇科筛查，及早发现和治疗宫颈癌前病变，以降低宫颈癌的发生率和死亡率。据悉，目前宫颈癌初筛的常用手段是细胞学诊断，但单一的细胞学检查还不足以评估女性罹患宫颈癌的风险。2012 年，美国发布的新版宫颈癌筛查指南推荐对 30 岁以上女性采用细胞学和高危型 HPV 联合检测；2014 年 4 月，美国食品和药物管理局（FDA）批准将罗氏诊断 cobas HPV 检测用于 25 岁及以上女性的宫颈癌一线初筛。该检测可分别对 HPV16 型、18 型和其他 12 个高风险 HPV 亚型进行自动化检测，并给出"汇总"结果，有助于早期发现宫颈癌高危风险，降低宫颈癌的发病率和死亡率。

"个体化医疗"优势初现、前景广阔

目前，我国的癌症治疗已经逐步进入了定制、精确治疗的个体化时代。与传统疗法的"一刀切"不同，个体化治疗采用的是更为精准的"靶向"疗法，针对在基因型或疾病相关分子的性质上具有相似之处的同一子群患者，根据遗传信息特性来预测治疗效果或毒副作用，从而在正确的时间为每个患者提供最合适的治疗方案。罗氏公司在分子生物学领域的领先，以及同时覆盖制药和诊断两个领域的优势，成为了全球最大的生物技术公司和全球体外诊断的先行者，也奠定了"个体化医疗"开拓者与领导者的地位。目前，罗氏已在包括乳腺癌、丙型肝炎、非小细胞肺癌、转移性黑色素瘤等多个领域中为患者提供精确的诊断与靶向治疗。目前罗氏全球拥有多达 250 个诊断和制药的合作研究项目，将孵育出更多、更好的新的靶向药物。未来，罗氏个体化医疗将涉及更多疾病领域。

"肺癌关注月媒体分享会"在上海举行

2014 年 11 月，"肺癌关注月媒体分享会"在上海举行，来自黄山市人民医院胸外科的徐林友副主任医师——一名跟肺癌打交道多年却不幸患上肺癌的"患者"做了"当医生遭遇肺癌"的演讲。他说，患"癌"后不可一蹶不振，治愈癌症在于用乐观心态的去面对、用科学的方法去治疗。据悉，非小细胞肺癌是最为常见的肺癌。检测非小细胞肺癌病人是否存在 EGFR 基因突变，能对靶向治疗效果进行前瞻性预测，而给 EGFR 突变的非小细胞癌患者使用靶向治疗药物较使用化疗药物有更多的生存获益。为了鼓励晚期肺癌患者与疾病抗争，并减轻患者经济负担，"中华慈善总会特罗凯慈善药品援助项目"援助的患者人数已突破 1.5 万人。

尽早筛查：防治"梅毒"的关键

2014 年 12 月，罗氏诊断在上海宣布：该公司自主研发的用于梅毒诊断的全新 Elecsys® Syphilis 梅毒免疫检测已于 2014 年 8 月正式在中国获批上市。据悉，通过检测梅毒螺旋体总抗体，不仅能在常规临床筛查中发现感染梅毒的患者，降低梅毒漏检的可能性，还可有效检测不同分期的梅毒感染，为临床医生早期诊断、治疗梅毒感染提供保障。复旦大学附属华山医院皮肤科陆小年教授认为："近年来，我国梅毒发病率增长迅速，已成为严重的公共卫生问题。但若能尽早诊断和治疗，梅毒早期是完全可以彻底治愈的。因此，进行梅毒筛查，实现梅毒感染者早期确诊、早期治疗是预防和治愈梅毒的关键。"南京医科大学第一附属医院检验学部潘世扬教授指出："Elecsys® Syphilis 梅毒免疫检测由于其能快速、可靠检出所有梅毒感染分期，不受其他传染病干扰，结果解读简单明了，因而成为梅毒筛查、诊断的首选方法。"

科学有效的儿童伤口缝合和护理至关重要

儿童的伤痕往往来自意外伤害以及唇腭裂等先天畸形。在 2014 年 12 月 23 日"宝宝安全日"前夕，强生医疗"爱的橡皮擦"媒体开放日活动在沪举行，上海市第九人民医院王国民教授、复旦大学附属华山医院穆雄铮教授讲解了儿童伤口缝合及伤口护理的知识。穆雄铮教授指出，家长可以用生理盐水或碘伏等对孩子表皮擦伤的伤口进行简单清洗和护理，若孩子出现剧烈苦恼挣扎或伤口感染异物，需及时送医院诊治，必要时进行手术伤口缝合，以免造成终身遗憾。王国民教授指出，理想的手术效果和精细的缝合技巧可以改变唇腭裂孩子的一生。家长要带孩子适时手术，创造生命的奇迹！

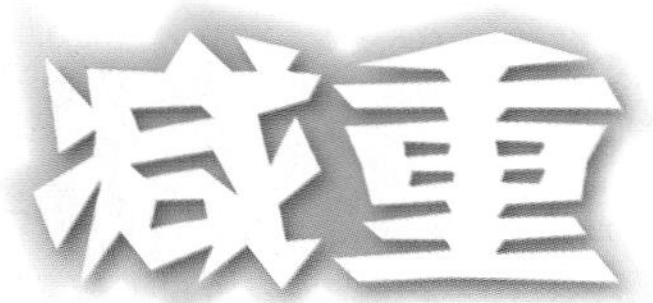

超重和肥胖会增加糖尿病、高血压、冠心病、痛风、胆囊炎，乃至肿瘤的发生风险，加上人们越来越“以瘦为美”，这让“天天果蔬餐，天天吃天天瘦”这样的减肥方法、减肥食谱广为流传。蔬菜与水果的能量低，的确是适合减肥者的食物，但是减重不是一味地只吃“低能量食物”。

减重不是与低能量食物“较劲”

上海交通大学医学院附属瑞金医院临床营养科副主任医师 施咏梅

谁主宰人体摄入能量的高低?

保证人体生命活动的能量，由食物本身所含有的碳水化合物、脂肪和蛋白质三大营养素提供。碳水化合物和脂肪是人体主要的供能来源，其中脂肪产能最大，每克脂肪产生的能量是每克碳水化合物或蛋白质的2.25倍。由于食物中三大营养素的含量不同，所以食物本身所含的能量亦相差甚远。而人体摄入能量的高低，除食物本身的因素外，还与实际摄入量有关，这也正是减肥者应关注的。

长吃低能量食物，究竟为何不可?

一般来说，含水量大、膳食纤维量高、三大营养素含量低的食物，属低能量食物，如大多数蔬菜（薯芋类除外）和水果，每百克的能量约210千焦（50千卡）。摄入这类食物可以增加饱腹感，从而减少其他食物的摄入量，是理想的减肥食物，但不能作为减肥者的唯一食物，因为会导致人体必需的营养素摄入不合理。时间久了，体内营养素的储备减少，极易造成必需的蛋白质、电解质和铁等微营养素缺乏，出现头晕、乏力、面色苍白、头发稀疏，甚至浮肿等症状，危害身体健康。低能量食物可作为减重者的餐前食物，或“嘴馋”时的代餐。

总之，减重不在于选择什么食物，而是如何在限制的能量内合理安排膳食。当然，还需配合良好的饮食习惯、增加运动，更重要的是要有持之以恒的毅力!

偶尔一顿高能量饮食，可否?

在减重这场持久战中，偶尔一两顿高能量饮食可以吗?

当然可以。简单地讲，高脂、高糖的食物是高能量食物。若每百克食物的能量达1 670千焦（400千卡）以上，就属高能量食物，如一盒咖喱饭的能量超过2 500千焦（600千卡），每百克坚果类或肉干类的能量基本也在2 090千焦（500千卡）以上。

对于这些高能量食物，摄入时间可在正餐时，避免加餐或夜宵时食用。还可控制摄入频率和摄入量，如咖喱饭之类的主食，建议每月1～2次，坚果类食物可以算在每日的总能量内，每次摄入量控制在10～20克以内。平日可以从食物标签了解其能量。而当你额外高能量饮食后，应相应增加运动量来消耗这些能量。

减重但不伤身，怎么做?

减重应是以减少体内脂肪含量为目标，保存肌肉组织，达到健康的体重。医学上，主张采取限制能量的均衡饮食原则，保证人体必需的能量。减肥的治疗期一般需持续3～6个月，建议咨询专业医师或营养师。

● **能量应控制在什么水平?** 一般来说，每天总能量控制在5 020～6 280千焦（1 200～1 500千卡），以每周体重降低0.5～1千克为宜。但也因人而异。

● **如何安排每日所摄入的食物?** 食物安排应多样化，注意粗细搭配，荤素搭配，尤其要保证蛋白质的摄入量。如一天5 020千焦（1 200千卡）的治疗餐可以包括：主食150克，蛋1个，鱼虾肉75克，瘦肉50克，低脂奶250毫升，蔬菜500～750克，水果1个，烹调油10克。

● **吃富含蛋白质的食物会增加能量摄入?** 蛋白质丰富且低脂的食物，如鱼虾类和大豆制品，其能量仅是五花肉的20%左右。而且蛋白质在消化、吸收、代谢过程中会额外增加机体的“能耗”，“能耗量”居三大营养素之最。在规定的能量内，摄入富含蛋白质的食物既能满足机体对蛋白质的需求，又可增加耗能，有助于减重。PM

强强联手——复方茶多酚

上海市第十人民医院　韩 婷

透过茶道看"多酚"

茶，在我国历史悠久，算得上是"国饮"。如今，茶道大热，喝茶，已经成了国人耳熟能详的养生和休闲方式。随着科学研究的逐渐深入，大量流行病学和实验研究证实，茶叶中的茶多酚有其特殊的抗氧化的保健功效，有助于抑制自由基的产生，直接清除自由基和激活自由基的清除体系，这是茶多酚发挥抗氧化作用的三大机制。

为了进一步加强茶多酚的抗氧化作用，目前市场上有些茶多酚产品在原有基础上增加了其他成分的科学配方，如添加芦荟，增加肠道蠕动功能，让脂质垃圾加速排出；添加红花，增强血液循环，让气血更加通畅，对排除体内垃圾有很好的作用；添加西洋参，综合提高机体的免疫功能；添加珍珠，加强祛除皮肤斑作用，让祛斑美白效果更佳，真正做到内外兼顾，让我们外在漂亮，内在健康。

目前，市场上具有抗氧化作用的保健品不少，但因为茶文化在我国源远流长的缘故，很多消费者在选择时，尤其青睐茶多酚产品。事实上，茶多酚的抗氧化能力是其他抗氧化物的数倍，不光有很好的抗氧化功能，对于抗过敏、提高免疫力、抗辐射等都有很好的作用。几十年的高科技发展，对于茶多酚的应用也更为成熟，专业的配方对于提高抗氧化、淡化斑作用非常明显，从根本上提高抗氧化，恢复自身代谢功能。专业的配方更是去除了茶叶中咖啡因和刺激胃黏膜的物质，增强了安全性。

由表及里抗氧化

斑是指皮肤上出现的黑色素斑块，大部分人 50 岁后脸部或手背部开始长斑，年龄越大，斑块越明显。近年调查发现，长斑越来越年轻化，斑不疼不痒的，很多人对斑熟视无睹，特别是男性更不关心，其实，这是一个认识误区。

现代医学研究表明，随着年龄增长，人体新陈代谢减慢，组织细胞氧化、衰退进而部分衰亡。同时，代谢减慢又进一步导致清除坏死细胞能力减弱。因此，斑实际上就是坏死细胞残骸的堆积，即细胞衰退增多和代谢清除能力减慢两个因素的必然结果。

从自由基理论来说，首先，细胞代谢的能力下降，体内脂肪容易发生氧化，产生褐色素。色素不能排出体外，并沉积在细胞体上，从而形成斑。其次，超氧化物歧化酶活性降低，在体内抗脂质过氧化能力减弱，自由基也相对增加较快，自由基引起的脂质过氧化作用和长期毒性的生物的表象结果是：许多人的体表，特别是中老年人，尤其是脸部和手背处布满了点点褐斑，这是体内自由基作用的结果。人体内的自由基是一种衰老因子，它作用于皮肤，引起"锈斑"。年龄越大，时间越久，这种斑也越多。要祛斑，应该由内而外，从源头做起。为此，平时多饮茶，服用具有抗氧化作用的茶多酚产品，应该是很好的保健措施。PM

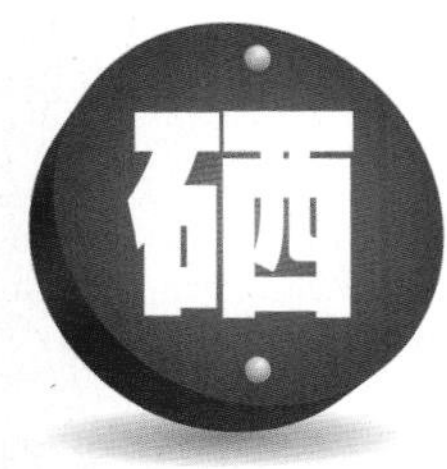

硒 有益男性健康的“黄金”元素

北京协和医院泌尿外科主任医师　李宏军

硒是一种有益于男性生殖健康的必需微量元素，在男性组织体液中的含量依次为肾、肝脏、睾丸、心肌、肠、肺、脑和肌肉，其中，25%~40%集中在生殖系统。人体许多细胞（包括生殖细胞）的功能都需要依靠硒的参与才能实现。

硒与男性健康密切相关

研究表明，硒可以协助具有较强抗氧化作用的谷胱甘肽过氧化酶发挥最大功效，维护男性的生殖健康。

● **增强精子活力和性机能**　硒是谷胱苷肽过氧化物酶的主要成分，不仅具有抗氧化作用，还可以增强精子活力和性机能，是人类胚胎发育早期的必需微量元素，因此，硒又有“男性体内黄金”的称号。

● **抵抗重金属对精子的毒性作用**　硒是许多重金属的天然解毒剂，能对抗汞、铅、砷等有毒元素对精子的毒性作用，使其不能被吸收而排出体外，避免这些有害物质伤及生殖系统，维持精子细胞正常形态和功能。

● **减少生殖系统感染**　硒能激活体液免疫系统，提高机体的免疫功能，减少生殖系统感染，抵御疾病的侵袭。硒还可以提高红细胞的携氧能力，使男性大脑得到充足的氧供给，保持良好的精神状态和体能。

3类男性更易缺硒

硒的缺乏可以使体内过氧化物浓度增加，造成男性生殖系统和睾丸的伤害。那么，哪些男性更容易缺硒？

● **生活在低硒地区的男性**　我国大部分地区自然环境中低硒，粮食和天然植物中硒含量极低。而人体自身不能合成硒，容易造成人体硒缺乏，不利于整体健康，尤其是对男性生殖健康构成严重威胁。

● **大量吸烟及酗酒者**　香烟中的致癌物质镉对硒有强烈的排斥作用，可加速人体内硒的代谢，影响硒的吸收；长期过量饮酒，可加速硒在体内的代谢，最终导致人体各种器官因硒供给不足，容易遭受各种毒素和病菌的侵害。

● **男性不育者**　研究发现，硒是影响精子产生和代谢酶的组成成分，缺硒不仅影响精子质量，还会引起睾丸发育不良。而给硒元素水平较低、生育能力低下的男性患者补硒，可以改进男性的精子质量，提高生育潜能。

科学补硒，“吃”出男性健康

目前认为，科学补硒以从自然环境和饮食中获取最为可取。啤酒酵母、小麦胚芽、大蒜、芦笋、蘑菇、芝麻，以及许多海产品，如大虾、金枪鱼、沙丁鱼等富含硒。含硒量较高的食品包括黑米、黑豆等黑色食品。另外，有一些植物，特别具有富集硒的能力，如黄芪、莎草、紫苑、滨藜及苜蓿。

需要注意的是，补硒也不是越多越好，盲目过度补硒也会“事倍功半”，有时甚至可以是有害而无益的。一般建议成年男性硒的摄入量为 70 微克 / 日。根据中国营养学会 1998 年修订的标准，中国人硒的需求量一般在 30 ~ 440 微克，超过 440 微克可能中毒。建议准爸爸或者男性不育者，如果需要补硒的话，尽量从食品中获得，或者咨询专科医生，在医生指导下科学补充硒制剂。PM

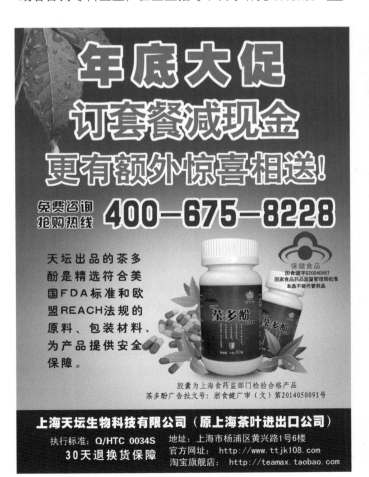

亲子厨房利器——烤箱

✍张智星

当妈以后，常常跟儿子说起自己的童年故事。记忆中的节日总是与好吃的有关，那些应景的美食以及爸妈做美食时忙碌的身影，一起留存心间，每每说起，满是甜蜜，儿子也听得直咽口水。于是，我下定决心，要做好吃的给儿子。我不想让儿子的童年记忆里缺了妈妈在厨房忙碌这一段，我希望他像我一样，能与食物深深地联结，与家有关，与爱有关。感谢儿子，让我有足够的动力做出每一个突破自己的决定！就这样，我慢慢地告别了“厨房小白”，走向越来越成熟的“自家厨房 CEO”。

那是 2012 年 4 月的一天，我清楚地记得：崭新的烤箱摆在厨房，台子上都是各种模具和小工具，还有两本烘焙书。兴奋激动之余的慌乱和不知所措至今都如此清晰。我试做了香蕉蛋糕，理所当然地失败了！儿子吃了一口，含蓄地表示“吃好了，请妈妈吃吧”。当时不到 3 岁的儿子还没学会分享，如此的“大方”深深打击了我。还好老公大口吃下，鼓励我说“还不错”。之后又有过多少次失败的作品，我自己都记不清了。不过，烘焙水平在这一次次失败中慢慢稳定了，饼干、蛋糕、面包、中式点心，以及各种各样的烤箱菜，都从我的小厨房、小烤箱里“变”出来了。儿子有时嘴馋了，常常脱口而出：“我想吃妈妈做的……”看到妈妈的味道已经深入儿子的心，真让人高兴。

慢慢地，我们的亲子厨房启动了。有时候，儿子帮忙揉面，兴致来了母子俩一起玩玩面团；有时候，儿子帮忙打蛋白，电动打蛋器很重，儿子提议轮流打，就在这“该你了”的话语中，打蛋器在我和儿子手中传递。我们一起搅拌原料，一起将面糊盛入模具，一起将半成品放进烤箱。多少次，我抱着儿子，欣喜地看着烤箱中的“魔法”，听到清脆的“咔嚓”声，儿子总是很兴奋地叫着“可以吃喽”，有时也会温柔提醒我“带好手套，小心烫伤”。好多次，看着儿子哈着气，大口吃下新鲜出炉的食物，我心中满满的都是爱！烤箱这个纽带，紧紧联结了我和儿子。这些跟儿子一起完成的简单的美味，常常活跃在我家餐桌上，全家一起分享。

最爱之面包：葡萄干核桃司康

司康很好做，用酵母代替泡打粉，利用冰箱的低温发酵一晚，可根据个人喜好，随意加入各种果干和坚果，简单又健康。儿子全程都可参与。都说馋猫鼻子长，做司康的早上，我儿起床的第一句话总是“我闻到了一股司康的味道”，哈哈！

材料：250 克普通面粉，3 克速发干酵母，30 克糖，40 克黄油或植物油，2 克盐，1 个鸡蛋，100 毫升牛奶，葡萄干和核桃仁各 30 克（多一些也无妨）。

做法：晚上将除了果干和坚果的其他材料混合成不粘手的面团，然后压扁，包入果干和坚果再压扁。放入冰箱冷藏一晚。第二天早上取出压扁，按个人喜好切成方形或者三角形，刷上一层蛋液（这样烤好后可色泽金黄）。预热烤箱，170 ℃烤 20 分钟，香喷喷的面包就出炉了。

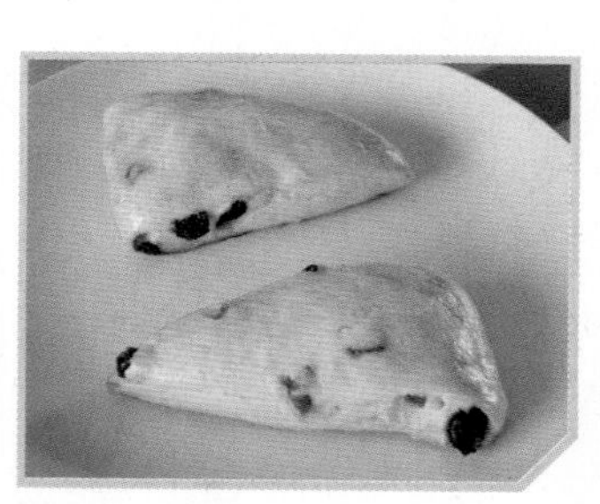

最爱之蛋糕：南瓜戚风蛋糕

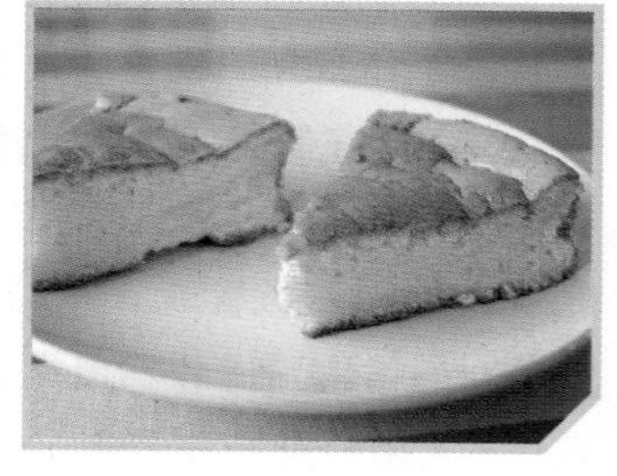

戚风蛋糕有浓郁的蛋香，口感清淡，我家每周都要做上两次。因加了南瓜泥，色泽金黄，老人儿子都爱。也可换成等量香蕉泥，做出香蕉戚风蛋糕。儿子可以帮忙准备材料、打蛋白、搅拌面糊。我儿最爱做的是拿小勺子舀出蛋黄，将其与蛋清分离。

材料：蛋白霜（蛋清 5 个，细砂糖 40 克，柠檬汁数滴），蛋黄面糊（蛋黄 5 个，细砂糖 10 克，橄榄油 30 克，南瓜泥 90 克，低筋粉 90 克，牛奶 30 毫升）。

做法：用电动打蛋器将蛋白霜高速打发 5 分钟左右，至轻轻提起打蛋器时蛋白尖端挺立。将蛋黄面糊搅拌均匀，加入三分之一的蛋白霜混合均匀，再加入剩余蛋白霜混合均匀。倒入 8 寸圆形蛋糕模具，预热烤箱，170 ℃烤 40 分钟。出炉以后倒扣晾凉，切块。

最爱之比萨：虾仁比萨

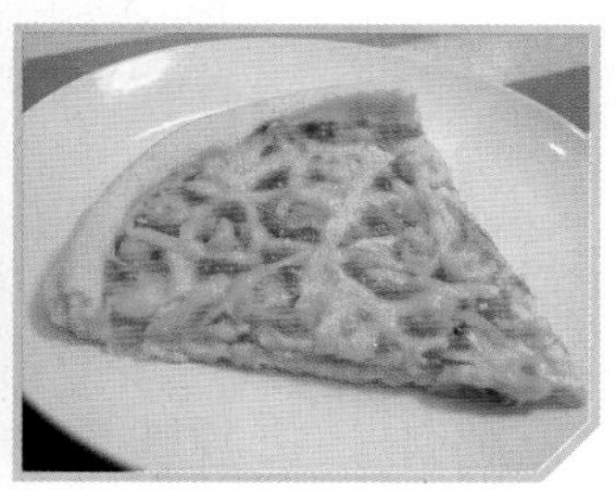

比萨可以说是我儿最爱的美食了，没有之一，可以吃掉一整个 8 寸的比萨。做比萨很简单，儿子可以帮忙擀面饼、用叉子在面饼上扎孔、抹比萨酱、撒上蔬菜、虾仁和奶酪。

材料：普通面粉 100 克，酵母 2 克，温水 40 克，青椒丝几根，洋葱半个，西红柿 1 个，奶酪丝 100 克，虾仁适量。

做法：将面粉、酵母和水揉成非常筋道的面团，盖上保鲜膜发酵 1 个小时左右，至 2 倍大。然后将面团揉匀，捏成面饼，放入比萨盘压好，然后扎孔、涂抹比萨酱。先铺一层奶酪丝，再放上蔬菜和虾仁，最后再铺一层奶酪丝。预热烤箱，200℃烤 15 分钟。

最爱之点心：红豆酥

儿子喜欢吃红豆沙，豆沙面包、铜锣烧、豆沙包，只要是豆沙馅他就超级爱。这款红豆酥是我家的新宠，根据喜好变换馅料，还可以做出凤梨酥、枣泥酥、老婆饼等，味道都很好。

材料：水油皮（面粉 100 克，细砂糖 15 克，水 45 克，油 10 克，全蛋液 10 毫升），油酥（面粉 80 克，油 40 克），豆沙馅适量。

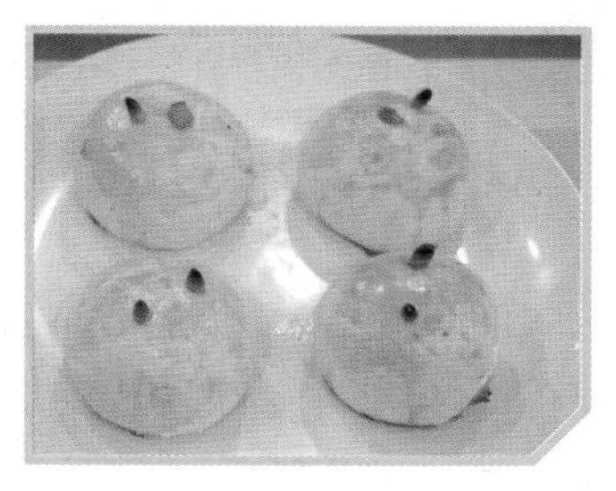

做法：将水油皮和油酥分别揉好，各自分成 10 等份，每一份水油皮包一份油酥，按扁，擀成长椭圆形，再从上到下卷起来。旋转 90 度再卷一次。然后压扁，擀成圆形，包入一份豆沙馅。收口朝下放入烤盘。儿子一般会在旁边守着，然后很享受地刷蛋液，插上可爱的松子。预热烤箱，200 ℃烤 15 分钟。

最爱之烤箱菜：蜜汁酱烤鸭腿

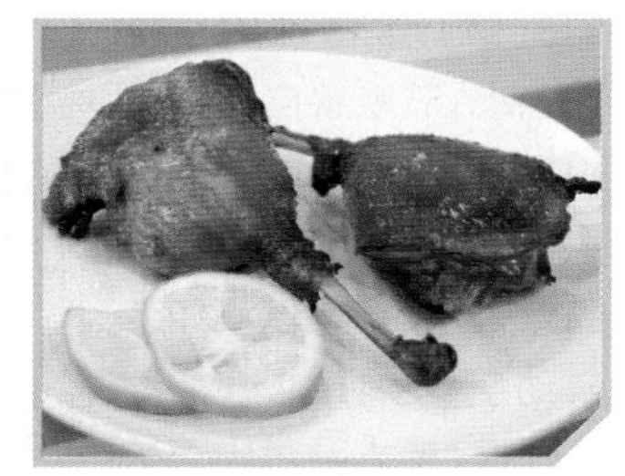

用烤箱做肉类菜，不需要加入任何油脂，美味又健康。可以烤鸭腿、鸡腿、鸡翅、排骨等。每次烤肉，儿子总是要跑过来几次，一遍遍问什么时候好，耐心地等待之后，胃口自然特别好。

材料：鸭腿 2 只，调料（葱 1 根，姜 2 片，蒜 2 瓣，盐 5 克，糖 10 克，黑胡椒粉 1 克，老抽、生抽、料酒、蚝油、蜂蜜各 15 毫升，香叶、八角、花椒、桂皮各适量）

做法：将鸭腿浸入调料汁中，腌渍 24 小时。预热烤箱，190 ℃烤 1 小时。其间拿出来两次，刷上蜂蜜水。PM

专家点评

复旦大学附属中山医院营养科主任　高键

家用电烤箱是一种具有自动控温、加热、定时等功能的家庭厨房电器，随着人们生活水平的提高，越来越多的家庭开始选择使用它，很多巧手的家庭主妇更是利用烤箱开发出了全家人的美食。

用烤箱除了可以烤出美味的面包、蛋糕、比萨，还可以加工很多动物性食物，比油煎、油炸的做法更健康。因为用烤箱做肉类不需要加入油脂，对于脂肪高的食材来说，还能令其“出油”。从超市买的一些速冻肉禽类半成品，如猪排、鱼排、鸡翅、鸡米花、虾肉饼等，给很多家庭带来了便捷，但这类半成品的通常做法都是建议油炸，而油炸之后，其中的脂肪含量便会从 5%~8% 上升到 20% 以上，更不必说油脂长时间高温加热的害处了。如果把他们统统送进小烤箱里，用铝箔包好烤制 15 分钟之后，鱼排、鸡米花、虾肉饼都可以变得金黄香脆，并且毫不油腻。烤箱烤肉与明火烤肉相比有一个很大的好处，就是致癌物苯并芘的产生大大减少，当然风味上也会差一些。不过，为了预防癌症，还是采用烤箱烤肉更安全、更健康。

市面销售的饼干、面包、蛋糕等，为了延长保质期，制作过程中经常会使用氢化植物油，其中或多或少地含有危害健康的反式脂肪酸。家用烤箱自制这类食品很少会采用氢化植物油，所以也就避免了反式脂肪酸的危害。当然，很多家庭采用黄油或鲜奶油代替氢化植物油，虽然其中不含有反式脂肪酸，但来源于动物的黄油或鲜奶油胆固醇含量非常高。因此，对于这类食物，还是要少吃为妙。

需要注意的是，烤箱的电热管和内壁都很容易附着油污，所以每次使用完毕后都应该将烤盘和烤架清洗干净。每次使用烤架时最好在下方放置一个滴油盘，一来是为了保持干净，二来也可避免油滴到电热管上而使烤箱内部着火。

情人节：为TA烹制“情意”大餐

菜品提供/李纯静（营养师）
点评/卫计委北京医院营养科　任姗姗

Tips：此款菜品采用白灼烹饪法，可减少营养素的损失，值得推荐。

这个雪花飘舞的季节，情人节翩然而至，空气中弥漫着温馨与浪漫的气息。这特殊的日子里，情人节晚餐自然是重中之重。情侣们都在寻觅柔情美味的好去处，可是到处人声鼎沸。倒不如亲自动手，为他/她献上美味佳肴。两人共进饱含浓浓爱意的晚餐，浪漫又有情调，何不尝试一番？下面推荐4道营养美味、浓情蜜意的菜肴，供“情人们”选择。

原料
鲜活虾300克
黄椒1个
杭白菊5克
香葱10克
蒜1瓣

Tips：《中国居民膳食指南》建议每人每天食用烹调油应少于30克，建议日常烹饪时多采用清蒸的方法。

原料
玉子豆腐300克
里脊肉100克
西兰花100克
鸡蛋1个

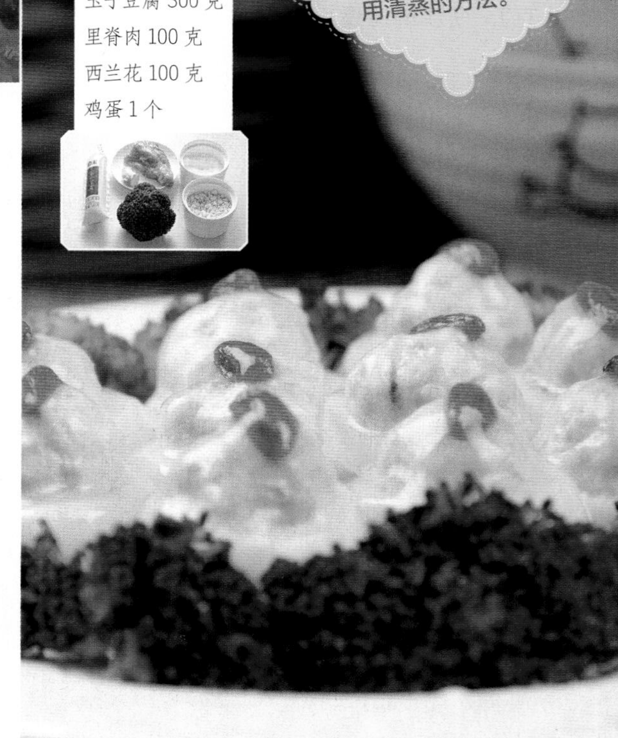

金玉良缘（玉子豆腐蒸肉丸）

做法：里脊肉剁成肉末，加鸡蛋清、淀粉、盐，搅拌均匀，做成肉丸。玉子豆腐切块，中间挖小洞，放入肉丸，上锅蒸10分钟。西兰花掰成小朵，焯水，过凉水以保持口感。待肉丸蒸熟后，将西兰花摆放在豆腐周围。锅中加适量的水和几滴香油，倒入淀粉与水混合调成的芡汁，调和浓稠后淋在摆好盘的肉丸上即可。

点评：这道菜色泽漂亮，口感清淡爽滑，荤素搭配，营养丰富。玉子豆腐，又称日本豆腐、鸡蛋豆腐，以鸡蛋为主要原料，辅之纯水、植物蛋白、天然调味料等制作而成，口感嫩滑，易于烹饪。里脊肉属于优质蛋白质，富含人体必需氨基酸。本款菜品所用的烹饪方法“蒸”可以尽可能保留食物营养素，减少烹调用油。清淡、少油的做法，在预防各种慢性疾病、促进身体健康方面起着重要作用。

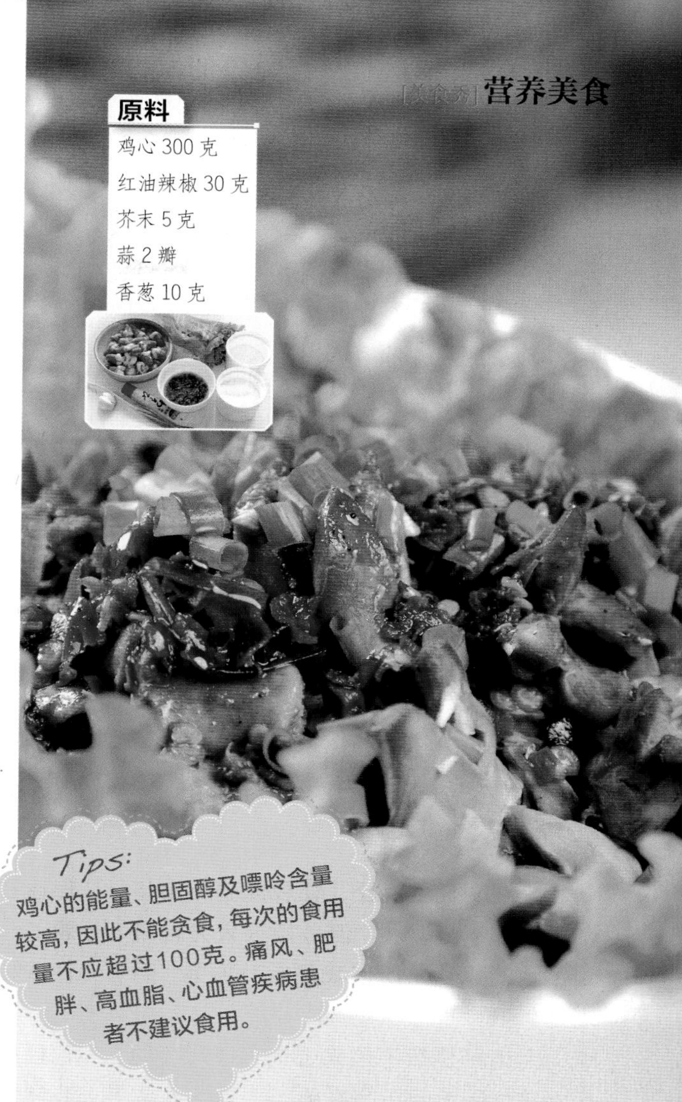
原料
鸡心 300 克
红油辣椒 30 克
芥末 5 克
蒜 2 瓣
香葱 10 克
Tips:
鸡心的能量、胆固醇及嘌呤含量较高，因此不能贪食，每次的食用量不应超过100克。痛风、肥胖、高血脂、心血管疾病患者不建议食用。

情意绵绵（菊花虾）

做法：开水泡开杭白菊（可放些冰糖，让水有淡淡甜味）。剥出虾仁，挑去虾线，用料酒与姜去腥。蒜剁成末，香葱切段。黄椒对切两半，焯熟后过冷水，摆盘做成容器（如图）。将蒜末、醋、香油调成蘸汁备用。菊花水倒进锅里烧开，放入虾仁，熟后捞出沥干水分，依次摆在黄椒中，形成菊花的样子即可。

点评：这款菜品色泽鲜亮，口感清淡细腻。虾肉老幼皆宜，不仅肉质鲜嫩，而且营养价值丰富。虾肉的蛋白质含量较高，每百克鲜虾肉中含蛋白质 20.6 克，且为优质蛋白质；含维生素 A、B 族维生素；所含牛磺酸及镁，有助于保护心血管系统。

人生五味（多味鸡心）

做法：鸡心洗净，切十字花刀，放入锅里。加水没过鸡心，大火煮开后转小火煮 15 分钟，捞出沥干水分，装盘。蒜切成蒜泥，香葱切段。碗中加入红油辣椒、芥末、香醋、蒜泥，混合调成汁，淋在鸡心上，撒上香葱即可。

点评：此款菜品五味俱全，在情人节与他 / 她一起食用，寓意将共同走过多滋多味的人生路。整道菜嫩而不腻，滋味丰富，既可佐酒，又可下饭。鸡心是大众餐桌常见的美食，烹调方法多样，口感特殊，其蛋白质及脂肪的含量较高，每百克鸡心含蛋白质 15.9 克、脂肪 11.8 克。

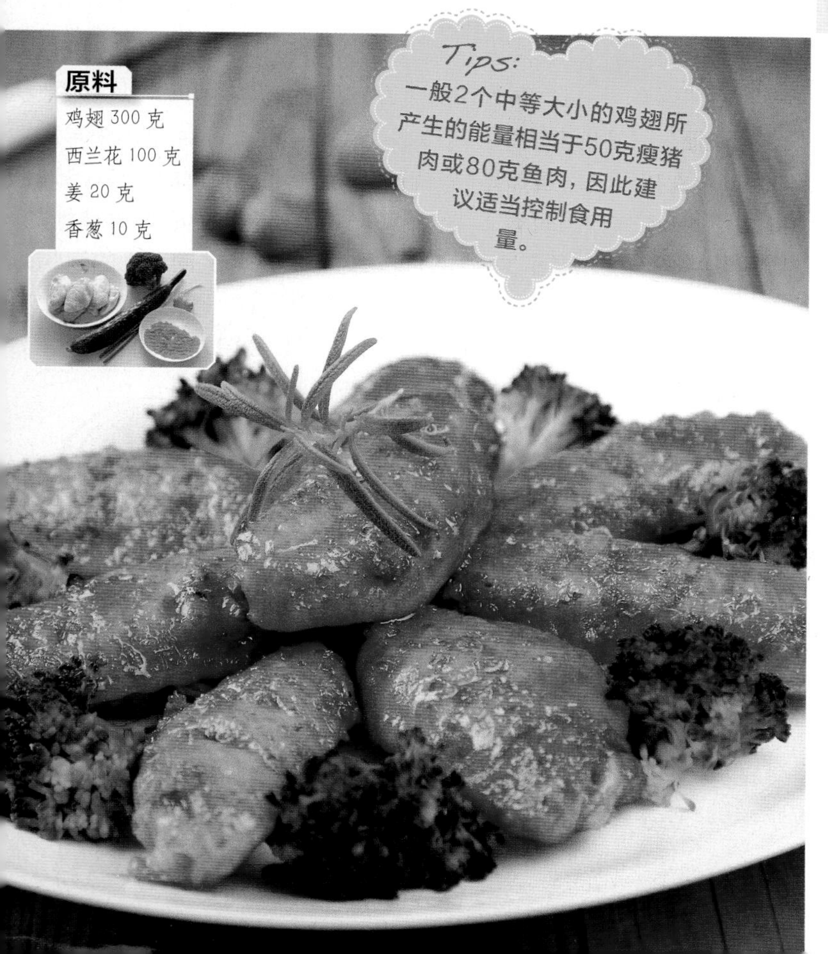
原料
鸡翅 300 克
西兰花 100 克
姜 20 克
香葱 10 克
Tips:
一般2个中等大小的鸡翅所产生的能量相当于50克瘦猪肉或80克鱼肉，因此建议适当控制食用量。

比翼双飞（蜜汁鸡翅）

做法：鸡翅洗净，用刀划口。姜切末，香葱切段。碗中放入鸡翅、姜末、葱段、盐，腌制 10 分钟。将辣椒粉、五香粉、生抽、适量清水混合调成烤翅酱。腌制后的鸡翅用水冲洗，沥干水分，倒入一半烤翅酱，放冰箱腌制。2 小时后取出，刷一层橄榄油，放入 200℃预热的烤箱，烤 20 分钟。取出，刷剩下的烤翅酱，再烤 25 分钟。最后可再刷一层蜂蜜后烤 2 ~ 3 分钟出炉。

点评：鸡翅类菜肴深受大家喜爱的原因有三。其一，加工及烹制方法简单，用时短，易学好做；肉质软烂，口味独特，入口甜而不腻，可配红酒或主食食用。其二，鸡肉的营养丰富，所含蛋白质属优质蛋白质，脂肪的营养价值也高于畜类（猪、牛、羊等）。其三，鸡翅，尤其是鸡中翅的皮、肉、骨的比例组合堪称完美，无论何种口味，食用口感俱佳。PM

为什么要放弃呢？美丽值得用全部的生命来追求

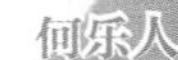

中国医学科学院北京协和医学院整形外科医院主任医师　何乐人

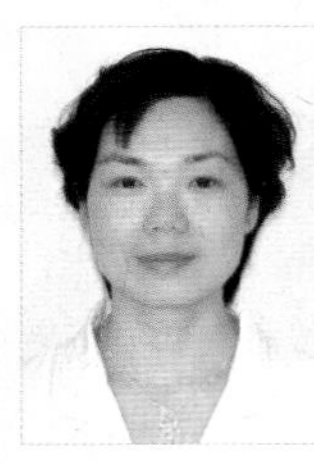

专家简介

何乐人　中国医学科学院北京协和医学院整形外科医院主任医师，教授，博士研究生导师。承担北京市及协和医学院重大研究项目。

医疗专长：耳整形再造及美容外科，在耳郭再造、耳畸形修复、眼睑整形、脂肪抽吸与注射方面有丰富的临床经验及深入研究。

专家门诊：周四上午

坐在对面的女士，让我既猜不出年龄，也看不出诉求。但是她很大方地说出了她的职业，所以我们就称呼她“尹老师”吧。

尹老师显然不是来咨询美容手术的小女孩，因为阅历写在脸上；更不是需要治疗畸形的病人，因为她健全端正，就连体形步态都看不出异常。

“您有什么需要帮助的吗？”

听到这样的问题，她笑了，带着一丝犹豫，好像还有一点羞涩：“何医生，我之前在这里做了一个小手术，病理结果是‘腺瘤’。您能告诉我这是什么病吗，严重吗？”

她的脸颊上有一条极淡极淡的手术痕迹，只是细细的浅褐色线条，如果不特意指给我看，我会以为那只是皮肤的一点色素沉着。

“有病理报告吗？不过从外观上看，手术很成功，看部位应该是皮脂腺瘤吧，没什么问题的。但是，您为什么不找您的手术医生问问呢？”

“其实，我想顺便咨询另外一个问题。您看，我的眼袋是不是太严重了？”

对话到现在，我才明白尹老师来整形诊室的真正目的：她是为眼袋而来！她应该知道之前的手术已经没有问题，而且也不介意那条淡淡的手术痕迹，她只是为了改善容貌。可是，为什么躲躲闪闪，用那个已经完全不是问题的问题开场呢？

“我能知道您的年龄吗？”我的电脑上已经显示出了尹老师的信息，包括她将近70岁的年龄，我也隐隐猜出她为什么顾左右而言他。但是，我还是想明知故问。

“真是不好意思，我已经六十多岁了，前来咨询眼袋的问题，是不是有点……矫情？”尹老师身材高大匀称，五官清晰，轮廓明朗，具有明显的“大姐大”特征。可她的言谈举止带有一点点扭捏和爱娇，面部表情丰富，透露出明显的小女孩痕迹。虽然她的年龄和容貌存在着强烈的冲突，却让我把她和年轻的小女孩归为同类，不必用面对长者或老者的心态对待她。

听到尹老师终于说到了正题，而且说话时带着这样生动可爱的表情，我不由得笑了：“您为什么觉得不好意思呢？”

“如果我要做美容手术，是不是年龄太大了？我看门外候诊的多数是年轻人，夹在他们中间，我觉得很不自在呢。”

“可是，您还是来了！”

“不甘心啊！我常想，难道我就这样一直老下去吗？从学校退休后，我当起了太极剑的教练，学员很多，大家都说我舞起来灵动飘逸，我自己也觉得体能一点不输从前。可是每当我站在镜子前，就不愿看到自己的这双眼睛。去年，我偶然遇到了多年不见的老同学，他盯着我看了半天，说了句‘年轻时真好，那时候你的眼睛会传神’，我才意识到自己眼睛的变化有多大，上眼皮已经把睫毛遮住了，成了三角眼，更不能忍受的是眼睛下面的‘大袋子’，太显老了。我这样的情况，能解决吗？”

干净有光泽的肌肤，整齐洁白的牙齿，细腻丰富的情感，都在提示这是一位精致的女士，而不是历尽沧桑的老妇人。但是确实，这双眼睛让她无法回避年龄的现实。如果将她的上下眼睑都做一个年轻化的手术，尹老师的形象应该可以更贴近她的心理状态，拥有更精彩的生活。而且，这个手术应该是可以进行的，尽管恢复期会长一些。但是，一个拥有豁达的生活态度和明确的手术诉求的人，应该会理解并接受。

“当然可以，这只是一个眼睑手术，并不复杂。但是因为手术后外形改变较多，会有一段时间的不自然。这期间您可能会有一些焦虑，大约需要三个月或更久。”

“没关系的，我有准备。这么说，我可以接受手术？实话告诉您，我已经被拒绝很多次了。可是我真的不愿意放弃！”

“您可以准备来做手术了，只要您信得过我！”听到我如是说，尹老师的眼神中出现了一丝雀跃，连我都被感染了。

事实证明，我们做了一个正确的决定，现在的尹老师不仅容光焕发，而且还很时尚，刷了轻轻的睫毛膏，画着淡紫色的眼影，坐在候诊的人群中一点也不突兀。

所以，为什么要放弃呢？拥有如此美好的状态，处在如此美好的年龄。PM

写在故事之后：

记得我大学毕业刚开始工作的时候，科里的护士长 29 岁，院长叫她小张。我当时很不理解：都 29 岁了，还被称作小张？很快，我自己将要 30 岁，当时简直惶恐得如同世界末日就要来临。但当这一天真的到来时，一切都没有想象中那么可怕，容貌也没有衰老成传说中的老太太。相反，我开始羡慕年长者的从容淡定。就像现在，我们不应该觉得60岁的人就不能接受美容手术。美容手术绝不是哪个年龄段的专利，任何人都有权利决定自己的生活方式。这些走过春夏秋冬、看尽人间繁华后仍能保持内心纯真的人，我们怎能不成全？我想那些拒绝了尹老师手术要求的医生的想法或许类似于我大学刚毕业时的心理吧。由于退休年龄的限制，现在的从业医生大多不超过 55 岁，在这些人眼中，将近 70 岁或许是一个非常衰老的年龄。但是不是到了这个年龄就不应该追求美好的容貌、美好的情感，只能躲在家里慢慢熬过剩余的时光？

我想，如果我们自己不放弃，就不要在意别人的眼光；我想，将来或许会有越来越多的人不放弃，就像尹老师一样；我想，在不久的将来，整形诊室的来访者不再为自己的年龄难为情，我们可以在任何年龄谈年轻、谈姿色；我想，美丽值得我们用全部生命来追求，我们会在风花雪月中漫步今生。

整形诊室原来有这样感人纠结的故事。《大众医学》微信平台微专栏《美人是这样炼成的》已在2014年开栏，那里记载着好多何大夫整形诊室里的故事以及整形美容的知识；同时，何大夫接受微信咨询。以下取两则片段。

1.可吸收注射美容材料，诸如透明质酸钠（即玻尿酸）、胶原蛋白类，为什么受尽整形业界的“宠爱”？

何乐人：这种“宠爱”首先来自于整形医生们，因为操作是如此简单，俨然已经滤除了艰涩的外科技术的限制，而且因为可吸收，让外形不满的风险可以随时间的流逝化解。也由于同样的原因，满足了爱美人士的需求，因为审美是会变的，是有流行性的，接受注射的人们不必担心下一次这个世界是更喜欢挺拔的鼻梁，还是俏皮的翘鼻梁更赚人眼球。

2. 咨询：手术可以改善我儿子的耳畸形吗？

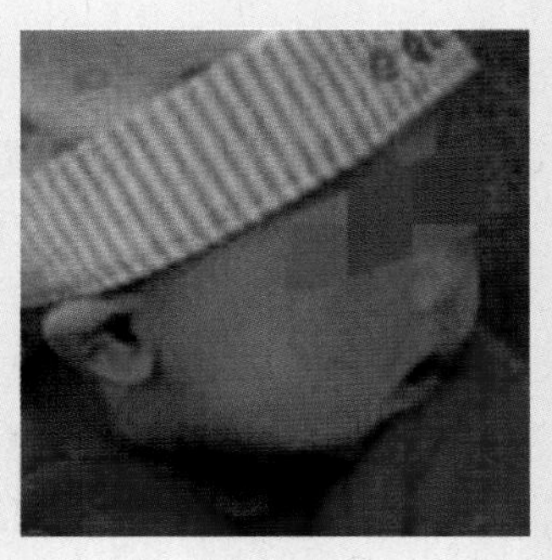

网友：我儿子今年 3 岁，刚出生时两耳一样大小，出生后 40 天两耳呈现明显的一大一小形状，听力没有问题。我的一位亲戚也存在耳畸形，但不同于我儿子现在的耳朵形状，不知我儿子的耳畸形是否是被遗传的。请问手术可以改善吗？

何乐人：一般情况下，耳畸形都有一定程度的家族聚集性，也就是说和基因遗传相关，但不是一对一的必然遗传。从照片来看，您儿子的这侧耳朵介于招风耳和杯状耳之间，可以手术治疗，术后应该能够获得不错的效果。

读者朋友们，赶紧跟上微信专栏的节奏吧。扫描二维码，收看何大夫在微信开栏前的心里话，以及更多的整形美容故事。

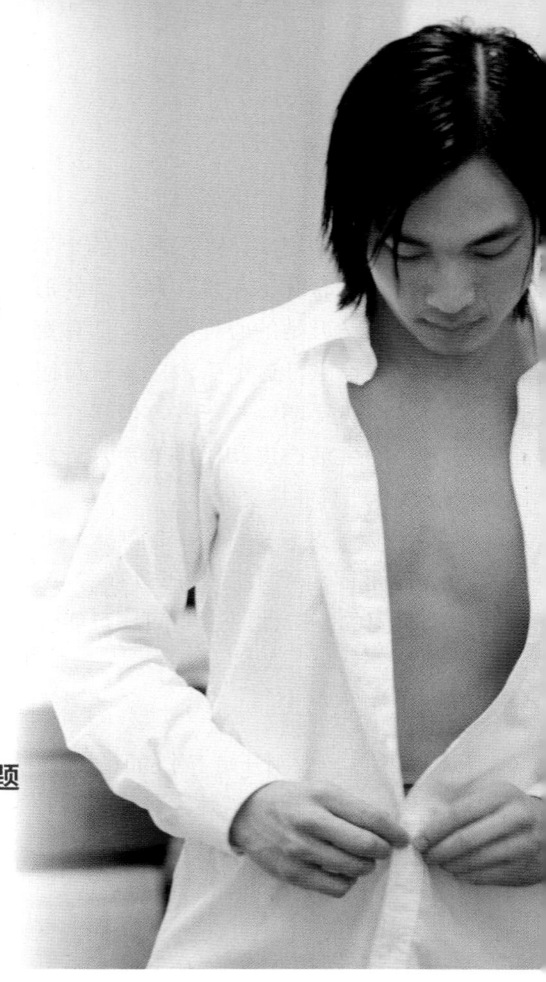

“阴茎摆放哪里？”到底是不是问题

北京协和医院泌尿外科主任医师、教授　李宏军

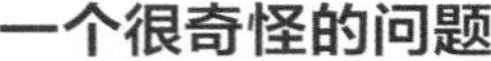

一个很奇怪的问题

男科疾病的病因和表现复杂多样，患者的各种疑问也层出不穷。作为一个男科医生，每次门诊接待患者，都要回答大量的问题，其中的许多问题甚至很“奇葩”。最“奇葩”的问题之一来自于22岁的小陈。他预约了我的特需门诊，并讲述了自己的遭遇。自打青春期以来，他就一直被一个问题折磨着。他总是觉得把阴茎放在哪里都不舒服，一段时间阴茎偏向左侧，一段时间偏向右侧，还时不时地处于勃起向上的状态。即使把它重新摆放在自认为很理想的位置，都还会很快就变换了位置，让自己特别别扭，睡觉也不踏实。结果，这件事还影响到了工作。于是他就来门诊咨询此事。

一个需要正视的问题

小陈的困扰听起来很怪异，许多男人并不关心这个话题，也许还没有仔细思考过。但是，一旦将其看成是一个问题的话，也许还真的不知道答案，甚至会有困惑。在一次学术研讨会议上，我把这个疑问提了出来，让我感到意外的是，好多男科专业医生对于这个问题的认识也比较模糊。到底应该把阴茎放在哪最合适，哪里会是其最佳位置？这是一个需要正视的问题。

需要注意的3个问题

1. 自然放置就好

阴茎是一个无骨的肌性管状器官，位于人体中线的会阴部，悬挂在小腹的下部和阴囊的前面，受到性刺激（无论是视觉、听觉、嗅觉和触觉，大脑的精神心理活动，还是在睡眠中的非自主反应）或局部摩擦均可以勃起，而平时的绝大多数时间里都处在疲软状态。受到重力影响，阴茎在自然站立或坐位的体位下呈现下垂状态，而在侧卧位（睡眠）中则会自然而然地偏向同侧自然下垂。一般而言，阴茎所处的位置并不会影响健康，故可以顺其自然。偶然内裤过紧，可以让阴茎偏离自然位置，也多无大碍，最多松一松内裤也就好了。

2. 功能状态下的位置也有规律

成年者的阴茎肩负着两大职能：一是排尿，二是性交。在排尿的时候，为了避免尿湿裤子、找准排尿方向而准确地将尿液排入尿池内，可能会借助手的干预来调整阴茎位置。勃起状态下，则阴茎向上勃起。勃起的角度一般取决于年龄：越是年轻的成年男性，其勃起角度越大、阴茎越是向上，甚至可紧贴下腹部。一些年轻人可能觉得这样“不好意思”，进行“强行干预”，结果不仅难以让阴茎回归本位，还可能伤害阴茎。因此，要明白阴茎勃起等原因导致的位置变化是正常现象，根本无须干预。

3. 斤斤计较不利于健康

阴茎的位置自有其规律性，完全不必斤斤计较，让它自然放置，没有必要过多干涉。如果像小陈那样，对这个问题过分关注，而且了解了以上知识后还不能正确对待这个问题，则要怀疑是否有心理问题。比如，是否因为焦虑、压力大等，导致对此问题过分关注？如果长期如此，则要找心理医生咨询一下。PM

检查出高危HPV怎么办

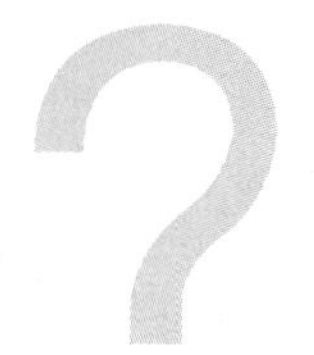

上海市皮肤病医院性病科主任医师　周平玉

读者在《大众医学》杂志论坛发的帖子

我是一名宫颈尖锐湿疣的患者。前不久，在医生的建议下，我做了HPV的型别检查，结果查出来是HPV16。医生说这是种高危型的病毒，可能会导致癌变，让我常做检查。我听后非常担心，夜不能寐。请问专家，高危HPV真的那么可怕吗？我应该怎么办呢？

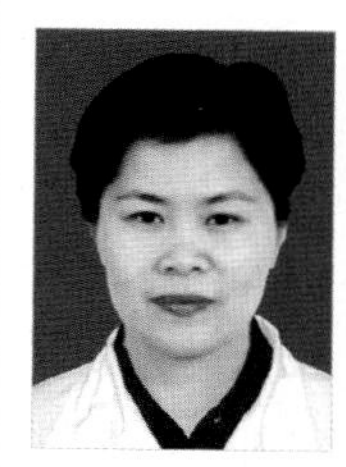

专家简介

周平玉　主任医师、医学博士、教授、博士生导师，上海市皮肤病医院性病诊疗中心主任、性病研究室主任。擅长皮肤病性病疑难杂症，尤其是胎传梅毒和神经梅毒的治疗，在难治性、复发性尖锐湿疣的治疗方面有丰富的临床经验。

HPV即人乳头瘤病毒的英文缩写，根据其感染部位，可以分为嗜皮肤性和嗜黏膜性两类。嗜皮肤性的HPV引起皮肤上的疣和疣状表皮发育不良；嗜黏膜性的HPV引起尖锐湿疣、喉乳头瘤及宫颈上皮瘤样变。绝大多数情况下，外生性的尖锐湿疣大多是良性的，主要由低危性的HPV感染导致。当然，尖锐湿疣患者比其他健康人群感染高危型HPV的可能性要大，这位读者就属于少数的感染高危HPV且患有尖锐湿疣者。高危型的HPV与女性宫颈癌的发生关系密切。另有研究表明，在肛门癌、阴茎癌、外阴癌组织中可以检测出高危型HPV。因此，对此保持一定警惕是正确的。

不过，患者也不要过分担心，因为宫颈高危型HPV感染并不一定会癌变。事实上，即使患者感染了高危型HPV，绝大多数人自身的抵抗力也可将HPV清除，一般清除时间为8~12个月。当然，为了慎重起见，在临床上，我们会鼓励宫颈高危型HPV感染者，尤其是HPV16型、18型感染者每半年进行一次HPV检测，并同时进行宫颈细胞学检测，以及早筛查宫颈癌。PM

两幅图读懂HPV

1. 尖锐湿疣

尖锐湿疣
见于龟头（男性），
阴道、大阴唇、宫颈（女性），
另可发生于肛门周围

◆ 一般由HPV6型和11型（低危型）引起
◆ 很少与癌症有关联

2.宫颈癌

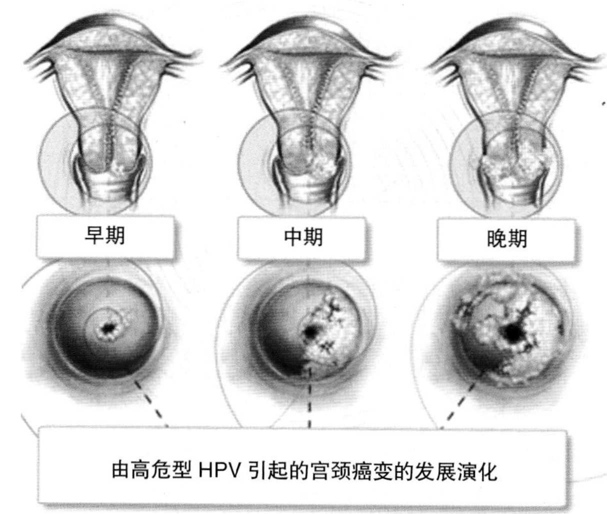

由高危型HPV引起的宫颈癌变的发展演化

◆ HPV16型和18型（高危型）可引起宫颈癌
◆ 感染这两型的HPV是女性宫颈癌发生的高危风险因素

一些人在日常生活中“犯错”，大家经常在总结原因时说他“太冲动”。那么，你的性格是否冲动呢？

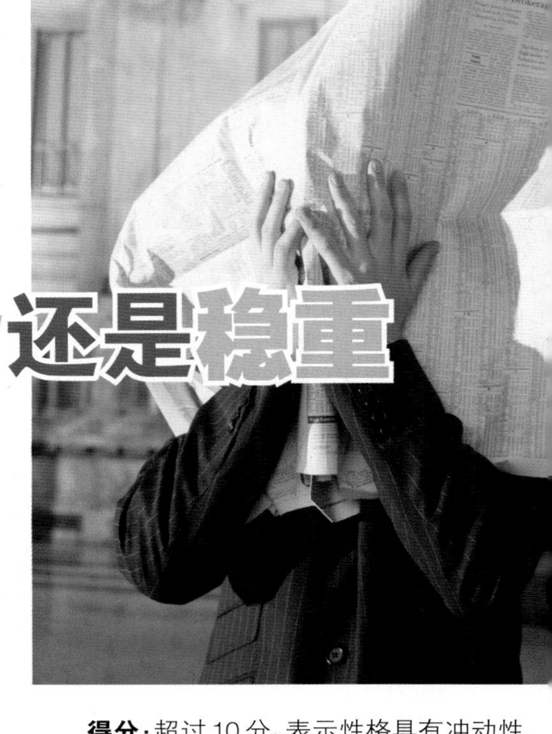

测一测：性格是冲动还是稳重

上海市精神卫生中心身心科副主任医师　王 振

“冲动是魔鬼”，生活中经常遇到因“一时冲动”而造成的各种不愉快甚至悲剧。所谓“冲动”，多指做事鲁莽、不考虑后果。心理学上的冲动是指由外界刺激引起，爆发突然、缺乏理智而带有盲目性、对后果缺乏清醒认识的行为，是一种情感特别强烈、理性控制薄弱的心理现象。冲动行为有很大的危害。较轻者可能影响到人际关系，给学习、工作和生活带来一些不愉快；较重者则可造成人身伤害，更有少数人还会因此而导致犯罪行为。

那么，你的性格是趋向于冲动，还是非常稳重呢？做一做下面的测试题。

测试表

请结合个人的实际情况做出选择，并在表格中相应位置做上记号。

题号	对个人情况的描述	所描述情况的出现频率		
		无此现象	偶尔如此	经常这样
1	我做事不需要考虑什么。			
2	我很快就可以做出决定。			
3	我总是把事情想得很简单。			
4	我做事不太专心。			
5	观看演出或开会时，我会不停变换姿势。			
6	我经常说话不经思考。			
7	解决需要思考的问题时，我容易感到厌倦。			
8	我一时性起就会采取行动。			
9	我常常住在不同的地方。			
10	我常冲动地买东西。			
11	我一次只能思考一个问题。			
12	我的花销大于收入。			

评分标准：

凡选择“无此现象”得0分，选择“偶尔如此”得1分，选择“经常这样”得2分。

请将以上各题的得分相加，计算出总分。

结果分析：

得分：0~10分。属于比较稳重的性格，且得分越低，性格越偏向于稳重。稳重性格者平时不易出现冲动行为，现实中比较理智，有利于取得较好的结果。当然，性格的稳重与年龄等因素亦有关系。随着生活阅历的丰富，一般人会趋向于更加稳重。

得分：超过10分。表示性格具有冲动性，应该设法控制冲动的情绪和行为。建议：①日常生活中的小事带来的自认为无足轻重的不良情绪，也要及时疏泄。往往生活中一些被忽略的、自认为小的事沉积在心里，日积月累情绪慢慢变得不稳，当遇到稍微大些的不愉快时，便爆发了冲动。②遇到冲动的情境时，给自己10分钟的思考时间再发火。这样10分钟的缓冲之后，往往火气就减弱了。同时，利用这一缓冲时间也可以思考更好的解决问题的方法。③感觉自己要有冲动情绪时，立即采取措施转移注意力。比如，离开引起愤怒情绪的场所，尽力让自己想一些无关的事，做一些具体的活动，让大脑不需要马上去处理不良刺激。④经常提醒自己要少冲动、不冲动。PM

特别提醒

要注意：心理疾病也可引起冲动

一些平日行为稳重、没有冲动性格的人，如果短时间内突然容易冲动、行为鲁莽，则可能是由急性心理压力或精神心理疾病所致，如工作不顺导致情绪不稳者容易对周围人发火、产生冲突等，而躁狂症、焦虑症等心理疾病患者也可以表现出冲动情绪和言行。如果是有精神心理疾病者，虽然防止冲动的方法也有一定作用，但更重要的是及时治疗相应的疾病。

当热恋中的情侣准备走入婚姻殿堂的前夕，常常会出现一些矛盾与冲突，争吵甚至“冷战”，有些情侣就此“劳燕分飞”。

婚前“冷战”不可取

北京回龙观医院副主任心理师　刘学俊

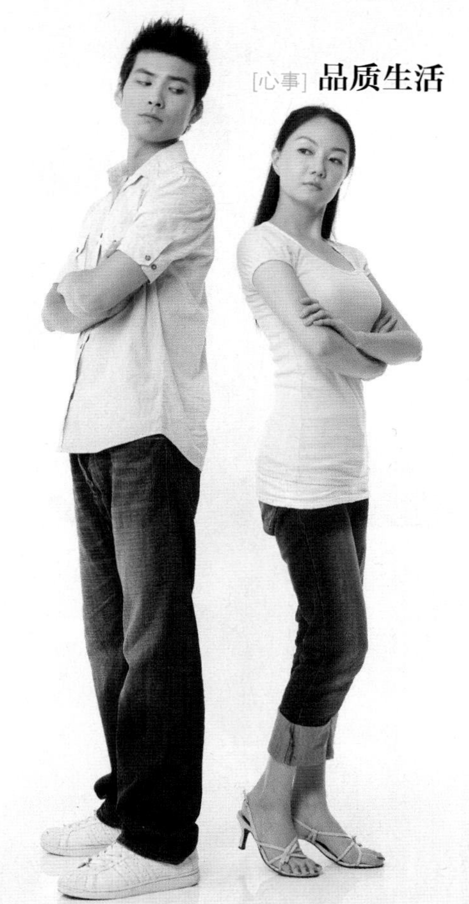

生活实例

张小姐是一个即将走入婚姻生活的职业女性，她与男友是大学同学，恋爱五年。但是，最近两个人因为房子以及婚礼等方面的琐事发生了矛盾与冲突。开始还争吵，后来由于谁也不想让步、妥协，就进入了“冷战”状态，这让张小姐非常苦恼。

首先是房子问题。男友虽家境不错但也不宽裕，父母都是公职人员，没有额外的收入，为了买房，其父母可以说是“节衣缩食”。男友希望婚后与父母同住，因为现在父母住的地方太小了，房子也非常老旧。而张小姐本人和她的父母都坚决反对这种安排。张小姐觉得男友在这个问题上不听她的话，是不爱她的表现。再有，就是婚礼的规模以及场地，张女士的父母都希望能举办一个温馨浪漫、引人注目的结婚仪式，让女儿风风光光嫁出去。男友的父母觉得没有必要这么铺张。给儿子买房已经基本花光了全部积蓄，借钱操办婚礼让他们很难接受。于是，两个家庭间的矛盾也发生了。

心理咨询师的话

结婚前夕发生争吵冲突是很普遍的现象，如果冲突分歧严重，就会出现“冷战”。“冷战”最典型的表现就是中断沟通与交流，其危害很大，可能会引发婚恋危机甚至情感的破裂。为什么结婚前夕会出现这种现象呢？这是因为，当一对情侣准备“合为一体”、开始婚姻生活的时候，要碰撞与磨合的不仅仅是他们自己，还有两个原生家庭的社会生活、道德价值观念以及行为方式等诸多方面。

婚前冷战，如何避免

如何协调婚姻生活前夕两个原生家庭的第一次的碰撞与磨合呢？如何避免冷战呢？下面的三个原则供大家参考。

1.学会妥协与退让

两个原生家庭不同的生活理念、道德价值观念以及行为习惯等诸多方面的碰撞与协调，建立在彼此“接受与尊重”的基础上。不要做“强人所难”的事情，学会相互妥协与退让，这样才能让姻亲关系健康前行。就像事例中关于婚礼操办的问题，双方不要固执己见，适当时候可以松动一下立场，找个能平衡双方想法的方案。

2.“换位思考”促进相互理解

换位思考就是要站在对方的立场上去看待所发生的问题，以此来达到“通情”的作用。上述案例中的张小姐不妨换一个角度来看待“房子”问题：房子是男友父母所购买，花了他父母全部的积蓄，再加上其父母现在居住条件差，男友的要求也有合情合理之处。至于最后如何解决问题，可以再进一步协商。比如，先合住一段时间，再想办法为父母买一个相对好点的房子，或考虑租住条件好点的房子，等等。总之，相互理解比最终怎么解决问题更为重要。这样换位思考一下，心中的怒气就可以化解，有利于双方“磨合”。

3.坚决不搞“冷战”

婚前要做的事情很多，出现意见分歧或争吵都是正常的现象，不要“扩大事端”，这是婚前处事的基本原则。要学会“就事论事”，不要把对一些琐碎事情的解决、处理与情感关系联系在一起。像上述案例中的张小姐，把居住问题与男友是否爱自己联系在一起，就不可取。当然，更不能中断沟通与交流，因为那样就意味着进入了“冷战”，婚恋关系岌岌可危。PM

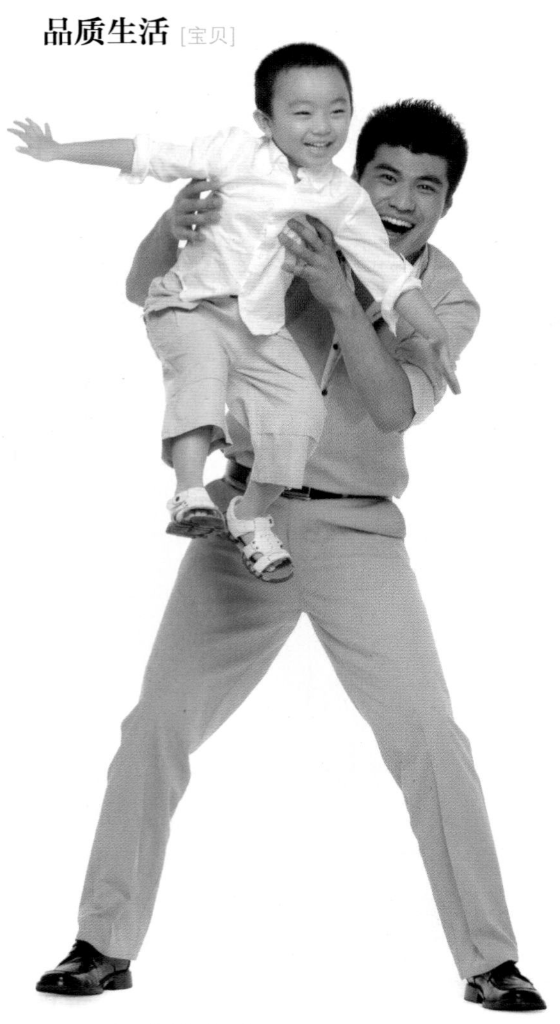

当好家长：幽默是个技术活儿

文 赵广娜

生活实例

马先生读小学的儿子因为迷恋上了武侠小说，整天和小伙伴们“打打杀杀”的，很让人担心。一天，儿子和小伙伴又一起买了一个新式的玩具手枪。看到家里已经有很多类似的玩具枪了，马先生觉得应该说点什么。当然，他并没有对孩子没完没了地唠叨或大声责骂，而是微笑着对他说：“儿子，你的军费开支也太大了，现在是和平时期，你看美国都裁军了，咱们也减少点军费支出，如何？”儿子明白了爸爸的意思，于是像模像样地敬了个礼，说道：“Yes, Sir.（好的，先生）”从此以后，儿子再买什么玩具时，都会先考虑考虑，还主动和父母商量。

幽默教育法则

事例中的马先生给大家在教育孩子方面“上了很好的一课”。现实中，在家庭教育过程中，有的家长会拍桌子、摔凳子，吹胡子瞪眼；有的家长虽然心平气和，但却会把道理“掰开揉碎”地讲来讲去……这些教育方式效果都未必理想。比如，高压下教育的孩子只在嘴上说“是”，心里却不服；而“道理”讲得日子久了，孩子会感到厌烦。

最新的心理学研究发现，家长如果在教育孩子的过程中讲究点风趣和幽默，让孩子在幽默与发笑中领会家长的意图，效果更好。这是为什么呢？教育心理学的研究发现，幽默更能让孩子接受父母传达的信息。事实上，一些教育学界人士的实践也证明了这一点。比如，著名教育家斯特洛夫就评价说：“教育家最主要的、也是第一位的助手便是幽默。”

事实上，幽默能让家长平添几分亲和力，更容易得到孩子的欢迎和亲近。运用幽默来劝解、教育别人，往往能创造出一种宽松和谐的氛围，达到一句胜百句的效果。父母多一分幽默，子女就会多一分笑声，多一分欢乐，多一分力量。幽默不仅能消除父母与子女之间人为的紧张情绪，而且可以让子女在笑声中健康身心，达到寓教于乐的目的。此外，幽默的教育可以在家中营造一种轻松欢乐、自由自在的气氛。这样的家庭，父母与孩子的关系必然也是亲密和谐的。在家庭教育中，幽默不仅是一种手段，实际上它还能造就孩子乐观开朗的精神。

做一名幽默家长

生活中，每一位家长都有必要学会幽默，并以幽默的方式轻松与孩子沟通。首先，家长要有点“幽默意识”。在教育孩子时，家长不妨主动地幽默一点，让孩子在笑的同时，自然而然地接受你的理念。

很多家长可能会问：如何才能做到幽默呢？其实，只要能够细心一点，多多捕捉生活中的点点滴滴，就会发现幽默其实并非想象中的那么难。为此，每位做父母的都要做个有心人，注意去捕捉生活中有趣的情节和对话，并时常与孩子一起分享。比如，一些幽默可笑而富有教育意义的事情、电视上看到的一位名人说的有趣且有意义的话，等等。这样，孩子既能感受到父母的关爱，又能从中体会到人生的道理。另外，还可以多给孩子讲点幽默的故事——平时多看看书，就会有这方面的“原材料”。需要注意的是，幽默不是讽刺，这一点一定要把握好。PM

（本文摘编自华东师范大学出版社《我能让你笑：幽默是个技术活儿》一书）

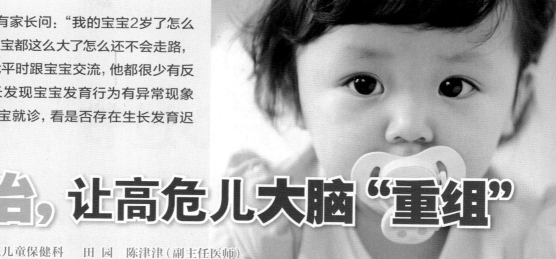

工作和生活中，经常会有家长问："我的宝宝2岁了怎么还不能开口说话？""我的宝宝都这么大了怎么还不会走路，是不是发育得有点晚？""我平时跟宝宝交流，他都很少有反应，怎么回事？"……当家长发现宝宝发育行为有异常现象时要高度重视，应及时带宝宝就诊，看是否存在生长发育迟缓现象并及时进行干预。

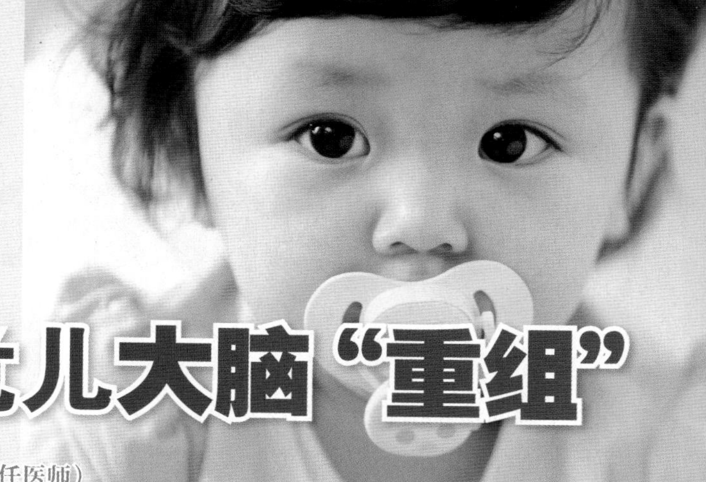

早测早治，让高危儿大脑"重组"

上海交通大学附属儿童医院儿童保健科　田 园　陈津津（副主任医师）

临床上，经常会碰到一些粗心的家长，等到宝宝 2~3 岁出现不能开口说话、不能做精细动作、反应迟缓等现象才来就医，诊断结果往往是"发育商明显低于同等月龄的正常婴幼儿"。据统计，我国每年出生的新生儿大约 2000 万，存在围产期高危因素的占 3%~10%，这些高危儿极易发生智力发育迟缓、脑瘫、学习困难、神经系统缺陷等问题。

什么是高危儿？

高危儿是指在胎儿期、分娩时、新生儿期受到各种高危因素（如母亲怀孕年龄 >40 岁或 <16 岁、患有慢性疾病、孕早期先兆流产、胎儿宫内窘迫、胎儿宫内发育迟缓、脐带异常、羊水过少、难产、早产、巨大儿、先天性畸形、新生儿肺炎等）的危害，已发生或可能发生危重疾病的新生儿。绝大多数高危儿能完全健康地生长发育，部分高危儿视疾病危重程度以后可能有运动障碍、智力低下、语言障碍、癫痫、多动、学习困难、自闭、行为异常等后遗症发生。

怎样评估高危儿？

如何正确对高危儿进行生长发育评估和监测呢？我院主要开展的项目有"GESELL 婴幼儿发育检测"和"ASQ 年龄与发育进程问卷"，对婴幼儿的大动作、精细动作、适应行为、语言、个人社交 5 个方面的发育商进行评估，诊断宝宝的发育商是否低于正常的婴幼儿。

刺激：让大脑新生重组！

研究表明，2 岁前是中枢神经系统发育最迅速的阶段，也是可塑性最强的时期，此阶段的视、听、触觉等感官刺激，可给予婴幼儿各种感觉经验，是大脑发育不可缺少的条件。对于高危儿，给予大脑一定的刺激，大脑能以新生的细胞重建神经系统受损部位，在损伤部位周围有效地实行改组或重组。

让大脑新生重组的方法和内容非常多，我们主要开展以家庭为中心、在医生指导下的综合干预模式，根据婴幼儿智力发育规律，在新生儿期就建立个性化的监测和干预方案，通过有组织、有目的的多种环境的教育活动，如全身按摩、被动操、主动运动训练等，促进高危儿发挥潜能、提高生存质量。

研究表明，综合干预在短时期内对促进婴幼儿语言、认知、行为及社会交往能力的发展有积极作用，能有效预防高危儿脑发育不全所产生的不良结果。对高危儿在早期进行恰当的综合干预，可以有效减轻患儿智力落后水平，促进潜能的发挥，是改善预后、减少伤残率、提高生存质量的有效手段。

正常宝宝需要生长发育监测吗？

除了高危儿，有些正常的婴幼儿，在发育过程中也会出现退后或者迟缓现象。例如宝宝早期还能正确地叫喊爸爸妈妈，现在只能咿呀咿呀发音了；以前还能跟家长互动的宝宝，现在反应迟缓，对周边事物不理不睬了，等等。这可能是因为，在日常生活中，家长没有做到和婴幼儿多说、多动、多玩、多交流，导致宝宝受到的感知、视听、语言、动作等方面的刺激太少；或者宝宝做一个动作而不需要表达，家长就能知道他的需求，结果慢慢地宝宝的语言和其他功能就会出现退化现象。因此，正常的婴幼儿也是需要进行生长发育监测的，并且，家长应该多花时间陪伴宝宝，与宝宝多交流，如果发现异常情况要及早带宝宝就医。PM

6项注意 糖友也能开心过节

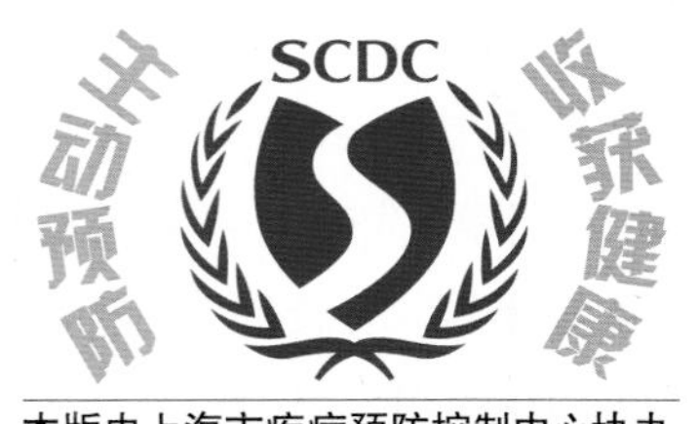

本版由上海市疾病预防控制中心协办

上海市疾病预防控制中心糖尿病防治科　阮晔

中国的传统节日大多与吃喝玩乐相关，节日期间副食品市场、旅游市场、大小饭店红红火火，热闹非凡。可是，糖尿病恰恰与饮食、运动关系密切，每逢节日，面对旅游，遇到请吃，一些糖尿病患者总感到有些无奈。其实，只要注意以下几点，糖尿病患者同样能够开开心心过节。

1.保持生活规律、睡眠充足

规律的生活、充足的睡眠以及良好的情绪，是糖尿病患者保持血糖稳定的基础。节日期间，亲朋好友欢聚在一起，难免要叙叙旧、玩一玩，糖尿病患者常常由于高兴而忘记了正常的饮食和休息，这样会造成血糖波动较大，导致病情加重。对此，糖尿病患者可根据自己的具体情况选择合适的娱乐方式，不要长时间打牌、打麻将，外出时要注意保暖，尽量避免到人多拥挤的公共场所。同时，需要提醒糖尿病患者的亲属，千万不要忘了让身边的糖尿病亲友保持正常的生活规律，让他们获得充分的休息时间和合适的休息场所。

2.保证饮食平衡、搭配合理

合理膳食是糖尿病饮食治疗的首要原则。在确定每天总热量的前提下，应合理分配三大营养素，保持营养平衡：碳水化合物占总热量的50%~60%，蛋白质占15%~20%，脂肪占25%~30%。许多糖尿病患者和家属常误认为少吃主食、多吃副食对血糖没有多大影响，所以有时少吃或不吃主食，而以蛋白质类食物为主。这样做，不但会导致血糖增高，还会加重肾脏负担，有时甚至会导致糖尿病急性并发症的发生。

此外，近几年出现的无糖食品，如“无糖蛋糕”“无糖饼干”深受广大糖尿病朋友的青睐，节日期间很多朋友都想开开禁。但是，无糖食品仅是不含“蔗糖”，做蛋糕和饼干的面粉经消化后，依然会分解成葡萄糖，因此“无糖食品”也不能随便吃。

至于水果，可在两餐中间少量进食，但要根据其所含碳水化合物的量，相应地减少下一餐的主食量。

3.适当体育锻炼不间断

糖尿病患者进行合理的运动锻炼，不仅可增强抵抗力，而且有利于血糖、血脂的控制。因此，节日期间不要放弃锻炼计划，千万不要整天坐在家里看电视、聊天、卧床休息，而应在饭后半小时散步10~15分钟，天气晴朗时应参加一些户外活动，不适合户外活动时也可以在室内散步。

4.注意用药安全

服用降糖药物或注射胰岛素的患者，节日期间一定要注意在应用降糖药物后准时进餐。曾有病友在春节期间因注射胰岛素后未进食，导致严重的低血糖昏迷。所以需要提醒糖尿病患者的是，节日期间饮食时间可能稍有变化，在饭菜没有准备好之前，不要过早应用降糖药物，以免发生低血糖。当然，也不能随随便便地停药。

5.进行自我监测

节日期间，糖尿病患者请不要忘记进行自我监测血糖，有血糖仪者，应根据病情每日监测3~4次或每周监测3次。可根据血糖变化，略微调整饮食及降糖药物的用量，防止血糖波动过大而致病情加重。

6.旅游做足准备

对于糖尿病患者来说，旅游不仅可以陶冶情操、使人心情舒畅，还可以降低血糖、增强体质。外出旅游时，最好有家人陪伴，并随身携带糖果、点心等食品，以防发生低血糖反应。同时，外出旅游要注意保暖，防止受凉感冒，还要选用宽松、舒适、软底的平跟鞋和吸汗性强的棉织袜，并经常检查鞋内有无砂石之类的异物，以防发生皮肤破损而致糖尿病足。PM

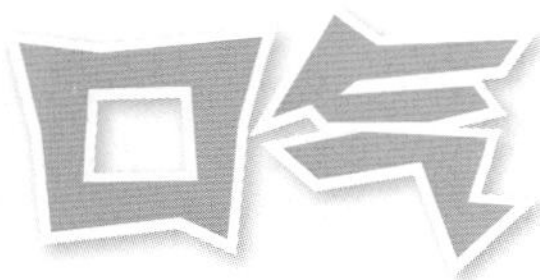

口气——“社交毒瘤”面面观

华中科技大学同济医学院附属同济医院
口腔医学中心牙周黏膜科副主任医师　李 明

花费几万元的怪病

牙周病诊室里的小张神情沮丧，反复和医生述说他的曲折就诊经历：自从两年前谈了女朋友，小张就被经常“投诉”有口臭。为此，小张反复奔波于医院的几个科室，如呼吸内科、消化内科、耳鼻喉科、中医内科，并且做了各种检查和相关治疗，花费了数万元，但治疗效果却不佳。女朋友认为他得了怪病，关系越来越生疏，这可把小张急得够呛。听了小张痛苦的就诊经历，医生先让他用专用的口臭测量仪检测了一下硫化物的浓度，结果高得惊人，达到了严重水平。然后医生给小张做了洁牙，再次测量后，硫化物的浓度降低了10倍，恢复到了正常水平。原来，小张患的是口源性口臭，主要是牙周过高浓度的细菌产生的，不是什么难治的怪病。

容易被忽略的“社交癌”

为了不让患者尴尬，我们专业上通常把口臭称作口气、口腔异味。口臭会让别人不自觉地远离你，但是自己却并不知道。这是因为人体有着强大的自适应能力，所谓“入鲍鱼之肆，久而不闻其臭”。很多人并不知道自己有口臭，往往是最亲近的人才会告诉他们。在西方，有口臭的人是被认为是没有礼貌的。口臭被形容为“社交癌”，是人际交往中的“毒瘤”，是无形中横亘在人们之间的鸿沟。欧美等国家甚至有专门的口臭门诊，该病多由牙周病专业医生治疗。医生可以通过专业的口臭测量仪进行检查，给出客观准确的数据，并结合临床表现进行分析，从而对因治疗。

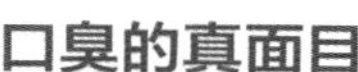

口臭的真面目

口臭分为三大类：真性口臭、假性口臭和口臭恐惧症。其中，真性口臭又分为生理性口臭和病理性口臭。90%的病理性口臭来自于口腔，称为口源性口臭。口源性口臭主要是因为口腔内的微生物，尤其是革兰阴性厌氧菌大量滋生、分解，产生大量挥发性硫化物（硫化氢、甲硫醇等）、其他挥发性有机化合物（氨、二甲胺、三甲胺、烷烃类及苯的衍生物、丙酮等）。其中，硫化物的浓度越高，异味就越重。引起口源性口臭的病因有牙周病、厚舌苔、食物嵌塞、龋病（尤其是邻面龋）、沟纹舌等，其中最主要的两大因素是牙周病、厚舌苔。

如何能“口气清新”

口臭不仅是一种疾病，还影响心理、生理两方面。怎样才能做到“口气清新”呢？首先要确诊，可以通过自我感受法（深吸气，然后口呼气，用手挡住呼出的气体，自己闻有无臭味）和亲近人的反馈来评定，也可以去医院的牙周病门诊或者口臭门诊，用客观仪器检测。其次，根据口腔局部的病因进行对因治疗（牙周治疗、正确使用刮舌器来清洁舌面、补牙、纠正食物嵌塞等），并且加强自我的口腔卫生控制。在预防和治疗口臭的同时，还应改善体质、提高免疫力，减少口腔有害细菌的繁殖。在饮食方面，注意营养均衡搭配，再加上适量的有氧运动及合理有规律的作息，这样就能避免口臭所带来的尴尬了。PM

要“活得健”，就要“动得欢”

顾文霞 杜国光

大家都知道，生命在于运动。也就是说，要活得有生命活力，必须持之以恒地运动。不少老人虽也懂得这个大道理，但是行动起来就不那么积极。有的老人说，我很忙，要带小孙子，还要做家务，没有时间锻炼身体。有的老人说，我一辈子没有锻炼身体，不是也活得挺好的吗？更有老人说，我走路都要用手杖甚至轮椅，已经锻炼不动了，也只好坐坐,在室内走动走动足矣。诸如此类“各人都有一本难念的经”，归根结底，其心态是得过且过，安于现状，甚至听天由命。

事实上，这是对自己健康极不负责任的消极态度。要知道，不运动者的平均寿命通常要比坚持锻炼者少活十年，而且到老年时大多疾病缠身，活得并不舒坦。而经常锻炼的老人则身体健康，不仅可以长命百岁，而且不少老人在百岁时仍能朝气蓬勃地像运动员一样“运动”。例如，百岁老妇Claire Willi还能经常表演优美的舞蹈。美国阿婆Doris Haddock 89~90岁时曾参加长途快走，历时14个月横跨12个州，总长达5 100公里，94岁时，还参加长跑以竞选参议员，终年百岁。可见，老人不要找各种理由拒绝锻炼。当然，老人并不需要像上面两位老人一样开展运动员式“运动”，但可以缓慢适度地进行锻炼活动。在锻炼中，老人还应当注意安全，避免跌倒和受伤。

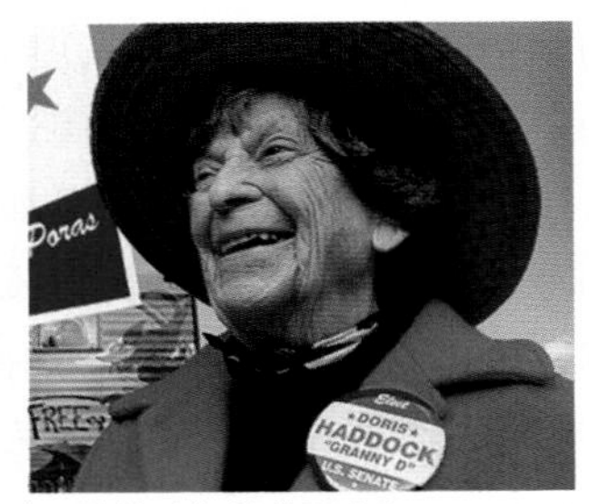

《阿婆快跑》的美国老妇 Haddock

有氧运动最益寿

美国疾病预防控制中心 (CDC) 建议：每天至少进行中强度运动 (如快走)30 分钟，每周 5 次，以及每周 2 次肌肉力量锻炼。笔者认为这是欲求健康长寿的最合宜的锻炼指标。老人还应根据自身实际状况进行调整，量力而行，缓慢增加，动比不动好，多动比少动好，贵在持之以恒。台湾学者发表的统计资料表明，即使每天步行 15 分钟的低强度运动，也能使总死亡率降低 14%。显然，动与不动有明显差别。运动最好能达到有氧运动，方能充分发挥运动的好处。有氧运动要求心搏加速，呼吸增快，使血液循环加快，增强生理功能及生命活力。锻炼还可以使动脉壁弹性增加，静脉血回流通畅，避免动脉壁粥样斑块形成及静脉血栓形成。适度运动还可增强体质及增强机体的免疫力，抵御疾病入侵。

除有氧运动外，还需要进行肌肉力量锻炼，如举哑铃、仰卧起坐及前后弯腰等动作。目前认为,快走和太极拳是既简单又好的运动方式。对于坐轮椅的老人来说，也可进行坐式锻炼，如活动臂膀、手腕，弯腰、转腰，伸缩大腿、小腿及转动踝关节，头颈部的后仰前屈及转动等。

生活方式要健康

运动是健康长寿的根本要素之一，是没有任何药物或保健品能替代的。需要强调的是，运动固然对健康生命极其重要，但它也只是诸多健康生活方式中的一项要素，欲健康长寿，防病祛病，必须全方位实行健康生活方式，包括合理膳食、适量运动、心理平衡、戒烟限酒、充足睡眠、定时起居等。一个终日闷闷不乐的老人，即使生活方式健康，恐怕也是折寿的；一个懒得运动的人，尽管他在其他生活方式上无可指责，其寿命也要比积极锻炼者短。总之，要全面改善健康生活方式，缺一不可，它们有一加一大于二的作用。

此外，老人还要勤于锻炼大脑。老人应按个人的兴趣爱好和条件，选择大脑锻炼活动。弹钢琴就是一种很好的大脑锻炼方式，在大脑统一指挥下，手弹脚踏，眼看乐谱，耳听乐声，身体多个器官密切合作，方能演奏出一曲美妙乐章。练习书法、吟诗作画、阅读和撰文、猜谜语、打扑克及填字游戏等也很好。总之，要时不时给大脑以“刺激”。不久前过世的南京大学生物化学专家郑集教授，在其 108 岁及 111 岁时还著书立说，先后出版了《鉴证长寿——百岁教授的养生经》及《最好的医生是养生——111 岁养生大师谈健身》，内容丰富，思路清晰，结合作者的亲身实践和观点，是值得好好学习的好书。PM

北京市卫生计生委针对5 000余名老年人开展的最新调查显示：

◎ 60~69 岁老年人每年跌倒发生率为 9.8%，70~79 岁为 15.7%，80 岁及以上为 22.7%。

◎ 老人的年龄每增长 10 岁，跌倒发生率将增高 0.5 倍左右。

◎ 跌倒是伤害死亡的第 4 位原因，在 65 岁以上的老年人中，跌倒已居伤害死亡的首位！

◎ 目前正值冬季，而冬季等寒冷季节恰是老年人跌倒的高发期，因此要特别当心！

寒冷季节，三大提醒防跌倒

大连理工大学体育教学部　徐涵　曹玲（教授）

提醒1：别小看了跌倒，后果严重（思想上要重视）

我国65岁以上的老年人中，21%~23%的男性、43%~44%的女性曾有跌倒经历。所造成的直接医疗费用支出超过50亿人民币，并且在意外伤害死因中，跌倒位居榜首。跌倒所致的外伤所占的比例较高，20%~30%为骨折，包括股骨、手臂、肋骨、髋部骨折；5%为严重软组织损伤，包括关节积血、脱位、扭伤。有跌倒经历的老年人，由于害怕再次跌倒，心理和生活的独立性都大打折扣，生活质量严重下降。因此，千万不能马虎。

提醒2：警惕易致跌倒的各类危险因素（危险因素要弄清）

为了便于理解，可以将跌倒的危险因素分为环境和自身因素两大类。

环境方面：对于老年人来说，在习以为常的生活环境中都可能跌倒。例如室内摆放物品不当（导致绊倒）、灯光不足、楼梯或台阶湿滑、卫生间地面沾水、室外人行道有结冰、雨雪天气等。

自身因素：老年人随着年龄增长，视觉、听觉、前庭位置觉、本体感觉均呈下降趋势，各个器官功能逐渐衰退。这易导致中枢神经系统对于感觉信息的传输、整合作用以及骨骼、关节功能下降，肌肉萎缩老化、功能减弱，以致跌倒的发生。其中肌肉量减少、肌力下降和平衡能力降低是主要原因。

老年人在身体功能下降的同时，也会伴随心理功能的降低。由于脑的老化，控制、适应能力逐渐减弱，易受外在不良刺激而心理失调。潜在的心理状态会导致老年人对周围（环境因素）危险因素的感知力和反应能力下降，从而增加了跌倒的可能性。沮丧、抑郁、焦虑等不良心理状态均使跌倒的危险性增加。

提醒3：牢记预防跌倒的“四字诀”（对策要跟上）

老年人跌倒不是意外，它存在着潜在的多种危险因素，我们可以通过对明确的危险因素进行干预和改变而预防跌到。

改善环境　提供适合老年人居住的生活环境，合理布局起居室。通道无障碍物，常用物品置于随手可及的地方，灯光明亮柔和，卫生间、浴缸边安装扶手，铺设防滑地垫，穿着大小合适的服装与鞋子等。

规范用药　首先，从医生角度讲，要规范临床用药准则，使用最低药物剂量，尽量限制同时服用多种可能引起跌倒的药物。要提醒患者和家属，当使用降血糖类、心血管系统、精神类、抗炎镇痛类等药物时，应使用步行辅助工具。

运动锻炼　参加合理、规律的体育锻炼，能维持和增强肌肉力量、平衡能力、步态稳定性、柔韧性，减少反应时间，能够有效预防跌倒。研究证实，平衡操、步行、太极拳等体育运动能够增加髋部活动及下肢肌肉力量，从而降低跌倒发生率。

心理护理　老年人要参加各类集体活动，调节好自身的心理状态。必要时接受心理辅导或咨询。要正确认识自己的身心健康状况，正确对待衰老，改善不良心理状况。同时，要充分认识跌倒的危害性，树立预防第一的思想。PM

特别提醒

老年人跌倒如何处置　老年人一旦发生跌倒，切不可急于扶起，因为有可能会加重损伤（脑血管意外，骨折端伤及内脏等）。确定可能有骨折等严重伤害时，首先要拨打急救电话，独居老年人应及时联系亲属。在救护人员未到的情况下，做好简单的急救处置。

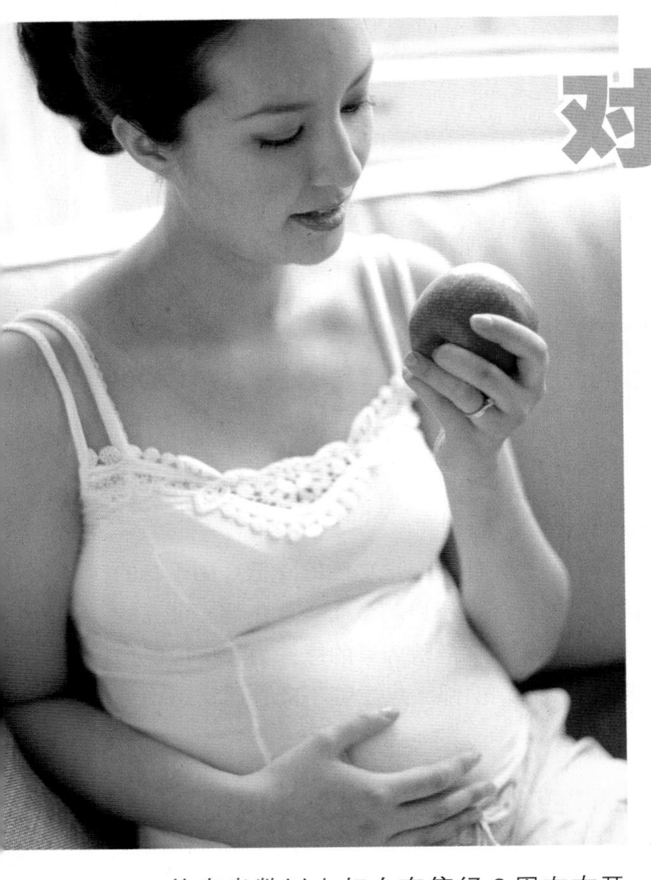

对付孕吐：屡吐屡吃

复旦大学附属妇产科医院副主任医师　王 凌

生活实例

26 岁的王女士怀孕 3 个多月，以前就比较挑食，怀孕后挑食更厉害，加上孕吐严重，吃什么吐什么，恨不得什么都不吃，结果体重急剧下降。

36 岁的高女士与王女士情况相似，她有个特别宠她、无限期盼孙子的婆婆。高女士孕吐严重，又极度挑食，想吃什么就吃什么，想吃什么才吃什么。她婆婆认为，女人怀孕就该娇惯一点，而且孕吐又这么严重，难得她有想吃的东西，所以她想吃什么都尽量满足她。结果，虽然吐得厉害，但高女士在婆婆的鼓励下屡吐屡吃，体重还略有上升。

约有半数以上妇女在停经 6 周左右开始出现头晕、疲乏、嗜睡、食欲缺乏、偏食、厌恶油腻、恶心、晨起呕吐等，称早孕反应。少数孕妇早孕反应严重，频繁恶心、呕吐，不能进食，以致发生体液失衡及新陈代谢障碍，甚至危及生命，称妊娠剧吐，中医称之为“妊娠恶阻”。据国外文献报道，70%~80% 的孕妇在妊娠期间出现恶心，50% 出现呕吐，0.1%~2.0% 发展为妊娠剧吐。早孕反应症状的严重程度和持续时间因人而异，多数在孕 12 周左右自行消失，有的人持续时间较长，直到 16~18 周才消失，更有甚者会持续至妊娠晚期。

早孕期出现的呕吐其实是一种正常的生理现象，准妈妈们不必过分担忧，这通常不会影响宝宝的生长，无需特殊治疗。但症状严重、持续时间长的呕吐，可能会影响胎儿发育及母体健康，反复呕吐甚至会使准妈妈们发生严重脱水、酸中毒等，表现为口渴、皮肤干燥、少尿、消瘦、精神萎靡，不能正常生活和工作，若不能及早发现或治疗不当，可引起酸中毒、肝功能衰竭等，造成死胎、流产，以及孕产妇死亡。

孕期营养的关键是均衡。营养缺乏会引起胎儿生长受限，营养过剩会导致巨大儿。无论营养缺乏或过剩，都可能导致宝宝成年后发生代谢性疾病。因此，孕期不要过分偏食，呕吐严重的要尽量做到“屡吐屡吃”，保持营养均衡。具体可从以下几方面加以调节。

● **注意休息**　轻度早孕反应可以不用药，注意多加休息，合理生活，保持室内空气流通、清洁，尽量减少一切能引起反应的因素。多数孕妇 12 周后症状就会慢慢消失。

● **合理饮食**　少食多餐，宜摄入清淡、易消化、高能量、富含营养的食物，不挑食，做到营养均衡。尽可能选择一天中恶心、呕吐较轻时进餐，不要因为害怕呕吐而不吃饭。

● **补充水分**　孕吐会使机体丢失很多水分，严重者会发生脱水、酸中毒等现象，孕妈妈们要注意多喝水。

● **调节心情**　很多孕妈妈特别担心孕吐会使机体营养吸收减少，从而影响胎儿生长发育，其实这种担心完全没有必要。怀孕初期，胎儿处于器官形成期，对营养的需求量少，靠母体孕前储存的营养就足够了。所以孕妈妈们要放松心情，以轻松的心态等待宝宝的降临。

● **补充营养素**　可以适当补充叶酸、维生素 B_1、维生素 B_6、维生素 C 等。

● **中药治疗**　采用适当的中药治疗可和胃降逆，缓解孕吐症状。中药食疗调理亦有利于缓解孕吐。

● **心理治疗**　亲人及医生的指导、劝解、安慰、鼓励、支持等，有助于孕妇缓解压力，减轻孕吐。

经过上述调整和治疗，多数孕妇的孕吐症状都会有明显改善。如果孕吐严重，上述治疗无效，发生脱水、酸中毒、眩晕、心率加快、呕吐次数频繁不能进食、呕吐物中夹有血丝等情况，需立即到医院进行营养支持等治疗。PM

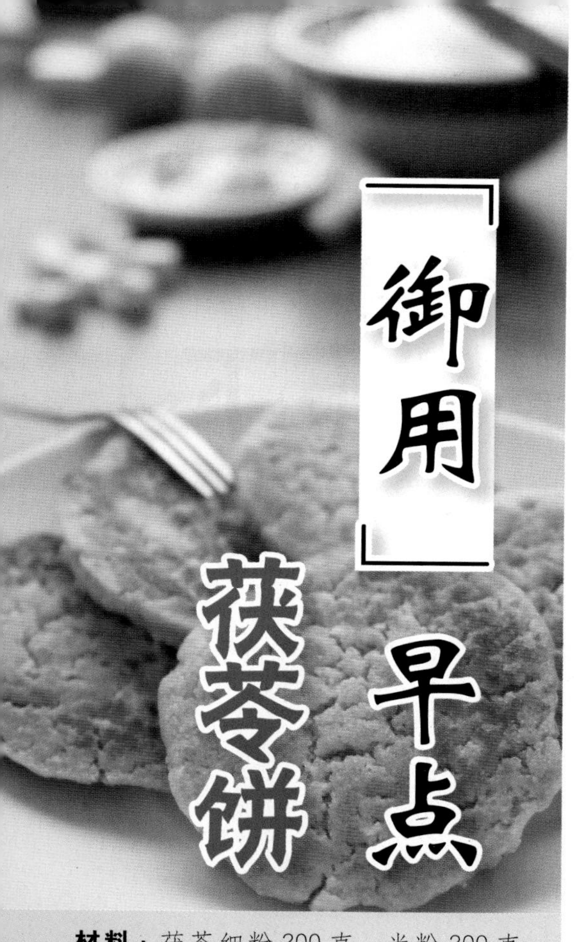

「御用」早点 茯苓饼

上海中医药大学教授　达美君

材料：茯苓细粉200克，米粉200克，白砂糖100克（2：2：1）

制作：上三味混匀，加水调成糊，以微火在平底锅里摊烙成薄饼，至两面金黄即可。

食法：做早点或午后点心，适意食用。

功效：健脾补中、宁心安神。

主治：气虚体弱，症见心悸、气短、神衰、失眠、面足浮肿、大便溏软等。

DIY

制作、拍摄/家庭真验方

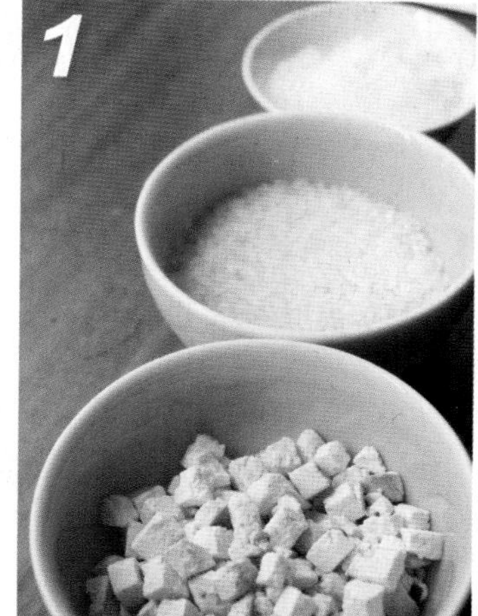

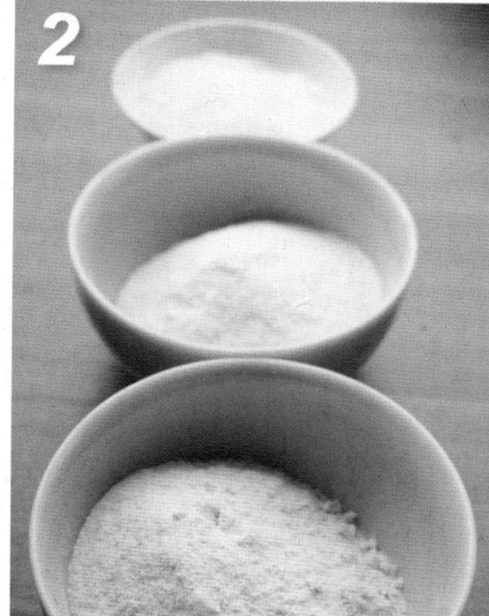

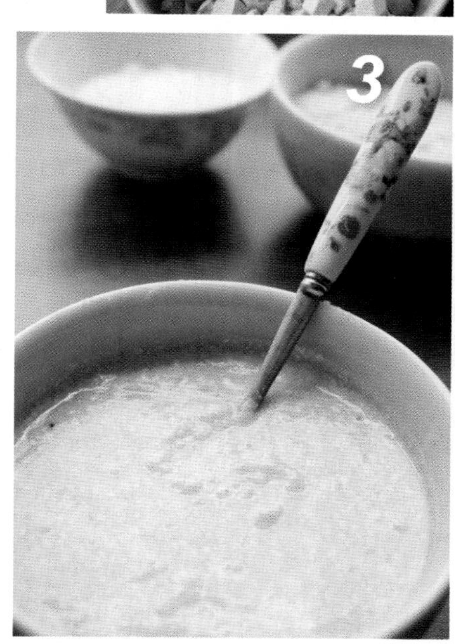

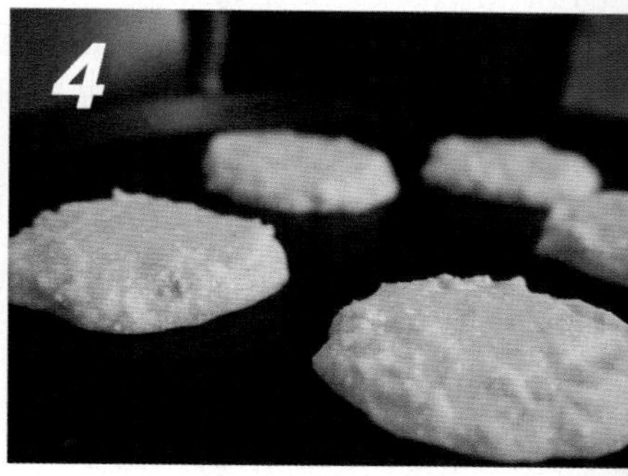

1. 茯苓、大米和糖
2. 茯苓和大米打成粉
3. 三料加水调成糊（加牛奶调更好吃）
4. 平底锅内涂点橄榄油，将茯苓糊摊成薄饼，煎至两面略黄（用黄油煎更美味）

方解

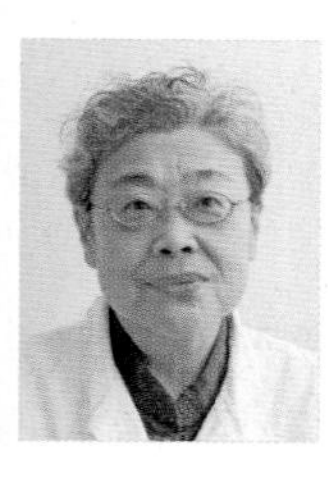

专家简介

达美君 上海中医药大学教授，原中医文献（古医籍）研究室主任。从事中医药文献研究及临床诊疗工作，擅长心血管病、消化系统疾病、虚证、疑难症的治疗和调养。

茯苓味甘淡、性平，可健脾安神、利水渗湿，常用于脾气不足、体倦乏力、食少便溏、心悸失眠等症。粳米性味甘平，功效补中益气、健脾和胃。白砂糖能润肺生津、补益中气。三味合用，补益之效更甚。

据说茯苓饼是慈禧太后最喜欢吃的御用点心，常以之赏赐大臣。茯苓有“四时神药”的美誉，古医籍中茯苓的服食法很多，煮粥、煎膏、蒸包、浸酒、研末、做饼酥，等等。今天购买茯苓粉很方便，大家大可巧妙搭配、创意，制作自己喜爱的养生食品。PM

骨头松、骨易折 练练五行健骨操（下）

上海中医药大学附属岳阳中西医结合医院老年病科　史 晓（主任医师）　施 丹

上期我们为大家展示了五行健骨操的前四节，有没有试上一试？本期奉上后四节。到此你可根据这完整的八节操进行疗程练习，健骨强筋。

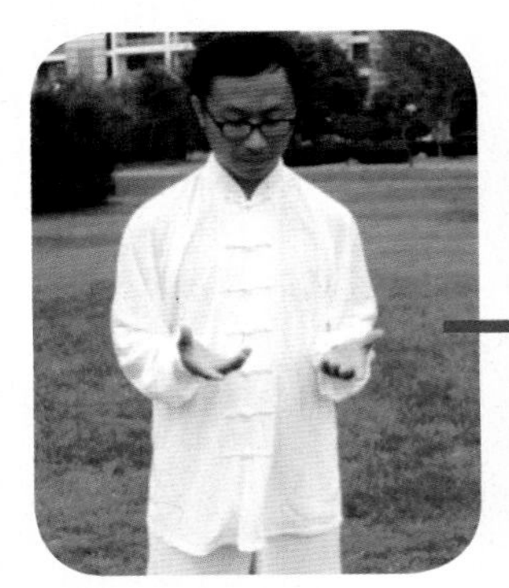

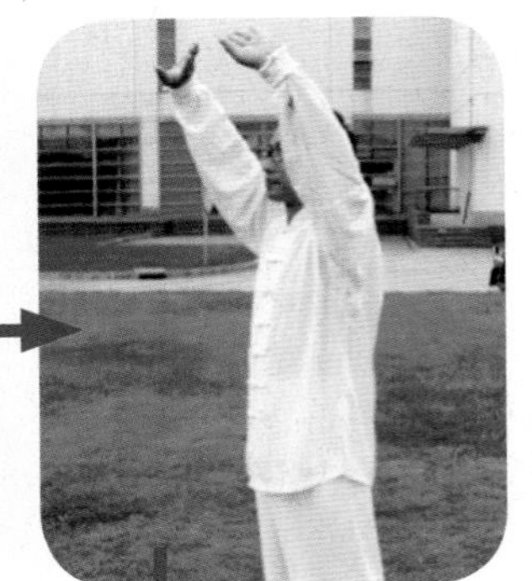

第五节 白鹤展翅增涵木

1. 接上势，两手由身前缓缓提起，置于腰间，掌心朝上。

2. 两掌翻转向上，上撑，十指相对，掌心向上，同时足跟提起，两掌分作两边，下落，两臂伸平，两足跟下落，两手翻转向上，由小指到拇指握拳，收于腰间，屈蹲，拳心向上，双拳变掌，俯掌向下。

3. 依次：放松，十指撑开，向前，足跟提起，掌心向前。放松，十指张开，两掌回收至腰间，足跟落下。如此再重复两遍后，双臂下落，自然放松。

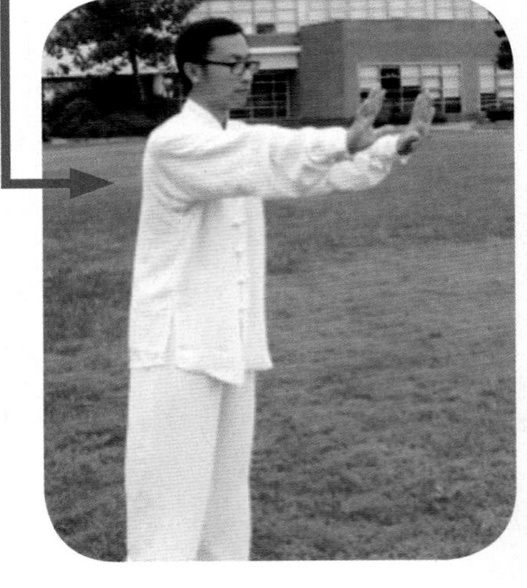

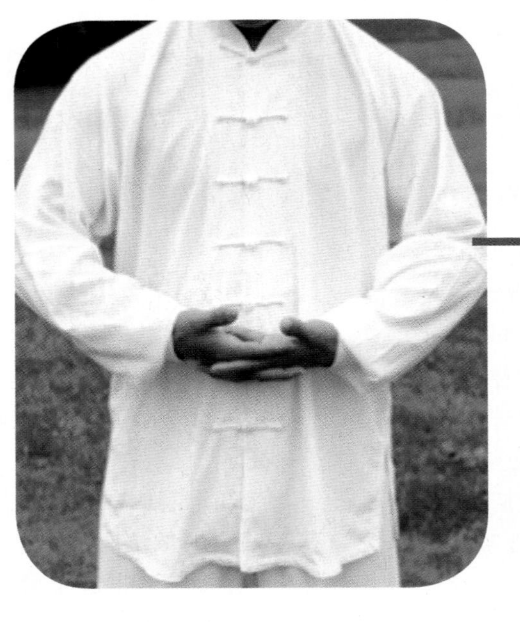

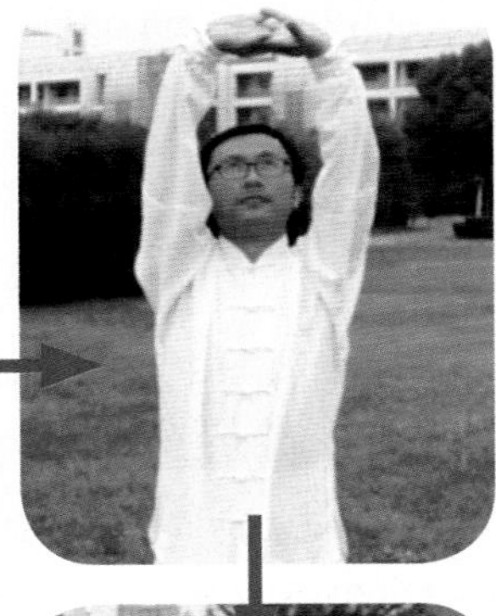

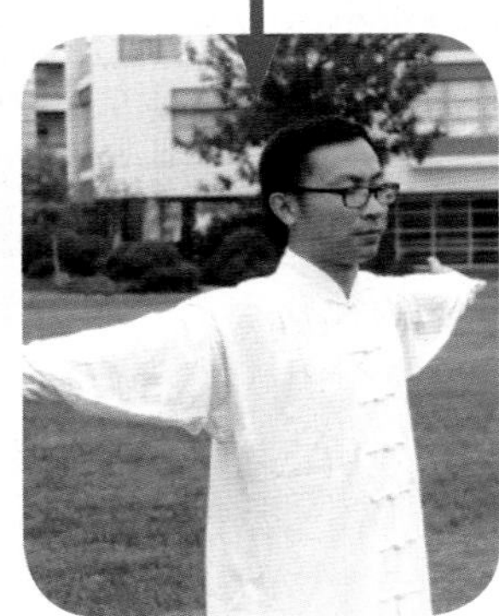

第六节 松柏攀天理三焦

1. 接上势，两足与肩同宽，两臂自然垂于体侧。

2. 两手在身前交叉，掌心向上，徐徐向上，翻掌，掌心朝上如托天状（如图）。

3. 两手打开，分作两边。放松，下落，两臂垂于两侧。

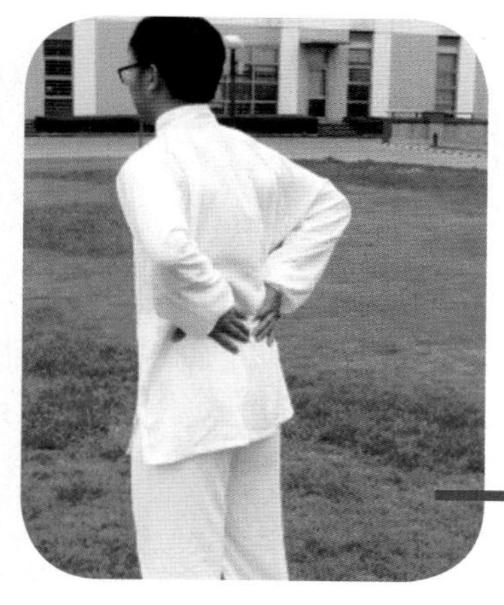
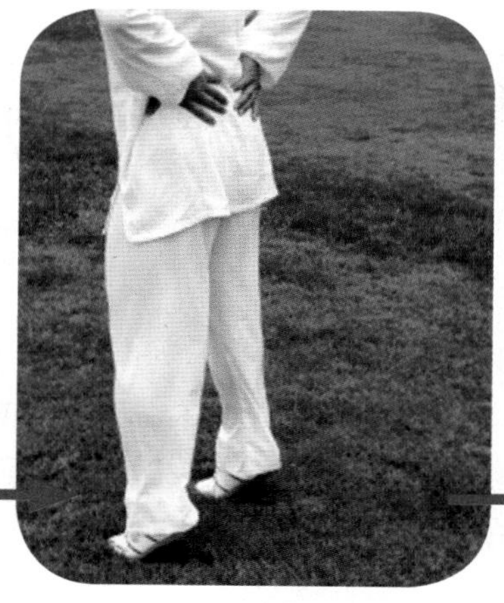
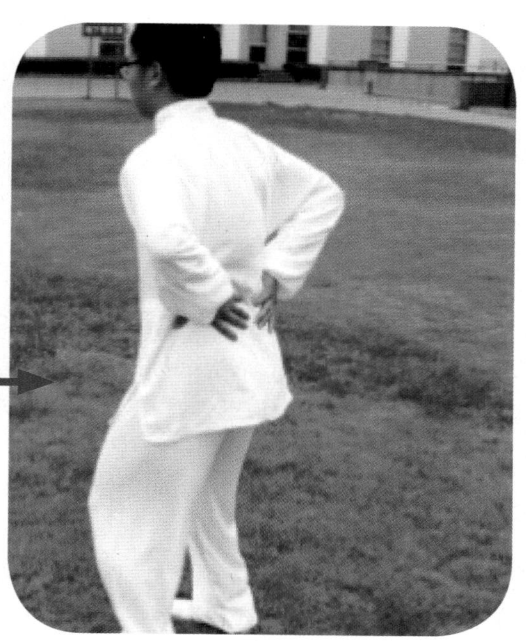

第七节 悠然七颠消百病

1. 接上势，自然站立，两臂自然垂于体侧。

2. 两手上提，放于腰部，吸气时两足跟提起；呼气时两足跟下落震地，一吸一呼为 1 次，反复做 7 次。

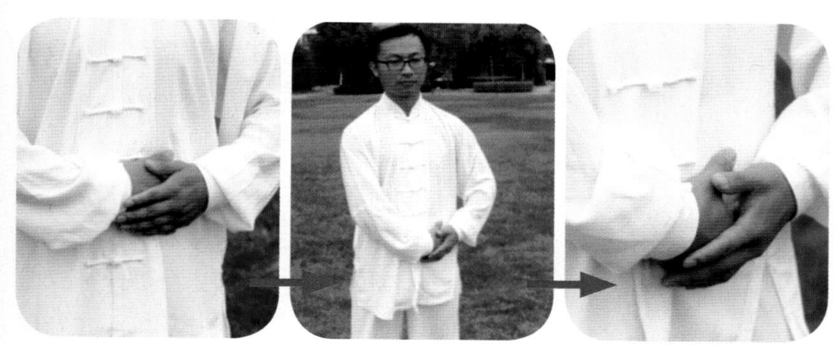

第八节 缓缓揉腹骨自强

1. 接上势，全身放松，调匀呼吸，意守丹田。

2. 双手交叠，按顺时针方向绕肚脐摩腹 10 次，而后再按逆时针方向摩腹 8 次。

答疑解惑

1. 每次练多久，一周练几次？

一般每周需至少练习 3 次，每次练习时间为 10~15 分钟，3 个月为一个疗程。此外，患者仍需根据不同病情，结合医生指导建议进行练习。

2. 哪些人不适合练五行健骨操？

①严重脑血管意外病变导致四肢瘫痪、长期卧床或肌力为零、生活不能自理者；②老年性或血管性痴呆导致神志不清、失语谵妄及不能对答、定时、定位、定向障碍者；③不能排除甲状腺功能减退、多发性骨髓瘤、转移性癌性骨病变者；④既往有骨折病史，或类风湿关节炎、骨关节炎等骨关节病变而严重影响患者关节功能、活动受限者。PM

相关链接：更多防治骨质疏松症的方法和去处

1. 科普书 由第二军医大学出版社出版的《五行健骨操》可供参阅，随书附送光盘。

2. 社区活动 自 2009 年开始，岳阳医院老年病科与上海市各社区合作，先后与新泾社区卫生服务中心、凉城社区卫生服务中心、大场镇社区卫生服务中心、曹杨社区卫生服务中心、浦东新区中医医院以及高境镇社区卫生服务中心等建立合作关系，涵盖上海市虹口区、长宁区、宝山区、浦东新区等地区，共同组成骨质疏松症团队，深入社区服务站，积极开展各项推广活动。

3. 专科门诊和宣教 每周一至周五下午，岳阳医院老年病科均开设骨质疏松专科门诊，其中每周三下午为骨质疏松联合门诊；定期举办各种患者健康宣教活动，请关注岳阳医院官方微博及微信公众平台获悉。

扫描二维码，收藏完整版“五行健骨操”。

夏氏外科 “一趟头”的秘诀传承

历史渊源

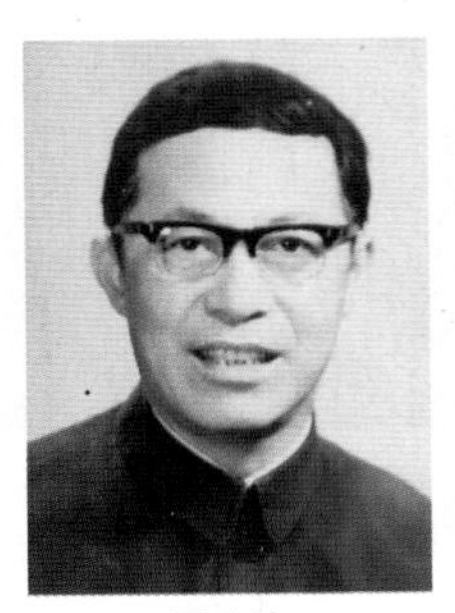
夏少农

夏氏外科是我国著名的中医外科世家，历夏墨农至夏少农已是五代世医，祖籍浙江德清。1938 年，夏墨农移居上海，日诊人次达两三百余号，遂成申城外科名流之一。他精于中医内科、外科、喉科，治各种痈、疖等外科疾病，有“一趟头”（沪语，一次治愈之义）之美誉，还擅长治疗乳腺疾病。其长子夏少农、次子夏涵均得其真传。

夏少农 1960 年调任曙光医院中医外科主任，兼任上海中医药大学（原上海中医学院）教授，被评为全国著名老中医、上海市名中医。在继承夏氏外科临证经验基础上，开创了益气养阴法治疗外科疾病。他在丹毒、皮肌炎、银屑病、硬皮病、红斑狼疮、甲状腺疾病的中医治疗方面造诣深厚。其从事中医外科临床五十余年，曾主持撰写了上海中医学院第一部中医外科学教材。

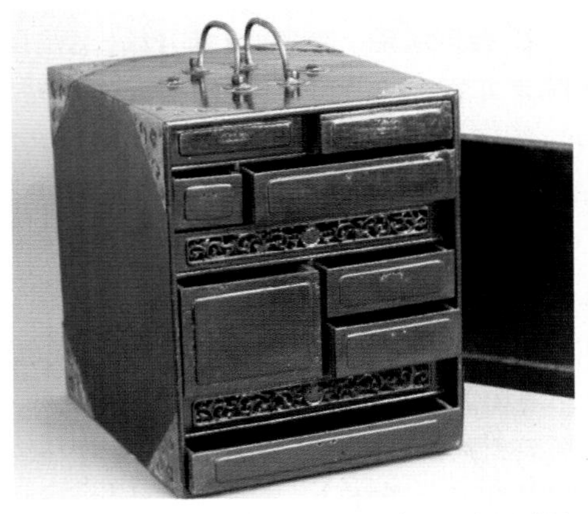
夏墨农先生、夏少农先生私人开业行医出诊时使用的药箱，内置抽屉和药隔，内服药及外用药分门别类

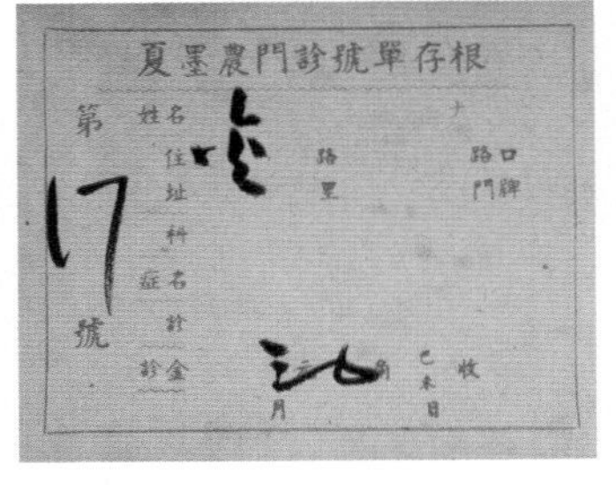
夏墨農門診號單存根

第 號

姓名

住址 路 里 路口 門牌

科

症名

針

診金 月 日 收

夏墨农门诊号单存根，正面为病员姓氏和日期，背面为病人的症、证、治法和用药

基地建设

上海中医药大学附属曙光医院柏氏肛肠科、中医外科、皮肤科、中医乳腺外科承担了夏氏外科传承基地的建设任务。

柏氏肛肠科

主要运用双线切挂法、隧道法治疗高位复杂性肛瘘，内注加分段内扎外剥法治疗环状混合痔，中药熏洗治疗肛肠部炎性疾病，健脾益气清利法治疗炎症性肠病、益气健脾润肠法治疗慢性便秘，以及中医中药治疗肛肠肿瘤，湿热敷防止术后水肿，加速痔核肿胀的消退等技术方法。研制和应用系列中医特色制剂，共有痔血宁合剂、清热解毒合剂、炎宁灌肠液、熏洗Ⅰ号、消痔锭栓剂、曙光Ⅰ号等十余种制剂运用于临床。

中医外科

运用中药为主治疗甲状腺结节、囊肿，桥本甲状腺炎等取得了良好的疗效；有前列腺专病门诊，采用中医综合治疗慢性前列腺炎、前列腺增生症等有丰富的临床经验；有周围血管病及糖尿病足专病门诊，开展药物、手术、外治等多种方法治疗下肢静脉曲张、深静脉血栓形成、动脉硬化性闭塞症、糖尿病足等。

皮肤科和中医乳腺外科

继承夏氏外科的精髓运用于各类皮肤病和乳腺疾病的中医药治疗。

代表性传承人

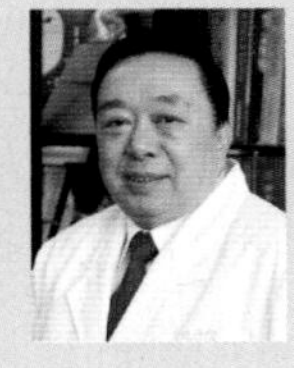

柏连松 夏少农教授弟子，全面继承夏氏外科的学术思想，秉承师命主攻肛肠病，为现代中医肛肠学科的奠基人之一，他开创的曙光医院肛肠学科在全国享有盛名。

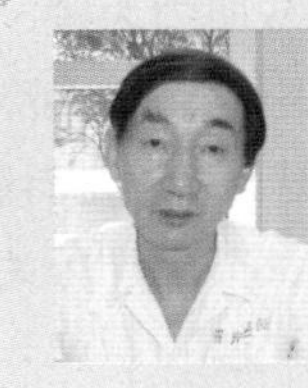

孙世道 夏涵弟子。曾任曙光医院中医外科主任，中医外科教研室主任。目前主持曙光医院“孙世道老中医工作室”。在治疗皮肤病如面部皮炎、湿疹、痤疮、黄褐斑、各类疣、银屑病、红斑狼疮等自身免疫结缔组织病等方面有独特的见解。

从"吮疽舔痔"的典故说肛痈病

上海中医药大学附属曙光医院　柏连松（教授）　张雅明（主任医师）

关于"舔痔"的成语有"舔痔结驷""吮疽舔痔"，这两个成语都是由《庄子·杂篇·列御寇》记载"秦王有病召医，破痈溃座者得车一乘；舐痔者得车五乘，所治愈下，得车愈多"的故事而来的。后人常用这些典故来形容卑屈媚上的龌龊行为和附势趋权而不思进取的人，但另一个方面也可看出痔疮和肛痈发作起来是很痛苦的。

痔疮和肛门周围的痈肿是肛门最常见的两种疾病，约占到肛门疾病的30%。肛痈就是肛门周围脂肪组织感染细菌并化脓坏死，中医又有脏毒、悬痈、坐马痈、跨马痈、盘肛痈等很多名称。

引起痈肿的病因是"火邪"，火邪为热邪，容易让人出汗，使血液黏稠，血流不畅。火邪侵犯人不同部位就会产生不同的疾病，如侵犯到肌肤就会在局部出现红肿疼痛，就像《医宗金鉴·外科心法要诀·痈疽总论歌》所说的："痈疽原是火毒生，经络阻隔气血凝"。古人还认为头部的痈肿多为风火，躯干部痈肿多为气火，身体下部痈肿多为湿火。夏氏外科认为肛痈是湿火引起的营卫失和。肛痈分为低位和高位，低位的肛痈以局部肿痛为主，很少发热，高位肛痈伴有高热不退、大小便困难等。

罕用抗生素

夏氏外科精通疔、疖、痈、疽、流注、瘰疬等疾病，在治疗肛痈时除非伴发严重的感染，很少会使用抗生素治疗。对肛痈滥用抗生素，反而可能造成脓肿扩散。近年来我们在临床上收治的数例严重肛门周围深部感染，就是想用抗生素控制病情，反而延误了病情，使脓肿向深部扩散而引起的。

验方有佳效

夏氏外科治肛痈以中医中药为主，予清热泻火、凉血和营，以达到清热消肿、散瘀止痛的效果，使早期的肛痈逐渐消散，部分形成脓肿或已成僵块的能促进脓肿成熟。对于高位的肛痈，夏氏外科也常使用金黄散30克加食用藕粉调成糊状保留灌肠，加强消肿止痛的效果。

脓肿要早切

同时，夏氏外科强调祛邪的重要性，"脓成贵乎早切"，肛痈成熟后要尽早切开，排脓后疼痛等很快缓解，对深部的脓肿更强调在合适时机切开，一般在发病后7~10天即可切开，而不会等待肿块出现波动感；切开选在肛门外皮肤，切口大而且畅。夏氏早期曾使用"脓车"引流，现在我们发明了深部冲洗管，对深部的脓肿进行引流和冲洗，疗效更好。

肛瘘手术分次做

肛痈发展的结果会形成肛瘘，有些医生主张将肛痈和肛瘘手术一次完成，夏氏外科则分两次手术，第一次切开排脓，3周后再做肛瘘手术，可减少对肛门肌肉的损伤。

预防肛痈病四要点

保持良好的饮食习惯，工作生活习惯、排便习惯，及时治疗各种慢性肠道疾病。

一、良好的饮食习惯指饮食规律、饮食结构合理、饮食清淡、不暴饮暴食或饥饿无度，少吃海鲜、牛羊肉、辛辣煎炸等难以消化的食物，不饮用高度烈性酒，如果有慢性胃肠病，不吃寒凉食物。

二、良好的生活习惯指生活和工作有规律、保持充足的睡眠，使机体能得到充分的休息和恢复，保持良好和舒缓的心态，性情轻松，防止扰乱机体的气机，使气血流畅不郁结。

三、良好的排便习惯指有固定的排便时间，以早上起床后排便最好，排便时间合理，多以8分钟内合适。对患有慢性肠胃病的，如有慢性腹泻、肠炎、炎性肠病的要及时治疗，控制病情，减少大便次数。

四、如有不明原因的肛门疼痛并逐渐加重，应及时到专科医院就诊，明确诊断，以便及时和正确的治疗。PM

"一年之计在于春"，在这万象更新的时节，我们也来开耕新地——《节气微导引》。一年24节气，24套养生小功法，杂志上、微信平台上同步引导你一步步走向健康。

扫描二维码，收看其他 2 月节气养生（视频版）

《雨水微导引 东风化雨舒筋骨》

颈椎病、肩周炎患者特别适用

立春微导引 阳升气发迎新生

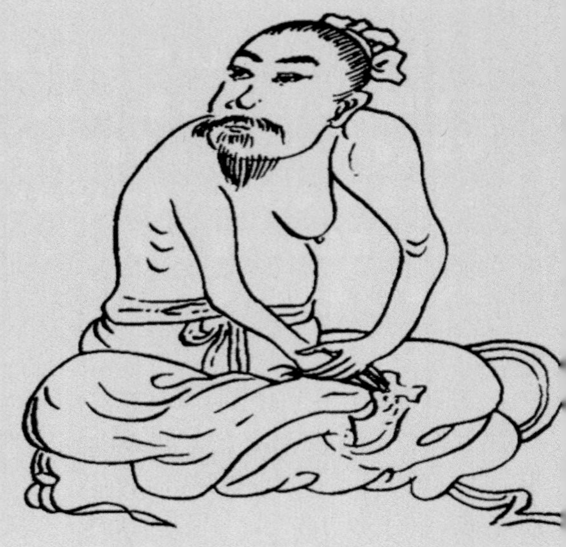

文 中国中医科学院医学实验中心博士　代金刚

中国健身气功协会常委　张明亮

立春，为一年 24 个节气中的第一个节气，也是春季的第一个节气，每年太阳运行至黄经 315 度时即为立春。2015 年立春节气从 2 月 4 日到 2 月 18 日。立，是开始的意思，立春就是春季的开始，正如古人所说："立，始建也。春气始而建立也"，故名立春。

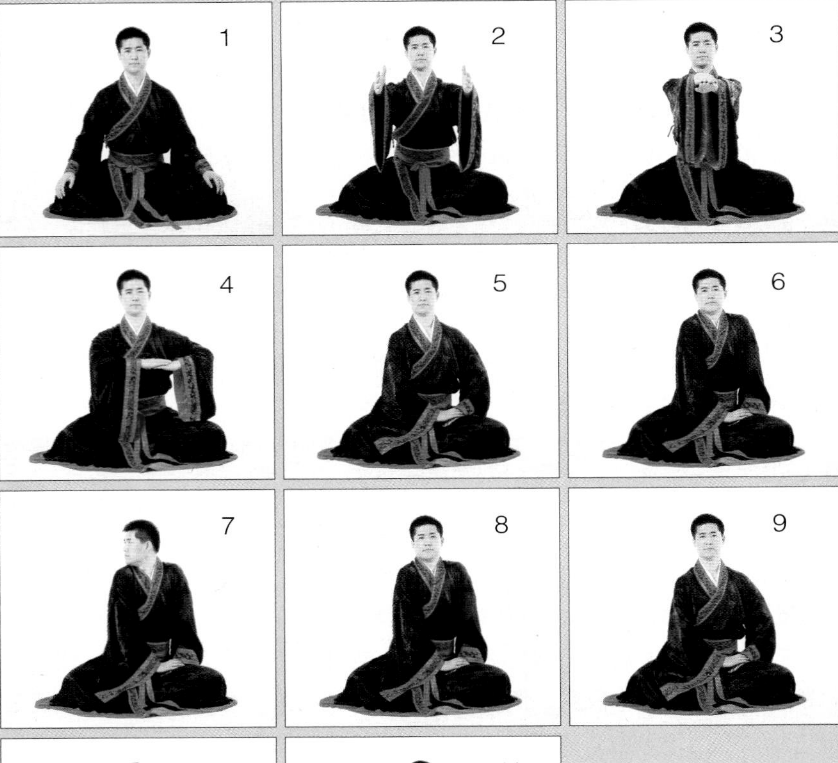

唐末宋初陈抟老祖陈希夷编制了 24 节气导引法，其中的立春叠掌按髀式，重视头部左右转动、拔伸的练习，起到提升、引动全身阳气的作用。加上"两臂前起半阴阳"，运动两侧胁肋的经脉，以及左右争力等的练习，共同起到升发阳气、调和气血，增强体质以御风邪侵害之功，而与春天自然之气相应。

叠掌按髀式

立春叠掌按髀式中，通过耸肩向上与两掌按"髀"向下的动作，使身体上下对拔拉伸，状如汉字"立"的样子。经常习练此导引术，可以加强头、颈、肩、臂部筋骨、肌肉等的功能，有效预防和治疗多种颈、肩、臂疾患和不适。帮助放松肩、臂和背部肌肉神经；美化颈、项部线条，促使颈项修长等。

1. 盘坐或端坐在凳子上，两手自然覆按于两膝，正身端坐，呼吸均匀，思想安静，全身放松。（动作序号与图的序号一致）

2. 接上式，两掌带动两臂由体前慢慢抬至与肩相平，掌心相对、指尖向前，两臂平行。

3. 接上式，两臂内旋，转掌心向下，两掌顺势相叠，左手在下，右手在上，指尖向前。

4. 接上式，屈肘收臂，两掌收至左乳前，两掌重叠，左手指尖向右，右手指尖向左，掌心向下。

5. 接上式，两掌慢慢下按至左大腿根部。

6. 接上式，两掌根下按，两肩微耸，臂肘微伸，身形端正，同时收腹提肛。

7. 接上式，头颈水平向右侧缓慢转动至极限，动作略停。

8. 接上式，头、颈缓慢转向正前方。

9. 接上式，松肩松臂，全身放松。

10. 接上式，两掌分开，两臂向左右 45 度侧伸，至与肩平，掌心向下，目视前方。

11. 接上式，沉肩坠肘，松腕舒指，下落还原，两手覆按两膝，目视前下方，呼吸自然，全身放松。

12. 开始进行对侧练习，动作同上，左右方向相反。

13. 如上左右各做一次为一遍，共做三遍。

立春养生

立春时节，气候变化较大，天气时而温暖，时而寒冷，我们常说的“乍暖还寒、春寒料峭”就是这个时节，所以衣着方面不宜骤减，古代中医主张初春应“下厚上薄”“春捂秋冻”。

饮食方面选择一些柔肝养肝、疏肝理气的草药和食品。草药如枸杞、郁金、丹参、元胡等，食品选择辛温发散的大枣、豆豉、葱、香菜、花生等灵活地进行配方选膳。

起居方面宜“夜卧早起，免冠披发，松缓衣带，舒展形体”，多参加室外活动，力求身心和谐，精力充沛。PM

养生新宠三七花

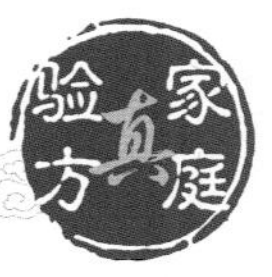

上海中医药大学教授　葛德宏

三七是大名鼎鼎的常用中药，三七花却是近年来受到追捧的养生新宠。中药房、参茸行、茶铺，甚至超市里，人们越来越常见到三七花的倩影。

三年生以上质量好

三七花很好认，一眼就能分辨。三七花是五加科多年生草本植物三七的花，又叫田七花、人参三七花等。如果你家也种三七，可开的花不是这样的，很有可能种的是“藤三七”。

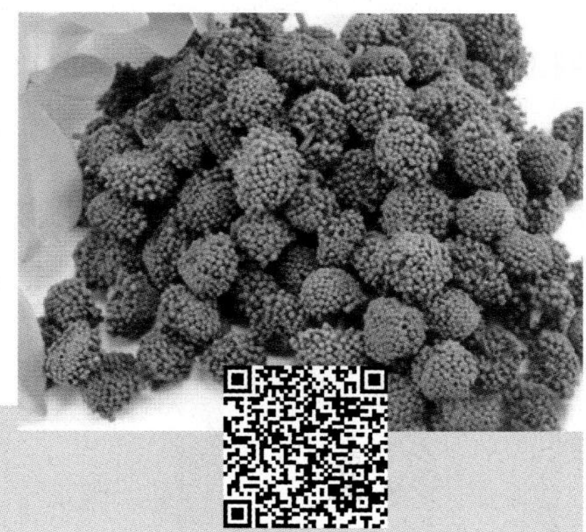

手机扫一扫
了解藤三七和三七的区别

市售的常见三七花产品，是 3 年生三七花和 2 年生三七花。前者花朵较大，绿色中稍微带点金黄色，花柄短而粗壮；后者花朵较小，绿色偏深，感觉比较嫩，花柄小而细长。2 年生三七花没什么药效，大家应购买 3 年生以上的三七花。

三七花性味凉甘，功效清热平肝、止血镇痛、化瘀消肿、安神助眠，可用于肝火旺盛而见头昏目眩、失眠、高血压、咽喉肿痛等症。药理研究发现，三七花是全株中三七苷含量最高的部位，有较强的镇静安神作用，还可降低血黏度、提高心肌供氧量、增强机体免疫力，是理想的延年益寿保健品。

养生菜谱丰富多彩

三七花可泡茶、做汤、炒菜，“食谱”丰富。

三七花安神茶　三七花 3~5 朵，放杯内用开水冲泡，盖焖 5 分钟饮服，反复冲泡至味道变淡为止。功效清热护肝、安神降压，高血压、高血脂者适用。

三七花橄榄茶　三七花 3 克，鲜橄榄 5 克。将两料放杯内，冲入沸水，盖焖片刻饮服，每日 3 次。功效清热凉血、化瘀消肿。津伤口渴、急性咽喉炎者适用。

三七花煮蛋汤　三七花 10 克，鸡蛋 2 只，放锅内。加水煮至鸡蛋熟，捞起敲碎蛋壳，再放锅内煮片刻即可。功效滋阴养血、宁心安神，头晕目眩、烦躁失眠者适用。

三七花鱼片汤　三七花 10 克，青鱼肉 250 克。青鱼肉洗净切片，黄酒、淀粉上浆，倒入沸水锅内断生，投入切细的三七花，续沸数滚即可。盛碗内淋上麻油，以盐调味佐餐。功效滋阴养肝、祛湿消肿，食欲不振、肝火旺盛者适用。PM

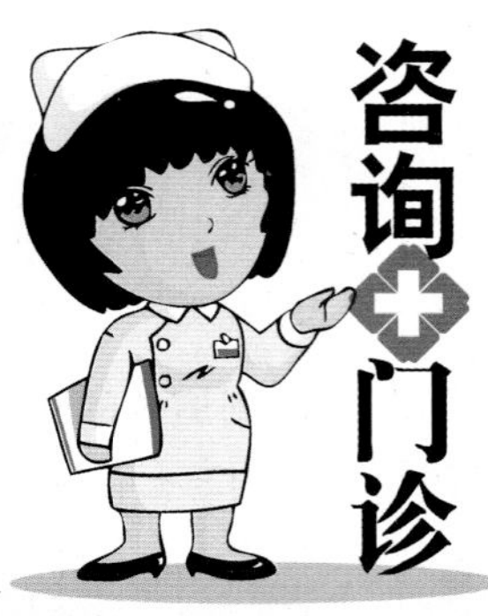

网上咨询：popularmedicine@sstp.cn
（专家门诊时间以当日挂牌为准）

服叶酸能防大肠肿瘤吗

最近，听朋友说服用叶酸可以起到预防大肠肿瘤的作用，这是真的吗？人人都可以这么做吗？

上海 刘先生

上海交通大学医学院附属仁济医院消化科教授房静远：叶酸是一种水溶性B族维生素，在新鲜绿叶蔬菜中含量最多。大肠癌最主要的癌前疾病是大肠腺瘤，两者合称为大肠肿瘤。多年的流行病学调查发现，叶酸摄入量与大肠癌的发生率呈负相关，并且增加叶酸摄入量对降低升结肠肿瘤发生率作用优于降结肠、直肠、乙状结肠。对于大肠腺瘤，叶酸可预防腺瘤初次发生，且本来体内叶酸水平较低者预防效果更佳；而已经发生了腺瘤，通过肠镜摘除后再以叶酸补充，则分两种情况：本来体内叶酸含量低者，有一定的预防作用；而原来体内并未缺乏叶酸者，应用叶酸无效。如果已有大肠腺瘤尚未被摘除，或者已发现其他恶性肿瘤，则不主张补充叶酸，因为叶酸是合成核酸的必需物质，有促使肿瘤生长的可能。总之，如果您已经超过50岁，且近期做过肠镜未发现腺瘤，也没有其他肿瘤病史，可以服用叶酸预防大肠腺瘤的发生；如果您血中叶酸水平已经很高了，则不一定需要服用。

专家门诊：周一下午（东院），周二上午（西院）

“大三阳”是否比“小三阳”病情重

我丈夫患有慢性乙肝，以前一直是“小三阳”，最近一次检查显示为“大三阳”。这是不是说明他病情比以前严重了，需要进行抗病毒治疗吗？

湖北 王女士

华中科技大学同济医学院附属协和医院感染科副主任医师翁志宏：实际上，“大三阳”“小三阳”是不科学的俗称，正式的说法分别为“e抗原阳性”和“e抗原阴性”慢性乙肝。不能错误地认为“大三阳”病情重、“小三阳”病情轻，丙氨酸转氨酶（ALT）检验和肝穿刺病理检查结果才是判断病情轻重的重要指标。HBV DNA是乙肝传染性的指标，“小三阳”者若HBV DNA异常，也有传染性。有人认为只要是“大三阳”就应该抗病毒治疗，这也是错误的，“大三阳”者如果ALT、HBV DNA、肝穿刺检查都正常，那就只是乙肝病毒携带者，暂时不需要抗病毒治疗。

专家门诊：周四下午，周日上午

骶管囊肿怎么治

我长期腰腿痛，总是治不好，最近检查发现了病根——骶管囊肿。这是一种什么病，怎么治？

江苏 张先生

上海交通大学医学院附属新华医院神经外科副主任医师郑学胜：骶管囊肿患病率高达4%，其中约15%有腰腿痛症状，但大量患者没有得到及时合理的诊治。骶管囊肿位于骨盆后正中的骶管内，囊肿内充满水样清亮的脑脊液，通过一个单向阀门（即漏口）与脊柱内的正常脑脊液相通。当咳嗽、屏气、久坐、站立、行走时，脑脊液就通过单向阀门挤入骶管囊肿，使囊肿逐步扩大，形成很高的压力，压迫骶管中的马尾神经根，引起腰骶部疼痛、臀部会阴部刺痛、肛周牵扯样痛、下肢放射性疼痛、间歇性跛行，随着病情进展还会逐步出现性功能障碍和大小便失禁。对于体积小、症状轻、不影响大小便功能和性功能的骶管囊肿，可以进行保守治疗。如果出现腰腿痛、间歇性跛行、下肢无力、会阴部疼痛或感觉减退、大小便或性功能障碍等，非手术治疗无效，应考虑手术治疗。传统的骶管囊肿切除术风险较大，可能引起顽固性脑脊液漏，导致伤口不愈。我院引进了“内镜下闭合式囊颈封堵手术”，可对漏口进行严密封堵，从根本上减少了并发症的发生，明显提高手术疗效，复发率也显著降低。

专家门诊：周二、周六上午

胃溃疡儿童饮食要注意什么

我女儿今年6岁，患有胃溃疡，在进行药物治疗的同时，饮食方面需要注意哪些问题？

江苏 吴女士

上海交通大学附属儿童医院消化科副主任医师张婷：消化性溃疡的孩子，首先饮食要有节制，应定时适量。其次，在食物的选择上，应以容易消化、刺激性小的食物为主，少吃冷饮、糖果、油炸食品，避免含碳酸盐饮料、浓茶、咖啡、酸辣调味品等刺激性食物。同时，应帮助孩子培养良好的生活习惯，生活有规律，睡眠要充足，注意避免过分疲劳和精神紧张。

专家门诊：周二下午、周四上午（北京西路院区）

居民健康的贴心管家

本刊记者　王丽云

上海市普陀区真如镇真光三居委健康自我管理小组成立于 2007 年 7 月。7 年多以来，健康自我管理小组参加人数从 10 人发展为 59 人，通过各种形式的学习、交流和实践，组员的健康意识、行为和健康状况得到了很大提升，并带动了整个小区居民健康素养的提高。

精细分组，精确指导

真光三居委健康自我管理小组从最初 10 人组成的高血压自我管理小组发展而来，成员从高血压患者发展到各种患有疾病的人以及健康人。如今，小组有 59 名成员：男性 13 人，女性 46 人；年龄最大的已有 95 岁，最小的为 28 岁；高血压患者 12 人，低血压患者 1 人，心脏病患者 7 人，糖尿病患者 4 人，脑梗后遗症者 3 人，肿瘤患者 4 人，亚健康者 6 人，健康者 15 人。

针对上述年龄差距大、健康状况各异、文化层次不同的组员，统一开展活动，效果可想而知。为了保证健康管理的效果，也为了便于管理，小组长和居委会工作人员将健康自我管理小组的成员分为 4 个小组，即夕阳组（14 人，平均年龄 86 岁）、常青组（16 人，平均年龄 62 岁）、橄榄树组（15 人，平均年龄 55 岁）、朝阳组（14 人，平均年龄 35 岁），并分别设立负责人。如此一来，打破健康自我管理活动的“大锅饭”，为不同的小组量身定制“小锅菜”，从而起到了事半功倍的效果。

建立档案，针对性干预

小组成员中，高血压、高血糖、脂肪肝和超重的现象比较突出。同时，生活中存在的普遍性健康问题主要有 3 个：盐、油摄入量偏高；缺乏运动，没有养成良好的生活习惯；对有关疾病的基本常识不了解，不知道如何预防和治疗这些疾病，以及如何正确服药。

健康自我管理小组成员在学做手指操

为了让大家更加深入地了解自己的健康状况，明确今后的努力方向，健康自我管理小组这个“健康管家”为每位成员制定了个人健康档案和健康计划，并定期更新血压、血糖、血脂、腰围、体重等数据。小组活动中有退休医生全程参与，大家会定期对照自己的健康档案，结合目前的健康状况，互相交流分享，及时发现存在的问题，更改或调整措施和方法。

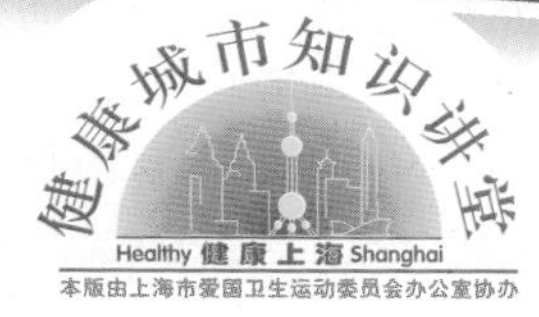

本版由上海市爱国卫生运动委员会办公室协办

形式创新，内容丰富

为了改善组员的健康状况、提高健康素养，并且让小组活动贴近生活、不枯燥，健康自我管理小组利用社会各类资源普及健康知识和技能，不断创新活动形式，丰富学习内容。

首先，在形式方面，正如上文介绍的，小组活动会针对不同的分组选择不同的健康教育方式。如：夕阳组都是高龄老人，受教育程度相对较低，对他们就采用通俗易懂的讲课方式，技能训练时手把手教，将每一节平衡操编成口诀，以便于记忆；而针对知识层次较高的橄榄树组、朝阳组，在开展健康知识讲座时，主讲者会尽量将相关知识原理讲透，技能训练时采用播放 DVD 与领操相结合的方式，鼓励组员加强联系，以便熟练掌握。除了定期请医生讲课，小组还充分利用小区现有的宣传工具，坚持每月一次黑板报、每周一次广播以及以季节为主题的宣传教育活动，向广大小区居民进行食品卫生、疾病防治、除害等方面的健康知识宣传，增强居民健康意识。

其次，在内容上，以“贴近生活、科学生活”为目标，设立健康专栏进行“老年人生活健康常识”“养生食疗”“民俗民风”等主题的宣传。与此同时，结合各种健康节日，开展糖尿病、高血压、高血脂等疾病防治以及保护眼睛、爱护脊柱等健康讲座与义诊活动。在技能操作方面，除了测量血压外，测量腰臀围、计算腰臀比和体质指数、学习平衡操、处理紧张情绪、放松肌肉等技巧和技能，也是组员的必修课。

经过多种形式、内容丰富的宣传教育，如今，影响小组成员健康的三大主要问题得到明显改善，高血压患者血压控制好了，超重、肥胖者体重减轻了，大家掌握了对付各种慢性病的各式“武器”，离健康生活、幸福生活越来越近。PM

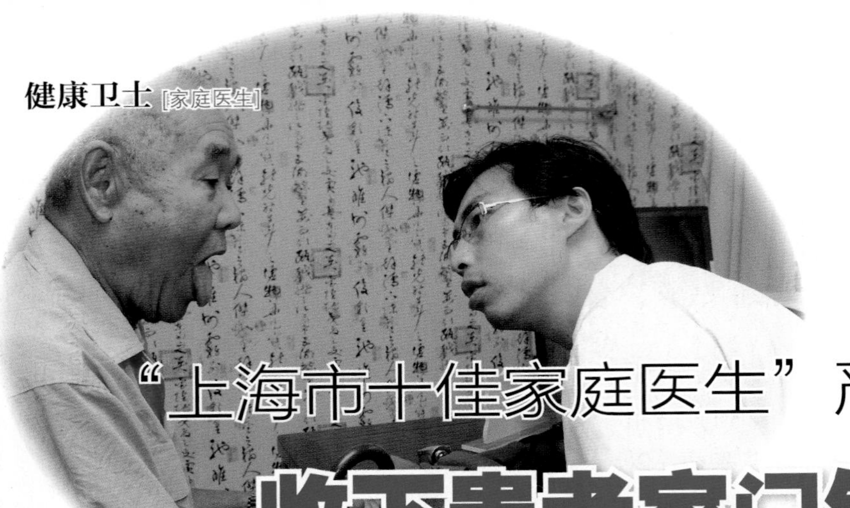

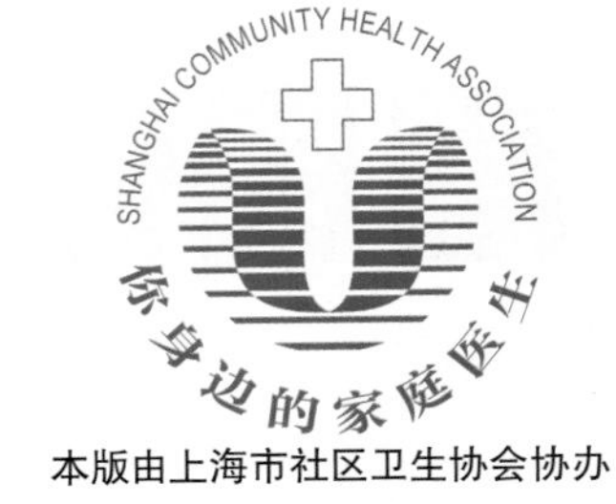

本版由上海市社区卫生协会协办

“上海市十佳家庭医生”严正 收下患者家门钥匙的好医生

本刊记者 王丽云

在上海市闸北区彭浦镇社区卫生服务中心，有这样一位医生，近20年来，他70%的工作是为社区慢性病患者上门服务，特别是运用中医药适宜技术为高血压、心脏病、脑栓塞、颈椎病、糖尿病等患者进行康复治疗，收获了患者的高度赞扬和信任。他，就是家庭医生严正。

社区初诊，让患者就医少走弯路

现在大医院分科越来越细，老百姓不舒服往往先自己猜一下大概什么毛病，然后去相关科室就诊，结果常常浪费时间、精力和金钱，也浪费了宝贵的医疗资源。严正认为，如果大家初诊到社区，就能明确就医方向，少走弯路。

在严正的服务对象中，有一位长海医院的退休教授，因肿瘤术后接受严正上门针灸治疗。有一天，严正上门服务时，老教授的侄孙也在，30岁不到的年轻人，突发消瘦，化验发现个别肿瘤指标异常，被怀疑患有肿瘤，但查了个遍也未能明确诊断。老教授的夫人请严正谈谈自己的意见，严正询问了患者的症状，发现有低蛋白血症，而且情绪亢奋，容易激动，有手抖的症状，综合分析后认为可能是甲状腺功能亢进症所致。结果，患者到大医院检查内分泌功能后发现，还真是得了甲亢。老教授不禁感叹：“没想到，社区有这么好的医生！”

有位90余岁的老先生因血尿在几家大医院反复就诊后病情仍不断加重，吃不下饭，走不动路，家属请严正为老先生输液。严正上门检查后发现，老先生有浮肿、皮肤黄疸，看了老先生的就诊病历，怀疑是阻塞性黄疸。正巧老先生的大便还在马桶里，他就掀开马桶盖，仔细检查大便的形、色、气味，结果发现是白色陶土样便。结合临床经验，严正为老先生做了腹部体检，基本断定老先生患的是胰腺肿瘤。老先生至中山医院就诊后果然被确诊为胰腺肿瘤，手术出院后，严正又多次上门指导家属对老人进行康复和护理，延长了老先生的生命，提高了生存质量。

一把把钥匙，凝聚着患者的信任

严正认为，在医疗服务中，将良好的医患沟通和相互信任放在最重要的地位毫不为过。而医患之间的信任，应从医生全心全意为患者着想开始。

社区有位陈阿姨是退休回沪的知青，回到上海不久就突发脑栓塞，虽经抢救保住了性命，但落下了肢体偏瘫并且口齿不清的后遗症，丧失了生活自理能力。陈阿姨的儿女的工作地点离家较远，平时无法照料母亲。邻居们向他们推荐了严正。经过仔细诊察，严正认为陈阿姨尚未完全失去康复机会，于是告诉他们通过及时有效的治疗和康复训练，完全有可能恢复大部分肢体及言语功能。但陈阿姨似信非信，非常悲观，认为自己的病治不好。

为了让陈阿姨重振求生欲望，树立康复信心，全心配合治疗，严正坐在老人床边，用生动的康复实例说服老人。经过仔细的病情分析，他专门为陈阿姨制定了一套治疗、康复训练方案，约定每周3次上门做针灸治疗及功能训练，并指导家属对病人进行肢体穴位按压及皮肤护理。一开始，每逢约诊日子，陈阿姨总要女儿等严正到了再去上班，好让严正方便进门。经过短短的几个疗程治疗，陈阿姨能自行在床上翻身起床了，说话口齿也清楚了很多。为了方便严正随时上门为她服务，陈阿姨与儿女商量后，做出了把家中钥匙交给严正的决定。

至今，已有数十名患者把家中的钥匙交给严正。居民们说：“严医生做了很多连子女都无法做到的事！我们信任他！”严正以精湛的医术、高尚的医德和无私的奉献，打开了患者的心灵之门。他说，自己收下的不仅仅是一把把钥匙，更是社区居民的信任，这是对他工作最好的褒奖。PM

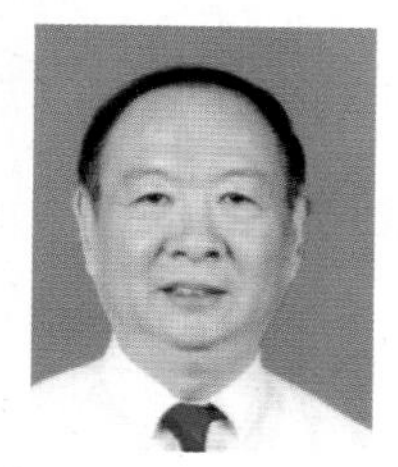

朱学骏

北京大学第一医院
皮肤性病科主任医师，教授

“妙笔”书写着医者之心
“仁心”跳动在笔下字间

更多科室的更多好医生，在《大众医学》微信“好医生”版块中。

TA的擅长

皮肤病、性病中的疑难重症：大疱性皮肤病如天疱疮、类天疱疮，过敏性皮肤病如皮炎、湿疹，性病的诊断与治疗。

TA的线上咨询（咨询意见，仅供参考）

这些皮肤问题不用处理

老年人身上发红点是怎么回事？

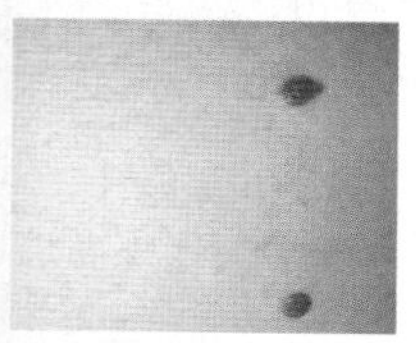

患者咨询：我妈妈51岁，上半身（主要分布在背部及胸部以下）近2年陆续长出如图的红点，不痛不痒。请问这是什么，需要治疗吗？

回答：这是老年性血管瘤，属于老年性皮肤改变，在老年人中很常见。年轻人也可出现，称为樱桃状血管瘤。数量可增多，但大小一般如图。不必处理，不会恶变。

长了十多年的痣会不会恶变？

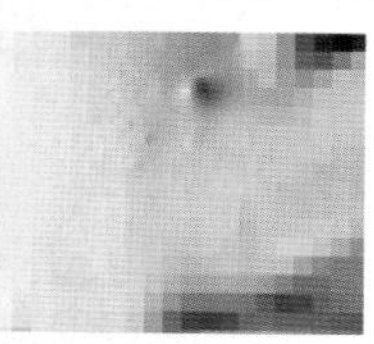

患者咨询：我今年25岁，男性，小学开始鼻子旁长出一颗如图的痣，请问这颗痣会不会恶变？

回答：这是色素痣，属皮内痣，较常见，是良性的，不会恶变。这类痣在刚出现时可以是平的、色黑，随年龄增长，可逐渐隆起，色渐变浅，甚至成皮肤色。有的痣中央可能还会生出一根毛。

这些皮肤问题要处理

脖子长出不痛不痒的疹

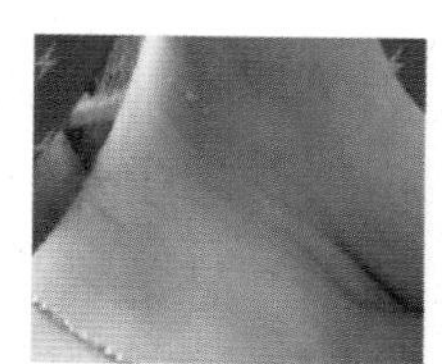

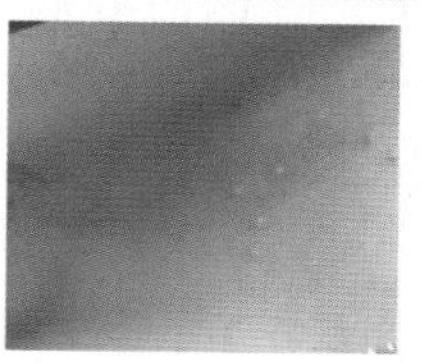

患者咨询：我今年22岁，女性，脖子出疹2个月了，不痛不痒。请问是怎么回事？

回答：很可能是传染性软疣，由病毒引起，主要通过直接接触传染，也可通过共用浴巾或搓澡巾而传染。皮肤见半球形的丘疹，表面光滑。数量从几个至几十个不等。多无自觉不适。治疗的方法是用消毒镊子夹，挤出其中的疣体，压迫止血后外搽2.5%碘酒。挤出的软疣不能乱扔，应焚毁。2~4周后你再检查，有长出的随时夹除。

影响情绪的复发性单纯疱疹

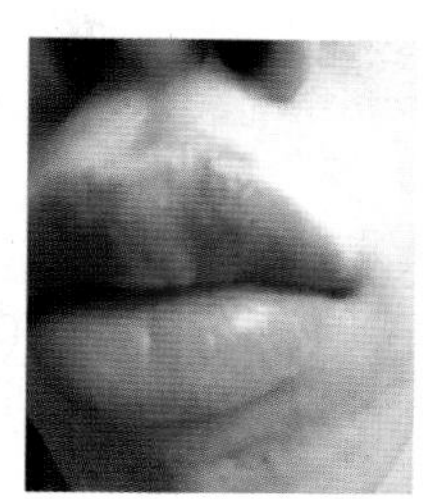

患者咨询：请看右图，像这样肿起的水疱，每年都会复发几次，虽然可自己痊愈，但因有灼烧感，所以我很痛苦。请问有没有药可治？

回答：考虑是复发性单纯疱疹，由疱疹病毒引起。典型损害为五六个集簇在一起的小水疱，自然病程五六天，可反复发作，很影响情绪。对偶尔发作的水疱，只需外用阿昔洛韦软膏或喷昔洛韦软膏；反复发作者，为预防发作，可口服阿昔洛韦片400毫克，每天2次，连续数月，甚至一年或更长。日常注意休息，避免过劳，增强体质。

这些小常识要掌握

手部皮疹两大常见病，怎么分辨？

任何疾病首先应明确诊断，才能对症下药。例如手部皮疹最常见的两种病是手湿疹和手癣。手湿疹常出现在双侧，皮肤怕刺激，接触碱性物质后加重，瘙痒明显。手癣常始于单侧，逐渐扩展，痒感不明显，一般不怕刺激。

秋冬手足皲裂如何护理？

每晚可先以温水泡手，外用10%尿素膏或复方乳酸软膏，用保鲜膜包上或戴上手套。白天可外用维生素E尿素乳膏，用白纸做指套，套在手指上。日常多吃蔬菜，服用维生素E丸。尽量不用碱性肥皂，少接触洗衣粉或洗涤剂等。平时注意外用护肤霜。PM

怎样找到TA

医院：北京大学第一医院皮肤性病科　**微博**：皮科大夫朱学骏

科普网站：北京大学第一医院官网　http://www.bddyyy.com.cn/ksyl/qtks/pfxb/kp/

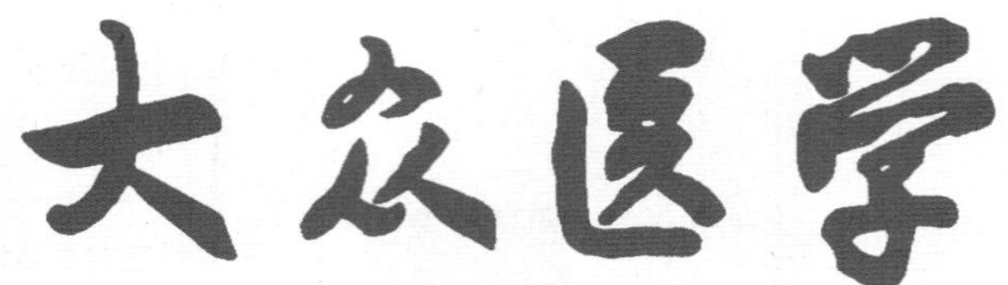

popular medicine
2015年2月 读者俱乐部

2015年第2期 “读者健康中心”幸运会员名单

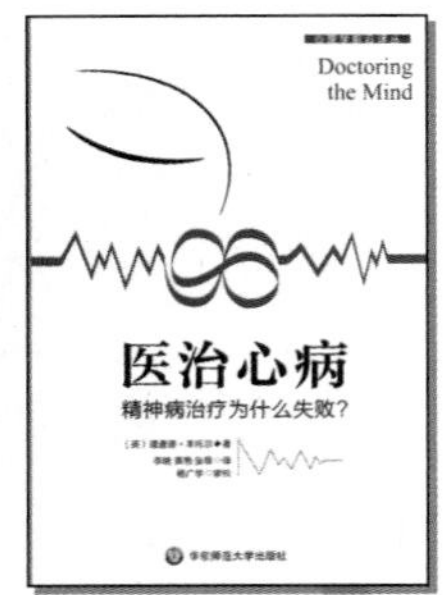

《医治心病》

本书代表了英国临床心理学家本托尔的最新研究成果。本书强调精神病态与精神健全状态之间的连续性，主张在精神疾病治疗中采用注重个人生活意义的心理学方法，反对单一的生物医学解释和治疗模式。本书既充满激情，又冷静理智，以确凿的历史事实和严谨的研究证据，说明了现代精神病学的生物学模式为何失败，并指明了未来精神病康复疗法的新方向。

作者：理查德·本托尔
华东师范大学出版社出版
定价：39.80 元

以下50名获《医治心病》

林甲宜（安徽）蔡雪清 林复生 林善耀（福建）陈清招 陈兴溪 顾景麟（广东）金 玲 李艳萍（河北）郝守志（河南）何小曼（湖北）林静愉（湖南）程留怡 顾飞凤 郭安慈 贺则钧 嵇永昆 蒋国正 刘亚新（江苏）华琴英（江西）刘 岩（辽宁）邓智明 李昭芳 柳儒汉（山东）符 才（山西）廖东元（陕西）董宪华 费佩莲 高晓滨 葛自良 顾一栋 黄以梅 乐嘉铭 李柏生 李仁嘉 陆德龙 路建华 吕梦娣 罗兰娣 倪 庆（上海）陈 瑜（天津）刘作春（云南）蔡仲歧 陈子卫 樊炳城 方智本 冯清华 华乃文（浙江）付 忠 李正方（重庆）

以下50名获《我想要个孩子》

乔宗富（安徽）尹可蓓（北京）许小妙（福建）吴宗树 叶京耀（广东）张国胜 张小造（河北）庞士荣 周英武（河南）邵广森 尹 何 袁耀珍 周 庚（江苏）钟上福 邹彩庭（江西）王振宇 赵洪章 邹春木（辽宁）赵锦镛（山东）涂 亚 赵创义 张兆吉（山西）赵乃修（陕西）阮文豪 沈凯骏 史质彬 宋崇孟 王解宝 王连其 王正统 吴吉生 吴继军 吴元石 殷作正 张 琦 朱钟柯 诸德英（上海）彭贤富 张多秀（四川）沈一凡（新疆）孙秀娟 王思莺（云南）沈道德 沈郁中 颜照民 杨璋琪 姚韵芳 祝良珍 刘冬生（浙江）袁聚魁（内蒙古）

《我想要个孩子——中医师的完美备孕指导》

本书蕴含中医的生殖、生育保健精髓。特别针对都市夫妻的亚健康状态，通过药膳、食疗、按摩、针灸等的方法调理夫妻体质，提高生育能力。不论是准备怀孕的年轻夫妻，还是确实存在生育困难或不孕不育的夫妻都可参考，书中涉及的病例都是作者数十年来中医治疗生育困难的经验总结。本书除了备孕内容还有中医安胎，产后调养，中医育儿的部分内容，令孕期烦恼疑难全解决。

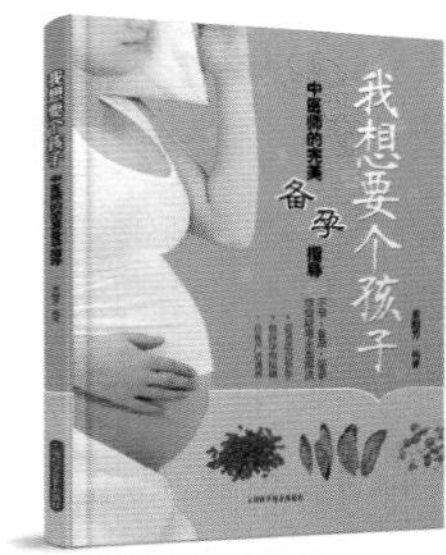

上海科学技术出版社出版
定价：36.00 元

读者健康中心会员申请表

新会员□ 老会员□

可上网查询会员申请是否生效

姓名：________________ **性别**：男□ 女□

身份证号码：□□□□□□□□□□□□□□□□□□ **文化程度**：高中及中专以下□ 大专□ 本科□ 本科以上□

职业：干部／国家公务员□ 企业管理人员□ 企业员工□ 医务及相关行业人员□ 私营业主□ 大学生□ 家庭主妇□ 离退休人员□ 自由职业者□ 其他工作人员□ **您的婚姻状况**：已婚□ 未婚□

联系地址：________省／自治区／直辖市________市／县________区________________

联系电话：________________ **电子信箱**：________________ **邮政编码**：□□□□□□

个人月平均收入：1001～2000元□ 2001～3000元□ 3001～4000元□ 4001～5000元□ 5001元以上□

家庭月平均总收入：2000元以下□ 2001～4000元□ 4001～6000元□ 6001～8000元□ 8001～10000元□ 10001元以上□

如何接触到《大众医学》的？零购□ 订阅□ 借阅□ 网站□

您阅读《大众医学》有多长时间了？不到6个月□ 1年左右□ 3～5年□ 5年以上□

您最希望从《大众医学》获得哪方面的健康指导或信息？糖尿病□ 高血压□ 高血脂□ 慢性肝炎□ 脂肪肝□ 骨关节病□ 更年期□ 妇科疾病□ 男科疾病□ 用药常识□ 儿童养育□ 孕妇保健□ 胃肠疾病□ 头痛□ 饮食营养□ 避孕知识□ 减肥□ 心理□ 其他________________

如果编辑部向会员投递有关健康信息，通过普通邮件或者电子邮件，您是否愿意接收？愿意□ 不愿意□

大众医学网站（www.popumed.com）开通了，您是否有兴趣上网查阅本刊既往的文章？有兴趣□ 没兴趣□ 不方便上网□

会员待遇（若您的通讯地址发生变化，请务必联系我们，进行更新。）

- 参加每月一次的抽奖活动，获得图书、保健品、生活用品等奖品。
- 与编辑部建立最直接的联系，参与选题策划、栏目设置等活动。
- 免费得到健康、医疗咨询服务。
- 一次加入，即可成为永久会员，享受会员待遇。

★ 全年（2015年）订阅《大众医学》杂志的读者，凭订单复印件可参加今年第四季度“年度健康奖”抽奖活动。请将订单复印件邮寄到下列地址。

邮寄地址：上海市徐汇区钦州南路71号《大众医学》读者健康中心 **邮政编码**：200235 **传真**：021-64845062 **电子信箱**：popularmedicine@sstp.cn

提醒：地址已更改！ 你喜欢哪些佳作？你想今后多看哪类文章？你有哪些意见？你想参加哪些活动？

★ 欢迎登录大众医学网站（www.popumed.com），进入“读者俱乐部”栏目，填写《读者评刊表》，并可查询会员申请是否成功。

治丙肝，别误入“新疗法”歧途

复旦大学附属华山医院
感染科主任医师　尹有宽

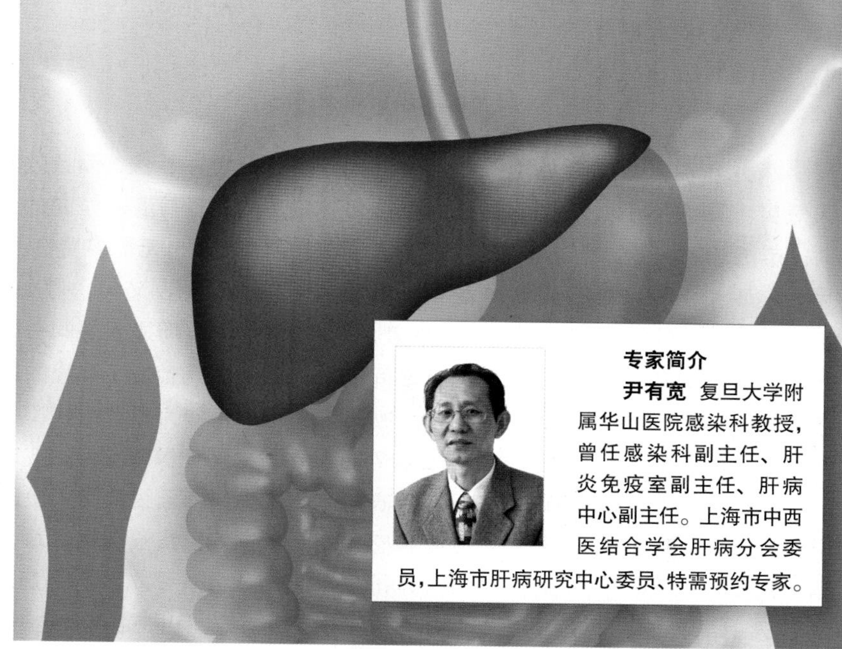

专家简介

尹有宽 复旦大学附属华山医院感染科教授，曾任感染科副主任、肝炎免疫室副主任、肝病中心副主任。上海市中西医结合学会肝病分会委员，上海市肝病研究中心委员、特需预约专家。

丙型病毒性肝炎，简称为丙型肝炎、丙肝。它是由丙型肝炎病毒（HCV）感染引起的病毒性肝炎，主要经输血、针刺、吸毒等血液途径以及性途径和母婴传染。目前，我国患有丙肝的人数达 1 000 余万例。而一些机构和个人为了牟取暴利，经常做一些夸大和不实的宣传，尤其喜欢向患者介绍“新疗法”，以此吸引患者去就诊。那么，这些所谓的“新疗法”可信度到底如何呢?

“二联疗法”能治愈丙肝?

典型广告语：*我院在治疗丙肝方面有独特技术优势，采取“抗病毒治疗＋免疫调节治疗”双管齐下的“二联疗法”。本疗法在抑制病毒复制的同时，还能调动身体的免疫系统清除残余病毒，包括细胞核内的病毒模板，最终达到彻底治愈丙肝的最高目标……*

分析点评：丙肝病毒存在于细胞质内，不在细胞核内，所以清除“细胞核内的病毒模板”一说显然是胡扯。所以，即使疗法再好，存在这样的科学上的漏洞，就说明其是虚假广告。事实上，如果具备一定的医学素养，就能发现很多类似广告中的科学漏洞。这些宣传也经常提出“治愈”这样的词来吸引患者。但只要发现其不科学的表述,就能让这类“新疗法”现出原形。

“基因疗法 ”真神奇吗?

典型广告语：*我院采取“基因疗法”治疗丙肝，效果显著。这种疗法能破坏病毒，有效地全部分离体内的病毒，并完全杀伤体内的肝炎病毒，最终治疗好肝病。*

分析点评：此类所谓“基因疗法”，多是向患者体内导入外源性基因，去阻断、破坏病毒基因的表达和功能，破坏病毒生命周期中的一个或多个环节，最后清除病毒。从理论上说，这样的疗法可能是可行的，但其目前仍处于实验室阶段，成功率也较低。我国至今没有用于临床，国外也没有。即使有一天研究成功，也必须经过国家食品药品监督管理局批准才可使用，且需要事先进行大规模临床试验。所以，目前应用这样一种疗法，无疑是在故弄玄虚，愚弄广大丙肝患者。

“自体血激活疗法”是丙肝克星?

典型广告语：*我院研制成功的“自体血激活疗法”是丙肝克星。这项技术能够促进血红蛋白的携氧能力，改善肝脏供氧，增强肝脏的血液循环，同时激活肝脏的自主清除系统，清除肝脏毒素，提高肝脏的抗氧化能力，修复已受损的肝细胞，因此有“丙肝克星”之称号……*

分析点评：现代医学科学研究和大量临床实践证明，治疗丙肝的最有效方法是干扰素联合利巴韦林的“抗病毒治疗”，而不是“提高肝脏的供氧能力去修复肝细胞”。因此，这种所谓“超氧自体血激活疗法”的治疗原理就错了，如何能收到治疗效果呢? PM

TIPS：

患丙肝后，请不要盲目相信天花乱坠的“新疗法”。一定要到正规大医院的感染科诊治，并配合医生坚持“抗病毒治疗”。这才是“正道”！

让"耐心等候"具体起来

张占红（广东）

八九年前，我刚到外地工作，有次因天气突然降温不小心病倒。前往医院挂号时，走近诊室一看，大吃一惊，只有"人满为患"四个字可以形容当时的场景。看着密密麻麻候诊的人，说实在的，我有些着急。无奈之际，又听到医生与就诊患者之间的沟通语言不是普通话，我心头一紧。初来乍到的我，还不熟悉当地方言，怎么办?

当时也算急中生智吧，我赶紧从衣袋里拿出纸和笔，将自己的生病经过和感受"1、2、3、4、5……"逐一罗列。等排到我就诊时，我便将写好的纸条递给医生。医生看完纸条，再为我看诊，面带微笑地用普通话非常清晰地说："别担心，病情不严重，吃三天的药就能好转。"他很快地开了处方，并交代用药事项"一日服药三次，每次餐后温开水送服"、服药期间"饮食要清淡，服药后要注意休息，不要吹风"等，我一一记下。虽然身处异乡，但就像得到了亲人的关怀，简直如沐春风，浑身轻松了许多。果然按医生嘱咐按时服药、注意休息，三天后我就完全康复了。

我回想当时的情形，为我看诊的医生与我素不相识，可我怎么感觉他为我诊治时非常关心我，而且效率很高。最可能的答案是，我在面对医生时，递上的是写得清清楚楚的生病经过和自己的感受，医生根据我所写，再结合看诊，也无需多费口舌，就能很快把握我的病情，从而轻松诊断、治疗。

同时我又想，假如我当时没有把自己的生病经过清楚地写下来给医生看，而是医生问一句我答一句，结果又会怎样? 可能医生负责地询问我的病情，了解我的患病始末，进而参照一些症状，才给我确诊；也可能，作为患者的我，因与医生沟通不畅，或因紧张叙述不清病情，让医生没把握或花费很多时间才能确诊；或者需要通过一系列检查，耗时费力，而且医疗费用也跟着上涨；最坏的情况是，我表达不清，医生反复询问，我被问得烦躁，与医生发生了冲突……

自从那次看病经历后，每每我前往医院看病候诊，总会将自己的生病经过及感受清清楚楚地记录下来，以方便医生诊治。虽然，面对的未必是同一家医院的同一位医生，结果却如出一辙，我都得到了他们认真且细心的诊治，过程也都很融洽。

这些年来，我目睹过太多医院急诊室外大排长龙，耳闻了太多医患纠纷，在深感痛心的同时，我觉得有必要将自己的看病小方法分享给大家，希望能对提高就医效率，改善医患关系有所帮助。具体来讲，如果没有自信简明扼要地用语言表达病情，或者像我一样，在异乡存在语言沟通问题，那么可以在候诊时，按时间顺序清楚记录自己身体表现出来的异样（当然字迹需清楚）并耐心等候就诊。也许你的衣袋里没有笔和纸，那可以拿出手机，以短信或手机"记事本"的方式记录，而且我觉得记录越细致越好，因为这些患病历程和自身感觉是用先进仪器也无法诊断出来的，只有患者可以提供给医生，辅助他们诊断治疗。简而言之，让"耐心等候"具体起来！PM

"医患之声"征文启事

无论你是医生，还是患者，如果你曾经在行医或就医过程中遇到过感动事、愤怒事、困惑事、纠结事、委屈事，或者对如何提高就医效率、改善医患关系等问题有所感悟，欢迎大家踊跃投稿，一经录用，稿酬从优。

投稿方式：

1.上海市钦州南路71号《大众医学》编辑部"医患之声"栏目（200235）

2.电子邮箱：popularmedicine@sstp.cn（请注明"医患之声"栏目投稿）

3.传真：021-64845062（请注明"医患之声"栏目投稿）

为方便联系，请投稿作者注明具体地址、邮编和联系电话。

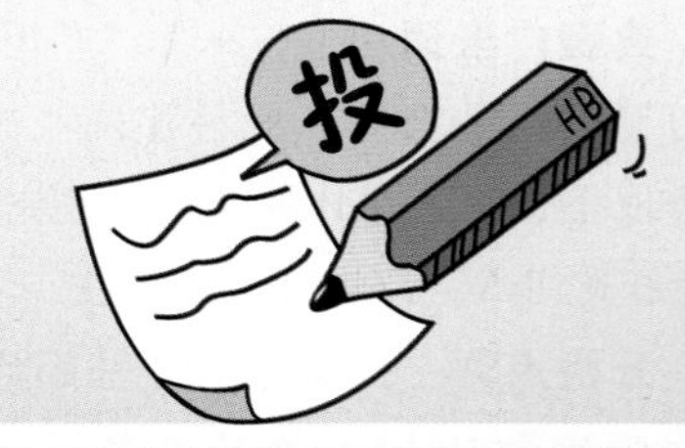

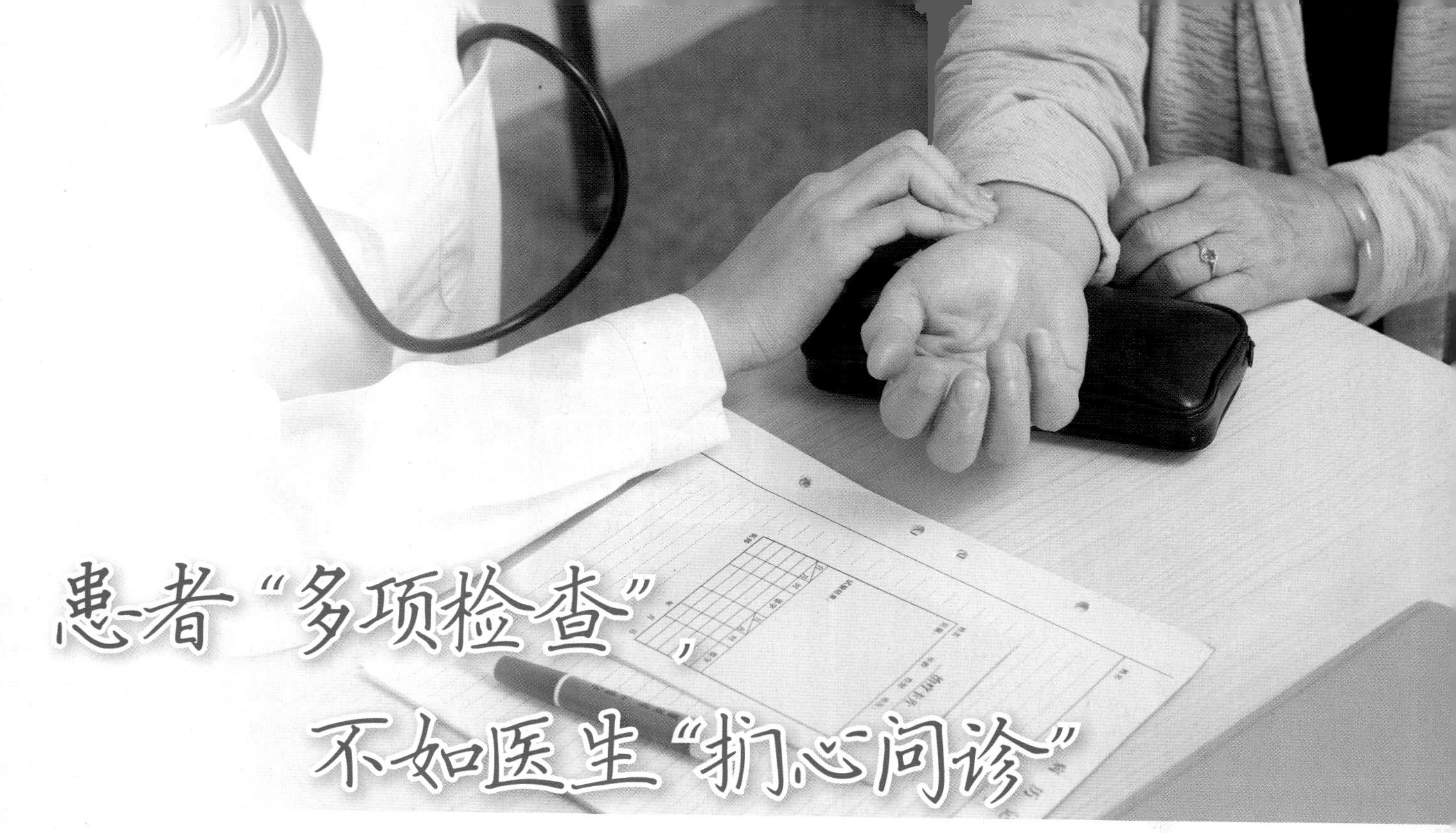

患者"多项检查"，不如医生"扪心问诊"

南京军区机关医院外科副主任医师 余志龙

有些医生在看病时越来越依赖先进的医疗设备，忽略了基本功：望、闻、问、切，不对患者进行最基本的体格检查，不重视最起码的问诊，便开了化验、B超，甚至CT、MRI等各种检查单，这样不仅增加患者的经济负担，还耽误诊疗时间，甚至可能引起误诊误治，引发医患矛盾和纠纷。其实有时，只需几句"问诊"，就能道破疾病的缘由。我来谈谈诊疗中遇到的一则病例。

患者是我一位朋友的父亲，时年78岁，平素体健，当年3月左右感到"胸口窝"疼痛，遂在当地几家医院就诊。无一例外，几家医院的几位医生均拟诊为"冠心病、心绞痛"，开检查单抽血，做心电图及胸片、B超检查，结果未发现明显异常，故未做明确诊断。后来老先生又到当地中医院就诊，医生给予活血化瘀、扩血管治疗，并嘱其口服抗凝药阿司匹林。可是，老先生的症状不仅没有丝毫减轻，而且症状加重，出现心慌、乏力及贫血貌。经查心电图，显示心律不齐、S–T段下移，但心脏双源CT示冠状动脉各分支未见明显狭窄。当地医院的医生查不出病因，于是建议他到外地大医院诊治。

就这样，朋友向我咨询以"心脏病"诊治为特色的南京的大医院。考虑到老先生年龄偏高，宜谨慎为好，我为他推荐了一家知名三甲医院。老先生在该医院又接受检查了三天，经历验血、心电图、胸片、B超以及CT、MRI检查，结果显示除了血色素偏低、心电图出现心律不齐和S–T段下移，其他未见明显异常。心内科医生建议他再找神经内科或心理医生诊查。

事已至此，我告诉那位朋友，哪也不要看了，明天把老先生带到我诊室，我来问问究竟是什么病情？次日，我在诊室见到了老先生，他是被人扶着入诊室的，面色苍白，消瘦，体弱。我问他："哪不舒服啊？""胸口窝难受得很。"老先生把手按在剑突处说。"每天什么时间疼得厉害？持久多久？疼痛与活动、饭前、饭后有无关系？"他一一回答了我。最后我问："疼痛是什么时候开始的？"老先生回想道："去年10月我接受了胆囊切除手术，术后半年出现胸口不适和疼痛，主要是烧灼感，尤其空腹或夜间明显。"

说到这，病情应该有了眉目，病因也已浮出水面。其实，这位老先生得的应是消化系统疾病，准确地说是胆囊切除术后并发了胃食管反流病，从而引起上消化道不适、烧灼感。后经胃镜证实：贲门炎伴息肉，浅表性胃炎伴胃窦糜烂、点状出血。之前中医院的治疗，实际上进一步加重了上消化道症状并继发胃出血，出现贫血貌、血色素下降。而贫血导致了心肌相对缺血，以至出现心电图异常。

一则并不复杂的病情，如果之前所有医院的医生都能静下心来花些时间多问病史，或许这位老先生就不会经历这么坎坷的就医之路，就不会既花了钱又治不好病。在此诚恳劝告所有医生：少开单子检查，多开金口问诊。PM

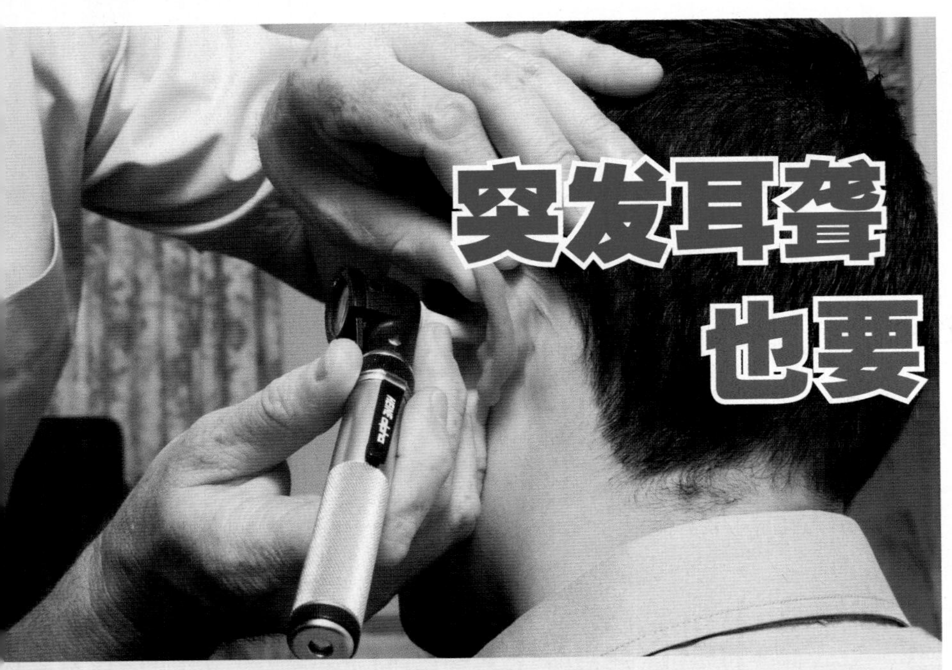

突发耳聋也要“急救”

复旦大学附属眼耳鼻喉科医院耳鼻喉科
副主任医师　李树峰

急诊室的故事

赵先生五十多岁，平日工作繁忙。一天早晨醒来，他突然出现耳鸣、头晕，左边耳朵一点声音都听不到。赵先生顿时吓得不轻，以为自己中风了，连忙让家人打电话叫救护车，去医院就诊。经CT检查，没有发现明显异常。在神经科医生的建议下，赵先生来到耳鼻喉科就诊，因听力检查提示左耳严重听力下降，被确诊为“突发性耳聋”。医生告诉他，突发性耳聋必须抓紧治疗，要静脉输液，还要做高压氧治疗。经过一段时间的治疗后，赵先生的听力渐渐恢复了。

“突聋”，来势迅猛的听力“杀手”

突发性耳聋，简称“突聋”，是指在数分钟、数小时或3天以内突然发生的非波动性感音神经性听力下降，至少在相连的2个频率听力下降20分贝以上。“突聋”在各个年龄段人群中均可能发生，中老年人最常见。近年来，随着生活、工作节奏的加快和生活方式的变化，“突聋”在年轻人中的发病率有上升趋势。

很多因素可以导致突发性的听力下降，如头颅外伤、外伤性鼓膜穿孔、噪声暴露、爆震伤、急性迷路炎和急性中耳炎等。“突聋”并不是指这些病因明确的听力下降，而是指病因不明的突发性听力下降，医学上称之为“特发性突聋”。特发性突聋的发病机制还不清楚，目前认为可能与病毒感染、微循环障碍、自身免疫或膜迷路破裂等因素有关。

治疗“突聋”，越早越好

“突聋”的主要表现是听力下降，程度不一，可以是全聋，也可以是部分听力损失；多为单侧，偶有双侧同时或先后发生；大多患者伴有耳鸣症状，部分患者还会有眩晕症状，并伴有恶心、呕吐和走路不稳；少部分患者会有耳闷或耳堵塞感。

突发性听力下降，且没有外伤、感冒时，应高度怀疑“突聋”可能。患者应及早去医院耳鼻喉科就诊，做纯音听阈检查（电测听）来明确诊断。有时还需进一步行磁共振检查，以排除颅内病变，如听神经瘤、脑血管意外等。

需要提醒的是，“突聋”的治疗具有时效性，发病2~3个月后，药物治疗无助于听力的提高。因此，当确诊“突聋”后，应及早接受治疗。由于引起“突聋”的病因不一，故治疗方案因人而异。患者应注意休息，保证充足睡眠，避免噪声刺激，并在医生指导下尽早、规范应用糖皮质激素。高压氧治疗也是推荐使用的治疗方法。此外，应用改善内耳微循环、改善血黏度、抗凝和神经营养药物也有一定的治疗作用，可能有助于听力的恢复。

“一老一少”，预后不佳

值得庆幸的是，约50%的“突聋”有自愈可能。一般地说，单纯低频听力下降的年轻患者的预后相对较好。而年龄小于15岁或大于65岁，伴有眩晕、听力损失严重或双耳患病者，预后不良。

很多患者担心患耳会影响正常一侧耳的听力，其实在临床上，此类情况很少见，不必过虑。眩晕症状一般会逐渐消失，常需几周，甚至几个月的时间。即使听力没有恢复，眩晕症状大多也会逐渐消失，这是前庭功能的代偿现象。耳鸣症状可能消失、减轻，也可能一直存在。目前还没有治疗耳鸣的特效药物，心理干预、佩戴助听器、声音治疗等办法，可以减轻耳鸣带来的不良影响。PM

血管创伤急救，把握三大要点

第二军医大学附属长海医院血管外科副教授　冯睿

血管遍布人体各处，动脉与静脉构成了人体最基本的血液运输通道，心脏是血液流动的“压力泵”，毛细血管遍布全身，构成了滋养人体的最基本的运输网络。血管好比是人体中的“公路”，不论是输送氧气和养分给组织、器官和细胞使用，还是将代谢废物运送至人体的“回收站”和“垃圾场”，都需要依靠血管这条“公路”。任何组织、器官中都有血管，因此，严格来说，身体的任何损伤，都伴随着血管的损伤。

创伤部位不同，临床表现各异

按创伤部位分，血管损伤可以分为外出血、内出血和皮下出血。外出血是身体表面受伤造成的出血，体表可见血液流出，如刺伤、割伤。内出血是身体内部脏器或组织损伤引起的出血，但体表看不到血液流出，如肝脏破裂出血等。皮下出血是皮下软组织的血管破裂出血，表皮未破损，如撞击造成的皮下瘀斑等。在某些情况下，多部位出血可同时存在。比如发生车祸时，可同时存在皮下淤血、脏器破裂内出血和皮肤破损外出血。

根据出血方式，判断创伤血管类型

按照创伤血管类型分，可以分为动脉创伤、静脉创伤和毛细血管创伤。通常情况下，单一类型的血管创伤并不常见，大多数情况下，血管创伤是多种血管伤的复合。

日常生活中，大家可以通过出血的方式来初步判断损伤血管的类型：动脉血氧含量高、压力比较大，故动脉出血颜色鲜红，呈喷射状，可以飞溅出数十厘米，甚至数米，短时间内出血量大，危险性最大；静脉血二氧化碳含量较高、压力比较低，故静脉出血颜色暗红，血液从伤口涌出如泉水样，较大静脉的出血也相当危险；毛细血管出血颜色较鲜红，从伤口不断渗出。

一般地说，轻微外伤引起的毛细血管或小静脉出血一般不严重，但若损伤较大静脉或动脉血管，则会引起大出血，严重时会危及生命。成年人出血量超过800~1 000毫升，可引起休克。若为大动脉出血，可能在数分钟内致死。

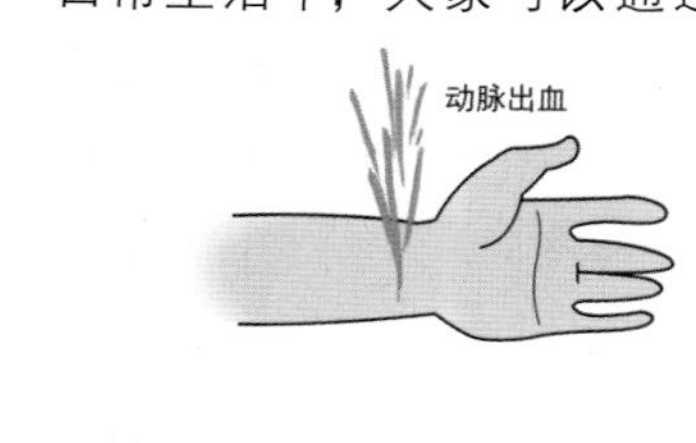

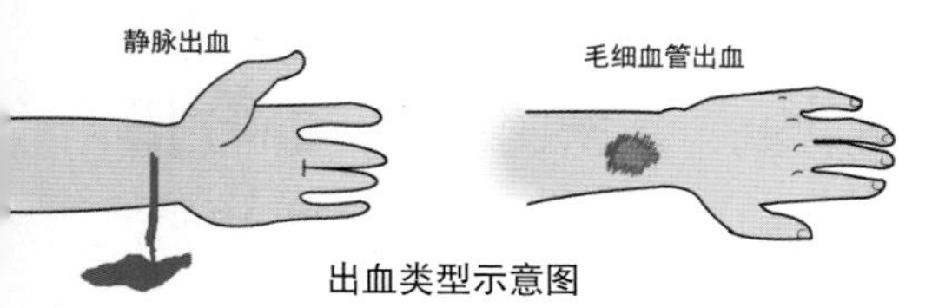

出血类型示意图

出血量不同，现场处置各异

一旦发生外伤出血，首先应判断出血的类型和严重程度，并根据不同情况进行紧急处理。若有需要，可去医院进行进一步的治疗。

- **少量出血**

皮肤表面损伤后少量渗血，一般为毛细血管创伤。可先用流动的清水将伤口周围冲洗干净，再用药棉、纱布或干净的毛巾将伤口周围擦干，最后用创可贴或干净的纱布包扎伤口。注意，除敷料外，不要将其他任何止血物品覆在伤口上。若患处有较多毛发，处理时应将毛发剪去。

- **中等量出血**

血液从伤口不断涌出，但无血液喷出，通常为静脉出血。急救时，宜采用局部加压包扎的方法。将消毒的纱布、棉花做成软垫（紧急情况下也可使用衣物、毛巾等）覆在伤口上，再用力加以包扎，以达到加压止血的目的。此法应用普遍，效果也很好。注意，加压包扎时应看准出血部位，找准位置局部加压的止血效果远远好于大面积加压。

- **严重出血**

血液从伤口喷出，或局部加压后血液仍大量涌出，通常为动脉出血。此时情况非常紧急，需要采用阻断供血动脉的方法进行急救。常用的方法包括指压止血法和止血带止血法。

指压止血法，即在紧急情况下用手指、手掌或拳头，在伤口靠近心脏的一端找到跳动的血管，紧紧压住。指压止血法主要适用于头面部、颈部及四肢的动脉出血急救，快捷有效。

止血带常用于四肢严重出血的现场救治，可就地取材，利用布条、领带、腰带等。下肢出血通常绑于大腿根部，上肢出血通常绑于上臂根部。绑扎松紧应适当，因为太紧容易损伤神经，而太松则不能有效止血。绑扎止血带的部位应在创口上方（近心端），尽量靠近创口，但不要与创面接触。绑扎时间应认真记录，每隔60分钟放松止血带3~5分钟。放松止血带时，用指压法代替，以免因绑扎时间过长而导致肢端坏死。PM

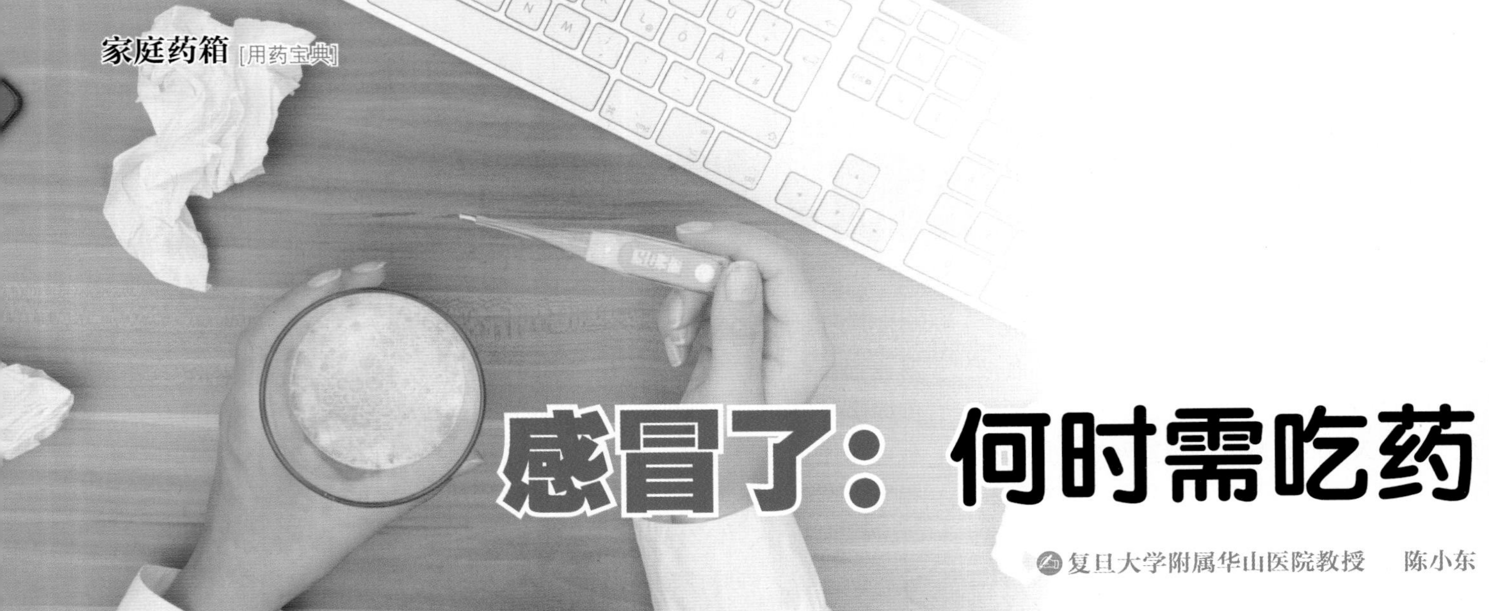

感冒了：何时需吃药

复旦大学附属华山医院教授　陈小东

冬天是感冒高发季节。一些人认为，感冒大多数是病毒感染，没有特效药，多喝水，多休息，会自愈，不用吃感冒药；另外一些人则认为，感冒症状难受，会影响工作、生活，吃感冒药可以缓解症状，缩短病程。那么，感冒了，到底是吃药还是不吃药？

何时需用药？

大多数感冒不需要药物治疗。如仅有鼻塞、流清水鼻涕等鼻部症状，而无发热、四肢酸痛等全身症状，注意休息，多饮水，保持室内空气流通，一般一周左右即可痊愈。然而，尚有部分感冒病人需要用药，以利缓解症状，缩短病程，减少并发症。

1. 全身症状明显　头痛、头晕、咽痛、四肢肌肉酸痛、乏力、纳差等，这些症状往往提示机体有炎症反应，且较严重。此时，可口服非甾体类抗炎药，如对乙酰氨基酚、吲哚美辛（消炎痛）、布洛芬等。

2. 发热　发热是全身症状的表现之一，但感冒出现发热具有重要的临床意义，常表明：①感冒所引起的炎症较重；②可能合并细菌感染；③可能出现了并发症，如急性气管－支气管炎、肺炎等。感冒后出现发热，可以尽早尝试服用非甾体类抗炎药。如有咳嗽、脓性痰，扁桃体肿大、化脓等情况，应该在医生指导下使用抗菌药。通常，医生会结合查体和血常规、胸片等综合判断病情，合理使用抗菌药。

3. 鼻部症状严重　频繁打喷嚏、流鼻涕，鼻塞，鼻黏膜充血水肿时，可使用减充血剂和抗组胺药缓解症状，前者如盐酸伪麻黄碱，后者如马来酸氯苯那敏。

何时需就诊？

一般地说，感冒症状往往可通过服用解热镇痛药、清热解毒中成药等缓解，不需要就诊。然而，以下一部分病人需谨慎对待感冒，早期到医院诊治，以免错误用药和延误病情。①感冒后出现了咳嗽、肺炎、脑膜炎（脑炎）等并发症或继发病的病人，此时不仅需要用药，而且应当早期去医院就诊。②出现高热或持续发热的病人。③孕妇和哺乳期乳母。④伴有免疫低下（或缺陷）和长期伴有慢性疾病的病人，如老年人、脏器移植病人，有慢性心肺肝肾疾病和糖尿病病人等，因机体抵抗力不足和呼吸道防御功能降低，感冒可作为诱因，导致这些病人出现感染相关并发症和加重原有疾病，因此，这些病人感冒后应及早用药，必要时就医。⑤流感病毒或其他病毒感染暴发时期，病人也应当及时到医院就诊，鉴别是否为流感或其他病毒感染，以利及时治疗，维护身体健康。

总之，感冒为上呼吸道感染的一种最常见类型，多由病毒引起。如无并发症，5~7天可痊愈。因此，大家不要过度用药，更不要滥用抗菌药，以免药物不良反应发生。当然，感冒了也不要硬撑，该用药时还是要用，以防止出现严重并发症，伤害身体健康。PM

流涕流泪或感冒，无热无痛不需药。
腰酸腿软又发热，清热解痛是高招。
年老体弱病不好，赶紧就诊医生帮。

糖尿病患者：要不要服用阿司匹林“护心”

复旦大学附属中山医院内分泌科副主任医师　殳雪怡

糖尿病是最为常见的老年性疾病。目前认为，糖尿病不仅是一种糖代谢紊乱性疾病，糖尿病对心血管系统的威胁也是极为严重的。那么，如何防范糖尿病对心血管系统的威胁？新的研究表明，2 型糖尿病患者常规服用阿司匹林，可以有效防治心血管疾病发生。

阿司匹林：防范心血管并发症的“法宝”

临床观察表明，糖尿病的主要致死因素是心血管并发症，糖尿病患者因心肌梗死而死亡者可占糖尿病患者死亡人数的 75%~80%。研究亦证实，糖尿病患者心脏病的发病率是非糖尿病患者的 2~4 倍，死亡率是非糖尿病患者的 5~6 倍，其心脏病不但发病率高而且发病早、发病快。有相当多的患者，糖尿病和冠心病几乎被同时发现，除冠状动脉粥样硬化外，糖尿病心脏病往往还合并有心肌与心脏自主神经的损害，其严重性远远高于非糖尿病患者的冠心病。

那么，如何防范糖尿病心血管并发症的发生呢？糖尿病患者会出现多种微血管病变，包括视网膜病变、肾脏病变等，以及心脑血管等大血管的病变。阿司匹林可以抑制环氧化酶，纠正血小板功能，保护血管内皮，从而有效预防血管并发症。研究显示，每天服用小剂量阿司匹林，可明显降低糖尿病患者心肌梗死的发生率，减少视网膜病变，防止白内障形成，预防一过性脑缺血发作等，从而明显地降低病残率和病死率。

中高危患者：及早使用阿司匹林

阿司匹林在预防心脑血管疾病方面有着无法替代的作用。国内外大量临床研究均支持，如果没有禁忌证，小剂量阿司匹林应该作为糖尿病患者的基础用药。因此，2013 年《中国 2 型糖尿病防治指南》推荐：

1. 年龄较大伴高危心血管风险者：必须服用阿司匹林

具有高危心血管风险者（10 年心血管风险 >10%）：包括男性 >50 岁或女性 >60 岁，合并一个或多个心血管危险因素（即心血管疾病家族史、高血压、吸烟、血脂紊乱或蛋白尿），可服用小剂量阿司匹林（75~150 毫克 / 天）作为一级预防。

2. 中青年伴中危心血管风险者：是否服用阿司匹林，遵医嘱

具有中危心血管风险者（10 年心血管风险为 5%~10%）：包括有一个或多个心血管危险因素的中青年（即男性 <50 岁或女性 <60 岁）患者；或无心血管病的危险因素的年龄较大的患者（男性 >50 岁或女性 >60 岁），应咨询医生，根据临床判断是否使用阿司匹林进行一级预防。

总之，无论糖尿病患者处于哪个风险等级，按照世界卫生组织的建议，患者首先应该戒烟，另外在饮食中，应该减少 30%的脂肪总量和减少 10%的饱和脂肪的摄入，并每日进行至少 30 分钟的中等强度运动，如快走。PM

服阿德福韦酯，需定期监测肾功能和血清磷

警戒通报

阿德福韦酯是治疗乙型肝炎的抗病毒药物，临床上用于治疗有乙型肝炎病毒活动复制证据，并伴有血清氨基酸转移酶（ALT 或 AST）持续升高，或肝脏组织学活动性病变的肝功能代偿的成年慢性乙型肝炎患者。近日，国家药品不良反应监测数据库提示：阿德福韦酯在长期使用后可引起低磷血症及骨软化。后者可导致产生骨痛、骨畸形、骨折等症状和体征。阿德福韦酯引起骨软化的不良反应均在推荐治疗剂量（每天 10 毫克）时发生。

阿德福韦酯引起的骨软化多在用药 3 年后发生，用药 3~7 年期间发生的病例数占 80.95%。研究证实，阿德福韦酯对近端肾小管有直接的毒性作用，严重时可导致肾小管上皮细胞凋亡，使其重吸收功能下降，尿磷排泄增加，导致低磷血症。磷对骨代谢有影响，磷酸盐的减少会导致骨细胞结构和功能异常，从而导致骨质软化症。肾小管酸中毒时，肾小管不能正常交换氢离子，碳酸盐丧失，引起低钠、低钾性酸中毒并伴有尿液碱化，亦可导致骨质软化症发生。

为此，建议患者在服用阿德福韦酯期间定期监测肾功能和血清磷。如果出现血磷降低、腰酸腿痛、行走障碍、四肢无力、骨痛、骨折等症状，应及时就医。一般地说，采取停药或相关对症治疗等措施，患者预后良好。PM

本栏目由《大众医学》杂志主办，国家食品药品监督管理局药品评价中心、国家药品不良反应监测中心协办

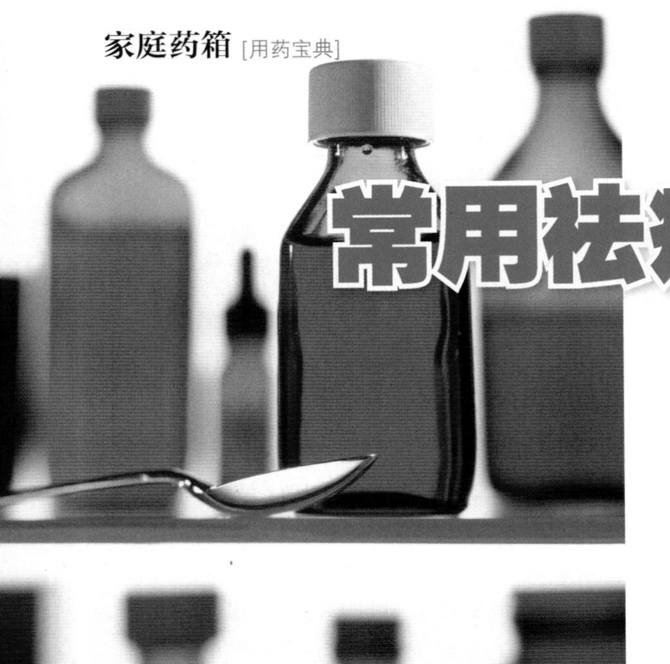

常用祛痰药 使用讲究多

复旦大学附属中山医院呼吸科 陈淑靖 白春学（教授）

随着我国空气污染形势的日益严峻，以咯痰为主诉的患者日益增多。痰是呼吸道有炎症时，由支气管黏液腺和杯状细胞产生的过多分泌物，它可以刺激呼吸道黏膜引起咳嗽，也可阻塞呼吸道引起呼吸困难。痰的存在还为呼吸道感染提供了条件。因此，合理使用祛痰药是治疗呼吸系统疾病重要措施之一。那么，应该如何使用祛痰药，才能取得良好的治疗效果呢？

明确咯痰病因

咯痰是呼吸科最常见症状之一，因此，祛痰药的合理使用也被认为是呼吸科医生的基本功。一般地说，不同疾病导致的痰液增多，其药物选择是存在一些差别的。这就是为什么广告中看似很好的药物有时候疗效却一般，抑或是亲戚朋友用着感觉挺好的祛痰药，对其他人一点作用也没有的原因。

事实上，在临床上很多疾病都会出现咯痰症状，如最常见的急慢性支气管炎、哮喘、支气管扩张、肺炎等，其他如肺脓肿、肺间质纤维化、肺癌、肺结核、矽肺等疾病也多伴有咯痰症状。因此，首先要明确引起咯痰的病因，即为什么会有痰？如果是感染引起的，应在有效抗感染的基础上，辅以祛痰药治疗；如果是气道非感染性炎症，则需要专门的抗炎药再配合祛痰药治疗，标本兼治，方能发挥最佳的疗效。

科学选用祛痰药

祛痰药是一类能使痰液变稀、黏稠度降低而易于咯出，或能够加速呼吸道黏膜纤毛运动、改善痰液转运功能的药物。根据祛痰药的药理作用机制，通常将祛痰药分为黏液分泌促进药和黏痰溶解药两大类。

由于引起咯痰的疾病不同，痰液产生的原因及成分会有一定差异，祛痰药的选择也不同。

1.痰液黏稠不易咯出，多见于肺炎、支气管扩张或慢性支气管炎、哮喘急性发作者。

选用药物：溴己新及其有效代谢产物氨溴索都具有较强的黏液溶解作用，溴己新常用商品名为“必嗽平”，氨溴索常用商品名为“沐舒坦”。

使用注意：必嗽平偶有恶心、胃部不适，胃溃疡患者慎用；沐舒坦应避免与中枢性镇咳药（如右美沙芬等）同时使用，以免稀化的痰液堵塞气道。

2.咯痰同时合并鼻炎、鼻窦炎者，或自觉有痰却咯不出者，或自诉不会咯痰的患者。

选用药物：标准桃金娘油，最常见的商品名为“吉诺通”，它可重建上、下呼吸道黏液纤毛清除系统的清除功能，促进痰液排出，同时还具有一定抗炎和杀菌作用。

使用注意：尽量在餐前30分钟，用较多凉开水送服。

3.大量黏痰或浓稠，痰液不易咯出，或黏痰阻塞引起呼吸困难者。

选用药物：乙酰半胱氨酸，为一种黏液溶解剂，可降低痰的黏度，其常用剂型有泡腾片、颗粒、胶囊以及片剂。

使用注意：乙酰半胱氨酸水溶液有刺激性气味，部分患者可引起呛咳、支气管痉挛，故支气管哮喘患者慎用。目前，乙酰半胱氨酸还常用于特发性间质肺纤维化的治疗。

4.痰黏稠，咯黄脓痰者。

选用药物：愈创木酚甘油醚，一些常用的复方止咳化痰口服液中含有该成分，主要作用于胃黏膜，反射性促进呼吸道腺体分泌，降低支气管分泌物的黏稠度，属于黏液分泌促进药。

使用注意：有时，需联合使用抗感染药物。

祛痰药不仅品种繁多，且作用机制各不相同。因此，患者最好咨询医生后再使用，以免引起不良反应，危害身体健康。此外，有的患者喜好中医药治疗，此时，应至中医专科医院就诊，经医生仔细辨证后，再使用中成药治疗。PM

鼻用激素，你会用吗

复旦大学附属眼耳鼻喉科医院教授　郑春泉

生活实例

近两年，34岁的小张经常“感冒”，晨起感觉鼻痒，然后开始打喷嚏、流涕，并伴有鼻塞。到医院就诊，医生诊断为“过敏性鼻炎”，给小张处方了鼻用糖皮质激素，嘱他每天早晨喷鼻。小张喷了几天药，鼻部症状缓解。由于担心激素的副作用，小张主动停药，结果，几天后鼻部症状再次出现。究竟是继续停药，还是再次用药，这令小张很纠结。其实，这种现象比较普遍，主要是对鼻用糖皮质激素缺乏了解，存在认识误区。

糖皮质激素是由肾上腺皮质分泌的一类甾体激素。目前，被广泛应用于支气管哮喘、过敏性鼻炎治疗中。然而，同其他药物一样，糖皮质激素也有一些副作用。而为了减少糖皮质激素在治疗中产生的副作用，科学家研制了鼻部应用的糖皮质激素。那么，鼻用激素安全性如何？应该怎样使用，才能减轻副作用的产生？

鼻用激素是安全的

过敏性鼻炎是易感个体接触过敏源后，诱发机体产生鼻痒、喷嚏、流涕、鼻塞等症状的鼻黏膜过敏性炎症。治疗过敏性鼻炎主要是缓解鼻部症状，而目前使用的鼻用糖皮质激素，可有效缓解过敏性鼻炎患者的鼻塞、流涕和喷嚏等症状。研究表明，该类鼻用激素与全身应用的激素结构上有所不同，注意加强了抗炎、抗过敏作用，同时，显著降低了药物生物利用度。

例如，目前常用的鼻用激素生物利用度不到10%，最低的甚至只有0.1%，也就是说，药物在局部发挥作用时，只有0.1%的剂量被全身吸收，因而其对全身产生的副作用微乎其微。加之，在治疗过敏性鼻炎时，局部喷雾到鼻腔的剂量只需几十微克，而这几十微克剂量的千分之一到达全身，其影响更是微乎其微。有研究者对使用鼻用激素1年的儿童进行跟踪调查，与未用激素的儿童进行对比，并没有发现影响儿童生长发育的不良反应。因此，相对于全身用激素，鼻用激素是比较安全的。

掌握使用技巧

鼻用激素产生的副作用主要是局部副作用，如鼻部干燥感，有时可有鼻部出血、涕血，极个别使用不当的病例会出现鼻中隔穿孔。因此，掌握正确使用鼻用激素的方法很重要。

1. 喷雾器喷头应朝向鼻腔外侧。鼻用激素使用时应先将鼻涕擤干净，将喷雾器喷头对准鼻孔，注意喷头的方向应朝向鼻腔外侧，不要对着中线，即鼻中隔的部位，以免药物集中喷向该部位导致鼻中隔穿孔。

2. 喷完后尽量使鼻孔朝天。按规定喷完后，头略抬起，用鼻往里吸，或喷完后弯腰低头，尽量使鼻孔朝天，约1分钟再还原。这样可使药液向后较均匀地分布在鼻腔黏膜，充分地发挥药物治疗作用。

3. 鼻腔冲洗和喷鼻不能同时进行。如同时进行鼻腔冲洗和喷鼻，要注意时间间隔。冲洗鼻腔后起码要等鼻腔冲洗液排净后再喷鼻，一般1个小时以后才能再喷鼻。否则，药物喷在鼻腔表面的液体上，会稀释药物而降低药物疗效。同理，若先喷鼻者，也要等一段时间，待药物发挥作用以后，再冲洗鼻腔。

根据病程，过敏性鼻炎可分为间歇性（症状发生天数每周少于4天，或病程小于4周）和持续性（症状发生天数每周超过4天，病程大于4周）两大类。一般来说，鼻用激素持续使用要比不规范使用效果好（后者是指想起来就用，忙起来就忘了用，没有规律性）。有研究发现，持续用药可发挥药物的累积效应，因而疗效优于不规律用药。PM

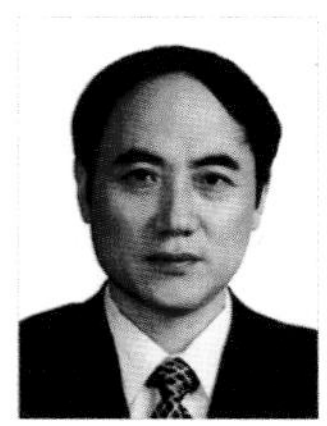

专家简介

郑春泉　复旦大学附属眼耳鼻喉科医院耳鼻喉科教授、主任医师、博士生导师，复旦大学耳鼻喉科学系副主任。上海市医学会变态反应学会副主任委员。

专业特长：鼻科学，鼻内镜外科。擅长诊治鼻炎、鼻窦炎、鼻出血、鼻囊肿以及鼻肿瘤等多种鼻科疾病。

门诊时间：每周一、周三上午，周四下午

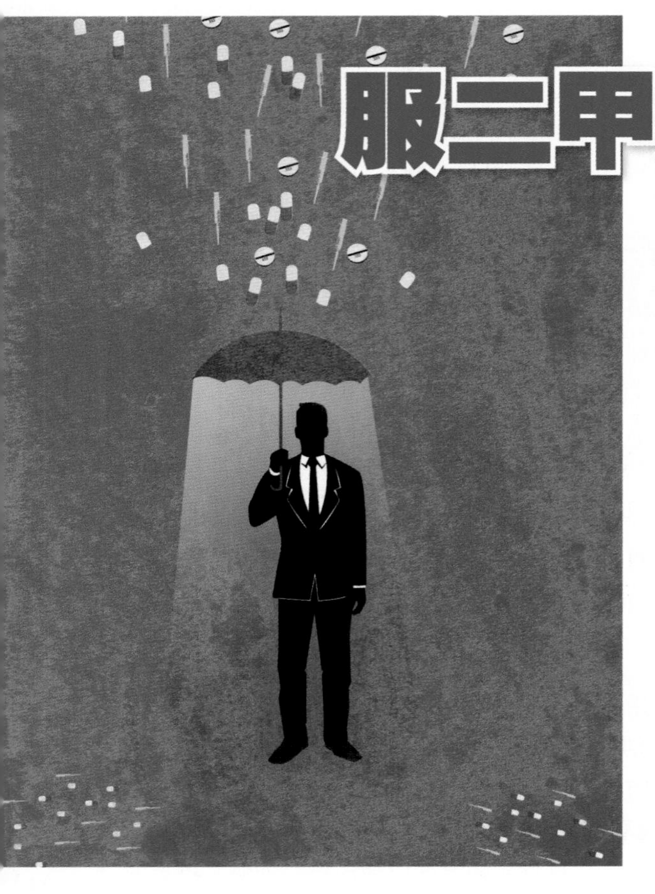

服二甲双胍 小心酸中毒

第二军医大学附属长海医院内分泌科 陈瑾 黄勤（教授）

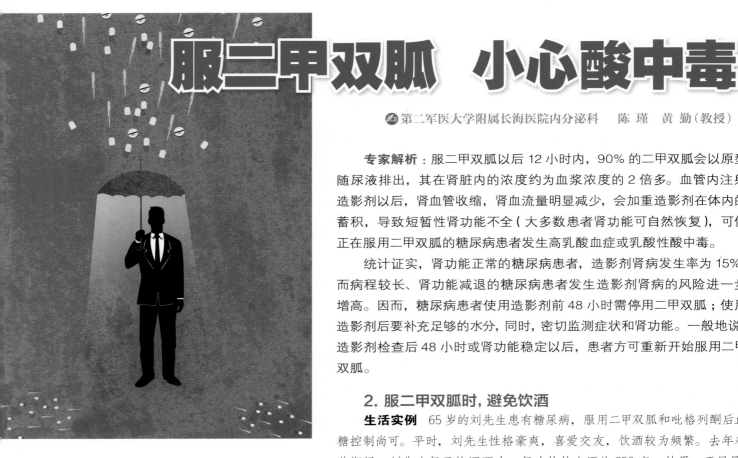

二甲双胍应用于临床已有半个多世纪了，因其价格低廉、有效，且相对安全，因而各国糖尿病防治指南均推荐该药作为没有特殊禁忌证患者的首选用药。但是，糖尿病患者在使用二甲双胍期间，需关注以下两点注意事项。

1. 用造影剂时，暂停二甲双胍

生活实例 57岁的陈女士患糖尿病6年，平时服用二甲双胍1.5克/天，血糖控制较好。一个月前，她体检肝肾功能均正常，但血糖类抗原CA199水平显著高于正常，行胰腺CT检查注射造影剂后第2天，她自觉腰酸及小便量明显减少，第4天因腰痛、小便量进一步减少，伴恶心、呕吐、乏力，去医院复查血肌酐、尿素氮、血乳酸均升高，血pH7.21，医生诊断为造影剂肾病和乳酸性酸中毒，嘱其停用二甲双胍等口服药，经补液和血液透析3天后，小便量逐渐增多，腰酸缓解，肾功能好转。一周后出院时，她的血肌酐和尿素氮均正常。三个月后复查肾功能正常。

专家解析：服二甲双胍以后12小时内，90%的二甲双胍会以原型随尿液排出，其在肾脏内的浓度约为血浆浓度的2倍多。血管内注射造影剂以后，肾血管收缩，肾血流量明显减少，会加重造影剂在体内的蓄积，导致短暂性肾功能不全（大多数患者肾功能可自然恢复），可使正在服用二甲双胍的糖尿病患者发生高乳酸血症或乳酸性酸中毒。

统计证实，肾功能正常的糖尿病患者，造影剂肾病发生率为15%，而病程较长、肾功能减退的糖尿病患者发生造影剂肾病的风险进一步增高。因而，糖尿病患者使用造影剂前48小时需停用二甲双胍；使用造影剂后要补充足够的水分，同时，密切监测症状和肾功能。一般地说，造影剂检查后48小时或肾功能稳定以后，患者方可重新开始服用二甲双胍。

2. 服二甲双胍时，避免饮酒

生活实例 65岁的刘先生患有糖尿病，服用二甲双胍和吡格列酮后血糖控制尚可。平时，刘先生性格豪爽，喜爱交友，饮酒较为频繁。去年春节期间，刘先生每天饮酒两次，每次均饮白酒约250克，结果一天早晨，他因恶心、呕吐、乏力，被家人紧急送至医院，医生诊断为乳酸性酸中毒。

专家解析：乙醇，俗称酒精，进入体内后主要分布在肝脏和大脑，且绝大多数酒精在肝脏代谢。研究表明，过量饮酒会加重肝脏负担，损伤肝细胞。约60%长期酗酒者会发生酒精性脂肪肝，其中，20%~30%最终会发展为肝硬化，严重者会发展为肝癌。而肝功能受损会影响体内代谢产物的排泄，造成药物，如二甲双胍在体内的蓄积，增加乳酸性酸中毒发生风险。因此，患者在服用二甲双胍时需避免饮酒。

此外，需要注意的是，服用二甲双胍以后，由于二甲双胍在消化道黏膜上聚集浓度较高，可刺激胃肠道黏膜，引起恶心、呕吐、腹胀、腹泻等胃肠道反应。此时，患者不要随意停药。因为这些副作用一般是一过性的，3~10天即可消失。而患者采取餐后服药、从小剂量（500毫克/天）开始服药、选择肠溶片（或缓释片）等方法，可以减轻或避免胃肠道副作用发生。PM

服二甲双胍，每年检查一次血常规 二甲双胍可能会干扰维生素B_{12}等的吸收，继而可能会导致贫血。因此，建议糖尿病患者每年检查一次血常规。维生素B_{12}、叶酸和铁缺乏者，禁用二甲双胍。

专家门诊时间：周一上午、周五上午

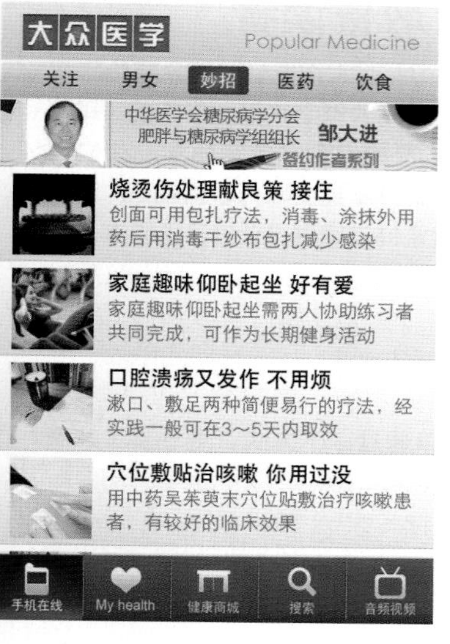

大众医学手机版（APP）是《大众医学》杂志旗下融合性新媒体平台，适配iOS和Android操作系统的手机和平板电脑，具有图文展示、音频视频、应用下载、内文链接、多渠道分享等功能，带来健康资讯阅读新体验。

扫描二维码立即下载

新春养生名言四帧

◎知者乐水，仁者乐山。知者动，仁者静；知者乐，仁者寿。

——《论语·雍也》

◎烟烟酒酒伤身，劳劳碌碌伤神；正正派派做人，开开心心养生。

——丁甘仁，20世纪20年代上海杰出名中医

◎恬淡虚无，真气从之，精神内守，病安从来?

——《黄帝内经》养生名言，阐明的是只要从精、气、神三个方面来调养自己，就能健康。

◎童心、蚁食、龟欲、猴行。

——南京中医药大学干祖望教授养生八字诀，1912年9月生，2014年10月被授予“国医大师”称号。

少年移居海外出现“文化休克”

美中心理文化学会会长 张道龙

志新是个中国男孩，10岁时随母亲和继父来到丹麦生活，现在丹麦读六年级。他喜欢丹麦，打算以后留在这里生活，但他不知道该如何融入这个社会。老师反映他不愿与人交流，不合群，对老师的提问常常答非所问。在志新母亲的眼里，儿子是因为小时候在国内的生活太过颠沛流离，频繁地更换生活环境和教育方式也导致孩子没有安全感，令他缺乏自信心。现在又来到丹麦，语言和文化都发生了变化，她担心孩子的不合群是因为得了自闭症，所以前来寻求咨询师的帮助。咨询师评估后发现志新不爱交流、不合群的表现并非自闭症，而是一种“文化休克”的现象。因为自闭症患者的典型特点是与人沟通非常困难，一般情况下都要进特殊教育学校接受教育。而志新的中文沟通很流利，还可以用丹麦语进行日常对话，并且在班级中的成绩排在中游，因此可排除自闭症的可能。

梅毒传播的“乒乓效应”

上海中医药大学附属岳阳中西医结合医院男科主任医师 戚广崇

曾遇一位病人，来到门诊直接提出要做梅毒血清试验。过了数日，检查结果出来，提示梅毒血清试验强阳性。在我的追问下，他道出了自己的病史。原来该患者数年前因为不洁性交感染上了梅毒，经过治疗后恢复了正常。

最近，他的妻子因病需要手术治疗，术前进行梅毒血清试验发现强阳性，他猜想是不是自己的梅毒病情复发了，所以又复来医院检查，检验出现以上的结果。

根据患者的情况，估计以往患梅毒时已将其传染给妻子，但是，当时并没有让他的妻子进一步检查和治疗。现在发现妻子感染上了梅毒，自己再检查也重复感染，形成所谓性传播疾病的“乒乓效应”，可谓害人害己。

临床上经常遇见此类情况，自己患上的性传播疾病私下治疗，以为神不知鬼不觉，其实已与配偶有过性接触，并传染给了对方。为了自己、性伴侣和下一代的健康，一定要做好性传播性疾病的防治。

3个月小儿应开始使用枕头

同济大学附属东方医院脊柱外科教授、主任医师、博士生导师 谭军

小儿长到3个月时开始学习抬头，脊柱颈段也开始出现向前的生理弯曲。6个月的小儿开始学坐，脊柱胸段开始出现向后的生理弯曲，肩部也发育增宽。如果此时不用枕头，头位偏低，会使脑部血液流量比用枕头时多，可能影响婴儿入睡。因此，3个月小儿应开始使用枕头。

小儿枕头的高矮应适度，长度应略大于婴儿的肩宽，宽度与头长相等，高度以3~4厘米为宜，并可根据婴儿不断发育的情况，逐渐调整。枕套最好选择柔软的白色或浅色棉布的，枕芯的质地应柔软、轻便、透气、吸湿性好，软硬适度，填充料以灯芯草、荞麦皮、蒲绒等材料为佳。民间有用茶叶、绿豆皮、晚蚕砂、竹菇、菊花等充填枕芯，但不宜使用泡沫塑料或腈纶、丝棉当填充物。

以上内容登录大众医学网站（www.popumed.com），在大众论坛“手机版资讯”板块也可查看。

“十年赠阅大奖”转送有缘人

2014年下半年举行的“编外档案员”竞选活动中，众多老读者献出了自己的珍藏图片、整理材料，荣登“优秀档案员”榜单。其中，郑州市的吕燕读者荣获“最佳档案员”称号，获得《大众医学》十年赠阅大奖。

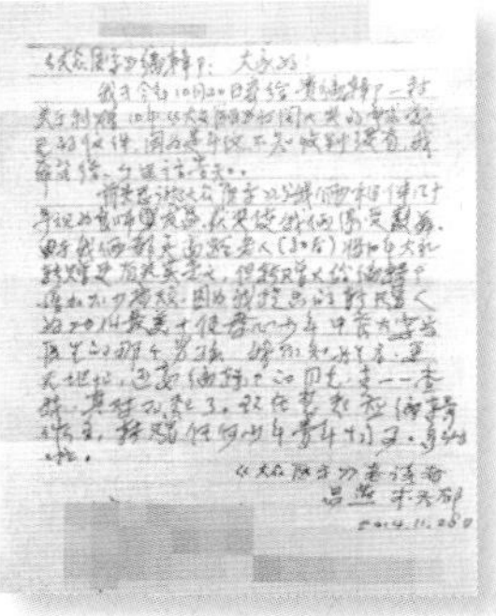

吕燕要求转赠的来信

得知自己获奖后，吕燕来信称，自己参加竞选不是为了奖品，完全是处于对《大众医学》的深厚感情。她虽然获得十年赠阅，但仍将自费订阅杂志，希望能将这份奖品转送给其他人呢，帮助其他人。

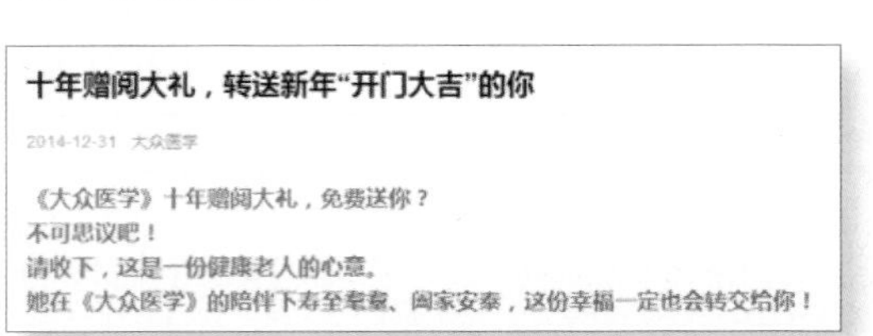

十年赠阅大礼，转送新年“开门大吉”的你

2014-12-31 大众医学

《大众医学》十年赠阅大礼，免费送你？
不可思议吧！
请收下，这是一份健康老人的心意。
她在《大众医学》的陪伴下寿至耄耋、阖家安泰，这份幸福一定也会转交给你！

微信平台的转赠消息

老读者的深情厚谊我们当然要传递，吕燕的要求是转送给“少年或青年”，所以我们在年轻人活跃的微信公众平台上转赠了这份心意。

2015年1月1日00：00，第一位在新年加入《大众医学》微信公众平台的“90后”新人、吉林省的王令斌获得了这份特殊的新年礼物。

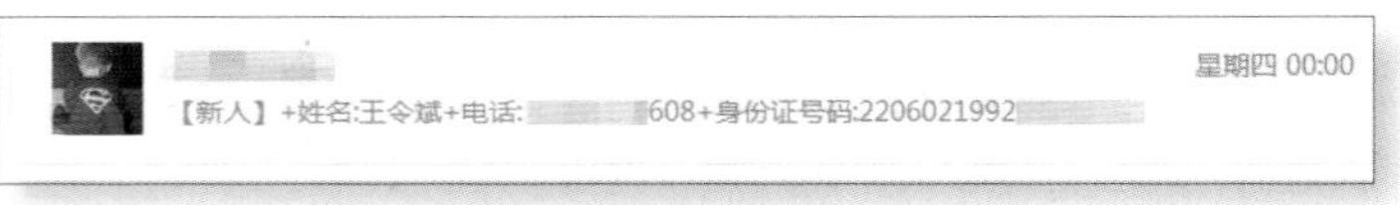

星期四 00:00
【新人】+姓名:王令斌+电话: 608+身份证号码:2206021992

新年零点抢到大奖的粉丝

新老两代读者跨越时间和空间的携手，鼓舞着我们努力打造更新更好的医学科普传播平台。

又一份特殊的新年礼物

每到年终岁末，编辑部总会收到来自全国各地的读者的新年礼物。有贺信贺卡、有新疆的葡萄干、吉林的黑木耳、临安的小核桃……今年呢，我们收到一箱葫芦。

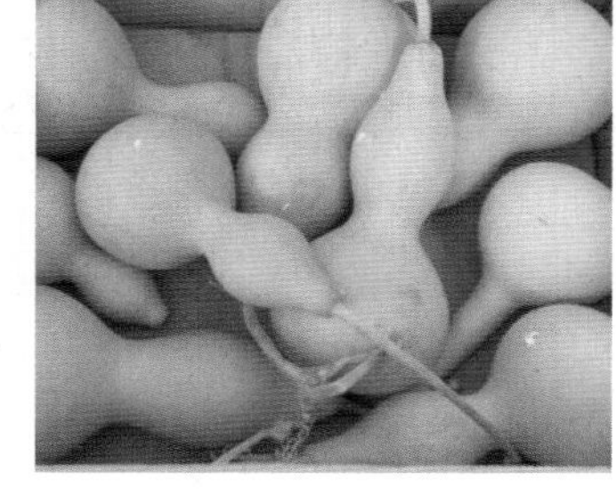

这些可爱的小葫芦只有手机大小，他们来自辽宁，是我们三十多年的老订户、也是微信公众平台的老粉丝端午送给编辑部的。摇一摇，小葫芦“沙沙”响——数不清的葫芦子在诉说着读者对《大众医学》说不完的深情。

遵照端午的愿望，我们会和读者分享这些礼物，让更多的读者体验播种健康的快乐。得知我们将在新春佳节的微信活动中奖出这些象征着兴旺繁盛的小葫芦，端午发来消息说：她有更吉祥更喜庆的奖品，马上上路！截至发稿，我们还没有收到她的礼物，这里就不泄密了，也给大家留点悬念。

赶快关注大众医学微信平台，发送“羊年吉祥”，来分享辟邪消灾、吉祥如意的经典礼物！

敬告读者

每一个月，《大众医学》都会带给您权威、实用、最新的保健知识。出版前，每篇文章都经过严格审查和内容核实。我们刊出这些文章，并不是要取代看病就医，而是希望帮助大家开阔眼界，让自己更健康。

由于个体差异，文章所介绍的医疗、保健手段并不能适合每一位读者，尤其是在诊断或治疗疾病时。任何想法和尝试，您都应该和医生讨论，权衡利弊。

您可以通过以下方式，进一步了解有关专家信息：

1. 登陆《大众医学》网站www.popumed.com，打开“专家门诊”，在“看病找专家”中键入专家姓名，了解专家专长、联系办法等信息。

2. 发电子邮件至popularmedicine@sstp.cn或写信向编辑部咨询。

3. 通过114查询相关医疗机构电话，向挂号室或咨询服务台，了解专家近期门诊安排，就医诊治。

敬告本刊作者

1. 本刊稿件一律不退，敬请自留底稿。从稿件投到本刊之日起，三个月后未得录用通知，方可另行处理。如需退稿（照片和插图），请注明。

2. 稿件从发表之日起，其专有出版权、汇编权和网络传播权即授予本刊，同时许可本刊转授第三方使用。本刊支付的稿费包含信息网络传播的使用费。

3. 根据需要，本刊刊登的稿件（文、图、照片等）将在本刊或主办本刊的上海科学技术出版社的网页或网站上传播宣传。

4. 本刊作者保证来稿中没有侵犯他人著作权或其他权利的内容，并将对此承担责任。

5. 对于上述合作条件若有异议，请在来稿时声明，否则将视作同意。

灾难救援：国人亟需“补课”

作者简介

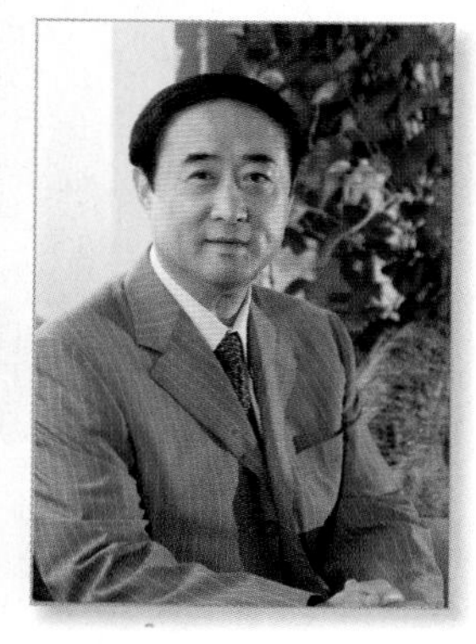

刘中民，同济大学附属东方医院院长、教授、主任医师、博士生导师，国务院政府特殊津贴专家，上海市领军人才，中华医学会灾难医学分会主任委员。主编国内第一部用漫画形式表现灾难避险逃生自救的科普丛书《图说灾难逃生自救丛书》，内容涉及地震、水灾、火灾、交通事故、煤气中毒等灾难的简易自救方法。

劉中民

当发生火灾时，躲在哪里最可能活下来？当地震来临时，幸存者在等待救援的过程中如何维持生命？当被拥挤的人流挤倒时，什么姿势最可能保护心脑不受伤害？当有人猝然倒地时，如何在第一时间采取有效急救措施，为其争取生存机会？当煤气泄漏时，该如何正确处置？这些问题看似不难，似乎每个人都能说出一些道道，但要完全说明白，并在灾难来临时沉着应对，却并不容易。

很多人觉得，灾难离自己很遥远，对学习救援知识和技能的要求并不那么迫切。实际上，在灾情现场，往往没有及时、足够的救援人员和装备可以依靠，专业救援队伍的到来受时间、交通、天气等诸多因素的影响，往往难以在救援的“黄金1小时”内展开有效救助。在这种情况下，灾难现场的灾民具有双重身份——既是被救者，也是救援者。在力所能及的情况下，及时采取自救和互救措施，可以将伤害降到最低限度，使伤员获得更多生存机会。

以水灾为例，城市暴雨内涝有时离我们并不遥远。若在驾车途中，突遇山洪、城市内涝等险情，汽车在积水中熄火，是再次点火，还是尽快弃车并转移至安全地带等待救援？若汽车逐渐沉没水中，车外压力高于车内、车门无法打开时，正确的做法又是什么？是惊慌失措、坐以待毙，还是尽可能用安全锤、司机头枕等硬物敲碎车窗玻璃，或等车内有部分积水、车内压力有所升高时，再争取打开车门逃生？当灾难降临时，生与死，往往就在“一念之间”。

当前，自救与互救技能匮乏、逃生演练空缺，已成为我国城市安全事故转化为灾难的诱因。面对突如其来的灾难，如何沉着冷静地进行自救与互救，是广大中国百姓亟需补上的一堂知识课。

作为灾害频发的国家，日本的经验值得我们借鉴。日本政府十分重视对国民进行灾难逃生、救生知识和技能的教育与培训，提倡“自救、互救、公救”的理念。当灾害发生时，居民首先开始“自救”，然后是邻里社区“互救”，最后才是政府施行“公救”。每年的9月1日是日本的“防灾日”。这一天，日本各地都会开展防灾救灾活动，安排儿童“避难”是防灾演习的重要一环。即使是小学一年级学生，都能在2分钟之内，用口罩捂着嘴、弯着腰，从教室跑到操场，镇定而有序。事实证明，准备程度和应对能力不同，灾害所造成的损失也不一样。比如同样级别的飓风，在菲律宾和日本造成的损失为17：1。

为了提高灾难应对能力，中华医学会灾难医学分会成立。灾难医学强调和重视“三分提高、七分普及”的原则，即要以“三分力量”关注灾难医学专业学术水平的提高，以“七分努力”向广大群众宣传普及灾难救生知识，并定期对经常接触灾难事件的重点人群（如警察、消防员、教师、车站码头服务人员，以及各种重大集会的志愿者）开展灾难预警训练、心理素质锻炼及基本知识培训，提高广大民众对灾难事件的救生能力。PM

Contents 目录 2015年3月

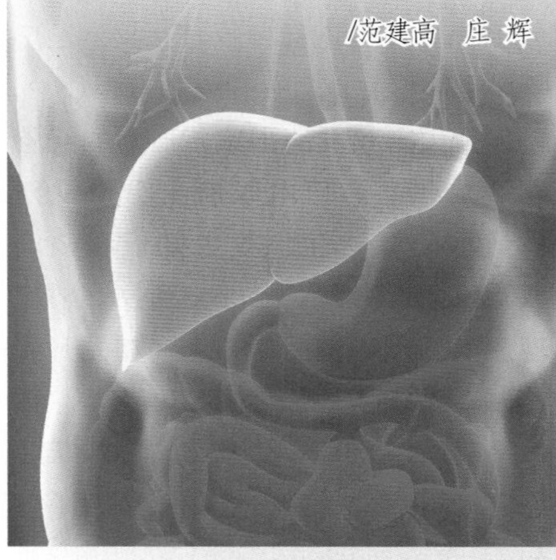

经过长达9个月的精心准备，由中华医学会肝病学分会脂肪肝和酒精性肝病学组、中国医师协会脂肪肝专家委员会，以及《大众医学》编辑部共同编制的中国首部“科普版脂肪肝防治指南”将于2015年3月“全国爱肝日”前后正式发布。相信这部科普著作的发布，对提高我国人民的脂肪肝防治意识，遏制脂肪肝的高发态势，具有积极意义。

扫描二维码
关注大众医学

发送短信“大众医学”到12114，免费下载大众医学手机版，短信资费0.1元。

大众医学
微信二维码

大众医学手机版
（安卓版/iphone版）

2015年1月中旬，年轻歌手姚贝娜因乳腺癌恶化在医院逝世的消息传出后，引发了人们对乳腺癌的关注。

众所周知，决定恶性肿瘤预后的关键因素在于能否早发现、早治疗。而要达到这一目标，坚持定期体检，一旦出现“报警”症状，及时就医，就显得尤为重要。

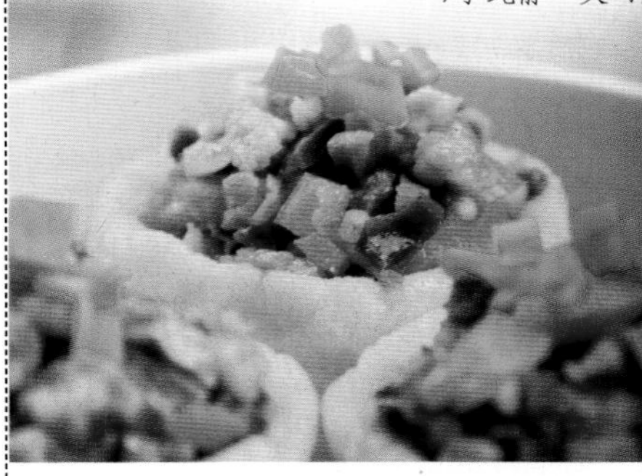

PET/CT是一种新型分子影像医疗装备，是将PET和CT整合在一台仪器上，经过快速全身扫描，可以通过CT获得解剖图像，并通过PET获得功能代谢图像，两种图像优势互补，使医生在了解生物代谢信息的同时，获得精准的解剖定位。

本期部分图片由东方IC和达志图片提供 本期封面图片由王悦提供

创刊于1948年　第三届中国政府出版奖期刊奖提名奖　新中国60年有影响力的期刊
上海市著名商标　全国优秀科技期刊一等奖　中国期刊方阵　中国百强报刊

大众医学®（月刊）

2015年第3期 da zhong yi xue

韭菜是春季里“炙手可热”的时令菜。适当地多食春韭不仅可以祛阴散寒、温补健阳，且能增强脾胃之气，条达肝郁，有益肝理气之功效。

健康卫士

医患之声

家庭药箱

常有怀孕后有服药史的准妈妈要求医师决断：是继续怀孕，还是做人工流产？说实在的，要回答这一问题绝非三言两语能说清楚。

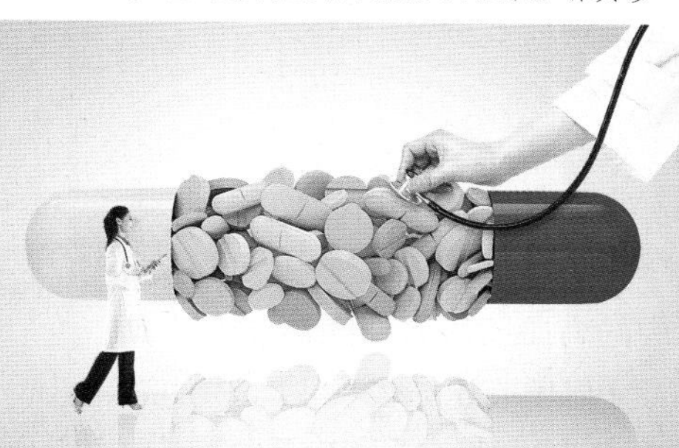

健康锦囊

大众医学——Healthy 健康上海 Shanghai 指定杂志合作媒体

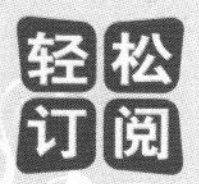

大力推进健康城市建设，上海市爱国卫生工作努力寻求本土化与全球化相结合，提升健康促进的能力与水平。上海市建设健康城市2015-2017年行动计划实施期间，市爱卫会（健促委）将全面倡导“科学健身、控制烟害、食品安全、正确就医、清洁环境”五大市民行动，进一步加强健康支持性环境建设和市民健康自我管理小组建设。《大众医学》作为指定杂志合作媒体，邀您行动起来、与健康结伴。

主 管 上海世纪出版股份有限公司
主 办 上海世纪出版股份有限公司 科学技术出版社

编辑、出版 《大众医学》编辑部
编 辑 部 (021)64845061
传 真 (021)64845062
网 址 www.popumed.com
电子信箱 popularmedicine@sstp.cn
邮 购 部 (021)64845191 (021)64089888转81826

广告总代理
上海科学技术出版社广告部
上海高精广告有限公司
电话：021-64848170
传真：021-64848152
广告/整合营销总监 王 萱
副总监 夏叶玲
业务经理 杨整毅 丁 炜

发行总经销
上海科学技术出版社发行部
电话：021-64848257 021-64848259
传真：021-64848256
发行总监 章志刚
发行副总监 潘 峥
业务经理 张志坚 葛静浩 仝 翀

编辑部、邮购部、广告部、发行部地址
上海市徐汇区钦州南路71号（邮政编码200235）

发行范围 公开发行
国内发行 上海市报刊发行局、陕西省邮政报刊发行局、重庆市报刊发行局、深圳市报刊发行局
国内邮发代号 4-11
国内统一连续出版物号 CN31-1369/R
国际标准连续出版物号 ISSN 1000-8470
国内订购 全国各地邮局
国外发行 中国国际图书贸易总公司（北京邮政399信箱）
国外发行代号 M158
印 刷 上海当纳利印刷有限公司
出版日期 3月1日
定 价 8.00元
广告经营许可证号 3100320080002
80页（附赠32开小册子16页）

杂志如有印订质量问题，请寄给编辑部调换

资讯分享

生活方式类

睡眠缺乏：应当远离的新型“流行病”

3月21日是“世界睡眠日”。美国疾病预防控制中心最新发布数据称，美国一年有5 000万~7 000万成人没有得到充足睡眠（每天经常睡5~6小时，甚至更短）。睡眠缺乏同样是中国人的“流行病”。据世界卫生组织统计数据：全球27%的成人有睡眠缺乏问题。专家分析，现代人睡眠缺乏与工作学习繁忙、电脑和手机等电子产品的使用等因素有关。美国疾病预防控制中心认为，**经常性睡眠缺乏会引起糖尿病、抑郁症、高血压、肥胖、癌症等疾病**，同时建议：**儿童每天至少需要10小时睡眠，青少年每天需要9~10小时睡眠，成年人每天需要7~8小时睡眠。**

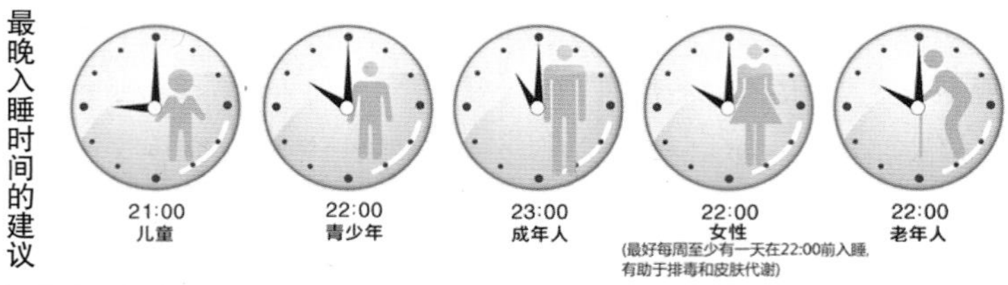

常见疾病类

高血压患者：莫忽略血压波动

复旦大学公共卫生学院研究人员对12万余名成年高血压患者进行了长达7年的研究。结果发现，其中有4 000多名高血压患者发生脑卒中。通过比较研究发现，发生脑卒中的高血压患者在随访期内的血压变异性（一定时间内血压波动的幅度）显著高于未发生脑卒中的高血压患者，且脑卒中发生的危险随着血压变异性的增加而增加。研究结论：**血压波动大，发生脑卒中的风险也升高**。专家提醒，患者除了要重视控制高血压外，还要采取措施降低血压的波动性。**如果发现血压波动大，应咨询医生，采取必要的治疗措施**，如服用平稳降压的长效降压药等。

健康消费类

国家食品药品监督管理总局：保健品中添加药物仍“盛行”

近日，国家食品药品监督管理总局抽检了声称具有辅助降血糖、缓解体力疲劳、辅助降血压和增强免疫力等功能的保健食品，结果发现保健品中添加药物成分的现象仍“盛行”。**消费者吃了“果然有作用”，其实并非保健品的功能，而是其中药物成分在起作用**，消费者在不知情的情况下服了药。例如，**助眠保健品中非法添加了褪黑素（有助睡眠的作用），“壮阳”类保健品中非法添加了西地那非（治疗勃起功能障碍的药物），等等**。专家提醒，对声称具有某些功能的保健品要当心，购买前最好查查资料，能咨询专业医生更好。

饮食营养类

中国工程院院士陈君石：饮食关键在于搭配和适量

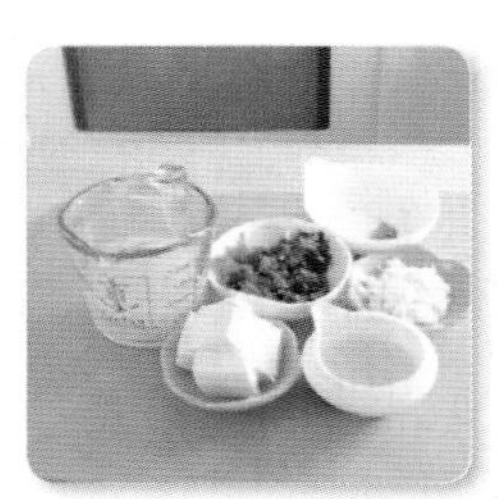

世界卫生组织提出将每人每天“添加糖”（不含食物本身含有的糖）摄入量的推荐上限减半，即从占膳食总能量的10%降低到5%。对此，中国工程院院士陈君石认为：**降低“添加糖”摄入量的目的，是控制全球日益突出的肥胖问题；另一方面，多吃糖增加患龋齿的风险**。不过，肥胖发生的根本原因是膳食能量摄入大于消耗；如果仅考虑能量摄入，除了糖，脂肪和蛋白质也是供能营养素。所以，健康人没有必要禁忌吃糖，糖作为一种食品配料，完全可以成为平衡膳食的一部分，满足人们对甜味的喜好，当然也不宜多吃。**食品不分好坏，关键在于搭配和适量，糖也一样。**

调查数据类

3~4成国人过早死亡：WHO提示要早日养成健康生活方式

根据世界卫生组织（WHO）最新发布的报告，癌症、心肺疾病、脑卒中、糖尿病等慢性疾病依然是全球最主要死因，其中多数患者病故于70岁以前，属于“过早死亡”。**目前，全球每年因慢病导致的死亡人数达3 800万人，其中包括860万中国人。在这860万人中，39%男性和32%女性属于过早死亡（约合300万人）**。中国过早死亡人数多的原因主要包括：超过一半男性吸烟，普遍身体活动不足，近1/5成年人血压偏高，等等。该报告提示：**国人要马上采取有力行动，改变吸烟、酗酒、不健康饮食、身体活动不够等不良生活习惯。**

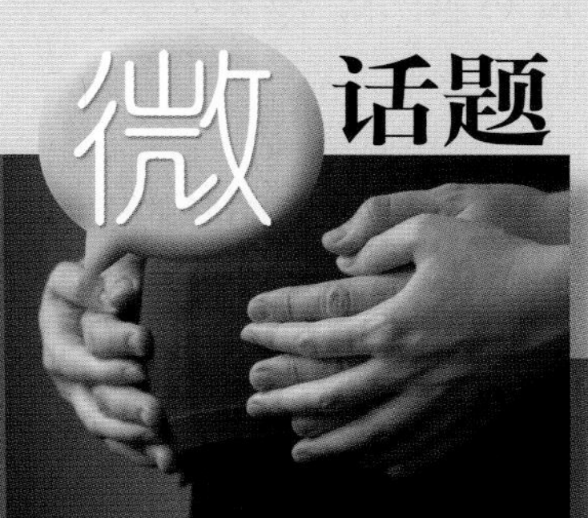

“我努力‘造’人、望眼欲穿，宝宝却总是不来……”很多适龄生育的女性正面临着不孕不育的苦恼。

体外受精技术（IVF）俗称试管婴儿，是目前世界上广为采用的生殖辅助技术。本期精选《大众医学》微信公众平台上的“送子中心”微义诊活动，该活动由本刊和上海中医药大学附属曙光医院生殖医学中心联合举办，众多不孕不育微友通过“私信”获得了专家的指导。

微信平台“私信”教“造人”

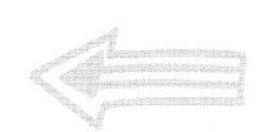

网 友：**我是多囊卵巢综合征患者，月经不调，输卵管通畅，现在一直在吃中药调理身体。服用中药后，每2个月来1次月经，有排卵。可是自从2013年8月开始，我就再不排卵了。我曾经做了4次促排卵治疗，只成功排卵1次，应该怎么办？另外，一般做试管婴儿需要多少费用？**

陈 敏（上海中医药大学附属曙光医院生殖医学中心）：多囊卵巢综合征患者多具有性激素和胰岛素分泌异常的情况。如果比较胖，需要“管住嘴、迈开腿”，将目前的体重减少10%左右，可以有效改善胰岛素和性激素分泌异常，提高促排卵效果。如果不太胖，激素水平也正常，可以先让男方做精液检查。如果男方精液正常，需要女方做子宫输卵管超声下造影，检查输卵管的通畅程度。然后根据输卵管的通畅程度，决定进行人工授精或者试管婴儿（IVF）。前者费用每次约1 100元，后者费用每次为1.5万~2万元。

网 友：**我因头痛、视力下降，于2008年因脑部鞍区占位（动脉瘤样骨囊肿）进行手术，术后出现闭经。2010年通过激素替代疗法（雌激素配合黄体酮），恢复了月经。但是吃药就有月经，停药就没有月经，而且量少色暗。子宫已经萎缩，雌激素水平低（曾因术后泌乳素水平升高，服用了溴隐停一段时间）。我迫切想要孩子，该怎么治疗？**

陈 敏：你这种情况属于手术后的中枢性闭经。如果子宫大小接近正常，可以直接注射促排卵药物帮助排卵。如果子宫萎缩、非常小，需要先帮助子宫增长，然后进行促排卵治疗。

网 友：**我于2013年做了诊断性刮宫，结果显示子宫内膜息肉和过度增生。今年检查发现内膜厚度又增加了。我该怎么办，是否无法自然受孕，也无法做试管婴儿？**

陈 敏：子宫内膜增厚不一定都是异常的，正常生理状况下的子宫内膜也可以增厚。在宫腔镜下，先全面刮宫后进行病理检查，之后可使用药物改善子宫内膜的情况。一般2~3个月可以改善内膜增生异常的情况，然后可进行人工授精及促排卵治疗。

网 友：**我已经移植过2次胚胎，移植前激素、内膜都很正常，为什么胚胎不着床呢？我最近准备进行第3次移植胚胎，怎样才能提高胚胎着床的成功率？**

陈 敏：由于目前医学发展的局限性，无法直接判断子宫内膜和胚胎的发育潜能，只能间接借助相关指标判断（比如胚胎等级评分、B超等）。建议在移植胚胎前进行宫腔镜检查。

网 友：**我于2年前做了子宫肌瘤切除手术，之后B超检查显示子宫内有28毫米×15毫米的阴影，可能是手术瘢痕。瘢痕子宫可以做试管婴儿吗？胎儿长大时是否会使子宫破裂？如果阴影是子宫肌瘤的话，是否可以做试管婴儿？**

陈 敏：试管婴儿至少分为2个步骤：促排卵及取卵、胚胎移植。建议首先进行促排卵及取卵，并把胚胎冷冻起来（因为越年轻，卵巢功能越好，胚胎的质量越好）。若瘢痕子宫情况比较严重，可进行瘢痕子宫修补术。术后休息1年左右，再移植胚胎比较安全。如果是子宫肌瘤，则根据子宫肌瘤的位置和大小，决定是否需要处理。

等你来参与 怎么样，我们的专家是不是很迅速地解决了你的问题？关注《大众医学》微信号，更多活动、更多机会等你来参与。

添加微信号popularmedicine或扫描二维码关注大众医学微信

如何参与“微话题”？

微博：《大众医学》杂志官方微博 http://weibo.com/dazhongyixue

微信：《大众医学》微信号：popularmedicine

本刊在新浪、搜狐、腾讯的微博用户名都是“大众医学杂志”，欢迎“加关注”！

近年来，脂肪肝的患病率不断攀升，已成为包括我国在内的全球第一大肝脏疾病。然而，无论是我国，还是发达国家的全科医生、非消化肝病专科医生，以及广大群众，至今仍对脂肪肝的危害和防治策略缺乏足够认识。

要真正提高我国脂肪肝的防治水平，必须走“群众路线”，全民普及脂肪肝的防治知识。遗憾的是，无论是我国，还是全球其他国家，均无科普性的有关“脂肪肝防治指南”的图书可供阅读。

经过长达9个月的精心准备，由中华医学会肝病学分会脂肪肝和酒精性肝病学组、中国医师协会脂肪肝专家委员会，以及《大众医学》编辑部共同编制的中国首部“科普版脂肪肝防治指南”将于2015年3月“全国爱肝日”前后正式发布。相信这部科普著作的发布，对提高我国人民的脂肪肝防治意识，遏制脂肪肝的高发态势，具有积极意义。

本期的特别策划，我们特邀《中国脂肪肝防治指南（科普版）》的两位主编，向广大读者提纲挈领地讲述脂肪肝防治的15大关键知识点，希望能对大家有所帮助和启发。

中国首部“科普版脂肪肝防治指南”发布

权威解读：脂肪肝防治15大关键词

本刊记者／黄 薏
支持机构／中华医学会肝病学分会脂肪肝和酒精性肝病学组
中国医师协会脂肪肝专家委员会
漫画绘制／韩鹤松

专家简介

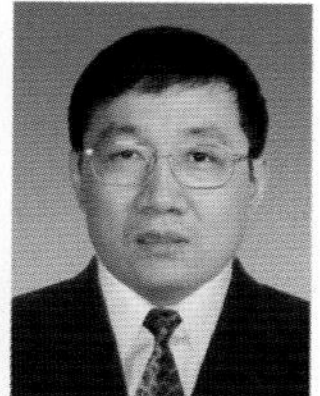

范建高

上海交通大学医学院附属新华医院消化内科主任、教授、博士生导师，上海市卫生系统优秀学科带头人，教育部新世纪优秀人才，上海市医学会肝病学会主任委员，中华医学会肝病学会脂肪肝和酒精性肝病学组组长，中国医师协会脂肪肝专家委员会主任委员，《实用肝脏病杂志》总编辑。长期从事肝病的临床研究，主持制定了我国酒精性肝病和非酒精性脂肪性肝病诊疗指南，参与亚太地区及欧洲脂肪肝诊疗指南相关文件的制定。

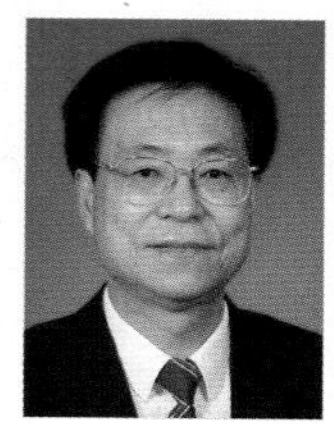

庄 辉

北京大学医学部基础医学院病原生物学系和感染病中心教授、博士生导师，中国工程院院士，世界卫生组织西太区消灭脊髓灰质炎证实委员会委员，世界卫生组织西太区控制乙肝专家组成员，世界肝炎联盟公共卫生学专家，亚太地区消灭病毒性肝炎联盟委员，国家药典委员会委员，中华医学会理事，中华医学会肝病学分会名誉主任委员，《中国病毒病杂志》《中国病原生物学杂志》和《中国预防医学杂志》主编。

关键词1：形成原因

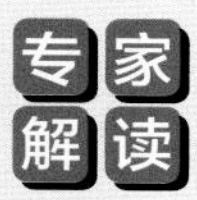

当肝细胞合成脂肪的能力增加，或转运脂肪入血的能力减退，肝细胞内就会堆积大量脂滴，即形成肝脂肪变或脂肪肝。

肝脏是脂肪代谢的重要场所，在脂肪的消化、吸收、分解、合成及运输等过程中，均起着重要作用。肝脏从血液中摄取游离脂肪酸，合成甘油三酯；随后再以极低密度脂蛋白的形式，将甘油三酯转运出肝。肝细胞内的脂类主要以脂滴的形式存在。在某些病理情况下，肝细胞合成脂肪的能力增强，或转运脂肪入血的能力减退，肝细胞内就会堆积大量脂滴，即形成肝脂肪变。

脂肪肝是各种原因引起的肝脏脂肪蓄积过多的一种病理状态。将肝组织病理切片染色，若在光学显微镜下出现5%以上的肝细胞脂肪变，就可诊断为脂肪肝。脂肪肝时，肝细胞内异常积聚的脂质主要是中性脂肪，即甘油三酯，其他脂类成分也相应增加，并伴有磷脂/胆固醇酯比例的下降。

与病毒性肝炎一样，脂肪肝也有急性和慢性之分。前者通常起病急、病情重；后者起病隐匿，临床症状轻微且无特异性。急性脂肪肝在临床上非常少见，目前日益增多的主要是慢性脂肪肝。

根据病因，慢性脂肪肝可分为酒精滥用所致的酒精性肝病，以及与营养过剩和肥胖相关的非酒精性脂肪性肝病。丙型肝炎病毒感染、营养不良、肝豆状核变性、自身免疫性肝炎，以及药物与中毒性肝损害，也可导致肝脂肪变。肥胖、糖尿病和酒精滥用是目前我国居民脂肪肝的三大病因。

关键词2：发病率

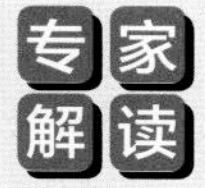

脂肪肝已经取代病毒性肝病，成为中国乃至全球的第一大肝脏疾病。

最近10余年来，我国慢性肝病的病因谱发生了显著变化。一方面，我国病毒性肝炎发病率不断下降，普通人群乙肝病毒感染率已经由原先的9.8%降到7.2%以下，5岁以下儿童乙肝病毒表面抗原携带率已降至1%以下，丙型肝炎已能治愈，乙型肝炎也可得到有效控制。另一方面，随着生活方式的改变、人口老龄化，以及肥胖症和酒精滥用现象日趋增多，我国脂肪肝的患病率迅速增长，脂肪肝正成为我国越来越重要的慢性非传染性疾病。

最近几项基于城市人口的抽样调查表明，我国成人脂肪肝患病率介于12.5%~35.4%。与过量饮酒相比，脂肪肝与肥胖的关系更为密切，高达80%~90%的脂肪肝患者并不饮酒。目前，脂肪肝已取代病毒性肝炎成为我国居民第一大肝脏疾病。由于目前我国肥胖和2型糖尿病的患病率呈明显增长趋势，预计在不久的将来，我国脂肪肝的患病率还将进一步上升。

关键词3：诱因

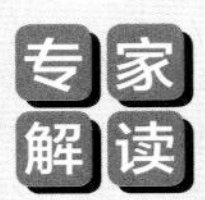

专家解读　不良生活方式是导致脂肪肝高发的最主要原因。

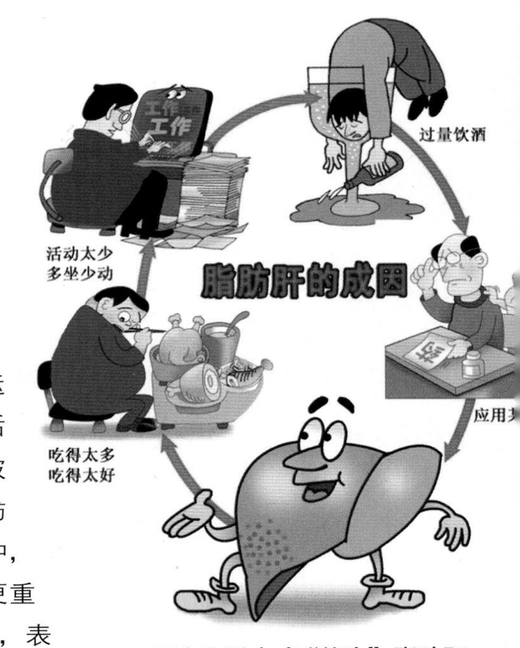

不良生活方式“催生”脂肪肝

导致脂肪肝发生的因素是多方面的，而不健康的生活方式“首当其冲”。要防治脂肪肝，必须从建立健康的生活方式做起。

不合理的膳食结构

随着经济的发展，我国居民膳食结构和营养组成发生了明显变化，表现为粮食消耗量呈下降趋势，动物性食物消耗量成倍增长。高脂肪、高热量食品（包括含糖饮料）消耗过多与肥胖症和脂肪肝关系密切。

不良的饮食习惯

过量进食、吃零食、喜甜食和荤食、常吃夜宵、不吃早餐等不良饮食习惯，为肥胖和脂肪肝的发病提供了条件。与同等热量的早餐或午餐相比，一顿丰盛的晚餐，更容易导致肥胖和脂肪肝。

多坐少动的生活方式

绝大多数脂肪肝患者习惯久坐，有些患者甚至从不参加体育运动。而人体主要通过体力活动消耗多余热量，没有被消耗的热量会转化为脂肪储存。在肥胖的形成原因中，活动过少通常比摄食过多更重要。当脂肪沉积于皮下时，表现为肥胖；当脂肪堆积在肝脏时，就出现了脂肪肝。

酒精滥用

近30年来，中国居民酒类产品的消费量增长迅速，我国现已成为全球酒精消耗量最大的国家之一。当前，我国习惯性饮酒者数量不断增多，儿童和青少年饮酒也不少见，且人均酒精消耗量逐年增加。

遗传易感性

有肥胖症、糖尿病、高脂血症、高血压、冠心病、脑卒中，以及脂肪肝家族史者，容易发生脂肪肝。家族中有上述疾病的成员越多，特别是母亲或双亲有上述疾病者，发生脂肪肝的风险越高，发病年龄越小，发病后疾病进展速度越快。

关键词4：症状与危害

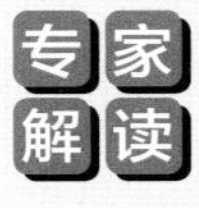

专家解读　脂肪肝是全身疾病累及肝脏的一种病理改变，其危害不仅仅限于肝脏。

酒精性肝病

酒精可引起严重的肝脏损伤，但有时可以没有任何肝病相关症状和体征。部分患者是通过健康体检，或因肺炎、肋骨骨折、脑损伤，以及其他器官的酒精性损害（如胰腺、心、脑、周围神经等）就诊时，被偶然发现。

酒精性肝病可分为几个发展阶段：初期为酒精性脂肪肝，继而逐渐发展为酒精性肝炎、酒精性肝纤维化和酒精性肝硬化。一般情况下，酒精性脂肪肝患者症状较轻，酒精性肝炎和酒精性肝硬化患者症状较重。酒精性肝炎是酒精性肝病活动期的表现，可发生在酒精性肝病的任一阶段。值得注意的是，约20%的酒精性肝炎患者即使戒酒，肝病仍有可能继续发展，最终发生肝硬化；酒精性肝硬化患者发生肝癌的风险很高，一旦发生肝硬化，即使戒酒，往往也不能完全防止肝癌的发生。此外，酒精性肝病患者还可有酒精依赖、酒精戒断，以及各种维生素缺乏的表现，如末梢神经炎、口角炎、舌炎、皮肤瘀斑等，亦可因大量饮酒而猝死。

关键词5：诊断

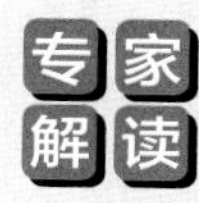

专家解读　完整的脂肪肝诊断应包括脂肪肝的病因及诱因，病变程度和分期，以及伴随疾病状态和并发症等诸方面。

对脂肪肝高危人群或疑似脂肪肝患者，医生会通过详细询问病史、全面体格检查、针对性的实验室检查和肝脏影像学检查，甚至肝活检病理学检查，综合判断脂肪肝的有无、病因及诱因，以及伴随疾病和并发症等，从而客观评估患者的病情、判断预后，并制定个体化的防治和随访方案。

超声检查：诊断、随访的“首选”工具

超声检查简便、价廉、无创，对弥漫性脂肪肝的诊断敏感性较高。CT 诊断脂肪肝的特异性可能高于超声，但价格贵，且患者在检查时不可避免地需要接触 X 线。磁共振检查价格最贵，且对弥漫性脂肪肝的诊断价值并不优于超声。因此，临床上主要依靠超声来发现及随访脂肪肝。CT 增强扫描和磁共振检查，主要用于验证超声发现的局灶性脂肪肝、弥漫性脂肪肝伴正常肝岛，以及脂肪肝合并肝占位性病变，以免漏诊肝脏恶性肿瘤。

在超声声像图上，脂肪肝的特征性改变为肝实质内弥漫细密的高回声斑点（“明亮肝”），肝静脉和门静脉分支随病变加重而变细变窄，显示不清晰，肝深部回声衰减加重，肝脏肿大、饱满，肝缘变钝。当肝脂肪变大于 30% 时，超声就可检出；当肝脂肪变达 50% 以上时，超声诊断的敏感性高达 90%。动态比较治疗前后超声声像图的变化，可粗略判断肝脂肪变程度的变化，以及脂肪肝是否好转或消退。

不过，由于存在操作者影响因素，超声量化肝脂肪变的重复性有待提高，且无法敏感检出轻度肝脂肪变和早期肝硬化，不能区分单纯性脂肪肝与脂肪性肝炎，也不能提示脂肪肝的病因。超声诊断脂肪肝的另一个常见问题是无法将肝脂肪变的不均匀分布（非均质性脂肪肝）与癌灶区分开来。

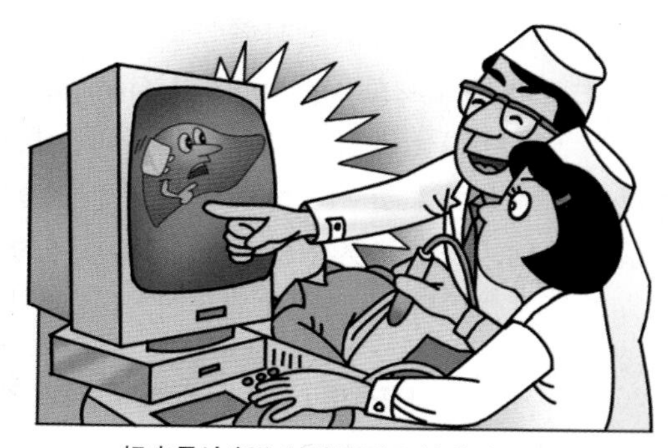

超声是诊断和随访脂肪肝的首选工具

瞬时弹性检测：肝脏硬度和脂肪变“一箭双雕”

在影像学检查中，目前最热门的是 FibroScan 和 FibroTouch 等肝脏瞬时弹性检测技术。瞬时弹性记录仪通过振动控制瞬时弹性成像技术测定肝脏硬度，来间接评估肝纤维化及肝硬化。目前，瞬时弹性检测技术

非酒精性脂肪性肝病

非酒精性脂肪性肝病是体重超重和内脏型肥胖累及肝脏的表现，80%~90% 的患者处于单纯性脂肪肝阶段。

据统计，48%~100% 的非酒精性脂肪性肝病患者无肝病症状，多在常规体检中因肝功能异常、肝脏肿大，或肝脏超声检查提示“明亮肝”而被偶然发现。约 36% 的非酒精性脂肪性肝炎患者有乏力、右上腹不适、睡眠障碍等症状。

一般地说，非酒精性单纯性脂肪肝患者肝病进展缓慢，10~20 年内发生肝硬化的比例很低，仅为 0.6%~3%；而非酒精性脂肪性肝炎患者 10~15 年内肝硬化的发生率高达 15%~25%；非酒精性脂肪性肝硬化多发生在 65 岁以上的老年人群中，其中 40%~62% 的人在 5~7 年内出现并发症，如肝细胞癌等。非酒精性脂肪性肝病患者预期寿命缩短，主要死亡原因为心血管疾病和恶性肿瘤。

特别提醒

“无症状”不代表“病变轻”

与大多数其他慢性肝病一样，慢性脂肪肝患者的临床表现与其肝脏组织学改变相关性差。有些患者即使已发生脂肪性肝炎，甚至肝硬化，症状仍可缺如。因此，超声检查提示肝脂肪浸润者，应及时去医院接受进一步检查，明确脂肪肝的病因及可能并存的其他疾病，不能仅根据临床表现来判断肝脂肪变程度，以及是否并发脂肪性肝炎或肝硬化。在慢性脂肪肝的某一阶段，没有肝病症状并不提示预后良好，因为许多脂肪性肝硬化和肝细胞癌患者在肝功能衰竭和门脉高压并发症发生之前，往往呈“良性”临床经过。

已在慢性肝病患者中广泛应用，并被证实有很高的准确性，具有快速、无创、定量、可重复，以及受操作者主观影响少等优点。目前，孕妇暂不宜接受瞬时弹性检测。

测肝脏硬度 瞬时弹性记录仪可以敏感判断慢性肝病患者是否存在肝纤维化和肝硬化。肝脏弹性值越大，提示肝纤维化程度越重，将来发生肝硬化并发症的风险越大。随访过程中，若肝脏弹性值下降，通常提示肝纤维化减轻，肝癌风险降低。肝脏硬度值与肝纤维化程度之间的关系如下（图1）：肝脏硬度值（Kpa）F0–F1为正常，F2为轻度肝纤维化，F2–F3为中度肝纤维化，F3为间隔纤维化，F3–F4为进展期肝纤维化，F4为肝硬化。

肝脏硬度（kPa）与纤维化程度（分期）之间的关系

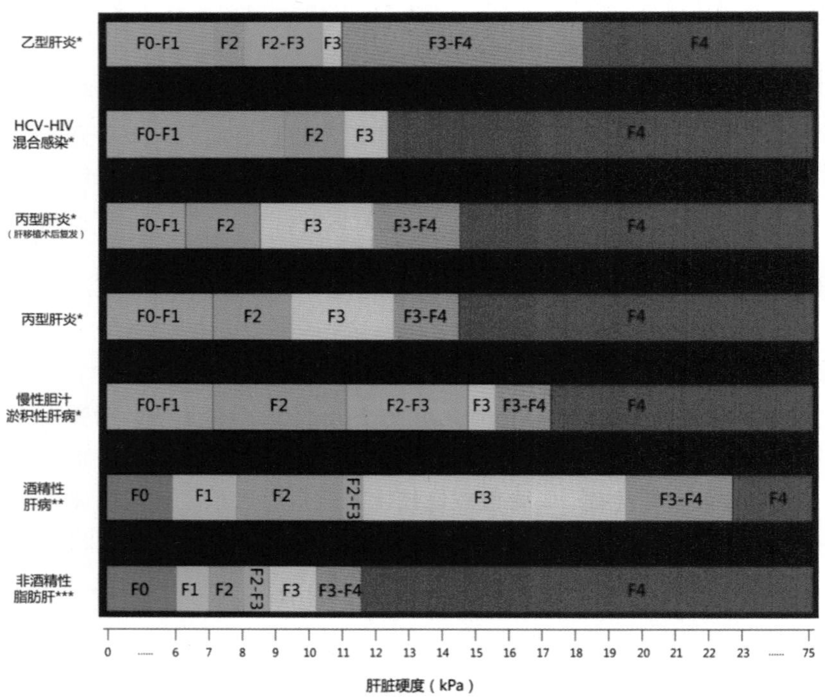

图1 肝脏硬度与肝纤维化分期表

脂肪衰减值的分期参考标准

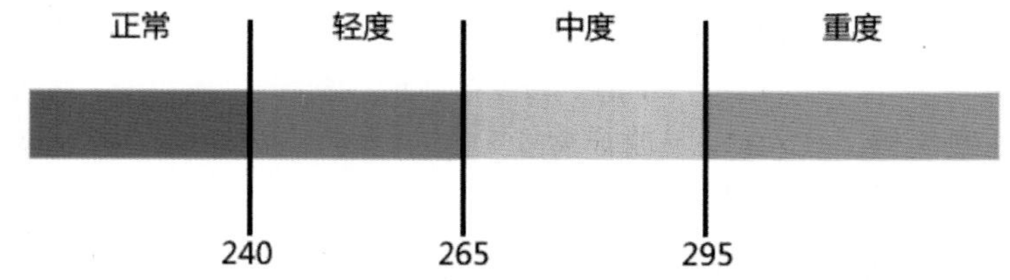

备注：本标准为初步分期标准，仅供专业人员参考，需结合临床表现及其他检查结果，进行综合分析解释。

图2 FibroTouch脂肪衰减系数图

测脂肪变程度 瞬时弹性记录仪还能够利用超声在脂肪组织中传播出现显著衰减的特征，通过受控衰减参数（CAP）来定量检测肝脂肪变程度（图2）。CAP是一种新颖而有前途的脂肪肝无创检测技术，比B超和CT更敏感，可准确检测脂肪变＞5%的脂肪肝。同时，CAP值反映的肝脂肪变，不受肝脏疾病病因的影响；与肝活检相比，CAP更少受到抽样误差的干扰，因为其检测面积比肝活检组织大100倍；CAP值与脂肪肝及其基础疾病（肥胖、糖脂代谢紊乱和代谢综合征）关系密切，随访过程中CAP值的变化，可在一定程度上反映肝脂肪变和代谢紊乱的好转或进展。

病理学检查：肝病诊断“金标准”

随着实验诊断学和放射影像学的发展和普及，肝病的诊断能力已得到很大提高。然而，无创伤性检查并不能完全代替病理学检查。肝脏病理学检查有助于了解肝脏疾病的病因和发病机制，明确肝脂肪变、炎症及纤维化的程度，从而完善治疗方案、评估疗效和判断预后。在更好的方法问世并被证实有效之前，肝活检仍是肝病诊断和疾病分期的重要手段。肝穿刺活检术的成功率高达95%，确诊率为70%~90%。若病理学家与临床专家密切合作，诊断率有望提高至95%。

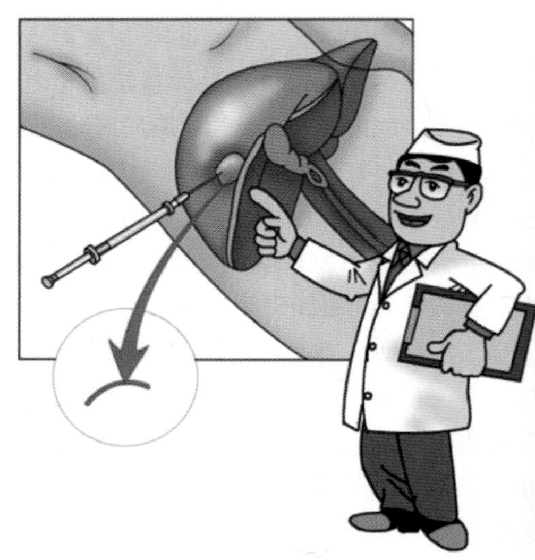

肝活检病理学检查是诊断肝病的“金标准”

关键词6：预防

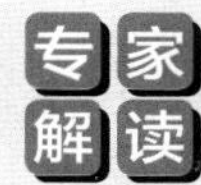

脂肪肝的发生主要与肥胖、2型糖尿病、酒精滥用等因素有关，故必须采取综合预防措施，才能收到较好疗效。

科学合理的饮食制度

调整膳食结构，坚持以“植物性食物为主，动物性食物为辅，热量来源以粮食为主”的中国传统膳食方案，避免西方社会“高热量、高脂肪、高蛋白质、低纤维”膳食结构的缺陷，防止热量过剩，预防肥胖、糖尿病、高脂血症，以及脂肪肝的发生。

纠正不良饮食习惯，少饮酒或戒酒

一日三餐定时、适量，早餐要吃饱、中餐要吃好、晚餐大半饱，避免吃得多、吃得快、吃零食、吃甜食、吃夜宵、把含糖饮料当水喝等不良习惯。对经常过量饮酒者而言，减少饮酒量或完全戒酒是预防酒精性肝病的唯一有效方法，其他防治措施均系“缘木求鱼”。

中等量的有氧运动

人体对多余热量的利用，除转化为脂肪储存外，主要通过体力活动消耗掉。在肥胖，特别是内脏型肥胖的形成原因中，活动过少有时比摄食过多更为重要。要预防脂肪肝的发生，必须根据自身情况，每周坚持参加150分钟以上、中等强度的有氧运动，并持之以恒。同时，还应避免“久坐少动”的不良习惯。

谨慎使用各种中西药物

所有药物，无论是西药还是中药，均具有两重性，既有治疗疾病的一面，也有产生不良反应的一面。肝脏是药物代谢的主要场所，用药不当极易造成包括脂肪肝、肝酶学指标异常在内的药物性肝损害。为此，用药需谨慎，必须用药时，应严格掌握指征，合理调整药物剂量和疗程，并避免长期应用四环素、糖皮质激素、合成雌激素、三苯氧胺等药物。

定期健康体检

有肥胖症、糖尿病、高脂血症，以及脂肪肝家族史和长期过量饮酒者，应加强自我保健意识，定期进行健康体检，以便尽早发现脂肪肝和肝功能异常，及时采取相关措施，阻止病情发展。

关键词7：治疗

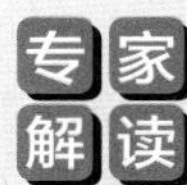

迄今为止，尚无防治脂肪肝的特效药物。脂肪肝是一种由多种疾病引起的获得性疾病，去除病因和积极控制原发病对防治脂肪肝至关重要。

脂肪肝能够“治好”

单纯性脂肪肝是各种肝毒性损伤的早期表现，若能及时去除病因和诱因，肝内脂肪沉积可在数月内完全消退。脂肪性肝炎伴或不伴肝纤维化，也是完全可逆性病变。只是通常需要较长的治疗时间，且需要在改变生活方式和控制原发疾病的基础上，加用保肝抗炎药物，肝病才有可能完全康复。脂肪性肝硬化是相对不可逆的病变，但通过积极治疗，可以延缓疾病进展并减少并发症的发生。

由此可见，无论是单纯性脂肪肝还是脂肪性肝炎，都是可以治愈的疾病。即使肝病已经发展至终末期，积极的综合性治疗亦能使患者获益。许多脂肪肝患者治疗后不见好转，恐怕还是治疗方法不当、治疗时间不够，或者评价疗效的指标不够合理。比如：仅寄希望于药物而忽视改变生活方式，导致脂肪肝的病因未能去除；治疗时间过短，转氨酶刚恢复正常或肝区胀痛消失后，就不再治疗；康复后，未采取相关措施预防复发；等等。

脂肪肝需要长期治疗

脂肪肝的治疗是一项长期的综合性工程。鉴于脂肪肝患者往往合并众多肝外疾病，故治疗脂肪肝需要多学科紧密合作。无论是酒精性肝病还是非酒精性脂肪性肝病，都属于“慢病”，都需要较长的疗程。短期治疗即使有效，也易复发。

“对因治疗”最有效

戒酒对酒精性脂肪肝绝对有效，肝内脂肪沉积一般在戒酒数周或数月内完全消退。大多数药物性脂肪肝在及时停用可疑药物2~3个月内，亦可完全恢复正常。长期饥饿及蛋白质、热量摄入不足引起的脂肪肝，通过饮食补充蛋白质、氨基酸，以及足够热量后，肝脏病变可迅速逆转。治疗肥胖性脂肪肝的关键在于有效控制体重和腰围。

关键词8：营养处方

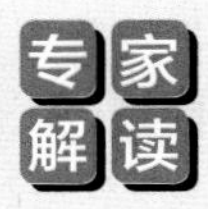

饮食治疗是绝大多数慢性脂肪肝患者最基本的治疗方法，也是预防和控制肝病进展及肝外并发症的重要措施。

任何一种食物都无法含有所有营养素，只有通过多种食物搭配，才能达到营养均衡的要求。食物种类越多，营养素的互补作用越强。平衡膳食的要点是：主食“粗细兼顾”，副食“荤素搭配”，不挑食，不偏食。

脂肪肝患者的理想主食应为富含多糖（复合糖类）的食品，如米饭、面条、馒头、土豆等。这类食物中的淀粉不会使血糖急剧升高，且体积大、饱腹感强，应该作为身体的主要热量来源。同时，脂肪肝患者还应增加膳食纤维的摄入。膳食纤维是多糖的一种，在胃肠道内不被消化吸收，不产生热量，有助于降血糖、调血脂、保持大便通畅，并减少饥饿感。

脂肪肝患者应限制脂肪的摄入，但并非“滴油不沾”，因为适量脂肪为人体健康所必需。当然，脂肪热量密度高、口感好，会使人们在不经意间摄入过多热量。脂肪肝患者应以低脂肪或适量脂肪饮食为宜，饮食中饱和脂肪酸、单不饱和脂肪酸和多不饱和脂肪酸各占1/3。

脂肪肝患者应摄入充足蛋白质。不少人认为，患了脂肪肝，就应以素食为主，尽量少吃荤菜。殊不知，过度素食会导致机体蛋白质摄入不足，进而加剧肝脏内的脂肪沉积。牛奶和奶制品富含蛋白质、乳酸、钙、维生素，以及肉类中缺乏的磷脂，是脂肪肝患者的最佳保健食品之一，但不宜晚饭后和睡前饮用。合并高脂血症者，可选择脱脂牛奶；合并肠道菌群失调者，可选择含有益生菌的酸奶。

此外，脂肪肝患者还应增加维生素和矿物质的摄入量。为预防高血压的发生，脂肪肝患者应控制钠盐的摄入，每天限制在6克以下；合并高血压和肝硬化腹水时，每天钠盐的摄入量应低于5克。

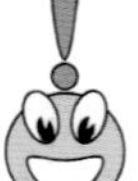

特别提醒

有些脂肪是看得见的（如动物油、肥肉等），而有些脂肪是看不见的（如鸡鸭鱼肉、奶类、蛋类、瓜子、坚果等），后者尤其要引起重视。

关键词9：运动处方

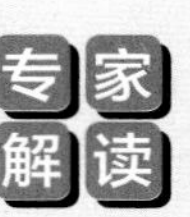

在合并肥胖、高脂血症、2型糖尿病的脂肪肝患者的治疗中，运动锻炼的重要性仅次于饮食控制。

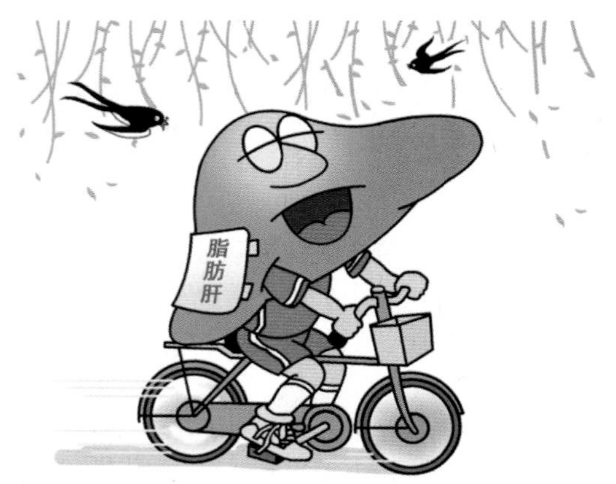

脂肪肝患者应进行中等强度、较长时间的有氧运动

营养过剩性脂肪肝，特别是非酒精性脂肪性肝炎患者的运动治疗以锻炼全身体力和耐力为目标，宜选择全身性、中等强度、较长时间的有氧运动，适当配以短时间、能承受的无氧运动。患者应根据自己的爱好、原有的运动基础、肥胖程度、体质、居住环境、性别、年龄等因素，选择不同类型的有氧运动项目。尽量选择不需要特别的技术和器械，最好无论在什么地方、什么时间，都能实施的运动项目。运动强度不宜过大，以动作协调、有节奏为宜。运动方式应持续使用大肌肉群，如慢跑、中速快步行走（既可在室外进行，也可在跑步机上进行）、骑自行车（包括功率自行车）、打羽毛球、跳舞、跳绳、游泳、做操等。某些放松运动，如打太极拳等，不仅可以作为整理阶段的运动项目，也可作为辅助运动方式进行锻炼。

一些以无氧运动为特征的运动项目以及局部锻炼，如举重、短跑、踢足球、打篮球、柔道等，虽然也增加热量的消耗，但会使糖酵解增加，肌糖原的消耗和乳酸生成增多，使血糖降低，容易导致食欲亢进，游离脂肪酸消耗受阻，可能不利于降脂减肥和促进肝内脂肪消退。当然，对于没有太多时间坚持有氧运动的中青年脂肪肝患者而言，每周进行1~2次无氧运动，亦有助于脂肪肝的防治。

关键词10：心理行为处方

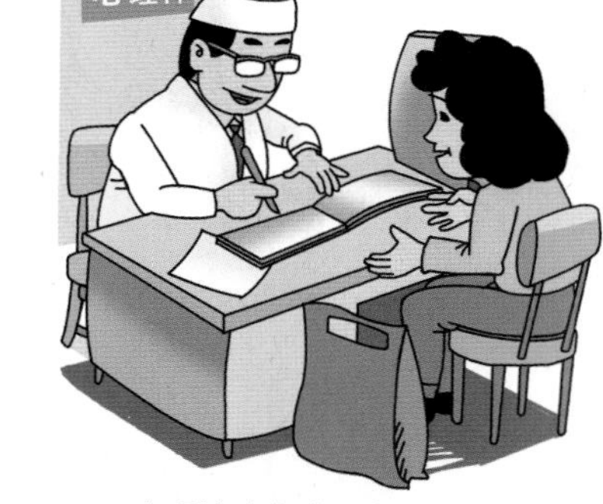

心理治疗有助于减肥和戒酒

专家解读　心理行为疗法是脂肪肝综合治疗措施之一，通过心理咨询和行为干预改变脂肪肝患者及其高危人群的不良饮食及生活习惯，可达到预防和治疗疾病的目的。

人的心理与行为受生物、心理、社会三方面因素的影响。不良行为的形成，常是多方面、多因素、长时间综合作用的结果。脂肪肝及其伴随疾病的发生，与多种不良生活习惯或嗜好有关。通过健康宣教和心理治疗纠正不良行为，可有效防治这类“不良生活方式病”。

心理调节如同盐，虽然对菜的营养没有太大影响，但对菜的口味却有“画龙点睛”的作用。心理状态不同，可以使不良行为的纠正变得更加容易或者更加困难。比如，心理状态好的脂肪肝患者会把控制饮食和戒酒解释成“为自己的健康而努力”，将节食和减少饮酒变得轻松而积极；心理状态不好的人会把控制饮食和戒酒理解为“上刑罚”，以至于每一餐都变得痛苦不堪。同样，面对体育锻炼，好的心态可以帮助患者“坚持到底”，而不好的心态往往会使患者“半途而废”。

与此同时，一个人对疾病的态度，对生活质量的感受，会对疾病的预后产生很大影响。比如：如果对疾病抱着“无所谓”的态度（不把脂肪肝当回事），会让病情在不知不觉中逐渐加重；如果对疾病过度关注（太把脂肪肝当病），则会导致焦虑、抑郁，甚至病急乱投医，反而不利于疾病的恢复。脂肪肝患者应提高对脂肪肝及其相关疾病的正确认识，消除“忧虑病情，悲观厌世，恐惧害怕，觉得患了脂肪肝就会发生肝硬化及肝癌，或者认为脂肪肝难以治愈”等顾虑，树立战胜疾病的信心，逐渐建立健康的生活方式和饮食习惯。

关键词11：减肥

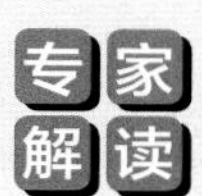

肥胖不仅可诱发脂肪肝、糖尿病、心脑血管疾病，还可诱发或促进肝炎、肝硬化和肝癌的发生。要想健康长寿，应避免脂肪过度堆积，特别要防止以腰围增粗为代表的内脏型肥胖。

减肥比“降酶药”有效

健康体检偶然发现血清转氨酶升高者，若存在超重、内脏型肥胖，以及近期内体重明显增加（大于3千克），应先进行减肥治疗。因为处理与肥胖相关的转氨酶升高，并非应用“联苯双酯、垂盆草冲剂”等降酶药物，而是减重。一般地说，体重每下降1%，血清转氨酶可降低8.3%；体重下降10%，升高的转氨酶多能恢复正常。若体重持续增长，转氨酶往往居高不下。

减肥可逆转脂肪肝

因超重和肥胖导致的单纯性脂肪肝，减肥可能是唯一有效的治疗选择。肥胖性脂肪肝患者若在半年内使基础体重下降5%以上，肝内脂肪沉积可完全消退，肿大的肝脏可回缩，肝功能亦可恢复正常。

减肥使抗病毒治疗“事半功倍”

合并肥胖和脂肪肝的慢性病毒性肝炎患者，需在抗病毒治疗的同时，进行减肥治疗，特别是在抗病毒药物治疗无效时。减肥对病毒性肝炎的防治有积极影响。许多乙肝病毒携带者因病毒与肝脏能够“和平共处”，本来并无肝功能异常，可能因近期体重和腰围增加，并发脂肪性肝炎，才表现为血清转氨酶升高。此时最好的处理措施是减肥，而非“抗病毒”。因为就肝功能损害原因而言，乙肝病毒仅仅是“旁观者”，此时进行抗病毒治疗，往往于事无补，而减肥则可使脂肪肝逆转、转氨酶恢复正常。

特别提醒

减肥不宜过快过猛

减肥过程中必须监测体重和肝功能。体重下降过快的肥胖性脂肪肝患者，应密切观察病情变化，同时加用保肝药物，避免肝功能恶化。

关键词12：药物处方

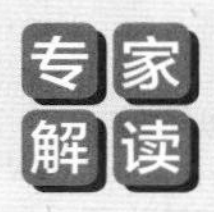

由于肥胖的脂肪毒性和酒精中毒的危害并不仅仅限于肝脏，故治疗脂肪肝需要有兼顾肝脏和全身疾病的整体观。

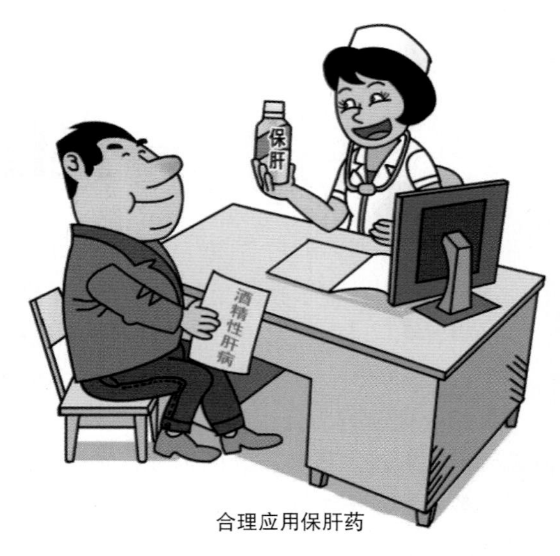

合理应用保肝药

改善代谢紊乱的药物治疗

对“一胖生百病”的脂肪肝患者而言，在长期服用控制代谢紊乱的多种药物的同时，加用保肝药物，可提高基础治疗的依从性及安全性。

一般地说，经控制饮食、加强运动、纠正不良行为等非药物治疗3~6个月后，血压、血脂、血糖等代谢指标未能达到理想范围的脂肪肝患者，需及时应用相关药物，以减少糖尿病、心脑血管疾病及其并发症的发生风险。常用药物包括：血管紧张素受体阻滞剂（ARB，降血压）、他汀类药物（降胆固醇）、贝特类药物和n-3脂肪酸（降低甘油三酯）、二甲双胍（改善胰岛素抵抗和控制血糖）和阿司匹林（抗血小板聚集，预防心脑血管疾病）。

抗炎保肝药物治疗

抗炎保肝治疗的意义在于促进肝组织病理学的改善和延缓肝纤维化的进展，减少肝硬化和肝癌的发生。由于肝组织病理学的变化普遍滞后于血液生化学指标的改善，故在生化指标改善后，不能立即停用抗炎保肝药物。在肥胖、嗜酒等“损肝”因素持续存在的情况下，“治标”的抗炎保肝药物可能需要长期，甚至终身使用。

抗炎保肝药物品种繁多。合理选用这类药物，不仅可以最大限度地发挥抗炎保肝作用，还能提高基础治疗的依从性及治疗效果。通常，医生会根据脂肪肝的病因、分型、分期、合并症，以及药物效能和患者的经济承受能力，合理选用保肝药物。

一般地说，合并高脂血症、高血压、糖尿病者，宜用多烯磷脂酰胆碱、水飞蓟宾、维生素E、双环醇；血清转氨酶明显升高，甚至影响他汀等药物治疗者，可选用双环醇和甘草酸制剂；肝活检病理学检查提示有明显炎症、坏死，以及疑似中重度酒精性肝炎患者，宜用甘草酸制剂保肝抗炎；合并胆囊炎、胆石症、胆囊胆固醇结晶，以及肝内胆汁淤积者，可试用熊去氧胆酸、胆宁片（老年便秘者尤为适宜）；不能完全戒酒者，宜选择多烯磷脂酰胆碱、S-腺苷蛋氨酸和复合维生素B；合并进展性肝纤维化，甚至肝硬化者，可试用复方牛胎肝提取物、强肝胶囊、扶正化瘀胶囊等。

通常，宜联合应用1~2种不同作用机制的抗炎保肝药物，最多不超过3种，以免增加肝脏负担。根据不同病因及病情，用药疗程一般需要1~2年。用药期间，应定期随访监测，并及时调整治疗方案。停用抗炎保肝药物后，仍应注意监测病情。

特别提醒

多烯磷脂酰胆碱辅助治疗脂肪肝安全有效

多烯磷脂酰胆碱（易善复）是从大豆中高度浓缩提取的一种磷脂，主要活性成分为1，2-二亚酰磷脂酰胆碱，是构成细胞生物膜（细胞膜和亚细胞器膜）的重要结构，人体不能自身合成。二亚酰磷脂酰胆碱通过与人体细胞的生物膜，尤其是肝细胞膜的有效结合，从而起到保护肝细胞、修复生物膜，以及促进肝细胞再生的作用。国内外十余个临床对照研究结果提示，多烯磷脂酰胆碱可使酒精性肝病、非酒精性脂肪性肝病，以及药物性肝损害患者的症状、体征和各种生化指标在短时间内得到改善或恢复正常，肝细胞脂肪变、肝实质内炎症浸润，以及肝细胞坏死和纤维化等组织学损伤也明显减轻。此外，多烯磷脂酰胆碱对高脂血症和动脉硬化，也有一定治疗作用。因此，该药可能特别适用于酒精性肝炎，以及肥胖、高脂血症所致非酒精性脂肪性肝炎的治疗。目前，多烯磷脂酰胆碱作为非处方用药在包括我国在内的全球多个国家广泛应用。

关键词13：中医中药治疗

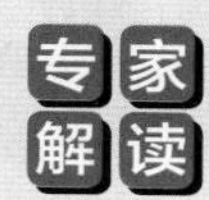

脂肪肝是一种复杂的、整体性的代谢性疾病，中药治疗的整体观念与脂肪肝发病的复杂机制相吻合，可在改善脂肪肝的同时，部分改善其相关疾病。

脂肪肝在中医学中涉及“痰症”“湿阻”“胀满”“积症”“胁痛”等病证。总体认为，脂肪肝的发病与以下因素有关：饮食失调，损伤脾胃；情志内伤，肝脾不调；久病失调，精血亏损；等等。发病机制主要包括：肝失疏泄，气机不畅，肝血瘀滞；脾失健运，湿邪内生，痰浊内蕴；肾精亏损，阴伤气弱，痰瘀凝滞。病理基础为痰凝、气滞、血瘀。涉及的脏腑主要为肝（胆）、脾、肾。证候特征为本虚（脾气虚、肝肾亏损）、标实（痰、气、血瘀结）。

中医治病讲究辨证论治，不同的脂肪肝患者有不同的证型类别，需要采用不同的方药进行治疗。方药是根据中药的四气（寒、热、温、凉）、五味（酸、苦、甘、辛、咸），以及功效决定的。因此，很难说哪些中药对某一类型的脂肪肝患者有益。也就是说，对某一证型有益的中药，在另一证型中，可能无效，甚至适得其反。

除遵循辨证论治的原则外，服用中药尚需注意以下两点：一是量，脂肪肝为慢性疾病，治疗宜细水长流，用药剂量不宜过大，不能急于求成；二是质，要尽量避免使用具有毒性的中药，慎用近年来发现的存在肝肾毒性的中药。

特别提醒

迄今为止，国内外还没有一种疗效确切，或可使各种脂肪肝都能逆转的中药方剂。某些广告上介绍的所谓治疗肥胖和脂肪肝的特效中成药是不可靠的，这些药方均未经过严格的临床试验验证。同时，长期大剂量服用多种中药也会导致肝肾功能损害等药源性疾病，“中药无毒”是一种误解。

关键词14：随访

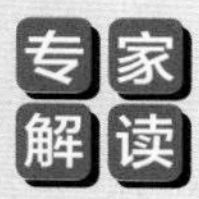

脂肪肝患者应定期去医院复查，了解病情变化。

非酒精性脂肪性肝病随访指标

每1~3个月测量体重、腰围、臀围、血压；每3~6个月检测全血细胞计数（血常规）、超敏-C反应蛋白、肝功能、血脂、血糖和血尿酸；每半年至一年，检查上腹部B超，有条件者，可同时做肝脏瞬时弹性检测（FibroScan或FibroTouch），定量检测肝纤维化和肝脂肪变程度。

空腹血糖（FPG）≥5.6毫摩/升且无糖尿病史者，应做糖耐量试验、空腹血胰岛素和糖化红蛋白检测，判断有无胰岛素抵抗、糖耐量异常和糖尿病。

已存在肝功能损害或显著代谢紊乱者，需在医生指导下，动态监测相关指标的变化，及时评估病情、治疗效果及安全性，并调整治疗方案，以便最大限度获益。

酒精性肝病随访指标

轻度酒精性肝病患者需检查肝功能和上腹部B超。若肝功能和肝脏超声检查结果基本正常，提示患者确实已经戒酒，且原先的肝损害与酒精滥用有关，可以不再随访；反之，则需考虑患者并未真正戒酒，或其肝酶学指标异常和脂肪肝还有其他因素参与，应接受进一步检查。

中度酒精性肝病患者，无论是否完全戒酒，都应每3~6个月检查肝功能、肝脏B超和肝脏瞬时弹性检测（FibroScan或FibroTouch）。已经戒酒2年以上，且相关检测无阳性发现者，可以不再随访。

重度酒精性肝病患者，无论是否戒酒，肝功能代偿期患者每6个月（失代偿期患者每3个月）检查肝功能、甲胎蛋白、肝脏B超和肝脏瞬时弹性检测，并通过胃镜筛查食管胃底静脉曲张。已经戒酒2年以上、肝功能正常，且肝脏瞬时弹性检测提示肝脏硬度不断降低者，可通过每年检查一次肝脏超声和甲胎蛋白来筛查肝癌。

关键词15：儿童脂肪肝

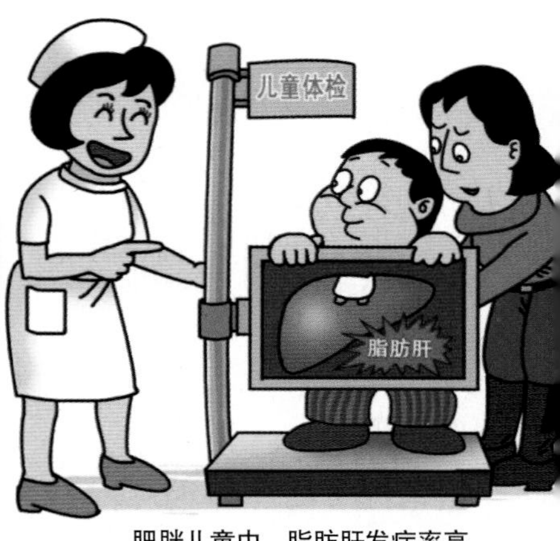

肥胖儿童中，脂肪肝发病率高

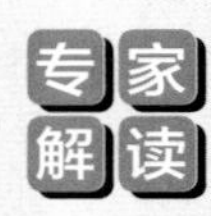

随着肥胖症的全球化流行，儿童脂肪肝越来越常见。

世界各地肥胖儿童脂肪肝的患病率为23%~77%。一般地说，10岁以上儿童非酒精性脂肪性肝病的患病率比低龄儿童高；小于3岁的超重或肥胖儿童很少发生脂肪肝，除非并存某些可以导致肝脂肪变的遗传性疾病。

症状轻微

大多数患儿无症状，常因偶然发现的肝脏酶学指标异常而确诊。即使部分患儿有症状，往往也没有特异性，如疲劳、乏力、右上腹不适、模糊的腹部疼痛等。多数患儿合并肥胖症，或有近期体重和腰围增长过快史，可合并糖耐量异常（10%）、2型糖尿病（2%），以及一过性高脂血症和高血压。患儿通常有非酒精性脂肪性肝病和糖尿病家族史。体检常见肝脏肿大（50%）和黑棘皮病（30%~50%）。非酒精性脂肪性肝病患儿的生活质量较同龄儿童明显下降。

血清转氨酶轻中度升高是最常见的生化改变，转氨酶水平与体重变化平行。此外，高胰岛素血症、血清甘油三酯和谷氨酰转肽酶升高，以及低滴度抗平滑肌抗体阳性，在儿童脂肪肝患者中也较常见。

非药物治疗为主

儿童脂肪肝的治疗策略有别于成年人，主张以强化改变生活方式的非药物治疗为主，尽可能避免药物减肥、极低热量饮食减肥和手术减肥，以免影响儿童生长发育和导致更严重的肝损伤。具体措施包括：通过健康宣教和行为干预，确保患儿能够节制饮食和加强锻炼；尽可能减少单糖、双糖，以及饱和脂肪酸和胆固醇的摄入，限制含糖饮料、油炸食品、快餐的摄入，亦可请营养师评估膳食质量和每天总热量，在控制总热量摄入的前提下，低碳水化合物饮食对儿童减肥的效果可能优于低脂肪饮食；督促患儿坚持有氧运动，从而减少与肥胖相关疾病的风险。家庭成员的共同参与，可提高减肥治疗的依从性。

药物治疗为辅

脂肪肝患儿一般不宜应用二甲双胍，除非需要应用该药防治糖尿病。n－3多不饱和脂肪酸制剂和益生菌可能有助于改善脂肪肝患儿的血脂紊乱和胃肠道症状。维生素E、多烯磷脂酰胆碱等保肝抗炎药物主要用于治疗有血清转氨酶升高，或经肝活检证实存在脂肪性肝炎和肝纤维化的患儿。PM

特别提醒

儿童脂肪肝患者进入成年期后，常很快并发糖尿病、动脉粥样硬化和肝硬化。此外，儿童脂肪肝患者的病死率增加还与肥胖和代谢性并发症有关，脂肪肝是儿童心血管疾病的独立危险因素。由此可见，儿童脂肪肝的危害往往比成人更大，更应提高警惕。

讲座信息：

作为《中国脂肪肝防治指南（科普版）》首发式系列活动之一，本刊特邀范建高教授于2015年3月22日10时~11时30分，在上海图书馆（上海市徐汇区淮海中路1555号）举办一场主题为“医学专家教你‘赶走’脂肪肝”的科普讲座。为回馈我刊读者，我们预留了30张讲座入场券，有兴趣的读者可以致电本刊健康热线预约。预约电话：021－64848006。

上海市图书馆讲座领票方法

1. 馆内领票 提前10天至图书馆正门一楼总咨询台领票，领完为止。

2. 网上预订 注册并登录上图讲座网（www.library.sh.cn/jiang），在“上图讲座近期安排”栏目进行预订。

3. 微信预订 扫描讲座图书馆二维码并关注，搜索本讲座信息，根据预订代码输入预订信息。

上图讲座

编辑部的话：

《中国脂肪肝防治指南（科普版）》是全球首部国家级、科普性的“脂肪肝防治指南”，由中华医学会肝病学会脂肪肝和酒精性肝病学组、中国医师协会脂肪肝专家委员会组织国内消化、肝病、内分泌、感染、营养、运动、心理，以及中医和中西医结合领域相关专家，参考中国、美国、意大利、英国、韩国、亚太地区、欧洲等肝脏病学会，以及世界胃肠病学会制定的相关酒精性和非酒精性脂肪性肝病诊疗指南或专家共识制定。

作为唯一全程参与《中国脂肪肝防治指南（科普版）》编制工作的医学科普类大众媒体，《大众医学》凭借多年来积累的医学科普传播经验，着力加强指南的“科普性”，受到了专家委员会的一致认可。

本书用深入浅出的文字、图文并茂的形式，系统介绍了非酒精性脂肪性肝病和酒精性肝病的临床特征、诊断方法，以及预防和治疗策略，并为广大脂肪肝患者提供了通俗易懂、切实可行的饮食处方、运动处方、心理行为处方和药物处方，引导大众正确面对脂肪肝，科学防治脂肪肝。

本书不仅可供广大脂肪肝高危人群、脂肪肝患者及其家属学习和参考，也是临床全科医生、非肝病专业医务人员，以及预防保健人员不可多得的一本参考书。

衷心希望《中国脂肪肝防治指南（科普版）》的问世，能够进一步提高广大民众的防病意识，增强脂肪肝患者的自我管理能力，从而更好地维护自身健康。

“大众医学·脂肪肝微友会”成立！

脂肪肝微友会会员卡

“大众医学·脂肪肝微友会”由《大众医学》编辑部负责管理，中华医学会肝病学会脂肪肝和酒精性肝病学组、中国医师协会脂肪肝专家委员会有关专家担任学术指导。“脂肪肝微友会”将不定期发布脂肪肝防治科普知识、专家推荐，以及讲座、义诊预告等资讯，同时也为广大会员提供免费网络咨询服务。

公众微信平台

欢迎广大脂肪肝患者、脂肪肝高危人群，进入“大众医学”公众微信平台，在“微互动”下拉菜单中找到“脂肪肝微友会”，点击进入了解详情，并免费领取电子会员卡，也可以直接扫描“微友会”二维码，申领会员卡，加入“大众医学·脂肪肝微友会”大家庭。

脂肪肝微友会

《大众医学》脂肪肝专家顾问团成立！

主任委员　范建高　庄　辉

委　　员（按姓氏笔画排序）

万燕萍　上海交通大学医学院附属仁济医院临床营养科
王炳元　中国医科大学附属第一医院老年科
何方平　新疆医科大学附属第一医院肝病科
陆伦根　上海交通大学附属第一人民医院消化内科
陈文鹤　上海体育学院运动科学学院
季建林　复旦大学附属中山医院心理咨询科
宓余强　天津市传染病医院肝病科
南月敏　河北医科大学附属第三医院中西医结合肝病科
施军平　杭州师范大学附属医院肝病科
胡义扬　上海中医药大学附属曙光医院中医内科
徐正婕　上海交通大学医学院附属新华医院消化内科
徐有青　首都医科大学附属北京天坛医院消化内科
高　鑫　复旦大学附属中山医院内分泌科
谢　雯　首都医科大学附属北京地坛医院消化内科
鲁晓岚　西安交通大学附属第二医院消化内科

怎样购买《中国脂肪肝防治指南（科普版）》

本书拟于2015年3月15日正式上市，全国各地新华书店，当当、卓越、京东等网上书城，上海科学技术出版社天猫旗舰店，以及上海科学技术出版社邮购部（021－64845191，021－64089888转81826），均有出售。

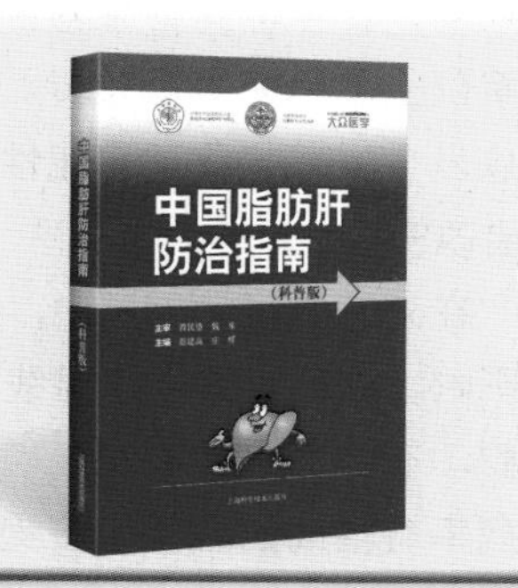

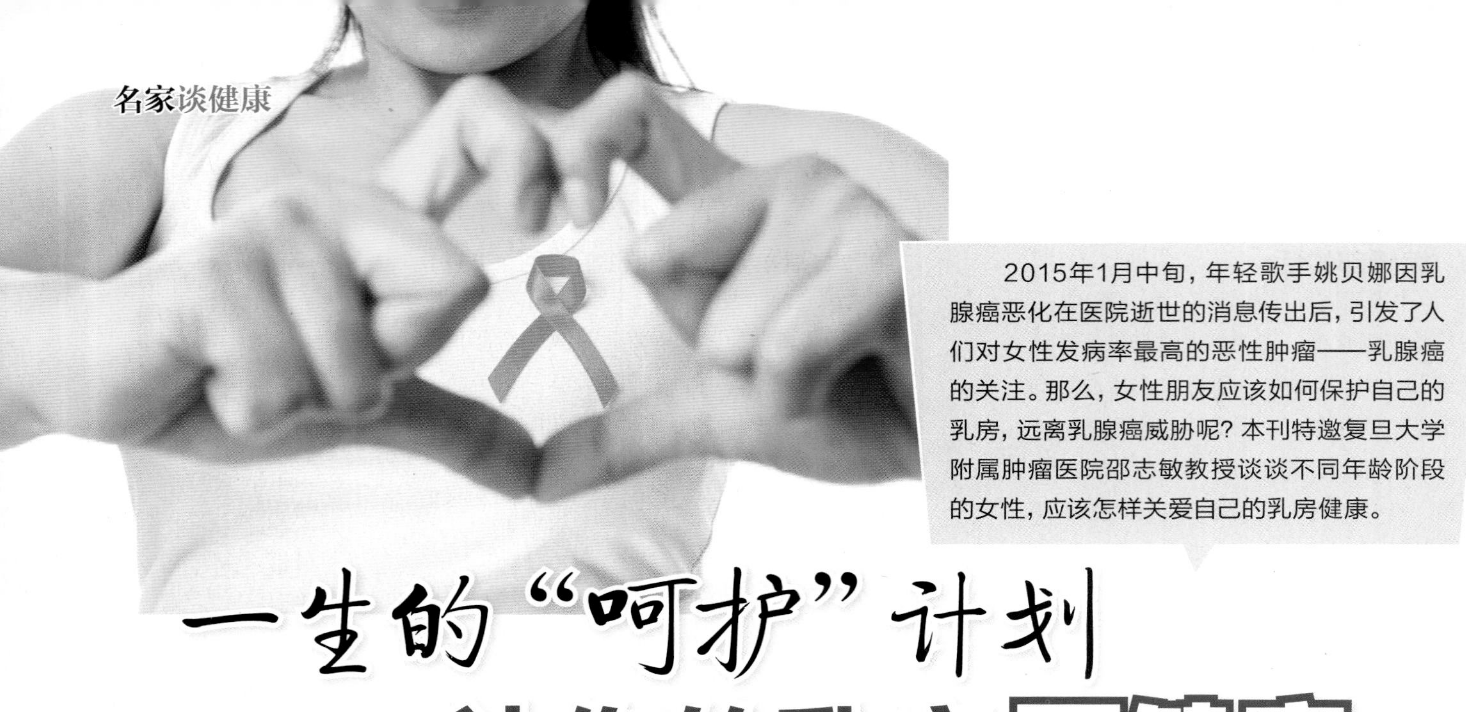

2015年1月中旬，年轻歌手姚贝娜因乳腺癌恶化在医院逝世的消息传出后，引发了人们对女性发病率最高的恶性肿瘤——乳腺癌的关注。那么，女性朋友应该如何保护自己的乳房，远离乳腺癌威胁呢？本刊特邀复旦大学附属肿瘤医院邵志敏教授谈谈不同年龄阶段的女性，应该怎样关爱自己的乳房健康。

一生的“呵护”计划 让你的乳房更健康

复旦大学附属肿瘤医院教授　邵志敏

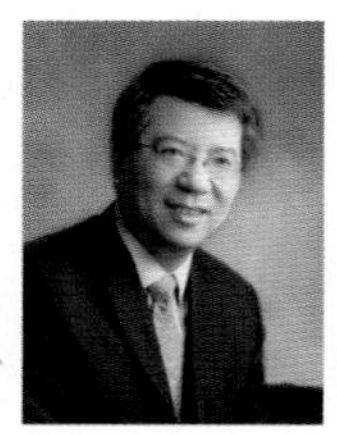

专家简介

邵志敏　复旦大学肿瘤研究所所长、乳腺癌研究所所长，教授，博士研究生导师。中国抗癌协会乳腺癌专业委员会名誉主任委员，中华医学会肿瘤学分会副主任委员。上海市抗癌协会乳腺癌专业委员会名誉主任委员，上海市医学会肿瘤专科委员会主任委员。除从事乳腺癌易感基因的研究和乳腺癌转移机制研究等基础研究之外，还擅长乳腺癌和乳腺疾病的临床诊治。

乳腺的发育贯穿女性的一生，其过程可以人为地分为胚胎期、新生儿及幼儿期、青春期、性成熟期、妊娠哺乳期及绝经期。除了胚胎早期外，乳腺的发育和生理变化与雌激素、孕激素、生长激素、糖皮质激素、催乳素等均衡调节相关联，保证了女性乳腺具有成熟的形态、结构及生理功能。其中任何一个环节的异常都可以导致乳腺相应临床异常或疾病，甚至发生乳腺癌。研究证实，除上述激素变化外，与女性乳腺癌相关的危险因素还包括基因、环境、饮食等其他因素。换而言之，在日常工作、生活中，这些因素只要导致乳腺正常发育过程改变，也会增加乳腺癌发病风险。

儿童期　避免长期暴露于放射性环境中

在胚胎发育的第 5 ~ 6 周时，原始乳腺的发育就开始了，孕 16 周时开始形成乳头等结构。在胚胎前 6 个月，原始乳腺的发育不受性激素或其他激素调节。随后，在母体胎盘激素的作用下，形成乳腺导管结构。出生后，母体胎盘激素的浓度在新生儿体内逐渐降低并消失，一直到青春期前，乳腺都保持相对静止的状态。此时，男孩和女孩的乳腺在生理和解剖上基本无本质差异。因此，此阶段因激素原因改变而导致今后乳腺癌发生概率增高的可能性非常低，更多的是来自于外源性环境的损伤或者改变。

在外源性环境因素中，人们研究最多的是放射线损伤对乳腺癌发生的影响。众所周知，放射线可能损伤机体的 DNA，在青少年时期则尤为敏感。有数据显示：在长崎和广岛原子弹爆炸时的幸存者中，乳腺癌的发病率有增高的趋势；接受放射性治疗产后乳腺炎的女性，以及因胸腺增大而行放射线治疗的女婴，日后乳腺癌的发病率亦增高。暴露于放射线的年龄越小，将来发生乳腺癌的危险性越大。

呵护重点　家长要保护好孩子的乳腺，尽可能不要让孩子长期暴露于放射性环境中。但诊断疾病需要做的胸片、CT 等检查，家长也不能盲目避讳，该做的检查还是要做。目前，针对不同年龄的儿童究竟多少剂量的放射线会导致 DNA 畸变还没有定论，手机等电器产品的电磁辐射是否会引起孩子今后乳腺癌的发生，也没有详细的数据。

最新癌症数据统计显示，在全球180多个国家中，乳腺癌已经成为其中140个国家发病率最高的女性恶性肿瘤。在中国，全国每年有超过18万的乳腺癌新发病例。乳腺癌严重危害着广大女性的生命健康。

少女期 控制高糖、高脂食物摄入

乳腺发育：8~10 岁开始

女性青春期第一个表现或特征是乳腺发育，然后是腋毛、阴毛，身体长高，内外生殖器的发育，再到青春期的标志——月经初潮。我国女孩平均在 12 ~ 15 岁进入青春期，城市女孩则提早 2 ~ 3 年。一般乳腺发育要比月经初潮早 2 ~ 3 年，可在 8 ~ 10 岁开始。

青春期是性功能走向成熟的成长阶段。在雌激素、泌乳素、生长素等的共同参与下，乳腺由原来青春期前相对静止期过渡到迅速发育期。乳腺导管和周围间质增生，导管伸长，分支，出现管腔，从而初步形成小叶结构。在雌激素的作用下，脂肪组织、乳腺内的纤维结缔组织数量增多，质地变软，乳腺内的血管增生。由于乳腺的体积增大较为迅速，女孩可以感到局部疼痛和胀痛，属于生理现象。

体内性激素的变化可以直接导致乳腺发生生理和外形改变，并关系着患乳腺癌的风险。对青春期少女影响最大的是初潮的年龄。初潮年龄越小，乳腺癌患病概率越高，每推迟一年，患乳腺癌的危险性减少 20%。其次，青春期女孩的饮食和体重也与今后乳腺癌的发生密切相关。青春发育前期的女孩要注意控制营养摄入，以减慢其卵巢成熟的启动，推迟月经初潮年龄的到来。

呵护重点 有资料显示，少年时期高热量饮食（包括高脂肪饮食）使生长发育加速以及月经提前，从而导致中年以后体重增加，最终会增加乳腺癌的发生。我们不赞成为了降低乳腺癌的危险性，人为推迟月经初潮。但青春期少女改变不良饮食习惯，减少高糖、高脂食物的摄入，降低今后患乳腺癌的风险，是值得推崇的。

青春期女性：绝大多数乳腺“不适”为生理性的

- **摸到乳腺“肿块”：不要盲目手术** 青春期女性乳腺癌的发病率是极低的，绝大多数乳腺的不适均为生理性的。由于此时乳腺发育较快，或卵巢功能尚未发育完全等原因，乳腺的发育可呈现出不均一性，即表现为部分区域的乳腺相对成熟，而部分区域相对幼稚，从而表现出部分区域有肿块感或局限性增厚感，质地较韧，属于生理现象，可在将来的发育中消失，或者在下一次月经周期开始的一周内出现质地变软、肿块感不明显的表现。女孩可在不同的月经周期间随访，不要误以为乳腺肿瘤而盲目手术。
- **乳腺小叶增生：不要过度治疗** 乳腺小叶增生是乳腺增生性疾病中最为常见的一种非肿瘤、非炎症性的增生性病变，临床上主要表现为月经来潮前 5~7 天，乳房胀满疼痛，常为胀痛或刺痛，可累及一侧或两侧乳房，以一侧偏重多见，疼痛严重者不可触碰，甚至影响日常生活及工作。月经过后，乳房胀满疼痛缓解，乃至消失，待下次月经来潮前又出现周期性的变化。对乳腺小叶增生，青春期女孩不要恐慌，更不要盲目地服用药物。

性成熟期 关注月经周期长短

乳腺和子宫一样，同样可以出现与子宫同步的周期性变化：①在卵泡期，雌激素水平上升，促使乳腺导管伸展，管周的小叶内纤维组织增生、水肿，同时雌激素有组胺样作用，可导致乳腺小叶内血管扩张，组织充血、水肿。②进入黄体期后，体内孕激素、泌乳素相继增高。在雌激素、孕激素和泌乳素的协同作用下，小叶内乳腺腺泡内腺上皮细胞肥大、增生，细胞内出现脂质样分泌颗粒，并有少量分泌现象，乳腺进一步充血，至月经前 3 ~ 4 天更为明显。此时患者感到双乳胀痛，体检乳腺增厚。③在月经期内，雌激素、孕激素水平迅速降低，乳腺结构回复到排卵期状态。乳腺随着月经周期的周而复始重复着上述的规律性变化。

月经周期短是比较公认的患乳腺癌危险因素之一。研究发现，20 ~ 39 岁期间，月经周期短的女性发生乳腺癌的危险性较大，这可能源于月经周期短的女性黄体期相对较长，而雌激素和孕激素在黄体期中均为高水平。相反月经周期较长的女性，则无论月经是否规律都会降低乳腺癌的危险性。需要指出的是，即便在目前我国乳腺癌发病率显著增长的背景下，乳腺癌的高发年龄却呈现“后移”趋势，绝非年轻化的趋势。在临床上，30 岁以下的女性，乳腺癌发病率较低。因此，这个年龄段的女性，若乳腺出现可疑增厚、大小改变，甚至疼痛不适，不要轻易把这些症状认定为乳腺癌的前兆，从而陷于担忧。一般地说，若无明显的恶性证据，医生大多会嘱咐这些女性随访观察。

呵护重点 通常，女性的月经量及其周期是比较恒定的，如果出现了异常，就说明生殖系统有不正常的现象。对此，女性千万不能忽视，必要时，可以去专科医院请医生诊治。

年轻女性乳房中触及的小肿块，大多是纤维腺瘤

纤维腺瘤常见于青年女性，约占乳腺良性肿瘤的 3/4，好发于 18~25 岁。可能的发病原因与性激素水平失衡有关，如雌激素水平相对或绝对升高，导致乳腺导管上皮和间质成分异常增生，形成肿瘤，临床表现为在同侧乳房内生长缓慢的肿瘤，表面光滑，质韧实，边界清楚，活动。目前，纤维腺瘤的治疗方法主要是手术。已婚未受孕者，可在怀孕前手术予以切除。对于体积较小的纤维腺瘤，可采用微创手术方式。

生育期 提倡足月妊娠和母乳喂养

妊娠期间体内最明显的变化是雌激素、孕激素、绒毛膜促性腺激素、催乳素等激素的水平提高。在怀孕初期，乳腺在高浓度雌激素的作用下，增生，分支增多，乳晕色素沉着。在孕激素的作用下，新的乳腺小叶形成，小叶内腺泡增多。在催乳素作用下，乳腺腺上皮细胞（初乳细胞）合成和分泌初乳，并可部分分泌到腺泡腔内。可见，在整个妊娠哺乳期间，随着体内激素的变化，女性的乳腺组织也产生了巨大的生理性变化，这一系列的变化将直接影响罹患乳腺癌的危险性。

未育者更易患乳腺癌

女性如果从未怀孕或从未生育，或者首次生育年龄大于 35 岁，其罹患乳腺癌的风险比生育过的女性高 2 ~ 4 倍。大量流行病学调查发现：未生育女性患乳腺癌的危险性比生育过的女性大，而女性第一胎正常妊娠年龄越小，一生患乳腺癌的概率也越小。但是，这些危险性的差异主要体现在 40 岁以后患乳腺癌的女性中，而非年轻的乳腺癌患者。研究还发现，高产次的女性患乳腺癌的概率小，上海市进行的肿瘤病例对照研究提示，足月分娩次数越多，乳腺癌的相对危险度越低。另外还有调查显示，两次足月妊娠间隔时间越短，一生发生乳腺癌的危险性越小。

未哺乳者，乳腺癌风险高

长时间母乳喂养可以减少患乳腺癌的危险性。目前 30 多项研究均提示：长时间母乳喂养能减少患乳腺癌的危险性，因为在哺乳过程中，产妇体内激素的改变以及乳腺正常生理的改变均可降低乳腺癌的发生。

呵护重点 当今，城市生活节奏较快，晚婚晚育，甚至不育的女性越来越多，但是，从预防乳腺癌的角度出发，我们仍推荐每一位女性适当提早生育年龄，提倡足月妊娠、提倡足够的母乳喂养，从而减少今后乳腺癌的患病风险。

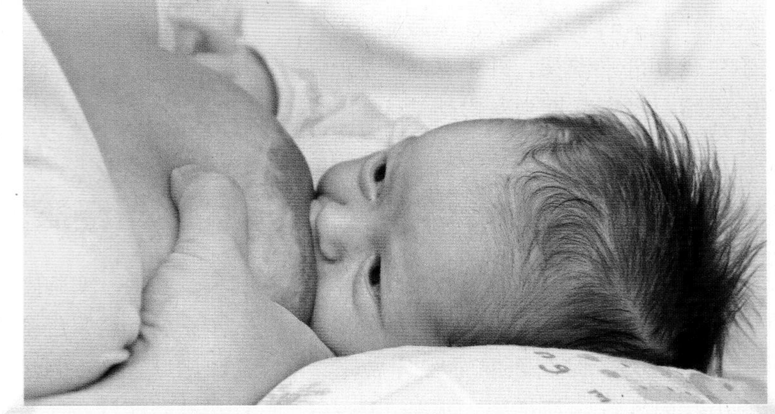

妊娠哺乳期的乳腺癌较凶险

正处于妊娠哺乳期的女性，其乳腺在临床体检上表现为体积增大，质地变韧，若内有肿块则不易触及，往往导致一些病变不能被及时发现。一旦诊断为妊娠哺乳期乳腺癌，一般属于晚期，来势凶猛，侵袭性强，容易发生远处转移，治疗上比较棘手。

中年期 定期接受乳房专业检查

随着女性年龄的增加，乳腺细胞暴露于内外环境的时间也越来越长，累积的乳腺癌发病风险也越来越高。根据我国癌症统计资料显示，40 岁以后乳腺癌的发病率随着年龄的递增而显著上升，并在 50 ~ 60 岁达到第一个发病率高峰。因此，每一位成熟的女性都要掌握乳腺自查的基本方法，以提高乳腺癌的早期诊断率。

呵护重点 中年期女性需要定期注意到自己乳房的形态，从而呵护关爱自己的乳房。需要提醒大家的是，乳房自查表明了女性对乳房健康的重视，但是，仅仅注重自查远远不够。首先，即便是乳腺专科医生进行的乳房体检，也只能发现一部分的乳腺癌。其次，普通人群的乳房自查只能发现乳房肿块，或者乳头溢液等现象。有时候早期的肿瘤非常小，通过手摸根本无法发觉，而只在乳腺钼靶 X 线摄影上表现为单纯的钙化灶或者结构上的异常。因此，女性定期进行乳房专业检查是非常必要的，有助于发现早期乳腺癌。目前，乳房专业检查包括自我体检、专业医师体检、乳房 B 超以及乳腺钼靶 X 线摄影检查。

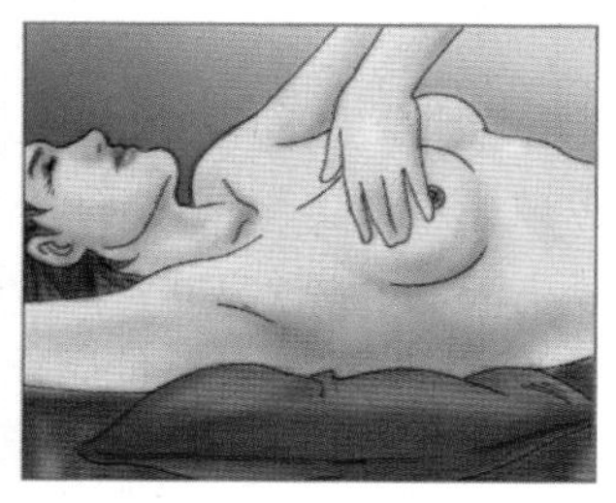

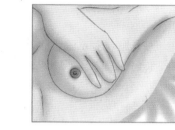

肩胛下填放一个小枕头

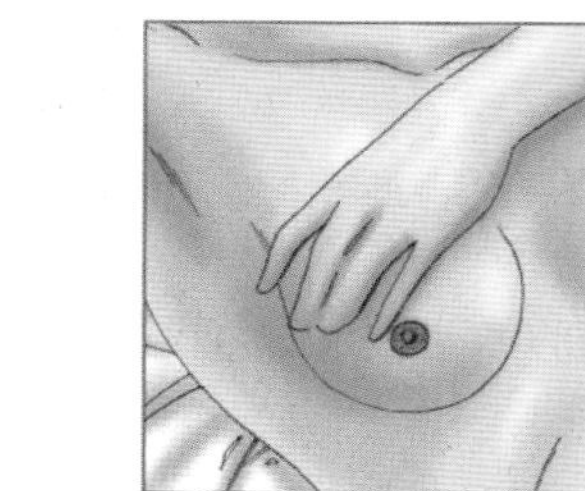

左手触摸右侧乳房

右手触摸左侧乳房

乳腺自检方法 取立位或仰卧位，左手放在头后方，用右手检查左乳房，手指要并拢，从乳房上方顺时针逐渐移动检查，按外上、外下、内下、内上、腋下顺序，系统检查有无肿块。注意不要遗漏任何部位，不要用指尖压或是挤捏。检查时手指并拢，以指腹部接触乳房，并选择轻、中、重不同力度进行触诊，切记不可用手捏抓乳房，一般左手检查右乳房，右手检查左乳房，进行腋下淋巴结检查应以手放平触之，不可提抓腋下组织或腋下皮肤。检查完乳房后，用食指和中指轻轻挤压乳头，观察是否有带血的分泌物。

检查时间 月经正常的女性，月经来潮后第 9 ~ 11 天是乳腺检查的最佳时间，此时雌激素对乳腺的影响最小，乳腺处于相对静止状态，容易发现病变。

绝经期 不随意使用激素替代疗法

女性进入绝经期后，卵巢功能不断减退，乳腺导管、小叶、腺泡结构逐渐出现萎缩，其中，以小叶的萎缩最为明显，乳腺间质纤维化，脂肪组织增多，乳腺下垂，体积变小。此时，体内雌激素水平日益降低，若外源性雌激素的摄入增加，或者体内可代谢转化为雌激素的其他激素的水平高，易导致乳腺癌的发生。

绝经女性体内总雌激素含量越高，乳腺癌发生风险就越高。研究发现，绝经后女性中，乳腺癌患者体内总雌激素水平较健康女性高 15% ~ 24%。女性采用雌激素替代疗法，补充外源性的雌激素，或在育龄期长期使用避孕药，均会增加患乳腺癌的机会。此外，老年女性身体的肥胖程度和乳腺癌的发生有着密切的关联。一项大型全国性研究结果显示：中国女性（包括绝经前和绝经后）中，BMI ≥ 24 千克 / 平方米的人，患乳腺癌的风险比 BMI < 24 千克 / 平方米的人增加 4 倍。60 岁左右女性，增加 10 千克体重，患乳腺癌的危险性将增加 80%。最新数据还显示，肥胖与乳腺癌死亡率有着独立相关性，早期乳腺癌患者中肥胖女性(WHO 定义：BMI ≥ 30 千克 / 平方米）预后更差。

呵护重点 从绝经期开始，随着乳腺组织慢慢地退化，对乳腺钼靶 X 线摄影检查、超声检查的敏感性和特异性越来越高，更容易通过定期的影像学检查而发现乳腺癌。平时，老年女性不要随意补充含有外源性激素的食品、保健品或药品；必须使用含雌激素类药物时，应在医生指导和严密观察下进行。要注意营养均衡，加强体育锻炼，保持愉快的心情。PM

与"糖"共舞 如何远离"药害"

山东省济南医院糖尿病诊疗中心主任医师 王建华

病例一

刘大妈有十多年的糖尿病史，平常一直正规服用降糖药，血糖控制良好。前不久，她参加了一次某保健品公司举办的健康讲座，会上，讲者先是大谈降糖药物对肝肾的种种副作用，接着又讲他们的保健品如何安全有效。刘大妈被说得彻底动了心，会后买了不少保健品，回家干脆把降糖药全停了，改吃保健品。没过多长时间，久违的"三多一少"症状再次出现在刘大妈身上，化验结果显示血糖显著升高。医生了解了原因后，让她恢复原来的治疗方案，刘大妈的血糖这才稳定下来。

病例二

前不久的体检中，王师傅的血糖高、肾功能指标异常、尿蛋白（+++），被诊断为"糖尿病肾病"。医生建议他用胰岛素治疗，王师傅觉得太麻烦，就跑到药店买来降糖药自行服用。一段时间后，王师傅出现乏力、恶心、神志不清等症状，被诊断为"乳酸酸中毒"，幸亏抢救及时，否则性命难保。

迄今为止，糖尿病尚不能根治，这就意味着，一旦患病，患者需长期甚至终身用药。因此，"药物安全性如何"自然就成了广大患者非常关心的问题。客观地讲，但凡药物都具有两重性，既有积极的治疗作用，同时也存在一定的副作用，绝对安全的药物（包括中药在内）是不存在的。在对待药物副作用这个问题上，患者既不能因噎废食（如例 1），也不能随意滥用（如例 2），而是要权衡利弊，谨慎选用。下面，我们就来看看降糖药物究竟有哪些副作用，以及如何才能减少甚至避免这些副作用。

降糖药副作用，低血糖最常见

● 磺脲类

包括格列本脲（优降糖）、格列齐特（达美康）、格列喹酮（糖适平）、格列吡嗪（美吡达）、格列美脲等。此类药物的副作用主要是低血糖及体重增加，其他少见的副作用有皮疹、过敏反应、白细胞减少等。

● 格列奈类

包括诺和龙（瑞格列奈）、唐力（那格列奈）等。其副作用也是低血糖，但发生率低而且程度轻，其他副作用罕见。

● 双胍类

包括二甲双胍和苯乙双胍。主要副作用是食欲不振、恶心、呕吐、腹痛、反酸等消化道反应，其他少见的副作用有"乳酸酸中毒"及"营养不良性贫血"。"乳酸酸中毒"虽然罕见，但后果十分严重。其症状为乏力、呼吸深快、意识障碍甚至昏迷，多见于服用苯乙双胍且合并心肾功能不全的糖尿病患者，而二甲双胍则极少引起乳酸酸中毒。

● a- 糖苷酶抑制剂

包括拜唐苹、倍欣等。此类药物的副作用主要是胃肠道反应，如腹胀、排气增多，偶有腹痛、腹泻。

专家简介

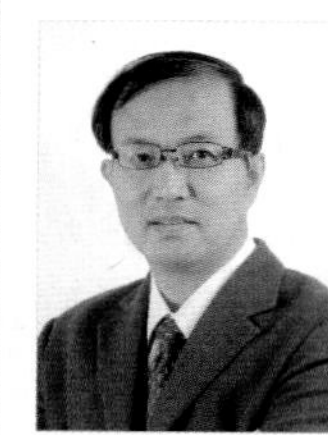

王建华 山东省济南医院糖尿病诊疗中心主任，主任医师，济南市医学会内分泌专业委员会副主任委员。擅长糖尿病、甲状腺疾病、骨质疏松症等内分泌代谢病的诊治，尤其对糖尿病肾病、糖尿病足坏疽、甲亢的治疗有独到之处。

专家门诊：周二、周四全天

● **胰岛素增敏剂**

包括罗格列酮和吡格列酮。少数人服用后可导致水钠潴留，引起颜面及下肢浮肿，加重心衰。此类药物还可能引起肝功能异常。

● **二肽基肽酶 -4（DPP-IV）抑制剂**

如沙格列汀、维格列汀、西格列汀等。此类药物比较安全，单独应用不增加低血糖风险，不增加体重。缺点是价格较高，尚未进入医保范围。

在口服降糖药物引起的各种副作用中，最常见的当属低血糖，其次是胃肠道反应，其他副作用比较少见。轻度低血糖会出现心慌、出汗、有饥饿感等症状，而严重的低血糖可以导致昏迷甚至死亡。

降糖药不会直接损害肝肾

生活中，糖尿病患者最担心的问题是“长期用药究竟会不会损害肝肾”。一般地说，降糖药物本身不会对肝肾造成直接损害。那么，为何有些降糖药物说明书上特别注明“肝肾功能不良者禁用”？这是因为，这些药物都要经过肝肾代谢，如果患者原本存在肝、肾疾患，用药后势必会加重肝、肾的负担，导致肝肾功能进一步恶化，同时还会影响药物的代谢与清除，引起药物蓄积中毒。

● **尽量联合用药**

一般地说，药物副作用与用药剂量呈正相关，药物剂量越大，其副作用也相应越大。而采取联合用药，可以在保证疗效的前提下，减少每一种药物的使用剂量，从而大大减少药物的副作用。

● **循序渐进用药**

部分糖尿病患者在最初服用糖苷酶抑制剂、双胍类等药物时，会出现食欲减退、腹胀、腹泻等胃肠道症状，个别患者甚至因此而被迫停药。一般地说，胃肠道对药物的适应和耐受需要一个过程，倘若一上来就足量给药，患者往往难以耐受。因此，在使用这类药物时，一定要从小剂量开始，经过 1~2 周逐渐增加至治疗剂量。

6项注意，减少和避免药物副作用

● **合理进食，选择低血糖风险低的药物**

为了避免或减少低血糖的发生，患者除了不过度节食、定时定量进餐、适时加餐以外，还应注意尽量不要选择强力、长效口服降糖药（如优降糖）。在各类降糖药中，只有胰岛素促泌剂（主要指磺脲类）才会导致严重的低血糖，其余各类药物在单独使用时很少引起低血糖。低血糖风险较大的糖尿病患者（如老年人以及血糖不稳定者），应尽量选择低血糖风险较低的降糖药物。

● **注意服药时间**

双胍类药物最好在餐时或餐后服用，这样可以有效减少胃肠道反应。另外，二甲双胍肠溶片比普通片所致的胃肠道反应轻。

● **肾病患者需选用不经肾脏排泄的药物**

已经出现肾脏病变的糖尿病患者，最好选择通过胆道而不通过肾脏排泄的药物（如糖适平、诺和龙），这样就不会加重肾脏负担。当然，有严重肾功能不全的患者，原则上应禁用一切口服降糖药，改用胰岛素治疗。

● **肝病患者应严密监测肝功能**

肥胖的 2 型糖尿病患者往往同时存在高血脂、脂肪肝、肝功能异常，用药期间要严密监测肝功能，如果转氨酶越来越高，应及时停药，改用胰岛素，必要时可给予保肝治疗。

3项措施，确保用药安全

● **了解各脏器功能**

在开始药物治疗之前，应进行包括肝肾功能、血脂、心电图等在内的各种必要检查，以了解患者各脏器的功能状况，指导临床科学用药。

● **按医嘱用药**

糖尿病患者一定要在专业医生的指导下严格按医嘱用药，切忌自行选用药物或者为了追求快速显效而盲目加大用药剂量。此外，在用药过程中，应定期监测血糖以及肝肾功能等指标。

● **不要轻信广告宣传**

那些宣称没有任何毒副作用且能彻底根治糖尿病的所谓“纯中药制剂”，统统都是骗人的。PM

降糖药物的常见禁忌证

● 慢性缺氧、肝肾功能不全、严重感染、重度贫血的患者，以及在造影检查前后的人，忌用双胍类药物；

● 心衰浮肿、活动性肝病以及严重骨质疏松症患者，忌用胰岛素增敏剂；

● 慢性肠炎、腹泻、腹部手术恢复期以及疝气患者，忌用 a- 糖苷酶抑制剂；

● 妊娠期妇女，除双胍类药物以外，其他各类口服降糖药原则上均禁用。

警惕青年人脑出血

✍华中科技大学同济医学院附属协和医院神经内科
胡 波（教授） 胡 蔓

越来越常见的年轻人脑出血

李某，男，37岁。大学毕业后在武汉某知名报社任职，选题、赶稿、采访样样不落。繁忙的工作使他养成了吸烟、熬夜等习惯，没有足够的时间进行体育锻炼，工作之余还要忙于应酬。3个月前，李某在下午开会时，突然出现左侧肢体麻木感。晚上，他自觉症状没有好转，便至我院急诊。头颅CT检查提示，其右侧丘脑出血。入院后经详细检查，确诊为高血压性脑出血。经保守治疗后，患者基本康复。

徐某，女，21岁，大学生。一个月前晨起时，突发右侧肢体乏力，摔倒在地，伴头痛、呕吐。同学发现后，立即将其送往当地医院。急诊头颅CT示"左侧基底节-外囊区血肿"，随后转入我院继续治疗。入院后，脑血管造影提示其左侧大脑中动脉深穿支处有一不规则畸形血管团，考虑其脑出血为脑动静脉畸形所致。经手术切除后，患者好转出院。

赵某，40岁，1个月前在打牌时，突然出现视物成双、左侧肢体无力伴麻木感，被家人送至我院急诊，诊断为脑出血。入院后，行DSA检查发现，右侧后交通动脉瘤，考虑脑出血为右侧后交通动脉瘤破裂所致。行血管内栓塞术后，患者好转出院。

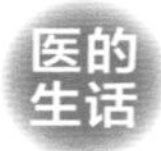

医的生活 在很多人的印象中，脑出血好发于中老年人。实际上，随着饮食结构和生活习惯的改变，青年人脑出血也越来越多见。脑出血已逐渐成为危害青年人健康的重要疾病之一。

青年人脑出血有一定的独特性

青年人脑出血一般指年龄在 45 岁以下的成年人所发生的非外伤性脑实质出血，其发病原因、危险因素、临床特点等均与老年性脑出血有所不同，有一定的独特性。就病因而言，青年人脑出血的病因不像老年人脑出血那样单纯，其病因较为复杂。高血压仍是青年人脑出血的最主要原因，其次是脑血管畸形，其他还有动脉瘤、烟雾病、血液病、瘤卒中、海绵状血管瘤等。由结缔组织病、血管炎、颅内感染、药物滥用与吸毒等所致青年人脑出血病例也不在少数。此外，还有部分患者不能明确脑出血的真正原因。病因不同，治疗策略也各有不同。如高血压性脑出血应合理控制血压，动脉瘤性脑出血则应手术治疗，等等。青年人一旦发生脑出血，一定要尽快就医，进行全面检查，以明确病因并制定合适的治疗方案，降低致残率。

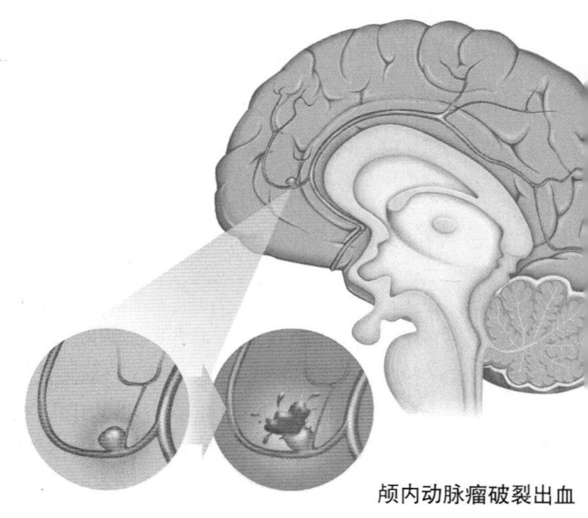

颅内动脉瘤破裂出血

青年人脑出血预后一般较好

由于大部分青年脑出血患者的预后较好，故尽早明确病因、及时采取正确的治疗措施，就显得尤为重要。同时，还应积极预防疾病复发，对危险因素进行早期干预。

研究表明，高血压仍然是青年人脑出血的主要病因之一，尤其是 30 岁以上人群。目前，高血压发病呈年轻化趋势，而年轻人往往对自身健康不够重视、疏于管理，以至于部分年轻高血压患者未能得到及时诊断和治疗。同时，也有一部分年轻高血压患者由于忌惮西药的不良反应而拒绝接受规范的降压治疗。殊不知，长期、未经控制的高血压会引起血管病变，在某些诱因下，会导致脑血管破裂出血。

脑血管畸形是青年人脑出血的又一重要原因，其主要类型为脑动静脉畸形。这是一种人胚胎发育过程中，脑血管发生变异而形成的一种先天性、非肿瘤性发育异常，患者男女比例约为 2∶1，发病年龄一般为 20~40 岁，平均 25 岁。脑血管畸形最常见，也是最致命的临床表现是

虚惊一场的"脑肿瘤"

上海交通大学医学院附属新华医院小儿外科主任　马 杰

医生手记

近日，我科接诊了一名来自安徽的11岁患儿，主诉为"双腿无力、麻木、不受控制"，还发生过一次晕厥，突然意识不清、四肢抽搐。当地医院检查后，发现孩子的病情不简单，可能需要动手术，建议转院治疗。患儿入院后，我们立即让他做了头颅磁共振检查。结果发现，患儿脑组织有严重水肿，并有明显占位。经仔细询问，我们发现了一个重要的信息：患儿在5～8岁期间，曾因脸上反复长"白斑"，当地医生按经验考虑其患了寄生虫病，给他服用过"驱虫药"。家长告诉我们，孩子平时非常爱吃烧烤、麻辣烫等食物，平时饮食中也常有鱼、虾、蟹、野生黄鳝等食品。经初步判断，我们认为孩子颅内的占位可能不是肿瘤，而是寄生虫感染。

经完善各项检查后，我们为其实施了左额叶病变切除术。在神经导航及B超辅助精确定位下，我们借助显微镜探查中央前回，在皮质下约1厘米处发现一条白色、长带样虫体，长约8厘米，小心取出后，仍能见其不停蠕动。手术进行得很顺利，患儿最终被确诊为左额叶寄生虫感染。术后经寄生虫抗体筛查，确诊为"裂头蚴感染"。

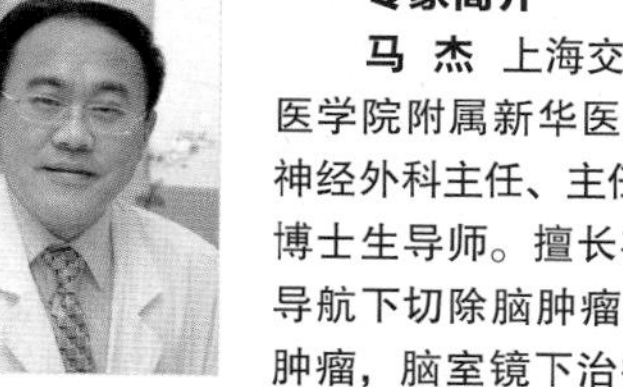

专家简介

马 杰 上海交通大学医学院附属新华医院小儿神经外科主任、主任医师、博士生导师。擅长在神经导航下切除脑肿瘤、脑干肿瘤，脑室镜下治疗脑积水、颅内囊肿，以及微创治疗脊膜膨出、颅面畸形、小儿脑血管病、小儿难治性癫痫等。

特需门诊：周二上午、周三下午

脑瘤还是寄生虫？

人脑寄生虫病的临床表现酷似脑瘤，患者可出现阵发性头痛、喷射状呕吐、癫痫、瘫痪，甚至昏迷等症状，癫痫是最为常见的表现。裂头蚴活力极强，且由于血脑屏障的存在，驱虫药物对脑寄生虫感染疗效甚微，患者大多需外科手术治疗，预后良好。

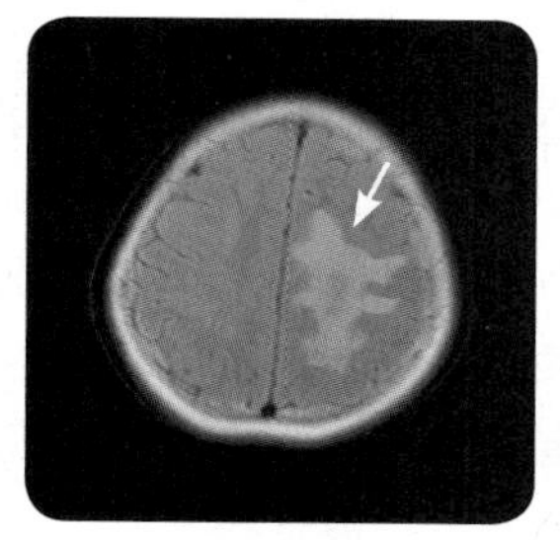

▲术前磁共振提示颅内占位性病变

"管住嘴"，杜绝寄生虫病

良好的饮食习惯是保障健康的重要基础。寄生虫病的发生，大多是因为喝了不干净的水或吃了不熟的肉所致。裂头蚴是青蛙、蛇等野生动物体内的常见寄生虫。当裂头蚴通过体表或消化道进入人体后，为了找到一个合适的生长环境，它会四处游走，在人体的四肢、躯干、眼部、皮下等处寄生。一旦进入人脑，不仅其代谢产物会对大脑带来损害，更可怕的是，随着它不停游走，还会对大脑造成不可修复的破坏。要杜绝寄生虫病，首先要改变不良饮食习惯，管住自己的嘴，不食用野生蛙肉、蛇肉，不生食肉类，不饮用生水。PM

颅内出血。患者病前可有头痛、癫痫发作、肢体乏力、智能减退等表现。CTA、MRA 及 DSA 检查可用于该病的诊断。治疗手段主要包括手术切除病灶、血管内介入栓塞、立体定向放射治疗、内科治疗及联合治疗。患者经治疗后，复发的可能性较小。

颅内动脉瘤是脑动脉壁的病理性囊性扩张。发病年龄较脑血管畸形晚。主要病因为高血压、动脉粥样硬化等，多种诱因可导致动脉瘤破裂出血（如起身或弯腰、情绪激动、排便、负重、咳嗽、分娩、手术及性生活等）。动脉瘤破裂常导致蛛网膜下腔出血，但仍有 33.5%～60% 患者出现颅内出血。部分患者在动脉瘤破裂出血前，会出现"预警"症状，如头痛、头晕、恶心、颈背痛、失语、眼球运动障碍、运动及感觉异常等。动脉瘤破裂出血易复发，再出血的高峰期为初次出血的近期，之后随时间延长而逐渐减少。CTA、MRA 及 DSA 检查可用于该病的诊断。治疗手段主要为颅内动脉瘤直视手术（动脉瘤夹闭术、动脉瘤缝扎术等）、血管内栓塞术和非手术治疗。PM

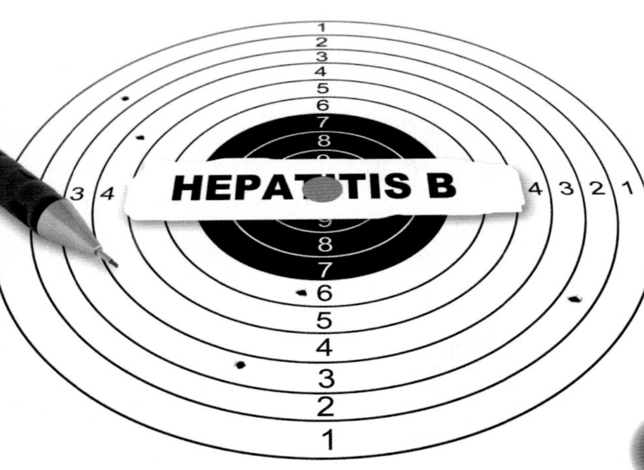

高灵敏度检测让隐匿性乙肝现形

复旦大学附属华山医院感染科主任医师　尹有宽

医的生活 **我国现有慢性乙肝患者2 000余万，每年约有50多万乙肝患者死于肝硬化和肝癌。上述病例中，王先生为失代偿性肝硬化，起初由于病因不详，只能对症处理，不能从根本上进行治疗；后来到我院就诊，通过高灵敏度检测才发现HBV DNA有低滴度阳性，据此进行抗乙肝病毒等治疗，半年后病情稳定并获得了相对良好的生活质量。**

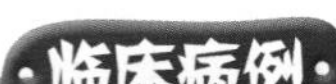

临床病例

68岁的王先生两年前因腹胀、右上腹不适在当地传染病医院就诊，化验结果显示：肝功能异常、白蛋白低，“乙肝两对半”仅抗HBc（乙肝病毒核心抗体）阳性，其余病毒性肝炎标志物均为阴性，HBV DNA阴性，外周血象白细胞 2.1×10^9/升，血小板 3.5×10^9/升，B超及CT提示肝硬化腹水、脾脏明显肿大、门静脉高压，被诊断为慢性肝炎（原因不详）、肝硬化失代偿、脾功能亢进。经营养支持、改善肝功能、利尿等治疗后，王先生病情有所缓解，腹水明显减少，出院继续治疗。出院一个月后，王先生又因大量腹水再次住院治疗，如此反复多次住院，腹水皆不退。

一年前，王先生来我院就诊，一般化验结果与之前类似，经高灵敏度实时PCR法检测，HBV DNA为202拷贝/毫升（低滴度阳性），被诊断为：隐匿性慢性乙肝、肝炎后肝硬化。其后，经过高灵敏度COBAS Taqman法检测，HBV DNA为172拷贝/毫升，王先生的病因得以进一步确认。经恩替卡韦抗病毒治疗和其他对症治疗3个月后，血白蛋白恢复正常，腹水逐渐消退，逐步能生活自理。继续抗病毒治疗半年后，王先生的肝功能已完全恢复正常，并能独自去公园散步。

隐匿性乙肝病毒感染为HBsAg（乙肝病毒表面抗原）阴性的乙肝病毒感染，常称为隐匿性或沉默性、潜在性乙肝病毒感染，其发生机制目前仍不十分清楚，可能与病毒复制和表达水平过低、病毒基因组变异或宿主方面等因素有关。通常会出现抗HBc阳性和（或）抗HBs（乙肝病毒表面抗体）等血清乙肝病毒标志物阳性，也有20%的患者血清“乙肝两对半”均为阴性。

隐匿性乙肝患者发病前/中期一般处于低水平病毒复制阶段，其HBV DNA定量水平都在500拷贝/毫升以下，绝大部分在200~300拷贝/毫升以下，这给隐匿性乙肝的临床确诊带来困难。目前，临床诊断中最为常用的HBV DNA定量检测方法是荧光PCR方法，根据试剂盒的灵敏度，可分为普通HBV DNA定量检测和高灵敏度HBV DNA定量检测，前者最低检测值为500拷贝/毫升，有的仅为1 000拷贝/毫升；后者经精确处理，最低检出值可达50拷贝/毫升，可以实现隐匿性乙肝的诊断。COBAS Taqman HBV DNA检测方法和实时PCR法都属于高灵敏度的荧光PCR定量检测方法。

通过这种高灵敏度的HBV DNA检测方法，我们对上述病例做出了隐匿性慢性乙肝的正确诊断，经过抗病毒治疗和对症下药，患者最终得到康复。在实际工作中，我们使用普通HBV DNA定量检测试剂盒检测HBV DNA，常有低拷贝的HBV DNA漏检，而高灵敏度的HBV DNA定量检测法敏感度高，能够解决大部分漏检问题，使部分原因不明的肝炎得到确诊。PM

专家简介

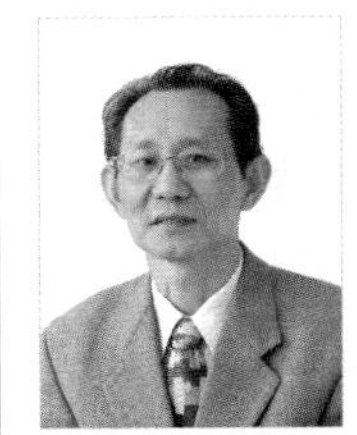

尹有宽 复旦大学附属华山医院感染科教授、主任医师，曾任感染科副主任、肝炎免疫室副主任、肝病中心副主任。上海市中西医结合学会肝病学分会委员，上海市肝病研究中心委员、特需预约专家。

专家门诊：周二、周三上午，周五下午

白内障不必等完全成熟再手术

白内障是目前世界首位致盲眼病。在我国60岁以上老年人中，白内障的患病率高达60%，80岁以上的老年人基本都患有白内障。实际上，手术是目前治疗白内障的唯一有效方法,但仍有不少中老年人不切实际地寄希望于用药物来控制，甚至认为能治愈白内障。据调查，我国的白内障手术覆盖率仅仅只有35.7%。

上海爱尔眼科医院青光眼白内障眼底病学科　张 淳

白内障手术的“旧观念”须转变

部分中老年人对白内障的认识仍存在“旧观念”，认为白内障手术不宜过早。实际上，随着医学技术的不断进步，白内障手术的指征也发生了较大转变。一旦白内障影响到日常生活和工作所需的视功能，即可通过超声乳化“催熟”白内障，并进行手术。同时，医院配备的先进手术设备及手术室层流净化系统，也可进一步确保手术安全性，大大降低术后感染的概率。相反，如果久拖不治，等到完全看不见东西才做手术，不仅大大影响生活质量，还会增加后期手术难度，延误最佳治疗时机，更有可能会引起继发性青光眼、葡萄膜炎等严重并发症。

飞秒激光白内障手术，更安全、高效

目前，治疗白内障的常用手术方法是白内障超声乳化手术，手术主切口已不断缩小，手术方式也从传统的“碎核”向“劈核”转变，前房稳定性较高，内皮细胞损害小，术后屈光恢复稳定速度快，手术安全而高效。

但医学的目标总是精益求精。如何在手术操作环节中降低并发症的发生率成为白内障手术突破的新亮点。近期，引领全球医学科技的飞秒激光白内障手术项目落户我院。飞秒激光白内障手术用激光代替手术刀，大大减少了对角膜内皮等邻近组织的损伤，手术创伤更小，安全性更高。

近日，我接诊了一位81岁的患者，右眼球已摘除，左眼为过熟期白内障，几近失明。经检查，我发现患者的白内障已经达到了五级黑核，黑核硬度高，手术难度大，风险高。然而如果不手术，患者将面临双眼失明。经与患者及其家属充分沟通，并对治疗达成共识后，我们为患者实施了飞秒激光白内障手术。手术很成功，老太太连连感叹，如果能早一点手术，就能早一天获得光明了。

专家简介

张 淳　上海爱尔眼科医院眼底病学科首席专家、医学博士、院长。擅长飞秒激光白内障手术、微创玻璃体切割术、超声乳化吸出术、视网膜手术、ICL植入术等在内的眼科显微手术。参与编写《黄斑部疾病手术学》《有晶体眼人工晶体植入学》《荧光血管造影手册》《中西医结合眼科急诊学》等多部眼科学专著，主持或参与国家自然科学基金、广东省自然科学基金等科研项目6项，国内外著名眼科杂志刊录其专业论文16篇。

专家门诊：周三、周四上午

白内障久拖不治易致青光眼

白内障拖久了，还有可能引起另一种眼疾，而且是不可逆的视力“杀手”——青光眼。在白内障的形成及发展过程中，有两个时期最有可能诱发青光眼：一是在白内障发展期，晶体膨胀，向前推挤前房角，致使房水外流受阻，引发眼胀不适、视力下降等症状，青光眼急性发作时，还会出现同侧头痛、恶心、呕吐等症状。二是在白内障过熟期，混浊晶体中的成分渗出而引起炎症反应，同样可以堵塞房水外流的通路，引起青光眼发作。而一旦发生青光眼，患者的视力会急剧下降，此时再进行手术治疗，手术将变得更加困难。PM

为帮助更多白内障患者重获光明，张教授特意为我刊读者预留了30个免费专家门诊号，有需要的读者请致电我刊健康热线（021－64848006），或登录本刊微信平台，发送“姓名＋联系电话＋预约眼科专家号”进行预约。

电话预约：工作日8：30～16：00

微信预约：24小时

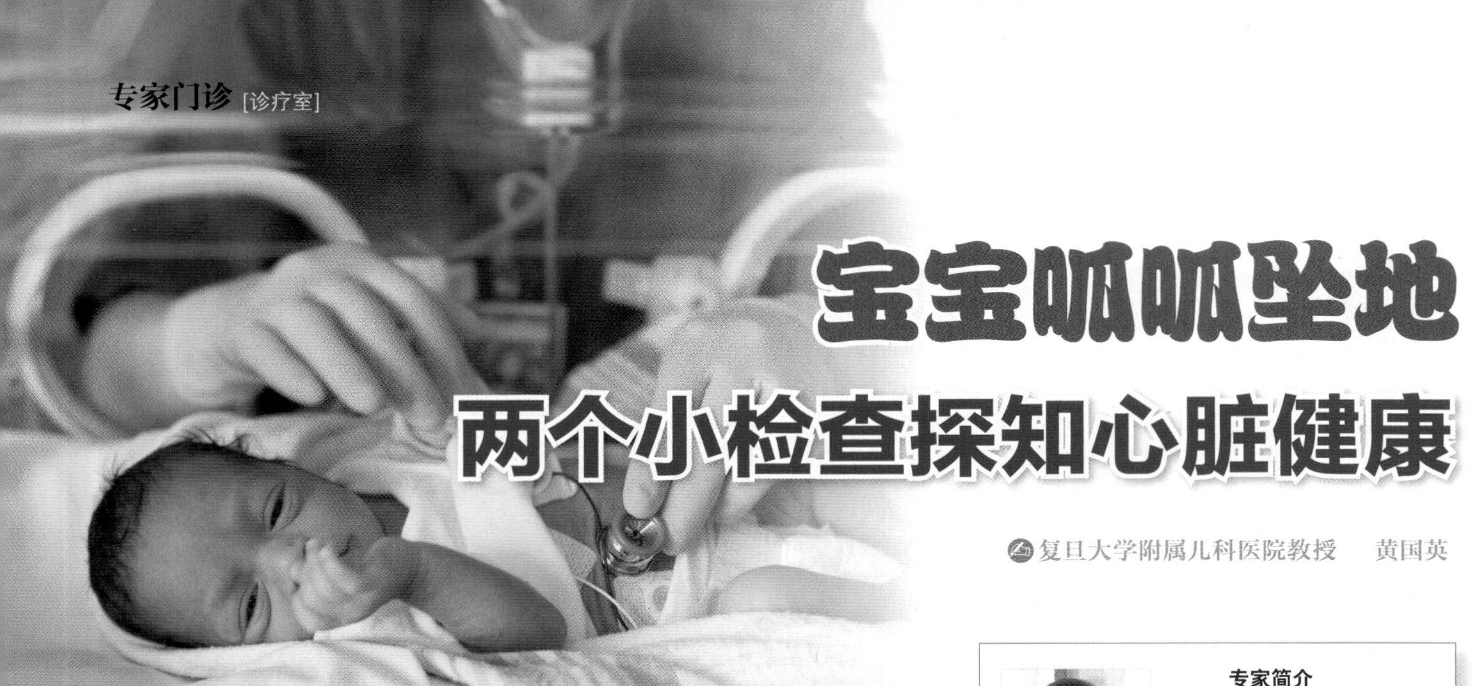

宝宝呱呱坠地 两个小检查探知心脏健康

复旦大学附属儿科医院教授　黄国英

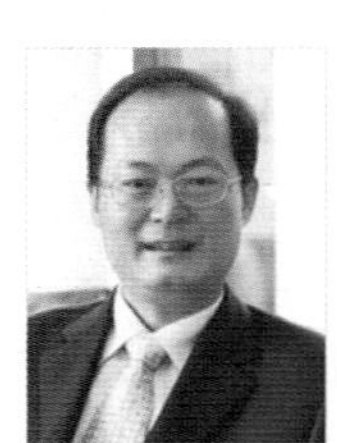

专家简介

黄国英　复旦大学附属儿科医院院长，教授，博士生导师。复旦大学上海医学院儿科学系主任，中华医学会儿科学分会常委、心血管学组副组长，中国医师协会儿科医师分会副会长、先心病专家委员会副主任，上海市医学会儿科专科分会主任委员、心血管学组名誉组长，上海市医学会罕见病专科分会副主任委员。

中国每年新出生的 1 600 万婴儿中，约有 24 万人是先天性心脏病患儿。研究表明，上海每 1 000 个新生儿中有 26 人患先天性心脏病，其中 3.5 人为重症先天性心脏病。

先天性心脏病已被确认为我国婴幼儿和新生儿死亡的主要原因之一，居上海市 5 岁以下儿童死亡原因中的首位。如果能够得到早期诊断和及时治疗，先天性心脏病患儿大多可以获得良好的治疗效果，并可以像正常孩子一样生活、学习、成长。近年来，我们致力于“新生儿先心病筛查、诊断与评估”项目的研究，最终形成了“新生儿先心病筛查优化方案”，并建立了完善的先天性心脏病协作网络和基于计算机技术的先天性心脏病注册登记系统，确保患儿得到明确诊断和有效治疗。

2~3分钟，准确、廉价检出“先心儿”

2010 年开始，我们开始研究新生儿先心病早期筛查方法。当时，我们用 7 项指标——青紫、呼吸困难、心脏病家族史、心脏杂音、其他畸形、特殊面容以及经皮氧饱和度，对出生 72 小时之内的新生儿进行临床评估。评估一名新生儿需要 7~8 分钟时间。

后来，在不断观察、组合、分析后，我们发现，只需采用两项指标——心脏杂音和经皮氧饱和度进行筛查，就可以达到同样的效果。在新生儿出生后 6~72 小时，先给新生儿进行心脏听诊，再用血氧饱和度仪器扫一扫，只要 2~3 分钟。大样本研究证实，该评估方法完全无创伤，且重症、危重病例的检出率高达 93% 以上。

虽然每一次筛查会产生十几元的消耗品费用，但经济学专家曾测算过，先天性心脏病患儿早期治疗时每投入 1 元便可在日后节省 6 元。如果未经早期诊治，先心病患儿日后发生反复肺炎、心力衰竭等情况，每次的治疗费用通常需要数千元、上万元。而如果及时发现、早期治疗，就能省去相当一部分的后续费用。

全国协作网，让危重先心患儿获新生

近年来，我们牵头组建了全国新生儿先天性心脏病协作网，分布在十几个省，囊括了全国开展先天性心脏病筛查的相关医院以及各地较好的小儿先天性心脏病中心。这样，先天性心脏病患儿一旦被筛查出来，即可在最短的时间内得到明确诊断和有效治疗。患有危重先心病的患儿，可通过“绿色通道”到协作网中距离最近的小儿先天性心脏病中心接受救治。

至今，全国协作网已经挽救了 100 多个患有危重先心病的新生命。例如：明明（化名）在上海市闵行区妇幼保健院出生，出生后第一天即被筛查出患有完全性大动脉转位，这是一种在新生儿时期死亡率非常高的先心病。筛查人员一发现明明存在严重缺氧、心脏杂音，便在最短的时间内通过先天性心脏病协作网将其转诊到复旦大学附属儿科医院。经明确诊断后，明明出生后第四天便进行了外科手术。现在明明已经 2 岁多了，活泼好动反应敏捷，看上去和普通孩子并无二致。PM

2015有奖订阅活动

"年初奖"开奖

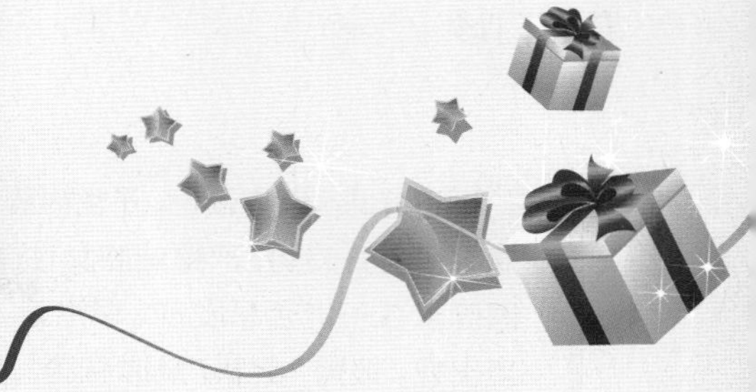

已订阅 2015 年全年《大众医学》杂志，并于 1 月 30 日前汇来订阅单据的读者，赶快查找下面的获奖名单——也许您的名字就在其中！

以下5名获得

《默克家庭医学手册》1 本

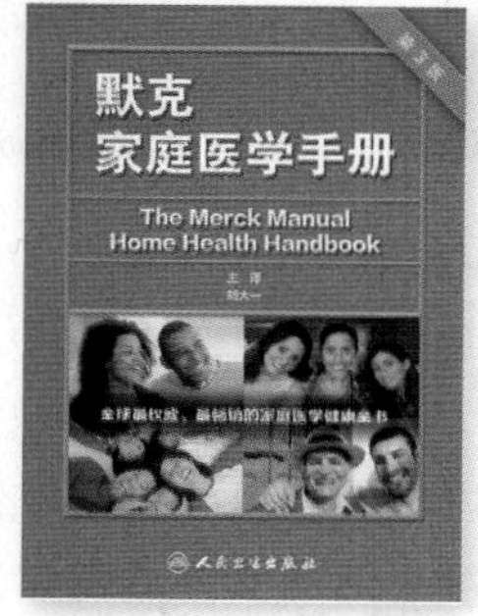

薛道生 （福建）
黄奇勋 （河北）
王俊兰 （山西）
庄熙瑞 （上海）
唐雪玲 （四川）

主译：胡大一
人民卫生出版社出版
定价：360.00 元

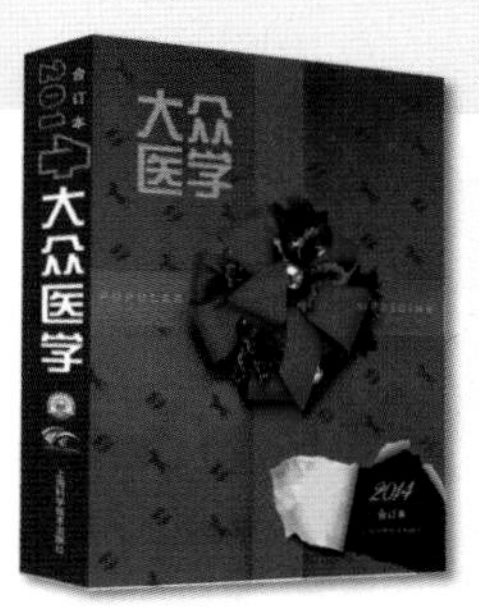

以下100名获得

《大众医学 2014 合订本》1 本

陈允祥 李艳江 占慕昶 高　翔 张淮兴 （安徽） 童雪兰 （北京） 林志锋 （福建） 蔡芝清 （甘肃）
王念梅 陈传琴 谢德才 （广东） 徐鹏年 蒙守立 张长有 陈　敏 （广西） 宋科炳 （贵州） 陆肇彤
康月清 刘岛泉 （河北） 朱桂林 陈俊卿 吉巧阁 俞选喜 （河南） 欧阳昭 方永城 向泽甫 田在扬
（湖北） 李中兴 （湖南） 秦德峰 （吉林） 张公达 张　翔 姚　强 沈八富 秦培翰 陆亚虎 蒋发华
郭家城 俞　震 陈振民 葛秀玉 汪铁君 许　芹 马润春 （江苏） 钟　玲 （江西） 姜彦明 （辽宁）
陈福星 （青海） 纪　中 （山东） 潘淑娟 张　斌 林曼芸 （山西） 姜　福 张枝梅 （陕西） 左明德
董正华 王槐昌 丁福根 文东蕾 张家礽 林淑真 金玉城 张颖金 归英华 陈　波 叶志诚 黄　彪
苏　彪 郑让能 徐　进 钱荣欣 水迅佑 林　晔 蒋瑞国 陈菊娣 （上海） 龙文智 杨素荣 罗成泽
谈之蓉 （四川） 王四体 贾辉洲 王金魁 （新疆） 徐林棣 张　艳 侯斌奎 吕天健 尹银娣 李伟民
李仁寿 范久康 钱玉霞 王定卫 周纪良 楼振华 （浙江） 火适中 刘法淇 （重庆） 艾春玲 阮大宁
商国祥 杨志勇 （黑龙江） 张雁红 白义民 （内蒙古）

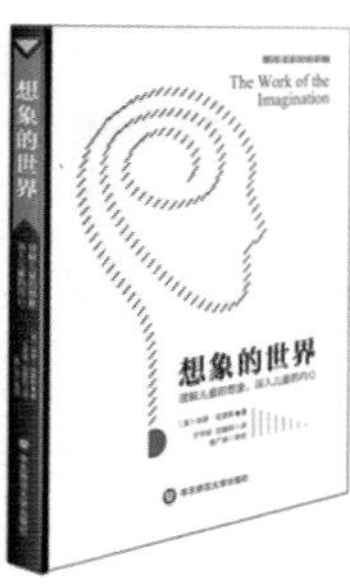

《想象的世界》

这是一本充满趣味性、简单易读的关于儿童想象力的书，作者是当今最杰出的一位发展心理学家。作为一本具有独创性的书籍，作者带我们开始了一段通往想象力的奇幻旅程。他向我们揭示了在幼儿和成人阶段，世间万物、想象力以及魔法的结合，是怎样促进人类本质形成的。

作者：保罗·哈里斯
华东师范大学出版社出版
定价：25.00 元

以下50名获 《想象的世界》

陈应济 方崇贵 耿德付 郭和新 （安徽） 陈亚琴 （北京） 江礼钰 林登供 林时辉
（福建） 焦　钢 （甘肃） 陈伟英 赖雨桐 刘婉华 （广东） 敖崇一 金　浩 （湖北）
郭少鹏 （湖南） 聂玉清 （吉林） 费英平 符兴国 胡小龙 李柏茂 林文燕 浦天昱
（江苏） 汪熙明 李剑芬 彭瑞鹏 （江西） 常雅芹 单桂英 裴荣光 （辽宁） 付汝华
郭淑琴 牛卫东 （山东） 胡云娣 （陕西） 曹鸿福 曹康丽 陈乐康 陈振良 范钦瑜
顾维佳 韩莉红 楼正民 罗南蔚 （上海） 李　珅 （天津） 董宝森 周　芝 （新疆）
李芳连 （云南） 倪孔勉 （浙江） 方　明 （重庆） 常继胜 刘亮喜 马彩云 （内蒙古）

以下50名获《细说中老年健康长寿 202 个细节》

王礼常 曾金标 （安徽） 王锦芳 （北京） 许文康 （福建） 谭艳娜 于桂芳 张小菲
（广东） 丘日东 （广西） 任秀琴 吴天鹏 朱桂芬 （河北） 俞善行 （湖北） 陶玉林
张心平 张燕青 周生大 （江苏） 熊乐琳 （江西） 孙乃武 岳鉴清 郑国英 赵业成
（辽宁） 吴桂发 （青海） 任仲萍 孙信德 赵杰章 （山东） 张志敏 （山西） 杨笃生
杨小敏 杨信华 （陕西） 沈瑞林 盛文娟 孙叔贤 田文慧 谢敏敏 徐冠南 俞　真
张天凤 周锡琴 奚胜宝 （上海） 唐廷元 （四川） 吴　东 曾　勤 （新疆） 杨和平
（云南） 沈爱忠 王均灿 王　敏 叶文慧 （浙江） 王　东 （重庆）
闻克勤 夏希兰 （黑龙江）

《细说中老年健康长寿 202 个细节》

《细说中老年健康长寿 202 个细节》讲述中老年人在养生保健方面经常遇到的，亟需解决的各种问题，旨在帮助中老年人增强自我保健意识，力求为中老年人提供系统、科学、实用的养生保健知识，是中老年人健康养生必读之书。

编著：陶红亮　徐　山
上海科学技术出版社出版
定价：29.80 元

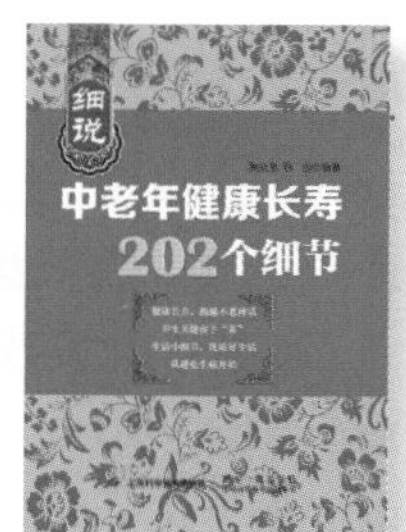

幸运的获奖读者，恭喜您！

没有获得"年初奖"的读者，也不要太失望。你们还有机会在 2015 年年底参加"年末奖"抽奖活动，也有丰厚礼品等着您！请还未汇出订阅单据的读者也不要放弃机会。

邮寄地址：上海市钦州南路 71 号《大众医学》读者健康中心　邮政编码：200235　传真：021－64845062

近年来，以宫颈癌、子宫内膜癌、卵巢癌为代表的妇科恶性肿瘤的患病率呈上升趋势，严重威胁女性健康。众所周知，决定恶性肿瘤预后的关键因素在于能否早发现、早治疗。而要达到这一目标，坚持定期体检，一旦出现“报警”症状，及时就医，就显得尤为重要。然而遗憾的是，在现实生活中，不少女性朋友因为害怕、害羞或怕麻烦，轻易放弃了体检，或因为体检项目“不对路”而错过了发现和干预肿瘤的最好时机，抑或是因为对肿瘤发出的“预警信号”认识不够，耽误了治疗，以至于被确诊时，肿瘤已是中晚期，预后不佳，非常可惜。

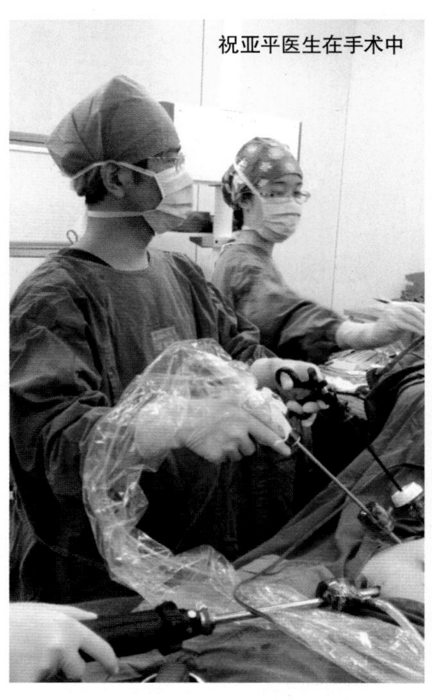
祝亚平医生在手术中

体检+自查：将妇科肿瘤消灭在萌芽中

上海交通大学附属第一人民医院
妇产科主任　祝亚平

宫颈癌

报警症状：接触性出血。

宫颈癌是最常见的妇科恶性肿瘤，好发于年轻女性。中国子宫颈癌的发病率约 8/100 000，每年新发子宫颈癌患者约 5 万人。宫颈癌早期常表现为接触性出血，即性生活后出现阴道流血；中期，常表现为不规则阴道出血；晚期，可出现阴道排液，以及尿频、尿急、输尿管梗阻等肿瘤累及周围组织的症状。因此，有性生活史的女性朋友一旦出现同房后阴道出血，应提高警惕，及时去医院就诊。

体检项目：宫颈液基薄层细胞学检查（TCT）+ HPV检测（高危型）

大量研究发现，宫颈癌的发生与 HPV 感染的关系非常密切，90% 以上的宫颈癌伴有高危型 HPV 感染。HPV 是人乳头瘤病毒的英文缩写，主要感染人的皮肤或黏膜上皮细胞，引发感染部位的良、恶性病变。目前，HPV 感染率逐年上升，是我国主要生殖道感染性疾病之一，中西部地区多见，好发年龄在 16~35 岁，主要传播途径是直接性接触传染。由于 HPV 各亚型的致病力和致癌危险性不同，故将 HPV 分为低危型和高危型两大类。高危型 HPV（主要指 HPV16 和 HPV18）除可引起外生殖器疣及子宫颈上皮内瘤变（CIN）外，还会引起外生殖器癌和宫颈癌。目前建议，有性生活的女性应每年去医院做宫颈液基薄层细胞学检查（TCT）+ HPV 检测（高危型）。若两项检查连续三年均为阴性，可隔 3 年再检查；若两项检查中有一项为阳性，宜行阴道镜检查。若阴道镜检查无异常，每年复查一次；若阴道镜检查发现异常，应进一步做宫颈活检，以明确是否存在宫颈癌或癌前病变。如果宫颈活检发现有癌前病变，需要进一步做宫颈锥切术，后者既是一种手术，也是一种诊断方法。TCT+HPV 检测，阴道镜检查，宫颈活检术是宫颈癌的“三阶梯筛查法”。

特别提醒

尽管 HPV 感染是宫颈癌的主要致病因素，但并不能把 HPV 感染和宫颈癌画等号。实际上，在有性生活的妇女中，HPV 感染率高达 20%，但却只有少数妇女发生了宫颈癌。多数妇女在感染 HPV 后，身体的免疫力能够把 HPV 清除，不会发生宫颈癌。只有在免疫力低下、无法把 HPV 清除出体外的情况下，才会造成 HPV 持续感染。若感染持续存在，则可能经历潜伏感染期、亚临床感染期、临床症状期和 HPV 相关的肿瘤期四个阶段，历时 10~20 年。

子宫内膜癌

报警症状：不规则阴道出血，特别是绝经后阴道出血。

子宫内膜癌是发生于子宫内膜的一组上皮性恶性肿瘤。近年来，子宫内膜癌的发病率也有增加趋势，仅次于宫颈癌，居女性生殖系统恶性肿瘤的第二位。与宫颈癌相反，子宫内膜癌高发于中老年女性，尤其是50~55岁围绝经期的女性，肥胖者居多。子宫内膜癌早期常表现为不规则阴道出血，常为少量至中等量出血。

体检项目：妇科超声，必要时诊断性刮宫

女性应坚持每年去医院做一次妇科超声检查，观察子宫内膜厚度、有无新生物等，排除子宫内膜癌。当出现不规则阴道出血，尤其是绝经后阴道出血时，应行诊断性刮宫。很多女性对刮宫抱有恐惧感，不愿意接受。实际上，这是兼具止血和诊断功能的方法。将刮宫后的子宫内膜送病理检查，可以明确是否为癌；而对阴道大量出血或出血淋漓不净的患者而言，刮宫还可以起到止血的作用。

特别提醒

目前认为，子宫内膜癌的发生与雌激素的关系较为密切。任何原因导致的体内雌激素水平过高，如内分泌失调、多囊卵巢综合征、过度肥胖、绝经后雌激素替代治疗，以及服用含有雌激素的保健品等，均有可能刺激子宫内膜不断增生，进而诱发癌变。

值得一提的是，正常情况下，女性体内的激素呈周期性变化。在月经周期的前半段，雌激素逐渐上升，直至排卵期达顶峰；排卵后，孕激素逐渐上升，对雌激素起拮抗作用；若未受孕，则体内的雌、孕激素水平逐渐下降，直至月经来潮时到达最低点。围绝经期女性往往存在无排卵的现象，由于体内无孕激素拮抗，雌激素持续刺激子宫内膜增生，会为将来发生癌变埋下隐患。因此，围绝经期女性若出现月经异常，不应放任不管，而应去医院就诊，在医生指导下补充孕激素，促使月经周期规律，并预防子宫内膜癌的发生。

卵巢癌

报警症状：不明原因腹痛、腹胀。

卵巢癌多见于中老年女性，发病率仅次于宫颈癌和子宫内膜癌，但死亡率却位列妇科肿瘤的首位。卵巢癌的病因尚未完全明确，可能与生育次数少等因素有关。

卵巢癌起病隐匿，早期几乎没有不适症状，即便少数患者有腹痛、腹胀等不适，也很难联想到是卵巢出了问题。而当出现持续性腹痛、腹胀、腹部包块等症状时，病情已属中晚期。由于难以被早期发现（70%的卵巢癌患者是晚期），故卵巢癌患者的平均生存时间仅为23个月。

体检项目：妇科超声+肿瘤标志物

女性应坚持每年做一次妇科超声检查和肿瘤标志物检测（尤其是CA125、CA199、HE4），以便早期发现异常，尽早处理。需要注意的是，影像学检查无异常，但肿瘤标志物水平偏高者，千万不可掉以轻心，应缩短复查间隔时间（每1~2个月），以免漏诊。

特别提醒

手术是治疗卵巢癌的最好方法。卵巢良性肿瘤，如卵巢囊肿等，若阴道超声提示囊肿直径大于5厘米，随访2～3次后无缩小，应尽早手术。直径小于5厘米的卵巢囊肿，特别是透声好的囊肿，一般考虑是生理性的，可随访观察。PM

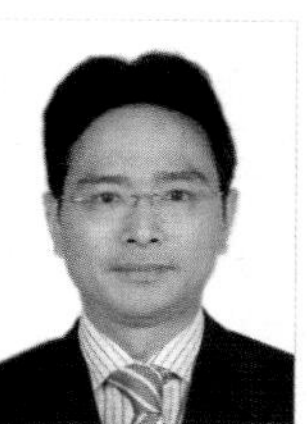

专家简介

祝亚平 上海交通大学附属第一人民医院妇产科主任、教研室副主任、硕士生导师，上海医学会妇科肿瘤学分会委员兼秘书、妇科腔镜学组委员。擅长各种妇科肿瘤的微创手术、化疗和肿瘤预防工作，对子宫颈癌保留神经广泛根治术和个体化手术方案的制定有深入研究。对深部子宫内膜异位症、异位妊娠的早期诊断，以及子宫切口妊娠的诊治，亦有丰富经验。

专家门诊：周二下午、周五上午（第一人民医院北院）
周二上午（上海国际医学中心）

近年来，随着高血压、糖尿病的高发，因脑出血、脑梗死导致肢体偏瘫的患者越来越多，且发病年龄越来越早，30多岁发生脑出血、脑梗死的患者不在少数。此外，还有不少因交通事故导致脑外伤而发生偏瘫的患者，也以中青年人居多。偏瘫以后，不仅患者自身的生活质量大大下降，无法正常工作和生活，对家庭和社会也是沉重的负担。

偏瘫新疗法：外科手术

上海交通大学医学院附属同仁医院
功能神经外科主任 孙成彦

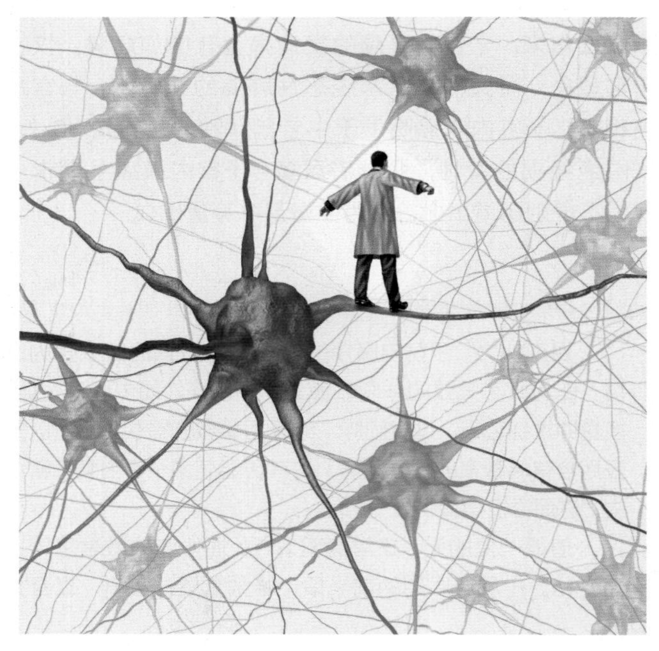

“拯救”偏瘫肢体：并非只有“功能锻炼”一条路

在偏瘫早期，患者的肌力、肌张力下降，甚至完全瘫痪；后期，随着脑功能的恢复，偏瘫肢体的肌张力逐步升高，直至过度升高，肌肉持续收缩导致关节变形，严重影响肢体功能。很多人认为，肢体偏瘫了，只能通过不断进行康复训练加以改善，力争恢复部分肢体功能。近年来的研究发现，脑血管病、脑外伤导致的肢体偏瘫与脑瘫的病理过程高度相似，用于治疗脑瘫患者的外科手术方法同样可以用来治疗偏瘫患者。

外科手术：帮助偏瘫肢体恢复功能

传统的脑瘫手术主要在肌肉、肌腱和软组织层面开展，通过矫正肢体畸形来恢复部分肢体功能，效果有限。近年来，脑瘫的外科治疗理念发生了很大变化，不再像过去那样追求100%的解剖复位，而是以“在保留肢体运动功能的基础上争取解剖复位”为主要目标，在“功能神经层面”展开。主要手术方法包括：功能性选择性脊神经后根部分离断术、选择性周围神经部分离断术、颈动脉外膜交感神经网剥脱术等。这些手术需要在电生理设备的配合下，开展功能层面的神经切除，切多少、切到什么程度，都在设备的监测下进行，可以避免传统手术的主观性和随意性，能够最大限度地保留患肢的感觉功能和运动功能，且不容易复发。不过，由于该技术相当复杂，对医生的专业要求非常高。

针对偏瘫患者，同样可以采用上述“功能神经层面”的手术方法，切除部分支配肌肉的神经，在保留感觉功能的前提下，降低偏瘫患者过度增高的神经肌肉兴奋性，使发生痉挛的肌肉松弛下来，促进肢体运动功能，尤其是精细动作的恢复。存在关节畸形的患者，可以通过二次手术，将关节恢复至正常解剖结构，使患者得以重新回归社会。

目前认为，偏瘫患者的最佳手术时机为起病后1~2年内。当然，并非所有偏瘫患者都适合手术治疗。目前认为，肌张力3级以上、肌力3级以上、平衡功能良好、全身状况较好的中青年患者，手术康复效果较好。PM

特别提醒：治疗偏瘫，别轻信江湖游医

“祖传秘方，一帖治愈偏瘫”“干细胞治愈偏瘫”，我们经常能在网络、报纸、电视上看到一些缺乏医学理论根据、过度夸大疗效、误导患者的虚假广告。实际上，迄今为止，医学界还没有一种能够治愈偏瘫的“补脑药”“特效药”，在医生指导下进行科学、规范的治疗和康复训练，才是正确的选择。

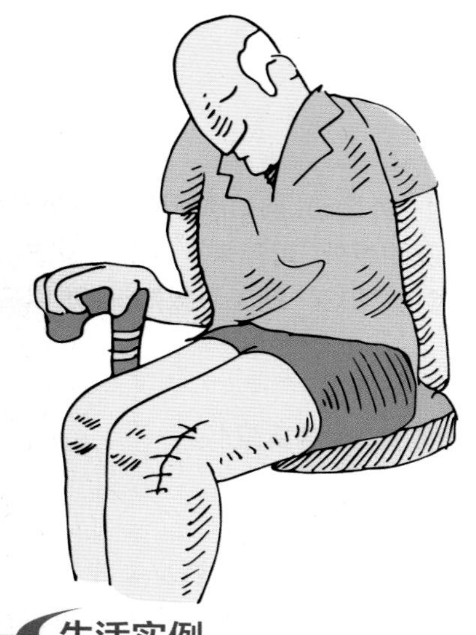

瘢痕会癌变吗

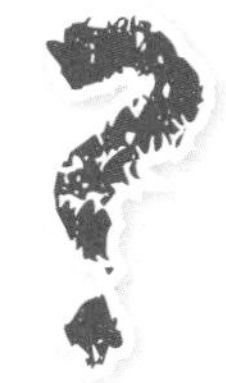

上海交通大学医学院附属第九人民医院
整形外科副教授　武晓莉

生活实例

王老伯今年67岁。3岁那年，一场意外使王老伯的双腿被烧伤，经过治疗虽然保住了双腿的功能，但留下了难看而瘙痒难忍的瘢痕，持续的瘙痒使他不得不经常搔抓，严重影响了王老伯的生活质量。最近，王老伯发现膝关节处的瘢痕时有破溃、感染，经久不愈，形成一个溃疡面。去医院就诊，医生根据王老伯的病情，切除了一小块瘢痕组织进行病理检查，结果发现王老伯此处的瘢痕已经转变成“瘢痕癌”。王老伯很疑惑，瘢痕也会变成癌症？该怎么预防、发现和治疗瘢痕癌呢？

瘢痕癌，顾名思义，是发生于瘢痕组织的癌症。瘢痕癌是在皮肤瘢痕或瘢痕疙瘩形成基础上逐渐病变发展而成的，多由于瘢痕奇痒无比，经患者搔抓、摩擦致瘢痕反复破损和糜烂，在短则几年，长则几十年的过程中形成经久不愈的溃疡恶变而成。

3类瘢痕更易“癌变”

一般地说，皮肤浅表损伤造成的瘢痕不容易癌变，容易发生癌变的瘢痕多见于以下3种情况。

❶ **较深的烧伤后萎缩性瘢痕** 此类瘢痕多见于老年人，好发于肢体，常位于关节毗邻部位。此类瘢痕组织质地脆弱，缺乏弹性，在关节活动牵拉过程中，可致瘢痕表皮破裂，反复出现感染，经久不愈。

❷ **增生性瘢痕** 大多数增生性瘢痕瘙痒难忍，经患者反复搔抓破溃、感染。

❸ **瘢痕疙瘩或长期不愈的创面、窦道、溃疡** 经常发生感染的瘢痕疙瘩，手术或创伤造成的长期不愈的创面或慢性窦道、瘢痕皮肤溃疡等。

临床上，瘢痕癌并非罕见，单就烧伤后导致的瘢痕癌而言，国内文献已有不少报道。统计亦证实，烧伤后导致的瘢痕癌占皮肤癌的11.8%，占同期收治烧伤后畸形患者的1.74%。随着生活和医疗水平的提高，烧伤后瘢痕常能够得到及时治疗，瘢痕癌的发病率已大大低于从前。一般地说，烧伤后瘢痕的急性癌变发生在3～12个月，慢性癌变发生在长期不愈的深2度瘢痕，或创面已愈合却时有破溃的挛缩性瘢痕。

瘢痕癌变后的表现

瘢痕癌位于瘢痕的表面，因溃疡的位置、形状及大小而异，溃疡中央高低不平，分泌物不多，因感染不同的细菌而呈现不同的颜色。溃疡的边缘仍像瘢痕，多高于溃疡面，且增生增厚，溃疡的基底部也为瘢痕组织。瘢痕癌也可表现为开始时在瘢痕上出现的丘疹样小结，发痒，以后逐渐增大破溃，经久不愈，且溃疡分泌物逐渐增多、恶臭，触之易出血，外观如火山样或菜花样，伴明显坏死。

预防瘢痕癌，关注3点事项

在日常生活中，通过对瘢痕的合理护理，可以早期预防瘢痕癌。

❶ 患者应尽量选择纯棉的内衣制品，减少机械、化学、热力等对瘢痕的刺激。尽量避免瘢痕组织反复受到牵拉、摩擦，或破溃、感染发生。

❷ 切记不要反复搔抓瘢痕。尽量避免因采用手术、激光、冷冻、放射、皮肤移植等治疗方法造成病理性瘢痕反复复发。

❸ 积极治疗已发生溃疡的创面、反复感染的瘢痕；及早手术切除不稳定瘢痕和慢性感染窦道；及早治疗病理性瘢痕，使瘢痕免受长期刺激和反复损伤，阻止慢性溃疡发生。

虽然瘢痕癌发生率较低，但医患双方不能因此而疏忽大意，需要密切关注以上提到的各种容易发生癌变的情况，特别是易受到牵拉刺激的关节部位的瘢痕、奇痒的瘢痕、长期不愈的瘢痕创面、经常发生感染的瘢痕等。PM

瘢痕癌治疗原则

瘢痕本身血运差，淋巴循环也差，成为一种天然保护屏障，癌细胞不易转移。根治性手术切除是瘢痕癌的首选治疗方案，大部分癌变通过扩大切除可达到根治的目的。

"驴友"一词最初源自网络，借用"旅"的谐音，意指像驴子那样吃苦耐劳，是对户外运动、自助旅行爱好者的称呼。可是，在多数人眼中，与这一群热爱或挑战大自然的"驴友"相关联的往往还有频发的意外。近年来，"驴友"发生的意外事故，如走散迷路、摔下山崖、雪山遇险等的数量只增不减。究其原因，参与探险的"驴友"缺乏急救知识、难以应对意外事件，恐怕是无法回避的原因之一。

为什么"驴友"遇险后的急救特别困难？这可能与他们"特别"的"驴途"有关：

1."驴友"所经地基本是穷乡僻壤，"前不着村，后不着店"，想要获取普通救援物资，困难重重；

2.因为地处偏僻，"驴友"常无法接收到手机信号，可谓"叫天天不应，叫地地不灵"；

3."驴友"身边只有同伴，很难及时找到医生或救护人员；

4."驴友"多要一路背着帐篷、衣物，甚至好几天的粮食，没有多余的空间和精力携带其他急救物资。

那么，"驴友"如遇紧急情况，就真的"无计可施"吗？未必。在没有专业人员及缺乏急救器材的情况下，可以利用现场资源就地取材，做好自救互救。让我们模拟"驴友"可能遇到的几种紧急突发状况，试着帮他们寻找身边的急救物资，应付可能发生的紧急情况。

就地取材DIY 急救遇险"驴友"

本刊记者/寿延慧
支持专家/上海市红十字培训交流中心副主任　姚月琴

紧急状况一：创伤出血

在各种突发创伤中，常有外伤出血的紧张场面。有效地止血可以减少出血，保存伤员的有效血容量，防止其发生休克。

止血常用的材料有无菌敷料、创可贴、止血带等。敷料用以覆盖伤口，为无菌敷料，目的是控制出血，保护伤口，预防感染。当一般的止血方法不能止血时，可用止血带止血方法。即便现场救护条件较差，想用合适的材料做到有效止血，也并非不可能。

就地取材

敷料：干净的毛巾、衣物、布料、餐巾纸、卫生巾、手绢、三角巾等

止血带：三角巾或围巾、领带、绷带、毛巾、平整的衣物

其他辅助器材：竹棍、木棍、笔、勺等

使用方法

● **压迫止血方法**　适用于出血量少的表浅伤口出血，将足够厚度的无菌敷料覆盖在伤口上，如身边没有无菌敷料，可以就地取材，用干净的毛巾、衣物、布料、餐巾纸、卫生巾等替代，覆盖面积要超过伤口周边至少3厘米。加压包扎止血适用于全身各部位的小动脉、小静脉、毛细血管出血。用敷料或洁净的毛巾、手绢、三角巾等覆盖伤口，用手施加压力直接压迫，再用绷带、三角巾等包扎，以达到止血的目的。当伤口有异物，如扎入身体、导致外伤出血的玻璃片等，应保留异物，并在伤口边缘将异物固定，然后用绷带加压包扎。

● **止血带止血方法**　当四肢有大血管损伤，或伤口大、出血量多时，在其他止血方法达不到止血目的情况下，可临时使用止血带止血。止血带可用三角巾或围巾、领带、毛巾、手绢、布料、衣物等折成三指宽的宽带代替。在上臂上1/3段或大腿中上段垫好衬垫（绷带、毛巾、平整的衣物等），将制好的布料带在衬垫上加压绕肢体一周，两端向前拉紧，打一个活结；取绞棒（竹棍、木棍、笔、勺把等）插在最外圈的布料带中，提起绞棒绞紧，将绞紧后的棒的一端插入活结小圈内固定，最后记录止血带绑扎的时间。

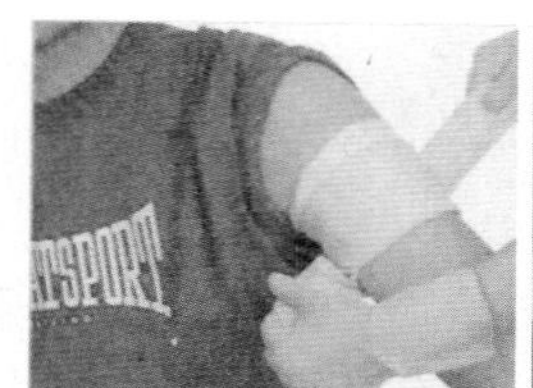

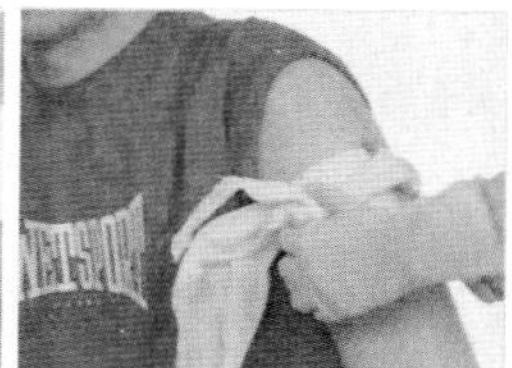
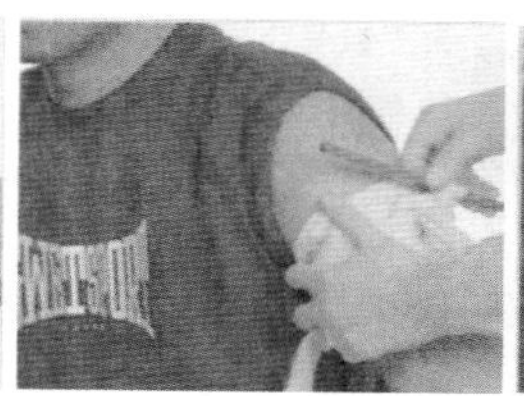
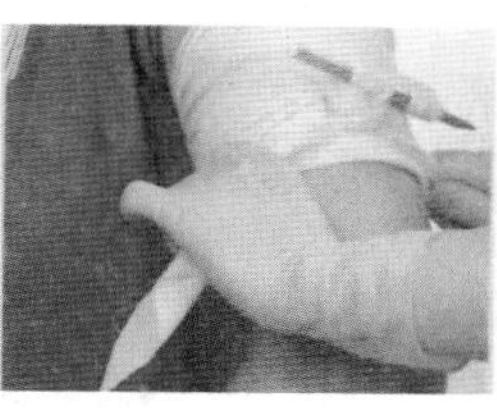
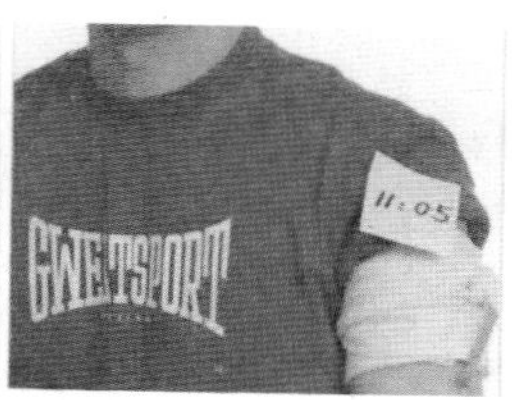

绑紧布带——> 打活结穿绞棒——> 绞紧——> 固定绞棒——> 标时间

特别提醒

● 严禁使用电线、铁丝、绳子等过细且无弹性的物品充当止血带，因为这些物品不仅止血效果不理想，而且容易损伤皮肤，给日后的治疗和康复带来麻烦。

● 布料止血带没有弹性，很难真正达到止血目的，如果过紧会造成肢体损伤或缺血坏死。因此，仅可谨慎且短时间使用。

● 放置止血带的部位要正确，上肢在上臂的上 1/3 处，下肢在大腿中上部。

● 放置止血带的部位要有衬垫，且松紧适宜，观察伤口从喷血、流血变成滴血即可，万万不能一点血不滴。

● 记录绑扎止血带的时间，每隔 40~50 分钟放松 3~5 分钟，放松时要用上述直接压迫法止血。

紧急状况二：骨折

骨折在登山等“驴行”中常发生，采用正确良好的固定材料和方法能迅速减轻伤员的疼痛，减少其出血，防止损伤脊髓、血管、神经等重要组织，同时也是搬运病员的基础，有利于将其转运后进一步接受治疗。骨折后如不加以固定，在搬运过程中，骨折端会刺破周围的血管、神经，甚至造成脊髓损伤、截瘫等严重后果。

身体各部位骨折时所采用的固定方法和固定器各不相同。但是，“驴途”中“驴友”哪会随身携带这些专业设备和材料啊！别急，我们可以用身边的资源现场制作。

1. 颈椎骨折

头部朝下摔伤后颈部剧烈疼痛，严重者可同时伴有四肢瘫痪，应考虑有颈椎损伤，要立即固定。

就地取材
颈托：报纸、毛巾、衣物等，或沙袋、米袋
木板：表面平坦的木板、床板

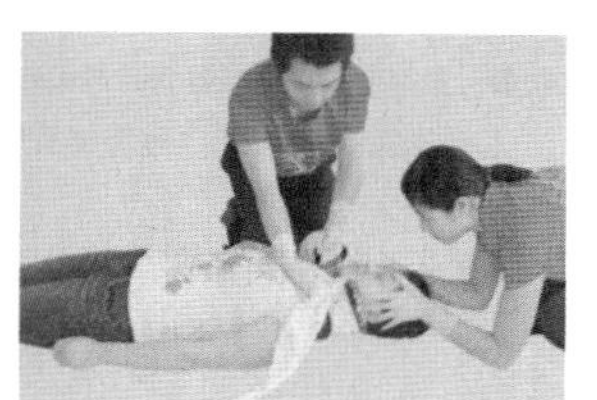
自制颈套固定

使用方法

● **颈托固定法** 颈托为颈部固定器，目的是尽量制动受伤颈部，保护受伤的颈椎，使其免受进一步损害。现场可用报纸、毛巾、衣物等卷成卷（颈套），从颈后向前围于颈部，颈套粗细以围于颈部后限制下颌活动为宜；也可在伤员颈部两侧放置装有沙子或米粒的小袋子，固定颈部。

● **木板固定法** 可临时用一长、宽与伤员身高、肩宽相仿的木板或床板作固定物，并作为搬运工具；将伤员的头颈部与身体保持在同一轴线时侧翻，放置木板；将伤员平移至木板上；头颈部、足踝部及腰后空虚处垫实；双肩、骨盆、双下肢及足部用宽带固定于木板上；双手用绑带固定放于身体前方。

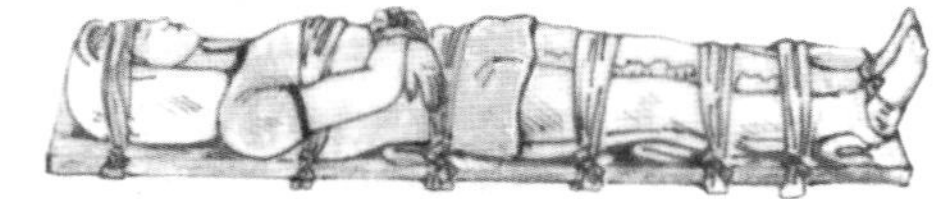
木板固定

特别提醒

固定动作要轻柔，避免运输途中颠簸、晃动。搬运器材一定要为硬质材料，采取原木搬运方法。

2. 前臂骨折

就地取材：杂志、书本、衣服等

使用方法

用杂志或书本垫于前臂下方，超肘关节和腕关节，用布带捆绑固定；上肢屈肘，用衣服吊于胸前；指端露出，检查末梢血液循环。

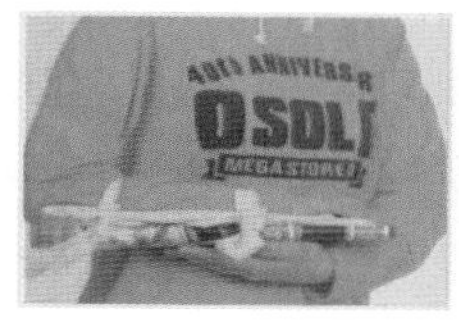

杂志固定

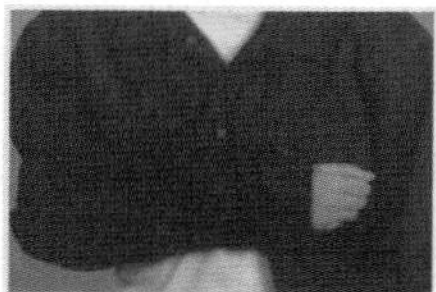
衣服固定

紧急状况三：搬运护送伤员

搬运、护送似乎是件简单的事情。然而，事实并非如此。如果搬运、护送不当可能会使危重伤员在现场的救护前功尽弃。

担架是现场救护搬运中最方便的用具，2~4 名救护员按救护搬运的正确方法将伤员轻轻移上担架，做好固定。体积这么大的担架器材确实不太可能随身携带。但是“驴友”也不必担心，我相信你身边有物资可以用来自制担架。

就地取材：床单、被罩、雨衣、木棒、绳索、衣物等

使用方法

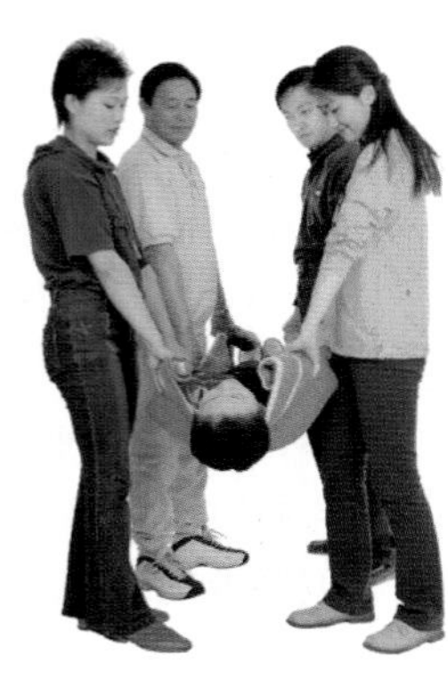

● **毛毯担架** 用毛毯作为担架，也可用床单、被罩、雨衣等替代。毛毯担抬法适用于伤员无骨折而伤势严重、所处空间狭窄时。将毛毯卷至半幅放在地上，卷边靠近伤员；4 位救护员分别跪在伤员的头、肩、腰、腿部一侧，合力将伤员身体侧翻，并使毛毯卷起部分贴近其背部；将伤员轻轻向后翻转过毛毯卷起部分，置其为仰卧位；将毛毯两边紧紧卷向伤员，贴近其身体两侧；4 位救护员分别抓住卷毯，与伤员的头、腰、髋、膝处持平；救护员同时合力，抬起伤员。

● **绳索担架** 用两根木棒，将坚实的绳索交叉缠绕在两根木棒之间，端头打结系牢。

● **衣物担架** 用木棒两根，将大衣袖向内翻成两管，木棒插入内，衣身整理平整。

一般情况下，伤员多采取平卧位，有昏迷时，头部应偏于一侧，有脑脊液耳漏、鼻漏时，头部应抬高 30 度，防止脑脊液逆流和窒息。简易担架上要先垫被褥、毛毯等，防止皮肤被压伤。在颈部、腰部、膝部、踝下的空虚处，应用衬垫、衣服等垫起。

特别提醒

搬运护送时，伤员的体位要适宜、舒服，使其脊柱及肢体保持在一条轴线上，防止损伤加重；搬运时动作要轻巧、迅速，避免不必要的振动，注意其伤情变化，并及时处理；不要无目的地移动伤员。骨折伤员不宜用以上方法进行搬运。

Tips

上述就地取材的急救方法仅在无医疗机构和医疗设备时作应急之用，而且所述方法较为简单。各位“驴友”应在日常生活中尽可能多地积累急救方法，以备不时之需。如想掌握详细专业的急救方法，可咨询当地的红十字会，接受急救培训，培训内容包括心肺复苏、止血、包扎、逃生技能等。

紧急状况四：被蜂蜇伤

首先要分辨蜇伤你的是什么种类的蜂，是黄蜂、蜜蜂，还是虎头蜂。不同蜂种的毒性有很大的差异，如虎头蜂、黄蜂的毒性较大，蜜蜂则较小。不要对黄蜂的蜂巢轻举妄动，如不幸被其蜇伤，应立即去医院诊治。

被蜜蜂蜇伤多发生于山野，远离医疗场所，常得不到及时的救助。蜜蜂的毒刺上有倒刺，被蜇后应首先检查有无滞留于皮肤内的毒刺。如皮肤内有毒刺，应立即用胶布粘贴后揭起，或用镊子将刺拔出。如扎入的毒刺还附有毒腺囊，则不能用镊子夹取，因为仅拔除蜂刺，毒腺囊仍会留在皮肤内，不能彻底将其清除干净。只能用尖细的刀或针头挑出毒腺囊及毒刺。但是，“驴友”通常不会备齐那么细小的工具，如果身边没有可以挑出毒腺囊的工具，该怎么办?

就地取材：银行卡等硬物

使用方法

可用身边的银行卡等硬物轻轻刮去蜂刺和毒腺囊。一般采用该方法，被蜜蜂蜇后留有的毒腺囊即可被刮走。

特别提醒

切不可不拔蜂刺就盲目挤压毒腺囊，因其很容易在体内扩散吸收。

紧急状况五：被蛇咬伤

如果你被蛇咬伤，第一反应是什么？没错，确定它是不是毒蛇。所以，鉴别毒蛇和无毒蛇非常重要。简单地说，除了看蛇的外形，还要看其牙痕。毒蛇头部多呈三角形，身体有彩色花纹，尾短而细，被其咬伤后除有细小牙痕外，还有2~4个较大而深的毒牙痕；被无毒蛇咬伤，仅有成排的细小牙痕。

“驴友”常途经偏僻的郊区、农村，有可能遇到蛇。如不幸被毒蛇咬伤，又远离医疗机构，有没有应急的方法？

就地取材：橡皮带或布带、塑料布、火柴

1.首先应远离毒蛇，放低伤肢（低于心脏）。

扫描二维码，收看真实户外救援故事《资深“驴友”小刀山坠崖，崎岖山路上艰难救援》。欲看更多故事，请根据二维码所载文章提示，关注“大众医学”微信专栏《驴行抢险24小时》。

2.没有止血带时，可用橡皮带或布带代替，在伤口近心端5~10厘米处绑扎，以阻断淋巴和静脉血流，每隔20~30分钟放松1~2分钟。

3.同时用清水或肥皂水反复冲洗伤口。

4.如伤者的伤口皮肤迅速肿胀，应立即进行抽吸。救护员口腔黏膜无溃破时，可先将塑料布垫在伤口上，再用口吸出，吸一口吐一口，边吸边漱口，反复进行。救护员口腔黏膜有溃破时，不可采用此法。可用吸乳器或拔火罐等反复多次吸引伤口。

5.可用火柴烧灼伤口，以破坏蛇毒。也可用利器在蛇咬伤后留下的牙痕上做1厘米的“一”字切口，以利于排毒。

6.尽早呼救，去往医院应用抗蛇毒血清。

特别提醒

被毒蛇咬伤后切忌惊慌、大声呼叫、奔跑，这样容易促使毒素吸收和扩散；不能饮酒，因酒能促进血液循环，加速毒素扩散。PM

坚果：最大众化的休闲食品（十三）

坚果是一类深受老百姓喜爱的休闲食品。市场上的坚果可谓林林总总，大家常吃的西瓜子、南瓜子、杏仁、腰果、榛子、核桃、松子、板栗、白果(银杏)、开心果、夏威夷果、花生、葵花子、巴旦木等均属此类。不同的坚果有各自的营养成分和保健功效，坚持每天一把坚果，将有助你的健康。

碧根果

✍上海市营养学会　蒋家騉

碧根果，又名美国山核桃、薄壳山核桃、长山核桃，或“长寿果”。到目前为止，碧根果都是野生的，还没有人工培育的品种。碧根果被公认为是无任何公害污染的天然绿色食品。碧根果，壳很脆，特别容易剥，核仁肥大，肉质介于大核桃与小核桃之间，口味香甜、酥脆可口，回味香浓。可以生食或炒食，也可制作各种点心。

保健功能 中医认为，碧根果有补肾健脑、补中益气、润肌肤、乌须发的功效。现代医学分析发现，碧根果油脂含量达 40%~50%，还含有丰富的蛋白质、胡萝卜素、钙、磷、铁、维生素 C、维生素 B_1、维生素 B_2、维生素 E 等。据测定，每千克碧根果仁相当于 5 千克鸡蛋或 9 千克鲜牛奶的营养价值。亚油酸是大脑重要的组成部分，碧根果所含脂肪的主要成分是亚油酸。碧根果食用后不但不会使胆固醇升高，还能减少肠道对胆固醇的吸收，并具有补脑益智的功效。碧根果还含有微量元素锌和锰，这些微量元素也是脑垂体的重要组成成分。常吃碧根果有健脑益智的作用，尤其对神经衰弱、失眠以及用脑过度者有益处。

选购须知 碧根果有大尖、中尖、小尖，大圆、中圆、小圆等品种。选购时，要选择干燥、饱满的，以个大圆整、壳薄、果肉白净、颜色均匀为佳品；发黑、瘪籽、泛油、粘手、有哈喇味，则为差品。碧根果大的，价稍贵一些，容易剥，口味更香；碧根果小的，肉质细腻。特别要提醒的是，市场上有的碧根果是用化工品奶精和香精浸泡过的，虽然感官性状更好，但对人有害无益。因此，要到正规的商店购买。

温馨提示 一般地说，碧根果人人均可食用。特别是肾虚、肺虚、神经衰弱、气血不足和脑力劳动者以及青少年、癌症患者，可以常食碧根果。每天吃碧根果 5~6 颗为好，吃多了会发胖。因为碧根果是高能量食物，所产生的能量是同等重量粮食的一倍。中医认为，碧根果性热，多食热性的食物易动火。凡阴虚火旺、痰热咳嗽、内热盛重、便溏腹泻及痰湿重者，暂时不宜服用。碧根果也不宜与白酒同食，因为两者均为热性食物，若同食，易致血热，甚至咯血，尤其是有咯血史者。另外，患有胆囊炎及胆结石者，也暂时不要吃。PM

1817年，瑞典化学家发现了一种新的元素，并以希腊月亮女神命名为硒（Se）。此后，人们研究发现，硒是人体必需的微量元素，不能自身合成，需要通过膳食获得，而膳食中的硒主要与人们的居住环境，如土壤中的硒含量有关。20世纪70年代，我国科学家发现，克山病地区的人群均处于低硒状态，大骨节病也与硒缺乏有关。补硒，可以改善克山病和大骨节病的临床症状。那么，硒在人体内具有哪些重要生理作用呢？

人体健康“硒硒”相关

南方医科大学南方医院营养科　关阳

❶ 抗氧化　研究表明，许多疾病的发病过程都与活性氧自由基有关，例如化学、辐射等引起的致癌过程，动脉硬化过程中的脂质过氧化，衰老的过程，白内障的形成，克山病心肌氧化损伤，慢性炎症，等等。硒是许多抗氧化酶的必需组成成分。硒缺乏会使这些抗氧化酶失去作用，从而降低人体对这些疾病的抵抗能力。

❷ 延缓衰老　随着岁月的流逝，身体内保持平衡的抗氧化状态能力减弱，人体正常细胞遭到破坏，免疫力降低，各种疾病，特别是慢性疾病增加。同时，随着年龄的增加，人体膳食摄入减少以及吸收改变，均使人体获得包括硒在内的抗氧化物质减少。因此，适当补充抗氧化物质硒，能增强机体抗氧化能力和免疫力，延缓衰老。

❸ 免疫作用　免疫系统通过产生活性氧杀灭入侵人体的微生物，但是，如果人体分泌过多活性氧，又会反过来破坏自身细胞，因此，人体既要有对付外敌的免疫系统，又要有保护自身的防御系统。硒在对外免疫与自身防御中起到平衡作用，研究发现，硒几乎存在于所有的免疫细胞中，得以维持细胞免疫和体液免疫功能，提高机体免疫力，起到预防疾病的作用。

❹ 抗肿瘤作用　研究发现，硒进入人体之后，与蛋白质结合组成的谷胱甘肽过氧化物酶、硫氧还蛋白还原酶等，可以阻断活性氧自由基产生，调节氧化还原系统，抑制肿瘤细胞生长。另外，脱碘酶还可以通过调节甲状腺素而影响肿瘤细胞生长，起到抗肿瘤作用。而在低硒状态下，硒蛋白合成受损，肿瘤细胞可“疯狂”生长。

❺ 维持正常的生育功能　硒与生育功能的研究大多是在动物体内进行的，人类相关报到较少。实验观察发现，硒缺乏可导致雄性大鼠、小鼠和猪不育，母羊不孕和母鸡产卵减少。近日有报道称，对有生育问题的男性进行临床研究发现，精子中硒含量降低与男性不育有一定关系。

此外，硒对甲状腺激素有调节作用。硒通过脱碘酶调节甲状腺激素水平，可对全身代谢及相关疾病产生影响，如碘缺乏疾病、克山病等。有研究报道指出，硒还可以控制病毒向致病性突变，并具有抵抗艾滋病等作用。

总之，硒在人体内有着重要的生理功能，平衡人体内的氧化还原反应，杀伤和抑制癌细胞，增强机体免疫力，提高机体耐受性。但是，需要注意的是，如果人体摄入过多的硒会出现硒中毒现象。因此，专家建议，人们可以从动物的内脏、海产类、谷物、奶类肉类食物中获得适量的硒。当然，也可在医生指导下补充高效、低毒的硒制品。PM

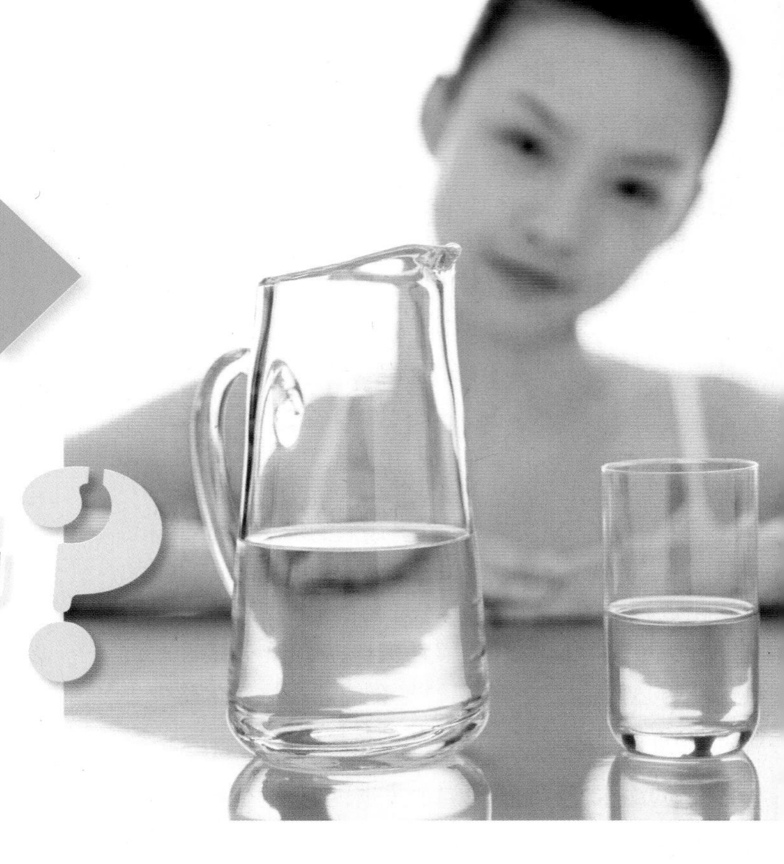

糖尿病患者：及时补水 你做到了吗？

于 康

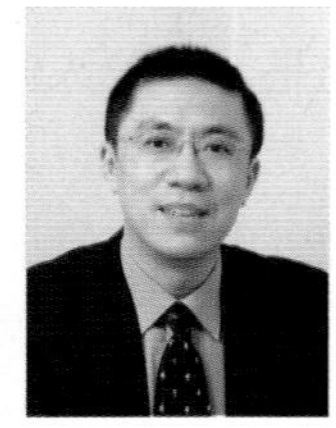

专家简介

于 康 北京协和医院临床营养科教授，硕士生导师。《中华临床营养杂志》副总编，国家卫生计生委营养标准委员会委员，中国营养学会理事，中华医学会肠外肠内营养学分会委员，中华预防医学会健康风险评估与控制专业委员会委员，北京营养师协会副理事长，中国医师协会健康管理及健康保险专业委员会常务委员。

水，生命之源

人对水的需要仅次于氧气。水以其特有的作用成为人类必需的七大营养素之一。如果将目光聚焦于水对糖尿病患者的益处上，我们可列出一个长长的“清单”：

- 水可以溶解多种营养素，利于其吸收、转运和利用，有助于维护糖尿病患者的营养。
- 水可以稀释血糖。
- 水可以稀释血黏度。
- 水可使含氮废物排出。
- 水有助于排便。
- 水可以“清洗”泌尿道，降低糖尿病患者发生泌尿系统感染或结石的风险。
- 水有助于糖尿病患者降低心血管疾病发生风险。

糖尿病患者易成为“缺水一族”

临床发现，糖尿病患者常常于不知不觉中，成为“缺水一族”。在高血糖状态下，不仅蛋白质、脂肪和糖代谢发生障碍，更有体内水代谢的紊乱。

● **留不住水** 因糖尿病患者血糖过高，机体要通过排出更多的尿液来排出更多的糖，同时也带走大量水。由此造成许多症状，如口渴、多饮、多尿等问题。

● **饮水不足** 很多老年糖尿病患者，由于大脑口渴中枢功能衰退，主动饮水能力降低，加之对多饮水存在种种顾虑，甚至人为减少饮水量，

人体“水”的进出量

水，每日摄入的三个来源：

1.饮水 每日1000~1500毫升。

2.膳食中所含水 每日1000毫升。

3.食物氧化后产生水。

水，每日排出的四条途径：

1.肾脏 每日尿液1000~2 000毫升，最少为500毫升，否则会影响代谢废物的清除，不能维持细胞外液成分的稳定性。

2.肠道 每日从粪便中排出水50~200毫升。

3.皮肤分泌 在气温较低时，每日有350~700毫升未被觉察的汗液分泌。在高温情况下，每日汗液排出量可高达数千毫升。

4.肺脏 正常人每日呼出水量达250~350毫升。

导致每日饮水量远远没有达标。

留不住，饮不足，两者共同作用，导致糖尿病患者成为“缺水一族”。

缺水危害不容小视

糖尿病患者处于缺水状态，加之肾脏调节水、电解质功能减低，血糖可能因此大幅度升高，导致血浆渗透压增高，其结果引起高渗性尿量增多，致使身体内的水分进一步丢失，形成恶性循环，严重者可发生休克。

更有甚者，由于脑细胞脱水、脑供血不足，可发生精神症状，如表情迟钝、神志恍惚、烦躁或淡漠，造成所谓的“糖尿病非酮症性高渗综合征”，严重者可发生昏迷甚至死亡。

走出“怕饮水”的误区

有的糖尿病患者害怕饮水。在他们看来，“多饮”是糖尿病的一种症状，还会造成“多尿”。因此，为了“控制糖尿病”，在饮食控制的同时，也有意识地减少饮水。其实，这是一种误解。它恰恰颠倒了“多饮”和“多尿”的关系。糖尿病患者的多饮是由于血糖浓度过高，迫使身体增加尿量，以排出过多的糖分；而尿排得多，身体丢失水分过多，不得不多喝水，这是身体的一种自我保护措施。简而言之，糖尿病患者是“多尿”引发“多饮”，而非“多饮”导致“多尿”。

糖尿病患者如果没有肾脏、心脏疾病等问题，也不存在水肿及其他限制饮水的情况，要多饮水，每日保证6～8杯水(1 500～2 000毫升)。同时，注意养成定时饮水的好习惯，尤其在夏日，不要等到渴了再喝。当糖尿病患者伴有慢性肾功能衰竭或心功能不全时，应根据医生的建议适量限制饮水，防止体内存水过多而加重机体负担。

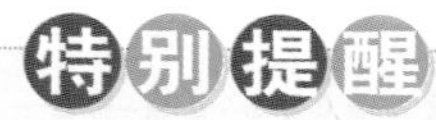

糖尿病患者每天不能忽视的两杯水

1.晨起一杯水

晨起饮水，目的是补充前一夜丢失的水，并稀释血液，降低血糖和血黏度，这对于糖尿病患者来说有特别的意义。研究表明，白开水是承担这一任务的最佳选择。任何含盐、糖、油或兼而有之的饮品，不论浓度高低，都不能起到白开水的保健功效。相反，可能造成血液的进一步“浓缩”。

有些糖尿病患者习惯晨起喝一杯淡盐水，这样做没有必要。

正常生理情况下，人体对盐的需要量很小，仅为每日2~3克，自然饮食完全可以满足。如果没有大量出汗或其他特殊需要，没有必要喝淡盐水，特别是没有必要养成喝“淡盐水”的习惯。有时为了口腔消毒或缓解咽喉肿痛，用淡盐水漱口是一种有效的方法，但这与喝淡盐水不是一回事。

对健康人来说，增加盐的摄入量可能也会升高血压。不过，升高的结果还不至于造成血压“出界”。但是对糖尿病患者来说，可能是“雪上加霜”，会导致血压升高和血压波动。

清晨，是一天中血压最高、血黏度最高的时候。对伴有心脏病的糖尿病患者来说，清晨是病情波动的最危险时刻。因此，任何促使血压升高的因素都应避免，如喝淡盐水等。

2.睡前一杯水

睡前喝一杯温水，约200毫升，不仅可以补充晚间对水的需要，而且可以降低血黏度，维持血流通畅，防止血栓形成。

脑血栓的发病时间多在清晨至上午期间，血黏度增高与脑血栓的发生有一定的关系。血黏度在一天之中不停地变化着，并有一定的规律：早晨4~8时血黏度最高，以后逐渐降低，凌晨达到最低点，以后再逐渐回升，早晨再次达到峰值。

脑血栓发生的原因是多方面的，血黏度增高只是众多因素之一。但至少可以肯定，养成睡前饮水的习惯对预防脑血栓发生起到一定的作用，这对于老年糖尿病患者显得尤为重要。PM

表：常见食物含水量

食物名称	数量	近似含水量（毫升）	食物名称	数量	近似含水量（毫升）
米粥	50克	400	鸡蛋羹	1份	150
米饭	50克	80	煮鸡蛋	1个	25
面条(带汤)	50克	200	橘子	100克	60
面条(不带汤)	50克	100	苹果	100克	85
牛奶	1袋	200	香蕉	100克	77
馄饨	50克	350	梨	100克	89
饺子	50克	60	桃	100克	88
包子	50克	40	葡萄	100克	88
馒头	50克	25	西瓜	100克	90
			黄瓜	100克	96

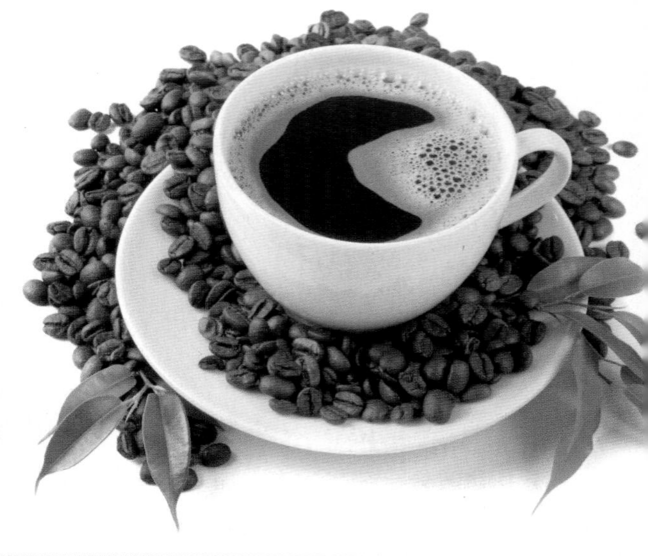

咖啡，让人欢喜让人忧

✍复旦大学公共卫生学院
营养与食品卫生学教研室
朱 奇　郭红卫（教授）

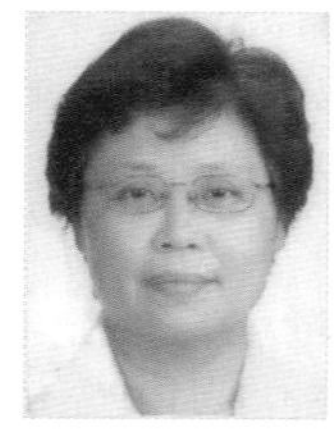

专家简介

郭红卫 复旦大学公共卫生学院营养与食品卫生学教研室教授，博士生导师。上海市营养学会理事长，中国营养学会秘书长、常务理事，中国学生营养与健康促进会理事，上海市学生营养与健康促进会副会长，上海市微量元素学会理事。

“咖啡”一词源自希腊语，意为力量与热情。如今，咖啡以其浓郁的芳香，成为世界上消耗量最大的饮料之一。众所周知，咖啡因是咖啡的主要成分，可以兴奋人体的中枢神经系统。近年来的研究发现，除了传统的提神醒脑作用外，适量喝咖啡还可以保护心血管和大脑，促进脂肪分解，预防2型糖尿病等。然而，喝咖啡有时也会遇到困扰……

困扰1：一喝咖啡就跑厕所，有时还伴胃痛

生活实例 小吴很喜欢喝咖啡，一闻到咖啡的香味就忍不住想喝一杯。但是，每次只要喝一杯咖啡，有时甚至还未喝完一杯，小吴就会产生便意。通常咖啡越浓，便意来得越快。有时喝得多了，他还会感到胃部隐隐作痛。但凡喝咖啡，必跑厕所，这让他很是烦恼。

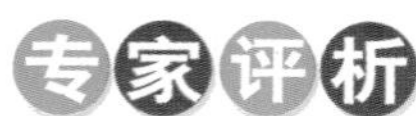

咖啡因通过兴奋中枢神经系统的迷走中枢，刺激迷走神经胃支，从而使胃酸分泌增加。此外，咖啡因还有利尿作用。像小吴这样一喝咖啡就感到胃肠不适的人，可能属于对以上作用比较敏感的体质，但也不排除本身有一些胃肠道疾患，例如浅表性胃炎、胃溃疡等，应前往医院检查确诊。

这类对咖啡因作用敏感的人，最好不要喝咖啡。如果确实想喝，刚开始一定要少量饮用，以不出现不良反应为宜，等饮用次数渐渐增多了，机体适应了以后，就不会再表现得那么敏感了。另外，有胃肠道疾患的人，不适合喝咖啡等刺激性饮品。

困扰2：喝咖啡不但不能提神，反而想睡觉

生活实例 小顾是名大三的学生，在大学三年的学习中，她常为了考试“临时抱佛脚”，熬夜看书，每次熬夜复习都令她感到痛苦，昏昏欲睡却又不能睡。她的室友用一杯接着一杯的咖啡来提神，但小顾喝咖啡，不但提不了神，反而更想睡觉。为什么在同一时间喝咖啡，有人精神百倍，有人却只想睡觉？

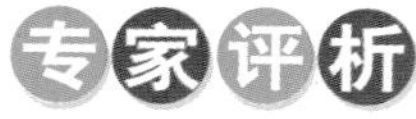

首先有一点要明确，当人体处于极度困倦疲劳的状态时，特别是脑力劳动者，即使喝再多咖啡，也起不到提神的效果。还有些人经常大量饮用咖啡，导致对咖啡的耐受性提高，所以咖啡对他们的提神作用很有限。有些人体内与咖啡因作用相关的受体比常人少，或受体与咖啡因的结合有障碍，例如利阿诺定受体、γ氨基丁酸受体、中枢腺苷A2A受体等，所以对咖啡因作用不敏感。此外，一些劣质的速溶咖啡，往往使用不合格的咖啡豆萃取还原，再加上香精等添加剂制成，虽然闻起来香，但并一定能起到提神的作用。

建议：

①如果是极度困倦和长期疲劳的人，应彻底休息，平时注意劳逸结合，调整好生活和工作的节奏，养成规律的生活习惯，注意营养均衡，多参加体育锻炼。②如果是少数对咖啡因不敏感的人，可以换其他的方式来提神醒脑，最好的方法是站起来运动。③尽可能选用品牌值得信赖的现磨咖啡煮着喝。

困扰3：喝咖啡后头晕恶心

生活实例 李先生爱喝咖啡，可是对于他而言，并非每次喝咖啡都是享受，因为他有时会感到头晕，甚至出现恶心感。李先生不明白，喝咖啡为什么会导致头晕、恶心呢？

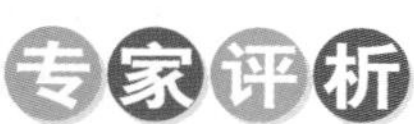

咖啡中的咖啡因会促使人体中枢神经兴奋，有的人因对咖啡比较敏感，或者摄入量较大时，就会出现头晕、恶心的表现。咖啡因刺激交感神经后，会降低食欲，而且空腹时的胃比较脆弱，如果是在晚上熬夜时空腹喝咖啡，很容易出现头晕、恶心的症状。此外，咖啡中的咖啡因等成分还会迅速降低血糖浓度，也可能会引起头晕。

像李先生这样的情况，应该控制咖啡的摄入量，以不出现头晕、恶心等不良反应为适。餐后胃液分泌增加，此时喝咖啡对消化有帮助。因此，正确的喝咖啡方法应是在餐后饮用。晚上经常熬夜，需靠咖啡来提神的人，应先进食一些小点心后再喝咖啡，还可以试着和牛奶一起喝，因为牛奶可起到缓和的作用。此外，正常人一日饮用的咖啡量以 1~2 杯焙制咖啡为宜（详见表格），如果日饮焙制咖啡 4 杯以上，大部分人都会感觉头晕、恶心，甚至增加死亡风险。

困扰4：喝咖啡后手抖心悸

生活实例 小玲是一名外企职员。最近，她接到个大项目，不仅白天工作得人仰马翻，还天天熬夜赶工，经常处于紧张焦虑的状态。为了让自己打起精神，小玲一天喝好几杯咖啡来提神。以前喝几杯咖啡，小玲并无不适，但近几日，她喝几杯咖啡后，就会感到心脏跳动得又快又强，双手也开始微微发抖。是因为加班太累了，还是咖啡喝得太多？小玲很困惑。

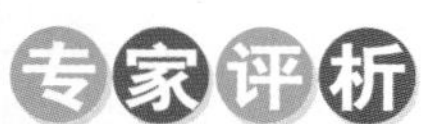

由于长期熬夜加班，小玲疲劳过度，身体虚弱，易引起焦虑、内分泌失调等，此时对咖啡因作用的耐受性就会降低，从而出现以往不曾出现的手抖、心悸等不良反应。

咖啡因对心血管系统有正性作用，但当咖啡因的摄入量超过 1 克，人体就会出现一些与其正性作用机制相关的不良反应，如兴奋、焦虑、烦躁不安、失眠、头痛、多尿、胃肠功能失调，甚至还会引起肌肉抽搐（手抖）、心动过速、心律失常（心悸）等。当然，这些不良反应的轻重取决于个人的耐受性和摄入量的多少。耐受性较差的人，即使摄入较少量的咖啡因，也会出现上述症状。

长期喝咖啡易产生耐受性，就是即使喝了与以往同样多的咖啡，也不再产生提神的效果。有人会不自觉地增加摄入量，久而久之易成瘾。而且长期用咖啡提神的人还容易引起神经衰弱和骨质疏松。

建议：

①如果感到疲劳，应该以休息为主，咖啡为辅，加强锻炼。②每天摄入的咖啡因量控制在 250 毫克以内（焙制咖啡 2 杯，速溶咖啡 4 杯）。PM

“咖啡因可以在短时间内消除睡意，兴奋提神，但它只是将大脑发出“需要休息”的信号暂时阻断了，并不代表咖啡因可以真正消除机体的疲劳。因此，长期通过喝咖啡提振精神，从而强行工作或学习，会对身体造成损害。结合自身状况，在健康的生活方式下适量喝咖啡，才能真正享受咖啡带来的愉悦和功效。”

日常饮料所含的咖啡因

饮料	约含咖啡因（毫克）
1 杯焙制咖啡（150 ~ 180 毫升）	85~110
1 杯速溶咖啡（150 ~ 180 毫升）	60~65
1 杯茶（150 ~ 180 毫升）	40~50
1 罐可口可乐（355 毫升）	40
1 罐红牛（250 毫升）	50

目前比较公认的咖啡因摄入量分级

咖啡因摄入量分级	成人每天的咖啡因摄入量（毫克）	说明
低摄入量	80 ~ 250	每千克体重 1.1 ~ 3.5 毫克
中摄入量	300 ~ 400	每千克体重 4 ~ 6 毫克
高摄入量	>500	每千克体重 7 毫克

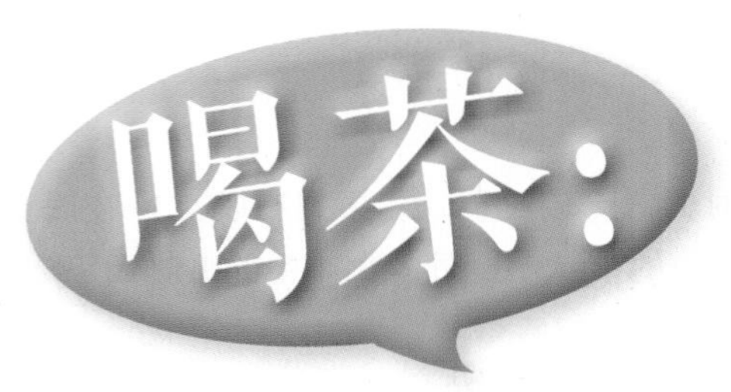

喝茶：养生保健康

文/第二军医大学附属长海医院　李　娟

1 茶道养生

茶，在中国被誉为“国饮”。茶在中国传统文化中占有比较重要的位置，茶道养生一直沿用至今。“神农尝百草，日遇七十二毒，得茶而解之”，这是最早对茶的记载和应用。现代大量科学研究证实，茶叶确实含有与人体健康密切相关的生化成分，不仅具有提神、清热解暑、消食化痰、去腻减肥、清心除烦、解毒醒酒、生津止渴、降火明目、止泻除湿等作用，还对现代疾病如辐射病、心脑血管病、癌症等疾病，有一定的预防功效。茶叶的保健功效之多，作用之广，是其他饮料无可替代的。

2 上医治未病，预防大于治疗

常饮茶者长寿，几千年来代代相传至今。那么，茶中到底有哪些功效呢？研究发现，茶的主要成分是茶多酚、咖啡因、脂多糖等，其主要功效是：①提神醒脑，增强记忆力；减缓衰老，延年益寿。②兴奋中枢神经，增加运动能力；消除疲劳，促进新陈代谢。③刺激胃液分泌，帮助消化，增进食欲，消除口臭。④保养肌肤，分解脂肪，达到减肥美容效果。⑤保护视力，维持视网膜正常，预防老年性白内障。⑥降低胆固醇，预防动脉硬化、高血压、脑血栓等心脑血管疾病。⑦固齿强骨，预防蛀牙。⑧抑制细胞突变，具有防癌、抗癌的作用。⑨抗辐射，保护造血功能，提高白细胞数量。正是茶有这么多的作用，才让长期饮茶者比从不喝茶的更健康、更长寿，心血管发病率大大降低。

3 喝茶保健康

一项最新研究发现，连续饮茶5年以上者，可降低心肌梗死的风险70%。芬兰一项研究发现，在长期饮茶的男性中，发生中风的危险度降低21%。法国研究也发现，长期饮茶的女性，发生血栓的危险度降低了32%。在很大程度上，这些益处应归功于茶叶中丰富的类黄酮类化合物，这类物质具有抗炎、防感染、减少血栓、促进血管功能等作用。在人们常饮的茶叶中，保护心脏效果最好的是绿茶，绿茶中茶多酚含量最高。因此，绿茶被誉为世界第一保健饮品。

不过，并非所有人都适合饮茶。因为茶会影响铁、钙、锌等矿物质的吸收，贫血患者、小孩、孕妇等都不适合饮茶。长期饮茶者，钙会过多流失，容易发生骨质疏松。此外，浓茶含咖啡因较多，容易使人兴奋、血压升高。因此，高血压患者不宜喝浓茶。长期服药者，也不能饮茶，因为茶对有些药物的吸收有影响。

有没有更好的方法，让人们既安全又能保健康呢？茶中对健康有价值的成分是茶多酚，摄取一定量和一定浓度的茶多酚对于预防疾病意义很大。如今，通过高科技手段可以提取茶多酚，同时还能去除咖啡因以及刺激肠道的成分，加工成方便服用的片剂或者胶囊，让茶道保健变得更简单，更安全，更有效。

喝茶好，吃茶多酚更安全保健康！PM

春三月，阳气升，养骨正当时，中老年养骨，快速、安全有效最重要！

开春去“骨病”全年都无忧

北京骨病养护中心 曹怡宏

“老骨病”不仅仅表现为疼痛

随着年龄的增长，“老骨病”时时威胁着老年人的健康，出现关节疼痛，红肿变形，手不能抬，脚不敢用力，腰直不起，脖子僵硬，抬不起头……这些往往都是关节炎、骨质增生、腰椎病、肩周炎、颈椎病在作祟。

据统计，全球有60%以上的老年人受到骨病的困扰。疼痛是老年人对“老骨病”最深的印象。其实，严重的骨病不仅造成驼背、颈肩腰腿关节部位加速衰老，还会致残，丧失劳动力和生活自理能力。

中医认为，春夏两季阳气上升，正是养骨的最佳时机。尤其当下正值初春，冷暖不断交替，“老骨病”频繁复发，疼痛至极。不过，随着天气回暖，阳气迅速上升，此时养骨可达到事半功倍的效果。

寻找养骨方法

要想治好“老骨病”，弄清病理、找准病根是关键。为什么中老年人容易患骨关节病呢？

数据显示，一旦过了40岁，骨质的流失速度就会超过形成速度，骨量下降，骨质变脆，不能形成有力的骨骼微循环网络，“老骨病”也就顺势产生了。

“四维动态修复营养”作为目前一种全新骨骼健康理念，从改善微循环着手，供给充足的养分，激活细胞，修复受损细胞，增强骨骼免疫力，从根本上修复骨病。这一疗法目前已得到广泛认可。据专家介绍，动态网络养护专门针对受损骨骼微循环网络及萎缩的骨细胞进行修复，促进血液畅通，达到消肿止痛，养护修复一体的效果。

慎重选择养骨产品

随着年龄的增加，老年人的脏器组织结构和生理功能都出现了不同程度的退行性改变，影响了药物在体内的吸收、分布、代谢和排泄过程，加上老年人体弱多病，因服药不当引起药物不良反应和药物中毒的风险也在增加。因此，老人在选择养骨产品时必须慎重。

根据“四维动态修复营养”的养骨理念，氨糖骨胶原采用美国进口氨糖、新西兰幼牛骨胶原蛋白、酪蛋白磷酸肽、碳酸钙等高科技纯天然原料以及关节修复因子，通过科学配伍，形成“四维动态养骨网络”，全方位修复、营养骨骼微循环网络，远离骨病。作为上市药企明星养骨产品氨糖骨胶原片，得到国家食品安全和药品GMP双重认证，符合中老年人养骨的身体需求，服用更加安心。PM

一年之计在于春，养骨大计始于春！患有骨病的中老年人，应重视对骨关节的养护，打下基础，到了秋冬季节，才能远离骨病！

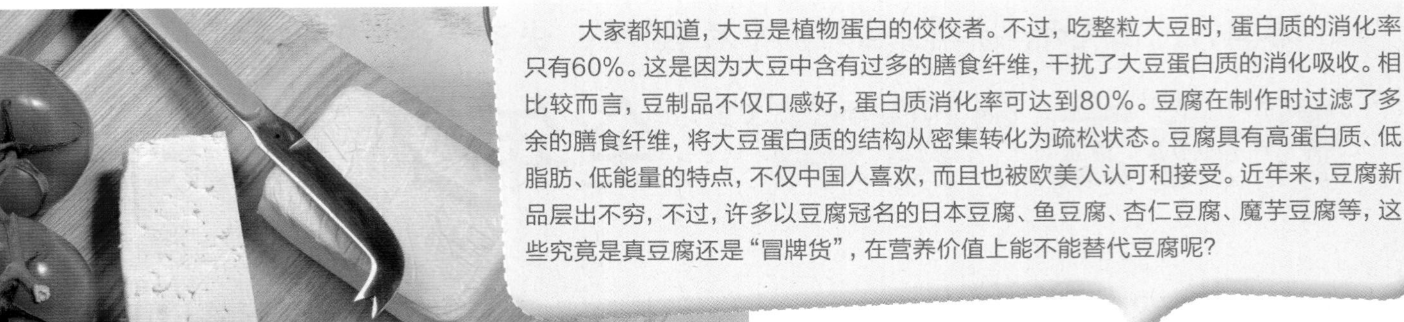

大家都知道，大豆是植物蛋白的佼佼者。不过，吃整粒大豆时，蛋白质的消化率只有60%。这是因为大豆中含有过多的膳食纤维，干扰了大豆蛋白质的消化吸收。相比较而言，豆制品不仅口感好，蛋白质消化率可达到80%。豆腐在制作时过滤了多余的膳食纤维，将大豆蛋白质的结构从密集转化为疏松状态。豆腐具有高蛋白质、低脂肪、低能量的特点，不仅中国人喜欢，而且也被欧美人认可和接受。近年来，豆腐新品层出不穷，不过，许多以豆腐冠名的日本豆腐、鱼豆腐、杏仁豆腐、魔芋豆腐等，这些究竟是真豆腐还是"冒牌货"，在营养价值上能不能替代豆腐呢？

找找那些"冒牌"豆腐

扬州大学旅游烹饪学院营养系主任　彭　景

杏仁豆腐

这是中国的传统小吃，它与豆腐没有一点关系，只不过长相似豆腐而已。杏仁豆腐的主要原料是甜杏仁，先将其制作成杏仁露，再加热使其凝固成"豆腐"。杏仁中含有一定量的蛋白质，但还不能达到凝固状态，聪明的"杏仁豆腐"制作者用添加琼脂（又名石花菜）来解决这一问题。琼脂是大家熟悉的制作果冻的主要原料，属于果胶类的膳食纤维。因此，杏仁豆腐主要原料是杏仁和琼脂，营养素主要以蛋白质和膳食纤维为主，是一种营养价值比较高的小吃。杏仁豆腐因制作时可加入牛奶、鸡蛋、水果等，使得其品味不同，营养价值也不同。

魔芋豆腐

魔芋豆腐与真正的豆腐更是"不搭界"。魔芋豆腐的原料是魔芋，它是一种植物茎块。制作魔芋豆腐时，先将其加工成魔芋淀粉，再经过浸泡、加热、凝固、摊晾而得。魔芋淀粉的主要成分是葡甘露聚糖，是一种不能被人体消化吸收的非淀粉多糖，故不能供给人体能量。但是，它在人体肠道中具有类似于"清道夫"的作用，可以减少胆固醇、脂肪的消化吸收，减慢糖的消化吸收速度，有助于餐后血糖的稳定。因此，魔芋豆腐更适合于肥胖、高脂血症等慢性代谢性疾病患者食用。由于魔芋豆腐的蛋白质、脂肪含量很低，各种矿物质含量也不高，不适宜处于生长发育的儿童和青少年食用。

鱼豆腐

鱼豆腐的主要原料是鱼肉，加工成鱼糜后，再加入一定量的木薯淀粉或玉米淀粉，经水煮或油炸，冷冻、包装而成。从原料组成看，鱼肉含高蛋白质、低脂肪，鱼糜中钙的含量也很丰富，若用海鱼加工，还含有丰富的碘、锌等微量元素，营养价值一点也不逊色于豆腐。尤其是水煮法制成的鱼豆腐，比真正的豆腐营养价值更高。

鸡蛋豆腐

鸡蛋豆腐的原料是鸡蛋，加水、植物蛋白质等配料加工而成。因为加水的原因，蛋白质含量比较低，凝固成形不好，有时也要加入琼脂。鸡蛋豆腐的口感以"嫩"为特点，其营养素含量既不如鸡蛋，也不如真正的豆腐。

日本豆腐

市场上的"日本豆腐"是在内酯豆腐的基础上，加鸡蛋或牛奶制作而成。日本豆腐含水量高，口感比较嫩，同时带有鸡蛋或牛奶香味，因此，很受消费者欢迎。

此外，市场上还有"玉子豆腐""绢豆腐""木棉豆腐"等，其原料组成和加工方法不一，冠以五花八门的豆腐名称。识别的最好方法是通过解读包装袋上的配料表来辨别"真假李魁"。我国对食物包装配料表的规定是，将食物制作原料按含量递减的方式标示。因此，配料表上第一个出现的原料是含量最高的主要原料。

其实，我们对食物的选择如果以其营养价值作为评价标准时，没有最好，只有更合适。面对市场上眼花缭乱的各种真假豆腐，只要人们看清它的制作原料，就可以选择适合自己的和最需要的食物。PM

"空气炸锅"带来丰富美食

谢小燕

我一直认为美食缘于爱，有了爱，才会有美食。同时，美食也会令人心情大悦，把那些不开心的事统统忘记。对我来说，吃饭不仅仅为了填饱肚子，更多的是享受那份爱、快乐和健康，所以我一直热衷于各种美食。

记得刚刚怀孕的时候，偶然一次聚会，大家点了一道菜——烤羊排。为了肚子里宝宝的健康，我忍受着扑鼻香气的诱惑，但始终"耿耿于怀"。孩子出生后，我变得更加注重饮食健康，把饭菜做得既营养健康又美味不油腻，一直是我所追求的。前段时间，朋友圈中有不少人"晒"了他们新入的厨房神器——空气炸锅，"美食""减脂"等词汇不断刺激着我"蠢蠢欲动"。终于，在疯狂的"双 11"，我也入手了一台空气炸锅。

收到空气炸锅后，首先做了我心心念念的第一道菜——炸羊排。先把羊排洗净焯水，捞出冷却，然后用盐、料酒、葱、姜、橙皮汁腌制 2 小时。空气炸锅预热 3 分钟后，调到 180℃，放入锡纸包好的羊排，先炸 8 分钟。"叮"一声后，打开炸锅，翻面，再炸 8 分钟。这时候的羊排已经香味四溢了，不过不着急，还有最后一道工序：去除锡纸，将羊排裸铺在空气炸锅篮上，撒上孜然，裸炸 2 分钟，断电后撒上一点葱花。到此，美味的羊排就出炉了！如果再撒点芝麻就更加美味了，第一次操作经验不足，忘了备芝麻，但是整个厨房还是充满了扑鼻的香气，咬上一口更是唇齿留香，外焦内嫩，令人回味无穷。空气炸锅炸出的羊排不同于普通的碳烤、烟熏，没有加一滴油，完全靠羊排自身的油受热后渗透到表皮，减少了油脂的摄入，符合我对"不油腻"的要求。

油炸花生米一直是男人们的下酒菜，但是做传统的油炸花生有个问题，那就是油少了容易焦，油多了又太腻。我用空气炸锅彻底解决了这个问题，操作还特别简单：先把花生米用少许油搅拌均匀，把空气炸锅预热 5 分钟至 200℃，再把花生米倒入炸篮，炸 8~10 分钟，最后拿出来撒点盐，冷却后就脆香脆香的了。

自从有了空气炸锅，我尝试过许多美食：鸡翅、小黄鱼、香蕉酥、薯条……我的厨房变得越来越有爱了。

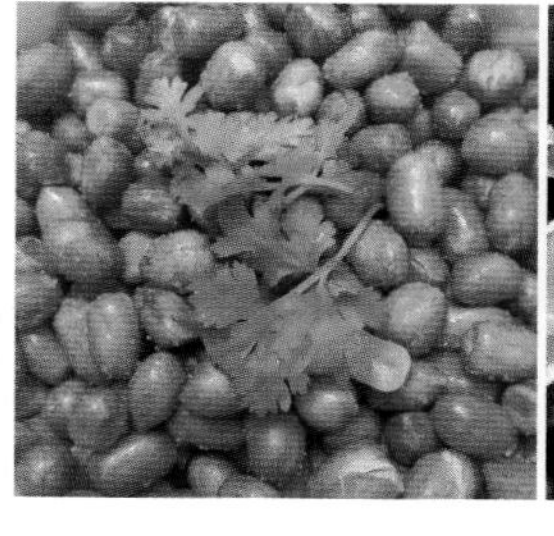

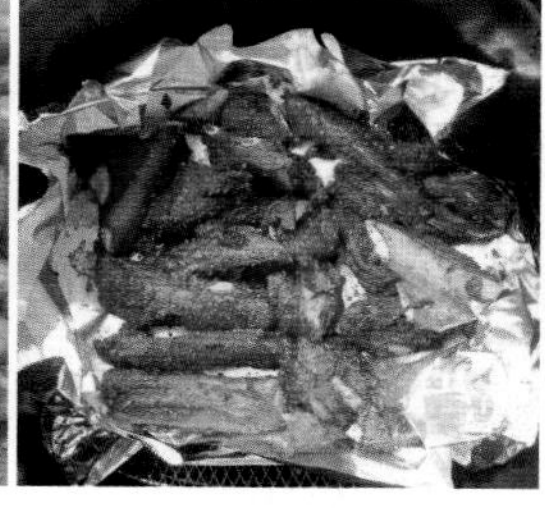

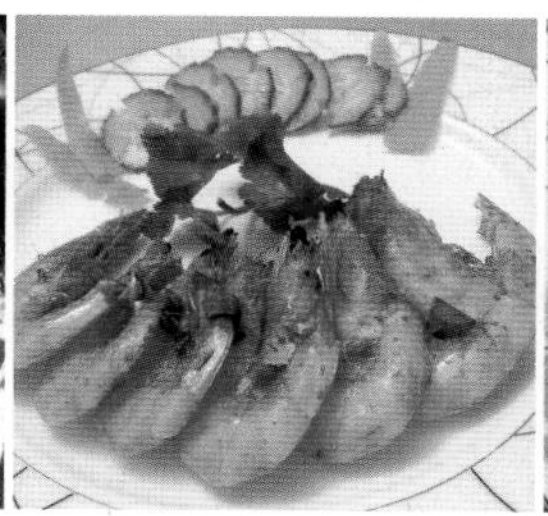

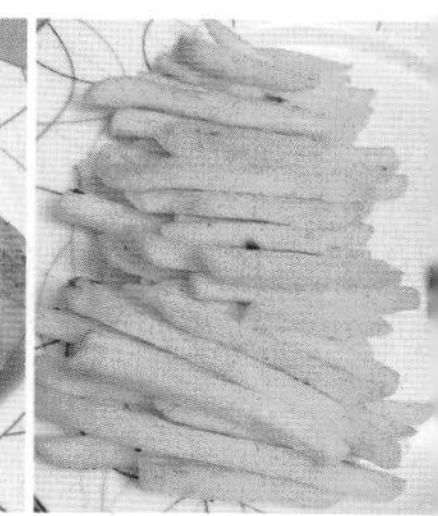

专家点评

少油有好处 高温仍存害

复旦大学附属中山医院营养科主任　高　键

空气炸锅烹饪食物的原理是使用了高速热空气循环技术，通俗点说，就是在锅内产生高温的热风而加热食物，本质上属于"烤"。

营养、健康角度，完胜普通油炸

高温热风可以使食物表面形成酥脆的表层，带来像普通油炸食品又香又脆的口感。空气炸锅可以充分利用食材本身所含的油脂进行油炸，烹调油用量仅为普通炸锅的 1/5 甚至可以完全不用油，很大程度上解决了油炸食物脂肪和热量大大超标的问题，也避免了高温油炸带来的烹调油氧化聚合而形成致癌物的麻烦，比直接高温油炸好很多。

如果用来烹饪海鱼，空气炸锅还有额外的好处。有研究表明，不加油，空气炸锅控温烤制的海鱼，其中有益于健康的 n-3 脂肪酸的保存率明显高于用烹调油进行油炸和油煎的做法。

空气炸锅，也不算健康烹饪

但是，空气炸锅毕竟还是用高温加工食物，和蒸、煮、炖这些低温烹调方式相比，也不能算作健康烹饪。所以，就算是用油少甚至不用油，空气炸锅炸出的食物也不能天天吃，还是应该限量，最好每周不超过 2 次。

此外，空气炸锅的油炸其实是接近 200℃的高温烘烤，如果加热过度，食物颜色焦黄甚至发黑，还是会产生丙烯酰胺类毒物和苯并芘、杂环胺等致癌物。所以，使用空气炸锅时要注意控制好温度和时间。PM

现代女性，特别是中年女性，面临着工作和家庭的双重压力，不仅要在职场中拼搏，在家庭生活中也扮演“主力军”的角色。如果女性不注重自身的调理，容易患上各种疾病，皮肤也会日显“沧桑”，失去美丽容颜，沦为“黄脸婆”。女性如何才能在万物升发的春天，既“上得厅堂”，又“下得厨房”？除了合理运动、保持心理健康、戒烟限酒之外，合理健康的饮食尤为重要，不但可以提高人体免疫力，预防疾病发生，对身体保健有帮助，而且还有美容养颜的功效。

美食养颜 向“黄脸婆”说再见

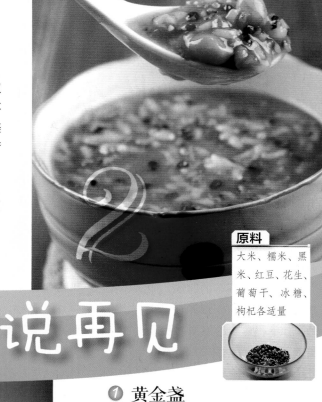

菜品提供/李纯静（营养师）
点评/同济大学附属同济医院营养科副主任医师　吴　萍

原料

大米、糯米、黑米、红豆、花生、葡萄干、冰糖、枸杞各适量

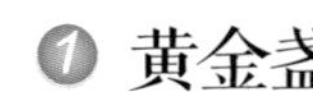

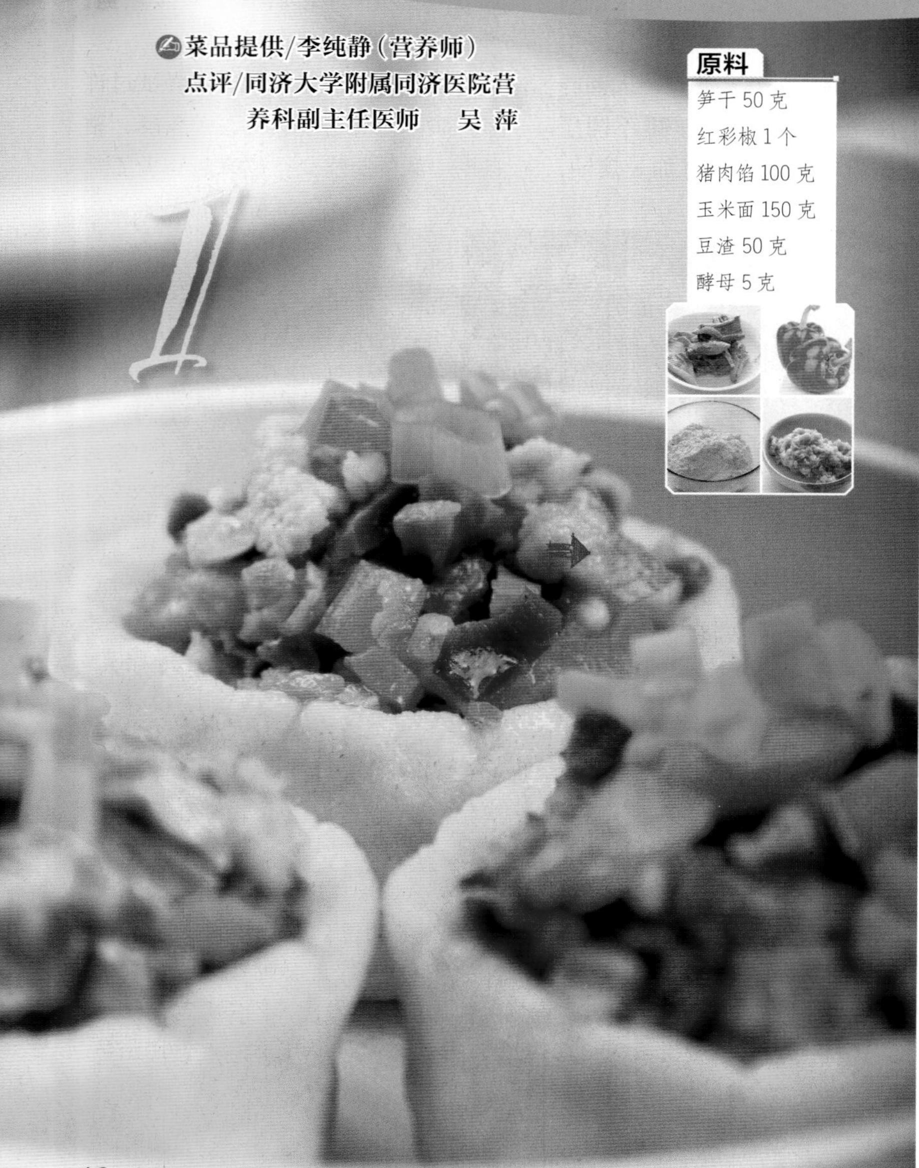

原料

笋干 50 克
红彩椒 1 个
猪肉馅 100 克
玉米面 150 克
豆渣 50 克
酵母 5 克

① 黄金盏

做法： 将泡发后的笋干洗净，水煮 2 个小时后捞出，沥干水分，切成末。红彩椒切成小丁。肉馅中加入适量料酒、淀粉，抓匀调味。锅中放入油，将肉馅下锅，炒散变色后，加笋末翻炒，起锅前把红彩椒丁放入锅中炒匀，加盐调味后出锅备用。玉米面与豆渣混合装入碗中，加白糖、酵母、适量的水，揉成玉米面团，开始发酵。将发酵后的玉米面，捏成一个个碗的形状（如图），上蒸锅蒸熟后取出，装入炒好的肉末笋干即成。

点评： 笋干色泽清绿黄亮，香气馥郁，脆嫩可口，是风味独特的佐餐佳品，冬笋制成的笋干尤佳，有“玉兰片”的美称。笋干是低脂肪、低糖、高膳食纤维的食物，能增进食欲、清凉败毒、防便秘、防癌，更是减肥佳品。大豆磨成豆浆后，残留较多的营养成分于豆渣中，因此，豆渣营养丰富，尤其富含膳食纤维、蛋白质、异黄酮和维生素等。将豆渣和玉米面混合后，氨基酸得到互补，可提高蛋白质的利用率。此款黄金盏不仅色美味鲜，而且所用的笋干、豆渣和玉米面都富含膳食纤维，有防治心脑血管疾病、糖尿病等作用，还有助于肠道排毒、预防便秘、美容养颜。

② 养生杂粮粥

做法：把除葡萄干以外的原料洗净，用清水浸泡 8 个小时以上。将浸泡好的原料和葡萄干倒进砂锅，一次加足量的水，大火烧开后，转小火慢慢炖制，待米烂粥稠时（约 1.5 小时）加入冰糖，稍煮片刻即可。

点评：黑米中铁、维生素 B_1、蛋白质及粗纤维的含量均比普通大米和白糙米高，其果皮、种皮内含有大量的花青素，因此，黑米具有较强的保健及药用价值，有“珍贡米”“药米”之誉。红豆营养价值颇高，除含有丰富的蛋白质、糖、B 族维生素外，还含有石碱酸、纤维素、皂碱等物质，可增加胃肠蠕动、减少便秘、促进排尿。此款养生杂粮粥的原料多样，包含各种米、豆类、坚果、干果和药食两用的枸杞 8 种食物，因此营养非常均衡，能提供人体所需的大部分营养素。特别是杂粮和杂豆的组合，除了有蛋白质的互补作用，对于女性而言，其中的膳食纤维、花青素和枸杞多糖还有排毒、养颜、抗衰老的作用。建议每天食用，但花生和冰糖需适量。

③ 草莓山药泥

做法：山药洗净、切段，上蒸锅蒸熟，取出后剥去外皮，压成泥，加入淡奶油搅拌均匀，摆盘。将草莓果酱和纯净水调合成草莓汁，淋在山药泥上即成。

点评：山药富含淀粉酶、糖类、胆碱、多种维生素和矿物质。其还含有大量黏蛋白，是一种多糖蛋白质的混合物，具有特殊的保健作用，能保持血管弹性，防止血管老化，还可减少皮下脂肪堆积，防止结缔组织萎缩。美容养颜可令女性的外在年轻漂亮，但使内在重要脏器保持年轻才是真正的年轻，山药就是不折不扣的“长寿因子”，是真正养颜、抗衰老的美食。如想达到更好的养颜效果，可将原料中的山药换成紫山药，因其含有丰富的“可以口服的化妆品”——花青素，与富含番茄红素的草莓搭配食用，更能使女性以内养外，焕发青春的容颜和活力。

④ 北极虾猕猴桃沙拉

做法：北极虾解冻，洗净，沥干水分备用。猕猴桃去皮，切成小块。将北极虾与猕猴桃块装入大碗，淋上酸奶即可。

点评：北极虾属于高蛋白质、低糖、低脂肪、低胆固醇的健康食物，含有丰富的优质蛋白质，占 16% ~ 20%，其中的原肌球蛋白和副肌球蛋白有提高运动耐力的作用；脂肪含量不到 0.2%，主要由 n-3 多不饱和脂肪酸组成，有助人体吸收，对胎儿的神经和体质成长也很有益处，适宜准妈妈食用。猕猴桃细嫩多汁，清香鲜美，酸甜宜人，是营养成分最丰富、最全面的水果之一，有“维生素 C 之王”的美誉，尤其适合糖尿病患者适量食用。酸奶富含蛋白质、钙及调节肠道菌群的益生菌，用酸奶代替高脂肪的色拉酱所制作出的北极虾猕猴桃沙拉，色泽鲜艳，口味酸甜鲜美，营养丰富，有排毒养颜的功效。PM

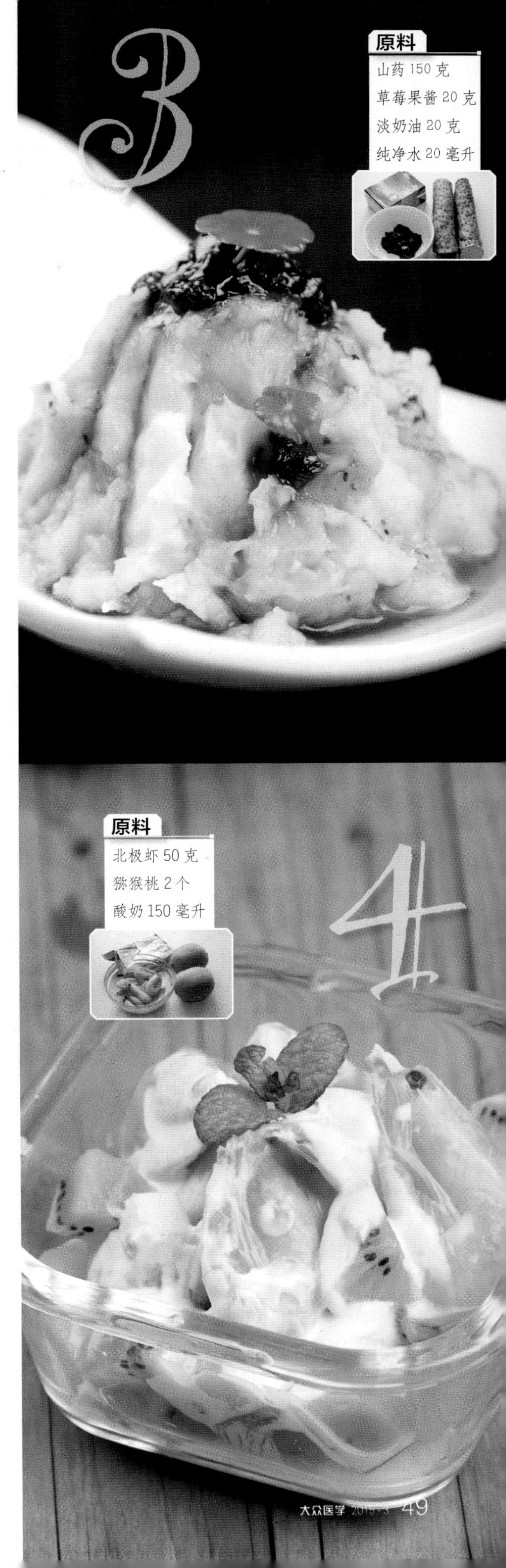
3
原料
山药 150 克
草莓果酱 20 克
淡奶油 20 克
纯净水 20 毫升
4
原料
北极虾 50 克
猕猴桃 2 个
酸奶 150 毫升

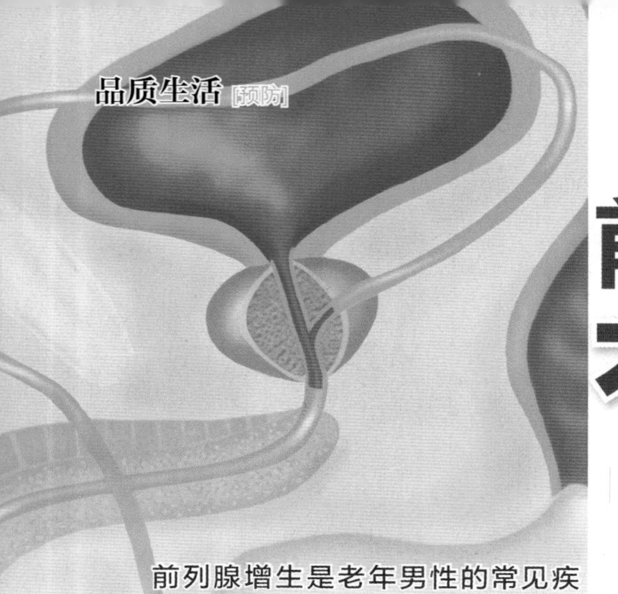

前列腺增生 不得不防的2个误区

复旦大学附属中山医院泌尿外科主任医师　王国民

专家简介

王国民　复旦大学中山医院泌尿外科教授、主任医师、博士生导师，复旦大学附属中山医院原副院长。现任复旦大学泌尿外科研究所顾问，中国中西医结合学会泌尿外科专业委员会常务委员，上海市中西医结合学会理事、泌尿男科专业委员会主任委员、生殖医学专业委员会委员，上海市计划生育与生殖健康学会副理事长等。擅长泌尿系统肿瘤、尿石症、前列腺疾病及男性科疾病诊治，致力于微创内镜技术的应用和多学科综合治疗。

特需门诊：每周二上午（需预约）

前列腺增生是老年男性的常见疾病，主要表现为尿频、尿急、夜尿增多等症状。当前，很多老年男性在对待和处理前列腺增生方面存在很多误区，导致疾病得不到妥善的治疗。

误区：出现尿频、尿急等症状时，认为是生理现象，或不好意思与人交流，能拖就拖、未及时就医。

提示：临床上曾碰到这样的老年男性患者——因为肾脏出了问题前来就诊，结果仔细检查后，发现是前列腺增生导致。前列腺增生严重时，可明显影响排尿，导致尿液在肾脏聚集、不能及时排出，时间一长就可引起肾积水。这种情况下，就需要及时治疗前列腺增生，才能从根本上解决肾积水的问题。还有一些患者，因为完全不能排尿（尿潴留）来就诊，需要插导尿管救急。其实，这些患者都是对前列腺增生缺乏了解，早期出现症状时，没有及时合理治疗，导致症状不断加重，最终出现肾积水、尿潴留等较严重的问题。

建议：老年男性患者要知道前列腺增生是一种常见病，当出现尿频、尿急、夜尿增多等症状时，应及早就医，采取合理的治疗措施。

误区：做前列腺检查时，医生通常要做“指检”，但患者感觉这样做“麻烦”，或者害怕指检后局部会有不适，从而逃避这种检查。

点评：指检是医生戴上手套，将示指伸入患者肛门，通过直肠壁触摸患者前列腺，感觉其大小、质地（软或硬）等的一种检查。前列腺的解剖位置决定了只有通过指检的方式才能直接触摸到它。指检非常重要，可帮助医生直观地了解前列腺的状况，从而为诊断提供依据。比如，指检时感觉前列腺质地过硬，可摸到结节等，应该怀疑前列腺癌可能，此时患者需要做进一步检查以确诊。所以，指检绝非可有可无，患者不要因为不好意思或害怕一时不适而拒绝此项检查。

建议：医生要求做指检时，一定不能逃避；体检时，也应做此项检查。PM

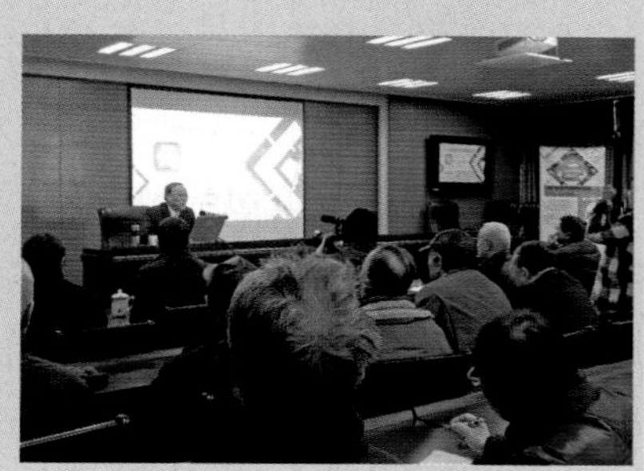

“男性健康特需顾问团”2015年首场公益讲座，于1月27日下午在上海徐汇区枫林街道社区卫生服务中心健康苑举行，主讲人为复旦大学附属中山医院泌尿外科主任医师王国民，讲座主题为《你的健康与你的前列腺》。此前，服务中心主任易春涛动员该中心家庭医生们，筛选有前列腺疾病困扰的老年听众，通知他们来参加，使得整个讲座更有针对性。

“男性健康特需顾问团”由《大众医学》和《中国男科学杂志》在联合汇编图书《男人锦囊——男人特需智慧养生方案》期间共同倡议建立，首批20名顾问团成员来自全国。请扫描此二维码收听、收看本次讲座完整实况，IPTV用户可以进入925社区频道（老人生活频道）收看本节目。

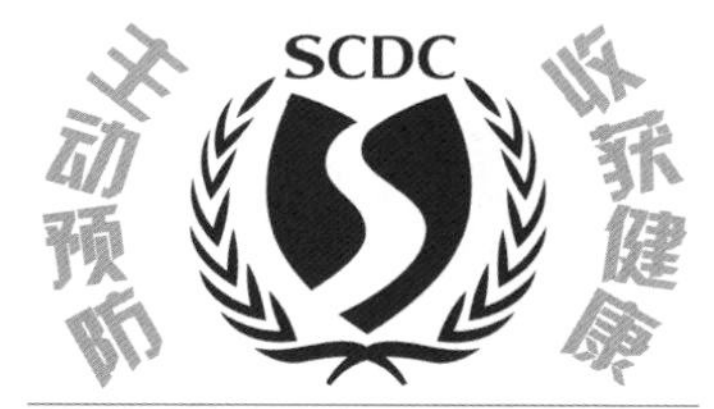

本版由上海市疾病预防控制中心协办

孩子乘车 怎样最安全

上海市疾病预防控制中心伤害防治科　苏慧佳

安全气囊：易重伤孩子头胸部

2014年12月11日，6岁的西西（化名）放学后乘坐姨父的轿车回家，坐在副驾驶位置。行驶途中，一辆小轿车突然失控朝着西西乘坐的车撞来。由于受到猛烈撞击，安全气囊弹出，西西被弹伤了眼睛。为西西诊治的医生说，他们每年都会收治数名像西西一样因安全气囊而受伤的孩子。医生提醒家长：让孩子坐在副驾驶座位非常危险。

私家轿车上的安全带、安全气囊等保护措施都是以成年人的体型为标准设计的。在遇到冲撞时，安装在座椅前方的安全气囊与安全带共同作用，保护乘客的头、胸部位免遭撞击。然而，12岁以下的儿童，身材与成年人差一大截，骨骼和肌肉也比成年人更脆弱，安全气囊弹出时的冲击力很可能会对孩子造成伤害，轻则导致鼻梁、胸部骨折，重则造成颈椎骨折、颅内出血等。此外，气囊盖板炸开的碎片也是潜在危险，可能会割伤孩子的颈部，甚至可能割断气管。

安全带：易勒伤孩子头颈部

安全带对儿童也未必能起到保护作用。一方面，安全带尺寸过大，车辆发生撞击时，儿童会从安全带的束缚中滑落，飞向中控台或前挡风玻璃造成伤害。另一方面，目前家用轿车上常见的安全带采用了固定腰部和肩部的三点式固定，正是因为安全带的尺寸不适合儿童，因此当其突然收紧时，勒到的可能是儿童的头颈部和腹部，从而导致不必要的伤害。

可是，如果不系安全带，则发生碰撞时儿童更有可能从座位上被甩飞出去，造成伤亡。有的家长会认为：系着安全带可能会勒伤头颈，不如大人抱着孩子坐车，这下总安全了吧?

其实不然。有研究显示，当一辆时速40千米的车撞到树上时，车里乘客撞到前挡风玻璃的冲击力相当于从5层楼摔下撞击地面的力。家长要在瞬间调动起手臂肌肉的力量抱紧孩子，即便是常年训练的专业运动员也很难做到，更别提普通人了。

安全座椅：正确选用有安全保障

儿童乘车最安全的保护措施不是安全带，也不是妈妈的臂弯，而是适合儿童身形且正确安装使用的儿童安全座椅。经过各方的不懈努力，2014年3月1日起施行的《上海市未成年人保护条例》中明确指出："未满4周岁的未成年人乘坐家庭用车的，应当配备并正确使用儿童安全座椅。"另外，早在2012年7月1日，我国就已正式出台了第一部有关儿童乘车安全的强制性国家标准——《机动车儿童乘员用约束系统》。面对不同类型的儿童安全座椅，家长们该给自己的孩子挑选哪一种呢?

首先，要考虑孩子的年龄。

0~3岁：后向式　一般地说，孩子从出生到3岁这个年龄段内，只要身高或体重不超过安全座椅的限制，就应尽可能使用后向式的儿童安全座椅。尤其是1岁以内的婴儿，更是必须使用后向式安全座椅，且避免安装在副驾驶座。

4~7岁：前向式　孩子体重超过后向式安全座椅的限制，就可以使用前向式的安全座椅了，直到他们的身高或体重超过前向式安全座椅的限制为止。一般适用于4~7岁的孩子。

8~12岁：增高垫　8~12岁的孩子可以使用增高垫，一直到他们的身高接近成年人、可以适用轿车的安全带为止。

其次，孩子的年龄只是一个参考。为安全考虑，只要孩子的身高、体重不超过安全座椅的限制，就建议选择低龄儿童适用的类型。

此外，市场上还有集后向式、前向式和增高垫于一体的儿童安全座椅，或许在性价比上更具优势，可以满足不同家庭的需求。PM

阅读本文作者其他文章，可扫描二维码。

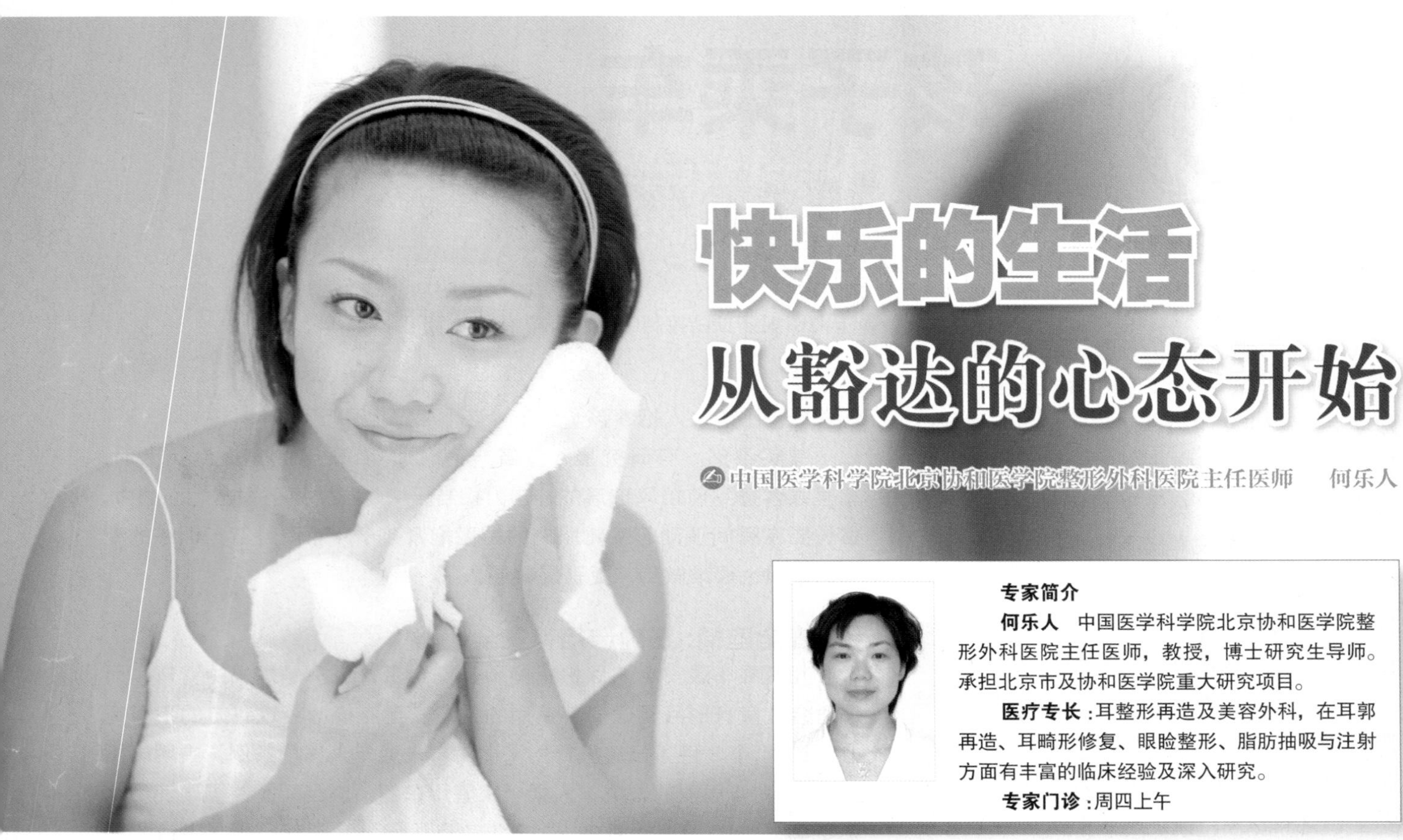

快乐的生活 从豁达的心态开始

中国医学科学院北京协和医学院整形外科医院主任医师　何乐人

专家简介

何乐人　中国医学科学院北京协和医学院整形外科医院主任医师，教授，博士研究生导师。承担北京市及协和医学院重大研究项目。

医疗专长：耳整形再造及美容外科，在耳郭再造、耳畸形修复、眼睑整形、脂肪抽吸与注射方面有丰富的临床经验及深入研究。

专家门诊：周四上午

回望近一年来整形诊室的患者，给我印象最深的莫过于一位名叫玉梅（化名）的姑娘。因为我觉得，她应该是所有患者的楷模，甚至是我们所有人生活态度的楷模。

她，为了年轻而来

玉梅1974年出生，就诊时近40岁。在这个年龄段来就诊的患者，他们的诉求大同小异，几乎都是为了看起来年轻一些。

“我太阳穴太窄，眼窝塌陷，颧骨太高，嘴巴有点突出，显得很憔悴，你看有没有方法改善？”我仔细端详玉梅，坦率地说，她有一张很周正的脸，她说的问题虽然存在，但都在合理的脸部比例内，仅仅属于“瑕疵”级别。不过，眼窝确实太深了，尤其是眼睛睁大时，给人一种过于沧桑的感觉。

“我能看看你十年前的照片吗？要标准照。”她拿出了身份证。证件照里是一位有棱角、却不失圆润的姑娘，没有她所描述的那些缺陷，眼睛大且炯炯有神，眉弓和眼睑之间的凹陷有些许高加索人的样子。难怪她不满意现在的状态，岁月确实带走了她脸上的青春。从机制上讲，她现在的这些问题主要源于软组织的瘪陷，可以通过自体脂肪注射增加容量，从而得到很大程度的改善。

她轻描淡写地说：我是一名乳癌术后患者

对照玉梅十年前的照片，我在她的脸上画了一张脂肪注射分布图，有点类似作战地图。之后，她与我约定了手术时间，一切都没什么特别。如果不是手术当天她告诉我，她是一名乳癌术后刚刚一年的患者，她的名字会和大多数手术过的美容者一样，只是留在病案室的记录里。

“我一年前因乳癌做了乳房切除，现在放疗、化疗都已经完成了，病情很稳定。”入院体格检查时，玉梅边解衣服，边这样对我说，平静的语调就好像说“我前两天感冒过，已经好了”一样。还好，她的乳头还在，虽然没有了乳房的轮廓，却也没有横亘于胸前的狰狞瘢痕和僵硬的胸壁。

“那么，你确定要做这些美容项目吗？”从内心深处，我不太愿意为有这样病史的患者做美容手术，因为我的潜意识里总认为，保命才是她们第一应该考虑的事情。可是面对玉梅，拒绝的话总难说出口，因为不管她经历过什么样的心路历程，现在她已经拥有比健康的人更健全的心智，或者说，她根本就是一个健康的人。

我特意亲自和玉梅进行了术前的签字谈话："玉梅，你即将进行的手术，虽然创伤不大，但是我必须告诉你手术的风险。脂肪注射进行面部填充，尤其是颞部和眼睑的填充，如果发生栓塞或血管痉挛，是有失明甚至生命危险的。"

"何医生，我查过相关资料，这些我都知道，没关系的。即使不做这项手术，我也有残疾，甚至有生命危险的可能。走在路上，或者坐在家里，也不能躲过生命中的某些灾难。如果总考虑这些，人生将不会有片刻的乐趣。我要按照我的理想，过我的生活。如果做这些手术可能影响我的健康，那不做手术，看着这张憔悴的脸，心情的不愉快更会影响我的健康。"

面对这样的患者，我哑然了。

她用行动告诉我：我们应该这样拥有快乐的生活

手术并无悬念，我们利用纯化好的自体脂肪为玉梅修饰了上睑的凹坑，丰满了太阳穴，填平了眉间的凹陷，抹平了有点下垂塌陷的鼻唇沟，将下巴做了一点延长和前突。当玉梅从麻醉中清醒，恢复了面部表情，和我正常对答后，我忽然有一点恍惚，有一点空白，却又百感交集。

人生八九十许，生如欢宴，死若离别，有的人健康平顺地走过几十年，有的人却要经历七灾八难，更有人连涉险过关的机会也没有，在不该走的时候匆匆离去，甚至来不及告别：比如不久前失事飞机上的乘客，比如新年踩踏事件中的罹难者，比如那些突然间遭遇医暴的医生。其实，每个人并不知道下一刻等待自己的是什么，那些飞往异地的游客，那些兴高采烈庆祝的市民，那些兢兢业业为患者诊病的医生，怎会想到有什么样的灾难等在前面。

如此，我们便不再旅行？如此，我们便不再庆祝？如此，我们便不再做医生？不会的，我们还是要乘坐飞机，我们还是要联欢，医生这个行业也不会因为几次伤医杀医事件而"绝后"，患者也不会因为医院里有不治身亡的患者而不再就医。相反，我们会把这些事情做得更好、更安全，我想没有人会怀疑航空部门正在加强飞行安全，安全部门正在调查事故原因，医院正在全力救治伤者吧。

那么，我们应该怎样过好生活？我想玉梅的态度给了我们最好的启发，她没有因为疾病而倒下，而是由此激发出更豁达的生活态度。不管生活中曾经发生过什么，都只是一个阶段、一种味道、一笔财富，以后的人生须为此而更丰满，而不该由此而颓废。消极的人生了无趣味，积极的态度才让人生华丽精彩！PM

何大夫讲述的整形美容故事在上期杂志和微信平台刊出后，文中尹老师咨询的眼袋问题得到不少网友和读者的关注，他们深受眼袋困扰好多年，在微信平台向何大夫咨询。以下选取两则问的频率最高的问题，请何大夫回答。

1.去除眼袋后，多久可以恢复？

网友：上期专栏文章中，尹老师咨询的眼袋问题，我也深有同感。我40多岁了，眼看眼袋一点点变大，一直想去医院处理，却怕被人笑。请问随着年龄增长，眼袋真的会越来越大吗？如果想用手术去除眼袋，术后需要几天才能恢复？

何乐人：由于下眼睑前壁结构（尤其是眶隔）松弛薄弱，致使眶内容物（主要是脂肪）凸出，形成所谓的眼袋。眼袋多数是与年龄相关的退行性变，少数与遗传有关，发病较早。由于眼袋的出现使人显得衰老，所以下眼袋畸形矫正是很常见的年轻化手术。根据皮肤是否松弛，手术可以分为内路（结膜入路）和外路（经皮入路）两种方式。内路手术完全不留痕迹；外路手术在睫毛下缘有痕迹，但不易被发现。术后5天可拆线，早期多数有肿胀和瘀斑，约3周可以恢复。

2.眼袋去除后，可以一直维持"无眼袋"的状态吗？

网友：眼袋用手术去除后，还会重新长出来吗？如果眼袋"死灰复燃"，是不是需要不断地进行手术，才能保持刚手术完的状态？

何乐人：眼袋手术可以在很大程度上使人显得年轻化，但术后并不能永远维持在刚手术完的状况。随着年龄的增长，皮肤和眼睑还是会出现松弛，如果必须，可以再次手术。但是一般情况下，术后的状况会比从来没有做过此类手术显得年轻。

收看更多何大夫的专栏文章，请扫描二维码，关注"大众医学"微信，点击下拉菜单"微专栏"，进入"美人是这样炼成的"。

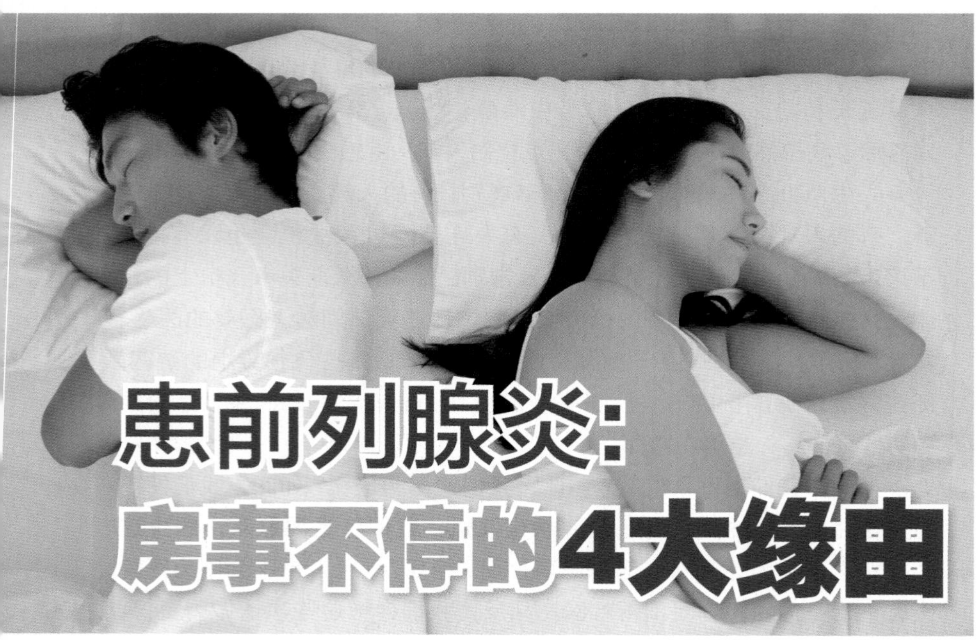

患前列腺炎：房事不停的4大缘由

✍上海交通大学医学院附属第九人民医院教授　姚德鸿

生活实例

患前列腺炎，房事受困扰

王女士丈夫今年38岁，患慢性前列腺炎多年，表现为尿频、排尿淋漓不净、小腹胀和会阴部隐痛等症状。断断续续接受过治疗，病情时好时坏。他们听人说，得了此病后不能性生活，否则前列腺充血会越发明显，会进一步加重病情。王女士本人也有所顾虑：既然是炎症，岂不是细菌在“肇事”？性生活的话，细菌难免要趁机侵入女方生殖道。所以，自从丈夫得病以来，很自然停止了房事。这件事给他们造成了极大的困扰：想有房事又怕有影响，怎么办才好呢？

医生的话：4大原因，房事莫停

现代医学的观点十分明确，罹患慢性前列腺炎后，不应该停止性生活，而是提倡有规律的性生活。很多人对此非常不理解，不妨看看以下的理由：

排出炎性液体　性生活的射精过程，可将积聚在前列腺内的病原体与炎性细胞及时排出，这有利于炎症消退。反之，如果不进行性生活，积聚在前列腺内的炎性液体无法排出，里边的病原体不断繁殖，即使不断用药治疗，效果也未必满意。

Tips

医学上原本就有一种前列腺按摩方法，用于治疗慢性前列腺炎。即医生食指戴上指套，伸入病人肛门内，隔着直肠前壁，去按摩肠壁外的前列腺，帮助前列腺液排出。如能定期房事排精，可省去这种按摩。

减轻胀痛症状　前列腺周围有着丰富的神经丛，一旦前列腺内充盈较多前列腺液，通过神经反射，会产生饱胀不适感觉。性生活射精，可缓解前列腺过于充盈、饱满的状态，显著减轻会阴隐痛与下身坠胀的症状。

按摩作用　射精时，性器官及其周围肌肉机械性强烈收缩，对前列腺能起到按摩作用，可改善前列腺的血液循环，还能帮助引流前列腺液。

防性功能问题　避免夫妇双方因人为地强行抑制性欲而诱发的性功能障碍，例如性欲减退、性冷淡等。当然，也能避免夫妻双方因长期没有性事而出现感情纠葛。

医生提醒：2个要点，性生活要适度

当然，可以有性生活并不意味着性生活“无度”。事实上，前列腺炎患者应过规律的性生活，必须要做到以下2点：

1. 莫要频繁　房事不能过于频繁，否则的确会加重前列腺充血，效果适得其反。应掌握性生活频率，多则5日一次，少则10日一次。不足5日一次，显得频繁了一些；超过10日一次，又显得少了一些。

2. 莫要“忍精”　房事中不能忍精不射（也就是强忍着不射精）。有人以为这是一种“养生之道”，其实这是最要不得的，其加重前列腺炎症状的后果非常严重，故凡有房事必须以射精结束。PM

Tips

患前列腺炎后性生活，会不会影响女方健康

- 女方阴道具有一种天然的自卫能力，可以通过分泌液体冲刷阴道，而且还有一种阴道杆菌，可使阴道保持一定的酸度，使外来细菌不能生长繁殖。
- 多数慢性前列腺炎都是由非细菌感染造成，一般不存在细菌传播方面的风险。
- 即使是细菌性前列腺炎，最终进入女方阴道的细菌数量并不多，不足以给女方带来危害。
- 女方若真的对此顾虑重重，性生活中可使用避孕套。

一针注射根治“阳痿”之后……

华中科技大学同济医学院附属同济医院泌尿外科 凌青 王涛 刘继红

读者叶女士在《大众医学》网站论坛发的帖子

我和丈夫结婚多年，性生活一直和谐。但去年以来，他却发生了令人难以启齿的问题，就是不能勃起或勃起不坚。前不久，他看到广告上介绍一家诊所“一针注射根治阳痿”，就决定去那里试试。诊所的医生给他阴茎注射了一种药。效果还是不错，他的阴茎正常勃起了。但很快问题就来了，他的阴茎一直是硬的，不能疲软下来。现在，这个问题已存在一天时间了。我们都觉得不正常，找诊所的医生，谁知对方已经关门歇业了。我们应该怎么办呢?

这位叶女士丈夫的遭遇让我们想起最近遇到的一个病人李先生。他今年61岁，刚刚退休，身体状况良好，就是性生活有些不尽如人意。李先生性格内向，对去医院看病存在畏惧心理。有一天，他看到门口的诊所有介绍“一针注射根治阳痿”的广告，就抱着试试看的心理去诊所进行了阴茎海绵体注射。别说还真“管用”，李先生高高兴兴回家过性生活去了。但新的麻烦来了，硬起的阴茎怎么也软不下去，而小诊所也无能为力，只是告诉他注射入阴茎的药物是罂粟碱。没办法，李先生来到我们医院就诊，经过相应治疗症状才得以缓解。

显然，叶女士丈夫的情况与李先生的情况很相似，都是“一针注射根治阳痿”导致阴茎持续勃起而不能疲软。这种现象在医学上被称为“阴茎异常勃起”，指与性欲和性刺激无关、持续4小时以上的阴茎勃起。这是一种较常见的泌尿男科急诊疾病，我们几乎每周都会接诊这类患者。

为什么阴茎异常勃起的患者会增多呢?究其原因，现在大家对性生活质量的要求高了。一旦男性出现阴茎勃起功能障碍，就会想方设法使其能重新勃起，以过正常的性生活。但是，很多勃起功能障碍患者，因为害怕丢面子、听信广告的宣传等，没有接受正规的治疗。比如，叶女士丈夫和李先生所接受的阴茎海绵体内注射治疗，并非勃起功能障碍的一线治疗方法，应慎重使用。而这种疗法的副作用之一就是阴茎异常勃起。其中以阴茎海绵体内注射罂粟碱或包括有罂粟碱的其他药物发生阴茎异常勃起的概率最高。这主要是由于罂粟碱类的血管活性药物会舒张阴茎海绵体平滑肌，剂量过大会造成阴茎海绵体内血流速度减慢甚至形成局部微血栓，阴茎海绵体血液回流受阻，从而出现异常勃起。

需要提醒的是，如果出现阴茎异常勃起，要尽快就医，查明病因。很多患者由于害羞以及其他一些原因，总是没能在第一时间去医院就诊，从而耽误治疗，甚至对日后性生活产生了不利影响。PM

延|伸|阅|读

阴茎异常勃起，千万别不当回事

事例： 小吴刚上大学，平时身体很好。这一次，阴茎勃起12小时还未疲软。在出现这一症状前三天，他还出现了不明原因的高热，体温最高达到40℃。医生检查发现小吴双侧腹股沟有多枚肿大的淋巴结，血常规发现其白细胞数目几乎是正常人的十倍。医生猜测小吴是一位急性白血病患者。在紧急处理了阴茎异常勃起以后，小吴在血液科进行了骨髓穿刺检查，证实了急性粒细胞白血病的诊断。在服用羟基脲及骨髓移植以后，小吴再也没有出现过类似症状。

提示：白血病是引起阴茎异常勃起的原因之一。由于大量淤滞的白细胞导致白膜下小静脉阻塞，阴茎静脉回流发生障碍，从而造成阴茎长时间勃起。

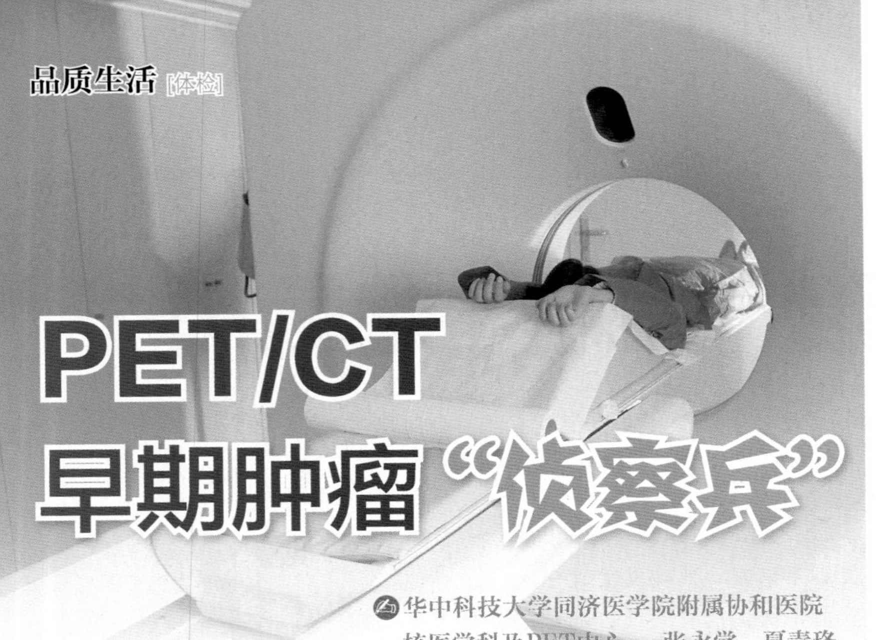

PET/CT 早期肿瘤"侦察兵"

文 华中科技大学同济医学院附属协和医院
核医学科及PET中心 张永学 夏青珞

PET/CT（正电子发射断层显像/计算机断层显像仪）是一种新型分子影像医疗装备，是将PET和CT整合在一台仪器上，组成一个完整的成像系统，经过快速全身扫描，通过CT获得解剖图像，并通过PET获得功能代谢图像，两种图像优势互补，使医生在了解生物代谢信息的同时，获得精准的解剖定位，从而对疾病做出全面、准确的判断。

"更早"发现肿瘤病灶

肿瘤的发生发展过程，一般会经历细胞代谢异常、组织形态改变、机体症状感知三个阶段。PET/CT可以从细胞代谢、组织形态两方面对病灶进行定位、定性诊断，可更早地捕捉到肿瘤病灶信息。PET/CT显像剂进入人体后，会参与代谢。若人体内有代谢异常旺盛的肿瘤病灶，大量代谢显像剂就会聚集到肿瘤病灶，此过程很容易被PET/CT捕捉到。比如，一个鸡蛋散了黄，CT等形态学影像设备可以根据蛋黄的形状变化而发现问题，但对一个没有散黄的臭鸡蛋，则无法鉴别，因为从结构上看，鸡蛋黄的形态没有发生改变；PET/CT不仅可以从形态上，还可以从功能上，确定鸡蛋的什么部位发生了质变，从而为肿瘤患者赢得宝贵的治疗时间。

"更精确"判断肿瘤分期和疗效

PET/CT显像可以明确肿瘤的具体情况，是孤立发生的，还是已经累及了周边淋巴结，抑或是已经发生广泛转移，为临床医生制订治疗方案（手术、化疗、放疗等）提供依据。对于已经接受治疗的肿瘤患者而言，PET/CT可对前期治疗效果进行评估，看看这个治疗方案是否适合。

有辐射，但安全

PET成像所用到的放射性药物是生理代谢物的类似物，半衰期也很短。比如，通常所用的18F-FDG为葡萄糖的类似物，不会引起过敏；18F是超短半衰期的核素，物理半衰期只有110分钟，很快衰变，几小时内就能完全从人体内消失，不再具有放射性。同时，医生也会嘱咐受检者多喝水、多解小便，加速药物从体内排出。对于儿童受检者，医生会根据体重，减少药物使用剂量，减少不必要的辐射剂量。

PET/CT检查的辐射主要来源于CT扫描。由于PET/CT中的CT扫描一般采用低电流扫描，故辐射剂量比普通的CT诊断扫描要低得多。随着PET/CT技术的发展，PET/CT扫描时间缩短，辐射剂量也明显减少，不会对患者产生明显的有害效应。

有优势，但不要迷信

从理论上说，如果机体某个细胞、组织或器官出现异常，都会呈现出与正常细胞和组织不同的代谢显像表现，有经验的医生能捕捉到有用的信息，提出诊断意见。当然，任何影像学检查都存在假阴性或假阳性，PET/CT诊断同样如此。要获得正确的诊断意见，需结合患者的临床症状、体征和其他相关检查进行综合分析。PM

答疑解惑

Q:PET/CT检查最适用于哪些人？

A:体检发现肿瘤标志物升高但难以确诊的患者，或已确诊为肿瘤，需要制订治疗方案、评估疗效的患者。

Q:将PET/CT作为年度肿瘤筛查项目有必要吗?

A:40岁以上、有肿瘤家族史者，若经济条件允许，可每两年做一次PET/CT肿瘤筛查。

Q:是否做了PET/CT，其他检查都不需要做了?

A:不是。PET/CT检查主要通过发现"高代谢特征的病灶"来判断体内是否存在肿瘤。少部分恶性肿瘤病灶（比如部分肾癌、肝癌组织）不具有高代谢特征，故PET/CT也可能"看不到"。此外，如果部分肿瘤显像不典型、无法确诊时，如肠道肿瘤等，还需通过其他检查（如肠镜）进一步确认，避免造成误判。

“妈瘾”：只因自我边界不清

中南大学湘雅二医院精神卫生研究所 李则宣 黄任之

生活实例

明芬最近摊上了“大事”，闺蜜艾琳要和她绝交。原因在于，艾琳一直犹豫是否到外地做一份薪水不错的工作。当对方来电询问是否能去时，艾琳恰巧不在，而明芬居然替她一口回绝了。艾琳还联想到自己谈恋爱时，明芬经常劝她与男友分手。后来两人真的分了手，一晃两年过去了，艾琳也没有遇到能让她心动的异性。现在艾琳想明白了：再和明芬相处，就没办法按照自己的心意生活；明芬太能管事了，自己必须躲远点。

而明芬也生气。这些年她为艾琳费心不少。小学里，是明芬帮忙打跑欺负艾琳的男孩子；中学里，艾琳做功课都是明芬监督，明芬还抽出时间帮她补课……要说帮她回绝外地的工作，那也是艾琳说了很多次：“真不想去外地工作，人生地不熟的。”关于艾琳前男友，明芬亲眼见到他和别的女孩子搞暧昧……事到如今，艾琳不但不感激自己的付出，居然还与自己绝交，明芬实在想不明白。

“妈瘾”是种心理疾病

生活中像明芬这样的人不少，他们这种费力不讨好的窘况原因何在呢？心理医生将类似明芬这样的行为称为“妈瘾”，这也是最近网络上特别流行的一个词。之所以称之为“妈瘾”，是因为这些都是人家老妈的做法，是患了“当妈”的瘾：对他人特别热心，事无巨细为他人操心，什么都要管……

具体而言，有“妈瘾”者一般具备如下症状：①唠叨。总担心对方无法照顾好自己，所以会不停地提醒。看见刮风了，就提醒对方注意关窗户；天稍微冷了，立刻打电话提醒加衣服……②操心。主要是过度关注人家的感情生活。总是以关心的名义，去了解朋友的感情动向，甚至还积极帮忙出点子。哪怕被人拒绝也毫不介意。③亲力亲为。总是为对方提前考虑，主动帮他人做好一切。比如朋友睡懒觉，就帮她买饭、买饮料，甚至还替她接电话、拿快递……④对方不领情。劳心费神地为对方做了许多事情，但对方居然不领情，甚至像艾琳那样提出断绝关系。

一味讨好别人是种心理缺陷

“妈瘾”患者为别人大量付出，甚至牺牲自己利益来帮助别人，这是内心缺陷的表现。事实上，他们是在用讨好的方式来维护人际关系。一般地说，在从小长大的家庭里，他们没有得到足够照顾和心理支持，经常被忽视，甚至被处罚。在他们看来，自己卑微、无足轻重，需要察言观色，注意他人反应，以免引起他人不满，并给自己带来不愉快的结果。长大以后，虽然心理成熟度不断提高，但这种人际交往模式并无实质性改变。他们总是小心翼翼避免出错，力图充分考虑到他人需求，目的是要给对方留下善良、乐于助人的好印象，以维护良好的人际关系。

归根到底，“妈瘾”实际上是将自我的边界在不知不觉中扩大到了周围，导致在行为上经常“越俎代庖”，而这么做实际是忽略了对方的独立性。因为任何成年的个体，都有能力和责任管理好自己的事，而“妈瘾”模糊了人与人之间心理的边界，故会让对方觉得受到侵犯，从而竭力想要拉开彼此的距离。

记住3点，远离“妈瘾”

“妈瘾”患者虽然是一副“好心肠”，但这么做最终会损害人际交往。为此，应该注意以下几点。

1. 学会倾听 当别人诉说时，只需要认真倾听，理解他的感受就够了。不需要立刻给出建议，甚至自告奋勇帮别人摆平某件事。倾听和理解其实就是给朋友最好的支持。

2 别人求助才“出手” 不能主动帮助别人行事，因为他人拥有健全的心智和能力为本人的行为负责。哪怕对方做错事，也是在积累经验，因为可以从挫折和失败中学习。只有当他人主动开口求助，才给予帮助，这时的帮助才能获得对方的接纳。否则，主动关心就变成了不必要的打扰，惹得对方厌弃。事实上，必须尊重他人的独立性，否则就没有办法建立健康而持久的人际关系。

3. 多关心自己 “妈瘾”患者应该将更多的关注从外部转向内在，多关心一下自己的情况，并多为自己做点事。这样才能真正修复这种想要为他人付出的补偿心理，从而彻底治好“妈瘾”这种心理病。PM

丁氏内科 从脾治肾见真知

历史渊源

丁氏内科传人童少伯(1906－1987)，其父童伯笙为原籍眼科名医。童少伯毕业于上海中医专门学校，师从丁济万，曾任上海中医专门学校教授、上海华隆中医院医务主任，20世纪50年代初期改读西医。曾任上海第十一人民医院、曙光医院肾炎专题研究小组组长，为该院肾脏病学科创始人，长期致力于肾脏病研究。

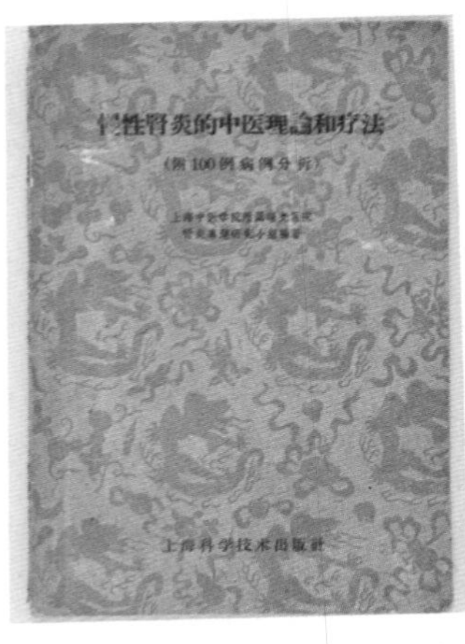

童少伯主编的《慢性肾炎的中医理论和疗法》

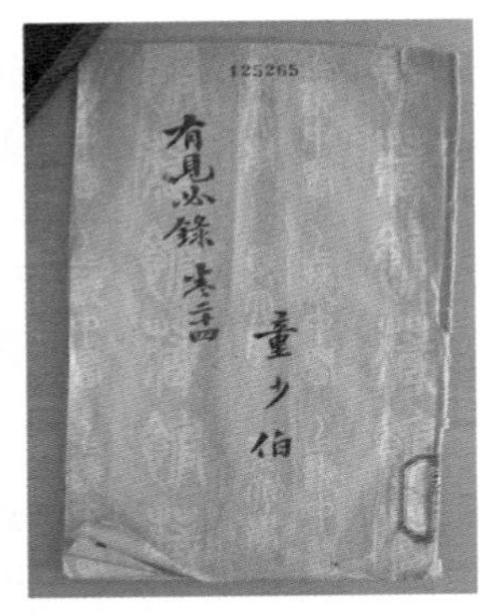

童少伯手稿《有见必录》《随笔录》

后继有人

对童老思想有代表性传承的老一辈专家有钟宝人、钟念文、蔡淦和黄吉庚。目前，童少伯临床研究基地在曙光医院肾病科由何立群教授带领。

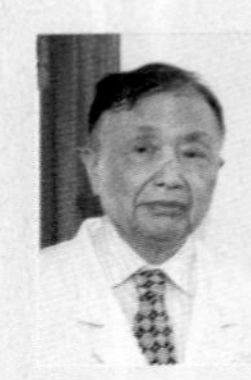

蔡　淦　早年跟随童少伯、程门雪开展慢性肾炎的科学研究，1995年被评为上海市名中医，全国名老中医，擅从脾胃湿热论治慢性肾病。其主编的《高等中医院校教学参考丛书·中医内科学》获国家科技成果奖。

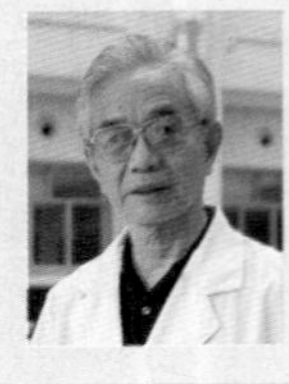

黄吉赓　上海市名中医，第二、三届全国名老中医药专家经验继承班指导老师。上海市中医药学会第八届内科分会呼吸专业委员会顾问。从20世纪50年代起，在童少伯先生指导下，对慢性肾炎、尿毒症的中西医结合治疗进行研究。

诊疗特色

童老综合各家学说，结合临床经验，根据慢性肾炎其病位在肾、病本在脾，与肺密切相关的理论，认为脾脏功能失调，下不能助肾利水，上不能散精于肺，故从脾论治慢性肾炎。这一法则在一定程度上协调了肺脾肾三脏功能，其病之本应在脾，从脾论治符合中医的治病求本。因此，童老在治疗慢性肾炎过程中着重从脾论治，健脾气温脾阳，辨证论治，随症加减，疗效显著。

基地建设

上海中医药大学曙光医院肾内科建于20世纪50年代，是全国最早成立的中医肾病专科之一，于2004年成立上海中医药大学肾病研究所，现为国家临床重点专科。其特色和主攻方向是慢性肾脏病(CKD1–3期)、慢性肾衰、IgA肾病、慢性尿感、慢性肾小管间质疾病、糖尿病肾病、血尿、蛋白尿的中医和中西医结合治疗。创制了治疗慢性肾衰的抗纤灵方、肾衰颗粒、健脾清化方，治疗IgA肾病的固本通络方，治疗糖尿病肾病的糖肾宁，治疗血尿的血尿灵冲剂和治疗蛋白尿的黄芪消白颗粒等系列方药。

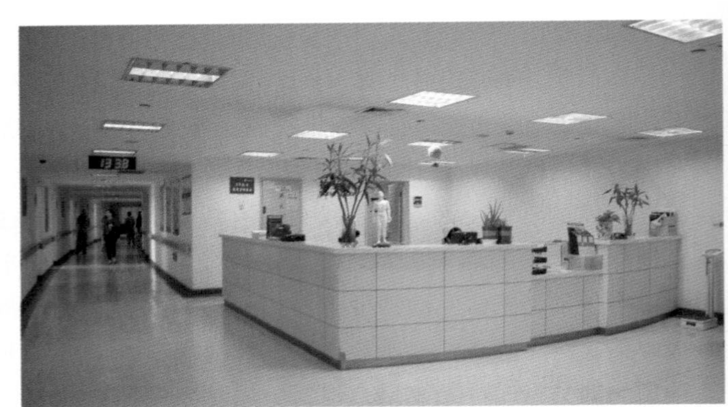

肾病科病房

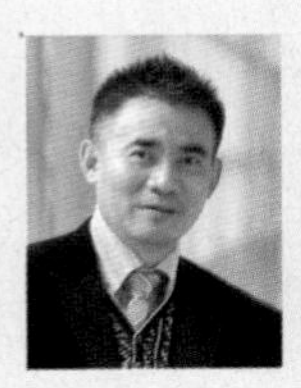

何立群　上海中医药大学附属曙光医院肾病科主任、中华中医药学会肾病分会副主任委员。长期从事中医药防治慢性肾脏病的临床和基础研究。

“蛋白尿”不可怕，怕的是不知晓

上海中医药大学附属曙光医院肾病科教授　何立群

慢性肾脏病是由不同原因所引起的肾小球、肾小管损伤所导致的疾病，临床表现为蛋白尿、血尿、水肿、高血压、肾功能损伤等。其中蛋白尿是慢性肾炎、肾病综合征、糖尿病肾病等肾脏病最为主要的临床指标之一。慢性肾脏病蛋白尿如不早期防治，病情将逐渐进展，直至发展到尿毒症。

实际上，慢性肾病早期防治率低已经带来严重后果。20%~30% 的肾脏病患者首次到医院就诊时，肾功能已经发展至不可逆转的阶段。只有做到早期防治，才能大幅度降低慢性肾病的患病率；对已有慢性肾病的患者来说，则可显著延缓肾功能的恶化速度，推迟进入透析的时间。

治疗目标不是“痊愈”

我们在早期诊断和治疗的基础上继承和发扬海派名医童少伯临床经验，认为慢性肾病患者的病机正虚邪实，正虚仍是在脏腑功能虚损基础上的阴阳失衡，邪实则是在虚损基础上的湿热瘀血热毒互结。治疗目标不是追求“痊愈”，而是“以平为期”，即通过调理脏腑阴阳气血，祛除瘀血热毒，清热化湿，改善临床症状，降低蛋白尿、改善肾功能。

童少伯综合各家学说，结合临床经验，根据慢性肾炎其病位在肾，病本在脾，与肺密切相关的理论，其在治疗慢性肾炎过程中着重从脾论治，健脾气温脾阳，辨证论治，随症加减，疗效显著。

注重调理脾胃，增进饮食。患者要增进对营养的摄取能力、恢复体力，这非常重要。常用方剂以草果知母汤、参苓白术散为代表，注重调理气血水，消除水肿。

注重扶助正气，避免感染。增强机体的免疫能力，避免感染而刺激病情加重。常用的方剂以八珍汤、玉屏风散为代表。温补脾肾的冬虫夏草及其人工虫草制剂可谓免疫性肾脏病患者维持治疗期的“常用药”。

注重固摄脾肾，减少尿蛋白。通过健脾益气、补肾固涩，使尿蛋白减少，延缓因尿蛋白流失导致病情进展。常用的方剂以补中益气丸、金锁固金丸、水陆二仙丹为代表。

注重滋补肝肾，温补脾肾。如地黄丸类制剂，包括六味地黄丸、知柏地黄丸、杞菊地黄丸等。

预防之功大于治疗

虽然我们努力提高了慢性肾病患者生活质量、延缓了进入透析期，提高了生存率，但仍深深感受到：再有特色、有经验的治疗措施都及不上防患于未然。对病程漫长的肾脏病来说，早期防治对延缓进展尤其意义重大。

（一）健康人群

一定要做好预防，争取与肾病绝缘。具体措施有：

1. 减少盐的摄入，饮食宜清淡。

2. 平衡膳食，不暴饮暴食。常人吃下大量的动植物性蛋白质，最后的代谢产物——尿酸及尿素氮等都需由肾脏负责排除，故暴饮、暴食将增加肾脏负担。

3. 适当多饮水、不憋尿。尿在膀胱里太久很容易繁殖细菌，细菌很可能经由输尿管感染到肾脏。每天充分喝水随时排尿，肾脏亦不易结石。

4. 有计划地坚持每天体力活动和体育锻炼，控制体重，避免感冒。

5. 当喉部、扁桃腺等有炎症时，需立即在医生指导下彻底治疗，否则链球菌感染易诱发肾脏疾病。

6. 戒烟；饮酒要适量，避免酗酒。

7. 每年定期检查尿常规和肾功能，也可同时做肾脏B超检查。了解疾病的家族史，从而对肾脏疾病早期发现、早期治疗。

（二）高危人群

患有可能引起肾损害疾患（如糖尿病、高血压病等）的人群，要治疗原发病，防止慢性肾病发生。除上述措施外，还要注意：

1. 积极控制危险因素（高血压、糖尿病、高尿酸、肥胖、高血脂等），在专科医师指导下坚持药物治疗。

2. 合理饮食，坚持低盐、低糖、低嘌呤、低脂等饮食。

3. 密切观察自身的血压、血糖、血脂、血尿酸等指标，严格控制在正常范围以内。

4. 每半年一次监测尿常规、尿微量白蛋白及肾功能。PM

保护、关注肾，及时发现早期肾损害，慢性肾病不可怕！

惊蛰微导引 握固炼气降龙虎

文 中国中医科学院医学实验中心博士 代金刚
中国健身气功协会常委 张明亮

惊蛰，为一年24个节气中的第三个节气，也是春季的第三个节气，每年太阳运行至黄经345度时即为惊蛰。2015年惊蛰节气从3月6日到3月21日。按照中医的养生理论，惊蛰节气的养生应该顺应自然的特点以生发为主。惊是惊醒、惊吓的意思；蛰是蛰伏、藏匿的意思。惊蛰的意思，正如古人所说："二月节，万物出乎震，震为雷，故曰惊蛰。"

唐末宋初陈抟老祖陈希夷编制了二十四节气导引法，其中的握固炼气式，是道家古导引术中取坎填离、降龙伏虎、调和气血、肝肺并练的典型导引术，内含精妙的"炼气"之法，与西藏密宗"金刚拳""宝瓶气"以及瑜伽中的"普拉那雅玛"等修炼之法有着许多异曲同工之妙。

惊蛰握固炼气式

惊蛰导引术，通过卷指握固、扩胸展肩、含胸拔背以及松紧交替、吐纳运气、闭气停息等一系列的方法，以有效促进体内真气的生发，加强体内先天真气与自然界后天清气在胸中的充分交汇与融合。

1. 盘坐或端坐在凳子上，两手自然覆按于两膝，思想安静，全身放松。(图1)

2. 两小指带动两臂向左右45°侧伸，至与肩相平，同时两臂内旋，小指在上，拇指在下，目视前方。(图2)

3. 接上式，拇指内屈轻抵无名指根，再将其余四指依次屈拢"握固"成拳，同时两臂外旋，屈肘收臂，置于身体两侧，拳眼向上，拳心相对，目视前方，动作略停。(图3、4)

4. 接上式，两肘后伸，依次收腹、扩胸展肩、含肩缩项、提肛缩臀，

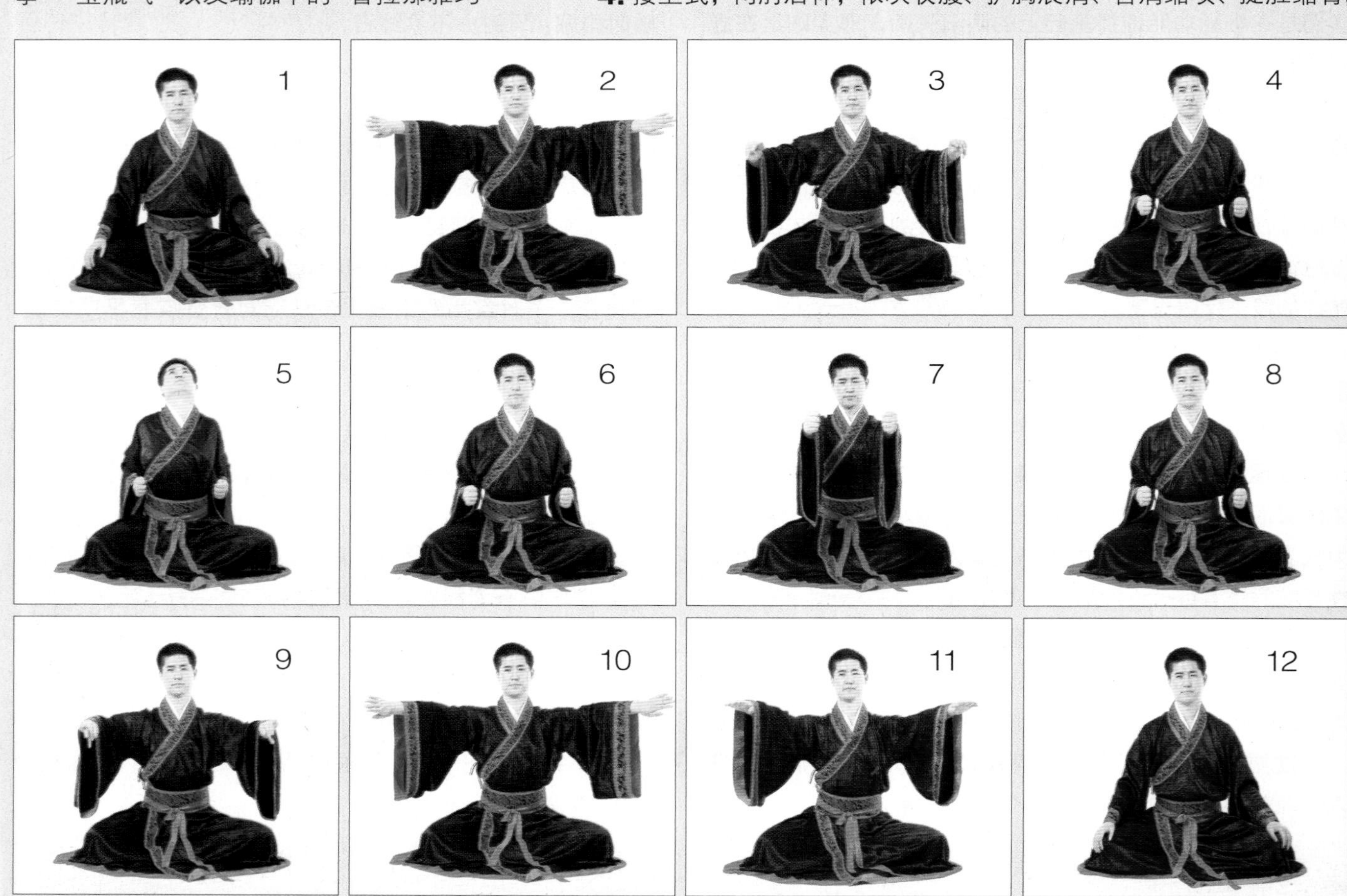

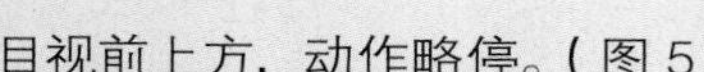

目视前上方，动作略停。(图5)

5. 接上式，头颈及手臂还原，全身放松。(图6)

6. 接上式，下颌内收，百会上顶，同时两臂前伸，至与肩平，力达拳面，目视前下方，动作略停。(图7)

7. 接上式，屈肘收臂，动作还原，全身放松。(图8)

8. 重复以上动作1~7的练习为一遍，共做三遍。

9. 两拳由小指依次伸直变掌，并带动手臂向左右45°侧伸，同时两臂内旋，至与肩相平，目视前方。(图9、10)

10. 接上式，沉肩坠肘，两臂外旋，转掌心向下，目视前方。(图11)

11. 接上式，沉肩坠肘，松腕舒指，下落还原，两手覆按两膝，目视前下方，呼吸自然，全身放松。(图12)

惊蛰养生

惊蛰时节，乍暖还寒，气候比较干燥，很容易使人口干舌燥、外感咳嗽。生梨性寒味甘，有润肺止咳、滋阴清热的功效，民间素有惊蛰吃梨的习俗。梨的吃法很多，比如生食、蒸、榨汁、烤或者煮水，特别是冰糖蒸梨对咳嗽具有很好的疗效，而且制作简单方便，平时不妨把其当作甜点食用。另外，咳嗽患者还可食用莲子、枇杷、罗汉果等食物缓解病痛，饮食宜清淡，油腻的食物最好不吃，刺激性的食物，如辣椒、葱、蒜、胡椒也应少吃。

起居方面应早睡早起，散步缓行，可以使精神愉悦、身体健康。《黄帝内经》曰:“春三月，此谓发陈。天地俱生，万物以荣。夜卧早行，广步于庭，披发缓行，以便生志。”这是说，春天万物复苏，良好的起居习惯应该早睡早起，散步缓行，可以使精神愉悦、身体健康。PM

扫描二维码，收看其他3月节养生(视频版)《春分微导引 排山推掌分阴阳》

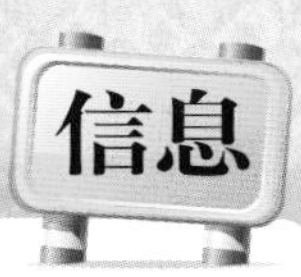

中山医院青浦分院加入复旦大学儿科医联体揭牌仪式暨义诊活动举行

近日，复旦大学附属中山医院青浦分院加入复旦大学儿科医联体揭牌仪式暨义诊活动成功举行。复旦大学儿科医疗联合体(简称“儿科医联体”)于2014年4月16日正式成立，由复旦大学附属儿科医院、妇产科医院、中山医院青浦分院等9家复旦大学附属医院组成，医联体内各成员单位的儿科基本医疗配置及医疗质量实施“六个统一”(统一思想认识、统一管理、统一标识标准、统一招聘培训、统一医疗质量、统一调配待遇)，开展医疗质量、医疗服务、学科建设、信息共享四方面合作，同时结合各成员单位医疗优势，着力培育各医院儿科医疗特色和品牌，提升医联体的整体实力和辐射力，满足患儿就医需求。中山医院青浦分院本次加入儿科医联体，将大大提升该院儿科的医疗服务质量和服务能力，更好地满足青浦地区患儿的就医需求。

四通“硒旺”老年基金成立仪式在上海举行

2014年12月，上海市老年基金会老教授关爱基金、四通“硒旺”老年基金成立仪式在上海市老年基金会举行。会上，上海市老年基金会胡延照理事长指出，随着人们生活水平的提高，人口老龄化的到来，糖尿病、心脏病、白内障等慢性病发病率不断增加，严重威胁着老年人的身体健康。而适当使用营养元素，例如纳米硒可以预防和干预糖尿病、心脏病、白内障等慢性病的发生、发展，增强老年人的身体素质，提高生活质量。上海市老年基金会四通“硒旺”老年基金会于霞飞会长向与会嘉宾介绍了微量元素硒的广谱意义，并解释了低毒、高效的纳米硒，在防治老年人慢性病方面所发挥的特殊保健作用。据悉，此次四通“硒旺”老年基金是专款、专项帮助老年人维护身体健康的一次义举，四通集团希望通过四通“硒旺”老年基金的成立，给更多的老年人带来健康和长寿。

“因爱而生”——强生中国关爱30年

近日，强生公司宣布在2015年纪念进入中国30周年之际，全新启动“因爱而生”传播项目，并与北京企业志愿服务联盟、上海市外企志愿服务联盟和广州企业志愿服务联盟携手发起“关爱之心”志愿服务项目。该志愿服务项目的目标是通过各方的优秀公益项目平台，以及线上、线下多元化传播活动号召社会大众在2015年一起创造30万人次的志愿服务，凝聚更多社会资源，创造一个更充盈关爱、更加美好的未来。30年来，强生始终如一地支持各类公益项目，致力于成为中国最优秀的企业公民。强生的公益行动涉及关爱大众、关爱医患、关爱环境与文化、灾后救助等诸多领域，公益活动包括了婴儿抚触、新生儿复苏、儿童安全教育、农民工子女健康教育、老年人心理危机救助、乡村医生培训等。此次“关爱之心”志愿服务项目是强生以“因爱而生”为主题的30周年品牌传播活动中的全国性重点公益活动。

首个中国家庭止咳误区报告发布

近日，上海公布的首个中国家庭止咳误区报告显示，中国患者存在不少咳嗽及止咳的认知偏颇：近七成受访者存在用药不及时的情况；仅四成受访者知晓有痰咳嗽的真正元凶为痰液。上海市呼吸病研究所所长、复旦大学呼吸病研究所所长白春学教授在解读报告时提醒，患者应当认清咳嗽元凶，才能对症下药。由于富含蛋白质等营养物质，未被及时清除的痰液容易成为细菌繁殖的温床，诱发再次感染。专家提醒，应重视咳嗽早期的治疗时机，呼吸道内已经存在少量痰液时，就应尽早使用祛痰药。在选择咳嗽药时还需注意对症下药，慎用通过降低中枢敏感性暂时抑制咳嗽的镇咳药、副作用不明确的中药，以及只针对细菌感染有疗效的抗生素。

复发口疮就是复发性口腔溃疡，又称复发性阿弗他口炎，名字太烦就这样简化了。经常有读者来问口腔溃疡怎么办，一般都是反复发作苦不堪言的。来看看专家的一个医案。

你肯定没见过的“复发口疮”

上海中医药大学教授　王庆其

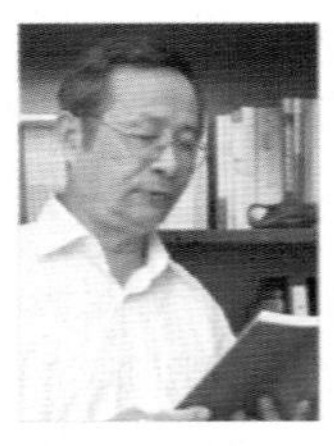

专家简介

王庆其　上海中医药大学教授、主任医师、博士生导师，上海市名中医，全国名老中医药专家师承导师。长期从事中医药治疗脾胃病的临床工作，擅长治疗胃食管反流病、胃十二指肠球部溃疡、溃疡性结肠炎、胃癌前病变等。

特需门诊时间：周四下午龙华医院特诊部，周六上午岳阳医院（青海路）特诊部

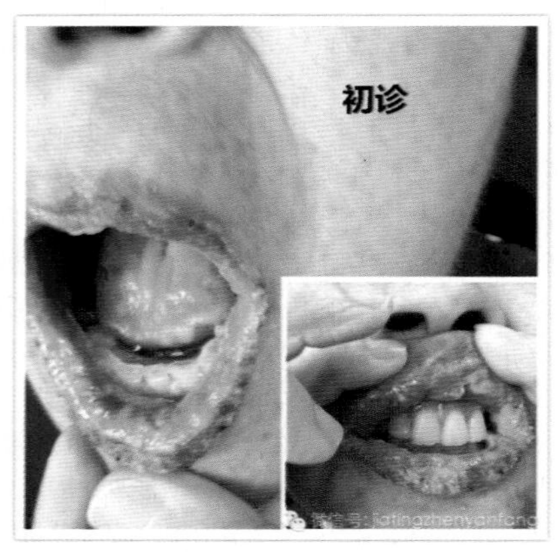

医案回放

潘某某，女，66岁。初诊日期：2013年5月18日。

症状：患者2009年始出现口唇、双侧颊部溃疡疼痛糜烂，曾至当地医院多方治疗，诊断为口腔黏膜扁平苔藓，曾予以激素治疗，炎症明显时，予以抗生素治疗，但患者症状仍不能缓解，近一年来症状范围及程度逐渐加重。唇周、双侧颊部疼痛，咽痛，唇周糜烂，舌白干裂，因口腔疼痛而影响进食，只能食用半流质，大便畅，小便常常不能控制，有时失禁，寐差，动则汗出。

检查：口唇、双侧颊黏膜红肿、糜烂、血痂。舌质淡，苔薄，脉细。中医证候诊断：脾虚气弱，湿热内蕴，肌腐生疮。西医诊断：口腔黏膜扁平苔藓。

治法：补气健脾温阳、托疮生肌、清泻阴火。

处方：黄芪、太子参、茯苓、炒白术、生熟地（各）等。

二诊：2013年5月25日。口腔内疼痛程度减轻，以口腔颊黏膜疼痛为主；唇周发痒，咽干口干，汗出如水滴，腹痛水样泻，一日二次，大便臭秽．口腔内唾液分泌多。舌质淡，苔薄，脉细。治仍宗前消息。

处方：生黄芪、炒白术、米仁、制半夏等。患者口唇较干燥，嘱购买甘油兑水至70%合锡类散，涂抹唇周患处。

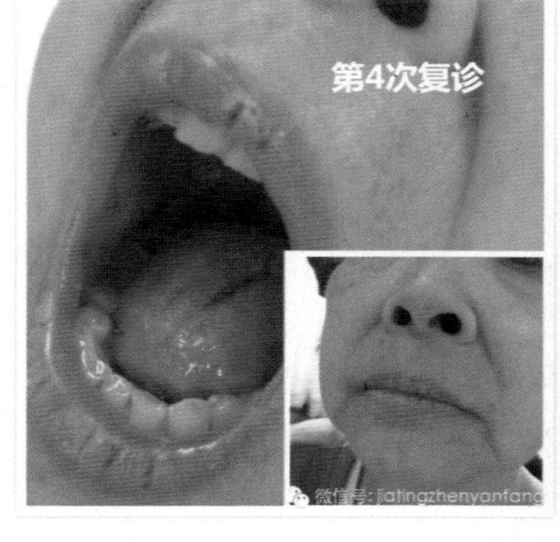

三诊同前

四诊：2013年6月8日。唇舌颊黏膜疼痛明显好转，能进食干饭，咽痛，盗汗汗出程度减，咽痛咳嗽干咳，大便通畅，夜间流泪。舌质淡红苔薄白腻，脉细。

处方：黄芪、炒白术、米仁、茯苓、升麻等。

五诊：2013年6月15日。局部黏膜症状基本正常，颊部黏膜稍疼痛，咽微痛，吞咽出现疼痛，咽部有痰；咳嗽、汗出好转，小便症状改善；唇舌疼痛以及瘙痒好转，舌质淡苔薄白腻，脉右濡左弦。上方加川断、仙灵脾、牛膝。患者要回广东原籍，拟方30剂维持。

经验之谈

“实火治胃　虚火治脾”

复发性口腔溃疡是口腔黏膜疾病中发病率最高的一种疾病，好发于唇、颊、舌缘等，在黏膜的任何部位均能出现。该病具有周期性、复发性及自限性等特点，治疗颇为棘手。

我长期从事中医药治疗脾胃病的临床工作，发现复发性口腔溃疡患者常常伴有胃、十二指肠球部溃疡或溃疡性结肠炎等疾病，故治疗

均有相同之处。我的辨治经验是根据清代名医叶天士提出的“实在阳明，虚在太阴”的原则治疗复发性口腔溃疡。复发性口腔溃疡总属于中医所说的“火”，但火分实火、虚火，实火治胃，虚火治脾。

实火大多由于胃火，表现为口疮周围红肿，疼痛，口渴饮冷，大便秘结，舌红苔黄，脉数。治疗采用清胃泻火，药用黄连、蒲公英、石膏、升麻、牡丹皮、生大黄、藿香、知母等，治疗比较容易，效果满意。

虚火包括阴虚火旺及李东垣所说的“阴火”，大多由于脾阴不足或者脾阳不足。阴虚火旺表现溃疡反复发作，溃疡深浅不一，表面有灰黄色覆盖，微有疼痛，伴有手足心热，舌微红，脉细数。治疗宜白术、淮山药、生地黄、知母、黄柏、山茱萸、北沙参、甘草等。

其中“阴火”由“饮食损胃，劳倦伤脾，脾胃虚，则火邪乘之而生大热”，治疗以补气健脾、温阳散火的方法，药用黄芪、党参、白术、茯苓、甘草、淮山药、土茯苓、细辛、升麻、胡黄连、珍珠母等，阴寒甚者加附子、肉桂等，对顽固的多发性口腔溃疡及扁平苔藓等有良好效果。

本文患者脾虚气弱、湿热内蕴、肌腐生疮，以补气健脾温阳、托疮生肌、清泻阴火治疗。故五诊后，患者局部黏膜基本恢复正常，颊部黏膜疼痛明显减轻，其余诸症悉好转。PM

为什么不公布完整处方和剂量？

因为中药处方需要医师辨证论治，不能照本宣科。实在想知道的读者，请关注家庭真验方微信平台，发送消息“复发口疮”收藏各阶段完整处方。

一种折磨人的神经痛 多种显“身手”的止痛法

上海中医药大学附属岳阳中西医结合医院皮肤科副主任医师 徐文彬

带状疱疹是由水痘－带状疱疹病毒引起的皮肤疾病，临床特征性的表现为一侧皮肤出现红色斑片，上面密集分布小水疱，伴有疼痛。在明确诊断的基础上，及时选用抗病毒药物治疗，配合辅助疗法，一般十天左右，皮疹即可得到有效控制。

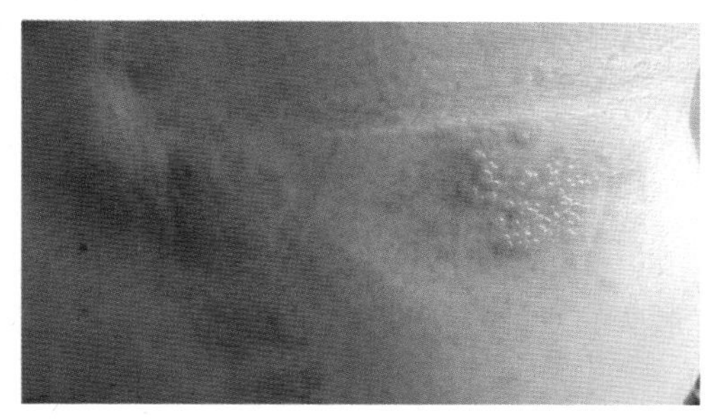

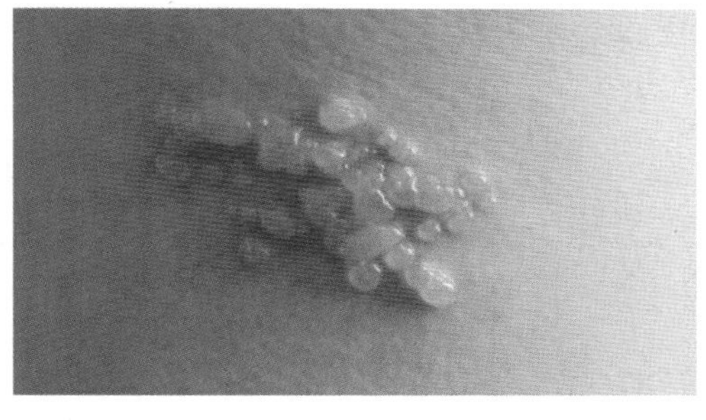

明明皮肤没事了，为啥疼得似刀割似火烧？

经过一段时间的治疗后，患者皮疹上的水疱结痂了，红斑颜色也暗了、淡了，甚至皮疹完全消退了，仅留有一点淡褐色的色素沉着。可是，疼痛却丝毫未见缓解，似刀割，似针刺，似电击，似火烧火燎，简直“衣不得碰，风不能吹”，每晚不得安寐。为什么皮疹明明已经痊愈了，还这么难受？

这就是带状疱疹后遗神经痛！尤其中老年人，年龄越大，体质越弱，疼痛的程度就越严重，持续的时间也越长，而且越是夜深人静时，疼痛越厉害，严重影响睡眠质量。

不重视+想当然：错过最佳治疗时机

带状疱疹预后不佳，常因为患者对其缺乏认识、存在误区，从而错过最佳治疗时机。

误区 1：疱疹只发在躯干部 许多患者认为，带状疱疹应该仅发生在躯干部，忽视头面、外阴等部位的疱疹。殊不知，这两个部位的带状疱疹所造成的病痛，才是最严重的，尤其需得到重视。

误区 2：“只疼无疹”奔波于他科 带状疱疹皮疹的出现和疼痛的产生并不一定同步，可先有皮疹后疼痛，也可先疼痛后有皮疹。当疼痛出现而未见皮疹时，通常需要排除相关部位的其他疾病，如头痛可能需要进行头颅CT检查，左侧胸痛需查心电图，右上腹疼痛需行B超检查胆囊等。当患者皮肤出现皮疹，再到皮肤科就诊时，往往已过去几天了，而治疗带状疱疹、减少后遗神经痛的最佳时间是病程最初的一周内。

误区3：输液比口服治疗好 有相当多的患者依然停留在“输液治疗的效果优于口服治疗”的不正确观念里。目前，治疗带状疱疹的药物，如伐昔洛韦片、泛昔洛韦片等都是口服制剂，服用方便，疗效远超某些需输液的药品。

止痛方法多，方案可组合

以下方法可缓解这种折磨人的病痛，医生会根据患者的具体情况选择合适的组合方案。比如，上班族适合选择中药加西药的治疗方案，老年患者可选用针灸、中药和一两种西药进行治疗。通常，中西医结合的治疗方法最有效。

止痛片 此类药品品种繁多，如消炎痛(吲哚美辛)、芬必得(布洛芬缓释胶囊)、戴芬(双氯芬酸钠双释放肠溶胶囊)等。肝功能异常、患有胃溃疡和十二指肠溃疡的患者慎用。

抗抑郁药 临床上会选用价廉物美的三环类抗抑郁药，如多塞平。但其缺点是容易导致嗜睡，有时患者会感觉一整天都昏昏沉沉的，像没有睡醒似的。因此，此类药不适合驾车者，也不适合行动不便的老年人。

抗癫痫药 抗癫痫药加巴喷丁，对带状疱疹后遗神经痛具有较显著的疗效，严重不良反应发生率低，适用于年龄较大或肝功能异常的患者。由于服用剂量一般较大，故存在眩晕、嗜睡等常见的副作用。

维生素 维生素 B_1、维生素 B_6、维生素 B_{12}，或口服或注射，主要有助于修复受损神经，而不是直接止痛，需要配合其他治疗方法。

中医针灸 传统中医在治疗带状疱疹后遗神经痛方面有着比较突出的疗效，尤其是针灸治疗。一般取穴内关、阳陵泉、足三里，疼痛日久的加支沟，或阿是穴(压痛点)。治疗时，针灸医师会根据不同的发病部位进行辨证，选用合适的穴位，配合手法，可起到立竿见影的效果。此外，头面部累及三叉神经的带状疱疹，在疾病后期不仅仅存在后遗神经痛，还可有局部颜面面瘫的表现，如病变一侧眼睑张开无力，老是眼皮耷拉着；抑或一侧鼻唇沟变浅，如中风貌，既影响容貌，又影响生活质量。针灸在此方面均有独特疗效，能在较短的时间里缓解症状。

中药处方 在中药处方的选择上，辨证很重要，通常可将患者分为三型：①气滞血瘀型，一般出现在水疱红斑消退之后，局部皮肤疼痛如针刺样，治宜益气活血化瘀，方用益气活血散瘀汤，中成药可用血府逐瘀胶囊或血府逐瘀冲剂；②脾虚湿蕴型，皮疹色淡，时时隐痛，患者神疲乏力、胃纳呆、不思饮食，治宜健脾利湿止痛，方用除湿胃苓汤，中成药可用二妙丸；③阴虚火旺型，皮疹消退后疼痛仍迟迟未愈，如火烧刀割，夜不能寐，精神疲惫，治宜养阴清热、补益气血，方用六味地黄汤合香贝养荣汤，中成药可用六味地黄丸或左归丸。治疗这三型患者都应使用理气活血止痛之法，并可加入重镇安神止痛药物，如灵磁石、珍珠母等，能镇痛且改善睡眠质量；也可使用搜风剔络的虫类药物，如全蝎、蜈蚣等，具有良好的止痛效果。PM

穴位详解

支沟

内关

阳陵泉

足三里

Tips

带状疱疹后遗神经痛的患者要分散对疼痛的注意力，一定要保持心情舒畅，开朗乐观，因为良好的情绪非常有助于恢复健康。建议患者积极到户外活动，也可做一些自己喜欢的事情，劳逸结合。

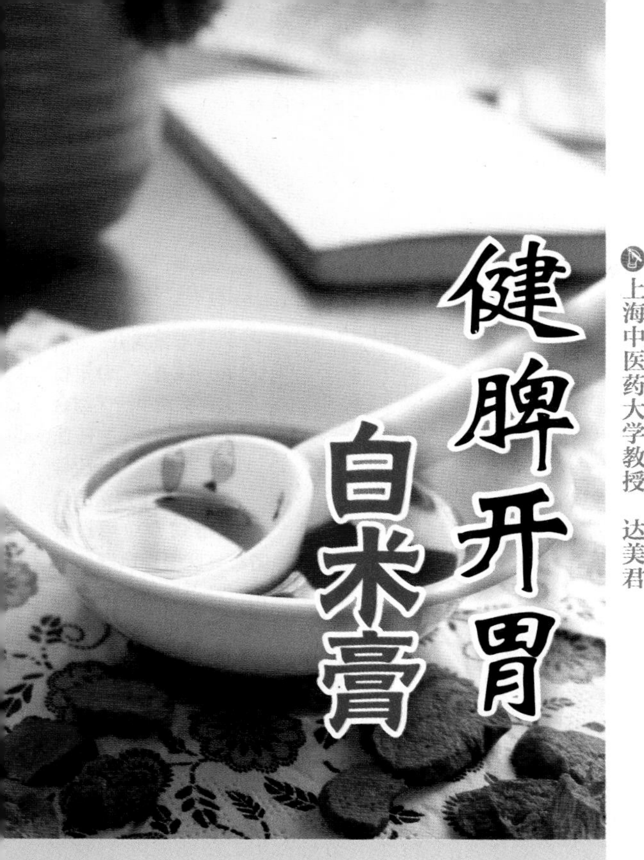

健脾开胃 白术膏

上海中医药大学教授 达美君

古方

方名：白术膏（明·龚信《古今医鉴》）

组方：白术 500 克。

制法：用水十碗，熬汁二碗，去滓。再入水熬，又滤出，将滓捣烂，入水再熬。如是五次，共得药汁十碗。合一处，入白蜜 250 克，再熬至黏稠，滴水成珠为度。

服法：日服 2~3 次，每服 1~2 匙，沸水调服。

主治：脾胃大虚、自汗无力、四肢倦怠、饮食不思；或食而不化、呕吐泻痢、泻下完谷。

DIY 改良制法：

制作、拍摄/家庭真验方

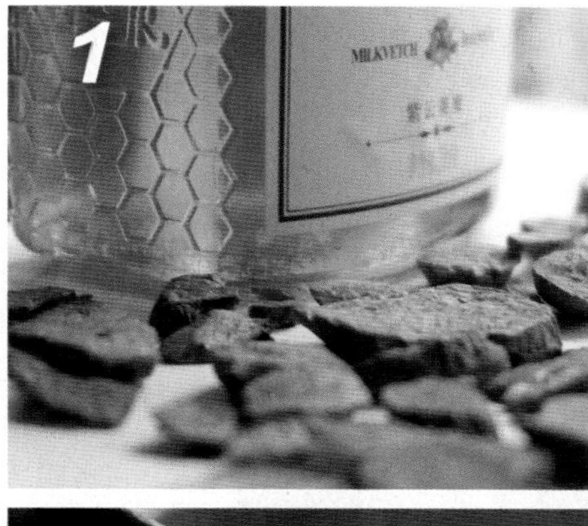

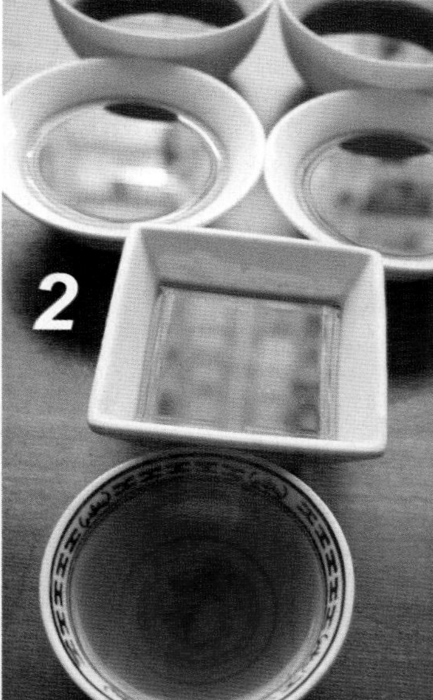

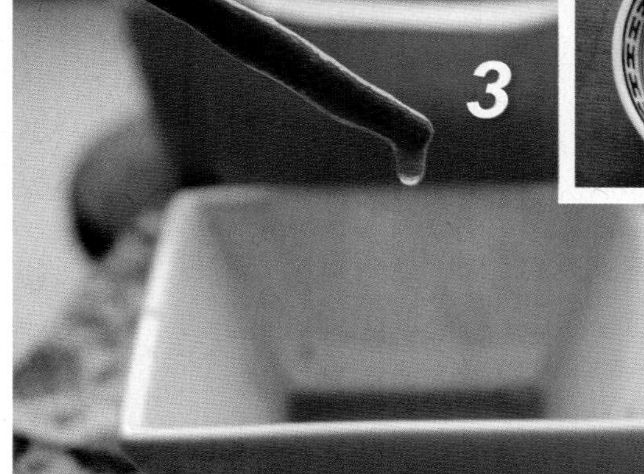

1. 白术量按古方减半，取 250 克；没有白蜜，用一般的蜂蜜代替。

2. 古法熬制太麻烦，五次十碗无非尽量物尽其用。改良法熬了三次，每次水量略高于药面，每次煎取两碗。第二次时按古法要求捣碎药渣（直接用剪刀剪），煎至第三次，药汁已淡如清汤，遂罢。

3. 合并所得药汁，加入蜂蜜约 200 克再熬。文火熬约 1 小时，汁渐黏稠，用筷子蘸取见滴水成珠。候温后装瓶（注意：不要等药汁完全冷却，否则成黏膏状，会粘锅底而取不出来）。

方解

白术功擅补气健脾、燥湿利水，适用于脾气虚弱之食少、便溏、倦怠、下肢虚肿等症。也常用于气弱肌表不固之自汗、胎元不固之腰酸腹痛、先兆流产等。故本方能健脾、开胃、止泻、安胎。

若自汗量多，可加黄芪、浮小麦；若水肿甚，可加茯苓皮、生姜皮；治先兆流产，可加杜仲、川断等。

白术膏以白蜜收膏，也可用饴糖或蜂蜜易之。饴糖和蜂蜜缓中补虚、健脾和胃，与白术配伍甚益。蜜、糖皆甘甜，故糖尿病患者不宜本方。此外，脾胃器质性病变者服本方无效，当根治原发病；症见潮热、燥渴、便干、舌红、盗汗者，为阴虚内热之象，也不宜服用白术膏。PM

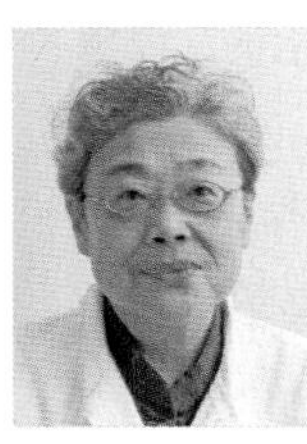

专家简介

达美君 上海中医药大学教授，原中医文献（古医籍）研究室主任。从事中医药文献研究及临床诊疗工作，擅长心血管病、消化系统疾病、虚证、疑难症的治疗和调养。

春风吹暖“长生韭”

⊙甘肃省人民医院中西医结合风湿免疫科主任医师　王晋平

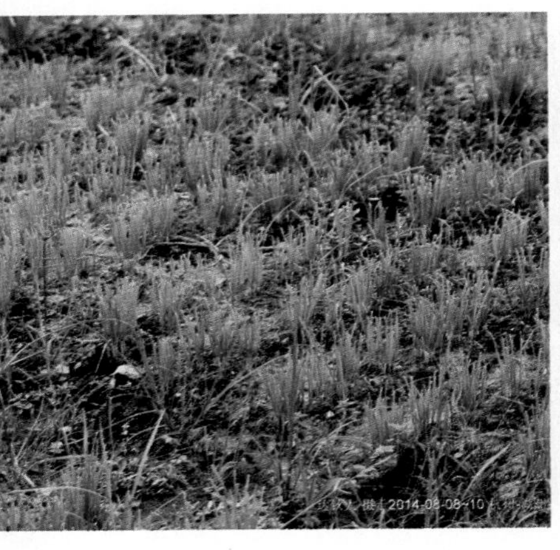

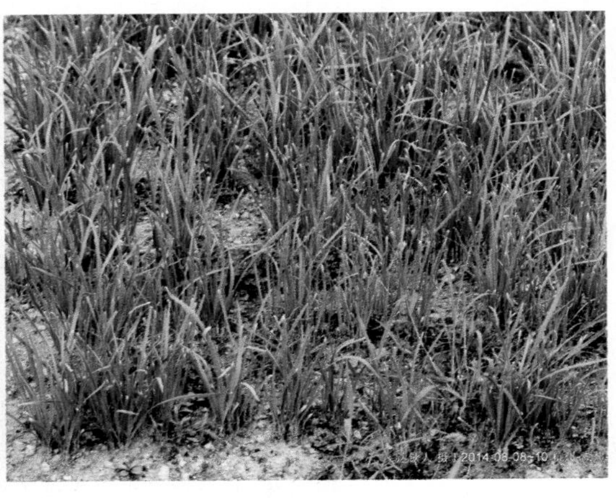

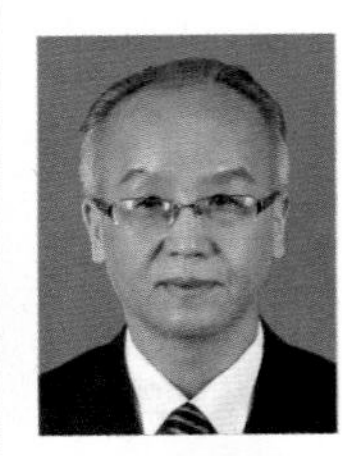

专家简介

王晋平　甘肃省人民医院中西医结合风湿免疫科主任医师，教授，博士生导师。中国中西医结合风湿病专业委员会副主任委员，中国康复医学会风湿病专业委员会常务理事，甘肃医学会风湿病专业委员会副主任委员兼医师协会副主席，全国名中医专家委员会副主席。

医疗专长：擅长免疫风湿病、中西医结合内科疑难杂病，以及心脑血管疾病诊治。

专家门诊：周一、周二、周三、周五上午

某次外出，我偶然见到了一大片菜地，菜地里栽种的蔬果品种多，草药也多。我便折返取来相机，“偷拍”了几种草药。现在，我把其中一种草药“栽”在这里，欢迎读者来观赏。你问：图中是大麦的幼苗吗？还是牧草或杂草？都不是。尽管它生长得不太好，却是春季里的一品蔬菜佳肴；别看它品相差了点，却全身是宝。它有许多响亮的别名，比如壮阳草、长生草、起阳草，它就是韭菜。

生长：生命力顽强，割而复生

韭菜的适应性强，抗寒耐热，全国各地都有栽培。南方不少地区可常年生产。北方到冬季时，地上部分（韭菜叶）枯死，地下部分（韭菜根）进入休眠，待春天表土解冻、温度适宜之时，仍可萌发生长。老百姓有句俗话“发如韭，割复生”，形容头发像韭菜，剪了还会长起来。韭菜可以一茬一茬地收割，割而复生，其别名“长生韭”即有割后能长、久久不衰的寓意。

虽说全国各地均可种植韭菜，但种植方法还是有些讲究的：一般选择平坦的地势，排灌方便，土壤耕作层最好深厚、肥沃，以沙培土为宜。有心之人，也可在自家院落、阳台、屋顶备置菜畦，自种自采。至于种出来的韭菜味道如何，就要看你的农活手艺了。

食用：随时令入食，各具风味

除了一茬茬割取的韭叶可食用外，韭菜可食用的部位还有随季节时令入食的韭菜茎、韭菜花，以及冬季里刻意用马粪、麦草覆盖生养的韭黄。

韭菜茎：在菜市场中，也被称为“韭苔”，春末夏初自韭菜的茎叶中心生出，未开花之时摘下入菜，是不可多得的美味佳肴。

韭菜叶：即所谓的韭菜。

韭菜花：农家常取鲜韭菜花，炝锅、汆油、调味后食用，风味别致。晾晒风干后储存的干韭花，可与面食炝锅食用，冷不防出现在严冬里的餐桌上，那种窜香的味道令人叫绝。

韭黄：韭根依靠自身贮藏的养分生长，在暖棚里经特殊栽培的韭菜植株，是冬令美味鲜菜。韭黄在生长过程中，完全不进行光合作用，无法合成叶绿素，所以长成后的颜色为黄色，其口感肥嫩、鲜香爽口，所含纤维素极少，易于消化，可解腻化腥。以韭黄做馅的饺子，更是很多人过春节的必备主食。

做菜：春季时令菜的主角

春风一暖村田头
韮根一窜畦绿油
乡舍一缕炊烟起
居家一品长生韭

韭菜是春季里“炙手可热”的时令菜。春季，人体肝气偏旺，肝旺克土，影响脾胃消化吸收功能。适当地多食春韭不仅可以祛阴散寒、温补健阳，且能增强脾胃之气，条达肝郁，有益肝理气之功效。体质虚寒、皮肤粗糙、便秘者宜适当多食韭菜。

这样挑韭菜 初春时节的韭菜品质最佳，晚秋的次之，夏季的最差。挑选韭菜时宜选叶直、鲜嫩、翠绿的。宽叶韭菜看上去较嫩，但香味清淡；窄叶韭菜外形欠佳，但香味浓郁，产量寥寥，是农家珍作的自食之物。

独特的香味 韭菜独特的香味和温通作用，可去腥除膻、消寒除湿去冷。其辛香味来自所含的硫化物，具有一定的杀菌消炎作用，有助于提高人体免疫力；硫化物还能帮助人体吸收维生素 B_1 及维生素 A，所以韭菜与富含维生素 B_1 的猪肉类食品互相搭配，是比较营养的吃法。不过，硫化物是食用韭菜后口腔中留有特殊气味的根源，而且遇热易挥发，烹调时需急火快炒起锅。

食用方法多样 无论作为主料，还是配料，韭菜的味道都非常鲜美。韭菜与鲜虾共炒，有健胃补虚、益精壮阳的作用；韭菜炒鸡蛋，可滋阴润肠、益气通便；韭菜炒羊肝，具有补肾壮阳、生精补血、养肝明目的功效。不过，韭菜不可与蜂蜜、白酒、菠菜同食，因易引发腹泻。必须注意，隔夜的熟韭菜不宜再吃。

并非多多益善 《本草纲目》记载：“韭菜多食则神昏目暗，酒后尤忌。”阴虚内热、疮疡、胃肠虚弱、有眼疾者，应慎食。除了春韭与韭黄之外，韭菜的粗纤维较多，不易被人体消化吸收，所以一次不能吃太多韭菜，最好控制在 100~200 克，不能超过 400 克，否则大量粗纤维刺激肠壁，易引起腹泻。

入伏后不宜吃韭菜 韭菜味辛辣、浓烈，易助火，尤其在炎热季节食用韭菜，气味更是浓烈。所以入伏后，庄稼人便不再食用韭菜，多在摘取韭菜茎（韭苔）后，割下来沤粪，直到秋后天凉时，再割取秋茬韭菜，并且尽量多地用盐腌制韭菜，以备冬用。

验方：药用“真本事”

韭菜除了可以做菜，还有良好的药用价值。传统医学认为，韭菜的根，味辛，具有温中、行气、散瘀的作用。韭菜的叶，味甘辛咸，性温，有补气温阳、益肝健胃、行气理血、润肠通便的作用。韭的种子可入药，具有温补肝肾、壮阳固精的作用，不但可用于肾阳虚弱的阳痿遗精、遗尿、尿频、白带过多等，还可用于肝肾不足的腰膝酸软冷痛。

韭叶验方集锦

韭叶拌牛奶 将韭菜叶洗净、切碎、绞汁，与牛奶搅匀后，放火上煮沸。内服。具有降逆止呕、补中益气之功效，适用于噎膈、反胃等症。

韭菜糯米酒 韭菜 250 克，煮糯米酒服之。有温补冲任、理血的作用，可治血崩。

韭菜生姜汁 韭菜汁 50 毫升，生姜汁 10 毫升，加糖适量，调服。可除寒降逆，治孕吐。

韭菜捣汁 韭菜捣汁 1 杯，夏日冷服，冬天温服，具有温通和畅经络之功效，可治鼻出血。阴虚血热引起的鼻衄，可用鲜韭菜根洗净捣烂，堵鼻孔内。

韭子壮阳方

韭参水 取韭菜子粉 5 克、海萃参（产于辽宁，人参的一种）1 克，先加 20 毫升温水或凉开水，再加 80 毫升热水，调匀即可服用。一天两次，早晚服用，有补肾壮阳之功效。建议餐前、睡前空腹服用。肠胃不适者可饭后 15 分钟服用。

韭子粥 以米煮粥，待粥沸后，加入适量韭菜子粉、食盐，同煮为稀粥，空腹食用，有补肾壮阳、固精止遗、暖胃健脾的作用。

韭子酒 将韭菜子粉放入白酒中，密封泡制 7 天，饭后服用一小杯（白酒杯），可补肾壮阳、固精止遗、暖胃健脾，适用于脾肾阳虚所致的阳痿、早泄等。PM

Tips：教你挑韭子

韭子又称韭菜子。秋季，韭菜的果实成熟时采收，晒干，搓出种子，除去杂质，生用或盐水炙用。成熟的韭菜种子呈扁卵形或半卵形，长 2~4 毫米，宽 1.5~3 毫米，表面呈黑色。种子的一面突起，粗糙，有细密网状皱纹；另一面微凹，皱纹不显。以色黑、籽粒饱满、无杂质的种子为佳。

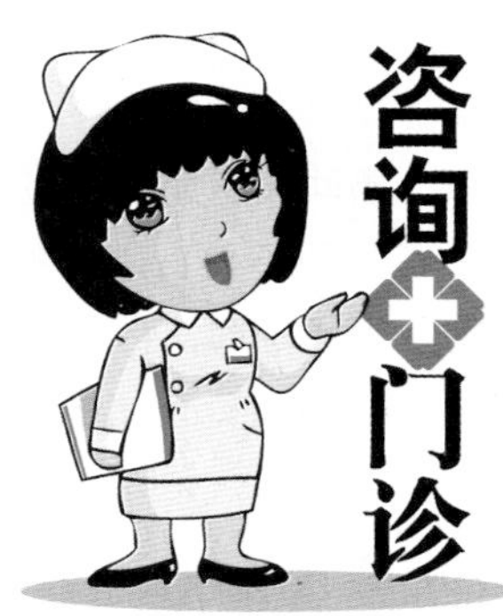

网上咨询:popularmedicine@sstp.cn
(专家门诊时间以当日挂牌为准)

心脏二尖瓣关闭不全可否做微创手术

我母亲今年68岁，最近因胸闷不适去医院就诊，心彩超检查提示：二尖瓣后叶脱垂伴中重度关闭不全、三尖瓣轻中度关闭不全、主动脉瓣轻度关闭不全。医生说需要开刀换瓣膜。我在贵刊2014年第8期杂志上看到一篇文章，介绍中山医院王春生教授创新的经心尖微创主动脉瓣置换术，我母亲可否做微创手术?

浙江　王先生

复旦大学附属中山医院心外科教授王春生：你母亲心脏的主要问题是“二尖瓣中重度关闭不全”，需要接受二尖瓣修复。常规手术需要从前胸正中锯开胸骨，创伤大，恢复慢。而微创术式则在胸腔镜辅助下完成，从右侧胸壁切开一个5厘米左右的小口即可，效果与常规手术相同，但无需破坏胸骨，出血少，恢复快。你母亲的主动脉瓣只有轻度关闭不全，无需手术处理。当然，微创手术有一定的适应证和禁忌证，并非所有患者均可实施。你母亲可至我院就诊，经进一步检查和评估后，再确定最合适的治疗方案。

专家门诊：周四下午

孕吐有无缓解良方

我怀孕2个月，最近吐得厉害，吃什么吐什么，有没有什么食疗方可以缓解孕吐?

江苏　张女士

复旦大学附属妇产科医院副主任医师王凌：想缓解孕吐，可以试试以下小偏方。①柠檬：每天放一个新鲜柠檬在床头，每日晨起时闻着柠檬的清香可缓解孕吐。②生姜：研究发现姜能刺激机体分泌胃液，含一小片生姜或饮一小杯生姜茶对缓解呕吐很有帮助。③苹果：每天早上起床后吃一个苹果，对抑制孕吐也有帮助。④蜂蜜：每日晨起口服一小勺蜂蜜，机体吸收糖分的同时可缓解孕吐。⑤柚子茶：把柚子皮晒干、切碎后泡茶喝，可缓解孕吐。⑥黄瓜：黄瓜清香，不易引起呕吐，闻闻黄瓜气味或吃一点都有助于缓解孕吐。⑦芒果：芒果富含糖、蛋白质、纤维素、矿物质、维生素，有肃清肠胃的功效，可缓解由于妊娠、晕车、晕船等造成的呕吐。

专家门诊:周二全天(黄浦院区)，周四全天(黄浦院区)

肝癌患者术后有哪些注意事项

我丈夫患有肝癌，准备做手术，术后需要注意些什么问题?

上海　徐女士

上海交通大学医学院附属仁济医院肝脏外科主任医师夏强：肝脏手术后，首先要戒除烟酒，尤其要戒酒，因为酒精及其代谢产物对于肝脏有直接损害作用，会使肝细胞发生变性和坏死。其次，与日常饮食类似，饮食上注意营养均衡即可。第三，需注意休息，每日作息时间相对固定，保证充足睡眠，不要熬夜；要进行运动量轻的锻炼，不可太累。因为劳累过度会使营养和氧气消耗过多，导致肝脏能量供应减少，削弱肝脏的抗病能力。部分肝脏手术病人因合并有胆囊结石或手术需要等原因需要同时切除胆囊，胆囊切除后对脂肪的消化能力减弱，因此在术后早期宜采用低脂肪、低胆固醇，以及含充足的优质蛋白质、维生素、微量元素的饮食。

专家门诊：周一上午(东院)

中医可治房室传导阻滞吗

我心跳慢有7年了，最慢时只有32次/分，以前没什么感觉，近一年来头晕、胸闷逐渐明显，浑身无力甚至无法工作。心电图检查提示Ⅱ度Ⅱ型房室传导阻滞，医生建议装起搏器。我想看看中医对此有无良方?

上海　贺先生

复旦大学附属华山医院中西医结合科副教授傅晓东：治疗心跳慢主要有两个目的：一是避免太慢的心跳导致晕厥或猝死；二是缓解心跳慢的不适症状，如头晕、乏力、活动耐量下降等。早在起搏器被发明之前，中医就有治疗“迟脉症”，也就是心跳慢的病证，基本原则是温阳益气和活血通脉并用，促进心脏基本功能的恢复，解除临床症状。虽然一般认为房室传导阻滞会逐渐发展，呈不可逆进行性加重，预后较差，应当安装永久性心脏起搏器，但也有些患者坚持服用中药治疗，临床症状基本得到控制，没有晕厥、猝死等情况发生，收到了满意疗效。你是否可不装起搏器而仅用中医治疗，可以请相关中医专家诊治后再定。

专家门诊：周五下午(本院)，周四上午(北院)

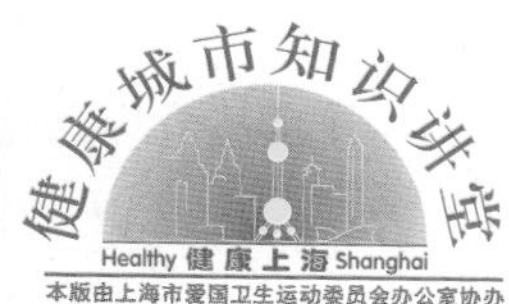

健康生活秀 让健康宣教"活"起来

本刊记者 王丽云

在健康宣教活动中，怎样才能让市民更好地掌握健康知识并融入生活实践？让我们来看看上海市奉贤区青村镇社区卫生服务中心施伟杰医生的新招——健康生活秀。

健康讲座，单纯灌输知识太枯燥

2012 年，奉贤区青村镇成立了糖尿病俱乐部（成员 51 人），由社区卫生服务中心的指导医生和几位小组长带领糖尿病患者学习相关防治知识。俱乐部活动中，重头戏是糖尿病健康教育讲座，内容往往是指导医生给大家传授知识，如饮食、运动、药物、监测、心理等方面分别该怎么做。

由于地处郊区，糖尿病俱乐部的大部分成员文化水平不高，所以知识灌输型的健康教育显得有些"高不可及""死气沉沉"，不利于大家实际应用。

健康课堂，延伸到公园和菜场

为了让健康教育更贴近生活、增加居民的学习兴趣，2014 年下半年开始，指导医生换位思考，改变角度和形式，以日常生活为主线，以糖尿病患者一天生活的各个环节（如早晨起床、早餐、家务、买菜、烹饪、午睡、休闲、晚餐、运动等）为切入点，融入糖尿病健康管理的知识点，对应地开展相关活动，如健康早晨、健康早餐行动、户外健步走、走进菜场（健康菜篮子活动）、水果摊前的"红绿灯"、健康厨房烹饪、健康小屋休闲、健康足浴等。他们把这个系列活动称为"健康生活秀"。

在"健康生活秀"的试点——青村镇北唐村糖尿病自我管理小组（成员 15 人），现在的健康教育活动显然"活色生香"了许多，课堂不再仅仅局限于活动室，而是拓展到了健康步道、公园、菜场、厨房等与糖尿病防治密切相关的生活场所。指导医生以现场模拟展示的形式，将科学运动、挑选食材、健康烹饪等知识和技能更加直观地展示在居民面前，让大家真正了解到什么是健康生活，学习到在生活中如何实实在在地进行健康管理。

"健康生活秀"场景一：户外健步走

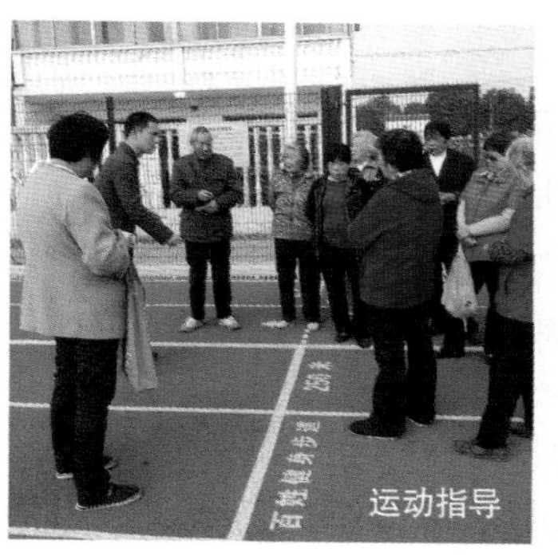
运动指导

运动对糖尿病治疗的重要性不言而喻。那么，糖尿病患者可进行哪些运动？运动的时间和强度如何把握？怎样选择运动场所？指导医生带领大家走上健康步道，边示范边告诉大家：塑胶跑道比水泥路面软，在塑胶跑道上步行或慢跑，可以起到缓冲作用，保护膝关节、髋关节；运动时间应在餐后一小时后再进行，最好快步走，以微微出汗为宜：可使用计步器，运动量达不达标一目了然……

"健康生活秀"场景二：健康菜篮子

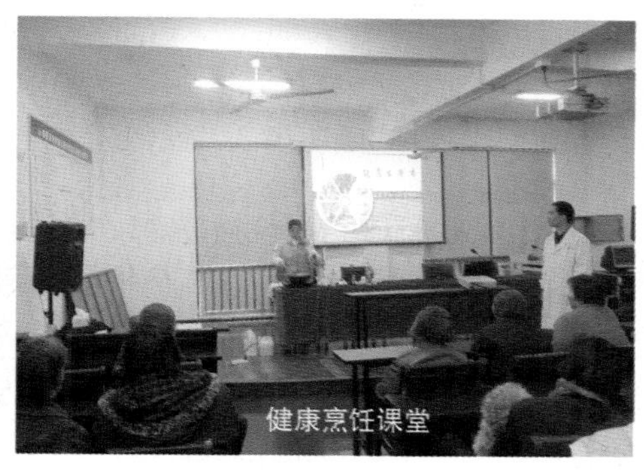
健康烹饪课堂

民以食为天，科学饮食关乎生命健康，更是糖尿病患者的"命根子"。糖尿病患者的日常饮食应该吃些什么？又该如何科学烹饪？指导医生带领大家走进每天光顾的菜场，就地取材，直观地传授买菜"秘籍"；买完菜，再把"迷你厨房"搬进课堂，给大家演示怎么烹饪，如何控制油、盐的用量。

"健康生活秀"场景三：水果摊前的"红绿灯"

糖尿病患者能不能吃水果？应该选择哪些水果？吃多少合适？指导医生带领大家光顾水果摊，用食物"红绿灯"原理直观地告诉大家：葡萄、红枣、杏干、桂圆、果脯等含糖量高，为"红灯"水果，不宜食用；桃、香蕉、橘子、芒果、荔枝、杏等含糖量较高，为"黄灯"水果，应谨慎食用；苹果、草莓、枇杷、柠檬、青瓜、西瓜、猕猴桃、梨等为"绿灯"水果，含糖量相对较低，可适量食用。PM

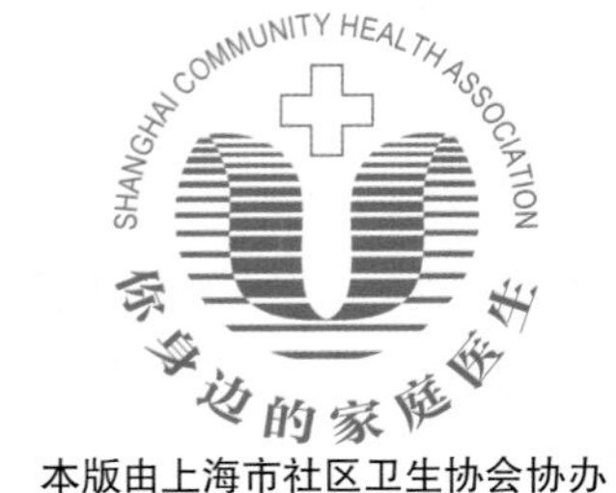

本版由上海市社区卫生协会协办

"上海市十佳家庭医生"朱兰 幽兰丹心 为居民健康默默绽放

文 本刊记者 王丽云

走进上海市徐汇区斜土街道社区卫生服务中心门诊大厅的一刹那，记者一眼便在人群中认出了素未谋面的朱兰医生。人如其名，她身材瘦削、步履轻盈、面庞白净、淡淡含笑，就像一株默默绽放的君子兰。

1998年，朱兰于同济医科大学（现华中科技大学同济医学院）毕业后加入徐汇区日晖医院（现斜土街道社区卫生服务中心），2011年获上海交通大学医学院内科学硕士学位。随着社区卫生服务的变革以及家庭医生制度的实施，通过不断学习，朱兰从一名内科医生逐渐蜕变为一名全科医生和家庭医生。多年来，她深入社区，为居民提供综合医疗保健服务，并率先开展家庭健康评估及社区综合防治工作，探索慢性病群组干预管理模式。在同事眼中，她是不知疲倦的"拼命三姐"；在居民心中，她是健康朋友，是像女儿一样的亲人，是那个永远忙碌在阳光下的"晒不黑的兰姑娘"。

数年如一日 指导脑梗患者康复

日晖新城居民袁老伯是脑梗死患者，曾经右半边身体瘫痪，连自己举勺子喝口粥都做不到，脾气也变得格外暴躁，家属苦不堪言。抱着试一试的态度，家属求助于朱兰，朱兰二话没说就把"活儿"揽了下来。每隔几天，朱兰就会上门一次，指导袁老伯进行患肢康复。因老伯体形较胖，朱兰经常累得汗流浃背，但她没有一句怨言，总是耐心地安慰和鼓励老伯。

如今，老伯已能自己走动、生活自理了，家里人感激地说："这几年多亏了朱医生！无论高温酷暑还是冰冻严寒，朱医生都会定时上门指导，就连老人夜里不舒服，我们也可以随时打电话向她请教。"

个体化管理 让难治性高血压不难治

陈阿姨患有难治性高血压伴微量蛋白尿，以前经常奔波于几家大医院之间就医，每天要吃三四种降压药，但效果仍不理想。得知情况后，朱兰一次次到陈阿姨家，为陈阿姨进行全面的健康评估，制订详细的健康管理计划，并列出量化的饮食、运动清单，手把手传授高血压自我管理的技能，再为她量身调整药物。

现在，不仅陈阿姨的血压得到了有效控制，而且药物费用缩减到原来的三分之一，困扰她多年的蛋白尿也消失了。如今，在陈阿姨的影响下，她的儿孙辈和好几个姐妹家庭，都与朱兰签约了。她们逢人就夸："朱医生是我们的朋友，把全家人的健康都交给她，我们放心！"

细致巡诊 帮居民早期发现肿瘤

家住日晖二村的张阿姨是朱兰的签约居民。签约后，朱兰主动上门核实健康档案，交流中，张阿姨无意中说到自己最近大便不太正常，细心的朱兰追问张阿姨是否有食欲差、消瘦等症状。得到肯定回答后，朱兰马上为张阿姨开出大便化验单，并建议她做个肠镜检查。结果，张阿姨被诊断为直肠癌，随后到复旦大学附属中山医院进行了手术治疗。张阿姨出院后，朱兰经常上门看望，进行综合指导，帮助她调理身体。现在，乐享天伦的张阿姨常常禁不住感叹："是我的家庭医生救了我这条命啊！"

与张阿姨一样，患胰腺癌的赵阿姨、患胃癌的茅老先生，都在朱医生细致的巡疗中得以早期发现，赢得了治疗的黄金时期，提高了生活质量。现在，许多老病人已经搬迁，还经常来找朱兰看病咨询，求的就是那份放心和舒心。

潜心科研 勇攀高峰为病患

作为徐汇区学科带头人，朱兰在繁忙的工作之余，还十分重视科研工作和学科建设，先后承担《"社区高血压群组干预"新型管理模式项目的创建与评估》《早期糖尿病肾病的社区综合干预模式探讨》等课题研究。目前，她正积极探索家庭健康评估工作，已对辖区内500个签约家庭进行了全面的健康评估，在此基础上找出居民个体及家庭的主要健康问题及潜在的影响因素，为在社区内开展有针对性的分类分层健康管理提供依据。PM

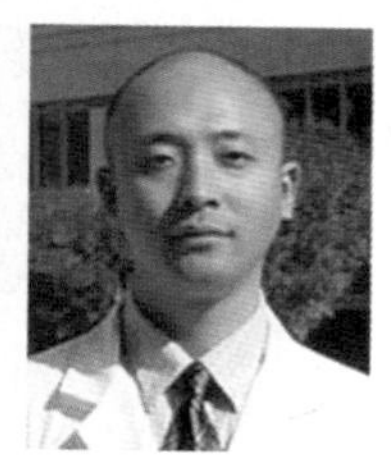

赵宇

四川大学华西医院

耳鼻咽喉－头颈外科主任医师，教授

“妙笔”书写着医者之心 “仁心”跳动在笔下字间

更多科室的更多好医生，在《大众医学》微信“好医生”版块中。

TA的擅长

变应性鼻炎、听力重建、中耳炎、耳部先天畸形的诊治。

TA告诉患者的话

咽部淋巴滤泡，没什么好怕的

很多患者对咽部的淋巴滤泡很恐惧，欲“除之而后快”。其实，除非是黏膜弥漫性充血肿胀，正常人或多或少都有滤泡，它们是咽喉“要道”的“哨兵”。咽部如果白白光光的，一般都是贫血患者。我常告诉患者：别纠结了，我的滤泡比你还多。

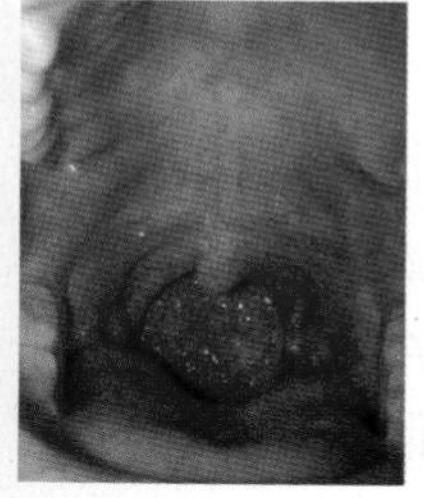

一掏耳朵就咳嗽，这不是病

常有患者有此困惑：怎么一掏耳朵就咳嗽？其实，这是由于外耳道的迷走神经耳支受到挖耳刺激时，引起迷走神经的兴奋，通过迷走神经背核，使大脑误认为呼吸道的迷走分支也受到了刺激，于是支气管和肺神经丛兴奋，从而引起反射性咳嗽。这不是病，可能只是神经系统的一个“小漏洞”。

小儿鼾症，并不一定要手术

小儿鼾症，最常见的原因是由腺样体和扁桃体肥大造成的。当医生建议全麻手术切除患儿的腺样体和扁桃体时，家长通常很纠结。其实，儿童的腺样体和扁桃体肥大非常常见，多数患儿并不需要手术。使用鼻喷糖皮质激素和口服抗白三烯药，能有效缩小肥大的腺样体，改善鼻通气，消除打鼾，或可避免手术。

TA的忠告

“一喷即通”的药，不能长期使用

有三种鼻腔局部药物是安全的。第一种是鼻用糖皮质激素，如内舒拿（糠酸莫米松鼻喷雾剂）、辅舒良（丙酸氟替卡松鼻喷雾剂）、雷诺考特（布地奈德鼻喷雾剂）等；第二种是鼻用抗组胺药，如爱赛平（盐酸氮䓬斯汀鼻喷雾剂）、敏奇（盐酸氮䓬斯汀鼻喷雾剂）等；第三种是鼻腔洗液，如海盐水、鱼肝油、薄荷油等。但是，这些药物都需要在医生指导下使用。所谓“一用即通”的药物，通常含有麻黄碱、羟甲唑啉等成分，不能连续使用超过一周。我的门诊中，经常有鼻塞的患者随身掏出各种喷鼻剂，却不知道里面到底有什么成分。我告诉他们，喷鼻子的药要由专科医生指导使用，“一喷即通”的药，不能长期使用！

小学生误吸笔帽，命悬一线

我抢救过很多因误吸笔帽而命悬一线的小患者。患儿通常是小学生，喜欢口含笔根部，一不小心就把笔帽吸入了气管，引起呼吸困难。封闭的笔帽（笔帽上没有空气孔）是最难取出的异物之一，手术过程常险象环生。因此，“笔帽上的空气孔被列入强制生产标准”的规定，很有必要！

患者眼中的TA

恐惧能传染，我给他们的勇气也能

在我的检查室里，有4位患者准备接受纤维喉镜检查。其中有一人怕得浑身哆嗦，其他3人也跟着浑身颤抖。第一位接受检查前，我对他说：“别怕，闭上眼睛默数，咱们试试几秒能做完这项检查。”检查过程中，我轻拿轻放，快进快出。结束后，这位患者陡变勇敢，对剩下几位待检查的患者说：“不用怕，一点不痛，10秒就能做完。”其他3位患者听后，立即释然，很快便完成了检查。PM

小患者眼中，赵叔叔的诊疗室

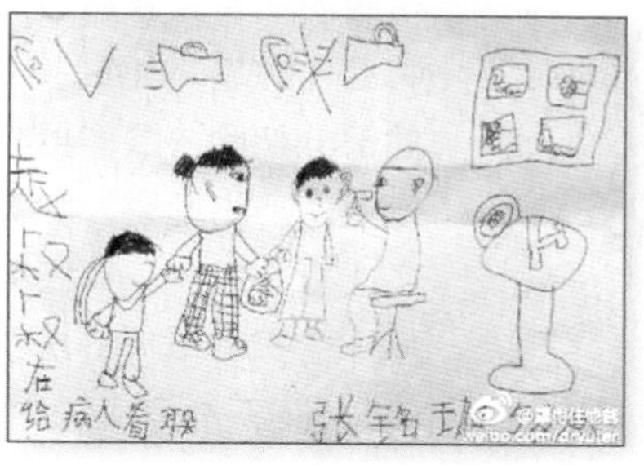

怎样找到TA

医院：四川大学华西医院耳鼻咽喉－头颈外科　**微博**：罩得住他爸

个人网站：好大夫在线

http://zhaoyujames.haodf.com/

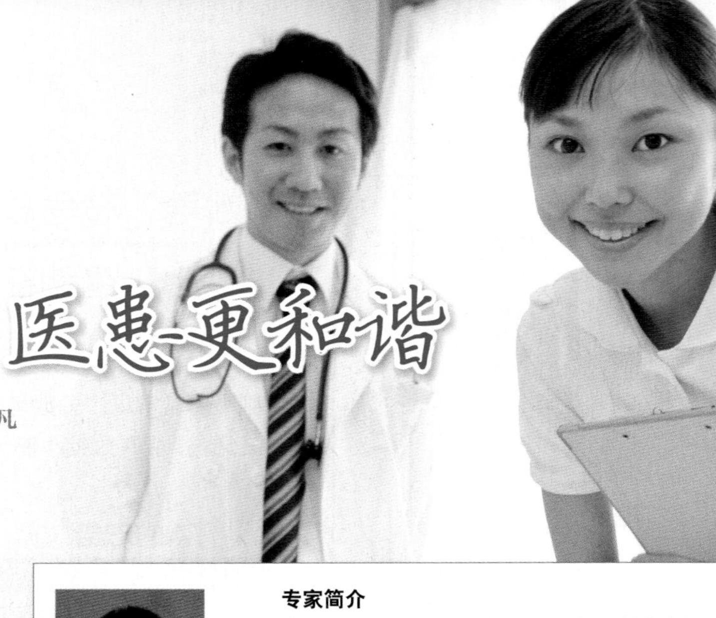

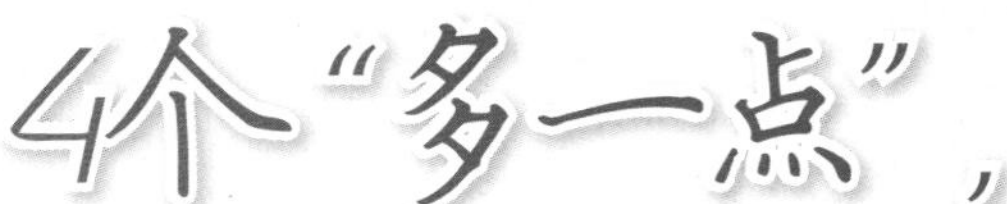

4个"多一点"，医患更和谐

第二军医大学附属长海医院骨科教授　康一凡

如何才能搞好医患关系呢？根据我多年的从医经验，这需要医生和患者的共同努力。我总结了以下的4个"多"，或许能对改善医患关系有所启发。

专家简介

康一凡　第二军医大学附属长海医院骨科主任医师、教授、博士生导师。国内著名关节外科和运动创伤医学专家。世界华裔骨科学会关节外科学会理事、全军军事训练医学委员会常务委员、全军关节镜运动医学委员会委员、上海市运动医学委员会委员。在关节镜外科技术、人工关节置换、半月板和交叉韧带损伤重建、重度膝关节畸形置换和人工关节翻修领域有丰富的诊疗经验。

第1"多"：（患者）多一点医学知识

患者要掌握必要的医学知识，这样不但能更好地理解医生的意图、配合医生做好治疗，而且对促进医患和谐非常有益。比如，一些患者对医学的现状并不了解，对医疗效果抱有太高的期望值。而期望越大，往往失望也不小。实际上，虽然现代医学已经非常发达，但很多医学上的问题还是难以完满解决。就拿骨科常见病膝骨关节炎来说。一旦发病，要彻底治愈并非那么容易。以现有保守治疗手段，只能做到尽量控制病情发展、减轻疼痛。如果患者不了解这些医学常识，就会认为找医生看了病，膝关节就应该完好如初。显然，这样的要求太高、不切合实际。

第2"多"：（患者）多一点理解

患者要对医生这份职业多几分理解和支持。因为现在医生的工作负荷普遍较重。就拿门诊来说，往往在一个半天就要接待数十位乃至上百位患者，平均几分钟时间就要给一位患者看好病。很多医生为了看病，连喝水、上厕所都顾不上。除了看病，医生同时还要搞科研，在医学院给学生上课，等等。所以，从事医生这份职业也不是轻松的事，患者要多些理解。

医生可以在诊室利用解剖图或模型给病人解释病情

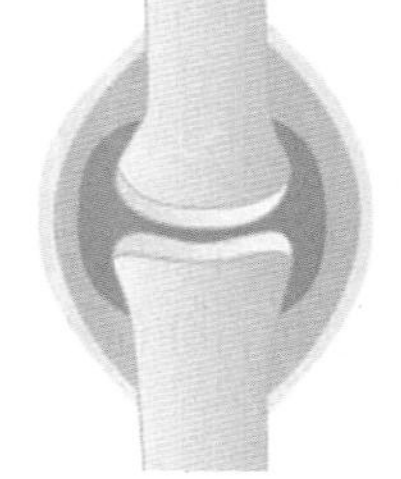

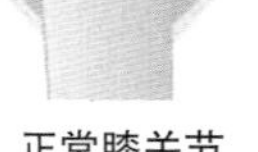

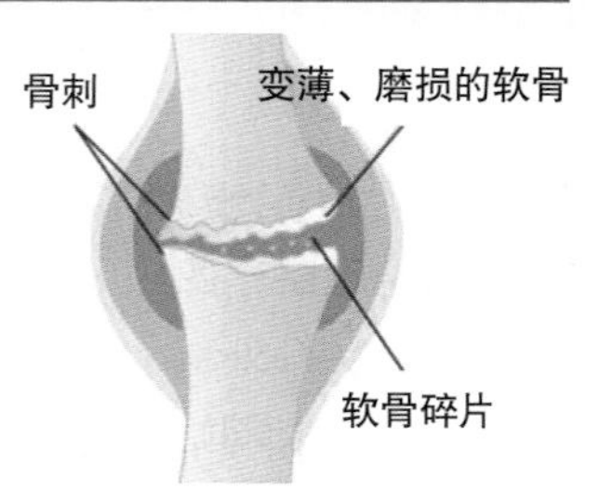

正常膝关节　　膝骨关节炎

第3"多"：（医生）多一点解释

尽管工作繁忙，医生在治疗中还是要尽可能多做些必要的解释。医学中有个专业词汇叫"患者的依从性"，意思是患者是否能严格执行医生的嘱咐。有研究发现，医生多做些解释、多向患者讲解和交代有关医学知识，能提高患者的"依从性"，并提高治疗的效果。所以，医生对此不应该不重视。在每个诊疗环节，医生都应分配必要的时间，给患者做些交代，这不仅仅是态度的问题，也是医疗技术方面的问题。

比如，在门诊中我经常遇到很多老年患者，他们因为膝骨关节"非常不好"，有必要做关节置换术。但是，很多患者及家属都很担心："换关节"听起来有些可怕，这是很大的手术吧！遇到这种情况，就有必要耐心给他们解释。

我一般会给患者解释：人上年纪，骨关节就会发生退化，膝关节也不例外。膝关节到了一定年龄就退化严重，关节表面的软骨严重磨损，导致骨头与骨头互相摩擦，患者就会感觉到很痛，同时膝关节腔内还会有破损的骨头碎片……膝关节置换术，并非字面意思那样，将整个关节取下并换成人工关节。这项手术只是将关节表面被破坏的部分切除一层，再将同样厚度的人工关节装在病变切除处的表面。所以，严格地讲，膝关节置换术应该称为"膝关节表面置换术"。为了让患者理解，我经常会打比方：患严重的膝骨关节炎时，膝关节就像一个极其破旧的房子，而膝关节置换术相当于给房子进行一下"装修"，而不是把房子"拆了重建"。通常患者听了解释后都会释然，并采取合理的治疗措施。所以，这么做可谓一举两得，既提高了患者的依从性、保证了疗效，又能给患者留下好的印象。

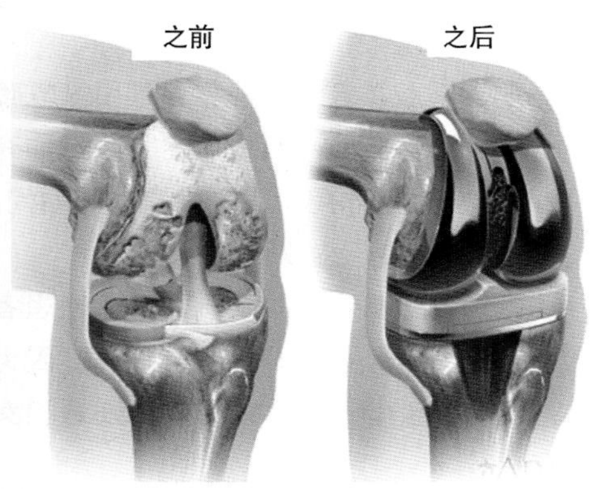

膝关节置换术前后对比

第4"多"：（医生）多一点经验总结

除了耐心，医生的医疗技术更重要，因为这是我们的"立身之本"。所以，医生在平时，就要在这方面严格要求自己，多学习，多积累临床经验并不断总结。因为通过总结临床的得失，才有助于提高诊疗技术。当然，还要学会理论结合实际。总之，只有具备了过硬的技术，才能更好地服务于患者，以最佳的方式解除他们的病痛。PM

特别提醒

提醒患者，就医时一定要找专业、医疗技术熟练的医生诊治。因为专业的技术才能保证最佳的疗效。就拿关节置换术来说，往往需要一个专业的医疗团队来完成。除了医生个人的技术水平外，其他因素也很重要，比如手术护士的培训就很重要。专业的医疗团队，护士在手术中的防感染措施很到位，能避免交叉感染等，保证更好的疗效。当然，任何手术和治疗都不是完美的，包括膝关节置换术，术后有可能出现一些小的问题。但称职的医生所能做的，就是将未来出现并发症的风险降到最低。

点滴便民事，患者不再"跑断腿"

✍张正浪（上海）

前不久外出，在深圳大梅沙海滩的刺眼阳光下，我突然发现左眼出现一张"幕"，幕上有丝丝缕缕黑色的东西，而且会随着眼珠的转动在眼前滑来滑去的。这种怪现象，我以前从没有遇到过。从深圳回上海的第二天上午，我就到复旦大学附属中山医院眼科看门诊。倒也不是慕名而去，而是因为这家医院是我由家乡转移医疗关系时首选的定点医院。

我看诊那天，眼科普通门诊的候诊病人较多，加之我先顺路将孙女送到幼儿园再前往医院，所以到医院时已比较晚了。过了10点半，才轮到我进诊室。为我看诊的医生姓严，是个小伙子，不苟言笑。他询问我的病情后，开单让我先做2项检查，一项是眼球超声波检查，还有一项检查在他这里完成。他对我说："后一项检查要用药水扩瞳，扩瞳时间约半小时。"我一听就急了，不由自主地"哎哟"一声，然后自言自语道："那要先交费，再取药，还得回到这里上药……上午看来是没法全部检查完了。"严医生听后也没说话，用手指指桌子。我顺着他手指的地方望过去，立刻领会他的意思：哦！桌上有瓶已被使用过的眼药水。他示意我把头靠在桌子上，并顺势给我的左眼滴进2滴眼药水，然后让我去做超声波检查，并告诉我检查过后回到他的诊室，差不多就有半小时了，这样我就可以直接接受第二项检查了。

原本两项检查若按正常流程完成可能十分烦琐，现在没有任何附加条件（开后门、额外收费等），竟然简单快捷地完成了，真的让我欣喜不已。顺利完成两项检查后，严医生接过检查结果并做结论、询问病因、开方，我交费、取药。当走出医院门诊楼的大门时，我下意识地看了一下表，正好11点半，都不影响我回家吃中饭啊！那一刻，我从心底里感叹，中山医院的便民措施真是我们患者的福音。

后来，我的儿子不放心，想再证实之前的检查结果，替我在复旦大学附属眼耳鼻喉科医院挂了专家号。我虽然觉得没这个必要，但为了让他安心，还是前去看诊了，这才知道药水扩瞳的便利亦非中山医院一家独有。眼耳鼻喉科医院还略有不同，即让患者挂号时自愿交存200元，离院时统一结算，以免除诊疗检查时反复交费之繁杂。

以前曾有人认为"医生动动嘴，患者跑断腿"，从根本上说，这样的做派没有把患者的利益放到应有的位置上考虑。现在医院更新理念，改善服务，一项一项并不起眼的便民举措，让国内外南来北往数不清的患者享受实惠，体会仁爱。

虽然平心而论，医院采取便民措施，会给医生增加麻烦，给医院增加成本，但他们在付出的同时，也会有大大的收获——收获患者的口碑和社会的名声。PM

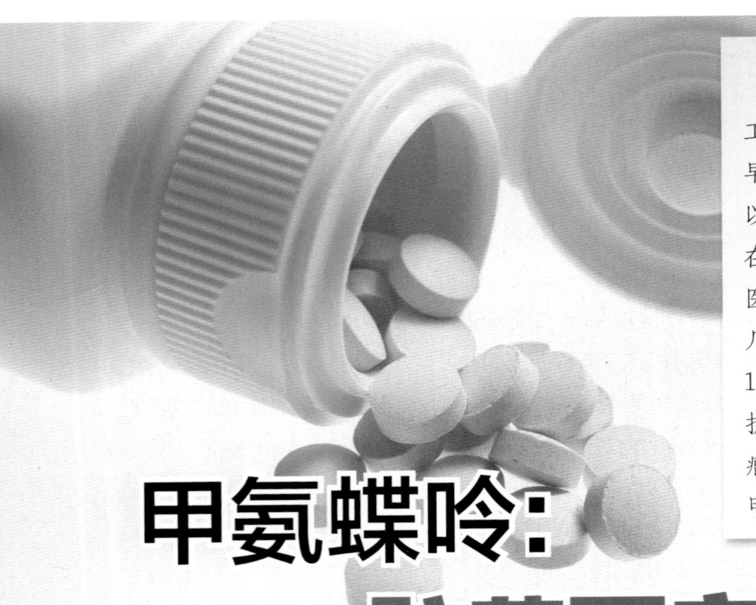

生活实例

张女士今年刚好40岁，是某大公司的部门经理。平时，工作繁忙而充实，但最近两个月，她觉得全身不对劲，尤其是早晨醒来后双手发硬，起床活动后反而觉得轻松一些。开始她以为是工作劳累，后来逐渐出现双手、双肩和膝关节的疼痛，在晚上睡觉时更明显。经丈夫提醒，她抽空到一家著名的三甲医院就医，结果被医生诊断为“类风湿关节炎”，并给她开了几盒药。她回家打开药袋后发现一共有2盒双氯酚酸钠胶囊和1盒甲氨蝶呤片。当她看完药品说明书后很害怕，甲氨蝶呤是抗癌药，且说明书中列举了很多副作用。她想，是自己得了肿瘤，医生出于好心欺骗她，还是药剂师发错了药？她没敢服用甲氨蝶呤，第二天一大早就在丈夫陪同下又来到了医院……

甲氨蝶呤：防范不良反应有“诀窍”

第二军医大学长海医院风湿免疫科教授　戴生明

甲氨蝶呤，过去称为氨甲蝶呤，临床上除主治白血病和某些肿瘤外，还被广泛用于治疗类风湿关节炎、顽固性银屑病、银屑病性关节炎、皮肌炎等免疫性疾病。甲氨蝶呤在国际上已被公认为是治疗类风湿关节炎最重要的药物，不仅可以减轻患者的关节肿胀和疼痛，还可以减轻关节畸形的发生，是“改变病情抗风湿药”，即“治本药”。

甲氨蝶呤同其他药物一样，也有一些副作用，如口腔溃疡或口炎、胃部不适、恶心、食欲减退，以及肝脏转氨酶升高（肝功能损害）。偶尔出现骨髓抑制（血白细胞和血小板减少）、脱发、肺纤维化等。甲氨蝶呤也会使男性精子数量减少，但是停药后就会恢复。甲氨蝶呤不会影响生育能力，但是怀孕的妇女使用甲氨蝶呤可能会导致新生儿缺陷。

对于大多数类风湿关节炎患者而言，甲氨蝶呤虽然有许多不良反应，但只要使用规范，其好处远多于坏处。根据我们的使用经验，对绝大多数病人来说，甲氨蝶呤是安全有效的。

为了尽可能规避不良反应，建议患者在服用甲氨蝶呤期间注意以下事项。

1 用药前后，做化验检查　在开始使用甲氨蝶呤治疗的前3个月，至少每月化验1次血常规、肝功能和肾功能；长期服用时，至少每3个月复查1次血常规、肝功能和肾功能。另外，在开始甲氨蝶呤治疗前，还需检查乙肝抗体、丙肝抗体、艾滋病抗体，做妊娠试验等。

2 适量补充叶酸　在每周服用甲氨蝶呤的第2日或第3日，服用1片（5毫克）叶酸，可以明显减少甲氨蝶呤诱发的口腔溃疡、转氨酶升高、胃肠不适等不良反应，且不降低甲氨蝶呤的疗效。但是，需要注意的是，如果患者每日服用叶酸，会减少甲氨蝶呤的吸收，降低血药浓度，降低疗效。

3 口服改为肌注　如果患者服用甲氨蝶呤以后，恶心反应严重，甚至出现呕吐等不适，可在医生指导下改用甲氨蝶呤针剂，每周肌注1次（5~15毫克）。

4 禁止饮酒　酒精会增加甲氨蝶呤诱发肝脏损害的风险，因此，服用甲氨蝶呤的患者禁止饮酒。

5 合并用药遵医嘱　研究表明，磺胺类药物可能会引起甲氨蝶呤血清浓度增高而导致毒性反应出现；氨苯喋啶、乙胺嘧啶等药物均有抗叶酸作用，如与甲氨蝶呤同用，可增加其副作用。服用甲氨蝶呤期间，如需服用其他药物应咨询医生，以避免不良反应发生。

6 适当避孕、禁止哺乳　甲氨蝶呤可能导致胎儿畸形，女性患者需要停药三个月以上才可怀孕。此外，乳母不要服用甲氨蝶呤，因为它会通过乳汁进入婴儿体内。肾功能不全者、慢性感染者、妊娠妇女等不宜服用甲氨蝶呤。PM

专家门诊时间：周一上午、周二下午、周三下午、周四上午

痛风患者：当心降尿酸药的肝损害风险

警戒通报

近日，国家食品药品监督管理总局提醒痛风患者关注苯溴马隆的肝损害风险。苯溴马隆是苯骈呋喃衍生物，主要通过抑制近端肾小管对尿酸的重吸收，促进尿酸排泄，从而降低血中尿酸浓度。临床上，苯溴马隆主要用于原发性和继发性高尿酸血症、各种原因引起的痛风，以及痛风性关节炎非急性发作期的治疗。

苯溴马隆的不良反应主要有腹泻、胃部不适、恶心等消化系统症状，风团、斑疹、潮红、瘙痒等皮肤过敏症，肝功能异常（谷草转氨酶、谷丙转氨酶及碱性磷酸酶）升高。痛风患者在使用苯溴马隆期间，应定期进行肝功能检查，并注意肝损害症状和体征，如出现食欲不振、恶心、呕吐、全身倦怠感、腹痛、腹泻、发热、尿浓染、眼球结膜黄染等，应及时就诊，必要时检查肝功能并进行相应治疗。

除定期检查肝功能外，使用苯溴马隆期间，患者还需关注以下事项：

1. 在开始治疗时，可能有大量尿酸随尿排出，此时，用药剂量要小（起始剂量）。为避免治疗初期痛风急性发作，在给药初期，通常医生会嘱咐患者合用秋水仙碱或抗炎药。

2. 治疗期间，患者需大量饮水，增加尿量（治疗初期饮水量不得少于 1.5~2 升），以免尿中尿酸过多，导致尿酸结晶。同时，还需定期测量尿液酸碱度。为促进尿液碱化，医生会酌情给患者使用碳酸氢钠或枸橼酸合剂，以维持酸碱平衡。

3. 用药期间，应避免使用其他具有肝毒性药物，以减少严重不良反应发生。若患者出现持续性腹泻，应及时停药，必要时就医。PM

下列患者不适合使用苯溴马隆：中度至重度肝功能损害者（肾小球滤过滤低于 20 毫升／分钟），肾结石患者，孕妇或有妊娠可能的妇女以及哺乳期妇女。

本栏目由《大众医学》杂志主办，国家食品药品监督管理局药品评价中心、国家药品不良反应监测中心协办

醇引起的腹胀和腹痛少。

使用方法：服用渗透性泻药时要多喝水。

副作用：过量或反复使用盐类泻药，容易引起水、盐电解质紊乱，出现高镁血症、高钠血症及高磷血症等。有粪便嵌塞、肠梗阻、先天性巨结肠、电解质紊乱等患者应谨慎使用；合并有充血性心脏病的便秘患者应禁用含有镁或磷盐类渗透性泻药，因为此类泻药会增加血容量，加重心脏的负担，容易导致心力衰竭。

4. 肠动力药　主要用于慢传输型便秘，尤其适用于由糖尿病、胃肠病等引起的功能性便秘

代表药物：卡巴胆碱（氨甲酰胆碱）、西沙必利、莫沙必利、米索前列醇等。

特点：作用于肠道神经末梢，释放运动性神经递质，拮抗神经递质或直接作用于平滑肌，增加肠道动力。

使用方法：不宜与抗胆碱药，如阿托品、颠茄、丁溴东莨菪碱同时使用，否则会降低疗效。

副作用：肠动力药常见的副作用是胃肠道反应，如腹部痉挛、腹痛、腹泻、肠鸣，少量患者会出现头晕、恶心及皮肤过敏反应。近年来发现，长期使用肠动力药还有心脏毒性。

需要强调的是，缓泻药一定要在医生指导下使用，且不可久用。原则上，当药物发挥作用后维持 1~2 月，就可慢慢减量，直至完全停药。当然，在安全药量范围内，患者也可根据服药后的反应，灵活增减用量。注意，患者在使用肠动力药莫沙必利期间，若发生瞬时肠痉挛性腹痛、腹鸣或腹泻时，应立即减量应用。

有人认为，中药比较安全，可以长期使用。这是非常错误的。中药涵盖了以上各类型的泻药，如大黄、番泻叶、决明子是刺激性泻药，火麻仁、柏子仁是润滑性泻药，芒硝是渗透性泻药，槟榔、厚朴、枳实、大腹皮是肠动力药等。无论是汤药和中成药都应看清成分，甄别使用。

联合用药，药食结合，解除便秘烦恼

对大多数便秘患者来说，便秘很少是单一病因引起的，因此，临床常同时选择几类药联合使用，以提高疗效。例如，渗透性泻药和肠动力药结合，润滑性泻药和肠动力药结合，还可以配合益生菌类药物。也可以药食结合，选择有类似作用的食物与药物配合，减少不良反应。例如，有类似膨胀性泻药作用的食物有麦麸、荞麦、燕麦、苹果、蘑菇、笋类等，可以配合肠动力药使用。PM

"沙坦"类降压药：两类人不宜用

上海交通大学医学院附属瑞金医院高血压科教授 郭冀珍

"沙坦"类降压药是血管紧张素Ⅱ受体拮抗剂的俗称，有氯沙坦（科素亚）、缬沙坦（代文）、厄贝沙坦（安博维）、替米沙坦（美卡素）、奥美沙坦（傲坦）等，都是作用于调节人体血压的肾素－血管紧张素系统的降压药，主要是阻断血管紧张素Ⅱ。血管紧张素Ⅱ是分布在全身血液及血管壁、心肌、肾等多种脏器上的一种物质，具有极强的收缩血管、升高血压的作用。"沙坦"类降压药有抑制血管强烈收缩的作用，从而扩张血管，使血压下降。

在临床使用中，"沙坦"类降压药由于不良反应小，降压作用持久，已成为合并糖尿病或肾脏病的高血压病人首选降压药。但是，有两类人不宜服用"沙坦"类降压药。

一、双侧肾动脉狭窄的高血压病人

生活实例

60岁的王先生是一名乡村教师，有高血压、高血脂20年。最近一年来，他的血压明显较前升高，一天三次服可乐定、心痛定等，血压仍波动大（160～220/90～110毫米汞柱）。来医院住院以后，服替米沙坦80毫克，一天一次；速尿20毫克一天三次，3天后血压降到120～140/70～80毫米汞柱。但第3天，他的血肌酐异常升高，且逐日上升，医生嘱咐他立即停用两药，恢复到住院前的药物治疗，3天后，他的血肌酐降到正常，但血压又骤升到220/110毫米汞柱，经全面检查诊断为"高血压病、高血脂、双侧肾动脉狭窄"。随后逐步调整降压药，他的血压降到正常，血肌酐也正常。

解析："沙坦"类降压药可用于单侧肾动脉狭窄肾脏缺血引起的高血压。当单侧肾动脉狭窄时，已经缺血的一侧肾脏依靠对侧不缺血的肾脏代偿性维持肾小球滤过率，这时可以服用"沙坦"类降压。但是，双侧肾动脉狭窄的病人就应慎用"沙坦"类降压药。当双侧肾动脉都狭窄时，病人若服用"沙坦"类降压，则会发生两侧肾脏的血管紧张素Ⅱ全部被阻断，依靠血管紧张素Ⅱ调节维持的肾小球滤过率会急剧下降，从而诱发血肌酐急剧上升，甚至引起急性肾功能衰竭。特别是，当"沙坦"类降压药与利尿剂合用时，比单用"沙坦"类降压药更容易诱发肾功能恶化，血肌酐剧升。此时，病人可在医生指导下改为以利尿剂为基础，加服α、β受体阻滞剂、钙拮抗剂、可乐定或硝酸酯类药物来有效地降血压。

重度肾功能不全：忌用"沙坦"类或"普利"类降压药

与双侧肾动脉狭窄相似，重度肾功能不全，尤其是当血肌酐>265微摩尔／升时，由于两侧有病的肾脏肾小球滤过率很低，也要忌用阻断肾素－血管紧张素系统的"沙坦"类或"普利"类降压药，以免加重肾功能衰竭。

二、妊娠期高血压妇女

生活实例

36岁的刘女士在怀孕6个月时，发现血压升高，最高达180/110毫米汞柱，门诊医生给予氯沙坦（科素亚）100毫克／天，一个月后血压下降至140～150/90～100毫米汞柱。两个月后，她再次来到医院复诊，上级主治医生嘱她立即停服任何沙坦类降压药，改为α、β受体阻滞剂拉贝洛尔和硝苯地平缓释片控制血压。刘女士疑惑，为什么自己不能用降压效果较好的氯沙坦呢？

解析：临床研究证明，怀孕前后，准妈妈合并高血压均必须给予及时有效的治疗。因为血压本身升高会引起胎儿生长受限、胎盘早剥、早产、死产等。20世纪80年代，临床使用第一个"普利"类降压药卡托普利时，人们就观察到死胎、胎儿发育不全等发生率增高的现象。由于伦理问题，胎儿致畸试验不可能在孕妇中进行更多的临床研究。但是，从安全性考虑，目前还是认为，作用于肾素血管紧张素的"普利"类、"沙坦"类降压药禁用于任何怀孕的高血压病人。此外，对决定受孕的高血压病人也应建议其马上停止服用阻断肾素－血管紧张素系统的"普利"类或"沙坦"类降压药，以免在受孕时，对未来胎儿产生不良影响。PM

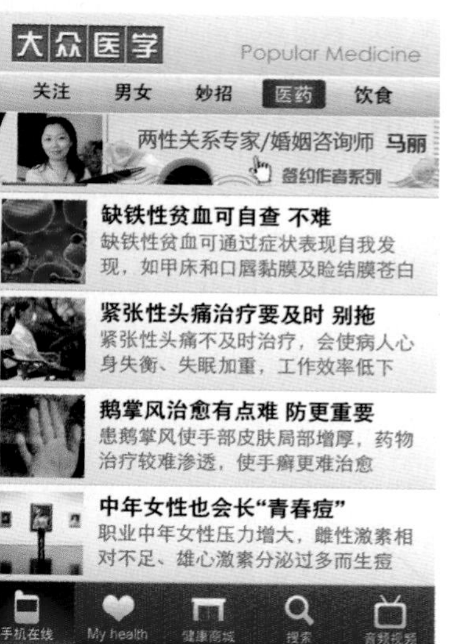
大众医学 Popular Medicine
关注 男女 妙招 医药 饮食
两性关系专家/婚姻咨询师 马丽
缺铁性贫血可自查 不难
缺铁性贫血可通过症状表现自我发现，如甲床和口唇黏膜及睑结膜苍白
紧张性头痛治疗要及时 别拖
紧张性头痛不及时治疗，会使病人心身失衡、失眠加重，工作效率低下
鹅掌风治愈有点难 防更重要
患鹅掌风使手部皮肤局部增厚，药物治疗较难渗透，使手癣更难治愈
中年女性也会长"青春痘"
职业中年女性压力增大，雌性激素相对不足、雄心激素分泌过多而生痘
手机在线 My health 健康商城 搜索 音频视频

大众医学手机版（APP）是《大众医学》杂志旗下融合性新媒体平台，适配iOS和Android操作系统的手机和平板电脑，具有图文展示、音频视频、应用下载、内文链接、多渠道分享等功能，带来健康资讯阅读新体验。

扫描二维码立即下载

运动让脂肪细胞改邪归正

第二军医大学附属长海医院内分泌科教授、主任医师　邹大进

脂肪细胞分白色和棕色：白色脂肪诱发炎症，引起胰岛素抵抗，大量储存脂肪；棕色脂肪减轻炎症，增加胰岛素作用，加速脂肪代谢。美国糖尿病学会（ADA）年会最高成就奖班廷奖（Bantin）获得者发现，每天运动1小时可使肌肉产生天然鸢尾糖（irisin），这种激素促使白色脂肪转化为棕色脂肪，改善糖代谢。运动是肥胖型糖尿病患者的最佳“良药”。

邹大进教授目前为第二军医大学肥胖与糖尿病专病诊疗中心负责人。更多关于肥胖原因与控制的文章，请扫一扫此二维码。

在婚姻中拥有开放的品质

国家二级心理咨询师（浙江）　夏丁玲

记得有本书，书名很打动我——《爱自己，和谁结婚都一样》。很多时候，婚姻是帮助我们修炼自己的好场所，和谁结婚，都可以帮我们成长，只要你愿意。我们提倡夫妻们可以学习这样的思考句式：“我相信，对方为了我们的关系，在他的层面上，已经尽力了。”很多时候，我们用自己的标准来衡量着对方的一言一行，定然会常常失望。在婚姻中，我们要让自己可以拥有“开放”的品质，从而可以更好地去认清自己和接纳对方，平时可以做这样的练习：①学着和自己唱反调，质疑自己的观点，例如，当年我真的是牺牲自己嫁人的吗？②每天，想一个自己根深蒂固的观点，例如，男人就应该照顾妻子和她的家人吗？

请扫描此二维码，看夏丁玲婚姻成长系列文章

养老问题本质是社会问题

北京吉利大学健康产业学院院长、医学博士　乌丹星

全球老龄化已成为不可阻挡的趋势，人类就像一个人一样不可能再返老还童。养老问题不是今天来的一个大浪，而是未来世界和社会的自然常态。我们之所以热议和紧张，是因为从宏观上缺乏预判、从微观缺乏准备。若不从深层次解决养老问题，世世代代留隐患。

养老问题起源于个人和家庭，但本质是社会问题。从人口学、政治、经济、文化、公共秩序等多个维度分析老龄化，都能发现挑战与机遇并存。从积极一面看，机遇就会多一些；从消极一面看，挑战就会多一些。当趋势无法扭转，用积极的心态对待是明智之举。社会问题需要社会解决，每个人每个家庭都有责任，政府如何引导是关键。

乌丹星是民政部养老问题服务专家、中国老龄产业协会理事，她关于养老的精彩观点集中于此二维码中，请扫一扫。

这些大名鼎鼎的菌菇，你听说过几个？

这些传统名菇有：①牛肝菌：含人体必需8种氨基酸，还含有腺嘌呤，胆碱等生物碱，可药用。②羊肚菌：又称羊肚菜、羊蘑。可药用，益肠胃、化痰理气。③鸡枞菌：食用菌中的珍品之一，肉厚肥硕、质细丝白，味道鲜甜香脆。④松茸：野生蘑菇之王，肉肥厚、具香气、味鲜美。⑤福建红菇：有“南方红参”的美名，含有滋阴、补肾、润肺、活血、健脑等作用。福建的妇女坐月子时，爱吃红菇滋补健身。⑥山西台蘑：产于山西省五台山的优质野生蘑菇的统称。⑦新疆阿魏菇：又称阿魏侧耳、阿魏蘑，脆嫩可口，香味浓郁。⑧坝上口蘑：其实就是白蘑菇，但这是野生蘑菇，其菌盖洁白、肉厚、柄短，营养价值高。⑨东北榛蘑：主要分布在黑龙江山区林区，滑嫩爽口、味道鲜美、营养丰富，被人们称为“东北第四宝”。⑩合蕈、处菇、徽菇：此三种菇均为香菇，是香菇中的顶级品种，分别产自浙江台州、丽水一带，以及安徽屯溪、宣城等地。

以上更像是介绍地理与美食，“橘生淮南则为橘、生淮北则为枳”，就是这个道理。美味是上天赐予的礼物，欲看奇珍异菌图片及详情介绍，请扫二维码。

以上内容登录大众医学网站（www.popumed.com），在大众论坛“手机版资讯”板块也可查看。

我知道36年前《大众医学》的价格

我手里有1978年的《大众医学》，定价0.18元；1980年的，定价0.23元。由于保存时间长久，纸质已经发黄，送到复印店，店里不肯复印。我只好把这两本杂志的原版目录页面寄去，以此证明我说的情况属实。

我订阅《大众医学》36年了，她伴随我渡过了人生的黄金时期，所以感情很深厚。

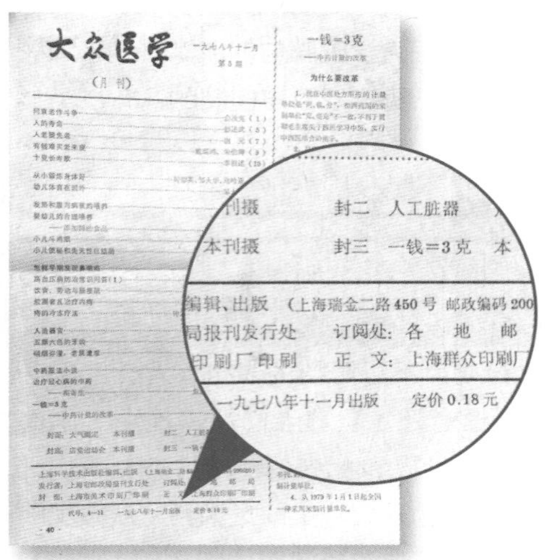

大众医学

（月刊）

一九七八年十一月

一钱=3克

为什么要改革

刊摄　封二　人工脏器

本刊摄　封三　一钱=3克　本

编辑、出版　（上海瑞金二路450号　邮政编码200

局报刊发行处　订阅处：各　地　邮

印刷厂印刷　正　文：上海群众印刷厂

一九七八年十一月出版　定价0.18元

时代在进步，物价在上涨，质量在提高。《大众医学》的质量提高很大，涨幅却很温和。我估算了一下，36年来，《大众医学》涨幅为44.4倍，我的收入上涨58.2倍，其他物价涨幅呢，大家心里都有数。

所以，《大众医学》受到广大读者欢迎，我也要坚持订阅下去！

乐嗣安

我敬佩的专家和杂志

2008年的一天，我偶然看到了厂里订的《大众医学》，觉得“有点意思”，就经常去看。2009年，厂里取消了很多杂志的订阅，《大众医学》也不见了。我就自己订了一份，业余时间消遣，从此订阅至今，感觉“真的不错”。

我看到老前辈吴孟超医生，九十多岁高龄还在第一线带学生、搞科研、为病人解除痛苦，并教导学生“医生要为病人省钱”。多么温馨，多么感人！要知道吴老的学生也都是老教授、大专家了！还有戚广崇、达美君、陈四清、郭应禄教授，都是我喜欢的好专家、受人尊敬的好医生。他们写真实的医疗感悟，教导我们读者“看病第一步：远离虚假广告”，这样不畏权贵、不屈服于利益链的专家和杂志，怎么能不叫我敬佩呢？

李国庆

敬告读者

每一个月，《大众医学》都会带给您权威、实用、最新的保健知识。出版前，每篇文章都经过严格审查和内容核实。我们刊出这些文章，并不是要取代看病就医，而是希望帮助大家开阔眼界，让自己更健康。

由于个体差异，文章所介绍的医疗、保健手段并不能适合每一位读者，尤其是在诊断或治疗疾病时。任何想法和尝试，您都应该和医生讨论，权衡利弊。

您可以通过以下方式，进一步了解有关专家信息：

1. 登陆《大众医学》网站www.popumed.com，打开“专家门诊”，在“看病找专家”中键入专家姓名，了解专家专长、联系办法等信息。

2. 发电子邮件至popularmedicine@sstp.cn或写信向编辑部咨询。

3. 通过114查询相关医疗机构电话，向挂号室或咨询服务台，了解专家近期门诊安排，就医诊治。

敬告本刊作者

1. 本刊稿件一律不退，敬请自留底稿。从稿件投到本刊之日起，三个月后未得录用通知，方可另行处理。如需退稿（照片和插图），请注明。

2. 稿件从发表之日起，其专有出版权、汇编权和网络传播权即授予本刊，同时许可本刊转授第三方使用。本刊支付的稿费包含信息网络传播的使用费。

3. 根据需要，本刊刊登的稿件（文、图、照片等）将在本刊或主办本刊的上海科学技术出版社的网页或网站上传播宣传。

4. 本刊作者保证来稿中没有侵犯他人著作权或其他权利的内容，并将对此承担责任。

5. 对于上述合作条件若有异议，请在来稿时声明，否则将视作同意。

我得过两次奖

数月前，我曾向贵刊提出几个病情咨询问题，都得到了及时的复信解答，在此深表谢意。

在中医养生知识竞赛活动中，我获得了奖品：一本《家庭真验方－小绝招大健康》。我每天睡前都要看半个多小时，觉得比得到一等奖800元、二等奖200元的那些人还幸运。如果我拿到奖金，买点吃的喝的眨眼就没有了，可是我得到的这本书，却有很大的纪念意义，将永远伴随在我身边。

我订了近四十年的《大众医学》，虽然只得过两次奖（前一次也是奖一本书），但是真的很高兴。今年我还替我的哥哥、姐姐各订了一份杂志，算是送给他们的健康礼物吧。

潘华英

“病人不信医”让我走上医学科普之路

作者简介

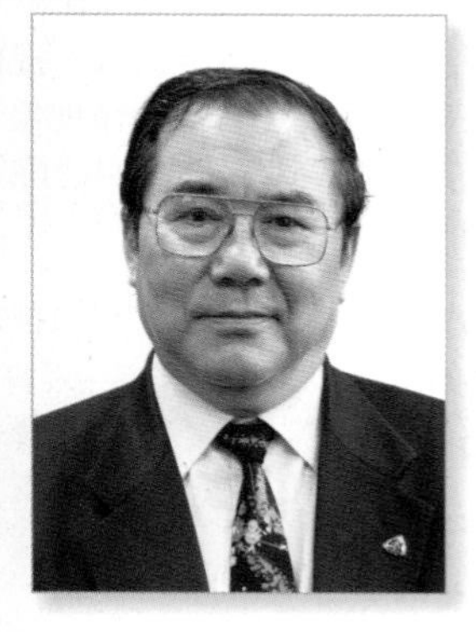

杨秉辉，复旦大学附属中山医院内科教授，博士研究生导师。曾任中山医院院长、中华医学会全科医学分会主任委员、中国健康教育协会副会长、上海科普作家协会理事长等职。多年来从事肝癌的临床研究工作，擅长肝癌的诊断及治疗。近十余年来积极推进全科医学在我国的发展，并热心医学科学普及与健康教育工作。

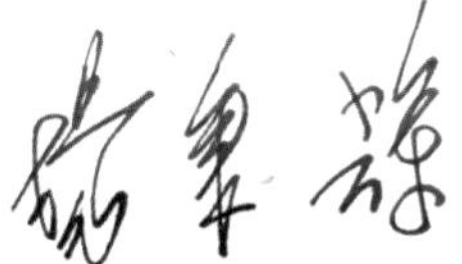

我曾长期从事肿瘤早期发现的研究工作，20世纪70年代初，我们在某地农村用检查甲胎蛋白的方法筛查肝癌，确实查出了一些早期肝癌的病例，但是由于缺乏科学知识，当地的农民们不相信只在手指上采一滴血便能查出肝癌，也不相信肝癌还能治疗，以至不愿意进一步查治，结果几个月后这些病人肝癌发作，付出了生命的代价。检测甲胎蛋白早期发现肝癌的技术不能不算先进，但先进的医学手段如若不能让病人理解，也是枉然。我从医疗科研的实践中深深地体会了医学科普的重要性，从此走上了医学科普之路，至今不懈。

我曾业余在上海广播电台主持《医药顾问》、《名医坐堂》等节目近20年，投入了大量的业余时间、花费了大量的精力，但我并不后悔，因为有听众写信告诉我：因为听我讲到大便出血并不一定就是痔疮，而到医院查出早期直肠癌，手术得以彻底切除而保全了生命；因为我乘出租车去中山医院，司机听我的语音、猜出我就是在电台里讲医学知识的杨医生，执意不收我的车费……

后来我担任了中山医院的院长，医院的工作头绪很多，不过我觉得向群众普及医学知识也是医院应尽之责，于是大力提倡。感谢同仁们的支持，我们医院向病人发放了“健康处方”、编印《健康促进》杂志赠送有关单位、举办“纳凉晚会”向社区民众做健康讲座，赢得了广大民众的好评，也和谐了医患关系。这些工作中山医院至今努力进行，而且越做越好。

我自己写了许多医学科普的文章和书籍，也曾担任上海科普作家协会的理事长，我觉得应该促进年轻的科技人员关注科学普及，于是曾组织年轻人的科普文章竞赛。多年来上海科普作家协会组织科普作家到高校开设科普创作讲座，我以为是极好的事情，因为科普需要后继有人。近年的科普新秀“科学松鼠会”参加的都是些年轻的科普积极分子，让我们很是欣慰。不过我发现其中很少或几乎没有医生，年轻的医生太忙了。

如今经济发展，民众生活水平提高，对健康的需求、对健康知识的需求也日益高涨。让民众了解疾病如何诊断、如何治疗固然重要，但如何预防这些疾病实际上更重要。而如今大量慢性病的预防又与人们的生活行为相关，所以医学科普还应该深入到关注人们生活行为的领域中来才好。

在这方面如今存在着许多乱象，比如有人说只要吃绿豆身体就健康了，又有人说若是吃泥鳅就不得病了，等等。过去的病人不相信医生，是缺乏医学知识普及的缘故；今天医疗保健笑话奇谈之所以招摇过市，我以为也是我们的医学科普在这个领域缺位所致。医务人员，尤其是年轻的医生们，再忙也不能无视和病人的沟通啊！

医学的终极目标是促进人的健康，医学科普也应向着这个方向努力。当然任重道远，不过正如王维的诗道：“长安何处在，只在马蹄下”，只要我们大家努力，这个目标一定是能达到的。PM

Contents 目录 2015年4月

扫描二维码
关注大众医学

发送短信"大众医学"到12114，免费下载大众医学手机版，短信资费0.1元。

大众医学微信二维码

大众医学手机版（安卓版/iphone版）

本期部分图片由东方IC和达志图片提供 本期封面图片由东方IC提供

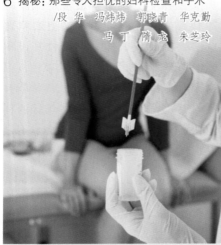

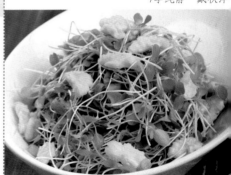

创刊于1948年 第三届中国政府出版奖期刊奖提名奖 新中国60年有影响力的期刊
上海市著名商标 全国优秀科技期刊一等奖 中国期刊方阵 中国百强报刊

大众医学®(月刊)

2015年第4期 da zhong yi xue

我喝的中药里有黄连，非常苦！每次喝完都想吐，但是为了治病还是得喝。能不能把冰糖或红糖或白糖放进中药里一起喝？

常见不少高血压患者因为担心降压药的副作用，不愿意服药，还有些患者看到药品说明书有副作用就不敢服药，或者出现副作用就自行停药、换药。其实，这些都是片面的认识和错误的做法。

大众医学——Healthy 健康上海 Shanghai 指定杂志合作媒体

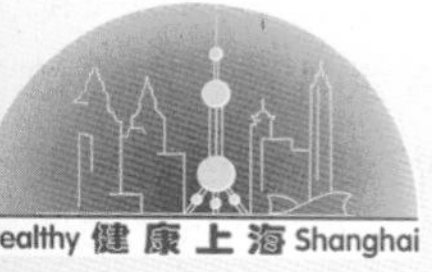

大力推进健康城市建设，上海市爱国卫生工作努力寻求本土化与全球化相结合，提升健康促进的能力与水平。上海市建设健康城市2015年-2017年行动计划实施期间，市爱卫会(健促委)将全面倡导“科学健身、控制烟害、食品安全、正确就医、清洁环境”五大市民行动，进一步加强健康支持性环境建设和市民健康自我管理小组建设。《大众医学》作为指定杂志合作媒体，邀您行动起来、与健康结伴。

主 管 上海世纪出版股份有限公司
主 办 上海世纪出版股份有限公司
科学技术出版社

编 辑、出版 《大众医学》编辑部
编 辑 部 (021)64845061
传 真 (021)64845062
网 址 www.popumed.com
电子信箱 popularmedicine@sstp.cn

邮 购 部 (021)64845191
(021)64089888转81826

广告总代理
上海科学技术出版社广告部
上海高精广告有限公司
电话：021-64848170
传真：021-64848152
广告/整合营销总监 王 萱
副总监 夏叶玲
业务经理 杨整毅 丁 炜

发行总经销
上海科学技术出版社发行部
电话：021-64848257 021-64848259
传真：021-64848256
发行总监 章志刚
发行副总监 潘 峥
业务经理 张志坚 葛静浩 仝 翀

编辑部、邮购部、广告部、发行部地址
上海市徐汇区钦州南路71号（邮政编码200235）

发行范围 公开发行
国内发行 上海市报刊发行局、陕西省邮政报刊发行局、重庆市报刊发行局、深圳市报刊发行局
国内邮发代号 4-11
国内统一连续出版物号 CN31-1369/R
国际标准连续出版物号 ISSN 1000-8470
国内订购 全国各地邮局
国外发行 中国国际图书贸易总公司
(北京邮政399信箱)
国外发行代号 M158
印 刷 上海当纳利印刷有限公司
出版日期 4月1日
定 价 8.00元
广告经营许可证号 3100320080002
80页(附赠32开小册子16页)

资讯分享

生活方式类

年龄取决于自己：经常运动能年轻几岁

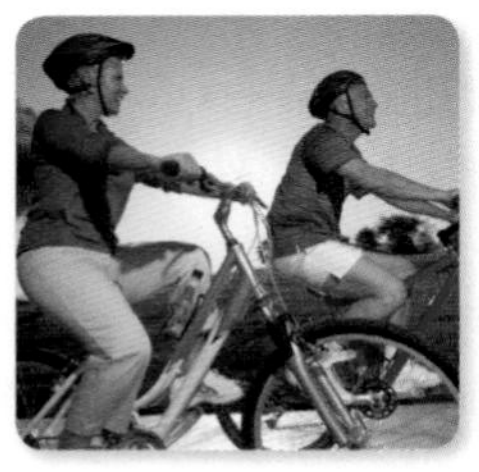

英国科学家们对经常骑自行车的85名男性和41名女性（年龄为55~79岁）进行了跟踪研究。结果发现**哪怕是其中年纪最大者，平衡力、反射、新陈代谢和记忆力等都处于年轻人的水平**。以起立行走测试的结果为例，许多老年人都至少需要7秒才能完成任务，一些体质较弱的老人需要9~10秒，而研究中，即便是年纪最大的骑车运动者，平均也仅需5秒就能完成任务，相当于健康的年轻成年人水平。研究者指出，**虽然衰老不可避免，但经常进行体育锻炼，的确可以使人“年轻几岁”，至少在同龄人中会显得更年轻、健康**。

常见疾病类

“脑子不好用”，不妨关注血压与心率情况

一些老年人随着年龄增长，出现记忆力下降、反应变迟缓等现象，抱怨“脑子不好使”。国外最新一项研究表明：**收缩压升高、血压异常波动以及平均心率增高（高于70跳/分钟）等都是认知功能下降的危险因素**，尤其是对于高危心血管疾病患者。研究者得出的结论是：长期收缩压增高、血压波动大和平均心率的升高等，都会影响认知功能，有动脉粥样硬化、卒中史或糖尿病的患者尤其要重视。专家解释说，大脑需要充足的供血供氧才能良好运转，而血压过高、波动大、心率过高等是心血管系统不稳定的表现，有可能影响脑部供血。专家建议，**出现认知功能下降，测一测血压和心率情况，并就此咨询一下专科医生**。

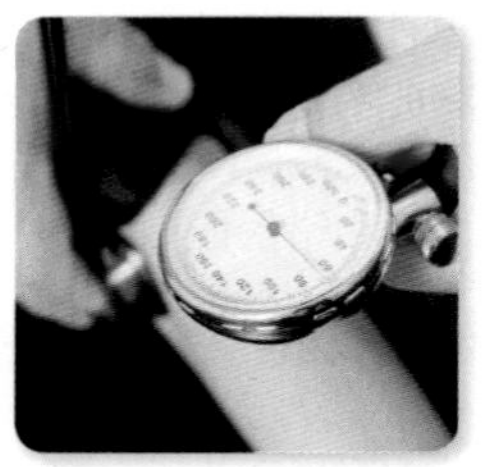

健康消费类

空气净化器：当心不能除毒还排放有害气体

近年来，车载、桌面个人用的小型空气净化器获得青睐。然而，上海市质监局近期检测发现，**市场上销售的小型空气净化器中仅1/6产品甲醛、甲苯净化效果合格，还有部分产品在运转时排出的臭氧浓度过高，有害健康**。空气净化器的另一项重要指标是吸附颗粒物、降低PM2.5。经检测，个别产品完全不具备可吸入颗粒物净化的功能。另外，**空气净化器夸大宣传的现象也不少，比如宣称能释放负氧离子、提高人体新陈代谢、增加免疫力等**。但实际上，一些净化器并没有上述保健功能。由于此类产品尚无国家标准，提醒消费者谨慎购买。

疾病预防类

孙燕院士：

习惯好、常体检有助预防肿瘤

4月15日～21日是全国肿瘤防治宣传周。中国工程院院士孙燕特别提醒：预防肿瘤要从日常生活做起，平时就要养成良好的生活习惯。孙燕院士举例说，肥胖可造成很多慢性病，包括大肠癌、前列腺癌、胰腺癌和乳腺癌等肿瘤。孙燕院士“以身作则”，**他本人每天只吃七分饱，感觉吃得差不多了，就马上离开饭桌，绝不在饭桌前久呆**。此外，他不吸烟、少饮酒，尽量少开车、不参加宴会……孙燕院士每年都进行认真的体检。他举例说：如果有一辆车，每年必须送去年检，否则车不能上路。这么做是有道理的。其实人体也一样：**脏器辛辛苦苦“工作”一年，应该好好检查，看看有没有什么“故障”，以便及时修复、做好保养**。体检不仅能看出健康状态，还能查出早期癌症和癌前病变，能有效预防肿瘤的进一步发展。

时尚健康类

避孕不能靠软件：

避孕手机应用不可靠

最近，几款“新型”避孕的手机应用软件很热门——会根据测量的体温结果，给出是否需要采取避孕措施的提醒。其中一款宣称“准确率高达99.3%”。这些应用软件下载量很大。专家指出，虽然新潮，但这些应用软件并不靠谱，因为都是利用基础体温原理——女性在排卵前的基础体温较低，排卵后升高。但是，**影响基础体温的因素很多，比如睡眠时间长短、是否被闹钟闹醒、不准确的测量方法等**。何况，即使在软件测量出的“安全期”，有人也可能发生偶发排卵的状况。专家提醒：**不能依赖此类手机应用软件进行避孕，否则可能导致意外怀孕**。

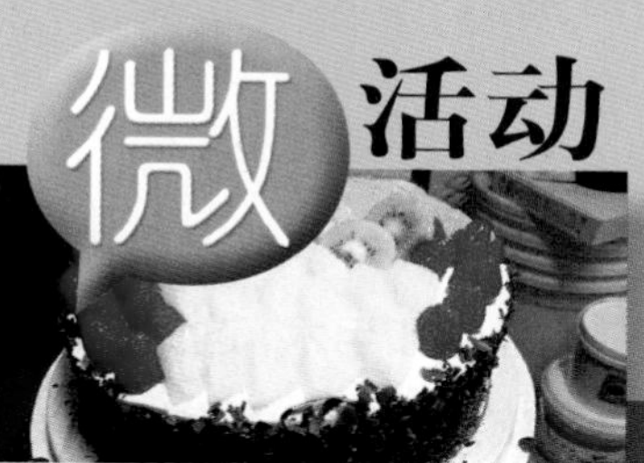

烤箱是很多家庭的必备之物，众多美食爱好者，也有亲自烘培的经历。《大众医学》微信公众平台“神奇厨房”专栏举办了“爱烘焙，爱生活”比赛，粉丝们纷纷发来自己的“杰作”，各种好看的、诱人的的烘培作品，给生活增加了趣味和色彩。烘焙，带来的不仅仅是美食！

爱烘焙，爱生活

草莓瑞士卷（by Christina）

做草莓瑞士卷需要准备4只鸡蛋，80克低筋面粉、75克糖粉、适量牛奶与食用油。将打至干性发泡的蛋清分三次加入已经搅拌均匀的蛋黄与面粉混合物中。烤箱预热至160℃，烤15分钟即可。蛋糕的部分完成后，要趁热刷果酱并用锡纸包裹，放入冰箱冷冻层定型。我的制作心得：蛋白一定要用打蛋器打发，手工打发的成功率很低。蛋糕出烤箱后要趁热脱模，否则很容易与烤盘纸粘住。

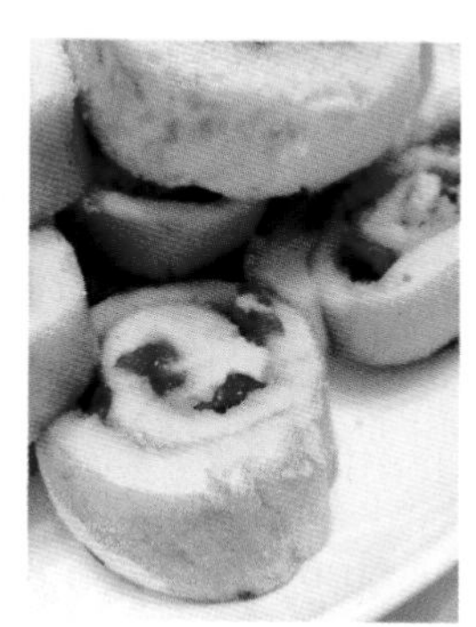

超级可爱熊猫曲奇（by Puyu）

我的女儿性格比较内向，每次上幼儿园前都有抵触情绪。这次趁着她过生日，我烤了可爱的熊猫曲奇，让她带去幼儿园和小朋友们一起分享。她回家开心地说：“妈妈，我想天天去幼儿园！”哈哈，我目的达到了！此外，自己做的饼干、点心没有放添加剂，奶油用的是动物淡奶油，没有反式脂肪酸，真的很放心，家人都很喜欢！

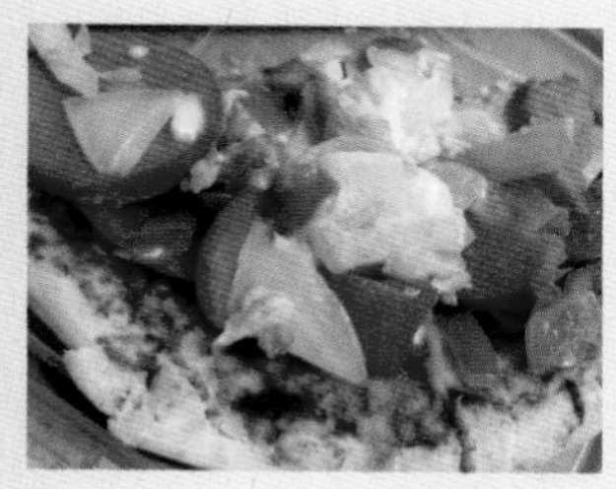

配料十足的比萨（by Xiang）

我做的比萨配料里面加了好多芝士，还有新鲜的番茄、青椒、洋葱，不仅用到的蔬菜色彩多样，营养也非常丰富，味道特别好！可惜比萨下面的饼做得不太好，有待改进。即使每次进步一点点，烘焙的成就感也让我很满足。

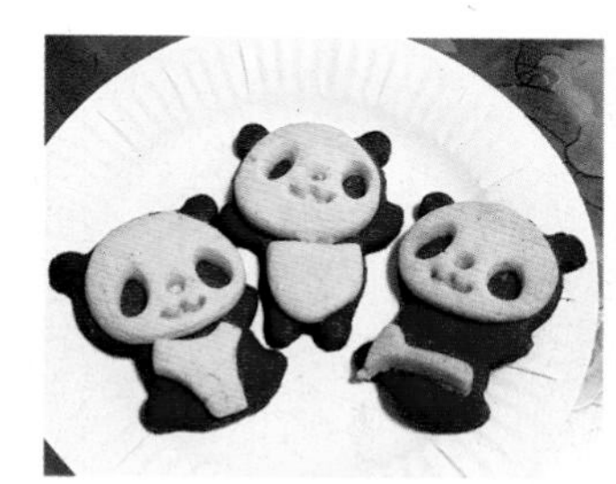

传统英式茶点蔓越莓司康（by 行者无疆）

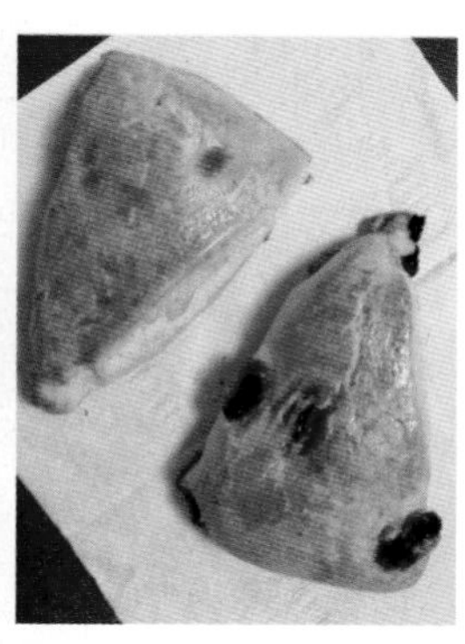

把糖、软化的黄油和过筛的面粉混合，在面粉里加入全蛋液、牛奶，揉成面团。倒入蔓越莓干，揉好的面团表面光亮，不粘手（面团不要过度揉捏，以免面筋生成过多，影响成品的口感）。把司康切成喜欢的形状排入烤盘，在表面刷一层全蛋液。放入预热好200℃的烤箱，烤15分钟左右就可以开吃啦！

金黄至尊牛角包&玫瑰大饼（by 福儿）

谁说烤箱只能做西点？我做的山东大饼一样外焦里嫩，花香袭人，是不是也很有中国特色啊？三个半小时的制作、等待，换来牛角包金黄灿烂的色彩，值得！面包，还用去外面买吗？NO！

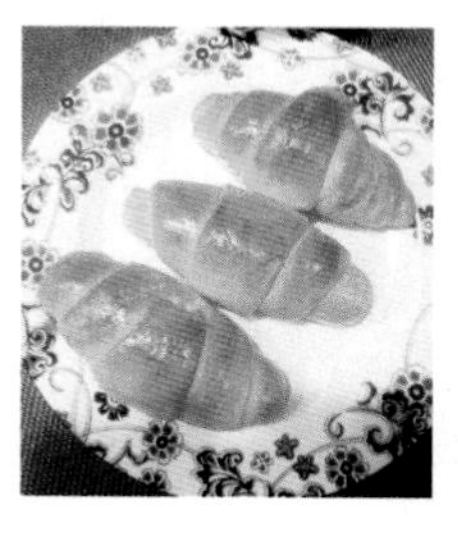

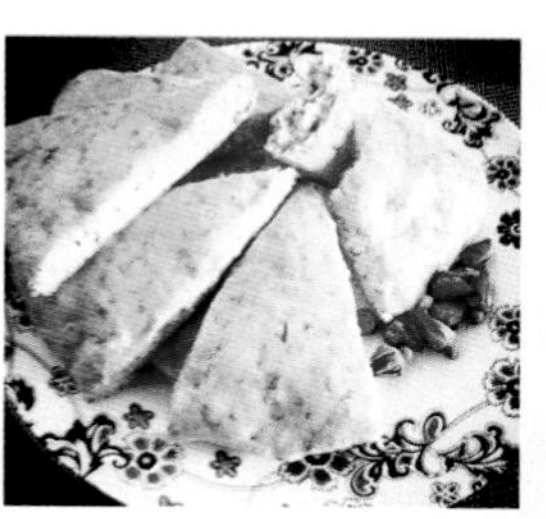

等你来参与

以上，是在众多粉丝的烘焙作品里选出的“杰作”。怎么样，粉丝们的手艺是不是让你刮目相看？赶快加入我们的“烘焙大军”，一起制作诱人的美食吧！

添加微信号popularmedicine或扫描二维码关注大众医学微信

如何参与“微话题”？

微博：《大众医学》杂志官方微博 http://weibo.com/dazhongyixue

微信：《大众医学》微信号：popularmedicine

在大多数人看来，去医院看病一定不是件愉快的事情。而如果到妇科就诊，往往需要做一些侵入性的检查和手术，这更会让女性朋友们充满担心和害怕。面对这些检查和手术，对检查和手术本身的恐惧、对疼痛和不适的害怕、对未知结果的担忧、对可能出现的并发症和不良反应的忐忑不安，时时折磨着每一位患者。那么，大家所担心害怕的这些妇科检查和手术，真面目到底什么样？本刊特邀多位妇科权威专家为你揭开它们的神秘面纱，希望可以帮助大家少一分担忧，多一分安定。

揭秘

那些令人担忧的妇科检查和手术

策划/本刊编辑部
执行/王丽云
支持专家/段　华　冯炜炜
郭晓青　华克勤
马　丁　隋　龙　朱芝玲

揭秘1

HPV、TCT检查

✍郭晓青

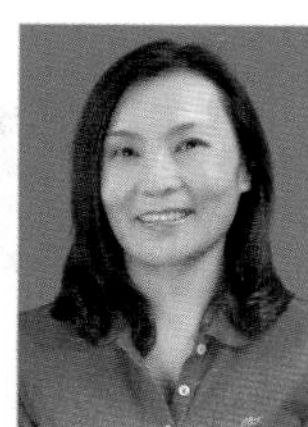

专家简介

郭晓青 同济大学附属第一妇婴保健院妇科副主任，主任医师。中华医学会妇科肿瘤学分会委员。擅长腹腔镜微创手术以及宫颈病变、宫颈癌、卵巢良恶性肿瘤、子宫内膜癌、子宫肌瘤、子宫腺肌病等的诊治。

专家门诊：周一上午、周四全天（东院），周三全天（西院）

患者故事

王女士：我今年34岁，以前很少上医院，几乎没做过什么特殊的妇科检查。最近，白带有点异常，总不见好转，所以去就诊。常规检查发现宫颈轻度糜烂、细菌性阴道炎，医生还建议我进行HPV和TCT检查，并说以后每年都要做一次。做完检查，我上网"脑补"了一下HPV和TCT的相关知识，才知道这两个检查是与宫颈癌相关的。难道医生认为我有宫颈癌的可能？如果这次结果正常，以后还需要定期检查吗？

HPV和TCT的确是与宫颈癌筛查相关的常用检查，但并非像王女士所担忧的，医生考虑她有宫颈癌的可能才给她做这两个检查。实际上，类似情况在妇科门诊很常见。

HPV：查原因，是否存在宫颈癌病因

宫颈癌是女性生殖系统最常见的恶性肿瘤，人乳头瘤病毒（HPV）是导致宫颈病变和宫颈癌的元凶。目前已发现120余种HPV，约35种与生殖道感染相关，其中约20种与肿瘤有关。根据危险性的高低，将可能导致宫颈病变和宫颈癌的HPV亚型称为高危型，最常见的为16型和18型，而致癌风险低的HPV称为低危型。

年轻妇女感染HPV很常见，绝大多数为一过性感染，都将被自身免疫系统清除而不会致病。因此，不必为一次高危型HPV检查结果阳性而紧张，只有高危型HPV持续感染，才可能导致宫颈癌前病变或宫颈癌，才需要引起足够的重视。

TCT：看结果，是否发生宫颈病变

TCT是新柏氏液基细胞学技术的英文缩写，是目前国际上较先进的一种宫颈脱落细胞学检查技术。相比传统的宫颈巴氏涂片检查，TCT明显提高了宫颈异常细胞的检出率，目前该方法已普遍应用于临床。TCT报告的结果主要分为以下7种。①未见上皮内病变细胞或恶性细胞（NILM）：表示宫颈细胞正常，无须特殊处理。②不能明确意义的非典型鳞状细胞（ASC-US）：表示宫颈细胞可能发生了病变，若合并高危型HPV感染，则需要进行阴道镜下宫颈活检确诊，如无高危型HPV感染，可3~6月后复查TCT。③非典型鳞状细胞不排除高度鳞状上皮内病变（ASC-H）：表示宫颈细胞发生了癌前病变或癌，但细胞的异常不够确切诊断，需要进行阴道镜下宫颈活检确诊。④低度鳞状上皮内病变（LSIL）：表示宫颈细胞可能发生了低级别的癌前病变，需要进行阴道镜下宫颈活检进一步确诊。⑤高度鳞状上皮内病变（HSIL）：表示宫颈细胞发生了可疑高级别癌前病变，需要进行阴道镜下宫颈活检确诊。⑥非典型腺细胞（AGC）：表示宫颈管细胞发生了一些病变，需要进行阴道镜检查及宫颈管组织病理检查确诊。⑦鳞状细胞癌：表示宫颈细胞已经发生了癌变，若能明确组织类型，会报告为角化型鳞癌、非角化型鳞癌等。

简单总结一下这两项检查之间的关系，那就是：HPV是检测有无可能导致宫颈病变和宫颈癌的高危病毒感染，TCT是检查在致病因素作用下宫颈细胞是否发生了异常变化。也就是说，HPV是查原因，TCT是看结果。因此，只有结合这两项结果，才有助于医生为患者做出准确的诊断。

宫颈癌是目前所有癌症中唯一病因明确（高危型HPV）、唯一可以早期预防和治疗、唯一有希望彻底根除的癌症，只要定期进行科学合理的筛查和随访，就能远离宫颈癌。

“性生活超过3年和30岁以上的女性，最好每年做一次高危型HPV和TCT检查，若连续2年检查结果均为正常，可以间隔2~3年检查一次。HPV和TCT检查均采集宫颈表面的脱落细胞，留取标本时患者是没有任何疼痛感觉的，不必过于紧张和焦虑。”

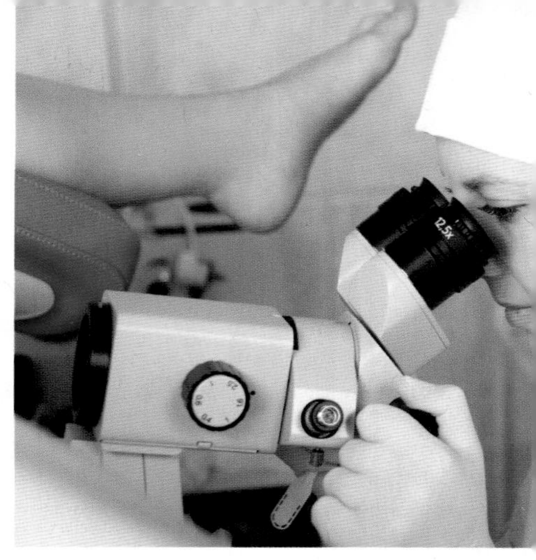

揭秘 2

阴道镜检查

隋 龙

患者故事

李女士：我今年30岁，最近体检发现一项结果异常：宫颈涂片巴氏III级。我拿着体检报告去妇科就诊，医生说可能宫颈有病变，需要做阴道镜检查以明确诊断。阴道镜检查具体是怎么操作的，检查时疼不疼？做了这个检查就能确诊吗？

巴氏涂片是一种宫颈细胞学检查，用于宫颈癌及癌前病变的早期筛查，结果分为五级：I级正常，II级炎症，III级可疑癌，IV级高度可疑癌，V级癌。由于很多宫颈癌及癌前病变患者没有明显症状，医生通常建议生育年龄的妇女定期（通常每年）进行宫颈细胞学检查（巴氏涂片或液基细胞学）。对于异常者，医生会建议进行“宫颈细胞学－阴道镜－组织病理学”三阶梯式诊断并治疗。李女士就属于筛查异常者，需要进一步检查。

阴道镜：类似放大镜，胜于放大镜

阴道镜是利用显微镜将宫颈、阴道及外生殖器上表皮组织图像放大，发现肉眼不能发现的微小病灶，必要时在可疑部位进行定位活检。

进行阴道镜检查时，只需用窥阴器暴露阴道、宫颈和外生殖器，将镜头对准拟观察组织，调好焦距，通过电脑屏幕观察放大的宫颈、阴道或外生殖器上表皮图像，常常配合涂抹醋酸、碘液等，观察病变部位的细微变化。

● **正常情况** 阴道镜下，正常宫颈鳞状上皮光滑呈粉红色，涂醋酸后不变色，碘染着色；柱状上皮呈红色表面绒毛状，涂醋酸后呈葡萄状，碘染不着色。转化区可出现化生上皮、葡萄岛、腺体开口及潴留囊肿（宫颈腺囊肿）等。

● **异常情况** 如有异常病变，阴道镜下可出现白色上皮、白斑、点状血管、镶嵌、异型血管等表现，病变程度不同，表现程度不一。典型的宫颈癌常表现为云雾、脑回、猪油状，表面稍高或稍凹陷，局部血管异常增生，走向紊乱等，碘试验阴性或着色极浅。如果进行活检，则可获得明确的病理学诊断。

下列8种情况常常需要进行阴道镜检查：

①宫颈细胞学检查异常（巴氏涂片II级以上或液基细胞学ASC-US以上）；②存在高危HPV感染；③有异常临床症状和体征，如：异常增多的阴道分泌物药物治疗无效、接触性出血、宫颈炎久治不愈等；④肉眼观察到可疑癌变、尖锐湿疣或不能确诊的新生物；⑤有阴道赘生物、结节等，性质不明确；⑥存在外阴反复瘙痒、色素改变或赘生物等；⑦病变治疗后的复查和评估；⑧宫颈癌手术前确定病变部位。

阴道镜检查无痛苦，不必害怕

阴道镜检查可反复进行，无创伤和副作用，属于门诊检查项目。在检查过程中，患者无痛苦。如需进行活检，可能会有些许不适，但非常轻微，患者不必担心和害怕。检查前不需要禁食、灌肠、剃毛，也不用住院，但需注意以下问题：①检查前3天内要停止阴道冲洗及上药，禁止性生活；②检查前最好进行宫颈细胞学检查，以帮助医生判断；③一般宜于月经干净后2周内进行，对怀疑宫颈癌或癌前病变者无时间限制；④下生殖道有严重急性、亚急性感染者，应查明原因，治疗后再检查；⑤生殖道有伤口者应待上皮修复后再查；⑥有活动性出血时，应止血后再查；⑦检查后，如果进行活检的患者，医生可能会在阴道内置入纱球，应遵医嘱按时取出，如有多量出血，应立即至医院就诊。

专家简介

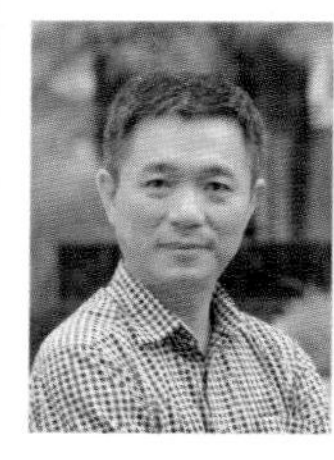

隋 龙 复旦大学附属妇产科医院主任医师，教授，博士生导师。擅长应用妇科内镜技术对月经过多、子宫肌瘤、子宫内膜息肉和子宫纵隔进行微创治疗，在宫颈癌前病变、宫颈炎等的早期诊治方面具有丰富经验，在外阴白色病变、顽固性外阴瘙痒的治疗方面有独到经验。

专家门诊：周三上午、周四下午（黄浦院区），周五上午（杨浦院区）

揭秘 3

LEEP术

隋 龙

患者故事

徐女士：我今年 23 岁，与男友同居 2 年。原本想趁去香港旅行顺便打个 HPV 疫苗，所以先到医院咨询，结果检查却发现我的 HPV 阳性，并且宫颈已发生癌前病变。这对于我来说无异于晴天霹雳！专家建议我先接受 LEEP 治疗，然后再观察。我上网查了一下，LEEP 的意思是宫颈电热圈环形切除术，这是不是要切除一部分宫颈，切掉以后还能正常生育吗？这个手术痛苦吗？网上有很多关于 LEEP 的广告，声称“不开刀、不手术、安全无痛、不伤宫颈、不影响生育、随治随走”，也不知道靠不靠谱？

宫颈癌是目前唯一病因明确的妇科恶性肿瘤，与高危型人乳头瘤病毒（HPV）的持续感染相关。它的发生和发展有一个渐进的演变过程，称为癌前病变，时间可从数年到数十年不等。患者常常无明显症状，或仅有一般宫颈炎的症状，徐女士就属于此种情况。部分患者的病变可逆转回退，也有部分患者可持续发展，甚至癌变。其可逆性和发展性与病变的范围、程度有关，早发现早治疗尤为重要。

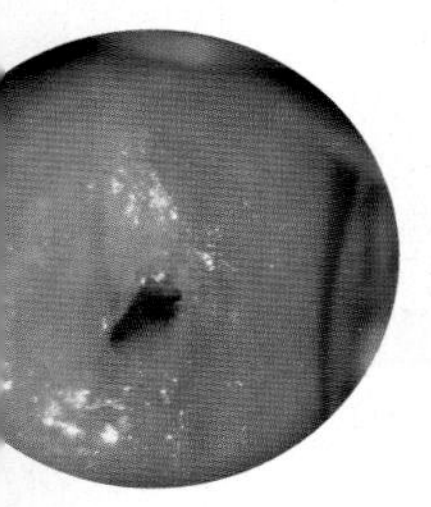

正常宫颈

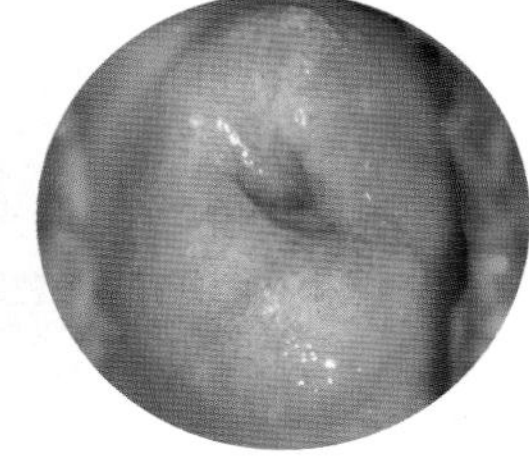

病变宫颈

主治宫颈癌前病变，安全无痛

经过“细胞学 - 阴道镜 - 组织病理学”三阶梯检查，可以确定宫颈癌前病变。其中，怀疑高度病变及以上（包括原位癌或早期浸润性癌）者、持续低级别病变或无条件随访者，以及一些良性病变者（如有严重症状的宫颈外翻等），需要进行 LEEP 手术。

LEEP 术即宫颈电热圈环切术，采用高频无线电刀切除宫颈病变及高危区（宫颈鳞柱上皮交界处），可有效治疗并预防宫颈癌，是目前较为先进的治疗手段。其止血效果好，且不影响组织病理学检查的完整性，手术操作简单，时间短（3~5 分钟），安全，无痛，恢复快，不需要住院，并发症少。

因手术切除的深度会影响治愈率，而且手术既要达到诊断和治疗作用，又要避免切除过多组织，故医生会根据病情来确定 LEEP 手术的范围。通常情况下，病变大于等于 2.5 厘米应该锥切，锥切的范围应该超过正常组织 1 毫米。

可保留生育功能，但可能影响妊娠

LEEP 术可保留患者生育功能，也不会留下难看的瘢痕。但 LEEP 术对于妊娠的影响，目前国内观点尚不统一，部分研究显示 LEEP 可能会增加不孕、流产、早产、顺产宫颈撕裂等风险，因个人体质及手术范围大小而不一。术后随着病变部位的切除，大部分患者的 HPV 可转阴，也有部分患者可能仍存在 HPV 感染，需要定期随访。

术后创面需要约 2 个月的时间愈合，在此期间，尽可能避免同房，术后可能出现阴道排液，需要注意保持外阴清洁，勤洗外阴，但不要自行使用阴道栓或进行阴道冲洗。在治疗后的 1~2 个月，要到医院复查，了解宫颈创面的愈合情况。创面愈合后，患者仍需定期到医院复查，了解 HPV 感染情况、有无病变残留等，必要时可辅以其他治疗。

尽管 LEEP 术具有简单、安全、并发症少等优点，但仍属于手术，可能存在一定的手术风险，如出血、感染、对以后妊娠的不确定影响等。因此，并非任何所谓的“宫颈炎”“宫颈糜烂”“宫颈充血”等都适合进行 LEEP 术，其中很多患者实际上为宫颈柱状上皮异位，属于正常情况，无须进行 LEEP 术。此外，LEEP 术切除的深度和范围影响治愈率，对其的准确把握也很关键。因此，患者应该在正规医疗机构就诊，由专业医生进行判断诊治，不能迷信各种广告宣传。

“LEEP术是一种可保留生育功能的治疗宫颈病变的手术，简单、安全、并发症少。只要术后积极配合医生随访及治疗，可预防和杜绝宫颈癌的发生。”

揭秘 4

诊断性刮宫

冯炜炜　朱梦晗

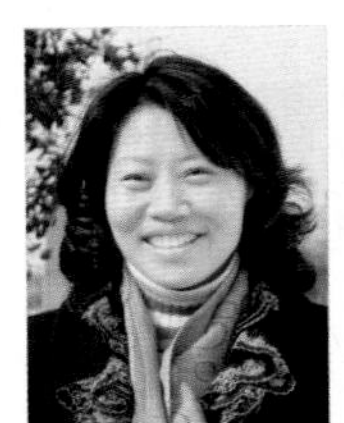

专家简介

冯炜炜　复旦大学附属妇产科医院妇科主任医师，硕士生导师。上海市医学会妇科肿瘤学专科分会青年委员。擅长腹腔镜微创手术以及子宫内膜癌、宫颈癌、卵巢良恶性肿瘤、子宫内膜异位症、子宫肌瘤等疾病的综合诊治。

专家门诊：周一全天（黄浦院区），周五全天（杨浦院区）

患者故事

张女士：我今年40岁，这两年出现月经紊乱，月经期有时长达十多天。看过西医，也看过中医，吃药调整一段时间后会有改善，但一停药就又乱了。这次去就诊，医生说需要进行诊断性刮宫，然后根据结果来明确诊断。我上网查了一下，这是用工具伸入子宫刮取内膜组织后进行病理检查。想想就好害怕，会不会很疼？会不会不小心把子宫刮破？

像张女士一样，很多女性遇到月经紊乱、经期延长的情况，就认为自己属于月经失调，月经周期不规律、接近绝经年龄的女性，遇到这种情况也容易忽视。殊不知，月经紊乱很可能是宫腔疾病特别是内膜疾病的征兆，若为恶性病变，不及时诊治会延误病情，很可能造成疾病发展、预后差的结果。所以，及时检查以明确诊断是非常重要的。检查和诊断宫腔疾病的重要方法之一就是诊断性刮宫，简称诊刮。

诊刮目的：获取宫腔组织进行病理检查

诊断性刮宫的目的，是获取宫腔内容物（包括子宫内膜及其他组织）进行病理检查以协助诊断。由于诊刮花费较低，且诊断符合率达90%以上，因此目前应用广泛。诊刮分为一般性诊刮和分段诊刮。

- **一般性诊刮**　一般性诊刮是用诊断性刮匙由内向外沿宫腔四壁及两侧宫角有次序地将内膜刮除，将宫腔内膜装入有固定液的容器中送病理检查，以检查内膜情况，排除或证实内膜病变、内膜癌。
- **分段诊刮**　分段诊刮则是在刮除内膜前，先以小刮匙自宫颈管内口至外口按顺序搔刮宫颈管一周，将刮出的宫颈管黏膜与宫腔内膜分别送检，以鉴别内膜癌和宫颈癌，或检查内膜癌是否累及宫颈管。

诊刮过程：5分钟左右

诊刮的操作流程如下：①患者排尿后以膀胱截石位卧于检查床，消毒外阴及阴道，医生做双合诊了解子宫大小、方位、质地、活动度、形态、与周围脏器的关系及两侧附件有无异常。②安放窥器，暴露宫颈，消毒阴道及宫颈，用宫颈钳钳夹宫颈前唇或后唇，向外牵拉，使子宫呈水平位。③若为分段诊刮，先以小刮匙进入2.5~3厘米，自宫颈管内口至外口按顺序搔刮宫颈管，按顺时针方向刮取宫颈管组织。④用探针顺子宫方向缓缓进入，探清子宫方向及宫腔深度。若宫颈内口过紧，可用宫颈扩张器由小到大逐一扩张至小刮匙可进入即可。用小刮匙由内向外沿宫腔四壁及两侧宫角有次序地将内膜刮除（如图），并注意宫腔是否对称，表面是否平坦。⑤将诊刮标本送病理检查。

诊刮疼不疼——有点像痛经

很多患者不了解诊刮，对于这一操作充满恐惧，担心手术时间长、疼痛程度重。其实，诊刮的整个过程只有5分钟左右，手术过程中患者可能会感到下腹胀痛和恶心，有种类似痛经的感觉，但一般都可以忍受，无须麻醉。如果患者宫颈内口较紧，手术时扩张宫颈可能造成疼痛程度较重，此时可采取表面麻醉以减轻疼痛，疼痛严重或精神紧张者也可行静脉麻醉。

诊刮会致子宫穿孔吗——概率很低

与所有手术操作一样，诊刮也是存在一定风险的，子宫穿孔、感染是诊刮的主要并发症。医生在诊刮前会对患者进行充分评估，术中操作也会小心仔细，部分患者担心的子宫穿孔问题，一般来说发生概率很低。

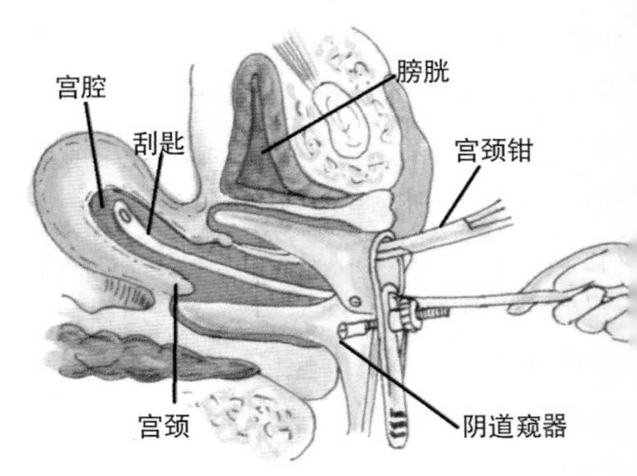

揭秘 5

宫腔镜

文/段 华

在临床上，与何女士类似的患者很常见。子宫是女性重要的生殖内分泌器官，也是非常容易发生病变的器官。由于子宫深藏于女性盆腔之内，部位隐蔽，对于B超检查中提示的占位病变，通常需要做进一步的检查以明确诊断。

患者故事

何女士：我今年35岁，常规体检时医生说我子宫里好像有个息肉，建议3个月后复查。3个月过去了，最近我去医院复查，超声报告上写着：子宫占位，息肉可能。医生建议进行宫腔镜检查，这样既可以摘除疑似息肉的占位，又可以进行病理检查明确占位性质，看看到底是息肉还是其他情况。随着检查日期的临近，我逐渐焦虑起来，每天在网上搜索相关知识和患者经验帖，越看越害怕，主要是怕疼，想象着冰冷的器械进入子宫，就禁不住浑身打哆嗦。网上的帖子有的说可以全麻，一点都感觉不到疼，有的说不能麻醉，很疼很痛苦。不知道等待我的将会是什么？

宫腔镜：诊断宫腔疾病的常用方法

进入子宫腔检查的内镜称为宫腔镜，与气管镜、胃镜、膀胱镜等一样，都是根据其检查的部位进行命名的。宫腔镜的形状如同一根长管状的“望远镜”，可以通过女性体内的天然孔道——子宫颈管进入子宫腔，对于生长在子宫腔内的病变等进行直视检查，与此同时，还能对病变部位进行活检等，是目前妇科临床上对子宫腔疾病进行诊断的常用微创方法。

适合进行宫腔镜检查的患者主要包括以下几种情况：

- 生育年龄和绝经后的异常子宫出血；
- B超提示的子宫腔异常回声；
- 子宫内膜息肉；
- 子宫黏膜下肌瘤或影响子宫腔形态的肌瘤；
- 子宫因素引起的不孕症或习惯性流产；
- 宫腔粘连；
- 子宫畸形；
- 子宫腔异物（流产不全、胚胎组织残留，以及胎盘胎膜残留等）；
- 宫内节育器断裂、迷失，取环失败；
- 辅助生育前的子宫腔因素评估；
- 子宫内膜异常增生与早期子宫内膜癌。

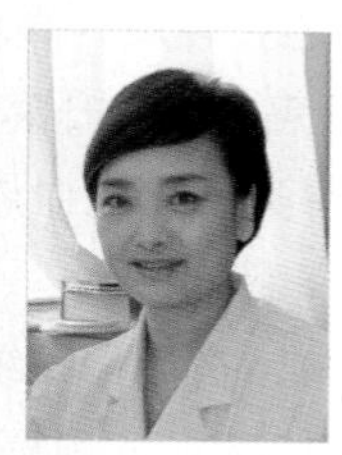

专家简介

段 华 首都医科大学附属北京妇产医院妇科微创中心主任，教授，主任医师，博士生导师。国家卫计委妇科内镜专家组组长，中华医学会妇产科学分会秘书长、妇科内镜学组副组长。长期致力于妇产科学与妇科微创医疗的基础与临床应用研究，在妇科常见病、多发病的微创治疗领域积累了丰富经验。

专家门诊：周一下午，周四上午

宫腔镜很细，检查不会产生疼痛

临床上，用于子宫腔病变诊断的宫腔镜分为硬管型宫腔镜和纤维宫腔镜，硬管型宫腔镜外鞘直径4.5~5.5毫米，纤维宫腔镜外鞘直径仅2.9~3.1毫米。无论硬管型宫腔镜还是纤维宫腔镜，镜体都非常纤细，对大多数已经生育过的女性来说，都能够自由通过子宫颈管进入子宫腔，不会产生疼痛感。尤其是纤维宫腔镜，镜体不但纤细，而且可上下左右弯曲，非常适合绝经后妇女、未婚以及幼女，即使是子宫位置极度前或后屈曲位的患者，也能够顺利进行宫腔镜检查。

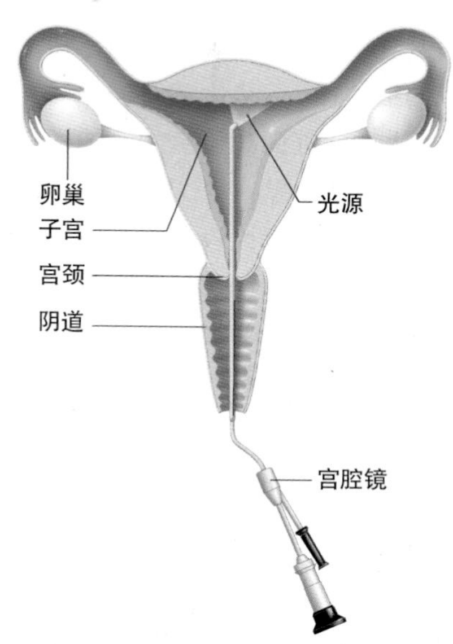

进行宫腔镜检查时，病人需要截石位仰卧在检查床上。常规进行检查部位消毒后，医生将连接好光源与灌流系统的宫腔镜置入到患者子宫腔里，对子宫腔的形态、内膜厚度、血管分布以及双侧输卵管情况等进行全面观察。通常情况下，宫腔镜联合B超检查不仅能对子宫腔内病变进行明确诊断，还能对子宫腔以外的病变明确部位、大小及其与子宫腔的关系等，为进一步手术治疗提供诊断依据。

宫腔镜检查通常在门诊实施，检查全过程需5~10分钟。检查过程中个别患者可能有下腹坠胀不适和轻微疼痛感，对于大多数已生育妇女，这种感觉都不明显，通常不需要进行麻醉。未婚、未生育、绝经后和宫颈以往有手术史、宫颈瘢痕等患者，需要酌情选择局部或静脉麻醉。精神高度紧张、恐惧疼痛的患者，也可以选择镇静与镇痛的药物。

检查当日及其后需注意哪些问题

宫腔镜检查当日，宜少量进食或禁食。需要进行宫腔镜联合B超检查的患者，检查前需要适当憋尿充盈膀胱。有时，在实施检查前，医生会嘱咐患者放置松弛宫颈的药物，以缓解检查时的不适。通常宫腔镜检查后会有少许阴道出血，需要准备1~2片卫生巾。

宫腔镜检查术后，应注意以下问题：按医嘱口服抗生素预防感染；避免性生活一个月，禁盆浴及游泳一个月；适当休息，避免过于劳累；按医嘱复查并了解病理结果。

宫腔镜检查只是妇科门诊的诊断手段，如同做胃镜检查一样，一般情况下不会出现并发症。但是，由于宫腔镜是一种进入子宫腔内的操作，女性子宫腔又和盆腹腔相通，因此，在实施过程中有发生感染的风险。当患者宫腔镜检查后出现发热、下腹疼痛以及阴道出血量增加等不适症状时，应及时到医院就诊。

宫腔镜检查会影响下次月经吗

宫腔镜检查一般不影响患者月经周期，术后3~5天的少量阴道出血是由于检查操作所致。如果在检查同时进行了全面刮宫，将会改变月经周期，从刮宫当天开始计算，下次月经时间通常在其后一个月左右。

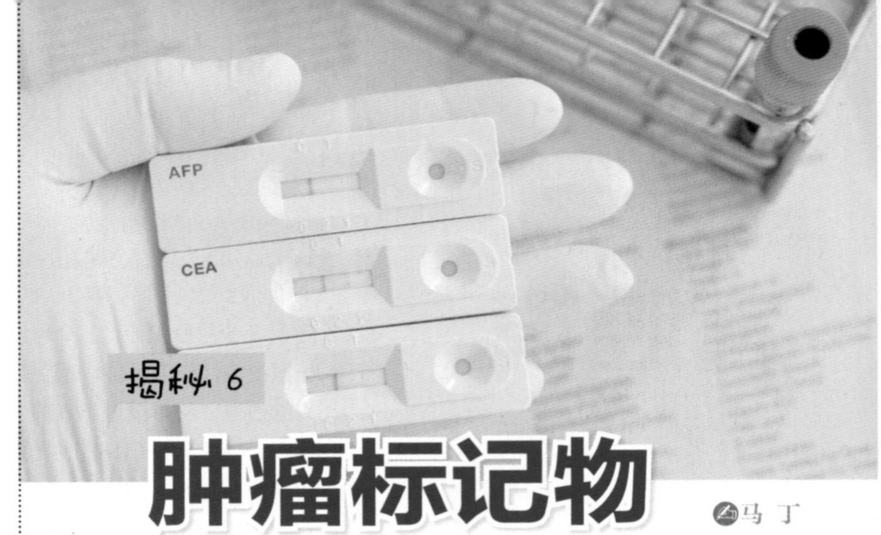

揭秘6

肿瘤标记物

文/马 丁

患者故事

刘女士：我今年42岁，最近体检，有一项指标超出正常值，叫CA125，网上查了一下，大体了解到这是一种与卵巢癌有关的肿瘤标记物。我很害怕，这个指标高是不是说明我有很大可能患上了卵巢癌？

现代女性对于健康的关注度不断提高，定期体检成为很多人的选择，作为一名医生，我为此由衷地感到欣慰。但另一方面，很多人面对体检结果时却会有很多疑问，有的人甚至因此产生焦虑。我在门诊时经常遇到像刘女士这样的患者，她们指着体检报告中某项异常的肿瘤标记物前来向我咨询，问我是不是已经患上了肿瘤。其实，大可不必如此紧张，肿瘤标记物既不神秘也不可怕，临床上经常用得到，是医生的好帮手。

妇科肿瘤有诸多相关肿瘤标记物

肿瘤标记物是某些肿瘤细胞异常表达而产生的物质，可以在肿瘤患者的组织、血液、体液及排泄物中检测出来。不同器官来源的肿瘤细胞表达的物质并不相同，常见的与妇科肿瘤相关的肿瘤标记物有以下几种。

- **CA125** CA125是妇产科最常见的肿瘤标记物，在多数卵巢浆液性腺癌中表达阳性，一般阳性的诊断准确率可达80%以上，在临床上广泛应用于鉴别盆腔肿块、检测治疗后病情进展以及判断预后等，特别在监测疗效时相当敏感。CA125对子宫颈腺癌及子宫内膜癌的诊断也有一定帮助，但子宫内膜异位症患者血液中的CA125也会轻度升高。

- **甲胎蛋白（AFP）** AFP在卵巢生殖细胞肿瘤和肝癌中明显升高。值得注意的是，AFP在妊娠妇女、新生儿以及活动期肝炎患者的血液中也会有所升高。

- **癌胚抗原（CEA）** CEA是一种广谱的肿瘤标记物，在消化系统肿瘤、肺癌、肝癌、乳腺癌中均有升高，多种妇科恶性肿瘤如宫颈癌、子宫内膜癌、卵巢上皮性癌、阴道癌及外阴癌中也有表达。

- **鳞状细胞癌抗原（SCCA）** SCCA是从子宫颈鳞状上皮细胞癌中分离得到的一种肿瘤标记物，对绝大多数鳞状上皮细胞癌均有较高特异性，70%以上的子宫颈鳞癌患者血液中的SCCA都会升高。

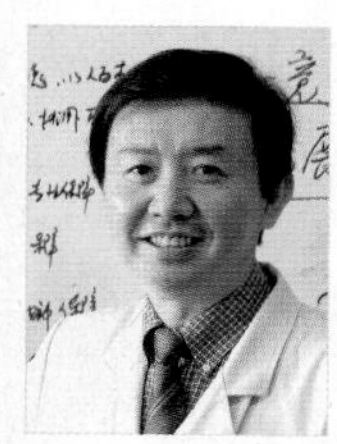

专家简介

马 丁 华中科技大学同济医学院附属同济医院妇产科主任，主任医师，教授，博士生导师。教育部肿瘤侵袭与转移重点实验室主任，中华医学会妇产科学分会常委，中华医学会妇科肿瘤学分会候任主任委员，中国医促会妇儿专业委员会主任委员。擅长妇科肿瘤的诊治。

专家门诊：周二下午，周四下午（特需）

● **人睾丸分泌蛋白4（HE4）** HE4是继CA125后被高度认可的又一种上皮性卵巢癌肿瘤标记物。研究表明，93%的浆液性卵巢癌和100%的子宫内膜样卵巢癌组织中均有HE4表达。因此，HE4联合CA125在上皮性卵巢癌的早期诊断、鉴别诊断以及病情监测中显示出优越的临床价值。

此外，CA19-9、NB/70K等肿瘤标记物也与妇科肿瘤有关，其价值在于与其他肿瘤标记物联合检测，以提高诊断的敏感性和特异性。

除了上述血液中可以检测到的肿瘤标记物之外，妇科肿瘤还有一类特殊的肿瘤标记物，它们一般表达在肿瘤细胞膜或细胞内，需要通过直接检验肿瘤组织进行测定。雌激素受体（ER）和孕激素受体（PR）在子宫内膜癌、卵巢癌、子宫颈癌中都有表达，其阳性率与肿瘤分化程度和预后有关。尤其在子宫内膜癌和乳腺癌患者中，ER和PR的表达有很大变化，这种变化对疾病的发展及转归有较大影响，特别是对指导应用激素治疗具有确定价值。

肿瘤标记物常需结合其他检查

检测肿瘤标记物的意义主要在于：肿瘤早期诊断、动态监测病情变化、观察治疗效果、判断预后。通常情况下，肿瘤标记物并不会作为单独检测的指标，医生往往需要将肿瘤标记物与超声、CT、磁共振等影像学检查或病理学检查相结合，综合判断其意义。

当超声检查发现盆腔包块时，需要检测患者的CA125、CEA、AFP等肿瘤标记物来进行良恶性肿瘤的鉴别诊断，良性肿瘤的肿瘤标记物水平正常或轻度升高，恶性肿瘤则明显升高。有时候，肿瘤标记物的升高会早于影像学阳性结果，因此，肿瘤标记物对恶性肿瘤的早期诊断很有帮助。

肿瘤患者接受手术及化疗后，定期监测相关的肿瘤标记物水平可以帮助医生判断治疗效果及了解疾病进展。如果化疗后肿瘤标记物持续上升，提示患者对此化疗方案不敏感，应更换化疗方案或改用其他治疗方法；如果肿瘤标记物一度降至正常后再次升高，则提示患者复发、转移的概率明显上升。

医生还可以根据患者的肿瘤标记物水平来判断肿瘤分期。如：宫颈癌患者的SCCA如果明显升高，可能肿瘤已经侵及淋巴结；子宫内膜癌患者的CA125大于40单位/毫升时，有90%的可能肿瘤已侵及子宫肌层。

此外，恶性肿瘤患者术后进行病理学检查时，可以通过免疫学方法检测肿瘤标记物来协助判断肿瘤分化程度、制定治疗方案以及判断预后。如：子宫内膜癌ER、PR阳性率在高分化肿瘤中明显较高，并且受体阳性患者的生存时间明显较受体阴性者长，同时受体阳性患者对激素治疗有效。

最大缺点是准确性较低

肿瘤标记物的优点很多，缺点则是准确性较低，不如影像学诊断可靠。因此，肿瘤标记物只能作为辅助手段，医生往往需要共同检验几个标记物，动态观察其变化，并结合其他临床表现综合做出判断。

肿瘤标记物升高可能是多方面原因导致的，如：女性在妊娠期或经期、机体存在炎症、某些慢性疾病发作时，某些肿瘤标记物也可能会上升；由于检测仪器或试剂的不同，有时会有假阳性现象的出现，具体情况要结合临床来确定。

因此，肿瘤标记物升高不一定就是得了癌症，如果体检中发现肿瘤标记物升高，不要过于恐慌，还需进一步检查来鉴别诊断。

虽然肿瘤标记物准确性较低，但以下三种情况需要引起重视：

1.一次检查肿瘤标记物升高特别明显，数倍于正常值上限；

2.肿瘤标记物水平动态持续升高；

3.有家族性遗传史者肿瘤标记物升高。

前两种情况需要根据肿瘤标记物的类型进一步检查，筛查最常见的疾病。常见妇科肿瘤如宫颈癌、卵巢癌、子宫内膜癌都具有一定家族遗传性，这类高危人群应该定期进行肿瘤标记物检查，一旦发现异常，即使没有任何症状和体征，也必须严密随访。

揭秘 7

腹腔镜

✍华克勤

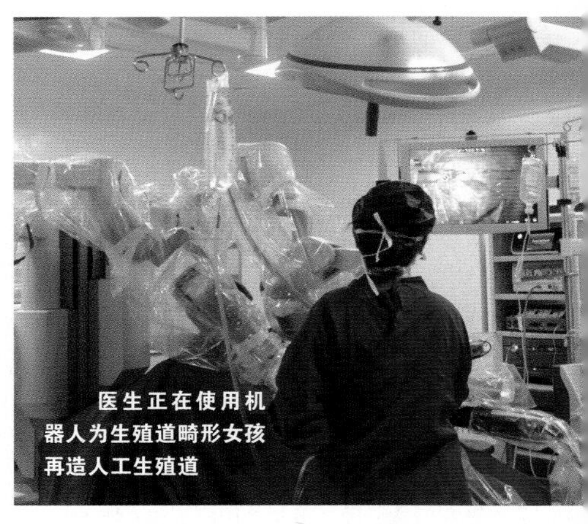
医生正在使用机器人为生殖道畸形女孩再造人工生殖道

患者故事

许女士：我今年 54 岁，因绝经后阴道不规则出血而就诊，结果经过一系列检查被确诊为子宫内膜癌，不幸中的万幸是，还属于早期。医生说，现在可以做微创的腹腔镜手术，不用开腹，在肚皮上打几个孔就可以切除子宫和附件。虽然这是个好消息，可我也有些担心：腹腔镜手术的效果好不好，能不能切干净？虽然表面伤口小，但内部创伤会不会更大？会不会误伤其他器官和组织？

早期子宫内膜癌是指肿瘤局限于内膜或浸润子宫浅肌层，只要早发现、早治疗，预后很好。腹腔镜手术属于微创治疗的一种，是近年随着科技发展取得的重要成就，许女士已发现早期子宫内膜癌，手术完全可以在腹腔镜下完成，术后根据需要积极进行后续治疗，可获得痊愈。

所有妇科手术均可通过腹腔镜进行

腹腔镜手术时，只需在患者体表做一个或数个小切口，将二氧化碳气体充入盆腹腔，再将手术器械置入这些切口中，完成手术操作。医生在操作时，不再“盯着病人的肚子看”，而是注视着面前的显示屏，置入患者腹腔的微型摄像头将患者的盆腹腔内情况显示在显示屏上。

随着技术的不断娴熟，目前在妇科方面，我院已能完成腹腔镜下广泛全子宫 / 宫颈根治术、腹主动脉旁 / 盆腔 / 腹股沟淋巴结清扫术、深部浸润性子宫内膜异位症手术、生殖道整形手术、盆底手术、剖宫产切口憩室修补术、全子宫 + 双侧附件（卵巢、输卵管）切除术、子宫肌瘤剥除、卵巢囊肿剥除、宫外孕手术、输卵管整形等所有妇科手术，并在常规腹腔镜手术的基础上开展了单孔腹腔镜、手助腹腔镜手术，使巨大盆腔肿块也能用微创手术治疗。

腹腔镜技术是 20 世纪以来临床医学的重大进步，妇科、胸外科、泌尿外科、普外科等多个手术科室，都已能熟练掌握并广泛应用该技术，而在此基础上发展的机器人辅助手术更是“高大上”的技术。我院拥有多名持“机器人手术专项执照”的医师，今年已开展此项技术。

“看”得更深更远，别担心遗漏和误伤

与传统开腹手术相比，腹腔镜手术具有术中创伤小、止血便捷、手术视野清晰、术后恢复快、疼痛轻、住院时间短等特点，很多患者术后惊喜地发现，肚子上只有几个“钥匙孔”大的小伤口。

虽然“入口”很小，但腹腔镜的摄像头具有放大效应，平时开腹手术时一些无法暴露或暴露不清的病变和重要的脏器结构，可在腹腔镜的监视下暴露无遗。这样，医生既能更好地为患者切除病灶，又能避免误伤正常组织器官。

由此可见，有些患者心存“腹腔镜手术看不清楚、切不干净”的担忧，是完全没有必要的。以子宫内膜癌手术为例：术中腹腔镜镜头下能看清子宫、卵巢、输卵管的位置、大小及粘连情况，并能清晰暴露盆腔淋巴结与重要结构（如血管和输尿管）的毗邻关系。再以子宫内膜异位症手术为例：开腹手术常常不能暴露的宫骶韧带及侧腹膜上的内膜异位病灶，在腹腔镜下都能清晰显示。

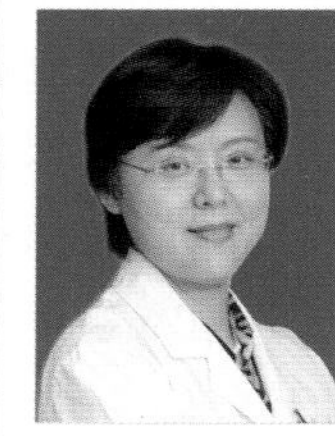
专家简介

华克勤 复旦大学附属妇产科医院主任医师，教授，博士生导师。中华医学会妇产科学分会常委，上海市医学会妇产科专科委员会副主任委员。擅长应用微创技术治疗妇科良、恶性肿瘤及生殖道畸形、盆底功能障碍、子宫内膜异位症等疑难杂症。

专家门诊：周二上午（杨浦院区），周三上午（黄浦院区）

揭秘 8

输卵管造影

朱芝玲

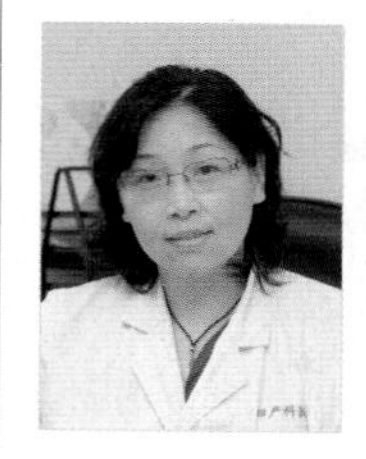

专家简介

朱芝玲 复旦大学附属妇产科医院主任医师，硕士生导师。对妇科疑难杂症及妇科肿瘤有丰富的诊治经验，擅长应用腹腔镜微创手术治疗妇科疾病。

专家门诊：周二上午、周五全天（杨浦院区）

患者故事

黄女士：我今年 30 岁，结婚一年多一直没能怀孕，我和丈夫都做了一些常规检查，显示没什么异常。医生建议我做个输卵管造影检查，看看输卵管是否通畅。这种检查，想一想都觉得好可怕：要把造影剂打进子宫和输卵管，还要吃射线。抛开对疼痛、不适的害怕，我还担心辐射、造影剂残留等问题，万一做检查的这段时间怀上了，那宝宝会不会受影响呢?

输卵管造影，不孕患者必备检查

怀孕这点事，其实说复杂也不复杂。简单地讲，需要符合三方面的基本条件：第一，男方精液正常；第二，女方有正常排卵；第三，输卵管通畅。婚后未避孕而 1 年以上未孕的夫妻，在进行了常规检查（如男性精液常规、女方性激素测定以及排卵监测）后，像黄女士那样“没什么异常”的话，这时我们就会建议患者做个输卵管造影检查。因为输卵管造影可以清晰、客观地反映输卵管的情况。

输卵管造影检查，是通过导管向宫腔及输卵管注入造影剂，利用 X 线摄片，根据造影剂在输卵管及盆腔内的显影情况，来了解输卵管是否通畅、阻塞部位及宫腔形态。其不但能直观地了解输卵管是否通畅以及阻塞的部位，而且能观察子宫腔的大小、形态、有无畸形及有无宫腔粘连或占位性病变，是不孕不育患者必不可少的一项检查。

全程半小时内，无伤口，有点胀

输卵管造影检查应在月经干净后的 3~7 天内完成（月经干净后禁止性生活）。整个检查过程一般在半小时内，其间，医生将造影剂通过患者阴道这一天然生殖通道注入宫腔，没有伤口，患者仅有可能会觉得下腹部比较胀，并非传说中十分痛苦。

术后一般需口服 3 天抗生素来预防感染，2 周内需禁盆浴和性生活。术后 1 周内，患者可能会出现少量阴道出血，如果没有其他不适无须就诊，如果阴道流血量多或出血时间超过一周应及时就医。

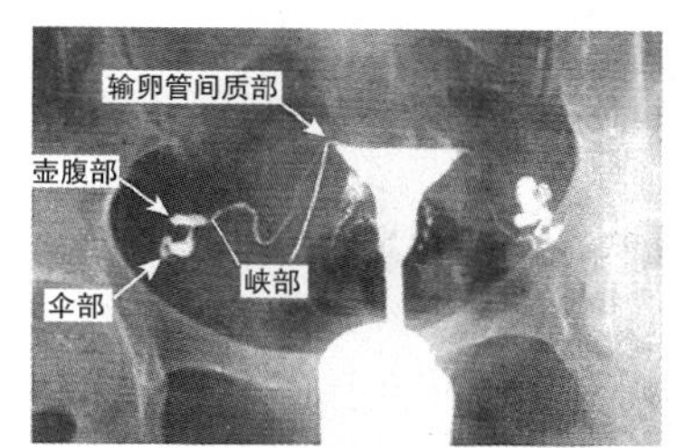

输卵管造影 X 线片

造影剂存留短、辐射可忽略，下一月经周期即可备孕

输卵管造影是一项比较安全的检查，而随着造影剂的更新换代，药物残留及过敏的发生率更是大大降低。目前，我们临床所用的造影剂基本都属于含碘的水溶性制剂，而并非传统的“碘油”制剂。“碘水”较容易被吸收，在体内存留的时间非常短，对身体没有影响，只需在做造影的当个月经周期避孕即可。

此外，许多患者还会担心接受 X 线辐射会影响宝宝发育。根据大量文献研究，怀孕前 2 周如果女性接受了高于 5 000 毫拉德（拉德是一种放射剂量单位）的 X 线照射，才有可能引起胚胎死亡，而且并非绝对。这是一个 0 或 1 的问题，也就是说，如果胎儿存活了，就不会有影响。而一次输卵管造影的 X 线照射剂量在 0.02~0.07 毫拉德，基本可以忽略不计。所以，在完成输卵管造影后的下一个月经周期，就可以开始备孕了。

输卵管造影检查发现输卵管属于通而不畅或者通而欠畅时，可以同时进行输卵管通液治疗。经过通液以后，如果显示双侧输卵管通畅，那么其后半年内怀孕概率会增加。因此，通液后一个月开始，患者就要抓紧备孕。

无辐射造影未普及，诊断准确性待研究

有一部分患者会关注目前的“无辐射输卵管造影”，其实这就是将 X 线摄片换成了三维超声检查，其他原理一样，仍然需要向宫腔及输卵管内注入造影剂来显影。但是，目前三维超声在大部分医院都未广泛普及，其诊断的准确性也有待进一步被肯定，而传统的 X 线摄片已被广泛应用数十年，诊断输卵管是否通畅可靠性很强。PM

2015年3月，著名媒体人柴静自费拍摄的纪录片《穹顶之下》刷爆了网络和微信朋友圈。雾霾，这个敏感的字眼再次强烈冲击我们的眼球。环境治理，势在必行！

片中多次提到的“洛杉矶烟雾”，是人类历史上著名的环境污染案例和治理教材。我社2014年热销图书《洛杉矶雾霾启示录》，展示的便是污染事件发生时的众生相，真实描述了相关政策和研究工作背后微妙的过程和来龙去脉。

洛杉矶的启示：我们如何抗“霾”

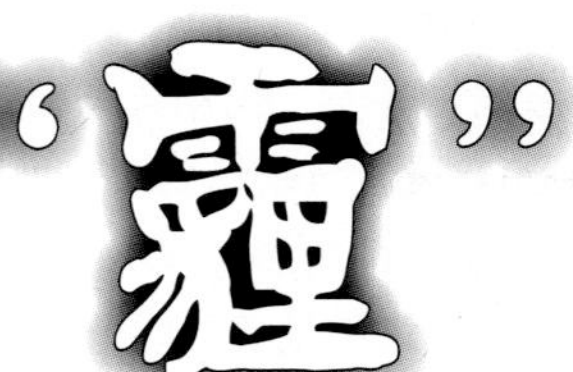

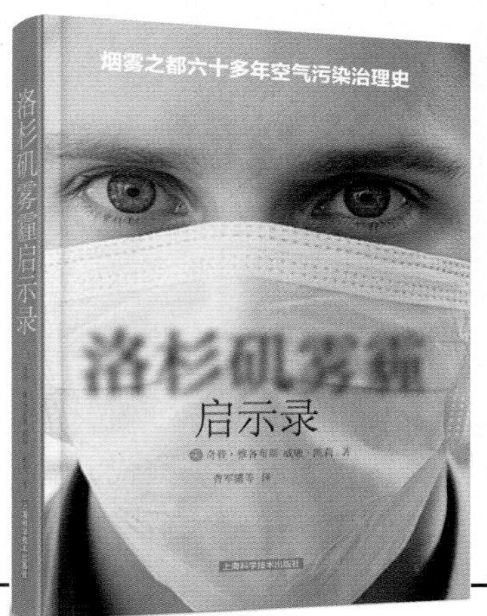

- 本书英文原版于2008年在美国出版后，被誉为现代新闻经典（journalistic classic）之一、大气环境领域的《寂静的春天》
- 深入刻画洛杉矶污染事件发生时的众生相——科学与无知、责任和逃避、公益和唯利、远见和短视等
- 以史为鉴，对我国治理雾霾等空气污染的政策制定和实施具重要借鉴意义

洛杉矶的昨天，我们的今天

中国科学院地球环境研究所所长　曹军骥

我是做空气污染研究的，很早就听说过洛杉矶的光化学污染，但对于其污染的产生、程度和防治等历史细节的了解基本空白。我所翻译的Chip Jacobs和WilliamKelly所著Smogtown: the Lung-Burning History of Pollution in Los Angeles一书（中文版名《洛杉矶雾霾启示录》），2008年在美国出版以来被认为是近年来环境生态领域最优秀的公众读物之一。随着翻译工作的进展，越来越觉得这本书思想的深刻性。

两位作者是文学记者，作为地道的洛杉矶人，从小就身受空气污染之害。为了再现那段历史，他们不辞劳苦，从旧故事中提炼出洛杉矶空气污染史的浓缩版。每章、每段、每句话，都有深刻的含义和意义，作者的文字力透纸背，字里行间中揭示出污染现象后的思想本质，期望传递出空气污染的共性特征。

掩卷深思，洛杉矶昨天的污染故事以惊人的方式在现今世界上许多城市活生生地上演着。如一位官员在1956年调侃道，“我们花了35年来消除烟雾，其中的30年对抗政客，5年治理烟雾本身”。作为斗争结果的环保法案、减排措施和方案控制住了洛杉矶的烟雾，但是新的问题在历史长河中接踵而至：能源危机、CO_2减排、全球变暖等。舒适但高能源消耗的现代生活方式带来了严重的污染。

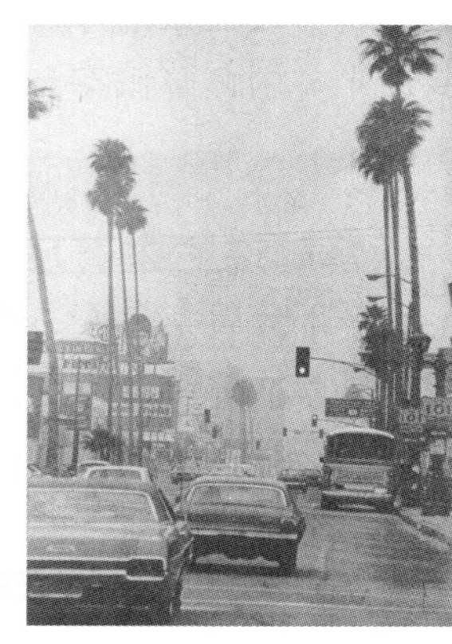

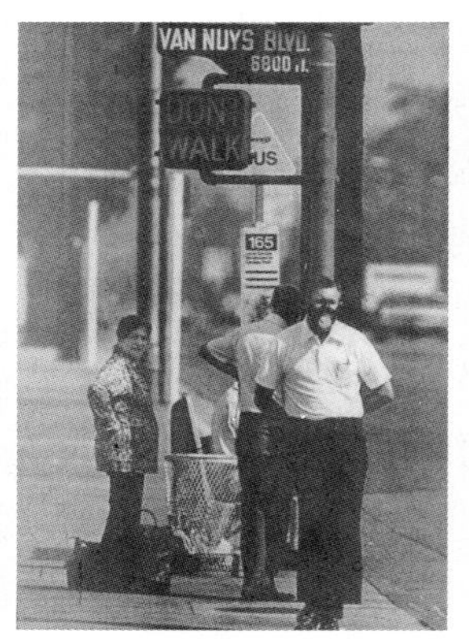

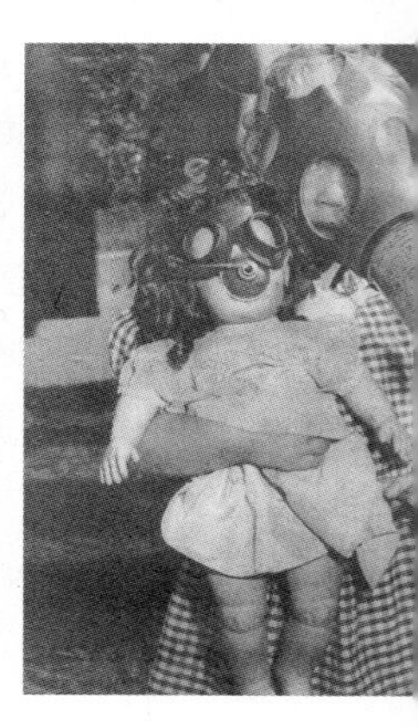

面对这一事实，多数人仍在妄想单纯凭借不断发展的科学技术来治理污染，而不是从根本上改变自己的生活方式。全球化大背景下的今天，地球上的人们互相影响，谁都不能独善其身。这一系列故事的背后，往往都有利己主义者和科技至上论者的身影。犹如空气污染领域的“寂静的春天”，作者提出深刻的反思：如果科技也对环境危机无能为力，人类该怎么办?

两位作者讲述的是洛杉矶的故事，放眼的却是整个人类的生存状态。工业化进程中的我国也在面临越来越严重的大气污染。重读这段洛杉矶烟雾污染治理历史，反观当今席卷大江南北的雾霾事件，经年治而不降的空气污染，我觉得有如下几点特别值得借鉴。

高度重视科学研究

20世纪40年代初洛杉矶发生光化学烟雾污染时，各界人士都茫然不知所措；经过大概10年的摸索，由加州理工学院斯米特教授率先发现机动车与工业尾气的光化学反应产物是污染的肇因，之后的控制都是围绕这个科学结论展开。没有高水平科研成果做支撑，如盲人摸象，不仅污染控制的效果差，甚至污染控制的基本方向都是错的，出现越治理越污染的局面。因此，洛杉矶很早就开始了空气污染的科学研究，成立专门的机构进行高水平的科技攻关。如1968年成立的加州空气资源局（CARB）第一届主席就由斯米特教授担任，几十年来CARB引领与左右了美国空气污染的科研水平、控制技术、标准制定、法规条例等进程。

对污染治理的长期性要有足够认识

从1943年7月8日洛杉矶出现第一场有记录的光化学烟雾事件开始，谁也没想到这个污染治理工作持续70余年，时至今日还在继续。烟雾污染发生的头几年里，政府官员、高级管理人员在公开场合信誓旦旦拍着胸脯承诺几年内就要改善这种烟雾污染（尽管它是什么、如何形成都还不清楚）。从1943年算起，洛杉矶这个“美国空气污染之都”，尽管投入巨额资金、巨量资源、巨大努力，进行人类有史以来最长时间、最大规模的污染控制实践活动，直至作者成书的2008年甚至今天，空气质量虽得到翻天覆地的改变，但相比之下，洛杉矶的污染仍高居美国各大城市之首，由此可见污染控制的艰巨性。

多种方式、多种手段、多个部门共同治理

洛杉矶空气质量改善，除了依赖科技进步，还要紧密依赖经济分析、社会管理、产业替代等多种手段；不仅依赖环保单位，还要依赖研发机构、环保社团、产业部门等全社会的共同投入；上至州长、市长，下至贩夫走卒，无论职业医师还是社交名流，都对空气污染控制做出过贡献。空气质量的改善不仅与污染源控制有关，也与能源结构调整、产业结构转换、人民生活方式转变等有关。需要吸取“先污染后治理”的深刻教训，对新上马的高污染工程项目做严格的环境影响评估，防止在工业化、城镇化过程中产生新的污染。PM

究竟雾霾有哪些危害、我们怎么防护？欢迎将您的想法和建议，发送至《大众医学》微信公众平台参与讨论。

Q&A

网友：雾霾天，家里的老人和小孩特别容易生病。

白春学（复旦大学附属中山医院呼吸科主任）：建议大家在雾霾天尽量减少外出，特别是老年人、儿童、孕妇，以及患有呼吸系统疾病和心血管疾病者。同时，还应紧闭门窗。外出回家以后，应及时清洗面部和双手，清水漱口或刷牙，并及时更换外衣。必要时，可使用空气净化器，以改善室内空气质量。

网友：我患有慢性过敏性鼻炎，每当遇到雾霾天就反复发作，要怎样才能防护？

王 辉（山东青岛中西医结合医院变态反应科主任医师、教授）：鼻塞、咳嗽加重，可能是接触了雾霾中的过敏原，在尽量减少外出的同时，可加大吸入药物的剂量。若伴有流黄涕、咽痛或发烧提示可能合并呼吸道感染，可选用合适的抗生素或抗病毒药物治疗。有黄脓涕时，加用左氧氟沙星眼药水滴鼻，并用生理盐水冲洗鼻腔。由于雾霾可导致炎症和气道狭窄以致吸药困难，所以一定要慢而深地经鼻或经口吸入，以保证药吸至肺内。

网友：我每天睁眼看到灰茫茫的天空就很失望，感觉活在一个没有希望的世界，很害怕!

顾秀玲（首都医科大学附属北京朝阳医院临床心理科副主任医师）：雾霾天光线较弱、可视度差，胸闷、呼吸困难等身体不适以及出行不便等，很容易让人出现心理问题。

在雾霾天里，特别是已患抑郁症、焦虑症的患者要保持科学的生活规律，保证充足的睡眠，减少户外活动，注意多与亲友交流，增加娱乐活动。饮食上要注意清淡，少吃刺激性食物，以缓解不良情绪。

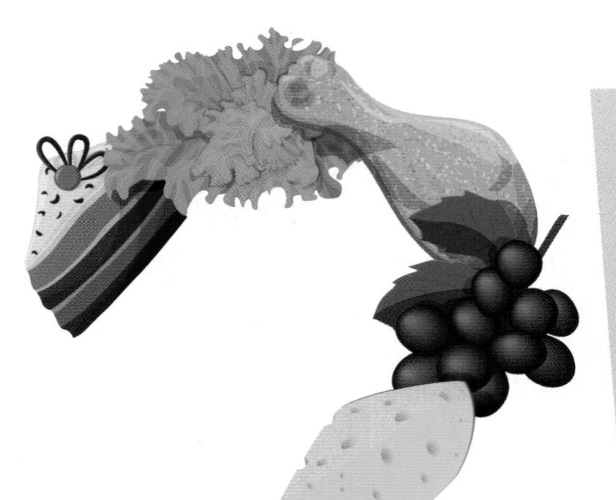

近年来，随着健康意识的增强，人们对食物营养的关注程度与日增加，获取的相关知识也不断增长。然而，由于营养是一日三餐的知识和理论，故有人认为“营养学很容易”，对食物的营养一知半解后便到处“忽悠”，以致奇谈怪论不断出现，本来安安静静的“食坛”变得热闹非凡。最近，关于食物营养的评价问题又被炒得沸沸扬扬，人们对食物营养的“评价标准”层出不穷，归纳起来共有“六大派别”。这些“派别”的代表理论可不可信？你是否也已加入了某派，搅乱着“食坛”？

盘点 热评食物营养的“六大派别”

北京大学医学部公共卫生学院教授 马冠生

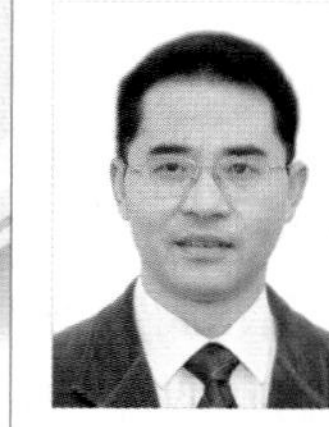

专家简介

马冠生 北京大学医学部公共卫生学院教授，博士研究生导师。国家食物与营养咨询委员会委员，国务院妇女儿童工作委员会妇女儿童问题专家，全国农村义务教育学生营养改善计划专家委员会委员，中国营养学会副理事长，中国科协首席科学传播专家。

第一派 “非黑即白”派

代表理论：“好的”食物要多吃，“坏的”食物要远离

俗话说“四条腿的比不上两条腿的，两条腿的比不上一条腿的，一条腿的比不上没有腿的”，所以一日三餐要尽量选择“没有腿的”好的食物，远离“四条腿的”差的食物。

专家评析：食物没有好坏之分，而要互相搭配取长补短

这种在民间流行甚广的说法，将食物进行比较、分出高下，虽有一定道理，但不完全正确。营养学中，食物分为五类，从每类食物所提供的营养物质来看，它们各有特点，却没有一类食物能提供人体所需的所有营养素。以上说法中“一条腿”的蘑菇等菌菇类属于植物性食物；“四条腿”的猪、牛、羊等，“两条腿”的鸡、鸭等家禽类，“没有腿”的鱼等水产品均属于动物性食物。而这两类食物的营养成分不宜直接进行比较。

假使从营养成分来看，这几种食物各有特点，有优点，也有不足。例如，三种动物性食物的蛋白质含量（每100克）均超过13克，高于植物性食物蘑菇所含的蛋白质；四种食物中，猪肉的脂肪含量最高，同时维生素 B_1 的含量也最高。考虑到我国居民饱和脂肪酸摄入偏高的现状，建议少吃猪肉，增加家禽类和水产品的消费。

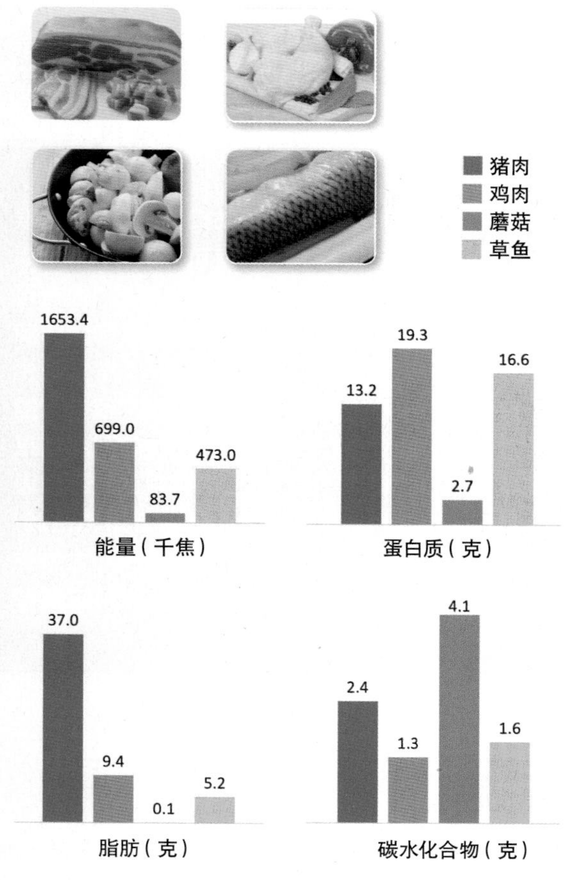

四种食物所含的能量和三大营养素
（以猪肉、鸡肉、蘑菇、草鱼为例，以百克可食部计）

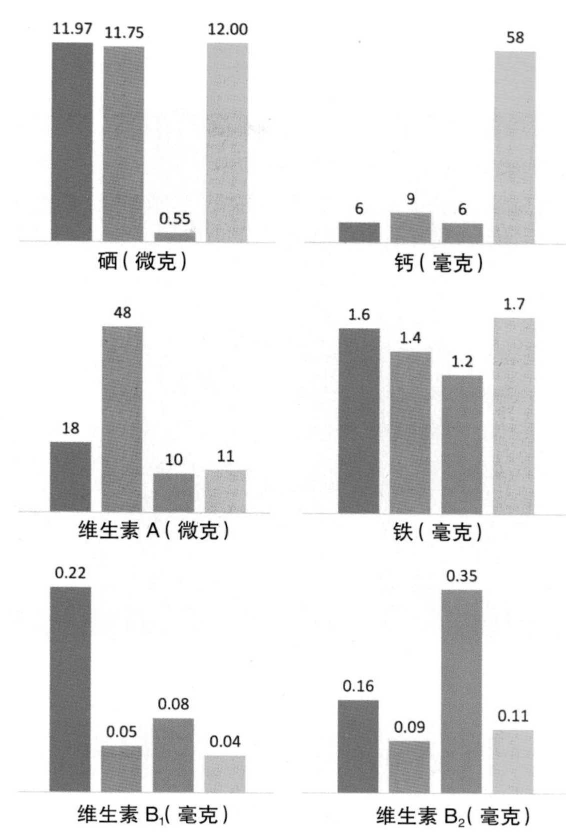

四种食物所含的矿物质和维生素
（以猪肉、鸡肉、蘑菇、草鱼为例，以百克可食部计）

现实生活中，人们对人或事的看法往往呈现两极化，或将其做比较、分高下。当评价食物营养时，人们也习惯用这种“非黑即白”的方式，将其分好坏、分高低。其实，食物并没有好坏之分，关键是如何搭配。所以在评价一种食物的营养特点时，不应将其夸张得“十全十美”抑或“一无是处”。

第二派 “夸大其词”派

代表理论：一种食物就能防癌

“海带可以预防乳腺癌和甲状腺肿瘤”“地瓜是逐渐被淡忘的抗癌佳品”“萝卜是极好的抗癌食物”……只要每天都吃某种防癌食物，就不会得癌症。

专家评析：一种食物不能抗癌，一类食物才有可能

除遗传因素外，许多因素都会影响癌症的发生发展，其中环境因素最为重要且可以改变，包括吸烟、辐射、污染、某些传染病，以及食物、营养、身体活动等。就食物而言，并不是某种食物具有防癌作用，而是某类食物或膳食模式具有防癌作用。这一结论来自 2007 年世界癌症研究基金会和美国癌症研究所组织出版的一本权威专家报告《食物、营养、身体活动与癌症预防》。总体来说，蔬菜水果预防癌症的证据相对较多，可以说，蔬菜水果在很大程度上可以预防癌症，但关键还是取决于日常生活中的膳食和生活方式。

除了多吃蔬菜水果之外，世界癌症研究基金会和美国癌症研究所对预防癌症还有 7 条建议：①在正常体重范围内尽可能地瘦；②每天至少进行 30 分钟的中度身体活动；③限制摄入高能量密度（每克食物所含的能量）的食物，包括高糖、低纤维、高脂肪的加工食品，不喝含糖饮料；④膳食以植物性食物为主；⑤少吃红肉，包括猪肉、牛肉、羊肉，避免加工的肉制品；⑥限制含酒精的饮料；⑦限制盐的摄入，不吃发霉的谷类或豆类食品。

Tips:

《食物、营养、身体活动与癌症预防》报告指出，关于食物预防癌症可分为“充分的”“很有可能的”“有限的”和“不可能的”四大类。具有防癌作用的蔬菜水果包括：

1. 富含膳食纤维的食物预防结肠/直肠癌的发生是“很有可能的”。豆类和粗加工的谷物含有非常丰富的膳食纤维，蔬菜水果中的膳食纤维含量也很高。

2. 非淀粉类蔬菜预防口腔癌、咽癌、喉癌、食管癌和胃癌的发生是“很有可能的”。“有限的”证据表明，这类蔬菜还能预防鼻咽癌、肺癌、结肠/直肠癌、卵巢癌和子宫内膜癌的发生。

3. 水果预防口腔癌、咽癌、喉癌、食管癌、肺癌和胃癌的发生是“很有可能的”。“有限的”证据表明水果还能预防鼻咽癌、胰腺癌、肝癌和结肠/直肠癌。

4. 含某些微量营养素的蔬菜水果具有预防某些癌症的作用，其预防作用取决于所含某些微量营养素的多少。例如，富含叶酸的食物预防胰腺癌是“很有可能的”；富含类胡萝卜素的食物预防口腔癌、咽癌、喉癌和肺癌是“很有可能的”；富含胡萝卜素的食物预防食管癌是“很有可能的”；富含番茄红素的食物预防前列腺癌是“很有可能的”；富含维生素C的食物预防食管癌是“很有可能的”；富含硒的食物预防前列腺癌是“很有可能的”，“有限的”证据表明，含硒食物还能预防胃癌和结肠/直肠癌；“有限的”证据表明，含维生素B_6或维生素E的食物能预防食管癌和前列腺癌。

第三派 “以一概全”派

代表理论：食物所含的某种营养素越多，其营养价值就越高

维生素在人体生长代谢中发挥重要的作用，而蔬菜、水果的维生素含量高，所以其营养价值就高。

专家评析：应整体而非局部地评价食物的营养价值

评价食物营养价值的高低，可以从其含有的营养素种类、营养素含量等进行，应从整体上评价。

● **营养素的种类** 指一种食物所含营养素种类的多少。有些食物所含的营养素种类多一些、全面一些，如鸡蛋、牛奶所含营养素超过20种；而有些食物所含营养素种类少一些，如食用油脂。如果仅从营养素的种类方面进行比较，鸡蛋、牛奶比食用油“有营养”，所含营养素也更全面。

● **营养素的含量** 有些食物中某一种或某些营养素的含量较多，如新鲜蔬菜、水果所含维生素C较多；有些食物则不含维生素C或所含量较少，如鸡蛋所含的维生素C就很少。如果单单比较维生素C的含量，蔬菜比鸡蛋“有营养”；如果比较蛋白质的含量，则鸡蛋比蔬菜“有营养”；而若比较能量的含量，食用油、肥肉比鸡蛋、牛奶、馒头、蔬菜、水果都高。所以不能仅从单方面来评价食物的营养价值。

第四派 “盲目乐观”派

代表理论：人体可以轻松摄取到任何食物中的营养素

有乳糖不耐受症的人，很难靠喝牛奶吸收钙，但是荠菜、苋菜的钙含量也不低，所以这类人多吃这些蔬菜同样可以补钙。又比如，吃玉米和吃肉补铁的效果应该差不多。

专家评析：不要忽略，不同的食物在体内的吸收利用率不同

不同的食物一般含有一种或几种营养素，由于其在体内的吸收利用率不同，故对营养素摄入的贡献也不同。所以在评价食物的营养时，除了考虑其营养素的种类和含量外，还要考虑营养素的吸收利用率。

例如，牛奶含有丰富的钙等矿物质，而且容易被人体吸收利用；虽然蔬菜所含的钙和其他矿物质也不少，但由于植酸等因素的影响，这些营养素不能被人体很好地吸收利用。又比如，与谷类食物相比，肉类中铁的含量不仅丰富，而且容易被人体吸收利用。因此，食物中某类营养素的含量高，并不代表人体一定可以摄取到相应量的营养素。

第五派 “顾此失彼”派

代表理论：男女老幼对营养素的吸收能力大致相同

小孩、成人、老人、孕妇……不同的人对营养的需求应该不会差太多，所以一家老小、无论男女可以一起吃同样的食物，一起补同样的营养。

专家评析：营养素在体内的吸收，因人而异

一种营养素在体内的吸收利用受多种因素的影响。以钙为例，不同年龄阶段的人对钙的需要量不同，对钙的吸收率也不同：婴儿对钙的需要量大，吸收率可达 60%，儿童约 40%，青年人约 25%，成年人约 20%，孕妇可达 40%~60%。除不同年龄阶段和生理情况会影响人体对营养素的吸收利用外，营养素之间也会相互影响。例如维生素 D 可以促进钙的吸收，谷类食物中的植酸、蔬菜中的草酸则会妨碍钙的吸收。

第六派 “价格至上”派

代表理论：食物的价格越高，营养价值就越高

以鸡蛋为例，土鸡蛋比红皮鸡蛋的营养成分多，所以土鸡蛋比较贵。一样要吃鸡蛋，不如买贵的，这样可以摄取到更多的营养。

专家评析：价格不是决定食物营养的标准

鸡蛋所含的营养素受禽类的品种、饲料、季节等多方面因素影响。市场上鸡蛋的价格相差较大，从 5 元到 15 元不等。然而，不同品种的鸡蛋，营养成分却大致相同（详见下图）。虽然土鸡蛋比其他鸡蛋的价格高很多，但不见得比其他鸡蛋的营养好。因此，价格不是决定食物营养的重要标准。

不同鸡蛋的主要营养成分（以每百克可食部计）

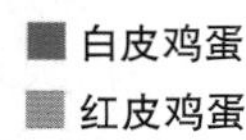
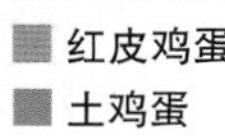
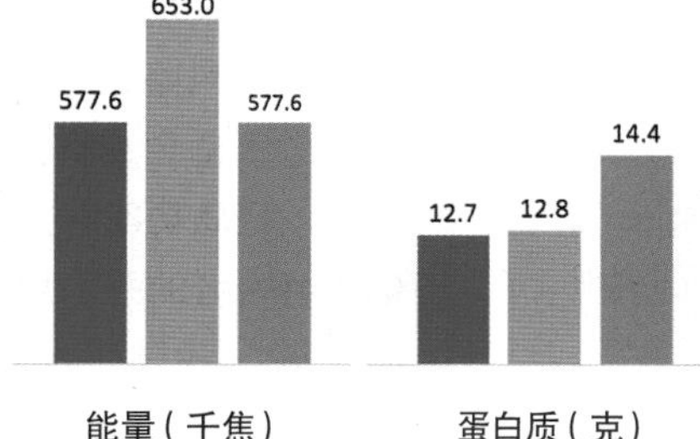
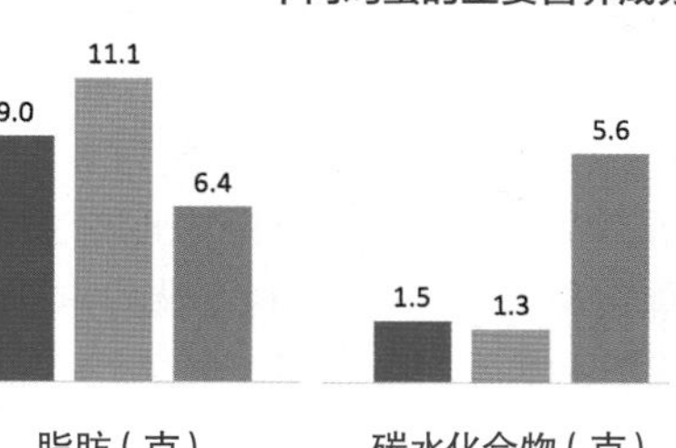
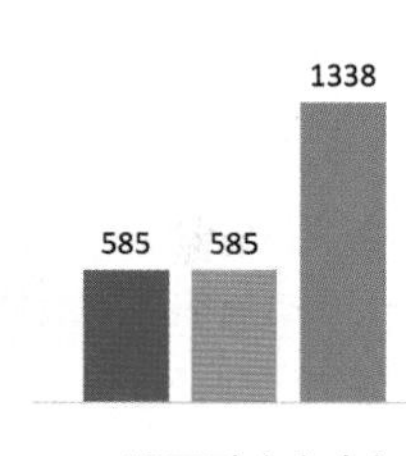

退出“派别”之争，正确评价食物营养

食物的种类繁多，对人类有着不同的营养学价值和意义。评价一种食物的营养价值，目前没有统一的方法和标准，一般根据目的和食物的具体性质，对食物或者食物营养素的数量和质量进行评价，如系统地评价某种食物所含营养素的种类、含量、功能因子和生物利用率等。

★ **各类食物各司其职，但非全能** 在营养学上，食物分成五大类，每类食物提供的营养素不同。谷类及薯类主要提供碳水化合物、蛋白质、膳食纤维及 B 族维生素。动物性食物主要提供蛋白质、脂肪、矿物质、维生素 A、B 族维生素和维生素 D。豆类和坚果主要提供蛋白质、脂肪、膳食纤维、矿物质、B 族维生素和维生素 E。蔬菜、水果和菌藻类主要提供膳食纤维、矿物质、维生素 C、胡萝卜素、维生素 K 及有益健康的植物化学物质。纯能量食物主要提供能量。动植物油还可提供维生素 E 和必需脂肪酸。然而，这些单一食物所含的营养素都不能满足人体对营养素的所有需要（有一例外，对于 6 个月以内的婴儿来说，母乳能满足孩子所有的营养需要）。

★ **以正确的方法全面评价膳食** 一日三餐，我们摄入多种食物。对所摄入的所有食物进行全面评价，记录或称量食物的重量，计算出所有的能量和营养素，然后和营养素的推荐量进行比较，可确定是否满足人体所需。在膳食营养摄入评价上，经常使用的方法是膳食模式，即对摄入的能量和营养素的整体进行评价，包括能量的食物来源、蛋白质的食物来源，等等。世界卫生组织推荐的适宜膳食模式是：能量的 55%~65% 来自碳水化合物，20%~30% 来自脂肪，11%~15% 来自蛋白质。这一膳食模式是对全天或一段时间内通过食物摄入能量的全面评价，而不是对一种或几种食物所含能量的评价，需要正确使用。PM

手术治糖尿病 你需了解哪些事

上海交通大学附属第六人民医院
普外科主任医师　张频

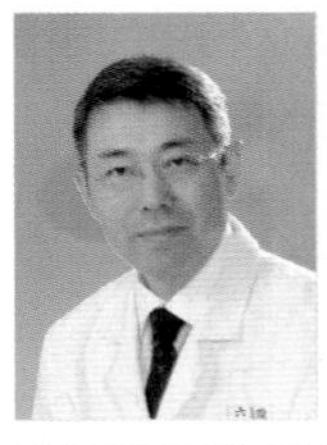

专家简介

张频　上海交通大学附属第六人民医院普外科主任医师，教授。中国医师协会外科医师分会肥胖与糖尿病外科医师专业委员会常委，上海市医学会外科学分会减重与代谢外科学组副组长。

医疗专长：擅长2型糖尿病合并肥胖的代谢性手术治疗，以及胃肠道良恶性肿瘤、胆石症、甲状腺肿瘤的手术治疗。

专家门诊：周一下午，周四上午。

医生手记

胖姑娘：减肥降糖喜得子

来就诊时，李女士身高158厘米，体重90千克，属于重度肥胖。其实，5年前新婚的她只有50千克，然而婚后胃口大增，总觉得吃不饱，体重不断增加，后来还出现了糖耐量异常等前期糖尿病的征兆。美女变胖妞让她很郁闷，更郁闷的是生宝宝的愿望一次次落空，医生说原因很可能是肥胖引起的内分泌紊乱、月经失调。

为了变回苗条的自己，也为了降低血糖，更为了能怀上孩子，李女士尝遍各种减肥方法无效后，抱着最后一搏的心态想接受手术治疗。术后1年复诊时，她的体重重回50千克，糖耐量异常消失了，食欲也变得正常了。最近，也就是手术后的第2年，李女士幸福地告诉我们，她怀孕了！

意外之喜：多年银屑病痊愈

来就诊时，60岁的张女士身高160厘米，体重67千克，腰围93厘米，臀围94厘米，患糖尿病8年，平时服用降糖药加注射胰岛素控制血糖。5年前，她开始出现四肢麻木、双下肢间歇性疼痛等症状，这是糖尿病周围神经病变及周围血管病变的并发症，若继续发展会成为糖尿病足。

1年前，看到糖尿病手术治疗的报道后，张女士第一时间接受了手术治疗。现在，她的体重已降至正常水平，糖尿病得到完全缓解，四肢麻木的症状也消失了。更让她惊喜的是，困扰她20年之久的银屑病也不治自愈。

看了上面的故事，您是否认为，手术治疗糖尿病非常简单、效果很好、很多人都可以选？其实，事实并非如此简单。手术治疗糖尿病要严格掌握适应证，而且效果并非立竿见影，术后还要改变饮食习惯、注意随访，需要注意的问题很多。

1 能否做手术需严格评估

其实，早在10年前我国就开展过一批减重手术，但当时缺乏有效的行业规范，加上各家对手术适应证的认知不同，少数医疗机构不能严格按照手术指征，导致临床疗效无法达到预期效果，相关并发症发生率较高。因此，当时卫生部险些将这项手术叫停，随之而来的整顿，逐渐建立起的国内规范、反复修改的手术适应证，终于将减重手术带入正轨。

糖尿病手术的适应证，简而言之就是肥胖的2型糖尿病患者。为了确保疗效、降低手术风险，我们有一系列严格的术前评估，包括全身状况，血糖、血脂、血压水平，胰岛功能等。这些指标不仅能让我们了解患者的手术风险，也能大致明确术后疗效。我国手术治疗糖尿病的适应证包括以下几点。

- BMI（体质指数）≥35千克/米^{2}的2型糖尿病患者，不管有无并发症，都可考虑进行代谢手术。
- BMI在30~35千克/米^{2}的2型糖尿病患者，生活方式和药物治疗难以控制血糖或并发症时，尤其具有心血管风险因素（如冠心病家族史、吸烟、血脂异常等）时，代谢手术是治疗选择之一。
- BMI在28.0~29.9千克/米^{2}的2型糖尿病患者，如果同时有向心性肥胖（男性腰围大于90厘米，女性腰围大于85厘米）且至少有2条代谢综合征标准（高甘油三酯、低高密度脂蛋白胆固醇水平、高血压），代谢手术也可考虑为治疗选择之一。

以上患者年龄在 60 岁以下，患 2 型糖尿病在 15 年以内，胰岛储备功能、C 肽在正常低限值 1/2 以上，且身体一般状况较好，可考虑手术治疗糖尿病。

为了避免手术风险，有糖尿病并发症的患者需进行进一步检查，如果已有失明、明显的肾脏受损或曾有心肌梗死、卒中（中风）病史，则不宜进行手术治疗，1 型糖尿病患者、病程较长及胰岛功能已基本丧失的 2 型糖尿病患者、身体情况不佳的患者也不宜手术。

2 疗效并非立竿见影

糖尿病手术后，降糖效果并非立竿见影。首先是体重下降，一般术后 1 个月可以有 10~15 千克的减重效果，而血糖往往在 1~3 个月后恢复至正常水平，根据我们的经验，术后半年的血糖水平恢复至最佳。

我们将手术后血糖完全缓解定义为：在摆脱药物和胰岛素治疗的前提下，达到正常血糖指标。而部分缓解则有所折扣，即：和术前相比，为达到正常血糖水平，显著减少了降糖药物的使用。目前，经我们治疗的患者，80% 能够达到完全缓解，剩下的为部分缓解，没有无效患者。

3 术后饮食习惯彻底改变

大部分患者都有吃饭狼吞虎咽的坏习惯，而糖尿病手术后，与生活最密切的改变就是，不能再像从前一样大口吃肉大碗喝酒了。由于术后的胃已经“瘦身”，一是容量小了，二是研磨功能差了，如果进食大量难以消化或刺激性的食物，会导致胃胀、肠胃不适，引起恶心、呕吐，甚至胃溃疡；而如果大量不易消化的食物（比如糯米、青团、长条的韭菜等）进入肠道，还可能造成肠道堵塞。因此，准备接受手术的患者必须充分知晓这个变化，手术后需严格执行以下饮食注意事项。

- 少吃多餐，每天可吃 5~8 餐。
- 避免食用浓缩的甜食，如：糖、可乐、蛋糕、冰淇淋等。
- 避免高油高脂食物，以预防呕吐及体重增加。
- 避免进食糯米、青团之类难以消化的食品，芹菜、韭菜等长纤维蔬菜应切碎，以减少胃肠不适、肠梗阻的发生。
- 进食时不要喝水、喝汤，以防腹胀，可在两餐间或餐后半小时再饮水。
- 术后一年内禁止饮用冰水、咖啡、茶类、酒精类等刺激物，之后也建议避免饮用同类饮料。

4 术后需适量补充营养素

除了饮食习惯需要改变外，另一个术后变化在于，需要补充一定量的营养素，包括钙、铁、锌等微量元素以及多种微量元素，这是因为手术改变了糖尿病患者的消化道结构。举个例子，胃是吸收铁用来产生造血原料的主要工厂，胃变小了，铁吸收得少了，如果不补充就会贫血；而小肠是吸收多种微量元素的主要场所，手术也对小肠产生了一定影响，如果不补充微量元素，将会产生营养不良的风险。那要怎么补呢？其实也很简单，每天清晨服用钙片、复合维生素等营养补充剂即可满足需求。

5 术后随访不容忽视

对于糖尿病手术，大家需要深刻认识到术后随访的重要性。绝大部分患者，甚至包括部分医务人员，在手术结束、术后近期疗效好时就放松警惕，以为万事大吉，其实大错特错！据国外文献报道，如果术后未能遵从医嘱、控制饮食、改变生活习惯，糖尿病的 5 年复发率较高！因此，手术前就应了解：手术后必须定期随访复查，严格执行术后饮食控制。PM

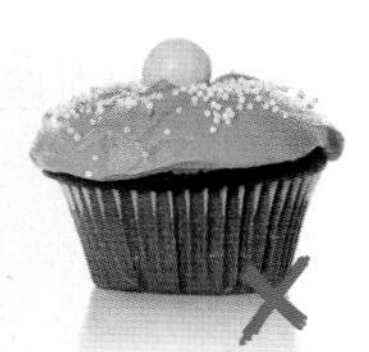
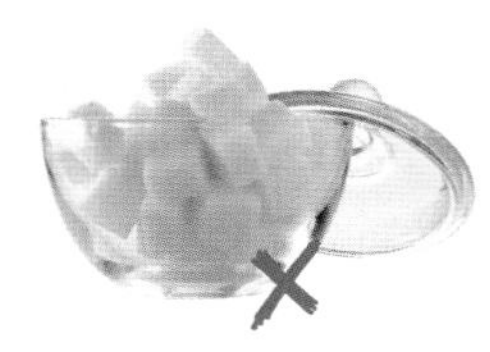
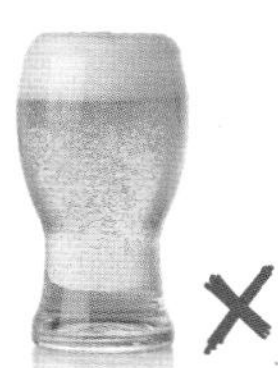
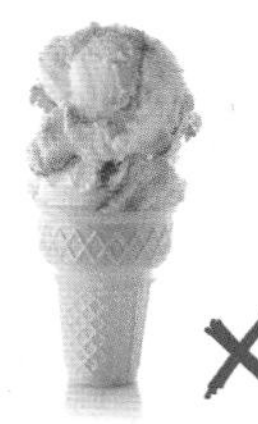
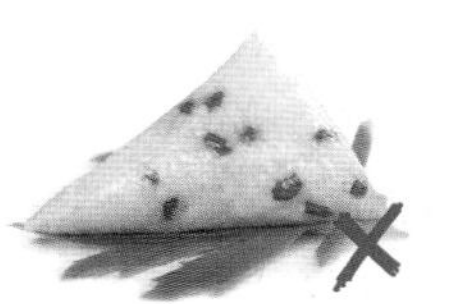
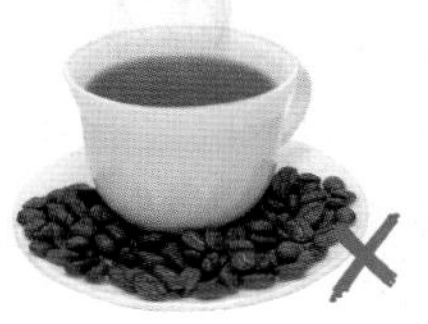

专家感言：我们深知，代谢指标的控制是一场持久战，手术台上的成功仅仅是一个开端，不能代表手术的成功，术后的长期随访、生活方式督导和饮食营养管理将是手术成功的重要保证。对于患者来说，千万不要把代谢手术理解为一劳永逸的手段，即使术后恢复了正常的体型、指标达到了正常范围，也要坚持健康的饮食和运动习惯，保持体型，通过健康合理的生活方式来保证手术疗效的“长治久安”。

“缉拿”隐匿性高血压

上海交通大学附属第六人民医院老年科　吕庆坤　黄高忠（教授）

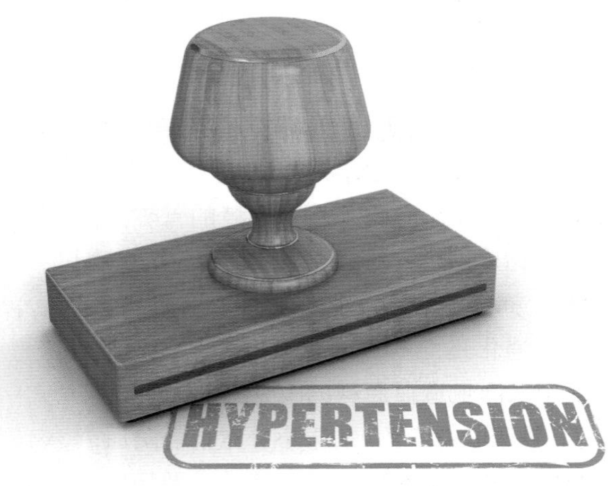

高血压是一种常见病、多发病，严重威胁人体健康，其诊断主要依据血压测量。根据测量方法，可以将血压分为两类：一类是诊所血压，即在诊所由医务人员测量所得的血压；另一类是非诊所血压，包括动态血压监测和家庭自测血压。根据这两种检测方法，可以把人群血压分为4种状态：①血压正常，即诊室血压和动态血压均正常；②持续性高血压，即诊室血压和动态血压均高于正常；③白大衣高血压，即诊室血压高于正常，动态血压正常；④隐匿性高血压，即诊室血压正常，动态血压高于正常。

认识隐匿性高血压

在研究高血压的过程中，人们发现部分患者仅在诊室内测量的血压升高，而在诊室以外的地方测量的血压正常，这一现象被称为“白大衣高血压”，又称“诊所高血压”。过去普遍认为，这种高血压是良性的，与心、脑、肾等靶器官损害无关，无须采取过度的药物治疗。但近年来越来越多的学者认为，“白衣高血压”对心脑肾等靶器官有不良影响，患者常伴有多种心血管疾病危险因素，其对靶器官的危害程度介于正常人群和持续性高血压之间，需要经常随访。

后来有学者发现，还有一种与上述情况相反的“逆白大衣现象”，这种情况下，患者可能已经有明显的靶器官损害，但还未被诊断为高血压，据此提出了隐匿性高血压的概念。其诊断标准为：诊室血压正常（血压<140/90毫米汞柱以下）而24小时动态血压监测显示血压高于正常（日间平均血压≥135/85毫米汞柱，24小时平均血压≥130/80毫米汞柱），或者家庭血压≥135/85毫米汞柱。

隐匿性高血压的危害

有证据显示，隐匿性高血压同样可导致靶器官损害，且预后更差。隐匿性高血压患者的左心室肥厚、颈动脉粥样硬化、腔隙性脑梗死、肾脏损害的患病率明显高于“白大衣高血压”患者及血压正常者。隐匿性高血压患者虽然诊室血压正常，但其整体血压水平始终处于一种特殊状态。这种特殊的血压状态与持续性高血压相似，容易引起血管内皮功能障碍，长期累积的效应会导致心、脑、肾等重要组织缺血，进而导致结构和功能损害。

六类人群应提防隐匿性高血压

隐匿性高血压在人群中的患病率介于7.6%~23.0%，可发生于各个年龄段，且随着年龄增长，患病率也明显增加。其危险因素与持续性高血压相似，可能与交感神经兴奋性增加、吸烟、酗酒、缺乏体力活动、肥胖、炎症、早发心血管病家族史、精神压力和睡眠不佳等有关。

以下人群应着重注意自己的日常血压变化，以免漏诊隐匿性高血压：

❶ 长期吸烟、饮酒者；

❷ 长期静坐的肥胖者；

❸ 生活、工作压力大者；

❹ 存在餐后低血压、体位性低血压的老年患者；

❺ 患有代谢综合征、糖尿病、慢性肾病、睡眠呼吸暂停综合征者；

❻ 常常存在夜间血压升高，而白天血压可能不高者。

尤其值得注意的是，已经接受降压治疗、诊室血压水平满意的高血压患者，可能存在残余隐匿性高血压，又称为“隐匿性未治愈高血压”。

动态血压监测，使隐匿性高血压“原形毕露”

大家应当明确，诊室内血压正常，并不代表诊室外血压正常。由于隐匿性高血压缺乏特征性临床表现，不容易被识别，故已成为高血压诊治的盲区。

随着 24 小时动态血压监测的广泛应用，以下几种特殊类型高血压逐渐引起医学界的重视，且在一定程度上都可归类于隐匿性高血压。

● **夜间高血压**

动态血压监测表现为夜间血压（主要指收缩和平均压）均值与白昼均值相比下降小于 10%，亦称为“非杓型血压”，常由其他伴发因素引起，如肥胖、吸烟、糖尿病、阻塞性睡眠呼吸暂停综合征（俗称“打呼噜”）等。

● **清晨高血压**

清醒前后血压呈现上升的高峰，称为血压晨峰；而清晨上升较为明显的高血压，称为清晨高血压，容易导致心脑血管损伤。

● **卧位高血压伴体位性低血压**

有些老年人从卧位转为直立位时，或长时间站立后，会出现血压下降伴头晕，严重时可导致晕厥，而卧位时的血压可能非常高，尤其是在夜间。

● **运动性高血压**

在一定的运动负荷下，在运动过程中或刚刚结束时，血压值超出正常反应性增高范围的一种现象。

已存在脑卒中、动脉粥样硬化、肥胖、吸烟、高血压家族史等高危因素，以及无明确原因的心、脑、肾等靶器官损害者，血压波动大的老年男性患者，以及诊室内收缩压介于 130~140 毫米汞柱的高血压前期患者，应注意进行诊室外血压监测。

运动后血压明显升高也可能是隐匿性高血压，提示运动试验或许可作为其诊断方法。

值得注意的是，在服用非长效降压药物治疗的高血压患者中，隐匿性高血压较为多见，也就是前面所说的隐匿性未治愈高血压。这类高血压患者应有意识地加强家庭自测血压及动态血压监测，以便发现隐匿性高血压。

特别提醒

隐匿性高血压是一种特殊类型的高血压，在人群中并不少见，有不可忽视的靶器官损害及心血管疾病危险性，但其发病机制尚不清楚，诊断标准及方法欠完善，临床上易被漏诊，值得引起重视。如果患者有难以解释的明显靶器官损害，如鼻出血、眼底出血、心力衰竭、肾功能不全等，应进行动态血压或家庭血压监测，若白天血压大于135/85毫米汞柱，可诊断为隐匿性高血压并开始治疗。否则，诊所高血压及其他危险因素即使得到控制，仍会发生靶器官损害。

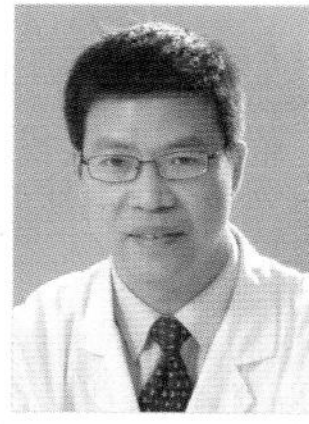

专家简介

黄高忠　上海交通大学附属第六人民医院老年科主任医师、硕士研究生导师，临床医学博士，上海市医学会老年医学专科委员会委员，中国医师协会中西医结合分会心血管病专家委员会常委，《心脏杂志》《中华老年多器官疾病杂志》编委，《中华高血压杂志》《第二军医大学学报》特约审稿专家。

医疗专长：高血压、冠心病、心力衰竭、心律失常，以及老年病诊治。

专家门诊：周三上午

隐匿性高血压怎么治

有学者认为，隐匿性高血压实际上是持续性高血压的前驱症状。约三分之一会发展为持续性高血压，三分之一恢复正常血压，另外三分之一保持隐匿性高血压状态。其治疗包括药物治疗及生活方式干预，目的是为了降低心血脑管疾病的发生风险。

一般地说，无明显靶器官损害者，主要通过生活方式干预来治疗，如养成良好的生活和饮食习惯，加强运动，坚持定期门诊随访等。

清晨高血压与血压昼夜节律变化、睡前饮酒及服用短效降压药有关，患者应戒酒，并改用长效降压药（必要时可睡前服用），也可加用 β 受体阻滞剂。

夜间高血压与多种因素有关，包括高盐饮食、肾功能不全、肥胖、阻塞性睡眠呼吸暂停综合征及自主神经功能失调，应针对病因进行治疗，如限盐、减肥、治疗原发病等，尽量选择长效降压药。

卧位高血压伴体位性低血压患者应避免长时间站立，体位改变时尽量缓慢，可试用弹力长袜。

运动性高血压患者应积极寻找是否存在其他传统的高血压危险因素，如吸烟、肥胖、糖代谢异常等，及时进行干预。PM

当前，肺癌已经成为我国发病率和死亡率均排名第一位的恶性肿瘤。近30年来，我国肺癌的发病率上升了465%，我国每年约有60万人被确诊为肺癌。由于早期肺癌没有特异性症状，容易被忽视，而当出现咳嗽、痰血等症状时，大多数肺癌已属晚期。近日，由上海交通大学附属胸科医院副院长、呼吸内科著名专家韩宝惠教授携团队完成的“晚期非小细胞肺癌个体化治疗的临床研究”荣获2014年中华医学科技奖二等奖。这项研究有哪些成果和亮点，晚期非细胞肺癌患者能从中获得哪些益处？听听专家的说法。

精确诊断+个体化治疗：“精确打击”晚期肺癌

本刊记者/黄 薏
受访专家/上海交通大学附属胸科医院呼吸内科教授 韩宝惠

大众医学：在很多人的印象中，肺癌十分凶险，死亡率高。当前，我国肺癌的发病现状如何，早期肺癌和晚期肺癌的比例大致是多少？

韩宝惠：肺癌的发病率和死亡率在全球范围内均呈迅速上升趋势。在我国，肺癌是男性发病率和死亡率最高的恶性肿瘤；尽管乳腺癌是我国女性发病率最高的恶性肿瘤，但死亡率还是肺癌最高。预计肺癌的这种高发态势，仍将持续若干年。

过去，大多数肺癌患者都是“因症就诊”，即出现了咳嗽、胸痛等症状，才想到去医院就诊。此时，肿瘤大多已侵犯了气管、大血管，甚至胸膜，2/3 的患者是晚期，大多失去了手术机会，5 年生存率不超过 5%。近年来，随着人们保健意识的提高和健康体检的日益普及，早期肺癌的检出率有所提高，很多无症状的早期肺癌患者被及时发现，并接受了手术治疗，术后生存率明显提高，I 期肺癌患者甚至可以被治愈。不过在临床上，无法手术的晚期肺癌患者仍占较大比例，如何有效控制这些患者的病情，提高长期生存率，是近年来医学界研究的重点和热点。

大众医学：很多人认为，一旦被确诊为晚期肺癌，相当于被判了死刑，治与不治，差别不大，是这样吗？

韩宝惠：必须明确，晚期肺癌并不等于“无药可救”。近年来，国内外有关晚期肺癌临床治疗研究非常多，是所有肺癌治疗中方法最多、进展最显著、最具突破性的。我们的临床研究也证实，以药物基因组指导下的个体化化疗、分子靶向治疗和免疫治疗相结合的“精准”个体化综合治疗，可以有效提高晚期非小细胞肺癌的疗效，延长患者的生存期。

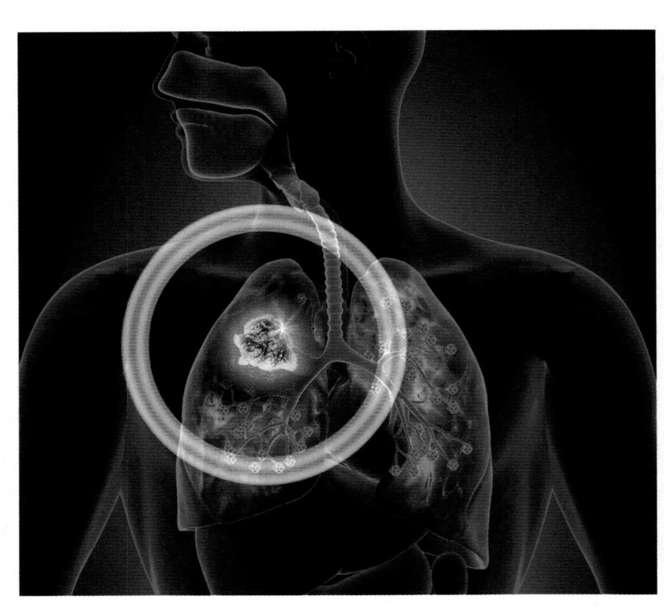

大众医学：药物基因组指导下的个体化化疗是什么？与常规化疗相比，其优势在哪儿？

韩宝惠：所谓药物基因组指导下的个体化化疗，就是通过药物基因组检测，筛选出对特定肿瘤患者最为敏感的化疗药物，再制订个体化的化疗方案。与常规化疗相比，

特别提醒

肺癌早发现，40 岁以上人群每年做一次筛查

由于早期肺癌起病隐匿，往往没有明显不适症状，而常规 X 线胸片检查无法发现直径在 10 毫米以下的早期病灶，故 40 岁以上人群应每年做一次低剂量螺旋 CT 检查，以筛查肺癌。与常规 CT 扫描相比，低剂量螺旋 CT 的放射剂量更低（仅为常规 CT 扫描剂量的 1/6），更安全。

个体化化疗方案更加“精准”，疾病控制有效时间、一年生存率、中位生存时间都有所提高或延长。

大众医学：对于分子靶向治疗，听说过的人不少，但真正了解其“真相” 的人却不多。分子靶向治疗的原理是什么，最适合哪些患者？

韩宝惠：研究发现，大多数肿瘤的发生和发展都是由“驱动基因”（驱动肿瘤细胞生长的基因）主导的。如果能找到“驱动基因”，并将其阻断，肿瘤细胞将不再生长。所谓分子靶向治疗，就基于这个原理。分子靶向药物就是针对“驱动基因”设计的特异性阻断剂，阻断了“驱动基因”，相当于关掉了肿瘤的“发动机”，肿瘤细胞就会慢慢死亡，而肿瘤周围的正常组织细胞则不受影响。因此，分子靶向治疗又被称为“生物导弹”。显而易见，这种专门针对肿瘤细胞的“生物导弹”，远比常规化疗“不分敌我、狂轰滥炸”要来得有效得多，副作用也要小得多。

不过，分子靶向治疗的应用并不是盲目的，也并非所有患者都适用。用在“驱动基因敏感突变阳性”的患者身上，其疗效是“神奇”的，而用在“不对路”的患者身上，则是完全无效。

如何找到“驱动基因敏感突变阳性”的患者？很简单，对肿瘤组织进行分子病理诊断即可。我科在国内较早开展表皮生长因子（EGFR）突变检测指导下的 EGFR-TKI 靶向治疗。临床观察发现，存在 EGFR 基因敏感突变的晚期肺癌患者经 EGFR-TKI 治疗后，疗效明确，不良反应较轻，耐受性较好，疾病控制时间达到 9~11 个月，生存期达到 28~30 个月。

大众医学：免疫治疗如何对抗肿瘤，哪些患者适用呢？

韩宝惠：晚期肺癌的生物治疗也是近几年研究的热点。《柳叶刀》《科学》等国际权威杂志上已有相关研究报道，提示免疫治疗可以延长耐药、疗效不佳的晚期肺癌患者的生存期。

与常规化疗不同，免疫治疗主要针对肿瘤生长的“微环境”，通过改造肿瘤生长的“土壤”，激发、调动人体自身的免疫系统来对抗肿瘤。人体的免疫系统相当于一道“防火墙”（check point）。在正常情况下，机体的免疫系统能发现并清除发生突变的细胞。一旦“防火墙”的某处被肿瘤细胞攻破，肿瘤细胞会自发分泌免疫抑制性因子，抑制 T 细胞（免疫细胞）的功能，使人体失去抑制和清除肿瘤细胞的能力。通俗地说，T 细胞相当于人体内的“警察”，履行着“抓坏人”（清除肿瘤细胞）的职责。但在特殊情况下，“警察”被肿瘤细胞“蒙蔽”了，不再“抓坏人”，肿瘤细胞就开始“胡作非为”。免疫治疗的目的，就是要恢复 T 细胞的功能，使其重新履行“警察”职责，杀灭肿瘤细胞。

作为国内最早开展晚期肺癌生物免疫治疗研究的单位，我们在研究中发现，免疫治疗组的疾病控制时间比常规化疗组显著提高。至于哪些肺癌患者适用免疫治疗，有哪些筛选指标可供临床参考，尚需进一步研究证实。PM

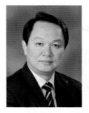

专家简介

韩宝惠 上海交通大学附属上海市胸科医院副院长、呼吸内科学科带头人；肺癌临床研究室主任，博士生及博士后导师，上海市领军人才，上海市优秀学科带头人，中华医学会呼吸病学分会肺癌专业委员会委员，中国抗癌协会临床肿瘤学协作专业委员会（CSCO）执委；肿瘤血管靶向专委会主任委员，中国医师协会肿瘤专业委员会常委，上海市医学会肺科分会委员、肺癌学组组长，上海市医学会肿瘤靶分子学会副主任委员。

特需门诊：周二上午、周三下午

特别提醒

肺小结节≠肺癌

体检的普及，使早期肺癌诊断率有所提高，同时也使“肺小结节”的检出率大幅增加。当被查出肺内有小结节以后，很多人都非常担心，甚至恐惧，唯恐自己患了肺癌。如何以科学的态度看待肺小结，既不过分焦虑，也不漏诊肿瘤呢？

实际上，肺结节的性质与大小密切相关。通常，直径小于 4 毫米的小结节，恶性的比例非常低；直径介于 4 ~ 10 毫米的结节，既有良性也有恶性；直径大于 3 厘米的肺结节，80% ~ 90% 是恶性。

对于肺小结节，要避免两种倾向：一要避免过度诊断、过度治疗，一发现小结节，不问良恶性就开刀；二要避免漏诊和误诊，切不能“视而不见”。正确的做法是，直径小于 4 毫米的孤立肺小结节，一般很少是恶性的，而且结节的威胁性小，只要每年复查一次低剂量螺旋 CT 即可；直径介于 4~10 毫米的肺小结节，需仔细鉴别，每半年随访一次低剂量螺旋 CT，看是否有变化，高度疑似患者应进行小病灶高分辨、病灶薄层加三维重建 CT 扫描；直径大于 10 毫米的肺结节，基本可以通过 CT、气管镜等检查明确诊断。

慢乙肝女性 备孕提醒

第二军医大学长征医院教授 缪晓辉

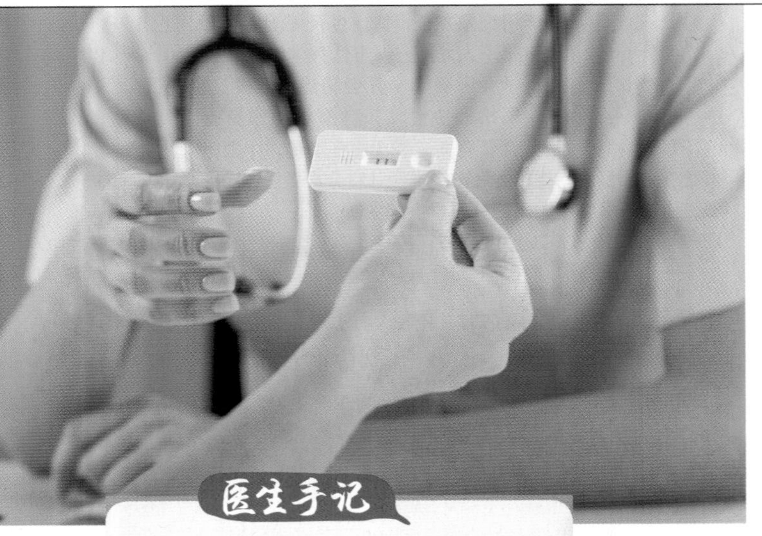

长期以来，大众一直认为只要肝功能正常，怀孕就没有风险，这是一个误解。怀孕后，母体和宫中胎儿都需要消耗大量的营养，其他代谢也很旺盛，肝脏的工作负担会极大地增加，即使没有乙肝病毒感染的基础，孕妇也会经常面临入不敷出的尴尬局面，何况体内有大量病毒复制。实际上，慢性乙肝病毒感染的女性，转氨酶正常（所谓肝功能正常）并不意味着肝脏不存在损害，更不代表肝脏能够承受怀孕的负担。有鉴于上述，特别提醒育龄女性，在备孕时，不仅要把身心和谐、工作调整、营养均衡、饮食健康、合理作息、氛围营造等共性的孕前准备工作做得充分和到位，还应特别做一次全面的孕前体格检查。在众多的检查项目中，务必要考虑到包括乙型肝炎在内的一些感染性疾病的指标。请不要把国家禁止在婚前、入学或招工体检中常规性地做乙肝病毒指标检测，与婚前和孕前自主检测乙肝病毒等混为一谈，国家的法令是基于反乙肝歧视而制定的，而自主检测则是一种保护自己和未来孩子的负责任的行为。

一旦发现血液中乙肝病毒基因阳性，就要刻不容缓地咨询感染科医师，并进一步深入检查。一定要请医生对肝脏功能的耐受水平与怀孕的风险、病毒复制状态与宫内病毒感染的风险进行一次评估，从而确定怀孕的最佳时机，确认是否需要以及如何阻断病毒，确保肝脏能够承受整个孕期的负担。乙肝病毒高水平复制者分别有转氨酶正常和异常两种情况。

● **转氨酶异常** 很多转氨酶异常者试图通过保肝降酶治疗在转氨酶正常后再怀孕。殊不知：第一，保肝降酶药物对胚胎也有不利影响；第二，育龄女性大多处于乙肝免疫激活阶段，肝脏功能是保不住的；第三，即使一时保住了，妊娠后任何阶段都可能再发生肝损害；第四，病毒高复制者，宫内传播乙肝的危险一直存在。因此，正确的做法应该是抗病毒治疗，病毒抑制了，肝脏损害自然停止；病毒量下降了，感染胎儿的风险自然减少。

● **转氨酶正常** 至于转氨酶正常的女性是否需要抗病毒治疗，目前多持肯定的态度，只是在抗病毒治疗的时机选择上，各国指南或不同专家还持有不同看法。笔者倾向于全程抗病毒，并主张在病毒达到不可测后再受孕，因为实在赌不起那个在宫内发生、产后阻断无效的感染概率。PM

医生手记

两年前，我曾经会诊过一位妊娠合并重型肝炎、孕期已达28周的27岁孕妇。该孕妇病情重笃，最后不得不终止妊娠，从而保住了性命。令人意外的是，她在怀孕前竟完全不知道自己长期感染乙肝病毒，婚前和孕前均没有检查过乙肝病毒，直至严重黄疸才发现体内的乙肝病毒量高达10的7次方！

此前，我还参加过一次医疗纠纷鉴定，一位同样是慢性乙肝病毒“携带”的年轻母亲，其女儿在不到一岁时被发现为乙肝“大三阳”，因此状告医院没有在孩子出生时注射乙肝免疫球蛋白。虽然母亲胜诉，但是她的女儿没有“赢”，因为与她母亲一样，慢性乙肝病毒感染已经成为不可改变的事实。

这两个真实案例，分别直接告诉我们两点：首先，感染乙肝病毒的女性怀孕后有肝脏病风险，最严重者可威胁生命；其次，体内有高病毒载量的女性，其胎儿有可能在宫内被乙肝病毒感染，感染率超过5%，即使是新生儿在出生时及时分别注射了乙肝疫苗和乙肝高价免疫球蛋白，感染也不能完全被阻断。

专家简介

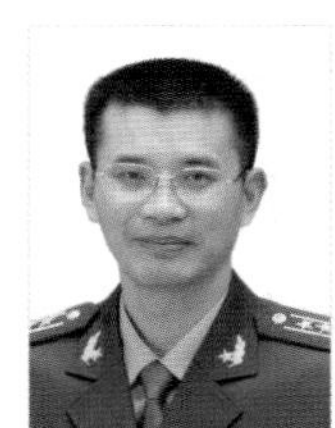

缪晓辉 第二军医大学长征医院教授，主任医师，博士生导师。从事内科临床医疗、教学和科研工作30多年，在各种内科常见疾病、急重症和疑难杂症的诊治方面有丰富的临床经验。

特需门诊：周四下午

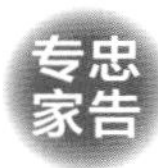

专忠家告

“有备则无患，有备则无憾”。“携带”乙肝病毒的育龄女性，在备孕前一定要牢记这两句话。

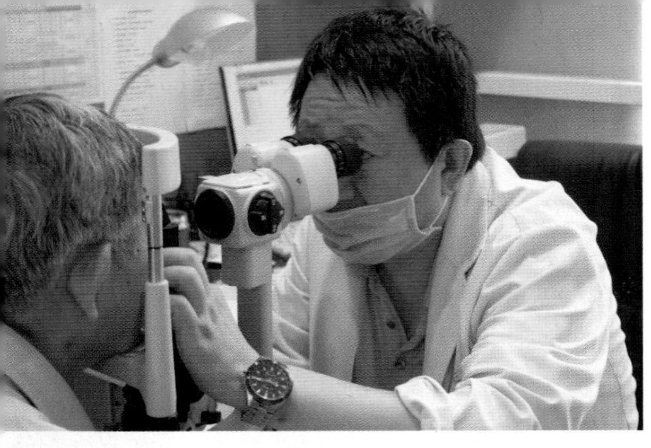

鼻腔内镜

引领泪道手术进入超微创时代

上海爱尔眼科医院泪道病专科主任　范金鲁

专家简介

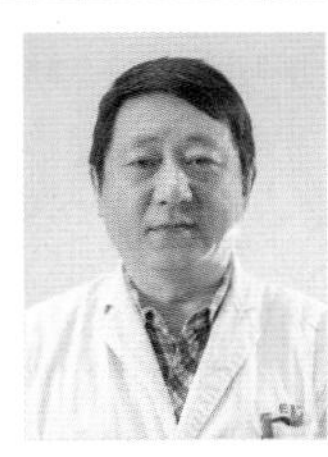

范金鲁　上海爱尔眼科医院泪道病专科主任，爱尔眼科医院集团泪道学组组长、内镜与微创专业技术全国考评委员会理事，中国医师协会内镜分会理事，中国中西医结合泪器学组委员。从事泪道疾病的诊断及手术治疗30年，著有《范金鲁式鼻腔内窥镜下泪道手术方法》，在国内率先应用鼻腔内镜技术突破急性泪囊炎急性期手术禁区，擅长泪道阻塞或狭窄，功能性溢泪，急、慢性泪囊炎等泪道疑难杂症的治疗。

专家门诊：周三全天

流泪、眼角流脓：警惕泪道疾病

正常情况下，人的眼泪除蒸发一部分外，剩余部分将通过泪道流入鼻腔和咽喉。泪道好比眼睛的“下水道”，如果“下水道”堵了，眼泪就会溢出眼眶。患有泪道阻塞性疾病者，常表现为“莫名流泪”。慢性泪囊炎是最常见的泪道阻塞性疾病。眼睛暴露在空气中，容易接触到细菌和杂质。正常情况下，眼泪会将这些杂质冲洗掉；若泪道不通，含有细菌的泪水会蓄积在泪囊中，久而久之，易引发感染，导致泪囊炎。

慢性泪囊炎患者常有眼角流脓，或按压眼角时有脓性分泌物溢出的症状。脓液中含有大量细菌，溢出后容易附着在眼球表面。若眼球上表现有创口，细菌会“乘虚而入”，导致结膜炎、角膜炎，甚至角膜溃疡、穿孔等危险。由于慢性泪囊炎对眼球有诸多威胁，故眼科医生常把慢性泪囊炎比作眼球旁边的“定时炸弹”。

鼻腔内镜：微创、无痛治愈泪道疾病

手术是目前公认的能够有效治疗泪道疾病的方法。不过，传统的泪囊鼻腔吻合术存在创伤大、出血明显、面部遗留瘢痕等缺点，令很多患者望而却步。近年来，泪道专科医生利用泪道特殊的生理结构，借助鼻腔通道来完成泪道手术，取得了较大突破。起初，鼻腔内镜是耳鼻喉科医生的工具，但经过改良以后，目前已成为眼科医生的“利器”，使眼科泪道手术达到微创，甚至超微创的水平。手术时，鼻腔内镜系统深入泪道，可以将手术区域放大200倍以上，医生在中鼻道无功能区进行微创造孔，可减少传统手术器械对黏膜的拉扯和损伤，鼻腔内部、泪道正常组织不受影响，出血少，舒适度高，术后恢复期也大大缩短。

鼻腔内镜下泪囊造孔术具有微创、快速、成功率高、无可视瘢痕等优势。对于激光和插管无法治疗的泪囊炎症，先天及各种原因造成的泪道阻塞或狭窄，功能性溢泪，外路鼻腔泪囊吻合术后溢泪、流脓等泪道疑难杂症，均可取得良好效果。

值得一提的是，鼻腔内镜下泪囊造孔术的最大难点在于准确把握鼻部解剖，若术中定位不准确（不能发现泪囊的异位、周围组织的变异），就可能找不到泪囊，会在无形中增加手术难度。因此，此类手术对眼科医生也是一种挑战。PM

为帮助更多泪道病患者恢复健康，范教授特意为本刊读者预留了30个免费专家门诊号，有需要的读者请致电本刊健康热线（021－64848006），或登录本刊微信平台，发送“姓名+联系电话+预约眼科专家号”进行预约。

电话预约：工作日 8:30 ~ 16:00

微信预约：24小时

很多人以为骨质疏松症是一种老年疾病，其实，骨质疏松症在任何阶段都可能发生，只是随着年龄增长发病率会增高而已。在人的一生中，随着青春发育和年龄增长，30岁左右骨量达到一生中最高峰，此后骨量逐渐减少，而女性在绝经后骨量呈现加速流失的状态，这也是女性骨质疏松症远多于男性的原因所在。在这样一种生理性的骨量增长和流失过程中，很多生理状态或疾病都会对其产生影响，但我们常常关注于这些生理或病理状态，而忽略了暗藏的骨质疏松症。

暗藏着的骨质疏松

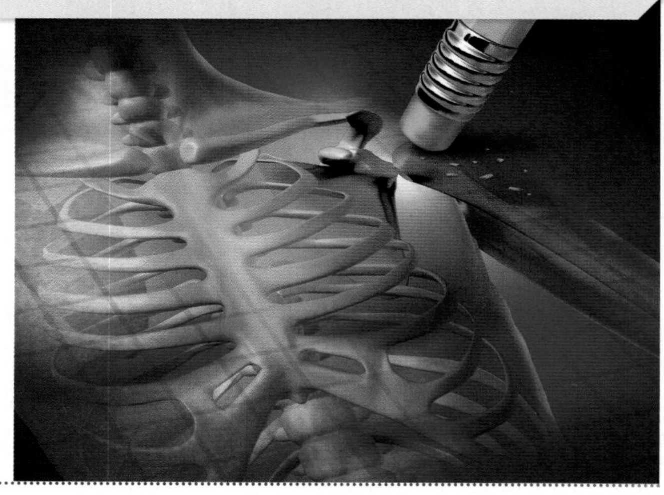

复旦大学附属华山医院内分泌科
副主任医师　吴晞

风湿性疾病

红斑狼疮、类风湿关节炎等风湿性疾病患者体内，自身免疫功能紊乱，会产生一系列针对自身骨骼、关节、血管内皮等部位的抗原抗体，从而对这些部位造成一系列损伤破坏。有资料显示，在类风湿关节炎患者中，骨质疏松症的患病率是一般人群的2倍以上。这样的患者，治疗往往需要选择皮质类固醇激素、甲氨蝶呤、环磷酰胺等药物，而这些药物又会对骨骼的造骨微环境造成影响，加剧骨质疏松的进展。

临床应用表明，双膦酸盐等特殊药物在治疗骨质疏松症的同时，对风湿性疾病造成的骨关节损害有缓解作用，可提高患者生活质量，还能减少、缩短抗风湿药物的使用量和时间。

乳腺癌、前列腺癌、甲状腺癌

研究显示，乳腺癌、前列腺癌的增生与转移，与体内的性激素（雌激素、雄激素）有关，也就是说性激素参与了这些肿瘤细胞的增生、转移和远处定植的过程。因此，在这些肿瘤患者的治疗过程中，拮抗性激素的内分泌治疗必不可少。而性激素是维持和促进骨量增长的最重要的一种激素，内分泌治疗会加速或促进患者骨质疏松的进展。另外，对于乳腺癌患者的随访发现，如果存在骨质疏松，发生骨转移的概率明显增加，并且预期寿命会缩短。

上述患者在抗肿瘤内分泌治疗的基础上，加用双膦酸盐类抗骨质疏松药物治疗，除了能提高生活质量外，也能够明显减少肿瘤骨转移率，延长生命。此外，甲状腺癌术后采用甲状腺激素替代治疗时，骨量的流失要比正常人快3~5倍，会导致骨质疏松的产生。

妊娠期、哺乳期

除了疾病状态，在妊娠期和哺乳期等特殊生理状态下，户外体力活动减少，体内一系列与妊娠哺乳有关的激素变化，也会导致骨量加速流失。有研究显示，妊娠期女性的骨量流失速度约为同年龄组女性的1.5倍。因此，妊娠期、哺乳期女性如果忽略了及时补充钙、磷、维生素D等骨骼代谢必需的营养元素，就会对今后的骨骼健康造成潜在的不利影响。根据《中国居民膳食营养素参考标准》中的推荐，妊娠女性每日钙元素的摄入量应为1 000~1 200毫克，远高于一般成人每日钙元素摄入量800~1 000毫克的标准。之所以有这些推荐，正是考虑到，充足的骨骼营养元素的摄入，除了保证女性本身的骨骼健康，还要保证胎儿骨骼发育的需要。

在妊娠和哺乳这样的特殊生理时期，相关检查和用药都受到诸多限制，建议女性在妊娠和哺乳期后对骨骼健康进行筛查和评估，这样有利于尽早发现骨质疏松症的蛛丝马迹，及早采取应对措施。PM

内镜微创术：无须开刀"治"梗阻

复旦大学附属中山医院内镜中心
姚礼庆（教授） 李 剑

生活实例

误食高浓度酒精烧伤胃

一年前，家住福建某市一名20岁女孩，不慎将冰箱内的高浓度酒精当果冻一口吞下去。当即，上腹部绞痛难忍，急送医院后经补液、禁食一周后逐渐好转。起初，还能进25克食物，一个月后反复出现喉咙痛，不能进食，仅能适量饮水，体重逐渐下降。从51千克下降到32.5千克。经多家医院检查，确诊为酒精引起的化学性烧伤幽门梗阻，医生建议行胃幽门切除术。"我不想开刀，我想读书，想正常生活。"句句话语刺痛着父母的心。

家人听闻我院治疗这类疾病无须开刀，欣喜万分。于是，便带着小姑娘来到我院就诊。当时，小姑娘贫血，行走无力，食管中上段如鼓，医生行胃镜检查发现胃内有大量食物残留，胃体下垂入盆腔。经过2个小时洗胃，发现她幽门口狭窄如针尖大小。医生决定采用分次球囊扩张术，经过3次治疗，从第一次扩张1.0厘米，到第三次扩到1.5厘米。现在小姑娘已完全康复，体重恢复正常，开开心心背着书包上学了。

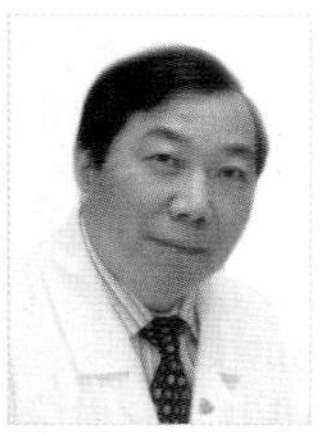

专家简介

姚礼庆 复旦大学附属中山医院普外科内镜中心教授

医疗专长：擅长胃食管静脉曲张的内镜治疗、消化道狭窄的内镜下扩张和内支架治疗、ERCP取石术、消化道息肉的内镜治疗、结直肠癌的外科手术和微创痔疮手术等。

胃输出端梗阻是临床上较为常见的疾病，良性的，如消化性溃疡并发幽门梗阻达5%~10%，其他不常见的还有术后吻合口狭窄、强酸或强碱腐蚀、非类固醇类药物、胰腺炎等。既往，治疗胃输出端梗阻的方法仅有外科手术。传统的外科手术有并发症发生率高、创伤大、费用高等缺点。现在，一种崭新的现代微创方法——内镜微创治疗问世，为罹患胃输出端梗阻疾病的病人带来了福音。

目前，临床上的内镜微创治疗分为球囊扩张术和支架植入术两种，其治疗消化道狭窄的方法是在保持脏器功能同时，尽可能保持人体生理学通道的完整性和连续性，以减少脏器缺损导致的临床症状。由于内镜微创治疗手术操作简便、易行，创伤性较小，术后并发症少，病人恢复快，住院时间较短，因此，越来越受到广大病人的欢迎。

● 球囊扩张术

球囊扩张术治疗幽门狭窄是应用机械扩张原理，强力伸张狭窄环周的纤维组织，使局部扩开，管腔扩大；或通过强力扩张，使部分平滑肌松弛或失去张力，从而达到治疗目的。一般情况下，运用这种方法治疗胃输出端梗阻，疗程可能较长，不是一次治疗就能完全治愈，大多需要3~4次。统计证实，通过这种方法治疗胃幽门梗阻，效果良好。

● 支架植入术

如今，支架植入术已普遍应用于食管、胃十二指肠、结直肠及胆管狭窄的治疗。在癌肿梗阻部位放置支架再造通道，可使梗阻部位形成圆形管道，迅速解除梗阻症状，使胃内容物顺利进入肠道，保留胃肠自然生理通道，操作简单、安全、痛苦小。

总之，内镜微创治疗手术创伤性较小，术后并发症少，病人恢复快，充分显示了微创治疗的优势，具有广阔的应用前景。PM

消化道狭窄的球囊扩张

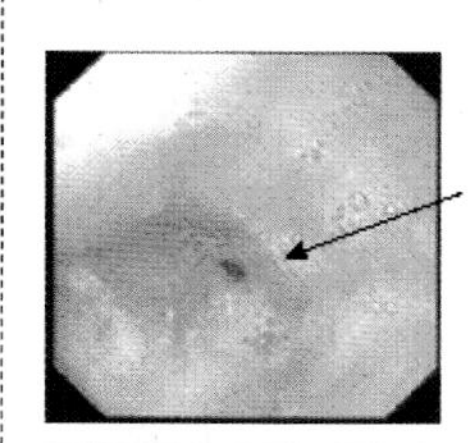

吻合口呈针尖样

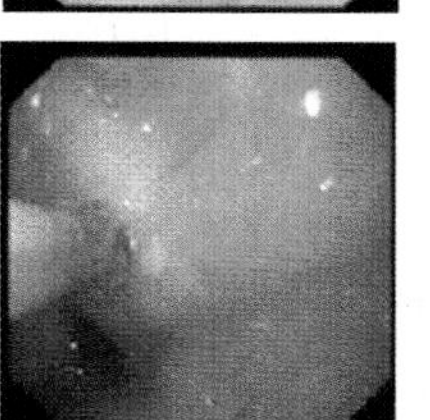

置入气囊

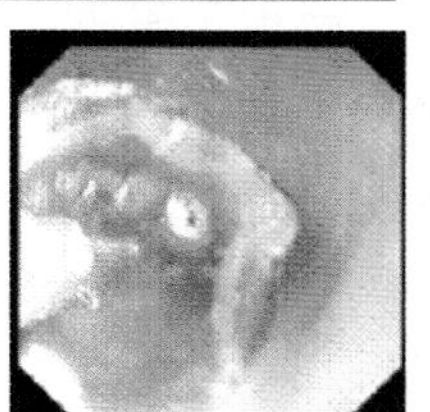

行气囊扩张术

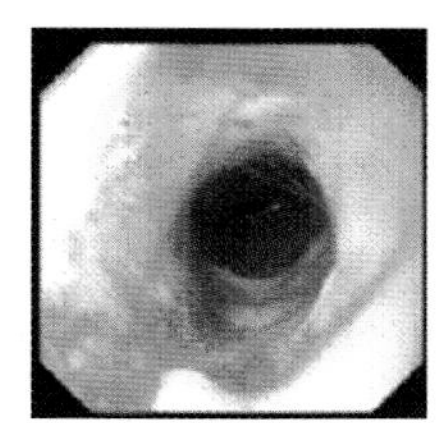

扩张后的吻合口

古法养生 茶道保健康

✍第二军医大学附属长海医院 郑 璇

1 传奇故事

中国是一个拥有五千年历史的悠悠古国。其中，被现代人越来越重视，而且津津乐道的就是茶文化了，尤其是这些茶的传奇故事以及对健康的神奇功效。就拿大红袍来说吧，传说在明朝年间，一个赶考举人路过武夷时，突然发病，腹痛难忍。当时，有位来自天心岩天心寺的僧人取出采自寺旁岩石上生长的茶泡给他喝，顿时，病痛即止，不治而愈。后来，举人考取了状元，为了答谢和尚，专程前来拜谢，并将身穿的状元袍披在那株茶树上，该茶因而得名“大红袍”。还有，乾隆下江南时带回龙井茶，泡后，太后喝了一口，双眼顿时舒适多了，喝完茶，红肿消了，胃不胀了。太后高兴地说：“杭州龙井的茶叶，真是灵丹妙药。”

2 茶有十德

据记载，早在3 000多年前，我们的祖先就已经栽培和利用茶叶了。古人认为“茶有十德”：以茶散郁闷，以茶除睡意，以茶养气血，以茶除疾病，以茶利礼仁，以茶表敬意，以茶尝滋味，以茶养身体，以茶行德道，以茶可雅志。从古人概述的“茶有十德”，充分体现了茶文化和中医药是密不可分的。茶有很好的医疗效用，在唐代就有茶药一说，可以防治内外妇儿等病症。正如唐代陈藏器所强调的：“茶为万病之药。”从中医角度来说，茶味微苦、甘，性凉，有清头目、醒精神、解烦渴、利小便、消食积、解毒之功效，可用于风热上犯、头晕目昏，暑热烦渴、饮酒过度，多睡好眠、神疲体倦，小便短赤不利、水肿尿少，油腻食积、消化不良，湿热腹泻、痢疾等症。从现代医学角度来说，茶有防治高血压、动脉硬化、冠心病、癌症、肠胃炎、肾炎、肝炎、糖尿病、白细胞减少和辐射损伤等功效。

3 养生之品

经过现代科学的分离和鉴定，茶叶中共有700多种物质，主要有：茶多酚类、植物碱、蛋白质、氨基酸、维生素、果胶素、有机酸、脂多糖、糖类、酶类、色素等。其中，茶多酚是最为关键的一类，是茶叶中的精华。据测定，茶多酚在绿茶中所含比例最高。绿茶也被世界卫生组织推荐为“十大健康食品之首”。我国也有专家把茶叶称为“四增三抗”食品，即增体质、增美容、增智力、增寿命、抗癌、抗衰老、抗肥胖。

虽说喝绿茶有益健康，但并非人人都能喝绿茶，如胃寒、睡眠不良、长期用药者等，都不适宜饮茶。还有一点，因茶叶中茶多酚含量不高，要想达到很好的保健功效，短期少量喝茶很难达到预期作用。那么，有没有更好的方法呢？如今，通过高科技手段可以提取茶多酚，同时还能去除咖啡因以及刺激肠道的成分，加工成方便服用的片剂或者胶囊，服用更简单、更安全、更有效。

喝茶好，吃茶多酚更安全保健康！PM

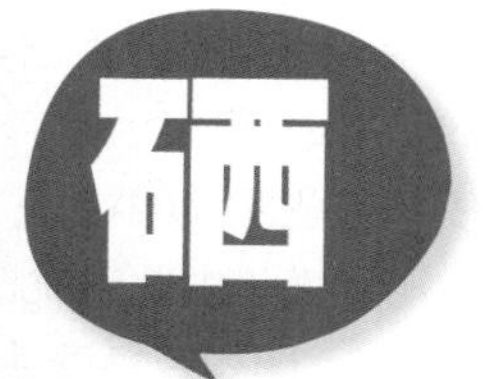

与癌症发病和死亡相关的奥妙

恶性肿瘤在病因和发病学上的复杂与多样性，以及它对人类生命和健康的严重危害，已使人们越来越清楚地认识到，对于癌症的预防和治疗，必须遵循综合性防治的途径才能有出路，这已在国内外成为不争的事实，并为越来越多的人所接受。但在诸多行之有效的防癌和治癌措施及办法中，微量元素硒（se）与肿瘤的发病及死亡有着显著相关性的事实，还远未被民众所认知。

李嘉诚基金会全国宁养医疗服务计划
中国医科大学附属盛京医院宁养院主任医师　孙建纯

低硒：与多种癌症发病有关

从20世纪80年代至今，包括中国、美国、法国、芬兰、瑞典、英国、日本等国在内的医学、地学（地理、地质、土壤）、生物化学、流行病学等多专业和多学科的研究人员，在开展“硒与人类健康”的多中心研究中，陆续发表了大量的文献资料和科研成果，结果表明：在低硒环境下生存或机体处于缺硒状态的人群，恶性肿瘤的发病率明显高于外环境不缺硒和机体内环境硒水平正常的人群。美国科学家研究报告更明确地指出，低硒与结肠癌、直肠癌、肝癌、胰腺癌、前列腺癌、乳腺癌、肺癌及白血病的发病有关。

大量的科学研究同时还证实，低硒并非是导致癌症发病的直接原因，而是在人体处于低硒的内外环境状态下，间接地使致癌因子容易对正常细胞造成损伤，这就是低硒与癌症的发病和死亡具有相关性的道理所在。硒是人体生命活动必不可少的微量元素，它的重要生理作用之一就是直接参与机体新陈代谢的抗氧化过程。科学研究发现：作为机体重要生命活动的抗氧化酶——谷胱甘肽过氧化物酶，只有在硒的直接作用下才能得以激活，从而抵御毒性物质侵害机体细胞，以及保护、延缓和修复已损伤或蜕变的组织细胞，起到抑制癌细胞生长和干扰其播散环节的作用。

补硒：坚持安全、有效、稳妥原则

对于硒与癌症的发病和死亡的相关性，以及使用含硒药物或食品防治癌症的课题，目前依然是肿瘤发病学及临床防治工作中的研究热点，已引起科学家们的高度关注。需要强调的是，之所以把硒称作为“人体必需的微量元素”，就是因为无论在自然界还是人体里，硒的数量都极为稀少（微克计量）。但它对生命活动的作用却极其重要，而且是人体自身不能合成，只有完全依赖外界才能摄取到的“营养素”。所以，它如同那些早已被广为人知的微量元素碘、氟等一样，人类缺少了它们就会得病，但摄入过多又会“物极必反”。

那么，在癌症防治过程如何补充硒呢？首先需要把握的是必须知道自身的内外环境是否真的缺硒？也就是，自身的血硒水平到底是多少？缺硒就该补，不缺则不补。而非“宁多勿少”，以免矫枉过正。其次，要选择安全、有效、稳妥的补硒方法，千万不能轻信广告，或以讹传讹的那些虚假保健品。相信，随着科学技术的发展和医药科技水平的提高，微量元素硒在防癌和治癌实践中的辅助作用，一定会有更大的突破性进展。PM

蔬菜中的天然毒素 离你并不遥远

山东省标准化研究院　李 倩
山东省农业科学院研究员　滕 葳　柳 琪

目前网上流传，不少蔬菜含有天然有毒物质，有些蔬菜的特殊部位还容易残留农药，每年由此引发的食物中毒事件频频发生。比如豆角两头含有植物血球凝集素和皂素等有毒因子，青西红柿含番茄碱，鲜黄花菜根部含有秋水仙碱，红薯皮含番薯酮等。很多日常生活中常见的蔬菜，也含有天然有毒物质，怎样才能避免摄入有毒物质，本文介绍几种常见蔬菜的毒性及预防。

由植物产生，能引起人和动物致病的有毒物质称为植物毒素。植物毒素可引起急性、慢性、遗传、癌变等多种中毒效应。目前已知的植物毒素有 1 000 余种，绝大部分属于植物的次生代谢产物。

鲜黄花菜

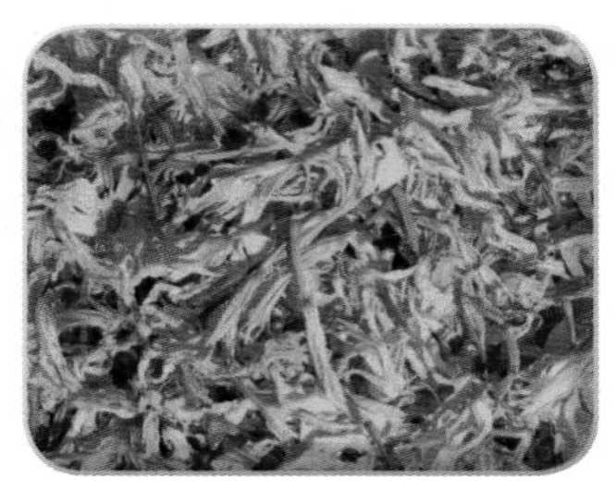

鲜黄花菜的花、根部中含有较多的秋水仙碱及天门冬碱。秋水仙碱进入人体后易积蓄，被氧化成剧毒的二秋水仙碱。

二秋水仙碱主要刺激胃肠道、呼吸中枢和肾。一般进食鲜黄花菜后 2 ~ 10 小时发病。急性中毒表现为胸痛、血性腹泻、血尿和休克等。轻度中毒多表现为恶心、呕吐、腹痛等。严重者在 24 ~ 72 小时内出现肠麻痹及脏器功能衰竭等表现，甚至导致死亡。

预防措施：

❶ 食用鲜黄花菜前应摘除花蕊，每次食用量不超过 50 克。

❷ 秋水仙碱是易溶于水的物质。食用鲜黄花菜前，应弃其长柄，用沸水烫后，再用凉水浸泡 3 小时以上（中间最好再换 1 次水）。彻底加热烹制食用，则不会发生中毒现象。

发芽马铃薯

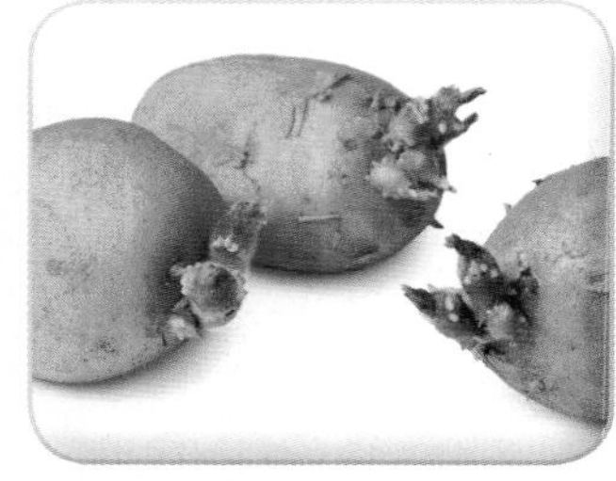

发芽的马铃薯中含一种称为龙葵素的毒素，可溶于水。通常情况下，马铃薯含龙葵素的量很少，一般为 20 ~ 100 毫克 / 千克，人食用后不会引起中毒。但发芽的马铃薯中，龙葵素含量大大增加。如果马铃薯暴露于阳光下 5 天，龙葵素含量可高达 500 ~ 700 毫克 / 千克。龙葵素的含量以马铃薯的外皮、芽、芽孔及溃烂处为多。

龙葵素对运动中枢和呼吸中枢具有麻痹作用。一般在食后数十分钟至数小时发生急性中毒。先有咽喉抓痒感及灼烧感，上腹部灼烧感或疼痛，其后出现胃肠炎症状，剧烈呕吐、腹泻。此外，还可出现头晕、头痛、轻度意识障碍、呼吸困难等。轻者 1 ~ 2 天自愈。重者可因心脏衰竭、呼吸中枢麻痹死亡。

预防措施：

❶ 影响马铃薯中龙葵素含量最重要的因素是温度和光照。马铃薯应低温贮藏，避免阳光照射，防止生芽。

❷ 生芽较少的马铃薯应彻底挖去芽眼，并削去芽眼周围部分，清水中浸泡半小时以上，弃去浸泡水，再加水煮透，倒去汤汁方可食用。因龙葵素可溶于水，遇醋酸极易分解。因此，烹调时加醋，可加速破坏龙葵素。

❸ 以上做法不适用于发芽过多或皮肉大部分变紫的马铃薯，这些马铃薯即使加工处理也不能保证完全去除毒素，故不应食用。另外，马铃薯的皮中含有大量龙葵素，因此马铃薯去皮厚度应大于1毫米。

苦瓠瓜

瓠瓜，别名葫芦、夜开花。形如丝瓜，可用于炒菜或做汤。正常的瓠瓜不苦，可以烹食。但是由于在生长过程中受到异常气候及土壤等因素的影响，可产生携带苦味基因的苦瓠瓜。食用苦瓠瓜可

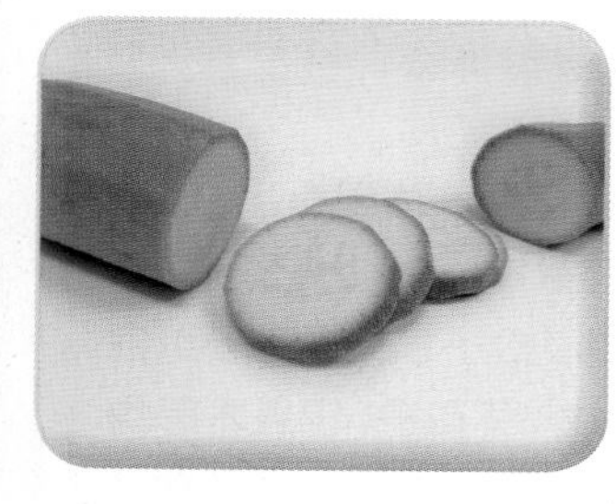

发生中毒。

苦瓠瓜中含有葫芦苦素，主要存在于果实和根中。葫芦苦素的含量取决于瓢瓜苦味的程度，苦味越浓，含毒素量越大，瓠瓜的瓜瓤含葫芦苦素最多。葫芦苦素能引起头晕、恶心、胃部不适、呕吐、腹痛、腹泻、口干及乏力等症状。

预防措施：

❶ 为防止含毒瓠瓜引起的食物中毒，应在瓠瓜采购、烹调、加工制作、销售等各个环节加以严格控制，防止食用有苦味的含毒瓠瓜。

❷ 通常瓠瓜需要熟食，家庭不宜一次烹调多个瓠瓜，以避免存在有毒瓠瓜污染其他不含毒素的瓠瓜。

❸ 一定牢记：食用时发现苦味应丢弃，绝不可继续食用。

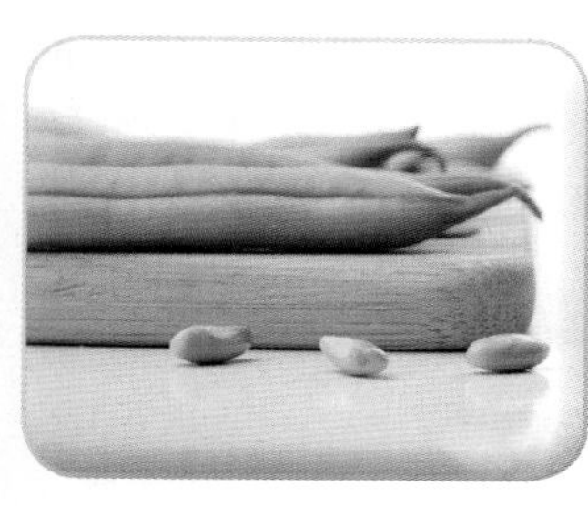

菜豆

菜豆又称四季豆、扁豆、豆角等。食用炒、煮不透的菜豆会导致中毒。未熟透的菜豆主要含有皂素、胰蛋白酶抑制剂等。

皂素对消化道黏膜有较强的刺激性，会引起胃肠道局部充血、肿胀及出血性炎症。此外，皂素还能破坏红细胞，引起溶血症状。四季豆中毒的潜伏期为数十分钟至数小时，主要症状为胃肠炎表现，如恶心、呕吐、腹痛、腹污、排无脓血的水样便。多数中毒者有四肢麻木，胃烧灼感、心慌和背痛等感觉。此外还有头晕、胸闷、出冷汗和畏寒等神经系统症状。四季豆中毒的病程较短，一般在 1 ~ 2 天内，甚至数小时内就可恢复。

预防措施：

❶ 尽可能食用嫩菜豆角。

❷ 食用前摘净菜豆两端及荚丝，这些部位所含的毒素最多。

❸ 皂素主要存在于菜豆的外皮内，只要烹饪时将菜豆加热至 100℃，长时间彻底煮熟，就能破坏其毒性。如发现四季豆有生豆味或脆硬未熟，应弃之不食或重新加工烹饪，以免食用后引起中毒。

“ **避免摄入蔬菜中天然毒素的方法：**食用鲜黄花菜前应摘除花蕊，每次食用量不超过50克。马铃薯的皮中含有大量龙葵素，去皮厚度应大于1毫米。苦味瓠瓜应丢弃，绝不可继续食用。菜豆食用前需摘净菜豆两端及荚丝。 ”

延伸阅读

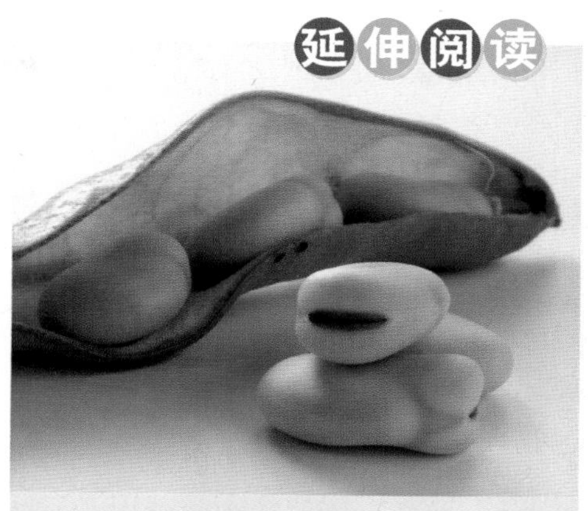

蚕豆及蚕豆病

蚕豆病是红细胞葡萄糖 –6– 磷酸脱氢酶缺乏者进食蚕豆后发生的急性溶血性贫血。由于蚕豆病的病人红细胞葡萄糖 –6– 磷酸脱氢酶缺乏，属 X 染色体连锁不完全显性遗传，所以 40% 以上的病例有家族史。本病常发生于初夏蚕豆成熟季节。绝大多数病人因进食新鲜蚕豆而发病。

患蚕豆病的人并非吃蚕豆就会得病，与食用量也无关系，因此蚕豆病的得病机理尚不明确。目前红细胞葡萄糖 –6– 磷酸脱氢酶缺乏者达 4 亿之多，以男童为多。蚕豆病起病急，大多在进食新鲜蚕豆后 1 ~ 2 天内发生溶血。症状有全身不适、发热、头晕、呕吐、腹痛等。尿色如浓红茶或甚至如酱油。一般病例症状持续 2 ~ 6 天。严重者如不及时纠正贫血、缺氧和电解质平衡失调，可能导致死亡。

预防措施：

红细胞葡萄糖 –6– 磷酸脱氢酶缺乏者不可食用蚕豆。凡本人或家族中有蚕豆病史的人，不要吃蚕豆和蚕豆做的食品，也不要接触蚕豆和蚕豆花粉，特别是鲜嫩的蚕豆，更容易引起发病。蚕豆病的病人和已知有红细胞葡萄糖 –6– 磷酸脱氢酶缺乏者，应避免再进食蚕豆或与蚕豆花接触。PM

坚果：最大众化的休闲食品（十四）

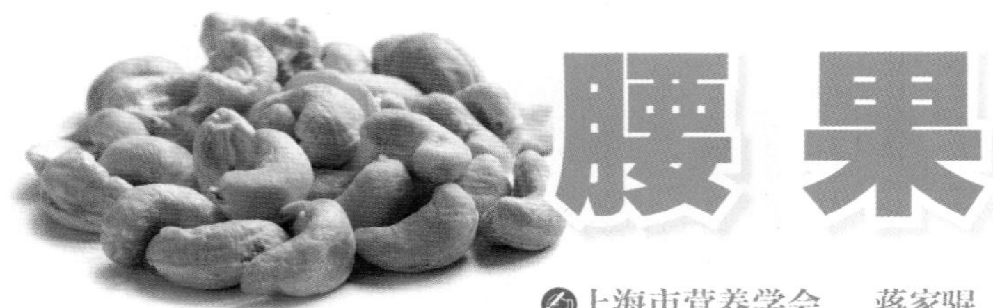

腰果

上海市营养学会　蒋家騉

坚果是一类深受老百姓喜爱的休闲食品。市场上的坚果可谓林林总总，大家常吃的西瓜子、南瓜子、杏仁、腰果、榛子、核桃、松子、板栗、白果(银杏)、开心果、夏威夷果、花生、葵花子、巴旦木等均属此类。不同的坚果有各自的营养成分和保健功效，坚持每天一把坚果，将有助你的健康。

腰果又名鸡腰果、介寿果，因其呈肾脏形状而得名。腰果香脆可口，风味独特，既可当零食，也可制成美味佳肴，无论是油炸、糖饯、盐渍，都香美可口。

保健功能

中医认为，腰果性味甘平，有降压、益颜、补脑养血，补肾健脾、延年益寿、利尿降温之功效。现代医学发现，腰果营养丰富，含有脂肪、碳水化合物、蛋白质、维生素 E、维生素 B_1、维生素 B_2、胡萝卜素、钙、锌、镁、硒、锰、钾、铁等人体必需的营养素。腰果中的脂肪，油酸占 67%，亚油酸占 20%。蛋白质含量是谷类的 2 倍多，富含赖氨酸，可弥补谷物中的不足，提高摄入蛋白质的质量。腰果富含不饱和脂肪酸，有预防动脉粥样硬化、中风、冠心病、心肌梗死的作用。腰果含有丰富的维生素 A，是优质抗氧化剂，具有强筋健骨、延缓衰老的作用；还能滋润肌肤、美容，使皮肤富有光泽。腰果富含维生素 B_1，其含量仅次于芝麻和花生，名列第三，经常食用能预防脚气病。所以说，经常食用腰果有助于补充体力、消除疲劳，提高机体免疫力、增进性欲、润肠通便。尤其适合体弱多病、容易疲倦及需要增加体重的人食用。腰果还具有催乳功效，对产后泌乳不足的产妇特别有益。

选购须知

应购买外观完整、月牙形、色泽白(未经加工的)、饱满、无斑点、无蛀洞、无蛀虫、气味香的腰果；如果有粘手的、受潮的，或有哈喇味，表示腰果不新鲜或已经变质，不要购买。平时，将腰果存放于密封罐中，再存放在阴凉、通风处，避免阳光直射；或放入冰箱中冷藏保存，否则容易变质。

温馨提示

一般人都可食用腰果。但因腰果含有多种过敏原，有的人会引起过敏反应，出现皮肤红斑、皮炎、荨麻疹、哮喘等现象。一旦发生过敏反应，则应远离腰果，不能再摄入。腰果含油脂丰富，肝胆功能严重不良者则不宜食用。腰果有润肠作用，腹泻时暂时不要食用。腰果能量较高，多吃容易发胖，每天控制在 10~15 粒。还有，为了减少能量摄入，用腰果做菜时可以直接炒，不要加油。PM

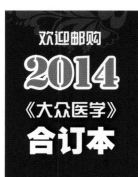

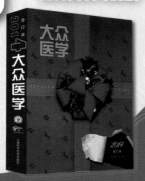

春节过了，春天也就要来了。在寒冷的北方地区，冬天几乎没有什么“应季菜”，因为外面天寒地冻，寸草不生，怎么会有应季的蔬菜和水果？不过，唯有一类蔬菜永远“应季”，这就是芽菜。无论黄豆芽、黑豆芽、绿豆芽、豌豆苗，都是冬春“青黄不接”季节的真正美食。

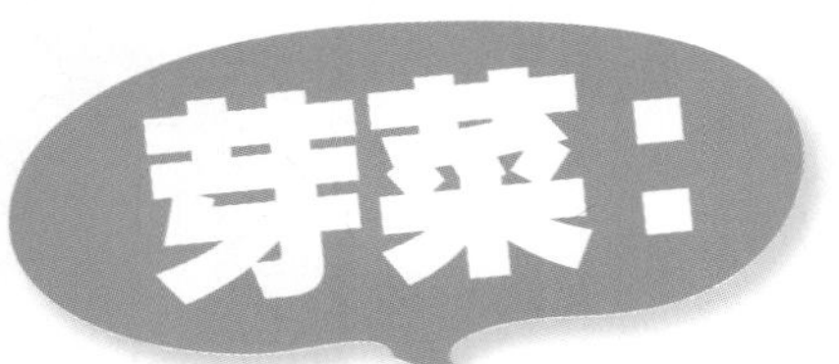

“永恒”的应季蔬菜

中国农业大学食品学院副教授　范志红

发芽过程：营养成分发生了变化

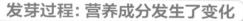

豆子是植物的种子，它储藏大量的蛋白质、脂肪和碳水化合物。不过，黄豆中妨碍营养素吸收利用的“抗营养物质”也很多。植酸和胰蛋白酶抑制剂是两个经典代表，分别干扰铁、锌等矿物质和蛋白质的吸收。还有，凝集素、皂苷和单宁，对消化道都有一定的刺激作用。有的人直接吃黄豆会发生腹胀，这是因为低聚糖会引起胀气，胰蛋白酶抑制剂会加重胀气。

豆芽的营养与豆子本身有所不同。脂肪、蛋白质、淀粉等能量物质大多被分解，“抗营养物质”如植酸、单宁、蛋白酶抑制剂之类妨碍营养素利用的物质大幅度下降，含水量大幅度增加，维生素 C 上升。测定表明，仅仅是室温浸泡 8 小时，豆子中的植酸含量就从 887 毫克下降到 619 毫克；发芽 2 毫米长度时，植酸进一步下降到 388 毫克。胰蛋白酶抑制剂的变化更为明显，室温浸泡 8 小时，豆子中的胰蛋白酶抑制剂含量从 1 916 毫克降到 1 134 毫克，发芽后降到 544 毫克。研究还发现，在豆子发芽过程中，蛋白质含量也发生了变化。发芽长度 2 毫米时，可溶性蛋白质含量从 144 毫克上升到了 226 毫克，游离氨基酸增加，脂肪含量未明显下降。大豆中铁的存在形式也逐渐从三价铁转化为二价铁，有利于人体的吸收利用。大豆异黄酮的糖苷形式被水解，变成游离形式，含量也有所上升。可见，黄豆变成发芽豆后，营养素得到了最大限度的保留和增强，而抗营养因素明显下降。发芽豆特别鲜美可口，口感也更加细腻。

简单易学：发芽豆的制作方法

黄豆洗净，加水浸泡 24 小时（如果在夏季，屋里太热，可以放冰箱里泡，或中间换水 2 次），让黄豆吸水达到极致。然后取出，控去多余水分，放在铺了纱布的大平盘上均匀铺一层。纱布保持湿润，让黄豆始终处于吸水饱和状态。不能让水淹住黄豆，要让它充分暴露于空气中。24~48 小时后，就会看到黄豆生出不到半厘米长的小芽，这时候就可以吃啦！用发芽豆打豆浆也是个好主意。发芽豆用流水冲净，直接扔进豆浆机，与平日一样打成豆浆。口感和普通黄豆没有大的变化，但是味道更鲜美，营养素利用率也更高，更适合老人、孩子等消化能力差的人。

小试美食：发芽豆的美味吃法

无论是东北还是江南，民间都把发芽黄豆作为早上配粥食用的小菜，无论大米粥、玉米粥还是小米粥、燕麦粥，都是完美搭配。用来配炸酱面、打卤面效果也非常好。黄豆中的蛋白质和稻米、面粉、玉米、小米中的蛋白质具有“氨基酸营养互补”的效果。如今，厨师们也常常用豆芽来煮“素高汤”。

用豆芽做的菜肴还有很多，如盐水发芽豆、发芽豆炸酱、五香豆嘴、萝卜干发芽豆、雪菜发芽豆、香菇笋丁发芽豆、肉丁炒发芽豆、葱花辣椒发芽豆、豆腐干炒发芽豆、芹菜碎拌发芽豆、榨菜拌发芽豆等。PM

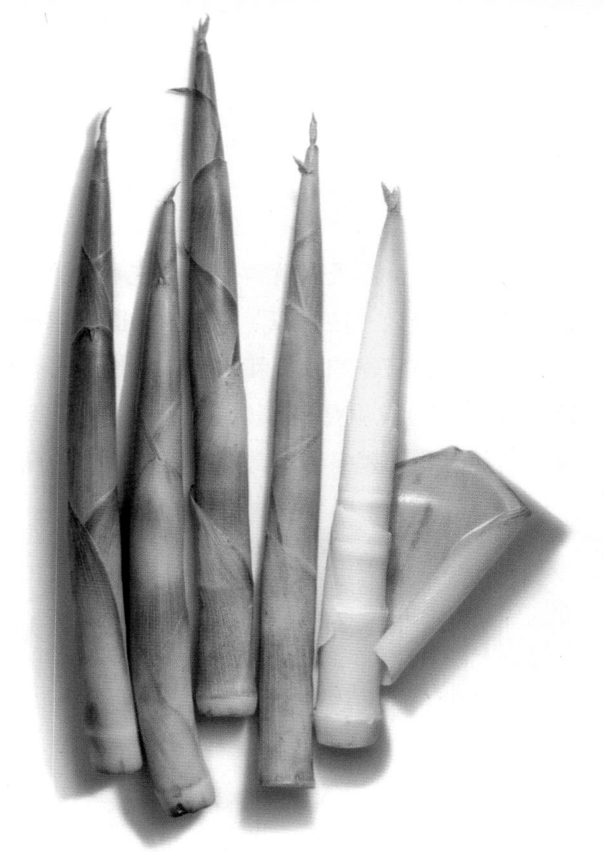

“春天菜王”分段尝鲜

扬州大学旅游烹饪学院　章海风

竹笋是竹的芽孢发育而成的嫩芽，一年四季皆有，但唯有春笋、冬笋的味道最佳，古代就有“尝鲜无不道春笋”之说。春笋味美，在地方菜肴中占有一席之地，如江苏的春笋烧鲤鱼、浙江的糟烩鞭笋、福建的鸡茸金丝笋等，色香味形俱全，叫人称绝。

味道鲜＋营养全，美誉名副其实

春天采挖的笋，以其笋体肥大、洁白如玉、肉质鲜嫩、味美爽口，被誉为“春天菜王”。除以“鲜”独占菜肴之首外，春笋亦是一种营养丰富的食品。研究表明，春笋中含有丰富的蛋白质、脂肪、糖类、钙、磷、铁、胡萝卜素、维生素 B_1、维生素 B_2、维生素 C，多种维生素和胡萝卜素的含量比大白菜高一倍多，所富含的膳食纤维可促进肠胃蠕动、缓解便秘。竹笋所含的氨基酸种类达 18 种之多，包括人体必需的赖氨酸、色氨酸、苏氨酸，以及在蛋白质代谢过程中占有重要地位的谷氨酸。所以春笋是高蛋白质、低脂肪、低糖、多粗纤维素的保健蔬菜兼营养美食。

“笋”尽其用，分段开吃

春笋的食用方法很多，有“荤素百搭”的盛誉，炒、煨、炖、煮、烧等皆可，可荤可素，做法不同，风味各异。一般而言，春笋的笋体较大，各部分的鲜嫩程度有一定差异，如能合理选用、注意笋体质地的老嫩，分段食用，不仅可以充分利用食材，还可保护其所含的营养素。一般来说，上部笋尖的质地细嫩，宜用作素炒，或做肉圆、鱼圆的配料及点心的馅料等；竹笋中部可切成笋片，单烧或与其他菜肴拼配；根部质地较老，除煮、煨肉、煲汤外，还可经过发酵制成霉笋，用来炖食。

全方位挑选嫩春笋

竹笋的质量以新鲜质嫩、肉厚、节间短、肉质呈乳白色或淡黄色为佳。在具体挑选时，可通过“四看”来选择。一看笋壳，一般以嫩黄色为佳，因为未完全长出土层或刚长出的竹笋壳常为黄色，其笋肉特别鲜嫩。二看笋肉，颜色越白越脆嫩，黄色笋肉的质量次之，绿色的质量较差。三看笋节和笋体，鲜笋的节与节之间越是紧密，其肉质越为细嫩。四看笋体，笋的蔸（根和靠近根的茎）大尾小说明笋肉多、笋壳少，味道尤为脆甜鲜嫩。

“菜王”也有缺点

虽然春笋味美可口，一般人均可食用，但还是有一些事项需注意。由于笋含有较多的草酸，会影响人体对钙的吸收，所以儿童、有尿路结石者不宜多食；严重胃及十二指肠溃疡、胃出血患者不宜多食；有过敏体质者慎食。

为了使人们更好地食用笋，食用前预处理、食用时多加注意，即可适当改变它的“缺点”。为了去除笋的草酸盐和涩味，防止过敏，可将春笋纵向切成两半，剥掉所有的外层，去掉根部有粗糙纤维的部分，用淡盐水或开水焯 5 ~ 10 分钟，然后再搭配其他食材炒食。因为高温可以分解大部分的草酸，又能使菜肴无涩感，味道更鲜美。另外，尽量不要和海鱼同吃，避免可能引发的皮肤问题。还有一点容易被忽略，传统的烹饪方法都习惯将笋与肉同烧，这样笋吸收了肉香和油脂，口味变得更加丰润，但是容易多食，使原本低脂肪的笋变成一道肥腻的菜肴。PM

“神坛”上的鱼翅

华中科技大学同济医学院公共卫生学院
营养与食品卫生学系教授 黄连珍

除了“高档”，还剩什么

鱼翅自古以来被誉为“海产八珍”之一，被列为御膳珍馐美味，其资源稀有，价格昂贵，常被达官显贵用作彰显身份和社会地位的象征品，是高档宴会的首选佳肴。

随着鱼翅逐渐被“贵”“稀有”的光环笼罩，使人们错估了它的营养价值，也分不清它究竟是否真的美味。

鱼翅究竟是什么

鱼翅是鲨鱼和许多软骨鱼类鱼鳍制成品的统称，主要以翅中的软骨供食，也称鳍筋、鳍针。可供制作鱼翅的有鲨鱼、银鲛鱼和鳐鱼的背鳍、胸鳍、臂鳍、尾鳍等。其颜色可分为黄、白、灰、青、黑及混（黄白）六种，其中以前三种较优。由于产地和加工方法的不同，又有淡、咸水之分。鱼翅一般来自东南亚、南美洲、非洲、印度等，其中中南美洲的鱼翅较干淡，较好切割，故有“金鱼翅”之称，价格自然也较昂贵。

鱼翅的营养有限

以制作鱼翅的鲨鱼为例，鲨鱼鳍骨形似粉丝，但咬起来比粉丝更脆，口感更好些。从营养成分分析，鱼翅（干品）的蛋白质含量可达80%以上，其主要成分是胶原蛋白。此外，鱼翅还含有较丰富的矿物质，如钙、磷、铁、锌、硒等，以及少量的硫酸软骨素。

“然而不得不提的是，组成鱼翅蛋白质的氨基酸单一，缺乏色氨酸，吸收利用率不高，只有与富含色氨酸的畜禽类、虾、蟹等食物相配伍，其蛋白质才能更好地被人体吸收利用。”

所以，仅通过食用鱼翅，难以获得一定量的营养成分，更不用说靠此达到养生保健的目的。

鱼翅本身不美味，全靠“群众的力量”

鱼翅，性平，味甘咸。它的美味是本身所特有的吗？实际上，当你在品尝鱼翅汤的鲜美时，却不知其美味主要来源于烹制时加入的辅料和配料。无论是酒店餐厅供应的鱼翅，还是自家做的鱼翅，都少不了鸡、鸭、火腿、虾贝类等辅料，也免不了加入葱、姜、胡椒、味精等调料，正是这些辅料和配料赋予了鱼翅汤或鱼翅羹的鲜美，也弥补了鱼翅缺少色氨酸的缺点。

危害隐藏在美味中

再从食品安全角度看，鲨鱼以海洋动物为食，属于食肉类动物，处于海洋生物链的顶端，体内蓄积了不少的汞（甲基汞）及其他重金属等有害物质。有研究已经证实，鱼翅被污染的程度高达70%。这些有害物质正通过食物进入你的身体，危害你的健康。由于这种危害常被鱼翅的鲜美所掩盖，故难以引起人们的注意。

当我们清楚鱼翅有限的营养、美味的来源，以及隐藏的危害后，是否应该好好思考一番，日常饮食追求的是食材的高档、昂贵，还是应该通过合理搭配食物，达到养生保健的目的。PM

目前，被视为珍品的不止鱼翅，燕窝、海参、鲍鱼、松露、鱼子酱、鹅肝都属于高档食品，价格不菲。但在营养价值上，这些高档食品并无特别之处，老百姓完全可以从常用的“草根”食品中找到高档食品的替身。扫描二维码，来为奢侈食品找替身吧。

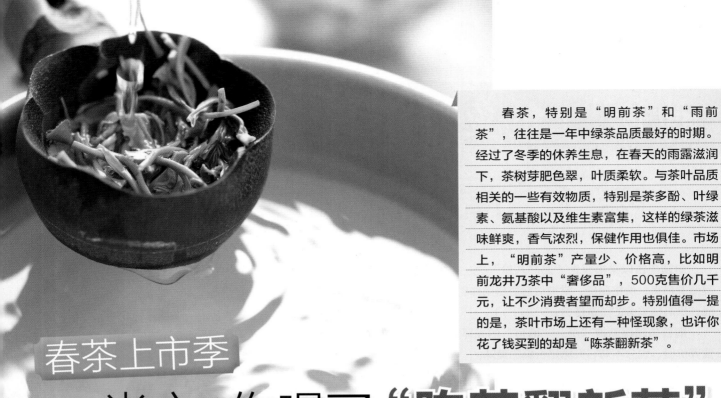

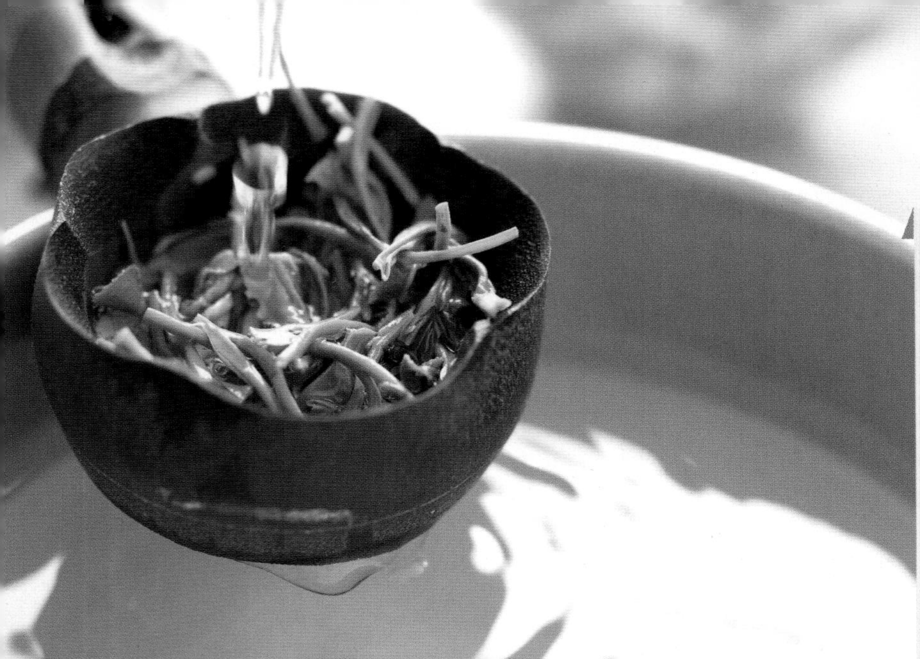

春茶，特别是“明前茶”和“雨前茶”，往往是一年中绿茶品质最好的时期。经过了冬季的休养生息，在春天的雨露滋润下，茶树芽肥色翠，叶质柔软。与茶叶品质相关的一些有效物质，特别是茶多酚、叶绿素、氨基酸以及维生素富集，这样的绿茶滋味鲜爽，香气浓烈，保健作用也俱佳。市场上，“明前茶”产量少、价格高，比如明前龙井乃茶中“奢侈品”，500克售价几千元，让不少消费者望而却步。特别值得一提的是，茶叶市场上还有一种怪现象，也许你花了钱买到的却是“陈茶翻新茶”。

春茶上市季

当心，你喝了“陈茶翻新茶”

上海市食品研究所教授级高级工程师　马志英

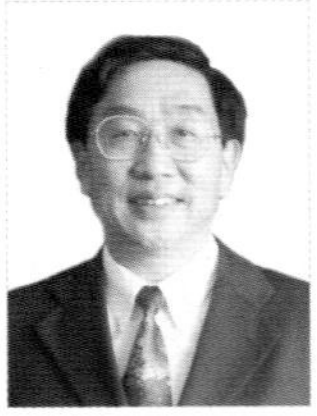

专家简介

马志英　上海市食品研究所技术总监，教授级高级工程师，上海市食品协会专家委员会主任，上海市食品学会食品安全专业委员会主任。长期从事食品生化、食品工艺和食品安全方面的科研工作。

选购好茶，安全喝茶

安全的好茶要求无污染，农药、重金属等有害物含量低。这与茶树的种植环境、种植方法和质量管理控制密切相关。因此，选购茶叶要注意产地、厂商和品牌等要素，空气、土壤和水源环境污染少的茶园，在规范种植生产条件下，茶叶的安全性较好；而在交通频繁的公路边、矿区、土壤污染区等环境下，茶叶污染较多。选购新茶时，最好到规范的商场购买有包装的茶叶，合乎标准包装的茶叶均应有生产许可的QS标志，同时要注意标签的产品名称、质量等级、产品标准、生产日期、厂名、地址等是否齐全。有些看似华丽的茶叶包装，如没有标签标识，则不要买。

学会识别，当心“陈茶翻新茶”

除了茶叶种植源头防范污染外，还要防范加工和流通环节的危害，特别要防范陈茶翻新茶。

隔年的陈茶，因为光、热、水、氧气的作用，茶叶中的酚类、醛类物质以及氨基酸、维生素等发生氧化或缩合，形成不溶于水或易挥发的化合物，茶叶的有效成分大为减少，不但口味受影响，营养也打了折扣。一些商家把当年没及时卖出的茶叶，通过隔氧冷藏等方法保存到第二年，把这些陈茶当新茶卖。更有少数不法厂商在陈茶中加入添加剂进行翻新，使陈茶从外表看与新茶无异。最要防范的就是买到这种翻新茶。每年春茶上市时，“翻新茶”事件频频发生。更有甚者，曾查获把收购来的茶渣生产“二手茶”，通过作假加工，使“二手茶”变成新茶出售。这种翻新茶不仅没有绿茶中的任何营养成分，以旧翻新要添加香料来增香，用染色剂染色，对健康危害很大。

挑选茶叶：一看、二闻、三尝

挑选茶叶时，可以用“一看、二闻、三尝”法鉴别新茶、陈茶和翻新茶。

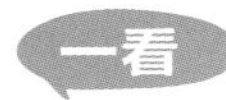

先看外观，包括条索、嫩度、色泽、净度等。在贮藏过程中，茶叶在光、气、热的作用下，构成茶叶色泽的物质会被缓慢分解或氧化。如绿茶中的叶绿素分解、氧化，使绿茶的色泽变得枯灰无光；而茶褐素的增加，则会使绿茶汤色变得黄褐不清，失去原有的新鲜色泽。

新茶茶色十分嫩绿、光润，尤其是好茶更是色泽一致，光泽明亮，油润鲜活;如果色泽不一，深浅不同，暗而无光，说明原料老嫩不一，品质劣。陈茶翻新后，茶色仍深暗。若发现是绿得过于鲜艳的茶叶，可取少量放在手心，用手指蘸点水捏一下茶叶。如果手指上留下了绿色的痕迹，就证明这种茶染过色。此外，如果茶水颜色碧绿，泡了几次后仍是碧绿色，这种茶叶很可能是翻新茶。这是因为真正的新茶天然绿色很容易在烫水中褪去，只有化学的绿色素不易褪色。

新茶的叶子一般裹得较紧，显得肥壮厚实，有的还有较多毫毛；陈茶则叶子松散，毫毛稀少。新茶要耐储存，需要足够干燥，一般新茶比陈茶干。受过潮的陈茶含水量较高，不仅会严重影响茶水的色香味，而且容易发霉变质。用手指捏一捏茶叶，可以判断茶的干湿程度。取茶叶 1~2 片，用大拇指和食指稍微用力捏一捏，能捏成粉末的是足够干的茶叶；若捏不成粉末状，说明茶叶已经受潮，含水量较高，这种茶容易变质且品质值得怀疑。

还可看茶的汤色。好的新绿茶汤色清碧、纯净、明亮；低级或变质的茶叶汤色混浊、晦暗；陈茶翻新后的茶叶汤色浑浊，有异常颜色。

再看叶底，叶底就是经冲泡后的茶叶片，看它的均度、色泽及老嫩程度。芽尖及组织细密而柔软的叶片愈多，表示茶叶嫩度愈高。叶质粗糙、硬而薄则表示茶叶粗老及生长不良。新茶冲泡后，叶底明亮，呈黄绿色。像毛峰、毛尖、银针等“茸毛类”茶，新茶嫩芽表面的绒毛多，许多绿茶炒制成形后，能够形成自然的细毛，这样的茶叶一般是芽尖。放置时间长了，会使细毛凝聚成不易察觉的小团。陈茶翻新的茶叶冲泡后，叶底发暗，翻新后的毛峰茶等绒毛很少。

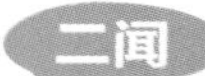

二闻

就是闻气味。首先闻的是干茶的气味鉴别，拿一撮茶叶放在手掌中，哈口气使茶叶微热后细闻气味，香气是否纯正和持久。每种茶都有自然特定的香气，无论哪种茶都不能有异味，有烟味、焦味、霉味、馊味等不良气味都不合格。陈茶即使用最好的保鲜技术也达不到新茶那种自然清新的茶香。有的不法厂商还违规使用茶叶香精，悄悄地加在陈茶里增香。其实，只要仔细闻嗅就可以分辨出，加过香精的茶叶初闻香气扑鼻，但香气不自然，调配出的茶香无法与真茶香相比。这种香气也不持久，没有新茶的那股淡淡而长留的尾香。

还要闻冲泡之后茶水散发的香气。购茶时，尽量冲泡后尝试一下，茶叶经开水冲泡加盖静置 5 分钟，然后闻气味。新茶则气味清香；陈茶本身有陈味；翻新茶带有高火味、焦味，有的翻新茶香味过于浓郁冲鼻。新茶铁观音可以泡7次甚至10多次，而“翻新茶”只能泡 2~3 次就明显感觉香味不足。市场上还有“保鲜陈茶”，放在冰箱里冷藏，在外观上与新茶区别不大，冲泡后鲜味明显不及新茶。

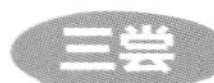

三尝

等茶汤温度降至 45~50℃时，取茶汤 1/3 汤匙快速吮入口内，茶汤入口后在舌头上循环滚动 3~4 秒，分辨汤质的苦甜、浓淡、强弱、爽涩、鲜滞及纯异等。同时将口腔中茶汤香气经鼻孔呼出，再度评鉴茶叶之香气。新茶有一股自然的清新醇香的茶香；加香精作假的陈茶会闻到一种单薄而冲鼻的香精气味。新茶的茶汤有一股淡淡的甜味和特有的醇厚鲜爽感；陈茶和翻新茶没有清鲜味，不但味感淡薄，而且常有一股苦涩异味。PM

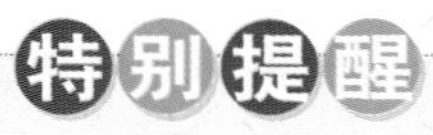

特别提醒

新茶多饮会“醉人”

一般而言，健康人可根据季节喝茶，有“春饮花茶，夏饮绿茶，秋饮青茶，冬饮红茶”之说法。春天喝新茶特别要注意，新茶多饮会“醉人”。刚摘下制成的茶中，含有活性较强的鞣酸、咖啡因、生物碱等生化物质。如大量饮浓茶，新茶中的咖啡因及多种芳香类物质能使人的神经系统极度兴奋，似酒醉般地出现血液循环加快、心率加快，使人感到心慌；还可导致体内生物碱大量积聚，像酒醉一样使人的体温增加、头晕脑涨、四肢无力、冷汗淋漓、失眠，甚至出现肌肉颤动等症状。有失眠等神经衰弱的人要特别注意。此外，新茶如果存放时间短，其所含的未经氧化的多酚类、醛类和醇类较多，这些物质对人的胃肠黏膜有较强的刺激作用，慢性胃炎患者饮了这种茶水容易引起胃痛、腹胀。因此，为了确保健康，特别是刚买的现炒茶不要马上喝，最好存放半个月以后再饮用。

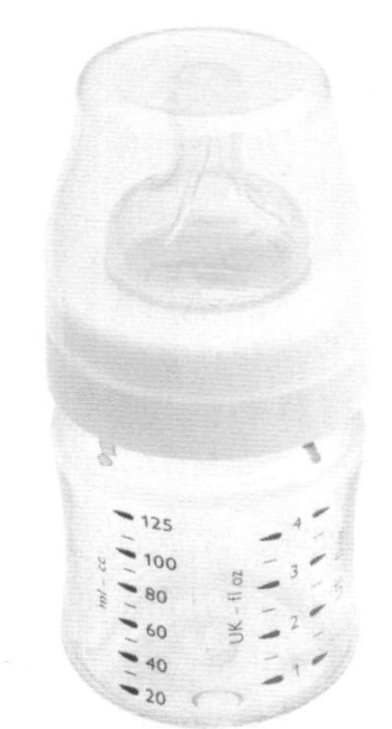

前些日子，有媒体报道“一院士披露，高档婴儿配方奶粉含40种以上食品添加剂”。此消息一出，引发许多家长的担忧。的确，市场上婴儿配方奶粉的配料表中列了好几十种物质，尤其是一些名称看起来很“化学”的物质，让人觉得有些疑惑。如柠檬酸钾、L抗坏血酸、酒石酸氢胆碱、d-α-醋酸生育酚、盐酸吡哆醇、5'-单磷酸胞苷等。这些到底是什么物质，真的都是食品添加剂吗？

婴儿配方奶粉中含40多种“添加剂”是真的吗？

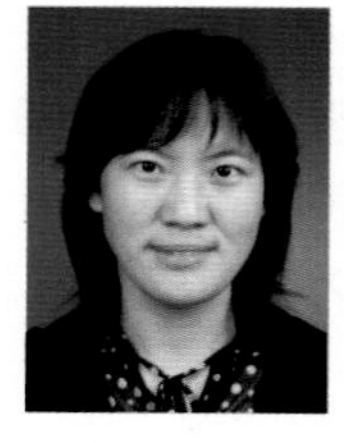

专家简介

韩军花 国家食品安全风险评估中心研究员，营养与食品安全专业博士。主要负责营养和特殊膳食食品标准的研究和管理工作，同时也是多项重要食品安全标准的起草人之一。

国家食品安全风险评估中心
韩军花 邓陶陶

难懂：令人眼花缭乱的婴儿配方奶粉配料表

随机从市场上选取一款婴儿配方奶粉，看看配料表列出的长长的一大串物质，的确让人眼花缭乱：乳糖，植物油（高油酸葵花籽油、大豆油、椰子油），脱脂奶粉，浓缩乳清蛋白，低聚半乳糖（GOS，乳糖来源），柠檬酸钾，磷酸三钙，氯化钠，碳酸钙，氯化镁，氯化钾，硫酸亚铁，硫酸锌，硫酸铜，硫酸锰，碘化钾，亚硒酸钠，L抗坏血酸，酒石酸氢胆碱，抗坏血酸棕榈酸酯，混合生育酚浓缩物，d-α-醋酸生育酚，烟酰胺，D泛酸钙，棕榈酸维生素A，核黄素，盐酸硫胺素，盐酸吡哆醇，叶酸，植物甲萘醌，D生物素，维生素D_3，氰钴胺，花生四烯酸油脂（AA，高山被孢霉来源），二十二碳六烯酸油脂（DHA，寇氏隐甲藻来源），核苷酸（5'-单磷酸胞苷、5'-鸟苷酸二钠、5'-尿苷酸二钠、5'-单磷酸腺苷），牛磺酸，肌醇，左旋肉碱，叶黄素（万寿菊来源），β胡萝卜素。

解析：婴儿配方奶粉配料表的物质到底是什么

让我们仔细分析一下，看看上述这些到底是什么物质呢？上述配料中的乳糖、植物油、脱脂奶粉、浓缩乳清蛋白等都属于食品原料。根据我国相关标准要求，配料表中的成分应按其含量从高到低依次标示。因此，这些都是婴儿奶粉中的主要原料。随后，从低聚半乳糖开始，一直到配料表最后一个物质，其实都是营养强化剂。真正意义上的食品添加剂，这个产品中其实一个都没有用。

营养强化剂是指为了增加食品的营养成分（价值）而加入到食品中的天然或人工合成的营养素和其他营养成分。通俗点说，是为了增加产品的“营养价值”而加入的。

强调：不要混淆营养强化剂与食品添加剂

为什么婴儿配方奶粉中要加入那么多的营养强化剂呢？我们知道，母乳是婴儿最好的食物，可以给宝宝提供全面、均衡的营养。但是，对于那些不能获得母乳喂养的宝宝，婴儿奶粉是他们唯一的营养素来源。因此，婴儿奶粉的制作必须以母乳为“金标准”，以满足婴儿全面的、均衡的营养需要。我国国家标准GB10765《婴儿配方食品》中，对能量和所有的营养素（包括蛋白质、脂肪、碳水化合物、维生素、矿物质等）都有严格要求。婴儿配方奶粉中营养素不能过低，因为营养素过低，不能满足宝宝需要；营养素也不能过高，否则会增加宝宝的代谢负担。这就要求婴儿奶粉的生产企业必须严格把控所有原料，根据需要加入各种维生素、矿物质、其他营养物质等原料，符合标准的各项要求，以满足宝宝的生长和发育需求。同时，企业使用了什么原料，必须在配料表中如实标注出来。所以，婴儿奶粉配料表才会这么长。

其实，添加营养强化剂并不仅仅指“高档”奶粉，任何一款合格的婴儿奶粉都必须加入这么多物质。至于可以加入哪种营养强化剂，我国《食品营养强化剂使用标准》也都有严格的规定，只有经过安全评估并列入标准名单后才可以使用。如上述产品配料表中的抗坏血酸棕榈酸酯是维生素 C 的来源，d–α–醋酸生育酚是维生素 E 的来源，盐酸硫胺素是维生素 B_1 的来源，等等。

展望：我国食品的管理模式正在逐步完善

前些日子，有“婴儿配方食品中含 40 多种食品添加剂”的报道，也不是完全误导，主要与我国之前的管理模式有关。以往我国一直将营养强化剂作为食品添加剂的一类来进行管理，因而造成上述诸多误解。随着认识的加深和管理思路的完善，借鉴各国的管理模式，在我国 2014 年 12 月 31 日刚刚发布的《食品安全国家标准 食品添加剂使用标准》（GB2760–2014）中，食品添加剂的定义和种类中已不再包含营养强化剂。我们相信，今后这类情况的误解也会逐渐减少。

最后需要提醒的是，无论婴儿奶粉的标准、原料如何完善，都比不上母乳喂养给妈妈和宝宝带来的全方位的好处。世界卫生组织建议，母乳喂养应坚持到宝宝 2 岁。我国政府也一直提倡和鼓励母乳喂养，希望全社会都行动起来，关注母乳喂养和母婴健康！PM

焖烧杯：旅人可为无火之炊

✍喵 妈

前段时间在网上看到一个帖子，晒的是年轻妈妈在旅途中用焖烧杯为宝宝做饭，或米饭，或白粥，或青菜，或虾仁，居然全部是用杯子焖出来的。惊叹之余感慨：要是早知道焖烧杯有这特异功能就好了，就可以免去多少途中误点无饭可吃、在国外看见汉堡就想吐之苦。

当晚，我就翻出家里闲置不用的焖烧杯，临睡前淘上一把白米，灌上滚烫的开水，盖好盖子。第二天一早开盖，果然粥香四溢。初战告捷，我不由斗志高昂，只可惜近期无途可旅。

转念一想，为什么不试试在公司用焖烧杯做饭呢？冬日寒风刺骨，懒得每天跑出去买饭吃。反复试验，成果斐然，下面这些都是我用焖烧杯在中午开饭前做出来的。

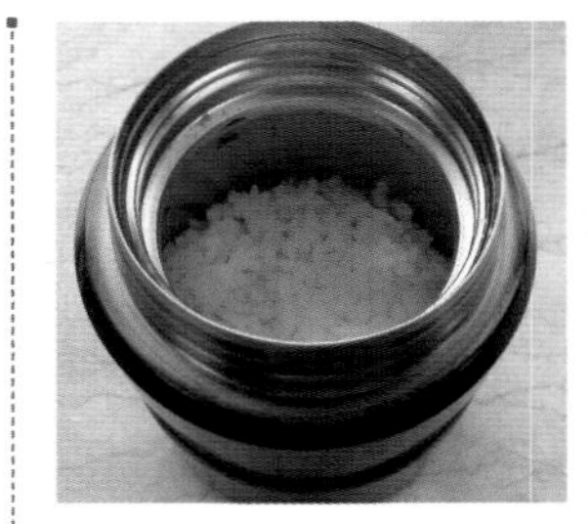

白米饭

大米100克，隔夜用水浸泡。早上上班前（7点左右）先用开水烫一下杯子和白米，然后灌入开水，水面略高出米面即可，盖好，出门。中午12点，开饭。

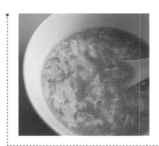

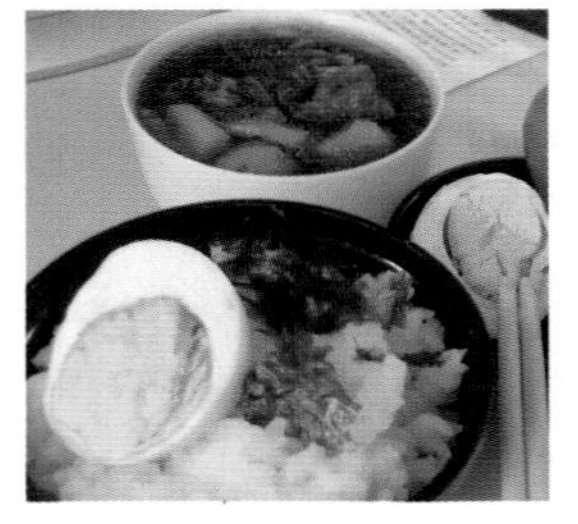

煮鸡蛋

这个太简单，把鸡蛋洗干净扔开水里焖着就行。早上焖、中午吃。

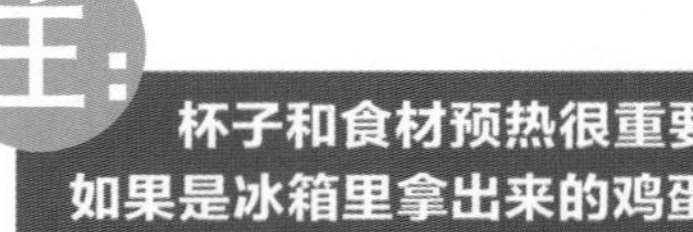

注：杯子和食材预热很重要，如果是冰箱里拿出来的鸡蛋，也要在热水里温过。

番茄蛋汤

鸡蛋一个，打散，倒入预热过的杯子，冲入沸水。放入一包番茄酱（麦当劳里“顺”的小酱包）。盖上杯盖，摇晃杯子后焖5分钟，即可。

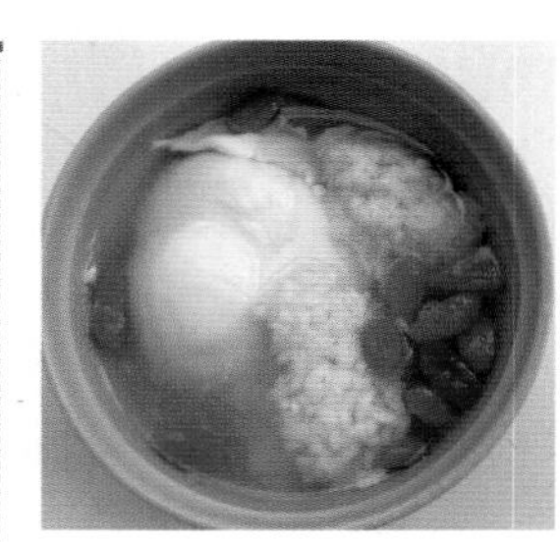

枸杞酒酿蛋

鸡蛋整个打入预热后的杯子，冲入沸水，焖2小时左右。酒酿和枸杞（放前先用热水冲泡）在起杯前10分钟放，如此酒酿和枸杞不会被焖烂，味道更浓郁。

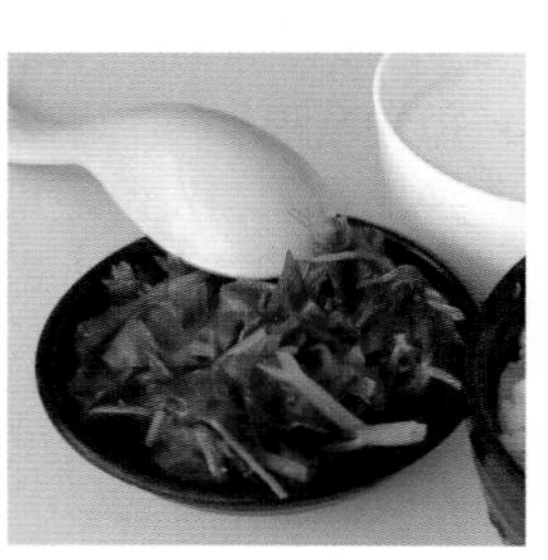

蔬菜

蔬菜只要焖5分钟左右。

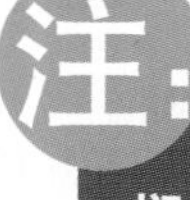

注：因为不知道调味料长时间焖会不会有问题，所以我都是吃时撒盐、蘸酱油或放糖。

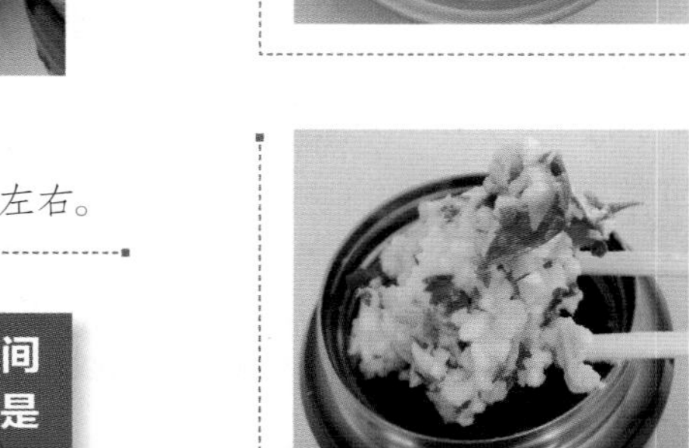

咸肉菜饭

大米隔夜浸泡、咸肉切丁、青菜切末。所有食材用开水预热，大米和咸肉混匀后放入预热后的杯子，灌入开水（略高于米面），铺上菜末，盖上杯盖。5小时后，鲜香肥美的咸肉菜饭就焖成了。

焖烧杯 焖出营养、美味和安全

复旦大学附属中山医院营养科主任 高 键

焖烧杯是适合旅途中使用的一种新型烹调用具，品牌和价格有多种选择。因为能随时随地吃到热乎乎的食物，所以特别受带孩子旅行之年轻妈妈的青睐。焖烧杯具有超强的保温功能，只需沸水将杯子预热，并添加沸水于食材中，就可利用其特别的保温功能，使杯内温度保持在85~100℃达3个多小时，起到继续加热的作用，从而将食物煮熟煮软，把生食材变成美味食物。

营养损失少，更利于消化吸收

焖烧杯焖制的食物，蛋白质、脂肪、碳水化合物、矿物质等营养成分损失都很少，维生素的损失也少于一般的烹调方法，同时食物营养更有利于消化吸收。

密封性好，食物口味佳

用过焖烧杯，你还会发现，焖烧杯焖制的食物口味也更好。这是因为在传统烹调方法中，食物内各种香味物质（如短分子的脂肪酸）大多在烹调中挥发，而焖烧杯因密封性好，煮食物时水分不挥发，香味物质也大部分保留下来，口味虽然比较清淡，但更能保存食材本身天然的香味。

没有食品安全隐患

焖烧杯焖制食物经常需要较长时间，有人担心这样会带来卫生问题。其实，焖烧杯中的食物甚至比放在冰箱中更安全。因为焖烧杯中加入的沸水和3小时85℃以上的保温，基本上可以杀死食物中的绝大部分细菌等微生物，不会发生腐败和酸败。加上焖烧杯的密封性及保温性好，微生物不会再污染食物，也没有生长繁殖的条件，所以，即使给孩子吃也是安全的。

当然，一旦打开食用，那就要尽快吃完清洗，否则还是会有安全隐患。

焖烧杯属于低温烹调方式，各种食材都可以选择，一般需要切小块、切薄片，以便焖熟。至于调味品，可以在吃的时候根据口味添加。如果不方便，焖制开始时加也没有问题。盐、酱油、醋和常用香料在这个温度下都没有问题，不会产生有害物质。

在旅途中用焖烧杯焖制食物，适合从婴幼儿到老年所有年龄段的健康人和病人。特别是难以接受单调西餐的人、消化吸收功能较差的人和在外就餐容易腹泻的人，焖烧杯可以让您的旅途更加舒心和安心。PM

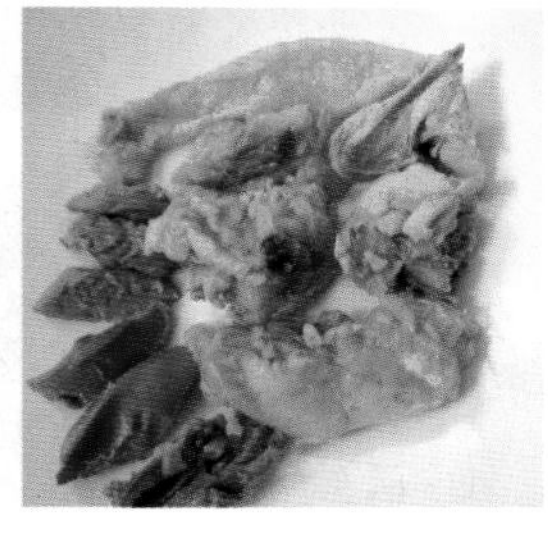

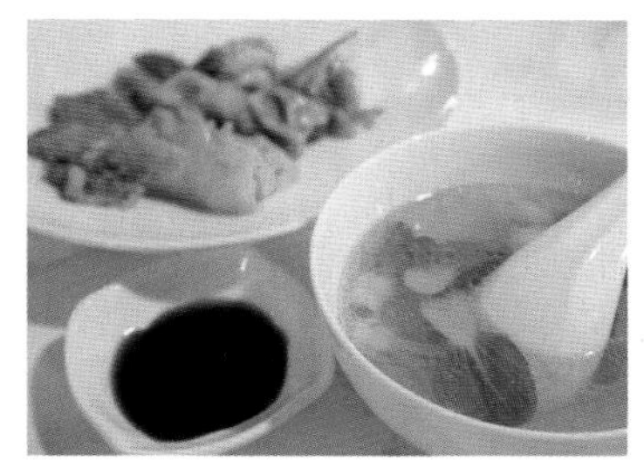

焖鸡三宝

鸡肉切块，同鸡肝、鸡心（对半切开）、姜片一起用开水预热。然后一起放入预热后的杯子，放适量黄酒后灌入开水，盖上杯盖焖半小时。打开盖子，倒出血水，另加沸水焖半小时。捞出鸡块、鸡肝和鸡心；倒出鸡汤，嫩菜心另用开水烫熟后放入汤内。

“怎么样？主食、主菜、蔬菜、汤都有了，还有饭后甜点！未来的旅途中，只要有超市有电热水壶，再也不担心没称心的饭吃了。

即使去人烟荒凉的地方旅行，没有超市，也不能随时使用电热水壶，只要备好想要的食材，再备好容量足够大、保温性能足够好的保温杯，预先备好开水，也能随时随地想吃就吃！”

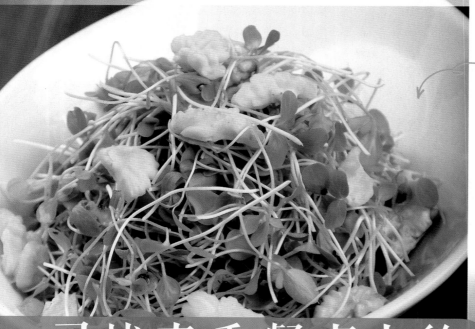

寻找春季餐桌上的“绿野仙踪”

菜品提供/李纯静（营养师）
点评/同济大学营养与保健食品研究所常务副所长　戴秋萍

春季是四季之始，是万物复苏、欣欣向荣的美好季节，大地披上绿色的新衣，各种顺应自然规律生长的时令菜也纷纷上市。此时，人体的新陈代谢旺盛，饮食以甘、温为宜，推荐多食黄绿色蔬菜，如花椰菜、大白菜、芹菜、菠菜、韭菜、胡萝卜、柿子椒等。春季风多雨少、气候干燥，容易产生头痛、便秘等症状，所以多食富含纤维素的蔬果，也可疏通血管、清洗肠道、排毒祛火。如何搭配烹调春季里绿色新鲜的时令菜，使其既可作为餐桌上的美味佳肴，又有助于春季养生？让我们一起寻找，一起动手制作，从此刻起抓住春天清新的气息。

香椿苗拌核桃仁　凉拌菜

做法：香椿苗去根，洗净备用。核桃仁用温水浸泡半小时后取出，剥去表面的黑皮，沥干水分备用。蒜、姜剁成末，葱切段，放入碗里，加盐、橄榄油、醋，制成酱汁。将香椿苗和核桃仁放入大碗中，淋上调好的酱汁拌匀即可。

点评：本菜品具有顺气补血、止咳化痰、润肺补肾、滋养皮肤之功效。香椿苗是香椿树种子所发的苗芽，与香椿芽相比，有更为浓郁的香味、更好的口感，且营养成分的含量也远超香椿芽，特别是维生素 C 的含量非常高，民间有“食用香椿苗，不染杂病”之说。核桃营养丰富，是“世界四大干果”之一，含有大量的蛋白质、必需脂肪酸、维生素 E、钙、磷、铁、钾、硒、锌等。祖国医学认为，核桃有温肝、补肾、健脑、强筋、壮骨的功能，常食核桃不仅能滋养血脉，还可增进食欲，乌黑须发。

原料

香椿苗 100 克　葱 5 克
核桃仁 50 克　蒜头一瓣
姜 5 克

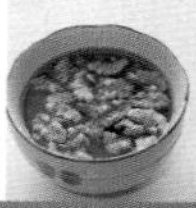

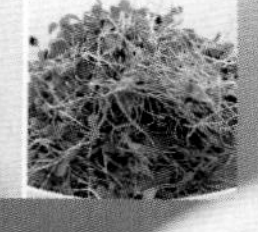

小米荠菜粥　粥

做法：荠菜摘去黄叶，洗净沥干后切段。小米淘洗干净，和清水一同倒入锅中，大火烧开后转小火，将米熬至接近黏稠时放入肉馅、荠菜、盐，轻轻搅动后稍煮片刻即可。

点评：本菜品具有健脾利水、补血益气、安神养胃、养阴补虚之功效。荠菜含有丰富的胡萝卜素、维生素 B_1、维生素 B_2、烟酸、维生素 C、胆碱、类黄酮、钾、钙、铁、锌及膳食纤维等。中医认为，荠菜具有凉血止血、清热利尿的作用。小米含有丰富的蛋白质、脂肪、碳水化合物，以及一般粮食所没有的胡萝卜素，含钾量高，含钠量低，其维生素 B_1、维生素 E、磷及膳食纤维的含量比大米高很多，而且含有丰富的铁，有很好的补血作用。中医认为，小米具有清热解渴、健脾和胃、补益安眠的作用。

原料

荠菜 80 克
小米 100 克
肉馅 30 克

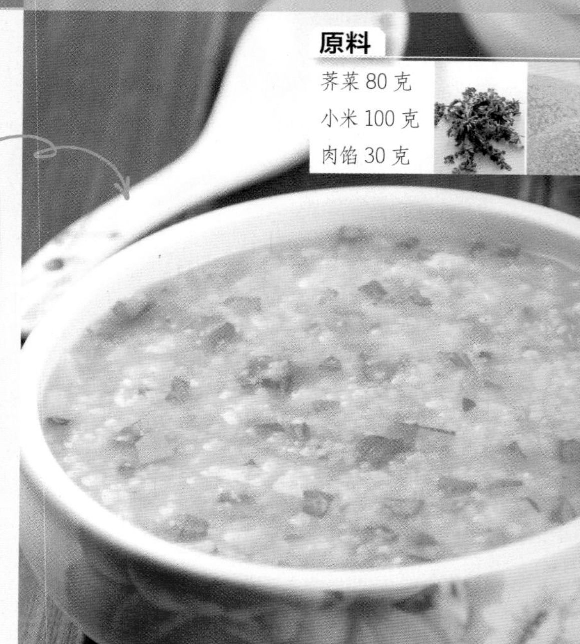

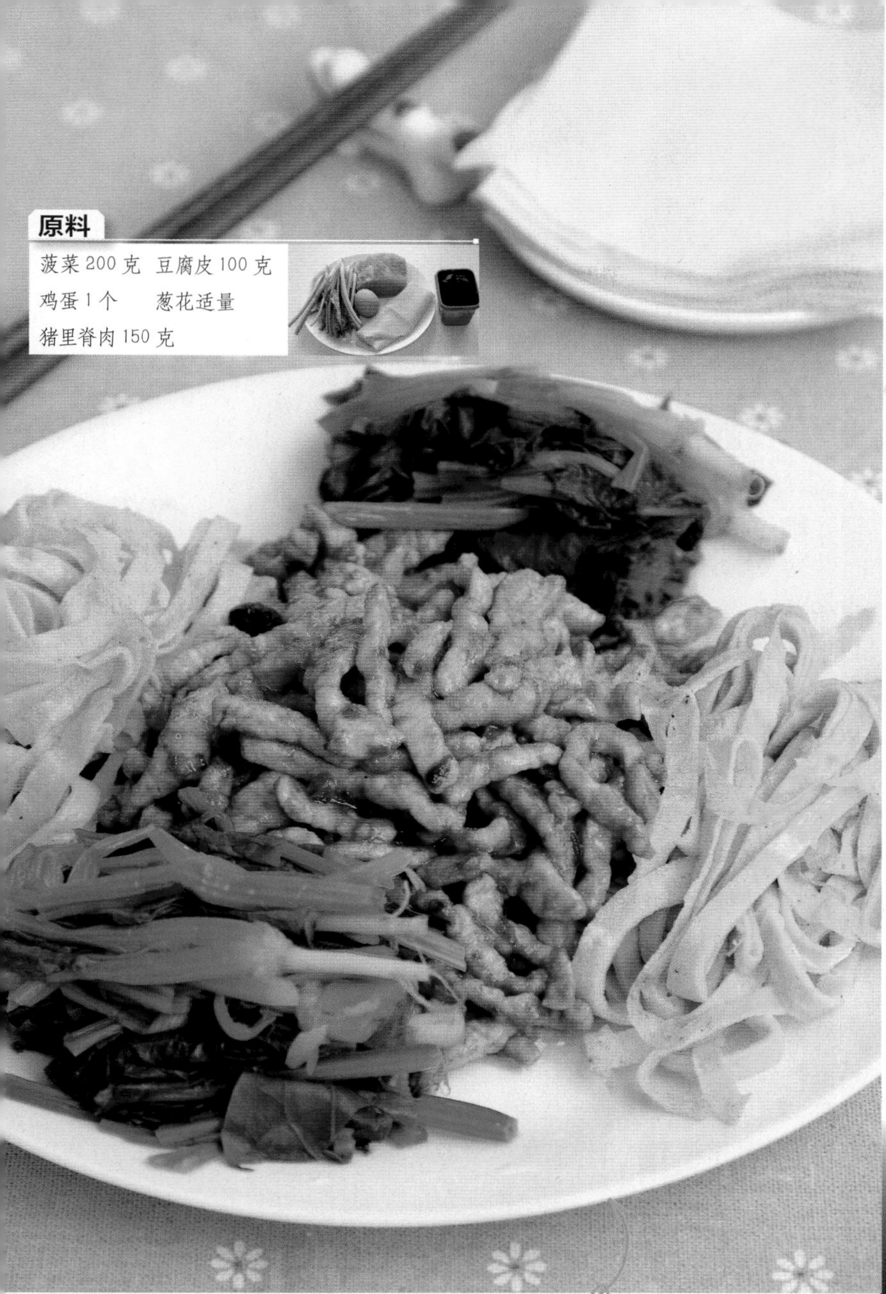

原料

菠菜 200 克　豆腐皮 100 克
鸡蛋 1 个　葱花适量
猪里脊肉 150 克

玫瑰牛奶豌豆羹 甜品

做法：将干玫瑰花放在热牛奶里浸泡半小时，制成玫瑰花牛奶露。新鲜豌豆洗净沥干，用搅拌机将玫瑰花牛奶露和豌豆搅拌成豌豆浆，放入小锅中烧开，转小火熬成羹，其间用勺子不停搅拌，以免煳锅。

点评：本菜品具有祛脂降压、健脑安神、舒肝解郁、养颜护肤之功效。豌豆的蛋白质、B 族维生素含量丰富，还含有较多的胡萝卜素、维生素 C 及矿物质等营养成分。玫瑰花的蛋白质含量高，含有丰富的不饱和脂肪酸，如亚油酸、亚麻酸和油酸等，维生素 A、B 族维生素和维生素 C 的含量丰富，特别是维生素 C 的含量比猕猴桃还高；还含有丰富的微量元素，尤其是铁。牛奶含有消化率较高的全价蛋白质及乳脂肪，含有大量的脂溶性维生素，其所含的乳糖是最容易被人体消化吸收的糖类，而且各种矿物质，特别是钙、磷的含量比例较为合适，也很容易被人体消化吸收。PM

原料

新鲜豌豆 200 克
牛奶 150 毫升
干玫瑰花 10 克

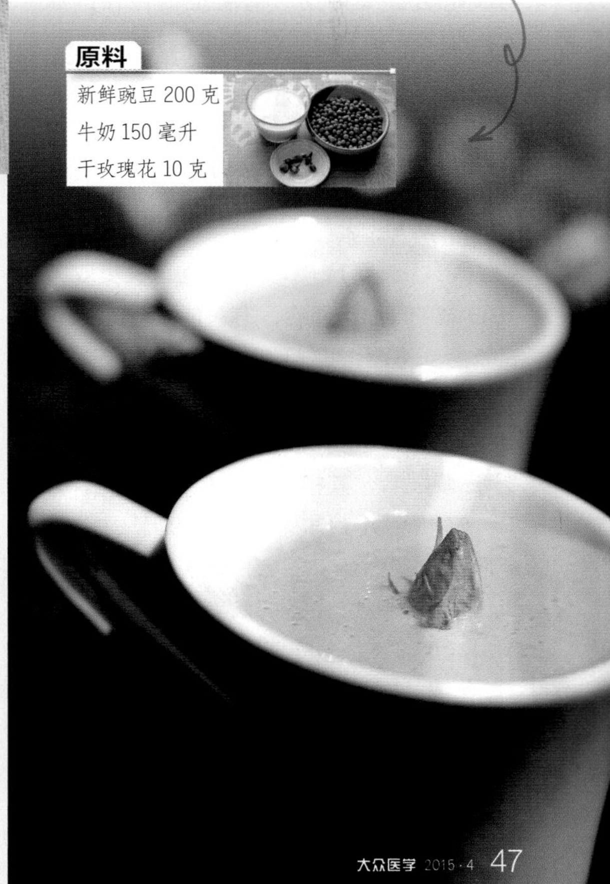

京酱菠菜 炒菜

做法：里脊肉切丝，用少许水淀粉抓匀。菠菜洗净后焯水，捞出过凉水，挤干水分，切段。鸡蛋打散，下锅摊成蛋皮后切丝。豆腐皮切成方形，放入开水中泡几分钟待用。热锅冷油时放入里脊肉丝，划散稍熟后倒入适量甜面酱和老抽酱油，小火翻炒均匀后转大火，根据口味调入适量糖，待酱汁裹满肉丝后关火出锅。食用时用豆腐皮包着菠菜、蛋丝和酱肉丝即可。

点评：本菜品具有补肾养血、滋阴润燥、健脑益智之功效。菠菜是胡萝卜素、B 族维生素、叶酸、铁、镁、钾、钙等的良好来源。猪里脊肉的肉质较嫩，易消化，含有丰富的优质蛋白质、脂肪、维生素等，其所含的血红素铁和促进铁吸收的半胱氨酸，有改善缺铁性贫血的作用。豆腐皮是高蛋白质、低脂肪食物，无胆固醇，含大量的钙和防止血管硬化的卵磷脂。鸡蛋被称为“理想的营养库”，富含 DHA（二十二碳六烯酸）、卵磷脂、卵黄素，有助于身体和神经系统的发育。

优生优育 男士也需"孕前体检"

南京医科大学附属南京妇幼保健院泌尿男科　潘连军

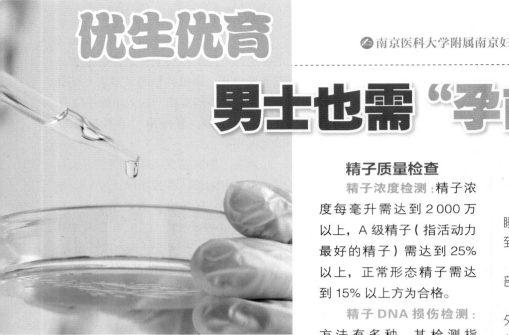

男士孕前体检为何重要

受孕是精子与卵子的结合，受精卵有一半的遗传物质来自父方，即新生命的一半是父亲给予的。男士的孕前检查，可以发现精子质量是否存在问题、精子的遗传物质是否存在损伤、精液是否存在病原体感染等。有过不良妊娠（包括胎停育、不明原因自然流产、葡萄胎、生化妊娠、胚胎畸形等）史的夫妇，再孕前男方必须进行孕前检查，以排除男方因素。

血液检测

ABO血型及Rh血型检测：夫妻双方ABO或Rh血型不合，有可能会导致胎儿或新生儿溶血，可导致胎停育或自然流产，需产科干预处理。

乙肝检测：单纯的乙肝病毒携带者或"小三阳"者，其精液内一般无乙肝病毒，不会影响胎儿。如果为"大三阳"，尤其是血液中有病毒复制者，精液内通常也有病毒复制，建议先行抗病毒治疗，待病毒稳定后再考虑让妻子受孕。

艾滋病、梅毒、单纯疱疹病毒等传染性疾病检测：艾滋病、梅毒等性传播疾病活动期则不宜让妻子受孕。

精子质量检查

精子浓度检测：精子浓度每毫升需达到2 000万以上，A级精子（指活动力最好的精子）需达到25%以上，正常形态精子需达到15%以上方为合格。

精子DNA损伤检测：方法有多种，其检测指标通常以精子DNA碎片化指数（DFI）表示。不同的检测方法该指数正常参考值不同，一般为15%~25%。其中，染色质扩散试验法除可检测DFI外，还可将精子分为4类：大晕环精子、中晕环精子、小晕环精子和无晕环精子。其中的大晕环精子为最优质的精子，一般不存在DNA损伤，该类精子达到30%以上时受孕更有利于优生。若大晕环精子不足10%，则发生胚停育、胚胎发育异常等不良妊娠结局风险增高。

Tips

精液检查前需要注意哪些问题

- 检查前需要禁欲2~7天。保证睡眠，近期不能饮酒，身体应当不感到疲劳。
- 体检留取精液时，需要收集全部精液，勿洒落。
- 如果通过同房留取精液，需体外射精，将精液射到专门的采精杯内，勿用避孕套收集。

特别提醒

精子质量的好坏直接关系到胚胎的质量。检查发现精子质量差的准爸爸们需要戒烟、戒酒至少3个月，保证充足的睡眠，避免身体过于疲劳，尽量避免手机、电脑的辐射，然后复测。复测结果达标可以试孕，不达标则需要接受医生的专业处理。

精浆检测

精液量：正常男性每次排精量一般2~6毫升，过多或过少都会影响妻子受孕。

精液pH值：正常为7.4~8.0，偏碱性。精液pH小于7.0（呈酸性），多见于输精管道梗阻，需要接受进一步检查。

精浆弹性蛋白酶：正常参考值不超过1 000纳克（ng）/毫升，大于该数值往往提示输精管道、前列腺、精囊腺有炎症（以前列腺炎多见）。如合并精浆锌降低，则更提示存在前列腺炎，需要接受针对性治疗。

精液是否含细菌检测：正常精液为无菌性，如检测到支原体、衣原体、加德纳菌呈阳性，则提示存在此类病原体感染。该类病原体可吸附到精子表面，影响精子质量和妻子受孕，需要抗生素治疗。复查阴性、停药1个月后方可尝试让妻子怀孕。PM

中药泡脚，能治愈失眠吗

上海市中医医院主任医师　许 良

读者给《大众医学》杂志发的一封咨询邮件

收信　写信　返回　回复　回复全部　转发

我是一名失眠症患者。最近在报纸上看到《失眠泡泡脚，当晚就睡好》的标题。细看，是介绍一种泡脚的中药，需要打电话邮购。据介绍，这种方子含有十余味名贵中药，能从源头攻克失眠等症。文章中还提到：据用过的人讲，泡脚当天就有奇迹发生，用者会迎来三大变化：当天入睡快，精神愉悦；1个月就能睡得香，血压变平稳；以前睡不着，现在睡不醒……请教专家，这种泡脚方到底是否真的如此神奇呢？失眠问题是否能用这种方法解决？作为失眠者，我应该怎么办？

专家简介

许 良 上海市中医医院主任医师，擅长治疗以失眠为主症的相关内科杂病和中医康复养生指导。

脚部是仅次于心脏的重要部位，分布着大量的毛细血管，用温水泡脚能更好地刺激经络，振奋人体的脏腑机能。因为，当人手和脚的温度高出卧室室温时，入睡将更快、更容易。在人体为入睡做准备时，身体的温度调节机制会将热量由身体中心向四肢等边缘部分转移，并通过手和脚血管的舒张将热量向周围散发。这一过程与人体褪黑激素的释放紧密相关。而该激素可促使人体进入睡眠状态。研究表明，手脚皮肤中血管扩张，是人即将进入梦乡的“最明显标志之一”。而且血管扩张程度越大，人入睡也相对更为容易。就此而言，泡脚确实有助眠的功效。

但是，泡脚看起来简单的一件事，其实却大有学问。首先，要了解泡脚的宜忌。这位读者提到的泡脚方里含所谓“名贵中药”，到底是哪些药呢？这一点很关键。

曾经看到网络上流传一种泡脚药方：即艾叶＋红花，一些患者就开始效仿。可是，因此去就医的却不少，且多是高血压病患者。他们用该药方泡脚后，感到头晕，血压波动也较大。原因是：艾叶和红花均有温经、散寒、活血、通络的作用，高血压患者用此方泡脚，易发生缺血，引发头晕。实际上，高血压患者更适合使用菊花、枸杞子、桑叶、丹参等与冰片少许煎药泡脚。所以，这位读者首先要搞清楚自己到底是不是适合使用这种泡脚方。

一般而言，泡脚基本有两种方法：热水泡脚和中药泡脚。这位读者提到是中药泡脚。而中药泡脚又分为两种情况：中药煲好后用来泡脚，使用中药泡脚片来泡脚。中药煲好后用来泡脚，也就是用煲好的中药水来泡脚，泡脚方式与普通泡脚差不多。另一种中药泡脚方式——中药泡脚片来泡脚，与直接煲中药来泡脚的效果差不多，只是中药泡脚片使用起来非常方便，只需要放到热水中溶解即可。

不过，由于中药泡脚都是选配药方、针对一些疾病进行泡脚，所以最好咨询中医后，让中医帮助调配好药方，这样可以针对性治疗一些疾病。这位读者患有失眠的毛病，最好找有经验的正规中医院医生求治，在医生指导下正确治疗，包括使用中药泡脚方，不宜擅自邮购药物泡脚。另外，对于过分夸大疗效的广告，患者要保持一分警惕。需要说明的是，中药泡脚只能起辅助治疗作用，千万不要把它当作治病方法，以免耽误病情。

其实，热水泡脚也同样能起到助眠的功效——就是单一的用热水泡脚，不添加任何附加物品，所使用的器具与其他泡脚方式无异。实践证明，单一的热水泡脚，一样可以加速血液循环、通气血、排毒、促进新陈代谢，同样具有很好的保健作用。注意用热水泡脚的时候不要泡到大汗淋漓，因为身体失水过多容易虚，泡到后背微微出汗、额头轻微冒汗即可。PM

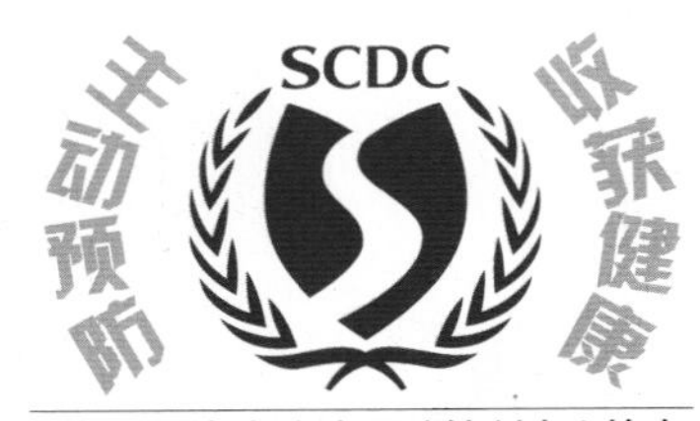

本版由上海市疾病预防控制中心协办

预防加急救 远离踩踏悲剧

上海市疾病预防控制中心伤害防治科 高 宁

随着社会经济文化的快速发展，各种活动的数量迅速增加，规模也不断扩大。在有限的空间内，如果有突发情况发生，导致人群情绪激动、现场秩序失控，非常容易发生踩踏事件。对此，国内外有过不少惨痛的教训：1989 年 4 月 15 日，英国希尔斯堡球场惨案，96 人被活活挤死；1990 年 7 月 2 日，沙特阿拉伯麦加，朝圣人群在通过一个地下通道时发生踩踏，1462 人丧生；2004 年元宵节，北京密云灯会发生踩踏事件，37 人死亡；2010 年 11 月 22 日，柬埔寨金边，参加送水节的人群发生踩踏事件，378 人死亡；2014 年 12 月 31 日夜，上海外滩因人群拥挤发生踩踏事件，36 人死亡……对我们每个人来说，怎样才能远离这样的悲剧呢?

预防踩踏事故发生

● 对于个人而言，对一些热闹欢庆类活动，要抑制参与的冲动，不凑热闹。如果参与了这类活动，应举止文明，人多时不拥挤、不起哄、不制造紧张或恐慌气氛。

● 在公共场所，尽量避免到拥挤的人群中，不得已时尽量走在人流边缘。人群拥挤时，应顺着人流走，切不可逆着人流前进，否则很容易被人流推倒。

● 陷入拥挤的人流时，一定要先站稳，身体不要倾斜而失去重心，即使鞋子被踩掉，也不要贸然弯腰提鞋或系鞋带。

● 如果被推倒或已被挤压在地又无法站起来时，一旦人群从身上踩踏而过是最危险的。这时应设法靠近墙壁，身体卷成球状，双手在颈后抱住后脑勺，手肘撑地，使胸部稍稍离开地面，即使肘部磨破出血，也不改变姿势。如有可能，最好抓住一件牢靠的物体。面对混乱的场面，良好的心理素质是顺利逃生的重要因素。

● 如果发现前面有人跌倒，应马上停下脚步，同时大声呼救，尽快让后面的人知道前面发生了什么事，否则后面的人群将继续向前拥挤，就非常容易发生拥挤踩踏事故。同时，要及时采取保护已倒下人的措施：由一人或几人迅速组成保护区或“人墙”，围住跌倒的人，使其立即站起来，以免踩踏致伤。

● 当带着小孩遭遇拥挤的人群，最好抱起孩子，避免孩子在混乱中受伤。

踩踏事故现场急救措施

踩踏伤的伤情与受到踩踏用力部位有关。实际上，踩踏伤造成的内伤比外伤多，很多伤员表面上并无伤口，但是内伤很重，尤其要注意胸部和头部受到踩压。

● 一旦发生踩踏事故，应立即向“120”急救中心及政府部门报告，以便开展有效的现场急救。

● 在保证现场环境安全、秩序良好的情况下开展急救。现场急救时，一般不应随便移动伤员，而是就地依据伤势进行现场急救。但是，在踩踏事件现场，人群相互挤压在一起，不利于评估伤势和进行急救。因此，要首先解除挤压，即把上面的伤员移开，在移动伤员的过程中一定要防止伤员伤势加重，搬运时可采取“水平搬抬法”，对疑似颈椎损伤者，应注意保持其头颈和躯干的中立位，不要使颈部扭曲和屈曲。

● 对于踩踏伤来说，最重要的是对窒息和呼吸停止的急救。把伤员从危险中解救到相对安全的地方后，应立即检查其有无意识反应：大声叫喊并拍打伤者肩膀，同时观察其有无呼吸。如果无意识反应，说明伤势严重，这时首先要帮助伤者开放呼吸道，并使空气流通，有条件的给予及时吸氧。如果既无意识又无呼吸，应立即进行现场心肺复苏：先进行胸外心脏按压，然后进行口对口人工呼吸，坚持做下去，直到交给医务人员为止。

● 胸部外伤导致呼吸困难或反常呼吸的伤者，往往是多处多段肋骨骨折。此时，可用毛巾、三角巾等为其包扎胸部进行临时固定，尽快送医院处理。PM

别让激情把一切都理想化

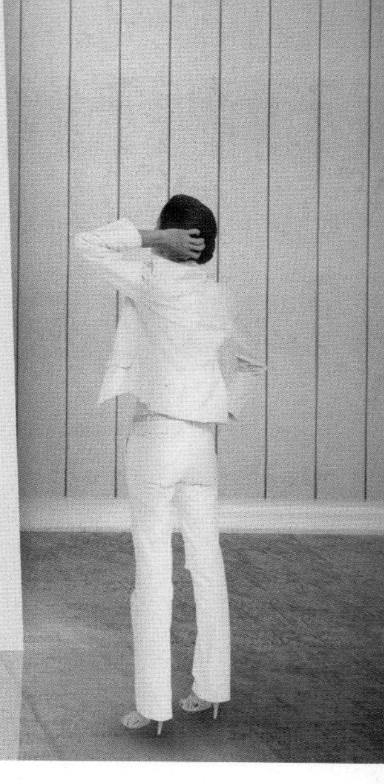

哈洛德

在"激情的眼"中：一切都被夸大

激情与理性两者是相反的情感。激情是理性的对立面，也就是大家常说的"感情用事"。心理学专家认为，理性并不能解释人类内心的一切，所以激情就有了其"位置"。例如，现实生活中，存在很多冲动消费的例子。当事人会以高价买下一些他人看来价值并不高的物品。这多数情况下是激情的体现，而不是理性的行为。

现实当中，激情的表现还有很多个方面，最典型的是恋爱中的男女。有人如此描述：恋人眼睛所见突然变得温柔而模糊，对方所有棱角都消失了，前额是如此"神秘"，头发是如此"妩媚"，双手是如此"诱人"……一切的一切，对恋人来说都是美好的。

事实上，心理学研究发现，我们往往给激情倾慕的对象赋予实际上既观察不到、也不存在的某种魅力。换句话说，一旦点燃了激情，渴求的对象也就被理想化和夸张化了。

Tips

排他性也是盲目激情的特点。激情不仅让人视野狭窄，同时带给人一种"孤岛般的美感"。就是两人处于孤岛，眼中只见对方美好的身影。所以，一旦恋人出现感情上的"走神"，另一方的反应会异常强烈。

激情支配的行为：往往难以持久

遗憾的是，激情支配下的理想化和夸大是无法持久的。无论激情如何蒙蔽我们，现实世界绝对不会像"感官乱言乱语"的（指激情的表现）那样美好。相反，很多时候，现实会给人"当头一棒"（所以最好事先做好心理准备）。

事实上，在激情支配下，我们往往会做出脱离实际的事情。比如，热恋中两人的种种承诺，很多肯定是不现实的。海誓山盟，很可能也只是一时激情的结果。激情是短暂或有限的，而永恒的承诺则是长期的事。所以，不能在激情支配下做脱离实际的事。另一方面，激情支配下，很可能做出冲动的事情，那样就更不好了。

总之，心理学家认为，激情是人的一种固有能力，我们在很多时候的确需要它，但是一定不能滥用，否则结果肯定"不理想"。

节制与平心：做到适度激情

追求节度 找到一套属于自己的行为尺度，不管做什么，都要有所节制。当自己的行为在激情影响下有"脱离实际"的嫌疑时，不妨提醒自己：要冷静，因为任何事情都要有一个度，要有所节制！那样，才不至于滥用激情。如果经常这样做、这样提醒，就会慢慢形成一种掌握尺度的行为习惯，激情就会得到一定的抑制。

学会平心静气 平心静气是一种内在的态度，国外有思想家曾写道：当你被感官情欲的幻想蛊惑时，当心啊，千万别迷失在其中……此时，需要的是平心静气。平心静气不等于漠不关心，而意味着静观其变，不即刻盲目行动。平心静气是片刻的沉淀，即使只是短短的几秒钟，让自己有机会消化和反省情绪上的激情或刺激，能让自己以较轻松的态度面对事情。心理学家告诫，激情冲动时，要冷静下来，多给自己一点时间，比较一下情绪高涨和情绪消退的不同感觉和情景。想一想，或许等情绪平静后，你会因为自己在激情冲动下做错事而自责；再想象一下，如果当初你有所节制，那么事后肯定会为此感到欣喜和自豪。总之，平心静气是一门艺术，凡事不急着来——要慢慢来，给自己足够的时间。PM

（本文摘编自华东师范大学出版社《当爱冲昏头》一书）

100万精子能否做到“保险生育”

✍北京协和医院泌尿外科主任医师、教授　李宏军

生活实例

张先生是位不育患者。那天，他按医嘱做了精液化验。当他拿到精液化验单时，看到报告的结果上写着：精子浓度为1×10^6/毫升（每毫升100万）。张先生事先了解过一些辅助生育的知识，他看了这个数字后暗自庆幸，甚至沾沾自喜：尽管自己的精子没有达到正常标准，但毕竟还有这么多精子，生育后代只需要一个精子，应该问题不大吧，至少还可以通过二代试管婴儿实现生育目的……

医生的话

随着人类辅助生殖技术（简称ART，俗称医学助孕）的不断进步，越来越多的不育夫妇获得了后代。尤其是“只要你有一个精子，就能解决生育问题”的宣传，极大地鼓舞了不育患者和医生。的确，通过单精子卵泡浆内注射（英文简称ICSI，俗称二代试管婴儿技术），仅仅发现一个精子就有使卵子成功受精并怀孕的概率。毕竟一个卵子仅需要一个精子来受精，而每一个人都是一个卵子和一个精子结合的产物。所以，像张先生这种不育患者，的确很有希望通过某种方式实现生育的目的。但是，也绝对不应该盲目乐观。

100万精子与正常生育需求相距甚远

世界卫生组织规定的健康男性精子浓度正常参考值最低范围为20×10^6/毫升（每毫升2000万）。事实上，这一指标在20年前曾经是60×10^6/毫升。而健康生育男性的精子浓度多在（60~150）$\times10^6$/毫升，即平均每毫升一亿个精子。此外，即使是健康夫妇，也不是都在同居后第一个月怀孕，每个月的自然怀孕率大约25%。那么，对于一个仅有正常人1/100数量精子的不育患者，自然怀孕的概率十分小。这也正是张先生患上不育的原因。

做二代试管婴儿也容易“踏空”

像张先生这样具有自知之明的患者，可能会考虑选择二代试管婴儿技术解决生育问题，并以为会万无一失。其实这样想是不对的。首先，试管婴儿的成功率绝对不是100%。

其次，选择做试管婴儿的患者，可能遭遇各种麻烦，比如，在授精的关键时间节点内拿不出精子来——这会让患者遭遇很大损失，有的还不得不放弃本次治疗。为什么会出现这种情况呢？实际上，精子非常微小，需要放大数百倍才能看到很小的精子。分析精液时，实验员在每个高倍显微镜视野下的正常男性精液内可看到数百条甚至更多的精子。而类似张先生这种每毫升100万精子，显微镜下只能够看到一条精子，且这条精子还不一定是具有活动能力的好精子；另外，也不保证每个视野都能找到精子（看不到精子的情况并不罕见）。如果患者的身体健康状态不佳，或者取精环节出了问题，都可能造成显微镜下找不到精子的尴尬情况。打个比方，把1百万条鱼放到大海里，你还能找到它们吗？研究还发现，精子浓度小于0.2×10^6/毫升（每毫升20万）时，即使在离心沉淀情况下，也难以找到精子。

最好做到有备无患

俗话说：人无远虑必有近忧。精子数量特别少的患者，最好提前做一点准备。可以考虑首先进行一段时间的药物调理来改善精子数量。虽然绝大多数患者仍然难以达到自然怀孕的目的，但服药可增加一些精子的浓度，至少可以降低做试管婴儿时“踏空”的概率。而且，精液质量改善后的二代试管婴儿技术治疗结局应该会更好，至少不会有害处。

另外，得到精子后，可预先将好精子进行冷冻，以备二代试管婴儿技术的使用，也能避免“踏空”，当然目前这种显微冻精技术还没有普遍开展，仅在某些医疗机构进行。如果在二代试管婴儿技术治疗期间没有拿到精子，患者又不考虑（附睾、睾丸的穿刺或活检）直接取精，还可以考虑冷冻卵子，以备后续找到精子时再次接受二代试管婴儿技术。PM

前列腺炎难愈 试试6种运动

湖南师范大学体育教学部教授　刘花云

微信好友提问：

我是一位白领男性，患有前列腺炎，总是不能完全好。最近微信朋友圈传运动能治疗好前列腺炎。有的说要多跑步，有的说要打篮球，有的说要做瑜伽……不知道哪种运动效果最好，请专家指点！

前列腺炎，是指前列腺受到病菌感染、某些非感染性因素刺激而出现的骨盆区域疼痛或不适、排尿异常、性功能障碍等临床表现。慢性前列腺炎可反复发作、治疗时间长或久治不愈。慢性前列腺炎发病率高，其发病机制与病因不明确，导致单纯药物治疗效果不够理想，因此，伴随药物治疗的体育运动辅助治疗十分必要。在我的实验研究中，发现其辅助疗效显著。究其原因，体育运动能促进血液循环，对前列腺有治疗、按摩的作用，还能增强治疗药物的效果，等等。

那么，作为前列腺炎患者，应该如何锻炼才能收到良好的效果呢?

Tips

体育运动对各种慢性前列腺炎治疗都有辅助效果。尤其是轻松、节奏缓慢、中低强度的体育运动，可以帮助缓解慢性前列腺炎症状。

根据我们的研究，以下运动锻炼对慢性前列腺炎有良好的辅助治疗效果。

1. 走路　快速步行能使髋盆部规律提拉，使前列腺及其周围器官得到牵拉，起到加速血液循环与按摩作用，每天应快速步行3千米、30分钟，每周至少运动4天以上。步行不需要满负荷，只要达到六至七成运动强度就可以起到辅助治疗作用。

2. 慢跑　慢跑是保养前列腺的最佳形式。跑步时，盆底肌肉规律而有节奏地张弛，使前列腺及其周围器官和组织的血液“活起来”。

3. 游泳　游泳能够使前列腺周围的肌肉放松，且运动力度也相对宽松。腹肌牵拉能促进全身血液循环与淋巴循环，对前列腺及其周围器官起到按摩与加速供血作用，加速前列腺液流通。

Tips

按摩脐腰　患者在日常坐位，左手在下，右手在上，顺时针按摩脐部，约2分钟；然后两臂屈肘放于身后，用手掌上下来按摩两侧腰肌，以感到发热为止，约做5分钟。

4. 瑜伽　瑜伽作为一种新兴的运动方式，对前列腺炎可以起到很好的治疗作用，尤其可以缓解因为精神压力大引起的前列腺炎，如慢性无细菌性前列腺炎、无症状炎症性前列腺炎。

5. 传统保健运动（如太极拳等）　对于前列腺炎患者来说，传统保健运动，如太极拳能够使全身肌肉放松，能使血管紧张度降低。中医学讲，太极拳具有补益肾精、强壮筋骨、抵御疾病的作用。打太极拳时用意念引导动作，有助于消除精神紧张因素对人体的刺激，有利于血管的松弛。

6. 其他体育运动　比如羽毛球、乒乓球等，只要不是运动强度特别大的体育运动都能达到对前列腺炎的辅助治疗与预防的效果。PM

运动量与时间

一般以轻松、节奏缓慢、中低强度的体育运动为主，每周4次左右，时间为30~60分钟，每分钟心率110次左右为佳。每天运动半小时是适宜防治前列腺炎的运动时间。这半个小时的运动也可以化整为零。

运动时注意事项

- 保持轻松心情，这对前列腺炎辅助治疗有积极作用。
- 避免憋尿、久坐运动，多做静动结合的运动。
- 加强体育锻炼，但运动量适宜。
- 注意卫生，体育锻炼后要温水洗澡，防止感染。

备孕怀孕 心态端正别纠结

复旦大学附属妇产科医院副主任医师 王凌

生活实例1

张女士今年35岁，结婚4年，夫妻二人忙于事业，对生育抱着顺其自然的想法。可2年来，他们夫妻生活正常，没采取任何避孕措施，可连一次怀孕的迹象也没有。眼看着年龄大了还没孩子，张女士暗暗心急，开始上网了解各种备孕信息。就这样，从起先的下班后把时间全部花在上网浏览备孕帖子上，到后来的完全辞职一心备孕，每天的必修课就是上网看帖子，和备孕姐妹们交流，看到一些有助于怀孕的偏方、生男生女的方法等就盲目尝试。在如此的紧张和压力下，张女士始终未能怀孕。

医生的话

张女士的现象是典型的求子心切，各种土方法都用上了，最终仍是没有如愿怀上宝宝。其实，备孕应该讲究科学，无须过多人为干预，有时候越是在意、纠结，越是不能怀孕。不妨放松心情，或许会收获一个可爱的宝宝。

像张女士这样的备孕姐妹们，可以夫妇双方先去正规医院进行相关检查，诊断一下是否存在不孕症或不育症。如果排除了疾病导致的不孕，那就不需要吃任何药，包括中医补药。祖国医学的确是中华文化的瑰宝，但古语云“是药三分毒”，而且中药一般都是多味药结合，成分相对复杂，既有对症的药效，也有不良的副作用，有时不但没达到药效，反而副作用更显而易见，很多女性吃了所谓的补药、促孕药后月经失调，反而更加不易受孕。

生活实例2

李女士今年22岁，有1次宫外孕史。她平时喜欢上网，有什么问题总是先“百度”一下，自然“百度”了很多宫外孕的信息。如：宫外孕后不易怀孕，再次发生宫外孕的可能性很大，两次宫外孕后怀孕的机会渺茫……看到这些，李女士结合自身情况，就开始紧张担心起来了，总是担心再次发生宫外孕。

医生的话

受精卵在子宫体腔以外着床称为异位妊娠，习称宫外孕。其中，输卵管妊娠最常见，占90%~95%，病因大致有以下几点：①输卵管异常：慢性输卵管炎、输卵管手术、输卵管发育不良等，阑尾炎、盆腔结核、腹膜炎及子宫内膜异位症等，可致输卵管周围粘连、扭曲、管腔狭窄，易致宫外孕的发生。②受精卵游走：卵子在一侧输卵管受精，经宫腔进入对侧输卵管后种植，或游走于腹腔被对侧输卵管捡拾。③避孕失败。④内分泌异常，精神紧张也可致输卵管蠕动异常或痉挛而发生输卵管妊娠。

由此可见，李女士不必惊慌，应至正规医院接受检查，排除上述可能。若存在高危因素需及早治疗；若无高危因素，应保持心情愉快，安心备孕。

生活实例3

季女士今年32岁，第一次怀孕，孕6周时B超显示“双胎”。面对怀孕这件本该高兴的喜事，季女士却发了愁。她说：“自从怀孕后我就胡思乱想，天天上网查阅双胎妊娠信息。我担心一次怀两个，宝宝发育不好；担心整天面对电脑、手机，会对宝宝产生不良影响；担心养育两个孩子，经济负担太大；担心单卵双胎；担心宝宝能否顺利出生……”怀揣着满满的担忧，季女士经常默默掉眼泪。

医生的话

怀孕对很多家庭来说都是大喜事，但有些孕妇却因此体验到了抑郁，季女士就有轻度妊娠期抑郁症的表现。

妊娠期抑郁症对母胎影响都较大。对胎儿来说，母体情绪低落，营养摄入减少，不仅会影响胎儿宫内生长，导致胎儿发育不良，严重的胎死宫内，还会影响胎儿神经系统发育，增加孩子患自闭症的风险。对母体来说，怀孕时抑郁症会增加流产、妊娠剧吐、产力异常、产后出血等的发生率，也可致产后抑郁症。

面对妊娠期抑郁症，可进行心理、音乐、运动、中医等治疗。如：多出去走走，多与外界的人和事物接触，可承担一些社会角色并投入其中；调整思维模式，消除其顾虑，多憧憬美好的未来；适当听自己喜欢的、能让人放松心情的音乐；适当进行有氧运动，散步、快步走、游泳、瑜伽等均有助于缓解抑郁。用上述方法无法缓解的孕妇应及时至正规医院接受药物治疗。PM

差点被当作乳腺癌的乳腺炎

上海中医药大学附属龙华医院乳腺科
陈莉颖　陈红风（主任医师）

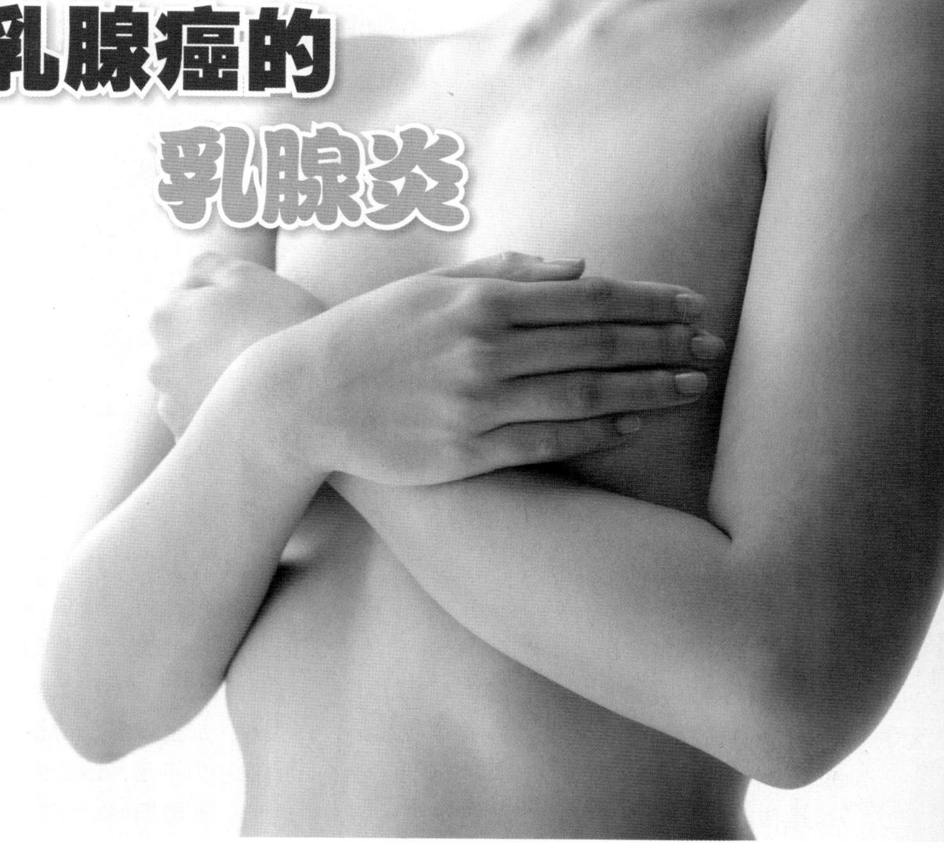

医生手记

"医生，我这个病到底要不要紧？快帮我看看吧！"眼前的小王一脸憔悴，向我讲述了这1个月来的求医历程。1个月前，小王的左乳上方突然出现巨大的肿块，隐隐作痛。次日，小王赶到家附近的医院就诊，做乳房B超、钼靶、磁共振等检查，提示左乳肿块，乳腺癌可能大。小王又陆续赶赴数家医院就诊，经一系列检查，同样被诊断为恶性肿瘤。听到这样的结果，小王几乎崩溃。因为肿块太大，医生考虑先进行辅助化疗后再做手术，化疗前先行穿刺活检。2天后穿刺结果显示"炎症性病变"，排除了恶性可能。看到报告的小王如释重负，然而几日来辗转各大医院就诊，以及患病后的巨大精神压力，已令她疲惫不堪。同时，左乳肿块局部皮肤发红，疼痛加剧，穿刺口也时有稀薄脓水排出。经多方打听，小王来到我们医院。

我们检查后发现，小王左乳头先天性凹陷，左乳上方肿块大小约8厘米×6厘米，几乎占到大半个乳房，质地偏硬，中央直径约2厘米的区域皮肤发红，质地偏软，有波动感，触痛明显。此外，小王并无明显不适，全身检查也无明显异常。进一步询问病史，小王自述发病前正值月经即将来潮，双乳稍有胀痛，又不慎被2岁的儿子撞伤左乳，当时局部疼痛明显，第二天乳房就突现肿块。我们结合相关检查，给小王诊断为"非哺乳期乳腺炎"。经过一段时间的中药内服外敷、局部切开引流、伤口换药等治疗后，小王的肿块基本消散，手术伤口也逐渐愈合。现在，她心情轻松很多，继续内服中药巩固治疗。

非哺乳期乳腺炎，中医称为粉刺性乳痈，西医也称为浆细胞性乳腺炎、肉芽肿性乳腺炎等，发病率占乳腺疾病的2%~3%，是一种多发于非哺乳期或非妊娠期的乳房慢性化脓性疾病，常见于乳头先天性畸形的患者。本病多见乳晕部、乳房部结块，反复化脓溃破，形成瘘管，经久难愈，临床上易与急性乳腺炎、乳腺癌混淆，导致误诊误治，穿刺活检是明确诊断的主要依据。

非哺乳期乳腺炎病情复杂、病程较长、病势缠绵、易复发，至今尚未得出公认有效的治疗方案。非哺乳期乳腺炎一旦发病，治疗过程将会很漫长，患者不仅要承受身体的痛苦，还会遭受较大的精神压力，因此，预防调摄显得尤为重要。根据临床追溯的病史及观察到的发病特点，我们认为，要预防非哺乳期乳腺炎，女性朋友应注意以下几点。

- 舒畅情志，避免过于疲劳，保持情绪稳定，月经前期应尤其注意。
- 饮食清淡，忌食辛辣刺激、膏滋厚味之食物，忌过食海鲜发物。
- 保护乳房，减少乳房部外伤，避免穿紧身上衣及佩戴过紧的胸罩。定期清洁乳头，避免乳头损伤。
- 积极治疗乳腺增生等乳房部疾病，减少回乳期乳汁淤积。

不过，即使患有非哺乳期乳腺炎，也不必过于担心。本病为慢性炎症性疾病，目前尚无资料证明其易恶变。因其病程较长，病情常易反复，故需积极配合治疗，树立战胜疾病的信心，养成良好的生活习惯，定期复查。如此，还是能很快治愈疾病并预防复发的。PM

春季 警惕5种儿童传染病

复旦大学附属儿科医院感染传染科　葛艳玲　俞蕙（主任医师）

春风和煦，艳阳高照，柳枝渐绿，花朵缤纷，一切都告诉我们：春天来了！但是，春季冷暖空气交汇，天气多变、忽冷忽热，适宜多种病原微生物孳生繁殖，加之人们纷纷外出踏青旅游，频繁的外界接触容易使病原在狭小空间里相互传播。因此，春季是传染病的高发季节，尤其是儿童，呼吸道抵抗力相对成人而言要弱一些，容易发生传染病。那么，春季儿童常见的传染病有哪些？应该如何预防呢？

1. 麻疹

麻疹是由麻疹病毒引起的急性传染病。易感儿童暴露于麻疹病毒后10~14天（潜伏期）后开始发病，俗称"九日风"。

前驱期3天：出疹前3天出现38℃左右的中等发热，伴有咳嗽、流涕、流泪、畏光，口腔颊黏膜出现灰白色小点是麻疹的特征性表现。

出疹期3天：病程第4~5天开始出红色斑丘疹，自耳后、颈部开始，而后躯干，最后遍及四肢、手和足。出疹时患儿体温更高，咳嗽、声音嘶哑等呼吸道症状更重。

恢复期3天：出疹3~4天后，患儿体温逐渐恢复正常，皮疹开始消退，皮肤留有糠麸状脱屑及棕色色素沉着。

麻疹本身并不可怕，但此病可能发生肺炎、喉炎、脑炎和心功能不全等并发症，如发生在有基础疾病的儿童身上可危及生命。

麻疹通过呼吸道飞沫途径传播，传染性较强，病人是唯一的传染源，未患过麻疹或未接种过麻疹疫苗者普遍易感。我国规定，麻疹疫苗在8月龄初种，但是随着流动人口的增加，部分儿童麻疹疫苗漏种或免疫失败，加上麻疹疫苗推广后育龄妇女多为被动免疫，其胎传抗体对婴儿的保护力不足，因此近年来感染麻疹的儿童以8个月以内的婴儿多见。对此，育龄期妇女加强免疫有助于增加对所产婴儿的保护力，降低其易感性。

麻疹的治疗以抗病毒、对症支持治疗及加强呼吸道管理为主，必要时应加用抗生素治疗，出现重症肺炎或ARDS（急性呼吸窘迫综合征）时则需要呼吸支持治疗。

2.手足口病

多种肠道病毒可引起手足口病，最常见的是柯萨奇病毒A16型及肠道病毒71型。

手足口病主要发生在5岁以下的儿童，潜伏期多为2~10天，平均3~5天。急性起病，可有发热，口腔黏膜出现散在疱疹或溃疡，婴幼儿多表现为厌食、流涎、烦躁、进食后哭闹呕吐等；手、足出现红色斑丘疹（手心足底多见），其后转为厚壁疱疹，疱疹周围可有红晕，疱内液体较少，年幼儿童可在臀部、膝部及肘关节处出现皮疹；皮疹不伴瘙痒，消退后不留痕迹，无色素沉着。部分病例仅表现为皮疹或疱疹性咽峡炎，无发热等全身症状。该病多在一周内痊愈，预后良好。

少数病例（尤其是小于3岁者，以肠道病毒71型感染更多见）病情进展迅速，在发病1~5天左右出现脑膜炎、脑炎（以脑干脑炎最为凶险）、脑脊髓炎、肺水肿、循环障碍等，极少数病例病情危重，可致死亡，存活病例可留有后遗症。表现为：高热不退，精神萎靡、嗜睡甚至昏迷，头痛，呕吐，易惊、肢体抖动，眼球震颤、肌阵挛、走路不稳或肌无力甚至惊厥。如果出现上述表现，需立即到医院就诊。如果疾病累及心肺，可出现心率快、呼吸急促、血压升高等表现；如果发生肺水肿，则表现为咳粉红色泡沫痰、听诊双肺湿啰音等；如果救治不及时或病情继续进展，会出现心肺衰竭，死亡率很高。

手足口病患儿不仅可通过密切接触和呼吸道传播，还可通过消化道传播，因此，患儿发病后应隔离 2 周，以减少疾病传播。

3. 水痘

水痘是由水痘 – 带状疱疹病毒引起的传染性很强的疾病，传播途径主要是呼吸道飞沫或直接接触传染，也可通过接触污染的用物而间接传染。未接种过水痘疫苗且未患过水痘的人群对该病普遍易感，部分接种过水痘疫苗的儿童依然可以患病，但多数临床症状较轻。

患儿一般在接触水痘患者或带状疱疹患者后 2 周左右发病，典型表现是中低度发热，很快成批出现红色斑丘疹，迅速发展为清亮的卵圆形疱疹，24 小时后疱液变浑浊，随后呈脐凹样结痂，最后痂皮脱落不留色素沉着，如不伴皮肤感染，一般没有瘢痕。皮疹瘙痒明显，易破溃，如搔抓则易继发皮肤感染而留瘢痕。头面、躯干部皮疹多于四肢，呈向心性分布。多数患儿经对症治疗和抗病毒治疗可治愈。少数患儿尤其是免疫低下人群，可出现播散性水痘甚至出血性水痘而危及生命。

水痘患儿皮疹未结痂前均具有传染性，因此皮疹全部结痂应隔离，一般需要 2 周。

4. 猩红热

猩红热为 A 群溶血性链球菌（化脓性链球菌）感染引起的急性呼吸道传染病，多见于 5~15 岁儿童，一年四季都有发生，冬春之季最多发。

猩红热潜伏期为 2~5 天，患儿先有发热、咽痛，1~2 天后出疹，一般 1 天内皮疹蔓延至全身。典型的皮疹为在全身皮肤充血发红的基础上散布着针帽大小、密集而均匀的点状充血性红疹，偶呈“鸡皮样”丘疹，患儿常感瘙痒。皮疹一般在 48 小时内达到高峰，2~4 天可完全消失，重症者可持续 5~7 天甚至更久。皮疹消退 1 周内出现脱皮，躯干多为糠状脱皮，手掌足底皮厚处可见大片膜状脱皮。

猩红热的诊断需要典型的临床表现及皮疹特点，血常规检查常有白细胞升高、以中性为主，如咽拭子培养化脓性链球菌阳性，则可明确诊断。治疗首选青霉素。由于我国化脓性链球菌对红霉素等大环内酯类抗生素耐药率高达 95% 以上，因此，若患儿对青霉素过敏，可改用头孢菌素类抗生素，疗程 7~10 天。

在咽拭子培养阴性前，患儿最好隔离休息，避免疾病传播。此外，感染该菌后可发生免疫变态反应，累及肾脏、心脏甚至关节，虽然近年发现此类并发症发病率极低，但发病 2 周后还是应该进行小便常规检测及复诊，以免耽误病情。

5. 流行性脑脊髓膜炎

流行性脑脊髓膜炎简称流脑，是由脑膜炎球菌引起的经呼吸道传播的一种化脓性脑膜炎。传染源为病人或带菌者，患病人群以 15 岁以下青少年和儿童居多，6 个月至 2 岁小孩患病率最高。

流脑的潜伏期是 1~10 天，一般为 2~3 天。患儿一般表现为突然高热、剧烈头痛、频繁呕吐、精神不振、颈项强直、皮肤瘀点瘀斑，暴发型者可迅速出现昏迷、抽搐，瘀点瘀斑迅速增多融合，死亡率极高。

治疗流脑，首选第三代头孢菌素和青霉素，疗程 7~10 天，辅以对症支持治疗，患儿需要隔离 1 周。PM

Tips

三方面入手，帮孩子预防传染病

春季传染病虽然种类繁多，但只要重视预防工作，做到早发现、早隔离、早诊断、早治疗，就可以有效阻断传染病的流行与传播。

● **控制传染源** 不少传染病在开始发病以前就已经具有了传染性，当发病初期表现出传染病症状的时候，传染性最强。因此，对传染病人要尽可能做到早发现、早诊断、早报告、早治疗、早隔离，防止传染病蔓延。

● **切断传播途径** 切断传播途径的方法，主要是讲究个人卫生和环境卫生，使病原体丧失感染健康人的机会。如：外出归来、饭前便后勤洗手，医院就诊戴口罩，家中每天开窗通风，保持室内空气新鲜，对传染病人用过的物品及房间进行适当消毒（日光下晾晒衣被，用含氯消毒剂喷洒、擦拭房内门把手、桌面、地面等）。

● **保护孩子** 如：按时为孩子进行预防接种，提高抵抗力；减少孩子与传染源接触，尽量少带孩子去人口密集的公共场所；孩子发热或有其他不适应及时就医。

杨氏针灸 絮刺火罐再飞跃

历史渊源

“杨氏针灸”是上海海派中医的重要流派之一，以杨永璇为开派宗师，其子杨依方、弟子徐明光、张洪度、李大可、陈慰苍、葛林宝、张怀霖、张振华等为第二代传人，第三代传人更是遍布沪上、辐射江浙，其代表人物有李国安、杨容、沈卫东等，至今已有五代。主要医疗活动场所为上海曙光医院、上海市针灸经络研究所、上海市气功研究所、上海市浦东医院、周浦社区卫生服务中心等。

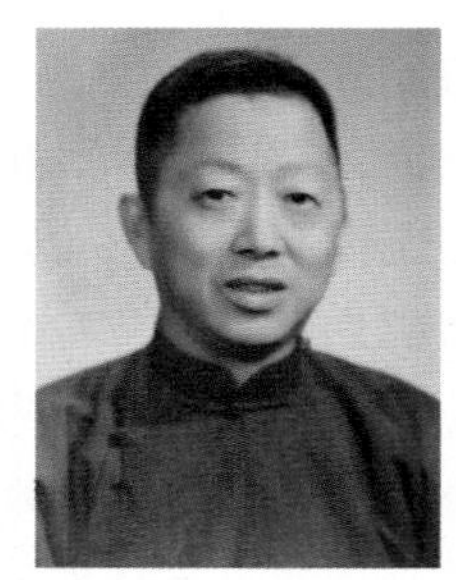

杨永璇（1901–1981）

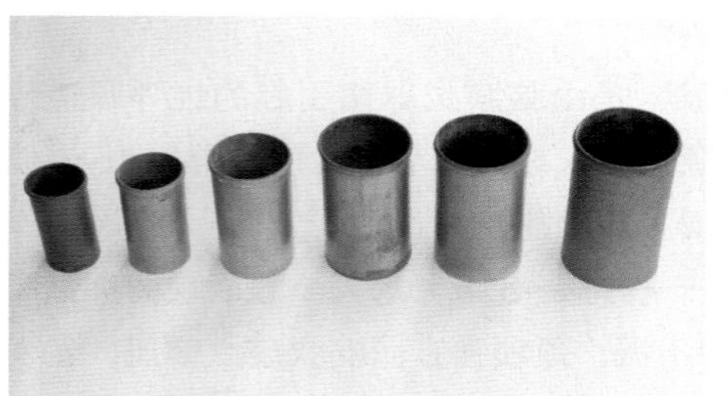

杨永璇自创的六只成套铜质火罐

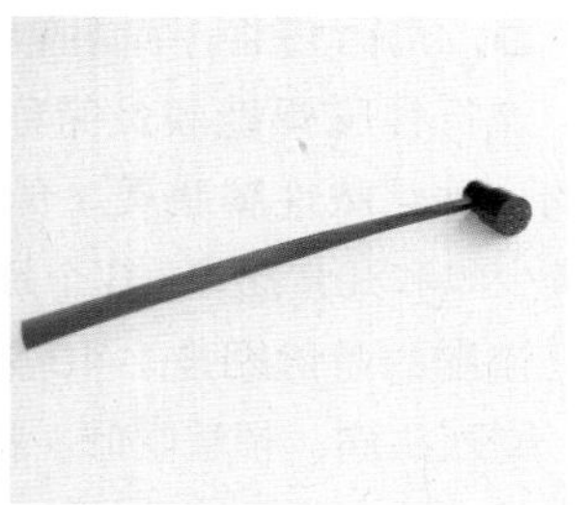

杨氏针灸常使用的七星针

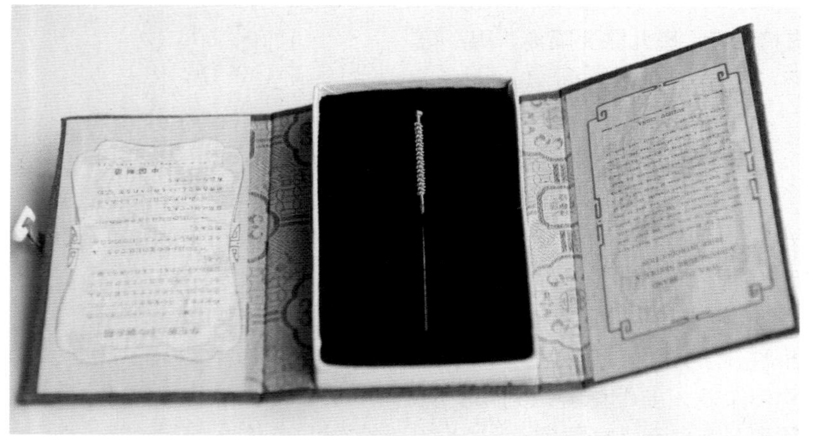

杨氏针灸曾经使用的针灸金针

诊疗特色

杨永璇在临诊时按脉察舌，辨证论治，根据病情需要，以针、艾灸、拔火罐为主要治疗手段，兼用汤药丸散，膏滋药酒，药熨熏洗，外敷搽擦等多种治疗方法，针药并用，内外同治，千方百计地解除病人疾苦。他善以四诊合参，尤重脉舌，并运用穴位压痛等方法辅助诊断，形成独有的“针灸经络诊断法”。杨永璇著有《针灸治验录》，是我国首部针灸医案专著。

杨永璇在临床上常用针刺加拔火罐的方法，以增强舒筋活络、疏通气血、开豁毛窍、镇痛祛邪的功效，得心应手，效果极佳。此法得自师传经验，经杨永璇改进成为每套六只的套叠式铜质火罐，推广使用，刺罐结合，遂成一家。到 20 世纪 60 年代初期，杨永璇运用七星针叩打后加拔火罐，以吸出瘀血凝块，这种既多针浅刺、又拔罐出血的方法，是古代针法的综合改进，名之曰“杨氏絮刺火罐疗法”，是刺罐结合的一大飞跃。在临床上对多种顽固性疾病以及局部压痛拒按，辨证属于气滞血瘀之症，皆可治疗。

杨氏针灸后代传人进一步扩大了“杨氏絮刺火罐疗法”的治疗病种，顽固性周围性面瘫、复发性荨麻疹、粘连型肩周炎、肱骨外上踝炎、膝骨关节炎、腰肌劳损、颈背部局限性的神经性皮炎等顽疾，也成了絮刺火罐疗法的适应证。2011 年“杨氏针灸疗法”被列入“上海市非物质文化遗产扩展项目名录”。

基地建设

目前，杨氏针灸流派传承项目总基地设在曙光医院，并联合了上海市气功研究所、上海市针灸经络研究所、上海浦东医院、周浦社区卫生服务中心等多家医疗机构，培养更多的流派学术传承人，为更多的患者提供更好的医疗服务。

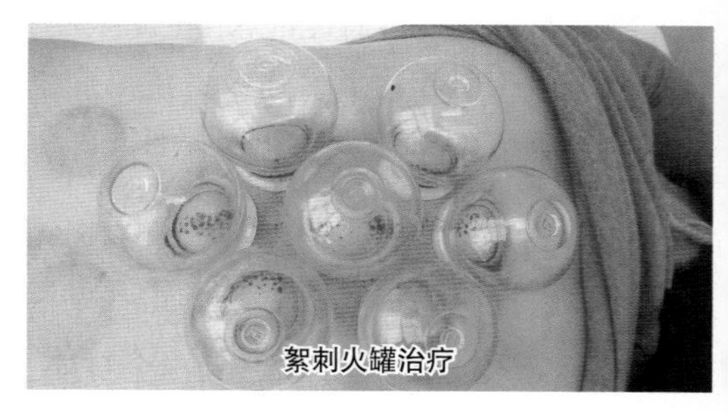

絮刺火罐治疗

面瘫——擦擦而愈

上海中医药大学附属曙光医院针灸科主任医师　沈卫东

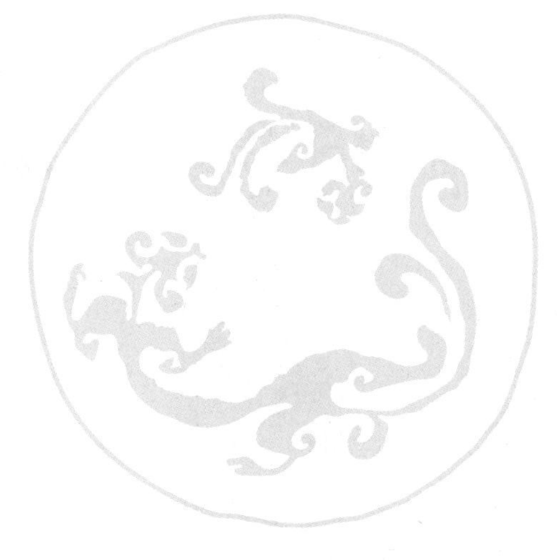

面瘫是一种常见病、多发病，又称急性面神经炎、特发性面神经麻痹等。本病的主要症状是患侧面部麻木，面肌下垂，眼睑闭合不全，额纹及鼻唇沟消失，口角向健侧歪斜，说话、咀嚼、漱口均有妨碍，鼓颊、吹哨都感困难，伴有患侧耳后乳突部疼痛。面瘫在中医古代医籍中早就有记载，曾被称为“口僻”“喎僻”等，俗称“面瘫”“歪嘴巴”“吊线风”。

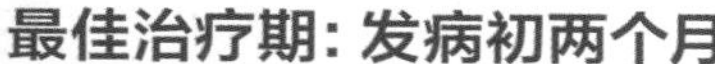

最佳治疗期：发病初两个月

该病目前病因不明，可能由于病毒感染或自身免疫功能不稳定等多种原因导致。现代医学研究发现本病有 80% 的治愈率，大多数患者可在 1~2 个月内痊愈。早期治疗不及时的患者，年长并患糖尿病、动脉硬化、高血压等的患者一般预后不理想，易留有后遗症。

临床上，本病的最佳治疗期为发病初期两个月，此时间内面瘫恢复速度最快，治疗效果最明显。进入后遗症期，病情将更为复杂，容易发生倒错、面肌痉挛等后遗症，治疗难度将增大，且恢复速度将降慢，疗程变长，给患者带来极大的心理压力。若能使面瘫患者尽早痊愈，就能避免后遗症期带来的诸多困扰。

拔罐擦针法：无痛快捷效佳

我们继承总结“杨氏针灸”经验，针灸后患侧拔罐，善用经验穴“颐中穴”，促进患侧面肌松弛和感觉迟钝尽快恢复。科室在继承的基础上开创性应用擦针三线（神庭－承浆为中线；阳白－地仓为旁线；太阳－颊车为侧线）疗法治疗面瘫，疗效肯定，无痛快捷。

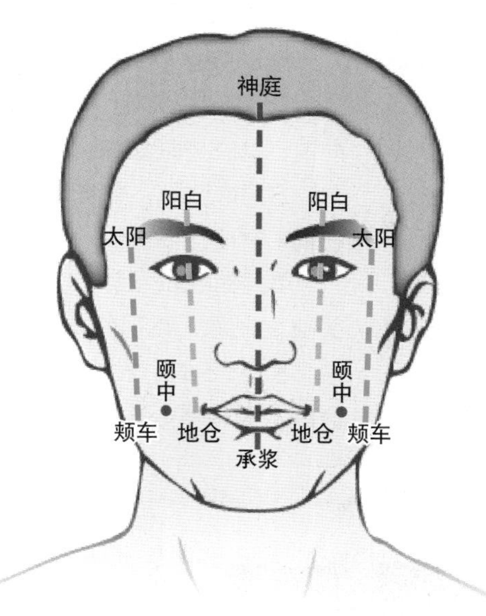

擦针疗法是针灸特色疗法之一，具有操作简便、刺激面积较大、安全、省时省力、疗效较好的特点，其作用部位在人体皮部，根据针灸“皮部理论”，即“皮者脉之部也，邪客于皮则腠理开，开则邪入客于络脉，络脉满则注于经脉，经脉满则入舍于腑脏也，故皮者有分部，不与而生大病”，同时结合“半刺”“毛刺”等刺灸方法，通过“皮部－络脉－经脉－脏腑”的途径有效调节人体脏腑的气血阴阳，防治疾病。PM

眼斜嘴歪　　尽早治疗　　拔罐擦针　　擦擦而愈

曙光医院代表性传承人

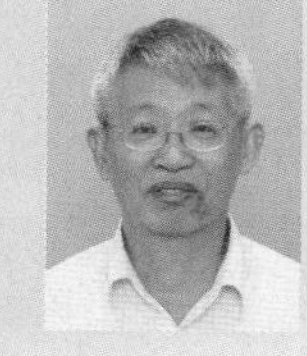

李国安　杨氏针灸第三代传人，上海市浦东新区名中医。从事医、教、研工作 30 余年，尤擅针灸治疗妇科、内科及神经系统疾病。

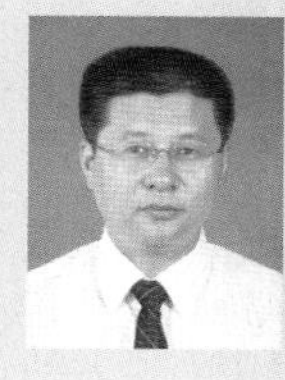

沈卫东　杨氏针灸第三代传人，全国名老中医学术继承人。曙光医院针灸科主任，针灸教研室主任，海派中医流派临床基地主要负责人。擅长治疗颈肩腰腿痛、软组织损伤、疼痛、周围神经病变、带状疱疹、中风、脑瘫等。

清明微导引 开弓射箭催新生

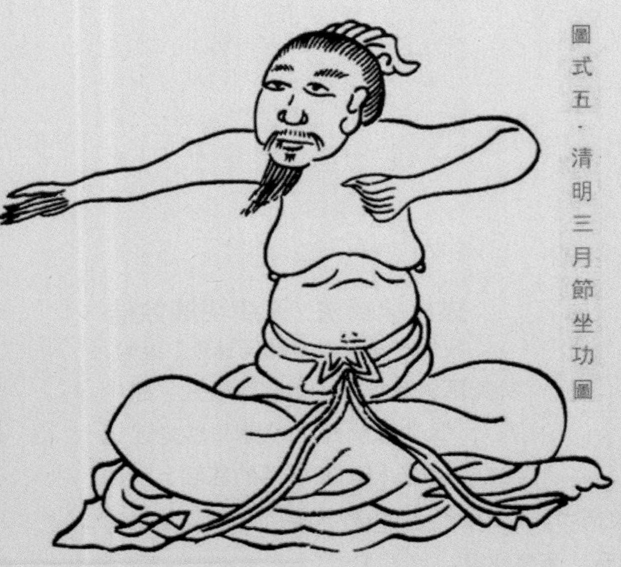
圖式五·清明三月節坐功圖

清明，为一年二十四节气中的第五个节气，也是春季的第五个节气，每年太阳运行至黄经 15 度时即为清明。2015 年清明节气从 4 月 5 日到 4 月 19 日。清明时节，气候渐温，天清地明，风和日暖，草木茂盛，春意浓浓。正如古人所说："万物生长此时，皆清洁而明净，故谓之清明。"是人们远足踏青、亲近自然、催护新生的一个大好时节，同时，清明还是中国人祭奠祖先、缅怀先人的重要节日。

文 中国中医科学院医学实验中心博士 代金刚
中国健身气功协会常委 张明亮

唐末宋初陈抟老祖陈希夷编制了二十四节气导引法，其中的清明开弓射箭式为上肢左右对拉，形如开弓射箭，而弓上之箭是开弓之势所产生的内劲，其内劲、内气如箭一般蓄势待发。此式两手分为弓手和箭手，且弓手为虎爪，箭手成掌，两掌一屈一伸、两臂一收一回，而与体内气机的开合相应。

清明开弓射箭式

本式是二十四节气导引术中非常具有代表性的一个"导引"类功法。动作刚柔相济、左右对称、上下兼顾，屈伸、松紧、消耸、转侧，环环相扣、势势相连，借此以引导、调控、促进体内气血循经运行，使气血畅旺，从而达到疏肝利胆、调肝养肺的作用。而且可以调畅情志、疏解郁滞，而与自然界升发之气相应。

1. 采用坐姿或站姿，两手自然覆按于两膝，思想安静，全身放松。（图 1）

2. 以中指带动，两臂向左右伸展，抬至与肩相平，同时逐渐转掌心向前，意在中指指尖。（图 2）

3. 接上式，两臂继续向上伸展至头顶上方，两手手腕交叉，左手在前（掌心向右），右手在后（掌心向左），随之抬头看手。（图 3）

4. 接上式，屈肘、落臂，收掌至胸前，同时两臂外旋，转掌心向内，头随之还原，目视前方。（图 4）

5. 接上式，右手五指用力分开再屈曲成虎爪，向右侧水平拉伸；同时，左掌转掌心向下，由小指一侧带动向左侧水平推出，并逐渐转掌心

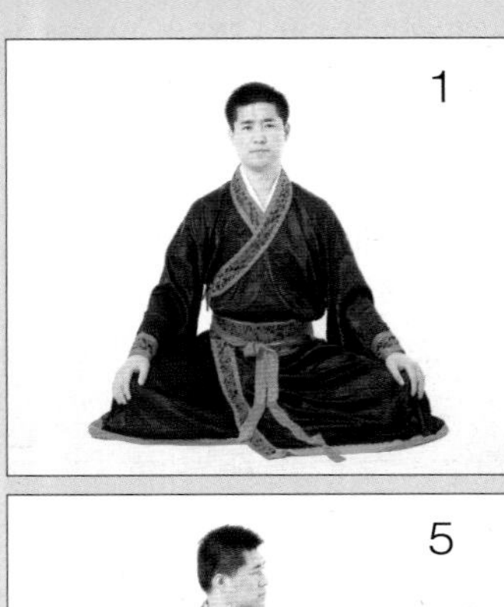
1

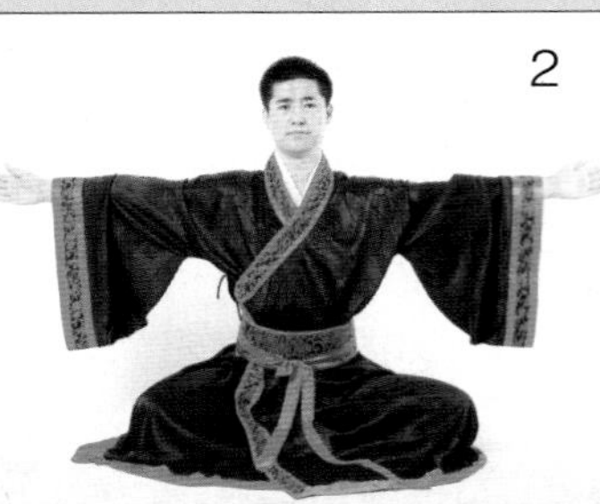
2

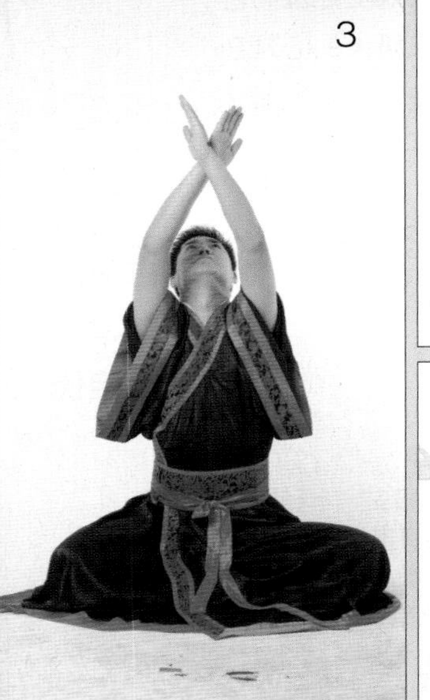
3

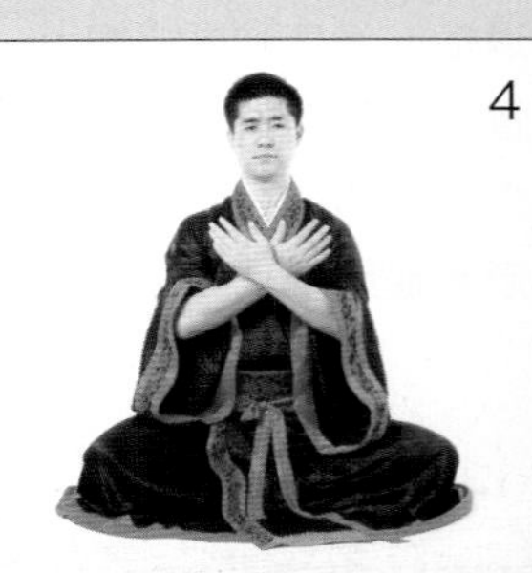
4

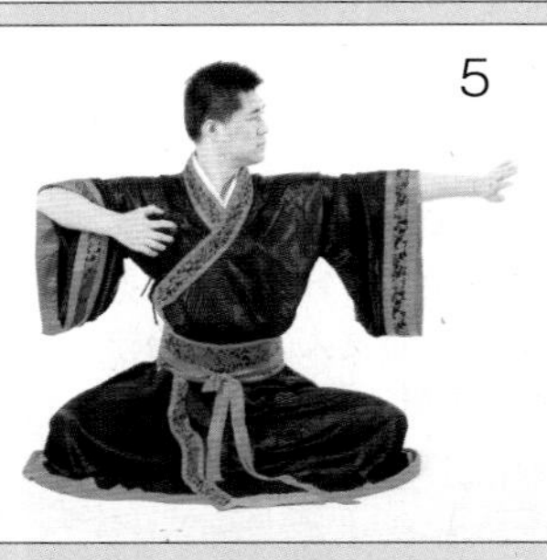
5

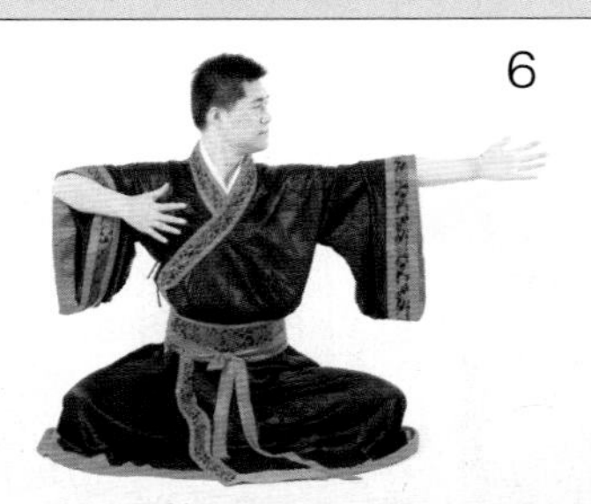
6

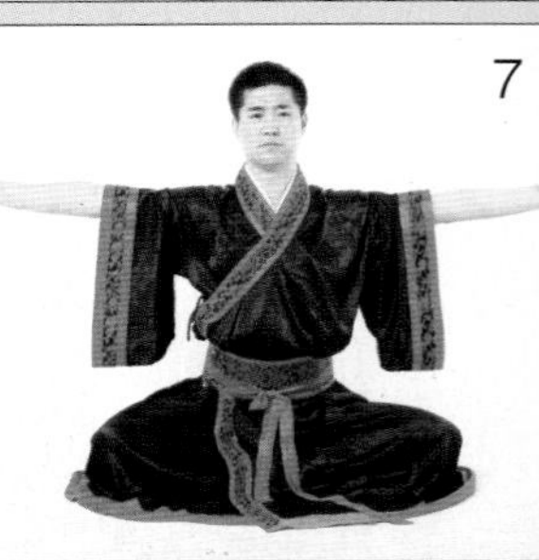
7

向左、指尖向前，同时头颈水平左转，目视左掌，势如开弓射箭，动作略停。（图 5）

6. 接上式，左臂外旋，左掌从小指开始，依次伸展（古称“正描太极”），成掌心向前、指尖向左；同时，右手从小指开始，依次伸展（古称“反描太极”），成掌心向内，指尖向左，双臂对拔、势如开弓射箭，指掌张开、力达指尖。（图 6）

7. 接上式，右臂向下、向右侧伸，两臂成“一”字势，两掌心向前，然后头颈转正，目视前方。（图 7）

8. 接上式，重复以上动作 3~7，左右方向相反，向右开弓射箭。

9. 以上动作左右各做一次为一遍，共做三遍。

清明养生

饮食方面：一些呼吸道、关节系统等慢性疾病，在清明时节容易复发，所以要忌食一些海鱼、海虾、羊肉、竹笋等发病食物。宜多吃一些养肝补血、温中益气、健脾除湿的食物，比如薏米粥、首乌粥、鸡肉等。

起居运动：清明节气是高血压易发期，因此要保持心情舒畅，选择动作柔和、动中有静的锻炼方式，如太极拳等。高血压患者避免参加竞赛性的活动，以免情绪激动；避免做负重性活动，以免屏气而引起血压升高。

情志方面：清明节是重要的节日，人们在这个时节常常通过祭祖和扫墓活动来缅怀先人，寄托哀思。不过，悲伤过度对身体健康的影响是很严重的，尤其是患有高血压、冠心病的人更应控制情绪，以防旧病复发。另外，春季又是多种精神疾病的高发期。因此，清明前后注意保持稳定的情绪和舒畅的心情。PM

扫描二维码，收看其他 4 月节气养生（视频版）
《谷雨微导引 托掌须弥调气血》
妇科、乳腺病者特别适用

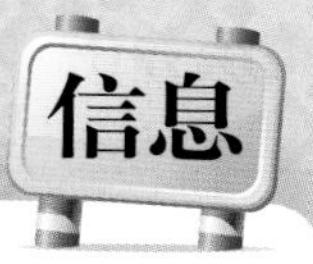

治疗糖尿病：要降糖，更要保护胰岛功能

近日，由中山大学附属第三医院翁建平教授、北京大学人民医院纪立农教授联合国内 25 家医院共同完成的 CONFIDENCE 研究系列成果在《内科学》和《糖尿病》等国际糖尿病领域的重要期刊上发表。

CONFIDENCE 系列研究基于中国临床实践提出科研假设，通过严谨的试验设计和紧密的协作实施高质量的临床试验对科研假设进行验证。研究结果对于探索适合中国人群的糖尿病控制策略提供了有力的循证医学和基础医学支持，对于指导今后的中国糖尿病临床实践具有重要意义。

研究协作组发现，以胰岛素、吡格列酮、艾塞那肽作为新诊断 2 型糖尿病患者的起始治疗药物，均可有效降糖，同时保护胰岛 B 细胞功能。其中，新型降糖药物艾塞那肽是唯一具有减轻体重、改善血脂紊乱、减轻肝脂肪沉积的药物。艾塞那肽是阿斯利康公司生产的注射类降糖药物，是胰高糖血素样肽 -1（GLP-1）激动剂。综合考虑降糖疗效、延缓 B 细胞功能进行性下降、减轻体重，以及改善脂肪肝和腹型肥胖等各方面因素，艾塞那肽的获益最大。

中药降糖有了循证医学证据

近日，以中山大学附属第三医院翁建平教授、中山大学孙逸仙纪念医院李焱教授、广东省中医院范冠杰教授、广州中医药大学第一附属医院刘敏教授、广州医学院第三附属医院张莹教授为首的我国中西医专家，联合 5 家中西医三甲医院组成临床研究团队，首次采用双盲、双模拟、前瞻性随机对照的现代循证医学方法，研究麦圣元地黄胶囊对糖尿病患者的疗效。研究发现，麦圣元地黄胶囊可有效改善糖尿病患者的目干少泪、神疲乏力等临床症状，提高其生活质量，并具有一定的降糖功效（使新诊断 2 型糖尿病患者的糖化血红蛋白降低 1.1%）。

地黄是中医治疗糖尿病的一味主药。《本草纲目》记载，地黄具有凉血生血、补肾水真阴、通血脉、益气力、利耳目等功效。麦圣元地黄胶囊从天然地黄中提取有效成分，经现代工艺加工制成，是获得国家批准的中药保健品。

把每天的沐浴时刻变成“更多好时光”

2015 年 2 月，强生公司在全球七个国家同步发布了《强生全球宝宝沐浴调研报告》，并通过举办专家研讨会，揭示沐浴对婴儿健康快乐成长的重要性。《强生全球宝宝沐浴调研报告》显示，全球 84% 的父母认同沐浴时刻是他们与孩子共处的珍贵时光，但对沐浴所能带来的好处却不够了解，也并不清楚沐浴能给宝宝的触觉、嗅觉等感官发展带来帮助；仅有 42% 的父母表示沐浴时刻对孩子的大脑发展极为重要。首都医科大学附属北京儿童医院皮肤科马琳教授指出：“沐浴、抚触等亲子互动能使宝宝在亲密的肌肤接触、视线沟通、语言交流中获得精神放松，这些互动同时也会使宝宝皮肤内的触觉小体获得更多刺激并传递至大脑，促进大脑发育。”据悉，该调查是在中国、美国等 7 个国家超过 3 500 名拥有 0~3 岁儿童的家长中进行的。

关注精神疾病 消除社会偏见

据中国疾病预防控制中心精神卫生中心发布的数据显示，我国各类精神障碍患者数量在 1 亿以上，在超过 1 600 万重性精神病患者中，精神分裂症患者达到 1 000 万人。为了提升公众对精神类疾病的科学认知，消除社会对精神分裂症患者和家庭的偏见，展现精神科医生的工作及对患者的付出，全国首部反映精神分裂症患者生活和治疗的公益微电影《Doctor S》今天在由赛诺菲公司主办的“励精图治”精神分裂症全病程管理论坛上首映。上海市精神卫生中心院长徐一峰教授表示：“由于精神障碍患者的特殊病情，精神科医生在工作中需要承受非常大的工作和心理压力。患者的谩骂、攻击甚至是人身伤害，影片中出现的场景在我们医院经常都会上演。社会对精神科医生的偏见也普遍存在，这让我们深感无奈。希望通过这部影片，能够让更多的人走近精神科医生和精神病患者这个‘特殊群体’，给予医生和患者更多的理解和包容。”

喝苦中药能不能加糖?
——网友的疑惑和解答

1. 这苦药能和糖一起喝吗?

网友求助：我喝的中药里有黄连，非常苦! 每次喝完都想吐，但是为了治病还是得喝。能不能把冰糖或红糖或白糖放进中药里一起喝?

赞成派

网友：适当放些冰糖或红糖，应该可以的吧。

网友：你如果实在受不了黄连的苦味，就加些冰糖吧。

反对派

网友：吃糖会降低药效的。喝过苦药后，用温开水含漱会好些。

网友：“良药苦口利于病”，这是经验，所以最好还是不加糖，你忍着点。

2. 吃完中药能吃糖不?

网友求助：我得了胃窦炎，医生给我开了中药服用，但是这药真的很苦，我喝完能吃些糖不?

赞成派

网友：你可以吃些饴糖，饴糖本身就是一味中药，有缓急止痛的作用。

网友：吃些冰糖或喝点蜂蜜水吧。不过为了配合治疗，你最好少吃点糖。

反对派

网友：我试过喝完中药后用白开水漱口。别用糖来减轻苦味吧，毕竟糖不能真正意义上遮盖苦味。

网友：喝完中药后吃糖也就是去去口中的苦味，这点苦为啥不熬过去? 又不是天天需要喝中药。

3. 小孩喝中药能加糖吗?

网友求助：中药太苦了，我家小孩屡喝屡吐，怎么办? 能不能加点蜂蜜或红糖?

中立派

网友：视情况而定，有些药和糖、蜂蜜同服会影响消化。

劝阻派

网友：绝对不行，中药有配伍禁忌，不可随意乱加，糖也不行。

网友：喝中药不该加糖。中药煎成的汤剂多数苦涩，有人受不了这种苦，不加糖就喝不下，但“糖中药”可能会产生适得其反的效果。

出谋划策派

网友：孩子喝中药普遍都是这样，你只能多次少量地喂他。每次喂一点，就不会吐了。

网友：你可以将中药熬浓些，少量快速喂给小孩喝，服后含少许蜂蜜。等小孩慢慢适应喝中药了，就不会感到很苦了。

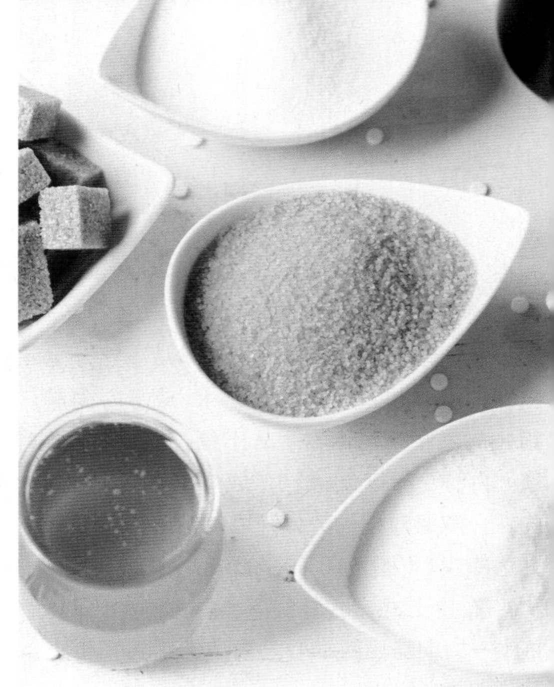

大众医学：看过这些“吃不了苦”的大人孩子们的疑问，以及热心网友的建议和规劝，你也很矛盾吧? 药苦受不了，加糖又怕药没效。那请专家来化解你的苦甜纠结吧。

在中医门诊的诊室里外，经常听到服用中药的患者埋怨：“中药实在太苦了!”他们还会满怀希望地询问医生：“我能在药里放点糖吗?”这种又苦又有怪味的药汁，小孩也不喜欢，家长出于无奈和疼爱，会在中药汤剂中加许多糖，希望减轻药的苦味，哄劝孩子喝下。那么，在中药汤剂中加糖调味到底可不可行?

给中药加点甜，还是忍着苦?

良药苦口，最好不加糖 大部分中药汤剂的化学成分很复杂，若在其中加入糖，会导致药液中的蛋白质、鞣酸等成分与糖（特别是含较多铁、钙及其他杂质的红糖）发生反应。其次，过多的糖会干扰微量元素和维生素的吸收，抑制某些退热药的药效，降解某些药物的有效成分，所以喝中药最好不加糖，尤其是炎症或感染类疾病患者所服用的中药，更不适合加糖。即便黄连、龙胆草等特别苦的药物，也应尽量少用或不用调味品，若有必要，可少配甘草、大枣之类调和。实在难以下咽的中药汤剂，服用后可用冰糖水漱口，以冲淡口中苦味，切不可直接在汤剂里加糖。

调补类中药是例外 如果服用滋补类中

白糖、红糖、冰糖、饴糖、蜂蜜……

谁是治病养生的“甜蜜伴侣”

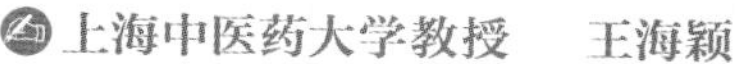

上海中医药大学教授　王海颖

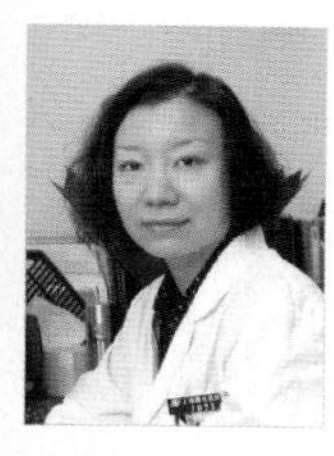

专家简介

王海颖　上海中医药大学教授，硕士生导师。现于上海中医药大学从事教学、临床及科研工作，主要研究糖尿病及肾病，主持多项国家级及省部级课题。

药或调补膏方则另当别论，可以加入饴糖或冰糖将其慢慢融化，既改善口感，又滋补脾胃，大便干燥者也可加适量蜂蜜。

比一比，谁又甜又养生?

至于调味所用的糖或蜜，究竟哪种更养生? 白糖、红糖、冰糖、饴糖、蜂蜜……这些大家常用的天然甜味剂，各有哪些功效，又存在什么区别?

白糖　性平，具有润燥生津、和中缓急的作用，适用于肺虚咳嗽、口干燥渴及中虚腹痛者。

红糖　偏温，具有活血散瘀、补脾缓肝的作用，适用于血虚伴血瘀及脾胃虚寒者。

冰糖　禾本科植物甘蔗茎中的汁液制成白砂糖后，煎炼而成的冰块状结晶。其口味凉甜，性平，入脾肺经，具有健脾和胃、润肺止咳的功效，常用于脾胃气虚、肺燥咳嗽之干咳无痰或痰中带血。例如干燥风大的秋季，煮上一碗冰糖雪梨银耳汤，既能生津润肺、消痰止渴，又可补脑强心、滋阴养胃。

饴糖　以高粱、米、大麦、小麦、粟、玉米等含淀粉质的粮食为原料，经发酵糖化制成的食品，味甘性温，具有补中益气、缓急止痛、润肺止咳的功效，主要用于脾胃阳虚或气虚所致的脘腹疼痛及肺虚干咳少痰、咳嗽乏力，也可用于体虚及小儿、产妇的滋养。临床上饴糖主要用以补脾和胃，调理中焦。但是《本草纲目》记载饴糖“秘结、赤目疳病者，切宜忌之”，故湿热内郁、中满吐逆、痰湿盛者不宜食用。

蜂蜜　即中华蜜蜂或意大利蜜蜂所酿的蜜糖，味甘而平，能调补脾胃、润肺生肌、解毒、润肠、缓急止痛。蜂蜜含有多种维生素、矿物质和氨基酸，其性甘润，用于脘腹虚痛、肺燥咳嗽、肠燥便秘、口疮、水火烫伤、风疹瘙痒。《本草纲目》记载其“和营卫，润脏腑，通三焦，调脾胃”，是老少皆宜的滋补品，适用于老年体衰、小儿营养不良、病后调养，对体虚便秘者尤为适用。当然这么完美的蜂蜜也有人不适宜食用，湿热痰滞、便溏或泄泻者慎用。

上述糖和蜜各有千秋，很难选出哪种更为优秀。不过论及性价比，饴糖的价格比较低廉，且补中气、健脾胃效果佳；冰糖作为调味剂使用方便，价格也不贵；蜂蜜，尤其是优质的蜂蜜，价格稍显昂贵，但其所具有的解毒、润肠功效是冰糖和饴糖所不具备的。PM

延伸阅读

管住孩子的小嘴，适当给点“甜头”

家里有小孩爱吃糖，该怎么办? 严禁吃糖，孩子太可怜，有时还会助长糖在小孩眼里的魅力，而且儿童若糖类摄入不足，则生长发育迟缓、体重减轻、易疲劳；但摄入过多，则可致肥胖症、龋齿等。所以不能片面地绝对禁止孩子吃糖，而要择时、适量、有选择地食用。

疲劳饥饿时吃适量饴糖　幼儿或学龄儿童，在下午3~4时，即放学后的活动量往往较大，体力消耗亦大，易发生疲劳和饥饿。晚餐前2小时吃点甜食，不仅不影响就餐食欲，还能补充身体能量。饴糖属于发酵制成的粮食类食品，具有缓中、生津的作用，故在该时间段给孩子补充饴糖最合适。

洗澡之前吃些冰糖　洗澡时全身毛细血管扩张，出汗增多，消耗量增大，可能发生头晕、恶心等虚脱症状。如在洗澡前给孩子吃点冰糖，有健脾和胃、润肺止咳的功效，可以缓解洗澡后的疲劳乏力之感，防止虚脱。

运动前半小时或早晨起床后喝点蜂蜜水　运动前不宜饱餐，所以运动前半小时到1小时内给孩子吃些甜食，例如饴糖或蜂蜜水，既能提供身体运动所需的能量，又可补充水分，运动后不易有明显的疲劳感。

以上选择的“吃糖时机”不仅适用于儿童，成人也可效仿，不过需要提醒各位：饱食后忌甜食，睡前忌甜食，饭前十几分钟忌甜食，忌偏食甜食。

醋浸韭菜治顽固鼻出血

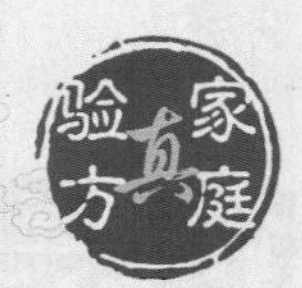

家庭真验方

这个方子是家庭真验方微信平台的粉丝提供的，我们请“老法师”审方，喜获首肯，得以公之于众。

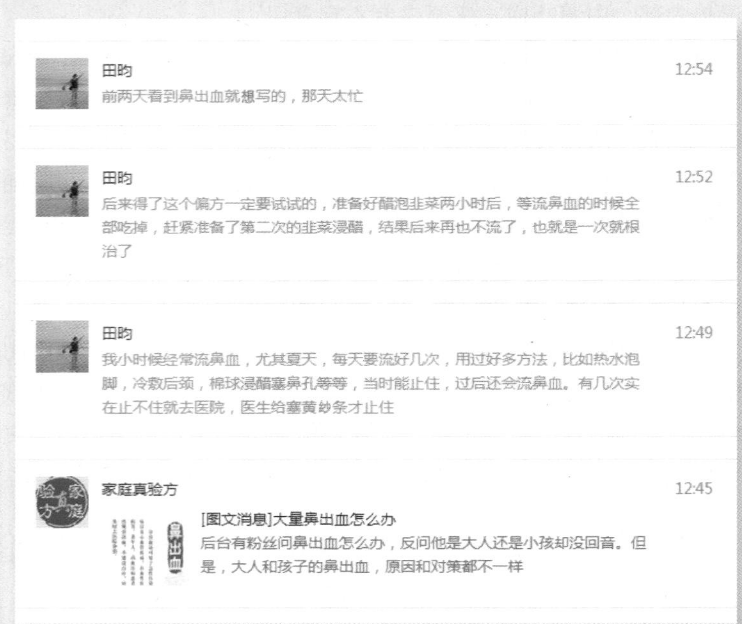

田昀 12:54
前两天看到鼻出血就想写的，那天太忙
田昀 12:52
后来得了这个偏方一定要试试的，准备好醋泡韭菜两小时后，等流鼻血的时候全部吃掉，赶紧准备了第二次的韭菜浸醋，结果后来再也不流了，也就是一次就根治了
田昀 12:49
我小时候经常流鼻血，尤其夏天，每天要流好几次，用过好多方法，比如热水泡脚，冷敷后颈，棉球浸醋塞鼻孔等等，当时能止住，过后还会流鼻血。有几次实在止不住就去医院，医生给塞黄纱条才止住
家庭真验方 12:45
[图文消息]大量鼻出血怎么办
后台有粉丝问鼻出血怎么办，反问他是大人还是小孩却没回音。但是，大人和孩子的鼻出血，原因和对策都不一样

达人故事

前两天看到家庭真验方微信平台推送的《大量鼻出血怎么办》，我马上想到自己用过的一个偏方，一定要发过来让大家看看，希望能帮助更多的人。

我小时候经常流鼻血，尤其是夏天，每天要流好几次。用过好多方法，比如热水泡脚，冷敷后颈，棉球浸醋塞鼻孔等等。虽然当时能止住，但是过后还是流鼻血。有几次实在止不住就去医院，医生给塞黄纱布条才止住。

后来得到这个偏方：将 2 两韭菜洗净切碎，用适量醋浸泡（淹没韭菜），浸泡两小时即可。当鼻出血时吃韭菜喝醋。连用三次可根治顽固的鼻出血。

我只用了一次，后来就再也不流鼻血了。我哥哥也有这毛病，他怕酸怕辣，不肯吃这偏方，结果一直流鼻血，到现在还没根治。

（田　昀）

专家评方

复旦大学附属眼耳鼻喉科医院教授、上海市名中医　张重华

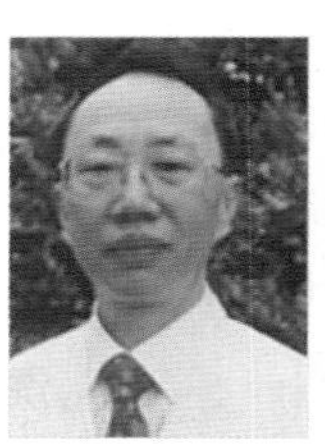

专家简介

张重华　中华中西医结合学会上海分会耳鼻喉科学组主任委员、中华医学会和上海中医药学会耳鼻喉科学会主任委员、中国医学生物工程学会上海分会常务理事。1997 年起担任全国老中医药学术经验继承研究班指导老师。

编辑部转来一张网友提供的治鼻出血的验方征求意见，我的评价如下：

韭菜是蔬菜之一，也算一味中药。据《中药大辞典》“韭菜”条中载：韭菜，异名“壮阳草”，性味辛温，无毒，功用温中补气，散血解毒，可治吐血、衄血（包括妇女倒经鼻衄）、尿血，跌打损伤等。

查王红峰编写之《开卷有益》书中有“韭菜 100 克，加少许食盐搓软，挤去汁，加醋浸 15 分钟，连醋吃下，能止鼻血”的记载，内容与网友的偏方大致相同。

药食同源，在《临床食疗手册》中也见韭菜绞汁饮服治“经行鼻衄”的介绍。

从古今文献论述，结合治验病案报告看来，可以认为，前述以韭菜为主治疗顽固性鼻出血的验方是安全、有效的。但要达到“连用三次（或一次）可根治顽固的鼻出血”则未必。

中医治病讲究辨证施治，要求做到药证相符。韭菜性味辛温，适用于治寒性鼻衄；而鼻衄由血热所致者居多，故非人人皆宜；尤其是兼有阴虚内热、疮疡或眼病的鼻出血患者，则应忌用。

还需提请注意的是：韭菜加醋有一定刺激性，饮用量多时胃病患者宜慎用。

更规范的止鼻血方法

遇大量或反复鼻出血正血流不止时，需尽快将其出血止住，常用方法是将含 1% 麻黄素或 1% 肾上腺素（后者高血压患者慎用）溶液、适当大小的棉球塞入出血侧鼻腔，再用手指在鼻翼外侧压向鼻中隔方向，促使出血停止。

简易促进止鼻血法

用绳子扎中指末节（勿扎紧，每过 1 刻钟放松片刻，以防发生手指缺血坏死）；或将酒精棉球塞入外耳道，也可配合一试。PM

特别提醒

不论出血止住与否，接着还应及早去医院找耳鼻喉科医生，进一步巩固止血或查找、确定引起鼻出血原因后，及时做出有针对性的根治性治疗。如有继发严重贫血也要及时处理。

延伸阅读

家庭真验方微信公众平台推送的相关知识（部分截屏）

大量鼻出血怎么办

2015-01-09 大量鼻出血怎么办 家庭真验方

后台有粉丝问鼻出血怎么办，反问他是大人还是小孩却没回音。虽然小孩鼻出血最多见，但是，大人和孩子的鼻出血，原因和对策完全不一样哦！回看题图！

回想小编孩子小的时候，豆腐鼻子经常在课堂上“血流成河”，把老师吓得手足无措。急人所急，赶快选一篇名老中医的经验之谈，希望能帮到这位粉丝。

特别推荐“作者经验”部分，不要把注意力全部放在鼻子上，要注意其他细节。

孩子发生大量鼻出血时，怎么办？

家长惊恐万状不仅对止血于事无补，还会增加孩子的心理紧张。应当冷静、和颜悦色地安慰孩子，并询问有关病情，如出血的诱因和时间等，以便对出血量作出大致的估计。同时，因地制宜地采取一些简便的止血方法。

（1）将出血一侧的鼻翼推向鼻中隔，压迫数分钟，或者塞入消毒的干棉球后再做压迫。

（2）若备有麻黄素或肾上腺素溶液，可用棉球蘸药水后塞入出血的鼻腔内，止血效果更好。

（3）可以让孩子平卧或侧卧（出血侧在上）位，头稍枕高（休克时头宜放平）。要嘱孩子觉得咽部有血时随时吐出，不要咽下去。

（4）孩子的额部可敷冷的湿毛巾或冰袋，也可同时用热水浸洗孩子的双脚。

怎样加入“家庭真验方”

1. 微信“通讯录”－右上角“添加朋友”－“公众号”搜索“家庭真验方”，加关注。

2. 扫描“家庭真验方”二维码，加关注。

3. 订阅《大众医学》杂志，关注“家庭真验方”专栏。

秋葵是这两年时髦的蔬菜新贵，居然有读者种出来，还写了攻略拍了照给我们。牛！

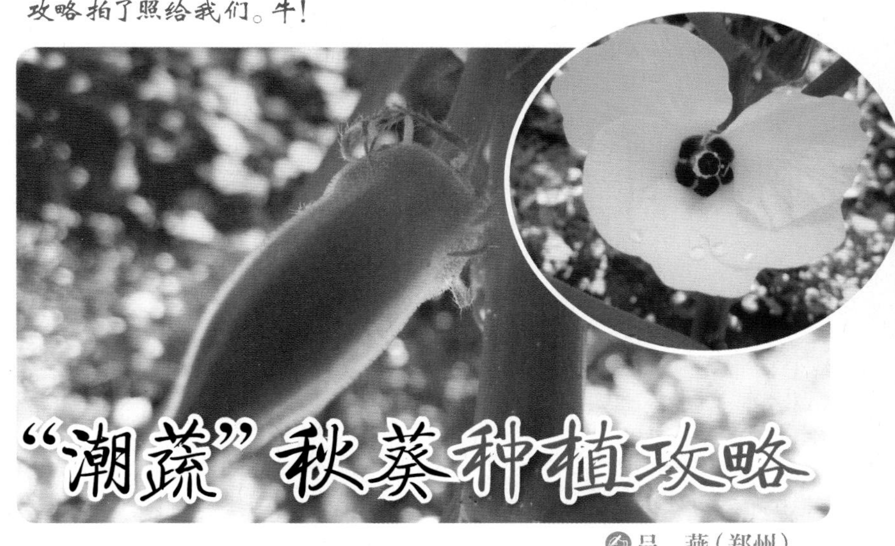

“潮蔬”秋葵种植攻略

吕 燕（郑州）

有一次我在花卉市场看到有售一种叫黄秋葵的蔬菜种子，没见过更没吃过，就买回家试种。好不容易试种成功，后来也见郑州超市有售秋葵果的，价格 7~10 元 500 克。

常温种黄秋葵首先要突破育苗关。我 2014 年 3 月 25 日和 4 月 7 日两次育苗均失败，出苗率不高，小苗 10 天左右死去。是因为郑州倒春寒，气温低，加上种皮又厚又硬，仅用常温自来水浸泡种子不行。5 月 1 日我又用 30~35℃温水浸种 10~12 小时后，5 月 2 日播种，4 天后出全苗，幼苗亮绿有生气，在凉台上常温生长月余，生长至 4 片新叶之后，于 5 月 31 日移栽室外阳光充足的一小片土地上。最终成活 9 棵，长势喜人，根深叶茂，阳光下绿叶闪亮，黄花绽放，嫩果绿茸茸地快速生长。7 月初秋葵株高 60~80 厘米。株顶已有成丛的花蕾出现。自 7 月 17 日第一朵淡黄色花开放至 7 月 24 日一周间，不间断地开放 15 朵花，嫩果初长成，十分诱人，吸引左邻右舍来观看奇花异果。

黄秋葵花期一天，闭花后 6~7 天嫩果可采摘，此时果长 6~10 厘米，最嫩最可口。生吃有淡淡的甜味，果和嫩白色种子均无特殊气味，所以配什么菜均可，凉拌和炒食均好吃。如黄秋葵凉拌青椒、黄瓜，秋葵炒鸡蛋，肉香秋葵炒茭白等等。

黄秋葵一生从出苗生长，经盛花盛果期到落叶枯死约 120 天。其中育苗最适温度 25~30℃，开花结果最适温度为 28~35℃，此时花多果丰。截至 8 月 12 日，我收获 40 个果。

我的疑惑

我虽然种了也吃了黄秋葵，但心中存有不少疑惑，黄秋葵为什么称补肾菜？网上称它是糖尿病的克星又是为什么？它的什么成分能说明它是药食同源，药蔬两益？有人说它含钙高不亚于牛奶，说它种子含不饱和脂肪酸比橄榄油还高，有依据吗？还有人说它含草酸高不易生吃……

专家解惑

近年来在老百姓当中掀起了一股黄秋葵热，网上关于秋葵的功效介绍铺天盖地。黄秋葵真有那么神吗？下面我们就来撩开黄秋葵的面纱。

撩开黄秋葵的面纱

上海中医药大学附属岳阳中西医结合医院
营养科主任　马 莉

黄秋葵，原产非洲热带地区，喜温耐旱，为锦葵科秋葵属的一年生草本植物，目前很多国家和地区都有栽培。黄秋葵是 20 世纪 90 年代初才引入我国，在我国黄秋葵又名羊角豆、咖啡黄葵、毛茄、补肾草等。黄秋葵食用部分主要为肉质柔嫩、润滑的嫩荚，无须削皮或去除种子，全果均可食用。

黄秋葵是补肾菜吗？

很多媒体声称秋葵中含有一种特殊的物质可以补肾壮阳，但这种物质是什么大多语焉不详。有个别的提到这种作用来自秋葵中所含的植物激素——黄酮类物质，也有的提到这种作用来自于秋葵中所含的锌。其实检测秋葵的营养成分发现秋葵中黄酮类物质含量并不突出，仅为一般水平，锌的含量在蔬菜中也并不算高。另外，虽然有研究表明秋葵具有抗疲劳、抗应激作用，但这与补肾壮阳是两码事。因此，说秋葵补肾壮阳并没有依据。

黄秋葵是糖尿病的克星吗？

一些研究确实表明秋葵中的提取物有降糖、降血脂的功效，但这并不意味着秋葵就是糖尿病的克星。其实，菌菇类食物及各种绿色蔬菜对控制血糖、血脂都有帮助，秋葵只是其中之一而已，并没有太多特殊。

黄秋葵含钙高、不亚于牛奶吗？

翻看中国食物成分表可以看到 100 克秋葵含钙 45 毫克，与每 100 克牛奶含钙量（约 104 毫克）还是有差距的。即使按照美国农业部数据（100 克秋葵含 82 毫克钙）认为与牛奶相当，秋葵也不是良好的补钙食物。一种食物是否是良好的钙质来源，除了考虑钙的含量以外，还应当考虑钙的吸收率。食物中草酸、植酸、膳食纤维含量都会阻碍到钙质的吸收。其实很多蔬菜中的钙都比秋葵高，如红心萝卜、小白菜、油菜、木耳菜、苋菜、荠菜、空心菜，等等。

黄秋葵种子含不饱和脂肪酸比橄榄油高吗？

黄秋葵种子脂肪含量约 20%，其中饱和脂肪酸含量约 40%，总不饱和脂肪酸含量约 60%；通常橄榄油脂肪含量约 99.9%，其中饱和脂肪酸含量约 14%，总不饱和脂肪酸含量约 86%。计算一下就可以发现 100 克秋葵种子中不饱和脂肪酸含量为 12 克，100 克橄榄油中不饱和脂肪酸含量约 86 克，孰高孰低一目了然。

黄秋葵不宜生吃吗，黄秋葵怎么吃最好？

黄秋葵并不是一种含草酸高的蔬菜，烹饪十分方便，不必拘泥于某种形式，既可炒食、煮食、凉拌、做汤、涮火锅、烧烤等，又可做泡菜、制罐头。果实成熟后也可磨制成干粉。

唯一需要提醒大家的是：制作秋葵如需焯水，不要把秋葵先切片，这样会损失很多营养成分，最好把秋葵洗净后整棵焯水，捞出后再切片。

客观地说，黄秋葵是一种营养价值比较高的蔬菜，确实具有一定的助消化促排便、降血糖、降脂、抗疲劳的功效，这些功效与秋葵富含膳食纤维、多糖、咖啡因等有关。但这并不是说秋葵就具有了什么神奇功效，是某某疾病的克星。

没有十全十美的食物，也没有一无是处的食物，平时注意适当丰富食物种类，平衡膳食才是正理！PM

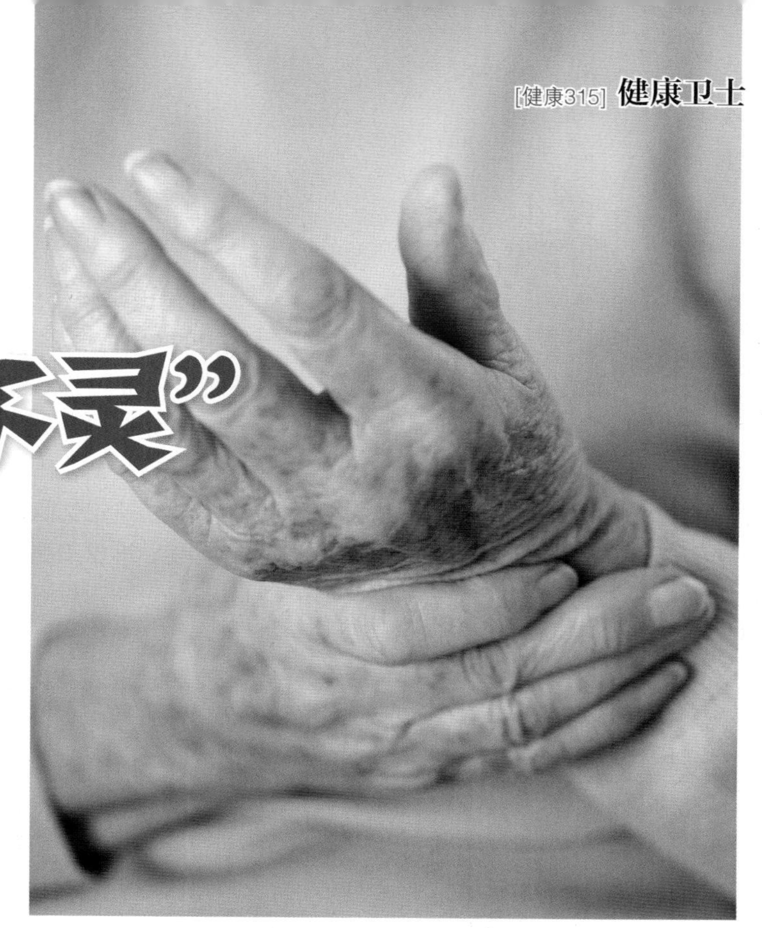

治疗类风湿 液体刀"灵不灵"

上海中医药大学附属龙华医院主任医师　苏 励

浙江郭女士：

我是一名类风湿关节炎患者。最近我注意到有介绍液体刀滑膜切除术治疗"类风关"的资料，称治愈率超过95%。据介绍，液体刀是当前治疗风湿病最成熟、最普遍、最高效的技术。请教专家，液体刀效果真的"很灵"吗？

分析点评：

类风湿关节炎（以下简称"类风关"）是以关节慢性炎症为主要表现的自身免疫性疾病。主要表现为两手或足的小关节有明显肿胀疼痛。类风关以内科治疗为主，手术只适用于晚期患者（主要是经过积极内科正规治疗、病情仍不能控制、有严重关节畸形的患者）。

关节腔滑膜切除术等对缓解类风湿关节炎有一定帮助。但是，"类风关"是全身性疾病，滑膜切除只能解决局部问题，并不能根治类风关，故术后仍需药物治疗。有关液体刀滑膜切除术治疗类风关，从其介绍看是向关节腔内注射药物代替外科手术，并非真正的手术，目前尚无具有说服力的临床医学文献报道证实其确有疗效。PM

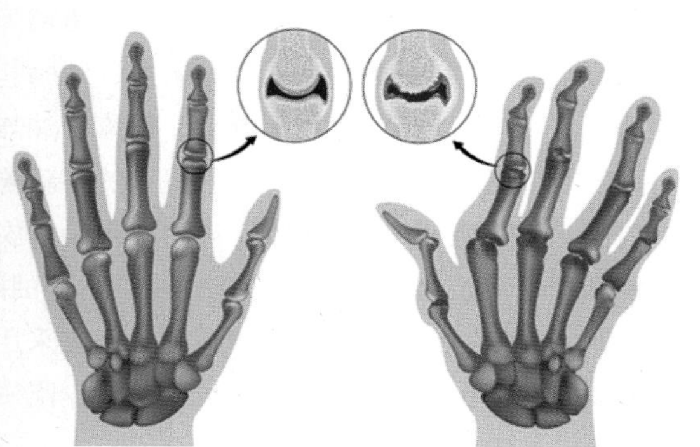

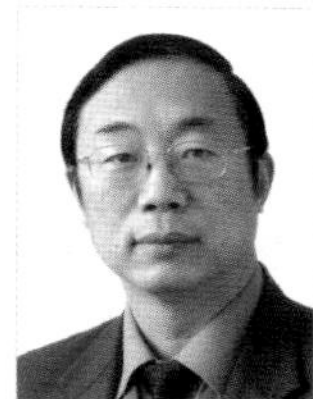

专家简介

苏 励 上海中医药大学附属龙华医院风湿科主任。主任医师、博士生导师、中国中西医结合学会风湿病分会副主任委员、上海中西医结合学会风湿病专业委员会主任委员。擅长治疗系统性红斑狼疮、类风湿关节炎、强直性脊柱炎、皮肌炎/多肌炎、硬皮病、干燥综合征、白塞综合征、痛风等疾病。

TIPS：如何判断一种治疗方法是否有效？

判断一种治疗方法或一项治疗技术是否有效，是否是成熟、普遍、高效的技术，不能仅从网上或某些资料的介绍得出结论。相反，应该从两方面着手：一是看其是否有严格的随机、对照临床验证，就是常说的要有"循证医学依据"（可以到图书馆查阅专业文献或上网查询维普、万方、中国知网等学术文献）；二是看国内的正规医院，尤其是大型综合性医院的相关专科是否都在应用这些治疗方法和治疗技术。比如所谓"液体刀滑膜切除术"，你可以到上述这类医院的风湿科或骨科实地了解，看他们是否在使用"液体刀"治疗类风关（答案是否定的），了解后相信你会得出正确的结论。总之，如果要进行类风湿关节炎手术，不管手术大小，不论何种手术，必须到正规医院，由具有资质的医生进行诊疗。

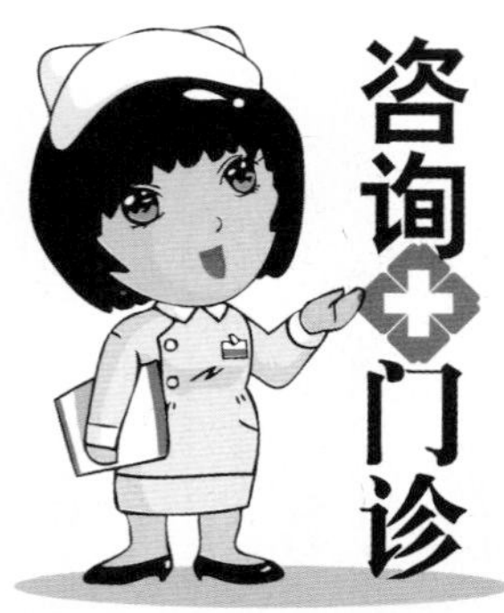

网上咨询：popularmedicine@sstp.cn
（专家门诊时间以当日挂牌为准）

白血病老人化疗后体质差怎么办

我父亲86岁，被查出患有急性单核细胞白血病，没有任何症状。最近，父亲在当地医院接受了化疗和靶向治疗，目前一般情况较差，体质虚弱，乏力气促，下肢水肿，无法耐受后续化疗。不知是否有其他治疗方法或药物？

安徽　王女士

上海交通大学医学院附属瑞金医院血液科主任医师李军民：鉴于患者年龄较大，全身情况不好，并已进行了一个疗程化疗，建议进行骨髓检查，明确目前白血病是否得到控制。如果疾病已缓解，建议进行对症支持治疗；如果骨髓检查结果提示疾病未缓解，可先考虑支持治疗，待全身情况恢复后再确定是否继续化疗。

特约专家门诊：周二上午，周四下午

乙肝大三阳新婚后能否性生活

我是乙肝“大三阳”，女朋友乙肝表面抗体10毫单位/毫升，正打算注射3次乙肝疫苗。一个月后我们就要办婚事，在女朋友注射乙肝疫苗产生抗体前是不是要避免性生活？

浙江　张先生

复旦大学附属华山医院感染科主任医师尹有宽：你们结婚后可以进行性生活，她已经有低滴度的表面抗体，说明她已经感染过乙肝病毒或者注射过乙肝疫苗，体内的淋巴细胞对乙肝病毒仍有记忆能力，一旦再接触乙肝病毒，淋巴细胞会再次释放表面抗体。经过一段时间性生活，你的妻子血中的表面抗体会越来越高，因此她不必再注射乙肝疫苗。初次性生活会造成处女膜破裂，在没有感染的情况下，一般小的裂口3~5日就会愈合，稍大点的裂口在7日左右愈合，因此，婚后第一周性生活需要戴阴茎套，处女膜愈合后可以不戴阴茎套。

专家门诊：周二、周三上午，周五下午

性早熟患儿需定期观察哪些内容

我孩子被诊断为性早熟，正在接受激素治疗，医生说要定期观察随访。请问需要观察哪些内容？

上海　何女士

上海交通大学附属儿童医院内分泌科主任医师李嫔：真性性早熟用促性腺激素释放激素类似物治疗的儿童，至少每3个月随访一次，有条件的最好1个月一次，需要进行以下观察。①性征变化：女孩乳房大小、乳晕色素是否减退，男孩睾丸大小、阴茎大小是否缩小，月经、遗精是否消失，阴毛、腋毛、胡须、痤疮有无减少等。②身高变化：医生可以根据患儿的身高增长情况不断调整药物剂量，使患儿保持身高每年增长不低于4厘米，一般4~6厘米，也就是使患儿维持正常青春发育前较低水平的生长速率。③实验室检查：包括血浆雌二醇、睾酮、FSH（卵泡刺激素）、LH（黄体生成素）检测及子宫、卵巢B超检查等，更重要的是每半年做一次全手的骨龄X线摄片，观察骨龄成熟是否延缓，最满意的效果是骨龄较实际年龄增长缓慢一半，即半年增长2.5~3个月骨龄，一年增6个月骨龄，这样实现了年龄对骨龄的追赶，争取了生长的潜能。④治疗中的不良反应：如发热、头痛、局部皮肤过敏等。

专家门诊：周四上午（泸定路院区），周五下午（北京西路院区）

特需门诊：周二全天（北京西路院区）

防乳腺癌复发饮食应注意啥

我妈妈患有乳腺癌，已经做了手术和化疗。要预防复发，饮食方面需要注意哪些问题？

上海　罗女士

复旦大学附属肿瘤医院临床营养科副主任医师凌轶群：饮食防癌，平衡是关键。每日膳食平衡的关键在于食物数量的平衡和种类的多样化，即每日摄入五大类食物，每类食物的摄入达到一定的数量，同类的食物要经常变换花样。这五大类食物包括：谷薯类、蔬菜水果及菌藻类、鱼禽肉蛋类和奶类、大豆及坚果类、油脂和糖类。避免食用腌制品、烟熏、油炸制品、加工肉类、霉变腐败的不新鲜食物、肥腻的食物、被农药污染的农作物、烟、酒等，是防癌关键。乳腺癌患者除了遵循上述原则，还应采用低脂饮食，少吃油炸类食品，少吃牛肉、猪肉、羊肉等红肉。

专家门诊：周四下午，周五上午

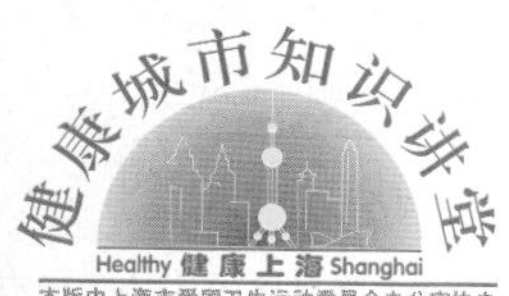

打造系列课程 送健康走村入户

本刊记者 王丽云

近年来，上海市持续推进健康城市建设，广泛倡导全民健康生活方式，积极营造健康支持性环境，努力提高市民健康素养。以前集中在城市各社区的健康自我管理小组模式，如今也逐渐覆盖到郊区和农村。在嘉定区徐行镇，已有 19 个健康自我管理小组，分布于各村、居委以及健康单位。为了让健康自我管理落到实处，使参与者真正学习、接受健康知识并运用到日常生活中，徐行镇社区卫生服务中心的胡翔医生倾注了不少心血。

播撒健康，众组长有了“课程表”

胡翔除了担任徐行镇社区卫生服务中心健康自我管理小组的组长，还协助相关部门指导全镇其他 18 个小组的活动。为了统一所有小组活动的大致内容，胡翔在每年的启动会、组长培训班上，都会“发布”全年课程，并备好讲稿、做好 PPT，供各健康自我管理小组组长参考使用。

2014 年，胡翔为大家准备了 12 次课程，主题涉及合理膳食与健康生活方式、高血压防治、健康体重、老年人防跌倒、“四控一动”、合理使用抗生素、糖尿病防治、心理健康、四季养生、常见传染病防治、健康素养 66 条、老年人防意外伤害等。每节课程的 PPT 中，既有理论知识，又有实践方法和互动方案，条理清晰、图文并茂。各健康自我管理小组的组长都有医学背景，有了具体的课程内容和方案作为参考，开展起小组活动就能得心应手。在既有的课程内容基础上，各组长还可以充分发挥自己的特长，就自己擅长的部分加以扩充。

定制课程，理论与实践相结合

传播健康知识的目的是让大家应用到实际生活中。因此，课程内容的设计始终围绕这个目的，大致分为讲课（理论）和互动（实践）两部分。

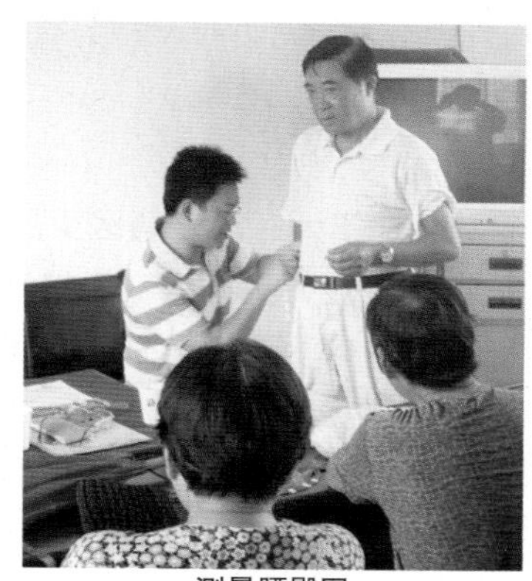
测量腰臀围

以“健康体重”课程为例。第一部分，组长为大家讲课，介绍核心知识点，如：肥胖的概念、危害、判断方法、减肥瘦腰方法等，大约 20 分钟。第二部分为互动环节，组长先为大家做示范：怎样测量腰围、臀围，如何计算体质指数（BMI）；组员学习后再进行实践，量量自己的腰围、臀围，算算自己的体质指数，看看是否超标，也可以组员之间相互为对方测量和计算，大约 30 分钟。通过这样的课程，基本可以达到预计目的，即：让组员掌握肥胖的相关核心知识点，知晓肥胖是诸多疾病的危险因素、危害巨大，从而改变不良生活方式，通过控制体重来预防疾病。

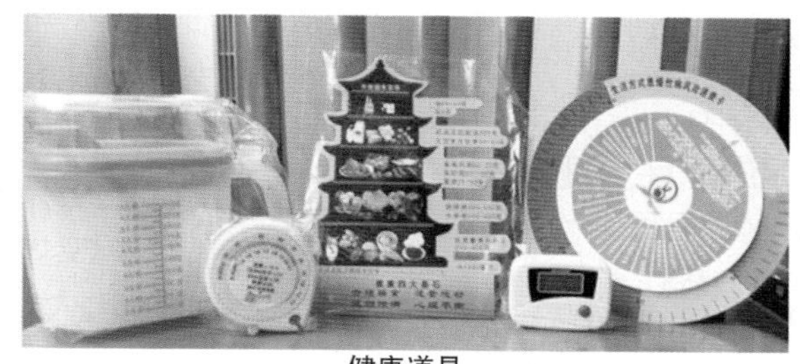
健康道具

在胡翔的教学方案中，他特别提醒各位组长：讲解健康知识时，要用朴实的语言，少用专业术语；互动环节中，要多示范、多讲故事、多说案例，注重实践并从中纠正错误，重视腰围尺等健康道具的使用。同时，课程结束时，组长还应给大家布置作业，将健康知识和技能延伸到日常生活中。

考核调查，看看效果怎么样

健康自我管理小组活动开展一段时间后，大家对健康知识和技能掌握得怎么样？有没有落实到行动中？带着这些未知数，相关部门会组织专家到各小组巡回考评，进行问卷调查，并通过相关研究做出评估。评估发现，参加健康自我管理小组活动后一段时间，组员的健康知识知晓率为 78.4%，高于活动前的 55.6%；健康行为形成率为 64.7%，也高于活动前的 40.5%。

这个结果大大鼓舞了包括胡翔在内的相关工作人员。胡翔表示，今后将精益求精，不断完善一系列课程，着重创新小组活动内容和形式，争取更大程度地提升居民健康水平。PM

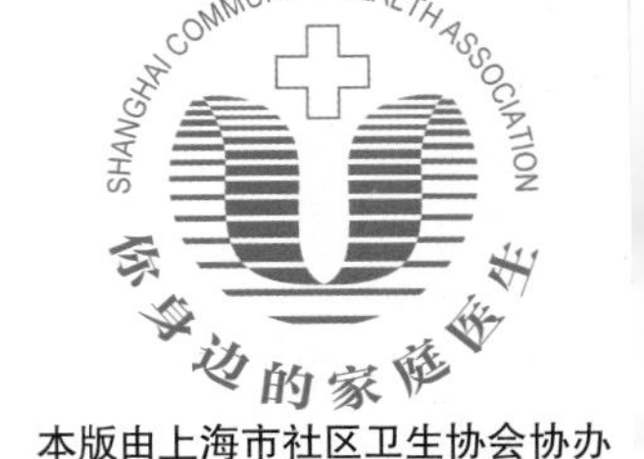

本版由上海市社区卫生协会协办

“上海市十佳家庭医生”魏黎
细致、仁爱换来居民信赖

本刊记者　王丽云

相比于大医院专科医生的高、精、尖，家庭医生显得更朴实、更接地气，他们的工作更琐碎、更细致，能为居民身心健康提供更加实实在在的服务。在上海市黄浦区豫园街道社区卫生服务中心的家庭医生魏黎所服务的社区，就有很多居民生了大病小病弃周边附近的大医院不去，专找魏黎，想先听听他的意见。魏黎自2002年大学毕业后就一直和老年患者打交道，多年的磨炼造就了魏黎如今的细致和耐心，加上时刻为居民着想、时刻把居民所需放在第一位的仁爱之心，他收获了居民的高度信赖，被大家亲切地称作“小魏头”。

整理家庭药箱，促进居民合理用药

在魏黎所服务的社区，居民结构呈现出明显的“两高、两低”的特点：高龄独居老人比例高、外来人口比例高、居民收入和文化程度普遍较低。因此，居民在用药方面的疑惑和误区格外多。

一次，一位高龄老人抱着一个大盒子去看魏黎的门诊，里面足足有二三十种药，都是不同医院、不同医生开具的各类药，还有邻居们推荐的。老人同时吃好多种药，毛病反而不见好，胃口也越来越差。魏黎帮老人详细分析病情后制定了综合治疗方案，并把药箱进行了整理，将药物归类、合并、清理。其后，老人服用的药物减少到了6种，病情也比较稳定，她时常对邻居说：“还好遇到魏医生，我现在毛病好多了，再也不用麻烦儿子带我去跑那些大医院了，又方便又省钱。”

生活中类似的情况太多了！如：高血压患者服用降压的“地平片”，很多“地平片”商品名不同、生产厂家不同，但主要成分是类似的，患者常常搞不清楚，以为多吃几种效果更好，就同时吃好几种。魏黎明白，病人虽然可以自由选择去大医院看病，但大医院的医生未必能够像家庭医生一样周到、合理、全面地指导居民日常用药，所以从那以后，魏黎经常给患者们整理家庭药箱，指导大家合理用药，同时纠正一些不良就医习惯，促进医疗资源的合理利用。

开设健康课堂，为居民答疑解惑

2012年，豫园街道社区卫生服务中心推行“3+2”的工作模式，即每周3天坐诊、2天下社区。魏黎利用下社区的2天时间，给居民们提供医疗咨询和健康讲座。居民们想听什么，他就动脑筋给大家讲什么，如“糖尿病的饮食控制和运动疗法”“高血压的目标控制”等，受到大家的欢迎和称赞。四新居委的工作人员还帮他开设了“魏医生微博平台”，社区组织厨艺大赛也会请他一起参加并点评，他会不失时机地向居民宣传“低钠、低糖、低脂的健康饮食方式”。有时居民还会主动询问各种问题，如“魏医生，你能给我们解释一下什么叫BMI吗”“禽流感了，真不能吃鸡吗”等，魏黎都尽他所能，一一解释清楚。

从这些细节中，魏黎总结道：“大部分居民非常渴望了解到各种健康知识，我每一次进社区讲课，对于他们来说，都有实实在在的收获。我需要成为他们的‘良师益友’，最终的目标并不是能把所有的病都治好，而是让越来越多的人少生病、不生病。”

服务家庭病床，让居民老有所医

作为一名称职的家庭医生，为有需要的患者提供贴心的上门服务是必不可少的。魏黎的每位家庭病床患者，都把他的电话号码贴在了家里最显眼的地方。他们说：“有事打电话找魏医生有时比找子女还管用！”

城隍庙里的老式居民楼，楼梯又小又陡，日常上下都颇为艰难。可是，为了更换导尿管，住在3楼亭子间里的王老先生，一度每个月都要由儿子背下来到医院就诊。自从魏黎接手，老先生就再也不用出门了，魏黎会定期上门为其更换导尿管。有时遇到特殊情况，只要打个电话，魏黎也会及时赶到。这类服务很受居民欢迎，一些老病人给魏黎起了个昵称叫“小魏头”，对此，魏黎蛮喜欢，因为他知道，这意味着居民们已经把他当成了“自家人”。PM

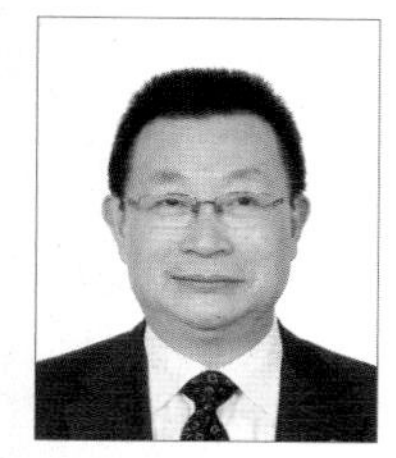

许樟荣
中国人民解放军第 306 医院
全军糖尿病诊治中心主任，主任医师

TA的擅长

擅长糖尿病的诊治，在糖尿病并发症防治、糖尿病急危重症抢救方面具有丰富的临床经验。

TA的文摘

糖尿病合并高血压

病例：没有症状的高血压十分危险

这几天，我为几位糖尿病患者测量血压，有些患者的血压高达 170/100 毫米汞柱却不自知，待复测确定后，他们才有所意识。高血压会加快糖尿病并发症的发生和发展，请糖友务必重视。

提醒：别小瞧增高的那点血压

在糖尿病的早期阶段，长期稳定地控制好血糖有助于防止糖尿病并发症的发生发展。当糖尿病已经出现严重并发症的阶段，控制血压越发重要。对糖尿病患者而言，即使血压只增高几毫米汞柱，心血管、肾脏、眼底并发症的严重程度也明显不一样。

糖尿病足

病例：又一例截肢悲剧

这位患者的糖尿病足坏疽已非常严重，他今年 73 岁，有严重的高血糖且长期吸烟，足跟溃疡已有 1 年，合并骨髓炎和严重的动脉闭塞症，我给他的建议是尽早截肢。

提醒：糖尿病足病，80%以上可避免

糖尿病足溃疡的常见原因包括穿鞋不合适、烫伤、皮肤水疱处理不当、刺伤等，

“妙笔”书写着医者之心
“仁心”跳动在笔下字间

更多科室的更多好医生，在《大众医学》微信“好医生”版块中。

80% 以上可以避免；其引起的截肢，约有一半也可以避免。糖尿病足病可治可防，关键是加强糖尿病教育管理，控制和避免足病危险因素；其次是及早发现，实施规范化诊治。

糖尿病肾病　糖尿病眼病

病例：放任不管20年，现在才意识到严重性

上午门诊，一位 46 岁男性糖尿病患者并发肾衰，透析一年半，有严重眼底病。近一个月双足多处皮肤破溃，下肢动脉严重闭塞。目前，血糖控制不错。他对我说，患糖尿病 20 年，一直不在意也不用药，直到出现严重肾病、肾衰透析，才开始用胰岛素。

提醒：勿忘眼底和尿白蛋白筛查

这两项指标既是反映糖尿病微血管并发症的指标，也是鉴别诊断的指标。糖尿病患者一旦有蛋白尿，必须检查尿素氮和肌酐，以便进一步了解肾功能；每年检查眼底也非常有必要，因为绝大多数糖尿病患者的眼底病都属于轻中度，控制好血糖血压后，眼底病可逆转或维持在轻度阶段。

TA的忠告

别害怕吃药

一位糖尿病合并高血压的患者初诊时反复对我说，他的妻子要他限食、锻炼、不吃药，理由是药伤肾。我告诉他，合理用药不伤肾，不控制高血压、高血糖的后果却很严重。糖尿病治疗的目的不是不用药，而是控制病情发展，使其不发生或延迟发生并发症，从而不影响生活质量和寿命。

正规治疗最靠谱，有病不要走捷径

今天上午，一位 42 岁患者前来就诊，他已患有糖尿病、高血压、眼底病、肾病，并有血脂异常。原因是其听信广告，长期喝降糖茶，却不用降糖药；即使血压已达 170/102 毫米汞柱，也没有服降压药。

患者自身努力，才能终身“与糖为友”

我的门诊患者中不少是糖尿病病期超过 20 年、30 年，甚至 40 年以上的患者，或没有糖尿病并发症，或并发症非常轻度，且不影响生存时间和日常生活。这全因他们患病后认真配合治疗，定期复诊。PM

怎样找到TA

医院：中国人民解放军第 306 医院全军糖尿病诊治中心
微博：许樟荣医生

许樟荣医生为《大众医学》的“粉丝”提供10 个宝贵的加号名额，我们已在微信平台送出了部分名额，另一部分留给纸刊读者。有需要的读者请扫描右侧二维码，收看加号须知，并根据提示领取。名额有限，先到先得！

"看中医"的误区是不是存在你深深的脑海里?

第二军医大学附属长征医院中医科　赵颖　魏品康(教授)

陈先生患有结直肠癌，腹膜后淋巴结广泛转移，属Ⅳ期，就诊时身体消瘦乏力，精神疲惫，面色黯淡、无光泽。

陈先生："医生，我2年前得了结肠癌，手术后一直接受化疗，但现在身体吃不消了，想让您用中医的方法帮我调理调理身体。"

医生："什么时候做的手术？手术的病理结果是什么？出院小结带了吗？"

陈先生："啊？没带，我以为看中医不需要这些呢……"

这样的场景在中医门诊频频出现。如今，中医"以人为本"的诊疗理念已经在肿瘤的治疗过程中占据一定地位，肿瘤患者"看中医"逐渐成为"流行"。然而，每位患者的看病就诊时间通常只有几分钟，有多少人可以在这么短的时间内，让中医医师充分了解自己，让其准确地知晓自己的疾病情况和身体状况？换句话说，肿瘤患者，你会"看中医"吗？

误区1：中医全靠"望闻问切"，患者求诊两手空空

很多肿瘤患者在看中医前毫无准备，在中医门诊，到处可见"徒手"就诊的患者，他们不带既往病历，就如上述场景中的陈先生那样。有些患者会带一些零散的化验单，但无头无尾，于事无补。

可能在许多患者的认知中，看中医仍是按传统的就诊模式，只要医生搭脉、看舌苔，不需要依靠"片子"等现代化的辅助手段，就能像孙悟空的火眼金睛般，看穿一切疾病。其实，这是对中医的不了解而产生的错误观点。

中医医师同样需要知晓患者肿瘤的明确诊断、病理分型、临床分期、有无转移、有无放化疗史，以及患者的耐受情况等。中医既辨病论治，又辨证论治：肿瘤的明确诊断可以帮助医生把握辨病论治的方向；肿瘤的病理分型、临床分期、转移情况等决定医生用药的轻重；放化疗或靶向治疗影响患者的气血阴阳；患者的体质影响其对治疗的耐受性，等等。只有综合诸多因素，中医医师才能处方用药。

提醒：看诊时带全资料

看中医与看西医一样，请带好所有的就诊资料，包括病历记录、影像学检查结果等。

误区2：病历资料是给医生看的，患者不用管

门诊中不乏忘记带病史资料的患者，当然也有就诊经验丰富的患者，他们虽然记得将资料带来，但因病史较长，往往不加整理，厚厚一摞推在医生的面前，让医生不知从何看起。你也许有疑问：病历资料是给医生看的，患者又看不懂，如何整理准备呢？而且整理资料需要花费很多时间，不划算。

其实不然，患者如能整理好既往病历，可以帮助医生尽快从病历资料中发现诊断疾病的线索，从而用最短的时间、最少的花费明确下一步的检查方向，并进一步制定治疗方案。

肿瘤患者在就诊前，应理清肿瘤发现时间、手术时间、病理分型、有否化疗，以及化疗的方案、次数、治疗后的感受、体重变化等，以便医生询问时快速清楚地告知。

检查资料包括血常规、肿瘤标志物、B超、CT等，按时间先后顺序整理。再细心些的患者，可将某些重要的指标，如肿瘤标志物绘成曲线，因为曲线可以明确表现出该指标的趋势及疗效的变化，便于医生在短时间内发现问题，及时做出判断。

由于现在的药品种类繁多，许多药的商品名不一样，但成分雷同，且部分医生开药的字迹潦草，存在识别困难的问题，故患者应带上自己服用药物的包装给医生参考。这样不仅可以避免重复用药，且能规避

医生的“冷血”只是为了对每一位患者尽责

王峰华（辽宁）

作为实习医生，最初在医院急诊科实习时，我一看到患者离世就难过掉泪；如今，我已看淡生死，不再为患者的离去轻易流泪痛苦。不是我越发无情冷酷，而是我深知医生或者即将作为一名医生的责任，我们没有过多的时间伤心难过，因为还有下一位患者等着我们……

我实习时第一次在指导老师的监督下抢救的患者，常常出现在我的回忆里。那是一位一氧化碳中毒的中年妇女，被她的儿子和丈夫送至医院时，仅剩一点微弱的呼吸。我和我当时的指导老师争分夺秒地为她做气管插管、心肺复苏，却依然没有留住她的生命。我走出急诊室，沮丧地告诉死者家属：因为太晚送来医院，耽误了救治时间，经抢救无效，她已去世。死者家属当场抱头痛哭，我心里也跟着难受，眼泪不受控制地直流。这是我作为实习医生参与抢救的第一位患者，却无力回天，自责和心痛袭上心头，久久无法释怀，仿佛是我自己失去了亲人一般。老师看见我在默默流泪，走过来安慰我道：“慢慢习惯就好了，不要太难过，否则你无法继续学习工作。”那时我很惊讶于老师居然不难过，心里觉得他冷血、没有感情。

我沮丧伤心才没几分钟，几位因车祸受伤的患者又被送来医院，我不得不硬生生地把泪擦干，强忍心中的难过，前去参与救治新送来的患者。然而，之前那位患者的离世严重影响了我正常的判断，让我差点遗漏了一位脸色苍白、没有呼喊疼痛的重伤患者。还好我的指导老师及时发现并与手术室沟通，才没有发生悲剧。那位患者当时已经脾破裂，大量内出血，如果晚点发现，可能性命不保。我得知后果的严重性，倒吸了一口凉气，自责又涌上心头。老师拍拍我的肩膀，理解又严肃地对我说：“赶紧忘掉刚才去世的患者，赶紧收回那些难过的心情，赶紧为了你之后的患者学习检查、处理伤口。”从那一刻起我明白，医生没有时间，也没有精力难过，因为他们还有更多的患者等着救治；从那一刻起我明白，医生不能像家属那样轻易哭泣，因为难过痛苦容易分散精力，做出错误判断，后果将不堪设想；从那一刻起我明白，不是医生冷血，而是他们不得不时刻保持清醒的大脑，才能冷静沉着地应对接踵而至的需要帮助的患者。也是从那时候开始，虽然常常被患者家属误会冷血、没感情，但是我慢慢养成了习惯，无论我实习参与的救治成功与否，我都会克制自己以免太过陷入悲伤或喜悦的情绪。

如果你认为不笑不哭的医生是冷血的医生，我想告诉你：不是医生没有感情，天生就铁石心肠，而是他们不可以，不可以不对每一位患者负责，不可以因为前一位患者引起的喜怒哀乐而耽误救治下一位患者。PM

药物间的相互作用。

提醒：看诊前的功夫不能少

就诊前，患者需整理准备的资料包括：手术日期、临床诊断、病理诊断，放化疗的时间、次数，每一次的影像学检查结果、化验结果，并按时间顺序整理。

误区3：西医治疗“走投无路”，找中医“调理调理”

就目前的医疗技术而言，有许多方案可以供给肿瘤患者选择，如手术、放疗、化疗、靶向治疗、介入治疗等。不少患者在手术后接受化疗或放疗，若不能耐受化疗，转向靶向治疗，在各种治疗中辗转多次，最后折腾够了，体质变差，体重降低，癌细胞全身转移，便想到寻求中医药治疗，希望中医能“调理”体质。每当我们接诊到这样的患者，只能摇头，感叹他来得太晚。

中医治疗的确可以抑制肿瘤的生长，保护体内正常细胞，提高患者的生存质量，在晚期肿瘤的治疗中，也有一定优势。但这并不等于中医只治疗晚期肿瘤，无须参与之前的治疗阶段。在疾病早期，任何一种方法的疗效均较好，所以患者不要等到任何治疗都没效了再来寻求中医的帮助。中医不是神医、巫医，没有起死回生术，中医疗法也不是晚期肿瘤患者的“救命稻草”，它只是和手术、放化疗等同的一种治疗方法。希望肿瘤患者给中医医师诊治的时间。

提醒：就诊时机很重要

中医治疗早期肿瘤有较好疗效，从术后开始贯穿治疗始终也能提高患者的生存质量，但不要等到肿瘤晚期才想到寻求中医治疗。 PM

体检查出“高血压”，三思而后“药”

金承钏（浙江）

我读了《大众医学》2014 年 9 月号的《医院测血压比自测血压更准确吗》一文后很有感触，因为我在不久前也“遭遇”了文中提及的“白大衣效应”。

去年 11 月，我前往一家体检中心进行体检，医师为我做完心电图后测血压，结果测得的血压是 160/80 毫米汞柱，他随即对我说：“该吃降压药了。”之后，我拿到的体检报告第一条就写着：高血压。我真的患有高血压病吗？我脑中立刻“三思”起来。

一思：我虽年事已高，当时已 88 岁，但近几年血压一直正常，而且也没有改变过生活习惯，怎么会突然血压增高呢？

二思：我的老伴患有高血压病，我曾很仔细地研读过一些有关高血压病防治的书籍，也在《大众医学》中读过相关科普文章，对一次测量血压高就被诊断为“高血压”存有质疑。

三思：我回想那天测血压的情形，因为要进行多项身体检查，且各项检查在体检中心的不同楼层，我当时跑上跑下，穿梭于各楼层和科室，来到测血压的科室时，还没来得及调整呼吸、规范休息就直接开始测量了，稍剧烈的运动加上还未平复的情绪，很有可能是我血压偏高的原因。

三思后，为了证明我的想法，我便在家用血压计自测，又前往附近的卫生院复测。这几次测量我吸取了之前的教训，每次都充分休息，待心平气和时再开始测量和被测，总共测了三次血压，结果相近，分别是 112/60 毫米汞柱、108/62 毫米汞柱、110/64 毫米汞柱。

鉴于我对测量血压有一定的了解，而且也有陪同老伴治疗高血压病的经验，才没有因为一次体检结果而慌张。试想其他人有此遭遇，是否也会三思而行？虽然测血压常被视为体检中的一件小事，但我还是想借此机会，对全国各地的体检中心提出忠告：医药无小事。体检中心里等候体检的人往往比较多，而且体检者匆匆穿梭于各科室，所以经常得不到规范休息就开始测量血压了，这样所测得的血压可能偏高，而有些体检中心又不会隔十几分钟后再测一次以明确结果。另一方面，如果体检者具备基本的医学常识，就应知道在测血压前避免剧烈运动，平复紧张情绪，静坐一段时间后再测量，也就可以看懂体检结果并做进一步处理。PM

这位读者在文首提到的文章刊登于 2014 年第 9 期《大众医学》，该文中提到了一种现象——“白大衣效应”。究竟什么是“白大衣效应”？家庭自测血压和医院测血压有什么区别？请扫描此处的二维码，回顾《医院测血压比自测血压更准确吗》。

这种一看到医生，甚至一进医院或体检中心，血压就升高的“白大衣高血压”，究竟要不要治疗？扫描这里的二维码吧。

生活实例

2年前，张老师因冠心病在医院做了心脏搭桥手术，术后恢复良好，不但能胜任家务，还能帮忙带小孙女。这次，她去医院开药时咨询医生，是不是可以不吃药了，医生说不行。然后她又问，现在血脂不高，饮食也非常注意，是不是调脂药可以停。医生了解她的情况后，告诉她不可以停服调脂药。这让她很疑惑。

冠心病搭桥术后为何还要服调脂药？

复旦大学附属中山医院上海市心血管病研究所副主任医师　程蕾蕾

搭桥手术：另辟蹊径建通道

在临床上，由于各种原因导致冠心病之后，医生会根据病情严重程度采取治疗措施，以缓解心肌缺血、缺氧。目前针对冠心病的治疗方法大致可分为药物控制、心内科介入冠状动脉支架植入术以及心外科冠状动脉搭桥术。冠状动脉搭桥术是在冠状动脉严重狭窄段的近端和远端之间建立一条通道，使血液绕过狭窄部位而到达远端，犹如一座桥梁使公路跨过山壑江河畅通无阻一样。不过，所用的材料不是钢筋水泥，而是病人身体其他部位的动脉或静脉。因此，搭桥术，其实就是一种自体血管移植术。经过手术在病变血管上搭建桥梁之后，可有效恢复心肌正常血供，解除心绞痛，预防心肌梗死等严重并发症的发生。

术后用药：扩张血管调血脂

搭桥手术仅仅是在病变严重的地方另辟蹊径，对于其他狭窄不是特别严重的冠状动脉血管只能暂时观察，而且手术也不能从根本上解除引起动脉粥样硬化的危险因素。因此，冠心病搭桥术后，病人仍然需要服用药物达到扩张血管、调整血脂的目的。即便病人经过各种治疗措施以后，血脂水平及其成分已经达标，是否停服调脂药，医生通常也是非常慎重的。因为对于一部分病人而言，停服调脂药之后血脂浓度会反弹，继续对冠状动脉血管造成危害；还有一部分病人，即便血脂正常，脂质或脂蛋白也容易在冠状动脉血管壁形成斑块，所以，冠心病病人进行成功的搭桥手术之后，仍然应当遵照医嘱服用调脂药。

服调脂药：三点注意记心间

冠心病病人搭桥术后服用调脂药，需注意以下三点事项：①调脂药必须在医生指导下服用。针对高胆固醇血症和针对高甘油三酯血症的调脂药是不同的药物，临床上医生还会结合病人合并的疾病情况，诸如是否有肝功能异常等情况，谨慎用药。②虽然调脂药相对安全，但调脂药在一定程度上可能会影响肝功能，服用调脂药的病人应定期到医院随访，以及早发现药物副作用。③除服用调脂药外，病人还应当结合体育锻炼和饮食控制，并非吃了药就万事大吉。目前认为，非药物治疗对冠心病康复是很重要的，如果病人仅仅坚持服药，并没有减少食用脂肪含量过高的食物，或者继续维持久坐不动的生活方式，那么，也会事倍功半，达不到理想的治疗效果。PM

什么是血脂异常？

血脂异常是指循环血液中的脂质或脂蛋白的组成成分浓度异常，主要表现为血脂偏高，或者虽然血脂总浓度正常，但是血脂成分比例失调。血脂异常，一方面与病人自身的饮食习惯和生活方式相关，另一方面存在个体差异性，有些血脂完全正常的人也会发生动脉粥样硬化。

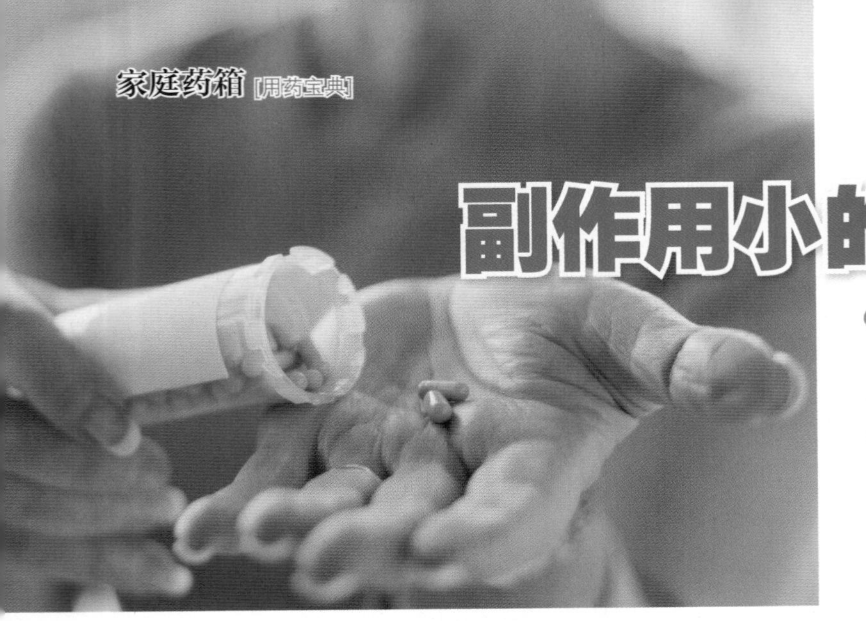

副作用小的降压药 有哦?

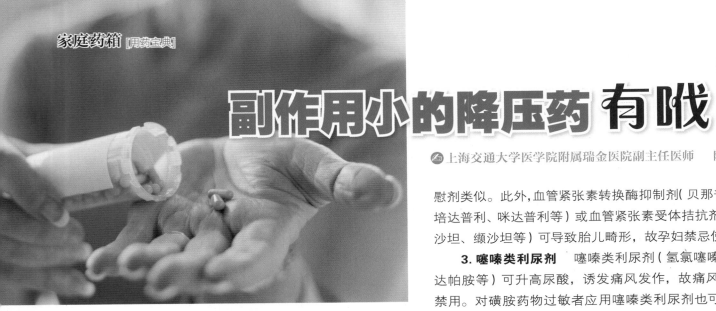

上海交通大学医学院附属瑞金医院副主任医师　陶 波

在临床上，常见不少高血压患者因为担心降压药的副作用，不愿意服药，尤其是新诊断、无症状的高血压患者。还有些患者看到药品说明书有副作用就不敢服药，或者出现副作用就自行停药、换药。其实，这些都是片面的认识和错误的做法。高血压不控制所带来的危害是严重的，甚至是致命的；降压药的益处是非常明确的，药物的副作用发生率是很低且较轻微的。

副作用表现形式多样

目前，临床上降压药有好几种，不同降压药，副作用表现不一样。一些比较严重的副作用仅在特定的条件下才会发生。

1. β 受体阻滞剂　有哮喘病史的患者使用 β 受体阻滞剂（美托洛尔、比索洛尔等）后会诱发哮喘发作；而伴有心动过缓、Ⅱ度以上房室传导阻滞的患者使用 β 受体阻滞剂会有心脏停搏的危险。因此，哮喘、心动过缓、Ⅱ度以上房室传导阻滞是 β 受体阻滞剂的禁忌证。医生在应用 β 受体阻滞剂前一般会详细询问患者相关病史，当然，如果患者不存在上述禁忌证，则无须担心，一般不会出现严重副作用。注意，β 受体阻滞剂会引起疲劳、乏力、嗜睡等副作用，故开车的司机应慎用。

2. 血管紧张素转换酶抑制剂和血管紧张素Ⅱ受体拮抗剂　血管紧张素转换酶抑制剂最常见的副作用是刺激性干咳，夜间尤甚，平均发生率 20% 左右。血管紧张素Ⅱ受体拮抗剂的干咳副作用则较少，与安慰剂类似。此外，血管紧张素转换酶抑制剂（贝那普利、培达普利、咪达普利等）或血管紧张素受体拮抗剂（氯沙坦、缬沙坦等）可导致胎儿畸形，故孕妇禁忌使用。

3. 噻嗪类利尿剂　噻嗪类利尿剂（氢氯噻嗪、吲达帕胺等）可升高尿酸，诱发痛风发作，故痛风患者禁用。对磺胺药物过敏者应用噻嗪类利尿剂也可能引起过敏反应，故可改用襻利尿剂（呋塞米、托拉塞米等）代替。另外，噻嗪类利尿剂可升高血脂、血糖，降低血钾，这些副作用与利尿剂剂量关系密切，可通过减少剂量、加用保钾利尿剂或补充钾离子的方法抵消副作用。

4. 钙拮抗剂　钙拮抗剂（氨氯地平、硝苯地平、拉西地平、贝尼地平等）主要有踝部水肿、牙龈增生、面红、心动过速等副作用，但不同钙拮抗剂副作用发生率是不同的，拉西地平、贝尼地平副作用发生率相对较低。

并非每个患者都会发生

《中国高血压患者教育指南》指出，任何一种降压药都可能有个别患者不能耐受。药品说明书上列举的副作用，并不是说每个患者在用药以后都会发生，而是临床上长期应用该药发现的各种副作用的汇总，仅占 1%~5%。要知道降压药的副作用大多是可逆的，停止用药后副作用可逐渐消失。有些降压药的副作用还可以通过联合用药来抵消。如长期服用钙拮抗剂出现踝部水肿后，可通过联合小剂量的血管紧张素转换酶抑制剂或血管紧张素Ⅱ受体拮抗剂或利尿剂，既可消除水肿，又能增强药物的降压作用。

总之，降压药的副作用并不可怕，只要在医生指导下合理用药，严格控制适应证，一般都是安全的，即使出现轻微的副作用，也可在医生指导下调整用药，达到既降压、降低心脑血管疾病风险，又使副作用降低到最小的“理想”状态，从而增加患者的顺从性，维护身体健康。PM

不良反应：与副作用有细微区别

药物副作用是指应用治疗量的药物后所出现的治疗目的以外的药理作用；不良反应是指按正常用法、用量应用药物预防、诊断或治疗疾病过程中，发生与治疗目的无关的有害反应。这两个概念很接近，但还是有区别的。简单地说，副作用的概念更广，副作用不一定有害，而不良反应是有害的。高血压患者担心的“副作用”其实应该称为不良反应。

用了药，为何难除幽门螺杆菌

✍第二军医大学长海医院消化内科副教授　柏　愚

生活实例

2个多月前，小孔开始有点胃痛，在朋友建议下到当地一家三甲医院检查。胃镜检查提示“萎缩性胃炎，幽门螺杆菌阳性”。医生仔细询问他的病情后建议他接受根除幽门螺杆菌治疗。小孔在服药结束1个月后再次来到医院复查，结果提示幽门螺杆菌仍然阳性，小孔觉得很疑惑：用了药，为什么没能根除幽门螺杆菌呢？

5种原因致幽门螺杆菌根除失败

过去，使用标准三联疗法根除幽门螺杆菌，一段时间后，幽门螺杆菌根除率确实很高，但最新的流行病学调查结果显示，现在标准三联疗法的幽门螺杆菌根除率已经低于80%。因此，目前根除幽门螺杆菌的一线治疗方案为四联方案，即铋剂＋质子泵抑制剂（PPI）+2种抗菌药。感染者经过正规的“杀”菌治疗，大部分可以根除幽门螺杆菌。遗憾的是，确实还有一部分患者在正规治疗结束1个月后复查幽门螺杆菌仍然阳性。这是什么原因呢？

1. 滥用抗生素导致耐药性增加　抗生素是根治方案中的重要组成部分，在中国，抗生素的使用一直不够规范，很多人平时感冒也习惯吃上几片抗生素，甚至一些基层医院的医生也存在抗生素使用指征过宽的问题，这些都在一定程度上造成抗生素滥用和细菌耐药性增加。因此，幽门螺杆菌的根除治疗自然也难以取得理想的效果。

2. 吸烟降低疗效　国内外很多研究证实，吸烟会降低幽门螺杆菌根除率。吸烟患者往往需要更大剂量的抗生素才能获得满意的根除效果。吸烟影响幽门螺杆菌根除率的原因现在还未完全阐明，可能与吸烟造成胃酸分泌增加、延缓胃排空，减少十二指肠的血流量有关。

3. 不同的基础疾病，幽门螺杆菌根除率不相同　一项国外研究显示：十二指肠球部溃疡患者幽门螺杆菌根除失败率为21.9%，而消化不良患者幽门螺杆菌根除失败率则高达33.7%。可见，不同的疾病，根除效率也存在着不小的差异。

4. 未能足量、足疗程服药治疗　在服药治疗过程中，一些药物可能出现不良反应，比如恶心、食欲减退等，患者擅自减少服药剂量或停药，会大大降低根除幽门螺杆菌的成功率。

5. 基因影响治疗效果　根除幽门螺杆菌的效果还受到基因的影响，其中最主要的是细胞色素酶2C19（CYP2C19）。不同的质子泵抑制剂（PPI）的抑酸作用受CYP2C19基因的影响程度不同，雷贝拉唑、埃索美拉唑受到的影响较小，服用这两种药物有可能提高幽门螺杆菌根除率，反之，则降低幽门螺杆菌根除率。

个体化制定“根除”方案困难

理想的情况是，如果能够根据患者的基因类型选择质子泵抑制剂，根据药物敏感试验结果选择抗生素，根据本地区流行病学情况选择合适的方案和疗程，幽门螺杆菌根除的可能性必然能够得到极大提高。但是，由于目前医疗条件和资源的限制，个体化制定根除幽门螺杆菌方案还存在很大困难。由于个体存在差异，任何治疗方案都可能出现部分患者无法根除幽门螺杆菌的情况。

因此，若患者首次治疗1个月后复查幽门螺杆菌仍然阳性，这时，患者应该积极回忆治疗期间是否按时足量、足疗程服药、有无明显的不良反应、有无合并服用其他药物等情况，并将这些信息反馈给医生，以利医生分析治疗效果欠佳的原因。一般情况下，医生首先会根据患者提供的信息判断是否为非药物性因素造成。若排除非药物性因素，医生会根据患者的实际情况再次提出个体化的治疗备选方案。如果采取备选方案治疗（疗程均为10天或14天）仍然失败的话，这种情况下，医生会再次评估根除幽门螺杆菌治疗的风险获益比，决定是否需要继续进行幽门螺杆菌根除治疗。

按照最新的全国根除幽门螺旋杆菌共识意见要求，目前认为，感染幽门螺杆菌者同时伴以下情况：消化性溃疡、慢性胃炎（出现消化不良症状）、胃黏膜萎缩糜烂、长期服用某些药物（如阿司匹林）等，才推荐接受正规的根除幽门螺杆菌治疗。PM

大众医学 popular medicine

2015年4月 读者俱乐部

2015年第4期 “读者健康中心”幸运会员名单

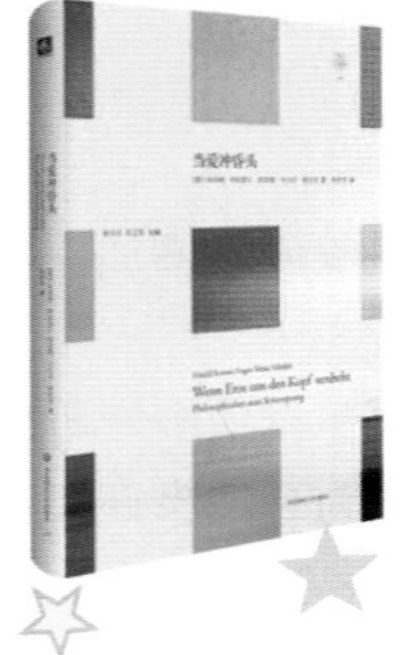

《当爱冲昏头》

以启蒙与解释世界为己任的哲学家们，对于人类历史中的偷情、外遇、不忠究竟有什么看法？柏拉图、康德、叔本华、齐克果或尼采，对此提出过什么精辟见解？本书作者有系统地整理出从柏拉图至康德、从尼采至黑格尔的相关文献，在耐人寻味且多样性的哲学思辨中，为相关问题提供最佳参考指南。书中处处可见幽默睿智的箴言，没有道德说教，毕竟那不是哲学家用意所在。至于如何在伴侣关系中建立一套爱情哲学，有待读者阅后自行决定。。

作者：哈洛德
华东师范大学出版社出版
定价：38.00 元

以下50名获《当爱冲昏头》

史方恺　张永兰（安徽）朱玉宣　蔡　宇　张乃栋（北京）刘明炬　卢仁仁　安志明　陈泳柔（广东）谢永榕（广西）张秀霞　段慧轩（河北）王守信　胡凤官　储伯明　浦苏山　吴荷华　黎友梅　施国祥（江苏）王占忠　贾继泰　褚飞文　蒋显时（辽宁）霍秀兰　田丽娟（山东）王巧云　郜怀民　芦光祖（山西）张仲明（陕西）萧智明　熊晓群　朱明珠　娄　忻　邵金新　胡云彪　顾宗元　邵介圣　刘　琦　程定妹　华　庄（上海）韩　江　杨用芝　周金万　王云华　何重开（四川）王立斌　于淑娟　王延文（黑龙江）张　法　李恩伟（内蒙古）

以下50名获《细说女性健康 202 个细节》

黄铭钟　陈国龙（福建）邓艳军（甘肃）邓瑞英　刘定波（广东）范慧敏　刘德丽　赵树玫（河南）黄福珍　易道红　朱心翡　张乃令　张慧征　王　超（湖北）周淑良　江灿如（湖南）李培植　赵新辉　闫继贵（山东）沈霞芬　李伟星（陕西）陆亚香　王振华　朱瑞琴　厉　磊　缪锡新　张钧祚　陈　蓉　张襄荪　乔燕萍　卢芸卿　黄卫红　张永珍　季文康（上海）陈　波　马德起（天津）强奋麟（新疆）戴邦祺　夏久丰　王仕荣　金　众　黄云生　浦迪飞　焦祖龙　陈宪鹤　赵玉辉（浙江）周锡莲　冉重荣　刘先义　刘树藻（重庆）

《细说女性健康 202 个细节》

《细说女性健康 202 个细节（修订版）》将女性应掌握的养生知识全面阐述，包括脏腑功能、气血调养、食物调养、减肥塑身、经期护理、更年期问题、心理健康问题、日常生活细节、睡眠问题、美容养颜、四季护理和健康误区等，让女性在现代繁杂的社会里展现青春魅力、展现不老的容颜。

作者：徐山
上海科学技术出版社出版
定价：29.80 元

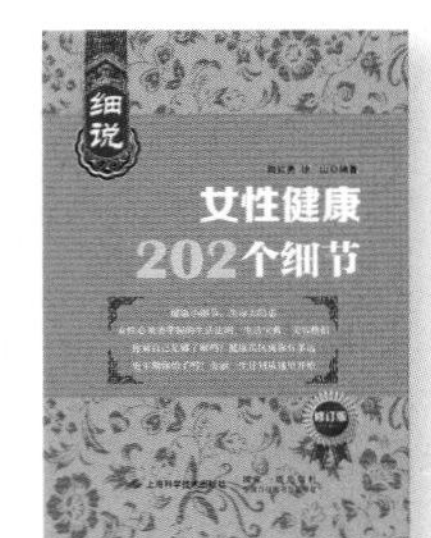

读者健康中心会员申请表

新会员□　老会员□

可上网查询会员申请是否生效

姓名：________________　**性别：**男□　女□

身份证号码：□□□□□□□□□□□□□□□□□□　**文化程度：**高中及中专以下□　大专□　本科□　本科以上□

职业：干部／国家公务员□　企业管理人员□　企业员工□　医务及相关行业人员□　私营业主□　大学生□　家庭主妇□　离退休人员□　自由职业者□　其他工作人员□　**您的婚姻状况：**已婚□　未婚□

联系地址：________省／自治区／直辖市________市／县________区________________

联系电话：________________　**电子信箱：**____________________　**邮政编码：**□□□□□□

个人月平均收入：1 001～2 000 元□　2 001～3 000 元□　3 001～4 000 元□　4 001～5 000 元□　5 001 元以上□

家庭月平均总收入：2 000 元以下□　2 001～4 000 元□　4 001～6 000 元□　6 001～8 000 元□　8 001～10 000 元□　10 001 元以上□

如何接触到《大众医学》的？零购□　订阅□　借阅□　网站□

您阅读《大众医学》有多长时间了？不到 6 个月□　1 年左右□　3～5 年□　5 年以上□

您最希望从《大众医学》获得哪方面的健康指导或信息？糖尿病□　高血压□　高血脂□　慢性肝炎□　脂肪肝□　骨关节病□　更年期□　妇科疾病□　男科疾病□　用药常识□　儿童养育□　孕妇保健□　胃肠疾病□　头痛□　饮食营养□　避孕知识□　减肥□　心理□　其他________________

如果编辑部向会员投递有关健康信息，通过普通邮件或者电子邮件，您是否愿意接收？愿意□　不愿意□

大众医学网站（www.popumed.com）开通了，您是否有兴趣上网查阅本刊既往的文章？有兴趣□　没兴趣□　不方便上网□

会员待遇（若您的通讯地址发生变化，请务必联系我们，进行更新。）

- 参加每月一次的抽奖活动，获得图书、保健品、生活用品等奖品。
- 与编辑部建立最直接的联系，参与选题策划、栏目设置等活动。
- 免费得到健康、医疗咨询服务。
- 一次加入，即可成为永久会员，享受会员待遇。

★ 全年（2015年）订阅《大众医学》杂志的读者，凭订单复印件可参加今年第四季度“年度健康奖”抽奖活动。请将订单复印件邮寄到下列地址。

邮寄地址：上海市徐汇区钦州南路 71 号《大众医学》读者健康中心　邮政编码：200235　传真：021-64845062　电子信箱：popularmedicine@sstp.cn

你喜欢哪些佳作？你想今后多看哪类文章？你有哪些意见？你想参加哪些活动？

★ 欢迎登录大众医学网站（www.popumed.com），进入“读者俱乐部”栏目，填写《读者评刊表》，并可查询会员申请是否成功。

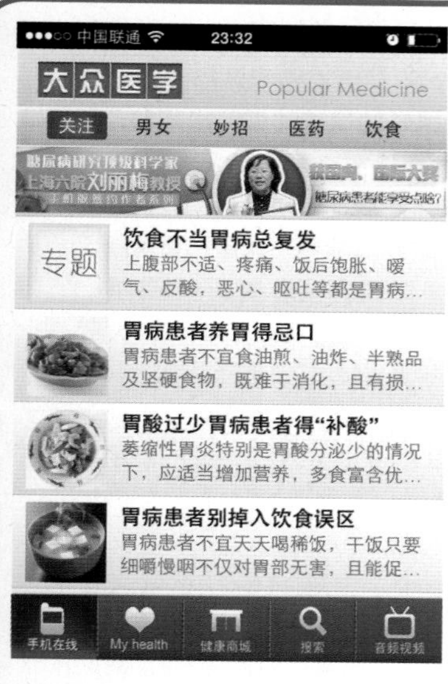

大众医学手机版（APP）是《大众医学》杂志旗下融合性新媒体平台，适配iOS和Android操作系统的手机和平板电脑，具有图文展示、音频视频、应用下载、内文链接、多渠道分享等功能，带来健康资讯阅读新体验。

扫描二维码立即下载

透过性问题看两性关系问题

国家二级心理咨询师　马　丽

性心理咨询做很多年后，在我眼里，性已经不是简单的性爱问题，它的背后隐藏了很多“关系问题”。表层性问题、感情事件、婚姻事件都只是一个个点；而带着个人历史、成长经历、情感心理的那个人是一条线；当两个人带着各自原生的家庭背景以及父母的婚姻问题结合在一起，这样的两个人的情感婚姻问题是一个面。在一个大的时代和社会背景下，两性关系问题是复杂而立体的。要为纠结的两性关系提供梳理方案，心理咨询师既要深入到每个人潜意识深处的海底里，又要陪伴在一旁，还要不时地在高空以更开阔的视角去看全局。个体要解决自己性方面的困惑也应从立体的视角考虑。

扫描二维码查看性交疼痛、勃起功能障碍、性欲冷淡所折射的两性关系问题解析。

前列腺增生不要回避直肠指检

复旦大学附属中山医院内分泌科主任医师 / 教授　王国民

前列腺和直肠紧贴着，前列腺指检是指医生戴好手套，用食指伸进直肠后，去摸被检者的前列腺。指检需要弄清被检者前列腺的大小、质地，是否有结节，还要感觉一下肛门括约肌的松和紧，这和排尿是否会梗阻也很有关系。被检者，站在地上，上身趴在椅背或者床上即可，不必躺在床上。这样的检查说来简单，但有些病人会觉得难受，往往逃避这项检查。

这项检查是十分必要的，如果有不舒服，也只是一阵子。前列腺指检每年应做一次，指检不单单是为了检查是否存在前列腺增生，更重要的是，指检还可作为防前列腺癌的检查依据。

本内容来自讲座《你的健康与你的前列腺》，完整内容请扫描此二维码，通过音频或视频进一步了解。

本次讲座为“男性健康特需顾问团”系列讲座之一，2015年4月23~26日浙江书展，我们将邀请“男性健康特需顾问团”新增专家成员吕伯东教授主讲。

“男性健康特需顾问团”由《大众医学》和《中国男科学杂志》联合汇编《男人锦囊——男人特需智慧养生方案》时倡议建立，顾问团成员来自全国。

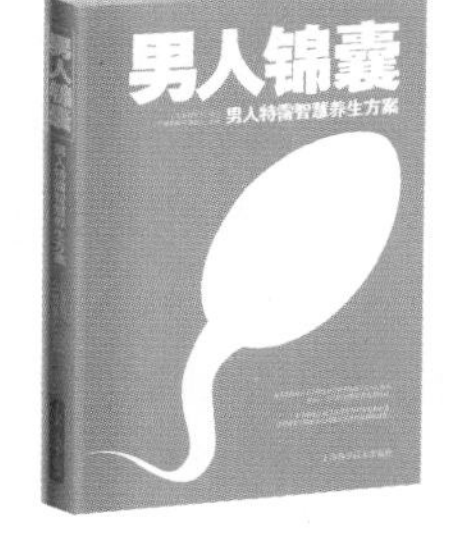

吕伯东，医学博士，主任医师，教授，博士生导师，浙江中医药大学附属第二医院（第二临床医学院）党委书记、副院长，浙江省中西医结合学会男科专业委员会主任委员、浙江省医学会男科专业委员会副主任委员等社会职务。长期从事中西医结合泌尿男科诊治工作，熟练掌握泌尿外科各种手术，中西医结合诊治泌尿系肿瘤、结石、阴茎勃起功能障碍、前列腺疾病、男性不育等领域达积累丰富的经验。2014年获“中国十大男科健康科普专家”奖。

讲座具体时间和场地信息也请扫描本二维码获知。

28款食疗养生粥品

诗人陆游曾写《食粥》诗：世人个个学长年，不悟长年在目前，我得宛邱平易法，只将食粥致神仙。作为食疗方法之一的药粥养生，在我国民众中有深厚的基础。有些入粥的原料未必是“药”，但只要因人灵活调整，作为日常食品长期服食，养生功效自会显现。大众医学手机版向您推荐果粒燕麦粥、八宝固卫粥等28款食疗养生粥品，**扫一扫，收藏并分享给朋友们吧。**

由于篇幅所限，在此只详述“山药核桃粥”的做法供大家参考。原料：山药100克，核桃、扁豆各50克，粳米60克；做法：山药、核桃、扁豆、粳米，共煮成粥，加葱、姜、盐调味服食；功效：山药益气养精，所含多巴胺可改善血循环；核桃补益气血，所含卵磷脂是大脑组织的重要成分；配以益气佳品扁豆，共奏振作、解除困倦之功。

以上内容登录大众医学网站（www.popumed.com），在大众论坛“手机版资讯”板块也可查看。

谁是《大众医学》最长寿的读者

自本刊2014年7月在纸媒和微信公众平台上先后推出“优秀档案员”竞选活动以来，很多老读者寄来了收藏多年的杂志照片、精心整理的订阅档案。尽管该活动已经结束、大奖早已颁出，我们至今仍陆续收到一些读者寄来的珍贵档案。这些迟到的读者说，整理档案不为竞选不为获奖，只为纪念自己的黄金岁月，回忆有《大众医学》陪伴的数十年美好时光。

为回馈忠实的读者们，我们今后会经常开展各种有趣的读者活动。今天，我们就来评一评“谁是《大众医学》最长寿的读者”。觉得自己有资格进入寿星行列的读者们，请把您的信息（姓名、身份证号、联系方式）邮寄或发送给我们，同时告诉我们您的长寿经验，竞争“最长寿”奖。透露点“内幕”，在《大众医学》的老读者中，六十岁是小弟弟，七十岁不稀奇，八十岁一大把，九十岁才有竞争力。

奖品：

“最长寿”前十名（以出生年月为序）：各奖名家原著养生经典《家庭真验方》系列丛书一套

“最心得”长寿经验：来信择优刊出、赠优厚稿酬

寿星们，来晒吧！年轻的读者们，等着欣赏《大众医学》老寿星们的风采吧！

与《大众医学》相伴，就是与长寿有缘！

晒晒《大众医学》编辑部的老寿星

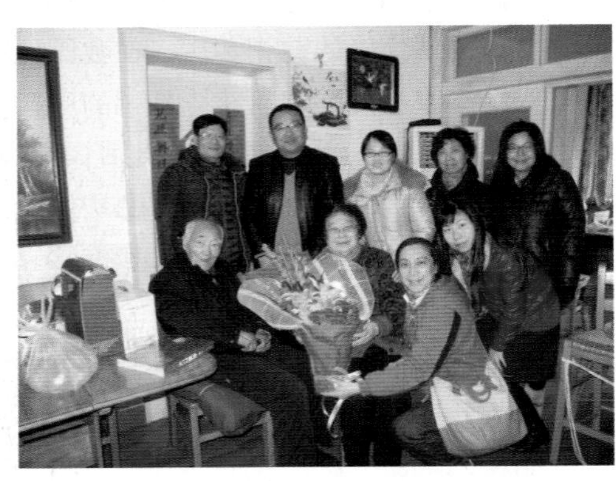

上面发了征集寿星读者的“英雄帖”，现在来晒晒《大众医学》编辑部的老寿星。我们的老员工张公约老先生今年103岁，妻子唐家珍93岁！看，这是2015年年初工作人员去探望这对老人时的合影。

张老先生耳不聋、眼不花，也没有一般老人常见的高血压、糖尿病，每天除了读书看报之外，还练习毛笔字和画画，晚年生活过得充实、愉快。

张老先生退休之后，还在坚持继续写作。他说，脑子越用越灵，长期不用就会生锈。记忆力衰退，精力不能集中，就容易得老年痴呆症。他编写的《百步集》中，特别介绍了和《大众医学》的深厚渊源，《大众医学》杂志一直陪伴他几十年，亦师亦友。

“人活百岁不是梦”。张老先生之所以能健康长寿，概括起来有三条，一是坚持运动。从年轻时每天坚持跑步1小时，并且打一套太极拳。二是合理饮食。始终坚持粗细搭配，荤素兼有。三是心态豁达。家庭和睦，子女孝顺，邻里互助，生活平淡却有乐趣。

敬告读者

每一个月，《大众医学》都会带给您权威、实用、最新的保健知识。出版前，每篇文章都经过严格审查和内容核实。我们刊出这些文章，并不是要取代看病就医，而是希望帮助大家开阔眼界，让自己更健康。

由于个体差异，文章所介绍的医疗、保健手段并不能适合每一位读者，尤其是在诊断或治疗疾病时。任何想法和尝试，您都应该和医生讨论，权衡利弊。

您可以通过以下方式，进一步了解有关专家信息：

1. 登陆《大众医学》网站www.popumed.com，打开“专家门诊”，在“看病找专家”中键入专家姓名，了解专家专长、联系办法等信息。

2. 发电子邮件至popularmedicine@sstp.cn或写信向编辑部咨询。

3. 通过114查询相关医疗机构电话，向挂号室或咨询服务台，了解专家近期门诊安排，就医诊治。

敬告本刊作者

1. 本刊稿件一律不退，敬请自留底稿。从稿件投到本刊之日起，三个月后未得录用通知，方可另行处理。如需退稿（照片和插图），请注明。

2. 稿件从发表之日起，其专有出版权、汇编权和网络传播权即授予本刊，同时许可本刊转授第三方使用。本刊支付的稿费包含信息网络传播的使用费。

3. 根据需要，本刊刊登的稿件（文、图、照片等）将在本刊或主办本刊的上海科学技术出版社的网页或网站上传播宣传。

4. 本刊作者保证来稿中没有侵犯他人著作权或其他权利的内容，并将对此承担责任。

5. 对于上述合作条件若有异议，请在来稿时声明，否则将视作同意。

祝
大众医学越办越好
唐家珍 張公约
2015年1月

和《大众医学》有缘，就是和健康相伴

人的生命周期，从长度走向品质

作者简介

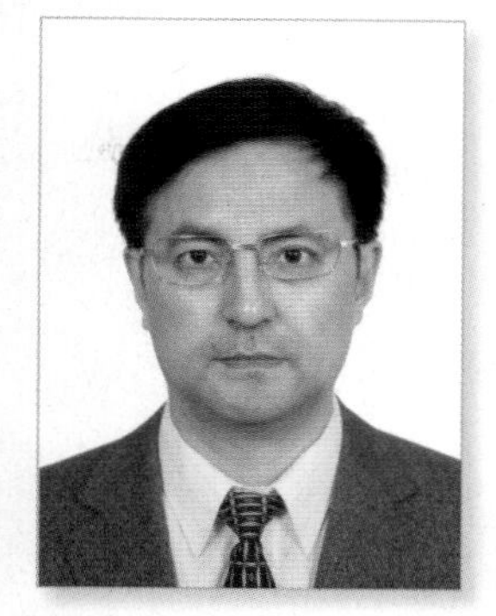

郭树彬，北京协和医院急诊科主任医师，教授，博士研究生导师。中华医学会科学普及分会副主任委员，中国医师协会科学普及分会筹备委员会主任，中国医师协会急诊医师分会常委兼副总干事，中国医师协会全国医师定期考核急诊医学专业编辑委员会秘书长。

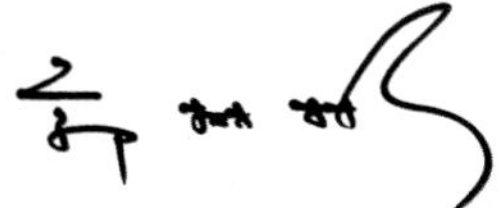

“有巫山者，西有黄鸟。帝药，八斋。黄鸟于巫山，司此玄蛇”，出自《山海经》的这段话是关于“长生不老药”的较早记录；史籍中也有徐福携童男童女各五百出海为秦始皇寻不老药的记载。西方的故事告诉我们，吃了伊甸园中生命之树的果实就会永生不死；北欧神话中布拉基的妻子伊登女神掌管着让诸神保持青春的金苹果……无论是史料记载还是神话传说，都镌刻着人类为了延续生命所做的不懈努力和无限遐想。然而，无论是帝王将相，还是普通百姓，最终都难逃生老病死，在自然规律面前的命运殊途同归，不一样的只是在世界上存续的时间长短而已。

许多人会用“起起伏伏的一生”来形容自己或者他人的人生，当然这种形容指的是人生境遇。然而，人的生命周期不也经历了从生到死、从年轻到衰老的起伏吗？早在《黄帝内经·上古天真论》中就有记载，以肾气为主线，用“男八女七”的定律将男女的生命周期分别划分为八个阶段和七个阶段。现代医学则普遍根据年龄来划分生命周期，分为胎儿期、婴儿期、儿童期、青春期、青年期、中年期、老年期和暮年期八个阶段。

花开花谢，春去秋来，包括自然界在内的万物都按照一定的规律进行着新旧更替，人的生老病死同样是不可改变的客观规律，12 岁左右出现的“青春期”、48 岁左右出现的“更年期”、60 岁的“花甲之年”以及传说中的“73、84”，都是以我们可以感知或可见的生理性变化进行着生长、发育、衰老或死亡。

谁不想一直年轻下去？只是谁也耗不过时间。当有一天，我们的银行账户中汇入一笔钱，备注栏里写的不是“工资”而是“退休金”时，这意味着“我们老了”。中医认为衰老和肾有密切关系。现代医学主要从遗传、激素和免疫等方面解释衰老的过程。人至老年，能量消耗逐渐减少，代谢率降低，肺心肾功能减退，肌肉变轻，脊柱变硬，听觉、视觉、触觉减退，平衡和协调能力变差，出现心血管病、高血压、关节炎、糖尿病等常见病，还可能发生威胁老年人健康的老年痴呆症。正因如此，老年人应该多动脑，多读书看报，多与人交流，拓宽兴趣爱好范围，更加注重膳食的合理安排，食物要粗细搭配、易于消化吸收，尽量避免因摄入减少导致营养不良和贫血。还有一点也尤为重要——注重体育锻炼。年轻时高喊的运动和健身的口号，如果直至年老仍不付诸实践，或许就会比别人提前几年躺在病床上，到时连喊口号的力气也没有了。

“神龟虽寿，犹有竟时。螣蛇乘雾，终为土灰。”（神龟虽然长寿，但生命终究会有结束的一天；传说中的螣蛇尽管能乘雾升天，但终究也会死亡化为土灰）。公元 208 年，曹操写下一首《龟虽寿》，清醒地表达出自己对生命自然规律的认识。诚然，宇宙万物有生必有死，有始必有终，这是自然的规律，不以人的意志为转移。我们应该尊重科学，不去幻想长生不死，不一味追求生命的长度，而应该更多关注无病生存期，关注生命的品质。PM

中国邮政发行畅销报刊

Contents 目录 2015年5月

扫描二维码
关注大众医学

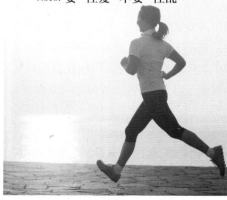

发送短信“大众医学”到12114，免费下载大众医学手机版，短信资费0.1元。

大众医学
微信二维码

大众医学手机版
（安卓版/iphone版）

本期部分图片由东方IC和达志图片提供　本期封面图片由王悦提供

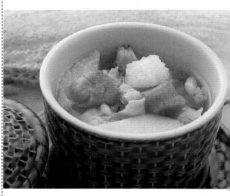

创刊于1948年 第三届中国政府出版奖期刊奖提名奖 新中国60年有影响力的期刊
上海市著名商标 全国优秀科技期刊一等奖 中国期刊方阵 中国百强报刊

大众医学®(月刊)

2015年第5期 da zhong yi xue

传统养生

健康卫士

医患之声

家庭药箱

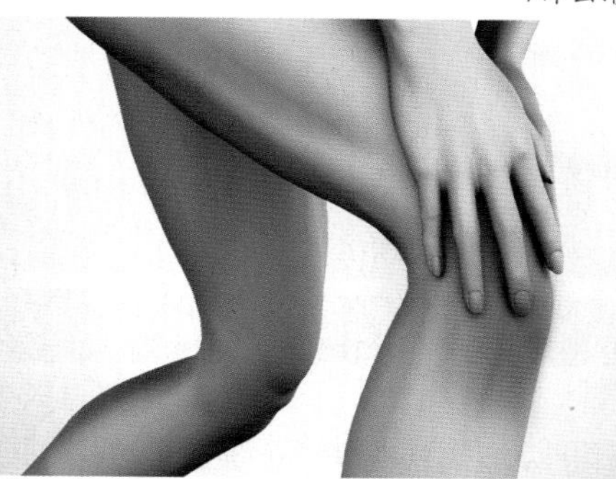

健康锦囊

大众医学—— Healthy 健康上海 Shanghai 指定杂志合作媒体

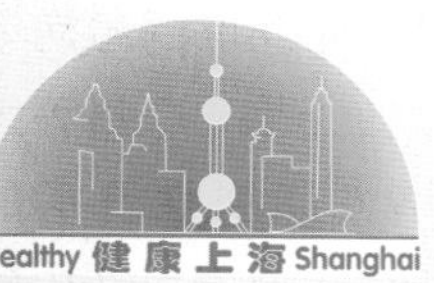

大力推进健康城市建设，上海市爱国卫生工作努力寻求本土化与全球化相结合，提升健康促进的能力与水平。上海市建设健康城市2015年－2017年行动计划实施期间，市爱卫会（健促委）将全面倡导“科学健身、控制烟害、食品安全、正确就医、清洁环境”五大市民行动，进一步加强健康支持性环境建设和市民健康自我管理小组建设。《大众医学》作为指定杂志合作媒体，邀您行动起来、与健康结伴。

主 管 上海世纪出版股份有限公司
主 办 上海世纪出版股份有限公司 科学技术出版社

编辑、出版 《大众医学》编辑部
编辑部 (021)64845061
传 真 (021)64845062
网 址 www.popumed.com
电子信箱 popularmedicine@sstp.cn
邮购部 (021)64845191 (021)64089888转81826

广告总代理
上海科学技术出版社广告部
上海高精广告有限公司
电话：021－64848170
传真：021－64848152
广告/整合营销总监 王 萱
副总监 夏叶玲
业务经理 杨整毅 丁 炜

发行总经销
上海科学技术出版社发行部
电话：021－64848257 021－64848259
传真：021－64848256
发行总监 章志刚
发行副总监 潘 峥
业务经理 张志坚 葛静浩 仝 翀

编辑部、邮购部、广告部、发行部地址
上海市徐汇区钦州南路71号（邮政编码200235）

发行范围 公开发行
国内发行 上海市报刊发行局、陕西省邮政报刊发行局、重庆市报刊发行局、深圳市报刊发行局
国内邮发代号 4－11
国内统一连续出版物号 CN31－1369/R
国际标准连续出版物号 ISSN 1000－8470
国内订购 全国各地邮局
国外发行 中国国际图书贸易总公司（北京邮政399信箱）
国外发行代号 M158
印 刷 上海当纳利印刷有限公司
出版日期 5月1日
定 价 8.00元
广告经营许可证号 3100320080002
80页（附赠32开小册子16页）

杂志如有印订质量问题，请寄给编辑部调换

2015年3月22日上午，由《大众医学》杂志和上海交通大学医学院附属新华医院联合主办的《中国脂肪肝防治指南（科普版）》首发式新闻发布会在上海图书馆隆重举行。中国科学院吴孟超院士、中国工程院庄辉院士、中华医学会肝病学分会主任委员魏来教授、中华医学会肝病学分会脂肪肝和酒精性肝病学组名誉组长曾民德教授、上海市卫生和计划生育委员会黄红书记，上海交通大学副校长暨上海市儿科研究所所长蔡威教授、上海交通大学医学院附属新华医院院长孙琨教授、上海市医学会肝病分会主任委员范建高教授、上海科学技术出版社毛文涛社长，以及来自全国各地30余家三甲医院的医学专家、媒体记者，近百人出席了本次盛会。

《中国脂肪肝防治指南（科普版）》首发式暨科普讲座成功举行

本刊记者　黄薏

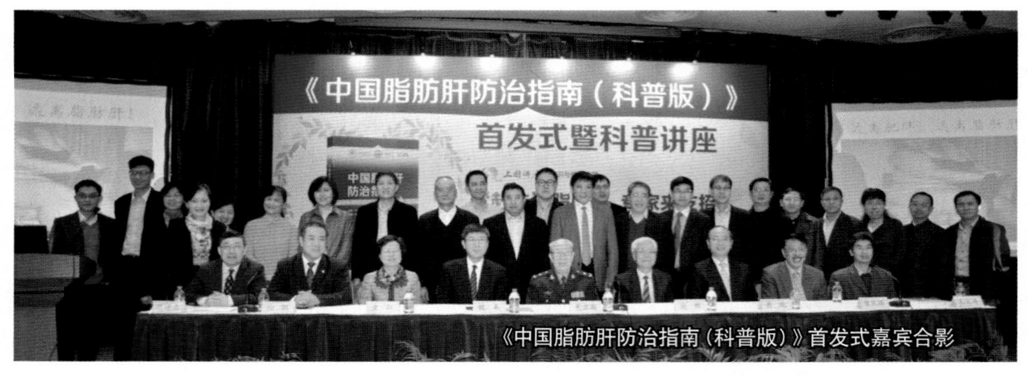

《中国脂肪肝防治指南（科普版）》首发式嘉宾合影

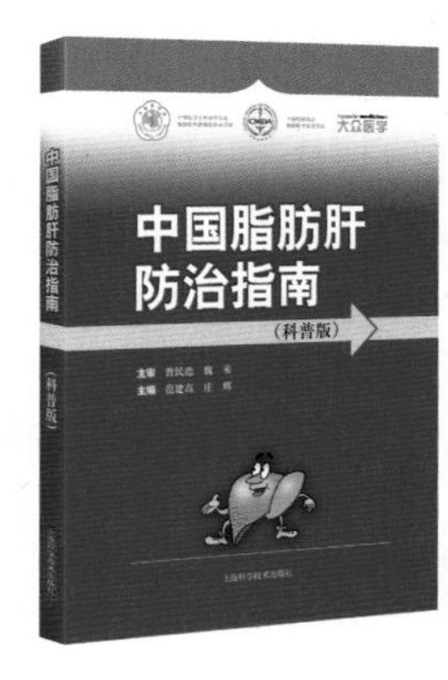

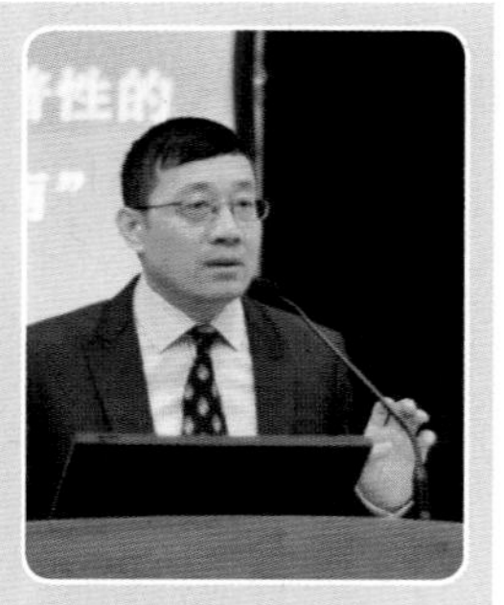
中华医学会肝病学分会脂肪肝和酒精性肝病学组组长范建高教授致辞

《中国脂肪肝防治指南（科普版）》的主编、中华医学会肝病学分会脂肪肝和酒精性肝病学组组长范建高教授表示，近年来，脂肪肝的患病率不断攀升，已成为包括我国在内的全球第一大肝脏疾病。然而，无论是我国，还是欧美发达国家的全科医生、非消化肝病专科医生，以及广大群众，至今仍对脂肪肝的危害和防治策略缺乏足够认识。2006 年，中国率先在全球同时发布了《酒精性肝病诊疗指南》和《非酒精性脂肪性肝病诊疗指南》，并于 2010 年更新再版。这些《指南》在全国的推广与实施，在规范临床医生的诊疗行为、提高我国脂肪肝的诊治水平方面，发挥了巨大的推动作用。然而，现有的脂肪肝诊疗指南专业性太强，非肝病专科医生以及广大群众难以看懂。有鉴于此，由中华医学会肝病学分会脂肪肝和酒精性肝病学组组长范建高教授和庄辉院士牵头，组织中华医学会肝病学分会脂肪肝和酒精性肝病学组、中国医师协会脂肪肝专家委员会，联合知名医学科普期刊《大众医学》杂志共同编制、出版了全球首部、国家级、科普性质的脂肪肝防治指南。这部科普版脂肪肝防治指南用深入浅出的文字、图文并茂的形式，系统地介绍了酒精性肝病、非酒精性脂肪性肝病和儿童脂肪肝的形成原因、诊断、治疗、预防、随访和监测等公众关心的问题，对于指导脂肪肝患者正确进行饮食治疗、运动治疗、心理调适和合理用药，特别有帮助。

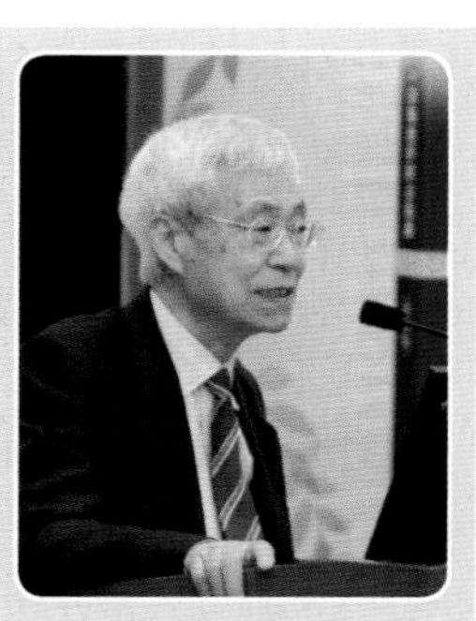
中国工程院院士庄辉教授致辞

《中国脂肪肝防治指南（科普版）》的主编、中国工程院庄辉院士表示，目前，世界各国脂肪肝的患病率均呈上升趋势，全球约有12亿非酒精性脂肪性肝病患者。在我国，随着肥胖和糖尿病的高发，脂肪肝的患病率也节节攀升，在上海、广州等大城市，非酒精性脂肪性肝病的患病率为12%~25%。而在中国的肝病构成中，脂肪肝占64%（非酒精性脂肪肝性肝病占49.2%、酒精性脂肪性肝病占14.8%），远远超过病毒性肝病（乙肝22.9%、丙肝3.2%）。另一方面，广大群众、非肝病专科医务人员对脂肪肝的重视程度却远远不够。《中国脂肪肝防治指南（科普版）》既保持了学术版"指南"的科学性，又兼顾了科普著作的"通俗性"，对于全民普及脂肪肝防治知识，提高人民群众防治肝炎和糖尿病的健康意识，具有十分积极的促进作用。

中国科学院院士、《大众医学》顾问委员会主任委员吴孟超教授表示，《中国脂肪肝防治指南（科普版）》的发布，是我国肝脏病学领域的一个重要里程碑，也是送给广大群众的一份"健康大礼"。在中国，肝脏疾病是造成医疗负担和死亡的重要原因。过去的几十年间，国家投入了大量经费用于肝病的防治，中国的肝脏病学专家也不断攻坚克难、潜心研究，希望能使我国早日摘掉"肝病大国"的帽子。遗憾的是，我国的肝病负担至今仍十分沉重，肝病患者总数超过4亿人。尤其是脂肪肝，目前已经取代病毒性肝炎，成为中国，乃至全球的第一大肝脏疾病。脂肪肝如果不能得到有效防治，其中不少患者将发生肝硬化和肝癌。在欧美等发达国家，由酒精性肝病和非酒精性脂肪性肝病所导致肝癌的发病率呈上升趋势，我国的情况亦不容乐观。想要从根本上遏制肝脏疾病的高发态势、减轻肝病带来的沉重负担，一定要从"源头"抓起，把"预防工作"做好，通过加强健康教育、普及医学常识，提高广大老百姓对肝病的认知程度和防病意识。特别是脂肪肝这种与不良生活方式息息相关的疾病，健康教育远比药物来得有效。他非常高兴地看到，我国的肝脏病学专家已经有了这样的意识和行动。

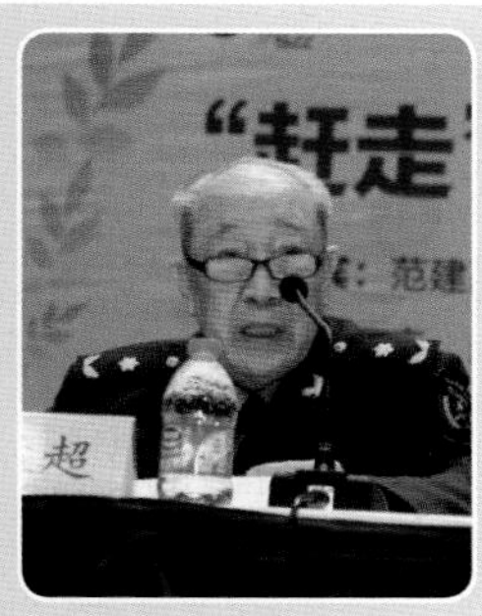
中国科学院院士吴孟超教授致辞

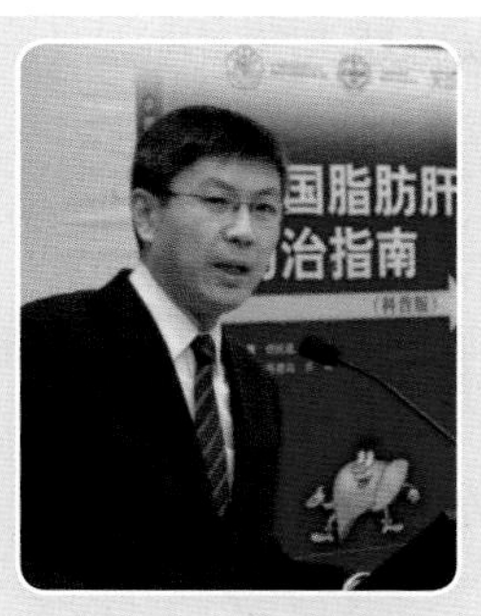

中华医学会肝病学分会主任委员魏来教授致辞

中华医学会肝病学分会主任委员、北京大学人民医院肝病研究所所长魏来教授表示，《中国脂肪肝防治指南（科普版）》是一本"五好"好书："一好"，是这本书有好的主编，范建高教授是我国脂肪肝专业领域的佼佼者，庄辉院士是我国肝病学界的泰斗；"二好"，是这本书有好的主审，曾民德教授是我国脂肪肝专业领域的资深前辈；"三好"，是这本书有好的编委会，本书的编委会成员都是中华医学会肝病学分会脂肪肝和酒精性肝病学组的专家，在各地都非常有影响力；"四好"是这本书有好的编辑团队，《大众医学》杂志在医学科普传播方面非常有经验，全书通俗易懂、图文并茂，确保老百姓能看得懂；"五好"，是这本书有一个好的出版方，上海科学技术出版社和《大众医学》杂志是"一家"，既保证了图书的质量，又兼顾了通俗性。

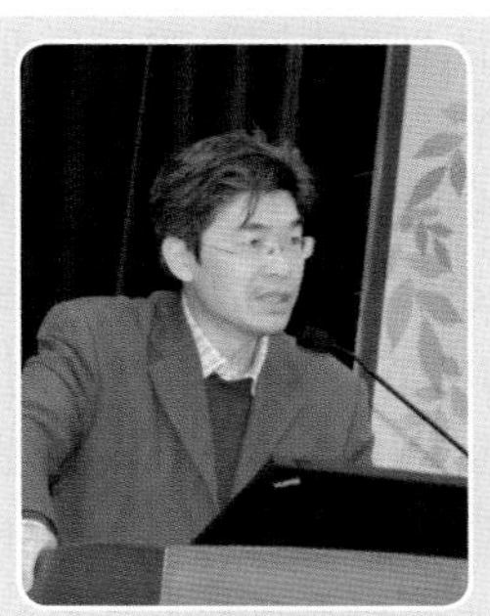
《大众医学》杂志主编、上海科学技术出版社毛文涛社长致辞

《大众医学》杂志主编、上海科学技术出版社毛文涛社长表示，《中国脂肪肝防治指南（科普版）》的发布，是临床医学专家与医学科普媒体"跨界合作"的成功典范，在确保"指南"的科学性与权威性的同时，更注重从老百姓的需求出发，将专业版脂肪肝防治指南的"精髓"，用图文并茂的形式、更通俗易懂的文字表现出来，是一本大家都"看得懂、学得会、用得到"的好书。该书不仅可供广大脂肪肝高危人群、患者及其家属学习和参考，也是广大全科医生、非肝病专业的医务人员，以及预防保健人员不可多得的一本参考书。PM

发布会后，范建高教授和庄辉院士为200多位上海市民做了一场主题为"赶走脂肪肝，专家来支招"的科普讲座，受到了与会听众的热烈欢迎。每位前来听讲座的市民均获赠最新出版的《大众医学》杂志一本。

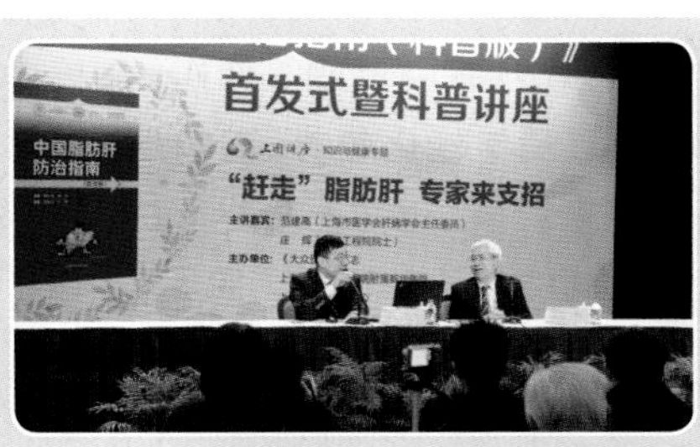

范建高教授和庄辉院士讲座中

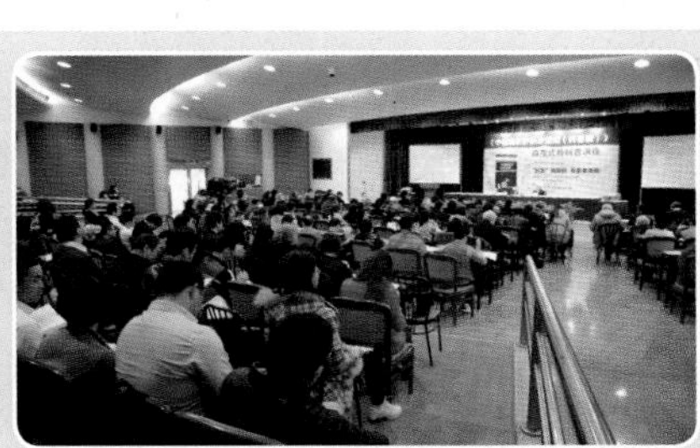
讲座会场座无虚席

资讯分享

健康行为

世界卫生组织：减少注射次数，使用“智能注射器”

世界卫生组织近日指出，目前全世界使用同一注射器或针头为多人注射的情况仍很多，助长了若干致命传染病的传播。数据显示，2010年，由于不安全注射，全世界估计170万人感染乙肝病毒，多达31.5万人感染丙肝病毒，多达3.38万人感染艾滋病病毒。世界卫生组织强调，首先要减少不必要注射次数。全世界每年总共有160亿次注射，其中大约5%的注射属于儿童和成人免疫接种，5%是输血和注射避孕药；**其余90%是肌肉或皮肤注射药品，但其中许多注射并无必要，完全可通过口服药代替**。另外，**特别建议使用有防止重复使用功能的“智能注射器”**。

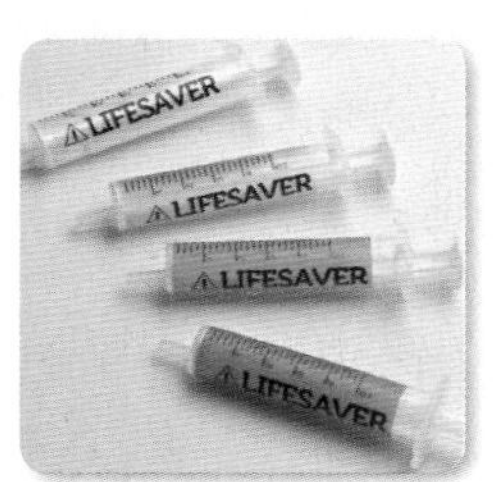

这种智能注射器在使用后会自动变红，提醒医生、护士和患者注射器被使用过了。

药物使用

美国：抗击耐药细菌刻不容缓

美国政府近日公布国家行动计划，计划大幅度降低抗生素的不当使用，以应对紧迫而严重的细菌耐药问题。这份行动计划指出，自1928年发现青霉素以来，**抗生素拯救了全世界数以百万计的生命，但现在细菌耐药性的出现正在“逆转”这一奇迹，细菌感染的治疗药物选择日益有限和昂贵，某些情况下甚至无药可用**。行动计划目标包括：到2020年，把门诊和住院患者抗生素不当使用数量分别减少50%和20%，杜绝将重要医用抗生素用作家禽、家畜生长促进剂等。专家指出，目前国内同样面临抗生素耐药问题，甚至比美国更加严重。**公众应该提高不滥用抗生素的意识，在无必要的情况下，拒绝随意使用，这样利人利己**。

名家观点

王陇德：烟草广告应当全面禁止

5月31日是世界无烟日。中国工程院院士、中华预防医学会会长王陇德近日指出，**吸烟危害健康，应当全面禁止烟草广告**。目前，尽管烟草广告在电视、报纸等媒体上已少见，但在烟草制品专卖点的店堂内仍可发布相关广告，还有一些烟草广告则出现在互联网等新媒体上。目前，**我国慢性病呈现出“井喷态势”，且呈年轻化趋势，而吸烟正是主要原因之一**。很多人即使知道吸烟有害健康，也并未清醒地认识到其危害和风险，更没有改变不良生活方式的意愿和行动，而烟草广告在其中起到推波助澜的作用。全面禁止烟草广告，还可以减少青少年群体进入烟民队伍。

健康消费

赴韩整容，当心被骗

整容在韩国不仅是一种文化，更是一种产业。不少游客都选择了去韩国整容。据统计，**2009年仅791名中国人赴韩整容，2013年增至逾1.6万人**。但是据韩国媒体披露，非法中介在韩国整容业大赚黑钱，许多不明真相的外国人被骗，去年通过合法中介赴韩整容的外国人仅占13%。韩国的海外整容市场被非法中介掌控，其招揽中国顾客的方式主要有两种，**一是与中国当地的公司合作将顾客带到韩国，二是在网络上通过广告大肆宣传**。虽然韩国政府对中介费给出的指导价是手术费的20%以内，但非法中介的市场价达到50%~90%。而**非法中介推销的整容手术，会使手术安全性降低，最近也不断传出赴韩整容的中国人遭遇医疗事故的新闻**。

疾病预防

母乳喂养能延缓乳腺癌发病10年

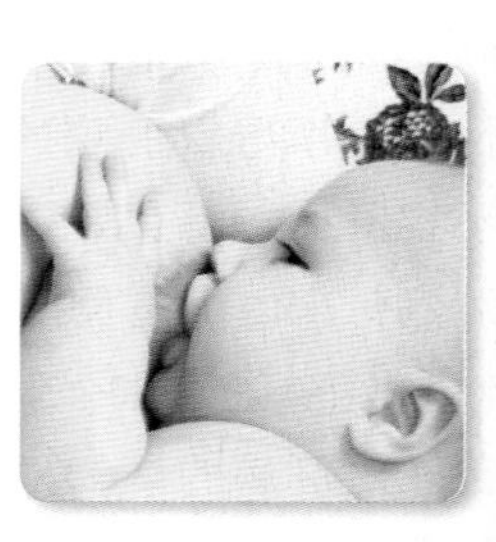

5月20日是全国母乳喂养日。目前，乳腺癌发病率上升，经过媒体宣传，公众预防意识也提高。而国外一项研究发现，母乳喂养能推迟患乳腺癌的年龄。研究人员对504位乳腺癌患者进行了跟踪调查，结果，在排除肥胖、吸烟、饮酒、家族史等因素后，发现那些没有母乳喂养的妇女要比用母乳喂养过自己孩子的妇女患乳腺癌的平均年龄早10年。专家指出，母乳喂养不仅对婴儿好处很多，而且对母亲的健康益处多多。根据世界卫生组织的倡导，**宝宝一般至少要母乳喂养6个月以上，能达到2岁则更佳**。

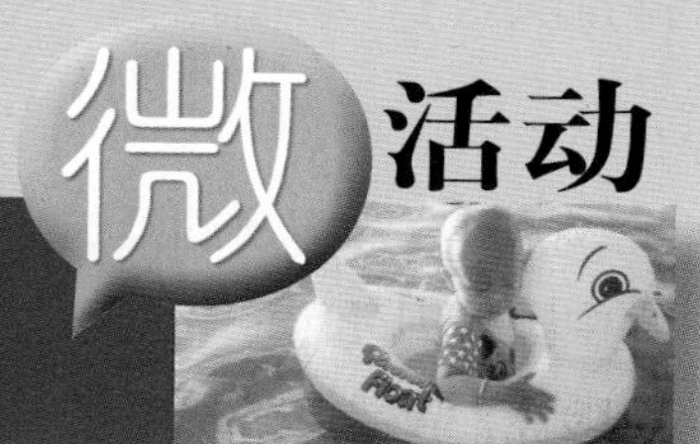

礼物，没有大小、贵重之分，有的只是爱和感动。或许是情人节的一束玫瑰，或许是结婚典礼的一枚钻戒，更或许是送给长辈们的《大众医学》合订本，相信每个人心里，都有一份TA最爱的礼物。下面，我们就来看看《大众医学》粉丝们心中的最好礼物吧！

晒礼物，忆深情

戴怡文 这是我的朋友生了宝宝后，发的喜蛋。朋友生了一对健康活泼的双胞胎宝宝，选择了这种很特别的喜蛋样式。两个蛋壳形状的包装很可爱，里面装着各式小零食。吃完以后，我才发现原来还是个零钱储蓄罐，可以继续使用。这个小礼物没有过度包装，样式新颖，还可以连续使用，真的很贴心。

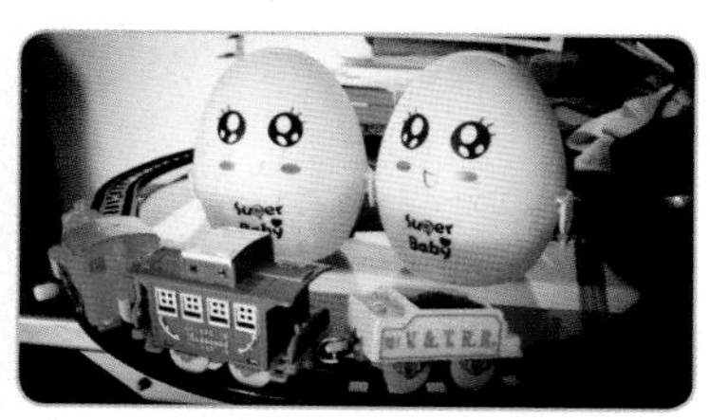

陈喆焱 我最爱的礼物是考上大学的暑假里，妈妈买给我的一对乌龟——“小冬瓜”和“小西瓜”。到今年夏天正好养了十年，它们陪我度过本科、研究生和初入职场的岁月。我开心或不开心的时候都会看看它们，看到它们现在长大了很多，我们全家人都很高兴，都把它们当成宝贝！

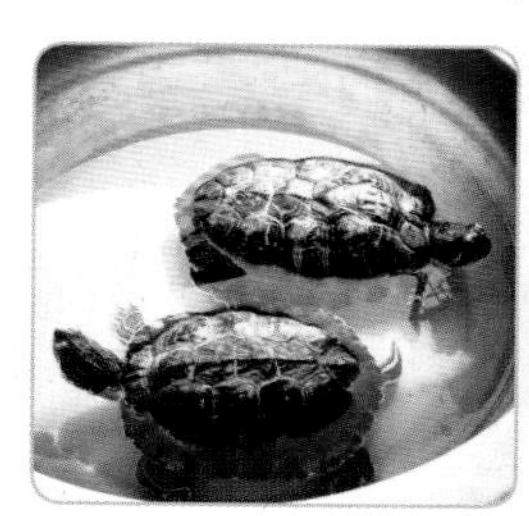

i_mumu

这是我送给婆婆的背包。我的婆婆喜欢旅游，喜欢经常到各地游览观光。她也比较时尚，喜欢很亮的颜色。因为拍出来的照片会很好看，所以我给她买了玫红色的背包。她很喜欢这个背包，每次出去旅游都背着。看到她开心，我也很开心！

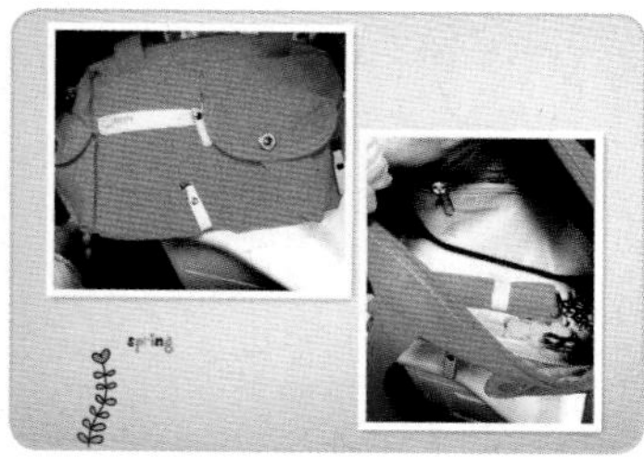

菊花粥 这些是我一直以来参加《大众医学》微信活动得到的奖品。有杂志，还有健心健康操的CD。它们是《大众医学》送给我的最好的礼物，因为健康知识才是最好的，感谢《大众医学》编辑部！

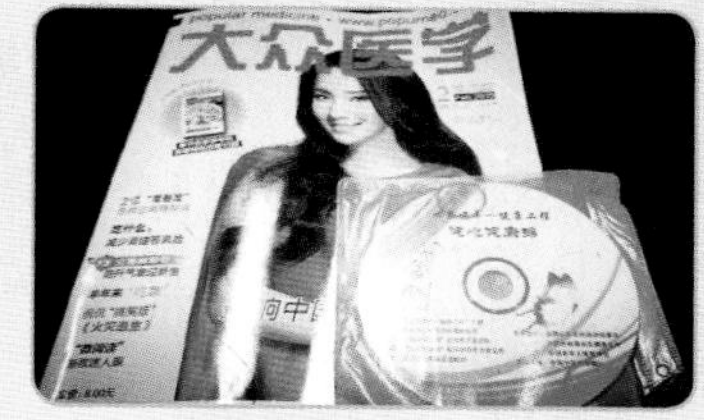

端 午 送给远在河南郑州年已八旬大哥的礼物，是我们生活在家乡的几个兄弟姐妹及孩子们在滑雪场玩乐的照片。就算不能经常见面，但是亲情永远不会断。希望大哥阖家幸福、安康！

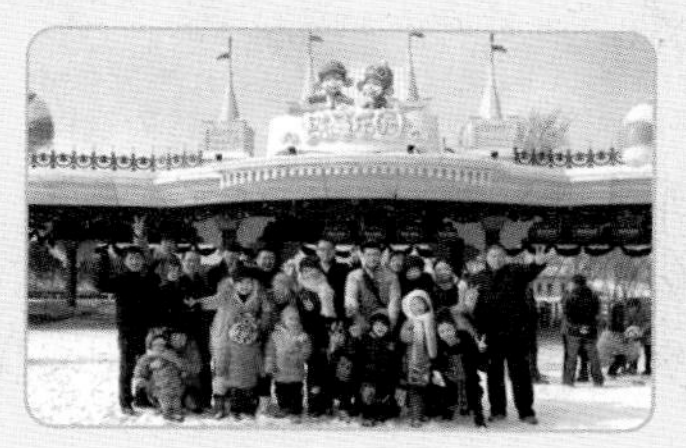

maodou800 这个礼物的图片，我发了朋友圈，配的文字是：今年的生日礼物，一点儿新意都没有。哈哈，其实这个礼物只是个“地摊货”。但是秀完朋友圈，我顿时觉得很有成就感。因为很多朋友们都说，自己连个地摊货的礼物都没有收到。其实，礼物不分贵重，只要有心意就好！

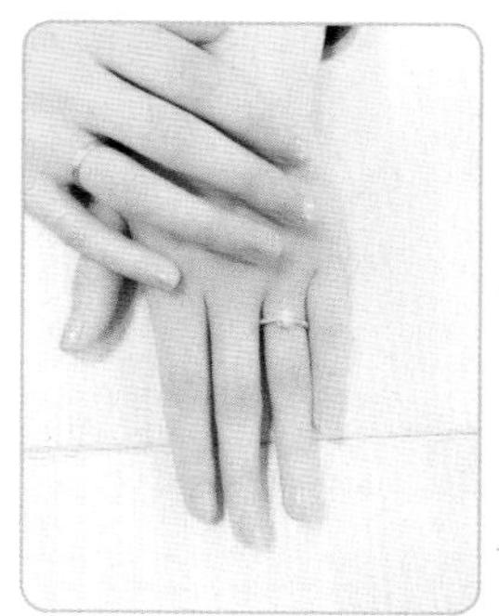

李 莉 这支巧克力是老公送给我的所有礼物中最便宜的，但对于我来说，却是最暖心的礼物。我每次生理期难受的时候，吃点巧克力就会舒服一点。还记得有一天我处于生理期身体很难受，却发现巧克力都吃完了。老公告诉我，他早就在我的包里偷偷地准备了一支巧克力。我心里真的很感动，他平时为人很好，又如此细心，这一生能找到这样的老公是件多么幸福的事啊！

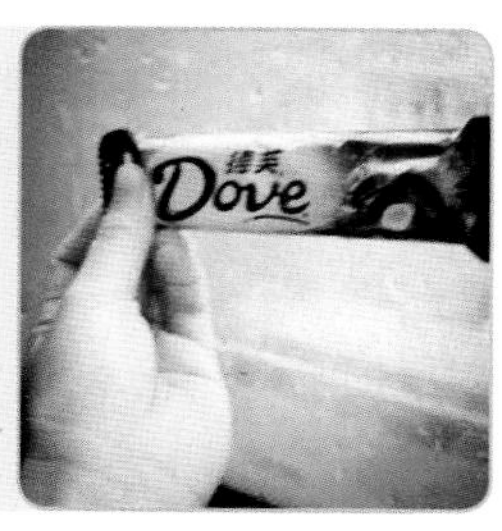

等你来参与

其实，每个礼物都是一个故事，也是一份爱。这次活动，是希望粉丝们能够回忆那份感动，珍惜你心中的那个人。关注《大众医学》微信号，更多活动、更多机会等你来参与。

添加微信号popularmedicine或扫描二维码关注大众医学微信

如何参与“微话题”？

微博：《大众医学》杂志官方微博 http://weibo.com/dazhongyixue

微信：《大众医学》微信号：popularmedicine

本刊在新浪、搜狐、腾讯的微博用户名都是“大众医学杂志”，欢迎“加关注”！

随着人们寿命的延长，生活方式和环境改变，癌症发病的风险也随之增加。癌症已成为中国人口死因的首位，每4~5个死亡者中有1个死于癌症。具体到每个人，一生患癌症的风险竟然高达22%。那么，应该采取哪些措施才可以遏止癌症发病率在中国的不断攀升，减少癌症发生呢？

在我国一年一度“肿瘤宣传周”来临之际，本刊在百位肿瘤专家中进行了一次“中国民众防癌抗癌建议”的调查，根据调查排行榜，我们邀请相关专家一一解析排在前10位的防癌抗癌措施，以警示人们关注自身的生活行为，建立健康的生活方式，远离癌症的威胁。

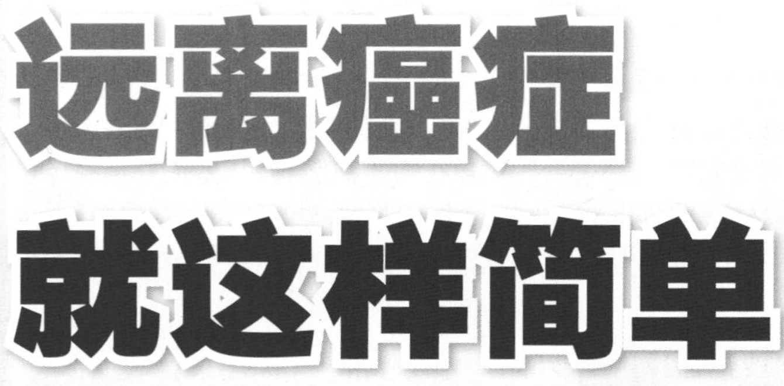

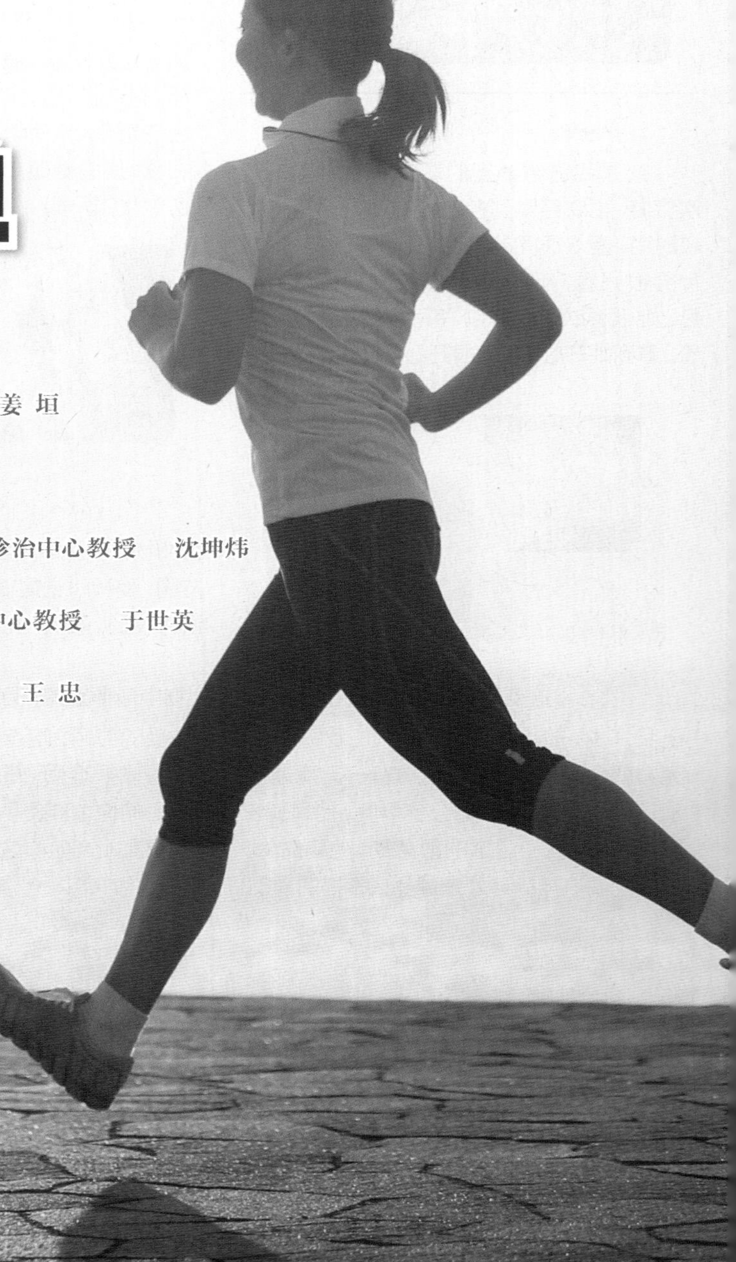

本刊记者/熊 萍

专家支持/上海体育学院运动科学学院教授　陈文鹤
中国疾病预防控制中心控烟办公室研究院　姜 垣
第二军医大学教授　赵法伋
第二军医大学附属长征医院教授　缪晓辉
中国疾病预防控制中心教授　洪燕峰
上海交通大学医学院附属瑞金医院乳腺疾病诊治中心教授　沈坤炜
复旦大学附属中山医院教授　杨秉辉
华中科技大学同济医学院附属同济医院肿瘤中心教授　于世英
北京大学肿瘤医院教授　徐光炜
上海交通大学医学院附属第九人民医院教授　王 忠

No1 食不过量 天天运动

陈文鹤

虽然没有明确的证据表明，肥胖能够直接导致癌症的发生，但减轻体重的确能够帮助降低癌症发病率，尤其是乳腺癌和子宫内膜癌。有研究表明，33% 的癌症发生在肥胖人群中，其中男性的比例为 25%，女性为 37%。肥胖人群患小肠癌、结肠癌、胆囊癌、胰腺癌、喉癌、肾脏癌、膀胱癌、宫颈癌、子宫内膜癌、卵巢癌、脑癌、结缔组织肿瘤等；患淋巴瘤的概率也比普通人高。此外，男性肥胖者患淋巴肉芽肿的比例与女性肥胖者患非霍奇金淋巴瘤的比例均比普通人高。国际癌症研究局（IARC）已经宣布，肥胖被证实为结肠癌、乳腺癌（绝经后期）、子宫内膜癌、肾癌和食管癌的重要致癌因素。在癌症死亡病例中，14% 男性和 20% 女性其背后成因是肥胖。根据流行病学调查结果，肥胖妇女更容易患卵巢癌、子宫内膜癌、膀胱癌和绝经后乳腺癌；男性肥胖者则更容易患前列腺癌。另外，只要是肥胖者，不论男女都更容易患结肠癌和直肠癌。肥胖越严重，上述肿瘤的患病率越高。

肥胖者容易患癌症的原因主要是患者往往存在高胰岛素血症和高脂血症，使得机体免疫力下降。一般情况下，在人体体细胞癌变时，机体免疫系统会自动识别癌细胞表面存在的肿瘤表面抗原，并进而杀伤肿瘤细胞，使人体免受癌症侵害。肥胖者免疫能力减弱，识别和杀伤肿瘤细胞的能力相对较弱，所以，癌症发病率会相应上升。另外一个原因是肥胖引起的内分泌失调。妇女的脂肪组织越多，雌激素越多，所以肥胖妇女体内雌激素水平要高于普通妇女雌激素水平。而过高的雌激素水平是造成癌症的元凶。雌激素水平越高，患子宫内膜癌和绝经后乳腺癌风险越高。

专家简介

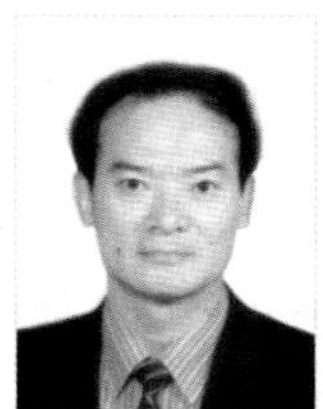

陈文鹤 上海体育学院教授，博士生导师。主要研究运动训练和体育健身的生理学基础。近 20 年在，国内核心期刊发表 80 余篇论文。主编《明明白白健身》、《运动减肥》、《健身运动处方》。目前兼任上海巅峰健身有限公司首席专家，上海巅峰减肥科学研究所所长。

预防肥胖的体育健身活动没有十分严格的要求，在健康状况和运动能力允许范围内，强度可大可小，运动项目任意选择。

选择中小强度的有氧运动 运动减肥时必须选择中小强度的有氧运动，并且肥胖程度越大，选择的运动强度应越小。运动强度以心率为判断指标。运动减肥适宜的强度应控制在安静心率加上心率储备的 20%~40%。所谓心率储备 = 最高心率 - 安静心率；最高心率 =220- 年龄。

运动时间不少于 30 分钟 运动减肥持续的时间至少在 1 小时以上。这是因为运动过程中脂肪氧化供能比例开始上升的时间大约在运动后 20~30 分钟，随着运动时间的延长，脂肪氧化供能比例逐渐上升。如果一次运动时间少于 30 分钟，运动过程中脂肪消耗很少，则起不到减肥的作用。

选择感兴趣的运动项目 运动减肥要选择自己感兴趣的运动项目，对运动项目的兴趣是能坚持长时间运动的重要因素。运动过程中不能产生“痛苦”的感觉，积极主动地进行运动，才能产生良好的减肥和健康促进效果。游泳、快走、交谊舞、广场舞、健身操等是常用的减肥、健身项目。

肥胖并不一定发生癌症，但肥胖与癌症发病之间存在一定的关系，肥胖是癌症的一个易发因素。适宜的运动既可以预防、治疗肥胖，保持健康体重，提高人体各系统、器官的机能，同时也是预防癌症发生的重要措施之一。

专家支招

肥胖是吃出来的，预防肥胖最重要的方法是养成良好的饮食习惯和适宜的体力活动。合理的饮食原则应控制总量，摄入食物种类齐全；适宜的体力活动不仅可以消耗过多的能量，同时具有增强体质、促进健康的作用。

No 2 不吸一、二、三手烟

姜垣

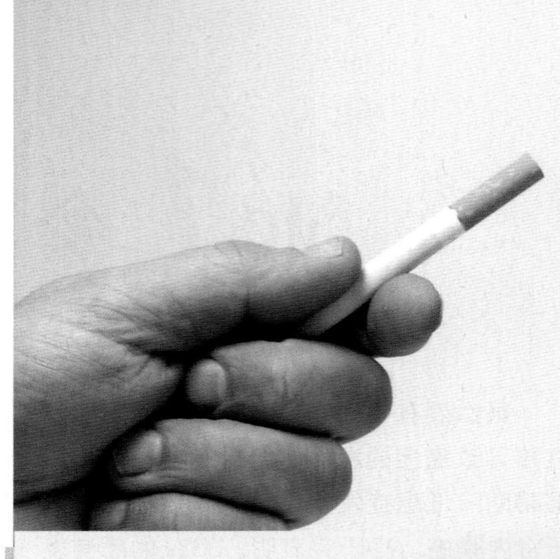

专家简介

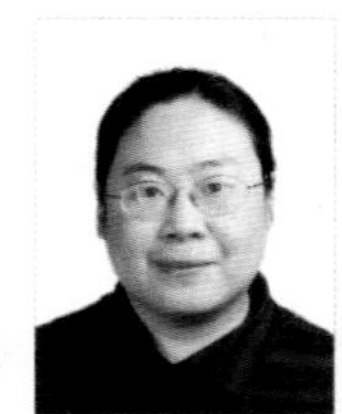

姜 垣 中国疾病预防控制中心控烟办公室副主任，研究员。从2001年开始从事控烟工作，协助卫计委成功举办4次戒烟大赛活动，从2007年开始，协调中央补助地方控烟项目。在卫计委和北京市人民政府领导下，积极推动无烟奥运工作的实施。利用各种监测数据，监测中国履行世界卫生组织《烟草控制框架公约》状况。

抽烟是一种不健康的生活习惯，不仅危害吸烟者本身的身体健康，二手烟、三手烟还影响不吸烟者的身体健康！研究表明，吸烟几乎可以损伤全身所有器官，不仅仅引起各种癌症发生，还可以引起心血管疾病、呼吸系统疾病，等等。每两个吸烟者中会有一个人因为吸烟而死亡。

吸烟：肺癌重要危险因素

吸烟过程中可产生69种致癌物质，这些致癌物质，如多环芳烃类化合物、砷、苯及亚硝胺能损害支气管上皮细胞，激活癌基因，使抑癌基因发生突变或失活，导致细胞癌变，引起肺癌。肺癌是人类最常见的恶性肿瘤之一，有充分证据说明，吸烟可以导致肺癌，临床上也发现吸烟与支气管上皮细胞鳞状化和鳞状癌变有关；吸烟者吸烟量越大、吸烟年限越长、开始吸烟年龄越小，肺癌发生风险越高，改吸“低焦油卷烟”不能降低肺癌发生风险。2004年关于吸烟问题的《美国卫生总监报告》指出：90%的男性肺癌死亡和80%的女性肺癌死亡和吸烟有关。中国人群中肺癌死亡率呈明显上升趋势，男性和女性肺癌死亡率分别由1975年的9.28/10万和4.79/10万上升至2005年的41.34/10万和19.84/10万，均居各类癌症之首。

二手烟、三手烟：危害大

通常，卷烟燃烧的主流烟称为一手烟，是吸烟者从燃烧的卷烟中直接吸入的烟草烟雾；二手烟是指不吸烟者吸入吸烟者呼出的烟雾及卷烟燃烧产生的烟雾，也称为“非自愿吸烟”或“吸二手烟”。二手烟雾中含有几百种已知的有毒或者致癌物质，包括甲醛、苯、氯乙烯、砷、氨和氢氰酸等，可以导致肺癌发生。研究分析显示，在不吸烟的女性中，因配偶吸烟而遭受二手烟暴露的女性是配偶不吸烟无二

除肺癌外，吸烟还可以导致其他多种癌症发生

口腔和咽部以及鼻咽癌 有学者对新加坡6万余名华裔追踪，发现吸烟者患口腔及咽部癌症的风险是不吸烟者的3.5倍。在女性中，现在吸烟者患口腔恶性肿瘤的风险是从不吸烟者的7.57倍；鼻咽癌为鼻咽部上皮及黏膜腺体的恶性肿瘤，在西方国家人群中发病率较低，而在中国广东、广西、福建及东南亚国家人群中，发病率可达到10~30/10万。中国学者研究结果表明，吸烟者患鼻咽癌的风险是非吸烟者的2.2倍。

喉癌和食管癌 大量研究表明，吸烟和喉癌之间存在因果关系，吸烟者吸烟量越大，喉癌发病风险越高。在山东开展的研究显示，吸烟者喉癌发生风险是不吸烟者的2.17倍，在东北的研究显示，吸烟人群患喉癌风险是不吸烟者的14.71倍；有充分证据说明，吸烟可以导致食管癌。中国的研究表明，食管癌的发病风险与吸烟量及吸烟年限有关。

胃癌、肝癌和胰腺癌 胃癌是常见的恶性肿瘤之一，在中国人群中，胃癌的发病和死亡分别位列癌症发病和死亡的第2位和第3位。分析显示，吸烟者患胃癌的风险是不吸烟者的1.69倍。中国学者在上海开展的研究显示，吸烟量越大，胃癌发病风险越高；在中国人群中，肝癌的发病率和死亡率分别位列癌症发病和死亡的第3位和第2位。研究显示，吸烟者患肝癌的风险是不吸烟者的1.37倍；多项研究结果表明，吸烟还会增加患胰腺癌的风险。

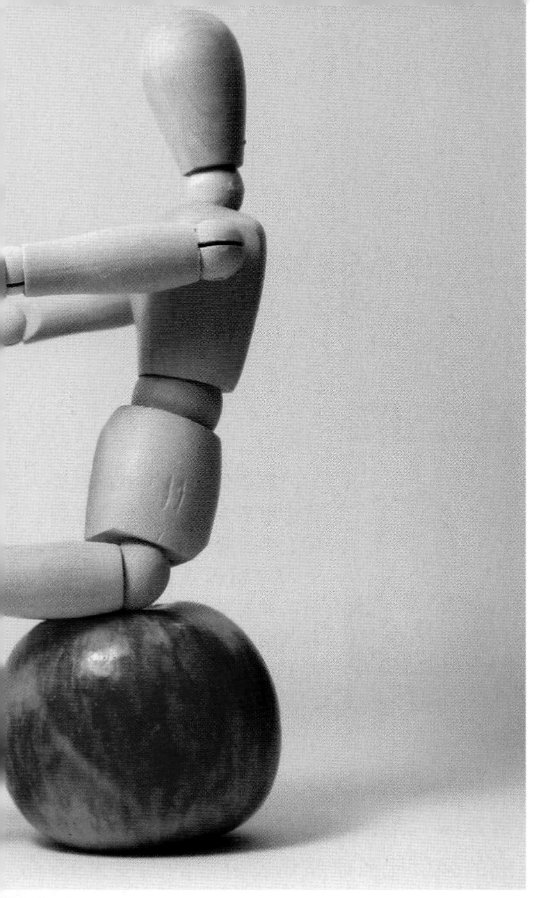

手烟暴露的 1.27 倍。根据多国开展的研究分析发现，在工作场所暴露于二手烟的不吸烟者，患肺癌的风险是无暴露者的 1.22 倍。有证据显示，二手烟还可以导致乳腺癌和鼻窦癌发生。二手烟是否能导致宫颈癌和鼻咽癌发生，需要进一步明确的证据。

三手烟被定义为附着在室内物体表面如墙壁、家具和灰尘颗粒上的残留烟草烟雾，以及从这些三手烟附着污染的物体表面上重新释放出来的气体和悬浮颗粒。三手烟还包括了停止吸烟后，物体表面残留烟雾化合物与室内空气中化合物反应产生的新污染物，如尼古丁和室内环境常见污染物亚硝酸反应生成烟草特有亚硝胺。随着时间的推移，三手烟的危害可能愈加严重。三手烟浓度比二手烟低不少，但暴露的持续时间长，另外在某些特定的环境下，如重度污染的房间，三手烟可以达到与二手烟相仿的污染程度。

戒烟：越早越好

随着人们对吸烟危害认识的加深，控烟工作在世界各地陆续开展起来。在一些国家，由于长期开展有效的控烟工作，吸烟率开始下降，随之肺癌死亡率也开始下降。20 世纪 60 年代，美国烟草人均消费达到高峰，同时吸烟对健康的危害日益凸显，随着控烟工作的不断开展，70 年代后出生的人均烟草消耗开始下降。由于肺癌及其他相关烟草疾病的出现会延迟 20~30 年才出现，因此，美国肺癌死亡率的高峰出现在 80、90 年代，死亡率在 21 世纪开始下降。

吸烟的人要尽快戒烟，与吸烟的危害要 15~20 年才能显现出来不同的是，戒烟的好处几乎是立刻就能显现的。30 分钟，一个小时，一天，一周，一年，十年，变化是持续的，看得见的。吸烟的人什么时候戒烟都不晚，越早越好。由于尼古丁高度成瘾，戒烟需要一次一次尝试，很多国家戒烟成功的人数已经超过正在吸烟的人数。相信，你也能像他们一样，成功戒烟。不吸烟的人则要避免吸“二手烟、三手烟”的伤害。

专家支招

吸烟容易成瘾，戒烟非常困难，因此，青少年最好不要吸第一支烟。吸烟的人要下决心及早戒烟，不在办公室和家中吸烟。不吸烟的人则要与吸烟的人减少接触，因为吸烟者身上的衣服、皮肤和头发上均有“三手烟”，一旦与之密切接触，势必会给身体健康带来损害。

雾霾是导致肺癌高发的罪魁祸首吗?

近 30 年来，我国肺癌发病率增加了460%，部分可能与吸烟有关，部分则与大气污染有关。研究发现，粒径在 2.5 微米以下的细颗粒物，即 PM2.5 含有一定量的多环芳烃等有机污染物。所谓多环芳烃，是指分子中含有两个以上苯环的碳氢化合物，如萘、蒽、菲、芘等。国际癌症研究中心曾列出 94 种对实验动物有致癌作用的化合物，其中 15 种为多环芳烃。

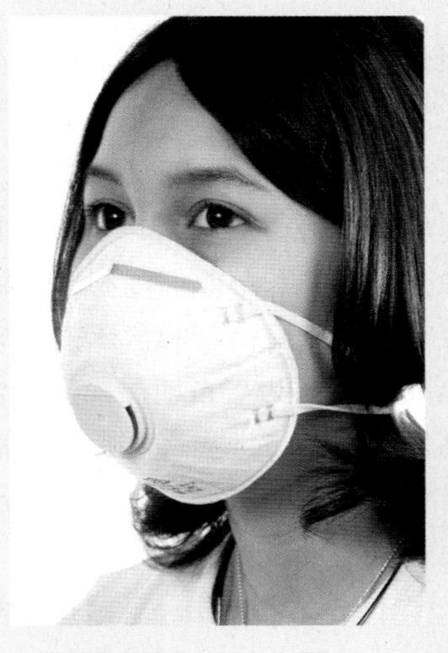

研究证实，这些含有多环芳烃等致癌作用的细颗粒物具有更强的穿透力，更不容易被呼吸道黏膜所吸附或经由咳嗽排出体外，能够深入到细支气管和肺泡，甚至进入血液循环，从而诱发哮喘、肺癌等呼吸系统疾病。加拿大的一项研究显示，PM2.5 浓度每增加 10 微克，肺癌死亡率增加 8%。

No 3 少吃“腌”“熏”“霉”

✍赵法伋

专家简介

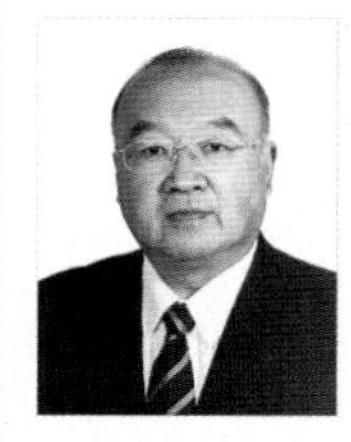

赵法伋 国家卫生标准委员会营养标准专业委员会顾问、中国营养学会荣誉理事、上海市营养学会名誉理事、第二军医大学教授。从事营养与食品卫生教学科研工作近 60 年。

早在 20 世纪 80 年代，美国科学院饮食营养与癌症委员会（DNC）专家曾指出“大多数癌症是可以预防的”，并认为大部分癌症“不是由于遗传上的差异，更可能是由于生活习惯和饮食所决定的”。专家在报告中预测，通过膳食改善，至少可以使美国癌症发病率下降 35%。可见，保持健康的生活方式和饮食习惯，对预防癌症至关重要。

少吃腌制食物 腌制类食物，通常指蔬菜、瓜果等经过腌制发酵，禽、畜、鱼肉经过腌制而制成的食品，虽味道鲜美，但食用应注意适量，特别不宜长期连续食用，因为腌制食物常含有一定量的硝酸盐、亚硝酸盐乃至胺类，还可能含有一定量的亚硝胺。亚硝胺是一类对动物具有很强致癌性的物质，早在 1978 年的国际抗癌大会上，就被确定为强致癌物质。迄今在已经研究过的 300 多种亚硝胺中，90% 以上对动物有不同程度的致癌作用，不仅经常摄入能诱发癌症，而且一次大量摄入亦可引起癌症。除食管癌外，还可诱发肝癌、肺癌、肾癌、乳腺癌与膀胱癌。目前虽然尚缺乏对人类直接的致癌证据，但流行病学研究显示，人类的食管癌、胃癌等与亚硝胺摄入密切相关。

少吃熏制食品 熏鱼、熏肉、熏肠为常见熏制品，以其风味独特为人们所喜爱，但烟熏或烘烤食物以及燃料燃烧时会产生“苯并芘”，使食品受到污染。如 1 千克烟熏羊肉可检出 1~2 毫克苯并芘，相当于 250 支香烟的含量。苯并芘也是一种强致癌物，可诱发动物多种脏器和组织的肿瘤，如肺癌、胃癌等。流行病学研究表明，食品中的苯并芘与胃癌等多种肿瘤的发生有一定关系。如匈牙利一个胃癌高发地区的调查显示，该地区居民经常食用家庭自制的含苯并芘较高的熏肉；拉脱维亚某沿海地区的胃癌高发被认为与当地居民常吃含苯并芘较高的熏鱼有关；冰岛是胃癌高发国家，当地居民食用自己熏制的食品较多，所含苯并芘明显高于市售同类制品。用当地农民自己熏制的羊肉喂大鼠，亦可诱发胃癌等恶性肿瘤发生。

不吃发霉食物 霉菌在自然界分布很广，多数霉菌对人类不仅无害，而且有益。但某些霉菌产生的毒素对人体有害。如黄曲霉毒素、杂色曲霉素、黄米毒素等。其中，以黄曲霉毒素毒性最强。研究表明，黄曲霉毒素致肝癌的强度比亚硝胺诱发肝癌的强度大 75 倍。实验证明，许多动物小剂量反复摄人或大剂量一次摄入皆能引起癌症，主要是肝癌。从亚非国家及我国肝癌流行病学调查结果发现，这些地区人群膳食中黄曲霉毒素水平与原发性肝癌的发生密切相关。所以，很多国家，包括我国，对相关食品都制定有限量标准。如我国规定玉米、花生米及其制品，花生油黄曲霉毒素允许量标准为≤ 20 微克 / 千克；其他粮食、豆类≤ 5 微克 / 千克。

需要说明的是，亚硝胺、苯并芘和黄曲霉毒素致癌性是肯定的，摄入后是否引起癌症，还受摄入量、膳食结构、体内状况等多种因素影响，但以预防为主，平时，大家还是应多吃对身体有利的新鲜蔬菜和水果，以及亚硝胺含量极少的天然食物。

专家支招

对常被以上几种致癌物污染的食物，如咸鱼、咸肉、酸菜、泡菜等腌制食品，还是以少吃为好。腌制、熏制食物应减量少吃。花生、玉米、大米是最适宜产生黄曲霉毒素的食物，必须好好保管，防止霉变。发霉的粮食及其制品不宜食用。

No 4 不酗酒，不饮劣质酒

缪晓辉

专家简介

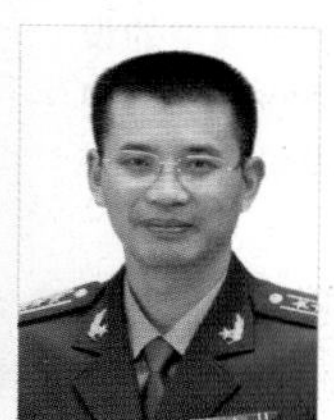

缪晓辉 第二军医大学长征医院教授，主任医师，博士生导师。现担任瑞慈医疗集团首席医疗官，兼任中国医师协会感染病分会副会长，《中华传染病杂志》总编辑，上海市医学会内科学分会副主任委员。擅长疑难肝病和感染病的诊治。

2002 年，世界卫生组织（WHO）发布一项癌症监控报告，指出“要重视饮食，关注酒精在致癌中的作用”，提醒人们酒可能会致癌，只有饮低度的优质酒，比如葡萄酒才可以降低心血管疾病风险，有益健康。而过度饮酒，尤其是酗酒，则可能导致酒精中毒，严重损害健康，并可诱发癌症。

肝炎+嗜酒：肝癌发生率高

酒与疾病的关系，迄今研究得最充分的是包括肝癌在内的酒精性肝病。酒的主要成分乙醇需要在肝脏代谢，不同个体的肝脏对乙醇（即酒精）的代谢能力有强弱之分，所以，即使饮用等量的酒，后果可有显著差异。研究证实，有长期饮酒史，一般超过 5 年，按照乙醇量（50 克高度白酒，约 25 克乙醇）计算，男性每天大于等于 40 克，女性每天大于等于 20 克，或 2 周内有大量饮酒史，折合乙醇量每天大于 80 克，在这些情况下出现的肝损害，在排除了其他原因所致肝病后，医生会诊断为酒精性肝病。酒精性肝病中最严重的为“酒精性肝硬化合并肝癌”。

在西方国家，酗酒引起的肝癌占原发性肝癌的首位。在我国，由于乙肝的高发病率，酒精性肝癌目前还居于次要位置，但是随着乙肝的有效控制，乙醇所致原发性肝癌的发病比例和绝对数值呈逐年上升趋势。更需要引起重视的是，如果慢性病毒性肝炎患者酗酒，其 5~10 年内肝硬化和肝癌发生率比不酗酒者高数十倍。笔者对诊治为慢性乙肝的患者做过粗略观察，发现在数对患有慢性乙肝的兄弟中，酗酒者往往在 55 岁之前死于肝硬化和肝癌，而能够存活并得到进一步治疗的往往是那位滴酒不沾的兄弟。可见，慢性病毒性肝炎患者若还嗜酒，那对肝脏而言可谓“雪上加霜”，是对自己身体健康和生命极不负责任的表现。

劣质白酒：致癌性更强

早年，我国有一位学者潜心研究了国内某著名烈酒对动物肝脏的影响，得出了该烈酒不容易致肝损害和不致肝硬化的结论，曾引发学术界广泛争论。实际上，该研究者有一个重要的描述没有引起大家的注意：他的结论是基于使用了市售的普通劣质白酒作为对照组，得出的是一个“比较”后的研究结果。这提示我们，同样是喝酒不仅要控制饮酒的量，更要注意饮酒的质。酒精饮料在发酵或蒸馏过程中不仅会产生乙醇，还会产生多环芳香烃，包括苯并芘和苯并蒽，甚至还可能混杂有石棉之类的化学物质，这些都是很强的致癌物。酒的生产工艺越粗糙，致癌物含量越高，被长期摄入后危害性越大，致癌性越强。

劣质酒精饮品中还含有较多甲醛。甲醛和乙醇的代谢产物乙醛一样，是分子交联剂，在体外可以促进高分子物质老化，在体内则可以加速促进生命物质的衰老，从而成为加速促使癌变的重要因子。除此之外，研究已证实，乙醇能溶解很多致癌物质，使其易于突破人体黏膜的防御屏障，更容易被组织吸收致癌；乙醇还能诱导体内某些酶的活性，如多环芳烃活化酶、苯并芘羟化酶等，这些酶的活性增强以后，可加速其所催化的致癌物质的产量或活性，推进致癌过程。当然，乙醇本身尚可以促使细胞突变，这也是酗酒者易发癌症的重要原因之一。

除了前述肝癌之外，可以毫不夸张地说，乙醇所到之处就有可能“席卷”所有接触的正常组织细胞，比如饮酒可以引起口腔黏膜癌和咽喉癌，其中嗜酒者比不饮酒者喉癌发病率高 10 倍，嗜酒者食管癌发病率比非嗜酒者高 20 倍，胃癌和结肠癌也与长期和大量饮酒有关。

专家支招

与吸烟相似，长期大量饮酒会成瘾。因此，我们大可不必为了所谓软化血管、防止心脑血管疾病，而每天小酌老酒一杯。目前认为，如果喝酒，男性每天不宜超过 20~30 克乙醇，女性不宜超过 10~15 克乙醇。不饮劣质酒！

No 5 简单装饰 简单生活

洪燕峰

专家简介

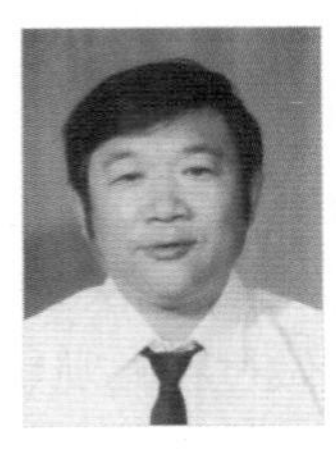

洪燕峰 中国疾病预防控制中心环境所评价室主任，研究员。多年从事室内外空气污染的研究工作。曾参加国家“十一五”重点课题“室内空气重点污染物人群健康危害控制技术”的研究，并负责该课题室内污染模型的设计和研制。该课题在2007年获中华预防医学会颁发的中华预防医学会科学技术一等奖。同时，负责研究制定并完成了33项国家卫生防护距离标准。

给新房装修本来说是一件十分愉快的事情，但是如果盲目追求繁复与奢华的装修，将直接导致室内污染物来源和种类增多，影响室内空气质量，危害身体健康，严重时甚至可能导致癌症发病率增加。

装修后污染物：导致癌症发病增加

室内装修时，人们通常会使用大量密度板、胶合板、刨花板、复合地板、各种乳胶漆等装修产品，这些材料挥发出的有害物质，一般情况下可以控制在标准范围之内，不会对人体造成较大的危害。但如果“过度装修”，无节制地使用装饰建材，所释放的有害物质不断叠加，就可能在室内造成大量聚积，危害人体健康。尤其是使用了非环保合格装修产品，这些装修产品甚至可能挥发出甲醛、苯、氨、氡等致癌污染物。

一般来讲，装修后的室内污染物在前期，会给人们带来嗜睡、头痛、头晕、恶心、胸部紧束感等不适感。如果再不采取改善室内空气质量、降低室内装修污染措施，后期将导致视物模糊、心律不齐、抽搐等症状，直至引发再生障碍性贫血和呼吸系统的各种癌症。现代医学表明：装修后挥发出的致癌气态污染物，将导致呼吸系统癌症如肺癌、鼻腔癌和鼻窦癌发生，以及血液系统癌症如白血病发生。2004年，世界卫生组织(WHO)汇集了10个国家、26位科学家针对甲醛致癌的评议结果，正式确定了甲醛对人体有致癌作用：甲醛会导致人类患鼻咽癌和鼻窦癌。甲醛具有超强的基因突变能力，极易诱发血液病，其中尤以白血病居多。

降低室内装修污染物3方法

那么，如何改善室内装修污染现状？目前认为，改善室内空气质量，降低室内装修污染通常可采用下列3种方法：

1. 使用绿色建材装修。选择带有绿色环保标志的材料装修。装修结束后，可委托卫生监测部门对新装修的房屋进行空气中甲醛含量测定。根据国家《室内空气质量》和《民用建筑室内环境污染控制规范》规定，每立方米室内空气中甲醛释放量不得大于0.08~0.1毫克。

2. 通风换气。通风换气是改善室内空气品质，提高舒适性的最经济、最有效的途径。遗憾的是，如今许多建筑物都被设计和建造得非常密闭，使用空调的房间也尽量减少新风量的进入，这些均严重影响了室内的通风换气。需要强调的是，室内装修造成的甲醛污染属于连续不断产生的污染，采用间断性开窗方式效果不明显，最好的方式是根据室外气象条件，控制开窗幅度，连续自然通风。

3. 使用室内空气净化器。使用空气净化装置，可以将室内装修污染物降到安全水平。

总之，加强通风换气，用室外新鲜空气来稀释室内空气污染物，使浓度降低，改善室内空气质量，是最方便快捷的方法，且互换速率越高，降低室内装修产生的污染物的效果往往越好。

家庭中不过度使用化学制品

大多的家用日用化学品，如除虫剂、消毒剂、洗涤剂、干洗剂、空气清新剂、黏合剂等，可以迅速杀灭室内各种微生物，包括细菌、病毒、真菌和细菌芽孢，但它们在杀灭病原微生物的同时，也会散发出有毒气体，使居室环境遭受污染。研究表明，滥用家用日用化学品，会刺激上呼吸道黏膜，引起烧灼感、咳嗽、喘息、气短、头痛、恶心和呕吐；吸入这些化学消毒剂，可引起咽喉及支气管炎症、水肿和痉挛，甚至肺炎和肺水肿，严重的将导致肿瘤疾病的发生。因此，我们应尽可能少用或不用家用化学制品，必须使用时应注意不要过量使用。

专家支招

提倡家庭装修适度化、节约化，不仅可以节约资源，还对身体健康有益。家中装修好的新房最好通风一段时间再入住，尤其是有老人、儿童的家庭更要重视这一点。另外，也可以购买一些可以净化空气的绿色植物，如绿萝、吊兰等。

No 6 女性不滥用"激素替代"

✍朱思吉　沈坤炜（教授）

专家简介

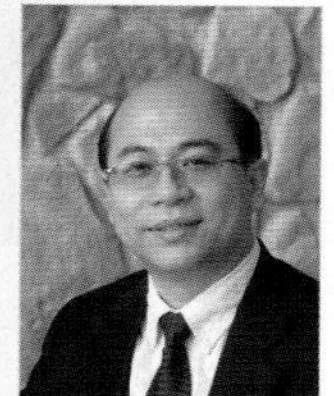

沈坤炜 上海交通大学医学院附属瑞金医院乳腺疾病诊治中心主任，乳腺外科主任，教授、主任医师，博士生导师。中国抗癌协会乳腺癌专业委员会常委，上海市乳腺癌防治专业委员会副主任委员。主要从事乳腺癌的临床诊治工作，擅长腺肿瘤、乳腺疾病的诊治。

随着人类平均寿命的延长，女性大约有1/3的时间是在更年期后度过的。更年期以后，由于体内性激素水平下降，会出现潮红、潮热等一系列自主神经系统功能紊乱症状，以及骨质疏松症、心血管疾病等老年慢性病。激素替代疗法（HRT）不仅可以有效缓解绝经相关症状，还可以预防老年慢性病发生，因此，激素替代疗法曾一度被喻为是可以永葆女性青春的"灵丹妙药"。遗憾的是，随着时间的推移，激素替代疗法又被人们"传言"会增加乳腺癌的危险性。

雌孕激素联用与乳腺癌风险

事实上，关于激素替代疗法安全性的争论从30年前就已经开始，各自结论不一。21世纪初，欧美国家的两个大型研究"女性健康启动计划"和"百万女性研究"使争论达到了高峰。2002年，美国研究人员发现，绝经后女性应用雌孕激素联合治疗5年以后，乳腺癌患病风险增加26%，单用雌激素则不会增加乳腺癌发生危险。同期的英国科学家分析了近100万绝经后女性的数据，结果显示正在使用雌孕激素联合治疗的女性较从未接受激素替代疗法的女性，乳腺癌患病风险增加近一倍。随着上述两个研究结果的公布，部分医学专家对激素替代疗法的安全性提出质疑，认为雌孕激素联合治疗可能增加乳腺癌风险，这导致激素替代疗法在美国的使用率在2001~2004年间下降了38 %。

但可喜的是，激素替代疗法安全性的相关研究并未中断。随着药物的创新以及对历史资料的再分析，研究人员逐渐意识到既往研究使用的均为甲羟孕酮类合成孕激素，这也许是问题所在。此后，研究人员比较了不同类型的孕激素，得到新的结果。欧洲研究人员分析了近10万名绝经后女性，结果显示，使用甲羟孕酮类孕激素的女性，乳腺癌风险依旧较高，然而，使用天然孕激素或地屈孕酮与雌激素联合疗法的女性，乳腺癌风险并未明显增加，这为激素替代疗法的安全性提供了新的证据。也就是说，激素替代疗法中使用天然或接近天然的孕激素是相对安全的。

巧用激素替代疗法，定期做乳房检查

目前，医学界认为，雌激素和（或）孕激素补充治疗5年之内，并不会增加乳腺癌发生风险；激素替代疗法大于5年者，乳腺癌的发生风险尚不确定，但即使危险增加，也小于其他危险因素，如肥胖与酗酒的影响。此外，医学人员还表示，使用不同种类的雌孕激素，可能对乳腺癌的发生风险有不同影响：单用雌激素不会增加乳腺癌的发生危险；联合使用雌激素和天然孕激素（微粒化黄体酮胶丸和黄体酮胶囊）或地屈孕酮，可能不增加乳腺癌发生风险。因此，建议更年期女性使用天然或接近天然的孕激素。

激素替代治疗不应被滥用，只有出现潮热、睡眠障碍、情绪障碍等绝经相关症状，以及阴道干涩疼痛、排尿困难、尿频尿急等泌尿生殖道萎缩症状，或骨质疏松症的绝经女性，才是激素替代疗法的适宜人群，不能单纯为了延缓皮肤老化等目的，而随意使用激素替代疗法。此外，目前已知或可疑患有乳腺癌的女性，仍属于激素替代疗法的禁忌人群，不适合接受激素替代治疗，而曾患有乳腺良性疾病或有乳腺癌家族史的女性，则需谨慎使用激素替代疗法，同时采取更为严密的监测措施。已经接受激素替代疗法的女性，每年至少需进行1次乳腺体检，以及乳腺钼靶X线检查或乳腺超声检查，以筛查乳腺疾病。

专家支招

广大女性在使用激素替代治疗时需完善各项评估，并充分听取妇科、乳腺科及相关专科医生的意见，再选择适宜的治疗方案。同时，提倡健康的生活方式，戒烟戒酒，多做运动，均衡饮食，保持心理健康。

No7 新生儿接种乙肝疫苗

文 杨秉辉

通常人们所说的癌症病因，准确地说应是“发病因素”，是指癌症发生的外部因素，即身体内、外的环境因素。传统的说法包括物理因素、化学因素及生物因素。物理因素，如射线、紫外线等可能引发某些癌症，化学因素指许多致癌的化合物，如苯丙芘、亚硝胺等，亦包括体内内分泌的失衡等，而生物因素则是指与某些癌症发病可能相关的细菌、病毒、寄生虫等。

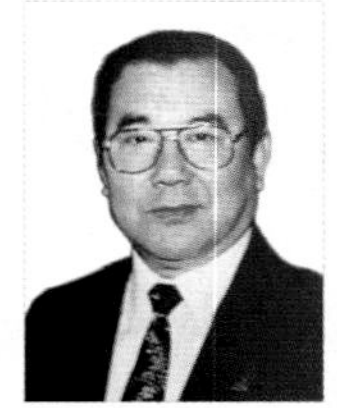

杨秉辉 复旦大学上海医学院内科学教授，博士生导师。中华医学会全科医学分会名誉主任委员，中华全科医师杂志总编辑，中国健康促进与健康教育协会副会长。多年从事肝癌的研究和推进全科医学、健康教育等工作。

癌症诱因：细菌、病毒、寄生虫感染

20 世纪 50 年代，我国病理学家注意到华支睾吸虫感染与胆管细胞型肝癌的发病有关，幸而这种胆管细胞型肝癌只占肝癌很小的一部分。后来又注意到埃及血吸虫感染与膀胱癌有关、日本血吸虫感染与直肠癌有关。20 世纪 60 年代，我国病理学家注意到 EB 病毒（人疱疹病毒）感染可能与鼻咽癌及某些血液系统恶性肿瘤有关，后来又注意到人乳头瘤病毒感染与宫颈癌，或许还与食管癌等有关。而越来越多的证据证明：肝细胞癌，一个在原发性肝癌中占 95% 以上的癌，与乙型肝炎、丙型肝炎病毒感染相关，而在我国更主要是与乙肝病毒感染有关。幽门螺杆菌感染可能与胃癌有关，至少与胃黏膜相关性淋巴瘤有关，等等。

这些与病原微生物感染有关的肿瘤在全部肿瘤中约占 1/6，较诸其他肿瘤，这些肿瘤在防治方面却有其相对方便、有效之处。如注意饮食卫生、不吃生鱼，便可减少华支睾吸虫感染，从而预防胆管细胞型肝癌，用药物杀灭幽门螺杆菌，甚至可使胃黏膜相关性淋巴瘤有一定程度的消退；而疫苗之用于预防 EB 病毒、人乳头瘤病毒与乙肝病毒感染，便有可能预防相关的肿瘤。

接种乙肝疫苗：降低肝癌发病率

原发性肝癌是我国常见恶性肿瘤之一，其发病率居全部恶性肿瘤的第三位，而死亡率则占第二位，是一个严重危害我国民众生命健康的疾病。我国民众的肝癌 95% 与乙肝病毒感染相关。而接种乙肝疫苗预防乙肝病毒感染的有效率接近百分之百，而且副作用发生率极低。故我国政府已将其列入儿童计划免疫之中，并为推动此项预防工作的实施，儿童乙肝疫苗的接种为全免费项目。二十余年来，由于乙肝疫苗的接种已使我国减少了 8 000 万乙肝病毒感染者。乙肝疫苗虽是预防乙肝病毒感染的疫苗，但预防了乙肝病毒感染必将降低肝癌发病率，所以，事实上，乙肝疫苗也是预防与乙肝病毒相关的肝癌的疫苗。

如今，已经有报道：在已经接种了乙肝疫苗的我国青少年中，肝癌的发病率明显下降，有理由相信，由于乙肝疫苗接种的持续推广，我国肝癌的发病率必将进一步下降。不过，我国人口流动性大，儿童计划免疫工作还需进一步加强。乙肝疫苗的接种工作也有两点需要强调：一是全程接种。乙肝疫苗全程接种需在婴儿出生当日、一个月后及半年后各注射一剂，若不能全程接种，则不能达到有效预防乙肝病毒感染的目的；二是及时接种。及时接种是指婴儿娩出后应立即接种，这对母亲为乙肝病毒感染者的婴儿更重要。

肝癌是一种极为严重的疾病，接种乙肝疫苗便能预防，而且事实上，预防的不仅仅是肝癌，也预防了急、慢性乙型肝炎，以及因乙肝病毒引发的肝硬化与其并发症，如门脉高压、脾功能亢进、肝功能衰竭，等等，可以说是一举数得。

现代医学科技是人类的文明的结晶，人类福祉所在，人们应该理解和充分应用。

专家支招

成人，尤其是具有乙肝病毒感染高风险的人群，如医务工作者、免疫力缺乏者等，只要尚未遭受过乙肝病毒感染，皆可接种乙肝疫苗，以预防相关疾病。乙肝疫苗预防接种的重点为新生儿，为了子女的健康，为人父母者一定要倍加重视！

No 8 成年人定期“防癌筛查”

于世英

在我们身边患有癌症的人不在少数，他们中的很多人从未预料过自己会患癌，常常是在毫无准备的情况下被告知患癌，且绝大多数已不是癌症早期，无法根治。对此，许多人不无遗憾地说：“有什么办法可以早期发现癌症呢？”其实，通过防癌筛查，癌症是可以被早期发现的，只是人们对防癌筛查重视不够，以致从来没有参加过防癌筛查的人不在少数。

可以发现早期癌症

癌症是常见慢性病。癌症早期发生、发展是一个慢性病过程。例如，宫颈癌等上皮性癌症从癌前病变到癌症，一般需要5~20年。但到癌症中晚期，则可能加速度生长。癌症慢性生长为防癌筛查提供了时间。

早期癌症或癌前病变大多无法自我察觉。绝大多数早期癌症或癌前病变可能无任何特殊不适症状和体征。对于无法自我察觉的病变，只有通过医疗检查才可能发现。

早期癌症大多可以根治，而且抗癌治疗受苦少。早期癌症病变局限，无局部区域浸润，更无人们恐惧的远处播散转移，治疗方法相对单一。患者可以通过单纯手术或放疗根治，癌前病变的治疗则更为简单。

防癌筛查可以发现早期癌症，甚至发现癌前病变。防癌筛查通过某些特殊医疗技术，可能发现无任何症状体征、深潜体内的癌症。被确认能通过防癌筛查早期发现并获益的癌症主要有宫颈癌、乳腺癌、结肠癌、胃癌、前列腺癌、肝癌、肺癌。

防癌筛查需个体化

1. 在健康体检基础上进行防癌筛查。常规健康体检，如通过全身体格检查及影像学检查可能发现癌症。但要发现某些早期癌症和癌前病变，还需要做一些特殊的防癌检查，如胃镜、肠镜、低剂量螺旋CT等检查。

2. 个体化防癌筛查。针对不同危险因素及高危人群可进行个体化防癌筛查。

专家简介

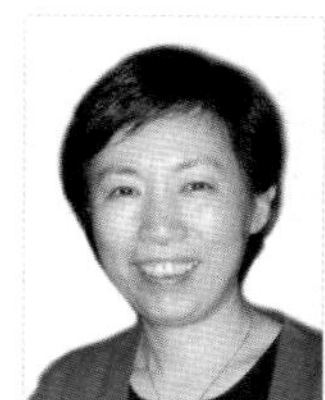

于世英 华中科技大学同济医学院附属同济医院肿瘤科教授、主任医师。中国抗癌协会癌症姑息治疗与康复专业委员会主任委员。在长期肿瘤临床诊治中，她力主姑息疗法，坚持癌症治疗以人为本，获得患者的高度理解和信任。

- **有癌症家族史**：一级亲属患乳腺癌、卵巢癌者，不仅要进行相应措施的防癌筛查，而且筛查的年龄需要提前，并且要缩短筛查的间隔时间。
- **有明显不良生活习惯**：长期吸烟，年龄大于50岁者，需要筛查肺癌；超体重及肥胖者，需要筛查胆道癌、胰腺癌、乳腺癌、结肠癌等；长期过量饮酒者，需要筛查肝癌。
- **某些病原体感染者**：乙肝或丙肝患者需要筛查肝癌；人乳头瘤病毒感染者需要筛查宫颈癌；幽门螺杆菌感染者需要筛查胃癌及胃黏膜相关淋巴瘤；EB病毒感染者，需要筛查鼻咽癌及淋巴瘤。
- **长期接触致癌物者**：长期接触石棉的职业工人，需要筛查肺癌及胸膜间皮瘤。

防癌筛查需定期行

与常规健康体检相似，防癌筛查需要定期进行。不过，也需要根据个体防癌筛查主要目标及方法，制定个体化防癌筛查间隔时间和方法。一般，有癌症家族史、患癌易感危险因素、癌前病变者，需要在相对年轻时开始防癌检查。例如，乳腺癌筛查一般从35岁开始，但一级亲属有乳腺癌病史或其他危险因素者，则需要提前至25岁开始。再例如，纤维结肠镜筛查结肠癌一般从50岁开始，每5年一次。但如果有结肠癌家族史，有家族性结肠腺瘤史者，需要提前筛查年龄和间隔时间。

需要说明的是，防癌筛查可能发现部分早期癌症，提高根治率。但也可能因防癌筛查发现良性结节，从而接受更多的检查和治疗。此外，对于一些生长缓慢的癌症，如甲状腺癌、前列腺癌也可能因筛查提前发现而提前治疗，但并未增加总体根治率，却让患者提前承受癌症诊断及治疗带来的种种压力。因此，建议大家在医生指导下科学进行防癌筛查。

专家支招

在接受防癌筛查的同时，患者需要根据自己的身体健康状况、生活方式、工作状况接受个体化防癌健康教育指导，以建立良好的生活方式，如戒烟、避免过度饮酒，合理饮食、适量运动，做好职业防护、治疗癌前病变等，维护身体健康。

No 9 干预癌前病变

徐光炜

专家简介

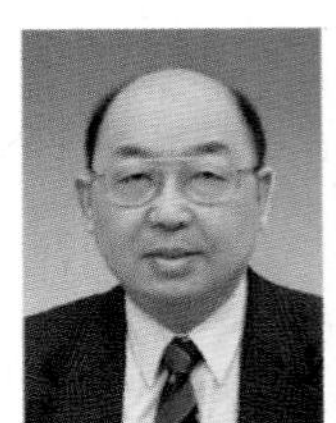

徐光炜 北京肿瘤医院、北京市肿瘤防治研究所名誉院（所）长，教授，博士研究生导师。曾任中国抗癌协会理事长、中国抗癌协会胃癌专业委员会主任委员、中华医学会肿瘤学会主任委员。长期从事肿瘤外科临床工作，有丰富的临床经验，尤其擅长于乳腺及消化道肿瘤的诊治。

随着人们生活环境及习惯的改变，在我国，旧有的多见于经济落后地区的常见癌症发病率仍居高不下，而发达国家常见的癌症又出现发病率骤增的现象，从而使我国癌症之危害更甚，何以处之？遵循“上工治未病”的古训以及国外癌症防控经验，我国仍应贯彻“预防为主”的国策，防癌于未然。

预防为主　事半功倍

现今已被证实有效的防癌之法甚多，诸如控烟以防肺癌，注射乙肝疫苗以防肝癌等，均是针对其病因加以防止，从而减少其发病；或是通过有效的诊断方法，在健康人群中有针对性地对某常见癌症进行筛查，以早期检出，早期施治，提高疗效，降低死亡率，如宫颈涂片筛查宫颈癌，X 线钼靶摄片筛查乳腺癌等。这些均是癌症一、二级预防措施，其方法虽佳，但均因在健康人群中实施、涉及面较广，不论从组织实施或社会经济效益角度考虑，也均存在诸多可供商榷之处。

依据早晚期癌症治疗后的转归完全不相同的事实，又鉴于绝大部分的实体瘤均有一“癌前病变”阶段，且已经明确的是，癌前病变阶段具有可逆性，其中，仅小部分细胞会演变为癌细胞，等等，专家认为，如能对此癌前病变阶段进行有效干预，使其不发展成为不可逆转，甚至致命的癌，就成为除前述癌症一、二级预防之间的癌症预防领域又一有效的切入点。而且，由于预防的对象已不同于完全健康的人群，且各种癌症癌前疾病虽各不相同，但已明确其细胞均应有明显的异型或非典型增生，可以“对症下药”，采取某种有针对性的干预措施，如手术切除、化学药物等予以阻断，从而收到事半功倍的效果。

适时干预　阻断癌变

现已知，大凡从一正常细胞演变成肿瘤细胞有一漫长的过程。以女性常见的宫颈癌与乳腺癌为例，自非典型增生演变成原位癌，前者需时 9~13 年，后者需时 14~18 年。而且此演变过程并非单向的，不仅可以从轻度、经中度演变成重度非典型增生，然后发展至原位癌，也可以逆向发展或停滞不前，所以，只要不发展至重度非典型增生，就不会成为原位癌。所谓原位癌是指仅黏膜层的上皮细胞有癌变，尚未累及黏膜下，因此不能循淋巴管或血管发生转移，这种癌绝不致命，如能及时施治，定能治愈。不然，则有可能逐渐发展至有浸润及转移能力的侵袭性癌。但这一过程也历时颇久，乳腺癌需 6~10 年，宫颈癌则为时更久，需 10~20 年，这一漫长的过程，不但为我们通过癌症筛查早期将其检出、予以施治创造了条件，也为在其尚未演变成癌时的癌前病变阶段予以干预，阻断其向癌症演变提供了可能。而且在实践中也已证实，癌前病变的干预确是预防癌症的可行之策。

以乳腺癌为例，对易患乳腺癌的高危人群予以预防性服用对雌激素有拮抗作用的三苯氧胺，经长期随访观察，该组人群乳腺癌的发病率确实较对照人群有较明显的下降。另外，在长期服用阿司匹林抗血栓的心血管患者中发现，该药不但可以降低心脏病发作的危险性，且似有肿瘤发病率降低的现象。服用 3 年后，该药不但可减少息肉（大部分大肠癌由息肉演变而来）的发生率 19%~35%，且能使大肠癌患者死亡率有明显下降趋势；服用 5 年后，可将结直肠癌的发病率降低 37%，10 年后降低 74%。同时，该药对男性前列腺癌及女性乳腺癌也有一定预防作用。

总之，高危人群需要定期开展必要的防癌筛查，尽早发现癌前病变，并给予及时、有效的治疗，以阻止癌前病变向癌症发展，维护身体健康。

专家支招

除了通过手术切除、化学药物等措施，积极治疗癌前病变以外，大家还应建立合理的生活饮食习惯，戒烟和不酗酒。同时，加强身体锻炼，控制体重，提高免疫功能和抗病能力，这些都是预防癌症的有力措施。

No 10 要"性爱"不要"性乱"

郭建华　王 忠（教授）

随着时代的进步，谈"性"色变的时代已经过去，但谈"癌"色变仍是现在普遍存在的现象。那么，性与癌有什么关系，怎样的性生活才能减少癌症发病率？性生活可以预防癌症，也可以诱发癌症，关键在于性生活是否健康、科学。研究表明，健康适度的性生活可以缓解压力、改善睡眠、调节内分泌、提高免疫力，不仅不会致癌，反而可以防癌、抑癌，甚至抗癌。但是，不科学、不健康的性生活则与以下几种癌症有关联。

专家简介

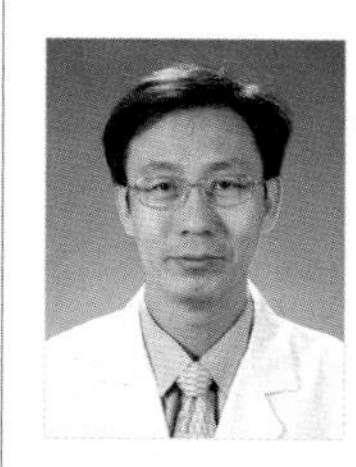

王 忠 上海交通大学医学院第九人民医院临床医学院副院长，泌尿外科主任，教授，博士生导师，留美博士后。兼任《中华男科学杂志》副主编、《中华临床医师杂志》《性医学》等杂志编委，中华医学会男科学分会副主任委员，中国性医学会副主任委员，上海男科学会副主任委员，上海市中西医结合泌尿男科学会副主任委员。

阴茎癌：阴茎癌的发生除了与包皮垢反复刺激相关，还可能与病毒感染相关，单纯疱疹病毒是阴茎癌的可能致癌因素，阴茎癌性伴侣宫颈癌的发病率升高3~8倍；人乳头瘤病毒（HPV）主要通过性接触传播，可以感染各器官上皮，造成尖锐湿疣发病迅速上升，而尖锐湿疣是阴茎癌癌前病变的一种。在儿童期行包皮环切术，可避免绝大多数阴茎癌发生，同时造福其伴侣，降低宫颈癌发生。

宫颈癌：宫颈癌是最为常见的妇科恶性肿瘤，宫颈癌的发生与性行为密切相关，性活跃、初次性生活小于16岁是宫颈癌发生的重要影响因素，与阴茎癌、前列腺癌或其性伴侣曾患宫颈癌的此类高危男子性接触，则宫颈癌发生概率明显增高。HPV感染是宫颈癌的主要危险因素，90%以上宫颈癌患者伴有高危型HPV感染。单纯疱疹病毒也可能与宫颈癌发生有一定关系。接种HPV疫苗和使用避孕套，可以预防宫颈癌的发生。

口咽癌：全球范围口咽癌发生逐年增长，吸烟、饮酒是口咽癌发生的主要危险因素，而它与性行为有何联系？流行病学调查发现，无吸烟、饮酒习惯的口咽癌患者与宫颈癌有类似的危险因素，如性伴侣数量多、初次性行为低龄化、口交性行为史和生殖器疣病史，同时检测发现其HPV阳性。有研究人员认为，这些特定口咽癌患者通过口交等性传播获得，也有研究人员称之为"性传播性癌"，当然该说法还需进一步验证。增强防护观念，必要时使用口交专用安全套和安全膜，可预防通过口交途径引起的感染性传播性疾病。

前列腺癌：前列腺癌与性生活的关系比较复杂，目前尚未有定论，只能说"与性生活可能相关"。有研究认为，射精对前列腺有保护作用，可以防止前列腺癌发生；还有学者提示，性传播性疾病如HPV感染与前列腺癌发生之间有关联。但同时另有研究人员提出了不一致的研究结论。对于前列腺癌的预防，在性生活方面还无法提出具体的指导意见，因此，建议有排尿问题的中老年前列腺疾病患者及早到泌尿外科进行PSA等筛查，由专科医师决定是否需行超声引导下前列腺穿刺活检确诊。

可见，不是性生活导致癌症，而是不洁性生活可能导致相应癌症发生，HPV、单纯疱疹病毒等可能在其中发挥关键作用，初次性生活年龄、性伴侣数量则是重要影响因素。因此，我们应洁身自好，拒绝不洁性生活，关爱自己、保护性伴侣。PM

与性生活关系不明显的泌尿生殖道肿瘤

目前无研究证据表明，膀胱癌、睾丸癌、肾癌和精囊癌等与性行为之间有直接关系。精囊癌发生虽然与性生活无明显相关，但常以性生活时出现血精为首发症状，出现血精不应惊慌，尚需与精囊炎症等相鉴别。

专家支招

在从事可能不安全的阴道、肛门性交或口交时，应自始至终使用避孕套，以有效隔离性传播疾病病原体，如单纯疱疹病毒、沙眼衣原体、巨细胞病毒、淋球菌、梅毒螺旋体和艾滋病病毒等。性行为活跃者，应定期做相关医学检查。

如果问一位接受过手术的人："你的主刀医生是谁？"他十有八九答得上来，但要问："你的麻醉医生是谁？"他肯定张口结舌。那些长年战斗在幕后的麻醉医生最近受到空前关注，却是因为接二连三的不幸事件。

- 2013年7月4日　上海长海医院海宁分院的麻醉医生姚谨涵猝死在值班室，年仅29岁。
- 2014年1月18日　安徽阜阳市人民医院麻醉科医生吴辉在夜班结束后猝死在家中，时年32岁。
- 2014年3月3日　中国人民解放军总医院第一附属（304）医院麻醉科的34岁麻醉医生岳琦在家中猝死，虽经全力抢救，仍无力回天。
- 2014年10月24日　阜外心血管病医院的42岁麻醉科医生昌克勤在手术室工作时突发昏迷，经数日抢救后无效死亡。
- 2015年3月4日　浙江大学医学院附属邵逸夫医院麻醉科的一名住院规培轮转女医生值夜班后猝死，年仅26岁。
- 2014年4月1日　湖南省安化县人民医院麻醉科女医师陆志伟突发疾病倒在夜班岗位上，不幸辞世，年仅32岁。

这些看似偶然的猝死事件到底与麻醉这个职业有没有关系？麻醉真的是那么神秘、危险、高风险？我们请来麻醉界元老级人物——北京中医药大学东方医院麻醉科的邓硕曾教授解读麻醉医生频繁猝死背后的原因，并为年轻麻醉医生的工作建言献策。

那些手术台后的无名英雄 麻醉医生

北京中医药大学东方医院麻醉科教授　邓硕曾

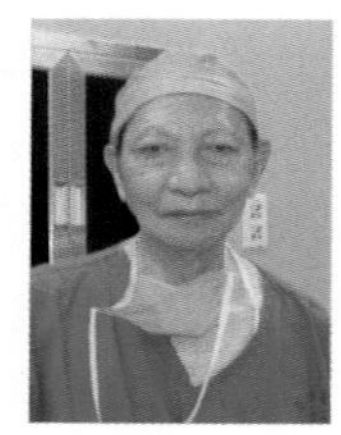

专家简介

邓硕曾　北京中医药大学东方医院麻醉科教授，《中华麻醉学杂志》特邀审稿专家，从事临床医、教、研工作58年，主要从事心血管麻醉。

重压让猝死频发

麻醉很神奇，它能让患者很快睡去，又能让他在术后迅速醒来。然而，麻醉并不是轻松的工作，它关乎患者的性命，所以麻醉医生的医疗担当不比其他外科医生少，在手术室内的工作时间甚至比外科医生长。择期手术的手术室8小时开放，急症手术室24小时开放，外科医生可以你去我来，轮番作战，麻醉医生则要日夜兼程，奉陪到底。我国有六万名麻醉医生，每年需做三千万例麻醉。随着手术量的增加（不包括手术室外麻醉），面对强大的手术压力，大医院的麻醉医生夜以继日地工作，每天晚上七八点回家已经是常态，和"月亮"一起把家还也不足为奇。

然而，血肉之躯的麻醉医生又怎能像钢铁的手术台一样不间断地工作？近年来，我国已有15位年富力强的麻醉医生骤然离世，震惊了全社会，也令我们这些老一辈的麻醉医生无比揪心。年轻麻醉医生的猝死，可能与心脑血管疾病有关。虽然冠心病、高血压已不再是老年人的"专利"，30多岁发生心肌梗死也不限于麻醉医生。但是麻醉医生在手术中的精神、心理压力较大，在抢救患者生命的过程中，交感神经处于应激状态，心率和血压有不同程度的加快和升高，久而久之就会对心脏造成不利影响。

怎样才能预防麻醉医生的猝死再次发生？我有如下建言。

- 麻醉医生既要有儒家的责任担当，认真对待每一位麻醉患者；也要学习道家的举重若轻，在麻醉中游刃有余，从容应对各种问题。
- 飞机由两个人来驾驶，大型麻醉最好也由两个人来操作，不要孤军作战，以确保及时发现意外并处理，而且还能防止疲劳。
- 不要拼命，要保证长命。值夜班一夜未眠时，身体容易发生代谢紊乱，故不建议连续一周值夜班。
- 预防高血压和糖尿病，禁烟少酒。下班后注意养精蓄锐，不要熬夜，保证睡眠。
- 要改善麻醉医生的工作条件，配备麻醉护士，限制长时间加班，为麻醉医生减负。
- 创建麻醉科室文化，培养麻醉医生乐观向上的精神风貌，增强科室凝聚力，不时组织郊游、卡拉OK等活动放松紧张情绪。

仁心仁术推动麻醉技术发展

1989 年，卫生部颁布文件，同意医院麻醉科由原来的医技科室改为临床科室。而今，麻醉科正从中间科室走向围术期科室，麻醉医生不仅需要管理患者的术前术中，而且还需关注术后 30 天的康复和转归。或许患者并不知道是谁为自己进行的麻醉，也不了解麻醉医生，但是为了患者的呼吸和心跳，为了患者的安全和无痛，麻醉医生时刻挥动着“无形的翅膀”，日夜“飞”在手术台旁。

我曾遇过这样一则病例：一位 83 岁的女患者，因摔伤致股骨颈骨折，拟行右股骨头置换术。老人营养不良，贫血（血红蛋白 104 克 / 升），体重仅 30 千克，有 30 年高血压史、20 年冠心病史，并且合并腹主动脉瘤，心电图示二尖瓣关闭不全，左室舒张功能减退及心包积液。面对这位瘦弱多病的老人，麻醉的风险大于手术。可是，如果让她回家保守治疗，则意味着她将失去手术的机会，今后会长期卧床，生活不能自理，不仅拖累儿女，而且永远无法站立，更可怕的是卧床的 2 ~ 3 周中可能发生肺部感染或压疮而不治。在患者强烈的求生意识和家属的要求下，我们经过充分的术前讨论和准备，设计麻醉方案，为老人做了腰硬联合麻醉。最终，手术取得了成功，老人高兴落泪，经康复治疗终于可以站立行走。

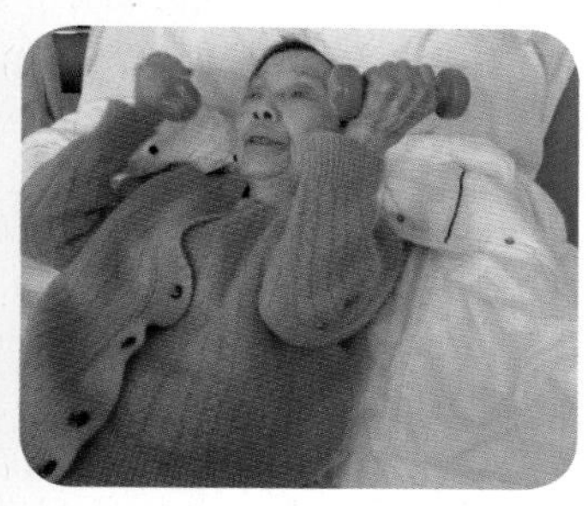

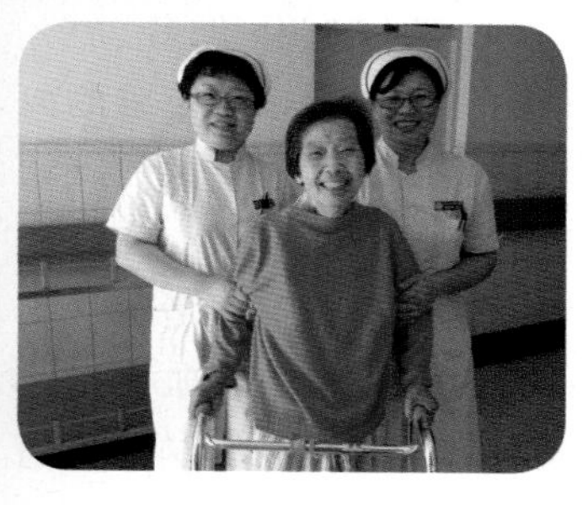

正是麻醉医生的仁心仁术不断推动着麻醉技术的发展，而高龄也已不是手术和麻醉的禁区。在当今社会老龄化加速的背景下，七老八十的手术患者越来越多。为了解除老人身心上的痛苦，医生不仅要延长患者的寿命，而且需提高他们的生存质量，麻醉医生更应从患者转归和人文关怀出发，将爱心与精湛的技术相结合。

作为一名老麻醉医生，我有一些学习经验可供年轻麻醉医生参考。

- 学习更多的内科知识及其进展，改善知识结构，以应对更多疑难病例和复杂手术。
- 走出手术室，应对门诊手术、腔镜检查、介入治疗、癌痛治疗等诸多挑战，为更多患者送去无痛，为更多患者保平安。
- 加强术前评估，对心脏病、高血压、糖尿病、哮喘、癫痫、长期抗凝、抑郁症和老年痴呆症等特殊患者做好麻醉会诊和计划。
- 学习现代麻醉的可视化、数字化和超声等先进技术，创新麻醉方法。
- 加强术后随访，了解麻醉和术后镇痛的不良反应，向患者宣传戒烟少酒和控制体重的良好生活方式。
- 关注及学习患者的术后认知功能障碍、记忆能力下降等深层麻醉问题，通过看书学习等方法研究对策。

老麻醉医生的心声

这是我改编歌词的两首歌，用以表达我对麻醉职业的理解和坚守。

白天工作超负荷，夜间值班不能睡，我不知道你是谁，但我知你为了谁。为了手术的平稳，为了患者的安危，我打开麻醉机，检查监护仪，一年到头都如此。你是谁？为了谁？无影灯下的生命保护神。你是谁？为了谁？为何下班不能回？孩子盼，家人等，我的哥们儿，我的姐们儿，我的麻醉医生。

——改编自歌曲《为了谁》

没有花香，没有树高，我是一名无人知道的麻醉医生。也有烦恼，也有欢笑，你看我的手术患者都在睡觉。麻醉啊，麻醉啊，生命的保护神。患者啊，患者啊，你可知道，你的生命在我手中，你的安危我牢记在心中。

——改编自歌曲《小草》

我今年 82 周岁，已从事麻醉工作 58 年，至今仍战斗在麻醉第一线。我想我之所以可以坚守岗位，与我的生活方式、对麻醉的热情有很大关联。如无工作，我都会早睡早起，保持心胸开阔、适当运动、终身减肥、生活规律。现在我仍然思路清晰、手脚灵活，对麻醉的新知识、新技术保持着好奇心、好学心和进取心。虽然麻醉是高风险的职业，但我热爱麻醉！我希望在自己的研究领域做更多的事，为麻醉无私奉献。以上我的只言片语与年轻麻醉医生共勉，也希望患者和全社会对麻醉医生多一分理解。PM

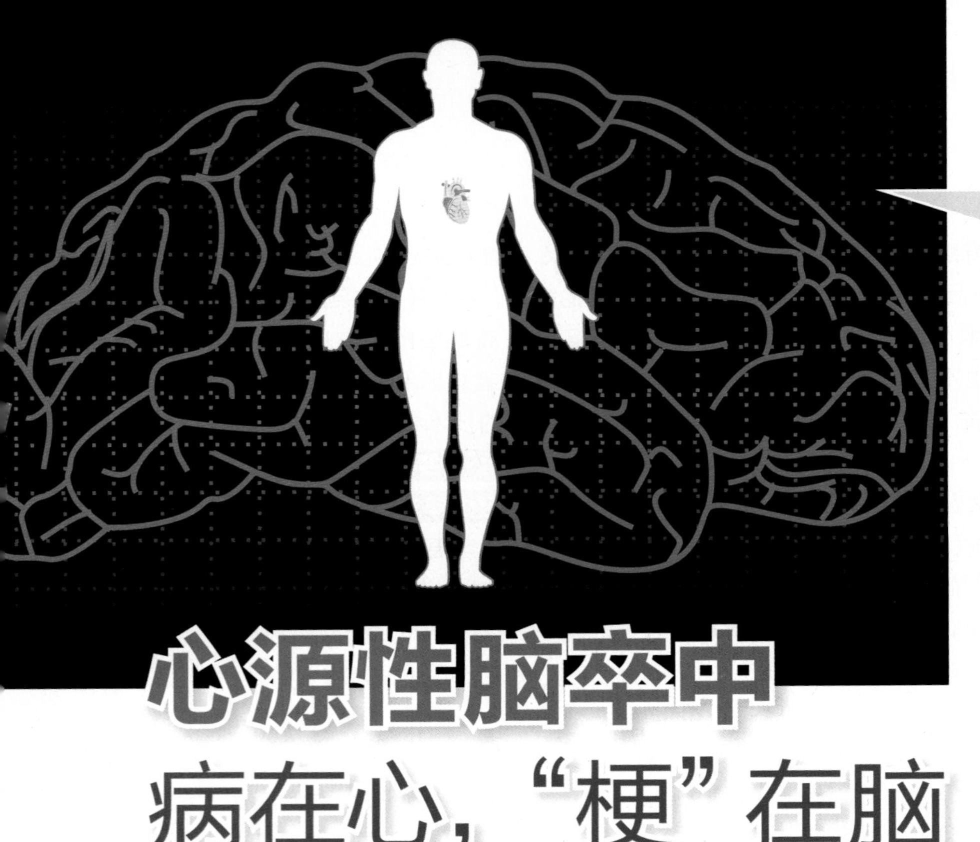

缺血性脑卒中，俗称脑梗死，是指脑组织因为供血的血管闭塞导致脑组织缺血、缺氧，进而细胞死亡，所引起的局灶性（部分性）神经功能缺损。若脑梗死的体积较小或位于“功能哑区”（不影响运动或感觉的脑区），则患者没有明显的躯体运动或感觉异常，不易被发现，被称为“静息性脑梗死”。导致脑梗死的病因有多种，可以是局部较小脑动脉的硬化和闭塞，可以是大的动脉粥样硬化斑块脱落随血流流动堵塞了下游的血管，也可以是来自心脏的血栓（血凝块）堵塞脑的动脉，等等。其中，由来自心脏的血栓堵塞脑动脉所导致的脑梗死，就称为心源性脑梗死。

心源性脑卒中
病在心，“梗”在脑

上海交通大学医学院附属仁济医院神经内科教授　李焰生

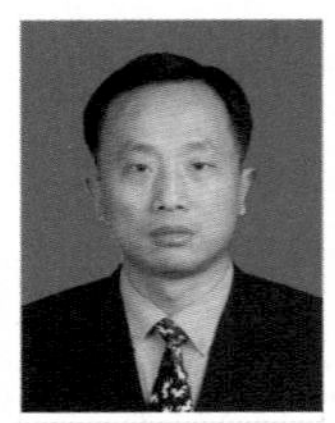

专家简介

李焰生　上海交通大学医学院附属仁济医院神经科主任医师，中华医学会神经病学分会痴呆与认知障碍学组副组长，中华医学会疼痛学会头面痛学组副组长，中华预防医学会脑卒中预防与控制专业委员会常委，上海市医学会脑卒中专科分会副主任委员，上海中西医结合学会神经病学专业副主任委员，擅长脑卒中、头面痛、眩晕等神经科急危重症和疑难疾病的诊治。

专家门诊：周二下午　**特需门诊**：周三上午、周五上午

房颤是心源性脑梗死的最重要原因

正常情况下，心脏规律地搏动，不会产生血栓；若心脏发生病变，就可能产生血栓。房颤时，心房搏动完全无规律，可在心房和心耳中产生血栓；急性心肌梗死和心脏瓣膜病时，可在梗死的心壁处或病变的心脏瓣膜上产生血栓。这些血栓很容易脱落而堵塞脑血管，就像老旧自来水管壁上的铁锈块，会随着水的流动而堵在下游较细的水管中。大量医学研究已经证明，房颤是心源性脑梗死的最重要原因，占所有心源性脑梗死的半数以上。

房颤导致的脑梗死，往往更严重

房颤是老年人中非常常见的心脏病变，随年龄增加而逐渐增多，在80岁以上人群中，房颤的患病率可达6%～15%。我国的统计数据显示，在脑梗死患者中，有房颤者可达11%，而在欧美国家人群中，房颤的患病率高达25%。房颤患者发生脑卒中的危险是无房颤同龄人的6倍。在高龄老人中，房颤很可能是导致脑梗死的最重要原因。随着我国人口老龄化越来越严重，房颤人群明显增多，由房颤导致的脑梗死也将明显增多。

值得注意的是，由于来自心脏的血栓通常体积较大，容易堵塞较大的脑动脉，因而导致的脑梗死面积大、临床症状重、死亡率和残疾率很高，危害性不言而喻。同时，由于心脏中的血栓持续存在，故房颤患者特别容易有脑梗死的复发。

减少心源性脑梗死，从两方面入手

为减少房颤等因素导致的心源性脑梗死的发生，医学专家们开展了许多研究，也找到多种有效的防治方法。其中最为重要的，有两方面：一是提高对房颤的识别率；二是对房颤者予以抗凝治疗（就是用药物化解血液中的血栓）。

房颤的临床表现不典型，有时很难识别。典型表现有心慌、疲乏、胸闷、气急等，有时自测脉搏会发现明显的脉搏不规则。心电图是诊断房颤的最可靠方法。按照房颤的持续时间长短，可以分为发作性（短暂发生）、持续性（持续1周～1年）和永久性（超过1年）。发作性房颤占所有房颤的一半左右，且其导致

脑梗死的危险与其他房颤相同，但因为是“短暂发作”（可在睡眠中发生），非常容易被忽略。做24小时动态心电图检测或持续时间更长的检测，能够比普通心电图更为敏感地发现房颤。

一旦诊断有房颤，就要进行脑梗死风险的评估，即计算房颤患者每年发生脑梗死的可能性，风险高者，需要接受积极的抗凝治疗。临床常用的评估房颤者发生脑梗死的方法是用CHADS2评分（见下表）。CHADS2评分越高，发生脑梗死的危险性越高。CHADS2评分分别为1、2、3、4、5和6分时，每年发生脑梗死的危险分别为2.8%、4.0%、5.9%、8.5%、12.5%和18.2%。

房颤患者发生脑卒中的危险评估（CHADS2评分）

项目	评分
充血性心力衰竭	1
高血压	1
年龄大于74岁	1
糖尿病	1
脑卒中或短暂性缺血发作	2
合计	6

由于不同CHADS2评分者每年发生脑梗死的风险不同，故需要对不同评分者予以不同的处理。原则上，评分为0分者，脑梗死风险最低，可以不用抗凝治疗；评分为1分者，可以不用抗凝治疗或仅服用阿司匹林。评分为2分及2分以上者，均应予以抗凝治疗。

抗凝药物有两类

为预防心脏内血栓的栓塞，抗凝治疗必须长期坚持。抗凝治疗包括两类药物，一是传统的华法林，另一个是目前刚上市的新型口服抗凝药。阿司匹林等抗血小板药物或具有活血化瘀作用的中成药不能达到抗凝的目的。

华法林的优点在于已经长期使用、临床经验多、疗效确切、价格便宜；缺点在于出血的发生率高和使用不方便。因为华法林在体内的代谢会受到多种药物和食物的影响，血中的药物浓度非常不稳定，药物浓度低会无效，药物浓度高则会增加出血风险。要保持好平衡，既要有抗凝效果，又不能增加出血风险，患者在服药期间，需要经常进行血液检测，每2～4周查一次凝血指标INR（国际正常化比值），始终保持INR在2～3，低了要加量，高了要减量，非常不便。在我国，多数基层医院无法检测INR，患者必须每2～4周去大医院做检查，而去大医院检查又非常费时费力，故许多患者不能坚持这种有效又价廉的抗凝治疗。

近年来，新型口服抗凝药陆续上市，如达比加群、阿哌沙班、利伐沙班等。其中，达比加群已经被我国批准用于房颤患者的脑梗死预防治疗。与华法林相比，新型口服抗凝药的优点在于使用方便（无须定时验血）、疗效确切、安全性好（尤其是脑出血危险性明显低于华法林）；缺点在于价格昂贵，且目前尚未纳入医保。

抗不抗凝，看脑梗死风险大小

任何药物治疗都有利弊，天下也没有只有疗效而没有副作用的药物。因此，对抗凝药物治疗，患者也应该抱有一种理性的态度。如果治疗的获益大于危害，就应该使用，即发生脑梗死危险越大者，越应该使用。下面，以不同CHADS2评分者来举例：

若患者的CHADS2评分为5分，不接受抗凝治疗，那么在每100例患者中，每年会发生脑梗死12.5次；而抗凝治疗的疗效是，每治疗12例患者，能减少1次脑梗死发生；若100例患者全部接受抗凝治疗，则每年可以减少8次脑卒中发生。简单地说，就是每100例患者，若不接受抗凝治疗，每年会有12.5个人发生脑卒中；若治疗，每年只有4.5个人会发生脑卒中。

若患者的CHADS2评分为6分，不接受抗凝治疗，在每100名患者中，每年会发生脑卒中18.2次；而抗凝治疗的疗效是，每治疗8例患者，就能减少1次脑卒中发生；如果100例患者全部接受抗凝治疗，每年可减少12次脑卒中发生。简单地说，就是每100例患者，若不治疗，一年内有18.2个人发生脑卒中；若治疗，1年内只有6.2个人会发生脑卒中。

实际上，在医生和患者的共同努力下，是可以将抗凝治疗的不良反应，尤其是严重出血风险降到最低的。目前的科学研究提示，高血压（收缩压大于160毫米汞柱），肝功能异常（慢性肝病、胆红素高出正常值2倍或转氨酶高出正常值3倍），肾功能异常（慢性肾病、肾移植、血肌酐大于200毫摩/升），有大出血、贫血、脑梗死病史，年龄大于65岁，使用华法林时INR控制不好（60%以上的时间段INR不在2～3范围），长期饮酒或服用阿司匹林及其他非甾体抗炎药（多种镇痛剂）者，发生出血等不良反应的危险性高。因此，患者应注意积极地控制其他疾病，避免长期饮酒和应用会影响抗凝效果的其他药物。有其他难以控制的疾病者，需经医生综合评估后，方可开始抗凝治疗。PM

5种不良生活方式：易招胃癌

浙江医科大学附属邵逸夫医院教授　潘宏铭

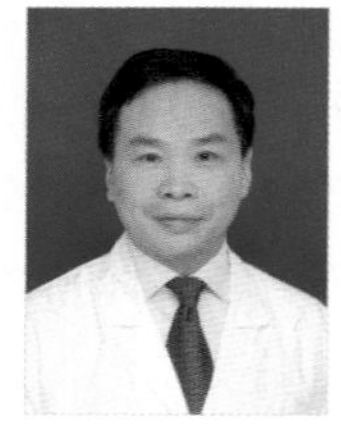

专家简介

潘宏铭 浙江大学医学院附属邵逸夫医院副院长，教授，主任医师，博士生导师。中国临床肿瘤学会（CSCO）肿瘤营养治疗专家委员会主任委员，浙江省抗癌协会肿瘤内科专业委员会主任委员。擅长采用化疗药物和分子靶向药物以及射频消融等方法治疗恶性肿瘤。

我国属于胃癌高发地区，全世界约有45%的胃癌病例发生在中国。胃癌发病有明显的地域性差别，在我国的西北与东部沿海地区胃癌发病率比南方地区明显为高。胃癌好发年龄在50岁以上，男女发病率之比为2：1。近年来，胃癌发病有逐渐年轻化趋向，因此，青年人也要警惕胃癌的偷袭。

胃癌病因很复杂，诱发因素也很多。目前认为，以下5种因素是胃癌发生的重要诱因。

❶ 合餐制

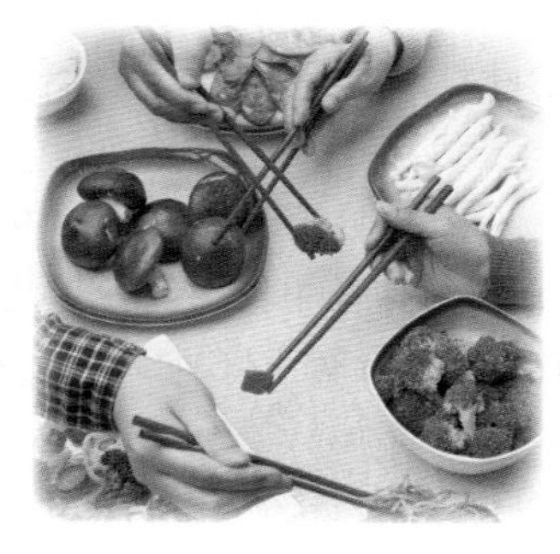

合餐制是中国重视亲属血缘关系和家族家庭观念在饮食上的体现，10双筷子伸到一个盘子里是团结友好、不分彼此的表现。但是，“10双筷子伸到一个盘子里”可能带来幽门螺杆菌感染，而幽门螺杆菌与胃癌的发生密切相关。研究证实，我国胃癌高发区成人幽门螺杆菌（Hp）感染率在60%以上。幽门螺杆菌能促使硝酸盐转化成亚硝酸盐及亚硝胺而致癌；Hp感染引起胃黏膜慢性炎症，加上环境致病因素，可加速黏膜上皮细胞的过度增殖，导致畸变致癌；幽门螺杆菌的毒性产物CagA、VacA可能具有促癌作用，胃癌病人中抗CagA抗体检出率较一般人群明显为高。

对策：

分餐制可以降低幽门螺杆菌感染率，尤其是家中有人患胃溃疡时，分餐制非常必要。已经感染幽门螺杆菌者应在医生指导下接受正规抗幽门螺杆菌治疗，如果家庭中有多位感染幽门螺杆菌者，应该安排同时治疗。

❷ 长期食用熏烤、盐腌食品

研究证实，长期食用熏烤、盐腌食品的人群中，胃癌发病率高，这与食品中亚硝酸盐、真菌毒素、多环芳烃化合物等致癌物含量高有关。根据日本经验，胃癌发病与家庭电冰箱占有率有关，当家用电冰箱普及时，胃癌发病率下降。如今，我国冰箱使用率较高，新鲜蔬菜得到保障，胃癌总体发病趋势有下降趋势。但是，在我国北方地区，人群摄入腌制、烟熏、高盐食品并不少，胃癌发病率仍然较高。

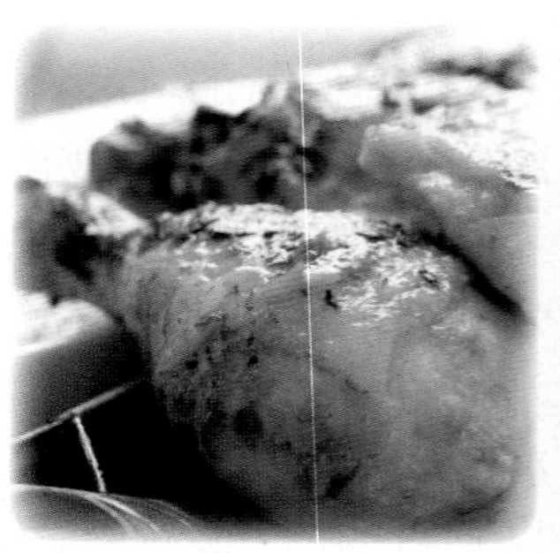

对策：

喜欢食用熏烤、盐腌食品的人，要减少食用量和频率。注意，熏烤食物尤其不宜与火直接接触，熏烤时间不要过长，烤焦部分不要吃。平时，要多吃富含维生素C的新鲜蔬菜和水果，以起到对抗致癌物的作用。

❸ 吸烟者

吸烟与胃癌也有一定关系。烟雾中含有苯并芘、多环芳香烃、二苯并卡唑等多种致癌物，是食管癌和胃癌的病因之一。有人认为，尼古丁只会进入肺，不会伤胃。殊不知，烟草中的有害物质也会随着唾液进入胃，直接刺激胃黏膜，引起黏膜下血管收缩、痉挛，胃黏膜出现缺血、缺氧症状，长此以往，很容易形成胃部溃疡甚至胃癌。研究证实，吸烟者的胃癌发病危险较不吸烟者高 50%。

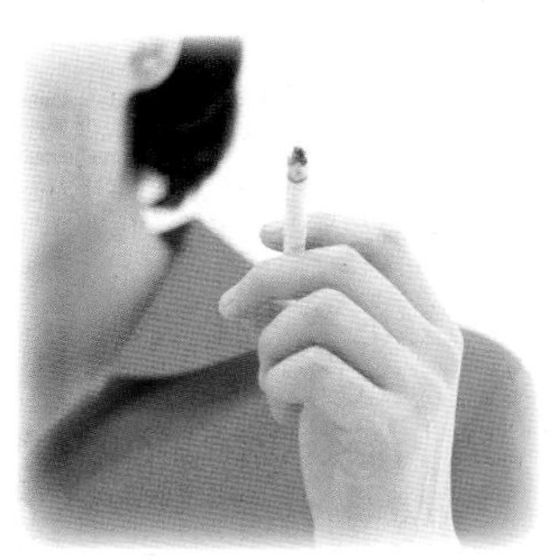

对策：

研究证实，吸烟人群戒烟后需要经过 20 年，其胃癌患病危险才能降至正常人群的水平。因此，吸烟者应该及早戒烟，且越早越好。此外，不吸烟的人还要防止二手烟的伤害。

❹ 酗酒

随着社会经济条件的改善，人群中酒的摄入量明显增加，这抵消了使用冰箱后新鲜蔬菜摄入增加带来的好处。研究表明，酒精本身虽不是致癌物，但长期饮用酒精浓度较高的烈性酒不仅可以改变胃内环境，烈性酒还可以刺激消化系统胃黏膜，损伤黏膜组织，加快致癌物的吸收，参与胃癌发病过程。如果饮酒同时吸烟，危害性更大。因为酒精可增强细胞膜的通透性，加强对烟雾中致癌物的吸收。

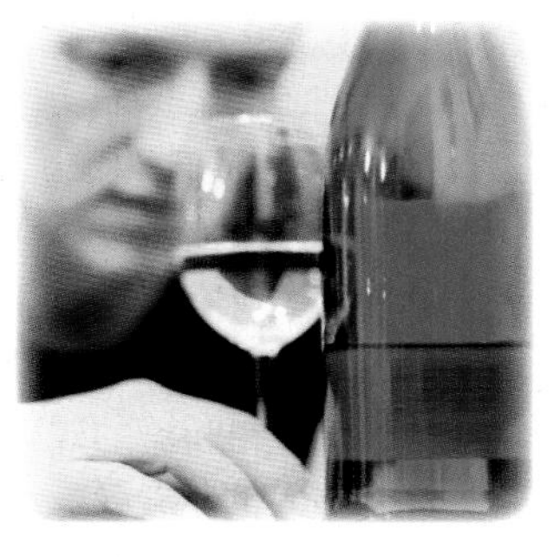

对策：

平时，大家可以适量饮用米酒、葡萄酒等低度酒，而应该避免大量饮用白酒，不要喝劣质酒。喝酒前最好要适量进食淀粉类食物，以减少酒精对胃肠道的直接刺激。

❺ 夜宵

许多年轻人吃完夜宵后，回到家里面躺下就睡。由于进食到睡眠间隔时间太短，常会增加胃食管反流发生风险。而胃酸反流不仅会带来“烧心”的不适感觉，还会损伤胃和食管结合部位处的黏膜，再加上，夜宵常吃一些油炸、烧烤、腌腊食品，里面的致癌物会进一步伤害胃部，久之就可能产生“不典型增生”，进而增加罹患食管胃结合部肿瘤风险。临床上，欧美国家 30% 的胃癌发生在这个部位。近年来，我国这个部位胃癌患者比例上升，为 15%。

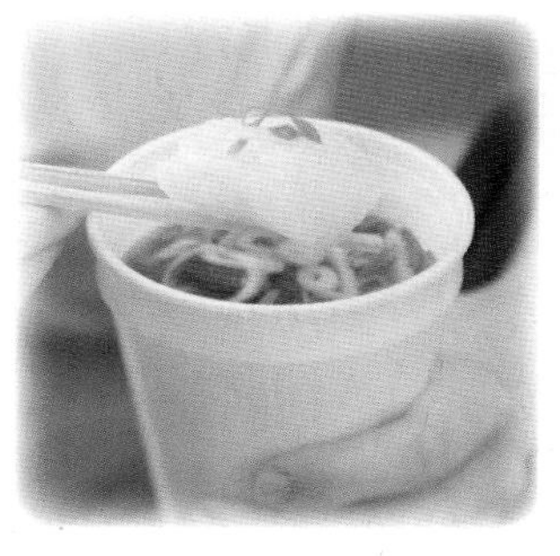

对策：

虽然还不能肯定地说，吃夜宵与胃癌有明确的关系，不过，经常吃夜宵或晚饭吃得太晚，的确会增加胃的负担。因此，要避免吃完夜宵马上睡觉，或者在餐后散散步也可以降低这一风险。

除上述五大因素之外，胃癌的发生还与遗传有一定关系，但遗传不是主要的，临床上仅仅 1% ~ 3% 属于遗传性胃癌。PM

“总之，胃癌发生的机制十分复杂，是遗传因素和各种致癌因素相互作用下而发生的，缺一不可。但是，胃癌确实与饮食有很大的关系。因此，预防胃癌，还得从“吃”入手。建议人们养成良好的饮食习惯，实行分餐制，少吃或不吃腌菜，不吃或少吃烟熏和油煎食物，不吃霉变食物，不吸烟、少饮酒，多吃新鲜蔬菜和水果，保证饮水卫生，坚持健康的生活方式，缓解工作和生活压力。”

特别提醒

萎缩性胃炎、胃溃疡患者需定期做胃镜检查

临床证实，近年来由萎缩性胃炎、胃溃疡恶变到胃癌的发病率有下降趋势。一方面是现在因为萎缩性胃炎、胃溃疡而做胃大部分切除手术的病人越来越少，手术后残胃炎发生减少；另一方面是因为有许多治疗萎缩性胃炎、胃溃疡的药物被研发出来，这些胃药可以抑制胃酸分泌，缓解症状。但是，萎缩性胃炎、胃溃疡等胃癌高危人群也不能掉以轻心，一旦出现上腹部不适、隐痛、食后饱胀感、消瘦、乏力、经常呕吐隔夜宿食和黑色胃液或柏油样便者应及早就医，不可延误。平时，萎缩性胃炎、胃溃疡患者要定期做胃镜检查，以利及早发现和治疗胃癌。

无数事实已经证明，“病急乱求医”，不可能获得最佳疗效。

得了癌 甭急于求治

文 北京大学肿瘤医院教授 徐光炜

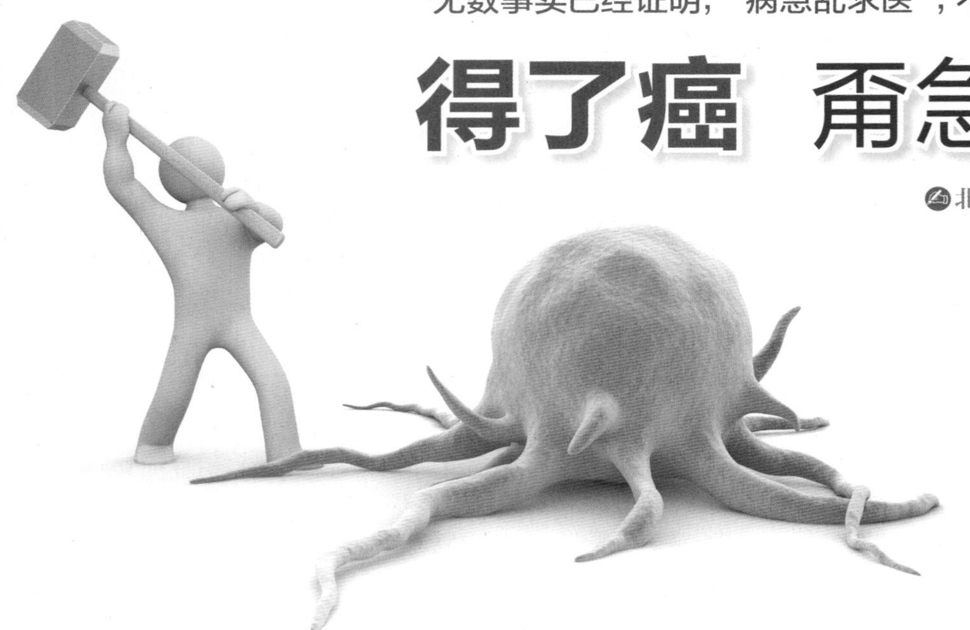

“得了癌，甭急于求治”，乍听此言，大家定会嗤之以鼻！缘因众人均知“三早”乃是控制癌症危害的关键举措，癌症如能早期发现而即刻进行治疗，治愈之机无疑大增，怎么能得了癌症还处之泰然，而不急于求治呢？岂非是白痴的胡言乱语！非也，这实是在临床实践中有感而发，不信，且看下面两个病例。

病例一

某日，有友人来访，其同事之母已年近60，平素身体健康，近因贫血且时有黑便，赴当地医院做胃镜检查，确诊为胃癌而急忙来北京投奔其女。次日，即经熟人介绍入住某三甲医院消化内科，经医生全面检查，发现肝有可疑占位病变，医生决定给予静脉置管施行规范化疗，并告知患者和家属有出血甚至穿孔之虞，家属颇纠结，因而前来探访我，寻求良策。

病例二

无独有偶，是日另一少妇来访，她于两年前参与当地乳腺癌筛查，检出未及1厘米的早期乳腺癌，当即施行改良根治术，术后体健如旧，并无任何不适，颇感庆幸。不料，单位内另一同事，近日也被检出乳腺癌，且肿块较她大一倍，但做了保乳手术，术后乳腺外形如故，仍拥有骄傲的双乳，令她羡慕之余也懊恼不已，于是赴京求助于我。

上述两个病例，让我颇有感触，深感癌症之首治甚为重要。此两个病例既不是误诊，更不是误治，且均符合当今的诊疗规范，无可非议。但均因操之过急，以致是否获得最佳治疗方案，则颇有可商榷之处，于是“甭急于求治”之念油然而生。“急”及“求”两字，所谓“病急乱求医”古人早有明训，凡事遇“急”则“乱”，难免乱中出错，理应按“序”就治，才能有机会获最佳疗效。上述两个病例，虽尚不属于有错之列(因“乱”犯错的并不罕见)，但未能获得最佳治疗，乃致终身遗憾。这种情景在日常生活中并非罕见，应引以为戒。

1 癌症发病大多已是中晚期，急于求治，可能耽误正规治疗。

由于癌症发病的隐匿性，常是悄然袭来，一旦发病常病情已晚。更有不少患者，短期内即告归天，以致给人们留下“治癌”有如“救火”之念。一旦听及某亲戚或好友患了癌症，诸亲好友奔走相告，无异于接到了“紧急动员令”，纷纷寻找有关系的医疗单位，争取“先治为快”。岂料，常因此耽误正规的诊治，而悔恨不已。

2 “擒贼先擒王”同时，还必须铲除残渣余孽，不宜操之过急。

癌症的发病有一漫长的过程，各种实体瘤从细胞开始癌变演化成不会发生转移的原位癌，需几年时间。再由原位癌发展到具有浸润转移能力的进展期癌，又需历时数年。当然，一旦发展到此阶段，视癌症不同的生物学特性，而以不同的速度及形式开始加速进展。所以，一旦被诊断为癌症时，此“内奸”早已潜伏于患者体内数年之久，且已可能“盘根错节”似地发展多个“暗桩”而对患者健康构成莫大威胁。此时，患者不但要“擒贼先擒王”，将“主犯”擒住，清除原发病灶，还应“连锅端”，将其“残渣余孽”一并铲除，才能一劳永逸地永享太平。这就不能操之过急，必须做细致调研，细思量，长计议，不必“只争朝夕”。

3 患者是非常复杂的个体，医生各有专长，“只争朝夕”难以寻求到最佳治疗方案。

当今，医学各领域发展甚快，新的诊疗手段不断涌现，各专业学科不但如雨后春笋般地破土而出，且茁壮成长。所谓“隔行如隔山”，此言的确不虚。试以前一例为例，患者因胃癌至北京市内颇具盛名的某医院消化内科就治，该医生不但予以全面检查，且按规范予以施治，又执行了告知义务，这已是难能可贵。但该医生缺乏外科及肿瘤科的专业知识，受其专业知识之所限，贸然决定予以置管化疗，颇易发生穿孔及加重出血，确有可商榷之处。其实，可考虑剖腹探查手术，一可明确肝脏占位的性质，如系血管瘤等与胃癌无关之疾，岂非争取到对患者至关重要的根治机会？其次，即使是肝脏转移，也可将其胃的原发病灶做姑息性切除，不但可解除其出血之苦，且免除了穿孔之险。再在直视下做肝转移病灶的置管化疗或其他治疗措施，岂非更为安全且效果更佳？

4 癌症是难治之疾，讲究个体化综合治疗，根本无法在数日间一蹴即成。

现今的癌症治疗讲究个体化的综合治疗，所以，就诊断而言，不能满足于单纯的癌症诊断，而必须明确其病理类型、受累脏器、侵及范围、是否有转移、转移的部位及程度，除从解剖的角度了解癌症的状况外，还需更进一步了解其生物学特性，明确其恶性程度，甚至还需做分子水平的基因检测，以考虑能否做有针对性的靶向治疗等。做这些细致的检查均须待之以时日，不能操之过急。

一旦检查完毕情况明了，就需研讨对策，制订治疗方案，除少数早期癌症可单一手术治愈外，对多数进展期癌而言，均需外科、放疗、化疗等综合治疗，孰先孰后，如何组合，各自选用何种方案，怎样进行有机地综合，就大有讲究了。所谓综合治疗并非各种疗法的堆积，更非多多益善。所以，对初治病人常需做联合会诊，以制订治疗方案。在目前多数医院尚未建立初治病人各专业联合会诊制度之际，弥补之策是，由患者或其亲属多找几位不同学科的专业医师征询治疗意见，以便能博采众长，选用较佳的治疗方案。文中介绍的第二例即属此情况。多咨询，可获益。

5 早期癌中，相当一部分终身不发病，急于求治，易留遗憾。

现今人们防病意识日盛，各种防病体检及癌症筛查也纷纷兴起，以致被检出的早期癌也时有所闻。一旦得了早期癌怎么办？尽早予以根治，“灭火于未燃”岂非更好？其理虽不错，但也非尽然。其实，可不必着急，以免出现前述第二病例之憾。现已知，在这些并无症状的早期癌中，有相当一部分是终身不发病，更不致死的所谓“惰性癌”。现今虽然还缺乏鉴别何者能发展成致死的进展性癌，何者又是“惰性癌”，但至少要有足够的时间可以稍事观察，静观其变。一旦病变有发展，及时予以处理，尚为时不晚。若无变化，则可定期甚至终身随访。此种情况尤其多见于与内分泌有关的肿瘤，如前列腺癌、甲状腺癌、乳腺癌等。所以，当筛查发现有上述器官的肿瘤，且病情较早时，患者可不必急于求治。尤其当被诊断为原位癌时，更不妨讨教有经验之士，听取意见。

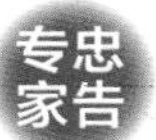

综上所述，大家自可了解所谓“甭急于求治”之意，乃是建议患者若不幸患癌，宜尽快调整心态，静下心来，可通过亲友或在网上多找些与所患疾患相关的信息，走访相关的专业人士，冷静地在众多的建议中，选择最适合自己的治疗方案，以争取最佳的治疗效果。

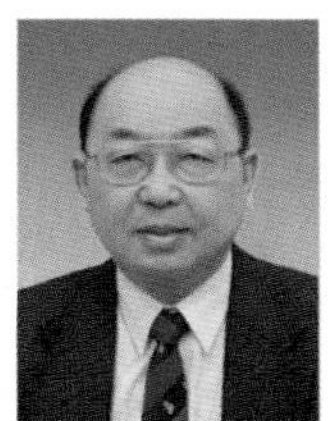

专家简介

徐光炜 北京大学肿瘤医院肿瘤外科教授，中国抗癌协会名誉理事长，中华医学会肿瘤学分会名誉主任委员，北京大学肿瘤医院名誉院长，中国社会工作协会防治乳腺癌专项基金常务副理事长，全民健康促进和科普教育专家指导委员会副主任委员。

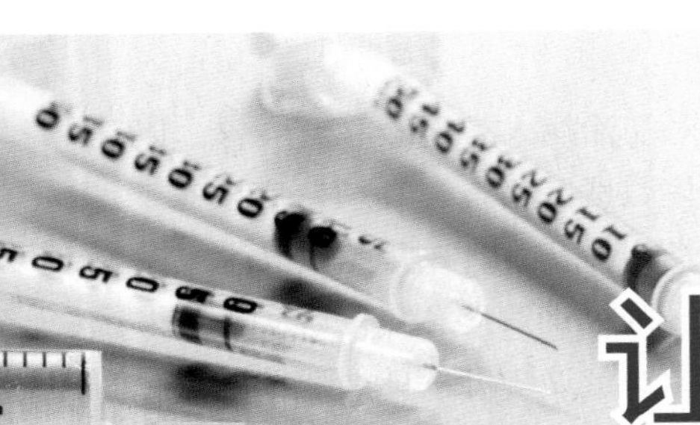

接种乙肝疫苗 让表面抗体“阳”起来

山东大学附属传染病医院
主任医师　汪明明

生活实例

小莉和大强恋爱3年准备结婚了，婚前他们都自愿进行了体检。在“乙肝五项”检查中，小莉的表面抗体是弱阳性，其余四项均阴性，她记得以前打过乙肝疫苗，8年前上大学查体时乙肝表面抗体还是阳性。大强的“乙肝五项”全阴性，和以前多次查体的结果是一样的，他从未打过乙肝疫苗。根据医生的建议，小莉注射了一针乙肝疫苗，而大强则需在半年内注射三针乙肝疫苗。小莉和大强都认为打乙肝疫苗是必需的，这样可以让表面抗体变成阳性而不会患乙肝，但为什么两人接种疫苗的次数不一样呢?

医生的话

首先，应该肯定和赞赏小莉和大强婚前自愿体检的做法，为了自身和下一代的健康，婚前应进行全面体检。注射乙肝疫苗是预防乙肝最有效的手段，但为什么小莉和大强接种疫苗的次数不一样? 这是因为，小莉的表面抗体是弱阳性，只要注射一针乙肝疫苗就能重新激活机体免疫活性；而大强从未注射过乙肝疫苗，体内的免疫系统对疫苗的反应较为迟缓，所以需要多次注射。

我们现在用的都是基因重组乙肝疫苗，安全性良好，其有效成分是采用基因重组的方法而获得的乙肝病毒表面抗原亚单位，健康人注射后可刺激免疫细胞产生表面抗体。当人体有乙肝病毒侵入时，这些表面抗体就可以和病毒的表面抗原结合，导致病毒失活、不能复制，从而保护机体免于乙肝病毒感染。

乙肝疫苗的首次全程接种为三针，按0、1、6月接种，即：当天接种第一针，1个月时接种第二针，6个月时接种第三针。曾经接种过乙肝疫苗，表面抗原由阳转阴者，只要接种一针即可。

3类人需要接种乙肝疫苗

原则上说，只要是“乙肝五项”指标全部阴性的人，都应该接种乙肝疫苗，特别应该强调的是下列人群：

● 家庭成员中已有乙肝病毒感染者，其他家庭成员应积极接种乙肝疫苗。

● 需要长期接受血制品治疗的病人、经常与血液或血制品接触的工作人员、托幼机构职员和医护人员，均应接种乙肝疫苗。

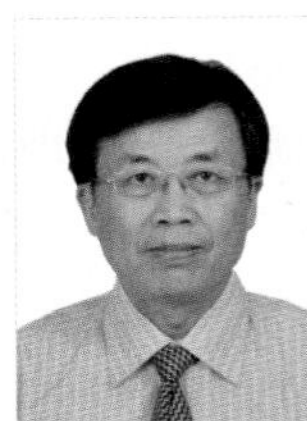

专家简介

汪明明 山东大学附属传染病医院主任医师，教授。全国疑难及重症肝病攻关协作组委员，山东省医疗事故鉴定专家库成员。

医疗专长：擅长病毒性肝炎、肝硬化腹水、肝性脑病、肝肾综合征等传染病和并发症的诊疗。

专家门诊：周一全天

● 我国已将新生儿的乙肝疫苗接种列入儿童计划免疫，只要在正规医院出生的新生儿都会免费接种乙肝疫苗。乙肝病毒感染者所生的新生儿，除了应按要求接种乙肝疫苗外，还应同时注射乙肝免疫球蛋白。

表面抗体转阴怎么办

在“乙肝五项”指标中，共有三种抗体，即：表面抗体、e抗体和核心抗体。但只有表面抗体对人体有保护作用，后两者无保护作用。健康人在接种乙肝疫苗后，最快一个月即可出现表面抗体阳性，超过90%的人在6个月的三针疫苗接种后，表面抗体可以达到较高水平。少数人接种乙肝疫苗后无反应，可重复或加大接种剂量。

表面抗体一般可维持7～10年以上，当表面抗体由阳性转为弱阳性或阴性，或低于10 mIU/ml（毫单位/毫升）时，就应考虑重新接种乙肝疫苗，因为毕竟只有当表面抗体处于一个较高水平时，才能保护人体免于乙肝病毒的感染。PM

据不完全统计，我国的近视率已接近30%。小学生22.7%患有近视，初中生近视率猛增到55.8%，高中生70.3%戴上眼镜，大学生近视比例高达80%。近20年来，全球3 000余万近视眼患者通过激光手术摘掉了眼镜，其安全性已经得到医学界的认可。尤其是全飞秒激光近视矫正术，无须制作角膜瓣，更微创，手术安全性大幅提高。

全飞秒激光 近视矫正开启“无瓣”时代

上海爱尔眼科医院全飞秒激光近视治疗专科　蔡劲锋

激光治近视，“摆脱”眼镜不是梦

近视、远视、散光、“老花”，均属于屈光不正范畴。屈光不正给人们日常生活、工作和学习带来诸多不便。而某些特殊职业，则对视力有更为严格的要求。随着生活水平的提高，很多年轻人已不再满足于仅仅依靠配镜来解决屈光不正的问题，“摘掉眼镜、恢复清晰视力”是很多人的梦想。

激光近视矫正术运用高精激光设备，通过改变角膜的弯曲度，改变光线的聚焦，从而达到矫正屈光不正的目的。随着技术的不断创新，激光近视治疗设备逐年更新换代，手术方式也由最初的准分子激光，到飞秒激光＋准分子激光，再到现在的全飞秒激光。特别是全飞秒激光，无须制作角膜瓣，更微创，更安全。

激光近视矫正手术安全吗

大家必须明确，并非所有人都适合做激光近视矫正手术。在如今信息爆炸的年代，大家可以通过多种渠道获取大量有关激光手术的信息，很多人会十分纠结，不知道哪一种激光手术适合自己，也不知道哪一种手术方式最安全？

我想告诉大家的是，适合你的手术方式才是最安全的。每个人的眼部健康状况是有差异的。在进行激光手术之前，需要经过 18 项专业眼部检查，同时兼顾职业、工作特性、心理、年龄等多项指标进行综合评估，才能制订出个性化的手术方案。

近日，我接诊了一位患者，600 度近视，200 度散光，从事户外测量工作。由于近视度数高、镜片厚，且常在户外工作，戴框架眼镜不方便。同时，他还有干眼症状，亦不适合戴隐形眼镜。经详细检查，我为他实施了全飞秒激光手术。术后，他的双眼视力恢复至 1.0 左右，效果非常好。定期随访一段时间后，其视力稳定，彻底解决了戴眼镜的烦恼。PM

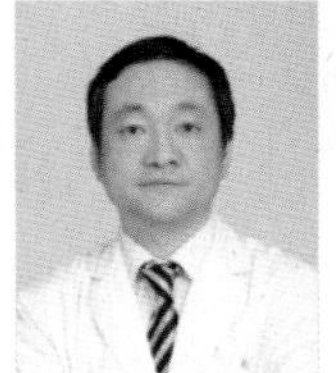

专家简介

蔡劲锋 上海爱尔眼科医院业务副院长、首席屈光专家，5 万余例近视手术经验，国内首批飞秒手术医生，《国际眼科杂志》特邀编委，中华医学会眼科分会委员，中国屈光手术学会专家，中国首批 Visian ICL V4c 认证手术医生。

特别提醒

长期戴隐形眼镜可能无法进行激光矫正手术

软性隐形眼镜以其便捷、美观的特性，深受广大屈光不正患者喜爱。然而，很多人往往忽略了另一个非常严重的问题——角膜缺氧。我们眼睛上的角膜是需要呼吸的，长期戴隐形眼镜，即便戴的是具有高透氧功能的镜片，也会影响角膜的供氧。长此以往，角膜的代谢将受到影响，并有可能发生角膜变薄或角膜新生血管，导致日后激光近视矫正治疗无法开展。

为帮助更多屈光不正患者解决视力问题，蔡院长特意为本刊读者预留了30 个免费专家门诊号，有需要的读者请致电本刊健康热线（021－64848006），或关注本刊微信公众平台，发送“姓名＋手机＋预约蔡院长专家号”进行预约。

电话预约：工作日 8：30～16：00

微信预约：24 小时

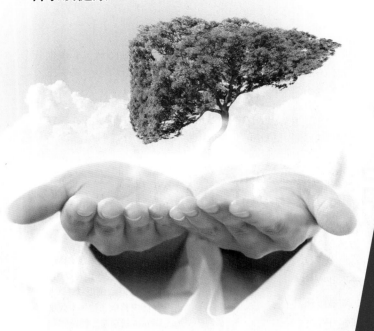

对终末期肝病患者而言，肝脏移植是挽救其生命的唯一希望。然而，由于移植器官来源严重匮乏，我国每年有大量患者因等不到合适的“供体”而失去生命。近日，由复旦大学附属中山医院樊嘉教授领衔的肝外科团队成功实施了世界首例利用肝脏良性肿瘤切除术中“废弃”的肝脏，行成人-儿童活体肝移植手术，开辟了肝脏移植手术的新途径，也为拓宽肝脏移植供体来源提供了新思路。

“废弃”的肝脏如何用来做肝移植？与常规肝脏移植手术相比，这种创新性的手术存在哪些难点和需要解决的问题？实施此类手术，如何才能确保供者和受者的利益都不会受到损害？带着这些疑问，本刊记者近日专程采访了实施本次手术的专家——复旦大学附属中山医院院长、著名肝脏外科专家樊嘉教授。

“变废为宝”：肝脏移植新思路

——来自复旦大学附属中山医院的创新之举

本刊记者/黄 薏

受访专家/樊 嘉

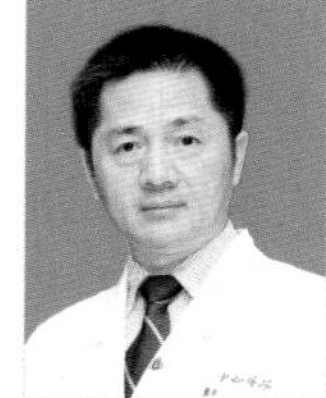

专家简介

樊 嘉 医学博士，教授，主任医师，博士生导师，享受国务院特殊津贴专家。复旦大学附属中山医院院长、上海市肝病研究所所长、上海市肝肿瘤临床医学中心主任、复旦大学肝癌研究所常务副所长、复旦大学器官移植中心主任、中华医学会肿瘤学分会主任委员、中国抗癌协会常务理事。曾任中国抗癌协会肝癌专业委员会主任委员、上海市医学会肿瘤分会主任委员。完成7000余例肝肿瘤切除手术以及各式肝移植1 300余例，涵盖诸多高难度手术，其中包括亚洲首例成人肝心联合移植、中国首例经典劈裂式肝移植术、亚洲首例机器人辅助成人供肝－幼儿活体肝移植术、世界首例“废弃肝”供肝－儿童活体肝移植术等，治愈了大量肝癌和终末期肝病患者。

特需门诊：周四上午

大众医学：近日，您带领的中山医院肝脏外科团队完成了世界首例利用“废弃”肝脏进行肝脏移植的手术，堪称“前所未有”的大胆创新，不知您是如何想到这个“绝招”的？

樊 嘉：不久前，我们接诊了一名来自儿科医院、患有先天性肝内胆汁淤积症、肝功能不全的6岁女童。孩子的皮肤、巩膜黄染，周身瘙痒，巨脾，总胆红素高，白细胞和血小板严重下降，生长发育严重滞后，只有尽早进行肝脏移植手术，才能挽救其生命。然而，目前可用于儿童肝移植的供体少之又少，等到的希望十分渺茫。孩子的父母曾考虑过给孩子捐肝，但遗憾的是，夫妻二人的肝脏都不适合作为供体，一家人陷入绝望之中。

机缘巧合的是，我们病房正巧收治了一名因肝脏局灶性结节性增生而等待手术的患者。该患者的肝脏肿瘤直径6.8厘米，位于肝尾状叶，向下、向上和向右分别紧压下腔静脉、肝左叶和第一肝门，拟行肝尾状叶+肝左叶切除术。于是，我们有了一个大胆的设想：利用这名患者手术中需要切除的、“废弃”的肝左叶，为孩子进行肝脏移植。

在反复确认手术的可行性之后，我们向这位患者说明了情况。经过慎重考虑，患者决定自愿、无偿捐献其废弃的肝左叶。术前，中山医院伦理委员会也进行了认真讨论，所有委员一致认为，供体捐献的废弃肝脏是正常医疗行为过程中产生的，供体完全出于人道主义和自愿，未受到任何外界压力和经济诱惑，且手术不额外增加任何治疗费用和风险，同意该手术的实施。手术进行得很顺利，两名患者目前均已康复出院。

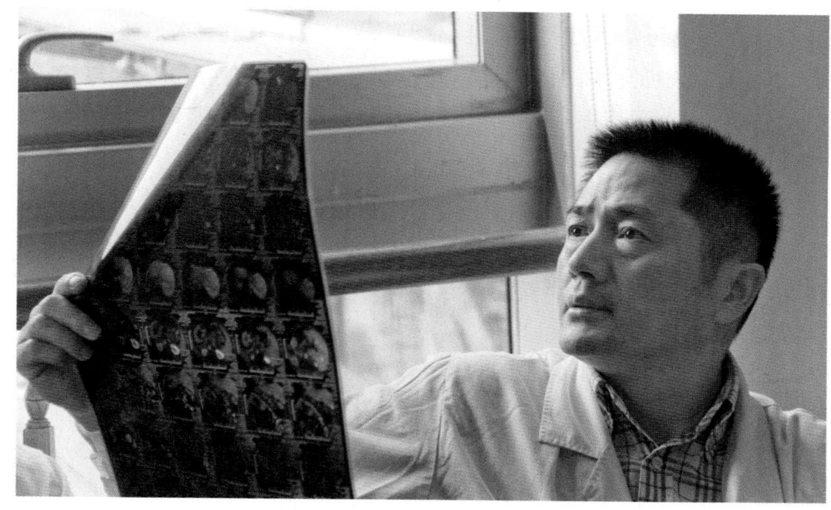

看完每一个病人，他的门诊不限号

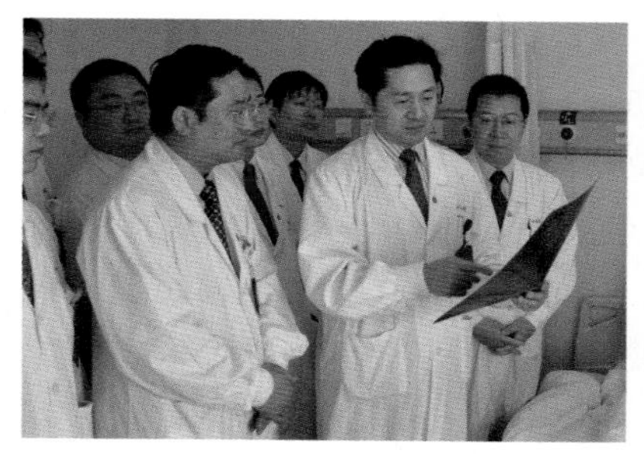

查房

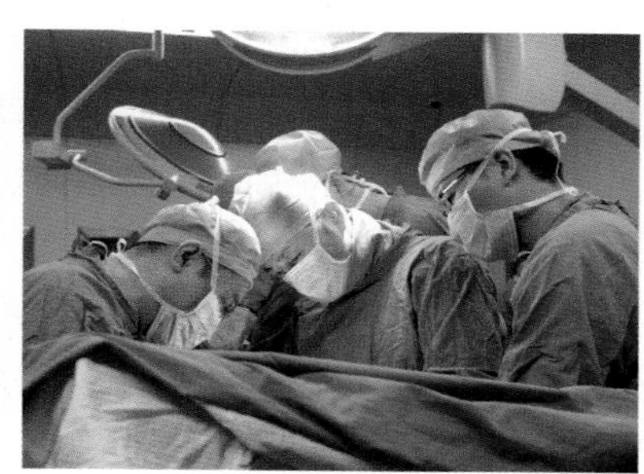

手术中

大众医学：不知哪些肝脏良性肿瘤手术，需要切掉部分正常肝脏组织？这些“废弃”的肝脏组织为什么可以提供给儿童进行肝脏移植？

樊嘉：我国每年有大量肝脏良性肿瘤患者需要接受手术治疗。据统计，肝脏良性肿瘤切除手术，如血管瘤、囊肿、局灶性结节性增生、炎性假瘤、血管平滑肌瘤等，约占肝脏肿瘤外科手术量的一半。当然，大部分肝脏良性肿瘤仅需切除肿瘤，不需要额外切除正常肝脏组织。而部分位置较深的肝脏良性肿瘤，如肿瘤位于肝尾状叶、压迫大血管，或肿瘤上方有正常肝脏组织覆盖等，往往需要切除部分正常的肝脏组织，以便更好地显露、分离和完整切除肿瘤，并确保手术的安全性。而这部分切除下来的正常肝脏组织，就成了医疗过程产生中的“废弃物”。通常，这些被“废弃”的正常肝脏组织，往往可以达到 100 ~ 200 克。

另一方面，我国有众多终末期肝病患者等待肝移植，苦于没有合适的肝脏供体。特别是儿童，合适的供体更少。而对于低龄儿童，尤其是 1 岁以下的婴儿而言，其需要移植的肝脏组织，也就几十克，最多一两百克。也就是说，不少良性肝脏肿瘤手术中产生的“废弃”肝脏组织，足够提供给一名终末期肝病患儿进行肝移植。在当前移植器官供体严重匮乏的情况下，借助这一“废物利用”的新途径，可以为更多等待肝移植的患儿带来希望。

大众医学：与常规肝脏移植手术相比，这种“变废为宝”的移植手术，存在哪些难点和需要解决的问题？

樊嘉：首先，是技术层面的难点。常规的肝脏移植手术，采用的是完整的肝脏，其结构和管道都是完整的。术前，医生可以预先设计好手术方案，手术时只要先把病肝切除，再将供肝移植到受体体内，操作相对简单。即便是采用“劈裂式”活体肝脏移植，也可以在术前将手术方案设计好，将从供肝取下的、带有三根“主要管道”（肝动脉、门静脉、胆管）、结构较完整的部分肝脏组织，移植到受体体内。而利用废弃肝脏做肝移植，则需要考虑更多问题：首先，需要保证肝脏良性肿瘤的顺利切除；其次，要评估“废弃肝脏”的大小是否足够用于移植；第三，术中要进行病理检查，确保肿瘤是良性的，废弃的肝脏组织可以供移植之用；第四，取肝时要确保精准无误，完整保留肝脏的三根主要“管道”，以便后续移植手术的顺利进行；第五，由于此类手术通常适用于婴幼儿或儿童，而这些受体肝脏的“管道”更细，手术难度更大，手术时间更长（通常需要十三四个小时），对医生的技术也是一次重大挑战。

其次，是伦理方面的评估。在我国，每一例器官移植手术前，都必须经医院伦理委员会讨论通过后，方能实施。与常规亲属活体器官移植相比，这种“废物利用”移植手术的伦理评估更为复杂。为确保供者和受者双方的利益，伦理委员会需要综合考量多方面的因素，如供者的意愿、受者的意愿、肿瘤性质、废弃肝脏是否为正常医疗行为产生、手术是否会增加并发症和后遗症风险等，只要其中任何一个环节存在疑问，手术就不能实施。

大众医学：捐献“废弃”肝脏的那位患者是否曾担心过，医生会为了要给孩子做肝移植，而多切一些肝脏组织？

樊 嘉：当我们向患者说明情况以后，她和家人经过慎重考虑，很爽快地答应了，并没有表示出任何顾虑。她对我们说，她信任中山医院的医生，知道我们决不会因为要做肝脏移植而随意扩大手术范围；同时，她也觉得很高兴，可以用自己原本就会被切除、被“废弃”的部分肝脏去拯救一个病重孩子的生命，非常有意义。这位患者的“大实话”让我们很感动。我想，正是因为有了医患之间的相互信任、人与人之间的爱心传递，才有了这次成功的创新，才又一次创造了生命奇迹。

大众医学：为了彻底打消捐献者的顾虑，杜绝“多切肝脏”的行为，是否有制度上的保障？

樊 嘉：有。于2007年5月1日正式施行的《人体器官移植条例》明确规定，医疗机构及其医务人员从事人体器官移植，应当遵守伦理原则和人体器官移植技术管理规范。每一家具有人体器官移植技术资质的医院，都必须成立人体器官移植技术临床应用伦理委员会（简称“伦理委员会”）。在实施每一例器官移植手术前，都要经过伦理委员会的论证。经2/3以上委员同意后，伦理委员会方可出具同意书。

在本次移植手术实施前，中山医院伦理委员会也进行了仔细论证。论证的内容包括：“废弃”肝脏是否为正常医疗过程中产生，供者是否自愿无偿捐献，是否不会额外增加手术费用和手术风险等。同时，伦理委员会还提出，术中要进行严格的病理检查，若肝脏肿瘤为良性且“废弃”的肝脏组织健康，方可进行肝移植，反之则不可以。这种“一案一议”的伦理委员会论证制度，可以切实保障受者和供者双方的权益，确保人体器官移植工作的规范开展。

大众医学：伦理委员会由哪些人员组成，其主要作用是什么？

樊 嘉：伦理委员会由医学、法学、伦理学等方面专家以及社会群众代表组成，该委员会中从事人体器官移植的医学专家不超过委员人数的1/4，且参与本次移植手术的医生应回避。伦理委员会的主要职责是，审核器官来源的合法性、人体器官捐献人的捐献意愿是否真实、有无买卖或变相买卖人体器官的行为、人体器官的配型和接受人的适应证是否符合伦理原则和人体器官移植技术管理规范等，确保移植手术的安全性和必要性，保护供者和受者双方的权益。

大众医学：以您的经验看，这种“变废为宝”的肝脏移植手术的前景如何？

樊 嘉：目前，我国器官移植事业的最大瓶颈就是移植器官来源的严重匮乏。在肝脏移植领域，器官的供需比为1∶150。也就是说，在150个等待肝脏移植的患者中，只有一名患者可以幸运地接受移植手术，重获新生，绝大多数患者只能选择等待，或在等待中失去生命。而对那些患有先天性肝病、需要接受肝移植的儿童而言，移植器官的获取比成人更加困难。而这些孩子如果不接受肝移植手术，大多会在10岁左右死亡，这对一个家庭而言，是非常沉重的打击。过去，儿童肝移植的主要供体来源是亲属活体供肝，即儿童的三代血亲捐出部分肝脏给孩子。不过，亲属活体肝移植也存在不少局限，如血型不合、供体肝脏不适合捐献等。现在，我们为这些患儿找到了一条除亲属活体肝移植以外的“新路”，并已经成功实施了一例利用废弃肝脏进行肝移植的手术。试想，我国每年有大量良性肝脏肿瘤患者需要进行手术，仅中山医院，每年实施的肝脏良性肿瘤切除手术就有1 000多例，如果医生有这个意识，一定能从中筛选出不少合适的“废弃”肝脏供体，可以给更多需要接受肝脏移植手术的患儿带来生的希望。PM

记者手记

利用“废弃”的肝脏做肝移植。乍听起来，似乎是“意料之外”“闻所未闻”；但细想一下，却又是“情理之中”“水到渠成”。作为一名肝脏移植专家，樊嘉教授为什么会想到这个史无前例、大胆创新、对患者十分有益、对医生却“困难重重”的“金点子”？我想，如果不是心中有大爱、肩上有责任、手中有“真功夫”，怎会不计个人得失，千方百计“另辟蹊径”？怎会不顾手术难度大大增加、医学伦理评估更为烦琐等问题，只想着为患者谋福利？

如果说，“变废为宝”是一次开天辟地的创新，那么在创新的背后，则是一位医者、一个医疗团队的仁心大爱！

2012 年传说中的世界末日没有来，但对重庆 19 岁的小伙子小辉（化名）来说却是世界末日。一场惨烈的车祸导致他骨盆严重骨折、尿道断裂，生命垂危。此后 3 年，他奔走多地求医，经历 4 次手术，好在最终重建尿道，恢复了健康。

车祸致尿道断裂

上海江东医院泌尿外科
副主任医师　刘春喜

3年4次手术重建尿道

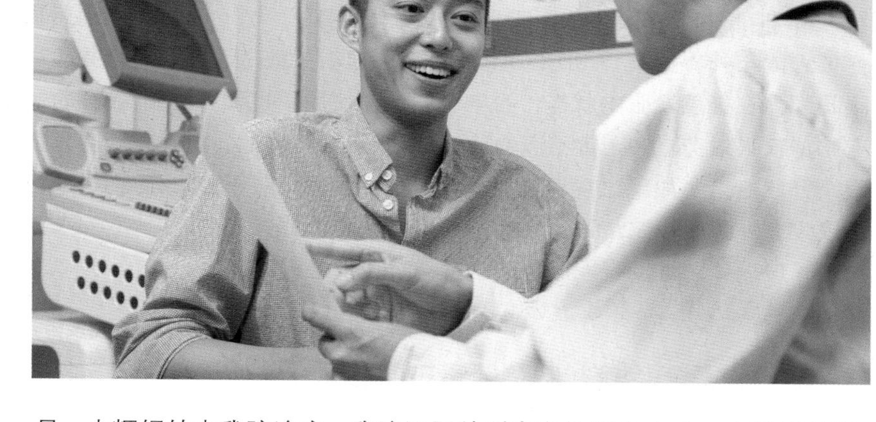

2012 年 5 月，放学回家的小辉不幸遭遇车祸，导致骨盆严重骨折、尿道断裂、全身多处严重损伤，生命垂危。经当地医院连续抢救治疗，实施骨盆骨折内固定、膀胱造瘘术等手术后，小辉脱离生命危险，但手术没能解决尿道断裂的问题，他只能依靠导尿管排尿。待身体好些后，小辉又先后做了 2 次手术，以期能重建尿道，恢复正常生活，但手术均不理想，术后出现尿道狭窄、排尿困难等并发症。交通事故还造成小辉大腿外侧皮肤感觉减退，阴茎无勃起，多次手术给小辉腹部及会阴部留下大大小小 5 条手术疤痕，膀胱上浮固定还导致尿道缺损段长达 7.5 厘米。

为了能彻底治好疾病，两年多的时间，父母带着小辉在四川、重庆、上海等地跑了多家医院，但没有一家愿意收治，认为他的病情复杂、手术风险大、成功率低，术后容易出现尿失禁、排尿困难、尿道狭窄等并发症和后遗症。2014 年 9 月，小辉辗转来我院治疗。我院泌尿外科专家组联合会诊，在泌尿外科、普外科、骨科等多科室的协同配合下，成功为小辉实施了尿道重建手术，也解决了之前的尿道狭窄、排尿困难、膀胱上移等问题。

近年来，因外力而致尿道断裂、损伤较为多见，如车祸等交通事故、物体倒塌利器所穿破、会阴部骑跨伤、踢伤等而导致尿道断裂、骨盆骨折的例子非常多，患者以男性为主。男性尿道因为解剖上的特点，从而易遭受损伤、断裂的伤害。男性尿道为肌肉黏膜管，长约 20 厘米，可分为前后两段，以尿生殖膈为界。前尿道为海绵体部，包括阴茎头、阴茎部和球部，共 15 厘米。后尿道包括膜部和前列腺部，长约 5 厘米，患者受伤部位多在球部和膜部。女性尿道因短而直，受伤机会少。

手术是解决尿道断裂的唯一有效的方法，如早期尿道吻合术、尿道会师加尿道牵引术、单纯膀胱造瘘术等，其目的是将断裂的尿道重新修补、接续，达到排尿通畅、尿线正常、控尿能力恢复，并防止尿失禁、尿道狭窄、排尿困难、尿瘘等并发症的出现。

尿道断裂难度系数高、风险大，对医生的要求非常高，这主要是因为尿道断裂患者往往还伴有骨盆骨折、全身多处损伤、脏腑受损、瘢痕严重、膀胱造瘘、勃起障碍、感染、尿外渗、尿道狭窄、瘘管等情况，从而导致手术操作复杂，甚至还需要多部门密切配合才能完成。但再难的手术，也有解决的方法，通过医生精细化、科学、严谨、规范的操作，能帮患者重建尿道，恢复健康，恢复正常生活。PM

扫一扫，手机阅读并收藏

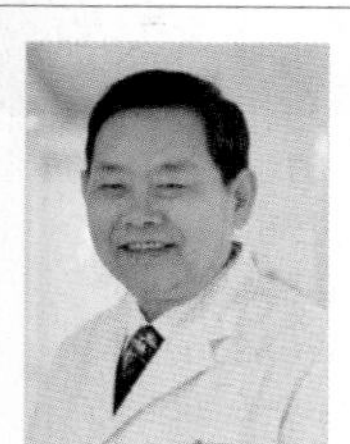

专家简介

刘春喜 副主任医师，上海江东医院业务院长。从事泌尿外科、男科临床及科研工作 30 余年，擅长尿道下裂、尿道断裂、尿道狭窄，以及前列腺癌、肾癌、膀胱癌等泌尿系肿瘤的诊断与治疗，对尿道修复重建有独到的见解及技术，特别是对疑难复杂的高难度尿道修复重建手术补救，有丰富的诊疗经验。

门诊时间：每周一至周日

夏季到来，天气潮湿炎热，病菌、细菌极其活跃，眼睛时刻受到威胁。骄阳似火，紫外线肆虐，眼部的营养素流失加速，伤害晶状体和视网膜，眼病频发，眼睛成了“重灾区”。夏季保护好眼睛很重要，别让眼睛当“病劳模”。

眼睛在于养，标本兼顾

别让眼睛当“病劳模”！

——你的眼睛你懂得爱惜吗？

文 晓晓

■ 眼睛过劳易早衰，眼睛饥饿易生病

人体与外界的交流 90% 通过眼睛来完成。每一天眼睛都处在极度紧张的状态，看电视、频频使用手机和电脑，双眼过劳，加上数不清的蓝光辐射。从 40 岁起，眼睛开始衰老。如果过度劳累、长期透支，营养又跟不上或没有外源性补充，眼睛会提前衰老，为青光眼、白内障、玻璃体混浊、视网膜色素病变、黄斑变性等眼病埋下隐患。

■ 预防重于治疗，眼睛健康三标准

眼睛是人体最精密的器官之一，每天暴露在空气中，非常脆弱容易受损。一旦玻璃体和黄斑区受到严重损伤，就很难再逆转。美国眼科专家给眼部健康提出了三条标准：

1.**吃得好，吸收好** 人体健康需要各种营养元素，同样，眼睛也需要营养。充足的营养供给，会令眼睛更健康。

2.**微血管畅通，循环好** 疏通的血管，畅通的微循环，健康的眼部视神经系统，可以激发眼睛活力，维持年轻态，延缓衰老，令眼睛更健康！

3.**排毒通畅** 眼睛需要及时清除垃圾，保持眼部洁净。

■ 艾铭可视：强效护眼

据调查显示，有的眼疾是由于眼部营养不足造成的。其中的叶黄素、虾青素、玉黄质，都是护眼必不可少的营养素。艾铭可视，富含四效合一的强力护眼因子，将叶黄素、玉黄质、虾青素、越橘提取物、n-3 集全，融排毒、修复、调节、滋养于一体。

■ 品质保证 美国公司荣誉出品

艾铭可视，首创氮气充液技术，在包装上也采用独立装的方式，杜绝氧化，使得护眼因子活性大大提高，效果更有保证。

艾铭可视，由美国公司研制，所使用的叶黄素来自美洲热带雨林的万寿菊，纯植物提取，天然、安全、健康，并通过了美国 FDA 的严格认证，畅销多个国家。该产品有助于预防白内障、玻璃体混浊、干眼症、结膜炎、角膜炎、夜盲症、沙眼、老花眼等老眼病患者。PM

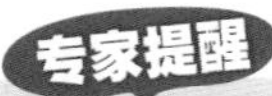

非常时刻，要有非常办法。夏季，天气热、光线强，眼病肆虐，应高度警惕，采取以防为治的办法，将眼病扼杀在萌芽状态。提前防御，早做养护，安稳过夏。

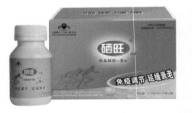

硒元素是人体必需的微量营养素，对许多器官、组织的生理功能有着重要的保护作用和促进作用。研究表明，硒缺乏容易导致人体免疫能力下降，不仅可以引起癌症、心血管病、肝病、白内障等，而且还可能导致溶血性贫血发生，威胁人类健康。

贫血：可能是缺硒“惹的祸”

上海市中医药大学血液科　夏乐敏（博士）

硒缺乏：红细胞膜容易受损

我们知道，成熟红细胞的平均寿命为120天，正常情况下，全身成熟红细胞总数中每天约有1/120因衰老而消亡，同时，有相等数量的新的成熟红细胞生成，如此，使得人体内成熟红细胞保持恒定。如果因为一些原因，如硒缺乏，使得红细胞的寿命缩短，过早或过多地被破坏，就可能发生“溶血”。此时，通常骨髓会加速造血，以补偿红细胞的不足。但是，如果红细胞的破坏能力超过了骨髓最大代偿能力，以致新生红细胞不能补足破坏的红细胞数量，就会发生贫血，这种贫血称之为“溶血性贫血”。

研究证实，硒元素的主要生理功能是抗氧化作用，是脂质过氧化作用的强力抑制剂，能“抗衰老”，保护红细胞膜的完整性。如果人体缺乏硒元素，红细胞膜的膜结构完整性很容易受到破坏，红细胞破裂，发生溶血。一旦红细胞的破坏能力超过骨髓最大代偿能力，就可能引起溶血性贫血。

老幼孕缺硒：更易受到伤害

国内外一些研究发现，胎儿缺乏硒元素容易出现发育迟缓；缺硒的新生儿中，早产比例较高，并且容易发生溶血性贫血。除此之外，孕妇和青少年也是容易缺硒的人群，他们的共同特点是机体体能消耗大，如不注意及时摄入营养素，也容易出现硒缺乏，进而出现溶血性贫血。

研究人员还发现，老年人是贫血高发群体，进一步研究得出的结论是，老年贫血患者的血液中，大多硒含量不足。分析认为，老年人缺乏硒元素和平时营养摄入不足有关，加之机体代谢减缓，容易出现红细胞寿命缩短，发生“溶血”现象。再加上，骨髓造血能力衰退，来不及补偿，最终可能导致溶血性贫血发生。

饮食均衡：预防硒缺乏的宝典

根据中外科学工作者对食物含硒量的测定，我们可以发现：蛋白质高的食品含硒量＞蛋白质低的食品含硒量，其顺序为动物脏器＞海产品＞鱼＞蛋＞肉＞蔬菜＞水果。中国居民饮食习惯还是以食用植物性食物为主，这可能导致动物性食物不足，硒的摄入量偏低。此外，需要强调的是，中国粮食主要种植地，如东北平原、长江三角洲、珠江三角洲均为低硒地区，其粮食产量占全国的70%，这也可能造成食用这些地区粮食的人群普遍缺硒。

一般地说，中国成年人除食物之外，每日应补硒25微克以上；缺硒成年人每日应补硒50微克或75微克以上。在天然食物中，富硒大米、富硒小麦、海鲜、蘑菇、鸡蛋、大蒜、银杏等含硒元素都比较高，因此，缺硒人群可以适当多摄入一些这类食物。可以这么说，只要食物摄入适当，硒元素缺乏及其导致的溶血性贫血是可以预防的。当然，也可以在医生指导下适当补充硒制剂。PM

茶道养生 有新招

第二军医大学附属长海医院　郑 璇

茶，被誉为“国饮”

茶，在中国被誉为“国饮”。茶文化源远流长，当家度日七件事，柴米油盐酱醋茶，体现了茶在日常生活的重要性。现代研究证实，茶叶确实含有与人体健康密切相关的成分，如茶多酚、咖啡碱、脂多糖、茶氨酸等，不仅具有提神清心、清热解暑、消食化痰、去腻减肥、清心除烦、解毒醒酒、生津止渴、降火明目、止泄除湿等作用，还对辐射病、心脑血管病、癌症等疾病也有一定的预防作用。

茶，保健功效不可低估

● **延缓衰老**　茶叶中的茶多酚具有很强的抗氧化作用，是人体自由基的清除剂。1毫克茶多酚清除对人体有害的过量自由基的效能相当于9微克超氧化物歧化酶，大大高于其他同类物质。茶多酚有阻断脂质过氧化反应，清除活性酶的作用。据日本报道，茶多酚的抗衰老效果比维生素E强几十倍。

● **预防心血管疾病**　当人体的胆固醇、甘油三酯等含量升高时，会使得血管内壁脂肪沉积，形成动脉粥样化斑块等心血管疾病。茶多酚能使这种斑状增生受到抑制，使纤维蛋白原降低，从而抑制动脉粥样硬化。

● **预防癌症**　茶中的茶多酚可以阻断亚硝酸等多种致癌物质在体内合成，还有提高机体免疫能力的功效，对多种癌症有预防治疗。

● **预防辐射伤害**　茶中的茶多酚及其氧化产物具有吸收放射性物质锶^{90}和钴^{60}毒害的能力。

● **抑制和抵抗病菌**　茶中的茶多酚有较强的收敛作用，对病原菌、病毒有抑制和杀灭作用。

● **美容护肤**　茶水中有茶多酚，用它洗脸能清除面部的油腻，收敛毛孔，具有消毒、灭菌、抗皮肤老化的功效，并能减少紫外线的辐射，减轻对皮肤的损伤等。

茶，高科技带来新产品

要想通过饮茶达到好的效果，必须遵循长期坚持的原则。不过，茶虽好，并非所有人都适合饮茶。因为茶会影响铁、钙、锌等矿物质的吸收，尤其是贫血患者、小孩、孕妇等都不适合。长期饮茶者，钙也会过多流失，容易骨质疏松。茶中含咖啡因较多，容易使人兴奋、血压升高，因此，高血压患者不宜喝浓茶。还有，长期吃药的患者，不能饮茶，因为茶对药物吸收有影响。那么，有没有更好的方法既可以获取茶多酚又能避免其他物质的干扰呢？如今，通过高科技手段可以提取茶多酚，同时还能去除咖啡因以及刺激肠道的成分，加工成方便服用的片剂或者胶囊，让茶道保健变得更简单、更安全、更有效。PM

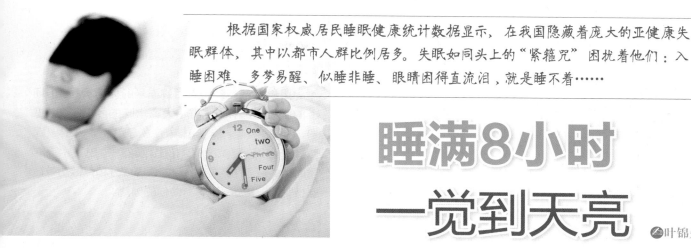

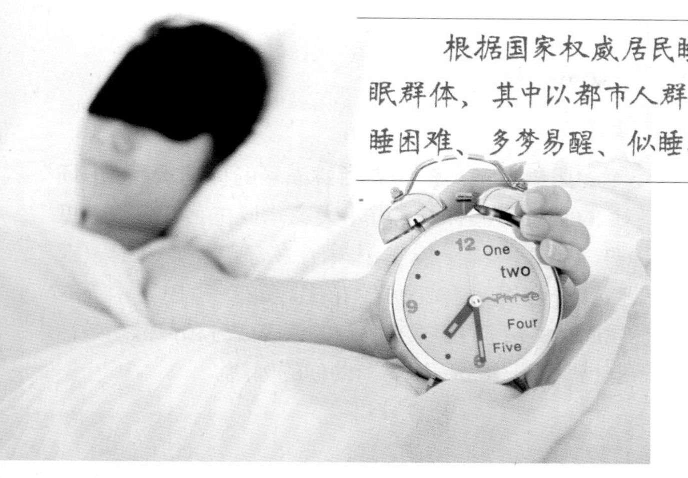

根据国家权威居民睡眠健康统计数据显示，在我国隐藏着庞大的亚健康失眠群体，其中以都市人群比例居多。失眠如同头上的“紧箍咒”困扰着他们：入睡困难、多梦易醒、似睡非睡、眼睛困得直流泪，就是睡不着……

睡满8小时 一觉到天亮

文／叶锦先

失眠非病 得了要命

人体如果长期处于睡眠不足状态，会引起感知方面变化，如视野变化、幻视、免疫功能降低、消化功能和性功能减退、记忆力下降、脾气变得暴躁、性格改变，中老年群体功能退化，更会诱发高血压、冠心病、中风、糖尿病，导致女性皮肤干燥、月经失调等。

复合秘方 帮助睡眠

有关中医药专家经多年研究有一个安神、改善睡眠的秘方，用酸枣仁 600 克，敲破枣核，取出枣仁炒熟，五味子 500 克置蒸笼内蒸透，取人参 150 克、麦冬 150 克、远志 150 克、茯苓 3 克置蒸笼内蒸透，集齐以上 6 味中药，一起曝晒 30 天后，打磨成粉，晚餐时舀一勺熬粥，或睡前一小时开水冲服，服用几天后上床就能入睡，坚持服用，养胃安神，养颜抗衰。

改善睡眠 神清气爽

此方由 6 味中药按照君臣佐使配伍而成，制作工序复杂，为让广大失眠患者更方便地解决失眠困扰，康是美公司运用现代科技手段，将酸枣仁、五味子、人参、麦冬、远志等 6 味中药，通过现代医药技术超浓缩、超提纯，经过 21 道工序精制而成，2005 年经国家食品药品监督管理局批准命名为“民康胶囊”，批准功效为“改善睡眠”，一天只需一次，简单方便，一般服用几天后，就能感觉浑身松软，睡意浓浓，没有似睡非睡感，醒后没有困乏感，神清气爽，全身轻松，精力充沛，更重要的是没有药物依赖性。

货真价实 配方专利

民康胶囊上市 10 年来，深受众多睡眠困扰患者的欢迎。鉴于民康胶囊对于失眠患者的显著功效，此方被国家知识产权局授予国家配方发明专利（专利号：ZL201110061293.0）。

民康胶囊 6 盒一周期，为了让广大失眠患者用上货真价廉的好产品，现厂家正推出“周期套餐特惠活动”，或许一个电话就可以解决您的失眠困扰，同时每天前 50 名拨打热线咨询订购，还有超值大礼包免费送！PM

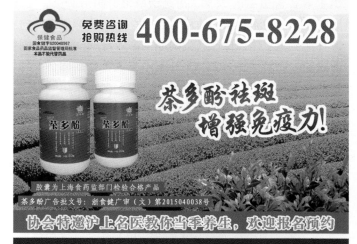

坚果：最大众化的休闲食品（十五）

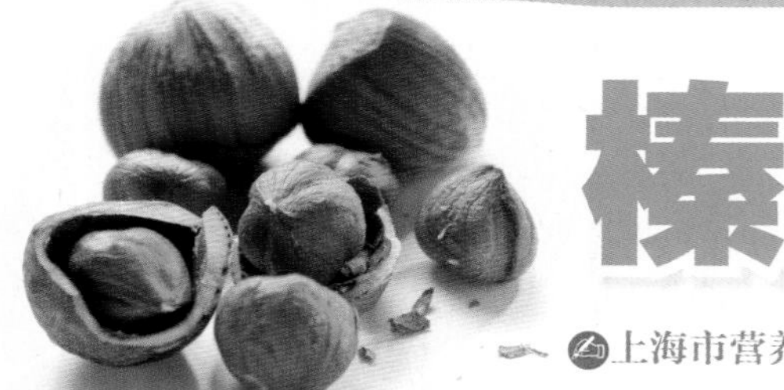

榛子

✍上海市营养学会　蒋家騉

坚果是一类深受老百姓喜爱的休闲食品。市场上的坚果可谓林林总总，大家常吃的西瓜子、南瓜子、杏仁、腰果、榛子、核桃、松子、板栗、白果(银杏)、开心果、夏威夷果、花生、葵花子、巴旦木等均属此类。不同的坚果有各自的营养成分和保健功效，坚持每天一把坚果，将有助你的健康。

榛子有“坚果之王”的称号。果仁营养丰富，含有蛋白质、脂肪、糖类，还含有胡萝卜素、维生素 B_1、维生素 B_2、维生素 E 等营养素。榛子中富含人体所需的 8 种必需氨基酸，微量元素含量也高于其他坚果。自古以来，人们把它作为珍果，是世界四大坚果之一（即榛子、核桃、杏仁、腰果）。榛子吃起来特别香。

保健功能 中医认为，榛子性平味甘，具有健脾、健脑、补气、补脾胃、益气、明目、驱虫等功效，对消渴、盗汗、夜尿频多等肺肾不足之症颇有益处。现代医学研究发现，榛子里特有的紫杉醇可抑制乳腺癌、皮肤鳞癌、宫颈癌、卵巢癌等癌症的扩散，延长癌症病人的生命期；其含有的锰元素能使皮肤、肌腱、韧带、骨骼等器官健康发育成长，防止生殖功能紊乱；富含的维生素 A、维生素 B_1、维生素 B_2、烟酸等营养素，有利于维持视力和上皮组织细胞的正常生长和神经系统的健康，具有明目、健脑、提高记忆、促进消化功能，增进食欲的功效；维生素 E 含量高达 36%，有延缓衰老、防治血管硬化、预防流产、润泽肌肤的作用；含有的 β 谷甾醇能抑制内源性胆固醇（体内自己产生的胆固醇）合成，减少胆固醇吸收，还能促进外源性胆固醇（吃进去的胆固醇）降解，对预防和治疗动脉粥样硬化、心脑血管疾病等有一定的效果；榛子本身有一种天然的香气，具有开胃和帮助消化的功效；丰富的纤维素还有防治便秘的作用。榛子富含不饱和脂肪酸、多种维生素及其他有益成分，对体弱多病、病后虚弱的人都有很好的补养作用，也是癌症、心脑血管疾病患者适合食用的坚果补品。

选购须知 选择壳薄、干燥、个头较大、圆整的榛子，仁香酥脆、果仁光滑，果仁色泽以黄白为好，暗黄为次，褐黄更次。如果发现外表光泽特别好，往往是为了掩盖质量上的缺陷而用硫黄熏制过的。只要用鼻子凑近闻一下，或用舌头舔一下（有涩味或麻木感）即可鉴别。若有哈喇味、籽仁泛油、粘手，或呈黑褐色，表示榛子已经严重变质，不能食用。如果购买榛子果仁，应挑选肥、白、圆以及香气浓郁的。

温馨提示 一般而言，人人皆可食用榛子。但因榛子含有丰富脂肪，胆结石、胆囊炎患者应慎食。榛子含能量高，每天以吃 20 颗左右为宜。榛子不要吃得过多，否则容易发胖。PM

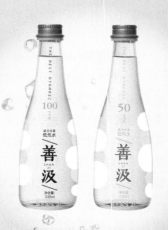

近期，有一个词很流行，那就是“任性”。其实，人体的器官也会“任性”，各自有独特的“脾气”，尤其是肝、胆、胰、肠等内脏系统最“任性”，一旦人体摄入的食物不好或不对，就立刻还以颜色，动辄腹胀、腹痛，甚者上吐下泻，个别严重的还会威胁生命。下面让我们一起来摸清几个“任性”器官的“脾气”，根据它们的喜恶安排日常饮食，尽量减少或避免它们“发脾气”。

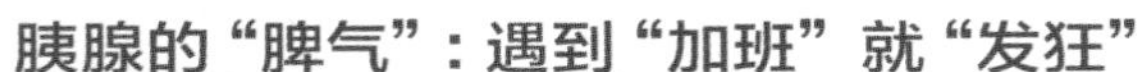

它们也“任性”

摸透“脾气”护肝胆

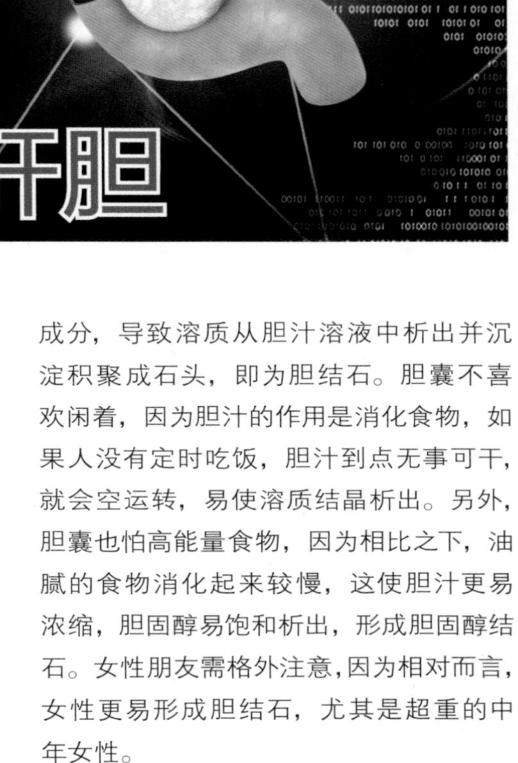

北京协和医院营养科　陈 伟（副主任医师）　李子建

胰腺的“脾气”：遇到“加班”就“发狂”

胰腺对于人体意义重大，其既有消化功能（分泌胰液以消化蛋白质、脂肪和碳水化合物），又有内分泌功能（主要是调节血糖）。然而，胰腺非常脆弱，尤其逢年过节，更容易“闹脾气”。例如，一到过节或聚会，高蛋白质、高脂肪、高糖的美味佳肴霸占餐桌，人们极易暴饮暴食，如果再多喝点酒，胰腺就不得不加班加点“工作”。一旦胰腺“任性”起来，就会使原本用来消化食物的胰液消化自身组织，出现不同程度的急性胰腺炎，严重者可危及生命。此外，过度素食也可导致胰腺炎，医学上称胆源性胰腺炎（由胆囊或胆管结石堵塞胰管开口而诱发），这是因为长期吃素的人更容易在体内形成胆结石（详见以下“胆囊篇”）。

治任性：掌握三餐的比例与品质

一日三餐的科学分配是根据每个人的生理状况和工作需要而定的。一般按食量分配的话，早、中、晚三餐较为合适的比例为3∶4∶3。三餐的品质需各有侧重，早餐注重营养、午餐强调全面、晚餐要求清淡，所以广为流传的“早餐像皇帝，午餐如大臣，晚餐似乞丐”也有一定的道理。

胆囊的“脾气”：害怕清闲，讨厌油腻

被称之为“胆汁仓库”的胆囊，其主要作用是浓缩和储存胆汁，而胆汁可帮助人体消化和吸收脂肪。胆囊一旦“闹脾气”，会改变胆汁内的成分，导致溶质从胆汁溶液中析出并沉淀积聚成石头，即为胆结石。胆囊不喜欢闲着，因为胆汁的作用是消化食物，如果人没有定时吃饭，胆汁到点无事可干，就会空运转，易使溶质结晶析出。另外，胆囊也怕高能量食物，因为相比之下，油腻的食物消化起来较慢，这使胆汁更易浓缩，胆固醇易饱和析出，形成胆固醇结石。女性朋友需格外注意，因为相对而言，女性更易形成胆结石，尤其是超重的中年女性。

治任性：每日三餐，定时定量

在早、中、晚这三段时间里，人体内的消化酶活性最强，消化吸收食物中蛋白质的效率最高。混合食物在胃里的停留时间为4～5小时，而两餐的间隔为4～6小时，也有利于消化。三餐定时定量，符合消化器官的生物节律，肝、胆、胰、肠都有条不紊地工作，也就没有理由轻易“闹脾气”了。

肝脏的“脾气”：讨厌饮酒过量和油腻

肝脏是人体最大的内脏器官，被誉为“人体的化工厂”，参与人体多种代谢的同时，还承担解毒、消化、调节循环血量、免疫防御等任务。人体摄入的各种营养物质在胃肠内初步消化吸收后，被送到肝脏进行“深度加工”，使之成为人体的一部分。可想而知，如果肝脏“罢工”，人的生命也就危险了。肝脏的“脾气”是怕油腻和过量饮酒。因为高脂肪、高糖等高能量饮食方式会使过剩的养分转化为脂肪，积聚于肝内，导致脂肪肝。而过量饮酒，则会加重肝脏的负担，直接损害肝脏组织，形成酒精性脂肪肝。另一方面，严重营养不良时也容易形成脂肪肝，这是因为蛋白质的严重缺乏会阻碍肝脏往外转运甘油三酯，致使脂肪堆积在肝脏内。

治任性：食物多样化

尽量少吃或不吃高油脂、高糖、高盐的食物，如肥肉、荤油、动物内脏，油炸、膨化食品，甜点、甜饮料，烟熏、腌制食品。最好保证餐桌上食物的多样化，均衡搭配粮谷类(粗细各半)、新鲜水果蔬菜、蛋奶瘦肉鱼虾和豆制品。PM

小贴士

除以上方法外，还应注意：合理搭配三餐的食物，包括粗与细、干与稀、荤与素、冷与热，甚至食材颜色的均衡搭配；巧妙选择烹调食物的方法，蒸、煮、炖、炒、氽、拌更符合“任性”器官的“口味”；注意提高营养素的吸收效率，如铁与维生素C联合摄入、胡萝卜素与脂肪一起食用更易被人体吸收，含脂肪的食物对钙的吸收有促进作用，钙和镁有协同作用，钾和钠有拮抗作用，等等。

蛋白质和淀粉“当散兵”还是“组强队”？

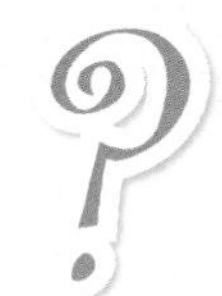

中南大学湘雅二医院
营养科主任医师 唐大寒

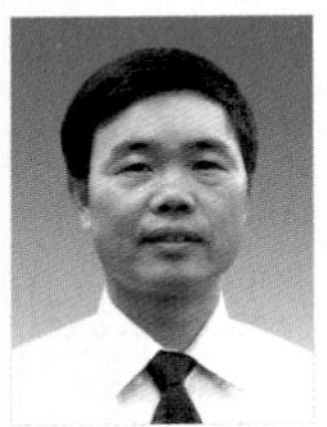

专家简介

唐大寒 中南大学湘雅二医院营养科主任医师，教授，湖南省临床营养质量控制中心主任、湖南省营养学会副理事长、湖南药膳食疗研究会副会长。擅长糖尿病、慢性肾功能不全、肥胖等疾病的饮食营养治疗及各类人群的养生保健指导。

门诊时间：周三上午

能量是维持生命和体力活动的唯一动力来源。碳水化合物、脂肪和蛋白质，这三种营养素在人体代谢过程中可以释放出能量，故又称为生热营养素。不过，各种生热营养素所供能量必须有适宜的比例范围，即碳水化合物、脂肪和蛋白质的供能比例应该分别为50%~65%、20%~30%和10%~15%。一旦比例遭到破坏，人体代谢迟早会发生紊乱，导致一系列代谢性疾病的发生，进而危害健康。例如中国居民中肥胖症、血脂异常、糖尿病等慢性病的高发生率，很大程度上与总能量摄入过多、身体活动量减少，以及脂肪、蛋白质供能比例偏高、碳水化合物供能比例降低有关。

然而，富含蛋白质和富含淀粉(碳水化合物)的食物应该“组强队”一起吃，还是“当散兵”分开吃，不同的人亮出了不同的观点和理由。究竟谁的观点更准确，谁的理由更充分？

减肥人士如是说：

蛋白质和淀粉分开吃可减少能量摄入

“早餐为高蛋白质食物加高纤蔬果，午餐为淀粉类食物加高纤蔬果，晚餐是高蛋白质食物加高纤蔬果”，这样的一日三餐正是目前流行的“分食减肥法”所推荐的饮食搭配，遵循的原则是将蛋白质和淀粉分开吃，理由是如果将两者混着吃，很容易产生能量、生成脂肪。

专家点评：“分食减肥法”笼统且无科学依据，不可能达到减肥目的

市面上流行着形形色色的饮食减肥方法，却也没有阻止我国肥胖症发生率的迅猛增加。曾经流行的“吃肉减肥法”“水果减肥法”“辟谷减肥法”等渐渐淡出人们的视线后，近年来国内又流行一种新的饮食减肥法，称为“分食减肥法”，号称“无须刻意节食，只要将蛋白质和淀粉分开吃，就能瘦身”。

从维护健康的目的来说，饮食减肥的关键是在合理搭配各种食物的基础上，严格控制食物总能量的摄取，不能无限量随心所欲地食用任何食物。然而，“分食减肥法”并没有结合个体的能量需求与代谢差异给出具体的食物用量指导，所以也不可能达到减肥的目的。无论是富含淀粉还是富含蛋白质的食物，超量摄取均可导致能量过剩。在此提醒各位减肥人士，任何缺乏科学依据的饮食方法都将对健康产生显性或隐性伤害，我们不应受其误导。

再者，天然食物都含有不同比例的碳水化合物、蛋白质和脂肪，只是不同食物所含的营养素比例存在差异而已。例如，谷类主食面粉所含的碳水化合物（淀粉形式）约为70%，蛋白质约10%，脂肪约1.5%；猪瘦肉的碳水化合物含量约1.5%，蛋白质约20%，脂肪约6%。从营养角度来看，日常生活中，只要是以天然食物为主的膳食，人们就无法完全将蛋白质和碳水化合物（淀粉）这两类营养素分开食用。

消化不良者如是说：蛋白质和淀粉一起吃不利于消化

人体需要不同的消化液来分解蛋白质和淀粉，如果蛋白质和淀粉混着吃，会延长消化过程，不利于消化；若将两者分开食用，即可促进消化。所以消化不良者尤应将蛋白质和淀粉分开食用。

专家点评：只要保持良好饮食习惯，就无须担心摄入多种营养素会加重消化负担

“将富含淀粉和富含蛋白质的食物分开进食，使其有利消化”的说法完全缺乏科学依据。正常人体内消化系统的各个消化器官担负着食物消化和吸收的功能，只要人们能保证按时、定量地进食，不暴饮暴食，就无须担心某个消化器官不能同时消化两类或更多类的营养成分，从而增加消化负担。

就淀粉（碳水化合物）而言，其化学消化始于口腔内的唾液淀粉酶，但力度非常有限；胃内不存在消化淀粉的酶；当胃内的食糜进入十二指肠后，胰腺分泌的胰淀粉酶对淀粉的消化发挥巨大作用，食糜在小肠下行过程中，小肠黏膜上的淀粉酶或其他糖苷酶将淀粉逐渐消化为糊精、麦芽糖、葡萄糖等，然后吸收入血。蛋白质的化学消化始于胃，其后在肠道的化学消化过程与淀粉大致相似，但消化蛋白质的化学消化酶与淀粉的消化酶完全不同，各司其职，互不干扰，所以同时消化两类营养素并不会加重消化器官的负担。

对于器官功能出现问题的消化道疾病患者而言，其饮食已属于治疗饮食范畴，必须在营养医师的指导下实施，可通过调整食物品种、改变烹饪方法或进餐频率等措施，达到保证营养、减轻器官负担的目的。

老年人如是说：蛋白质和淀粉分开吃太浪费

只吃富含蛋白质的食物，不吃米饭等主食，身体会先将蛋白质转化为脂肪以消耗供能，这样不仅会产生更多的脂肪，还会浪费已摄入的蛋白质，相当于把蛋白质当柴烧，太可惜。

专家点评：两者分开食用不仅造成浪费，久之也易伤害身体

食物提供人体所需的碳水化合物、蛋白质和脂肪等营养素，其进入人体后的代谢都是同时进行的，虽然主要代谢功能各有不同，但相互间也有影响。例如糖、脂肪的主要代谢功能是提供生命活动所需要的能量，蛋白质的主要代谢功能是修复受损组织和细胞、合成激素和各种酶、进行蛋白质代谢更新等。当摄入的能量不能满足体力活动及维持生命所需时，蛋白质就会被用来消耗供能。

如果将富含蛋白质和富含碳水化合物的食物分开食用，蛋白质的确不能充分发挥其主要代谢功能而被用来充当碳水化合物或脂肪供能，这不仅违背了机体能量代谢的规律，而且也是一种极大的资源浪费，就像让现实中的编程员来做建筑工的工作一样。除此之外，在其他生热营养素比例失衡的环境中，也必将发生蛋白质代谢紊乱，继而给人体某些代谢器官（如肝、肾）带来伤害。因此，不应刻意将富含淀粉与富含蛋白质的食物分开食用。PM

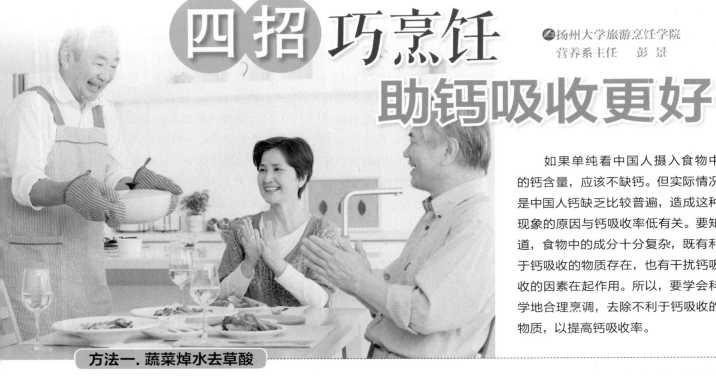

四招巧烹饪 助钙吸收更好

扬州大学旅游烹饪学院
营养系主任 彭 景

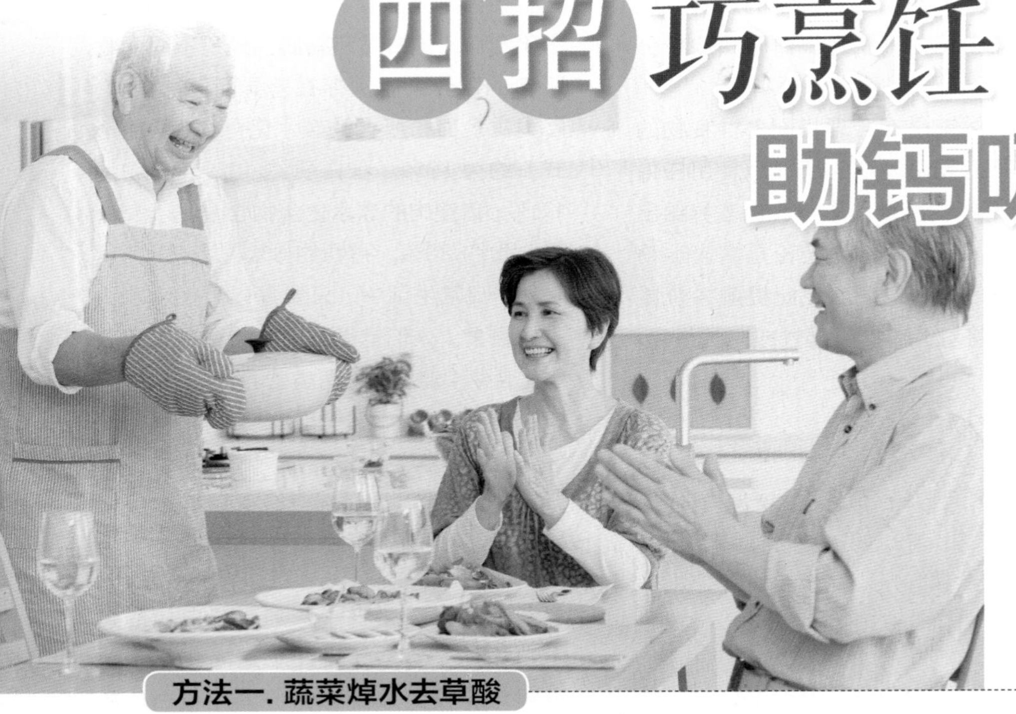

如果单纯看中国人摄入食物中的钙含量，应该不缺钙。但实际情况是中国人钙缺乏比较普遍，造成这种现象的原因与钙吸收率低有关。要知道，食物中的成分十分复杂，既有利于钙吸收的物质存在，也有干扰钙吸收的因素在起作用。所以，要学会科学地合理烹调，去除不利于钙吸收的物质，以提高钙吸收率。

方法一. 蔬菜焯水去草酸

人们每天要摄入蔬菜 400~500 克，是膳食钙的重要来源之一。蔬菜中的钙含量比较低，一般在 30~50 毫克 /100 克。相比较而言，叶类蔬菜特别是深绿色的青菜、油菜、芥蓝、菠菜、空心菜钙含量高于其他品种蔬菜；有些野菜钙含量特别高，如苦苣菜、苜蓿、荠菜等。不过，蔬菜中钙的吸收率不那么乐观，这是为什么呢？原因之一是大多数蔬菜中含有一种有机酸——草酸。

草酸是蔬菜中影响钙吸收的最大“敌人”。菠菜、苋菜、水芹菜、马齿苋、毛竹笋等蔬菜中草酸含量比较高，草酸与钙结合形成草酸钙后，钙就不能被肠道吸收，只能随粪便排出体外。蔬菜中的草酸不仅会影响自身的钙吸收，还会影响同时进食的其他食物的钙吸收。因此，减少蔬菜中草酸含量是增加钙吸收的有效方法之一。

焯水可以减少蔬菜中草酸的含量。方法是先用容量比较大的锅将水烧开，将蔬菜洗净后切成大块，放入沸水中，快速烫一下，捞起。

关键词：火旺，水多，切大块（段）

蔬菜是富含维生素 C 的食物，焯水时速度要快，以保护蔬菜中的维生素 C 不被破坏，同时又去除草酸。

特别提醒：

- 蔬菜焯水时，千万别放小苏打、食碱，碱性环境虽然可以使蔬菜更绿，但会破坏维生素 C。
- 一些未成熟或口感苦涩的水果如柿子、香蕉，也会含有草酸和鞣酸。所以，水果一定要吃成熟的。茶叶中鞣酸含量也不低，因此，喝茶不要太浓，特别是不要与牛奶等钙含量高的食物一起吃！

方法二. 主食发酵去植酸

粮食中的钙含量一般，粗粮如荞麦面中钙含量高于精白米面。

粮食中含有的植酸也是导致钙吸收率低的一个重要原因。发酵时，酵母菌分解植酸，从而增加钙的吸收。北方居民常吃发酵的食物，如馒头、烙饼，钙的营养状况明显好于南方居民。酵母发酵时，还能产生其他营养素，如 B 族维生素。所以，吃发酵类的食物是增加钙吸收的好方法。

酸奶也是发酵的产物。乳酸杆菌在生长过程中分解乳糖产生乳酸，乳酸与钙结合形成乳酸钙。与草酸钙、植酸钙不同的是，乳酸钙的吸收率高于游离钙，因此，酸奶中钙的吸收率高于鲜奶。

关键词：鲜酵母发酵，不加碱

与传统的老酵母相比，鲜酵母的菌种纯，在粮食发酵过程中，不会因杂菌的存在而产酸，鲜酵母发酵的面团更膨松，也不用加碱中和酸。因此，鲜酵母发酵的馒头营养更全面。

特别提醒：超市中销售的馒头粉加了膨松剂。

方法三. 小虾小鱼连壳带骨吃

水产品中钙含量不均等，海产鱼类钙含量相对比较高，如带鱼、小黄鱼、金枪鱼、凤尾鱼、沙丁鱼等。用小虾做成的虾酱，钙含量也很高。不过，虾酱比较咸，只能作为调味品。

虾壳中含有丰富的钙，鱼刺中钙含量也很高。按照常规，人们一般都将鱼刺、虾壳丢弃，不食用。其实，可以将其变废为宝，如将小鱼、小虾裹上面粉，放在油锅里炸酥炸脆，连着鱼刺、虾壳一起吃，补钙作用也是不错的。

关键词：鱼虾宜小不宜大，酸甜口味效果佳

鱼虾越小炸得越透，特别是给小孩和老年人吃更安全。大鱼的刺比较硬，稍不留神，容易刺伤咽喉，带来危险。

选择小的鱼和虾，油炸时间不要太长，温度不要太高。油温太高，会破坏小鱼、小虾中的营养素。若能加些醋，做成酸甜味的则更好。因为在酸性环境中，虾壳、鱼刺中的钙会溶解一部分，能增加钙的吸收。

特别提醒：油炸食物含油量大大增加，不宜多吃、常吃，否则容易发胖。

方法四. 猪骨炖汤、鱼头汤早加醋

带骨的肉、鱼类钙含量十分丰富，但骨头中的钙是以结合形式存在的，不能直接吸收。酸性环境能促进钙的游离，并与醋中的醋酸结合形成醋酸钙，有助于钙的吸收。

关键词：加醋宜早，量要适当

早加醋，可以去除原料中的异味以及鱼的腥味，更有助于钙的溶解。

> **Tips** 人体钙的吸收还需要依赖维生素 D 的帮助。食物中维生素 D 的含量并不丰富，所幸的是，人体可以自己合成，只要经常晒晒太阳，多进行户外活动，既可以增加钙的吸收，也会减缓骨骼的衰老。

加醋要适量。加太少，起不到溶解钙的作用；加太多，可能会影响汤色和口味。

特别提醒：炖骨头汤时，虽有一部分钙溶解进入汤里，但其量毕竟有限，不能作为人体钙的主要来源。PM

一叠锅：40分钟做出一桌菜

文 胡妍

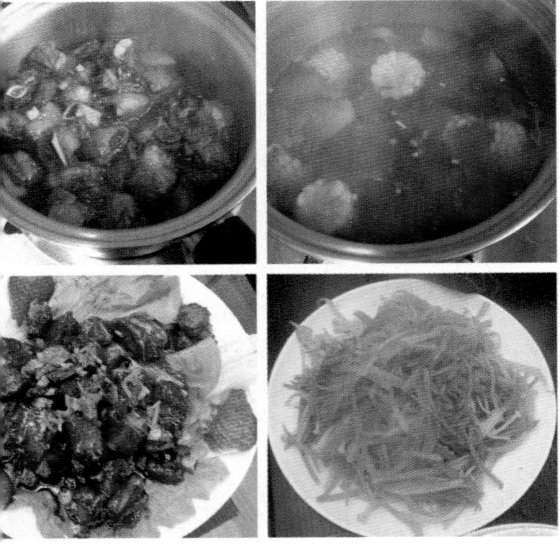

以前，在家人眼中，我是一个连面条也下不熟的人，而现在的我一小时就能做出一桌色、香、味俱全的菜肴。回想起那一年，全家人看着我把一大桌菜一个个端上餐桌时的惊诧表情，我至今还忍不住有点小得意！其实，能突然做那么一大桌美食，只是因为我遇到了一套"神锅"。

第一次见到这套锅，是在一个朋友家里，我看到她把菜切配好了之后，按照顺序放进一个个锅里，再把锅叠在一起放在灶火上。当时我很纳闷：难道烧菜就是这么简单？我记得妈妈烧菜时要不停地把锅里的菜翻来翻去，还要不断加水、加调料、调火候，让我都没有勇气学了。如果往锅里扔食材就可以烧出菜来，我也会呀！可是，这样烧出来的菜能吃吗？叠在上面锅子里的菜能熟吗？特别是那红烧肉，就是把切好的五花肉倒进锅里，加入调料，盖上盖子开上火，这样能做好吗？

40 分钟以后，朋友掀开了锅盖，那些层层叠叠的锅子里面热气腾腾，一道道菜被端了出来，青菜的绿、南瓜的黄、红红的大虾和那诱得人直流口水的红烧肉，真是让人食指大动啊！每道菜我都没有放过，实在是太好吃了，蔬菜是脆的，南瓜、土豆酥而不烂，虾很有弹性，红烧肉更是让人齿颊留香，肥肉肥而不腻，瘦肉像豆腐干一样易咬不塞牙。

这到底怎么做到的？原来，这套锅采用了 18/8 不锈钢（俗称 304 不锈钢）作为主要材料，导热均匀而迅速，食材不会轻易粘在锅上，偏重的锅盖和宽宽的锅沿还会形成一道蒸汽锁，把食材本身的水分紧紧锁住。因此，烹饪时既不需要翻炒，又不会流失水分，一具炉火产生的热量甚至可以把层叠在上面的四五个锅中的食物烧熟。

迫不及待地买回这套锅，我瞬间从厨房小白变身为厨房达人。因为这套锅可以实现层叠的烹饪方式，常常一具炉火就可以同时烧好几个菜，既简单又省时省力。而且，它良好的导热性能使得任何烹饪都只需要中小火就可以完成，这样一来，还省下不少煤气，节约能源。

如果说，买这套锅的初衷是因为它的简单省力，那么，其后的真正离不开它，是因为它让全家人吃得更营养、更健康。中国人热油快炒的传统烹饪方式，不仅油多，而且高温很容易导致食材中维生素的流失。自从有了这套锅，我用冷油炒菜，盖着锅盖烧菜，用油量比以前减少了一大半，调料也用得很少，炒出来的菜香脆碧绿、原汁原味。现在，父母和孩子们都很喜欢那种食物本身的味道，全家人都深深爱上了这套锅。

现在，让我来展示"神奇"厨艺吧！6 菜 1 汤，不放油，不放味精，40 分钟就完成喽！

菜谱：番茄土豆玉米汤，五谷杂粮，剁椒鱼头，糖醋小排，无油煎鸡翅，无水煮虾，炒三丝。

食材：基围虾 250 克，鸡中翅 8 个，肋排 500 克，莴笋 1 根，胡萝卜 1 根，金针菇 1 把，番茄 2 个，土豆 2 个，玉米 1 根，紫薯 2 个，南瓜 1 段，红薯 1 个，鸦片鱼头 1 个，剁椒酱 1 瓶，生抽、老抽、盐、冰糖、料酒、醋适量。

准备工作：基围虾洗净；鸡中翅用盐和蒜泥腌制半小时，用厨房用纸将其擦干；肋排切段洗净；莴笋、胡萝卜洗净切丝；番茄、土豆、南瓜、紫薯、红薯洗净切块；鸦片鱼头洗净。

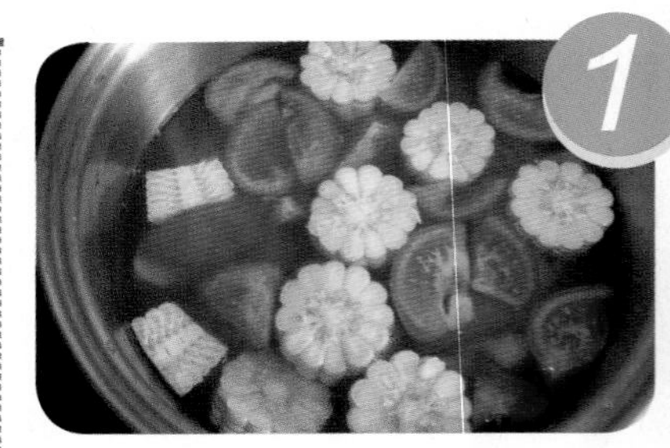

1 将土豆、番茄、玉米放入 6 升汤锅，加两大碗水。

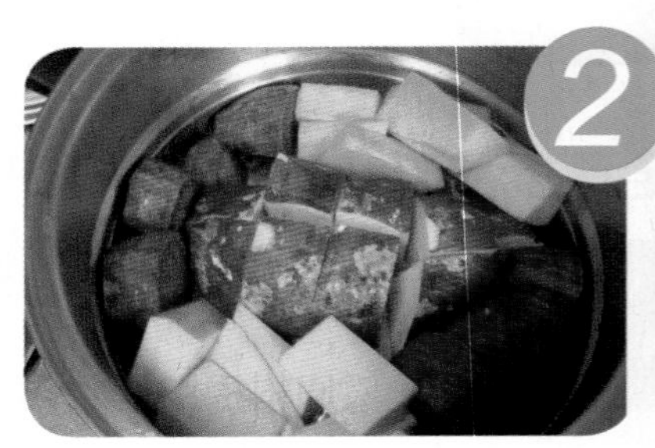

2 6 升汤锅上加叠蒸滤锅，锅里放入紫薯、南瓜、红薯。

3

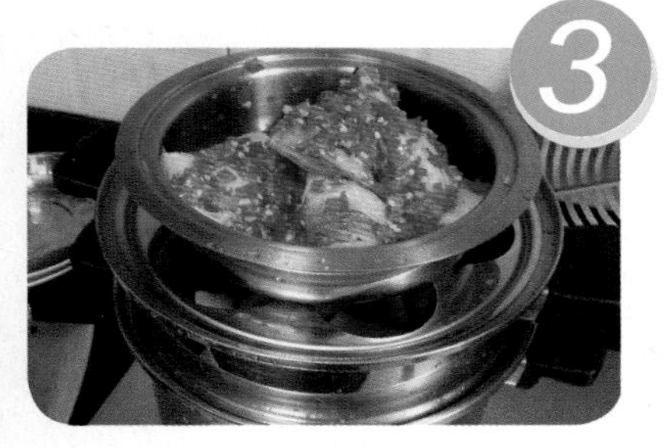

蒸滤锅上放置焙碟，放入鸦片鱼头，并在鱼头上均匀涂抹剁椒酱，加盖正反两用锅盖。

把 6 升汤锅放在炉灶上，用中火烹饪，30 分钟后，番茄土豆汤、五谷杂粮、剁椒鱼头可以装盘。

4

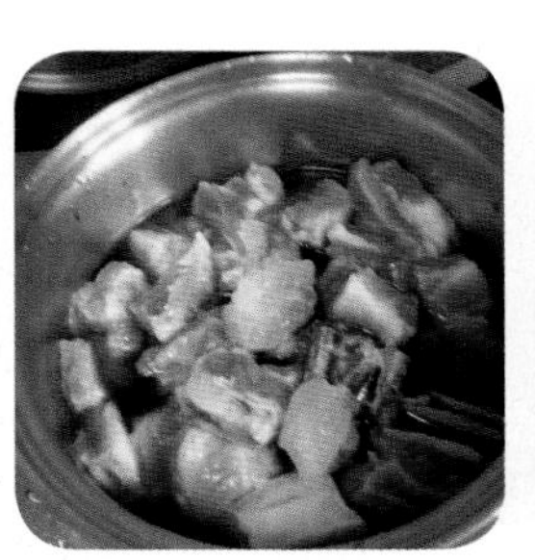

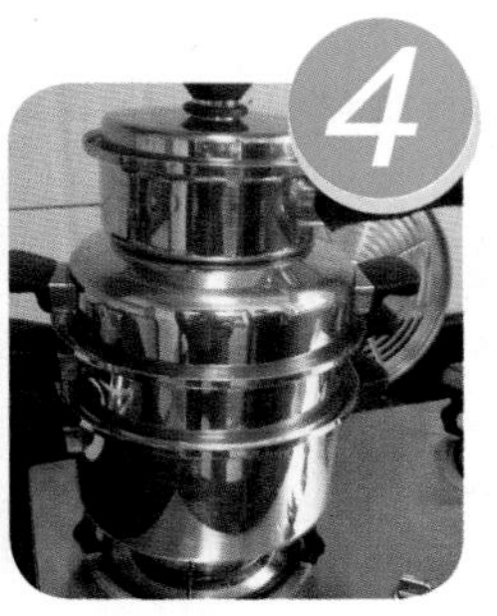

肋排放入 2 升锅，加入料酒 1 汤匙、生抽 1 汤匙、老抽 1 汤匙、醋 3 汤匙、冰糖 2 大块，开中火烹饪。

肋排烧开后，待 6 升汤锅有蒸气形成，把 2 升锅置于 6 升锅的正反两用锅盖上，30 分钟后拿下在炉火上收干水分即可装盘。

5

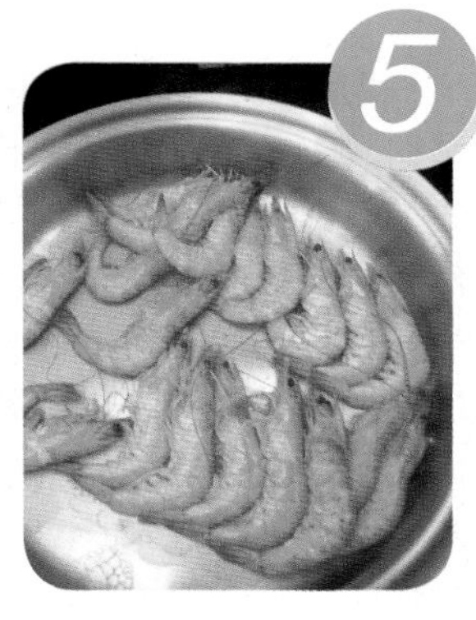

基围虾沥水后倒入煎炒锅，盖上锅盖，中小火烹饪 10 分钟后取出装盘。

6

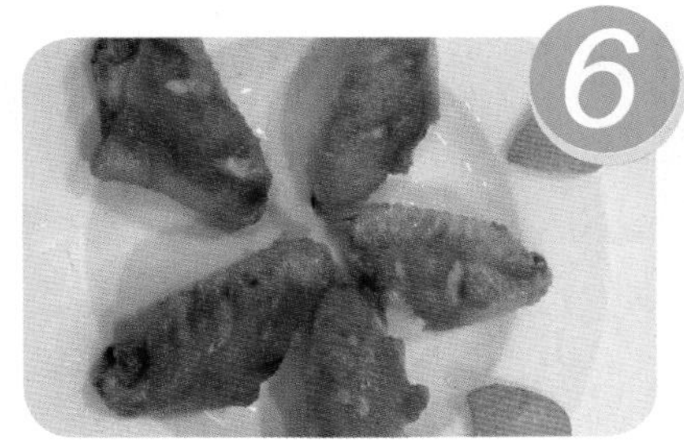

煎炒锅加热，放入鸡中翅，中小火烤至鸡皮金黄、鸡翅可用筷子穿透，取出装盘。

7

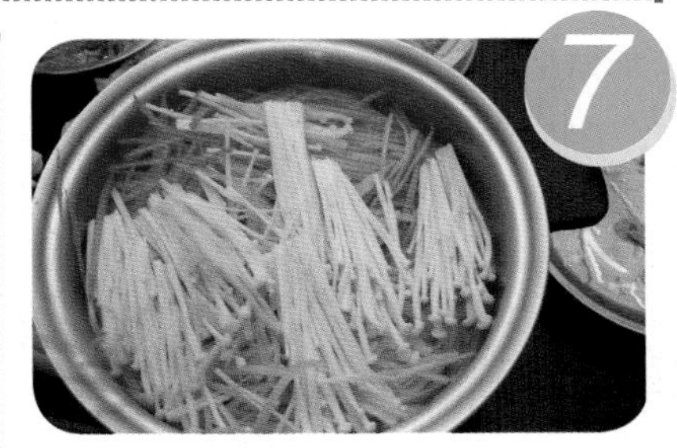

利用从鸡翅中煎出的油脂，继续在煎炒锅内加入莴笋丝、胡萝卜丝、金针菇，拌匀，加盖，至断生后，倒入少许生抽，翻炒拌匀，取出装盘。

最后，菜上桌啦！番茄土豆汤清新爽口，五谷杂粮酥软健康，剁椒鱼头香辣鲜美，基围虾很有弹性、带着淡淡甜味，鸡翅鲜香多汁，糖醋小排软糯易嚼，炒三丝香脆清爽。一家人享受这健康美味，满满的幸福！PM

专家点评

方便快捷中也能获得营养美味

复旦大学附属中山医院营养科主任　高　键

一叠锅 40 分钟就可以做出六菜一汤，确实让人叹为观止。这真是解决了很多上班族的烦恼。这套锅有两个特点：一是节省时间，荤菜素菜可以一起做、一起吃；二是烹调方式基本上以炖、蒸为主。

荤菜素菜粗粮“一锅端”，有助于食物多样化

同时做荤菜素菜，可以让我们的食物更加多样化。食物多样化是营养的最基本原则，我经常建议，为了达到营养平衡，每人每天应该吃 15 种以上的食物。但多次健康讲座中的调查告诉我，能做到的人也就 10%。现代人工作忙碌，留给我们每天烹调食物的时间越来越少，怎样在这么少的时间内为全家人准备多样化的食物确实是一大挑战。这六菜一汤的一顿饭就用了 13 种食材，再加上 2 种水果，一餐就能轻松达到 15 种食物的健康标准。除了省时间，这样做还有一个好处，所有的六菜一汤基本上可以同时出锅，避免了冬季先烧的菜总是冷掉的问题，对于大家庭的聚餐特别方便。

当然，要利用好这套锅，还需要更多有心人开发出专用的整套食谱。

炖、蒸为主，少用调料，让食物原汁原味

这套锅的烹调基本上以炖、蒸的低温烹调方式为主，而且油、盐、调料的用量都比较少，确实能更好地保留食物的原汁原味。现在很多人的味蕾都被麻辣香浓的调味品所麻木，忘了食物本身应该有的味道。其实，越是好的食材，越应该用简单的烹调方法，这样才能让人真正体味食物的天然美味。

“特别提醒：让孩子们从小就体会食物的原汁原味尤为重要，这样可以帮助孩子保持敏锐的味觉，让他们一辈子都能分辨出真正的好食物，而不会轻易被高油、高盐、高糖食物俘虏。”

5月是春夏交替的时节，此时阴气渐弱，阳气渐长，气温变化较大。中医自古就有“春夏养阳，秋冬养阴”之说，虽然春夏交替时气温渐高，但饮食也不宜过于寒凉，以免损伤脾肾阳气；不宜进食过多的高蛋白质、高能量的食物，如羊肉、狗肉和其他滋补品。饮食建议以“平补”“清补”为要，可多选含高纤维素、高矿物质的食物，如荠菜、芹菜、菠菜、香椿、番茄等；适当多食富含β胡萝卜素的黄绿色蔬菜和时令水果，如胡萝卜、苋菜、柑橘等。除遵循以上饮食原则外，另推荐4款含中药材的汤品，均适宜春夏交替时食用。

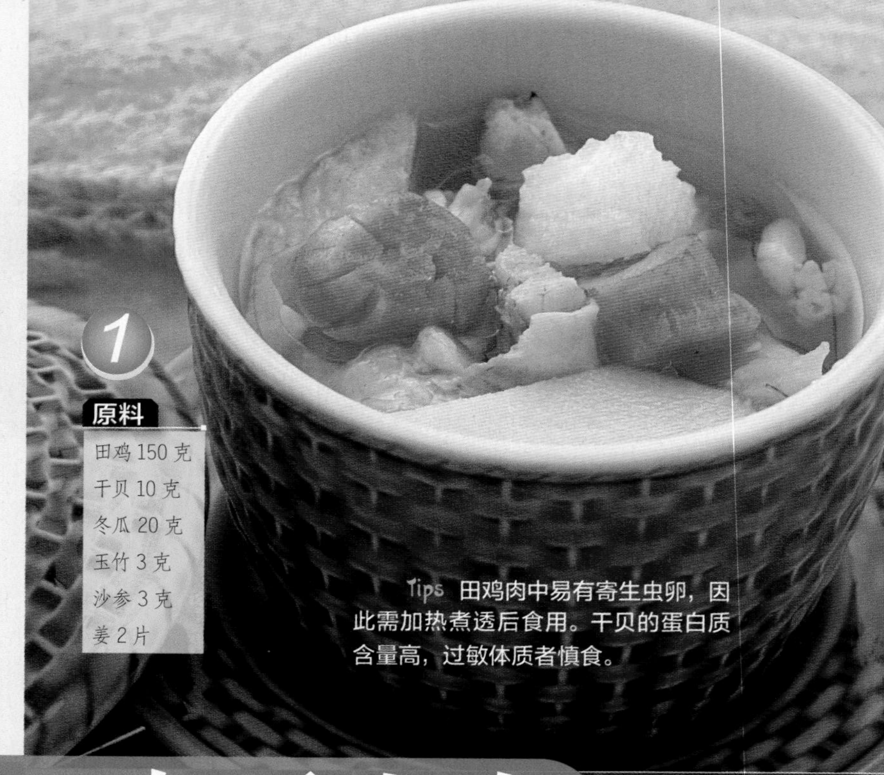

1

原料

田鸡150克
干贝10克
冬瓜20克
玉竹3克
沙参3克
姜2片

Tips 田鸡肉中易有寄生虫卵，因此需加热煮透后食用。干贝的蛋白质含量高，过敏体质者慎食。

春夏之交 汤品养心护阳

汤品提供/钱以斌（中国烹饪大师国家级评委）
点评/上海中医药大学副教授　孙丽红

1. 冬瓜干贝炖田鸡

做法：原料洗净，田鸡切块、氽水。将除冬瓜外的其他原料一同放入盅内，加入适量高汤和黄酒，用食用玻璃纸包住，橡皮筋封口，入蒸笼炖1小时后，放入切块的冬瓜蒸半小时，加适量的盐调味即成。

点评：中医认为，田鸡可补气健脾、利水消肿、养血安神，适合于体质虚弱、水肿、神经衰弱者。现代研究认为，田鸡营养丰富，含有丰富的维生素E，能抗氧化、延缓衰老、增强体质。干贝味道极其鲜美，具有滋阴补肾、和胃调中的功效，可治疗头晕目眩、脾胃虚弱、食欲不振等症，常食有助于强身健体、防止动脉硬化。沙参具有清肺养阴、益胃生津的作用。玉竹可滋阴润肺、生津养胃，是临床常用的滋补品，尤其适合于高血糖、高血压患者食用。本方是一款家庭滋补药膳，尤其适宜春夏交替时气温渐高而出现肺燥干咳、脾胃虚弱、体型瘦弱的老年人及糖尿病患者食用。

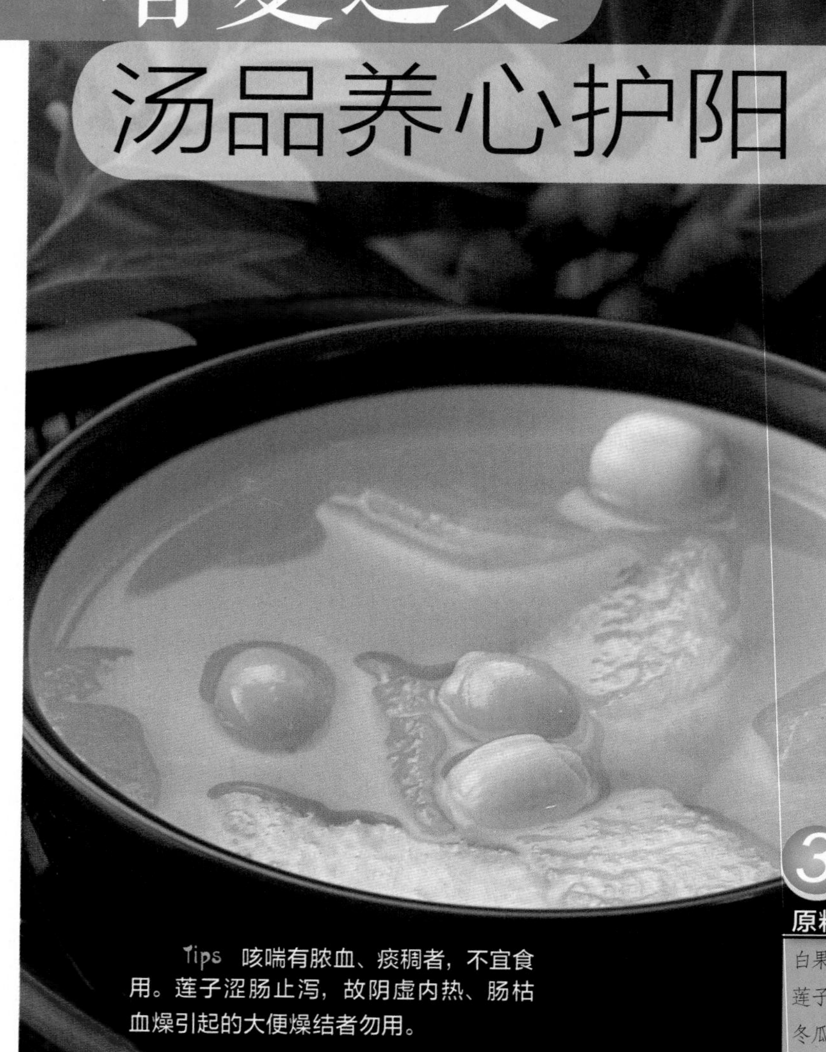

3

原料

白果50克
莲子50克
冬瓜100克
冰糖适量

Tips 咳喘有脓血、痰稠者，不宜食用。莲子涩肠止泻，故阴虚内热、肠枯血燥引起的大便燥结者勿用。

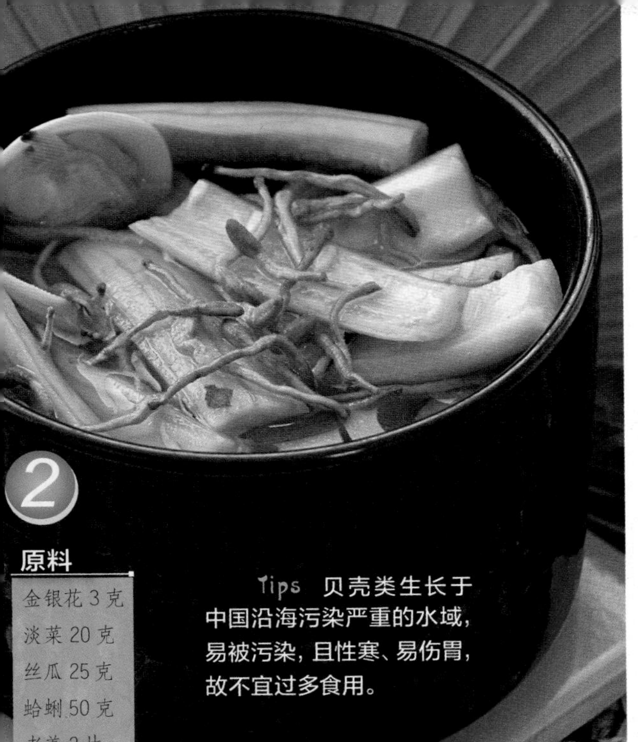
2
原料
金银花 3 克
淡菜 20 克
丝瓜 25 克
蛤蜊 50 克
老姜 2 片
Tips 贝壳类生长于中国沿海污染严重的水域，易被污染，且性寒、易伤胃，故不宜过多食用。

2. 金银花淡菜养颜汤

做法：蛤蜊汆水洗净后放入盅内。淡菜泡软洗净，与洗好的金银花、老姜一同放入盅内，加入适量黄酒、白胡椒粒、海鲜清汤，用食用玻璃纸包住，橡皮筋封口，入蒸笼炖半小时。丝瓜去皮切条，放入盅内蒸半小时，最后加盐调味即成。

点评：淡菜被称为“海中鸡蛋”，其营养价值高，含有丰富的蛋白质。中医认为，淡菜具有益精血、软坚消瘿的功效，主治眩晕、盗汗、腰痛、带下、瘿瘤等病症。蛤蜊肉质鲜嫩，被誉为“天下第一鲜”，具有滋阴润燥、软坚散结的作用。丝瓜具有清热解毒、通经络、抗癌等功效。金银花可散风热、清热毒，具有增强免疫力、护肝、清热消炎等作用。春夏之际微生物活跃，常食这款养颜汤可清热、抗病毒，提高机体免疫力。

3. 白果莲子炖冬瓜

做法：白果和莲子去心、洗净，与洗好切块的冬瓜、冰糖一同放入盅内，倒入适量白开水，用食用玻璃纸包住，橡皮筋封口，入蒸笼炖 1 小时即成。

点评：中医认为，白果能敛肺气、定痰喘、止泻泄，主治喘咳痰多、小便频数等症。现代研究认为，白果具有通畅血管、缓解脑供血不足、改善大脑功能、增强记忆力等作用。莲子具有补脾止泻、涩精止遗、养心安神的功效，被称为“补而不峻”“防燥不腻”的佳品，可用于脾虚泄泻、带下、心悸失眠等症。冬瓜清热解毒、利水消痰、除烦止渴，可用于小便不利、咳喘、高血压等病证。本食疗方取材简单，操作方便，尤其适宜春夏气温渐高时出现体虚咳喘、脾虚腹泻、心悸失眠者食用，老年人经常食用还可改善心脑功能、延缓衰老。

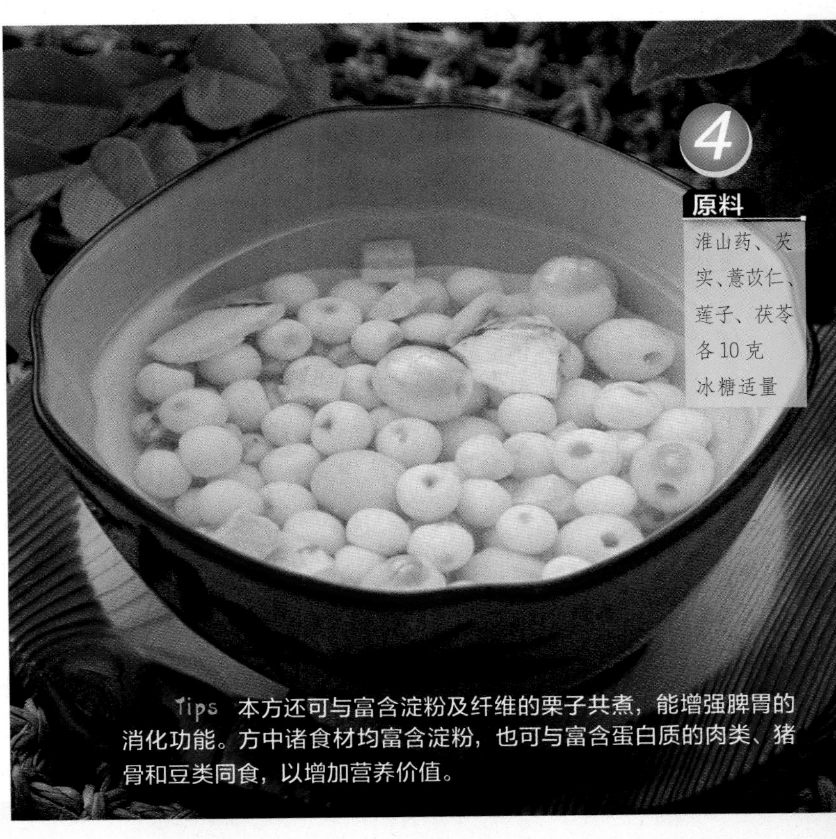
4
原料
淮山药、芡实、薏苡仁、莲子、茯苓各 10 克
冰糖适量
Tips 本方还可与富含淀粉及纤维的栗子共煮，能增强脾胃的消化功能。方中诸食材均富含淀粉，也可与富含蛋白质的肉类、猪骨和豆类同食，以增加营养价值。

4. 四神汤

做法：将四种主材泡软，与冰糖一同放入盅内，倒入适量白开水，用食用玻璃纸包住，橡皮筋封口，入蒸笼炖 1.5 小时即成。

点评：唐代药王孙思邈曰：“春七十二日，省酸增甘，以养脾气。”中医学认为，春季肝木偏旺，易伤及脾胃，导致脾胃虚弱。本方为中医著名的健脾食疗方“四神汤”加减，方中芡实可益肾固精，补脾止泻；薏苡仁利湿健脾，清热排脓；莲子具有补脾止泻，益肾涩精，养心安神的功效；茯苓可利水渗湿，健脾。另加入健脾补肺、固肾益精、助五脏、强筋骨的淮山药，可增强本方的健脾补气血之功。五味食材均有明显的补脾胃作用，且富含碳水化合物，为健脾养胃之佳品，适合于夏季脾胃虚弱、饮食减少、腹泻、面色萎黄黯淡者。夏季来临前常食四神汤可调理机体，既可晨起空腹食用，也可作为日常甜汤食用。PM

我想你需要的并不是手术

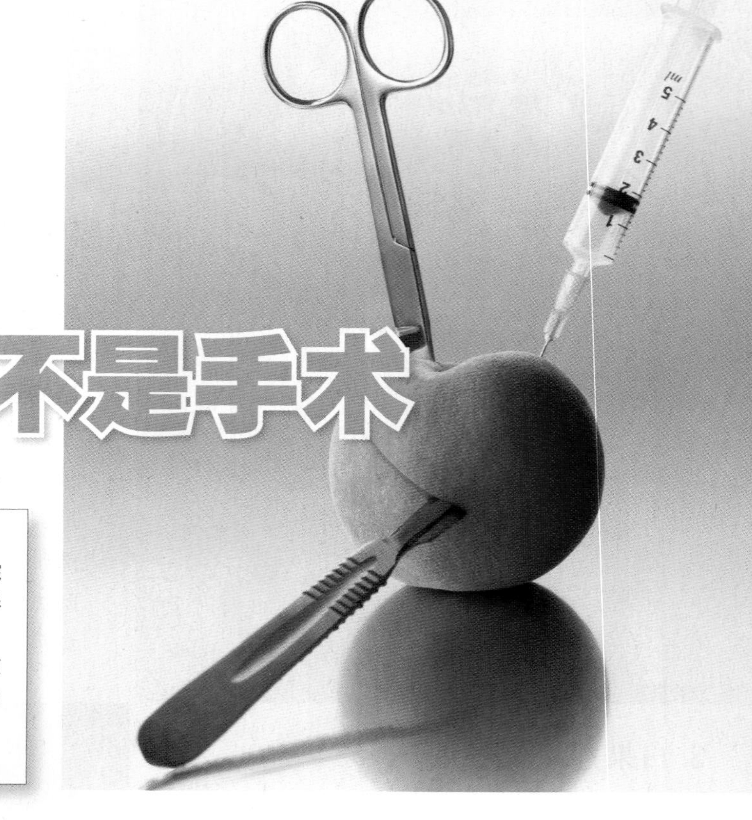

中国医学科学院北京协和医学院
整形外科医院主任医师　何乐人

专家简介

何乐人 中国医学科学院北京协和医学院整形外科医院主任医师，教授，博士研究生导师。承担北京市及协和医学院重大研究项目。

医疗专长：耳整形再造及美容外科，在耳郭再造、耳畸形修复、眼睑整形、脂肪抽吸与注射方面有丰富的临床经验及深入研究。

专家门诊：周四上午

这一天的门诊有点不同于平常，正当我和一位姑娘讨论她的手术方案时，门外突然传来嚎叫般的哭声。

“何医生，有位患者挂了您的号，但是她一直在门外大哭，您看能不能先让她进来就诊？”分诊台的护士对我说道。

“可以吗？”我问正在咨询的患者。她毫不犹豫地说：“当然，快让她进来吧，我到外面等。”

泪眼婆娑，只因那不明显的手术痕迹

走进整形诊室的是一对四十多岁的夫妻，看他们的衣着举止，应该有着良好的教养和不俗的经济状况，可是妻子为什么如此悲伤地大哭呢？我见她面容凄楚，眼睛微红，泪珠兀自挂在眼角。丈夫跟在她的身后，面无表情。

“是你在哭？能告诉我为什么吗？”

“医生，我不想活了，你看看我被整成什么样子了！”

我仔细端详起她的脸：略黑的皮肤，脸型长方，有细碎的雀斑撒落面颊，五官虽不十分抢眼，但很协调，而且还有一丝书卷气为她增色。只是，可以看出她曾接受过眼袋矫正手术，右眼角隐约可见手术痕迹。难道她所指的就是这轻微的痕迹？

“敢问，你说的‘整’，是指哪里？”

“你看不出来我的眼角上有那么大的疤吗？”

“嗯，确实可以看出手术痕迹。但是坦率地说，那点痕迹对你容貌的影响程度，还不及你眼角的皱纹。”

“我不在乎那些皱纹，我要的是整形后脸部的自然！自然，你懂吗？”她刚进诊室时还算平静，此时的情绪似乎将要爆发。

我有一点踌躇，很担心哪句话刺激到她敏感的神经，于是我试探地问：“我想你做眼袋矫正手术的时候，不会认为皱纹是美丽的吧？”她看着我，似乎有很多话要说。

几次劝慰，她仍对手术痕迹耿耿于怀

犹豫许久后，她开口了：“你还是帮我把这条瘢痕去掉吧，我宁可变回原来有眼袋的样子。”

“对不起，我做不到。我无意为你的手术医生辩解，但你的瘢痕完全在正常范围内，请不要为此纠结了。”

“医生，你还是想办法帮我修补吧！别人看我的时候总盯着这道疤，谁都知道我做过美容手术，太丢人了。如果不是因为孩子太小，我真的不想活了！”

“就为眼角的这个手术痕迹？其实，或许别人并没有盯着你眼部的瘢痕呢？再或者别人注意你是因为你的气质呢？”

“不是的，他们肯定是因为这道疤才注视我的。起初，我也想通过心理调适解决问题，我甚至为此去做心理咨询。但是没有用，治病得除根，你还是帮我把这道疤去掉吧！”

“实在对不起，我没有办法让你的手术痕迹消失。随着时间的推移，痕迹会慢慢淡化的。如果现在你觉得太痛苦，可以试着做一些体力劳动，分散注意力。”

本来只是一句非常普通的劝慰，不曾想她突然发作：“体力劳动？你觉得我整天无所事事吗？我打扫卫生、收拾屋子，磨粗了手；我弹琴、画画，手指长出了茧子；我修剪花园，玫瑰花刺都扎进了皮肤，直到现在都没被拔出来！”

我看着她激奋的样子，看着她伸到我眼前的精致修饰过指甲的手，一时之间，我还真不知道该如何应对。

一对母子的意外“闯入”，让她终于释怀

这时恰巧走进来一位带着先天畸形的孩子前来复查手术效果的母亲，她一手提着塞满了衣服和食物的旅行包，一手提着一个沉重的蛇皮袋，后面跟着她六岁左右的儿子。因为冷的缘故，小孩的脸红红的，使劲吸着鼻涕，还背着一个大大的书包。然而，母子二人的脸上洋溢着开心的笑，那笑容简单却发自心底：“何医生，谢谢您！我带孩子来复查了。没有别的东西可以回报，这是我自己种的花生，您和大家尝尝吧。”

我没有因为这对母子的“闯入”而把那位激动的女士请出去，在安顿这对母子的时候，我还有意拖延了一点时间。不知出于什么样的心理，激动的女士没有反对，在一旁目睹一切。送走那对母子后，我看到那位激动的女士已经抹去了脸上的泪，表情有些迷茫。

“你现在还有不想活的念头吗？如果还因为手术痕迹感到痛苦，可不可以试着转换生活方式？比如，你可以试着到敬老院陪伴生活不能自理的老人，或者到孤儿院照顾失去了父母的儿童？”

她没有回答我的问题，只是自顾自地说：“我脸上的疤真的不难看？被人知道我做过美容手术真的不丢人？”

“爱美是每个人的权利，通过手术改善容貌，一点也不丢人。我想，你是希望获得别人的关注吧。你现在需要的不是手术，而是大家，尤其是你在乎的人的关爱。容貌美可以得到别人的喜爱，修养美更可以得到别人的欣赏，而且后者更加稳定持久。你觉得呢？”

她似乎释怀了，不再纠结地走出了整形诊室。我正准备把之前等在门外的姑娘请进来时，那位女士的丈夫折返对我说：“何医生，真不知道怎么感谢您，这是近几个月来，我最轻松的一天，我一直不敢把您说的话告诉她，总怕刺激到她。现在，她终于释怀了，不再纠结脸上的疤了！”

我很欣慰：“恐怕对她来说，回避和纵容无异于冷漠，她需要的是充实，从内心到生活。”

在物质生活快速丰富的今天，如何让精神世界同样丰满，是你我所处的时代所面临的课题。PM

何大夫的美容课堂：网友互动问答

2015年3期《大众医学》杂志中，何大夫讲述了一则乳腺癌术后患者寻求整形帮助的故事。读者和网友对该文有些疑问，在“大众医学”微信中向何大夫咨询。以下摘取2则，分享给读者。

1.肿瘤术后整形的时间限制

网友：与正常人相比，肿瘤术后的患者做整形手术（例如面部脂肪注射）的风险更大吗？肿瘤术后多久可以进行整形手术？

何乐人：肿瘤术后整形没有绝对的时间限制，有时可以在切除肿瘤时即刻修复。如果是与肿瘤无关的整形手术，只要患者身体检查的各项指标不存在手术禁忌就可以手术。面部脂肪移植与其他同类手术的风险没有明显差别。

2.自体脂肪注射和玻尿酸注射的区别

网友：自体脂肪注射和玻尿酸注射填充面部，有什么区别？

何乐人：自体脂肪注射是自体组织移植的一种，其成活的细胞是永久存留的，更适用于恢复容积，例如在面部填充鼻唇沟、颊部凹陷、颞部凹陷等，需要先进行吸脂手术再注射至体内需要移植的部位。玻尿酸是可吸收的人工材料，以瑞蓝2（注射用修饰透明质酸钠凝胶）为例，理论上其吸收时间为1年，到期应完全消失，更适合用于细微修复，例如修复细纹等，玻尿酸注射无须进行手术。在某些情况下，自体脂肪注射和玻尿酸注射是可以互相替代的。

收看更多何大夫的专栏文章，请扫描二维码，关注“大众医学”微信，点击下拉菜单“微专栏”，进入“美人是这样炼成的”。

雾霾污染对健康的危害分为急性和慢性。我国近年遭遇的严重雾霾天气主要造成急性健康危害，从长远考虑，我们更需要警惕长期持续的PM2.5污染带来的危害。有心肺疾病的患者、孩子和老年人更可能受到污染颗粒物暴露的影响，而健康人群长期暴露于高水平的污染颗粒物也会增加患病风险，而且其风险远大于数天到数周短期暴露的急性健康危害。面对“十面霾伏”，我们怎样才能打好这场健康持久战呢?

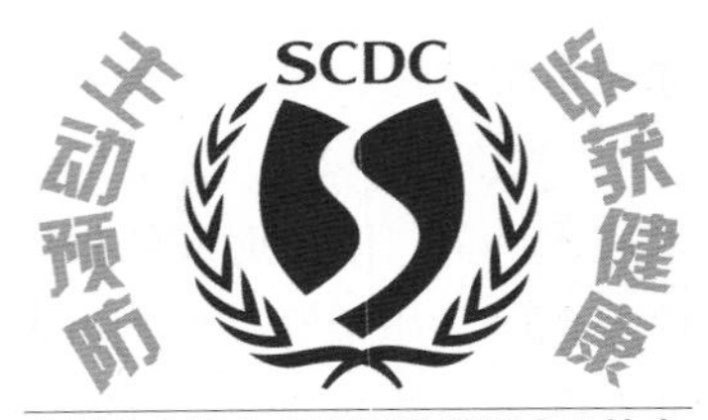

本版由上海市疾病预防控制中心协办

4项一级生活防霾术

上海市疾病预防控制中心　陆殷昊

1.实时了解空气质量指数

通过大众媒介或手机应用软件，实时查询气象环保部门发布的空气质量指数(AQI)，了解空气污染状况和对健康影响情况，有针对性地采取防护措施，并提醒家人和同事朋友们注意防护。

空气质量指数分级表

空气质量指数	空气质量指数级别(状况)及表示颜色	对健康影响情况	建议采取的措施
0~50	一级(优)	空气质量令人满意，基本无空气污染	各类人群可正常活动
51~100	二级(良)	空气质量可接受，但某些污染物可能对极少数异常敏感人群健康有较弱影响	极少数异常敏感人群应减少户外活动
101~150	三级(轻度污染)	易感人群症状有轻度加剧，健康人群出现刺激症状	儿童、老年人及心脏病、呼吸系统疾病患者应减少长时间、高强度的户外锻炼
151~200	四级(中度污染)	进一步加剧易感人群症状，可能对健康人群心脏、呼吸系统有影响	儿童、老年人及心脏病、呼吸系统疾病患者避免长时间、高强度的户外锻炼，一般人群适量减少户外运动
201~300	五级(重度污染)	心脏病和肺病患者症状显著加剧，运动耐受力降低，健康人群普遍出现症状	儿童、老年人及心脏病、肺病患者应停留在室内，停止户外运动，一般人群减少户外运动
>300	六级(严重污染)	健康人群运动耐受力降低，有明显强烈症状，提前出现某些疾病	儿童、老年人和病人应停留在室内，避免体力消耗，一般人群避免户外活动

2.雾霾天出门，巧选时间、戴口罩

在雾霾天气时，要减少室外活动的时间或强度，尽量待在室内，并保持门窗紧闭。

若要外出，宜选择中午 11:00~14:00。这是因为，环境监测数据显示，一天的污染物浓度呈现早晚高、中午低的变化趋势。

外出时，应适当佩戴防护效果好的口罩。好口罩的关键是鼻子部位的防漏设计。普通口罩对阻挡 PM2.5 几乎没有效果。N95、N90 口罩分别可以阻挡 95%、90% 的雾霾颗粒，但也会阻止氧气吸入，如果戴着做运动的话可能会造成缺氧、呼吸不畅。因此，不建议雾霾天进行运动，也不宜长时间戴口罩。

3.室内禁烟，必要时使用空气净化器

在室内，二手烟是 PM2.5 的主要来源。由此可见，室内场所特别是家里应禁烟，必要时可使用空气净化器。

空气净化器应该具有“三除”的功能，即除 PM2.5、除细菌、除甲醛等气态污染物。空气净化器还应当具备“在适用空间内开机 1 小时使污染物浓度减少到健康限值以下”的能力，如：开机 1 小时必须将 PM2.5 降到每立方米 10 微克以下。家中如有婴幼儿、呼吸道疾病患者等敏感人群，建议选用带加湿器的空气净化器。

4.改善厨房通风，优化烹饪方式

烹饪对于室内空气质量的影响非常大，特别是对家庭中的女性而言(因为中国家庭中多为女性烹饪菜肴)，厨房油烟对呼吸道健康会产生较大的负面影响。所以，厨房通风一定要好，应使用高效的排风扇或抽油烟机；烹饪时尽量少油炸，多蒸煮，炒菜时应减少油的用量。PM

筛查大肠癌 什么方法好

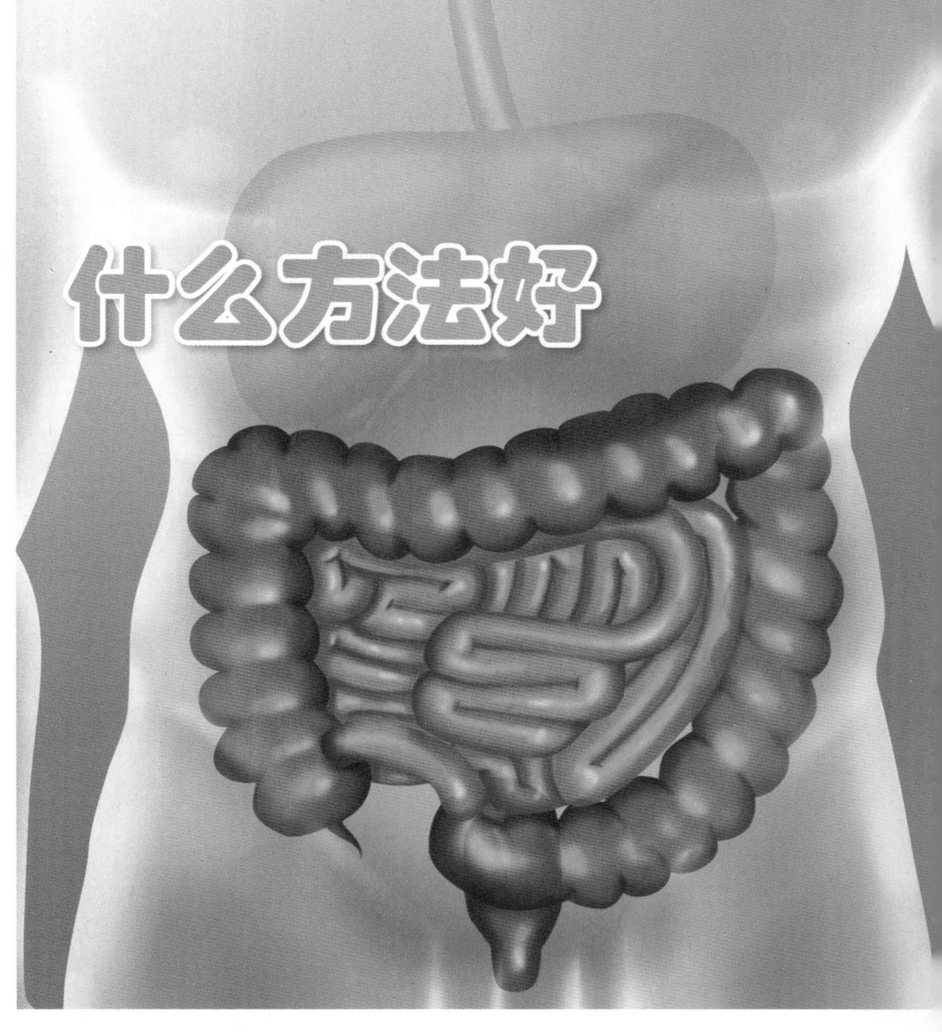

上海中医药大学附属龙华医院
肿瘤五科副主任医师　顾贤

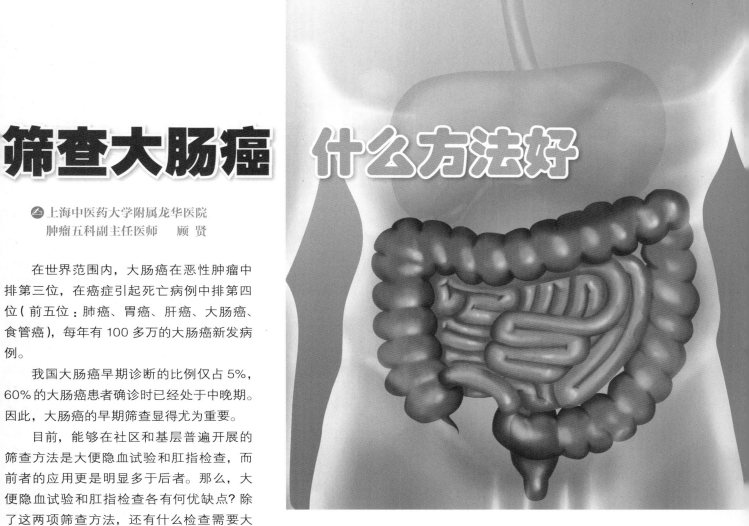

在世界范围内，大肠癌在恶性肿瘤中排第三位，在癌症引起死亡病例中排第四位（前五位：肺癌、胃癌、肝癌、大肠癌、食管癌），每年有100多万的大肠癌新发病例。

我国大肠癌早期诊断的比例仅占5%，60%的大肠癌患者确诊时已经处于中晚期。因此，大肠癌的早期筛查显得尤为重要。

目前，能够在社区和基层普遍开展的筛查方法是大便隐血试验和肛指检查，而前者的应用更是明显多于后者。那么，大便隐血试验和肛指检查各有何优缺点？除了这两项筛查方法，还有什么检查需要大家了解和关注？

最简单：大便隐血试验

大便隐血试验是消化道出血和肿瘤的主要诊断指标，在临床上应用已十分普遍，是一种利用血液的主要成分血红蛋白中的亚铁血红素具有类似过氧化物酶作用而设计的简易化学检查法。

此方法虽然简便、易行、廉价，但特异性较低，假阳性率约30%。很多因素会导致粪便隐血试验呈假阳性，如：服用铁剂（如福乃得），食用动物血、肝脏、瘦肉以及大量绿叶蔬菜，牙龈或鼻腔出血后咽下血性分泌物，等等。其实，临床上大便隐血试验主要应用在判断上消化道出血上，如：十二指肠溃疡合并出血，就会出现大便隐血阳性。大肠癌属于下消化道疾病的范畴，虽然隐血试验也可以应用，但并非主流。此外，早期肠癌的患者未必合并出血，隐血试验完全可以为阴性。

最排斥：肛指检查

肛指检查是医生用手指在患者肛门内进行触摸，也是极其简便易行的检查，在肛肠疾病诊治过程中具有十分重要的作用，如痔疮、直肠癌等。有数据显示，95%的直肠癌都可以用肛门指检排查。然而，大多数国人对肛指检查有疑虑情绪，肛指检查的作用也有限——只局限于直肠，不能排查到大肠中剩下的结肠部分。

最直观：肠镜检查

相对于隐血试验的假阳性和假阴性，以及肛指检查不能涉及的“盲区”，肠镜有直观、准确的优势，而且在发现有结肠息肉的情况下还可以马上进行治疗。为了达到早期诊断和早期治疗的目的，以下几类人群宜定期到正规医院进行肠镜检查：长期腹泻或大便不成形、大便次数增多、腹胀、腹痛、便秘、大便有黏液脓血、里急后重感（总是感觉大便没有排完，但又无便可排）、贫血、无任何原因体重减轻者。

畏惧肠镜检查痛苦的朋友，可选择无痛肠镜检查，即在检查时使用丙泊酚等麻药进行全身麻醉。该麻药对身体一般没有伤害，是全麻手术时使用最广的一种麻药，在体内代谢很快，正常剂量下停药后10分钟左右即可苏醒，苏醒后即可正常活动。需要注意的是，无痛肠镜检查时应有成人亲友陪伴，术前要取下假牙，检查后24小时内不得驾驶机动车辆、进行机械操作和从事高空作业。PM

孕育宝宝 如何不为过敏所累

北京协和医院变态反应科副主任医师 文利平

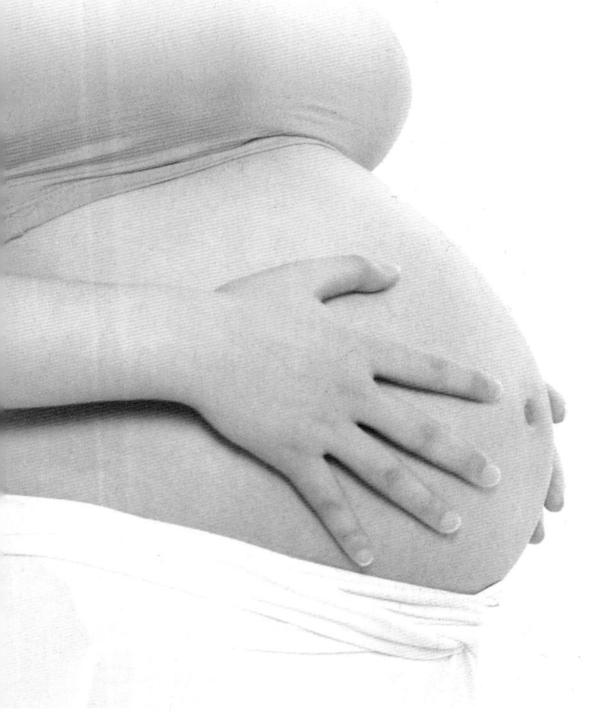

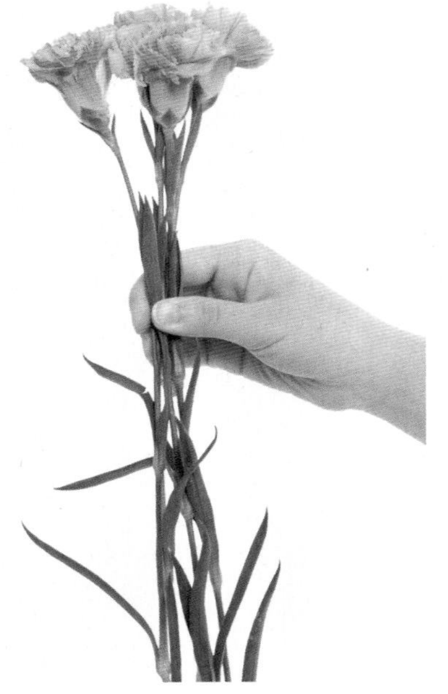

过敏是一种常见病，很多人都经历过。一般地说，过敏性疾病并不影响患者受孕，但如果病情控制不好，就有可能对母婴造成不利影响。对于备孕女性而言，积极的心态、健康的生活方式有助于预防和改善过敏，如果孕前和孕期有过敏症状发生，应在医生指导下合理用药，以保证母婴安全。

1. 过敏性鼻炎

过敏性鼻炎是常见的过敏性疾病，常见症状包括鼻痒、眼痒、喷嚏、流清涕、鼻塞。怀孕期间，雌激素水平增高，会增加鼻黏膜敏感性，导致小血管扩张、组织水肿、腺体分泌旺盛，加重过敏性鼻炎的鼻塞症状，导致张口呼吸、口腔干燥。而喷嚏和咳嗽时会增加腹部压力，可能对胎儿造成不良影响。因此，建议有过敏性鼻炎的女性在准备怀孕前进行过敏原检查，采取相应的预防措施和药物治疗措施。

备孕和怀孕期间，应重视鼻腔卫生，积极预防感冒。外出需戴口罩，保持口鼻的温暖湿润，减少干冷空气的刺激；避免过度刺激的气味，如蚊香、熏香、油漆、清洁剂等。如果室内空气通风不畅导致空气污浊，可定期用白醋熏蒸的方法来进行空气消毒。应坚持体育锻炼，增强身体抵抗力。饮食应该尽可能清淡且营养丰富，注意充分休息。如果鼻炎症状不重，可采取生理盐水冲洗鼻腔或过敏原阻隔剂喷鼻，减少鼻腔黏涕分泌，减少吸入性过敏原的接触。

如果备孕和怀孕期间过度劳累，可能导致上呼吸道感染，若出现脓涕，说明可能合并鼻窦炎症，此时可酌情使用青霉素或头孢等妊娠药物安全分级为B类的抗生素治疗。禁用有耳毒性的氨基糖苷类抗生素，如链霉素、庆大霉素、卡那霉素等，慎用四环素和喹诺酮类抗生素。一般方法治疗无效时，可在清除鼻腔分泌物后，用鼻腔喷雾剂，如布地奈德鼻喷雾剂（妊娠药物安全分级标准中属于B类药物）。

2. 哮喘

哮喘多与过敏反应有关，过敏性哮喘常常与过敏性鼻炎合并存在。孕前就有哮喘或孕期新发哮喘的女性，往往在治疗问题上左右为难：既希望能控制好病情，又希望不影响宝宝的生长发育。那么，在疗效和安全之间，医生和患者该如何权衡利弊，做出最合适的选择？

哮喘是一种不能根治的慢性呼吸道疾病，但现有的哮喘治疗药物能够很有效地预防哮喘发作。如果既往哮喘很少发作，症状很轻微，容易自愈，可以选择不用药保守治疗；如果既往哮喘发作频繁，症状较重，则建议规律用药，确保安全平稳地度过孕期，否则哮喘发作后对胎儿危害很大。那么，孕期哮喘应该使用什么药物？对胎儿的安全性怎样？

到目前为止，针对孕妇哮喘没有A类药物，但是经过国内外的临床观察，布地奈德和沙丁胺醇是所有哮喘药物中安全度比较高的。其他药物，如布地奈德福莫特罗和沙美特罗替卡松，在近来国外的一些临床研究中也用于孕妇的哮喘控制。

可能有人要问：这两种药物的说明书均注明“孕妇慎用或在医师指导下应用”，这是不是说明它们还是有一定的副作用？有没有既有效又绝对安全的药物？严格说起来，治疗哮喘或者其他疾病，没有绝对安全的药物。评价一种药物是否能用，要在使用后的获益和可能的危害中进行权衡取舍，如果获益明显超过可能的危害，那么就应该用。

3. 荨麻疹

慢性荨麻疹是最常见的瘙痒性皮肤疾病，据国外大型的流行病学调查，约有一半左右的人一生中会得一次或一次以上的荨麻疹。因多合并有剧烈瘙痒，荨麻疹对患者的生活质量影响比较大。

大多数情况下，慢性荨麻疹病因不明，目前主要治疗药物包括口服抗组胺药物、局部外用止痒药物等。如果孕期有慢性荨麻疹发作，应适当使用抗组胺药物，改善生活质量。如果孕期有急性荨麻疹发作，多与感染或食物过敏等因素相关，应积极治疗原发病。

常用的抗组胺药物，包括西替利嗪和氯雷他定等，是用于治疗荨麻疹等皮肤过敏的常用药物，也属于B类药物，可在医生指导下选择使用。

就荨麻疹这种一般需要药物对症治疗的慢性疾病而言，建议尽量在怀孕前找专科医生咨询，确定疾病的诱因，加以避免。如果孕期有轻中度荨麻疹症状反复发作，可先选择按需外用药物（如炉甘石洗剂、止痒乳膏等）缓解瘙痒，并避免导致瘙痒加重的因素，如加强润肤，避免皮肤干燥。如果急性荨麻疹发作，可考虑使用葡萄糖酸钙注射止痒。如果皮疹和瘙痒严重影响生活质量，可规律使用西替利嗪等孕妇用药安全分级标准为B类的药物，目前的动物实验和循证医学证据表明，这类药物是相对安全的，至少在孕中晚期是安全的。PM

延伸阅读

对花粉过敏，什么时候怀孕合适

花粉过敏往往具有鲜明的季节特点。在北方，春季（3~5月）和秋季（8~9月）是花粉暴露的高峰季节。对花粉过敏的女性，可选择在花粉季节结束后尽快怀孕。其原因是：孕期一共是10个月（280天），而怀孕的前12周是胎儿主要器官形成的关键时间，对母亲所用的药物尤其敏感。选择在花粉季节已经过去后怀孕，就不需要用过敏控制药物，而等到下一个花粉季节来临，胎儿已经度过了最敏感的时期。这就相当于和花粉季节打了一个“时间差”，对胎儿和母亲都比较适宜。

也就是说，如果是秋季花粉过敏（8~9月份为发作期）的患者，最好尽量避免在6~9月份受孕；而春季花粉过敏的患者（症状多于3~5月份发作），最好尽量避免1~5月份受孕。

Tips

孕妇用药安全分级标准

根据美国食品和药物管理局（FDA）的孕妇用药安全分级标准，药物分为A、B、C、D、X五类。

A类药物　极少，维生素属于此类药物，如维生素C等。

B类药物　在动物生殖试验中并未显示对胎儿的危险，但无孕妇的对照组，或对动物生殖试验显示有副作用（较不育为轻），但在早孕妇女的对照组中并不能肯定其副作用，在中、晚期妊娠亦无危险的证据。B类药物包括曰常用的抗生素，如：青霉素类及绝大多数头孢菌素类药物都是B类药物；常用的抗组胺药物，包括西替利嗪和氯雷他定等，是用于治疗荨麻疹等皮肤过敏的常用药物，也属于B类药物。

C类药物　在动物研究中证实对胎儿有副作用（致畸、使胚胎致死或其他），但在妇女中无对照组或在妇女和动物研究中无可以利用的资料。此类药物仅在权衡对胎儿的利大于弊时给予，倍他米松、地塞米松、泼尼松等属C类药物。

D类药物　对人类胎儿的危险有肯定的证据，只有对孕妇需要肯定其有利时方予应用。如：当孕妇生命垂危或疾病严重而无法应用其他较为安全的药物时必须选择这类药物以挽救孕妇生命。这类药物包括四环素和链霉素等。

X类药物　动物或人的研究中已证实可使胎儿异常，或基于人类的经验知其对胎儿有危险，应用后其危险明显大于任何有益之处。该药禁用于已妊娠或将妊娠的妇女，包括抗肿瘤药、镇静催眠药、大剂量解热镇痛药、沙利度胺（反应停）等。另外，大剂量维生素A、大剂量酒精（饮酒，每日150毫升或以上）可导致胎儿畸形，也属于X类药物。

最近网络上、微信朋友圈里流行“恐笑症”一词。这到底是一种什么样的疾患呢?

恐笑症:把玩笑当成了嘲笑

江西师范大学心理学院教授、心理技术与应用研究所所长 刘明矾

惧怕玩笑的人

肖先生正在和同事们聊天,忽然,大家因为某个人的笑话哈哈大笑起来,肖先生顿感浑身不舒服,觉得自己正在被同事们嘲笑。其实,这些玩笑是针对别人的,但肖先生就是怀疑他们在嘲笑自己,并因此产生过度反应。即使是自己的家人和朋友,肖先生同样会觉得他们在笑话自己……

事实上,肖先生这种情况就是网上说的“恐笑症”患者。所谓“恐笑症”,是指对被嘲笑(无论是真实存在还是想象)的恐惧。患者往往把交流中产生的笑声或微笑看成是对自己的羞辱和耻笑(而非友善的表示),因为他们认为这是别人有意针对自己发出的嘲笑。“恐笑症”根据临床轻重程度表现可分为轻微、明显和极端三种。

怕开玩笑事出有因

国外心理学家研究后发现,恐笑症的发生有因有果。分析其原因,可能有以下几个方面:①本人在婴儿期与看护者之间发生过不愉快的互动,如受到过冷漠、嘲笑或奚落;②童年期和青年期遭受过不被认真对待等创伤性经历,如被欺负或被奚落、嘲笑;③成年期经常遭受奚落而留下创伤,如被同事或上级奚落等。

国外心理学家研究还发现,恐笑症的存在,会导致一系列后果:①社会退缩,以避免被嘲笑;②冷若冰霜,不苟言笑;③低自尊,低社会能力;④身心紊乱(忸怩、紧张性头痛、颤抖、头昏眼花、失眠);⑤匹诺曹症状:僵硬、笨拙、像木偶一样;⑥缺乏活力和即兴反应能力以及体会快乐的能力;⑦不认为幽默和笑声是令人愉悦的社交经历。

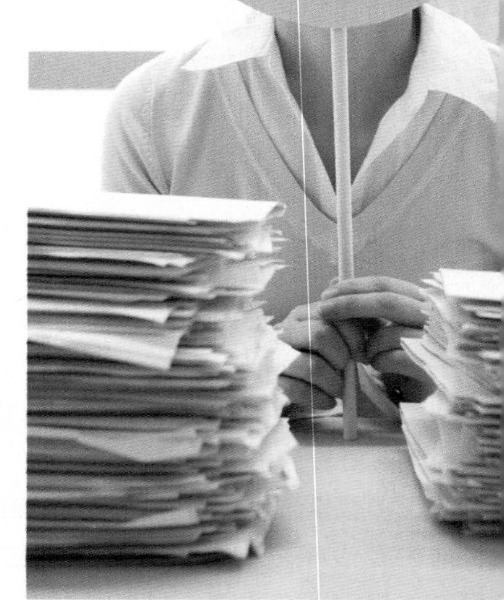

心理学家总结认为,恐笑症的发生与年龄和性别无关,但可以引起低自尊、低生活满意度和低主观幸福感。

人人可以开得起玩笑

如果本人是恐笑症患者,首先请不要过于紧张。恐笑症的形成是个条件反射过程,是笑与负性事件或情绪反复结合的产物,即一旦有笑声,就会带来强烈的负性情绪。其实,这是一种“正常的”反应,但有其认知的不合理性。因此,要学会分析笑的原因。比如,笑很多时候并不是嘲笑,而是一种接纳和友好的表示。通过分析,减少自己的错误认知,从而降低自己的敏感性和紧张感,并让笑与恐惧、愤怒、羞耻等负性情绪之间的联系逐步消退,而在笑与轻松、愉悦之间建立积极的关联。如果通过自身努力,症状仍较难消除,要寻找心理咨询师协助。

由于恐笑症往往与早年的经历有关,所以父母在养育中也要注意一些问题。比如,对孩子要多一些关爱,少一些有意或无意的奚落嘲笑甚至打骂,避免伤害孩子的自尊心,减少恐笑症致病因素。儿童心理学的研究表明,童年经验对于以后的身心发展具有奠定性作用。所以,父母要多鼓励式教育,少责骂式教育,培养孩子健康向上的心态。PM

Tips

朋友圈里有恐笑症者怎么办

微信朋友圈里流行的问题是:朋友里有恐笑症者怎么办?事实上,作为朋友,如果身边有患恐笑症者,要试着帮助他们克服。一旦自己的笑声引起了他们的不舒服感,要给予及时的解释,使他们了解自己的真实想法。因为恐笑症患者本身并不缺乏幽默细胞,他们所需要的只是感到别人的友善和接纳,这样他们就会小心翼翼地从自我防卫的“保护壳”里探出触角,逐渐放松,并享受玩笑的乐趣。

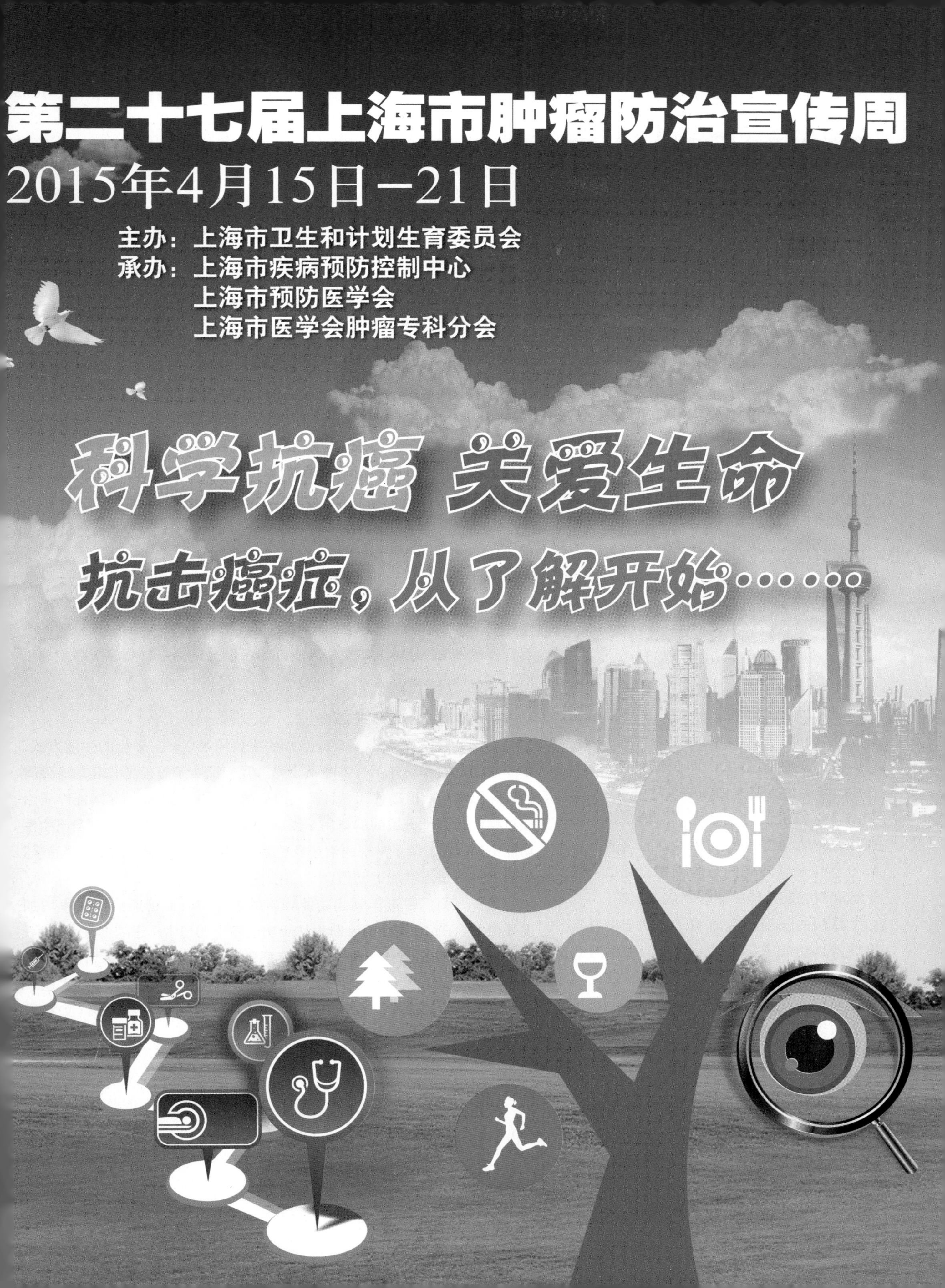

第二十七届上海市肿瘤防治宣传周

2015年4月15日–21日

主办：上海市卫生和计划生育委员会
承办：上海市疾病预防控制中心
上海市预防医学会
上海市医学会肿瘤专科分会

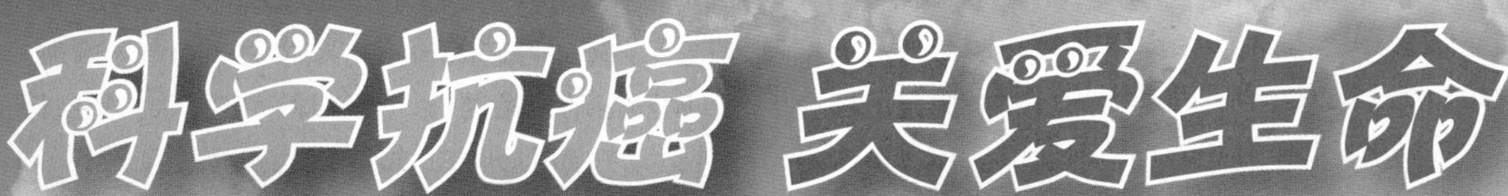

抗击癌症，从了解开始……

中青年男士：“动起来”治“不起来”

西安交通大学医学院第一附属医院泌尿外科副教授　杨 林

在人们印象中，勃起功能障碍是种“老年病”，即在老年男性中较为常见。但事实上，在门诊过程中，我们发现因勃起功能障碍就诊的患者中，中青年男性占了大多数。分析原因，可能多数老年人认为，随着年龄增长，勃起功能下降是一种“自然现象”，所以自认为不需治疗；而中青年男性因为伴侣仍处在性活跃期，一旦出现“问题”，就诊愿望比较迫切。

缺乏运动很影响性功能

影响勃起功能的因素很多，常见的包括高血压、糖尿病、盆腔手术等，但这些致病因素在中青年男性中并不多见。一些不健康的生活方式，如吸烟、饮酒及肥胖等也与勃起功能障碍相关。尤其是运动与勃起功能之间的关系，引起了越来越多关注。

静坐的生活方式，即长期缺乏运动，在中青年男性尤其是白领中较常见。目前已知，静坐的生活方式与肥胖、糖尿病、高血压、高脂血症等密切相关，而这些因素都是勃起功能障碍的危险因素。那么，缺乏运动对勃起功能的影响到底多大？

我们的一项研究表明，运动与中青年男性勃起功能密切相关：静坐的生活方式可显著影响中青年男性勃起功能、性交满意程度以及性欲。经常运动的中青年男性相比缺乏运动的中青年男性，具有更好的勃起功能、更强的性欲以及更高的性交满意度。

运动与良好的勃起功能相关的具体机制目前还不清楚，可能是由于运动可以改善血管内皮细胞的功能，增加神经递质的释放或者有利于患者的心理健康。

如何判断静坐生活方式

如何判断自己是不是属于静坐生活方式（运动量够不够）呢？国际上有一个标准，就是每周运动消耗能量 1 400 千卡（每千卡相当于 4.184 千焦）是运动量达标的最低标准。那 1 400 千卡是多大的运动量呢？按国际上通用的运动量表，可将运动分为 4 种类型：爬楼梯，走路，轻体力运动及剧烈运动。轻体力运动包括打高尔夫、钓鱼、瑜伽、举重、远足、擦地板等，剧烈运动包括游泳、打篮球、打网球、骑自行车、跑步、拳击等。各种运动按照下列方式换算成能量消耗：走路 100 米消耗 6 千卡能量，爬楼 1 层 8 千卡，每分钟轻体力运动消耗 5 千卡，每分钟剧烈运动消耗 10 千卡……

但在实际生活中，根据专业的量表测定运动量比较复杂、不易实施。实际上，我们可选择一个简单的中青年男性达标的运动量标准：每天平均走路 3 500 米，或者爬 25 层楼，或者从事轻体力活动 40 分钟，或者剧烈运动 20 分钟。如果每天运动量不足上述标准，则属于静坐的生活方式，需要设法调整。

动起来，让性生活更美满

勃起功能障碍是影响家庭幸福的重要原因之一。静坐的生活方式，即缺乏运动在中青年男性中并不少见。我们证实了静坐是勃起功能障碍的危险因素，而运动作为一种较易改变的生活方式，在勃起功能障碍治疗过程中起到十分重要的作用。因此，中青年男性如果感觉到自己的性功能不如以前，除了常规的治疗及生活习惯改变外，应主动改变“静坐”生活方式，适当增加运动量。

另一方面，中青年勃起功能障碍的发生与心血管疾病发病率增加显著相关。在 40 岁之前诊断为勃起功能障碍的患者，患缺血性心脏病、心脏骤停、脑血管病、周围血管疾病的概率远高于普通人群。因此，早期发现勃起功能障碍，可以尽早干预，而改变静坐的生活方式是一个简单而有效的选择，这对于预防其他与缺乏运动相关的疾病（如糖尿病）也有现实意义。PM

特别提醒

运动重要的一点是坚持，比如走路，偶然一天走路 50 分钟很容易，但坚持每天都走路 50 分钟就不那么容易。因此，提醒要把运动当成一种习惯，长期坚持，那样才会收到理想的“助性”功效。

肥胖男的“性忧虑”

上海交通大学医学院附属第九人民医院辅助生殖科副主任医师　应 俊

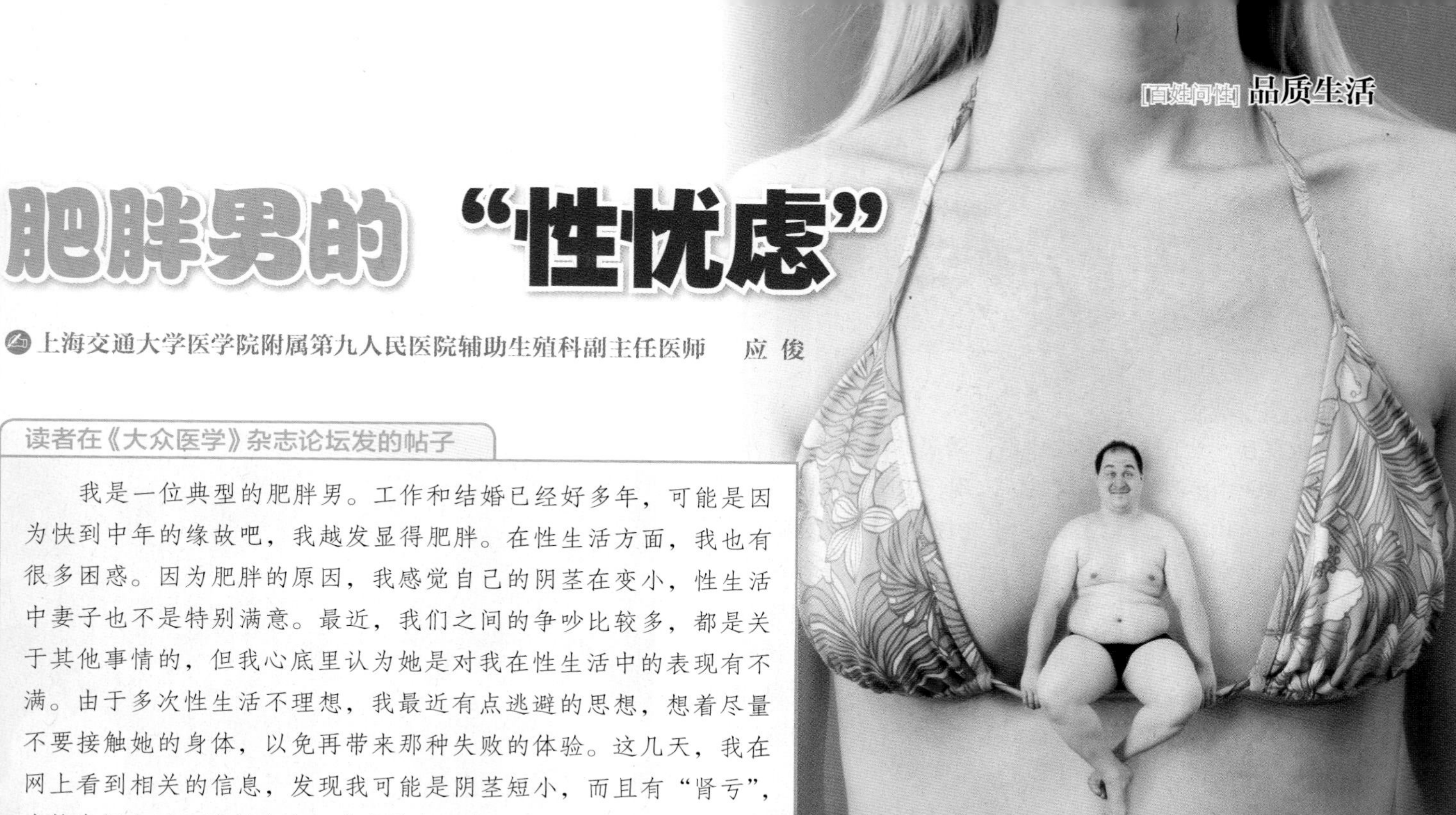

读者在《大众医学》杂志论坛发的帖子

我是一位典型的肥胖男。工作和结婚已经好多年，可能是因为快到中年的缘故吧，我越发显得肥胖。在性生活方面，我也有很多困惑。因为肥胖的原因，我感觉自己的阴茎在变小，性生活中妻子也不是特别满意。最近，我们之间的争吵比较多，都是关于其他事情的，但我心底里认为她是对我在性生活中的表现有不满。由于多次性生活不理想，我最近有点逃避的思想，想着尽量不要接触她的身体，以免再带来那种失败的体验。这几天，我在网上看到相关的信息，发现我可能是阴茎短小，而且有“肾亏”，我越发担心了。请教专家，我应该怎么办？

门诊上经常碰到这样的肥胖男性患者。他们因为性交过程不满意，或性生活过程中或结束后显得疲惫不堪、气喘吁吁，自以为“肾亏”而就诊。而在某些医疗机构，出于各种原因，可能会被草率诊断为“阴茎短小”“隐匿性阴茎”“阴茎包皮过长”，甚至“阴茎勃起功能障碍”。这些患者到我们这里就诊，经过仔细检查，发现情况往往并非如此。对这些肥胖就诊者，只要详细询问性生活的整个过程，比较仔细地给予相关检查，就可以得出其阴茎勃起功能正常、阴茎长度正常的结论。

众所周知，肥胖者的脂肪比较集中堆积在腹部（即通常所说的腹型肥胖）。而腹部脂肪厚度的增加，尤其下腹部脂肪的厚度增加，可以掩埋阴茎海绵体的长度。此时，患者在站立位或俯卧位时，只能见到阴茎包皮，看不见阴茎体和阴茎龟头，容易被误诊断为“阴茎发育差”“阴茎过短”“隐匿性阴茎”“阴茎包皮过长”等。这种情况下贸然治疗，甚至进行阴茎包皮手术、阴茎延长术、耻骨上脂肪固定术等，则不仅没有必要，而且会造成不良后果。事实上，如果只是因为肥胖，导致阴茎体部外露不够，那么性生活时将阴茎上部脂肪向上推一下，就可以显现出足够长度的阴茎，并不妨碍正常的性生活。

另外，肥胖男性的性困惑还与心理压力有关。比如，上次性生活过程不顺利，在性生活中未能让性伴侣满意等。由于肥胖男性的腹部肥胖问题，这种情况的发生更频繁。而这种“性生活不和谐”，导致了男性以后对性交过程的焦虑、担忧，甚至对性生活惧怕。于是，每当性伴侣有要求时，肥胖男性就会想出各种理由来推脱。

必须指出的是，肥胖还可导致性激素方面的失衡。研究发现，非肥胖者血液中雄性激素浓度高于肥胖者，雌性激素浓度低于肥胖者。雄性激素在血液中的浓度可以影响男性的性欲、性冲动、阴茎勃起状况。在正常情况下，男性雄、雌两种激素在血液中浓度是相对稳定的。肥胖者均有不同程度脂肪肝，肝细胞脂肪变后对雌性激素进行灭活的能力下降，相比而言雄性激素浓度就明显下降，此时更显得雌性激素浓度异常升高。所以，减肥、控制体重从生理健康上讲也是必要的。

面对这一系列问题，肥胖男性应该如何妥善解决呢？关键是要降低体重，尤其是减少腹部的脂肪堆积。降低体重的目标很明确，就是明显缩小腰围，去掉影响显示阴茎勃起状况、影响阴茎外露长度的那堆脂肪（即耻骨前的那堆脂肪）。国外有研究资料显示：男性肥胖者如果能减肥 20%，性功能的改善或者性满意度可以提高 40%~50%。肥胖者能够达到减肥的指标，其身体内的一系列异常情况可以得到明显改善，包括雄、雌激素的平衡，糖类、脂类代谢的异常，脂类对血管方面的影响等。在控制体重的同时，多与配偶沟通，改善性生活质量，随着体重情况变好，相信自己对性生活的信心也会逐步增加。这位读者可能是因为体重进一步变胖而带来了一系列性困惑，所以当务之急是把体重控制好、降下来。PM

张氏喉科 现代中医耳鼻喉科发祥地

历史渊源

张赞臣，全国首批名老中医，著名的中医学家，中医教育学家，中医耳鼻喉科奠基人、现代中医耳鼻喉科学创始人之一。1978 年 ~1993 年，张老任上海曙光医院顾问，兼上海中医学院(现上海中医药大学)五官科教研组顾问。

张老乃常州祖传中医，擅长中医内、外科，对中医喉科更有独特经验。临床上强调"五官疾病整体论"，诊断上首创"舌下经脉诊察法"，注重"咽喉局部望诊"，"鼻衄衄色辨证"等。在治疗上创制"金灯山根汤""养阴利咽汤""前胡玉屏汤"等众多经验良方。

张老桃李满天下，如上海中医药大学附属曙光医院郑昌雄、陈亚南、张剑华、林志勇、何宗德、刘福官、忻耀杰，复旦大学附属眼耳鼻喉科医院张重华、臧朝平。

1995 年经上海市卫生局批准，由郑昌雄担任主任委员、忻耀杰担任中心秘书，成立了上海市中医咽喉病医疗协作中心，网络成员包括二级、三级医院，发扬壮大了该学术流派。

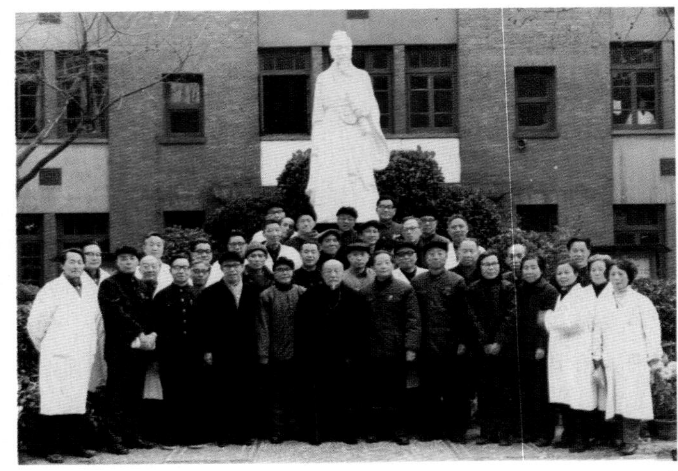

张赞臣和曙光医院医护人员

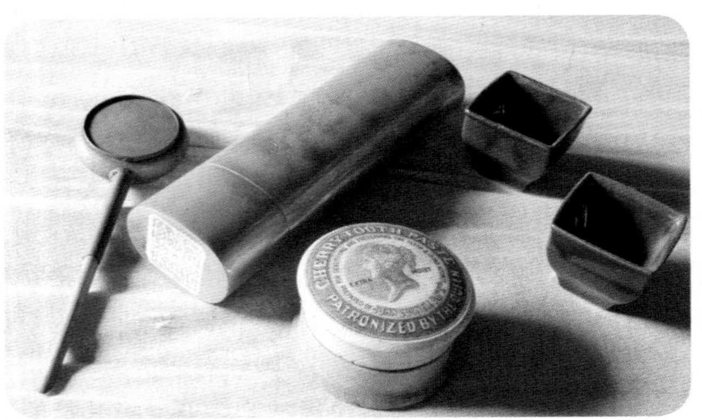

中医喉科用具

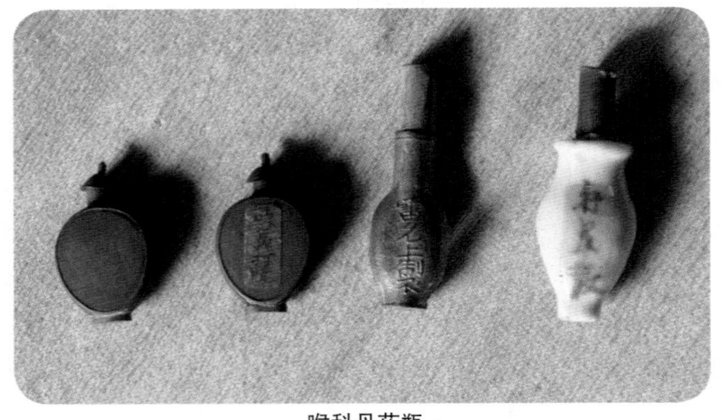

喉科丹药瓶

曙光医院代表性传承人

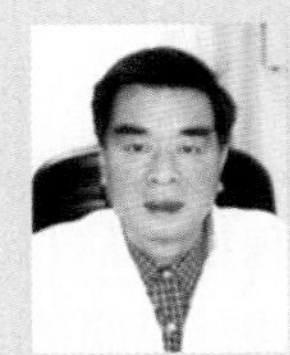

郑昌雄 张氏喉科第二代曙光医院代表性传承人，师从全国著名老中医张赞臣教授；1982 年 6 月 ~1996 年 8 月期间，担任上海中医药大学附属曙光医院中医耳鼻咽喉科学科带头人。

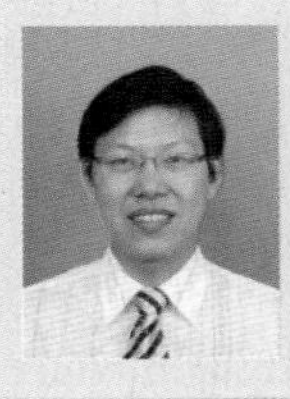

忻耀杰 张氏喉科第三代代表性传承人，现任曙光医院耳鼻咽喉科主任医师、教授、中医耳鼻咽喉科学教研室主任、硕士研究生导师、中华医学会中医耳鼻喉科分会常务委员。

基地建设

上海中医药大学附属曙光医院耳鼻咽喉科承担了张氏喉科研究基地建设，科室长期以来坚持以传统中医特色疗法治疗耳鼻喉科疾病，与全国各大中医建设单位和上海市 20 余家各级医院建立了紧密的协作关系，通过协作网络的形式与各级医院单位互通运用专科特色诊疗技术，培养专科人才、编规划教材和专著、自制多种中药特色制剂。

于“方寸之地”辨识“喉痹”

文 上海中医药大学附属曙光医院　忻耀杰（主任医师）　滕磊

“咽喉”，据《灵枢·肠胃》记载：“咽门重十两，广一寸半，至胃长一尺六寸。”可见咽喉的解剖仅占“方寸之地”。“痹”为闭塞不通之意。《素问·玄机原病式》：“痹，不仁也，俗作闭，犹闭塞也。”顾名思义，“喉痹”就是咽喉部的闭塞不通。“方寸之地”闭塞不通，一息休也，实属要隘关口。喉痹有“广义”“狭义”之分。“广义喉痹”是咽喉口齿疾病的总称。本文所述即为“狭义喉痹”，与西医学的急、慢性咽炎类似。

咽炎，虚、实、红、白，治各异

咽、喉分别为呼吸之要道，饮食之关隘，与肺胃二经关系尤为密切。实证喉痹（急性咽喉疾病）多由肺胃实热火毒致疾，主要表现为咽痛，吞咽时尤甚，咽部有灼热感，伴发热，口气臭秽，小便黄赤等症状。虚证喉痹（慢性咽喉疾病）多由肺胃阴虚火旺为患，主要表现为咽部干痛，或咽部梗塞不利，干咳少痰，或痰中带血，手足心热等症状。

张氏喉科在喉痹诊治中除了全身辨证之外，还非常重视咽喉局部的望诊。认为“病之所入，皆由咽喉，咽喉虽小如弹丸，却系食、气要冲，攸关整体”。喉痹症局部之色有白有赤，色白者多属虚寒之象。色红之症则无不属之于火，唯红有深艳浅淡之分，火有虚实之别。色淡隐红者为虚火上炎，色艳红者则为实火。治疗上，肺胃实热火毒证应以清泄肺胃热毒为法，张氏有独创的“金灯山根汤”治之；肺胃阴虚火旺证当以清养肺胃为则，用自立“养阴利咽汤”治之。

治咽常要通下，治喉不忘养胃

实证喉痹初起多为肺经风热证，日后可转为胃经热盛证。对于喉痹肺胃热盛证，张氏喉科常配合通下法治疗，上病下治，根据患者的体质，酌情应用大黄、元明粉之类药物，泻大肠火以清上部热，起到攻下导滞、引热下行，釜底抽薪的作用。

虚证喉痹以阴液不足证为多见。阴液不足的原因主要有二：一是多因外感风热或暑热之邪侵袭人体后，易于化燥伤阴。二是由于素体阴虚，或其他疾患迁延不愈，导致阴分不足。古人有“留得一分津液，便有一分生机”的训诫，所以张氏喉科非常重视人体阴液的养护，认为咽喉病伤阴多表现在肺胃两经，治疗当以甘寒生津、滋养胃阴为主。常用孩儿参、南北沙参、天冬、麦冬、玉竹、石斛、天花粉、芦根等，以补充机体阴液的耗损不足，进而使人体阴阳恢复平衡，达到促进病愈的作用。若有大便秘结，常用具有润滑作用的瓜蒌仁、郁李仁、火麻仁等植物的种仁或果仁，润肠通便。

内外合治，吹、噙、漱、敷，创验方

前人有“良工不废外治”，“外治药中多奇方”之说。张氏喉科认为内服之剂固属重要，外治诸法亦不容忽视。所以然者，盖外治药物可直达病所，内外合治，则其效可相得益彰。因此，在治疗上既重视整体调摄，又不偏废局部外治。常用外治方法有用药吹口、噙漱、外敷等。常以张氏家传或自创外用验方，如珠黄青吹口散、提脓丹、玉露膏、银硼漱口液等与内服药同用治疗疾病，使疗效倍增。PM

患者养生要点

喉痹很容易复发，患者平时要注意调摄：

① 避免过食辛辣醇酒及肥甘厚味。

② 注意保暖，防止感冒。要改善生活环境，保持室内通风良好，减少各种空气污染。

③ 注意劳逸结合，加强体育锻炼，提高身体抵抗力。

④ 积极治疗鼻窒（鼻塞）、鼻渊（鼻窦炎）、龋齿、胃食管反流症等邻近器官疾病。

立夏微导引　足运太极济水火

中国中医科学院医学实验中心博士　代金刚
中国健身气功协会常委　张明亮

立夏，为一年二十四个节气中的第七个节气，也是夏季的第一个节气，一般是从每年的5月5日前后开始，到5月20日前后结束。立夏，就是夏季的开始。立夏之后，阳气逐渐增长，阴气逐步消散，白天逐渐延长，天气逐渐转热，植物生长也逐渐进入了茂盛期，所以古人说："夏三月，此谓蕃秀，天地气多，万物华实"。另外，民间谚语有云："立夏不下，犁耙高挂""立夏无雨，碓头无米"，意思是说如果在立夏时节没有雨水，则会影响到秋季的收成。

中医理论认为，手属心而属火、属阳，与夏相应；足属肾而属水、属阴，与冬相应。在立夏导引术中，手脚并练而更侧重腿与脚的练习，正是体现了补肾养心、以水济火、阳中练阴、阴中练阳的精湛理论和方法。

足运太极式

足运太极式，就是以足来做描划太极的动作，通过脚尖的勾伸、划圆等动作，可以使小腿、脚踝、脚趾等部位得到充分的锻炼，从而有效调节相关经脉及全身气血的运行变化，有效解除小腿疲劳等症状和防治膝关节疼痛等疾患。

1. 正身平坐，两腿伸直，两手自然覆按于两膝，竖脊含胸，呼吸均匀，思想安静，全身放松（图1）。

2. 右腿屈膝内收，脚掌自然踏地（图2）。

3. 接上式，左腿屈膝内收，自然盘屈，左足跟靠近会阴部位（图3）。

4. 接上式，两手十指交叉相握，掌心向内轻轻扶按在右膝膝眼处，动作稍停（图4）。

5. 接上式，两手抱膝收至胸前，右脚掌离地、自然放松，同时下颌微收、百会上顶，拔伸脊柱（图5）。

6. 接上式，右脚尖尽力向上勾，身体其他部位不动，动作略停（图6）；脚尖尽力向下伸展，脚背绷直，动作略停（图7）；如此重复练习三次。

7. 接上式，右脚尖向右、上、左、下、右划圆三次，称为内转太极，然后反方向划圆三次，称为外转太极（图8）。

8. 接上式，右脚放松、踏地，然后依次松手、伸左腿、伸右腿、还原平坐、两手覆按两膝，呼吸调匀，全身放松（图9~12）。

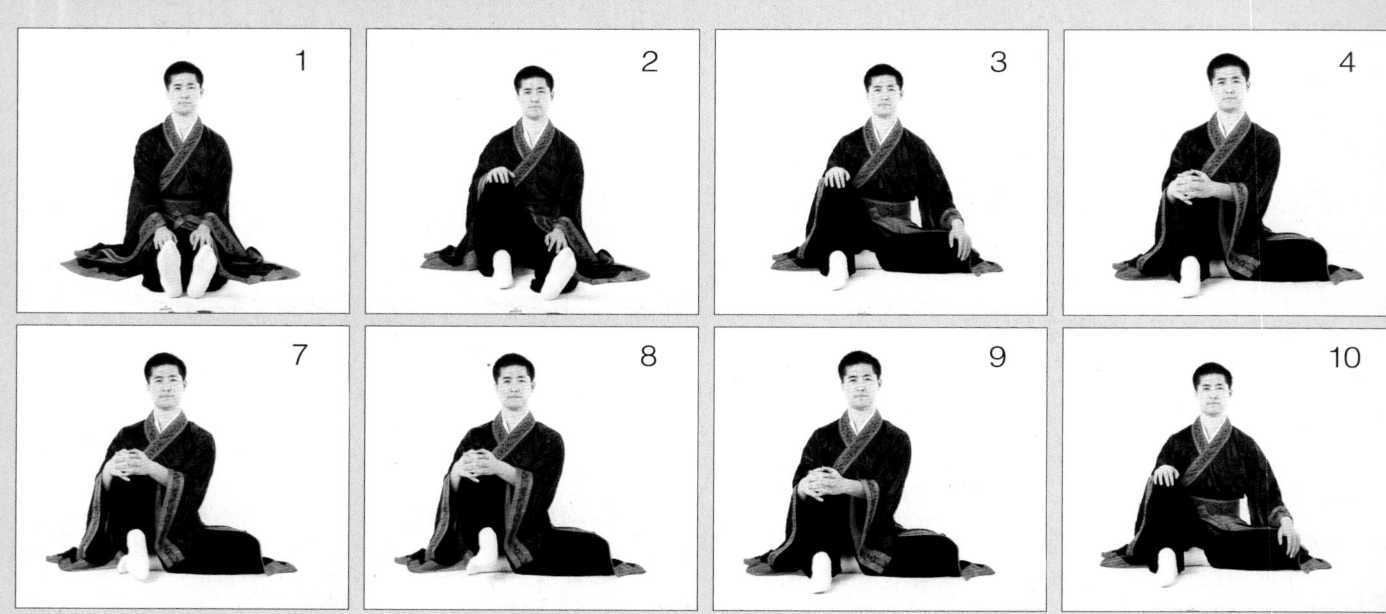

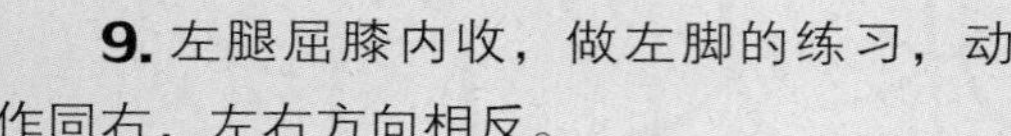

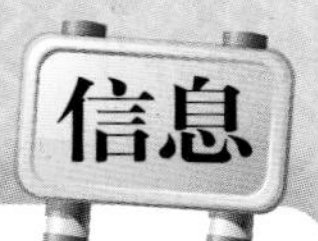

9. 左腿屈膝内收，做左脚的练习，动作同右，左右方向相反。

10. 以上练习完毕，还原平坐，呼吸自然，全身放松。

立夏养生

饮食方面：立夏节气，天气逐渐转热，饮食宜清淡，应以易消化、富含维生素的食物为主，大鱼大肉和油腻辛辣的食物要少吃。立夏以后饮食原则是“春夏养阳”，养阳重在养心，养心可多喝牛奶、多吃豆制品、鸡肉、瘦肉等，既能补充营养，又起到强心的作用。平时多吃蔬菜、水果及粗粮，可增加纤维素、维生素 B、C 的供给，能起到预防动脉硬化的作用。

在起居方面：立夏养生要早睡早起，注意养阳，方能与万物生长之势相应。因此，要避免大汗淋漓，以免过汗伤阳。

在精神方面：立夏之季要养心，尤其是老年人要有意识地进行精神调养，保持神清气和，为安度酷暑做准备。PM

扫描二维码，收看其他 5 月节气养生（视频版）《小满微导引 单臂托举小盈满》

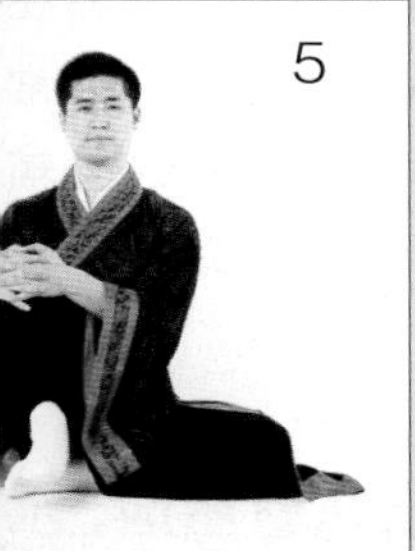

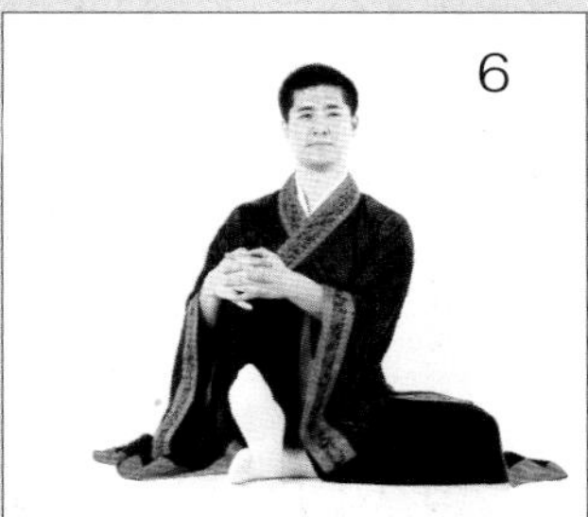

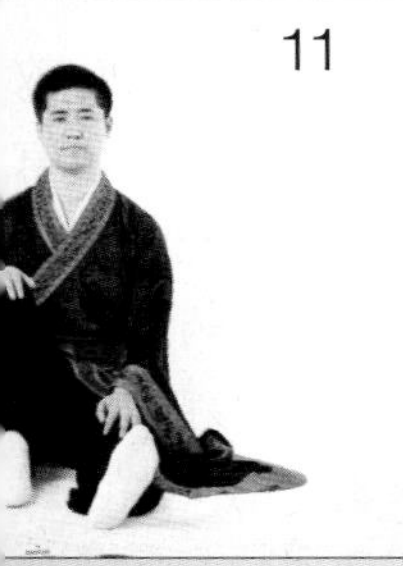

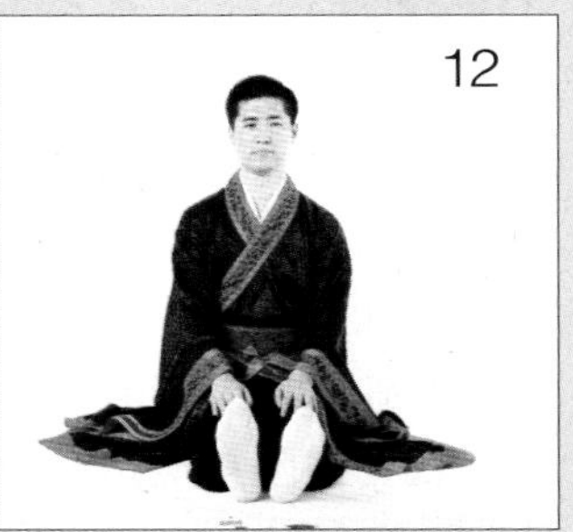

“社区听力健康科普活动”在上海举办

2015 年 3 月 3 日，由上海市徐汇区华泾镇人民政府主办，Sonova（索诺瓦）听力集团协办的“把耳朵叫醒”——关注听力健康社区科普活动在上海举办。今年爱耳日重点关注噪声导致的听力损失。据世界卫生组织刚刚公布的数据显示，全球大约 11 亿年轻人正面临由不良用耳习惯导致听力损失的风险。上海儿童医学中心陈洁教授表示：“研究显示，85 分贝以上的声音即可损害人体内耳毛细胞导致听力损失。当毛细胞受到损害造成听力损失，往往是不可逆的。”无论使用助听器还是人工耳蜗，虽可解决听障人士近距离聆听困难问题，但远距离和回声问题则需要通过无线聆听技术解决。据悉，索诺瓦集团研制的络 + 无线聆听技术采用全新的无线芯片和智能自适应设置，最大程度地减少信号干扰并优化运行范围，从而提高噪声环境下的言语识别率，给听障人士带来了福音。

靶向为翼，肺癌患者生存期十年飞速提升 2.4 倍

2015 年 3 月，由抗癌协会临床肿瘤学协作专业委员会主办、阿斯利康中国协办的“下一个十年，下一个飞跃”中国非小细胞肺癌靶向治疗 10 年高端峰会在沪召开。中国抗癌协会临床肿瘤学协作专业委员会（CSCO）主任委员吴一龙教授、中华胸心血管外科学会肺癌学组组长支修益教授，以及全国六百余位肺癌领域专家参加了会议。

2005 年，随着易瑞沙（吉非替尼）进入中国市场，中国非小细胞肺癌治疗正式进入靶向治疗时代。十年来，晚期肺癌患者中位生存期显著增加 2.4 倍，五年生存率从 8% 增长到 18%，已有 20 万余名中国肺癌患者通过易瑞沙的治疗得到生存获益。十年来，肺癌基因检测逐渐普及，在国家卫计委临床病理质控中心（PQCC）和阿斯利康公司的大力推动下，2014 年我国已有超过 100 家医院建立 EGFR 基因突变院内检测平台，为肺癌个体化治疗和临床研究提供了保障。

诊断沙眼衣原体 / 淋球菌全新检测方法上市

沙眼衣原体与淋球菌病原体感染，被认为是全球引起性传播疾病的首位和第二位的病原体，男女均可感染，以性行为为主要传播途径。中国疾病预防控制中心性病控制中心副主任陈祥生教授表示：“性传播疾病引起的急性感染、慢性症状均可能导致女性不孕、异位妊娠、宫颈癌等。若能尽早诊断和治疗，沙眼衣原体与淋球菌病原体感染是可以治愈的。除了对公众进行健康宣传及教育，针对高危人群进行筛查，提高临床诊断及治疗的生物医学干预更重要。”据悉，全球体外诊断领导者罗氏诊断近日宣布，用于筛查及诊断沙眼衣原体与淋球菌病原体感染的全新 cobas 4800 CT/NG 检测项目，已获国家食品药品监督管理局批准并在华上市。该技术通过体外核酸扩增术，早期筛查有症状和无症状沙眼衣原体与淋球菌感染者，早期治疗，减少患者远期并发症，维护身体健康。

纪念现代婴幼儿配方奶粉世纪华诞

2015 年 3 月 27 日，全球婴幼儿配方奶粉行业领导者惠氏营养品迎来百年华诞。1915 年，随着人类历史上第一款现代婴幼儿配方奶粉诞生，惠氏营养品不断揭示母乳奥秘，还原母乳精粹，守护人类最宝贵的营养。惠氏营养品探索母乳奥秘的百年，也是现代婴幼儿配方奶粉行业不断发展的百年。为纪念现代婴幼儿配方奶粉的百年历程，惠氏营养品携手中国营养学会妇幼营养分会主任委员苏宜香共同探讨母乳奥秘，并开启“向母乳致敬”全国巡展的序幕，旨在通过这一活动向社会传递惠氏营养品秉承的“推崇母乳、研究母乳、学习母乳”的理念，并号召全社会关注行业发展、致敬伟大母爱。

第三届儿科中国之窗——汇聚名家对话 传递儿科关爱

为了给更多的基层儿科医生带来儿科学术和临床方面的指导，“儿科中国之窗”医学交流活动，于 2015 年 3 月 28~29 日分别在上海、北京举行。本届活动采用最先进的网络实况转播技术，连接上海、北京 2 个主会场与 10 个分会场，网络信号覆盖 30 余个城市，总计约 2500 名医师参与了学习交流。本届活动邀请到了来自北京、上海，以及辽宁、四川、浙江省的 7 位专家，就三个儿科热点课题即“中西医对儿童急性发热的处理和安全用药”“儿童咳嗽与胃食管反流的关系与处理”“儿童普通感冒国内外诊疗经验及病例分享”进行了深入学术探讨和临床经验分享。

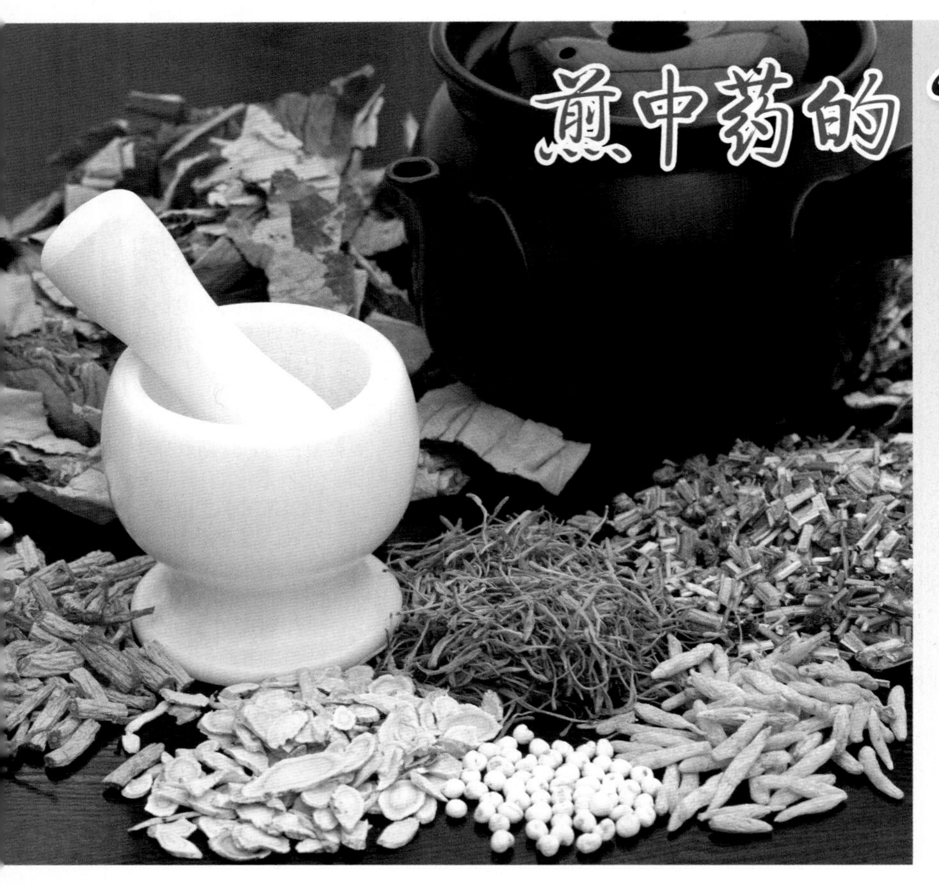

煎中药的"水火"问题

山东中医药大学附属医院
药剂科副主任医师 崔惠平

中医对中药的煎、服方法非常之考究。同样一张药方，因为药物的煎服方法不同，适应证和治疗效果就不一样。治疗一种病，即便辨证再准确，用药再恰当，如果煎药、服药方法不当，就不可能发挥药物应有的疗效。

应选用什么器具和煎法煎煮中药，我们已在前几期的杂志中进行过"大盘点"，下面再就煎中药的"水火"问题介绍一二。

煎前准备：用凉水浸泡，切不可冲洗

沸水煎煮不如凉水浸泡 中药多为植物或动物的干燥组织，其有效成分及治疗成分分布于植物干枯萎缩的细胞内，用沸水煎煮会促使动植物细胞中的蛋白质、淀粉等成分产生凝固、韧化，水分不易渗入和溶出，有效成分不能释出，从而降低药效。煎煮中药前，应在室温下用冷水浸泡中药材，使其湿润变软、细胞膨胀，这样有效成分首先溶解在药材组织中并产生渗透压，有效成分就容易析出。标准的方法是在煎煮前，先用凉水浸泡中药半小时，使药材变软，膨胀；煎煮时随着水温增高，组织内高浓度的溶液向组织外扩散，从而保证有效成分全部溶解在水中。

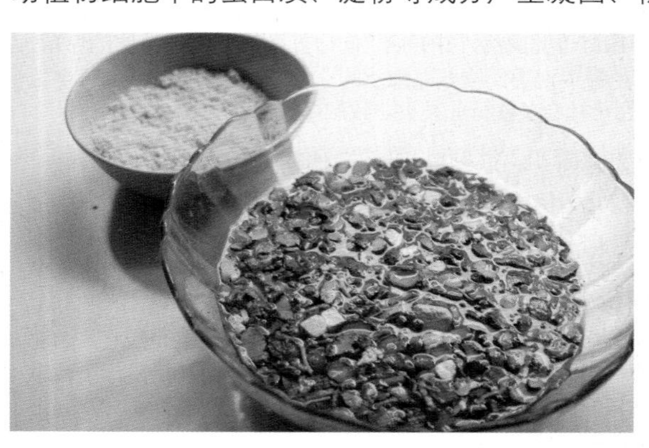

浸泡时间据药材性质而定 一般情况下，以叶、茎等类药材为主的复方药剂可浸泡20~30分钟；以根、根茎、种子、果实等类为主的药材可浸泡60分钟。浸泡时间不宜过长，以免引起药物酶解和霉败。如果请医院代煎中药，例如我院药剂科在煎煮中药前，都会在每个泡药桶旁安置定时器，以确保浸泡时间不低于30分钟。

煎煮前不要水洗 ①水洗会减少药材的水溶性成分：由于不少药材中含有糖和苷类，可溶解于水中，如经水洗，则会丢失一部分的有效成分，降低药效。②水洗会损失粉末类药材：中药中有不少药材是粉末类的，有些在配药时需研碎，如桃仁、龙骨、滑石粉等，如果用水洗，会造成这些药物的流失。③水洗可致部分药材辅料丢失：由于有的药材在炮制过程中加入蜜、酒、胆汁等辅料，如常用药材中的胆南星、酒制大黄等，而这些辅料易溶于水中，若用水冲洗，可导致部分辅料丢失。

煎药用水：加水量看药材质地，水温看煎药次数

药多水少，中药煮不透，煎不尽，有效成分浸出不完全，稍一蒸发药汁即干涸，有效成分可因局部高热而被破坏；药少水多，虽能增加有效成分的溶出量，但汤药液量过大，不适合患者服用。

根据药物质地判断加水量 不同的中药

材质地，其吸水量有显著差别，一般吸水量为药物重量的5~10倍，个别如胖大海可达20倍。重量相同的药物，质地轻松的容积必大，吸水量多；质地坚实的容积必小，吸水量亦少。煎煮花、叶、全草等质地轻松的药物，用水量稍多；煎煮矿物、贝壳等质地坚实的药物，用水量稍少。根据传统经验，可将饮片置于煎锅内，加水至超过药物表面3~5厘米为度，第二次煎煮的加水量可超过药渣表面1~2厘米。

头煎加凉水，二煎加温水 第一次煎煮应用凉水，先泡后煎。第二次煎煮时不用凉水或热水，改用温水，因为当热水或凉水冲入生药时，生药的外层组织受高温或低温的骤然冲击，立即凝固、紧缩，尤其是蛋白质在细胞壁上形成一层不可逆转的变性层，阻碍水分的渗入，组织内部被溶解的有效成分也难以溶出，从而大大影响有效成分的溶出率。

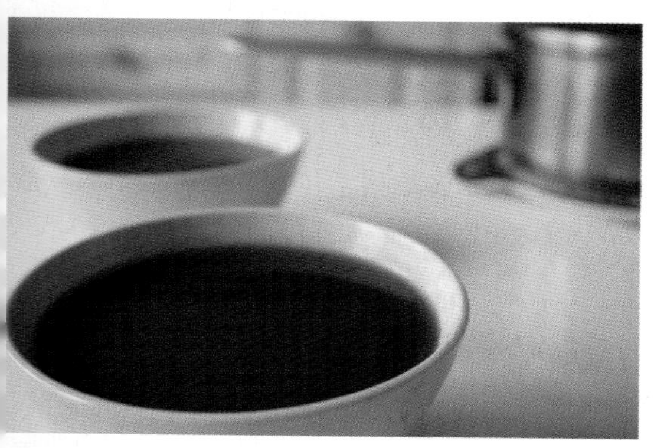

煎药次数：2~3次为宜

煎煮后药物的有效成分首先会溶解在进入药材组织的水液中，然后再扩散到药材外部的水液中。当药材内外溶液的浓度达到平衡时，有效成分就不再溶出了。这时只有将药液滤出，重新加水煎煮，有效成分才能继续溶出，所以煎煮次数不能太少，以免有效成分提取不完全，损失药材。但若煎煮次数太多，也费工耗燃料，增加煎出液中的杂质。

一般而言，一服中药煎煮2次后所含的有效成分已大为降低，所以中药一般煎煮2~3次。治疗一般疾病的中药以2次煎煮为宜。药量较大的处方，2次煎煮后可能存留的有效成分仍较多，这时可再煎第3遍，服药频率改为一日三次，以节约中药资源、提高疗效。

煎煮火候和时间：先武后文，时间各异

大多数人都以为中药煎煮得越浓，效果越好；煎煮时间越长，有效成分越多。其实不然，煎煮中药是将中药的有效成分不断释放、溶解的过程，当中药与药液中有效成分的浓度平衡后，这一过程就停止了，之后再连续不断地煎煮，不仅不会使药物内的有效成分继续溶解，反而使药液中的有效成分不断蒸发而减少，甚至可能在长时间的高温中遭到破坏，从而降低药效。不同处方中的药材，煎煮的时间不同，应遵医嘱，科学煎药。

一般先用武火煎煮中药至微沸，水沸后改用文火，并开始计算煎煮时间。多数汤剂皆以煎煮至所加溶媒量（如水）的1/2~1/3为度，部分方剂根据方中某些药物的煎煮程度掌握煎药时间。用于治疗感冒的解表药或清热药宜用武火快速煮沸后改用文火，并趁热服用。《中药药剂学》对汤剂煎煮的时间和次数有如下规定：解表药头煎10~15分钟，二煎10分钟；滋补药头煎30~40分钟，二煎25~30分钟；一般药物，头煎20~25分钟，二煎15~20分钟。砂锅煎煮中药时普遍采用此法。

入煎方法：煎煮顺序和特殊煎法

先煎 先煎药一般加水400~500毫升，用武火煮沸15~20分钟后，再加入其他药物和适量水，继续煎煮。先煎的药物包括生石膏、磁石、代赭石、紫石英、生龙骨、蛤壳、生石决明、瓦楞子、龟板、鳖甲、天麻等矿物，以及贝壳、骨、甲、角等质地坚硬、有效成分不易被煎出的药材。另外，附子、乌头、雷公藤等毒性药材必须煎煮超过40分钟才能缓和毒性。

后下 后下药一般应在煎药结束前5~10分钟放入。后下药包括薄荷、砂仁、白蔻、沉香、肉桂等气味芳香、含挥发性成分的药物。另外，钩藤、大黄、番泻叶、细辛等不能久煎的药物也适宜后下。

包煎 即把药物装在纱布袋中，与其他药物同煎。包煎的药物包括葶苈子、车前子、蚕沙、旋覆花、滑石粉、六一散、青黛、马勃、生蒲黄等含有黏液质、绒毛和体轻易漂浮的药物。

另煎 人参、西洋参、鹿茸等贵重药物宜另煎，以免煎出的有效成分被其他药渣吸附，造成浪费。

烊化 即将胶类、膏滋类、糖类或无机盐类药物放入热溶液（如已煎好并趁热去渣的药液）中熔化。烊化的药物有阿胶、龟板胶、鹿角胶、枇杷叶膏、芒硝、玄明粉等。

兑服 将液体药物与其他药物的煎取汁液兑入服用。兑服的药物包括竹沥、姜汁、鲜藕汁等。PM

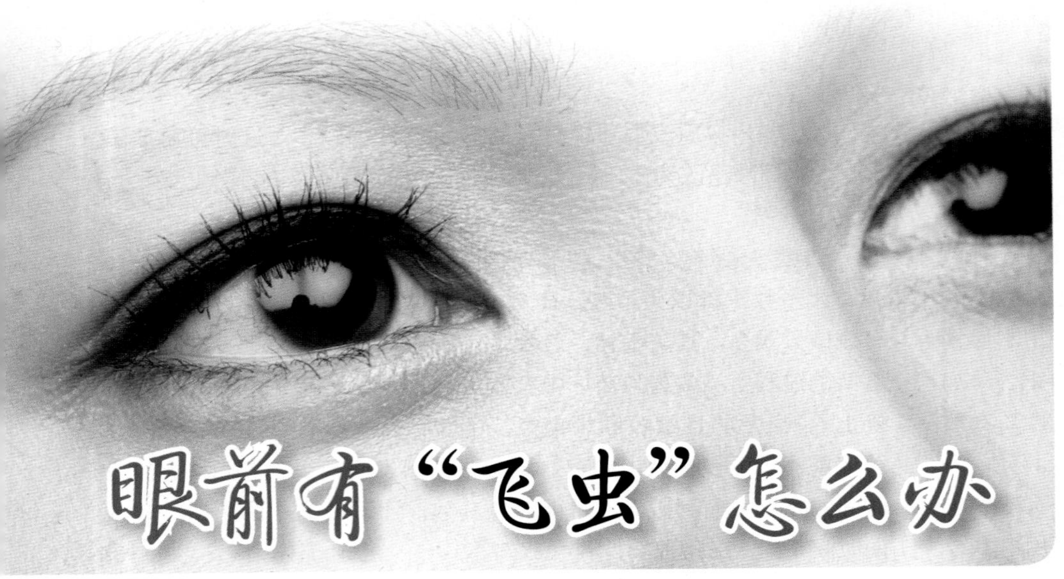

眼前有“飞虫”怎么办

上海中医药大学附属岳阳中西医结合医院眼科主任医师　王一心

网友献方一：

关于“飞蚊症”的治疗经验方。什么是飞蚊症？飞蚊症就是老年人眼前好像有一只蚊子飞来飞去一样，这是因为肝肾亏虚产生的视神经萎缩而导致的疾病，患病者很痛苦，到处治不好，我治疗过很多这样的病例，很简单：

就是去药店买“驻景丸”吃。也可以自己做：车前子300克，熟地黄500克，菟丝子300克，分别粉碎，然后混合，每天三……了。

张阿婆最近老是觉得眼前有虫子飞，在白色的背景下更加明显，每次用手去抓，可怎么也抓不到。张阿婆十分困惑，于是到医院眼科就诊，看看是不是眼睛出了毛病。医生经过仔细检查张阿婆的眼睛，给出的诊断是“玻璃体混浊”，俗称飞蚊症。

飞蚊症非常多见

我们的眼球里面很大一部分成分是玻璃体，约占眼球内容积的4/5。正常状况下玻璃体无色透明，呈凝胶状态，犹如小孩吃的透明果冻。玻璃体对眼内组织有支持、减震和代谢作用。随着年龄的增长，玻璃体的胶原纤维支架结构塌陷或收缩，导致玻璃体液化和后脱离，此现象在50岁以上人群的发生率约58%，65岁以上为65%~75%，所以飞蚊症多见于老年人。

另外，多年中、高度近视的患者，玻璃体的上述改变会提前，因此发生飞蚊症的年龄也相对较早。当发生玻璃体后脱离时，患者会注意到眼前有漂浮物，如点状物、飞蝇、环状物等，这是浓缩的凝胶体漂浮到我们的视野内所造成的。

有些飞蚊症会消失

一般而言，飞蚊症不会对视力造成大的影响，有的会随着时间的推移，玻璃体内浓缩的凝胶体会解体、消散或吸收，飞蚊症得以减轻或消失。中医认为飞蚊症属于“云雾移睛”（《证治准绳》）范畴。对于飞蚊症，目前不论是中医还是西医，都没有明确有效的治疗方法。网上的民间验方和叶黄素治疗飞蚊症的说法，都没有太多的科学依据。但补益肝肾、益气健脾等中药，可能对改善飞蚊症患者的体质有所帮助。

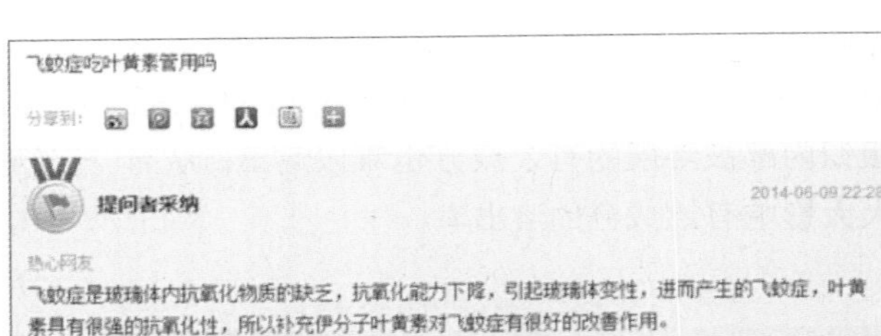

飞蚊症吃叶黄素管用吗

分享到：

提问者采纳　2014-06-09 22:28

热心网友

飞蚊症是玻璃体内抗氧化物质的缺乏，抗氧化能力下降，引起玻璃体变性，进而产生的飞蚊症，叶黄素具有很强的抗氧化性，所以补充伊分子叶黄素对飞蚊症有很好的改善作用。

这些网上“妙方”不可偏信

有些飞蚊症有危险

值得注意的是，发生飞蚊症时，尤其是有高度近视者，一定要到医院检查一下，排除飞蚊症的其他原因，如是否存在玻璃体后脱离、玻璃体积血、玻璃体炎等。如果脱离的玻璃体对视网膜构成牵引，患者视觉还会出现“闪电”感。牵引可能导致视网膜血管的破裂，产生玻璃体积血，患者眼前会出现“红色的烟雾”。如果过强的牵引导致视网膜裂孔形成和视网膜脱离时，视物有遮挡的感觉。

总之三句话

一、飞蚊症不可怕。飞蚊症一般不会对视力有较大影响，要注意情志调畅，避免急躁、沮丧，并到医院查明原因。

二、不要迷信特效药物。无论传统中药还是新型西药，对飞蚊症都没有特效。要饮食适当清淡，少食辛辣和刺激性食物；老年人和高度近视患者平时应避免过度用眼、屏气用力和头部震动，不要长时间看电脑，搬提重物和激烈运动。

三、特别情况及时就医。当飞蚊症明显影响到视力、特别是有高度近视的患者，一定要及时就诊，以免延误治疗。PM

红酒泡洋葱 食疗大妙招

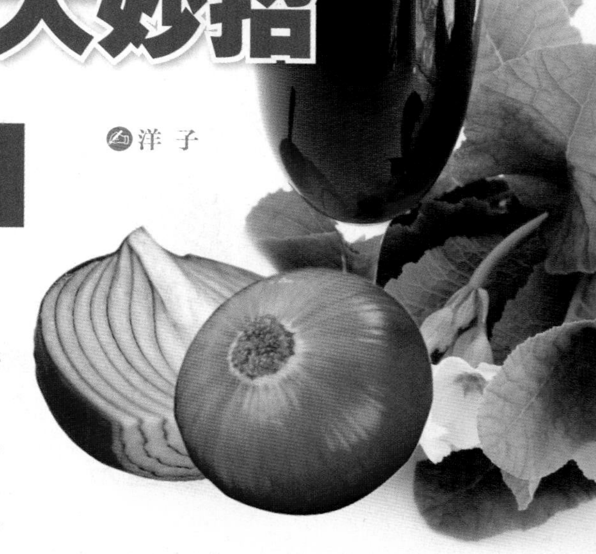

红酒泡洋葱在城乡颇为流行，很多报纸、电视、网络等媒体对这个小妙招进行了多次报道。

◎洋 子

洋葱：欧洲人的“家用药房”

洋葱在美国称为“家蔬良药”，被列为美军饮食必配菜品。在南北战争时，北方军司令格兰特率领的部队被逼一隅，遭遇断粮，又连逢阴雨，士兵中不少人患上了痢疾，还有骨关节病。后来陆军部发现一片洋葱地，他们以此充饥，没想到的是，部队士兵疾病消退，战斗力迅速恢复并大增，洋葱意外解救了遭受疾病危困的军队。

在欧洲，洋葱被称为“家用药房”，因为洋葱中含有很多种活性成分，如：

类黄酮：有助于保护心脏，预防冠心病。

前列腺素 A：有助于降低血脂和预防血黏稠。

二烯丙基二硫化物：有助于清理血液中的胆固醇和甘油三酯。

黄尿丁酸：可使细胞更好利用糖分，有助于调节血糖。

槲皮素：有助于增强血管弹性、扩张冠状动脉，增加冠脉血流量等。

棉籽糖：有助于调节血脂、降低血压、增强免疫力、减轻肝脏负担，防止便秘、腹泻。

谷胱氨酸：是一种抗衰老物质，有助于推迟细胞的衰老，久食使人延年益寿。

栎皮黄素：一种天然的抗肿瘤物质。

另外：洋葱还含有丰富的多种维生素和钙、磷、铁、硒元素，以及多种氨基酸和咖啡酸、柠檬酸等对健康有益的成分。常吃洋葱能消退脸部色素，减少雀斑、黄褐斑，光洁皮肤。

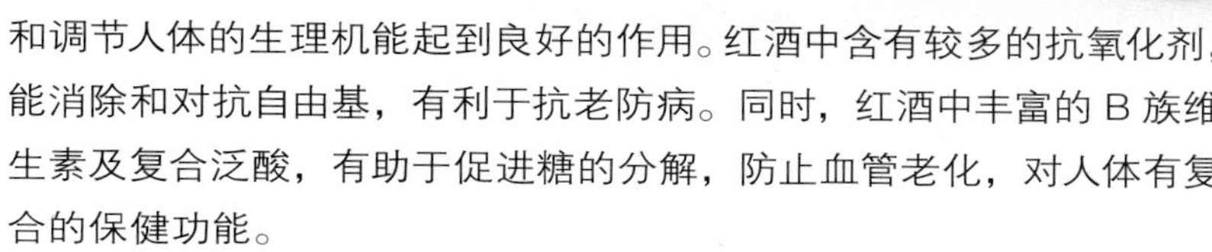

红酒：有益的酒精饮品

红酒含有丰富的氨基酸、矿物质和维生素，能直接被人体吸收，对维持和调节人体的生理机能起到良好的作用。红酒中含有较多的抗氧化剂，能消除和对抗自由基，有利于抗老防病。同时，红酒中丰富的 B 族维生素及复合泛酸，有助于促进糖的分解，防止血管老化，对人体有复合的保健功能。

炮制绝招：选料和添加特殊酵母菌

既然红酒泡洋葱有这样神奇的功效，是不是到超市随便买一瓶红酒，把洋葱泡一下，就能起到作用呢? 其实不然。首先，要选用优质的红酒，低质红酒往往泡出来效果不佳，品质越好的红酒，白藜芦醇的含量越高，洋葱则最好是西北的紫红皮洋葱。其次，如果不能很好地掌握泡酒的技巧，泡出来的红酒是起不到保健的作用，白白浪费了时间、精力和金钱。至关重要的是，要达到效果需要用特殊的炮制方法，在红酒泡洋葱里使用专门研制的酵母菌，这样可以将洋葱的各类成分酿泡出来，使红酒泡洋葱的效果发挥到极致。不久前，由专家亲自把关、烟台专业红酒生产厂酿制了“甘露霖牌红酒泡洋葱”，该红酒在无菌车间酿制，采用灭菌工艺，所以开封后存放方便，不宜变质。

目前，红酒泡洋葱方法已得到众多老年朋友的喜爱，泡好的成品红酒也成了老年人的抢手货，为此，厂商增加了生产量，大批量从国外采购进口原装红酒，使成本得到了控制。

如果你想了解更多制作细节，可来电咨询 400-838-8873，如果嫌自己在家制作麻烦，成本高，你也可以报名团购或单独定制，团购定制的红酒泡洋葱由具备现代化生产条件的工厂统一标准酿制，不仅省钱省事，效果更是有保证。其中所用的酵母菌是经 3 年潜心研究秘制的，红酒是澳大利亚进口的野生红葡萄酒，洋葱是从河西走廊整车拉的地道紫红皮洋葱。想喝到地道神奇红酒泡洋葱又不想自己动手的中老年朋友，可以立即拨打电话 **400-838-8873**，就可以提前预订，享受神奇食疗验方。PM

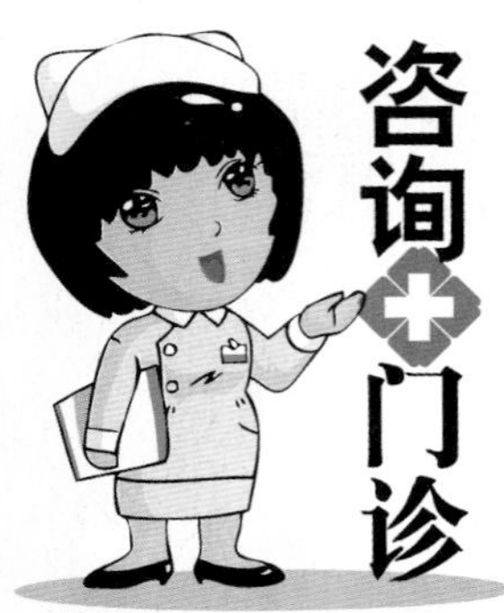

网上咨询：popularmedicine@sstp.cn
（专家门诊时间以当日挂牌为准）

过敏原诊断有哪些方法

我常常出现皮肤过敏，听说可以检测过敏原，以后避免接触相应的过敏原就能减少过敏的发生。检测过敏原具体是如何进行的，有痛苦吗？

江苏　王女士

上海交通大学医学院附属仁济医院过敏（变态反应）科主任医师郭胤仕：过敏原的诊断包括详细的病史询问以及实验室检查。一份完整详细的病史不仅能提供诊断的依据，还能提供过敏原的线索，为实验室检查缩小范围。实验室检查包括体内试验和体外试验两种。

体内试验需在人体上进行，临床上常用的有皮肤点刺试验、激发试验等，其结果能直接反映患者的过敏状况，参考价值较大，缺点是可能会出现不适或不良反应（如局部疼痛或发痒等），且治疗药物会影响其检查结果，需要受试者暂时中断某些治疗。最常用的皮肤点刺试验，可在门诊进行，操作简单，儿童亦适用，20分钟即可读取结果。

体外试验是采集受试者的血液等在体外做检查。优点是安全、不受药物影响，缺点是耗时，往往需要昂贵的特殊设备，检测费用较高。

专家门诊：周一、周四、周六上午（东院），周二、周五上午（西院）

哪些药小儿不宜用

自从有了孩子后，家庭药箱就会额外备些儿童用药。我想了解一下，儿童不宜使用的药物有哪些？

上海　何女士

复旦大学附属儿科医院中医科教授时毓民：氨基糖苷类可引起小儿耳聋及肾脏功能损伤，喹诺酮类可引起小儿软骨发育障碍，磺胺类可引起婴儿黄疸及肝功能损害，氯霉素可引起灰婴综合征及粒细胞减少症，这些药物都不能给孩子使用。常见的感冒药，如银翘片、感康、康必得、速效感冒胶囊等成人感冒药，小儿也不能随便服用。此外，氯霉素滴眼液不宜长期使用，滴鼻净不宜给婴幼儿使用。

专家门诊：周三、周四、周五上午

治腹主动脉瘤，传统手术好还是腔内治疗好

我父亲高血压30多年了，2周前体检发现了腹主动脉瘤，医生建议我们进行腔内治疗。请问治疗腹主动脉瘤是传统手术好还是腔内治疗好？

河北　张先生

解放军总医院血管外科副主任医师熊江：治疗腹主动脉瘤的传统手术方式是经腹手术切除动脉瘤并进行人工血管置换，创伤相对较大。腔内治疗的方法是经股动脉送入尺寸合适的覆膜支架将腹主动脉瘤彻底隔绝，修复瘤体，使得瘤腔血栓化，血液在支架内流动，避免对瘤壁的冲击，防止动脉瘤的破裂。这种手术避免了开腹，大大减少对病人的创伤，属于微创手术，而且恢复快，特别适合高龄及身体情况不能耐受开腹手术的病人。目前，大量临床报道显示，腔内修复术后30天的死亡率和严重并发症发生率都明显低于传统手术，5年生存率也优于传统手术。因此，只要身体条件允许，应该优先考虑进行腔内治疗。

专家门诊：周五下午

超声内镜引导下的细针穿刺检查是怎么回事

医生怀疑我患有胰腺癌，但还不能明确诊断。医生建议我到北京、上海的大医院就诊，进行超声内镜引导下的细针穿刺检查来明确诊断。这种技术是怎么回事，能明确诊断吗？

安徽　刘先生

复旦大学附属肿瘤医院内镜中心主任医师杨秀疆：胰腺癌的病理诊断向来是医学界的一个难题，其主要原因在于胰腺所处位置很深，被胃肠道和其他器官所遮盖，传统的经皮超声波检查无法准确探查胰腺，要取得病理标本也极为困难。而超声内镜引导下的细针穿刺技术，可直接从胃壁或十二指肠壁以最近的距离进行胰腺穿刺获取病理标本，从而明确诊断。具体检查过程为：医生将超声内镜经患者口腔插入胃内，通过镜头前端的超声扫描探头，隔着一层薄薄的胃壁近距离扫描胰腺组织，发现病灶后，经内镜内部的钳道放入穿刺针，在超声引导下精确到达胰腺病变组织内部抽吸组织及细胞。这个技术具有穿刺路径短、邻近脏器损伤少、安全准确、成功率高等优点，是目前胰腺疾病确诊的最佳手段。

专家门诊：周一上午

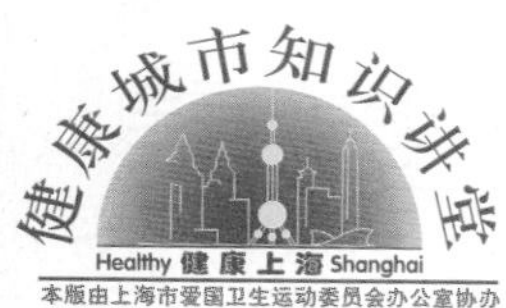

老师兼医生

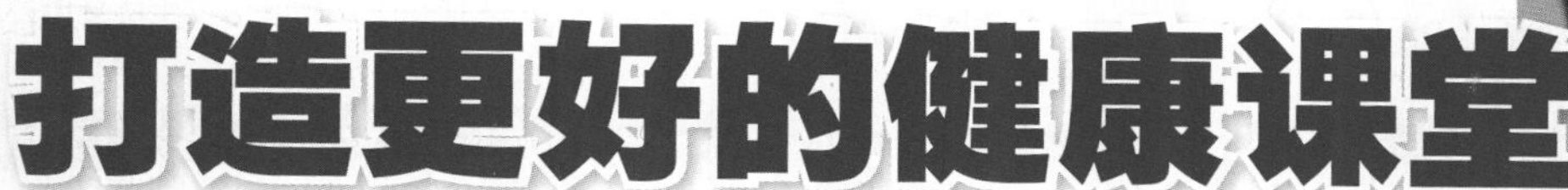

打造更好的健康课堂

本刊记者　王丽云

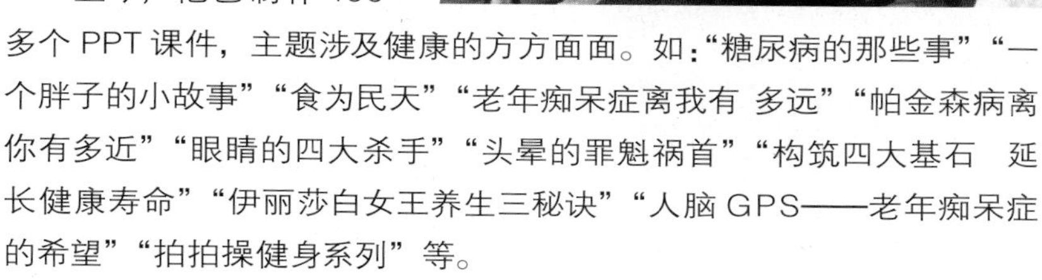

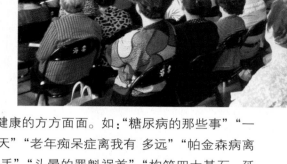

在上海的市民健康自我管理工作中，广大社区医生一直担负着各健康自我管理小组引领人和指导者的重要使命。而在上海市金山区石化街道，一方面，由于种种原因，近年来社区卫生服务中心的医护人员严重流失，另一方面，越来越多的市民加入健康自我管理行列，市民健康自我管理面临着指导医生紧缺的困境。为了满足市民健康自我管理活动正常开展的需要，相关部门在辖区内聘请了3名志愿者，担任居民的健康生活方式指导员，贝渝戈就是其中一位。

既是医生又是教师，当“健康老师”更内行

贝渝戈今年已有72岁，但身手矫健、神采奕奕，看上去还不到60岁。他早年毕业于上海医科大学，曾做过几年外科医生，后来被调到金山石化，成了上海市石化工业学校的一名化学老师，也曾担任过卫校的生物化学老师。2014年6月，当石化街道相关部门邀请既有医学背景又有丰富教学经验的贝渝戈担任健康志愿者时，远在澳大利亚度假的贝渝戈欣然应允。

回国后，贝渝戈马上就开始进入工作角色。为居民听众宣讲当代医学科普知识，这对贝渝戈来说是一个崭新的岗位、一个陌生的职业，当初也曾感到一丝丝惶恐，但他选择了勇敢面对挑战。面对几篇现成的健康教育PPT课件，他感觉内容、形式都不尽如人意，于是开始自己准备课件。所幸的是，丰富多彩的文献给了他启发，浩如烟海的藏书给了他力量。然而，文献和藏书都是静止的，真正要制作群众喜闻乐见的健康教育内容，还需一番挖掘和创新。为了使宣讲更切合居民文化层次，贝渝戈自学了PPT教案的编写，参考了大量养生节目、健康报刊，兢兢业业地备起了课。

至今，他已制作100多个PPT课件，主题涉及健康的方方面面。如：“糖尿病的那些事”“一个胖子的小故事”“食为民天”“老年痴呆症离我有 多远”“帕金森病离你有多近”“眼睛的四大杀手”“头晕的罪魁祸首”“构筑四大基石　延长健康寿命”“伊丽莎白女王养生三秘诀”“人脑GPS——老年痴呆症的希望”“拍拍操健身系列”等。

准备好课件后，更重要的是将这些健康知识传授给居民，深谙授课门道的贝渝戈，讲授健康课程与一般医生风格迥异，受到了大家的一致好评，现在已有越来越多的居民主动要求“上他的课”。

丰富的医学知识、扎实的表达能力，缺一不可

健康生活方式指导员必须有丰富的医学知识和扎实的表达能力。贝渝戈了解到，一般的社区健康讲座，主讲者大多是社区医生，有些表达能力不是特别强，导致很多人听不懂。对此，他在讲课过程中尽量做到语言精练不啰唆、简单不复杂，既力求准确、实用，又兼顾趣味性，让大家听得懂、学得会、做得到。一节课二三十分钟的时间，贝渝戈常常以趣谈、问答、讨论等形式，给听众以新奇、玩味和期待。

以“老年痴呆症”课件为例。首先，贝渝戈列举了相关数据，让听众对这一疾病的发病率、患者数量、男女比例、治疗效果、病程长短、生存时间有个大概的了解，吸引听众的注意。其次，贝渝戈会为听众介绍老年痴呆症的病因，告诉大家什么样的生活方式更容易患老年痴呆症，让听众联系到自身实际，因此很容易记得住。第三，为了让课程既简单、实用，又充满科学性和趣味性，贝渝戈充分利用专业插图、生活漫画和名人照片，让听众直观地了解老年痴呆症的脑组织病理变化、常见症状，以及哪些名人患有此病。第四，通过介绍简单的自测方法，让每个人都能比较容易地判断自己和家人是否患有老年痴呆症，同时加入最新的科研成果，让听众树立战胜疾病的信心。最后，再介绍一些简单的生活预防措施，教大家怎样不得、晚得老年痴呆症。这样，整节课有讲解、有互动，讲解有快有慢有停顿，互动简单又有趣，居民们都很喜欢。PM

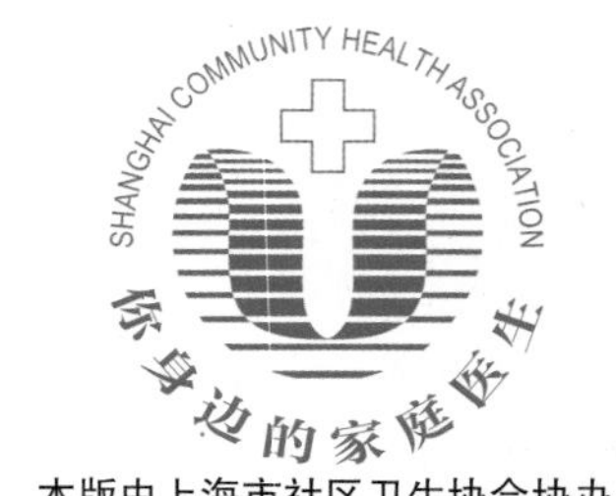

本版由上海市社区卫生协会协办

“上海市十佳家庭医生”赵金芳

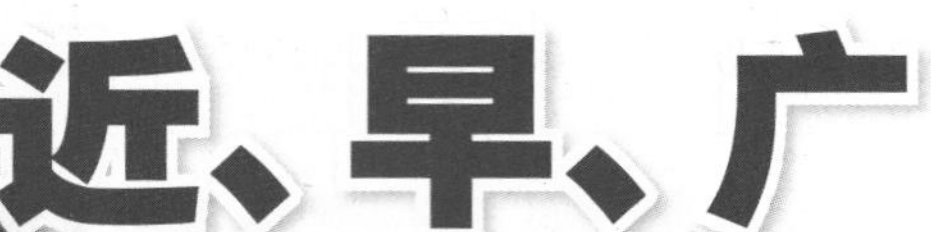

近、早、广 芳心护佑社区居民健康

本刊记者　王丽云

跟所有的社区医生一样，上海市松江区方松社区卫生服务中心的家庭医生赵金芳每日不是在社区卫生服务站坐诊，就是去居民家中上门服务，或者为居民开展健康知识讲座。赵金芳一直觉得自己的工作很普通，但在社区居民心中，赵金芳是一位极有分量的白衣天使，她几乎熟悉每一户签约家庭的健康档案和每一位签约患者的健康状况。有医术、有医德、有爱心、有温情、有强烈的责任感和使命感，一谈到家庭医生赵金芳，大家都翘大拇指。

赵金芳 2001 年毕业于华中科技大学同济医学院临床医学系，2005 年调入松江区方松社区卫生服务中心，2010 年赴英国学习先进的全科医疗模式与理念，回国后结合社区实际积极落实家庭医生责任制工作，不断完善服务内容。“医生一旦少了一点无私，那么患者就多了一份危险”，正是因为对医生这份职业时刻怀着这样一份敬畏之心，她一心扎根在了社区。她说：“在社区，我有一种特别的成就感。那么多居民朋友的信任，是我最大的动力。”

近年来，随着家庭医生制度的不断完善，赵金芳在工作中渐渐形成了自己的特色，坚持做到“近、早、广”。

贴近居民，随时答疑解惑

“近”，就是贴近居民。赵金芳手机 24 小时开机，随时解答居民的疑问。有的问题很简单：“赵医生，这个药该怎么吃呀？”有的问题较复杂：“小赵，我今天不小心跌了一跤，腰有点痛，不要紧吧？”每次她都会耐心回答。一天晚上，有位阿姨打电话咨询时，赵金芳正在炒菜，结果电话一接就是半个多小时，一个菜都没炒熟。其实这位阿姨的问题很简单，就是“风寒感冒吃了药后感觉很虚弱”，赵金芳认真倾听，耐心给出解答和建议。过了两天，这位阿姨感冒好多了，特意跑到社区卫生服务中心去感谢，她说：“身边有个好医生，对我们病人来说太重要了！”

主动帮居民发现问题，早发现早干预

“早”，就是早发现早干预。对于签约家庭和签约患者，赵金芳非常注重帮他们发现潜在的问题，及早干预。譬如，有一次，赵金芳上门为一位卧床老人测血压，老人的儿子正好在家，赵金芳就给他也量了血压，结果很高，于是赵金芳及时将其纳入高血压患者管理库。又譬如，一位患者就诊时，陪同的家属说到自己经常大便带血，赵金芳立即详细询问病史，并为他开了大便隐血试验的检查单，结果呈阳性，赵金芳又立即帮他联系医院进行肠镜检查，结果发现是结肠癌。像这样的故事，在赵金芳的工作中还有很多很多。

服务范围广，治疗预防一把抓

“广”，就是服务范围广。作为全科医生、家庭医生，赵金芳的知识和技能非常全面。她的患者中，既有急诊病人，又有各种慢病管理对象，还有一些临终患者、癌症晚期患者。对不同患者，赵金芳会给予不同的关怀，提供的服务总是超出大家的期望。有一位陈阿婆，90 岁高龄，有高血压、糖尿病、骨质疏松症等慢性病，平时一个人住，由于吃的药很多，记性又不好，所以经常忘记吃药，有时还管不住嘴，喜欢吃零食。赵金芳为她建了家庭病床后，经常上门测血压、血糖，和她聊天，减少她的孤独感，根据病情及时调整用药，并帮她整理药箱。平常，赵金芳还经常给陈阿婆打电话，提醒她按时吃药，并指导饮食。几个月下来，陈阿婆的血压和血糖明显改善，精神状态好了很多。

如今，赵金芳用精湛的医术和博大的爱心服务于居民健康，年门诊量近1万人次。为居民治疗常见病、多发病的同时，她还实时更新居民健康资料，帮大家预防疾病，管好健康。PM

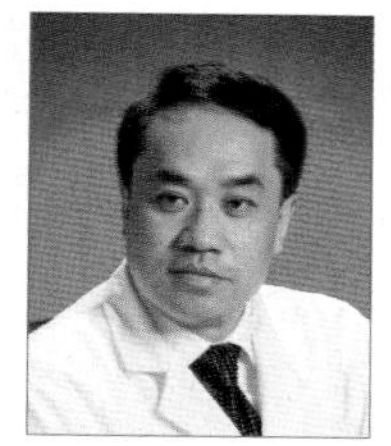

顾 晋
北京大学肿瘤医院
结直肠肿瘤外科主任医师，教授

“妙笔”书写着医者之心 “仁心”跳动在笔下字间

更多科室的更多好医生，在《大众医学》微信“好医生”版块中。

TA的擅长

直肠癌保留神经的根治手术，直肠癌全系膜切除手术以及术前新辅助治疗等。

TA的文摘

误区篇

“老年便秘”的误区

便秘是老年人的常见症状，但究竟是习惯性便秘，还是肿瘤引起的？习惯性便秘由许多因素组成，表现为每2~3天排一次大便，甚至一周排一次。而直肠癌引起的便秘却是因为肿瘤堵塞肠腔造成的，这不是单纯的“便秘”，而是不完全性肠梗阻。

那么，老年人直肠癌的表现有哪些？①长期便秘，近期加重；②原因不明的便血；③消瘦，不想进食；④精神萎靡；⑤腹胀。

痔疮便血和肠癌便血

便血是常见的临床表现，有时会被误认为痔疮便血，而忽略了其可能是直肠癌的早期表现。痔疮便血多数便后滴血，呈鲜红色；肠癌便血往往是和粪便混淆在一起，呈果酱样。

忠告篇

肠癌什么样？怎样预防它？

我们经常说“肠子里长肿瘤”，这“肿瘤”究竟是什么样的？图中是一段被切除的肠管，我们把它沿肠子的纵轴剪开，白色尺子左边隆起的肿块就是一个肠癌。

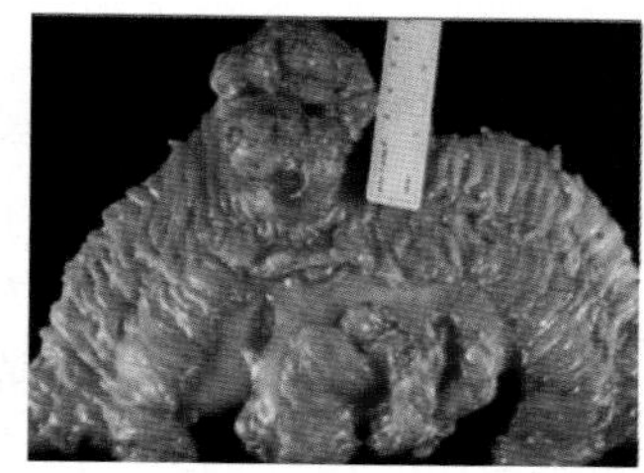

请记住，这些因素与肠癌有关：①肥胖，过多摄入高蛋白质、高脂肪饮食；②过少摄入新鲜蔬菜、纤维素类食物；③吸烟；④遗传因素（有家族史的人，建议40岁开始经常体检）；⑤环境因素；⑥缺乏运动。

盲目排毒不可取

有些排毒保健品之所以能快速“排毒”，可能含有强泻剂成分，例如含有蒽醌类成分，长期滥用可能导致结肠黑变病。目前尚未有研究证明结肠黑变病和肠癌有直接关系，但是结肠黑变病患者易伴发息肉，大肠癌切除标本中有4.8%~5.9%伴有结肠黑变病，或黑变病结肠息肉合并癌变。

此外，滥用泻剂对肠功能和肠动力的损害是不可逆的，长期滥用不仅无助于改善便秘，还会导致结肠运动功能紊乱，最终使患者不能自行排便而依赖泻药来维持排便功能，形成恶性循环。

欣慰篇

我未按原计划手术，因为想给患者保肛机会

一位年轻直肠癌女患者，在其他医院手术后复发。原本我计划为她行根治手术，但术中我发现她的肿瘤仅在系膜中，直肠黏膜完好。尽管术前她已含泪在手术同意书上签字，但如果按原计划手术，肛门肯定保不住。我决定到手术室外和她的家属再谈谈，我知道这样做我们需要承担风险，万一再度复发，可能会有麻烦，但患者太年轻，我们应该给她机会。最终家属同意了我的想法，我很欣慰！

术后第7年的患者特意来看我

今天我的门诊来了一位老患者，我习惯性地问她：“您好，挂号了吗？”今天门诊的人太多，我担心如果再加一人会引起矛盾。“我没挂号，就是来看看您，送您一点小礼物。您曾经为我手术，现在已是术后第7年了，我一切都好。”PM

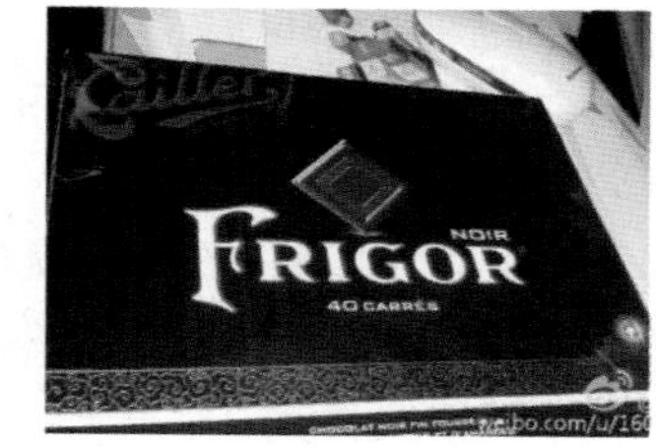

怎样找到TA

医院：北京大学肿瘤医院结直肠肿瘤外科

微博：城中故事　　**博客：**城中故事

个人网站：好大夫在线　http://gujin.haodf.com/

好医生陈奶奶的二三事

文 陈小克（湖北）

前不久，亲友团聚时天南地北地侃大山，其间谈到了医院和医生，有人叹息，有人感慨。就当大家讨论得差不多时，坐在一旁一直未开口的表妹说道："这几年来，我遇到过一位好医生，我给大家讲一讲她的事吧。"我的表妹是位工人，为人和谈吐都很纯朴，但当她讲完那位医生的事迹后，我们都为她口中的那位医生赞叹不已。以下就是我的表妹艾海英亲口讲述的好医生的故事。

我和孩子喊她"陈奶奶"

2007年7月，我的孩子因肺炎住院，治疗了半个月仍不见起色。医生说已经不能再打针输液了，建议出院后服用药物治疗。我只能让孩子出院并遵医嘱服药。然而，孩子吃了近一个月的药，仍不见好转。于是，我在嫂子的劝说下来到省中医院儿科，挂了一位陈陶后医生的专家号。为孩子看诊的是一位老奶奶，模样很和蔼，她仔细看诊并询问孩子的病情，还向我讲解和分析病情及其原因。看诊后，她为孩子开了些中药，这些药的价格都很低廉。我纳闷：这些廉价中药有用吗？能治好孩子的病吗？带着疑问和姑且一试的想法，我让孩子服用了这些药。没想到服到第三服药时，孩子的病情就有明显好转；服完第五服药，孩子已基本痊愈。随后，我带孩子去医院复诊，看见不少患者和陈医生亲切地交流，如同亲人一般，所以我让孩子称呼她为"陈奶奶"。

深夜电话"骚扰"陈奶奶

又有一次，我计划带孩子出门旅游，收拾好行李准备隔天出发，没料想孩子晚上突然发热。他曾有发热伴惊厥史，所以我特别担心。我想到上次看诊时，陈奶奶留下了她的电话号码以备不时之需，我能不能打电话给陈奶奶咨询？可是，当时已过晚上10点，如果贸然致电，会不会打扰她？犹豫再三，我拨通了陈奶奶的电话，她没有表现出丝毫不耐烦。相反，陈奶奶仔细询问了孩子的情况，指导我先选择物理方法控制体温，然后熬些热米汤给孩子喝，安慰我无须太过担心。我犹如服下定心丸，不再焦急。最后，陈奶奶嘱咐我，如果孩子的情况稳定，可于后天上午去看她的门诊。我按陈奶奶说的一一执行，孩子的病情果然好转，我对她的感激无以言表。

不嫌脏臭的好医生

还有一次，我前去陈奶奶所在的医院看病，路经她的诊室，恰巧看见一对夫妇带着一个约五个月大的孩子找她看病。陈奶奶耐心地为他们讲解、分析，还不时画图说明。这时，孩子恰好大便了，孩子的妈妈正准备把沾有大便的尿片扔掉，陈奶奶忙说："先别丢，拿来给我看看吧。"于是，我看见陈奶奶拿着有孩子大便的尿片，仔细看了一会儿，还凑上去闻了闻，似乎在分析孩子的大便所隐藏的病情。看到这一幕，我很感动，不禁想起在别的医院，有些医生看诊时甚至都不摸一下患儿，几句问诊后便开单检查，然后直接开药。而像陈奶奶这样不放过任何细节的医生，我还是第一次遇到，真是一件幸事啊！PM

前列腺增生者服药需防"体位性低血压"

上海交通大学医学院附属新华医院泌尿外科　虞永江　陈建华(教授)

良性前列腺增生症是困扰很多中老年男性的一种常见疾病。据统计，该病在60~79岁男性中的发病率超过60%，在80岁以上的男性中，发病率竟然高达80%以上。约一半50岁以上该病患者会出现尿频、尿急、尿流细弱、尿不尽等一系列排尿障碍症状。这些症状严重影响患者的生活质量，如不及时治疗，结果"苦不堪言"。

幸运的是，目前已有多种治疗良性前列腺增生症的方法。就药物治疗来说，α受体阻滞剂是治疗良性前列腺增生症比较常用的药物，也是一种"良药"，可以有效缓解患者的排尿困难症状，减轻患者痛苦。市场上较出名的，如高特灵、桑塔、哈乐等药物就是此类药物。

但是，俗话说得好，"是药三分毒"，虽然α受体阻滞剂给良性前列腺增生患者带来了福音，但是，我们也有必要了解一下该药的副作用。恶心、呕吐、腹痛等胃肠道症状是该药较常见的副作用，少数患者甚至还会出现嗜睡和乏力等神经系统症状。除此之外，该药还有另一个较危险的副作用——体位性低血压。

体位性低血压：都是药物"惹的祸"

68岁的李大爷半月前因尿频、尿急、尿流细弱等症状到医院就诊。医生诊断为良性前列腺增生，为他开了特拉唑嗪(高特灵)口服治疗，李大爷一直按照医嘱睡前服用特拉唑嗪片。然而，几天前，李大爷半夜起床时突然发生晕厥至摔倒，导致身上擦伤及大腿骨骨折，幸亏就诊及时，才没有酿成大祸。那么，究竟是什么原因导致李大爷起床后突然晕厥和摔倒呢？经过医生分析，认为是他服用的α受体阻滞剂特拉唑嗪片引起的副作用——体位性低血压造成的！

体位性低血压是一种由于体位突然发生变化而导致的急剧血压下降，如从平卧位转为直立，或长时间站立发生的低血压。通常认为，站立后收缩压较平卧位时下降20毫米汞柱或舒张压下降10毫米汞柱，即为体位性低血压。该反应除了表现出直立时血压偏低，还可伴有站立不稳、视力模糊、头晕目眩、软弱无力、大小便失禁等低血压症状，严重时会发生晕厥、摔倒。该反应常见于老年人和儿童，尤其是老年人，因为心血管系统随年龄的增加而逐渐老化和变硬，血压调节敏感度下降。加之，患者服用了α受体阻滞剂等具有降压效果的药物，更易出现体位性低血压。现实生活中，很多患者并不知道这一点，因此吃了苦头。

服α受体阻滞剂：防体位性低血压四措施

α受体阻滞剂能有效缓解前列腺增生引起的排尿困难，但部分患者会出现体位性低血压等副作用。那么，我们平常应该如何预防体位性低血压发生呢？

1. 选用更优质的剂型　临床证实，控释剂型比普通片能够更好地降低不良反应发生率，保证疗效的同时，拥有更好的安全性。因此，发生过体位性低血压的患者可使用控释剂型。

2. 平时，要记得"三个30秒"　第一，患者平躺至坐起时，要缓慢，稍停顿30秒；第二，患者坐起至站立时，要缓慢，稍停顿30秒；第三，患者站立后，不要立刻行走，稍停顿30秒再行走。其实，就是告诉患者改变体位时要慢，这样就能有效避免体位性低血压的发生。

3. 做一些准备活动　起立或起床时除了动作缓慢外，还可以做些轻微的四肢准备活动，有助于促进静脉血向心脏回流，如站立时做交叉双腿的动作。

4. 加强身体锻炼　平时适当锻炼，增强体质。仙丹妙药灵芝草，不如天天练长跑。我们的身体健康，不是靠吃药物能吃出来的。适当锻炼，能提高人体应对不良反应的抵抗能力。

总之，李大爷的不幸不是一个个案，而是一个发生在良性前列腺增生患者中的典型案例。因此，提醒前列腺增生患者在服用α受体阻滞剂时，动作一定要慢，以避免体位性低血压发生，维护身体健康。PM

大众医学 popular medicine
2015年5月 读者俱乐部

2015年第5期 “读者健康中心”幸运会员名单

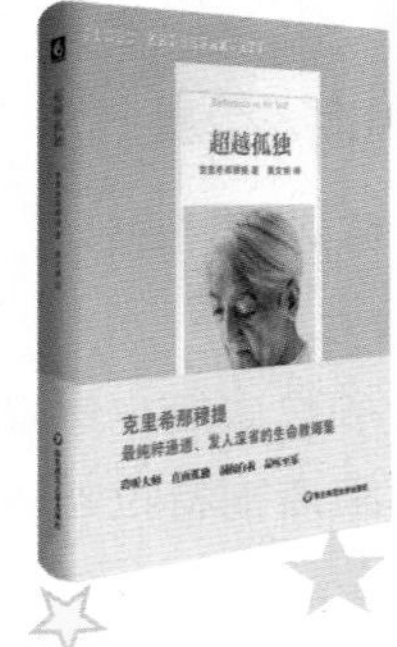

《超越孤独》

本书的作者克里希那穆提被誉为20世纪最卓越、最伟大的灵性导师，其思想在全世界有着广泛而深远的影响。每个人都会遭遇各种情绪和情感问题：孤独、恐惧、骄傲、愤怒、欲望……又总是想摆脱束缚达到心灵的自由。本书即是克里希那穆提对这种人生境况的思考。他以其独特的观察和领悟，应答了现代人所面临的种种人生困惑。

作者：克里希那穆提
华东师范大学出版社出版
定价：39.80元

以下50名获《超越孤独》

江辅家 （安徽） 龚天柱 黄育成 施铁强 （福建） 蔡碧瑶 邝佩贞 林小碧 龙小英
（广东） 贾兆山 （河北） 方复深 黄德生 李泽深 （河南） 丁锦云 彭公平 唐和铭
（湖北） 白鸿敏 （湖南） 高惠生 （吉林） 鲍洪山 曹玉英 胡兴礼 潘家镛 （江苏）
刘维新 （江西） 苍莉莉 （辽宁） 郎淑华 朗丰梅 （山东） 邓桂梅 黄玉兰 李嘉明
刘朝臣 潘福德 （山西） 吕 瑛 （陕西） 程养涵 戴兰英 戴鸣鎏 丁俊元 符如耀
郭志英 康文甲 刘 竞 秦海莹 任华青 沈福东 （上海） 李璐芸 （四川） 黄少林
施桂兰 （新疆） 曹意意 陈玲晖 方民志 孙若君 （浙江） 杜子骐 （重庆）

以下50名获《我想要个孩子》

尹良儒 赵可忠 庄春和 （安徽） 张光华 周诗健 （北京） 邬敏韶 吴剑耀 吴文挥
徐礼谈 （福建） 杨继明 （甘肃） 韦桂善 文玉成 （广西） 熊炯茂 （海南） 王志良
应仁德 （湖北） 王会金 （吉林） 薛士琏 张春发 张晓艳 周俊清 周永良 （江苏）
于淑秋 （江西） 昝淑琴 （山东） 吴 玲 （山西） 吴志祥 （陕西） 汪开荣 王肇敏
闻立昌 翁祥森 徐吕芬 张德苓 张国媛 张仁忠 章爱莲 朱立莎 朱渭尧 庄瑞隽
（上海） 吴德培 （天津） 邹源滨 （云南） 严冬根 杨望旦 杨小兴 郑惠玲 钟定观
周重光 （浙江） 肖莉虹 杨武绪 周顺一 （黑龙江） 杨树学 张慧芝 （内蒙古）

《我想要个孩子——不孕不育治疗攻略》

本书从西医的角度，为读者解读怀孕的知识，分析女性不孕，男性不育的主要病因，以及相应的治疗方法。特别是对不孕不育具体的治疗过程、注意事项等内容的介绍，帮助读者消除恐惧、树立信心、科学对待，纠正对不孕不育的误解，有助于不孕不育的夫妻选择适合自己的治疗方式，提高怀孕成功的概率，尽早实现孕育宝宝的心愿。

作者：原利夫（HARA.TOSHIO）
上海科学技术出版社出版
定价：29.80元

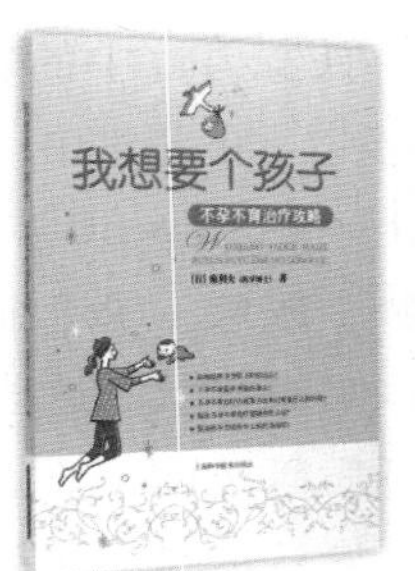

新会员□ 老会员□

读者健康中心会员申请表

可上网查询会员申请是否生效

姓名：____________ **性别：**男□ 女□

身份证号码：□□□□□□□□□□□□□□□□□□ **文化程度：**高中及中专以下□ 大专□ 本科□ 本科以上□

职业：干部／国家公务员□ 企业管理人员□ 企业员工□ 医务及相关行业人员□ 私营业主□ 大学生□ 家庭主妇□ 离退休人员□ 自由职业者□ 其他工作人员□ **您的婚姻状况：**已婚□ 未婚□

联系地址：______省／自治区／直辖市______市／县______区____________

联系电话：____________ **电子信箱：**____________ **邮政编码：**□□□□□□

个人月平均收入：1001～2000元□ 2001～3000元□ 3001～4000元□ 4001～5000元□ 5001元以上□

家庭月平均总收入：2000元以下□ 2001～4000元□ 4001～6000元□ 6001～8000元□ 8001～10000元□ 10001元以上□

如何接触到《大众医学》的？零购□ 订阅□ 借阅□ 网站□

您阅读《大众医学》有多长时间了？不到6个月□ 1年左右□ 3～5年□ 5年以上□

您最希望从《大众医学》获得哪方面的健康指导或信息？糖尿病□ 高血压□ 高血脂□ 慢性肝炎□ 脂肪肝□ 骨关节病□ 更年期□ 妇科疾病□ 男科疾病□ 用药常识□ 儿童养育□ 孕妇保健□ 胃肠疾病□ 头痛□ 饮食营养□ 避孕知识□ 减肥□ 心理□ 其他____________

如果编辑部向会员投递有关健康信息，通过普通邮件或者电子邮件，您是否愿意接收？愿意□ 不愿意□

大众医学网站（www.popumed.com）开通了，您是否有兴趣上网查阅本刊既往的文章？有兴趣□ 没兴趣□ 不方便上网□

会员待遇（若您的通讯地址发生变化，请务必联系我们，进行更新。）
- 参加每月一次的抽奖活动，获得图书、保健品、生活用品等奖品。
- 与编辑部建立最直接的联系，参与选题策划、栏目设置等活动。
- 免费得到健康、医疗咨询服务。
- 一次加入，即可成为永久会员，享受会员待遇。

★ 全年（2015年）订阅《大众医学》杂志的读者，凭订单复印件可参加今年第四季度“年度健康奖”抽奖活动。请将订单复印件邮寄到下列地址。

邮寄地址：上海市徐汇区钦州南路71号《大众医学》读者健康中心 **邮政编码：**200235 **传真：**021-64845062 **电子信箱：**popularmedicine@sstp.cn

你喜欢哪些佳作？你想今后多看哪类文章？你有哪些意见？你想参加哪些活动？
★欢迎登录大众医学网站（www.popumed.com），进入“读者俱乐部”栏目，填写《读者评刊表》，并可查询会员申请是否成功。

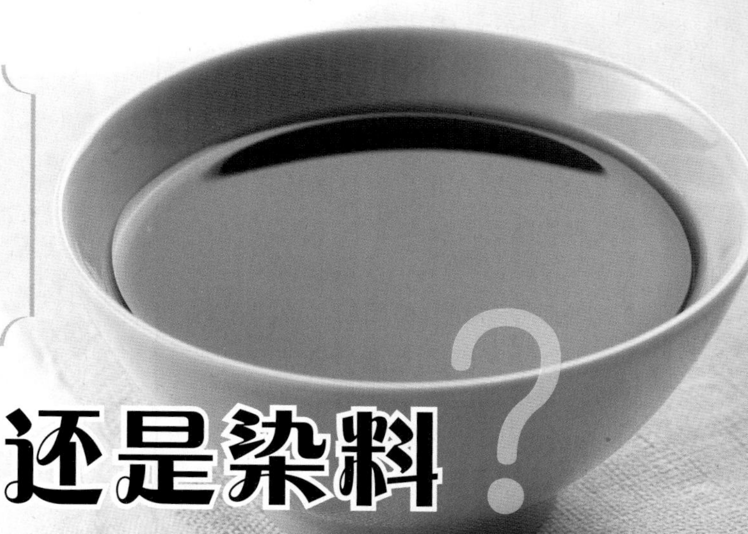

板蓝根来源于十字花科植物菘蓝的干燥根。多年来，很多人以为，板蓝根是能治百病的“神药”，生活必备；也有不少人认为，板蓝根只是一种普通染料（可用于制作蓝色染料），毫无治病防病功效。那么，真相到底是什么？

板蓝根是神药还是染料？

华中科技大学同济医学院附属同济医院药学部主任药师 方建国

并非神药，但确能抗菌抗病毒

病毒感染性疾病系因病毒侵入而致，与机体免疫功能状态有关，中医药防治病毒感染性疾病立足于整体观，辨证论治。近 20 年来，我们在多项国家自然科学基金资助下，经过系统化学分离从板蓝根中得到有机酸、碱基类、生物碱等近 40 种化合物，结合体内、体外、细胞分子生物学等实验方法，对板蓝根清热解毒功效的实质及作用机制进行了深入广泛的研究，证明板蓝根能直接对抗细菌、病毒和内毒素。板蓝根治疗包括病毒感染性疾病在内的“温毒时疫诸疾”，是多种化学成分、多种途径、多个靶点综合作用的结果。

● **抗病原微生物**

板蓝根对金黄色葡萄球菌、枯草杆菌、大肠杆菌等革兰阴性及阳性细菌有一定作用，对单纯疱疹病毒、巨细胞病毒等疱疹病毒，流感病毒、呼吸道合胞病毒、腮腺炎病毒等呼吸道病毒，柯萨奇病毒等胃肠道病毒，以及肾综合征出血热病毒和乙型脑炎病毒等均有一定的抑制作用。板蓝根能抑制病毒感染并抑制其增殖，抗病毒机制可能与其所含尿苷、尿嘧啶、次黄嘌呤、生物碱等化学成分有关，这些物质干扰病毒 DNA、RNA 的复制，从而抑制病毒增殖，起到保护细胞免受病毒损害的作用。

● **抗炎**

炎症反应是包括病毒在内的感染性疾病中最重要的病理过程。实验证明，板蓝根对于炎症发展过程的各阶段皆有一定的抑制作用，具有较为广泛的抗炎活性。

专家简介

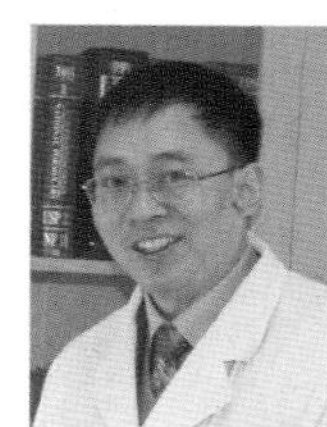

方建国 华中科技大学同济医学院附属同济医院药学部主任药师，博士生导师，中国中西医结合学会中药专业委员会副主任委员。主要从事中药药效物质基础与作用机制研究、药物新制剂研究开发，对板蓝根、大青叶、鱼腥草、体外培育牛黄、金银花等清热解毒中药有深入研究。

● **免疫调节**

在病毒感染性疾病的预防和治疗中，提高机体免疫功能发挥着至关重要的作用。板蓝根内大分子有效成分对提高免疫功能可起到一定促进作用。

● **抗内毒素**

板蓝根及其化学成分具有广泛的体内外抗内毒素活性，能够直接中和、降解内毒素，降低重要器官组织的血栓形成率，抑制内毒素所致发热效应。

从古至今，防治流感功劳大

历代医籍早有板蓝根（靛青根）的相关记载，如：唐末五代《日华子》：“治天行热毒”；清代《分类草药性》：“解诸毒恶疮，散毒去火”。收载中药种类最多、有现代版《本草纲目》之称的当代中药权威巨著《中华本草》载：“对温毒时疫诸疾，未病可防，已病可治，单用或入复方咸宜”。可见，从古至今，板蓝根在“瘟疫”等病毒感染性疾病的预防和治疗中发挥着重要作用。

目前，尽管没有明确的循证医学证据证明板蓝根对流感、手足口病和禽流感有预防作用，但此类病毒感染性疾病均属于传统中医学“瘟疫”“时疫”“疫毒”的范畴。中医学认为，瘟疫是外感疫疠邪气引起的，应采用扶正解毒、清热利湿等治疗原则，而板蓝根正具有清热解毒、凉血利咽的功效，以解温毒、热毒、火毒，治疗温热病见长。近年来，我国卫生行政部门发布的《甲型H1N1流感诊疗方案(第三版)》《中医药防治手足口病临床技术指南》，都曾将板蓝根列入预防或治疗用药，也有相应的临床应用文献报道。可以说，板蓝根对流感、手足口病等病毒感染性疾病的预防和辅助治疗作用，具有相应的中医药理论基础。

但是，板蓝根味苦性寒，易伤脾气，因此，不宜以预防为目的长期服用，一般服用3~5天即可。

脾胃虚寒者慎用

板蓝根主要用于外感风热邪毒和温热邪毒所致的发热、咽喉肿痛、口咽干燥、腮部肿胀等，急性扁桃体炎、腮腺炎、流感发热和咽痛可用。需要注意的是，脾胃虚寒(腹胀食少，腹痛喜欢温热饮食，口中泛清水，大便溏稀，消化不好，手脚四肢怕冷)的老人、儿童、孕妇及哺乳期妇女以及阴虚火旺者应慎用板蓝根，儿童用药应酌减。扁桃体有化脓、发热体温超过38.5℃、服药3天症状无缓解的患者，应及时去医院就诊。

另外，目前市场上中药材质量良莠不齐，而板蓝根药材及制剂缺乏能够科学反映其内在药效的质量控制标准，因药品质量问题而导致的疗效不佳现象也是客观存在的，建议患者选购品牌厂家的产品。PM

生活实例

老罗今年快七十五岁了，年轻时视力很好，还差点被选去当飞行员。可这两年，他的双眼视力渐渐不行了，看远看近都不清晰，尤其今年以来，他看东西越来越吃力，去眼镜店配副眼镜想提高一下视力，可一点效果都没有。到医院一检查，医生说他患了老年性白内障，建议手术治疗。他想，在眼睛上动刀子，万一有个闪失，岂不是今后成瞎子?而且年纪这么大了，想起来就害怕。于是，他要求医生给他先开点药试试看。医生给他处方了几瓶白内停眼药水，回家后，他滴了一段时间，效果不明显。老罗自己又买了好些广告宣传的“治白内障特效药”，仍然一点用都没有。如今，他的眼睛越发不好使，看东西朦朦胧胧的，由于看不清，出门还摔过两次。

多年来，人们对老年性白内障的病因和发生机制进行了大量研究，认为老年性白内障的成因与衰老有关，其引发因素很多，如长期紫外线照射、微量元素缺乏、患糖尿病或高血压、严重腹泻、吸烟、饮酒等。目前认为，治疗老年性白内障最有效的方法是手术治疗，而且技术日臻完美。虽然老年性白内障初期使用药物能达到一定治疗效果，但是，药物治疗尚不能有效阻止或逆转已经发生的晶状体混浊，特别是白内障已经严重到影响日常生活所需的视功能时，这些药物均不能满足临床需要。必要时，患者应该接受白内障摘除手术，以改善视功能，提高生活质量。

但是，手术终究存在一定风险，如感染、出血等，严重者甚至可能失明。所以，老年性白内障的预防和早期治疗十分重要。临床证实，及早使用防治白内障药物，可以延缓白内障的发生、发展，推迟手术时间。目前，有四十多种抗白内障药物在临床上广泛应用，大致分为抗氧化损伤药物、抗醌体制剂、辅助营养类药、醛糖还原酶抑制剂、中药五类。在这五类药物中，一些药物对初发期老年性白内障有一定防治作用，一些药物对改善症状有一定疗效，等等。

治白内障：搞清病因再用药

那么，应该怎样使用这些药物，才能延缓白内障的发生、发展，推迟手术时间呢?在临床上，针对不同的病因，医生多采用不同的药物治疗白内障。

1.抗氧化损伤药 在各种致病因素中，一般认为晶状体的氧化损伤是白内障形成的最初因素。所以，目前防治老年性白内障的药物研究大多从提高晶状体的抗氧化机能着手，利用抗氧化剂来清除或中和晶状体的氧化产物，阻止晶状体内的生化改变。

可用药物：①谷胱甘肽。使用谷胱甘肽滴眼液局部点眼，可治疗和延缓初期老年性白内障。但该药不稳定，易分解。②牛磺酸。牛磺酸滴眼剂对初发期老年性白内障有一定防治作用，是临床上较好的抗白内障药

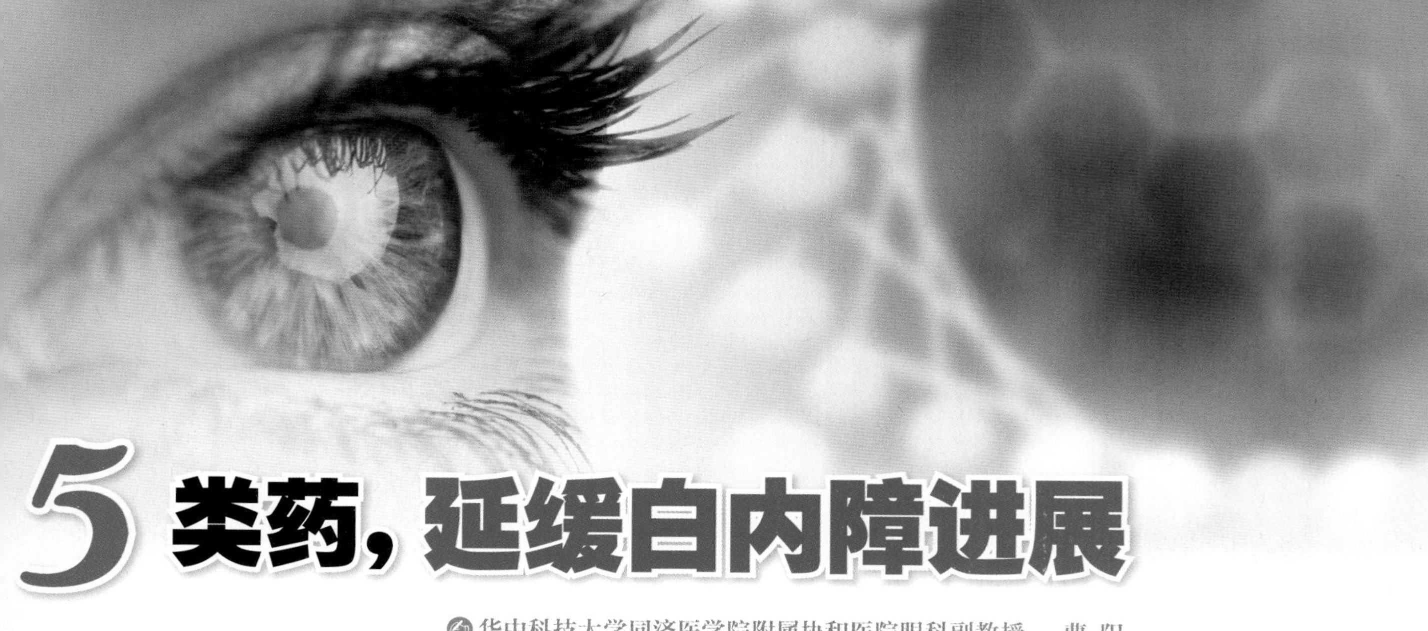

5 类药，延缓白内障进展

华中科技大学同济医学院附属协和医院眼科副教授　曹 阳

物。③阿司匹林。最新研究发现，阿司匹林具有延缓白内障发展的作用。调查表明，长期服用阿司匹林的患者，白内障发病率低。为此，建议老年人和早期白内障患者在医生指导下长期服用肠溶性阿司匹林。

2. 抗醌体制剂　一些学者认为，醌体是老年性白内障的激发物质。抗醌体制剂可以竞争性地抑制醌类物质与晶状体蛋白质结合，防止晶状体蛋白变性损伤。

可用药物：常用药物吡诺克辛，其滴眼液如卡他灵、卡林优以及国产药物白内停和治障宁（法可林）等，是目前临床上应用最广泛的化学合成类抗白内障药物。它可抑制醌类物质对晶状体蛋白质的氧化、变性作用，防止白内障病情发展。在老年性白内障初期使用，对改善症状有一定疗效，但对晶状体已有的退行性变化，没有明显抑制作用。

3. 辅助营养类药　口服补充多种营养强化制剂，可作为白内障的辅助治疗药物，阻止或延缓老年性白内障的发生。

可用药物：维生素 C 作为晶状体的抗氧化剂，能积极清除自由基；胡萝卜素可以防止晶状体中异常的生化改变和清除各种活性氧自由基；类胡萝卜素具有抑制和灭活超氧阴离子、抑制脂质过氧化物的作用。此外，氨碘肽滴眼液含有有机碘和 18 种氨基酸、多肽、核苷酸和多种微量元素等，除补充晶状体所需营养物质以外，还可改善眼部血液循环，促进新陈代谢、组织修复再生，有助于早、中期白内障的治疗和控制。但对成熟前期和成熟期的白内障效果不显著。

4. 醛糖还原酶抑制剂　醛糖还原酶在糖尿病性白内障发生中扮演了重要作用。

可用药物：苄达赖氨酸是醛糖还原抑制剂的代表药物，局部用药后能进入眼内，在晶状体内浓集，发挥抑制醛糖还原酶的作用，用于治疗早期老年性白内障。使用后，部分患者可出现一过性刺激感，如灼热感、刺痛等。据报道，一过性刺激的发生率和强度与眼部的其他感染或炎症有关，建议眼部有感染或炎症的白内障患者，在使用本品时最好同时治疗上述眼疾。

5. 中药　中药治疗白内障主要通过全身辨证施治，也有人运用活血祛障法作为本病治疗法则。中医眼科专家强调，白内障以虚证居多，与肝、肾、脾三脏有关，其中与肝肾阴虚最为密切。

可用药物：早期白内障，肝肾两亏者给予补益肝肾法，方选杞菊地黄丸（口服液）或石斛夜光丸；脾虚气弱者给予补脾益气法，方选补中益气汤；肝热上扰者给予清热平肝法，方选石决明散；阴虚挟湿热者给予滋阴清热、宽中利湿法，方选甘露饮等。相关研究证明，中医药制剂对早期及未成熟期的老年性白内障有较好疗效，但对成熟期及晚期的白内障效果却不甚理想。PM

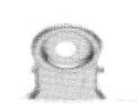

减少老年性白内障发病危险因素的措施：

出门时戴可防紫外线的太阳镜，遇到腹泻、呕吐或大量出汗等情况时及时补水，平时要多吃富含维生素 C 和维生素 E 的食物，少吃盐，不吸烟，少饮酒，积极防控糖尿病。

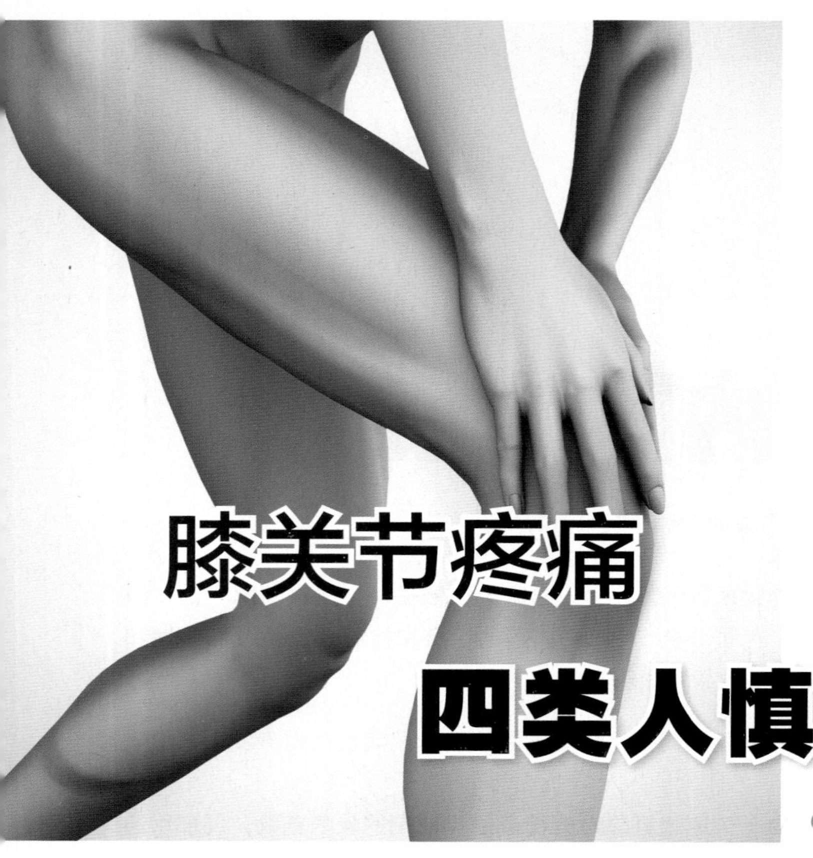

膝关节疼痛 四类人慎用消炎镇痛药

复旦大学附属中山医院骨科关节外科副主任医师 邵云潮

生活实例

张家阿婆今年60岁。前些日子因为膝关节疼痛到医院看病，关节外科医生给她拍了X线片后，诊断为膝关节骨性关节炎。因她疼痛比较严重，医生处方的药物中包括一种叫作双氯芬酸的止痛药，但是，处方之前医生问了她好些问题，如有没有胃病、心脏病、高血压病，有没有药物过敏史，等等。张阿婆虽然不明白这些问题有什么关系，但是，觉得这位医生非常仔细，连连夸奖，约好下次门诊的时间后，张家阿婆高兴地回去了。

骨性关节炎是中老年人的常见病和多发病，通常，医生诊断骨性关节炎并不复杂，根据病人的病史特点以及 X 线片表现就可以了，但是，处方止痛药就很有讲究了。大多数国际性诊疗指南指出，骨性关节炎首选的基础性止痛药是对乙酰氨基酚。例子中的张阿婆因为疼痛比较严重，医生给她选择了双氯芬酸缓释片。在止痛等级上，双氯芬酸比对乙酰氨基酚高一点，属于非甾体类消炎镇痛药。

非甾体类消炎镇痛药所消的"炎"并不是我们平常指的感染发炎的那个"炎"，而是指体内因为种种原因产生的无菌性"炎性反应"，这种无菌性炎性反应会引起疼痛，消减这种反应可以减轻疼痛，所以称为"消炎镇痛"药。骨性关节炎也是这种无菌性炎性反应，所以，服用这类药物有助于控制疼痛，减缓症状，一定程度上还有助于控制疾病的进展速度。

然而，是药三分毒，所有的药物都会有副作用，双氯芬酸也一样，它的副作用同时也是所有非甾体类消炎镇痛药的通病。为了规避双氯芬酸的副作用，目前认为，下列四类人群需谨慎使用双氯芬酸。

1. 胃肠道疾病者。经常有胃部不适或者胃镜证实有糜烂性胃炎的病人，若服用双氯芬酸，会增加胃肠道症状。这类病人如果必须服用双氯芬酸，通常建议加用胃黏膜保护剂。对于明确有胃溃疡或者曾经有过胃溃疡出血病史的病人，禁止使用非甾体类消炎镇痛药。因为这些病人即使服用短短 2 星期的双氯芬酸，也会明显增加胃溃疡出血、穿孔、梗阻风险。另外，因非甾体类消炎镇痛药需要在肝脏代谢，有严重肝功能损害的病人也应谨慎使用。

2. 心血管疾病者。非甾体类消炎镇痛药对心血管的危害在最近10余年来被人们逐渐认识。2001 年，已经上市的新药罗非昔布（万络）在进行大剂量长期应用临床研究时，被发现其增加心肌梗死并致病人死亡的概率上升。该事件不仅导致罗非昔布撤市和该公司付出巨额赔偿，同时，也使人们意识到，非甾体类消炎镇痛药对心血管疾病病人的潜在危害。为此，美国食品和药物管理局对该类药品贴上黑标签，以警示世人注意其风险。

3. 肾功能损害者、应用利尿剂治疗，以及进行过大手术后恢复期的病人。肾功能损害的病人往往需要使用利尿剂促进尿液排出，否则，液体潴留体内会造成浮肿和心脏负担加重，进一步造成代谢废物排不

生活实例

2年前，王先生躯干、四肢出现较多肥厚性的皮疹伴大量鳞屑及瘙痒，至皮肤科就诊后确诊为银屑病，医生给予10%水杨酸软膏及含糖皮质激素的软膏外用。为加强疗效，王先生还经常在涂药后外敷保鲜膜封包过夜，自觉症状逐渐好转，未再复诊，但仍坚持用药。近1周，他出现持续耳鸣、头晕、头痛、恶心、呕吐表现，立即至当地医院就诊，医生考虑为长期大面积使用水杨酸软膏经皮肤吸收引起的水杨酸毒性反应，经对症治疗后，王先生的症状明显改善。

靓肤经典“水杨酸”用药四不宜

复旦大学附属华山医院皮肤科　胡瑞铭　杨勤萍（教授）

水杨酸是一种脂溶性的有机酸，是皮肤科的常用外用药。水杨酸制剂具有止痒、抗真菌、角质溶解、腐蚀等作用，广泛用于治疗脂溢性皮炎、痤疮、皮肤真菌感染、银屑病、神经性皮炎、慢性湿疹、鱼鳞病、鸡眼、胼胝、疣等皮肤病。水杨酸也广泛应用于美容行业，是许多护肤品的关键成分，如一些去痘及去角质的产品中大多含有水杨酸，而具有去屑止痒功效的洗发水中也含有水杨酸。

水杨酸制剂虽然可以治疗多种皮肤病，但是，水杨酸制剂也具有一些副作用。水杨酸制剂对皮肤具有一定刺激性，且浓度越高越容易发生刺激反应，可出现皮肤发红、瘙痒、刺痛、脱皮，甚至糜烂等接触性皮炎表现，这与高浓度水杨酸过度去除皮肤角质层，导致皮肤的防御能力变差有关。目前认为，以下 4 种情况应慎用水杨酸制剂。

1. 不宜用于“娇嫩”部位　水杨酸制剂不宜用于眼、外生殖器、肛周等黏膜部位；在角质层相对较薄的部位，如面部一般只能用含低浓度水杨酸的药物或护肤品，且不宜频繁、长期使用。在使用水杨酸

出去，产生电解质紊乱。非甾体类消炎镇痛药的另一个副作用是促使水钠潴留，也就是说，会抵消利尿剂促进尿液排出的作用，使液体排不出去，引发一系列不良反应。大手术后恢复期的病人因为代谢水平提高，体内废物增加，而且手术后的创伤性炎性反应也会稀释血液，增加血容量，肾脏会加紧工作，促进体液排出，同时胃肠道黏膜因为应激情况会变得比较脆弱。此时，如果使用双氯芬酸等非甾体类消炎镇痛药，其胃肠道、心血管、水钠潴留三方面的副作用全部发挥，后果可想而知。

4. 特殊人群。如妊娠期、哺乳期妇女、16 岁以下的儿童以及高龄老年人，由于存在特殊的伦理风险，许多药物都无法在这些人群中做大型的药物临床试验，所以，我们通常会看到在一些药品说明书上会标明：“在这些人群中没有进行过相关研究，存在未知风险，不建议使用”等字样。非甾体类消炎镇痛药同样如此，并且考虑到这类药品固有的副作用，也确实不宜在这些特殊人群中使用。

由于双氯芬酸等非甾体类消炎镇痛药有以上副作用，现在很多厂家将普通制剂改成缓释制剂，如此，药物不在胃部释放，而是在小肠内释放，一方面可以减少药物对胃部的刺激，另一方面药物成分缓慢释放，可以避免过高的血药浓度，相应降低心血管与水钠潴留的副作用。PM

双氯芬酸及其缓释片的药品名称

非甾体类消炎镇痛药品种非常多，我们平常熟知的芬必得、扶他林、戴芬、西乐葆等都属于这一类。中国制药公司生产的双氯酚酸品牌更多，如英太青、澳芬等，更多的国内厂家则直接以“双氯芬酸缓释胶囊”作为药品名称。

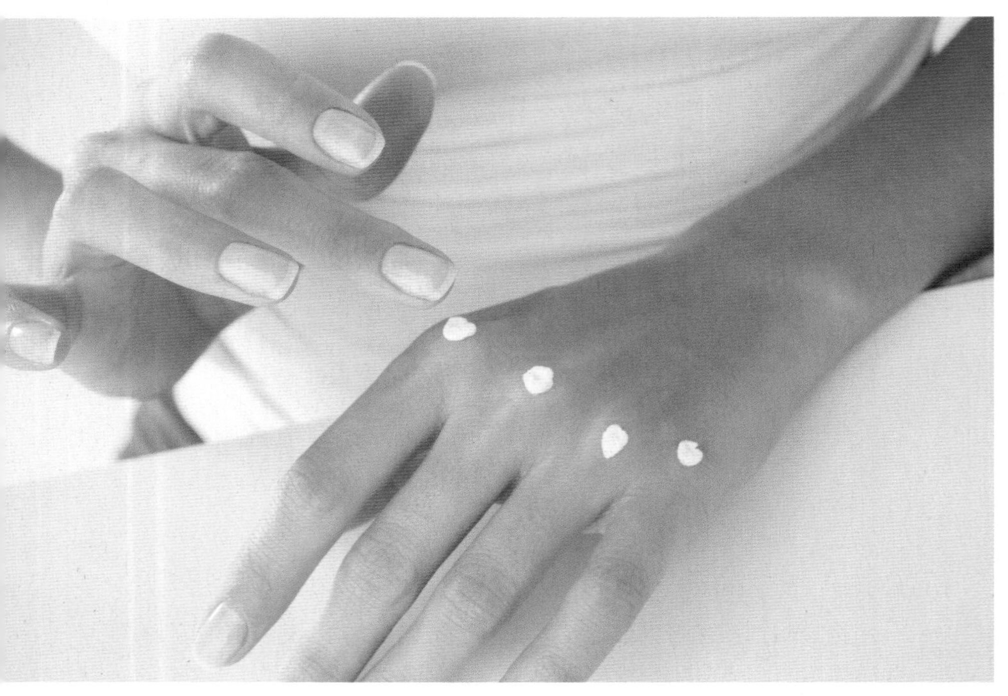

药物和护肤品的同时最好加强保湿、润肤治疗，以改善皮肤的屏障功能，增强皮肤的抵抗力。此外，也有少数人对水杨酸制剂有过敏反应，外用后可出现皮肤发红、皮疹、瘙痒等表现，这类人群需注意，即使低浓度的水杨酸制剂都不宜使用。

2. 不宜“大封包” 长期或大面积（如超过全身面积30%）使用水杨酸制剂，水杨酸经皮肤吸收入体内，达到一定浓度后可发生水杨酸毒性反应。因此，外用水杨酸制剂时需注意不可长期或大面积使用，可以采用间隔用药，或每次小面积用药的方式，以避免水杨酸中毒，而封包治疗往往针对角质明显增厚的皮损，因为这些部位药物难以渗透入皮，当皮肤角质逐渐变薄后则不宜再使用。建议患者定期至医院复诊，根据病情的变化调整用药方案，避免盲目用药。此外，在皮肤破损的部位，也不宜外用水杨酸制剂，以免吸收过多。

3. 不宜“强强联合” 水杨酸制剂已经具有角质溶解的作用，若再与其他含有去角质作用的药物（如维A酸、果酸、过氧苯甲酰、间苯二酚、硫黄）、含有酒精的制剂（如剃须后洗剂、收敛剂、芳香化妆品、剃须霜或洗剂）、有较强干燥作用的肥皂等同时使用，可引起角质去除过度，导致角质层过薄，使皮肤屏障功能减退，极易发生过敏反应，同时，也会促使皮肤过度干燥，引起紧绷不适感和脱屑。而当皮肤已经出现过敏、晒伤、干燥、瘙痒、刺痛不适的情况下，更不宜再使用水杨酸制剂，以免加重症状。

4. 不宜用于孕妇、儿童、老年人 水杨酸制剂属于孕期C类用药。水杨酸盐可以透过胎盘屏障，若使用过量，也可能会导致胎儿中毒表现。曾有报道称，孕期使用水杨酸药物，可能导致胎儿动脉导管提前关闭，致新生儿肺动脉高压，因此，孕妇使用含水杨酸的药物需慎重。不过也不必矫枉过正，如仅含有低浓度水杨酸的洗发水这类产品，使用过程中经皮肤吸收极少，对胎儿也不会有影响。此外，皮肤相对较薄的儿童和老年患者，也需慎用水杨酸制剂。

总之，水杨酸制剂应遵医嘱，以免发生中毒反应。若长期外用水杨酸制剂者出现持续耳鸣、头晕、持续或剧烈头痛、精神错乱、嗜睡、震颤、呼吸急促、恶心、呕吐、厌食、腹痛等表现，需考虑水杨酸中毒的可能，应立即停药，及时就诊，进行相关的检查和治疗。

值得一提的是，除了外用的水杨酸制剂外，一些含有水杨酸类的口服药物，如阿司匹林、水杨酸钠、水杨酸甲酯（冬绿油）等服用过量，也可出现水杨酸中毒反应。PM

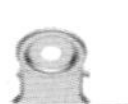

不同浓度水杨酸制剂，药理作用不同

1%~3%　角质形成作用　通过减缓细胞的分裂速度等机制，使异常的皮肤角质层恢复正常，并具有止痒的作用，可用于治疗脂溢性皮炎、痤疮等。

3%~6%　抗真菌作用　常用于治疗皮肤真菌感染。

5%~20%　角质溶解作用　可使角质软化、松解而脱落，用于治疗多种角化性、脱屑性、肥厚性皮肤病，如银屑病、神经性皮炎、慢性湿疹、鱼鳞病等。

20%以上　腐蚀作用　主要用于治疗鸡眼、胼胝、疣等。

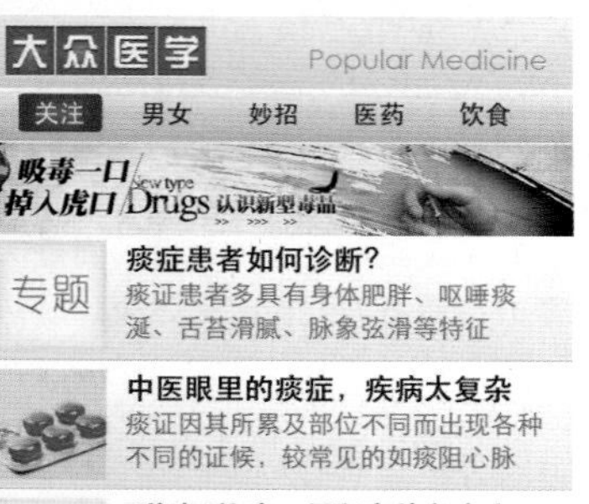
大众医学 Popular Medicine
关注 男女 妙招 医药 饮食
专题
痰症患者如何诊断?
痰证患者多具有身体肥胖、呕唾痰涎、舌苔滑腻、脉象弦滑等特征
中医眼里的痰症，疾病太复杂
痰证因其所累及部位不同而出现各种不同的证候，较常见的如痰阻心脉
"善变"的痰，侵犯身体危害大
痰是脏腑功能失调的结果，即人体在疾病过程中形成的一种病理产物
专题
如何养肝? 小便洁净通利有办法
小便清利洁净，表明人体水液代谢和肝功能正常，小便清而洁可健康长寿
手机在线 My health 健康商城 搜索 音频视频

大众医学手机版（APP）是《大众医学》杂志旗下融合性新媒体平台，适配iOS和Android操作系统的手机和平板电脑，具有图文展示、音频视频、应用下载、内文链接、多渠道分享等功能，带来健康资讯阅读新体验。

扫描二维码立即下载

糖尿病患者快步走路也可控血糖

复旦大学附属华山医院内分泌科主任医师 / 教授　胡仁明

对于糖尿病患者，走路是一种最简单、最有效的运动方式。只要每天坚持走路30分钟，每分钟用大于60步的步速走路，达到有氧运动的要求，这对于糖尿病患者降低血糖、提高机体抵抗力大有益处。走路时，最好有个伴，能互相鼓励，这样有助坚持。

为了安全起见，有条件者，在运动前，最好做运动强度负荷试验，以确定自己适合的运动强度。

该视频系科普宣传片《抗糖路上爱相伴》的一部分，我们会陆续在此二维码对应链接文件中更新这部宣传片。大家也可以在大众医学手机版搜索"胡仁明"查看。

为什么会发生唇腭裂?

上海交通大学医学院附属第九人民医院唇腭裂治疗研究中心主任　王国民

唇腭裂是人类最常见的先天性颌面部畸形，美国学者Tolarova教授研究的结果显示：全球每2.5分钟就出生一位面裂新生儿。我国每年新增3万左右唇腭裂患儿。"唇裂，腭裂，唇腭裂"是在胚胎发育（6~12周）的过程中因受到某些因素（目前还不十分明确）而造成的面裂。发生在唇部，可以单侧或双侧，可以完全和部分裂开；发生在腭部称之腭裂，可以单侧或双侧，也可以腭部完全或部分裂开；也可以唇和腭都发生裂开，即称为唇腭裂。

唇腭裂主要受遗传和环境两大因素的影响。遗憾的是：在上海交通大学医学院唇腭裂治疗研究中心1万多例唇腭裂住院患者的病史中，约85%是没有唇腭裂家族史可被问及的，由此可见，唇腭裂有遗传的可能性，但并非绝对遗传。环境因素主要有：病毒感染、药物、放射线污染、创伤以及精神因素等。

王国民教授同时担任国际唇腭裂基金会理事，国际微笑行动中国医疗委员会主席。扫描以下二维码，大众医学手机版会持续更新王教授关于唇腭裂诊治、康复的系列文章。

每个人内心都有一个"期待标尺"

和谐家园心理工作室国家二级心理咨询师　阿默（李玉君）

负面情绪的产生源于内心"期待"的落空，每个人内心都有一个"期待标尺"，当标码增大时，期待就会增多，转而成为"应该模式"，你应该爱我、你应该懂我、你应该……情绪管理最主要的是能够觉察自己的"期待值"，并学会把它随时"增减"到"合理"程度。期待值的大小与亲密程度有关，相互之间越亲密，期待值越强烈。我们会看到在"伤害关系"里，人们往往对自己的亲人（包括自己）进行伤害，有时候很难理性地控制，这就是把"期待模式"转化成了"应该模式"，产生了一系列的认知落差。其实，这些认知落差源于缺乏对自己"有效的觉察能力"，大家应培养这种觉察能力。

健康早餐包DIY全过程

国家公共二级营养师　苏晨曦

①**面皮食材**：粗纤维小麦粉500克，酵母5克，酵母伴侣2.5克，白糖15克。糖用量控制在3%~5%，不会让面皮有很腻甜的口感，反而会增加咀嚼的愉悦感。白糖还可以缩短发酵时间。同时，糖还有一个不可磨灭的作用，就是给酵母菌增加食物来源。②**烤箱醒发面粉**：将烤箱温度调节到37℃~45℃，如果超过45℃，酵母菌就停止生长啦！③**馅料食材**：肉末300克，胡萝卜、南瓜各300克，葱少许，盐6克，老抽5克，橄榄油10克，麻油5克。④**调馅**：用橄榄油来调肉馅，不仅美味而且脂肪酸配比更贴合人体需求。利用晚上时间，做出美味的半成品，早上蒸15分钟，简单、方便、吃着又放心。**了解更多营养小知识，请扫一扫来"跟晨曦学营养"。**

以上内容登录大众医学网站（www.popumed.com），在大众论坛"手机版资讯"板块也可查看。

"脂肪肝微友会"持续招募中！

"脂肪肝微友会"由《大众医学》编辑部负责管理，中华医学会肝病学会脂肪肝和酒精性肝病学组、中国医师协会脂肪肝专家委员会有关专家担任学术指导。

"脂肪肝微友会"是《大众医学》杂志为广大脂肪肝患者及脂肪肝高危人群搭建的一个互动、交流、学习的公益微平台，帮助广大读者提高脂肪肝防治意识，更好地维护自身健康。

为了便于大家交流互动，我们创建了一个微信群，欢迎脂肪肝患者及其家属，脂肪肝高危人群，在《大众医学》官方微信平台留言，申请加入"脂肪肝微友群"，非诚勿扰。

群成员应恪守"文明发言、和谐共处"的准则，一旦发现成员有不文明言行，或不停发送与脂肪肝防治不相关的垃圾信息，经提醒无效，管理员会立即将其加入黑名单，取消会员资格。

"脂肪肝微友会"收费吗？

完！全！免！费！

哪里可以买到《中国脂肪肝防治指南（科普版）》？

目前，该书在上海科学技术出版社"天猫"旗舰店、当当网、亚马逊、京东商城，以及全国各地书城、新华书店均已经上架，备货充足，网上书城购书八折优惠哦～有兴趣的微友，可扫描以下二维码，登录网上商城购书页面，了解详情。

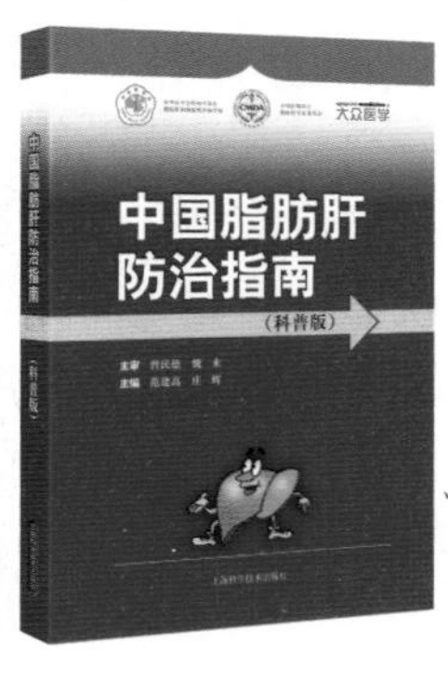

科技社"天猫旗舰店"购书通道

京东商城购书通道

当当购书通道

亚马逊购书通道

感谢《大众医学》杂志，感谢中山医院

我今年70岁，是《大众医学》的忠实读者，连续数十年一直订阅《大众医学》杂志，从中学到了不少知识。半年前，我太太被查出患有"主动脉瓣关闭不全"，我们当地的医生建议做手术，把病变的瓣膜换掉。我们很犹豫，担心老年人"开大刀"，身体会吃不消。幸运的是，过了没多久，我便在《大众医学》杂志上看到了复旦大学附属中山医院王春生教授写的"微创治疗心脏瓣膜病"的文章，顿时觉得有了希望，连忙给《大众医学》编辑部写去了咨询信。很快，我便收到了由《大众医学》编辑部转达的王春生教授的回复，并陪太太慕名去中山医院看了王教授的门诊。目前，我太太的情况比较稳定，暂时不需要手术。我们全家人都非常感谢《大众医学》杂志，能够急病患所急，全心全意为读者服务。今后，我们将继续订阅《大众医学》杂志，希望《大众医学》杂志越办越好！

江苏　李博华

敬告读者

每一个月，《大众医学》都会带给您权威、实用、最新的保健知识。出版前，每篇文章都经过严格审查和内容核实。我们刊出这些文章，并不是要取代看病就医，而是希望帮助大家开阔眼界，让自己更健康。

由于个体差异，文章所介绍的医疗、保健手段并不能适合每一位读者，尤其是在诊断或治疗疾病时。任何想法和尝试，您都应该和医生讨论，权衡利弊。

您可以通过以下方式，进一步了解有关专家信息：

1. 登陆《大众医学》网站 www.popumed.com，打开"专家门诊"，在"看病找专家"中键入专家姓名，了解专家专长、联系办法等信息。

2. 发电子邮件至 popularmedicine@sstp.cn 或写信向编辑部咨询。

3. 通过114查询相关医疗机构电话，向挂号室或咨询服务台，了解专家近期门诊安排，就医诊治。

敬告本刊作者

1. 本刊稿件一律不退，敬请自留底稿。从稿件投到本刊之日起，三个月后未得录用通知，方可另行处理。如需退稿（照片和插图），请注明。

2. 稿件从发表之日起，其专有出版权、汇编权和网络传播权即授予本刊，同时许可本刊转授第三方使用。本刊支付的稿费包含信息网络传播的使用费。

3. 根据需要，本刊刊登的稿件（文、图、照片等）将在本刊或主办本刊的上海科学技术出版社的网页或网站上传播宣传。

4. 本刊作者保证来稿中没有侵犯他人著作权或其他权利的内容，并将对此承担责任。

5. 对于上述合作条件若有异议，请在来稿时声明，否则将视作同意。

防病保健：健康意识最关键

作者简介

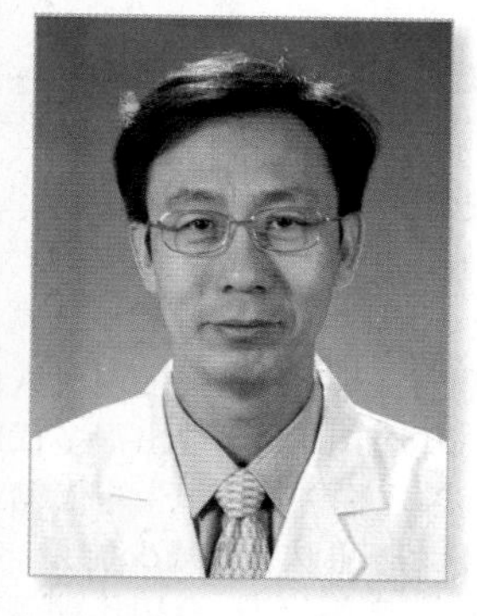

王忠，上海交通大学医学院附属第九人民医院临床医学院副院长，泌尿外科主任、教授、博士生导师、留美博士后。中华医学会男科学分会副主任委员、中国性医学会副主任委员、上海男科学会副主任委员、上海市中西医结合泌尿男科学会副主任委员、欧洲泌尿外科协会会员、《中华男科学》杂志副主编。

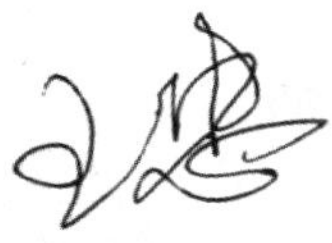

现代医学研究证明，疾病的发生很大程度上与先天遗传有关，基因可决定一个人容易患什么病。当然，随着人类基因组计划的完成，人类了解到特定基因与疾病的联系，未来很多疾病的预防和治疗将可能根据个人的特定基因序列“量身定做”。不过，尽管基因相关的个性化医疗时代向我们走近，高科技医疗技术在不断进步，但遗传问题毕竟难以完全控制。

目前的研究表明，除了遗传因素，高血压、糖尿病等慢性疾病发生的另一个相关因素是后天环境等因素（疾病的发生常常是两种因素协同作用的结果）。虽然遗传基因不易改变，但后天生活方式却是可以控制的。《黄帝内经》提出“上医治未病，中医治欲病，下医治已病”。“治未病”主要就是指对疾病的预防。

如何才能控制好后天生活方式？这是一个值得认真思考的问题。根据临床实践和体会，我认为很关键的一点是要拥有良好的健康意识，“有意识”地采取健康的生活方式，如此可避免很大一部分疾病的发生，做到“防未病”。

健康意识并非轻易就能拥有。首先，健康意识的建立依赖于对健康的重视，要意识到高质量的生活离不开健康身体的支持。其次，培养健康意识不是一时之功，需要我们长期在日常生活中身体力行。例如大家常说的“不要久坐”。之所以要树立“不久坐”的健康意识，是因为久坐对心血管、前列腺等都不好。为此，要有意识地坚持适量运动，根据年龄和身体情况做力所能及的运动，最好每天运动30分钟左右。这样坚持下去，健康收益将相当可观。

根据我们的经验，适量喝水也有利于健康。泌尿系结石是一种常见的疾病，多饮水有助于微结石排出，同时可以防止结石复发。多喝水的好处还不止于此。每天要饮用充足的水，最好2 000毫升左右。注意饮水主要指喝白开水，而不是饮料，尤其是含糖或含酒精的饮料。此外，不熬夜、不抽烟、不酗酒、保持规律的生活，这些都是好的健康意识，长期实践对维护健康至关重要。还有要有定期体检的意识，因为体检有助于早期发现疾病迹象，及早采取治疗措施。

需要提醒的是，健康意识依赖于科学的知识、认识。目前各种媒体上的医疗保健信息、广告宣传很多，其中虚假和夸大的成分不在少数。很多人，尤其是老年人，往往对其深信不疑，对健康和疾病的防治产生很多误解，采取了不恰当、不科学的防病治病措施，甚至导致疾病的误诊误治。这就不属于真正的“健康意识”，反而会引人误入歧途。所以，平时一定要积累和学习医学科学知识，多听听医生的意见和建议，多看看正规出版、权威的医学保健书籍和杂志，懂得鉴别真伪。那样才能真正拥有健康意识，并在实际生活中维护好健康。PM

Contents 目录 2015 年 6 月

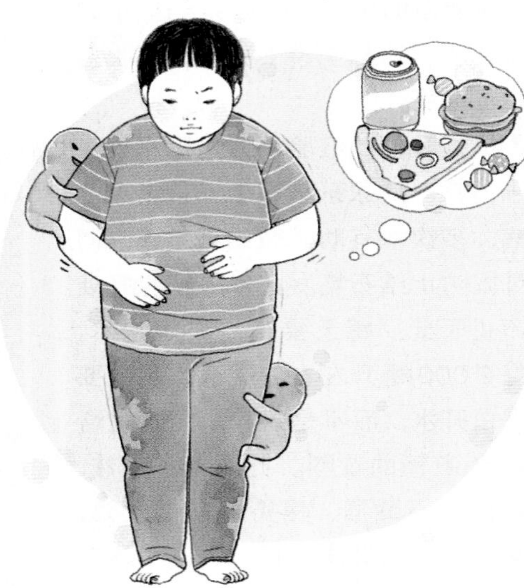

肥胖已成为当今世界范围内的流行病，也是对人类健康威胁最大的疾病之一，而且正逐渐向青少年人群发展。怎样才能帮助小胖墩们迈向健康生活呢？本刊特邀相关领域权威专家进行详细分析，开出健康"处方"。

家长们对孩子的健康都比较重视，特别害怕忽略了隐性疾病，尤其是先天性内脏畸形与恶性肿瘤，唯恐耽误了有效的治疗时机。为此，张金哲院士拟了三条家庭自查的方法，家长经常给孩子检查一下，一旦发现可疑问题，就应去医院找大夫。

爱吃甜食又怕胖，是很多现代人的困扰，因此市面上涌现出很多代糖食品，以号称"无负担"的代糖替代，既保持甜味，又减少能量。我们身边有哪些代糖，食用代糖就可以让我们"甜得健康"吗？

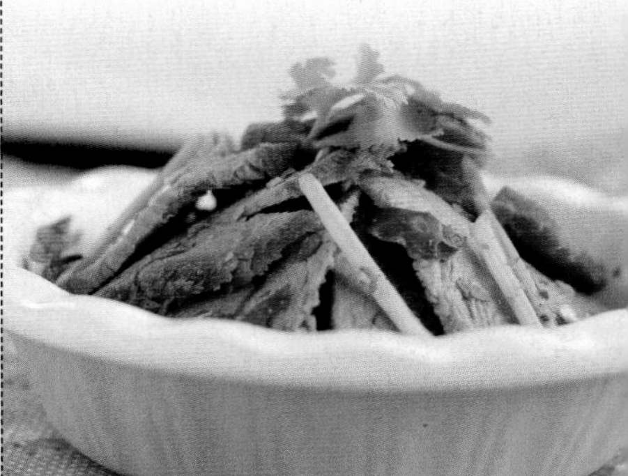

通过频繁性交增加受孕机会，这种方法是不可取的，因为"欲速则不达"，且会造成相反的后果。

扫描二维码
关注大众医学

发送短信"大众医学"到 12114，免费下载大众医学手机版，短信资费 0.1 元。

大众医学
微信二维码

大众医学手机版
（安卓版 /iphone 版）

本期部分图片由东方 IC 和达志图片提供 本期封面图片由东方 IC 提供

创刊于1948年 第三届中国政府出版奖期刊奖提名奖 新中国60年有影响力的期刊
上海市著名商标 全国优秀科技期刊一等奖 中国期刊方阵 中国百强报刊

大众医学®（月刊）
2015年第6期 da zhong yi xue

制作艾叶食品时应选用新鲜嫩叶，没有新鲜嫩叶时，也可选用干艾叶，用前用冷水浸软，除掉坚硬的叶柄、叶脉，开水焯过之后，即可用于制作艾叶食品。

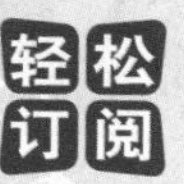

大众医学——Healthy 健康上海 Shanghai 指定杂志合作媒体

大力推进健康城市建设，上海市爱国卫生工作努力寻求本土化与全球化相结合，提升健康促进的能力与水平。上海市建设健康城市2015年-2017年行动计划实施期间，市爱卫会（健促委）将全面倡导"科学健身、控制烟害、食品安全、正确就医、清洁环境"五大市民行动，进一步加强健康支持性环境建设和市民健康自我管理小组建设。《大众医学》作为指定杂志合作媒体，邀您行动起来、与健康结伴。

主 管 上海世纪出版股份有限公司
主 办 上海世纪出版股份有限公司科学技术出版社
编辑、出版 《大众医学》编辑部
编 辑 部 (021)64845061
传 真 (021)64845062
网 址 www.popumed.com
电子信箱 popularmedicine@sstp.cn
邮 购 部 (021)64845191 (021)64089888转81826

广告总代理
上海科学技术出版社广告部
上海高精广告有限公司
电话：021-64848170
传真：021-64848152
广告/整合营销总监 王 萱
副总监 夏叶玲
业务经理 杨整毅 丁 炜

发行总经销
上海科学技术出版社发行部
电话：021-64848257 021-64848259
传真：021-64848256
发行总监 章志刚
发行副总监 潘 峥
业务经理 张志坚 葛静浩 仝 翀 马 骏

编辑部、邮购部、广告部、发行部地址
上海市徐汇区钦州南路71号（邮政编码200235）

发行范围 公开发行
国内发行 上海市报刊发行局、陕西省邮政报刊发行局、重庆市报刊发行局、深圳市报刊发行局
国内邮发代号 4-11
国内统一连续出版物号 CN31-1369/R
国际标准连续出版物号 ISSN 1000-8470
国内订购 全国各地邮局
国外发行 中国国际图书贸易总公司（北京邮政399信箱）
国外发行代号 M158
印 刷 上海当纳利印刷有限公司
出版日期 6月1日
定 价 8.00元
广告经营许可证号 3100320080002
80页（附赠32开小册子16页）

资讯分享

名家观点

钟南山：滥用抗生素，让我吃鱼都谨慎

中国工程院院士钟南山就细菌耐药现状发表看法。他说，**许多民众，甚至个别医务人员把抗菌药当退烧药、感冒药使用，导致抗菌药过度应用**，发生耐药问题。**中国人均抗生素年消费量为美国人均用量的10倍多**，而真正因病情需要使用的不到20%。滥用抗生素的另一个表现是畜牧业及水产业大量使用抗菌药。**据统计，我国生产的抗菌药约一半用于动物**。动物滥用抗生素转移到人体的可能路径有两种：直接食用肉类；排泄物污染水体。钟南山说，现在他吃鱼时，会担心有没有经过大量抗生素喂养，多了几分警惕。钟南山说，预防细菌耐药任务紧迫，需要每个人、全社会各行各业从现在开始就共同努力。

生活方式

世界卫生组织：借助手机应用保护听力

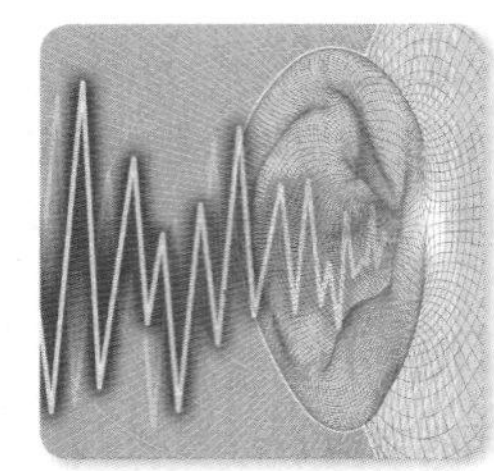

世界卫生组织最近指出，目前全世界有11亿年轻人面临由不安全用耳习惯导致听力损失的风险。据调查，中等和高收入国家12~35岁青少年中，**近半数人用MP3播放器和智能手机等听音频时，音量超过安全范围**，长此以往可致不可逆听力损失。世界卫生组织建议：为保护听力，一定要控制好音量，**一般在安静环境下应将音频设备音量设置在低于最大音量 60%、让人感觉舒适的水平**。此外，**有些手机应用程序可以显示以分贝为单位的噪声强度，并提示噪声等级是否达到危险程度**。世界卫生组织提醒，如出现耳鸣，听门铃、电话铃和闹钟铃等高音时有困难，听不清别人讲话（特别是打电话时），或者在餐馆或其他社交场合等嘈杂环境中跟不上别人的谈话，应及时就医，排除听力受损。

疾病预防

跨度56年研究：超重、肥胖渐成高血压主因

国内医学研究人员对黑龙江省1958~2014年的高血压患病情况进行了研究。结果发现，**高血压患病率56年间上升3倍多（由8%增至34%）**。根据1958年时的相关分析，当时高血压与年龄、性别、职业密切相关；而1979年的有关调查分析表明，其时高血压与饮酒量密不可分，饮酒组比非饮酒组高0.55倍；**而1999年后，超重、肥胖成为了高血压发生的主要原因之一**。专家指出，超重肥胖多与不良生活方式，如不良饮食习惯、缺乏运动等密切相关，高血压本质上亦与此相关。另外，研究还发现，除了受寒冷气候等环境因素影响外，**高血压与高盐饮食、饮酒、吸烟等不良生活方式有关**。

医疗话题

代孕：不合法、问题多

最近，国家卫生计生委等在全国范围打击代孕行为。目前绝大部分代孕机构网站已被关闭，但在微博、QQ等社交平台上，仍有不少代孕机构在发布广告、开展交易。**所谓代孕，是指利用辅助生殖技术将受精卵植入代孕女性子宫，由其代替他人完成怀孕及分娩过程。这一行为在我国并不合法**。近年来，随着互联网兴起，各种代孕广告泛滥，代孕行为也有所增加。专家指出，**代孕会带来很多问题。比如，代孕妇女发生危险，健康受损，到底由谁负责；孩子出生后，到底谁是真正的“妈妈”；代孕商业化，做“出租子宫”生意，不符合道德规范**；还有人以代孕为名做其他不合法的事……专家提醒，无论是请人代孕，还是替人代孕，都是违法的。

健康消费

运动前后：少喝功能饮料

近年来，功能饮料在青少年中很流行。但国外心脏病专家研究后发现，即使是看起来健康的青少年，**在运动前后饮用含大量咖啡因的功能饮料，也可能会引起突发心脏病或者心律失常**。如果本人是潜在心脏病患者，则危害更大。据国外调查，目前有三分之一青少年经常喝功能饮料，且这类饮料的受欢迎程度正在快速增长。一般情况下，**功能饮料含数量较多的咖啡因。专家建议，青少年每天饮用功能饮料的量不应超过一罐（250毫升）**，且不要在运动前后饮用。如果有心脏方面问题（包括有心脏病家族史等），最好向医生咨询一下，看是否适合饮用。

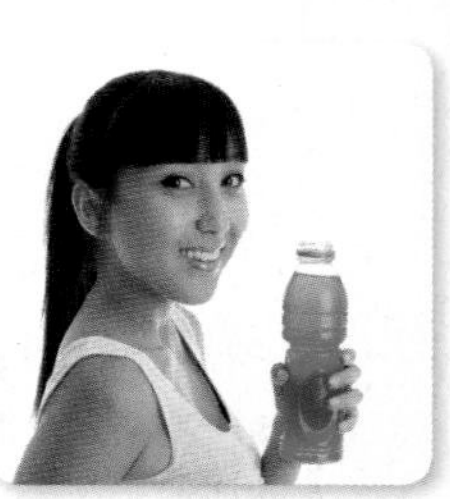

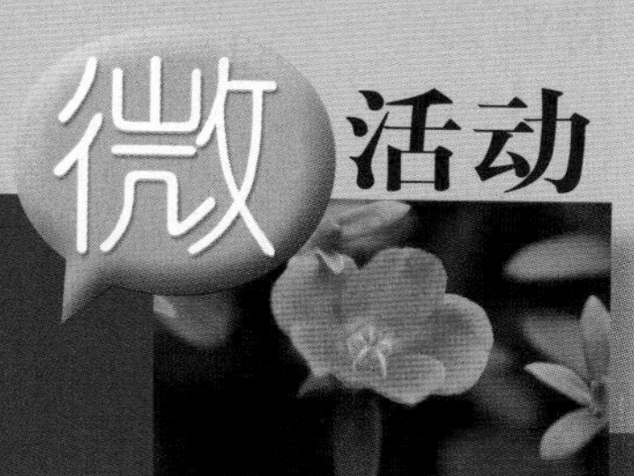

有人说："女人是一天的公主，十个月的女王，一辈子的操劳"，也有人说"女人心，海底针"，搞不清想不透女人们内心想法。其实，女人都是天生爱美的。《大众医学》微信公众平台开展了"我知女人心"活动，征集粉丝们有关女性美容养颜、保持年轻的方法。下面就把这些方法分享给大家。

我知女人心

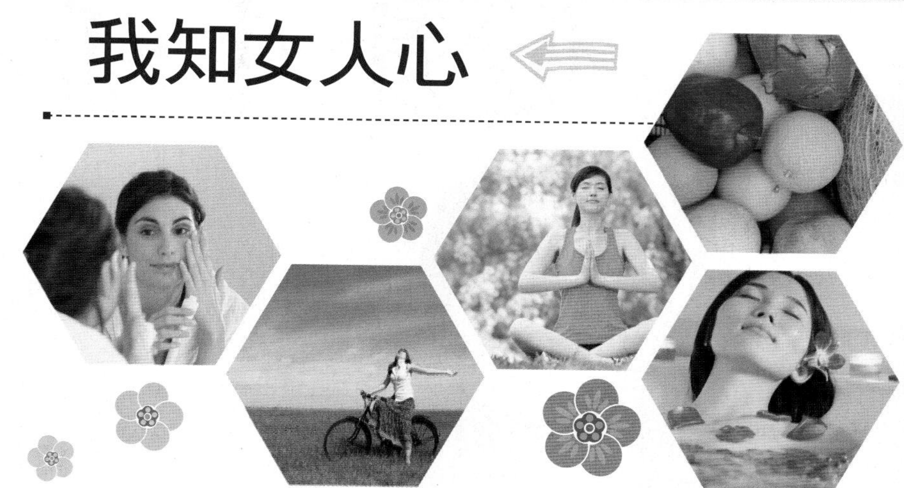

泡温泉： *解乏养颜*

天使菁菁： 我的养生方法是：泡温泉。 其实泡温泉既能驱寒保暖、消除疲劳，又有利于一些疾病的治疗，是女人养生休闲的理想选择。虽然泡温泉有益健康，但是不能一直泡在温泉里面，要浸泡15分钟、起身5分钟、再浸泡15分钟，反复2~3次，且泡后1小时之内不要吃东西。每次泡完温泉，我都觉得神清气爽，皮肤也很嫩滑呢。冬季泡温泉，是我的最爱！

按摩眼部： *减少皱纹*

蝶舞紫衣： 年过三十的我平时对面部的保养很注意，特别是对眼部的护理尤为重视。眼睛是心灵的窗户，每天上班都要化妆的我，眼周特别容易出现小皱纹。所以我每天睡前都做眼部按摩，增强眼部血液循环，放松眼部肌肉。具体做法是：睡前洗脸后，在面部扑打爽肤水，趁着爽肤水还没有完全干透，按摩眼部，用食指和中指以弹琴的方式拍打眼尾，这样可以刺激眼部周围肌肤，让肌肤"醒"过来。

练瑜伽： *修身养性*

秋天： 我最爱的运动是瑜伽。自从工作之后，每天压力很大，饮食不规律，睡觉时间不充足，经常身心疲惫。但是，瑜伽让我自信开朗，精力充沛。练瑜伽时，在宁静的环境中不被外物所扰，让我可以放下工作的压力与生活的烦恼。随着瑜伽老师的语意引导，可以安静地去了解自己的身体，体察自己的内心，收拢自己的思绪，让我在不知不觉间，发现内心的变化，从而达到真正的快乐——心静。

关注《大众医学》微信号，更多活动、更多机会等你来参与。

好习惯： *吃好、睡好、心情好*

昨夜星辰： 我今年五十岁了，不过很多人说我看起来很年轻。我觉得女人想要保持年轻，最重要的是要保持良好的饮食和睡眠习惯。每天清晨我都喝一杯温开水，早餐、午餐吃好，晚餐少吃，平时注意多运动，晚上不熬夜，喝杯牛奶有助于睡眠。吃好、睡好、心情好，是我保持年轻的秘诀！

美白： *补充维生素C*

亲亲宝贝： 美容养颜最重要的就是美白，大家常说：一白遮九丑！除了减少日晒以外，还有好多食物具有美白功效。在众多的水果里，我最爱吃橙子。带酸性的水果含较多维生素C，橙子就是其中一种。维生素C可以美白、抗氧化，还可以维持血管及心脏健康。

游泳： *保持好身材*

Feixiang： 我觉得要保持健康，就要保持身材，要少吃多动。我喜欢的运动是游泳，夏天的时候在室外游泳，冬天也有室内游泳池可以游。游泳不仅能够保持身材，还能减肥！

旅游： *感受不一样的风景*

风之痕： 我和老婆都喜欢旅游，所以我们经常一起去各地游玩。之前一直在国内旅游，现在交通方便了，去国外也是一件很容易的事情。旅游不仅能够放松心情，了解风土人情，还能看到各种美景。我和老婆的感情，也在旅游中更融洽。一起开心，一起快乐，是我们的追求！开心，自然让人年轻！

添加微信号popularmedicine或扫描二维码关注大众医学微信

如何参与"微话题"？

微博：《大众医学》杂志官方微博 http://weibo.com/dazhongyixue

微信：《大众医学》微信号：popularmedicine

小胖墩的健康生活在哪里

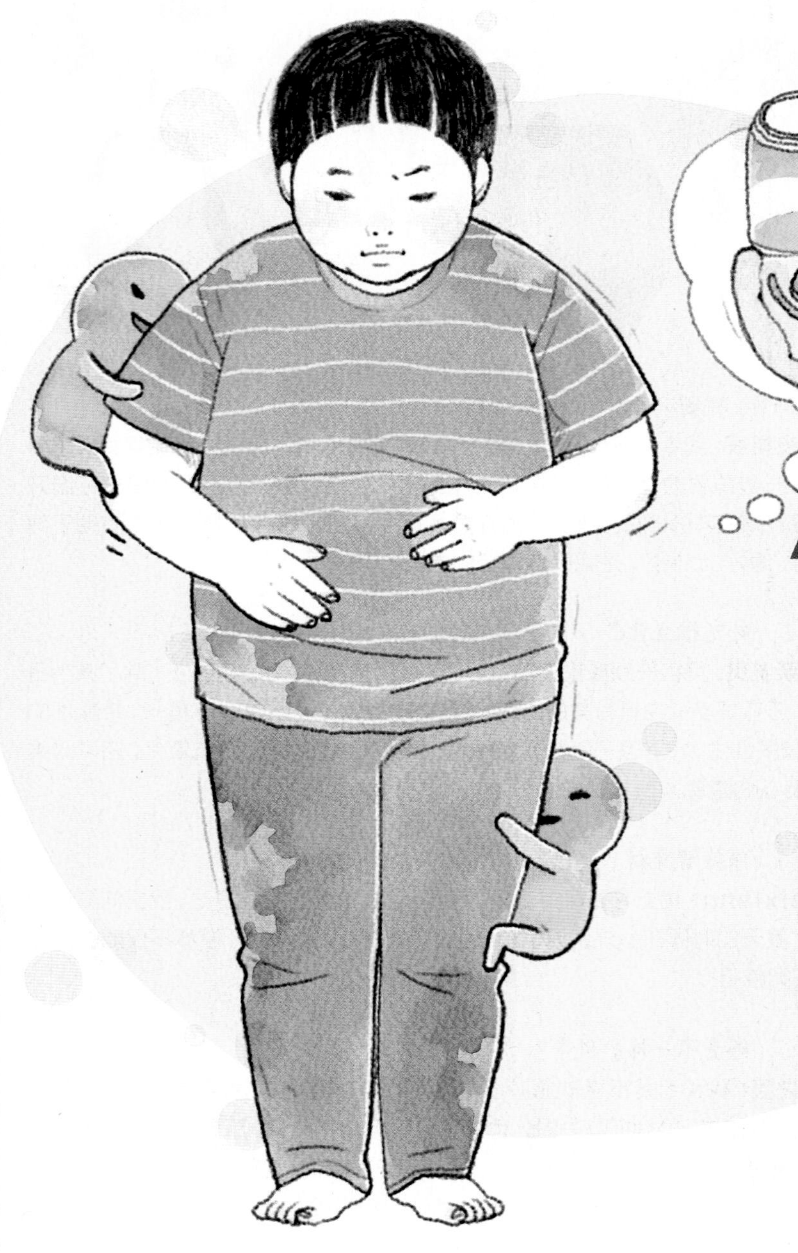

肥胖已成为当今世界范围内的流行病，也是对人类健康威胁最大的疾病之一，而且正逐渐向青少年人群发展。近年，全国相关调查报告显示，沿海大城市儿童、青少年超重率已增至14.1%~19.3%，肥胖率已增至6.0%~13.2%。

肥胖虽然不会使人立即死亡，但是其危害及并发症所带来的严重后果不亚于癌症。除了给生活、学习和工作带来不便之外，肥胖所引起的严重心脑血管疾病、糖尿病、脂代谢紊乱、脂肪肝、内分泌紊乱及骨关节病变等都将直接影响生活质量。特别应引起社会和家长们重视的是，儿童肥胖如不早期治疗，将有极大比例转变为成人期肥胖，且上述代谢紊乱性疾病已呈现明显的低龄化发病趋势。那么，怎样才能帮助小胖墩们迈向健康生活呢？本刊特邀相关领域权威专家进行详细分析，开出健康“处方”。

策划/本刊编辑部
执行/王丽云
支持专家/蔡 威　陈津津　陈文鹤　黄 敏
罗飞宏　汤庆娅　万燕萍　徐 秀

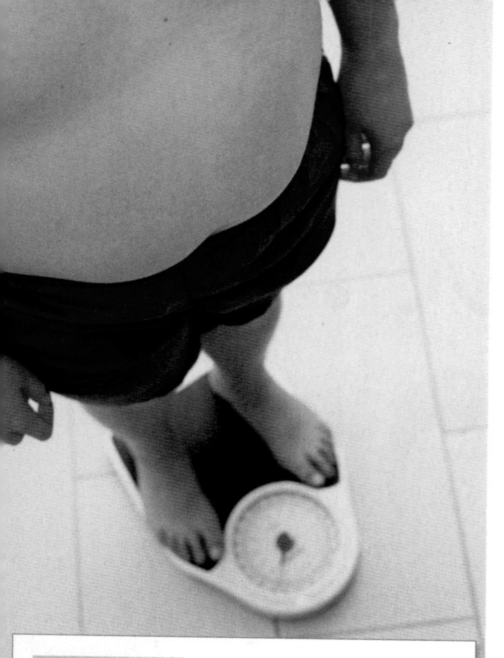

比比算算 你家孩子胖不胖

文 蔡 威 汤庆娅 阮慧娟

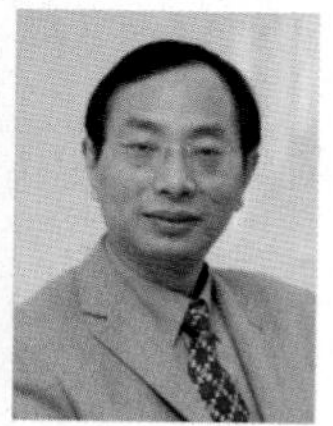

专家简介

蔡 威 上海交通大学副校长，上海市儿科医学研究所所长，主任医师，教授，博士生导师。长期从事儿科营养研究，负责牵头制定完成《中国新生儿营养支持临床应用指南》和《中国儿科肠内肠外营养支持临床应用指南》，为全国儿科医生提供操作标准和依据，同时致力于推进临床营养的学科建设和人才培养工作。

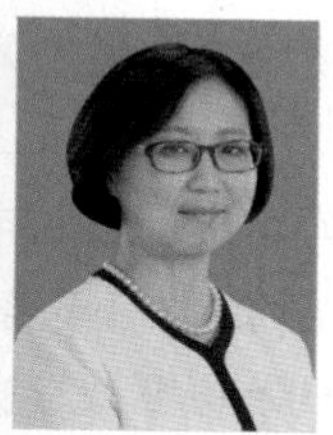

专家简介

汤庆娅 上海交通大学医学院附属新华医院临床营养科主任，主任医师。中国营养学会临床营养分会委员，中国医师协会儿童营养专业委员会委员，上海市康复医学会营养康复专业委员会副主任委员，上海市医学会肠外肠内营养学专科分会委员兼秘书。擅长儿科营养相关疾病的临床诊治和合理营养支持、儿童肥胖综合干预等。

专家门诊：周二上午（特需），周五下午

年龄、性别不同，超重、肥胖标准也不同

儿童、青少年各阶段的生长速率不一致，年龄和性别不同，其身高、体质指数、体脂百分比的差异很大。因此，与成人相比，儿童、青少年超重和肥胖的诊断标准有所不同，而且不同年龄段、不同性别的孩子，判断标准也不一样。儿童、青少年超重和肥胖的诊断方法有以下几种。

- **身高标准体重法** 根据超出标准体重的程度进行分级：超出标准人群体重11%~20%为超重；超出标准人群体重21%~30%为轻度肥胖；超出标准人群体重31%~40%为中度肥胖；超出标准人群体重41%~60%为重度肥胖；超出标准人群体重>60%以上为极度肥胖。

- **根据体脂百分比进行判定** 这种方法需要借用专用的人体成分分析仪器测定体脂肪的百分比。6~14岁年龄段，男生体脂百分比超过20%，女生体脂百分比超过25%，为肥胖；15~18岁年龄段，男生体脂百分比超过20%，女生体脂百分比超过30%，为肥胖。

- **根据体质指数进行判定** 世界卫生组织（WHO）建议中国成人超重和肥胖的标准分别是体质指数（BMI，计算方法为身高除以体重的平方，单位为千克/米^2，即kg/m^2）超过24kg/m^{2}与28 kg/m^2，但是这个成人标准不适用于儿童。WHO对于18岁以下的青少年儿童有相应的推荐标准，中国肥胖问题工作组（WGOC）也有简单的超重和肥胖筛查标准。

中国学龄儿童和青少年超重肥胖筛查BMI分类标准（WGOC，2003年）

年龄（岁）	BMI(kg/m^2)			
	男		女	
	超重	肥胖	超重	肥胖
7	17.4	19.2	17.2	18.9
8	18.1	20.3	18.1	19.9
9	18.9	21.4	19.0	21.0
10	19.6	22.5	20.0	22.1
11	20.3	23.6	21.1	23.3
12	21.0	24.7	21.9	24.5
13	21.9	25.7	22.6	25.6
14	22.6	26.4	23.0	26.3
15	23.1	26.9	23.4	26.9
16	23.5	27.4	23.7	27.4
17	23.8	27.8	23.8	27.7
18	24.0	28.0	24.0	28.0

诊断孩子胖不胖，需做哪些检查

肥胖的诊断是一个比较复杂的工作，家长如果怀疑孩子超重或肥胖，应该带孩子到正规医院就诊。就诊时，医生首先会了解孩子肥胖发生史

长势喜人 健康愁人

✍蔡 威 汤庆娅 阮慧娟

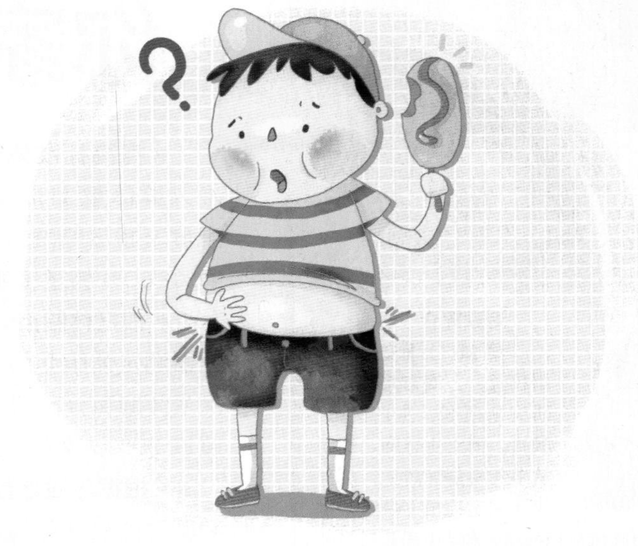

99%的小胖墩因好吃懒动而起

许多因素可能导致儿童肥胖，根据肥胖的成因可分为病理性肥胖和单纯性肥胖。由于中枢神经系统疾病、内分泌疾病、代谢性疾病及药物等因素造成的肥胖为病理性肥胖，在所有肥胖患儿中比例不足1%，绝大多数都属于单纯性肥胖。

儿童单纯性肥胖主要是由于不合理饮食及不良生活习惯导致长期能量摄入超过自身的能量消耗，多余的能量转化为脂肪而积聚于体内，造成体内脂肪细胞数量增多、体积增大，从而催生肥胖。

除了父母的生活模式和饮食习惯会直接影响子女外，人体基础能量代谢的速度也具有一定遗传因素。调查显示：父母均肥胖的，子女患儿童单纯性肥胖的风险为70%~80%；双亲之一肥胖的，子女患肥胖的风险为40%~50%。

胖孩子，有特点

● **吃得多、吃得快、喜静怕动** 一般轻度肥胖的儿童除了体重超过标准体重以外，其他症状不明显，不易被发现。但此时儿童已经存在不合理的饮食习惯和不良的生活习惯，如：大多数肥胖儿童食量很大，而且喜欢吃甜品、油炸食品等高脂、高糖食物和碳酸饮料，不喜欢吃蔬菜；吃饭速度很快，一般每餐5~10分钟就吃完了；有临睡前进食、边看电视边进食的习惯；喜静不喜动，运动量明显少于正常儿童，重度肥胖儿童因体态臃肿、呼吸困难，更加不愿意运动，造成了恶性循环。

● **特定部位脂肪堆积** 肥胖儿童外表通常显得高大肥硕，皮下脂肪丰满且分布尚均匀，但以面颊、双乳、肩部以及腹部皮下脂肪堆积显著，四肢表现为大腿和上臂粗壮、手背足背厚。男孩因会阴部脂肪堆积常被误诊为外生殖器发育不良。严重肥胖者的腹部、臀部以及大腿部皮肤可见紫色条纹。还有一部分严重肥胖者，颈部、腋下、腹股沟等处皮肤发

和其他相关疾病史，其次需要测量孩子的体重、身高、血压，检查颈部、腋下、腹股沟处有没有肤色发黑，腹部、臀部外侧以及大腿部皮肤是否出现紫色或白色条纹。另外，还需要进行一系列血液检查和特殊检查，需要做肝脏B超检查，抽血检测肝功能、肾功能、血脂系列、空腹及餐后2小时血糖、血胰岛素，以及血睾酮、雌激素等性激素的水平，以了解肥胖儿童是否已伴有并发症。

体重相同，有人结实有人胖

即使两个人体重相同，其中一个人也有可能看起来比另一个胖，不结实。原因在于两个人的人体成分分布情况不同。因为肌肉的密度比脂肪高，同等重量的肌肉体积比脂肪小，所以一个人如果身体中脂肪含量太高，哪怕体重不大，也会看起来比较胖，这就是所谓的“轻胖子”。有的人体重高，但是看起来很精壮结实，那是因为他身体中脂肪比例低，很多专职运动员就是这种体型。判断孩子究竟是结实还是胖，比较简便的方法是用专用的卡尺来测量腹壁、肩胛下区和上臂后侧中部的皮下脂肪厚度（医学上称为皮褶厚度）。现在比较精准的方法是用人体成分分析仪器测定人体脂肪比例。

黑、粗糙。

● **发育、发病提前** 很多肥胖儿童青春期比同龄儿童提前，一部分肥胖患儿出现性发育紊乱。相当一部分中重度肥胖患儿会出现慢性代谢性疾病，如脂肪肝、高血压、高脂血症、高尿酸血症、糖尿病等。

小胖墩成长路上问题多

很多家长不辞辛劳，兢兢业业地把孩子喂得白白胖胖，看着孩子长势喜人，自己往往觉得很有成就感。殊不知，胖孩子成长过程中会发生很多生理和心理问题。

● **怕热** 脂肪组织含水分少、血管分布少，不容易传热，肥胖孩子的皮肤下有一层厚厚的脂肪，犹如一道屏障，散热较为困难。天气炎热时，肥胖孩子常常会气喘吁吁，需要张口呼吸，同时增加呼吸频率，以此来散发热量。所以胖人特别怕热。

● **便秘** 50%~70% 的肥胖儿童有习惯性便秘。原因有二：第一，肥胖者脂肪组织异常增多，脂肪组织含水分少，而儿童处于生长发育期，新陈代谢旺盛，需要更多水分，所以肥胖儿童往往处于缺水状态；同时，肥胖儿童肠道蠕动功能降低，食物滞留在肠道的时间明显延长，排泄物的水分被吸收，导致粪便更为干燥硬结，排便更加困难。第二，肥胖儿童通常有不良的饮食习惯，不喜欢吃高膳食纤维的蔬菜水果。

● **长疖子** 正常人体皮肤的毛囊和皮脂腺内都潜伏有细菌，在全身或局部抵抗力降低时，有可能引发感染。肥胖儿童免疫功能较正常人群低下，皮脂腺分泌旺盛，易阻塞毛囊，加上局部清洁不当等原因，容易导致疖的发生。

● **颈部等处色素沉着** 很多胖孩子的颈部、腋窝、腹股沟等褶皱处会发生皮肤色素沉着现象，皮肤表面粗糙增厚，这被称为“假性黑棘皮病”，主要与长期多食导致高胰岛素血症有关。

● **疲劳** 许多胖孩子上课打盹，精神不振、易疲劳，晚上睡觉打鼾。主要原因是胸壁脂肪增厚使胸廓活动顺应性受限、肺通气功能受损，发生缺氧、二氧化碳潴留，导致中枢神经系统反应性下降，使人处于困乏状态。

● **运动能力下降** 重度肥胖的孩子会并发严重的骨关节炎，以退行性骨关节病变为常见。体重超过骨骼所能承受的压力，可使双下肢承受压力过大，导致膝外翻或内翻，影响运动功能，甚至出现行走障碍。此外，肥胖儿童还易并发脂代谢紊乱，严重时会出现肝胆系统、消化功能紊乱，影响脂溶性维生素 D 和钙、磷的吸收利用，导致骨质疏松，加速骨骼损害。

● **免疫功能降低** 肥胖儿童的 T 细胞功能较正常人群低 30%，吞噬细胞的功能较正常人群低 20%，因此抗病能力不如正常孩子，容易感冒，而且好得慢。

● **心理异常** 很多肥胖儿童都会出现不同程度的心理异常，如自卑、胆怯、孤僻、不合群等。有一部分孩子因为强烈害怕发胖和对体型的极度关注，会出现进食障碍，表现为贪食症和厌食症。

答疑解惑

问：有人说，孩子小时候胖点不要紧，长大自然就瘦下来了。这种说法对吗？儿童肥胖有多少会延续到成人？

答：儿童单纯性肥胖与成年期肥胖是有直接关系的，肥胖与一些慢性疾病的发生密切相关，如脂代谢紊乱、心血管疾病、高血压、2型糖尿病、某些肿瘤（如结肠癌、乳腺癌等）。据统计，7岁组肥胖儿童有41%将发展为肥胖成人，而正常同龄儿童仅有11%会发展为肥胖成人；10~13岁组肥胖儿童有72%将发展为肥胖成人，正常同龄男孩31%会发展为肥胖成人，正常同龄女孩11%会发展为肥胖成人。因此，“胖孩子长大自然就会瘦下来”的观点是不对的。

美国哈佛大学一项长达50年的生长研究表明，肥胖儿童进入成人期，心血管疾病与肠癌的病死率较正常组高。瑞典科学家在跟踪研究500名肥胖儿童的报告中指出，肥胖儿童的平均寿命较总人口短10年之多，病死率较总人口同年龄组高2/3，这些人最普遍的死因是心脑血管疾病，其次是糖尿病。肥胖潜在的许多并发症的病理改变，如动脉粥样硬化及糖尿病所引起的全身微血管病变等，在儿童和青少年身上已存在。如未得到积极有效的治疗，全身微血管、骨关节病变等病理损伤将随着年龄的增长、病程的延长而加重，最后导致不可逆的病理变化。由此可见，儿童和青少年肥胖的危害性相当大，与成人肥胖有着密切的关系。

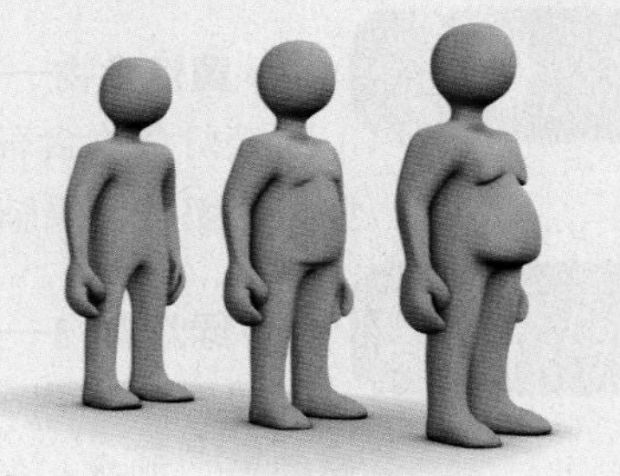

少吃点 阻止脂肪堆积

文/蔡 威 汤庆娅 阮慧娟

单纯性肥胖的治疗，主要是控制总能量的摄入，当能量摄入小于能量消耗时，机体多余的脂肪就会被消耗掉。简单地说就是六个字——“管住嘴，多迈腿”。对于已经养成不良饮食和生活习惯的胖孩子来说，刚开始是很难的，但必须长期坚持，家长必须积极配合和给予鼓励，这样就能使体重逐步减轻，而不影响机体健康。家长可从以下几方面来帮助孩子管住嘴，合理饮食。

纠正不良饮食习惯

养成良好的饮食习惯是治疗单纯性肥胖的一个重要环节。肥胖儿童常见的不良饮食习惯有：进餐不规律，不吃早饭，爱吃夜宵；进餐速度很快，吃得太多；偏食挑食，爱吃高能量的零食等。家长应根据实际情况进行相应调整，加强对孩子合理饮食习惯的培养和营养教育，帮孩子逐渐恢复健康的饮食习惯。

首先，早餐、午餐要均衡吃好，晚餐要吃少。三餐以外少吃高能量零食，晚餐后尽量不吃高能量食物。

其次，用餐速度要慢，要细嚼慢咽，不能狼吞虎咽，一般20~30分钟为宜。就餐时不玩耍，不看电视。

第三，不吃油炸油煎食品，尽量采用蒸、煮、炖、凉拌等烹调方式，减少油盐用量。

第四，对于家长来说，不能因为怕孩子营养不足，半强制性或强制性给孩子吃太多东西。

科学选择食物

根据食物的能量和营养成分，我们把食物分为不同种类。日常选择和食用时，应遵循这个食物的“红绿灯原则”。

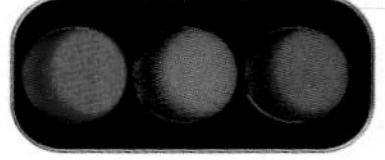

• 红灯食物——尽可能少吃或不吃

红灯食物提供很少的营养素，却含有很高的能量，如巧克力、油炸食品、糖果、夹心饼干、月饼、含糖饮料等。

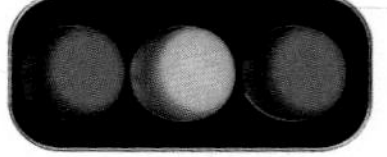

• 黄灯食物——经常吃但要适量

黄灯食物含有较多的营养素，脂肪含量中等，如果汁、坚果、奶酪、果脯等。

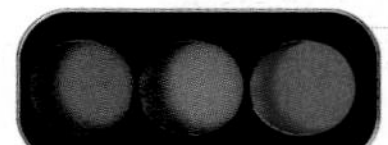

• 绿灯食物——尽可能按膳食推荐原则足量吃

绿灯食物含有大量维生素、矿物质和膳食纤维，能量很低，如水、各种叶类蔬菜、五谷杂粮、水果、牛奶、豆制品等。

合理安排一日三餐

儿童青少年控制体重，一定要以保证正常生长发育为前提。无论是饿肚子还是吃太饱，都会降低学习效率，不利于身体健康。因此，合理安排一日三餐是非常重要的，家长可以根据不同的能量摄入目标，参照标准食谱，酌情加减，安排孩子每日的饮食。

肥胖儿童每日摄入能量推荐量
（1千卡=4.182千焦）

年龄（岁）	男（千卡）	女（千卡）
6~	1200	1100
7~	1300	1200
8~	1400	1300
9~	1500	1400
10~	1600	1500

答疑解惑

问：儿童自制力差，怎样才能帮助孩子控制饮食？

答：我们经常在门诊碰到焦急的家长倾诉孩子的不良饮食习惯。我们认为，不良饮食习惯不是一朝一夕形成的，同样，要养成良好的饮食习惯也是非常困难的，家长在其中扮演着非常重要的角色。当孩子得到好成绩时，有些家长喜欢以买零食、外出就餐的方式来奖励；很多老人害怕孩子营养不够，看到孩子少吃两口就非常着急；很多孩子有偏食、挑食的习惯，用餐习惯不好，边吃边玩，吃两口就跑，家长往往无可奈何，为了让孩子不饿着，亲自喂饭，甚至追着孩子喂……这些现象很常见，正是家长的这些行为容易使孩子养成不良饮食习惯。

帮助孩子控制好饮食，家长首先必须具备一定的营养知识，对孩子进行营养教育，让孩子对食物有正确的认识，初步建

标准食谱

	1200千卡	1400千卡	1600千卡
早餐	谷物类(50克) 牛奶(220毫升) 鸡蛋(1只)	谷物类(50克) 牛奶(220毫升) 鸡蛋(1只)	谷物类(75克) 牛奶(220毫升) 鸡蛋(1只)
午餐	谷物类(75克) 肉类(75克) 绿叶蔬菜(200克) 烹饪用油(5克)	谷物类(100克) 肉类(75克) 绿叶蔬菜(250克) 烹饪用油(5克)	谷物类(100克) 肉类(85克) 绿叶蔬菜(250克) 烹饪用油(5克)
点心	苹果(1个)	苹果(1个)	苹果(1个)
晚餐	谷物类(50克) 鱼虾类(80克) 绿叶蔬菜(200克) 烹饪用油(5克)	谷物类(75克) 鱼虾类(100克) 绿叶蔬菜(250克) 菌菇(25克) 烹饪用油(5克)	谷物类(100克) 鱼虾类(100克) 绿叶蔬菜(250克) 菌菇(25克) 烹饪用油(5克)

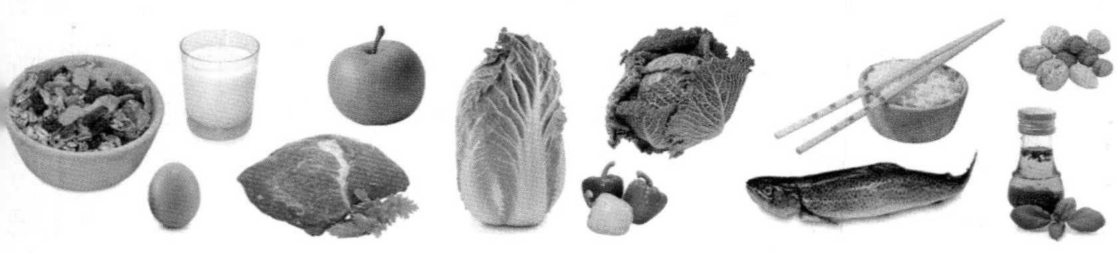

合理选择零食

与成年人相比，孩子胃容量较小，每餐进食量相对较少，而大多数孩子活泼好动，能量消耗大，在三餐之余补充适量零食有利于保证能量与营养素的需要。已经发生肥胖的孩子，也不必完全拒绝零食，重要的是合理选择。

一些高营养素、低糖分的天然食品可以作为儿童零食的最佳选择，如：新鲜水果，牛奶、奶酪等各种奶制品。各种面包、蛋糕、油炸食品等含有高糖、高脂肪、高盐，不宜作为零食。

有的父母认为饮料营养丰富，用饮料来代替水最合适不过了。实际上，各种饮料在加工过程中添加了色素、香精、糖精以及防腐剂，可以说有害无利，建议不要给孩子当零食。

值得一提的是，坚果类食物，如花生、杏仁、松子等，不饱和脂肪酸含量高，少量食用有益身体健康，但能量较高，肥胖儿童要少吃，每周不超过一次，每次不超过 25 克。

立合理饮食的概念，让孩子在成长过程中逐步养成合理均衡饮食的习惯。对于已经养成不良饮食习惯的孩子，最好是摆事实、讲道理，循循善诱，让孩子了解不良饮食习惯的危害，同时以身作则，帮助孩子完成饮食习惯的转变。最忌讳的就是用打骂、唠叨的方式进行教育，那样会起到相反的效果。

问：限制饮食会不会影响孩子生长发育？限制越严格，效果越好吗？

答：单纯性肥胖是因为能量摄入过多、脂肪过度堆积所致，适当限制孩子饮食不会影响生长发育，但是限制必须有度，必须遵循科学、合理的方法。很多人采用单纯节食的方法来控制能量摄入，在初期的确体重下降很快，但以后的体重下降速度越来越慢，最后维持不变，稍微吃一点东西体重又会反弹，反而“越减越肥”。其实，人体内有一种保护机制，在长期低能量摄入的情况下会降低代谢率，最终使能量摄入和能量消耗在更低的水平达到新的平衡，当能量摄入稍增加，而消耗却没有相应增加，多余的能量就会变成脂肪重新积聚在身体中。儿童青少年不能盲目节食减肥，实际生活中，有少数孩子因盲目节食减肥、催吐导泻最后导致神经性厌食症，严重影响生长发育。

问：肥胖儿童需要额外补充维生素、矿物质吗？需要的话，具体怎么补充？

答：肥胖孩子在减肥治疗中，因谷类、蔬菜、水果等摄入相应减少，或不适当的烹饪，会引起B族维生素和维生素C的缺乏；牛奶、鱼类、肉类摄入的减少，会影响脂溶性维生素的摄入。因此，应及时补充复合维生素制剂，以满足生长发育以及正常生理功能的需要，市售有水溶性维生素和脂溶性维生素及微量元素的复合片剂，每天一片即可。

钙元素可以通过独特的代谢系统来调节维持正常体脂和体重，是控制肥胖不可缺少的物质。正常儿童和青少年每天需要摄入600~1 000毫克钙，肥胖儿童在控制饮食时可能摄入钙质不足，因此治疗时需要多摄入钙含量丰富的食物，如奶制品，每天应喝300~400毫升牛奶，另外还可以补充一些钙制剂。

动起来 消耗库存脂肪

✍陈文鹤

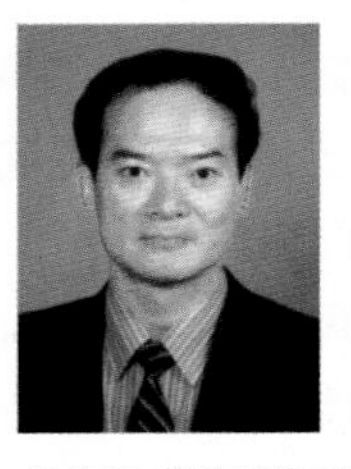

专家简介

陈文鹤 上海体育学院运动科学学院教授，博士生导师，上海巅峰减肥科学研究所所长。主要研究运动训练的生理学、生物化学基础，从事运动训练生物学监控和运动减肥工作。

义务咨询：周六下午1：00~4：30

（地点：上海杨浦区恒仁路350号国家体育大学科技园西座111室）

中小强度、长时间有氧运动，减肥效果好

通过适宜运动消耗体内堆积的过多脂肪，是目前公认的有效、安全的减肥方法。糖和脂肪是运动过程中为骨骼肌提供能量的最主要物质，糖既能以无氧酵解的方式供能，又能以有氧氧化的方式供能，脂肪只能以有氧氧化的方式供能。在运动强度大、持续时间比较短（如快跑、持续几分钟）的运动过程中，主要由肌糖原无氧酵解供能，几乎没有脂肪的氧化供能。在中等强度持续时间稍长（如速度稍快、持续20分钟以内）的有氧运动过程中，糖的有氧氧化供能比例很高，脂肪氧化供能比例很低。要想提高脂肪供能比例，运动强度宜小，运动持续时间宜长。持续1小时以上的有氧运动，如快步走、游泳等，脂肪供能比例就很高。运动过程中尽可能动用全身骨骼肌参与运动，这样单位时间内消耗的脂肪量更多，减肥效果就更好。

科学制定运动计划，让减肥更有效

●**运动频率** 肥胖孩子每周至少5天参加运动，每次持续时间至少1小时（不包括运动前的准备活动和运动后的整理活动），最好每天运动。一周参加一两次运动，不可能获得满意的减肥效果。个别肥胖孩子周末参加一两次剧烈运动后饥肠辘辘，胃口大开，结果越动越胖。

●**运动强度** 不同肥胖程度、不同运动能力、不同年龄的孩子，运动强度应该是不同的。即使相同年龄、相同肥胖程度的孩子，运动强度也不尽相同。减肥运动的强度以运动时的心率为指标，大致规定在心率储备的20%~40%加安静心率。心率储备＝最高心率－安静心率，最高心率大约等于220－年龄。如：一个12岁的肥胖孩子，安静心率在90次/分，那运动时的心率一般在114~138次/分，可根据运动能力和是否有参加体育活动的经历，做适当调整。最好在具有资质的机构做一次运动试验，以精确地确定安全运动和最高脂肪动用比例的强度范围。

●**持续时间** 减肥运动的持续时间至少在1小时以上。运动前应做好充分的准备活动，先热身，后拉伸，然后进行正式运动。即使运动强度很小，如慢走，运动前也应做准备活动。准备活动的时间长短与环境温度有关，夏天的准备活动时间可以很短，5~8分钟即可，冬天的准备活动时间应在15~20分钟。运动后的整理活动以放松练习和拉伸练习为主，时间可根据减肥运动的强度而定，强度稍大，如接近40%心率储备的强度，整理活动时间应在20分钟左右。

●**运动方式** 运动后感觉不累、不饿和开心的运动，就是理想的减肥运动方式。运动项目的选择主要应考虑孩子的兴趣爱好，只要强度可以控制、持续时间能保证即可，如快走、游泳、娱乐性的球类活动等。

●**运动时间** 一天中选择合理的时间段进行减肥运动对减肥效果也有一定的影响。清晨进行运动对于学龄期儿童少年并不适宜，比较理想的

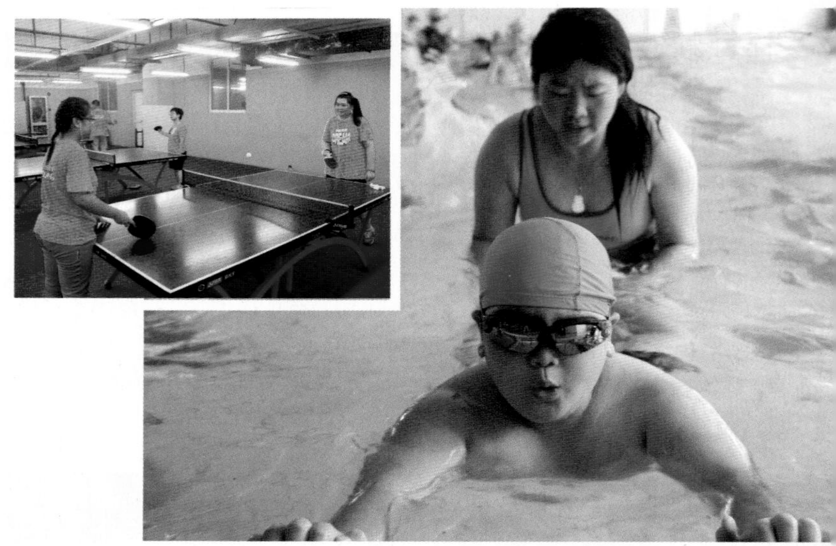

运动时间是下午放学后、晚饭前的时间段。空腹运动比进食后运动更容易消耗体内储存的脂肪，运动后休息至少 30 分钟以上方能进食。

●**运动装备** 参加减肥运动应有一些基本的运动装备，如运动鞋、运动衫裤、水壶和运动饮料等。鼓励孩子少量多次饮用运动饮料，理想的运动饮料应含有钾、钙、钠等无机盐离子。

调动积极性，让减肥运动更有趣

多吃和少动是造成肥胖的主要原因，一般肥胖孩子都有少动的不良习惯，而运动减肥必须让孩子通过运动减少体内脂肪的堆积。孩子不愿动怎么办?

●**"我要减"** 家长和学校教师要对孩子进行必要的宣传教育，让孩子知道为什么会发生肥胖、肥胖对健康有哪些危害、应采用哪些有效措施进行减肥，调动孩子主动减肥的积极性。运动减肥的实践告诉我们，主动要求减肥的孩子具有减肥的积极性，减肥效果很好；而那些被家长"逼"着减肥的孩子，减肥效果往往不理想。要把"要我减"转变成"我要减"，离不开科学知识的教育。

●**选择喜欢的项目** 选择孩子喜欢的减肥运动项目，有利于使运动减肥长期持续进行，如游泳、娱乐性球类活动、有氧健身操舞。简单、枯燥的快走虽然有较好的减肥效果，运动强度也容易控制，但年龄偏小的肥胖孩子很难长期坚持。

●**家长陪同运动** 年龄偏小的肥胖孩子往往愿意与家长一起运动，孩子在运动过程中可以不断得到家长的鼓励和赞扬，提高积极性，同时安全性也可以得到充分保证。尤其像游泳这类项目，家长的陪伴不仅能让孩子获得安全感、提高安全性，运动强度也能得到严格控制，从而保证减肥效果。

●**集体运动** 学校可以组织肥胖孩子参加减肥运动，群体性运动的减肥效果明显优于个体。有老师的指导和监护，减肥的安全和效果就比较有保障。

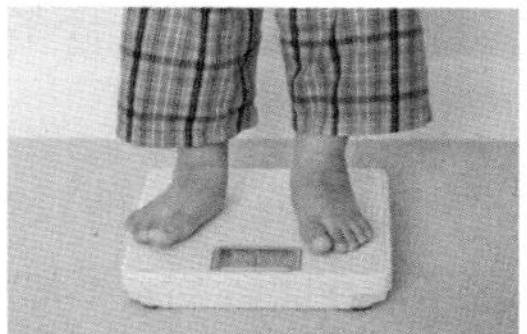

●**定期测体重** 家中备一个体重计，每天清晨空腹排便后称体重，可以让孩子看到减肥效果，提高参加运动的积极性。

TIPS

活动状态能量消耗比安静状态要多很多，家长应教育孩子不要长时间坐着或躺着看书学习，坐 1 小时后适当活动十几分钟或半个小时，既增加了活动时间，又使大脑得到一定休息，反而能提高学习效果。同时，要教育孩子不要沉溺于电脑和手机，玩电脑和手机大大增加了孩子静坐的时间，不利于减肥。

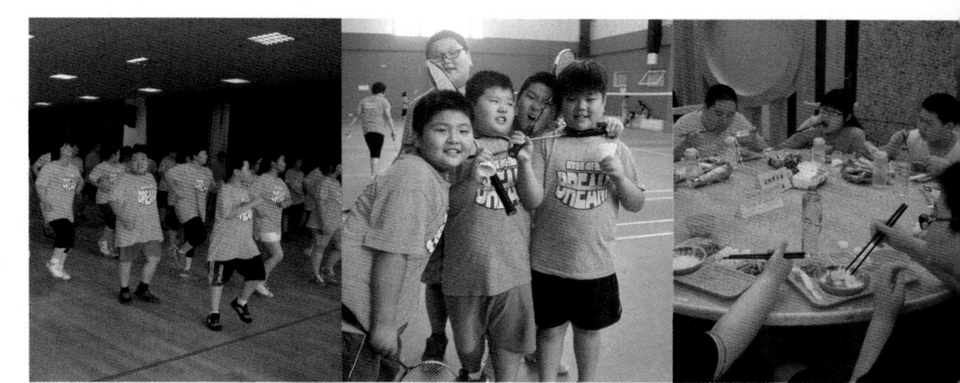

减肥效果不佳，可参加规范"减肥夏令营"

现在一到寒暑假和节假日，就会有很多"减肥夏令营""减肥训练营"，可以参加吗? 对于在家里很难坚持运动减肥的肥胖孩子，参加规范的"减肥夏令营"很有必要。在"减肥夏令营"里，孩子不仅可以参加有组织的科学合理的减肥运动，还可以过上集体生活，接受有关肥胖、健康等科学知识的教育，改变"懒""散""吃零食"等不良生活习惯，这些科学知识的教育和良好生活习惯的培养，对减肥成功后防止反弹有很好的作用。

全国有很多类似的机构在举办"减肥夏令营""减肥训练营"，资质良莠不齐，家长选择时不仅要看减肥效果，还要看减肥过程是否有合理饮食管理、相关知识教育、运动安全保证措施等。

是否让孩子参加"减肥夏令营"，主要看家庭经济条件、在家进行减肥的可能性与成功率、孩子参加"减肥夏令营"的主观愿望。大多数轻度肥胖的孩子，如果有减肥的迫切愿望，参加运动很积极，家长通过一些途径可以为孩子提供合理的运动方案和饮食方案，在家里进行运动减肥可以获得理想的减肥效果，不一定要去参加"减肥夏令营"。

小胖子 减肥不能靠吃药

✍罗飞宏

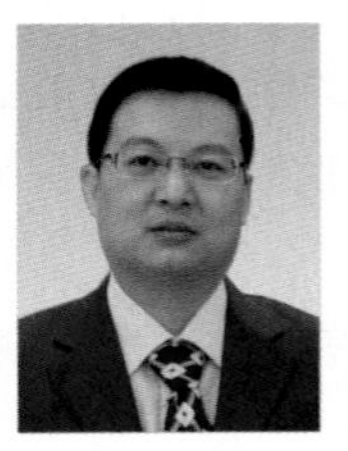

专家简介

罗飞宏 复旦大学附属儿科医院内分泌遗传代谢科主任，主任医师，博士生导师，中华医学会儿科学分会内分泌遗传代谢病学组副组长，中华医学会糖尿病学分会1型糖尿病学组委员。擅长儿童糖尿病、矮小症、性早熟和有机酸血症等内分泌遗传代谢疾病的诊治。

专家门诊：周一下午，周三、周六上午

希望能有一种轻松减去多余脂肪的"药"，方便轻松，不耽搁学习，不花力气，不受皮肉之苦，是很多小胖墩和他们的家长梦寐以求的。但让他们失望的是，往往跑了好几家大医院，没有一位医生肯给孩子开减肥药。这是为什么呢?

虽然目前减肥药物品种繁多，但能用于儿童、青少年减肥的药物却几乎没有，其主要原因在于这些药物对儿童、青少年具有较多的副作用。

肠道脂肪酶抑制剂：易致脂肪泻，影响脂溶性维生素吸收

肠道脂肪酶抑制剂，一度在国外用于治疗儿童肥胖，但这类药通常会出现脂肪泻，长期服用可能影响脂溶性维生素（如维生素D等）的吸收，从而影响儿童健康成长。

抑制食欲的药物：副作用多，不适合儿童、青少年

有些家长问："有没有能控制食欲的药物？孩子吃了药能少吃点的话，自然就会瘦下来。"抑制食欲的药物安非拉酮、芬氟拉明、氟西汀、西布曲明等均存在或多或少的副作用，服用后轻者容易激动、口干，影响消化吸收，导致恶心、腹泻，重者影响心脏、血压，更严重的则可能引起焦虑、失眠等，剂量大时有报道可引起癫痫。因此，对处于生长发育中的儿童来说，这些药物都不合适。

所有减肥药，都不适用于儿童、青少年

目前没有被批准用于儿童、青少年人群的减肥药。

肥胖孩子临床治疗中需要规则用药的，主要是存在并发症的情况，如：血中胰岛素水平很高、已经有糖尿病前期或存在糖尿病风险，合并多囊卵巢综合征的女孩，可以服用一定剂量的二甲双胍，但该药也有副作用，肝功能不正常者要慎用，以免加重肝功能损害。纤维素类的减肥食品，儿童可试用，但减重效果不一而足，还是需要采取与控制饮食、科学运动等措施相结合的综合治疗。

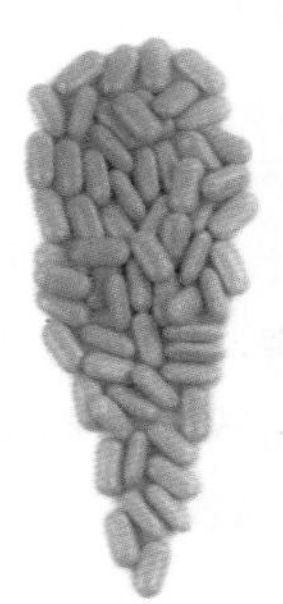

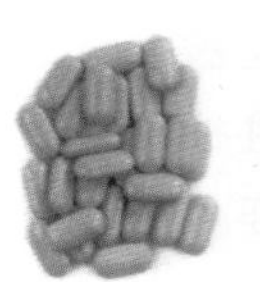

答疑解惑

问：网上、市场上有很多"新奇减肥法"，如暴走、爬楼梯法、甩肚机等。胖孩子适合这些方法吗?

答：肥胖发生率快速上升、对健康造成严重危害，使许多肥胖孩子的家长迫切要求孩子减肥，许多不合理、不科学的减肥方法也应运而生。

必须明确，适合成年肥胖者减肥的方法不一定适合肥胖儿童和青少年。如：暴走（2小时以上、速度在6千米/小时以上的快速走），对成年肥胖者来说的确有很好的减肥效果，但对于肥胖儿童少年来说，超过2小时的快走容易产生运动性疲劳，甚至发生骨、关节的运动性损伤，显然不适合。

只有完全的有氧运动（运动过程中没有无氧代谢提供能量）才有高比例的脂肪氧化供能，凡是运动过程中主要由无氧代谢提供能量的运动方式，几乎没有脂肪供能的可能。因此，快速跑步、快速跳绳、快速跑楼梯、仰卧起坐、俯卧撑等强度大、持续时间短暂的运动项目，肯定不能用来作为减肥运动方式。肥胖者跑楼梯应属禁忌，因为下肢关节的损伤将使运动减肥无法进行。另外，重度肥胖的孩子进行跳绳、跑楼梯等运动，由于下肢肌肉负荷过大，经常进行这类运动不但不能减肥，反而容易使臀围和腿围增大。

一些"新、奇"的减肥方法，如甩脂机、脚底贴等，由于缺乏科学研究的论证，且减肥效果不明确，不宜采用。

多留意

儿童青少年肥胖可导致高血压、动脉粥样硬化、脂代谢紊乱、糖尿病、脂肪肝、心理发育障碍、性早熟、心肺功能异常等疾病，家长平时应多留意孩子的身心健康状况，发现问题及早就医。

及时发现肥胖所致疾病

高血压

✍黄 敏 陈津津

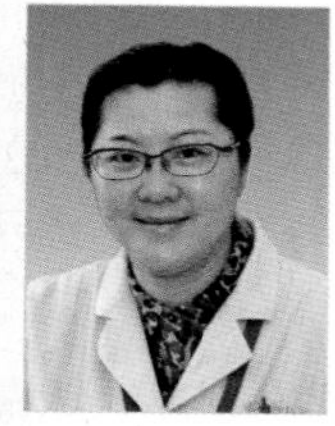

专家简介

黄 敏 上海市儿童医院副院长，心内科主任医师，上海交通大学医学院儿科学系副主任，上海市医学会儿科专科分会副主任委员。擅长小儿心律失常、先心病、川崎病、小儿晕厥等的诊治。

专家门诊：周二上午（泸定路院区），周四下午、周五上午（北京西路院区）

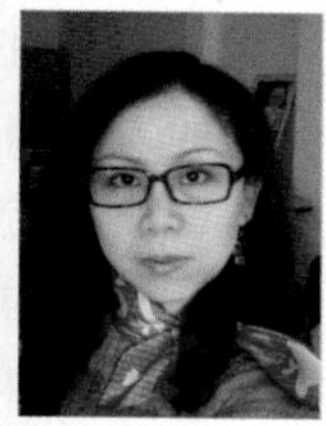

专家简介

陈津津 上海市儿童医院儿童保健科主任医师，国家二级心理咨询师，儿童心理游戏治疗师。擅长儿童喂养及营养、生长迟缓、睡眠障碍、多动、注意力不集中、学习困难、感觉统合失调、情绪或行为问题、自闭症、抽动症等的诊治。

专家门诊：周三上午（北京西路院区），周五全天（泸定路院区）

生活实例

害怕大考的优等生　胖乎乎的小轩是父母、老师眼中的好孩子，平时上课、作业的表现都很优秀，只是每逢大考，他就经常面色潮红、头晕耳鸣，甚至呕吐，直至有一次因呕吐、晕厥被送到医院，才被发现竟然得了高血压。

年龄越大，小胖墩高血压发生率越高

调查发现，肥胖孩子年龄越大，高血压发生率越高，7 岁时高血压发生率为 50%，13 岁时高血压发生率高达 83%。肥胖儿童体内积聚的过多脂肪，会使小动脉血管的外周阻力增加，心脏必须出更大的力气“干活”，才能保证向全身供血，久而久之就导致了动脉硬化，从而促使高血压发生。

儿童高血压的诊断标准是什么

儿童和青少年高血压的标准与成人不同，临床上可使用以下计算公式：收缩压（1~17 岁）=100+ 年龄 ×2，舒张压（1~10 岁）=60+ 年龄 ×2，舒张压（11~17 岁）=70+ 年龄，血压实际测量值高于此标准即为高血压。

小胖墩出现以下异常需警惕高血压

大多数高血压患儿早期无明显症状，有时可出现头晕、头痛、耳鸣、乏力、注意力不集中等症状，且常常由于精神紧张、情绪波动、劳累、睡眠不好而使症状加重。出现异常改变时，家长要及时带孩子去医院检查。

儿童高血压病的治疗与成人一样，包括生活治疗和降压药治疗。生活治疗是基础，如效果不理想，则需服用降压药。

性早熟

✍罗飞宏

生活实例

性早熟的小胖妞　不到 8 岁的佳佳是个小胖妞，外婆常用燕窝、冬虫夏草给她“补一补”，每顿饭必有大排、鸡翅或鸡腿。最近，奶奶给佳佳洗澡时发现她的胸部大了起来，内裤上还有分泌物。父母见状急忙带佳佳去医院，结果是性早熟。

脂肪可催生雌激素，导致性早熟

研究发现，肥胖女童往往更容易发生性早熟，体内脂肪含量越高，月经初潮年龄越提前。其原因在于，肥胖者体内脂肪过多，脂肪间质细胞中的芳香化酶活性高于正常水平，将体内雄激素转变为雌激素的量是正常体重者的 2~5 倍。不仅如此，肥胖者雌激素的主要代谢产物仍然为具有生物活性的雌三酮，这些雌激素的长期增高可造成性发育提前。如果肥胖的女孩子在 8 岁前出现乳房发育、身高增长速度突增、阴毛发育、外阴有分泌物，家长要警惕性早熟，尽早至医院就诊。

性早熟治不治，具体情况具体分析

性早熟如何治疗？一看病因，去除诱因、病因是关键；二看发育的状态和身高等体格测量情况，目前是否身高超高，不治疗是否存在矮小等；三看性早熟发生的具体年龄，是否年龄太小，不治疗是否会产生心理问题，等等。在明确病因的基础上，如果是假性性早熟，可服用中药制剂、调整健康生活方式等控制，若是真性性早熟，则需要使用西药正规治疗。

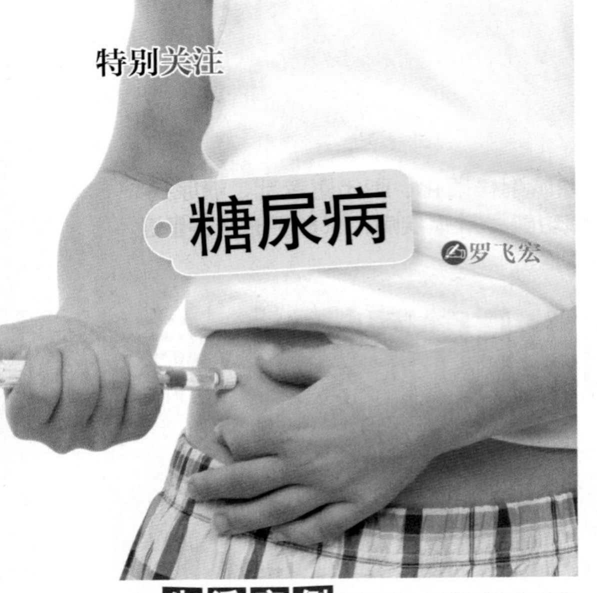

糖尿病

✍罗飞宏

生活实例

祖辈疼爱，催生出糖尿病孙子

天天今年上小学4年级，刚刚10岁。因爸爸妈妈平时工作很忙，故天天从小跟爷爷奶奶一起生活。爷爷奶奶非常疼爱这唯一的孙子，对孙子百依百顺。天天喜欢吃肉，每顿饭都要吃2块大排或者1个大鸡腿，每周要吃一顿肯德基或者麦当劳。他还特别喜欢喝甜饮料，几乎从来不喝水。平时，天天最喜欢的娱乐活动就是窝在沙发里看电视或者玩平板电脑。结果，自幼儿园起，天天就是有名的超级小胖墩，体重是同龄儿童的2倍。不仅如此，天天的脖子上、腋下和腹股沟处的皮肤还黑黑的，洗都洗不干净。最近，天天总是无精打采，饭量却越来越大，父母见状急忙带他去医院检查，结果发现天天已患上了糖尿病。

胖孩子的胰岛细胞易“过劳死”

儿童肥胖引起的糖尿病一般都是2型糖尿病。由于长期肥胖等因素的影响，人体会出现一种叫作“胰岛素抵抗”的现象。虽然肥胖儿童体内降低血糖的激素——胰岛素并不少，但是降低血糖的效率下降，要将多吃、多喝增高的血糖降下来，胰岛细胞就要被迫分泌更多的胰岛素。久而久之，生产胰岛素的胰岛细胞就会“过劳死”，无法再生产更多的胰岛素，糖尿病就悄悄地发生了。

以前，儿童2型糖尿病占儿童所有种类糖尿病的比例不到10%，目前新发的儿童糖尿病中，2型占10%~20%，需要引起家长们的重视。

脖子、腋窝黑乎乎洗不掉：糖尿病“信号”

很多小胖墩颈部、腋窝等皮肤皱褶处黑兮兮的，怎么洗也洗不掉，其实这是儿童糖尿病的早期征象，医学上称之为“假性黑棘皮病”，提示孩子存在胰岛素抵抗。

此外，如果小胖墩出现无精打采、喝水越来越多、夜间尿床、饭量越来越大等现象，家长需警惕，应尽早带孩子去医院检测空腹或随机血糖、糖化血红蛋白，必要时进行糖耐量试验检查，以明确诊断。

初发糖尿病首选胰岛素治疗

孩子一旦被诊断为2型糖尿病，必须进行正规治疗。首先，饮食控制是基础，一般大医院均有营养科，可以帮助孩子计算合理的饮食量，既保证生长发育需要，又保证糖尿病得到合理控制。其次是药物治疗，初发病一般用胰岛素治疗，可以帮助孩子尽快控制血糖，促进胰岛功能恢复。由于孩子平时学习任务重，运动时间不足，无法单纯靠控制饮食达到理想控制血糖的目标，因此需要加用二甲双胍治疗。日常生活中，需要经常测血糖，定期到医院复查，看看血糖控制和并发症的发生情况。

脂肪肝

✍张晓敏　万燕萍

生活实例

胃口好吃成脂肪肝　13岁的乐乐从小就胖乎乎、圆滚滚，胃口好，吃饭香，喜欢吃甜食、油炸和肉类食物，每天都要喝饮料，经常在外面吃快餐，有时候和父母一起吃夜宵，放学回家路上还喜欢买路边摊食品和零食。最近学校体检，乐乐的甘油三酯、肝酶升高，腹部超声显示脂肪肝。乐乐到医院营养门诊进一步检查发现：身高160厘米，体重76千克，体质指数29.7kg/m^2，腰围98厘米，为中心性肥胖；脖子和腋下皮肤粗糙发黑，腹部及大腿根部可见白色肥胖纹；生化检查显示病毒性肝炎指标均阴性。医生初步诊断，乐乐是因肥胖导致的儿童脂肪肝。

专家简介

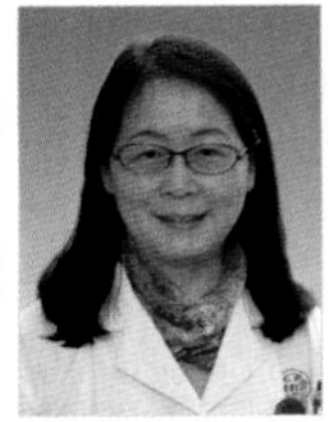

万燕萍　上海交通大学医学院附属仁济医院临床营养科主任，主任医师，教授。上海市医学会肠外肠内营养学专科分会副主任委员，中华医学会肠外肠内营养学分会委员，上海市营养学会理事。长期从事肥胖病、代谢综合征的营养干预及其防治研究，以及危重病人肠内外营养支持临床应用、基础研究。

专家门诊：周五下午（东院）

四成以上小胖墩患脂肪肝

随着儿童肥胖问题日益严重，脂肪肝在儿童中的发病率也在上升。流行病学调查显示，该病在儿童青少年群体中的检出率为5%~10%，但在肥胖群体中检出率可达40%~70%。因此，肥胖是儿童脂肪肝的最重要病因。现今研究认为，肥胖导致的高胰岛素血症及胰岛素抵抗是脂肪肝发病的始动及中心环节，并可能贯穿整个病程。脂肪组织作为体内重要的

心理发育障碍

张 颖 徐 秀

生活实例

“可爱”夸奖变成“圆圆”嘲笑 圆圆一家老小都认为小孩子要“白白胖胖”才可爱，所以圆圆的身材就像她的名字那样向着“圆圆”的方向大步前进。小时候，别人都夸圆圆很可爱，一晃上小学了，周围夸奖的声音没有了，反而因为肥胖、不灵活，让她在各种活动中遭受到很多取笑和嘲弄。渐渐地，圆圆变得很内向、自卑，讨厌上学，更不喜欢和同学一起玩耍，成绩下降，小小年纪就把自己封闭在一个人的世界里。

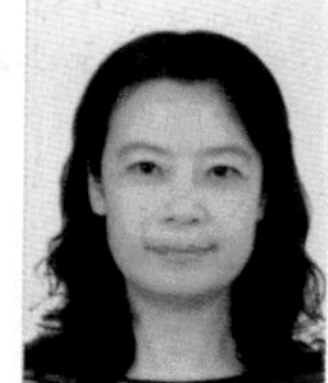

专家简介

徐 秀 复旦大学附属儿科医院儿童保健科主任，主任医师，博士生导师，中华医学会儿科学分会发育行为学组副组长，上海市医学会儿科专科分会儿保学组副组长。擅长儿童早期发展、儿童营养及饮食行为、儿童孤独症谱系障碍、学习困难、注意缺陷多动障碍等儿童营养与发育行为问题的诊治。

专家门诊：周一上午，周四全天

肥胖孩子心理问题多

● **抑郁、自卑** 肥胖儿童的心理行为损害在幼儿阶段表现不明显，但随着年龄增长，各种行为问题会随之出现。肥胖儿童在集体活动中易遭到排斥和嘲笑，导致伙伴关系不良、自我感觉差而不愿在集体活动中表现自己，失去了许多培养锻炼社交能力的机会，社会适应能力变差，逐渐出现抑郁和自卑等情绪变化，致使被动、退缩等个性和行为特征形成。

● **悲伤、焦虑、孤独、紧张** 抑郁和自卑情绪往往导致儿童自我意识发展受损，出现悲伤、焦虑、压抑、孤独、紧张和恐惧等行为特征。因肥胖而不愿参加集体活动和体育锻炼，易导致恶性循环，使躯体更加肥胖。

● **违纪、攻击、抽烟、饮酒** 随着青春期的到来，上述心理障碍越发明显，出现的问题越来越多，甚至出现违纪、攻击和性心理问题。为了减轻心理压力、寻找自我慰藉，肥胖的孩子可能会较早地养成抽烟、饮酒等不良习惯。

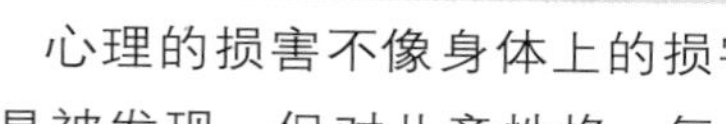

家有小胖墩，家长要更细心

心理的损害不像身体上的损害那样容易被发现，但对儿童性格、气质、个性，以及日后各种能力的发展，都有深远的影响。因此，肥胖儿童的心理健康问题需要及早发现，及早干预。家有小胖墩，家长要随时关注孩子的心理健康状况，了解孩子对学校、同学的心理动态。一旦发现孩子表现出自我评价低、自卑感明显、缺乏自信心、压抑、伙伴关系不良、对社交活动和体育运动存在退缩或焦虑表现时，要及时与孩子沟通，帮助孩子正确认识自己，疏导不良情绪，必要时应及时就医。

内分泌器官，可以分泌一系列与肥胖、糖脂代谢紊乱相关的炎症因子参与体内脂肪肝的形成和发展，损伤肝细胞，导致脂肪性肝炎，甚至肝硬化。

小胖墩出现以下异常需警惕脂肪肝

儿童脂肪肝与肥胖密不可分，但多数没有明显的临床症状。因此对存在中心性肥胖的孩子，尤其是颈部、腋下等皮肤出现粗糙发黑表现，或有疲倦、右上腹定位不清的胀痛等主诉时，就应重视，进行肝脏超声筛查以及肝功能（肝酶）、糖脂代谢的相关实验室检查（血脂，空腹血糖，胰岛素等），以判断是否存在儿童脂肪肝。

治疗以饮食、运动为主

儿童和青少年脂肪肝是一种社会－环境－遗传－代谢相关的疾病，影响因素颇多，需要综合、长期治疗。降低危险因素、减轻并发症（肥胖、高胰岛素血症、高血脂等）是治疗的主要目标，以非药物治疗为主。调整生活方式是目前肥胖儿童脂肪肝治疗的首选方法，通过合理饮食、运

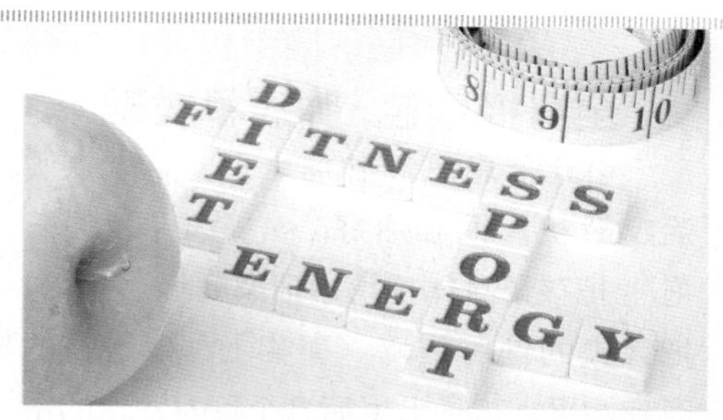

动治疗来获得持续而适度的减重，减重速度宜控制在每月1~2千克，减重目标设定为降低现有体重的5%~10%。需要注意的是，低龄儿童治疗不能单纯以减重为目的，应考虑其生长发育的特点，选择腰围或者腰围身高比（腰围除以身高的比值，正常儿童青少年在0.47左右）作为疗效观察指标。PM

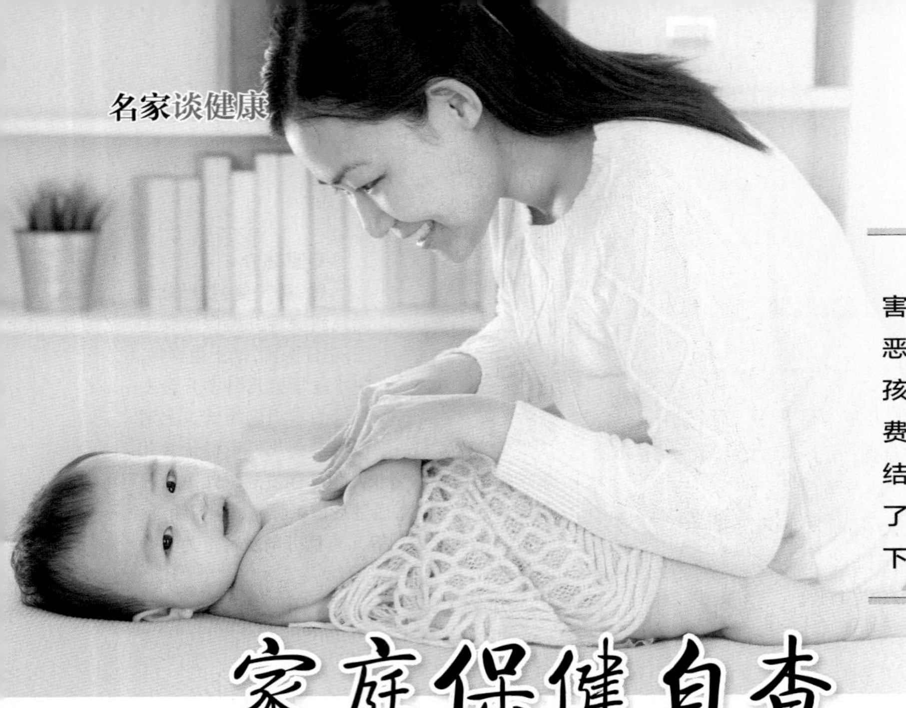

现在，家长们对孩子的健康都比较重视，特别害怕忽略了隐性疾病，尤其是先天性内脏畸形与恶性肿瘤，唯恐耽误了有效的治疗时机。然而，带孩子去医院检查，常需几个大人陪同，不仅费时、费钱，孩子还要冒交叉感染的危险，有时各种检查结果又是模棱两可，令家长无所适从。为此，我拟了三条家庭自查的方法，家长经常给孩子检查一下，一旦发现可疑问题，就应去医院找大夫。

家庭保健自查 小儿“隐疾”早发现

首都医科大学附属北京儿童医院主任医师　张金哲

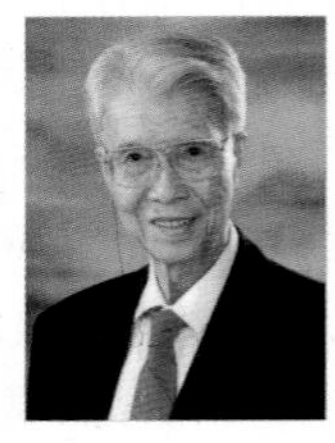

专家简介

张金哲 中国小儿外科创始人之一，中国工程院院士，首都医科大学附属北京儿童医院小儿外科主任医师、教授，《大众医学》顾问委员会委员。张金哲教授在小儿感染、创伤、急腹症的诊治方面具有很高造诣。张金哲院士医术精湛，医德高尚，为我国的小儿外科事业倾注了毕生心血，被誉为“中国小儿外科之父”。

全身摸硬包，肿瘤早发现

小儿罹患恶性肿瘤之后，若耽误了治疗时机，很难治好，常常发展为“三拖”：把孩子身体拖垮，把家庭经济拖垮，把大夫的信誉拖垮。事实上，以现在的医疗水平，孩子出生后几个月内发现的常见腹部恶性肿瘤，如肝母细胞瘤、肾母细胞瘤、神经母细胞瘤、恶性畸胎瘤等，手术后基本上都能正常“无瘤生存”。据了解，国内几个小儿肿瘤专科，多数患儿能“无瘤生存”，即便是腹内肿瘤很大、犹如孕妇的患儿，治疗后也有半数可以“无瘤生存”。而要做到“无瘤生存”，关键在于“早期发现”，在肿瘤转移之前，得到系统、充分的治疗。

目前，医生在儿科门诊见到的腹部肿瘤患儿，多是家长在给孩子洗澡时偶然发现的。因此，我建议广泛推行家庭自查，消灭小儿晚期肿瘤。尽管小儿肿瘤的发病率非常低，但万一发现，就能“受益匪浅”。实际上，孩子的肚子很软，很容易摸到“瘤子”。

第一步是全身系统摸查，家长用手掌抚摸孩子的全身皮肤。从头皮开始，向下摸颈部，注意皮下“小豆豆”（淋巴结），继续向下摸胸壁、腹壁皮肤，再摸两下肢、会阴，最后摸两上肢。随后，顺势将孩子翻身托起，抚摸背部。家长应注意孩子的身上是否有肿块，并核实是否为异常。可以对比两侧是否对称，也可与自己身上的同样部位相比较。

第二步是摸查腹部，要学会摸“腹主动脉”。最好等孩子睡熟后（进食前肚子瘪，更好摸），妈妈手指并拢，慢慢按压孩子的肚脐，渐渐压到脊梁骨。注意手指下有脉搏跳动，即是腹主动脉搏动。若能数清跳动，则可以说明，血管附近无肿瘤，脐与脊梁中间无肿胀、水肿，腹内器官无压痛（任何器官有压痛，孩子即便在睡眠时，腹肌也会自然绷紧）。

洗澡时，顺手摸摸全身；睡眠时，顺手摸摸肚子，毫不费事，也无损害。每当看到孩子带着大瘤子来就医，我都非常痛心，说明不少家长至今仍缺乏必要的医学知识，希望大力宣传，广泛推行这种简单易行的方法，有效提高小儿肿瘤的治愈率。

细心观“二便”，畸形“无处藏”

临床上，畸形儿并不多见。大家都怕的“无肛门”，更是十分罕见。何况，以现在的小儿外科技术水平，常见的畸形都能治疗。怕就怕“隐性畸形”，发现得太晚，身体各器官已适应了畸形结构，进而发展为不可逆性的病理生理改变。即使解剖上能纠正，也恢复不了正常生理功能，如巨结肠、尿路梗阻、胆道畸形等。

“怕”不是办法，还是得靠自查，早发现，早治疗。多年来，我总结了一条经验，就是腹部畸形问题多反映在大小便上。孩子若每天都能排黄色软条形大便，能按时尿出淡金色、成线条的尿，基本上可以排除巨结肠、胆道畸形和下尿路梗阻。若出现大便呈球形或棒状，棕色或白色；小便不能尿到远处，只能慢慢滴在眼前，或有尿色深黄、污染器皿等异常情况，都提示需要进一步检查。

三个月不长高，排除慢性病

孩子看着很好，如何确定是否有病？凡是急性疾病都有明显的症状，如发热、精神萎靡、腹泻、腹痛、咳喘、局部肿痛等。任何不适症状持续2小时以上，都应该及时检查，排除疾病。要排除慢性疾病或隐性疾病（常无症状），家长可每周或每月测量孩子的身高。无病的孩子，每月都长高（虽然体重也长，但不可靠）。连续两三个月不长高，家长就要提高警惕，研究原因，排除慢性病。

以上三条，既无损伤，也不费事。只要长期坚持自查，肯定能避免一些常见疾病被忽略、拖延。我编了三条“保健自查”对联，送给家长们参考。

小儿保健自查

平时吃玩哭笑睡跳 每周每月必长身高 （健康宝宝）

洗澡全身摸硬包 睡眠肚脐摸脉跳 （排除肿瘤）

大便黄条 小便金线 脐上胸骨 各占一半 （先天正常）

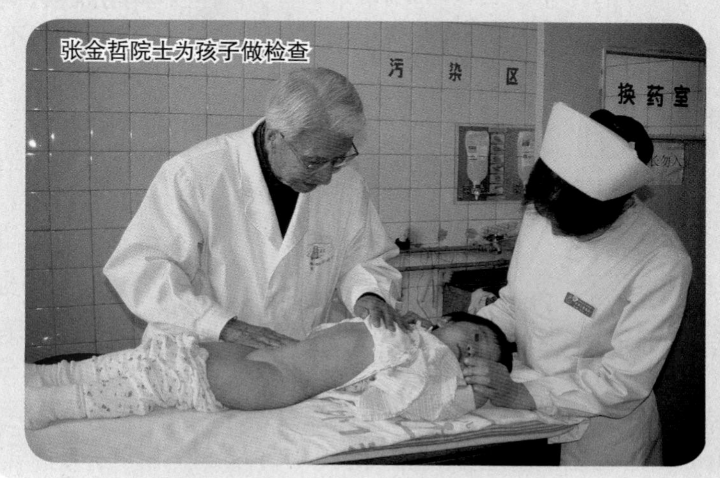

张金哲院士为孩子做检查

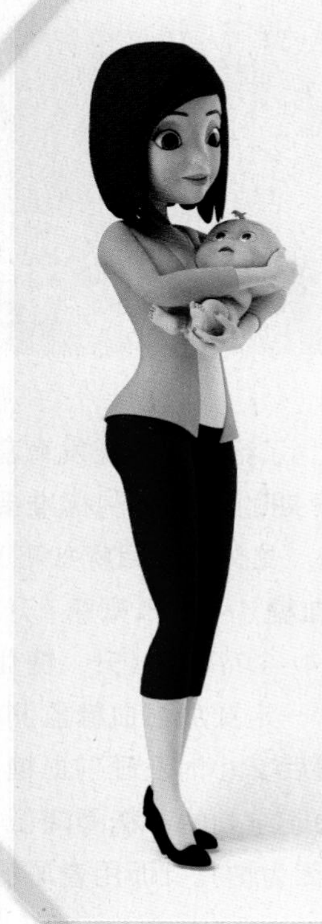

保护孩子不生病：知冷暖、知饥渴

如何保护孩子不生病，是所有家庭关心的“头等大事”。现在，很多新妈妈都是独生子女，妈妈的妈妈也只有一次育儿经验。宝贝婴儿出生以后，全家人都不知所措。如何保护孩子不生病？主要是两条：知冷暖、知饥渴。

冷暖问题，是小儿“百病之源”。谁都知道小儿不能“冻着”，但怎样才能知道小儿是否“冻着”呢？最简单的方法是，常常摸一摸孩子的两处皮肤，一是袖内前臂皮肤，如果明显冰凉，说明穿得不够；二是衣内胸口皮肤，如果温湿有汗，说明太热，穿得太多。

如何判断孩子是否“饥渴”？较简单的判断方法是，吃奶的孩子，饿了就哭，给奶就快吞；若慢吞或拒吞（吐出奶头），都表示不饿或不太饿；吃奶很快，拔出奶头马上就哭，说明吃得不够（未吃饱）；吃饱就睡，不到下一次喂奶时（3～4小时后）就哭，说明奶的质量不足（太稀）。吃饭的孩子也是同样规律，饿了就要吃，且吃得很快；边吃边玩，甚至只玩不吃，肯定不饿。

另外，食物口味对食欲非常重要。家长们不要以为婴儿不懂色香味，孩子只喜欢吃自己妈妈的奶，别人的奶就不愿意吃。人工喂养的孩子，有时换个奶瓶，他都不愿意吃。稍大的孩子，要求就更高了。现在不少家长误解医学书列出的营养价值，以为照书喂孩子，就能保证营养。殊不知，书上的数据未必完全适合自己的孩子。几千年来祖先留下的饮食习惯，应是根本的参考，家长们要给孩子吃同龄孩子习惯吃的食谱。补这个、禁那个，必须有确实的医学根据。PM

患糖尿病 孕前孕期五项特别注意

糖尿病妇女如果在孕前、孕期病情控制不好，对母婴双方的危害都很大。因此，从打算怀孕开始，就要比一般人进行更周到的准备工作。

山东省济南医院糖尿病诊疗中心主任医师　王建华

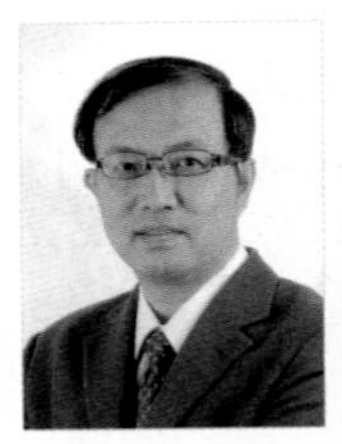

专家简介

王建华 山东省济南医院糖尿病诊疗中心主任，主任医师，济南市医学会内分泌专业委员会副主任委员。擅长糖尿病、甲状腺疾病、骨质疏松症等内分泌代谢病的诊治，尤其对糖尿病肾病、糖尿病足坏疽、甲亢的治疗有独到之处。

专家门诊：周二、周四全天

1 孕前体检，全面、有重点

糖尿病妇女孕前需做一次全面体检，重点检查血糖（24小时）、糖化血红蛋白（HbA1c）、血脂、尿常规（包括尿糖、尿酮体、尿蛋白、尿白细胞等）、血压、眼底、神经系统及心电图，以便全面了解各项代谢指标的控制情况，以及是否存在心、脑、肾、眼等糖尿病并发症。

2 孕前3~6个月，改用胰岛素

在计划怀孕前3~6个月，糖尿病妇女应停用口服降糖药，改用胰岛素治疗。如同时合并高血压，应将血压控制在130/80毫米汞柱以下，降压药物最好选择钙离子拮抗剂，禁用血管紧张素转换酶抑制剂及血管紧张素Ⅱ受体拮抗剂。

3 病情控制佳，方可考虑怀孕

只有当血糖、血压等各项指标控制满意、无严重并发症及合并症，病情已得到有效控制后，方可考虑怀孕。同时，应学习和掌握妊娠期的饮食及运动疗法、胰岛素注射、自我血糖监测、低血糖的识别与处理等相关知识与技能。

4 孕期饮食，可适当放宽

与普通患者不同，糖尿病孕妇的饮食需适当放宽，既要保证孕妇和胎儿的能量需求，不发生饥饿性酮症，又要避免因热量摄入过剩导致血糖升高。在此前提下，还要注意营养全面均衡，维持体重合理增长。

饮食应尽量定时定量、少吃多餐，每日5~6餐，为预防夜间低血糖，临睡前最好加餐1次。一般地说，糖尿病孕妇每日总热量可按每千克理想体重30~35千卡计算。每天主食（即碳水化合物）控制在250~350克，尽量做到粗细搭配；蛋白质应比孕前增加，每日100克左右；平日应多吃绿叶蔬菜，如芹菜、小白菜、油菜、菠菜等；水果每日控制在200~400克，可分次于两餐之间或睡前作为加餐食用，并将热量计入总热量当中，可适量食用草莓、樱桃、柚子、青苹果、猕猴桃等低糖水果，或者以黄瓜、西红柿等蔬菜代替水果，香蕉、荔枝、桂圆和葡萄等水果糖分较高，应尽量少吃或不吃；尽量避免食用糖、蜂蜜、巧克力、甜点等。

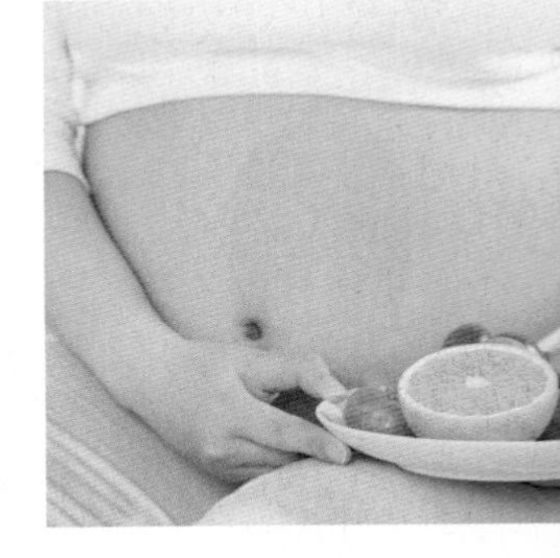

需要注意的是，饮食控制不能走极端。过度节食及控制体重，不仅容易发生低血糖及饥饿性酮症，而且不利于胎儿的生长发育；而如果热量摄入过剩，则会导致体重增加过快及肥胖，从而增加胰岛素抵抗，加重糖代谢紊乱。

5 孕期血糖控制，应更严格

血糖控制好坏直接关系到母子双方的安危。为了给胎儿生长发育营造一个良好的环境，减少产科并发症的发生，孕期的血糖控制标准要比普通人更严格，同时还要尽量避免发生低血糖。具体控制目标如下：空腹及餐前血糖3.3~5.3毫摩/升，餐后1小时血糖4.4~7.8毫摩/升，餐后2小时血糖4.4~6.7毫摩/升，夜间血糖4.4~6.7毫摩/升，糖化血红蛋白（HbA1c）尽量控制在6.0%以下。为此，一定要加强血糖监测，每周至少有两天测全天血糖谱，包括三餐前、三餐后2小时及睡前血糖，必要时还要测凌晨3点的血糖。需要注意的是，由于孕妇的肾糖阈降低，尿糖难以准确反映血糖的实际水平，因此，不能因为怕扎针而用查尿糖来代替血糖监测。PM

提起高度近视，人们首先想到的是那些戴着厚厚“酒瓶底”眼镜的人。随着生活水平的提高，人们对生活质量和个人形象的要求越来越高，高度近视患者也是如此。摆脱“酒瓶底”镜片的困扰，拥有清晰明亮的视觉，不再让周围人用异样的眼光打量自己，是每一位高度近视患者的夙愿。

丢掉“酒瓶底” 把眼镜“装”进眼睛里

上海爱尔眼科医院
全飞秒激光近视治疗专科 蔡劲锋

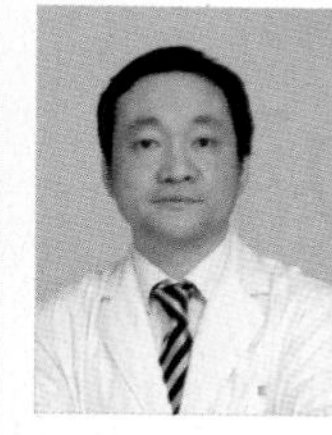

专家简介

蔡劲锋 上海爱尔眼科医院业务副院长、首席屈光专家，5万余例成功近视手术经验，国内首批飞秒手术医生，《国际眼科杂志》特邀编委，中华医学会眼科分会委员，中国屈光手术学会专家中国首批Visian ICL V4c认证手术医生。

随着医学科技的不断发展，近视矫正方法越来越多。对高度近视患者而言，哪种方法更为适宜呢？

方法一：戴隐形眼镜

点评：可以摆脱框架眼镜，但问题不少。

尽管戴隐形眼镜可以使高度近视患者摆脱厚厚的“酒瓶底”镜片，但由于隐形眼镜与角膜直接接触，容易导致角膜缺氧，也容易发生感染。同时，隐形眼镜需要每天摘戴和清洗，不是很方便。最关键的是，长期佩戴隐形眼镜容易损伤角膜，可能会影响到日后激光矫正手术的顺利进行。

方法二：激光近视矫正手术

点评：近视度数较高或角膜较薄者不适用。

激光近视矫正术运用高精激光设备，通过改变角膜的弯曲度，改变光线的聚焦，从而达到矫正屈光不正的目的。随着技术的不断创新，激光近视治疗设备逐年更新换代，手术方式也由准分子激光、飞秒激光+准分子激光，到现在的全飞秒激光。激光近视矫正手术方式对大多数近视度数不是很高、角膜厚度正常的近视患者而言，是一种非常安全有效的方法。不过，若近视度数特别高或角膜厚度薄，激光手术就不是很适合，很可能无法完全矫正，需要残留一定度数的近视，或者角膜太薄，激光治疗后角膜更薄，有一定风险。

方法三：人工晶体植入术（ICL）

1 000度以上的超高度近视患者，可选择人工晶体植入术，该手术在疗效和安全性方面，要大大优于激光手术。术前，医生会对患者进行全面眼科检查，确认是否适合做手术，并根据患者的眼睛参数（如大小、度数等）来定制“镜片”（人工晶体）。手术时，医生只要将“镜片”植入眼内即可。手术时间短，10~15分钟即可完成。简单地说，就是将隐形眼镜“装”进眼睛里。

该手术的最大特点是近视矫正度数范围广（最高可矫正2 000度），术后视力恢复快且稳定（第二天即可恢复），人工晶体在眼内的位置也非常稳定，术后参加运动也不会受影响。如今，人工晶体有了最新升级版V4c，创伤更小，更稳定，是超高度近视患者的首选。PM

特别提醒

无论采用哪种手术方法，术前全面、仔细的检查，术中医生娴熟的技巧，术后定期随访和及时处理相关问题，是获得良好手术效果的必要条件。愿所有近视眼患者都能摆脱近视的烦恼，重获明亮清晰的视力。

很长一段时间以来，维生素E被为具有“软化血管”的作用，很多人将其作为保护心血管的保健品。然而，最近的科学研究结果却令人大吃一惊，维生素E的心血管保护作用并不是人们想象中那样美好。

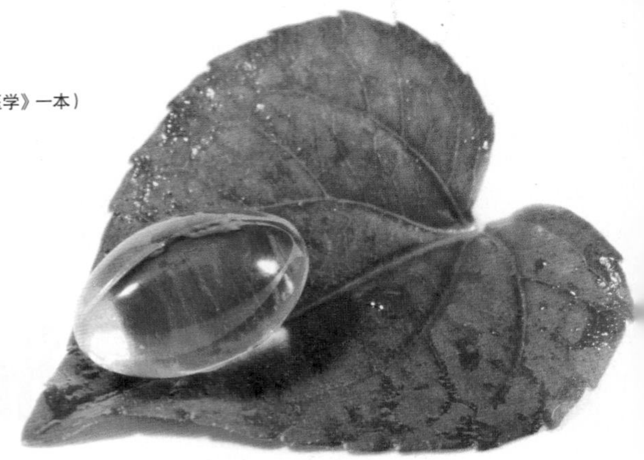

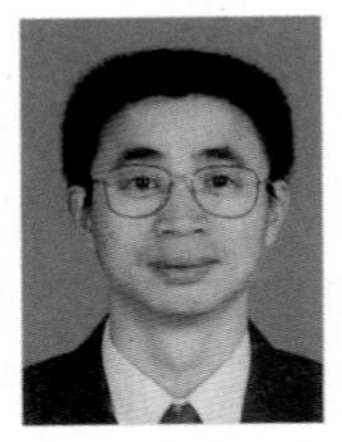

专家简介

洪 江 上海交通大学附属第一人民医院急诊科主任、心内科教授、博士生导师。擅长高血压、高脂血症、心衰、心律失常的诊断和治疗，心脏电生理和起搏器安置术，射频消融术，以及冠心病的药物治疗。

特需门诊：周二下午、周三全天

维生素E“护心”不如想象中美好

上海交通大学附属第一人民医院急诊科　王毅晖　洪 江

在中国，各种维生素 E 片剂、胶囊风靡保健品市场，再加上商家的夸大宣传，使很多消费者盲目摄入大量维生素 E，从而给自己带来经济损失，甚至是潜在的健康隐患。最近，美国预防专家工作组将“以预防心脏病及癌症为目的而补充维生素 E 类保健食品行为”更改为“不推荐（D）”。

维生素E曾被认为是“护心”佳品

维生素 E 是一种脂溶性维生素，普遍存在于日常饮食中，如食用油、粮食、水果、蔬菜及肉制品等。1922 年，国外专家发现一种脂溶性膳食因子对大白鼠的正常繁育必不可少，并于 1924 年将这种因子命名为维生素 E。在之后的动物实验中，科学家们发现，小白鼠如果缺乏维生素 E 会出现心功能、肝功能和肌肉功能退化，以及无法生育的问题；猴子如果缺乏维生素 E，会出现贫血、不生育和心肌异常。20 世纪 80 年代，医学专家们发现，人类如果缺乏维生素 E，会引发遗传性疾病和代谢性疾病。随着研究的深入，医学专家又认识到维生素 E 是一种重要的抗氧化剂，在防治心脑血管疾病、肿瘤、糖尿病及其并发症、中枢神经系统疾病、运动系统疾病、皮肤疾病等方面具有广泛的作用。

大剂量摄入，有害无益

最近，美国约翰霍普金斯大学医学院、美国心脏健康协会和美国医学会期刊（JAMA）在一项研究报告中指出：长期服用大剂量维生素 E 非但无法预防心血管病，反而会引起心血管相关疾病。

研究发现，长期服用大剂量维生素 E（大于 1000 毫克 / 日），最明显的毒性作用是拮抗维生素 K 的作用，从而产生抗凝效应。长期摄入大剂量维生素 E，可增加出血性卒中的发生危险。1993 年，麦克马斯特大学的专家进行了一项随机、双盲、安慰剂对照试验（心脏结果预防评价试验），研究人员将 55 岁以上的试验对象随机分为两组，一组服用含有 400 国际单位的维生素 E 补剂，另一组服用安慰剂，每个试验对象或有心脏病，或有糖尿病，或至少有一种导致心肌梗死或卒中的危险因素。研究发现，两组试验对象中，发生心肌梗死或中风的人数无太大差别，死于心血管疾病的人数也大体相等，说明服用维生素 E 并不能抵消因吸烟、吃高脂肪食物，以及其他不健康生活方式所带来的负面影响。另外，该项研究还发现，高龄糖尿病患者若长期服用较高剂量维生素 E，发生心血管病的风险反而比不服用维生素 E 的患者高 3 倍。

适量补充，才有效

由此可见，把握好维生素 E 的摄入量是发挥维生素 E“护心”作用的关键。以下是美国国家科学院医学机构食物营养部门推荐的维生素 E 摄入量。PM

年龄	毫克/日
0~6个月	4
7~12个月	5
1~3岁	6
4~8岁	7
9~13岁	11
14岁以上	15

注：1 毫克维生素 E=1.5 国际单位维生素 E

浙江书展：本刊两场科普讲座受热捧

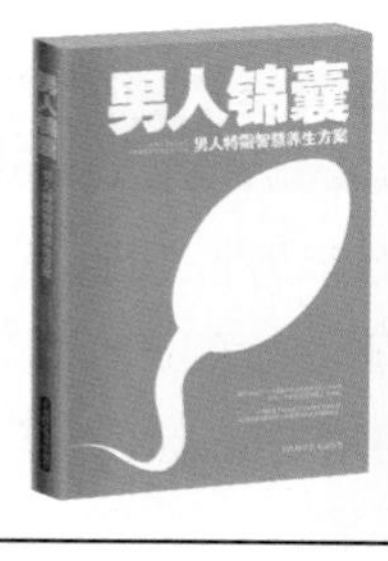

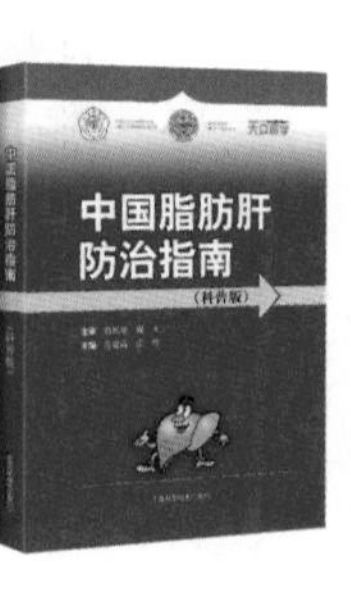

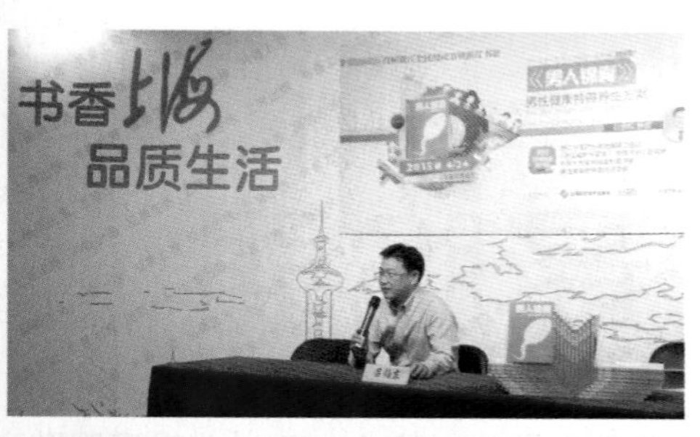

吕伯东教授："男性健康特需养生方案"

4月24日18时，本刊特邀浙江中医药大学附属第二医院（浙江省新华医院）党委书记、副院长吕伯东教授来到浙江书展现场，与广大书友分享"男性健康特需养生方案"。本次分享会的内容涉及男性健康理念、青少年男性健康问题、中青年易患疾病与防护、中老年人常见疾病保健等。吕伯东教授指出，青少年是身体、生理、心理、意识、人生观、价值观形成与成熟转变的关键时期，也是性与生殖健康教育的关键时期，而老师及家长往往"谈性色变"，甚至刻意回避此话题。其实，对青少年进行正确的性教育，能使他们的性生理、性心理、性意识、性观念、人生观、价值观等获得健康发展，从而抵御社会消极文化的影响，顺利度过青春期，走向健康人生。吕教授还强调，对成年人而言，性欲是构成日常思想和情感的一部分，性幻想是一种正常的、普遍存在的心理现象，适宜的性生活对人的健康状况至关重要。

若需了解精子质量问题及不育、前列腺炎预防及治疗等诸多男性健康细节，请扫描以下二维码，了解详情。

施军平教授："赶走脂肪肝，健康你我他"

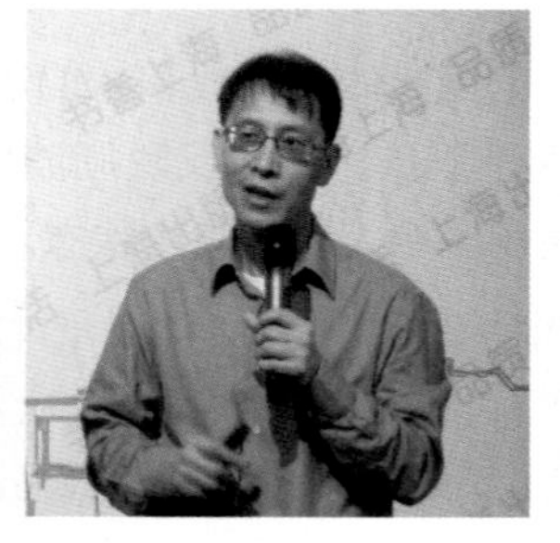

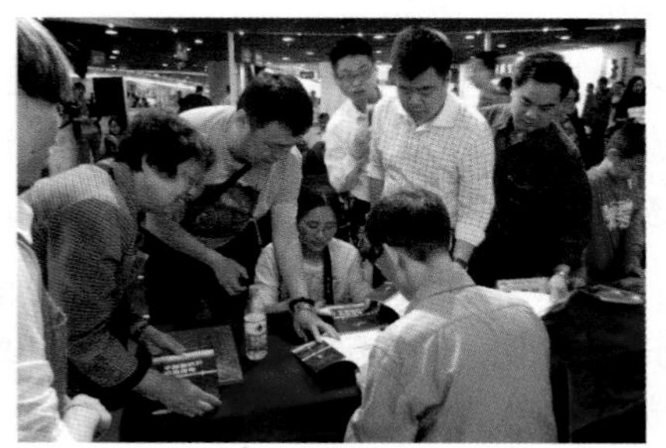

4月26日10时，本刊特邀杭州师范大学附属医院副院长、肝病科主任施军平教授亲临浙江书展，为广大书友举办了一场主题为"赶走脂肪肝，健康你我他"的精彩讲座，受到了听众们的热烈欢迎。

施教授指出，脂肪肝是"沉默的杀手"，虽然大多数脂肪肝患者没有症状，但脂肪肝的危害不亚于其他任何一种肝病。若不及时干预，部分脂肪肝患者会进展为脂肪性肝炎、脂肪肝性肝纤维化和肝硬化，极少部分患者还会进展为肝细胞癌。同时，脂肪肝还与糖尿病、心脑血管疾病，以及肿瘤的发生密切相关。因此，脂肪肝患者无论有无症状，都应当在医生指导下接受规范治疗。

施教授还指出，脂肪肝的防治，重点在"防"，特别要预防肥胖。同时，脂肪肝是一种可逆性病变，即使已经并发脂肪肝性肝炎和肝纤维化，仍可通过综合防治得以治愈。若任其发展，则可能进展为肝硬化，并发生动脉粥样硬化性相关疾病（如冠心病等），此时即使积极治疗，往往也难以使肝脏的病理学改变恢复正常。脂肪肝患者可以参考《中国脂肪肝防治指南（科普版）》中介绍的饮食处方、运动处方和药物处方，正确防治脂肪肝，收获健康。PM

若需了解更多脂肪肝防治知识，与专家交流互动，欢迎加入大众医学"脂肪肝微友会"。请扫描大众医学官方微信二维码，直接回复"加入脂肪肝微友会"，管理员会邀您入会。

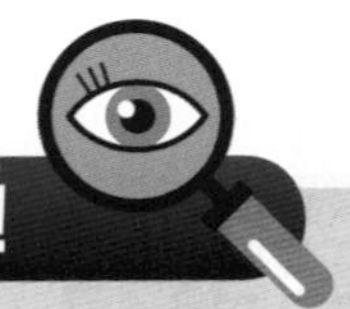

好消息！“脂肪肝防治”小课堂开讲啦！

自2015年3月22日，《中国脂肪肝防治指南（科普版）》上市以来，受到了广大临床医生、健康教育工作者、脂肪肝患者，以及各大媒体的普遍关注。为使更多读者了解脂肪肝的来龙去脉，认识脂肪肝防治的重要性和迫切性，我们将从本月起开设“脂肪肝防治小课堂”，选登《中国脂肪肝防治指南（科普版）》的一些精华内容。

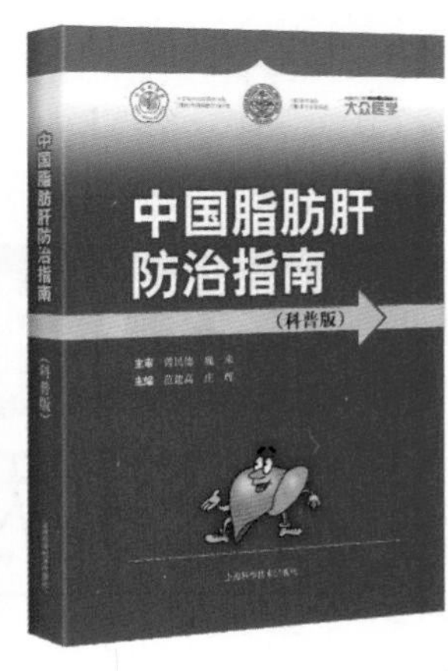

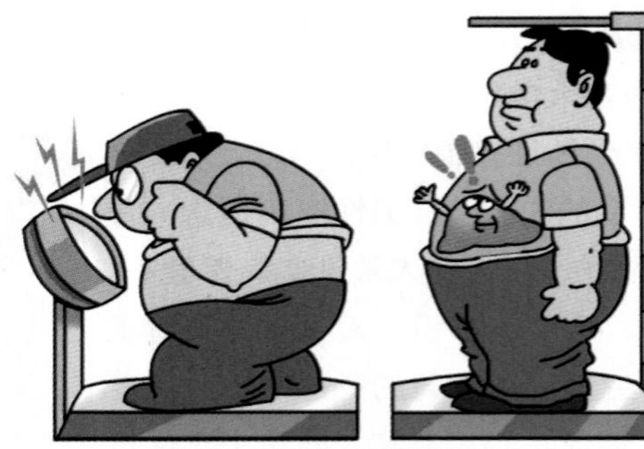

体质指数（BMI）是衡量人体胖瘦的重要依据

第一讲 “一胖生百病” “胖肝”最脆弱

黄 薏

肥胖与脂肪肝，关系最密切

作为人体物质代谢中枢和第二热量贮库的肝脏，最易因为代谢应激而发生损伤。肥胖是引起健康体检者血清转氨酶升高的常见原因，肥胖者中非酒精性脂肪性肝病（60%~90%）、非酒精性脂肪性肝炎（20%~25%），非酒精性脂肪性肝硬化（2%~8%）的患病率都很高。肥胖与脂肪肝的关系比过量饮酒与脂肪肝的关系更为密切，且肥胖可加剧酒精性肝损害的发生和发展。肥胖不仅是隐源性肝硬化、酒精性肝硬化患者并发肝细胞癌的重要危险因素，还可能影响某些肝病的治疗效果。

胖不胖？“体质指数”告诉你

男性体内脂肪含量大于25%、女性体内脂肪含量大于30%，可诊断为肥胖。由于体脂含量测定较困难，故临床上主要以体质指数【体重（千克）除以身高（米）的平方】来判断超重和肥胖，单位是kg/m^2。18岁以上的中国成人，体质指数小于18.5 kg/m^{2}为体重过低；体质指数介于18.5~22.9 kg/m^{2}为正常，体质指数介于23~24.9 kg/m^{2}为超重，体质指数介于25~29.9 kg/m^{2}为轻度肥胖；体质指数大于30 kg/m^{2}为重度肥胖。

“胖肚子”比“胖全身”更糟糕

原发性肥胖的诊断标准：体质指数大于25 kg/m^2，或体质指数未达标准但腹壁皮下脂肪厚度大于3厘米，或者腰围超标（成年男性腰围≥90厘米，成年女性腰围≥80厘米）。

与皮下脂肪型肥胖（又称良性肥胖、外周型肥胖、梨形肥胖）患者相比，内脏型肥胖患者（又称恶性肥胖、中心型肥胖、腹型肥胖、苹果形肥胖），更易合并糖、脂和激素代谢紊乱，以及肥胖相关疾病，且减肥治疗效果反复性大。

内脏型肥胖的典型表现是腰围增粗。腰围比体质指数（BMI）所反映的总体肥胖、皮下脂肪含量所反映的外周型肥胖，更能反映脂肪肝的有无及轻重。也就是说，腰围比体质指数更能说明人体的健康状态。

好啦，我们的小讲课结束啦！是不是觉得内容十分精彩、图片非常可爱呀？由于版面限制，我们每期“脂肪肝防治小课堂”只能讲一个知识点。请大家耐心等待我们的第二讲哦！如果觉得意犹未尽的话，不妨去京东、当当、亚马逊等网上书店逛逛，订购一本《中国脂肪肝防治指南（科普版）》，里面有关于脂肪肝预防、诊断、治疗和随访的详尽介绍，一定会让您获益匪浅！PM

“脂肪肝微友会”持续招募中

“脂肪肝微友会”是《大众医学》杂志为广大脂肪肝患者及脂肪肝高危人群搭建的一个互动、交流、学习的免费公益微平台，由《大众医学》编辑部负责管理，中华医学会肝病学分会脂肪肝和酒精性肝病学组、中国医师协会脂肪肝专家委员会有关专家担任学术指导。

为便于大家交流互动，我们创建了一个“脂肪肝微友会群”，欢迎脂肪肝患者及其家属，脂肪肝高危人群扫描大众医学官方微信二维码，直接回复“加入脂肪肝微友会群”，管理员会邀您入群。

大众医学官方微信

肾移植术后，患者最担心的莫过于移植肾发生功能减退。而在引起移植肾功能减退的病因中，除排斥反应和药物毒性等常见因素外，病毒感染也是不可忽视的重要原因。其中，“BK病毒”就是一种主要侵犯移植肾的病毒，平时“不动声色”地“潜伏”于人体内，一旦“时机成熟”，便会“毫不留情”地对肾脏发起“攻击”。今天，我们就来揭开“BK病毒”的“真面目”。

肾移植术后 提防“BK病毒”感染

复旦大学附属中山医院
泌尿外科教授 朱同玉

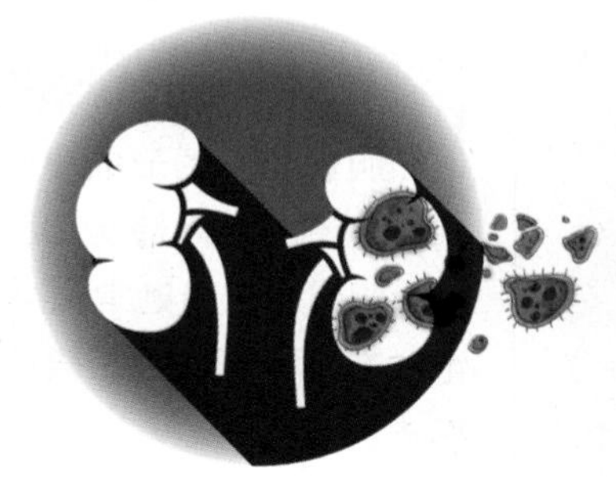

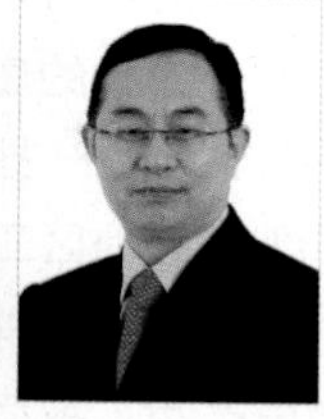

专家简介

朱同玉 复旦大学附属中山医院副院长、泌尿外科教授、主任医师、博士研究生导师，复旦大学附属中山医院厦门医院执行院长，复旦大学附属中山医院青浦分院院长，国家器官移植学重点建设临床专科负责人，中华医学会器官移植学分会委员兼肾移植学组副组长，中国医师协会器官移植医师分会肾移植学组副主任委员，上海市医学会器官移植分会副主任委员，上海市器官移植重点实验室主任，复旦大学器官移植中心副主任，上海市领军人才，上海市优秀学术带头人，上海市卫生系统新百人计划。

认识BK病毒

1971年，Gardner医生从一位移植肾功能衰竭患者的尿液和输尿管上皮细胞内分离出了一种新病毒。因这名患者的名字简称“BK”，这个病毒便被命名为“BK病毒”。研究发现，BK病毒的存在非常广泛，在60%～80%的普通人群中，可以检测到BK病毒的抗体。在免疫力正常的人群中，BK病毒并不致病，仅仅是“潜伏”在人体内，尤其是泌尿系统的上皮细胞内。当人体免疫力明显下降时，如进行了肾移植等，“BK病毒”就会乘机“兴风作浪”。

移植肾最易被“攻击”

肾移植术后，5%左右的患者会发生BK病毒感染，感染的部位主要是移植肾和输尿管，感染的时间主要在肾移植后第一年内。BK病毒感染主要引起移植肾病毒性肾病。一旦发生感染，30%～65%的移植肾将失去功能，蛋白尿通常不明显。有时，也会出现移植肾的输尿管狭窄，进而导致移植肾积水。也有个别患者会发生出血性膀胱炎。

感染BK病毒后，在患者的尿液中通常可检测（利用PCR的方法）到BK病毒的复制，显微镜下也可观察到尿液中存在decoy细胞。不过，存在BK病毒复制和decoy细胞并不一定意味着发生了BK病毒性肾病。因为在正常人的尿液中，有时也可以查到BK病毒的复制和decoy细胞。因此，还要进一步在血浆中检测BK病毒的复制情况。如果血浆和尿液中都存在BK病毒的复制，则具有较强的诊断意义。最好的诊断BK病毒性肾病的方法，通常也叫“金标准”，是移植肾的穿刺活检。若在显微镜下看到肾脏内有典型的病毒包涵体形成，以及移植肾肾炎、间质组织纤维化的病理变化，并通过免疫组化染色，看到SV40染色阳性，即可确诊。

感染后，应停用免疫抑制剂

一旦发生BK病毒感染，说明患者的免疫系统对病毒的抵抗力显著下降。此时的首要任务是提高患者的免疫力，主要方法是减少免疫抑制剂的使用，尤其是FK506和骁悉的使用。另外，也可以使用来氟米特、抗病毒药物西多福韦，以及静脉注射免疫球蛋白。近来的研究发现，在体外细胞学实验中，降脂药物普伐他汀被证实具有抑制BK病毒对肾小管上皮细胞破坏的作用，也是一种可行的治疗方法。

定期筛查，保护移植肾

由于BK病毒感染平时悄无声息，没有典型的临床症状，故肾移植术后患者应重视针对BK病毒复制的相关检测，如尿液和血液内BK病毒的PCR检测。通常，肾移植后的第一年，每三个月复查一次；此后，每半年复查一次。一旦发现BK病毒有“复活”迹象，应及时在医生指导下调整免疫抑制剂的种类和剂量，有效避免BK病毒感染，保护来之不易的肾脏。PM

胆囊疾病解惑

上海同济大学附属东方医院
外科教授　朱江帆

疑惑一　胆囊结石是怎么形成的?

胆囊结石的形成原因尚不清楚。随着生活水平的提高，胆囊结石发病率呈不断升高趋势。胆囊结石患者通常伴有肥胖和高脂血症，其胆汁中的胆固醇含量通常较高。目前认为，胆囊结石的发生与胆汁中胆固醇过饱和有关，再加上胆囊收缩功能低下或慢性炎症等因素，易于在胆囊中形成结石。

疑惑二　没有症状，为什么也会有胆囊结石?

胆囊结石的症状通常是由于结石在胆囊中移动或者梗阻引起的，很多胆囊结石患者可以没有症状。当胆石阻塞胆囊管开口、胆汁排不出去的时候，会出现胆囊肿大、剧烈腹痛等急性胆囊炎的症状。

疑惑三　胆囊结石大些好，还是小些好?

应该说，胆囊结石“大有大的问题、小有小的问题”。较大的胆囊结石，通常不会引发急性疼痛，甚至可以没有任何症状，因为大的结石不容易卡住胆囊管，也不容易掉到胆总管里面，但大的结石引起胆囊癌的机会较多。较小的胆囊结石容易卡住胆囊管，引起急性胆囊炎，也比较容易掉入胆总管，引起胆管结石，或者胆源性胰腺炎。因此，小结石不一定是好事，大结石也不一定是坏事。

疑惑四　“保胆”比“切胆”要好吗?

很多人惧怕胆囊切除手术，认为胆囊是人体的器官，切掉后就没有胆汁分泌了。实际上，胆囊只是储存胆汁的仓库，胆汁是肝脏产生的。如果胆囊里都是结石，储存胆汁的功能其实早已“名存实亡”，且还会导致胆囊炎急性发作、胆源性胰腺炎等并发症。

胆囊结石的标准治疗方法是胆囊切除术，已有上百年历史。“保胆取石”(取出结石、保留胆囊)技术并不复杂，主要问题是手术后容易复发。由于复发的患者不在少数，故这种技术并没有得到医学界的广泛认可。当然，个别情况可考虑保胆治疗，如从事特殊职业(飞行员)，或者患者很年轻，为单个孤立结石。

疑惑五　胆囊结石都需要手术吗?

就目前的医疗技术而言，胆囊结石一旦形成，除手术外，任何药物都无法使其完全消失。同时，胆囊结石还有可能向坏的方向发展，导致各种并发症。对有症状的胆囊结石患者而言，最有效的治疗方法是做胆囊切除手术。没有症状的患者，不一定要立即手术。但在一些特殊情况下，比如要到边远地区工作，医疗条件很差；或者要到国外工作、学习，医疗费用昂贵；或者计划要孩子，担心怀孕期间胆囊炎发作等，也应及时做胆囊切除手术。伴有糖尿病、心血管疾病，或年纪比较大的患者，应该在全身情况较好的时候争取手术治疗，以免随着年龄增大、病情加重，增加手术风险，甚至失去手术机会。

疑惑六　胆囊息肉是什么?

胆囊息肉实际上是胆囊壁上突出的组织，多数情况下是胆固醇结晶堆积而成。这些颗粒逐步增大，直至不能附着在胆囊壁上时，就会脱落形成结石。比较少见的是肿瘤性息肉，分良性和恶性。通常，比较小的息肉不需要治疗，也没有必要限制饮食。比较大的息肉(直径大于1厘米)，或者位于胆囊底部的息肉，通常需要手术治疗。因为统计结果表明，较大的胆囊息肉，肿瘤性息肉的可能性较大。PM

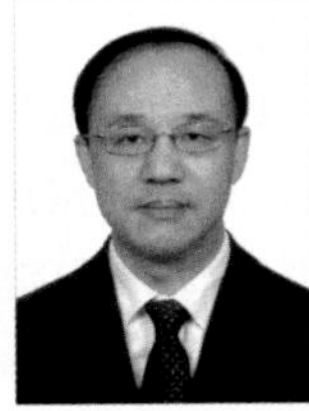

专家简介

朱江帆　上海同济大学附属东方医院外科教授、主任医师、博士生导师、糖尿病与减重外科主任，中华医学会消化内镜学分会经自然腔道内镜手术学组委员，中国医师协会肥胖与糖尿病外科医师委员会委员，上海市医学会内分泌专科分会肥胖与代谢病学组委员，上海市医学会微创外科学组委员，上海市中西医结合学会外科专业委员会委员。擅长肝胆外科疾病的腹腔镜手术治疗，以及减重手术治疗肥胖与代谢性疾病。

专家门诊：周二上午(本部)　周一、五上午(南院)

脊髓电刺激：

“唤醒”受伤脊髓

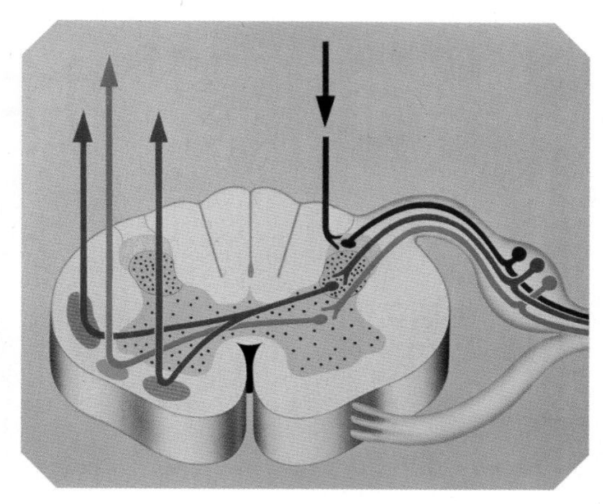

✍上海交通大学医学院附属同仁医院功能神经外科主任　孙成彦

医生手记

半年前，一名来自四川的 24 岁男青年来到我的门诊求助。5 年前，他在家修缮房屋时，不小心从 2 楼摔下，导致脊髓损伤，当即出现双下肢肌力完全消失、腰部以下感觉消失的症状。受伤后，他在当地医院紧急接受了腰 1~ 腰 3 椎管减压手术，下肢运动功能有所恢复，能扶着拐杖走上几步，但下肢感觉仍然不敏感，皮肤温度也较其他正常部位要低，并出现了顽固性压疮、排尿不尽和性功能障碍，十分痛苦。经过认真讨论和充分准备，我们为其实施了脊髓电刺激手术。术后两周，患者的痛温觉便有了明显改善，皮肤温度也比治疗前有了明显升高，压疮开始愈合，残余尿量明显减少，性功能明显改善。目前，该患者一直在进行康复训练，已能脱离拐杖行走一段距离，生活质量大大提高。

脊髓损伤：身体“断电”之痛

脊髓是中枢神经的一部分，是周围神经与脑之间的通路，位于脊椎骨组成的椎管内，呈长圆柱状。脊髓两旁发出许多成对的神经（称“脊神经”），分布到全身皮肤、肌肉和内脏器官。脊柱外伤时，常合并脊髓损伤。严重脊髓损伤者可出现脊髓损伤平面以下肢体截瘫、大小便失禁等症状。打个比方，如果把人体的脊髓和脊神经网络比作一张电网，那么脊髓损伤，就如同电网的某条重要电路被切断后会发生大面积“停电”一样，其支配的区域就会出现运动和感觉功能障碍。比如，此次接受手术的患者，其脊髓损伤部位在胸 12– 腰 1，症状为下肢运动和感觉功能障碍、大小便障碍。我国著名体操运动员桑兰也是因脊髓损伤导致截瘫，但她的损伤部位更高，还影响到了上肢的功能。

常规的治疗脊髓损伤的方法包括两方面：一是急性期治疗，在受伤早期通过椎管减压和重建手术，清除血肿，避免脊髓受到进一步损害。急性期治疗很重要，是治疗脊髓损伤的黄金时间，一旦错过了，即便原本只是不完全性脊髓损害，也会因为血肿的形成及后续的水肿，进一步压迫、损害正常的脊髓，导致更严重的损害。二是康复治疗，通过营养神经等药物治疗，以及康复锻炼等，最大限度地恢复功能。尽管康复治疗有一定效果，但总体而言进展缓慢，效果不佳。

脊髓电刺激：诱导神经功能的恢复

所谓脊髓电刺激，就是对有剩余功能的脊髓神经进行内置电刺激，恢复脊神经功能。脊髓电刺激系统由三个部分组成：植入患者脊髓硬膜外间隙的电极、植入腹部或臀部皮下的发放电脉冲的刺激器，以及连接两者的延伸导线。电极植入在需要激活的部位，发生器产生的电脉冲能模拟人的神经电冲动，通过对电压、电流、频率等参数调控，对“沉睡”的受损脊髓神经或部分正常脊髓神经进行持续性激活，从而诱导神经功能的恢复。

当然，这并不表示脊髓电刺激术能够完全治愈截瘫。实际上，仅仅依靠脊髓电刺激手术并不能完全改变截瘫患者的未来。脊髓电刺激可以帮助改善局部细胞的生存环境，为神经细胞信号传导建立一种新的联系通道，逐步重建皮肤感觉功能，逐步、适度改善患者的运动功能，为此后的运动康复创造更好的条件。同时，我们还需要努力提升早期急性期治疗的水平和覆盖面，建设并完善术后多学科综合康复治疗体系，打造一个能够涵盖医院、社区和家庭的康复链，才有可能让更多的截瘫患者早日站起来。PM

“红眼”并不都是“红眼病”

文/华中科技大学同济医学院附属协和医院眼科教授 张明昌

生活实例

一周前，刘师傅的右眼不明原因出现红肿、流泪和畏光等症状。家人和周围的邻居都说是“红眼病”。于是，刘师傅去药店买来消炎眼药水滴眼。可是一周过去了，他的“红眼病”不但没有好转，反而越来越严重，眼睛红肿、疼痛，看东西也变得模糊不清。刘师傅很担心，连忙去医院就诊。经检查，诊断为“右眼虹膜睫状体炎”，而不是人们常说的“红眼病”。经过一周的抗生素、激素和扩瞳治疗后，刘师傅终于基本康复。回想起自己的经历，刘师傅深有感触，原来眼睛红并不一定是“红眼病”，乱点眼药水容易犯大错。

医生的话

眼睛发红是眼科门诊最常遇到的病例，很多人误以为眼睛发红就是眼睛发炎了。实际上，许多疾病都能引起眼部发红。一旦出现红眼症状，患者需及时去医院就诊，进行细致的检查，接受正确的治疗，以免延误病情。

病因一：结膜下出血

结膜下出血是急性眼部发红的常见原因之一，由结膜下血管破裂或血管渗透性增加所引起。依据单眼发红、边界清楚、附近结膜没有炎症表现、没有分泌物等特征，可初步诊断。通常，患者无眼痛、视力下降等情况。导致出血的原因有外伤、球结膜血管破裂、血液系统疾病、抗凝治疗中，以及高血压、高热、某些结膜炎等。有时，剧烈咳嗽、呕吐及运动后，也可出现结膜下出血。结膜下出血早期可局部冷敷，2 天后热敷，没有必要进行其他特殊的治疗，出血将在 2~3 周内逐渐吸收消散。

病因二：结膜炎

结膜炎，即俗称的“红眼病”，表现为浅表的结膜血管扩张，结膜充血发红、水肿，同时有分泌物，多数患者的视力不受影响。根据病因的不同，可分为细菌性结膜炎、病毒性结膜炎、衣原体性结膜炎（即“沙眼”）、过敏性结膜炎等。根据不同病因，采取相应治疗，一般预后良好。

病因三：角膜炎

大多数角膜炎由外来感染（细菌、真菌、病毒等）引起，角膜外伤常是感染的诱因。另外，角膜或全身免疫功能紊乱也可引起角膜炎。主要症状为患眼疼痛、异物感、眼睑痉挛、畏光流泪、视力下降等。由于大多数角膜炎为感染引起，故选用适当的抗菌药及抗病毒药很关键。

病因四：虹膜睫状体炎

虹膜睫状体炎好发于中青年人，病因复杂，可能与自身免疫性疾病（如风湿）、结核、梅毒、病毒感染有关。主要表现为眼红、眼痛、流泪、畏光、视力下降等。治疗该病首先应积极寻找病因，对病因进行治疗。同时，局部可用 1% 阿托品眼水扩瞳，激素眼药水滴眼或结膜下注射等，严重者需静脉注射或口服激素。

病因五：急性闭角型青光眼

急性闭角型青光眼的发生与眼球解剖异常有关，女性发病率为男性的 2~4 倍，多发生于中老年妇女，与遗传有一定关系。主要是因眼球的房角关闭，房水排出途径受阻，导致眼压急剧升高所致。急性闭角型青光眼常发生于傍晚，主要表现为眼胀、眼痛、眼红，同时伴视力明显下降，部分患者可出现同侧头痛、恶心、呕吐等症状。多数急性闭角型青光眼患者都是单眼发病，患眼瞳孔中度扩大，对光反应迟钝，甚至无反应，健侧眼瞳孔大小正常。由于角膜水肿导致雾状浑浊，患者可有雾视及虹视现象（即看见光源周围有彩圈）。急性闭角型青光眼是一种眼科急症，起病后数小时内即可使视神经发生不可逆损害，故一旦发病，应立即去医院就诊，请眼科医生及时处理。

综上所述，“红眼”并不都是“红眼病”，导致“红眼”的病因有多种，治疗方法亦不同。“红眼”患者一定要去医院就诊，切不可自行乱用药。PM

帅小伙患先天性尿道下裂 求医19载终成纯爷们

✍上海江东医院泌尿外科
副主任医师　刘春喜

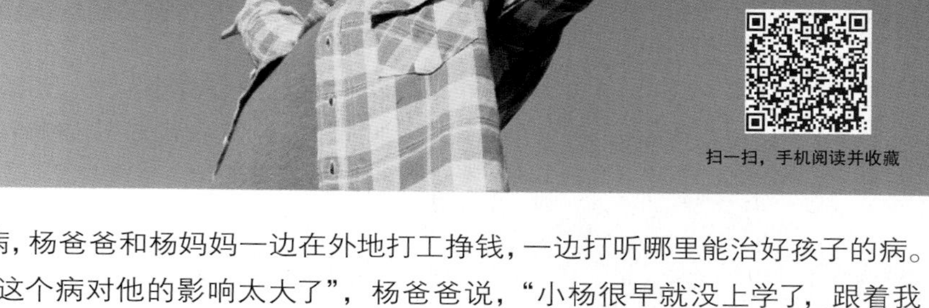
扫一扫，手机阅读并收藏

对于男孩来说，站着尿尿是天经地义的普通事情，可是对于20岁的贵州小伙小杨（化名）来说却很困难，因为患有尿道下裂，小杨尿尿只能像女孩一样蹲着，否则就容易尿湿裤子或鞋子。为了能够成为“纯爷们”，小杨走过了19年的艰辛路程。

3个月大时，杨爸爸发现小杨的“小鸡鸡”有异常，后在当地医院诊断为阴茎体型尿道下裂，伴阴茎弯曲。“当爸爸是件令人高兴的事情，但不知道孩子怎么就得了这个怪病”，直到现在，杨爸爸还是不明白小杨患尿道下裂的原因，说起小杨的病情，更是一脸的难过与苦恼，杨爸爸至今仍保留着小杨当时的诊断报告。

由于家里经济困难，小杨直到3岁时才做手术，可是手术并不成功，术后出现感染、尿漏、排尿困难等问题。此后，小杨又先后做了4次手术，差不多每隔半年就做一次，却无一成功。因多种原因，小杨再未治疗，这样一拖就是10多年。5次手术失败的阴影，长期的尿漏、术后瘢痕等，对小杨的学习和生活、生理和心理均造成相当大的影响。

“上学后，我最怕的就是上厕所，其他同学都能站着尿尿，而我每次都只能蹲着，经常受他们的嘲笑和欺负”，小杨说，因为心理压力大，读书成绩也不好，性格也越来越内向、自卑。孩子是全家的希望，十多年来，小杨的病情一直是全家人的心病，杨爸爸和杨妈妈一边在外地打工挣钱，一边打听哪里能治好孩子的病。“这个病对他的影响太大了”，杨爸爸说，“小杨很早就没上学了，跟着我们在外地打工，他人长得还算帅气，做事勤快，有几个女孩子喜欢他，因为这个病，他很自卑和害怕，不敢跟女孩子走得太近”。

2014年7月初，杨爸爸带小杨来到上海治疗。经过我院专家组仔细检查、诊断、制定治疗方案为小杨成功实施了口腔黏膜镶嵌式尿道成形术，成功重建了尿道，解决了阴茎弯曲，以及之前手术后尿瘘等问题。

尿道下裂是先天性疾病，主要表现是尿道开口不在阴茎头的顶端，而是开在阴茎头至肛门之间中线上的任何一个位置，“小鸡鸡”向下弯曲。根据开口的位置，可分为阴茎头型和冠状沟型、阴茎体型、阴茎阴囊型、会阴型。尿道口离肛门越近，如阴囊型、会阴型尿道下裂，病情越严重，治疗困难程度也越大，甚至需要分期治疗；离肛门远的，如阴茎体型尿道下裂，治疗困难程度稍轻。手术是治疗尿道下裂唯一有效方法。早发现、早治疗，最关键，一般3~18个月是治疗的最佳时间，即使发现晚也不要放弃治疗。目前国际先进的尿道下裂成形术有尿道口前移阴茎头成形术、尿道口基地翻斗式皮瓣术、加盖岛状包皮瓣术、Snodgrass尿道成形术、口腔黏膜镶嵌式尿道成形术、带蒂包皮皮瓣转移尿道成形术等，经手术治疗后，尿道下裂患者能恢复到与正常男孩一样，达到阴茎伸直、外观正常、尿道口移至正常位置、排尿自然，患者以后能过正常的夫妻生活，不影响生育。

从我院出院的患儿遍布全国各地，有在襁褓中的婴儿、大中小学生、30~50岁的成年人，其中不乏在各地医院手术失败2~6次的病例，他们病情复杂，再次手术基础条件差，大部分病人伴有尿道狭窄、尿道瘘、尿道憩室、局部瘢痕多、可用皮肤少等情况。术后，他们学习、工作恢复正常，过上正常的夫妻生活，结婚生子……PM

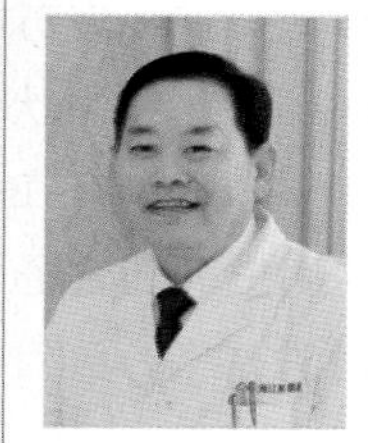

专家简介

刘春喜　从事泌尿外科、男科临床及科研工作30余年，副主任医师，上海江东医院业务院长，擅长尿道下裂、尿道断裂、尿道狭窄，以及前列腺癌、肾癌、膀胱癌等泌尿系肿瘤的诊断与治疗，对尿道修复重建有独到的见解及技术，特别是对疑难复杂的高难度尿道修复重建手术补救，有丰富的诊疗经验。

门诊时间：周一至周日

增长最快的恶性肿瘤——甲状腺癌

中国医学科学院肿瘤医院甲状腺外科教授　张　彬

生活实例

李女士在某外企工作，上周单位体检发现甲状腺结节，第二天，她去了肿瘤医院甲状腺外科进一步检查，被确诊为甲状腺乳头状癌。李女士震惊之余，百思不得其解：自己性格乐观，平时注意饮食健康，并有规律地锻炼身体，近期身体也没有任何不舒服，为什么突然得了甲状腺癌？一打听才知道，近年来，有不少人看到或听说过身边同事朋友被诊断为甲状腺癌。

甲状腺癌发病率不断增加

- **2011年　北京市卫生与人群健康状况报告显示，甲状腺癌患病率9年间增长225.2%。**
- **2012年　国家卫计委统计报告显示，甲状腺癌发病率上升至女性恶性肿瘤第3位。**
- **2014年　北京市相关单位发布，甲状腺癌已成为北京市增长最迅速的恶性肿瘤。**

事实上，不仅是北京，全国各大省市甲状腺癌的发病率都在增加。

甲状腺是人体重要的内分泌器官，位于颈部正中，成“蝴蝶形”贴在气管前方，它分泌的甲状腺素是维持人体正常运转的重要物质。甲状腺癌的发病率不断增加与多种因素有关，其中最主要的是与B超早期发现癌肿有关。此外，甲状腺癌的发生还与电磁辐射、饮食碘过量或缺碘、甲状腺良性病变、女性雌激素水平、肥胖以及家族遗传等有关。其中，明确的病因只有电磁辐射，其他仅仅是相关因素。

专家简介

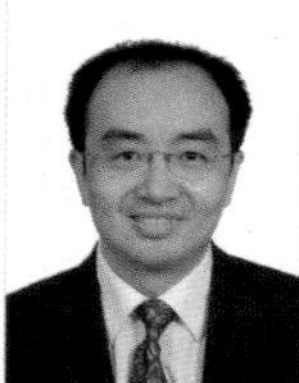

张　彬　中国医学科学院肿瘤医院头颈外科主任医师，博士生导师。中国抗癌协会头颈专业委员会常委，北京市口腔医学会口腔颌面外科专业委员会委员。擅长甲状腺癌、喉癌、下咽癌、口腔癌、腮腺肿瘤、颌骨肿瘤、鼻腔癌、上颌窦癌、面部皮肤癌及其他头颈部软组织肿瘤等的外科治疗，并且善于在根治上述肿瘤的同时，运用整形外科技术，保留患者外观和功能正常，提高患者生存质量。

1 医学检查技术提高

随着生活水平的不断改善，人们的健康意识逐渐增强，规律体检的人数不断增加，特别是近年来体检项目中增加了甲状腺超声检查，过去不被发现的早期甲状腺癌，尤其是直径小于1厘米的微小癌，现在也能够被发现，在很大程度上提高了甲状腺癌的检出率，因此可以说，医学检查技术的提高，是直接导致甲状腺癌发病率上升的主要原因。

2 电磁辐射

甲状腺癌的发生与甲状腺受电磁辐射，如高能γ、χ射线等放射性损伤有关，最典型的案例是1986年苏联切尔诺贝利核电站发生核泄漏事件后，当地儿童甲状腺癌发生率明显攀升。临床调查也显示，一些患者有在儿童时期做过颈部X线治疗或多次检查的病史。而普通的电磁辐射，如手机信号、无线Wi-Fi、微波炉等，到目前为止，并没有证据证明与甲状腺癌有关。

3 碘过量或缺乏

民间有传言认为，食用加碘盐或含碘海产品会引起甲状腺癌。其实，国内外流行病学调查均表明，食用加碘盐与甲状腺癌发生没有关系。目前认为，沿海地区甲状腺癌发病率较内陆地区明显增高的主要原因是沿海地区生活水平与医疗技术发达，早期发现甲状腺癌的人群较多，并非食用海产品导致。相反，缺碘地区和井水中含大量碘地区，甲状腺癌发生率均明显升高。

4 甲状腺疾病

一些甲状腺病变，如甲状腺腺瘤、慢性甲状腺炎、结节性甲状腺肿，或其他毒性甲状腺肿患者合并甲状腺癌的可能性增加。需要强调的是，这些甲状腺病变并非癌前病变，只不过这些良性病变发生的因素与甲状腺癌发生因素有重叠现象，如低碘和女性激素等，导致甲状腺良性疾病与甲状腺癌“相伴”发生。

5 女性激素

甲状腺癌“偏爱”女性，特别是中青年女性，男女发病率大概为 1：3.5，说明女性激素与甲状腺癌发生有关。此外，甲状腺癌的发生与家族也有一定的关系，10%～15%患者的直系亲属可能患甲状腺癌，有甲状腺癌家族史人群，患甲状腺癌危险度较一般人高 5～6 倍。

6 肥胖

流行病学证实，超重和肥胖会增加患癌风险，体质指数（也称 BMI，体重除以身高的平方）高是甲状腺癌发生的相关因素，肥胖可能仅仅是现象，内在可能与激素和内分泌失调有关。

与所有癌症发生一样，甲状腺癌发生可能是多种因素综合作用的结果，包括多个癌基因突变，目前已经发现癌基因包括 BRAF、RET、RAS 等。

> “需要强调的是，虽然甲状腺癌发病率增长很快，但是治疗效果很好，甲状腺癌中，绝大多数是疗效最好的乳头状癌，20年生存率达到90%以上，其中小于1厘米“微小癌”大多数呈惰性状态，有可能伴随我们终身。因此，患者不必过分担心，只要到正规医院诊治，大多数患者的寿命及生活质量不会受到较大影响。”

特别提醒

学会自查甲状腺

正常的甲状腺既薄又软，看不见也摸不着。一旦触摸到颈部肿块，患者就需提高警惕。①肿块直径超过 1 厘米时，应到医院就诊排除甲状腺癌。②甲状腺结节肿大，并且表面不光滑，质地硬，应怀疑癌肿。③甲状腺肿块增长明显，伴有声嘶，应怀疑甲状腺癌。④甲状腺周围触摸到质地较硬淋巴结，高度怀疑甲状腺癌伴局部淋巴结转移。

警惕：颈部无痛性肿块

在现实生活中，一些人自己摸到或在体检时发现甲状腺结节后，十分害怕，担心自己得了甲状腺癌。其实，发现甲状腺结节不必过分恐慌。因为甲状腺结节并不等于甲状腺癌。但是，若出现的是颈部无痛性肿块，就要提高警惕。一般地说，大部分甲状腺癌患者首发症状为颈部无痛性肿块，多数肿块随吞咽上下移动，部分患者可有吞咽困难及颈部压迫感。另一部分患者可能首先发现颈部肿大的转移淋巴结，进而检查发现甲状腺内的原发病灶。因此，发现自身颈部有随吞咽而活动的肿块，或大于2厘米较硬的颈部肿块，需及时到医院就诊。

目前，临床医生的颈部体检是最常规的临床检查。一般地说，2厘米左右的甲状腺结节通过体检都可以发现。另外，B超检查，尤其是彩色超声波检查已为常规检查项目。在一些医院超声室，B超检查鉴别良性与恶性甲状腺结节的准确率已达80%以上。B超引导下甲状腺肿块细针穿刺操作简单，结论快速，并发症少，鉴别肿块的良恶性准确率已达90%以上。

预防甲状腺癌5措施

早期甲状腺癌几乎没有任何症状，因此，预防和及早发现甲状腺癌很重要。

①儿童应尽量避免颈部医源性辐射，如颈部CT、颈椎X片和放射性碘-131甲状腺扫描等；邻近部位必要的检查如胸片和牙片等，也要采用“铅围脖”进行甲状腺防护。②内陆地区居民建议食用加碘盐。③减肥和控制体重。④直系亲属中有甲状腺癌患者的人群，每年至少做1次甲状腺B超检查。⑤患慢性甲状腺炎和结节性甲状腺肿的患者，建议每年至少做1次甲状腺B超检查，及时发现变化。甲状腺功能低下者，需要在医生指导下补充甲状腺素。PM

低氘水：辅助抗癌新探索

文／孙明月

水是生命之源。自然界中，氘与氢的比率（D/H）约为1∶6 600，在正常水中氘的含量为150ppm（0.015%）。研究发现，氘在体内有累积作用，进入人体后很难代谢出去。氘含量越高，对生命体毒害越大。当自然水中氘超过150ppm时，会对人体健康造成危害。

低氘水（DDW）中，氘的含量低于150ppm。低氘水会对水的理化性质产生很大影响，进而影响人的身体健康；低氘水可改变或降低体内氘/氢比例，使肿瘤细胞生长受到抑制。因此近年来，美国、俄罗斯、东欧、日本、韩国等国家对于低氘水对生命健康的作用日益关注。

国外研究

国外研究发现，低氘水能够抑制动物体内肿瘤生长。20世纪90年代，匈牙利国立癌症研究所发现，饮用低氘水，可使猫、狗自发性恶性肿瘤生长部分受到抑制。临床实验亦发现，低氘水作为辅助抗癌治疗剂，结合肿瘤综合治疗，能使晚期脑转移肺癌患者的生存期得到一定提高。近年来，在匈牙利药品管理局批准下开展了一项超过1 500名前列腺癌患者参与的临床调查实验，结果显示：饮用低氘水的前列腺癌患者与对照组患者相比，其生存期和生活质量有一定提高。

国内研究

近年来，国内专家研究亦表明，低氘水可改变或降低体内氘/氢比例，使肿瘤细胞有丝分裂所需的条件消失，肿瘤细胞生长受到抑制。对于肺癌、肝癌、鼻咽癌、宫颈癌、乳腺癌、白血病等肿瘤细胞生长具有一定抑制作用；进一步的研究发现，小于50ppm的低氘水，对肿瘤生长抑制有一定效果；50~100ppm之间的低氘水，可作为保健水，促进正常细胞生长、延缓衰老、促进代谢和防止辐射伤害。

长期以来，人们一直在关注和研制低氘水在抑制肿瘤细胞增殖方面的作用。有关科研机构采用氢同位素分离技术生产的低氘水，能有效改善身体内低氘环境，具有提高人体自身免疫力并协同抑制癌细胞的作用。PM

什么是低氘水

低氘水是一种活性高的超轻水，它的分子结构不同于一般意义上的水分子，它是采用高科技先进技术，将自然界水的一部分氘去除，减少了自然界水的重水含量，是更小、更稳定的高能态结构。计量单位为ppm，天然水中的氘元素大约为150ppm，科学界将氘元素低于150ppm的水称之为低氘水，低于50ppm的低氘水，通常用于肿瘤的辅助治疗。

低氘水：为肺癌辅助治疗提供新思路

肺癌是全世界和我国最常见的恶性肿瘤之一，在世界上肺癌的死亡率已居各种癌症死亡之首，且以每年0.5%的速度在全球递增。长期以来，人们一直在研究低氘水在抑制肿瘤细胞增殖方面的作用。国内有专家开展低氘水对人肺腺癌细胞体内外增殖抑制作用研究，实验结果初步表明：低氘水可在一定程度上抑制肿瘤细胞生长，诱导肺癌细胞发生凋亡。这为低氘水用于肺癌的辅助治疗提供了新思路，但其具体的分子机制尚需进一步探讨。

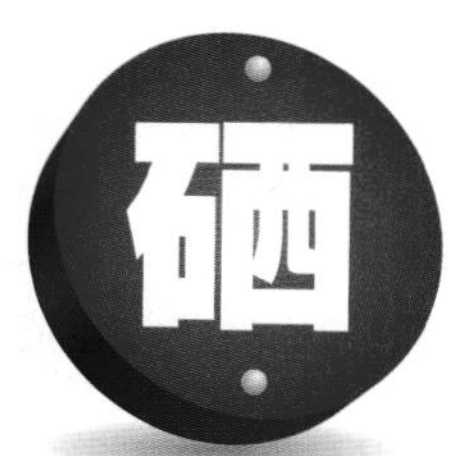

硒是生物体中唯一受基因调控的微量元素，而癌症的发生与基因休戚相关。因此，硒的防癌抗癌作用很早就被广泛地研究。目前已有大量的资料表明，硒具有抗癌、抗氧化、增强机体免疫力、保护心血管等广泛的生物学作用，对癌症、心血管疾病、慢性疾病等有良好的预防和治疗效果。

免疫调节 防癌抗癌

上海交通大学医学院附属仁济医院教授 王坚

癌症防控 不可缺“硒”

流行病学调查证实，不同人群中癌症的发生率与硒的摄入量有关，癌症患者血清中的硒水平明显低于健康人群，并且硒水平与消化道肿瘤、胆道肿瘤、泌尿系统肿瘤、胰腺癌、乳腺癌、卵巢癌等癌前病变密切相关。同时，环境中硒的水平与人群癌症发病率呈反比关系，多种肿瘤的死亡率均与膳食中硒水平呈负相关。国内外多项临床研究表明，每人每天摄入200微克硒，与未服用硒的对照组比较，可以显著降低癌症发病率和死亡率。对于“癌中之王”胰腺癌、胆囊癌而言，食用含有丰富硒元素的食物能够降低患癌风险。

研究发现，硒主要是通过各种硒酶和硒蛋白，如谷胱甘肽过氧化物酶、碘化甲酰胺酸脱碘酶等来实现防癌抗癌作用。①在防癌方面。硒的抗氧化作用能保护细胞免受氧化损伤，使癌变早期紊乱的基因调节途径趋向正常化；硒能够增强正常细胞DNA损伤修复功能，减小基因癌变发生的可能；硒还能够减少二甲苯、硝基苯等致癌物质的活性代谢产物，减轻致癌物质对人体的影响。②在抗癌方面。有研究证实，针对某些已经存在的癌组织，硒能够减缓癌细胞的分裂速率、抑制癌组织血管的生成，诱导癌细胞走向凋亡的进程。硒激活机体免疫系统、增强免疫力的功能，在防癌抗癌上同样功不可没。

食补为主 药补为辅

然而，凡事都有两面性，硒也不例外。硒的生物学效应具有双重性，这与其浓度密切相关。硒的缺乏将导致癌症、心血管疾病、甲状腺功能异常等四十余种疾病，通过补硒，能够提高人体中硒的浓度，发挥硒防癌抗癌等生物学效应，但是过量的硒可引起严重的中毒反应。研究表明，每日硒摄取量在200~300微克时，有明显的癌症预防作用；当每日摄入量增多时，或将导致过量的硒在体内蓄积而出现硒中毒征象。硒中毒表现为皮肤损害、毛发脱落、神经损害、肝坏死及中枢神经系统疾患等。在儿童中，最明显的症状是生长迟缓，因此，儿童尤其要谨慎补硒。

目前，市场上最常用的补硒方法是添加无机硒，但是无机硒毒性大、营养剂量和毒性剂量之间的界限小，因此，无机硒在作为营养补充剂或癌症预防剂的服用过程中，其安全范围和潜在毒性是首要考虑的因素。而有机硒的生物活性高且毒性低，是提高人体硒营养水平的有效方法。每人每日适宜的硒摄入量为50~250微克，因此对于一般人而言，日常食用硒含量丰富的食品即可维持每日理想的摄入量；针对有特殊需要补硒的人群，如癌症、肝病、心脑血管疾病、胃肠道慢性疾病患者、从事有毒有害工种者、经常接受辐射及环境污染者等，应当遵循“缺多少补多少；食补为主、药补为辅；定量补充；坚持正确的服用方法”四大原则，必要时可在专业医生指导下补充硒制剂。PM

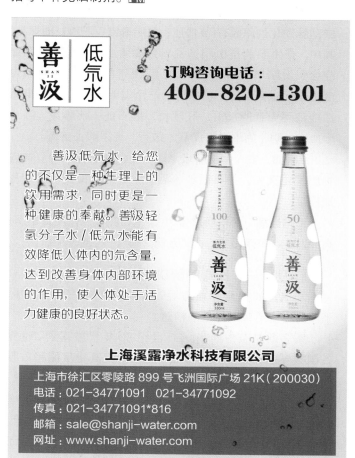

解析茶道助长寿的秘密

第二军医大学附属长海医院　王 莹

长寿——人类永恒的追求

人们常说："光阴催人老，岁月白人头。"探究衰老之奥秘，注重养生之道，寻觅延年益寿之良药，历来是人类研究的课题。每个人都希望自己健康长寿，古人描绘的"上寿百二十，中寿百岁，下寿八十"的美好蓝图，是人类追求长寿的最高理想。但是由于种种原因，真正能够实现这一理想者，寥若晨星，少之又少。其中，最主要的原因是不懂养生。

慢病——长寿的主要杀手

衰老是自然规律，长寿是人们追求的目标。合理的养生和康复措施，可以延缓衰老，延长寿命。然而，除了天灾人祸、意外事故，人类更多是因为发生了各种疾病，从而达不到预期寿命。比如，心脑血管疾病、癌症、糖尿病被称为人类健康长寿的三大杀手。

● **心脑血管疾病**　高血脂是引起心脑血管疾病的源头。心脑血管疾病的病理改变主要是动脉粥样硬化。造成动脉硬化的原因有:高血压、血脂紊乱、肥胖、抽烟等。其中，最主要的是血脂紊乱导致高脂血症。长期高脂血症会引发脑卒中、冠心病、心肌梗死、猝死等。高脂血症也是促进高血压、糖尿病的一个重要危险因素。 高脂血症还可导致脂肪肝、肝硬化、胆石症、胰腺炎、眼底出血、失明、周围血管疾病、跛行、高尿酸血症等。

● **癌症**　当人体逐渐衰老时，免疫功能也衰退。体内细胞发生突变，并不断地分裂，不受身体控制，最后形成癌症。

● **糖尿病**　糖尿病被誉为"沉默的杀手"，高发病率、高并发症、高隐蔽性，是"万病之母"，危害极大。

喝茶——长寿的秘诀之一

那么，如何延年益寿呢? 喝茶，就是一个好办法。下面为你揭晓茶道保健的精髓。

茶多酚是茶中精华，20 世纪 80 年代就得到了世界各国科学家的认可。茶多酚可通过升高高密度脂蛋白胆固醇的含量，抑制细胞对低密度脂蛋白胆固醇的摄取，从而降低血脂，预防和缓解动脉粥样硬化。茶多酚能增强毛细血管的韧性，增强血管抵抗力，保护心脑血管。茶多酚能与脂类结合，并通过粪便将其排出体外，从而调节血脂。茶多酚能促进高密度脂蛋白逆向转运胆固醇至肝脏，经代谢排出体外，从而调节血脂。

茶多酚能清除自由基，阻断脂质过氧化，提高酶的活性，从而起到抗突变、防肿瘤的辅助功效。茶多酚可抑制致癌物与细胞基因的共价结合，防止遗传基因单链断裂，从而具有良好的抗癌变作用。茶多酚对人体内亚硝化过程产生明显的抑制和阻断作用。据相关资料显示，茶多酚对胃癌、肠癌等多种癌症有预防和辅助治疗作用。

茶多酚对人体糖代谢具有调节作用，能降低血糖，从而有效预防糖尿病。

吃茶多酚——更安全、保健康

如今，通过高科技手段可以提取茶多酚，同时还能去除咖啡因以及刺激肠道的成分，加工成方便服用的片剂或胶囊，让茶道保健变得更简单、更安全、更有效。PM

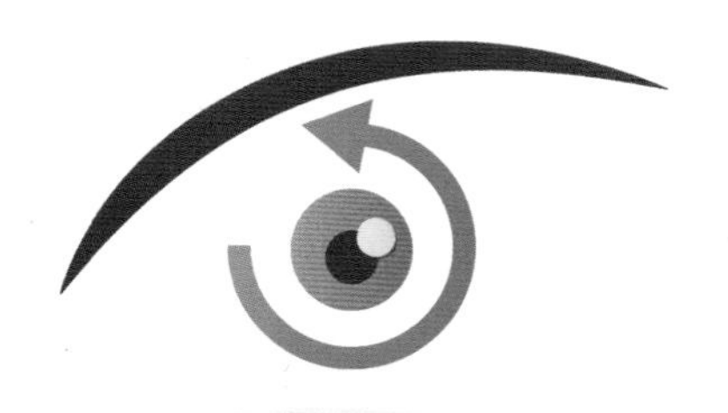

闭眼活动 5 小时，爱眼从现在开始

2015 年 6 月 6 日（世界爱眼日），北京心灵之窗举行了主题为“闭眼活动五小时，爱眼从现在开始”的活动，有 1236 位 50 岁以上的老年人参与。结果显示，超过 300 名参与者，在活动进行 2 小时后纷纷选择了放弃；超过 700 名参与者，在活动进行 3 小时后也相继选择了放弃；只有不到 10 名参与者，坚持到活动结束。参与者纷纷感叹：“没有眼睛的日子根本无法生活，以后要加倍爱惜双眼。”

骄阳似火 阻止眼病“找上门”

文/晓 晓

眼睛衰老，不仅仅表现为“老花”

如今，大部分人吃得越来越好，越来越精。可是，大多数人只关注补身体，却忽视了对眼睛的保养。其实，眼睛也是人体的重要器官。

年轻人，学习、工作用眼过度，会出现眼酸、眼痛。中老年人，因生理功能衰退，从 40 岁起眼睛会出现“老花”。大多数人认为，这是眼睛老化的自然现象。值得提醒的是，临床上一些常见眼病如白内障、视神经炎、黄斑病变、青光眼、糖尿病性视网膜病变、高血压视网膜病变等，也会引发视物模糊。若不及时对症处理，会影响视力，甚至失明。

给眼睛加营养，拒绝眼病

老年人常见的糖尿病、高血压和动脉粥样硬化，也会损害眼睛。据调查显示，大多数眼疾都是由于眼部营养不足、眼部周围血供不良、代谢垃圾未及时清理所造成。平时可适当补充营养素，改善眼部及周围血管循环，这对减少白内障发生、延缓眼部血管动脉硬化、防治糖尿病性视网膜病变有辅助作用。

爱惜眼睛，像爱惜生命一样

专家认为，维持通畅的血液循环，才能保持生命活力。眼睛养护也是如此。只有通畅的血液循环，才能保证营养素更好地吸收。40 岁以后，应尽早为眼睛设计“亮眼”计划——养眼、护眼，给眼睛有效的营养补给，激发眼睛活力，维持年轻态，延缓衰老。

夏季护眼正当时

夏季，紫外线照射强烈，眼睛营养素流失严重，容易伤害晶状体和视网膜。夏季应及时补充营养，保护眼睛，防患于未然。可以说，夏季是养眼、护眼的最佳时机。在夏季，眼睛更需要“进补”。眼科专家建议，不妨给眼睛配制一份营养大餐，如叶黄素、玉黄质、虾青素、越橘提取物、n-3 不饱和脂肪酸等，提前防御，早做养护，将眼病扼杀在萌芽状态，安稳度夏。PM

温馨提示：

发现眼睛有以下症状和疾病，需及时养护

白内障、青光眼、老年黄斑变性、玻璃体混浊、糖尿病眼病、干眼症、结膜炎、角膜炎、眼底病变、视网膜病变，夜盲症、沙眼、迎风流泪、老花眼等。

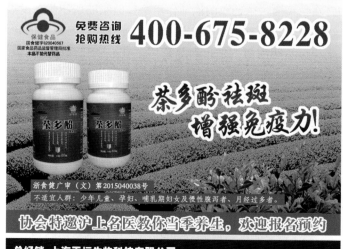

坚果：最大众化的休闲食品（十六）

夏威夷果

上海市营养学会　蒋家騉

坚果是一类深受老百姓喜爱的休闲食品。市场上的坚果可谓林林总总，大家常吃的西瓜子、南瓜子、杏仁、腰果、榛子、核桃、松子、板栗、白果(银杏)、开心果、夏威夷果、花生、葵花子、巴旦木等均属此类。不同的坚果有各自的营养成分和保健功效，坚持每天一把坚果，将有助你的健康。

夏威夷果又名澳洲胡桃、澳洲坚果、昆士兰果。夏威夷果果仁香酥滑嫩可口，有独特的奶香味，是世界上经济价值最高、品质最佳的坚果，素有“干果皇后”“世界坚果之王”之美称。

保健功能 中医认为，夏威夷果性平、味甘，具有调中顺气，补脑养血的功效。现代医学研究发现，夏威夷果含脂肪量约70%，其中主要是单不饱和脂肪酸，还有十几种氨基酸，以及含有对大脑神经细胞有益的维生素 B_1、维生素 B_2、维生素 B_6、维生素 E 及多种矿物质，这些营养成分都是构成神经细胞的主要成分，对改善大脑营养、增强免疫力很有益处。老人经常食用夏威夷果，有利于防止大脑早衰，改善记忆；孕妇和儿童食用，对胎儿及小孩的智力发育大有裨益。夏威夷果中含有的多种植物精华对肌肤可以起到保湿、增加活力的作用，对女性保健美容有很好的功效。夏威夷果含有的单不饱和脂肪酸可以降低血液中低密度脂蛋白胆固醇的含量，同时又能维持甚至增加高密度脂蛋白胆固醇的含量，降低血液黏稠度，这种双向调节作用是其他脂肪所不具备的。经常食用夏威夷果可以降低血脂、血清总胆固醇和低密度脂蛋白胆固醇，防止动脉粥样硬化，软化血管，保护心脑血管。最新研究认为，夏威夷果油有预防血栓形成和控制血压，以及调节和控制血糖水平、改善糖尿病患者脂质代谢的作用。有人说，夏威夷果是血脂或血糖偏高者的天然保健食品。夏威夷果中还存在一种特殊脂肪——β 谷甾醇，能阻止前列腺癌细胞的生长，还能预防肠癌。此外，夏威夷果还有防辐射功能，常被用来制作航天食品。

选购须知 夏威夷果外壳栗子色，果肉呈乳白色，口感细腻，有特殊香味，则表示质量好。如果外壳的颜色发黑发暗，如果果肉不是因烘烤过度而有杂色，则表示质量差。若有哈喇味，则不能吃。

温馨提示 夏威夷果外壳极为坚硬，牙齿根本对付不了。幸好成熟的夏威夷果有自然裂开的缝隙，夏威夷果的包装袋里都会附有专门的剥壳工具，只要把工具插入缝隙中旋转一下，剥壳问题就迎刃而解了。由于夏威夷果富含的不饱和脂肪酸容易被氧化，最好是直接食用干果，不要作为烹饪原料。夏威夷果脂肪含量高，患有胆道疾病者要少吃；因果粒坚硬，胃肠功能差的人要细嚼慢咽，也不要多吃，否则会出现腹胀及消化不良症状。普通人每天以吃6~8个为宜，吃得太多容易发胖。PM

日常善保健 一觉睡天亮

文/叶锦先

失眠如同头上的紧箍咒

很多人都有过失眠的经历，当大喜大悲大累等诱因消除，失眠问题也就迎刃而解。但是，如果没有明确诱因，出现持续性失眠问题，如入睡困难、多梦易醒、似睡非睡、眼睛困得直流泪就是睡不着等，对人体身心健康的影响是显而易见的。统计数据显示，在我国隐藏着庞大的亚健康失眠群体，其中以都市人群比例居多。

人体如果一两天睡眠不足，会对注意力和体力产生一定影响。如果长期处于睡眠不足状态，会引起感知方面变化，如视野变化、幻视、免疫功能降低、消化功能和性功能减退、记忆力下降、脾气变得暴躁、性格改变，中老年功能退化，更会诱发高血压、冠心病、中风、糖尿病等疾病。还有，女性出现皮肤干燥、月经失调。

有些人失眠后会陷入焦虑情绪，还没到晚上就开始害怕：今天不要又睡不着。越是紧张，越难以入眠，由此进入恶性循环。

创造优质睡眠环境

日常生活中，首先要注重由内而外塑造良好的睡眠环境。睡前应避免从事刺激性工作和娱乐，也不要从事过分紧张的脑力活动，可以多做些放松身心的活动，如洗个热水澡，读消遣性的书刊、报纸，看看轻松的电视节目，听听柔和抒怀的轻音乐等。

在居家环境中，可以改变睡眠小环境，如睡眠区光线要暗，卧室要用厚窗帘和百叶窗来隔绝室外光线。如果室外噪声大，可以安装双层隔音玻璃，睡觉时注意关上门窗。

安神秘方改善睡眠

为改善睡眠，有关专家研制了一个安神、改善睡眠的秘方，用酸枣仁 600 克，敲破枣核，取出枣仁炒熟；五味子 500 克，置蒸笼内蒸透；人参 150 克；取麦冬 150 克、远志 150 克、茯苓 3 克，置蒸笼内蒸透；集齐以上 6 味中药，一起暴晒 30 天后，打磨成粉，晚餐时舀一勺熬粥，或睡前 1 小时开水冲服，坚持服用，养胃安神。此方由 6 味中药配伍而成，制作工序复杂。为了让广大失眠患者更方便地解决失眠困扰，康是美公司运用现代科技手段，将酸枣仁、五味子、人参、麦冬、远志等 6 味中药进行超浓缩、超提纯，经过 21 道工序精制而成，2005 年经国家食品药品监督管理局批准命名为“民康胶囊”，批准功效为“改善睡眠”，一天只需 1 次，简单方便，一般服用几天后，就能感觉浑身松软，睡意浓浓，没有似睡非睡感，醒后没有困乏感，神清气爽，全身轻松，精力充沛，更重要的是没有药物依赖性。服用民康胶囊一般为 6 盒一疗程。民康胶囊已上市 10 年，所用专方被国家知识产权局授予国家配方发明专利。

为了让广大失眠患者用上货真价廉的好产品，现厂家正推出“套餐特惠活动”，或许一个电话就可以解决您的失眠困扰。每天前 50 名拨打热线咨询订购，还有超值大礼包免费送！PM

胆结石的形成与高糖、高能量、动物脂肪、油炸食物等不良的生活方式以及某些疾病等密切相关。一旦发现有胆石症，有的人就不敢再胡吃海塞了，有的人还忌口，这也不吃那也不吃，导致了营养不良。比如说，很多患者对豆制品的取舍心存疑惑。今天我们不妨来谈一谈，胆石症患者能否吃豆制品。

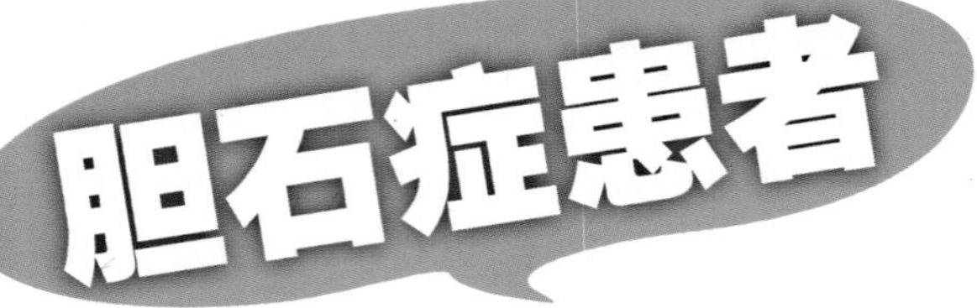

胆石症患者能否吃豆制品

上海交通大学附属第六人民医院
临床营养科 孙文广 葛 声（主任医师）

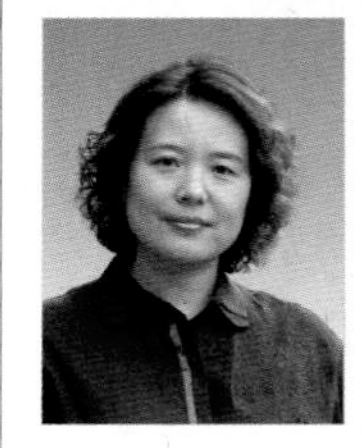

专家简介

葛 声 上海交通大学附属第六人民医院临床营养科主任，主任医师，博士。上海营养学会理事。擅长各种慢性代谢性疾病的饮食调理及营养治疗。

豆制品是预防结石形成的膳食保护因素

一项针对国内外有关胆石症发病危险因素的病例对照研究显示，高脂饮食、荤多素少、动物脂肪、动物内脏、不吃早餐、饮酒等饮食习惯是导致胆石症发病的主要危险因素，这通常与食用高能量、高脂肪食物，引起肥胖，导致胆囊肌肉张力下降、胆囊排空延缓、胆汁淤积，易形成结石有关。而素食、牛奶、深井水等是预防胆石症发生的膳食保护因素。素食者因摄入较多膳食纤维，增加胆汁分泌，并吸附胆汁酸，减少吸收；膳食中钙离子则通过阻止肠道胆汁的重吸收而改变胆汁成分，降低胆石形成概率。

豆制品通常是指大豆经加工制成的豆腐、豆腐干、豆浆、豆腐脑等食品。以豆腐为例，豆腐营养丰富，每100克豆腐含蛋白质8.1克，脂肪3.7克，钙164毫克，为低脂、高钙、不含胆固醇食物，是预防结石形成的膳食保护因素。

钙摄入量与胆石发生呈负相关

有人认为，豆制品中含钙量丰富，食用后会增加胆结石发病风险。的确，豆制品中钙含量较高，每百克豆腐中含钙164毫克，属于高钙食物。但研究表明，钙摄入量与胆石发生呈负相关，可能与抑制肠道对胆固醇、胆汁酸、脂肪吸收有关。还有，摄入大豆蛋白或高钙均可降低高血胆固醇模型大鼠的血清胆固醇水平，这可能与增加粪胆汁酸排出有关。

中国居民膳食营养素钙的每日推荐摄入量为800~1 000毫克，建议每日应摄入30~50克大豆（相当于150~200克豆腐）。适量摄入豆腐及豆制品可增加膳食钙的摄入量，还有利于预防因钙摄入不足而引起的营养缺乏病。

豆制品中含有植物固醇、皂苷，可预防胆结石形成

当血胆固醇增加时，可引起肝脏胆固醇过度分泌而使胆汁呈过饱和状态，并造成胆囊收缩迟缓，促进结石形成，是形成胆结石的重要诱因。那么，豆制品中是否含有胆固醇呢？分析发现，豆制品中含有的并非是胆固醇，而是植物固醇，它们虽然名称相似，却有着本质区别。

植物固醇富含于大豆及谷类食物中。植物固醇有降低血胆固醇的作用。研究表明，植物固醇在肠道内可与胆固醇竞争，抑制胆固醇吸收。同时，植物固醇还可减缓胆固醇在肠上皮细胞中的酯化速度，减少乳糜微粒中胆固醇的总量。总之，豆制品中植物固醇可降低血胆固醇水平，预防胆结石形成。

皂苷是豆制品富含的另一种植物化学物，可以阻止外源性胆固醇在肠道中的吸收，使肝脏胆固醇大量转化为胆汁酸，并阻断肠肝循环，促进胆固醇从体内排出。动物研究表明：大豆皂苷可通过增强肝脏脂蛋白脂肪酶的活性和抗氧化能力，抑制脂质过氧化物形成，预防高脂血症。

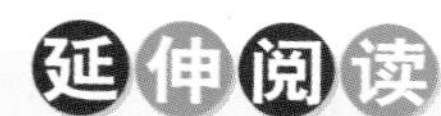

值得推荐的健康菜谱

豆腐虽好，但采用不合理的烹调方法，如锅塌豆腐、什锦豆腐鸡蛋羹、麻婆豆腐等，也会增加胆石症的发生或复发风险。因此，建议采用蒸、炖、拌等少油的烹调方法。下面介绍几则菜谱。

1. 木耳炒豆腐

将北豆腐切成 1 厘米的薄片，锅内放少量油，将豆腐片两面煎微黄；锅内放少量底油，加入蒜、姜、葱末炒香，再放入木耳翻炒；加入煎好的豆腐片，加生抽、盐、少量水，文火炖 5 分钟，收汁，出锅装盘。

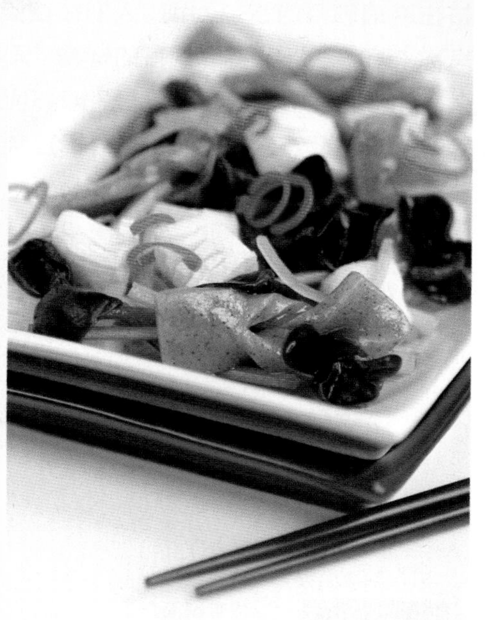

2. 香椿芽拌豆腐

豆腐一块，切成小丁，沸水焯，捞出过凉水；香椿芽洗净，沸水中焯至变色，捞出过凉水，挤干水分，切成末；将豆腐丁、香椿芽末放入容器中，加盐、味精、橄榄油拌匀，即可食用。

3. 鲫鱼豆腐汤

鲫鱼去鳞，去鳃，去内脏，洗净沥干水分；锅内放少量油，将鲫鱼微煎至两面金黄；豆腐切丁，沸水中焯烫 3 分钟捞出；锅内加水烧开转小火，放入鲫鱼、姜、料酒，炖 15~20 分钟，再放入豆腐、盐，炖约 10 分钟，撒上香葱即可。PM

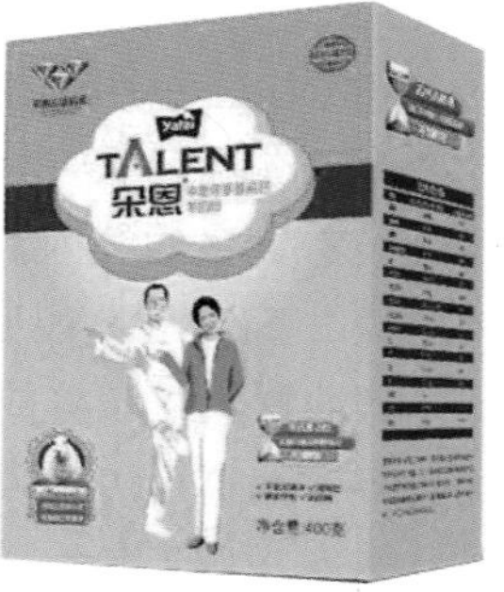

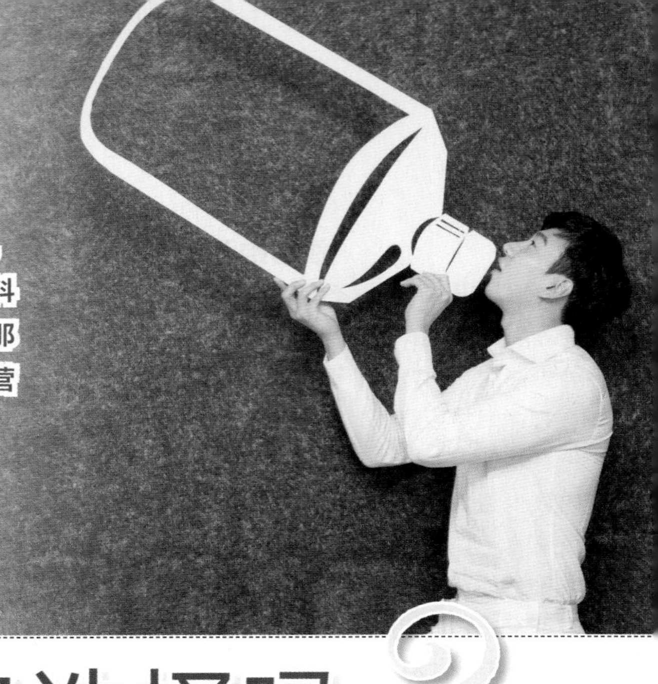

走亲访友时，饮料是大家最喜欢选择的礼品之一。但是，站在琳琅满目的饮料面前，人们往往无从入手，因为有的饮料声称“无糖”“无能量”，有的标榜“天然果汁”“含蛋白”。那么，这些名称究竟是什么意思？该如何选择呢？下面就跟着营养专家走进超市，教你看懂饮料标签，学会正确选择。

饮料 你会正确选择吗？

国家食品安全风险评估中心　韩军花　邓陶陶

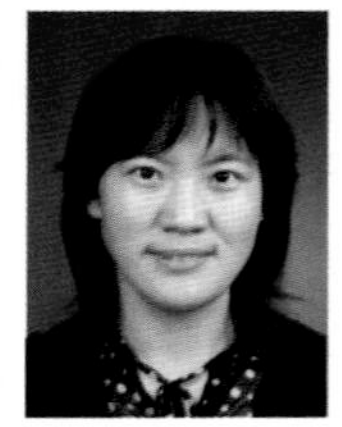

专家简介

韩军花　国家食品安全风险评估中心研究员，营养与食品安全专业博士。主要负责营养和特殊膳食食品标准的研究和管理工作，同时也是多项重要食品安全标准的起草人之一。

关键词1——0能量

许多正在减肥或者控制体重的消费者特别注意能量的摄入，于是，市场上就相应推出了许多“0 能量”饮料。观察发现，有的饮料的营养成分表所含的能量确实标注为“0”，那么，这个“0”究竟是什么意思呢？在我国的营养标签标准中，声称“0 能量”是有要求的，当食品中的能量低于 17 千焦 /100 克（固体）或 100 毫升（液体）时，就可以声称“0 能量”。也就是说，一款饮料标示“0 能量”，并不意味着饮料中真的一点能量也没有，仅仅是含量低微，其摄入量对人体营养的影响微不足道。

关键词2——无糖、低糖

“无糖”饮料，是指饮料中碳水化合物或者糖的含量低于标准的“0”界限值。也就是说，每 100 克或每 100 毫升食品中糖含量等于或低于 0.5 克。也许消费者会有疑惑，饮料明明不含糖为什么喝起来还是甜的？其实，为了获得较好的口感，企业在饮料中都会添加甜味剂来替代蔗糖。甜味剂属于食品添加剂，应在配料表中标出，如阿斯巴甜、安赛蜜、甜蜜素等。

与“无糖”饮料类似，“低糖”饮料也是指饮料中的碳水化合物或者糖含量低于一定的界限值。按照我国标准规定，糖含量低于 5 克 /100 克或者 5 克 /100 毫升，就属于“低糖”食品。在购买饮料时，消费者要看清标签上营养成分表中的糖含量是否达到要求。

关键词3——含维生素C、富含维生素C

饮料中宣称“含有维生素 C”或者“富含维生素 C”，都是为了说明其中维生素 C 含量高。我国标准中“含有维生素 C”的要求为每 100 毫升饮料中所含维生素 C 要达到相应 NRV（指营养素参考值，专门用在标签上比较营养素高低的数值）值的 7.5%，维生素 C 的 NRV 值是 100 毫克。也就是说，要达到 7.5 毫克以上，或者每 420 千焦能量中所含的维生素 C 达到 5%NRV，即 5 毫克以上。

“富含维生素 C”的要求则更高，所需含量是上述要求的 2 倍！市场上，这类饮料每 100 毫升中维生素 C 的含量约为 20 毫克，占 NRV 的 20%，符合我国标准。一瓶饮料以 350 毫升，如果喝一瓶，摄入量为一天所需维生素 C 的 70%。这样看来，它的维生素 C 含量确实很高。当然，饮料再好，也不如蔬菜水果营养价值更全面。

关键词4——100%果汁、复原果汁

可以发现，不少饮料都在包装上用醒目字样注明了“100% 果汁”或“纯果汁”。但是仔细一看配料表，发现上面基本上都写着水、某种水果的浓缩汁。其实，这种果汁确切的叫法应该为“复原果汁”，是先

从果汁中除去一定比例的水分将其变为浓缩果汁，便于保存和运输，之后再添加适量的水分将其还原成与原果汁比例相同的饮品。通俗讲，就是浓缩果汁和水还原而成的果汁。所以说，100% 果汁并不等于原榨果汁，只是它不添加其他的配料，如白砂糖、食品添加剂等物质。

关键词5——果汁、果味

“果汁饮料”和“果味饮料”只有一字之差，不过，你可千万别小看了这一字之差，其中的学问可大着呢！“果汁饮料”的果汁含量最少要达到 10%。而果味饮料是由糖、甜味剂、酸味剂和食用香精为原料调制而成，它的味道主要是由香精调配出来的，其中含有的果汁成分很少，甚至一点果汁都不含。所以，两者差别还是很大的。除了从名称上可以辨别出来，在配料表中也是有所体现的，果汁饮料的配料表中肯定会有果汁，而果味饮料就不一定了。

关键词6——咖啡、咖啡饮品

工作间隙冲一杯咖啡，这是许多人的习惯。但是你有没有注意到，你冲泡的是咖啡还是咖啡饮品？

其实，两者的区别可以从配料表中看出来，咖啡只有一种配料，即咖啡豆、咖啡粉或者速溶咖啡；咖啡饮品则不然，它的配料表前几位一般是白砂糖、植脂末和葡萄糖浆，还有食品添加剂，都是用来调节产品风味和口感的。多达十几种配料中，咖啡的排名经常是很靠后的，甚至在最后一位，这说明在所有配料中，咖啡含量所占比例比较小。当然，有人不习惯咖啡的苦涩，中意咖啡饮品的风味，那就另当别论，可以选择。但是，千万不要把两者混为一谈，以为自己买到的是纯咖啡。

关键词7——植物蛋白、高蛋白

市场上，植物蛋白饮料种类多样，如杏仁露、核桃露、椰汁以及豆奶，都属于植物蛋白饮料。不少人一看到“蛋白饮料”四个字，就认为是“高蛋白”饮料。

植物蛋白饮料中的蛋白质含量要求不低于 0.5%，因此市场上植物蛋白饮料中，一般标着每 100 毫升饮料中蛋白质含量在 0.6~1.0 克。但是根据标签标准要求，如果要声称“高蛋白”饮料，每 100 克饮料中蛋白质含量应大于等于 12 克；若以每 100 毫升或每 420 千焦计算，则要求蛋白质大于等于 6 克。一般情况下，植物蛋白饮料中的蛋白质含量未必能到达“高蛋白”的要求。因此说，植物蛋白饮料不一定是高蛋白饮料。

关键词8——营养成分“0”

也许，你会发现有的茶饮料标签上面的营养成分表中居然全部标注为“0”。难道说，这种饮料里什么都没有，那不是与纯净水一样了吗？其实，我国标签标准规定，当营养成分含量低于某一个界限时，由于含量低微，对人体营养健康的影响微不足道且数值的准确性较差，则必须标示为“0”。也就是说，标示为“0”并不是绝对没有。比如，一款饮料的碳水化合物实际含量为 0.3 克 /100 克，但由于低于“0”界限值 0.5 克 /100 克，则在营养成分表中标示为“0”。PM

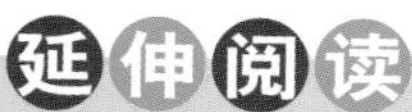

不少人说，碳酸饮料含糖量高，提供能量高，购买时应尽量挑选能量较低的产品。但有时你会发现，一款产品中能量值仅为 190 千焦，另一款产品所含能量则高达 628 千焦，相差 2 倍以上。差距真的有这么大吗？仔细看一看就知道，其实是重量单位不一样。

例 1： 营养成分表

项目	每 100ml	NRV%
能量	190kJ	2%
蛋白质	0g	0%
脂肪	0g	0%
碳水化合物	11.2g	4%
钠	12mg	1%

例 2： 营养成分表

项目	每份	NRV%
能量	628kJ	7%
蛋白质	0g	0%
脂肪	0g	0%
碳水化合物	36.3g	12%
钠	63mg	3%

注：每罐为 1 份，每份 330 毫升。

第一款产品中，是以每 100 毫升计算；后面一款产品，是按照每份计算。每罐饮料 330 毫升视作一份，换算下来，第二款产品每 100 毫升中能量同样只有 190 千焦，两者是一样的。

营养成分表中允许营养素含量以每 100 克计，以每 100 毫升计，或者以每份计，三者择其一即可。当然，若是以每份计时，还要像第二款产品一样，标明每份的量。要提醒大家的是，别只低头比较数字的大小，一定要看看营养成分表的第一行，究竟是按照什么重量单位来计算的。

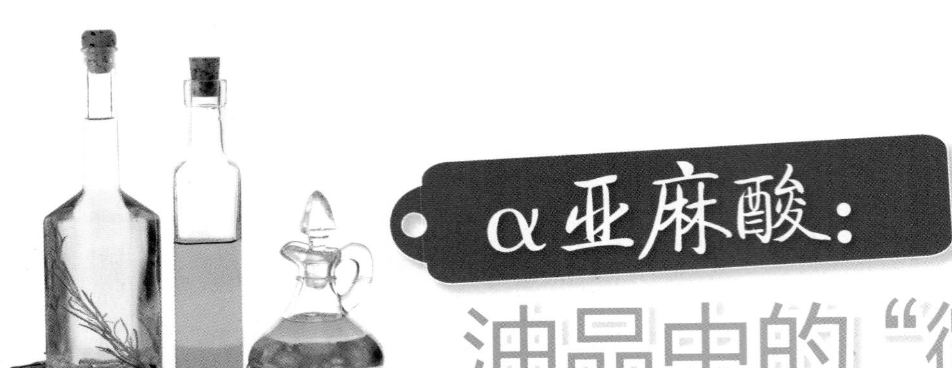

α亚麻酸：油品中的“微量元素”

华中科技大学同济医学院
营养与食品卫生学系
姚 平（教授） 禹 晓（博士）

1 问题：

n-3 脂肪酸摄入不足，健康问题突出

据推测，人类远古时期总脂肪和饱和脂肪酸的摄入量分别占总能量的 21% 和 7% ~ 8%，膳食中 n-6 和 n-3 多不饱和脂肪酸摄入量接近于 1 ∶ 1。然而，随着农药、化肥的大量使用和畜禽的集约化饲料养殖，动、植物性食物中 n-3 水平不断下降，n-6 与 n-3 比例失衡日趋严重（高达 20 ∶ 1 ~ 40 ∶ 1）。

研究表明，n-3 脂肪酸长期摄入不足，不仅影响大脑及视网膜发育，导致智力与生长发育迟缓、动作不协调、注意力难以集中、弱视、多动等，还会明显增加癌症、老年痴呆、糖尿病、高脂血症与心脑血管疾病等诸多慢性退行性疾病的发病风险。这也是以 n-3 脂肪酸为核心功效成分的深海鱼油类产品——主要为 EPA（二十碳五烯酸）和 DHA（二十二碳六烯酸）至今在全球久盛不衰的重要原因。

2 发现：

α 亚麻酸的奇妙作用

在 n-3 脂肪酸中，α 亚麻酸对人类健康的贡献格外突出。α 亚麻酸不仅是细胞膜磷脂双分子层的重要成分，对细胞分裂及生长发育与损伤修复有着特别重要的意义，而且是 n-3 多不饱和脂肪酸在体内合成的母体。例如，由 α 亚麻酸合成的 EPA 和 DHA 具有健脑明目、降血脂、舒张血管、抑制血小板凝聚、降低血液黏度、抗炎和抑制过敏反应等生物活性。因此，α 亚麻酸及其代谢产物在某种程度上正好拮抗了n-6 过多的副作用，得以维持机体微妙的平衡。

中国营养学会推荐，成人脂肪摄入量应控制在 20% ~ 30%（总能量摄入范围内），膳食中饱和脂肪酸、单不饱和脂肪酸和多不饱和脂肪酸的适宜摄入比例为 1 ∶ 1 ∶ 1。与此同时，建议 n-3 与 n-6 脂肪酸的适宜比例为 1 ∶ 4 ~ 1 ∶ 6，α 亚麻酸的适宜供能比为 0.6%，婴幼儿比例还应进一步提高。

3 现状：

膳食中普遍缺乏 α 亚麻酸

根据 α 亚麻酸的供能比，成人每天仅需 1.5 克，明显低于亚油酸，堪称油品中的“微量元素”。然而，在日常食物及常见的动植物油脂中，亚油酸含量过高（动物油脂以饱和脂肪酸为主），α 亚麻酸含量很低几乎可忽略不计（仅豆油稍高，含量 4% ~ 8%），远不能满足人体对 α 亚麻酸的“微量”需求。据测定，只有亚麻籽、紫苏籽、火麻仁、核桃等极少数食物中含有较为丰富的 α 亚麻酸，其中以亚麻籽含量居首；海豹、深海冷水鱼、海藻等海洋动植物及蚕蛹等只是含有较多的 α 亚麻酸衍生物如 EPA、DHA 等。

4 建议：

烹调时用含亚麻籽油的调和油

亚麻（也称胡麻）原产于东印度。油用亚麻主要在宁夏、黑龙江、内蒙古、山西、东北等地种植，是我国主要经济作物之一，也是我国华北、西北、东北高寒地区种植的主要油料作物。但是，油用亚麻的种植面积与产量仍十分有限。另据成分分析，亚麻籽油中 α 亚麻酸和亚油酸的含量分别为 35% ~ 53% 和 15% ~ 25%，是目前已知陆地上 n-3 脂肪酸含量最高的植物之一，是 α 亚麻酸极为重要的膳食来源，被誉为“草原鱼油”和“健脑明目的首选食品”。

亚麻籽油富含多不饱和脂肪酸，易于氧化酸败，要求低温避光保存。亚麻籽油适宜于凉拌食用和热锅冷油的烹调方式，不适用煎炒烹炸。此外，营养学家也不主张长期单一食用亚麻籽油，最好将亚麻籽油和其他食用油混合制成调和油，如将 1 份亚麻籽油和 2 份花生油或其他食用油混合，有条件时加入橄榄油，将更有助于各种脂肪酸的营养均衡。PM

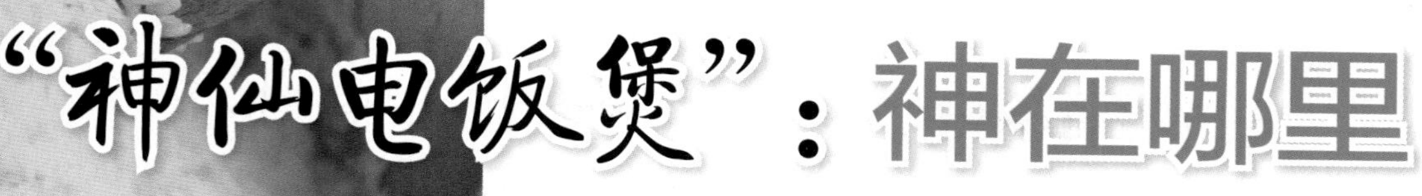

“神仙电饭煲”：神在哪里

✍喵 妈

今年春节前去日本旅游，出发前朋友们都说：去买个原装电饭煲回来，日本的电饭煲驰名全球！我听了没在意，家里那口国产货快十年了，好用得很。可临回国，在候机厅看到同行旅客一人手提四个电饭煲，这下受了刺激。我赶到机场免税店一看，整排的电饭煲啊，脑子一热，就抢了一个上了飞机。

我抢的这款据说是现在最流行的土锅煲，陶土的无涂层内胆，当时也只听得懂这结构跟我的旧电饭煲不一样。旧煲是有涂层的，涂层都掉光了，这煲无此虞，有吸引力。可它的价钱是30倍于旧煲！照我妈的话说：这是“神仙煲”吗？吃它煲的饭能成仙吗？败家精！

眼馋的锅巴饭

这款电饭煲被传得很神的原因之一，是它可以做寿司和锅巴。我对寿司不感兴趣，锅巴却是童年大爱。于是我第一顿就做锅巴饭，还特意选了最大的一档火力，简直把一半米都煮成了锅巴。那个焦黄、香脆，让我狠狠地过了一把瘾。

以后，我就选中档火煮饭，这样正好够每人添一块锅巴。不过锅巴饭做多了也有问题：费米、费牙；先生也有意见：你别老让孩子吃锅巴，不消化！唉，我只好收拾起满腔怀旧热情，改小火煮没有锅巴的饭。不知道是不是味觉太迟钝，我觉得这样的饭和我那旧煲做的没啥差别。

“头昏”的煮饭学

对我来说，这个电饭煲最不同凡响之处，是让我忽然发现自己对煮饭学的无知。它有无数的选项，光饭就分白米饭、糙米饭、杂粮饭、豆饭、什锦饭、寿司等等，同样的，粥、炖、煮也分别有各自的下级菜单选项。这也罢了，最叫我头昏的是选粮种——白米还是杂粮还是糙米还是豆……我家“东北稻花香”是白米吧？接下来还要选——短粒米？长粒米？“稻花香”算长算短？我捏着米半天看不出来，只好胡乱瞎选。

还别说，神锅就是神，不管我选短选长，它做出来的饭都很可口。有一次我做咸肉菜饭，选的是“什锦饭”功能，完后忘了把菜单调回来。第二天就用“什锦饭”做起了白米饭，饭煮好我才想起这回事，结果也没见焦煳、夹生，照样粒粒晶莹饱满。难道这些米啊饭啊的火候，本来就不需要十分纠结？

最希望解决的疑问：旧电饭煲涂层掉光了，继续用有什么问题吗？短粒米、长粒米怎么区分？营养有区别吗？糙米和杂粮不是一回事吗？

专家点评

日本电饭煲做出的饭更香？心理作用居多！

✍复旦大学附属中山医院营养科主任　高　键

到日本旅游背个电饭煲回来已经成了一大风景。其实电饭锅的技术已经非常完善，最近十年也没有什么大改进，只不过日本电饭煲功能更多、做工更精致，至于“煮出来的米饭更香”，更多的是心理作用。

不粘锅涂层剥脱，不影响健康 电饭煲的涂层主要是不粘锅涂料，最常见的就是特氟龙，它具有非常稳定的理化性质，要到260℃以上才会有变化，电饭煲烹调一般不会达到这么高的温度。不粘涂层确实不那么耐磨，随着使用时间的延长，涂层多多少少都会受损剥落。不过，即使吃进了少量涂层微粒，因为其不被人体吸收，所以也不会影响健康。

长粒米、短粒米，主要成分都是淀粉 长粒米就是籼米，泰国香米就属于这一类。它颗粒修长，黏性较差，煮熟之后米粒颗颗松散，适合用来制作炒饭。长粒米“吃水”多，比较“出饭”，但易消化，吃了之后比较容易饿。短粒米就是粳米，颗粒呈长圆形，半透明，黏性适中，煮熟之后米粒有点黏性但仍能分开。它适合用来煮饭或煮粥，但“吃水”比较少，“不出饭”。如果都是精白米，不管是长粒米还是短粒米，主要成分都是淀粉，营养价值都不高。

糙米饭、杂粮饭，营养价值更高 用电饭煲做糙米饭和杂粮饭倒是值得推荐。脱壳之后没有经过精磨的大米叫作糙米，保留了大米的种皮和胚芽，因此维生素、矿物质、膳食纤维保留得更多。糙米口感虽然粗糙，营养价值却要比精白米高得多了。杂粮一般是指大米之外的小米、玉米、燕麦、高粱等，可以和大米一起做成杂粮饭，比白米饭营养更丰富。PM

代糖：糖的“替身”是否甜得健康

✍兰州大学公共卫生学院　王　玉（教授）　苓朋春

专家简介

王　玉　兰州大学营养与健康研究中心主任，兰州大学公共卫生学院营养与食品卫生研究所所长，教授，营养与食品卫生、卫生管理专业硕士生导师，兼职博士生导师。中国营养学会常务理事，中国营养学会教育工作委员会主任委员。

爱吃甜食又怕胖，是很多现代人的困扰，因此市面上涌现出很多代糖食品，它们并不加传统的糖，如白糖、砂糖、蔗糖，而是以号称“无负担”的代糖替代，既保持甜味，又减少能量。我们身边有哪些代糖，食用代糖就可以让我们“甜得健康”吗?

身边的代糖

1. 阿斯巴甜

前几年，一款标签上声称无糖的汽水饮料“零度”可乐上市，受到不少担心摄入过多能量的“可乐粉”的欢迎。“零度”可乐与普通可乐的最大区别在于使用低能量的甜味剂取代蔗糖，如阿斯巴甜，所以“零度”可乐虽然无糖，却与传统可乐一样具有甜味。

● **从备受怀疑到被批准使用**　早在1965年，人们就发现了阿斯巴甜，但因其是人工合成的甜味剂，一直备受怀疑，尤其是致癌的“指控”。许多研究机构纷纷出手，经过几十年的探索，也没有找到“罪证”。美国食品和药物管理局（FDA）于1981年批准阿斯巴甜在某些食品中使用。1996年，FDA取消对它的使用限制，允许其使用于任何食品中。近期，欧盟食品安全局（EFSA）完成对阿斯巴甜的全面风险评估，结果显示按目前的使用量，阿斯巴甜及其分解物苯丙氨酸、天门冬氨酸等是安全的。对一般人而言，阿斯巴甜的安全摄入量是每日每千克体重不高于40毫克。一听易拉罐（355毫升）低能量饮料一般约含180毫克阿斯巴甜。

● **阿斯巴甜的广泛使用**　阿斯巴甜不仅用于可乐，还可作为强力甜味剂和风味增效剂广泛应用于各种食品、饮料中，如口香糖、碳酸饮料、糖果、巧克力、酒与酒精饮料、甜点心、固体粉末饮料、果酱与果冻、茶叶饮料、果味涂抹食品、乳粉与酸牛乳、谷物食品等。

● **苯丙酮尿症患者应警惕摄入量**　然而，阿斯巴甜的上述剂量上限不适用于苯丙酮尿症患者（包括孕妇），因为这类患者对饮食中苯丙氨酸（合成蛋白质的一种氨基酸）的摄入有极其严格的限制，摄入量必须极低。

2. 木糖醇

近年来流行的木糖醇口香糖被视为健康口香糖，主打“防龋齿”及“低糖低能量”，其所用的主要甜味剂就是木糖醇。

● **部分患者适合食用木糖醇**　木糖醇不仅甜度与蔗糖相近，而且由于不产酸，不能被口腔微生物发酵，会抑制突变链球菌（致龋菌）的生长，具有防龋齿的功效；进入血液后，不需要胰岛素就能透入细胞，代谢速度快，不会引起血糖升高;长期适量食用可控制体重、抑制肥胖;实验证明可促进机体对钙的吸收。所以木糖醇主要适用于糖尿病、肥胖症、肝病患者。

● **大量食用有副作用**　木糖醇虽是大多数人眼中的“好东西”，但它也有些“副作用”。木糖醇性偏凉，对肠胃有刺激作用，不易被胃酶分解，大量木糖醇很难顺利地被消化吸收，易引起腹部不适、胀气、肠鸣；1克木糖醇可产生能量10.04千焦（2.4千卡），故过量食用也可能导致肥胖；大量食用木糖醇还可引起高尿酸血症或高草酸血症，进而损害肾功能；可加强乳酸合成，严重时可造成乳酸中毒。

目前我国对木糖醇的摄入量尚无严格标准。以中国人的体质来看，木糖醇的平均日摄入量不得超过90克或平均单次摄入量不超过50克。

3. 其他代糖

糖精，通常用于冷饮、饮料、果冻等；安赛蜜，广泛用于固体饮料、酱菜类、蜜饯、餐桌用甜味料；蔗糖素，用于饮料、口香糖、冷冻甜点、果汁、果冻等；甜菊糖，可用于茶、饮料、点心、罐头食品、腌制品、蜜饯、果脯及果糕、酒类、肉、口香糖等。

被代糖掩盖的问题

我们身边还有很多以代糖替代传统糖的食品，可以保持甜味、减少能量。但有时食用代糖食品时，问题恰会被所添加的代糖所掩盖，让人掉以轻心。

- **主食类** 代糖糕点、月饼等米面类制品。这类糕点虽用代糖添加甜味，但本身仍由面粉制作，大量食用依旧可导致血糖升高而不易控制。
- **饮料类** 代糖冰激凌、饮料或纯果汁。代糖饮料一般用阿斯巴甜作为甜味剂，能量极低，一般可以比较放心地饮用，但苯丙酮尿症患者应注意摄入量。
- **水果糖** 润喉糖、水晶糖等。由于其所含能量极少，当发生低血糖时，一定不要选择这类糖果，而应立即进食一点主食或普通糖果。
- **药膳类代糖食品** 山药粉、南瓜粉等。这类食品的主要成分仍是多糖，故不宜大量食用。
- **烹调用糖** 主要成分是阿斯巴甜。因受高热易分解而使甜味减弱或消失，故烹调时应在熄火后再将其加入。

甜得健康？没有定论

代糖是可以提供甜味的可食用合成化学品，对于糖尿病患者或需要减肥却又嗜甜的人而言，代糖几乎不可或缺。

然而，近来不少研究发现，大量使用某些代糖，有可能导致腹泻，甚至有报道称，代糖食品会过度刺激或干扰神经末梢，增加肌肉紧张，引发偏头痛。代糖可能并没有厂商宣传的那样健康，对人体的影响还有待进一步研究。出于对健康的考虑，建议控制代糖的摄入量。PM

食物的营养和美味一直受到大家的重视，但近年来频发的食品安全问题，令时常外出就餐的人们又多一份担心，由此一股居家制作纯天然美食的风潮渐渐盛行。如能自己完成从购买原材料到制作的全部过程，就能同时满足营养和安全，还可按照自己和家人的饮食习惯、爱好增减食材、调味料，不仅丰富餐桌、增进食欲，也是一种生活乐趣。

拒绝添加剂 自制“外食版”美食

菜品提供/李纯静（营养师）
点评/南方医科大学南方医院营养科　关 阳

卤牛肉 佐饭佳肴

做法：猪骨熬汤，牛肉焯血水备用。将冰糖末放入油锅，中火慢炒，待糖变黄时改小火，糖油呈黄色、起大泡时，离火继续快炒。再上火，糖由黄变深褐色、大泡变小泡时，加少许冷水，小火炒至糖液焦化成枣红色，即糖色。将炒好的糖放入猪骨汤（清水也可）中慢熬。所有香料用纱布包好，浸入开水半小时后，放入汤中，加盐，慢熬出香味。将牛肉放入汤中，卤2.5小时后捞出、冷却、切片即成（可根据喜好放入适量干辣椒面、花椒面）。

点评：牛肉的蛋白质含量丰富，略高于猪肉，脂肪含量略低。在食材选择上，卤牛肉应选腱子肉，即牛的前后腿肉，软硬适中。每百克牛腱子肉含蛋白质20.3克、脂肪1.3克、锌7.6毫克。其所含丰富的锌被称为人体的“生命之花”，可促进生长发育，在生殖遗传、免疫、内分泌等生理过程中起重要作用。虽然牛肉的营养价值高，但每日食用量应控制在50~75克。另外，卤制食物的盐含量偏高，不适合高血压等心脑血管疾病患者食用。

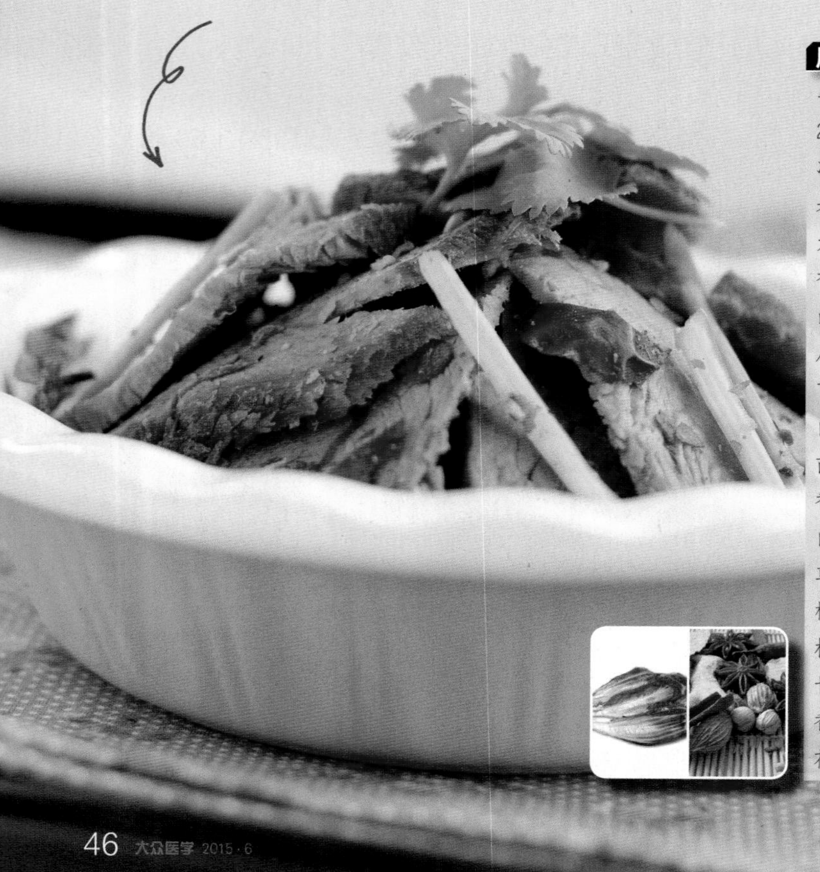

原料

牛腱子肉2500克
冰糖150克
老姜50克
大葱20克
香料包：
山柰20克
八角10克
丁香5克
白蔻20克
茴香5克
香叶10克
白芷5克
草果3个
橘皮15克
桂皮10克
甘草10克
香茅25克
花椒5克

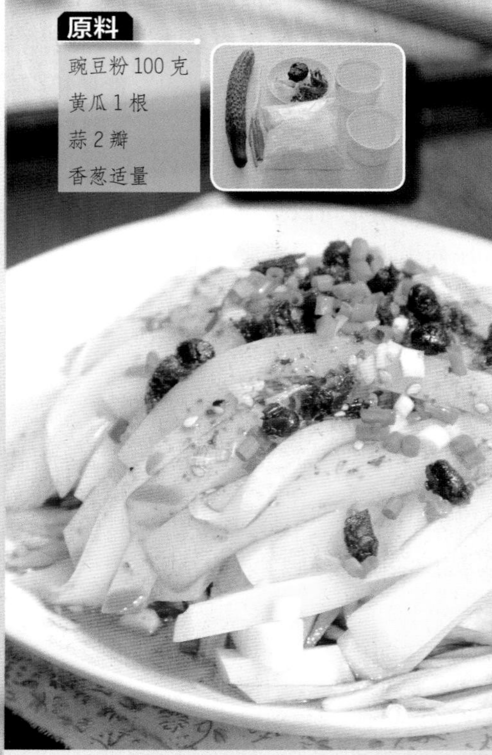

原料

豌豆粉100克
黄瓜1根
蒜2瓣
香葱适量

川北凉粉 特色小吃

做法：100克豌豆粉加250毫升水调匀，过滤小颗粒。锅中加500毫升水烧开，倒入豌豆浆，搅拌成糊状，转小火熬煮2分钟，倒入碗中自然冷却后反扣成型。将凉粉切条，黄瓜切丝，葱、蒜切末，依次加入适量豆豉、花椒粉、生抽、白糖、盐、味精、香醋、香油、辣椒油即成。

点评：凉粉是我国汉族的特色小吃之一，根据地理位置不同，制作凉粉所用原料各异，南方常用凉粉草、大米制作，北

鱼丸 海鲜佳品

做法：鲅鱼洗净、去骨，用刀把鱼肉慢慢刮下，加适量姜末、水、盐，放入搅拌机或用刀剁成鱼泥。鸡蛋清充分打发后，分两次加入鱼泥。根据鱼泥稀稠度适量加水，每加一次，充分搅拌，使鱼肉泡胀起劲。加淀粉调匀，待鱼泥上劲后，倒入橄榄油搅拌。冷水下锅，开小火，用手将鱼泥挤成一个个丸子，水温时下锅，小火慢煮，鱼丸浮起后再稍煮片刻即成。

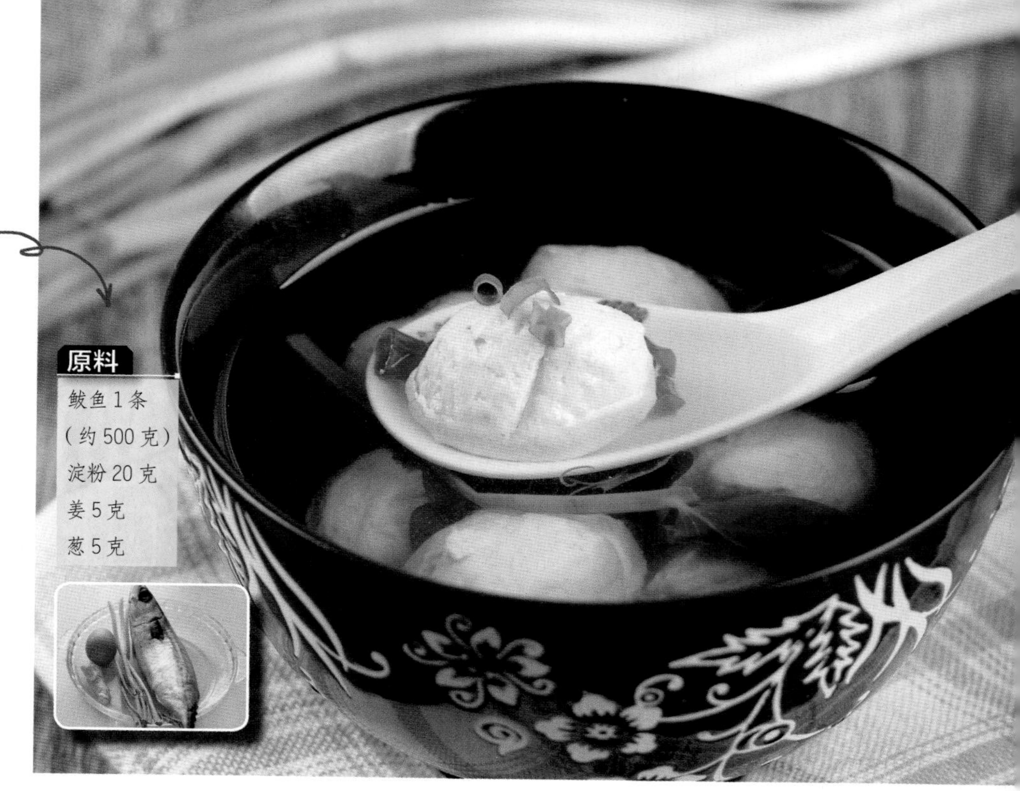

原料
鲅鱼1条（约500克）
淀粉20克
姜5克
葱5克

点评：鱼丸是我国沿海地区居民不可或缺的一道海鲜佳品，具有极高的营养价值，含丰富的优质蛋白质、维生素与矿物质，脂肪以不饱和脂肪为主。制作鱼丸应注重选料，多以新鲜的黄鱼、鲅鱼、鳗鱼等为原料。成品鱼丸色泽奶白，口感爽口弹牙、不油腻，保留了鱼肉的营养价值，可配蔬菜制成汤品，味道鲜美，特别适合老年人、幼儿食用。鲅鱼肉多刺少，肉质紧密，每百克含约21克蛋白质、3克脂肪，以及丰富的硒、锌、碘，对于促进儿童的生长发育尤为有益。按该食谱所制鱼丸约含能量2390千焦(571千卡)、蛋白质88.5克、脂肪12.4克、碳水化合物26.3克。

红薯糖丸 甜食点心

做法：锅中加水、盐，将洗净的花生放入锅中煮。红薯洗净、去皮、切片，放蒸锅里蒸熟、压泥，加入等量糯米粉，揉成糯米团。糯米团分成若干份，滚圆，中间用小勺按扁，再次放入蒸锅里蒸熟。将煮好的花生去壳、敲碎，加适量白芝麻增加香味。用小火将红糖煮成较浓稠的糖浆。红薯丸子上放花生芝麻末，淋上糖浆即成。

点评：红薯为粗粮，富含膳食纤维，每百克含膳食纤维1.6克，能量仅418千焦（100千卡），适合减肥人士食用。不过加入红糖后略增加其能量，应注意摄入量。红薯糖丸成品约含能量9167千焦（2190千卡）、蛋白质45.8克、脂肪56.9克、碳水化合物366克、膳食纤维14.5克。如作为正餐之间的点心，取1/10的食用量较合适。采用蒸煮方式制作，适合任何年龄层的人，尤其适合每日活动量较大的儿童和消化功能较差的老年人食用，消瘦、贫血等需要增加能量的人也较为适合。PM

方则用米、豌豆或各种薯类淀粉制作。川北凉粉为四川名点，由豌豆粉制作而成。制作凉粉所用原材料的淀粉含量均较高，蛋白质含量低，几乎不含脂肪。每百克豌豆粉含碳水化合物85克、蛋白质0.6克。成品凉粉色如美玉、口感爽滑，入口弹性适中，配上黄瓜、醋等，不失为夏日消暑去火的美妙享受。按该食谱制作的凉粉约含能量1465千焦（350千卡），可在正餐之间作为加餐食用，还适合于部分需控制植物蛋白摄入量的肾脏疾病患者，只是应注意控制调味料中盐、味精、豆豉的用量，尽量不要调入刺激性较强的辣椒油。

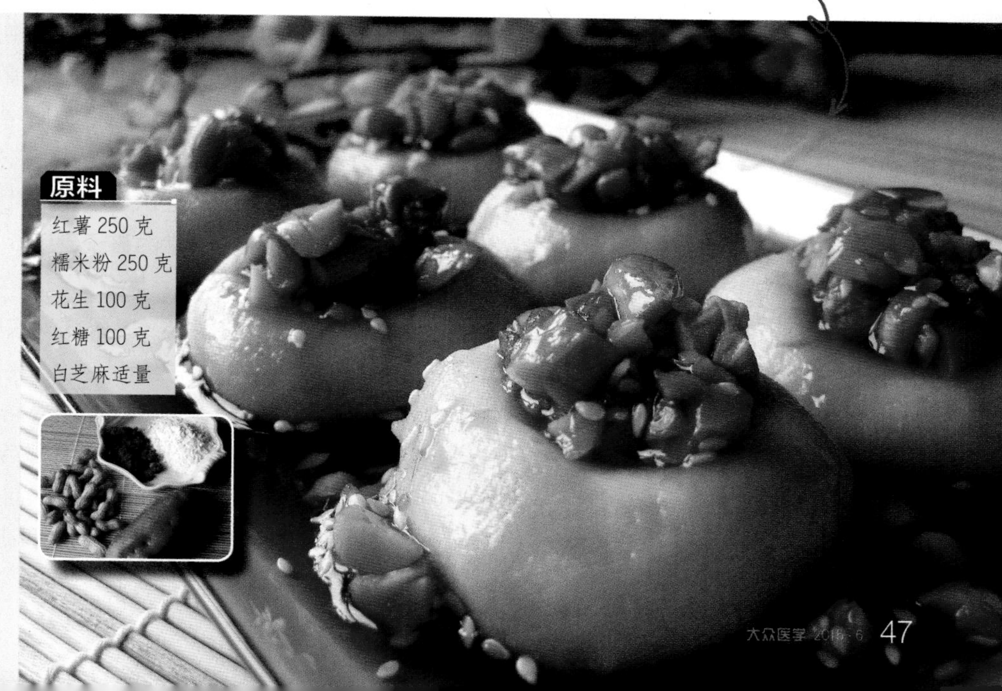

原料
红薯250克
糯米粉250克
花生100克
红糖100克
白芝麻适量

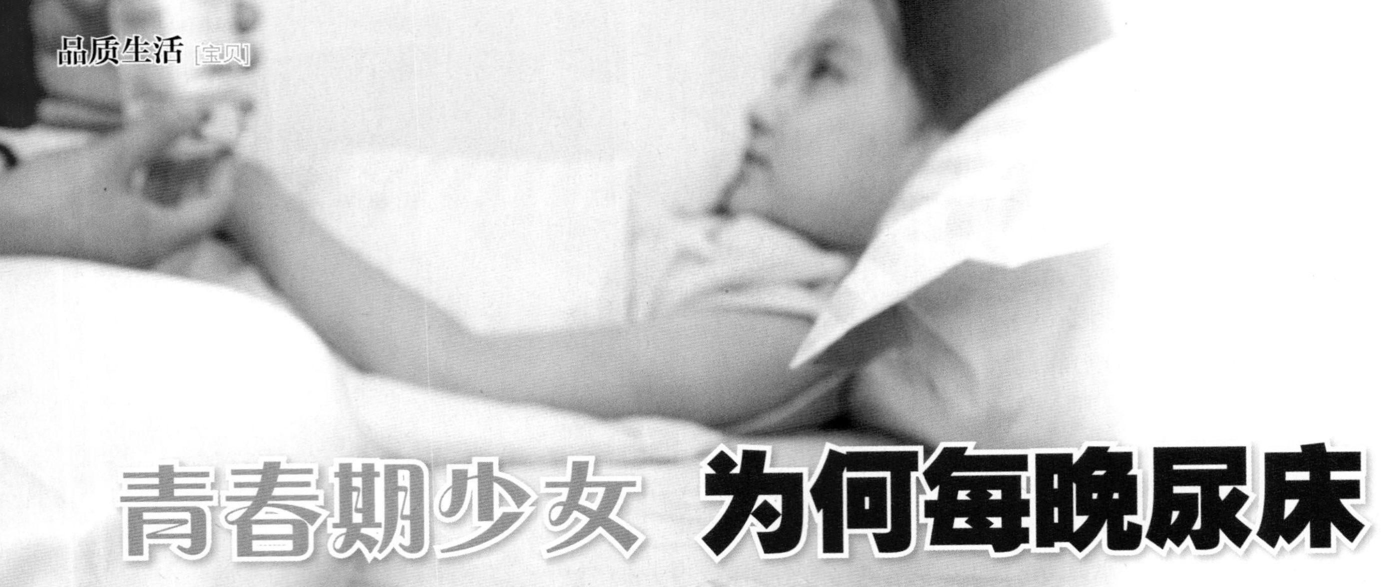

青春期少女 为何每晚尿床

上海交通大学医学院附属上海儿童医学中心发育行为儿科副主任医师　马 骏

14岁还尿床的丽丽

常言道：家家有本难念的经。丽丽的妈妈就被一件看似不起眼的事情困扰了十多年。

这事说来话长，得从丽丽的爸爸说起。听丽丽的奶奶说，丽丽她爸小时候就尿床，一直到小学四年级才慢慢好起来。可是，丽丽今年已经 14 岁了，还是每天晚上遗尿两到三次，连一点好转的迹象也没有。本来家里人以为丽丽也能像她的爸爸一样，最多到七八岁就会自然好起来，所以一直没找医生看，然而事情不尽如人意，丽丽的遗尿并没有因为年龄增大而逐渐好转。

因为长期遗尿，原来比较活泼的丽丽现在变得内向、寡言，总显得心事重重，上课时常常走神，学习变得越来越吃力了。有一次，丽丽说，她觉得自己心情总是很烦，生活也没有什么意思。丽丽妈妈吓得赶紧带丽丽去找心理医生，最终判断下来，丽丽患上了抑郁症。

丽丽是我的患者，临床上类似病人还有很多。不少父母总寄希望于遗尿症的自然好转，但却忽略了一个事实：尽管患遗尿症的孩子每年会有一部分人自然好转，但这个比例大约只有 15%，并非每个孩子都能随年龄增大而自愈。而且，遗尿问题持续越久，对孩子心理发展造成的损害越大。

最新研究表明，遗尿症与儿童期注意力缺陷、多动症、学习障碍、情绪障碍、睡眠障碍以及肥胖都存在较大的关系，少数孩子遗尿甚至与成年期的精神分裂症也有关。总之，对于儿童期的遗尿症，家长不应该认为是个小问题而不当回事，需要及早带孩子就医。

5岁以上还尿床，一定要查明原因

一般地说，随着大脑的快速发育，孩子到了1岁就能够控制自己的大便，1 岁半能够控制白天的小便，而到了 2 岁就能控制夜间的小便。这是个平均数的概念，即有的孩子可能稍早于这个年龄，而有的孩子稍晚于这个年龄。但是，如果超过 5 岁夜间还尿床，就是一种病症，也就是医学上所谓的“遗尿症”。

当孩子获得对日间大便的控制时，你会发现他在想大便时会向你示意，即使有的孩子还不会说话，他也会指着马桶向家长“啊、啊”地发声。同样，到 1 岁半左右，孩子想尿尿时会向你表示“尿尿”或“嘘嘘”，当孩子获得夜间小便的控制，他不但能够一夜安睡不用起床小便，而且能够在偶尔晚上多喝水的情况下夜间自己醒来，向大人示意要上厕所小便。

然而，夜间遗尿的孩子就算到了 5 岁也没有获得这种夜间控制小便的能力，因此经常会在睡眠中把床铺尿湿。医学界认为，如果一个孩子智力发育正常，到了 5 岁还是在睡眠中尿床，便可定义为夜间遗尿症。其中，智力发育的因素很重要，有少数孩子存在“智力发育迟缓”，这种情况下的遗尿不能称为遗尿症，往往再等几年，遗尿可能随全脑发育而消失。我们更关注的是智力正常的孩子到了 5 岁还不能控制小便，在这种情况下一定要查明病因。

●**原发性遗尿症**　遗尿症的病因较复杂，可分为原发性和继发性。其中，原发性遗尿症占绝大多数，主要原因在于大脑中控制夜间排尿的神经元通路尚未形成，或发育很不成熟，因此超过 5 岁还不能获得夜间排尿控制。这种排尿神经通路的发育滞后与遗传有一定关系，我们常常可以看到在某些家庭中会出现好几个遗尿症患者。本文开头提到的丽丽，她的爸爸也是名遗尿症患者，尽管她爸爸随年龄增大而自愈，但丽丽并没有像她爸爸一样自然痊愈，似乎要严重很多。这种情况在临床上其实是很多见的，即使父母幼年遗尿，孩子遗尿的病程经过也往往不会和父母一模一样。另外，原发性遗尿症也与一些环境因素有关，如婴幼儿早期的排尿训练、睡眠是否充足、是否与大人同床睡觉、家庭气氛紧张或轻松、父母是否重视发展幼儿独立性等。

● **继发性遗尿症** 继发性遗尿症病因繁多，如尿道畸形、尿路感染、糖尿病、尿崩症、脑肿瘤、癫痫，以及某些精神疾病，如抑郁症、焦虑症等。虽然病因多种多样，且多数比较严重，但继发性遗尿症只占总数的不到 10%。

单一疗法治愈率低，需综合治疗

遗尿症经久不愈，将给孩子的心理成长及整个家庭的生活质量带来很大的负面影响。因此，一旦孩子过了 5 岁还有遗尿现象，就应该及时带孩子到医院遗尿症专病专科就诊。

原发性遗尿症的治疗比较复杂，因为这种疾病牵涉到中枢神经系统特定回路的发育障碍。目前医学上对原发性遗尿症治疗有确切疗效的方法包括药物治疗、遗尿报警器治疗和心理行为训练等。但据文献报道，目前各种单一治疗方法对遗尿症治疗的治愈率均不超过 50%。但在有经验的医生指导下，采取多种方法针对性、阶梯式综合治疗，治愈率可以大大提高。

需引起家长注意的是，如果孩子遗尿完全消失已经超过 3 个月，其后又出现了遗尿，那么不论孩子年龄多大，都必须尽早到医院就诊，因为这种情况往往提示继发性遗尿症的存在，应及时查明病因。如：儿童期发生的糖尿病，就有可能使孩子在已经获得夜间排尿控制能力之后，又丧失这种控制能力，重新出现遗尿现象。针对引起遗尿的原发病进行治疗，往往在原发病得到控制之后，遗尿即可消失。PM

宝宝大小便，应该及早训练还是顺其自然？欲知本文作者观点，请扫描二维码。

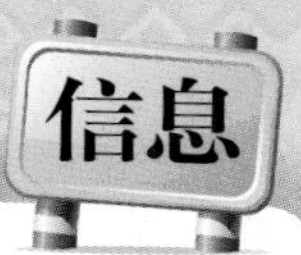

正确认知肠易激综合征

肠易激综合征是一种较为常见的慢性功能性肠胃疾病。在中国，发病率在 10% –20%，患者以中青年为主。肠易激综合征确切的致病机制现在仍不明确，主要包括胃肠道功能紊乱、精神因素及食物不耐受等。上海交通大学附属瑞金医院消化科师袁耀宗教授指出：“肠易激综合征症状复杂，有腹泻型和便秘型，甚至可能出现腹泻和便秘交替发作情况，严重影响患者生活质量。因此，发现相关症状后，首要的应对措施是及时就医，在医生指导下对症治疗，调整饮食结构，改善情绪状态。”遗憾的是，目前肠易激综合征就医率相当低，主要原因是患者对该疾病认识不足。为提高大众对肠易激综合征疾病的认知度，雅培公司开展了防治肠易激综合征疾病健康教育工作，以指导公众科学防治肠易激综合征，提高生活质量。

小儿止咳 应以“安全祛痰”优先

儿童呼吸道感染是一种常见病，小儿咳嗽成了父母们头痛的问题。在近期由育儿网主办的“科学止咳，舒坦呼吸”——春季乐学妈妈班上，上海交通大学附属儿童医院呼吸科副主任医师董晓艳教授介绍，小儿咳嗽看似平常但非小事，儿童用药安全是第一位的。小儿咳嗽大多是由呼吸道分泌物——“痰”增加导致的，儿童咳嗽咯痰时，应以祛痰优先，“祛痰”重于“镇咳”。儿童咳嗽选用的祛痰止咳药物，单一成分，安全性更高，可避免药物的重复使用。如盐酸氨溴索成分的止咳祛痰药，祛痰安全性好，代表性产品如沐舒坦®口服液，可以深入肺部，有效溶解、稀释、排除痰液，从而有效缓解咳嗽等不适，并且能够防止新的痰液产生。

婴幼儿反复感染 应警惕原发性免疫缺陷病

2015 年 4 月 22 日所在这一周，是全球首个原发性免疫缺陷病周。在上海，复旦大学附属儿科医院举行了原发性免疫缺陷病周活动。目前，该院临床免疫科是国内唯一拥有原发性免疫缺陷病独立病房的医疗机构，每年新诊断来自全国各地的原发性免疫缺陷病患者 200 余例。该科主任王晓川教授说，原发性免疫缺陷病常初发在婴幼儿，出现反复感染，根据美国疾病预防控制中心和 JMF 原发性免疫缺陷病基金会的建议，如果孩子出现 1 年 2 次以上肺炎、1 年 2 次以上严重鼻窦炎、1 年 8 次以上中耳炎、1 岁以后持续存在鹅口疮或皮肤真菌感染等十个警示症状，家长应予以重视，需排除原发性免疫缺陷病的可能。

原发性免疫缺陷病是由于先天因素（多为遗传因素）引起免疫器官、免疫细胞和免疫活性分子等发生缺陷，致使免疫反应缺如或降低，导致机体抗感染免疫功能低下的一组临床综合征。现在已知的原发性免疫缺陷病有 200 余种，总发病率尚无精确统计，估计总体发病率为 1:3 000~1:5 000。如能得到有效及时的诊治，大部分患儿可获得较好的预后。

全国首家物联网医学分级诊疗示范基地在沪建立

在上海市卫计委、闵行区卫计委和上海市医疗质量控制中心支持下，上海市呼吸病研究所、闵行区中心医院和古美社区卫生服务中心于 2015 年 4 月联合建立了全国首家物联网医学分级诊疗示范基地。在这一示范基地中，将有明确的各级医院的责任分工，开展常见病的物联网医学分级诊疗，保健、疾病预防和患者教育，并同时开展物联网医学分级诊疗质量控制。最终发展成为三级（医学中心、区医院、社区医院和家庭）联动的物联网医学平台，改善预防、保健、诊疗、管理和康复。复旦大学附属中山医院、上海市呼吸病研究所白春学教授研究的物联网医学的应用为解决分级诊疗问题提供了有效的技术平台。

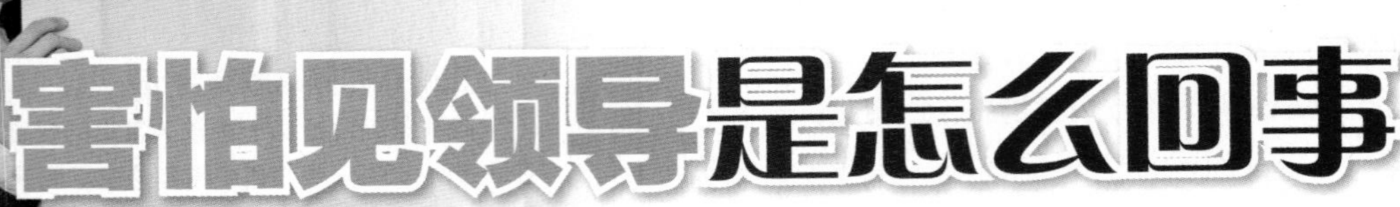

害怕见领导是怎么回事

上海健康职业技术学院 陈建萍
上海师范大学心理系教授 傅安球

生活实例

老李48岁，是位企业员工。因长期畏惧领导、影响到工作和心情前来咨询。他说他一直害怕领导，主要是单位的一把手领导，见面时总是紧张、焦虑，怕表现不好领导有看法，担心会因此失去什么。结果这样反而使自己不能自如表达，影响了与领导的正常交流。严重时会出现脸红、出汗、心跳加快、眼神发呆等状况。由于害怕给领导留下不好的印象，他常常回避与领导接触。老李说这种情况已困扰他二十多年了。尽管知道这是没有必要的，但见领导时总是担心、害怕，不能自拔……

心理医生的话

面对领导或是权威人物出现紧张、焦虑的情绪很常见，也很容易理解，相信大多数人都曾有过这种体验。但是，像老李这样，如果对领导或权威人物的害怕让自己觉得难以克服、难以忍受，甚至还出现心悸、出汗等身体不适症状，对个人生活以及职业发展造成不利影响，就需要做些调整和改变。

心理学研究表明，父母很严厉会使子女对权威产生恐惧感，从而形成对权威采取回避的应对策略。另外，惧怕否定、完美主义等心理可能也与对权威的畏惧感有一定关系。

测一测：是否有畏惧权威情绪

以下试题有助于你了解自己畏惧权威的程度：

1.对于有权威的人，我倾向于顺从他们。

2.我觉得有权威的人都挺神秘。

3.跟其他地位高的人交往时，我感到很不自在。

4.我经常担心上司从我的工作中挑出毛病。

5.领导对我表示不满时，我会变得很不安。

6.我比较在意权威人士对我工作的评价。

7.在领导面前，我常常感到紧张。

如果这些题目你的回答都是肯定的，提示可能存在一定程度的权威畏惧情绪，需要做些调整和改变。

3个方法，克服畏惧权威心理

1.探究并理解自己这种畏惧的情绪

想一想：自己这种畏惧的情绪究竟是针对某一个人还是某一类人？从何时开始的？这种情绪通常会导致怎样的行为和生理反应？如果仅对男性领导感到特别胆怯紧张，想想看自己和父亲的关系是否融洽？或者是否曾经有某位男性领导让自己特别畏惧？试着与信任的人（如朋友）或者心理咨询师一起进行讨论，这么做也有助于理解自己的这种情绪。

2.客观评价自己，多关注优点和长处

要客观地评价自己。可能自己还不是很完美，离期望还有一定距离，但总是会有很多优点和长处的，试着用纸和笔将它们全部写下来。练习积极的思维方式，充分估计自己在现有工作中的作用、自身所具备的能力等，关注自己在工作情境中与其他人建立良好关系的经验，试着分析这些良好的关系都是如何建立并维系的。多关注自己在生活中比较好的方面，比如，自己也许是朋友眼中值得信赖的人，一个好丈夫、好爸爸，等等。

3.学会放松，以平静心情面对权威人物

学习一些放松的技巧，比如深呼吸、冥想等。在与领导或者权威人物接触前可进行放松练习，这样可以调节好自己的情绪，以比较轻松的心情面对领导。同时，充足的睡眠、必要的营养、适当的锻炼对放松情绪也很必要。PM

频繁性生活能否提高怀孕概率

上海交通大学医学院附属第九人民医院教授　姚德鸿

读者在《大众医学》杂志网站论坛发的帖子

我和妻子都30岁出头了，结婚两年半，至今未曾生育。多次到医院就诊，但双方均未发现问题，医生说我们生育力都正常。不久前，我们在网上流行的一则“提高怀孕概率指南”中看到，多同房能提高怀孕概率。我们觉得很有道理，就有意识地频繁进行性生活，有时甚至天天“连轴转”。然而，几个月尝试下来，依然毫无结果。父母一直在催促，我们自己也希望尽快生育，但事与愿违，弄得身心疲惫。请教专家，网上“怀孕指南”中说的不靠谱吗？我们这么“卖力”，为什么依然没有结果呢？怎么才能提高怀孕的概率呢？

现代医学普遍认为，即使男女双方生育力正常，人的自然生育概率只有25%左右。换一个角度讲，女方每4个月经周期中，只有1次受孕的机会。显然，性交的时机和频率很重要。那么，网上流行的“频繁性交提高怀孕概率”的方法为什么没有起到应有的效果呢?

首先要说明，通过频繁性交增加受孕机会，这种方法是不可取的，因为“欲速则不达”，且会造成相反的后果（可能造成不育）。为什么会这样呢?理由主要有如下几点：①频繁性交不但会使每次射精时的精液量减少，而且更会使精液中的精子数量减少，精液也变稀，于是生育力下降了。②频繁性交的时间，大多数会落在女方排卵期之外。从生育角度讲，这完全是一种“无效劳动”，因为女性只有在排卵期才有受孕的可能。③若因频繁房事精液质量“每况愈下”，即使是在排卵期进行性生活，女方也不会怀孕——更何况即使一切正常，也只有25%的自然生育率!

由此可见，频繁、“卖力”过性生活催孕，是想当然的做法，并不会增加怀孕的机会，反而可能适得其反。那么，如何才能真正科学、合理地增加怀孕的机会呢？根据临床经验，建议按以下两个步骤做：

1.算准女方排卵期

这里有两个简便的推算方法：①按月经周期推算。凡是月经周期28~30天的妇女，排卵期正好在两次月经之间，也就是上次月经干净后与下次月经来潮前的各14天左右；②测量基础体温。早晨醒来未起床前，用事先放在床旁边的口腔体温计测量体温，每日一次，连续3个月，这样可画出一条基础体温曲线。观察曲线会发现，排卵前的基础体温为36.4~36.6℃，排卵后平均上升0.5℃左右，一直维持到下次月经来潮前才下降。而从基础体温由低升高的那天开始算起，接下来的1~2天即为排卵期。

2.掌握最佳性交时机

在女方生殖道内，排出的卵子一般可生存12~24小时，至多不超过48小时。精子进入女性生殖道后，健壮的精子也只能存活2~3天。可见，排卵后1~2天是最佳受孕时机。选择最佳性生活时机还要考虑以下几个因素：①频繁性交可能影响精液质量；②每次排精后，精液质量需要一定时间才能恢复；③排卵期本身比较短暂；④精子和卵子存活时间本身比较短促。综合考虑这些因素，为了避免精子与卵子“失之交臂”，建议在排卵期前禁欲3~5天，等到排卵期时，采取隔日性交一次的办法，这样可显著增加女方受孕的机会，值得一试。PM

老百姓常说的"风湿病"，在医学上主要包括类风湿关节炎、系统性红斑狼疮、强直性脊柱炎、原发性干燥综合征等。这类疾病往往迁延难愈，严重影响患者的生活质量。运动医学专家研究后发现，太极拳有助于此类疾病的康复。

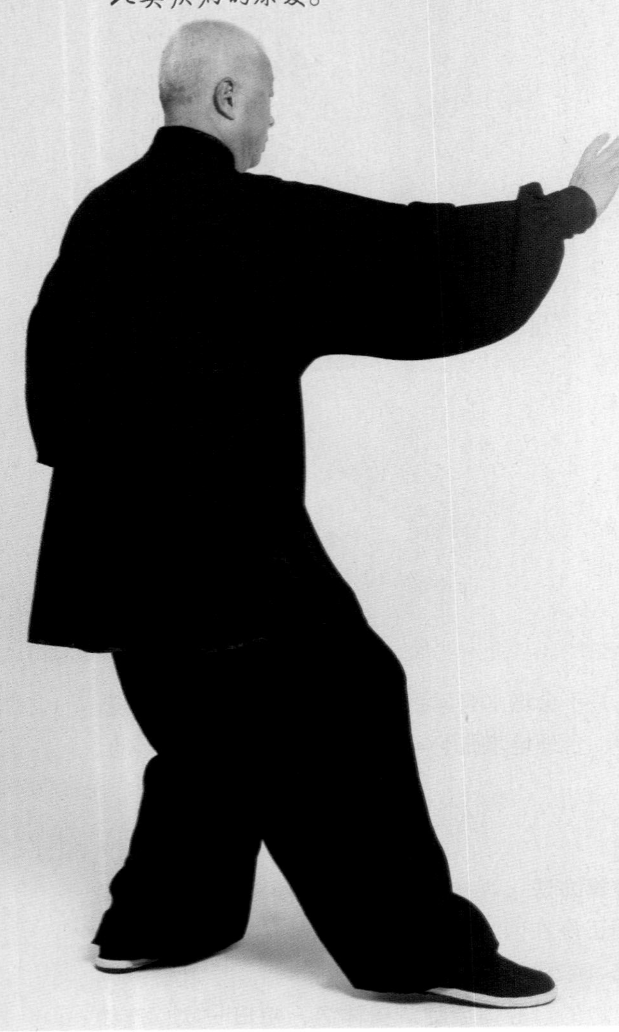

风湿病患者 不妨练练太极拳

文 上海交通大学体育系副主任、副教授 王会儒
上海体育学院教授 虞定海

太极拳动作柔和舒缓，安全易行，辅助医疗效果显著。早期和稳定期的类风湿关节炎、强直性脊柱炎、纤维肌痛、系统性红斑狼疮、原发性干燥综合征等常见风湿免疫疾病患者，均可把太极拳作为辅助治疗手段。

7大功用，太极拳能对付"风湿"

练习太极拳对风湿免疫性疾病及其并发症的影响，主要体现在以下几个方面：

1.控制炎症，减轻关节疼痛

太极拳属于中低等强度的有氧练习，规律地练习太极拳能够促进全身血液循环，有利于炎症控制和恢复，对于风湿免疫疾病患者普遍存在的关节肿胀、触痛、酸痛等症状，有不同程度的改善作用。

2.增加胸廓和脊柱、膝关节等关节活动范围，防治关节畸形

太极拳是一种以脊柱为中心的全身性运动，其深、长、匀、细的呼吸特点，能帮助强直性脊柱炎患者维持基本的肺活量和胸廓活动范围，还可增加脊柱活动度，缓解晨僵，防止脊柱畸形。对于类风湿关节炎和系统性红斑狼疮患者而言，练习太极拳有助于维持和恢复肩颈、膝关节、踝关节、腕关节和手指关节的活动范围。

3.改善患者的下肢力量和脊旁肌群的张力

"用进废退"的规律在人体肌肉上表现最为明显。连续2个月的卧床休息将导致患者的下肢肌肉萎缩、无力，在恢复期行动困难，甚至连走路都要重新练习。多数风湿病患者因关节疼痛而肌肉活动减少，造成废用性肌力下降和肌肉萎缩。太极拳运动讲究阴阳虚实的变换，练习时身体保持中正安舒，重心不断转移，可以增加下肢肌肉的力量和平衡能力，也有益于脊旁肌群的张力，所以把太极拳练习作为维持基本活动能力的辅助手段是十分必要的。

4.缓解睡眠障碍，改善焦虑、抑郁、沮丧等不良情绪，提高生活质量

尽管医学已相当发达，但目前强直性脊柱炎、系统性红斑狼疮等多种风湿免疫疾病的病因尚不清楚，病情周期长，治疗费用高，患者中压抑无助、焦虑、抑郁、沮丧等负面情绪和睡眠障碍情况比较普遍。慢性疼痛显著受心理成分影响，心理压抑会加重疼痛症状。定期练习太

极拳有益于提高睡眠质量，改善患者不良情绪。

5.提高心肺功能，减轻疲劳

大多数风湿免疫疾病患者因关节疼痛、活动受限等因素的制约，很少参加体力活动，导致胸廓活动度降低、肺活量小、心功能低，容易疲劳。太极拳运动中的腹式呼吸，以及绵绵不断、循环往复的运动特点，有助于提高患者的心、肺功能，减轻疲劳。

6.促进人体免疫应答反应，有益于自身免疫系统的稳定和平衡

长期的太极拳练习，可以促进人体免疫应答反应，调节机体细胞因子及免疫球蛋白的平衡，对于人体自身的稳定和免疫监护具有较好的保护力。

7.有益于减轻肥胖、骨质疏松等并发症

多数中期和晚期的风湿免疫疾病患者需要长期服用激素类药物和生物制剂，加之身体疼痛和活动受限等因素，容易出现肥胖和骨质疏松等并发症。规律地练习太极拳，能促进热量消耗，可使骨细胞和其他有利于骨骼生长的因子代谢活跃，使得骨骼生长更新加快，骨骼硬度增加，减缓骨骼的退行性改变，延缓骨质流失。

学打太极拳，控制病情

太极拳历史悠久，种类众多，初学者必须在专业的太极拳老师或熟悉太极拳的康复科医生面授下，循序渐进地学习。不经面授，直接看书或录像自学太极拳的风险性比较大。在学习之前，还需要注意一些问题：

1.得到主治医师许可，制定练习计划和评估方法

先向自己的主治医师咨询，了解自己的身体状况是否可以参加太极拳锻炼。在得到主治医师肯定后，需要请教练或康复医生为自己制定详细的锻炼计划和评估方法措施。在学习和练习过程中，要配合机能评估结果，相应调整练习的内容、进度和强度。

2.在架势选择上，推荐练习杨式太极拳和孙式太极拳

杨式太极拳舒展大方，运动强度和难度相对较小，安全性高。孙式太极拳的步法开合多，下肢尤其是膝关节的受力相对较小，比较安全。比较之下，陈式太极拳的爆发力动作多，震脚、摆莲跌叉等动作，有可能对膝关节和脊柱产生负面影响。因此，推荐学练杨式太极拳和孙式太极拳，同时注意练习时架子要高，不要蹲太低。

目前，国内和国外有针对不同疾病而研发的太极拳运动处方，也有针对风湿免疫疾病的。这些改良的太极拳运动处方，在编创时根据病情特点和易发部位，划分了不同的等级和类别，安全性和效果会更好一些。

3.把太极拳练习当作日常生活的一部分

太极拳的效果不是立竿见影的，需要练习一定时间后才会有明显作用。风湿免疫疾病患者要遵循每次少练、每日多练几次的原则。可每日2次，每次15分钟。练习前要做好热身，练习后做好整理活动。一定不要忽视热身和整理活动。最重要的，是养成锻炼的习惯，把太极拳当作日常生活的一部分，坚持练习，必定有助于病情的控制和康复。

需要指出的是，在类风湿关节炎、系统性红斑狼疮、强直性脊柱炎等疾病的发作期应以静养为主，不宜从事包括太极拳在内的各项体育活动；系统性红斑狼疮患者练习太极拳时，应避免阳光照射，最好在室内进行。PM

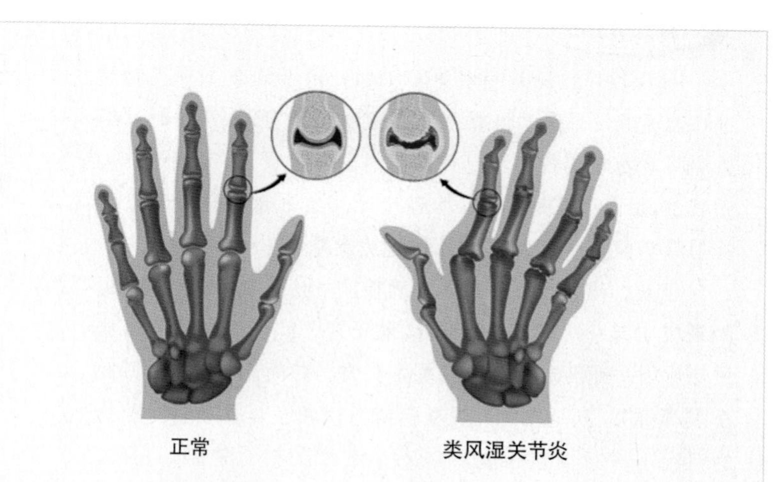

图中所示情形为类风湿关节炎侵犯手指关节。研究发现，风湿免疫性疾病患者适度练习太极拳，非常有助于疾病的康复和治疗。当然，疾病发作期患者不宜练习太极拳。

“勃起监测”发现异常之后……

上海交通大学医学院附属仁济医院泌尿男科副教授 戴继灿

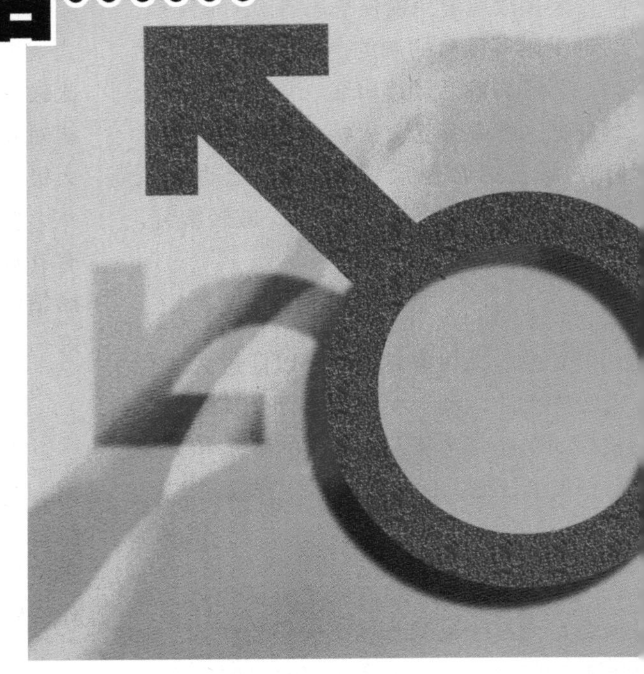

生活实例

小张和妻子结婚已经半年，但新婚半年却没有喜悦相随，有的是无尽的烦恼和忧愁。随着时间推移，两人婚姻更是亮起了“红灯”。原来，小夫妻结婚后一直没有成功的性生活，妻子怀疑小张要么有外遇，要么性功能存在问题。迫于妻子的压力，性格内向的小张上网查找有关性功能方面知识。结果，他发现一种叫Rigiscan的仪器可以判断自己的病情。于是，他偷偷来到医院，向医生提出进行Rigiscan检测。在医生指导下服完一粒“伟哥”，1小时后在检查室看起了色情碟片，并接受阴茎勃起监测。

检测完毕后，他拿到了渴望已久的检测报告，结果上面写的是“未见有效勃起，检测结果异常”。看到这个结果，小张根本不敢找医生咨询，在妻子面前更加心事重重，伴随而来的是夫妻关系越发紧张，自己的病情也“积重难返”……最后，在双方父母的催促下，他们双双来到医院男科门诊咨询。

医生的话

Rigiscan检测是利用美国Rigiscan检测仪对阴茎勃起进行监测的一种医学检查手段。这种检查可以24小时动态监测阴茎勃起次数、勃起持续时间、勃起硬度、膨胀度等，尤其有助于判断夜间阴茎勃起状况，鉴别患者是属于心因性勃起功能障碍还是器质性勃起功能障碍。

但是，这一检测手段的正确检测方法是监测三个晚上。如果其中有一个晚上的检测结果正常，就可以初步排除器质性原因，可认为勃起功能基本正常。然而，有些病人(像小张那样)，只是在白天观看色情类视频、口服助勃起药物的情况下进行类似检查，临床参考意义相对较差。另外，Rigiscan检测结果还可能受到各种因素影响，比如患者的心理状态、环境因素等。更重要的是，病人在拿到检测结果后，应该到门诊医生处咨询，而不是自己“对号入座”，否则可能因为错误的自我解读而带来不必要的烦恼。

判断阴茎勃起的“日常观察法”

其实，判断阴茎勃起状况，一般情况下并不需要做Rigiscan检测。日常生活中的一些现象，只要认真观察，就有助于判断勃起功能状况。比如，如果半夜醒来发现阴茎处于勃起状态，可留意一下勃起角度。如果勃起的阴茎与身体垂直或阴茎头向上、指向或偏向本人的头部，并且这种勃起能够持续一段时间，则可以判断阴茎勃起功能基本正常。此外，当小便充盈膀胱、尿意强烈时，也可出现阴茎勃起现象。如果这种情况下勃起的角度、持续时间等与上述一致，也可以判断阴茎勃起功能基本正常。

对于小张夫妻这样的新婚夫妇而言，由于处于新婚磨合期，性功能问题有可能是心理原因导致。当然，不管是什么原因导致不能完成性生活，都应该及时到医院就诊，以免延误最佳干预时机，导致性功能状况的恶化或影响夫妇关系。另外，需要提醒的是，做性功能方面的检查，建议到正规医院。目前社会上一些医疗机构做广告较多，其中有不少夸大和虚假的成分，需要加以警惕。PM

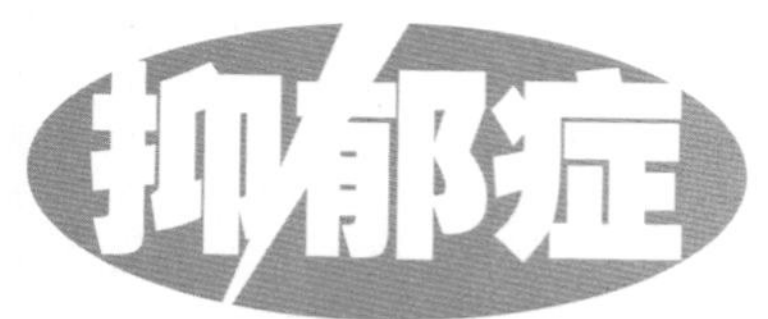

文 西安医学院附属精神卫生中心主任医师 师建国

抑郁症 试试4种"自疗"措施

抑郁症是一种常见的心境障碍，可由各种原因引起。以显著而持久的心境低落为主要特征，且心境低落与其处境不相称。抑郁症有许多表现，比如对自我评价很低、对生活的体验很消极、对未来不抱希望，其核心是主观痛苦——如果没有严重到破坏社会功能，别人很难察觉。

抑郁就像感冒，是身体出问题导致的疾病；抑郁又不像感冒，它悄然发生、后果严重。目前，抑郁症的治疗方法有药物治疗、心理治疗等。近来研究发现，在生活中进行"自疗"，对抑郁症的康复也非常关键。以下针对抑郁症患者实际情况，结合近年来国内外的研究成果，提出几条自疗措施。

心理自疗

1. 降低期望 千万不要给自己制订一些很难达到的目标。正确认识自己的现状，正视自己的病情，不要再担任一大堆职务，也不要对很多事情大包大揽。可以将一件繁杂的工作分成若干小部分，根据事情轻重缓急，做些力所能及的事，切莫"逞能"，以免完不成工作而心灰意冷。

2. 多些交往 尝试着多与人们接触和交往，不要自己独来独往。尽量多参加一些社交活动，尝试着做一些体育锻炼，看看电影、电视或听听音乐等。

3. 其他事项 不要在没有与对自己实际情况十分了解的人商量之前，做出重大的决定，如调换工作、结婚或离婚等。另外，不妨把自己的感受写出来，然后分析、认识它，看看哪些是消极、属于抑郁症的表现，然后想办法摆脱它。

饮食自疗

1. 多吃点香蕉 香蕉被称为"快乐食物"，经常食用不仅可清肠、助消化，还可以缓解紧张情绪，减轻抑郁症状。香蕉富含多巴胺，多巴胺是一种让大脑产生快乐的物质。香蕉也是色胺酸和维生素 B_6 的最好来源，这些营养素都可以帮助大脑减少抑郁情绪。

2. 经常吃番茄 一项新研究发现，每周吃几次番茄可以使罹患抑郁症危险降低一半。研究人员表示，番茄富含的多种抗氧化成分具有抗击多种疾病的功效。而番茄红素与心理健康和身体健康关系密切，因为它有保护大脑细胞的作用。

3. 多吃点鱼肉 在芬兰进行的大范围研究发现，每周吃鱼不到一次的人比吃鱼次数多的人罹患轻微或严重抑郁症的可能性高 31%。研究发现，多吃鱼肉有助于缓解心情抑郁以及朗读困难。一些鱼肉中富含的 n-3 脂肪酸有助于改善心情抑郁的状况。

衣着自疗

美国一项心理学研究发现，适当地选择衣服，有改善情绪的功效。称心的衣着可松弛神经，给人舒适的感受。所以在情绪不佳时应该注意：

1. 不穿易皱的麻质衣服。不少专家认为，在情绪欠佳的日子里，不要穿容易皱的麻质衣服。易皱的衣服看起来一团糟，心理上会让人产生一种很不舒服的感觉。

2. 不穿硬质衣料衣服。硬质衣料衣服会让人感到僵硬和不快。情绪不好时最好穿质地柔软（如针织、棉布、羊毛等质地）的服装。

3. 不要穿过分紧身而狭窄的衣服。在衣服款式方面，不要穿过分紧身而狭窄的衣服。太狭窄了，会造成压迫感。对于女性来说，一定要避免穿窄裙、连裤袜和束腰的服装，尤其不要穿紧身牛仔装，否则会加重情绪上的压抑感。而穿宽松的服装会令人呼吸轻松、血液循环畅通，不良情绪得到缓解。

4. 不系领带。不系领带能减轻束缚的感觉。

看书自疗

据英国《每日电讯》报道，英国精神科医师给抑郁症患者开的处方是几本"书名"，患者拿着它到图书馆"照方抓书"，拿回家研读消化，达到治疗抑郁症的目的。这些书分两类：一类是帮助患者认识心理疾病的，另一类帮助患者自己排除消极情绪。目前专家认为：读书疗法对于轻度的抑郁、焦虑有效。PM

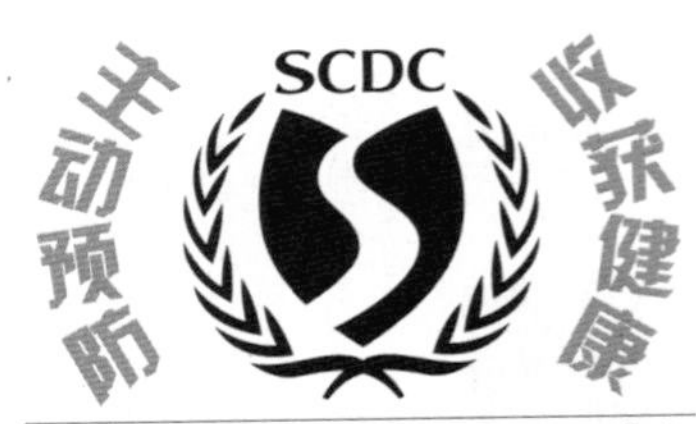

本版由上海市疾病预防控制中心协办

"糖友"低血糖标准不一样

上海市疾病预防控制中心糖尿病防治科　阮晔

糖尿病患者在药物治疗过程中常常会发生血糖过低的现象。低血糖不但会导致身体不适甚至生命危险，而且是血糖达标的主要障碍，糖友应该特别注意和重视。

低于3.9即为低血糖

对于非糖尿病患者来说，血糖低于2.8毫摩/升为低血糖，但对于糖尿病患者来说，只要血糖≤3.9毫摩/升就属于低血糖了。这主要是因为，糖尿病患者血糖≤3.9毫摩/升时，对外界的反应能力已有下降，而且由于降糖药物的作用，之后血糖可能进一步下降，甚至低于2.8毫摩/升，对健康影响很大。

还有一种情况，虽然血糖>3.9毫摩/升，但患者还是出现了低血糖表现，在排除其他疾病后，考虑为低血糖反应，原因主要是降糖速度过快、患者长期处于高糖状态对较低的血糖不耐受等。这也提醒我们，在降糖过程中不要操之过急，应注意平稳降糖。

有些患者感觉不到低血糖

如果血糖太低或者下降速度过快，机体就会分泌肾上腺素，产生低血糖的症状。典型的"报警"信号有饥饿感、心慌、发抖、全身出汗、四肢冰凉等，此外，还可以有精神不集中、思维迟钝、神志改变等脑功能紊乱，严重低血糖可导致昏迷。

有一些患者发生了低血糖却感受不到，称为"无症状性低血糖"。这种情况常见于老年以及病程较长的患者。老年患者反应能力差，神经系统的反馈能力大大下降；病程较长的患者常常合并自主神经功能受损，感知不到低血糖的信号，同时胰岛功能衰竭，调节低血糖的机制不健全。这些患者因为感受不到身体的"报警"，所以无法及时采取相应措施，危害更大。

低血糖有时比高血糖更危险

反复低血糖导致血糖控制不稳定，更容易引起血管及周围神经病变，可导致心肌缺血加重、诱发心律失常、心绞痛、心肌梗死等，还会引起脑血管意外、加重肾脏损害等。此外，反复低血糖还会使患者精神紧张、抑郁，对糖尿病的治疗失去信心。因此，从这些方面来看，低血糖有时候比高血糖更加危险。

药物、饮食、运动，均可导致低血糖

很多原因都会导致糖尿病患者发生低血糖，如：药物用量过大、吃得太少、误餐、运动比平时多、空腹饮酒等。进餐前、剧烈运动后、胰岛素作用高峰的时候，低血糖更加常见，有时睡眠中也会发生。

较容易引起低血糖的药物主要是胰岛素、磺脲类和非磺脲类胰岛素促泌剂，其他种类的降糖药物单独使用一般不会导致低血糖。另外，一些植物药也可能引起低血糖，因为它们可能含有降糖成分，或可能含有影响肝肾功能的成分。

老年、有并发症的患者，更易发生低血糖

糖尿病患者在治疗过程中，低血糖几乎不可避免，但常见于老年、肾功能减退以及有较严重微血管、大血管并发症的患者，因为他们对低血糖的自我调节能力较差。

严格的血糖控制会增加低血糖的风险。因此，不同患者的血糖控制标准应有所差别，而不是一味地追求血糖"达标"。建议糖尿病患者在医生指导下制定个体化的血糖控制目标。

预防低血糖，随时放心上

控制高血糖的同时，糖尿病患者也应时时注意预防低血糖。首先，应规律饮食、戒烟限酒，如果进餐量减少应相应减少药物剂量，有可能误餐时要提前做好准备。其次，运动时要掌握时间和强度，不要空腹运动，如果运动量增加，运动前应酌情多吃点。第三，外出时，应随身带一些糖果或糖水。此外，应用胰岛素或胰岛素促泌剂时，应从小剂量开始，逐渐增加剂量，同时注意规律检测血糖。PM

芒种微导引 掌托天门布真气

中国中医科学院医学实验中心博士　代金刚
中国健身气功协会常委　张明亮

芒种，为一年24个节气中的第九个节气，也是夏季的第三个节气，一般是从每年6月5日前后开始，到6月20日前后结束。古人说“五月节，谓有芒之种谷可稼种矣”，意思是指阴历五月时节的芒种季节，大麦、小麦等有芒类作物种子已经成熟，可以进行采收，所以称为“芒种”。同时，也是夏播作物，如晚谷、黍、稷等播种最忙的季节，所以，“芒种”也常被农民朋友称为“忙种”。

芒种导引术通过肢体动作的屈伸、松紧，达到控制、引导真气布满全身的目的。这个导引术与少林达摩易筋经中的韦驮献杵第三势“掌托天门势”相类似，是一个全身性的导引动作。

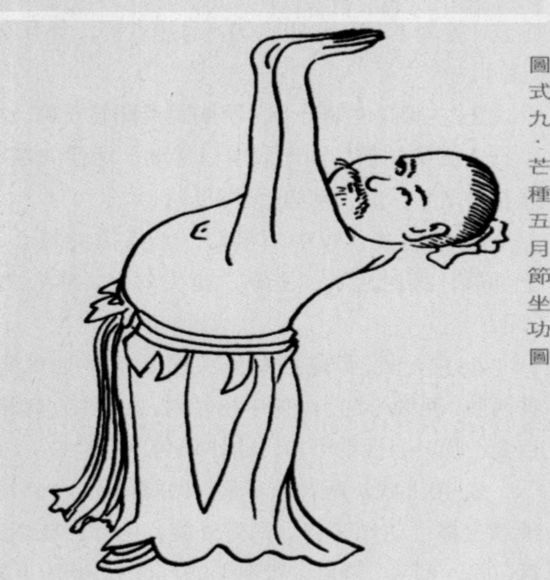
圖式九·芒種五月節坐功圖

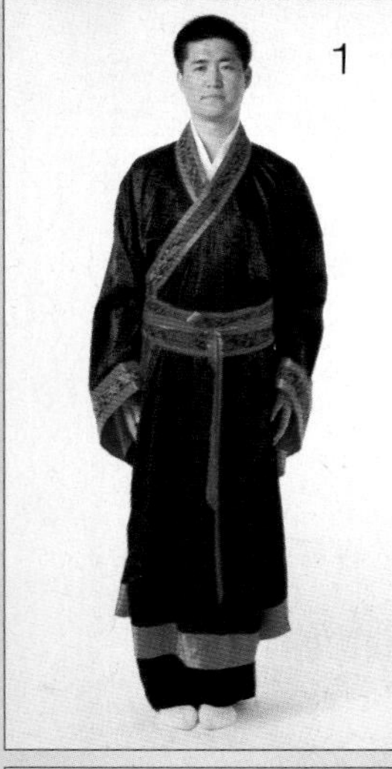
1

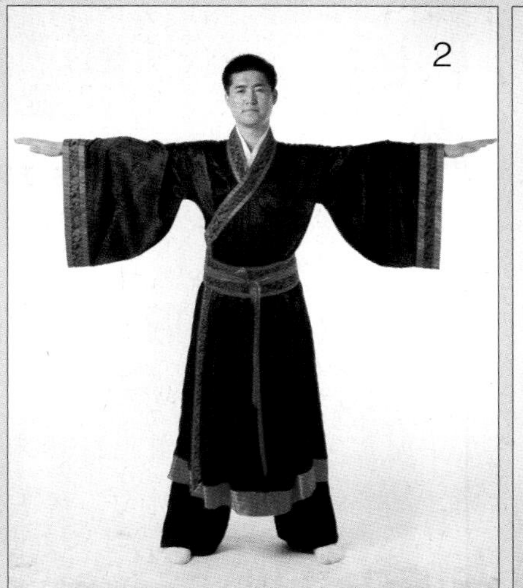
2

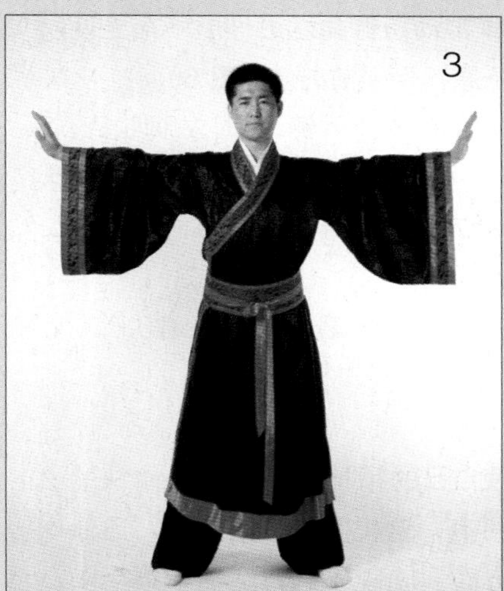
3

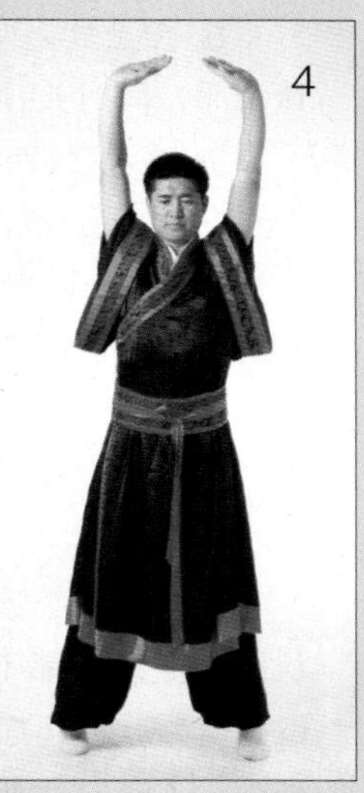
4

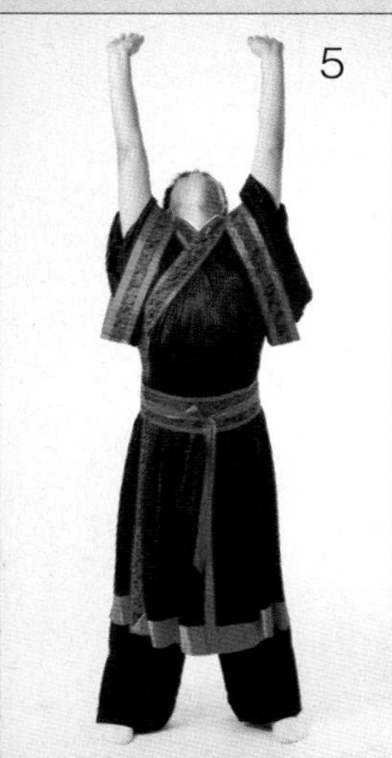
5

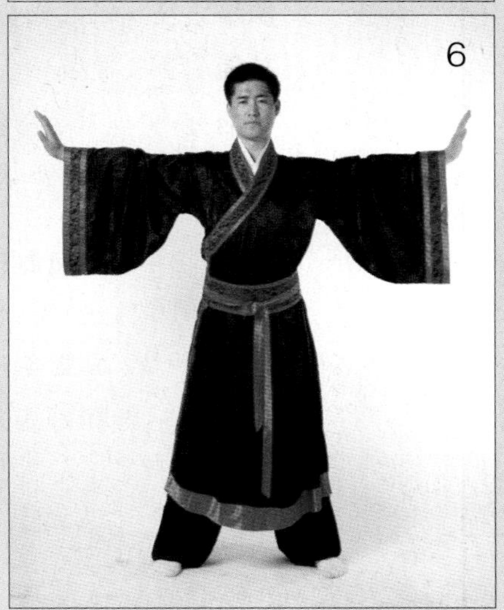
6

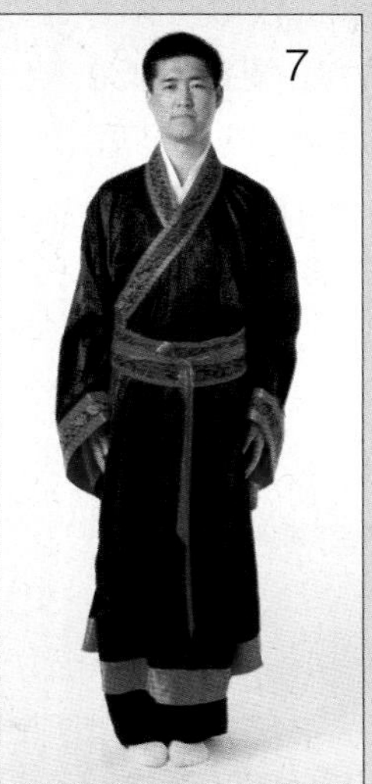
7

掌托天门势

芒种导引术，是一个全身性的练习动作，侧重肝、心气脉的升、开锻炼。此式导引中掌托天门、提踵上举、百会上顶，有助于提升阳气、益气养心、健脾除湿。增强腰腿力量及身体的平衡能力，有效防治颈肩、腰腿、胁肋等部位的疾患。还可以养肺、补心、益肾，调畅肝胆、调理三焦、健脾和胃，使邪气不能侵犯，疾病不能丛生。

1. 两脚并拢，自然站立，两臂自然下垂，头正颈直、竖脊含胸，呼吸均匀，思想安静，全身放松。（图1）

2. 左脚向左侧开步，两脚距离略宽于肩，两脚平行，脚尖向前，同时以中指带动，两臂向左右伸展至与肩平，成一字势。（图2）

3. 接上式，以中指带动，十指指尖向远、向上伸展，同时屈腕、立掌，指尖向上，掌心向外。（图3）

4. 接上式，两臂上举，至头顶上方，同时提脚跟、伸两胁，两掌心向上，两中指相对，相距约10厘米，百会上顶，目视前下方，动作略停。（图4）

5. 接上式，两脚跟下落，两脚踏平，同时两掌继续上撑，动作略停。两臂外旋，两掌转成指尖向后，同时仰头、舒胸，目视上方，动作略停。（图5）

6. 接上式，两掌带动两臂向左右伸展下落至两臂相平，同时头颈还原，目视前方。（图6）

7. 接上式，两臂下落，还原体侧，同时左脚收回，并步站立，目视前方，心静体松。（图7）

8. 接上式，做反方向练习，动作方法同前，唯脚的左右方向相反。

9. 如上左右各做一次为一遍，共做三遍。

芒种养生

芒种时节应该使自己的精神保持轻松、愉快的状态，恼怒忧郁不可有，这样气机得以宣畅，通泄得以自如。在起居方面要晚睡早起，适当地接受阳光照射（避开太阳直射，注意防暑），以顺应阳气的充盛，利于气血的运行，振奋精神。夏日昼长夜短，中午小憩可助消除疲劳，有利于健康。芒种过后，午时天热，人易汗出，衣衫要勤洗勤换。饮食忌食生、冷、油腻食物，宜多食祛暑益气、生津止渴的食物，同时要注意饮食卫生。PM

扫描二维码，收看其他6月节气养生（视频版）《夏至微导引 手足争力转阴阳》

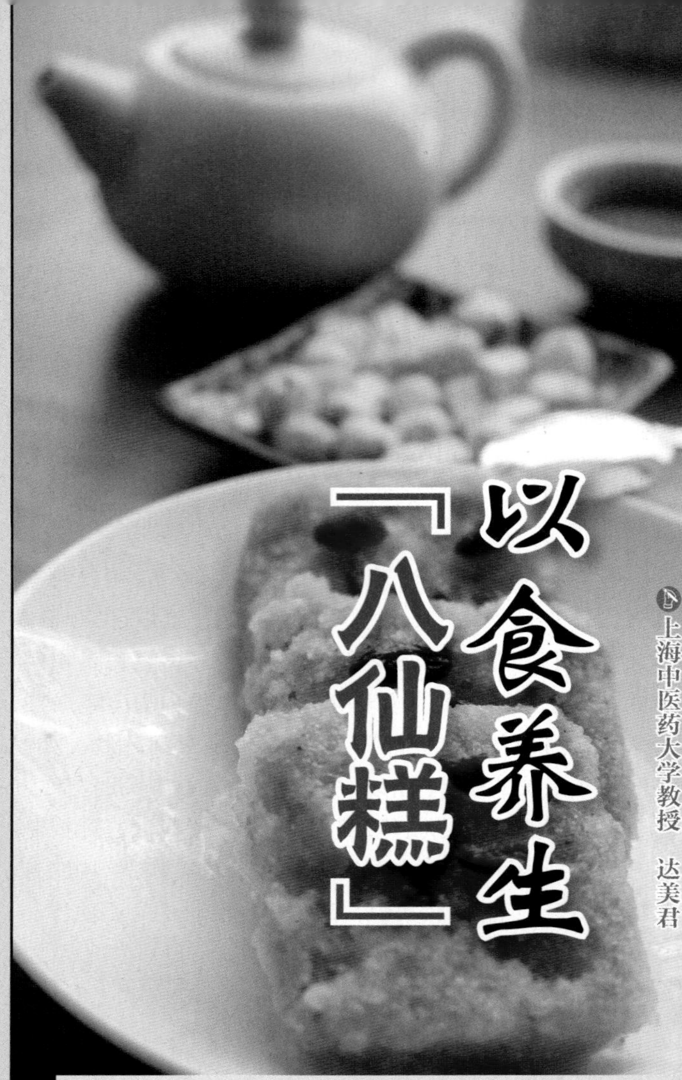

以食养生「八仙糕」

上海中医药大学教授 达美君

古方

方名：八仙糕（明·陈实功《外科正宗》）

组成：人参、山药、茯苓、莲肉、芡实各六两，糯米三升，粳米七升，白糖霜二斤半，蜂蜜一斤

制法：前七味研末，蜂蜜和糖炖化，乘热和上末拌匀，切条，置笼内蒸熟，火上烘干

服法：每日清晨或饥时泡服

功能：益气健脾

主治：脾胃虚弱、精神短少、饮食无味、食不作饥，及脾虚食少呕泄

改良制法

人参等6味各50克，糯米、粳米各300克，白砂糖、蜂蜜各200克。人参昂贵，可改用党参；糖和蜂蜜可酌情减少，不建议嗜甜。

DIY 制作、拍摄/家庭真验方

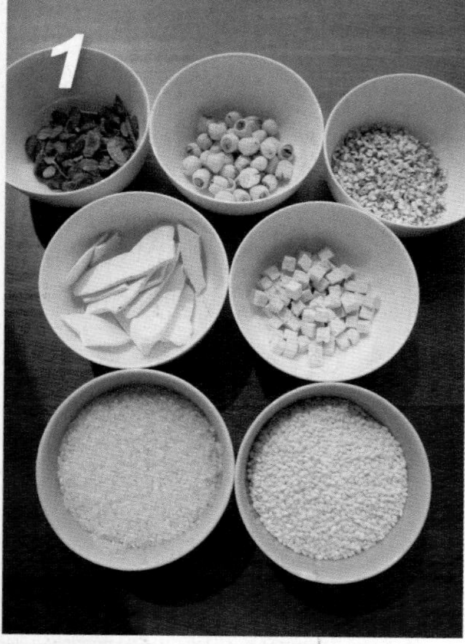

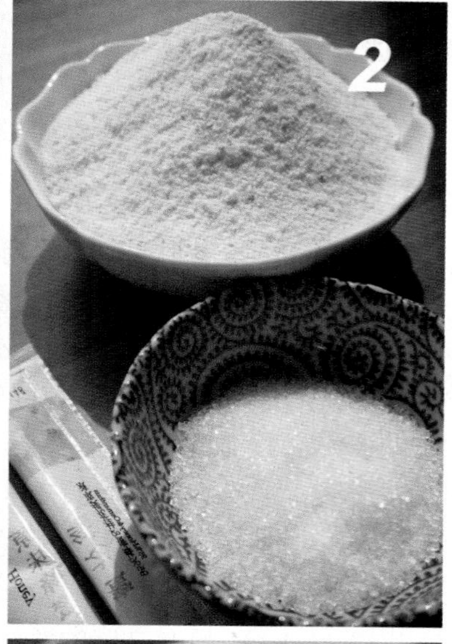

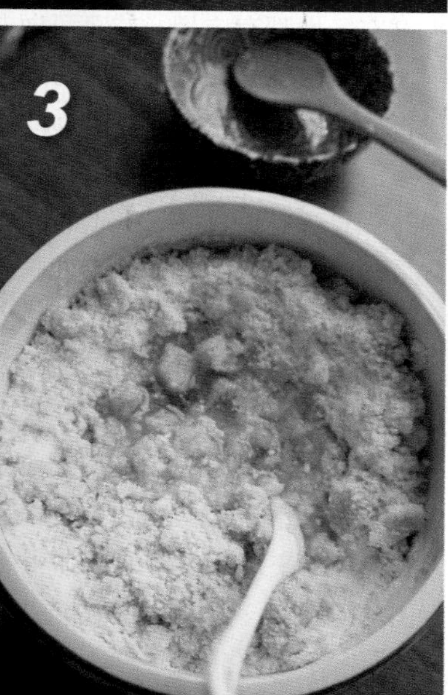

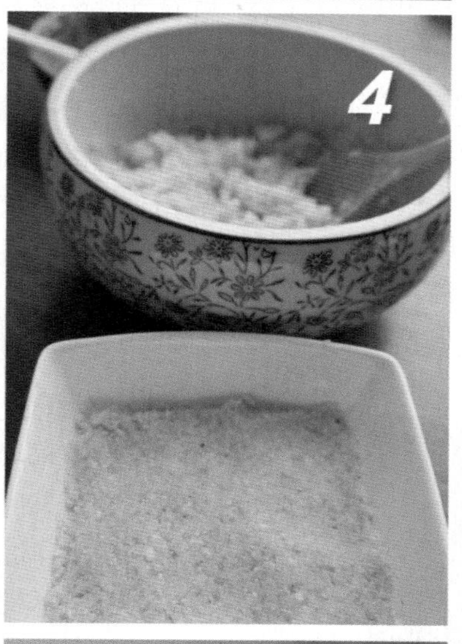

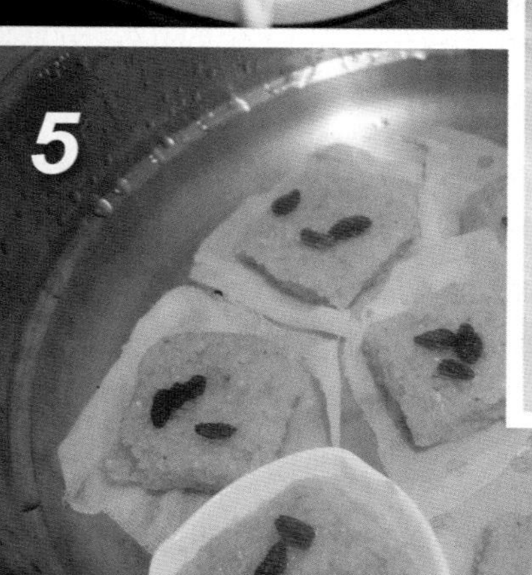

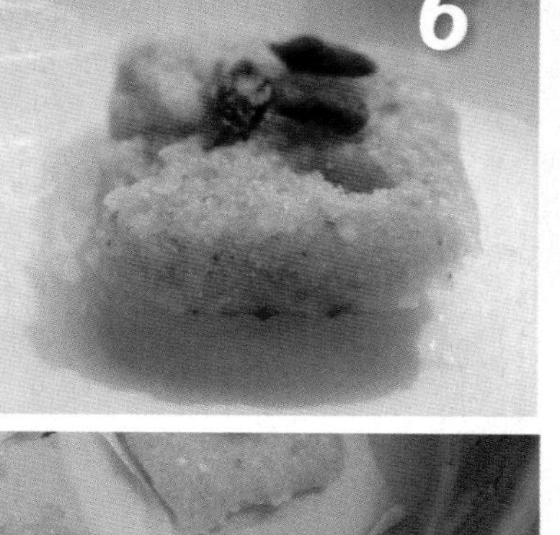

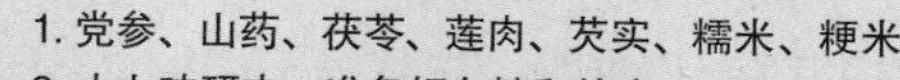

1. 党参、山药、茯苓、莲肉、芡实、糯米、粳米
2. 上七味研末，准备好白糖和蜂蜜
3. 糖和蜂蜜置微波炉内小火炀化后，把蜜汁倒入药粉内，加适量水，搅拌均匀
4. 没本事如古方所说“切条”，用一个方瓷碟作模具，做成方糕
5. 蒸笼内垫纱布，把糕置于其上；或者把碟子和糕直接放蒸笼内，蒸半小时左右。为好看，加了枸杞子做点缀
6. 蒸熟的糕色微黄，比糯米糕硬、比松糕软，十分有嚼劲，香甜而无药味。古方中说要烘干，是为便于保存。现在我们有冰箱，可以候其自然凉后用保鲜袋分装，放冷冻室保存

方解

本方又名八珍糕，系平素或病后脾胃虚弱时的调理名方，以食代药，口味甜美。方中人参大补元气，大益脾肺，儿童和一般体质者，建议改用党参。党参与人参功效不甚相远，且无刚燥之弊。山药益气养阴、健脾补肾，芡实补脾去湿、益肾固精。山药和芡实之功相近，而山药之补过于芡实，芡实之涩胜于山药。莲肉、茯苓均为补脾养心益肾良药，糯米和粳米均补中益气，糯米长于益气、粳米更善健脾。白糖、蜂蜜补中润燥、调整脾胃。

本品可补益可充饥，适用人群广泛，基本上无不良反应。因一次制作量较多，要妥善保存，以免变质。每次食用前均应重新加热，有利消化吸收。如有糖尿病、慢性腹泻，可除去方中白糖、蜂蜜。如有食积食伤、脘腹胀痛，也不宜食用。

更简单的白雪糕

白雪糕制作更简单，八仙糕方去茯苓、人参、蜂蜜，共为细末，入笼蒸熟即可，但补益之力略逊。PM

专家简介

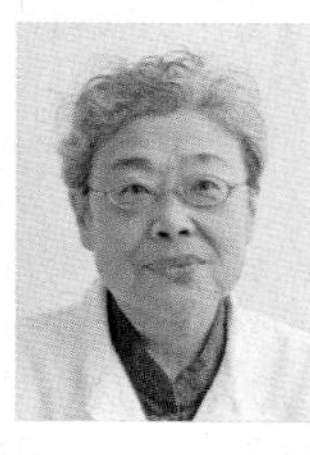

达美君 上海中医药大学教授，原中医文献（古医籍）研究室主任。从事中医药文献研究及临床诊疗工作，擅长心血管病、消化系统疾病、虚证、疑难症的治疗和调养。

民谚说："清明插柳，端午插艾"。在端午节，除了洒扫庭院，以菖蒲、艾蒿插于门楣或悬于堂中驱邪防病之外，还可以用艾叶来做些什么呢？来看这位读者达人的高招。

我家年年艾饼香

张正浪

我国民间有句俗话：民以食为天。因此，我们家的"大厨"——现已60岁出头的老伴，每年既不挂艾叶，也不熏艾烟，却不忘用采摘来的鲜嫩艾草制作出香脆的艾饼来，让家人一饱口福。每年开春时节，她那一锅锅带着清香味的艾饼，从来都是让全家老少满口添香，欲罢不能。

具体的方法是：春天清明节前，趁艾草的脑袋钻出地面的时间还不长，就利用踏青，掐来若干，少则三四两，多则半斤。洗净后用开水淖一下，然后切得细碎。再加入适量的盐，不需加味精，均匀地搅入适量的面粉（根据艾草的数量，二者比例大致为1:3）里。加水少许，搅成稠面糊状。将锅烧热，倒入少量食油，用筷子夹出一块块湿面糊，放入锅内，直炕到两面焦黄，饼香四溢，即可出锅食用。PM

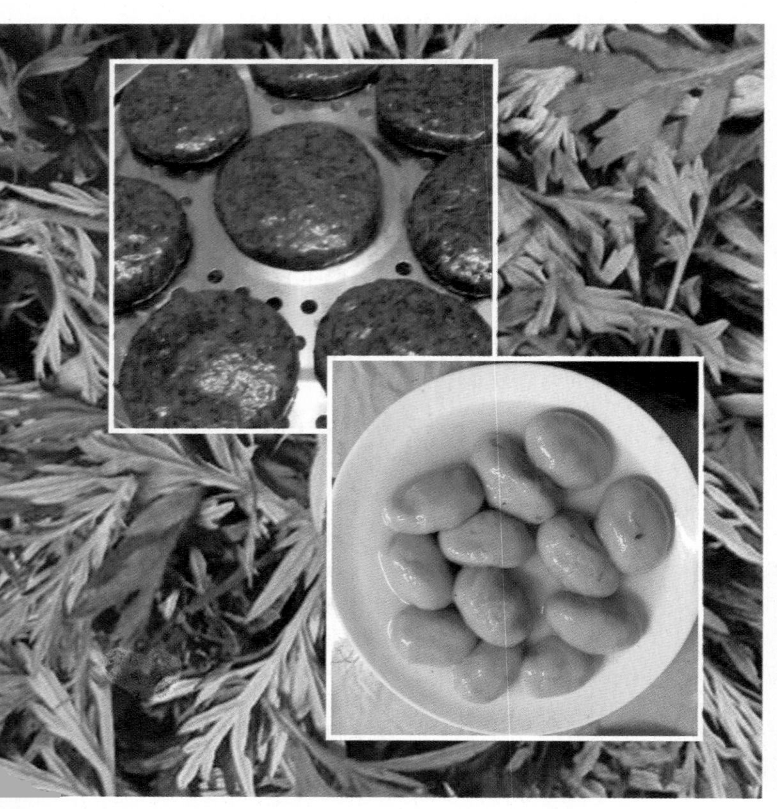

从乡村走进都市

广州中医药大学附属中山医院主任中药师　梅全喜

艾叶是一种常用的中药。现代研究表明，艾叶中含有软性树脂、挥发性精油、葡萄糖、鞣酸、氯化钾和胡萝卜素、B族维生素、维生素C及钙、磷、铁、锌等多种营养成分。其所含的有效成分能增强人体网状内皮细胞的吞噬作用，提高人体免疫功能，对多种细菌、真菌以及病毒具有杀灭和抑制作用，故它对高血压、高血脂、心血管疾病均有较好的食疗作用，是一种典型的保健蔬菜。

现代艾叶的食疗食谱在各地都有应用，艾草可做艾糍点心，加工成各种菜式和药膳。从养生的角度来说，鲜嫩的艾叶具有开胃健脾、增进食欲的功效。近年来，随着人们保健意识的加强，一股食用艾叶之风正从乡村刮到城市，偏僻山区的艾糍粑、艾叶煎蛋、艾叶肉丸子等相继进入了一些酒家，深受食客欢迎。下面介绍一些艾叶的食用方法。

艾叶的制前处理

制作艾叶食品时应选用新鲜嫩叶最好，没有新鲜嫩叶时也可选用干艾叶，用前用冷水浸软，除掉坚硬的叶柄、叶脉，开水淖过之后即可用于制作艾叶食品。

鲜嫩艾叶应季时短且未必能采到，更四季皆宜、人人可行的做法是用干艾叶。以下未经特别注明，均指鲜艾叶，用干艾叶的话用量减半。

【母鸡艾叶汤】

做法：老母鸡1只，艾叶15克。将老母鸡洗净，切块，同艾叶一起煮汤，分2~3次食用。月经期连服2~3剂。

作用：补气摄血，健脾宁心。适用于体虚不能摄血而致月经过多，心悸怔忡，失眠多梦，少腹冷痛等。月经期连服2~3剂。

【艾叶煎鸡蛋】

做法：艾叶洗净后切碎（也可以先用开水烫一下以去除部分苦味），加入鸡蛋搅匀，加入盐、胡椒粉等调料。待锅热后加入适量油，煎熟即可。

功效：主治胃寒冷痛，开胃消食。

的艾美食

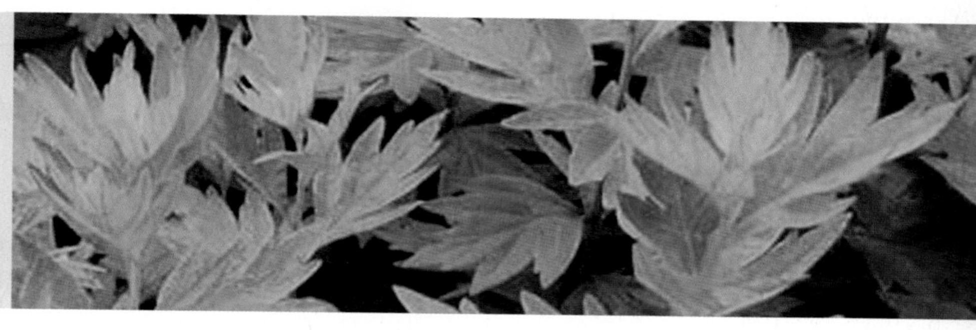

【姜艾鸡蛋】

做法：生姜15克，艾叶10克，鸡蛋2个，加水适量煮熟后，蛋去壳放入再煮，饮汁吃蛋。

功效：用于月经过多，气血寒滞、腹中冷痛。

【艾叶红糖水】

做法：生姜5片，大枣5枚，艾叶15克，红糖适量，水煎服。

功效：用于寒性痛经。

【艾叶粥】

做法：取干艾叶15克、粳米50克、红糖适量。将艾叶加水煎浓汁，去渣后加水、米、红糖，煮粥食用。

功效：可用于妇女虚寒痛经、月经不调、胸腹冷痛的辅助治疗(阴虚血热者不宜食用)。

【艾酒】

做法：将干艾叶200克装入布袋，浸入35度白酒约1.8升中，加入砂糖200克，30天后饮用。

功效：可用于治腹痛，止咳祛痰。

【艾叶肉圆】

做法：把肉和艾叶分别剁碎后加入适量盐、姜、味精、花生油、生粉、鸡蛋拌匀，然后用常法加工成肉丸或肉饼。或煮，或煎，或蒸均可。

功效：开胃暖胃。

【艾叶水糕】

做法：取干艾叶、粳米、糯米、砂糖各适量。干艾叶与粳米或糯米一起浸泡2小时，用打浆机磨成米浆；砂糖煮溶与米浆煮成糊状，蒸60分钟，冷却后切块。

功效：开胃暖胃，适用于胃寒、腹泻。

【艾叶饺子】

做法：艾叶300克，切碎；葱、豆芽、豆腐适量切碎。将以上材料拌匀，用盐、味精调味成馅。用面皮包馅成饺子形状，入锅中蒸熟或水煮均可。

功效：增进食欲。

【艾叶菜团】

做法：将艾叶切碎，放适量面粉，用水、盐揉成面团，做成大小适中的艾叶菜团，入锅中蒸熟即可。

功效：通气血，还寒湿，止血，安胎。尤其是端午节前后的艾叶，清嫩味鲜，可开胃健脾，增进食欲。

【艾叶绿豆饼】

做法：艾叶100克、绿豆粉500克，食用碱5克，植物油100克、酥油4克、糖80克。新鲜艾叶经清洗、用开水烫过后沥干、捣成艾叶糊，与绿豆粉、植物油、糖等揉和混均，用饼模压制成型，蒸熟即可。

功效：开胃消食、温胃，用于胃寒、胃痛。

艾叶食品安全吗

艾叶食品的食用一般来说是安全的，但中医传统认为：是药三分毒。故一般食品加工公司对艾叶的前处理方法是：艾叶用清水洗净后，入大锅里煮开，其间加一点点苏打粉同煮，煮好艾叶后捞出，再用清水洗净，然后挤干水分备用。这样的前处理方法基本上可以把艾叶中的微毒性成分或刺激性物质完全除去。

民间制作艾叶食品也都会将艾叶放到滚开的水中煮一二滚，说是除味，实际上是除去艾叶中的微毒性成分或刺激性物质，这样制作的艾叶食品可以放心食用。所以，艾叶食品只要按正常剂量食用是安全的。PM

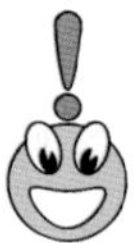

特别提醒

一定要把艾叶放入滚开的水中淖一下。

食用时适可而止，不可以超量。

艾叶还可以做香茶、做粿、做绿豆糕、做……赶快关注大众医学微信平台，参与端午节上线的“艾文化节”活动，赢取美妙艾品。

他们口中百试百灵的止咳枇杷叶

读者供方：

自我小时候，家门口就种有这棵枇杷树。我问周围邻居中的长者，他们平时稍有咳嗽、痰多就摘枇杷叶煮水喝。久之，我学会了这种止咳法，咳嗽症状轻时就用。摘 5~6 片叶子，洗净后加水约 500 毫升，小火煮开 10 分钟。每天喝枇杷叶水 2 次，至少喝 3 天，止咳效果好。

（江苏 马吉）

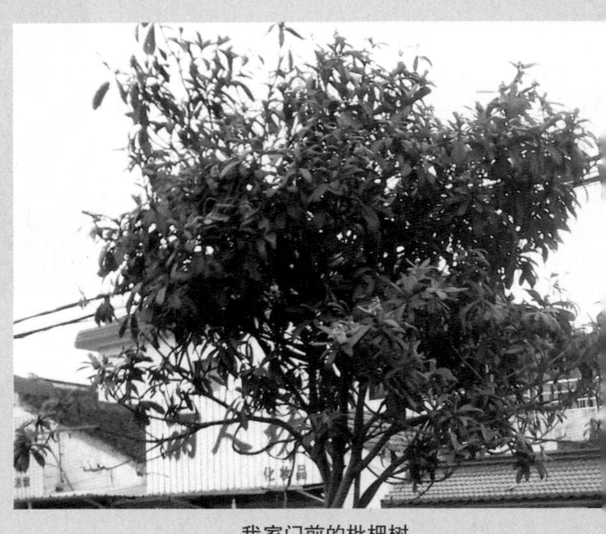

我家门前的枇杷树

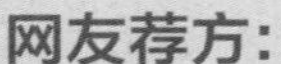

网友荐方：

我在网上经常与其他妈妈交流养孩心得，刚才看到有位妈妈焦急地问：宝宝咳嗽很厉害，带去医院就诊仍咳嗽不止，该怎么办？我推荐一则良方，希望有帮助：用枇杷叶熬汤喝可以止咳。我咳得厉害时喝过 2 次，每次都见效。方法是用若干片新鲜的枇杷叶，用刷子将叶上绒毛刷干净，加水煎汤喝，不过药味稍重。还可以加适量红枣，与洗净去毛的枇杷叶一起煎汤喝，这样味道好些。

刚才有位焦急的妈妈问，宝宝咳嗽很厉害，去医院看了还是咳，怎么办？现在自己喉咙也难受。

我这里有个良方：就是用枇杷叶熬汤喝可以止咳，我咳得很厉害的时候喝过2次，每次都见效，所以我在这里推荐给各位！

材料：枇杷叶若干片 （我是用新鲜的叶子，炖一次一般10片左右）

清水（**盛汤的大碗**）一碗

这2次我都是用这2种材料熬的汤，但听一位有经验的妈妈说，可以在熬好枇杷汤后再加点红枣熬会儿，味道更好，效果也不错。

做法一：①把枇杷叶用刷子刷几遍，直到把叶子上的绒毛刷干净为止。

②清水（**盛汤的大碗**）一碗，放煲汤的锅里用大火煮开，然后把刷干净的枇杷叶用手撕成片放入锅中，改用小火炖，炖15分钟左右，炖枇杷叶的时候有股菜叶煮熟的味道。

③炖好后，把枇杷叶用筷子夹出，盛出汤放置几分钟等汤稍凉后就可以饮用。

特点：药效好，味道重。

做法二：①把枇杷叶用刷子刷几遍，直到把叶子上的绒毛刷干净为止。

②取适量红枣，洗净。（一次15颗足够了）

③清水（**盛汤的大碗**）一碗，放煲汤的锅里用大火煮开，然后把刷干净的枇杷叶用手撕成片放入锅中，改用小火炖，炖15分钟左右，炖枇杷叶的时候有股菜叶煮熟的味道。

④炖好后，把枇杷叶用筷子夹出，加入事先洗好的红枣，文火炖10分钟左右就可以出锅了。

⑤汤稍凉后就可以饮用了。

特点：效果不错，味香。

（网络截图）

在日常生活和网络世界中，枇杷叶常被当作神奇的止咳良药。有人咳嗽，直接就用枇杷叶煮水喝，有时可收显效。枇杷叶果真如此神奇？

枇杷叶擅止咳，但不“包止百咳”

上海中医药大学　陈慧娟（副教授）　吴靳荣（副教授）

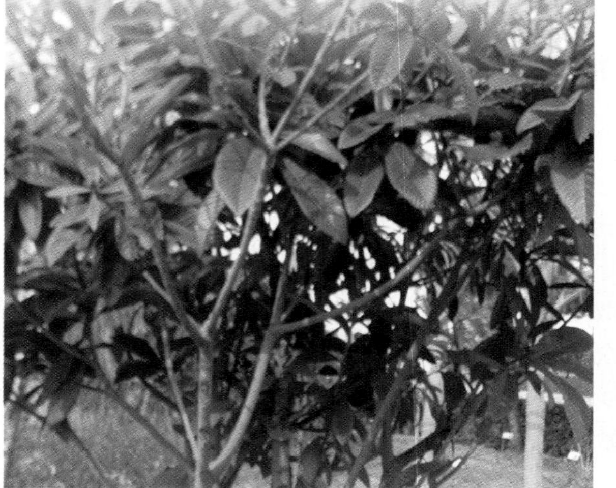

枇杷叶是蔷薇科枇杷属植物枇杷的干燥叶片。这种植物主要分布在长江流域及南方各省，以江浙一带所产的“苏枇杷叶”产量最大，广东所产“广枇杷叶”质量最优。第一位读者所摄图片虽不够清晰，但大致可断定为枇杷树。

枇杷树长什么样？

1. 枇杷树是常绿小乔木，高可达 10 米。
2. 小枝黄褐色，密生棕色绒毛。

3. 叶片厚革质而脆、易折断；呈长圆形，上部最宽，基部下延渐变狭窄形成短小叶柄；叶片上表面光亮，下表面密生棕色绒毛；边缘有稀疏的锯齿；主脉明显，在叶片下表面显著突起；侧脉 11~21 对，呈羽状分布。叶片微有清香气，味微苦。

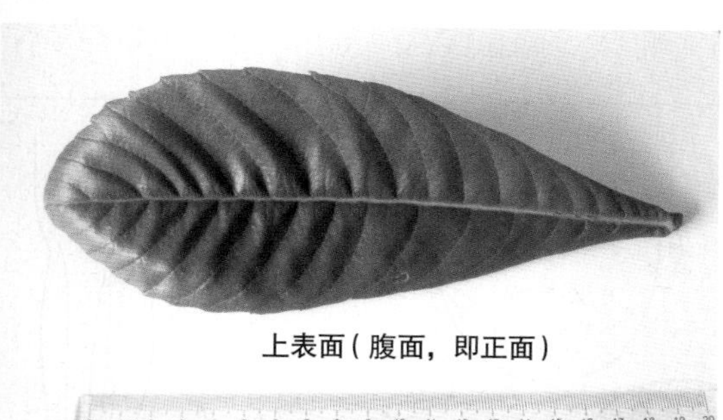

上表面（腹面，即正面）

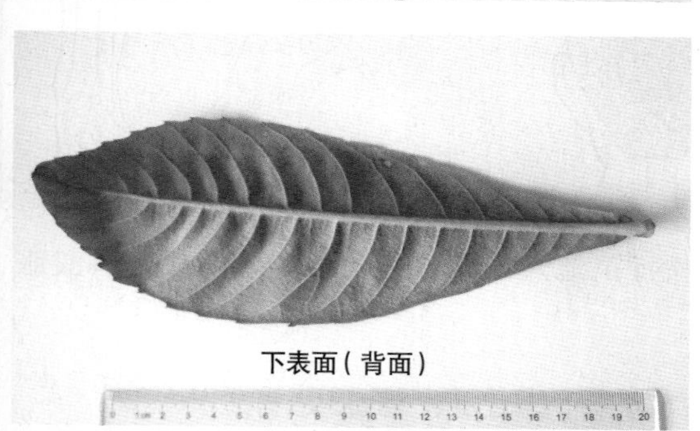

下表面（背面）

4. 多数花聚成圆锥花序，生于花枝顶端；花萼 5 枚，外面密生棕色绒毛；花瓣 5 枚，白色。

5. 果实即为日常食用的水果枇杷。

枇杷全身可入药，叶确以止咳见长

枇杷全身都是宝。枇杷叶偏寒，轻浮入肺，以止咳见长，并有平喘之效。除此之外，枇杷的花、果实、根、树皮也有一定的药理功效。中医认为，枇杷不同的药用部位在功效上有所差别。枇杷果甘酸化阴，有润肺、止渴之功；枇杷根可治虚劳咳嗽、关节疼痛；枇杷树皮主降逆止呕；枇杷花微温，可治寒咳。

再谈枇杷叶，它是一味历史悠久的中草药，始载于梁代《名医别录》。《食疗本草》记载："煮汁饮之，止渴，治肺气热嗽及肺风疮，胸、面上疮。"《滇南本草》也有记载："止咳嗽，消痰定喘，能断痰丝，化顽痰，散吼喘，止气促。"历代本草对枇杷叶的记载都最为强调其止咳的功效。

现代药理研究发现，枇杷叶含苦杏仁苷，在体内水解后产生的氢氰酸具有止咳作用，其水煎剂或乙酸乙酯提取物有祛痰和平喘的功效。枇杷叶所含挥发油有轻度祛痰作用。枇杷叶所含丰富的三萜类和黄酮类化合物，具有良好的抗炎和镇咳作用。

枇杷叶适用于肺热咳嗽

中医认为，枇杷叶味苦，性微寒，主入肺、胃经，善降肺胃气逆而止咳、止呕，为痰热咳嗽及胃热呕逆所常用，适用于肺热咳嗽、痰少咽干，或胃热呕吐、呃逆等。肺虚久咳、风寒咳嗽经适当配伍亦可应用。

枇杷叶的清肺之效，还可运用于肺热痤疮和酒渣鼻。治痤疮验方枇杷清肺饮，即以枇杷叶为主药（组成：枇杷叶、桑白皮、黄连、黄柏、人参、甘草，源自《外科大成》）。据《本事方》记载，枇杷叶焙干研末，茶调下 3~6 克，一日三次服，可治疗肺风鼻赤酒渣鼻。此外，枇杷叶亦可用于小儿吐乳及产后回乳等。

但需注意，脾胃虚寒、寒饮停肺者不宜用枇杷叶。

使用方法简单，勿忘去毛

枇杷叶的使用方法非常简单，只需取适量，洗净，去毛，加水煎煮即可。

使用时需注意：第一，枇杷叶一年四季皆可采摘，但以叶大、色绿、不破碎、无黄叶为佳。第二，枇杷叶背面密生的棕色绒毛对咽喉和气管黏膜有一定刺激作用，可诱发咳嗽，甚至引起喉头水肿，故煎煮前应去毛，防止绒毛脱落进入煎煮液。传统的处理方法是刷掉枇杷叶背面绒毛；如果该法处理困难，可用布包扎紧，投入水中煎煮，也可稍清炒帮助清除绒毛。

枇杷叶的炮制方法除去毛阴干以外，还有蜜炙枇杷叶、炒枇杷叶、姜炙枇杷叶三种。不同炮制方法的临床作用各有所长。如蜜炙可增强润肺止咳功效，清炒后多用于外感咳嗽，姜炙后可协同和胃。目前临床多用蜜炙。《滇南本草》记载蜜炙方法："凡用刮去背上细毛，净尽，著蜜抹匀，火烘。"市面上所售的枇杷膏即多采用蜜炙枇杷叶。

枇杷叶请来"帮手"制苦寒

为矫正枇杷叶的苦味，增强止咳效果，或减轻其寒凉之性，使用时可适当加入其他材料。

1. 枇杷叶切丝，加适量川贝、杏仁、陈皮煮水，或打粉后用开水冲服，可治疗肺热咳嗽。

2. 枇杷叶加适量桑叶、野菊花煮水后服用，可治疗风热感冒，兼具解表功效。但这三味药性均寒凉，阳虚怕冷之人慎用。

3. 枇杷叶与大米熬成粥，适宜于气阴两虚的咳嗽患者。

4. 枇杷叶加适量生姜，可治胃不和之呕吐。PM

现代社会的快节奏使人们频繁出现情绪不佳、压力过大、失眠、头痛等问题。按摩刺激一定的穴位，通过经络发挥调节作用，对于缓解精神紧张、减轻大脑疲劳可起到积极的作用。现代人如能抽出小部分时间做一番简单的自我按摩，即可为自己减压，经常按压这些穴位还可养生保健。

简易穴位按摩 留一点时间为自己减压

上海市针灸经络研究所门诊部副主任医师　秦秀娣

缓解头痛

头痛是人体常见病症之一，起因很多，疼痛症状也各不相同。除疾病引发的头痛外，此病大多与精神因素有关，如因精神刺激发作，或因脑力、劳累时间过长。

取穴：

百会穴 位于头顶部，两耳尖连线的中点处，是一个很重要的穴位。

四神聪穴 在百会穴前后左右隔开1寸处，即一横指处定穴。主治疾病包括头痛、焦虑、晕眩、癫痫、头重脚轻等，精神不集中时也可按摩。

按摩法： 按摩百会穴和四神聪穴，可用双手拇指、食指指腹，指尖向前后稍稍用力按压，来回摆动即可。也可模仿弹琴状，轻轻敲打头顶穴位1~2分钟，即可缓解头痛。

取穴：

太阳穴 位于眉梢与眼眶外侧后下方，压之有凹陷。现代人工作紧张，偏头痛者偏多，发作时按压太阳穴，可舒张血管、调节大脑过度兴奋或过度压抑，从而改善紧张、疲劳等不良状况，缓解头痛。

按摩法： 重复按压太阳穴20次，力度大，有酸胀感，即可改善症状。

减少颈部疼痛

取穴：

风池穴 头部另一要穴，位于颈后枕骨下凹陷处，具有抵御外邪的功用。颈部疼痛多由疲劳引起，而风池穴在头颈之间，多条经脉从头部由此向下行，故按揉风池穴可改善颈部僵硬、消除肩膀酸痛、疏通头部经络、改善失眠等。

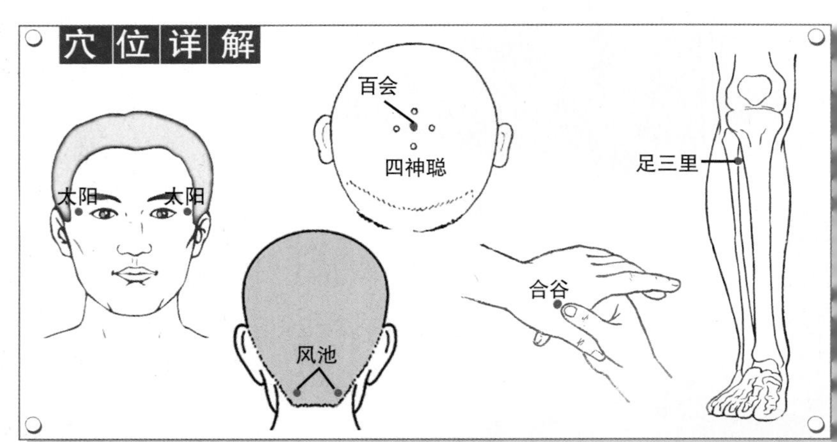

按摩法： 每天早晚按揉风池穴20次，按揉时以指腹点按，有酸胀感、无疼痛为度。

调节头面部疾病（牙痛、鼻出血、眼疲劳等）

取穴：

合谷穴 将一手拇指第一关节横纹，正对另一手的虎口边，拇指屈曲按下，指尖所指处就是合谷穴。这是人体手阳明大肠经上的重要穴位之一，主治牙痛、三叉神经痛、耳鸣、口眼歪斜、多汗、鼻出血、目赤肿痛、干眼症、眼睛疲劳、面部神经麻痹等。

按摩法： 用对侧拇指交替按揉左右手的合谷穴，也可用三根手指拿捏合谷穴处皮肤。随时随地都可以操作，力量可稍大，无副作用和危险，以感到酸胀且能忍受为度。

亚健康者保健养生

取穴：

足三里 位于外膝眼下3寸，胫骨外侧约1横指处。足三里穴被誉为中医保健万能穴。“若要安，三里莫要干”，可见其重要性。对亚健康者而言，这是一个非常好的医疗和保健穴位，主治急慢性胃炎、急慢性肠炎、胃肠痉挛、消化不良，能调整免疫、缓解精神紧张、帮助睡眠。

按摩法： 用同侧的拇指按揉或用光滑的木棍按揉足三里。因为小腿部皮肤较厚，力量可以适当增大，用力时不要憋气。操作不限时间，可以每天按摩双侧足三里各20次。经常按揉，持之以恒才有效。PM

健康大妙招：红酒泡洋葱

洋 子

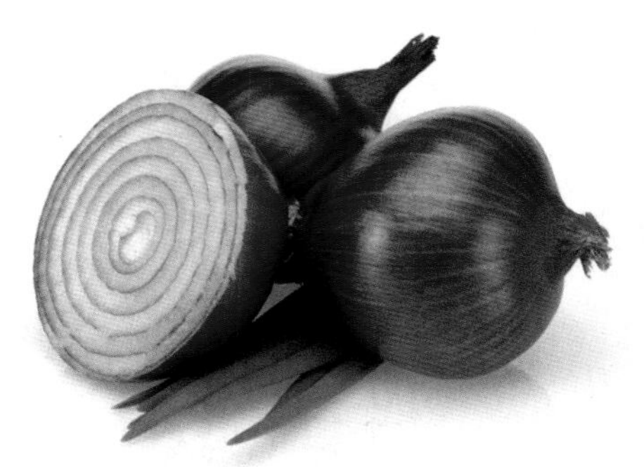

我们进入了一个前所未有的"微时代"，微博、微信、微商，沟通的及时和便捷，使很多有效的保健知识得到了大范围的口口传播。最近，一个有助于调理"三高"的食疗小妙招——红酒泡洋葱颇为流行，很多报纸、电视、网络等媒体对这个小妙招进行了多次报道。为什么两款普通的食物一经组合，就会带来那么好的口碑效应呢?

洋葱+红酒 营养多元化

在欧洲，洋葱被列为饮食必配菜品。其实，洋葱确实含有多种活性成分，如类黄酮，能保护心脏，预防冠心病；前列腺素 A，有助于降低血脂和预防血液黏稠；二烯丙基二硫化物，可帮助清理血液中的胆固醇和甘油三酯；黄脲丁酸，有助于调节血糖；槲皮素，可增强血管弹性;棉籽糖，可参与调节血脂、增强免疫力，防止便秘、腹泻；谷胱氨酸，是一种抗衰老物质，能推迟细胞衰老，久食使人延年益寿。另外，洋葱还含有丰富的多种维生素和钙、磷、铁、硒元素，以及多种氨基酸和柠檬酸等对健康有益的成分。

红酒

在酒类中，红酒的保健功能独树一帜。红酒含有丰富的维生素及矿物质，可以补血、促进血液循环。如红酒中丰富的 B 族维生素和复合泛酸，有助于促进糖的分解，防止血管老化。

红酒中的原花色素和白藜芦醇，有助于预防及控制高血糖，抗氧化，清除自由基，有很强的抗衰老作用。

洋葱泡红酒 炮制有妙方

红酒泡洋葱，如同中医炮制药酒一样，泡制过程中会产生发酵的作用，出现质的变化，产生神奇效果。红酒泡洋葱的方法如下：洋葱 3 个，红葡萄酒 750 克，将洋葱洗净，切去少许头尾，剥下外皮，切成八等分的半月形，装入可密封的瓶内，加入红葡萄酒，再加入食用酵母菌，将瓶盖盖紧，放在阴凉处。7~15 天后(以无气泡产生为准)，把瓶内洋葱过滤掉，再将酒装入瓶中盖好，放在冰箱冷藏，过滤的洋葱可以食用。

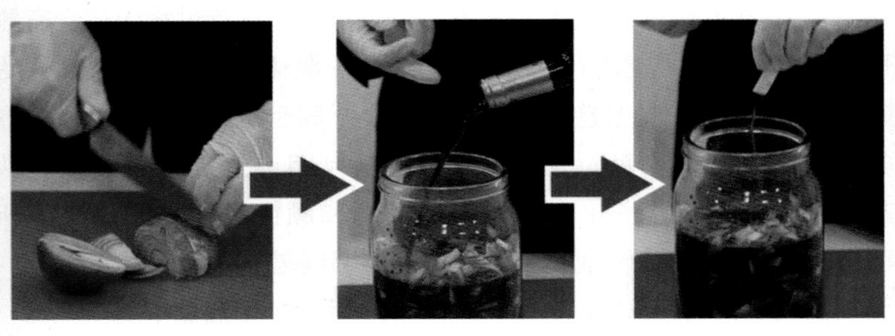

值得一提的是，红酒泡洋葱的制作看似简单，实际上很有讲究，一个环节不对，不仅效果大打折扣，搞不好还得赔上几瓶红酒。比如，要选用好的红酒，低档红酒往往泡出来是没有效果的，品质越好的红酒，白藜芦醇的含量越高，泡出来的效果就越好。洋葱一定不能用大棚里种的，要用土产的，最好是西北的紫红皮洋葱。制作过程中，要使用专门的酵母菌进行发酵，不仅口感好，避免刺激的洋葱味，而且保健效果更会成倍提高。另外，酿泡的时间要充分，洋葱要沥干，罐的密封性一定要好。就像做泡菜一样，制作红酒泡洋葱，要耐心，要细致。

洋葱泡红酒 定制高质量

如果你想了解更多制作细节，可来电咨询 **400-838-8873**，并免费索取红酒泡洋葱制作手册一本。如果嫌自己在家制作麻烦，成本高，也可报名团购或单独定制。团购定制的红酒泡洋葱由指定的具备现代化生产条件的工厂统一标准，统一采购，统一酿制，所用的酵母菌是有关专家历经 3 年潜心研究秘制的，红酒是澳大利亚进口的野生红葡萄酒，洋葱是从河西走廊整车拉的地道紫红皮洋葱，不仅省钱省事，而且效果更有保证。PM

饮用方法：每次喝50毫升，一天喝1~2次。年纪大的人可一次喝20毫升，晚饭后和睡前喝效果好。平时不怎么喝酒的人，可以用温开水稀释后饮用。

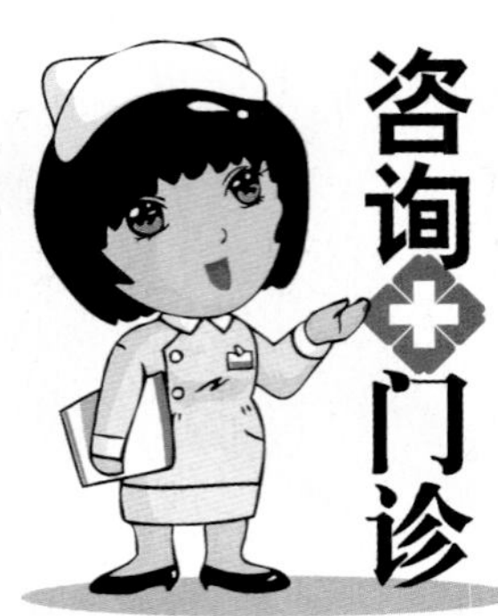

网上咨询：popularmedicine@sstp.cn
（专家门诊时间以当日挂牌为准）

“上环”避孕过时了吗

生完宝宝后，我有过一次意外怀孕，做了人工流产。现在妈妈催我去“上环”，我总觉得这种方法太老土了，想到要有个东西在体内也感觉不舒服。“上环”避孕对身体有伤害吗？是不是过时了？

上海　王女士

复旦大学附属妇产科医院计划生育科主任医师姚晓英：目前，“上环”仍是一种很好的避孕措施，适用于大部分育龄妇女，取放简单、安全、有效、长效、经济、不影响性生活和生育能力，并不过时。现在，不少新时代女性对“上环”有担心、有偏见，其实，相比不避孕导致意外怀孕而做的人工流产对身体和心理的伤害，放环还是很有必要的。世界卫生组织对选择避孕方法的医学标准建议如下：宫内节育器对于广大妇女在多种情况下是一个安全的选择，无法使用激素避孕的妇女、抽烟妇女、高血压和糖尿病妇女以及正在哺乳的妇女，完全可以使用，产后、流产后及哺乳期妇女可以安全使用，对将来的生育无不良影响。

到目前为止，所有的避孕方法都有优缺点，没有一种避孕方法是十全十美的。“上环”避孕的主要副作用是腰酸、下腹不适、白带增多、经期延长、经量增多以及月经中期点滴出血，一般在使用后几个月内会逐渐减轻。

专家门诊：周一上午、周五下午（黄浦院区），周四全天（杨浦院区）

脱敏治疗打针好还是吃药好

我对螨虫过敏，医生说可以进行脱敏治疗，可以打针也可以吃药，疗程都要两三年。这两种方法，哪种效果好？

江苏　张女士

上海交通大学医学院附属仁济医院过敏（变态反应）科主任医师郭胤仕：目前，脱敏治疗有皮下注射和舌下含服两类制剂。皮下注射，第1~15周每周注射一次，此后每2周注射一次，然后根据情况每4周或每4~8周注射一次，标准疗程共计52次，需要2~3年。如果不能按期到医院或不愿打针治疗，也可选择舌下含服脱敏制剂，需固定时间用药（一般在早饭前），总疗程也需要2~3年，但疗效不如皮下注射确切。舌下含服药物的优点是方便，患者可在家中自行用药，缺点是缺乏专业医务人员的指导与帮助，很难保证用药的规范化及安全性。如果选择这种方法，需严格按照使用说明书指示剂量用药，不可随意增减剂量或搞错次序，否则不仅会降低疗效，还可能发生严重不良反应，甚至危及生命。

专家门诊：周四上午、周六上午（东院），周二上午（西院）

特需门诊：周一上午（东院），周五上午（西院）

化疗有哪些副作用

我女儿不幸得了白血病，就要化疗了，听说会很痛苦。我想了解一下，化疗后会出现哪些副作用？有什么方法可以缓解这些副作用？

福建　夏女士

上海交通大学医学院附属上海儿童医学中心血液/肿瘤科主任医师汤静燕：化疗药物的副作用有恶心呕吐、口腔溃疡、骨质疏松、肌肉无力、脱发、白细胞降低等。化疗药对生长较快的细胞影响较大，如口腔黏膜、胃肠道黏膜、骨髓细胞等，因此化疗时易发生口腔溃疡，并有疼痛和吞咽疼痛，肠道黏膜受伤后容易出现腹泻。化疗后骨髓造血功能受到抑制，会导致贫血、血小板和白细胞降低，此时易发生感染、出血等严重并发症，随着白细胞数量的恢复，大部分患儿会逐渐好转。以上这些副作用，医学上有止吐、止痛、升白细胞等相应的对症治疗措施，可以减少患儿痛苦，您不必过于担心。化疗过程中还会有脱发现象，一般化疗第7~14天起开始脱发，4~6周后可能脱光，但在化疗结束后3~4月会重新长出，新生头发的质地和颜色可能会和原来有所不同，但最终差别不大。

特需门诊：周五上午

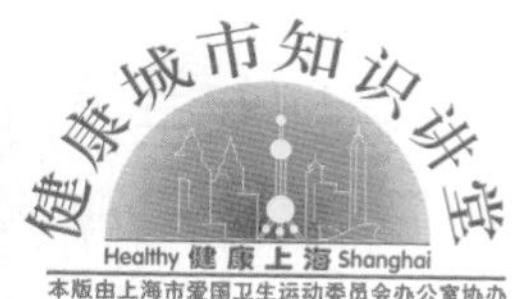

动、展、学、评 让合理膳食深入人心

本刊记者　王丽云

谈到健康生活，人们最关心的莫过于饮食了。在上海市各村居委的健康自我管理小组活动中，合理膳食的主题弹奏着健康宣教的主旋律。其实，简单地传播知识点很容易，难的是如何让过程更有趣、结果更喜人。针对普通市民，特别是郊区、农村文化程度较低的老年人，怎样让大家愿意学、学得会、做得到，的确需要花费一番工夫，精心设计课程。

在上海市松江区车墩镇长溇健康自我管理小组，来自车墩镇社区卫生服务中心的指导医生王萍丽的合理膳食课程非常受欢迎，她在讲授平衡膳食搭配、合理烹调方式等知识点的基础上，着重设计了“四个一”互动活动，帮助大家强化对知识点的掌握，从而将学到的合理膳食的知识和技能运用到实际生活中。

动一动：制作平衡膳食宝塔

通过课程教学，大家了解到平衡膳食宝塔的知识，如：平衡膳食宝塔共分五层，包含我们每天应吃的主要食物种类；宝塔各层位置和面积不同，这在一定程度上反映出各类食物在膳食中的地位和比重；谷类食物位居底层，每人每天应该吃 300~500 克；蔬菜和水果占据第二层，每天应吃 400~500 克和 100~200 克；鱼、禽、肉、蛋等动物性食物位于第三层，每天应该吃 125~200 克（鱼虾类 50 克，畜、禽肉 50~100 克，蛋类 25~50 克）；奶类和豆类食物合占第四层，每天应吃奶类及奶制品 100 克、豆类及豆制品 50 克；第五层塔尖是油脂类，每天不超过 25 克。

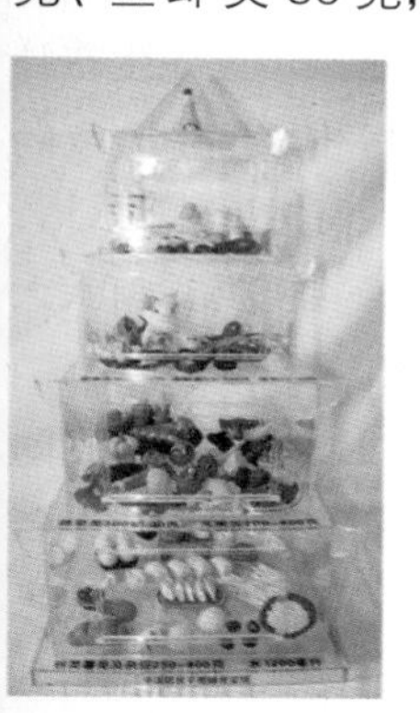

这样的课程内容对于文化程度普遍较低的老年人来说，往往课刚上完，大家还能记住一些，可过段时间基本就忘光了。为了加强自我管理小组成员对平衡膳食的理解，对每天摄入食物种类、量有更为形象、深刻的记忆，小组长及指导医生组织大家利用面塑、剪纸、丝网版画等传统艺术形式，自己动手制作“平衡膳食宝塔”。宝塔亲手做完了，知识点也就被牢牢记住了。

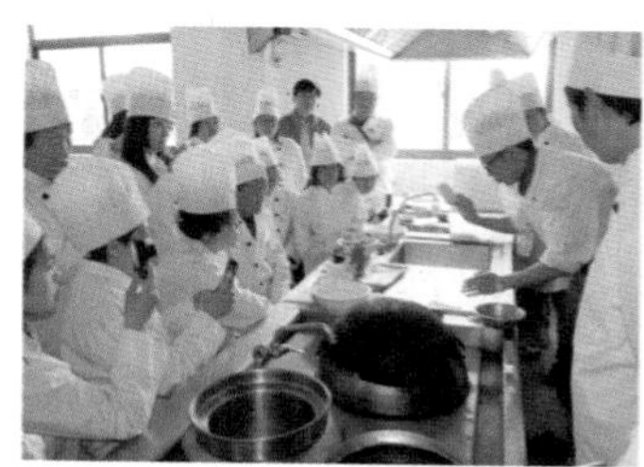

学一学：学烧健康菜

了解了“吃什么”，下一步就是要知道“怎么吃”，如何控制油盐用量、怎样健康烹饪。为此，相关部门组织健康自我管理小组的成员到餐饮单位学习，请专业厨师教大家怎样使用控油壶、控盐勺，如何制作符合家庭成员个性化需求的健康菜。如：针对高血压、糖尿病、高血脂等疾病，选择不同的膳食处方，使用相应的烹饪技巧。

为促进大家真正学以致用，相关部门还组织健康膳食节等活动，如：粗粮节，开展粗粮养生膳食制作大比拼，每位参赛组员制作一道粗粮菜品参加评比，并对各自作品的制作理念、方法、营养价值以及功效等进行讲解。活动还穿插健康膳食知识有奖问答等互动环节，并动员社区居民参与观摩和品评。

展一展：展示健康膳食文化作品

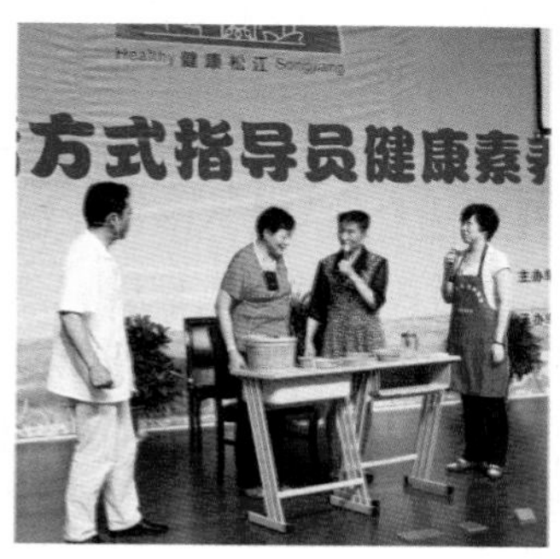

为了使合理膳食理念深入人心，小组负责人在组员中征集健康膳食楹联，请擅长书法的居民书写后展出，并赠送给社区居民。同时，健康自我管理小组与社区文化沙龙合作，创作了形式多样的健康文艺作品，如小品、沪剧、说唱等，适时进行社区展演。

评一评：评选健康膳食达人

为了提高大家参与学习、活动的积极性，小组负责人和指导医生对小组活动进行阶段性评估，总结组员知识知晓率、行为改善率等变化情况，进行健康膳食达人评选。

指导医生欣慰地说：“以前健康自我管理小组的活动，组员的出席率很低，自从开展了这样形式多样、内容丰富、有趣好玩的课程后，出席率明显升高，大家的积极性都被调动起来了。” PM

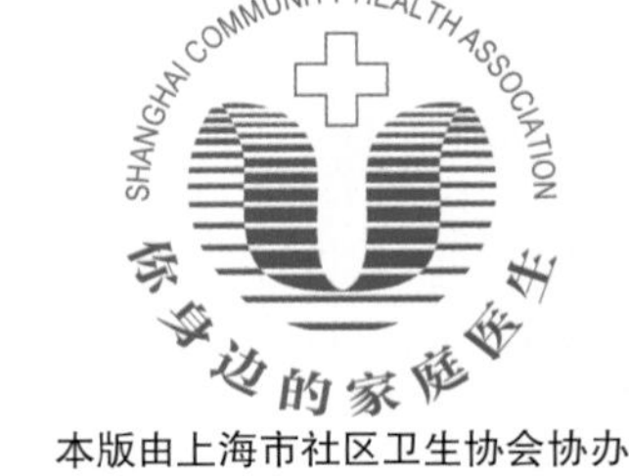

本版由上海市社区卫生协会协办

“上海市十佳家庭医生”葛永强

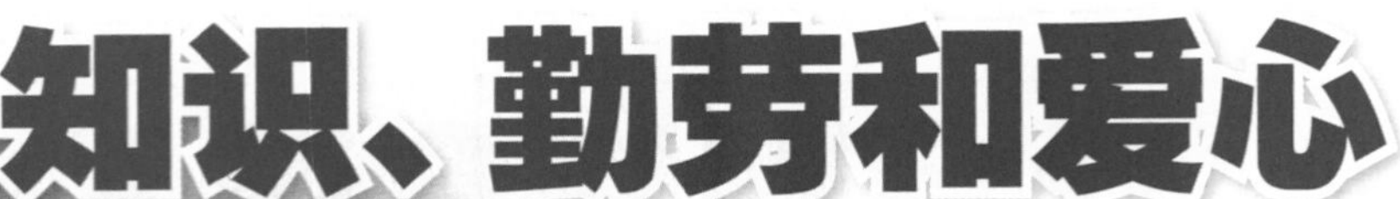

知识、勤劳和爱心 铸就居民健康守护人

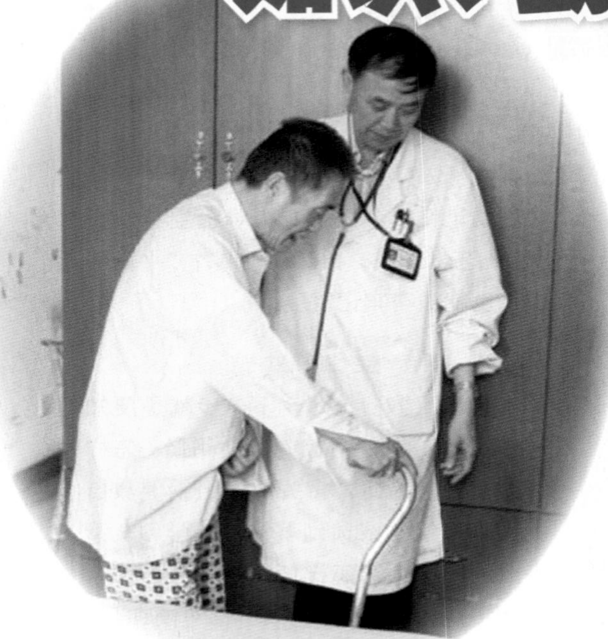

本刊记者　王丽云

离约定的采访时间还有十分钟，记者到达上海市徐汇区长桥街道社区卫生服务中心星秀卫生服务站。几分钟后，葛永强医生“风尘仆仆”地背着药箱骑着电动车出诊回来，从穿越大门到车棚停车，再到一路小跑进诊室，他看上去就像一位行动敏捷的小伙子，记者一问，才知道他今年已整整 60 岁！

葛永强以前是上海塑料印刷厂的厂医兼卫生科科长，但他非常关心社会现状。他发现，随着上海步入老龄化社会，老年人需要有一个结合医疗、保健、咨询、护理为一体的机构为他们服务。于是，1995 年，满腔热情、特别能吃苦的葛永强加入社区卫生服务，背起药箱、走街串巷，当起了家庭病床医生。二十年来，葛永强先后参加全科医生、家庭医生规范化培训，用知识、勤劳和爱心服务于社区居民特别是老年人，成了居民心中的“明星医生”。如今，许多社区老人把葛医生当成亲人，有些宁愿放弃与子女同住而独居，就是为了能继续在他服务的辖区内得到他的关怀和照料，有的老人放心地将家门钥匙交给他，方便他上门看诊。

老人去世后，儿子送锦旗

2010 年的一天，一位老人的儿子按照母亲生前遗愿给长桥街道社区卫生服务中心送了一面锦旗，感谢葛医生 15 年如一日对老人的医治和关怀。原来，1995 年，这位老人因高血压、反复脑梗、行动不便成为葛医生的家庭病床病人，葛医生每周一次上门服务，为老人测血压、调整药方、开药、进行康复指导和饮食指导。前十年间，老人病情反复但尚为稳定，后来随着病情加重，葛医生每次上门查房，敲门后，老人一瘸一拐挪到门口去开门就要耗时 15 分钟，最后的两三年，老人完全不能下床。因与老人一起生活的儿子工作很忙，为了方便葛医生上门查房，老人的儿子就把家门钥匙交给了他。在老人生命的尽头，葛医生三天两头就上门一次，最终老人在家安详地离开了人世。

葛医生说：“在社区像这样的老年人有很多，我们家庭医生要用爱去搀扶一下，让他们有尊严地走完人生最后一站。”

双向转诊，方便又便宜

葛医生认为，家庭医生不仅要当居民的“健康守门人”，还要做好居民的“分诊守门人”“经费守门人”，为居民看病提供方便、指明方向，帮居民省钱的同时也节约医疗资源。

居民王先生有一次外出游玩后感到疲劳和胸闷，找葛医生就诊。葛医生知道他平时身体很好，但天天喝白酒，那次就诊时脸色不好，心率 54 次 / 分。葛医生立即让他做心电图，结果提示有心梗可能，于是立即告诉他去什么医院、挂什么号、做什么检查。过了两天，王先生妻子打电话咨询葛医生，边哭边说：“做了心脏冠脉造影，有 2 根血管阻塞了，要放支架，怎么办？”葛医生淡定地跟她说：“放心！放好支架回社区，我会按照中山医院心内科的治疗方案为他治疗的！”后来，王先生在社区经过几个月的精心治疗，病情稳定，从那以后，葛医生成了他全家的健康顾问。

居民郑老伯患有眼疾，不慎跌倒致右股骨颈骨折，在上海市第六人民医院接受了人工关节置换，术后 3 天因床位十分紧张而不得不出院。郑老伯的家人很担心：这么早出院，等到拆线时还要叫 120 救护车到附近的医院拆线，太麻烦了！葛医生仔细问清手术经过和伤口情况后，告诉郑老伯的家人：“这种情况符合双向转诊，我可以上门为他拆线，而且因为是签约病人，所以费用很低！”PM

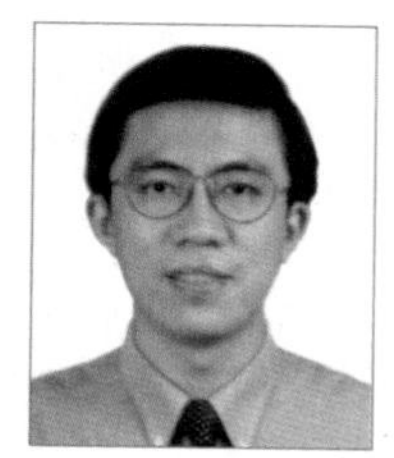

于 康

北京协和医院临床营养科

主任医师，教授

“妙笔”书写着医者之心

“仁心”跳动在笔下字间

更多科室的更多好医生，在《大众医学》微信“好医生”版块中。

TA的擅长

肥胖症、糖尿病、高脂血症、痛风症、肾脏疾病、外科疾病等疾病的肠内营养支持和营养治疗、营养风险筛查、营养评定等。

TA的文摘

老百姓关心的饮食问题

谁最适合替代牛奶补钙：酸奶还是豆浆？

对于乳糖不耐受者，牛奶的最佳替代品是酸奶，因其发酵过程中乳糖减少约30%，且耐受性提高。牛奶的补钙效果近似等量酸奶。而豆浆补钙的效果则不可与牛奶、酸奶相比。因此，就补钙而言，不能用豆浆代替牛奶。

坚果，该不该吃？

我基本推崇食用坚果，只是需注意：①类型，别吃油炸或糖油混合(如油炸花生米，琥珀核桃等)、过咸的坚果，绝对不能吃霉变的坚果；②数量，隔日食用一次，每次15~20克(一小把)；③时间，一般于两餐之间食用，也可正餐时配菜吃。

鸡蛋，多久吃一个才合适？

对健康人而言，没有任何证据显示每天食用一个鸡蛋会导致总胆固醇和低密度脂蛋白胆固醇(LDL-C)升高，故每日食用一个煮鸡蛋是适宜的。不过，有研究提示，高胆固醇及糖尿病患者每日食用一个鸡蛋可能增加冠心病风险，但存有争议。为稳妥起见，目前一般主张隔日食用一个煮鸡蛋(相当于每日半个鸡蛋)，以求在鸡蛋的营养和所谓风险间寻求平衡。

晚上太饿又怕胖，要不要强忍着不进食？

如果晚上(甚至夜里)出现明显饥饿感，应及时进食，如吃一片烤面包片或两片苏打饼干，有时还可加一杯酸奶……不要拘泥于所谓“怕胖”之类的担忧而强忍饥饿，否则可能对身体产生不利影响，糖尿病患者、老年朋友等尤应注意。

老百姓应培养的饮食习惯

选择“低糖”饮食，是一种智慧

甜味带来快乐，我们无法也不必对它说“不”。但过犹不及，“甜味”一多(往往不知不觉地摄入越来越多)，健康风险随之增高。从年轻时就培养“低糖”的饮食习惯，学会选择“低糖食品”，有效降低“高糖”可能带来的肥胖、龋齿、高血脂等风险，这是一种智慧，也是健康素养之一。

纠正饮食问题，从避免过饱和进食速度过快入手

“七分饱”指自己还没觉得胃中已满，但对食物的热情有所下降，主动进食的速度也明显变慢。只要饮食多样化，吃“七分饱”可以保证合理营养摄入，长期坚持不仅有助控制体重，还有利于头脑清醒。而要想做到“七分饱”，吃饭就要细嚼慢咽。当然，这不是一个“严谨的定义”，但强调了一个重要原则：避免过饱，也就避免了过量进食，进而可能避免因此导致的一系列问题。进食量过大、吃饭速度过快，是目前很多人亟待解决的两个问题。有关饮食的事情千头万绪，就让我们从改正这两条入手。

饮食虽不如遗传影响大，却可改变并终身获益

常听人争论“遗传、饮食，谁对健康更重要”，我完全认同遗传重要而强大，但毕竟目前它还无法被改变和左右。相反，饮食的影响虽有限，但只要你愿意并稍用心坚持，即可掌控，并对健康产生益处。因此，别争论了，把时间花在改造几个不良饮食习惯、坚持几个良好饮食习惯上，这才实惠。PM

怎样找到TA

医院：北京协和医院临床营养科

微博：临床营养于康

个人网站：好大夫在线 http://dryukang.haodf.com/

宫外孕 意料之外的伤害

上海交通大学附属第六人民医院妇产科副主任医师　童剑倩

急诊室的故事

一天晚上，救护车送来一名脸色苍白、神志模糊的女患者。家属称，患者姓张，32岁，一个月前用早早孕验出“双杠”（怀孕）。在家人和朋友的建议下，她暂停工作回家保胎。在保胎过程中，偶尔出现褐色白带，未引起重视。在停经快7周时，患者突发剧烈腹痛，在家中还晕厥一次。经检查，该患者被诊断为宫外孕、输卵管破裂大出血、失血性休克。经紧急手术后，才转危为安。

医生的话：宫外孕是一种非正常妊娠，医学上称之为异位妊娠，是导致孕早期女性死亡的主要原因之一。正常妊娠时，受精卵沿输卵管一路游走，同时自身不断分裂，到达子宫后，在子宫壁着床。如果受精卵到处“乱走”，在子宫腔以外，如输卵管、卵巢、腹腔、阔韧带、宫颈等地方“安营扎寨”，就发生了宫外孕。简而言之，宫外孕就是“种子种错了地方”，受精卵在不该着床的位置“生根发芽”。

紧急而凶险的宫外孕

宫外孕是产科常见的急腹症之一，发病率为1%~2%，其特点主要体现在一个“急”字。患者多因阴道出血、下腹部剧烈疼痛急诊就医。此时，患者很有可能存在腹腔内大出血，一旦抢救不及时，就会有性命之忧。

宫外孕以输卵管妊娠最为常见。输卵管狭窄、壁薄，无法充分扩张，不能适应孕卵的生长发育，一旦发生破裂，很可能在短时间内发生大量内出血，引起孕妇休克，甚至死亡。

尽管随着现代医学技术的发展，早期诊断宫外孕已经成为可能。医生可以通过B超、血人绒毛膜促性腺素（HCG）检测等手段，在未发生严重后果之前，做出准确判断，及时干预。然而遗憾的是，很多孕妇还是会因为不愿意在孕早期接受检查而错过早期诊断和治疗的机会。

警惕宫外孕“信号”

在怀孕初期，孕妇可以通过一些异常迹象来自行鉴别是否存在宫外孕。比如阴道出血，不论是宫外孕，还是先兆流产，出现阴道流血往往都预示着妊娠出了问题，应及时去医院就诊。如果出现腹部疼痛，尤其是一侧下腹隐痛或阵发性痉挛疼痛，同时伴有恶心、呕吐、头晕、无力等症状，那么宫外孕的可能性就比较大了，患者应立即去医院进行相关检查。即便没有特殊状况，孕妇也应在停经6~8周去医院进行相关检查，确定是否正常妊娠。

及早干预，将伤害降到最低

一旦确诊为宫外孕，患者也不必惊慌。目前，治疗宫外孕技术已十分成熟。如果HCG水平不是很高、胚胎较小，且身体健康状况较好，可以采用保守治疗，通过肌内注射甲氨蝶呤（MTX）杀死胚胎。尽管MTX是化疗药物，但由于使用的剂量较小，对人体伤害不大。

手术治疗分两种：一种是微创的腹腔镜手术。以输卵管型宫外孕为例，如果胚胎较小且输卵管尚未破裂，医生会根据HCG水平及孕妇的情况，通过腹腔镜手术，将胚胎或残留组织取出，并根据损伤情况及生育要求，酌情切除或保留输卵管。腹腔镜手术创伤小、恢复较快，一般术后一周左右即可痊愈。另二种是开腹手术，主要用于出血严重或者胚胎过大者，此时以挽救生命为第一原则。术中，医生会根据具体情况决定输卵管的取舍。PM

特别提醒

虽然宫外孕来势汹汹，但如果能早期干预，就能将伤害降至最低。越早发现宫外孕的“蛛丝马迹”，越早接受正规治疗，预后越佳。有宫外孕病史的女性，在再次怀孕前，应做好系统、全面的检查和准备，以免再次发生宫外孕。

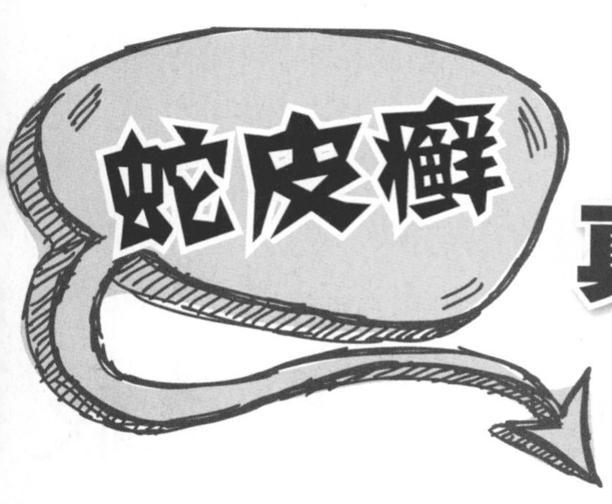

蛇皮癣真有攻克的秘方吗?

上海中医药大学附属龙华医院皮肤科主任医师 李咏梅

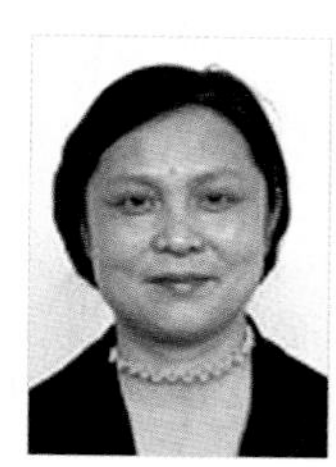

专家简介

李咏梅 上海中医药大学附属龙华医院皮肤科主任。上海中医药学会皮肤科分会副主任委员。擅长运用辨证论治手段系统治疗顽固难愈性皮肤病，如湿疹、异位性皮炎、银屑病等。对于大疱性皮肤病、红斑狼疮、血管炎、脱发等免疫性疾病，采用中西医结合方法进行"个体化"治疗，亦取得不菲疗效。

读者咨询:

我今年25岁，是一名蛇皮癣的患者，小腿上有蛇皮状的皮肤，有些影响美观。我到多家医院诊治，效果都不理想，为此我深感苦恼。最近，我看电视上介绍某医院通过"独家中药秘方"可以"彻底攻克"这种病。请教专家：电视上说的中药真能治疗好蛇皮癣吗，其可信度高吗?

别信所谓"中药秘方"

蛇皮癣的医学名称是鱼鳞病，是一种皮肤病，多于儿童时期发病。主要表现为患者四肢、躯干，甚至全身皮肤干燥，伴有灰褐色鱼鳞状鳞屑，边缘轻微翘起，形似蛇皮，故俗称"蛇皮癣"。皮疹多数对称发生，尤其于上肢及小腿伸侧多见。重者皮肤干燥皲裂，且有痒感。

鱼鳞病较难调治，当属现代医学难治病范畴。虽然中医药治疗本病有一定疗效，但所谓"中药秘方"能根治鱼鳞病，则绝对不可偏信。现在很多虚假广告都是针对疑难皮肤病的，迎合了患者希望彻底治疗好疾病的愿望。对此，患者要保持平和心态，对疾病有科学的认识，否则就容易上当受骗。

病因不清，根治亦难

事实上，很多疾病，比如一些疑难皮肤病，其病因尚未搞清，那么"根治"就不太可能。就拿鱼鳞病为例。这是一种角化障碍性先天性皮肤病，常有家族史，其病因迄今不甚清楚。根据目前的研究，除遗传是一个重要因素外，还与脂质代谢异常、维生素A水平低下，以及表皮增生和脱落发生不平衡等有一定关系。西医认为该病是先天遗传性皮肤病，可呈不规律的显性遗传或隐性遗传。中医认为其多因先天禀赋不足，后天脾运失健，气血生化无序，而致血虚风燥，皮肤失于濡养，日久引发肌肤甲错之鱼鳞顽疾。总而言之，虽然目前对该病有一定的认识，但无法达到"根治"水平。

对策：等待观察+药物改善

首先需要说明的是，有些类型的鱼鳞病，如出生即有或幼儿期发病者，青春期后病情可逐渐减轻甚至恢复正常。如果鱼鳞病持续存在，则可按以下方法加以治疗。

西医治疗通常以局部外用药物为先。根据皮肤变化分别选用5%水杨酸软膏，0.05%~0.1%维A酸软膏，10%尿素软膏或30%鱼肝油软膏外搽。也可予以中药大枫子油、甘草油、蛋黄油等量混匀外搽。对于症情较重者，可每天口服维生素A 20万~30万单位，酌行矿泉浴、淀粉浴。同时，为防止皮肤过于干燥，禁用碱性肥皂及刺激性外用药物。

中医认为鱼鳞病虽为皮肤病，其实质却是内在脏腑气血亏虚失和，以致病发于外。故中医注重以内治为主，调理肾脾肺三脏功能，养血润燥，疏风活血。多采用当归、丹参、红花、赤芍、鸡血藤、党参、黄芪、地黄、麦冬、茯苓、何首乌、枸杞子、黑芝麻、白术、淮山药、桂枝、黄精等饮片煎汤内服。也可口服成药制剂，如人参健脾丸、归脾丸、八珍丸等，多可起到滋润皮肤、减少脱屑、减轻瘙痒之功效。到了寒冷干燥之冬季，给予滋阴补肾，养血活血的膏方调理，更可获得事半功倍的疗效。需要说明的是，无论是中药还是西药治疗，都要在医生的指导下进行。PM

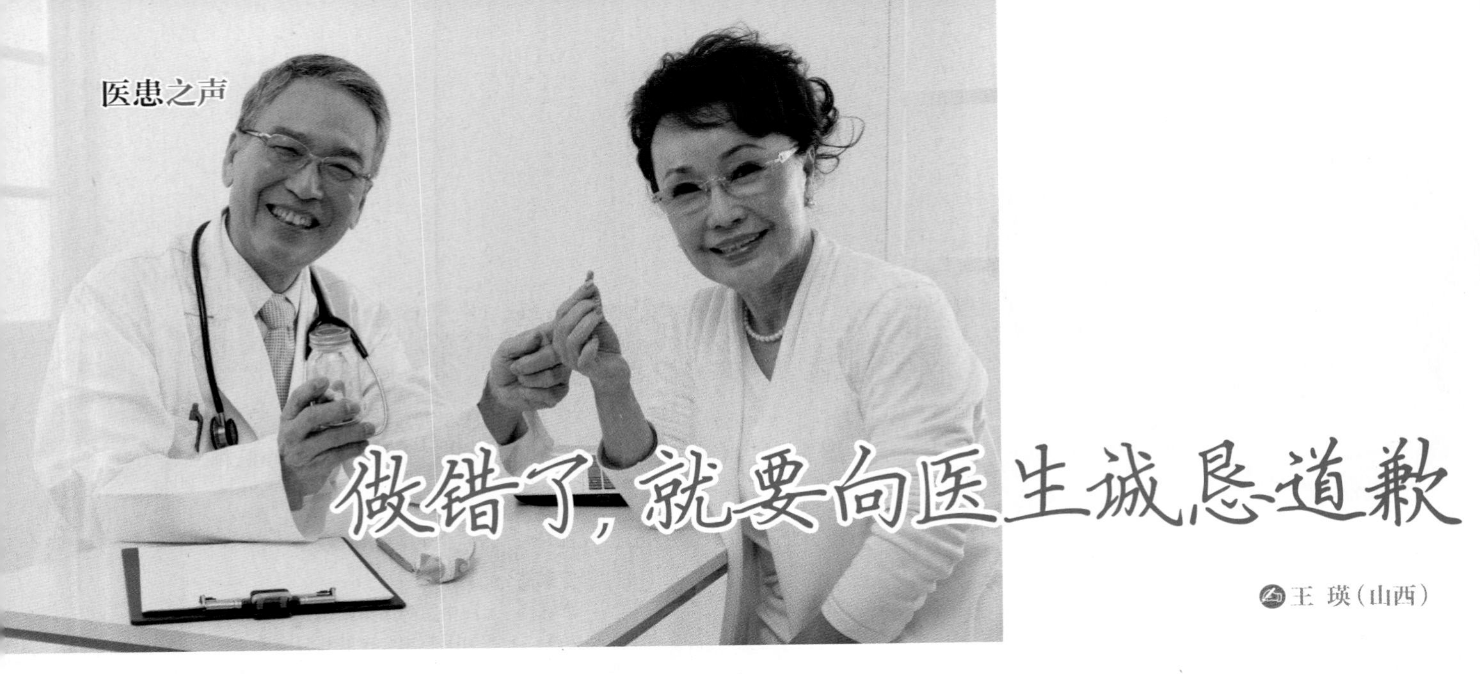

做错了，就要向医生诚恳道歉

王 瑛（山西）

2013年11月12日，我86岁的老母亲因肝囊肿增长住进我市一家三甲医院。我母亲的肝囊肿于20年前的一次体检中被发现，那时囊肿还不大，仅黄豆大小，总共有3个。因无任何症状，也没有任何不适，就没有当回事。直至2013年8月，母亲吃不下饭，感到腹部憋胀，我们以为是消化不良积食所致，让母亲服用了健胃助消化的药，但不见效。直至11月，母亲感到腹部越发憋胀，寝食不安，我们才送她到这家三甲医院就诊。经B超检查显示，母亲的3个肝囊肿都已增大，最大的囊肿直径已达16厘米。

母亲住院后，为她接诊的是位四十多岁的屈大夫。据同病房的患者说，屈大夫是治疗各个脏器囊肿的行家，他不仅对患者似亲人一般，而且责任心强。屈大夫对我母亲采用穿刺插管引流法，考虑到老人的承受力，他用3次插管引流，而不是一次排空流尽。经过6天的治疗（每2天引流一次），母亲像鼓一样的肚子终于恢复了常态，进食也恢复正常。

母亲住院，子女轮流陪护。我家兄妹五人，三男两女，除大妹妹身处外地，其余四人都在本地。大弟因家中有事，只在医院陪护一天一夜。而我们与屈大夫的误会就发生在大弟陪护时。

大弟陪护母亲那天是周五，隔日早晨，护士把母亲周五的治疗和药物费用清单送到病房给大弟。大弟一看总共556元，当即发怒，猛地站起来：“周五那天没用什么药，只输液几瓶，怎么就这么贵？”大弟越说越不开心，高声骂道：“这是什么医院，太黑了！”之后他还骂了一些不好听的话。

“你怎么随便骂人？”听到骂声的屈大夫走进病房问道。大弟上前一把抓住屈大夫的衣领，吼他：“骂你们怎么了，吃人不吐骨头的豺狼，我还要揍你呢！”大弟正欲动手，被跑进病房准备接班的小妹从身后抱住。同时，屈大夫也被闻声赶来的护士拉走。

这时，坐在病床上的母亲哭诉：“老二啊，你不能这样野蛮地对待屈大夫。屈大夫治好了我的囊肿，是我们家的恩人啊！”

大弟的怒火稍平息后，护士进病房跟他解释：“这556元不是周五一天的费用，还包括双休日两天预支的医药费。因为双休日大药房休息，药品必须在周五提前取出来，所以556元是总共三天的医药费用。”“哦，原来如此。”大弟自责道，“我怎么没弄清楚事情的原委，就大动肝火，乱骂医院、医生呢？我真不应该啊！”

在母亲的斥责下，小妹陪着大弟到屈大夫的办公室向他赔礼道歉：“屈大夫，对不起，我胡乱骂医院、医生，是我不对。您治好了我母亲的病，是我们家的大恩人，我应该感谢您，不应该随便骂您！”大弟向屈大夫深深地鞠了一躬。

屈大夫见大弟真诚地赔礼道歉，也不生气了：“你以后遇事要冷静，不要贸然动怒发火。动怒可是伤肝的。”大弟点头：“我一定接受教训，改掉坏脾气。”

这次风波之后，屈大夫和我们兄妹成为好朋友，他不时打电话询问母亲的情况：“伯母最近感觉怎么样？肚子还憋胀吗？如有状况，赶紧来医院。”后来，我们带母亲复查。屈大夫看了检查结果后说：“囊肿长势缓慢，暂不碍事。”有屈大夫这句话，我们就放心了。PM

也许读者有疑问：肝囊肿究竟要不要治疗？扫描二维码，收看文章《查出肝囊肿，治还是不治》。

为患者做好每一件最重要的小事

湖北省荆州市第一人民医院副主任护师　罗 红

我是一名护士，准确地说是一名肿瘤科的普通护士。在我的护士生涯中，有一件这样真实的事例，久久印在我的脑海。

他是一位教师，时年58岁，因肝硬化癌变住院。患者事业心强，住院期间仍抓紧时间看书工作。当病情恶化时，他流露出异常孤独、恐惧的情绪，可子女忙于工作，很难在他身边整日陪伴。我得知后，在工作允许的情况下，尽可能抽出时间陪他聊天，和他谈志趣、谈他的学生、谈人生。他的话逐渐多起来，我们相谈甚欢，我感到他的恐惧心理慢慢淡去了。尽管他的病情不断恶化，但精神状态尚好。有一次，他悄悄对我说："我知道我这病治不好了，我只希望能在你值班的时候走就好了，别的，我也就没什么可求的了。"面对这样一位呕心沥血、献身教育事业的可敬老师，面对这样一位将不久于人世的老者，我深感护士的责任是这样的沉重。在他昏迷不醒的日子里，不管周围有没有人，我都一如既往认真地为他进行每一项操作，无论是注射、输液，还是掖被角，我都力求手法准确、动作轻柔。然而，这一天还是不可避免地到来了，在我值班的一个深夜，他走了。事后，他的女儿双手抓着我泣不成声，我的心里和他们一样不好过。

目前，虽然很多医院推行"人本位整体护理"，包括生活护理、治疗处置、教育指导和心理护理四方面，但在大家的眼中，护士忙于疾病护理、打针发药，对患者的生活缺少照顾，对其饮食缺少细致的观察。所以，护士常被称为只会打针发药的"打发护士"。确实，或因为繁忙，或因为如今的医患关系导致的消极态度，我们在工作中有时过分强调技术，导致医疗行为流程化、机械化、呆板化，甚至僵硬化，忽视了人与人之间的沟通、关怀，而这可能恰恰是医患关系中极其重要的部分。

不过，并不是所有护士都如此。就我亲眼所见、亲身经历的事例中，看到很多护士用他们的爱心感动了许许多多的患者：他们帮助大小便失禁的患者清洁皮肤，保持床褥干燥，避免褥疮的发生；协助患者翻身，改变体位，按摩肢体，促进血液循环，防止肌肉萎缩；及时清除患者口腔的分泌物和痰液，保持呼吸道通畅；鼓励并协助患者进食，以保证其生理所需；还有为患者洗头、倒开水、喂饭、喂水、剪指甲等生活照料。试问，如果护士没有坚强的意志和一颗同情心，这样的工作怎能胜任和坚持?

深受全球爱戴的德兰修女曾经说过："我们都不是伟大的人，但我们可以用伟大的爱来做生活中每一件最平凡的事。"工作中只要我们拥有爱心，就能为患者无私奉献，为他们做好每一件最重要的小事。PM

"医患之声"征文启事

无论你是医生，还是患者，如果你曾经在行医或就医过程中遇到过感动事、愤怒事、困惑事、纠结事、委屈事，或者对如何提高就医效率、改善医患关系等问题有所感悟，欢迎大家踊跃投稿，一经录用，稿酬从优。

投稿方式：

1.上海市钦州南路71号《大众医学》编辑部"医患之声"栏目（200235）

2.电子邮箱：popularmedicine@sstp.cn（请注明"医患之声"栏目投稿）

3.传真：021-64845062（请注明"医患之声"栏目投稿）

为方便联系，请投稿作者注明具体地址、邮编和联系电话。

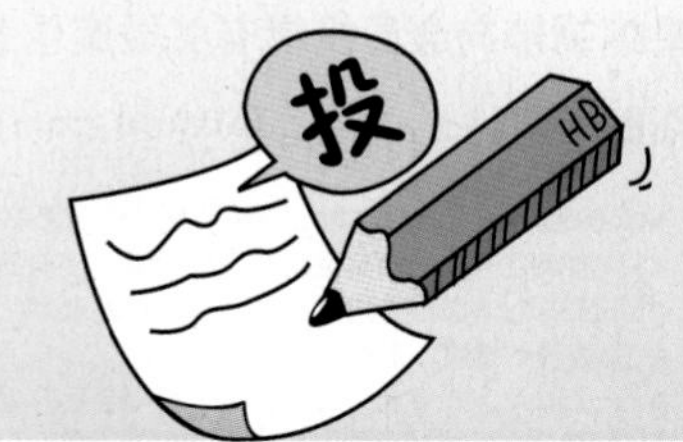

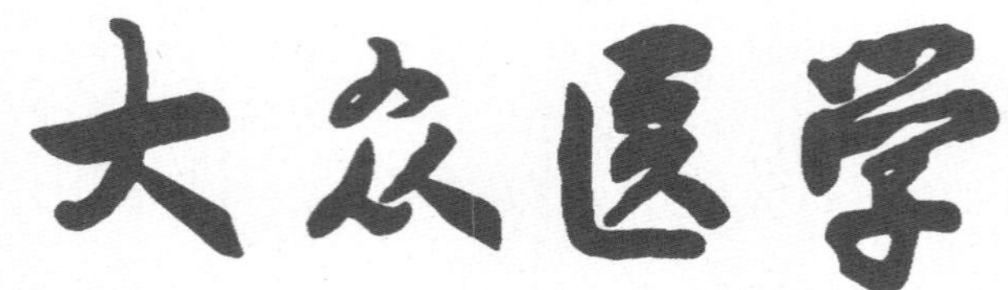

popular **medicine**

2015年6月 读者俱乐部

2015年第6期 “读者健康中心”幸运会员名单

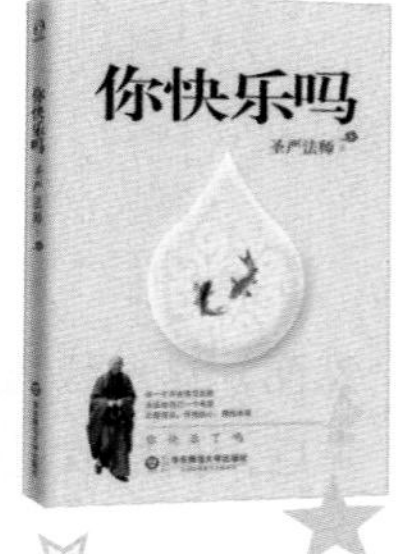

《你快乐吗》

许一个不会落空的愿：永远给自己一个希望；正视现实，怀抱信心，拥抱幸福……本书是圣严法师指导人生的著作，讲述了生命的意义，与人相处的方法，怎样对待工作与生活，怎样才算成功，如何面对生死。读者按照本书指引的方法，定能过上快乐幸福的生活。本书是当今工作繁忙和为生活所困扰的都市人必备的参考书。

作者：圣严法师
华东师范大学出版社出版
定价：28.80元

以下50名获《你快乐吗》

白淑英 陈燕平 杜灼之 孙秀兰（安徽） 梁韵华（北京） 陈秀华 黄国良 黄鸿光（福建） 陈雪珍（广东） 林秀芳（广西） 王幼琴（贵州） 王万方 温宝钟 吴世元 谢全震 赫峡灵（河南） 刘格英（湖北） 李立宏（湖南） 曲万坤 陶登敏（吉林） 储开旗 黄森林 蒋广禹 李梅仙 刘向菊（江苏） 何云殿 魏秉达（辽宁） 武圣运（宁夏） 刘兆鲁 许荣桂（山东） 颜庆玲（陕西） 曹梅香 曹助雄 陈丕强 董景涛 瞿红娣 刘 瑾 陆宝美 陆 毅 沈忻桢 王永贞 卫振业 徐贤钧（上海） 令狐哲（新疆） 葛 玮 楼起佳 沈雨梧（浙江） 蓝国政（重庆） 高 山 刘达（黑龙江）

以下50名获《细说男性健康202个细节》

周祖新（安徽） 叶健华 谢伟煌 陈小敏 邹菊花（广东） 张重楼 李建伟 刘振生 赵洪波 文 焱（河南） 谢 静 潘 伟（吉林） 周建新 周 振 朱立军 王裕斐（江苏） 赵 巍（宁夏） 蔡 燕（山东） 吴淑华（陕西） 杨耀芳 朱菊虹 朱增元 诸懋坤 王力钧 胡瑞林 王建华 王淑蓉 王文仙 王延铃 陆筱萍 管锡明 施 全 张正芳 黄炳君 李静娟 杨国顺（上海） 李月华 范仲立（四川） 古又佳（天津） 王 强 宋 奎 马美玲 陈福俊 任 炜（新疆） 蔡建林 王正荣 何展望（浙江） 薛佰冲（黑龙江） 庄秋艳 欧阳盛增（福建）

《细说男性健康202个细节(修订版)》

《细说男性健康202个细节（修订版）》将男性应掌握的养生知识全面阐述，包括脏腑功能、食物调养、减肥塑身、心理健康问题、日常生活细节、睡眠问题和健康误区等，让男性在现代繁杂的社会里保持健康的体魄。

编著：陶红亮 徐 山
上海科学技术出版社出版
定价：29.80元

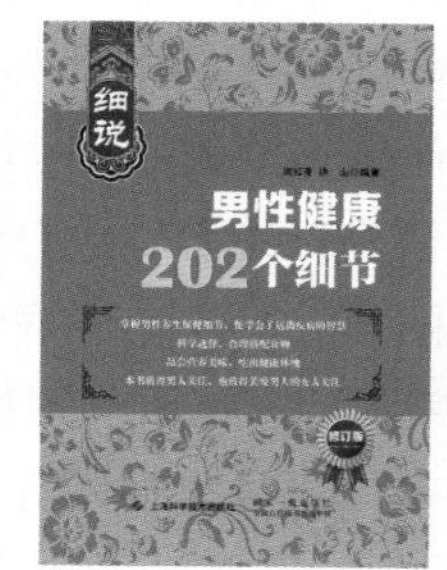

新会员☐ 老会员☐

读者健康中心会员申请表

可上网查询会员申请是否生效

姓名：________ **性别：**男☐ 女☐

身份证号码：☐☐☐☐☐☐☐☐☐☐☐☐☐☐☐☐☐☐ **文化程度：**高中及中专以下☐ 大专☐ 本科☐ 本科以上☐

职业：干部／国家公务员☐ 企业管理人员☐ 企业员工☐ 医务及相关行业人员☐ 私营业主☐ 大学生☐ 家庭主妇☐ 离退休人员☐ 自由职业者☐ 其他工作人员☐ **您的婚姻状况：**已婚☐ 未婚☐

联系地址：______省／自治区／直辖市______市／县______区______

联系电话：________ **电子信箱：**________ **邮政编码：**☐☐☐☐☐☐

个人月平均收入：1001～2000元☐ 2001～3000元☐ 3001～4000元☐ 4001～5000元☐ 5001元以上☐

家庭月平均总收入：2000元以下☐ 2001～4000元☐ 4001～6000元☐ 6001～8000元☐ 8001～10000元☐ 10001元以上☐

如何接触到《大众医学》的？零购 ☐ 订阅 ☐ 借阅 ☐ 网站 ☐

您阅读《大众医学》有多长时间了？不到6个月 ☐ 1年左右 ☐ 3～5年 ☐ 5年以上 ☐

您最希望从《大众医学》获得哪方面的健康指导或信息？糖尿病☐ 高血压☐ 高血脂☐ 慢性肝炎☐ 脂肪肝☐ 骨关节病☐ 更年期☐ 妇科疾病☐ 男科疾病☐ 用药常识☐ 儿童养育☐ 孕妇保健☐ 胃肠疾病☐ 头痛☐ 饮食营养☐ 避孕知识☐ 减肥☐ 心理☐ 其他______

如果编辑部向会员投递有关健康信息，通过普通邮件或者电子邮件，您是否愿意接收？愿意 ☐ 不愿意 ☐

大众医学网站（www.popumed.com）开通了，您是否有兴趣上网查阅本刊既往的文章？有兴趣 ☐ 没兴趣 ☐ 不方便上网 ☐

会员待遇（若您的通讯地址发生变化，请务必联系我们，进行更新。）

- 参加每月一次的抽奖活动，获得图书、保健品、生活用品等奖品。
- 与编辑部建立最直接的联系，参与选题策划、栏目设置等活动。
- 免费得到健康、医疗咨询服务。
- 一次加入，即可成为永久会员，享受会员待遇。

★ 全年（2015年）订阅《大众医学》杂志的读者，凭订单复印件可参加今年第四季度“年度健康奖”抽奖活动。请将订单复印件邮寄到下列地址。

邮寄地址：上海市徐汇区钦州南路71号《大众医学》读者健康中心 邮政编码：200235 传真：021-64845062 电子信箱：popularmedicine@sstp.cn

你喜欢哪些佳作？你想今后多看哪类文章？你有哪些意见？你想参加哪些活动？

★ 欢迎登录大众医学网站（www.popumed.com），进入“读者俱乐部”栏目，填写《读者评刊表》，并可查询会员申请是否成功。

长效降压药"当道" "短效药"还有"用武之地"吗

上海交通大学医学院附属瑞金医院高血压科教授
中国健康促进与教育协会高血压健康教育(上海)中心主任　郭冀珍

近十余年，由国内外高血压专家制定的"高血压防治指南"均强调：长效降压药服用方便而作用持久，不良反应较轻，适用于轻中度高血压患者。如此，短效降压药似乎有被长效降压药逐步替代的趋势。其实，按高血压"个体化"降压治疗原则，短效降压药如硝苯地平普通片、可乐定(珍菊降压片的主要成分)等由于降压疗效强而快，在某些情况下，短效降压药还是可以选择的配伍药。研究表明，以下两种情况使用短效降压药，可以取得较好的降压效果。

1.高血压紧急状态：口服起效快的短效降压药

高血压紧急状态一般是指患者血压升高已大于180/100毫米汞柱左右，但无明显的心、脑、肾病变，也无明显症状，或只有轻度头痛、眩晕、恶心等，此时，一般不必立即静脉用药，可口服一些起效快的短效降压药，及时控制血压。硝苯地平普通片、卡托普利、可乐定、拉贝洛尔等都是可以选择的自我急救用药。研究表明，正在服用长效硝苯地平控释片或缓释片的高血压患者，在高血压紧急状态时，加服硝苯地平普通片是比较安全的。

特别提醒：老年高血压患者若从未服过硝苯地平片，或就诊前已经服过1~2种降压药的患者，在高血压紧急状态时口服短效硝苯地平片，一定要严密监测血压水平，以免引起血压过低，甚至心脑肾血流灌注不足，诱发脑梗死。

2."高血压晨峰"现象：长、短效降压药合用

清晨起床后血压骤升，易并发脑出血、脑梗死或心肌梗死。通常，我们把入睡时血压较低，但从自然醒到整个早上的血压明显升高35毫米汞柱称为"晨峰"现象。老年高血压患者血压波动很大，经常存在清晨血压明显升高的问题。

长效降压药，顾名思义降压疗效可以维持24小时，但是，由于药物在每个患者体内代谢的个体差异较大，不少人服用的长效降压药不能发挥持续24小时的降压作用。此时，可在清晨采用长、短效降压药合用的办法，短效降压药尽快控制"晨峰"，1~6小时内平稳血压；长效降压药在2~3小时后起效，最大作用在3~8小时，24小时内长效平稳降压。

特别提醒：入睡时血压较低，清晨急剧上升者，不宜在睡觉前服降压药，以避免夜间血压过低。清晨加服短效硝苯地平普通片或珍菊降压片等短效药是较为合理的。患者在开始服药时要自我监测血压，合理调整用药，必要时做24小时动态血压监测，更全面了解自己血压的变化。

总之，虽然各国"高血压防治指南"均建议，长效降压药是轻中度高血压患者的一线用药。但是，在高血压紧急状态下和高血压"晨峰"现象发生时，甚至某些顽固性高血压需多种降压药合用时，合理搭配长、短效降压药，也是重要的用药方法。PM

血压骤升时，在家中如何自救？

我们常对患者说在医生指导下服药，但这并不意味着患者血压一升高就需要马上到医院看急诊。对病程较长的中重度高血压患者而言，若平时联合服用多种降压药，当发现血压骤升时可以先进行"自救"，即自己服用含可乐定的珍菊降压片1~2片，或1片卡托普利，或1片短效硝苯地平普通片，同时注意休息，观察血压，大多数患者的血压可以恢复正常。

需要注意的是，服用一种短效降压药后，应密切注意血压的变化，千万不要操之过急。例如，倍他洛克是一种中效β受体阻滞剂，服后约2小时起作用。若服倍他洛克后1小时，又服短效硝苯地平普通片，两药协同作用，易引起血压大幅度降低，伤害身体健康。

使用镇痛药的“清规戒律”

北京中日友好医院疼痛科教授 樊碧发

早在2001年亚太疼痛论坛上，“消除疼痛是患者的基本权利”就得到了医学界的广泛认可。因此，机体出现疼痛后就需要及时治疗。疼痛分急性疼痛和慢性疼痛，急性疼痛是症状，根据疼痛的部位，患者可以寻找相应的科室诊治。但持续一个月以上的慢性疼痛就是一种疾病，需要找疼痛科医生治疗，长期不治疗，会使人体各器官系统的功能发生紊乱，免疫系统受损，进而诱发各种并发症，严重影响患者的躯体和社会功能，使患者无法参与正常的生活和社交活动。

遗憾的是，全国目前有30%左右的人饱受慢性疼痛的伤害，且90%的患者都没有得到治疗，也不知道该到哪个科室去治疗。现在到疼痛科来就诊的疼痛患者，基本上都是在别的科室治疗效果不明显才转过来的，没有一个是因为疼痛而直接来的。其中，来疼痛科就诊的患者中，有一大半是颈、肩、腰、腿等部位的疼痛患者。事实上，凡是通过内科药物治疗和外科手术治疗，疼痛仍无法缓解，或没有手术适应证但疼痛较为严重的患者，都应该到疼痛科就诊。

4点注意：消除疼痛 愉快生活

一般地说，如头痛、牙痛、关节痛、神经痛、肌肉痛发生后，患者可根据疼痛程度、伴随症状的不同，在进行病因治疗的同时，使用镇痛药，并注意下列有关事项。

1. 适时使用镇痛药 医生会依据患者出现疼痛程度的不同，从非阿片类到弱阿片类再到强阿片类的原则，为患者选用镇痛药。用药的剂量也会从小剂量开始，然后再根据疼痛控制情况逐渐加大剂量。

2. 首选口服镇痛药 通常，医生会为患者首选口服镇痛药，特殊情况时，如患者不能口服镇痛药，医生才会为患者选择舌下含服镇痛药，或者皮下注射和静脉注射镇痛药。注意，服镇痛药前后不宜饮酒。酒精可以增加镇痛药的毒性，哪怕是常规剂量，也可引起肝脏及肾脏的损害。

3. 正确应对不良反应 一些镇痛药可能会产生不良反应，如常用的非处方药非甾体类消炎药可导致恶心、呕吐、反酸、消化不良、便秘、头痛、头晕、皮疹、呼吸急促等。此时，患者应及时停药，请示医生，必要时更换其他药物，以免加重病情，引起其他不良后果。

4. 保管好镇痛药 镇痛药不要放在小孩子能够拿到的地方，不同的药物不要放在一起，药名、剂量、用法都要在药瓶上写清楚。没有征得医生的同意，不要轻易改变药物剂量。

5种情况：不宜使用镇痛药

如果患者发生下列疼痛，不可以使用镇痛药，以免加重病情，甚至出现严重并发症。

1. 服用某些药物 正在使用糖皮质激素药物、抗凝药物、某种抗炎镇痛药物、小剂量阿司匹林的患者，需要谨慎使用非甾体类消炎药。以往有过胃肠道溃疡的患者，也需要谨慎使用非甾体类消炎药。

2. 胃部疼痛 胃部疼痛时，随意吃镇痛药既不能缓解症状，还有可能加重病情，甚至导致胃穿孔、胃溃疡、胃出血等严重上消化道并发症。此时，最好先去医院找出原因再吃药，看看到底是什么原因造成的胃部疼痛，如胃痉挛、胃溃疡还是急性胃炎。

3. 腹部疼痛 引起腹部疼痛的病因不下几十种，常见的有胃及十二指肠溃疡穿孔、急性肠梗阻、急性胆囊炎、急性胰腺炎、急性阑尾炎、泌尿系统结石等。在未弄清病变性质之前贸然服用镇痛药，虽可暂时缓解症状，却极易掩盖病情，致使医生无法做出正确判断，贻误治疗时机。出现急腹症时，一定先到医院诊断清楚后，再酌情在医生指导下进行药物治疗。

4. 高血压引起的头痛 血压过高可以引起搏动性头痛，有可能引起非常严重的脑血管病变，如脑出血等。血压正常后，头痛自然消失。若不明确诊断就用镇痛药，会延误病情。

5. 继发性痛经 痛经是困扰女性的常见疾病，分原发性和继发性两种。如果是原发性痛经，疼痛难忍时可以服用镇痛药，同时应注意休息，适当热敷等。但如果疼痛是继发于生殖器官病变，如盆腔炎、肿瘤、子宫内膜异位症和卵巢囊肿等，盲目服用镇痛药会掩盖病情。所以，痛经的女性要及时到医院诊断清楚再用药。

总之，正确地认识疼痛，合理使用镇痛药，是应对疼痛的理智做法。PM

生活实例

洋洋是一个4岁的小男孩，3岁时被诊断为过敏性鼻炎和哮喘，医生为他处方了糠酸莫米松鼻喷雾剂喷鼻和丙酸氟替卡松气雾剂吸入治疗，但鼻炎和哮喘症状一直控制得不太理想。1个月前，医生给他加用孟鲁司特钠，嘱咐家长睡前给洋洋服用。再次就诊时，洋洋妈妈向医生反映，洋洋在加用孟鲁司特钠后，鼻炎和哮喘症状明显好转，但出现了一个奇怪的现象，就是孩子晚上睡觉时不"老实"。

以前，洋洋每天晚上睡觉非常安稳，最近特别容易梦中惊醒，哭闹。白天也不像以前那么乖，脾气很大，容易烦躁，有时甚至出现大声尖叫的情况。医生嘱咐洋洋妈妈停用孟鲁司特钠，考虑到洋洋还有流鼻涕和鼻痒症状，医生为他加用了盐酸西替利嗪滴剂口服。1周后随访，洋洋妈妈告诉医生，洋洋又和以前一样乖，晚上睡觉也安稳了。

哮喘患儿：梦境异常，都是孟鲁司特钠"惹祸"

华中科技大学同济医学院附属同济医院过敏反应科教授　祝戎飞

孟鲁司特钠是一种白三烯受体拮抗剂，主要通过阻断半胱氨酰白三烯与其受体结合，使半胱氨酰白三烯的致炎效应中断，从而减轻黏膜水肿、减少气道分泌物，缓解平滑肌痉挛，减少炎症细胞在气道壁的浸润，达到减轻哮喘和过敏性鼻炎症状的作用。

在临床上，大多数哮喘患儿往往同时合并有过敏性鼻炎，而过敏性鼻炎可以诱发和加重哮喘症状，对于这类患儿，孟鲁司特钠可以在上、下呼吸道同时起到抗炎作用，达到"一箭双雕"的目的，因此，孟鲁司特钠在临床上应用非常广泛。孟鲁司特钠不良反应发生率低，最常见的不良反应是头痛，偶有腹痛、咳嗽、流感样症状，且症状多较轻微，通常不需中止治疗。长期使用的耐受性也比较好。

儿童患者：存在神经精神安全风险

1998~2007年，世界卫生组织（WHO）报道了214例与孟鲁司特钠有关的精神疾患，包括焦虑症和抑郁症。2008年，美国食品和药物管理局（FDA）在孟鲁司特钠的不良反应中加入了"自杀想法和行为"的描述。加拿大卫生部自孟鲁司特钠上市以来，也收到了有关孟鲁司特钠引起抑郁、敌意行为、精神病、自杀或自残行为的疑似不良反应报告。因此，加拿大对使用孟鲁司特钠的患者提出警告：如果出现自杀念头和行为，应停止使用孟鲁司特钠，并立刻联系医生或药师；如果出现明显的行为改变或情绪变化（如攻击行为），应向医生或药师咨询，尤其是18岁以下的儿童患者。

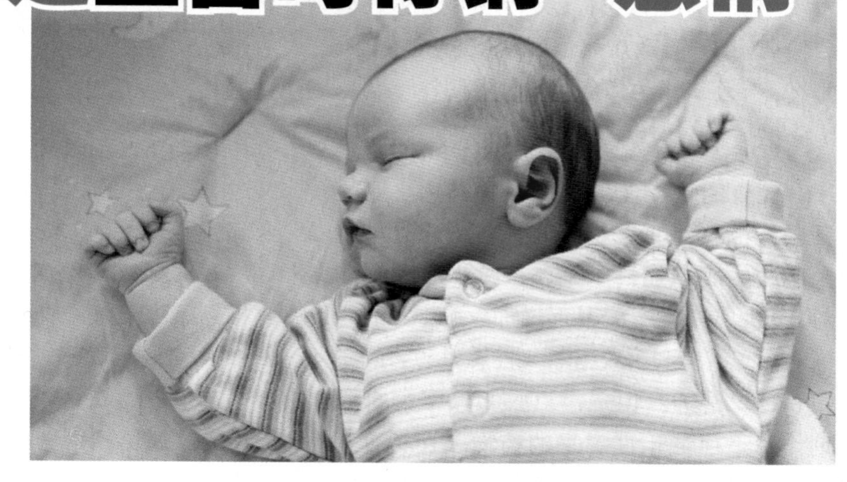

随后有研究报道，孟鲁司特钠对儿童存在神经精神方面的安全风险，包括易激动、攻击性、焦虑、梦境异常、幻觉、抑郁、失眠、易激惹、坐立不安、自杀想法和行为、震颤等。因此，父母给孩子服药时应该仔细观察，若患儿出现以上神经精神系统不良反应，必须及时告知医生，由医生评估这些反应是否与孟鲁司特钠有关，并根据病情决定是否需要停用孟鲁司特钠。在大多数情况下，停药后这些不良反应会好转或消失。但是，家长不宜自行停药，以免影响哮喘和过敏性鼻炎的控制。

对于服用孟鲁司特钠的患儿，父母没有必要过度担心，只需要在用药过程中仔细观察，如发生神经精神系统症状，尽快告知医生并采取相应的处理措施，绝大多数患儿在停药后即可好转或消失。PM

老年性痴呆 吃了药，为何症状改善不明显?

复旦大学附属华山医院神经内科教授 朱国行

老年性痴呆是一种常见的神经退行性疾病。临床主要表现为进行性加重的认知障碍，并伴有精神和行为异常。目前药物治疗是唯一有效的方法。早诊断、早治疗，可以使病人的病情得到有效的遏制，改善病人认知功能，使整体功能和日常生活功能好转。可是，在临床上，有许多患者在用药以后，发现症状无明显改善，就认为药物无效，擅自停药，结果导致疾病进展，伤害身体健康。那么，吃了药，为何症状改善不明?

擅自停药：导致疾病进展加速

现有的治疗老年性痴呆的药物主要是胆碱酯酶抑制剂药物，这些药物通过抑制大脑中的胆碱酯酶的活性，减少胆碱酯酶对乙酰胆碱的降解，从而增加大脑中乙酰胆碱的含量，有利于改善老年性痴呆患者的学习和记忆能力。但是，乙酰胆碱酯酶抑制剂作为治疗老年性痴呆的药物，只能缓解老年性痴呆症状，还不能有效地逆转老年性痴呆脑内老年斑沉积和神经元纤维缠结等病理改变，即所谓的治标不治本。目前，获得美国食品和药物管理局(FDA)批准用于治疗老年性痴呆的药物仅有5个，其中4个是胆碱酯酶抑制剂，包括他克林、多奈哌齐、利斯的明、加兰他敏。此外，我国自行研制的用于治疗老年性痴呆的天然药物石杉碱甲已在临床上应用。

遗憾的是，临床上有许多病人在服用药物之后，发现症状无明显改善，就认为药物无效，而擅自停药。研究表明，老年性痴呆的病理过程是不可逆转的，药物治疗只可以改善症状，并延缓疾病发展，而不能逆转和治愈疾病。目前，治疗老年性痴呆的大部分药物通常要到12周后才会有明显疗效，因此，当治疗之初，药物疗效不佳时，病人不能立刻停药，而是要有足够的耐心，如果此时擅自停药可能会导致疾病进展。此外，当药物出现副作用时，病人也不能擅自停药。目前抗老年痴呆药物常见的副作用有腹泻、恶心、失眠等。一般地说，如果疗效不佳，病人确实不能从中获益，或者出现了上述副作用，可以咨询专业医生，在医生指导下停药。

病人家属：关注五点事项

由于老年性痴呆病人认知功能、生活自理能力下降，通常无法照顾自己，因此，家属在照顾老年性痴呆病人服用药物时，需要关注以下事项：

1. 老年性痴呆病人常常忘记服药或者服错药，或忘了已经服过药又过量服用，所以，老人服药时必须有家属在旁陪伴，帮助病人将药全部服下，以免遗忘或错服。

2. 对伴有抑郁症、幻觉和自杀倾向的老年性痴呆病人，家属一定要把药品管理好，放到病人拿不到或找不到的地方。卧床病人、吞咽困难的病人不宜整片吞服药片，最好研碎后溶于水中服用。

3. 老年性痴呆病人常常不承认自己有病，或者常因幻觉、多疑而认为家属给的是毒药，拒绝服药。此时，需家属耐心说服，也可将药研碎拌在饭中服下。对于拒绝服药的病人，一定要看着病人把药服下，甚至让病人张开嘴，看看是否咽下，防止病人在无人看管后将药吐掉。

4. 在老年性痴呆病人服药期间，家属还需要仔细照顾病人的生活起居。由于老年性痴呆病人服药后常不能诉说其不适，家属应认真观察和记录其是否出现异常和改变，及时发现副作用，并将相关信息及时反馈给医生，以利于调整药物。

5. 老年性痴呆病人大多年龄较大，往往同时伴有其他老年性疾病，如高血压、糖尿病和心脏病等，因此，所用药物有时候非常复杂，往往需要多种药物联合使用。这无疑大大增加了药物之间的交互作用和产生药物副作用的风险。因此，一旦病人出现胃肠不适、记忆力下降、精神紊乱、烦躁、兴奋、嗜睡甚至昏迷等症状，家属必须立即将病人送医院就诊。

总之，老年性痴呆的治疗是一个长期、综合的过程，必须要有足够的耐心，需要家属和医生的共同参与，才能改善病人的生活质量。PM

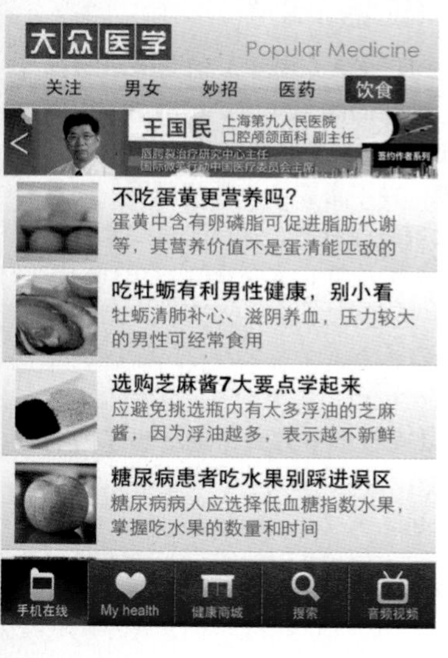

大众医学手机版(APP)是《大众医学》杂志旗下融合性新媒体平台，适配iOS和Android操作系统的手机和平板电脑，具有图文展示、音频视频、应用下载、内文链接、多渠道分享等功能，带来健康资讯阅读新体验。

扫描二维码立即下载

做领先的健康管理知识服务内容提供商

健康资讯的阅读与理解，是最有效、最易实施的健康管理措施之一，目标人群在精准的医学资讯指导和启发下，去实施自己的行为和饮食变革计划，患病者能了解疾病诊疗思路并予以正确处理，以上都需要资讯“值得信赖”。《大众医学》1948年创刊，一直深受医生和读者信赖，在数字传播时代，我们把这份信赖与合作伙伴一起传递给中国的老百姓。

作为大众医学新媒体项目数字出版探索内容之一，《大众医学》已建立领先的内容管理数据库，该数据库汇集了《大众医学》精华内容、健康科普图书授权内容、签约作者持续供稿。数据库依据“适合大众传播需求的健康文献主题标引法”，对资讯进行标准化管理，每个内容条目(内容片段)包括主体词、体位词、群体词、文献类型词、方面词等多维度标签，为按需定制提供保障。目前，大众医学新媒体项目已经与多家企业开展内容供应战略合作，为特定的场景提供知识服务方案，为移动健康客户端(APP)提供定制资讯……与中国移动健康产业共成长！欢迎垂询大众医学新媒体项目经理夏叶玲18616550198(可加微信)。

前列腺炎是男人的“小感冒”

中国中医科学院西苑医院男科主任医师　郭　军

有年轻男性向我咨询，诉说半年前感觉腹股沟隐隐酸痛，有过手淫史，可能是前列腺炎，性生活中射精也很快，十分担心自己的健康。

前列腺炎是男人的“小感冒”，男人一生中有50%的人会有前列腺炎症状。从网上搜索要有自己的辨别能力，网上说前列腺炎不能治愈，举个熟悉的例子感冒能根治吗？症状好了，注意生活方法，没有症状即可。性生活中，射精快的问题可以这样来看：性生活是后天学习的结果，打个比方，刚开始学习自行车，都会摔跤，骑车骑不稳，但学会骑车了，就很少摔跤。所以，患前列腺炎，又射精快，不用担心，更谈不上影响生育。给他的建议是：①加强锻炼身体；②戒烟酒和辛辣刺激食物；③维持目前治疗方案，若一个月不好，建议去正规医院求治。

郭军为《大众医学》和《中国男科学杂志》联合发起的“男性健康特需顾问团”专家成员之一，也是大众医学手机版签约作者，更多男性健康精彩话题，请扫描二维码动态关注。

长期烧心反流易发展为巴雷特食管

上海市静安区中心医院消化内科主任医师　王　虹

烧心反流症状的长时间持续容易发展为巴雷特食管，而后者是公认的食管腺癌的癌前期病变。巴雷特食管一般要经历肠上皮化生到轻度不典型增生、中度不典型增生和高度不典型增生到食管腺癌的演变过程。

巴雷特食管在胃食管反流病患者中有不同的发病率，在有“反流”症状不足1年，1~5年，5~10年和超过10年患者中，巴雷特食管的检出率分别为5%、12%、17%和21%，可见，反流症状的持续时间越长，巴雷特食管和食管腺癌的发生率越高。

上述资料虽多来源于西方国家，但近几年，胃食管反流病已成为我国发病率升高较快的疾病之一，长期频发烧心反流症状对发展为食管腺癌的影响还是值得我们关注的。

目前对“反流病”的治疗只能通过抑制胃酸来减轻酸对食管的继续损害，继而减轻或缓解症状。长期有烧心反流症状的患者应定期进行内镜筛查，以发现巴雷特食管和上皮不典型增生，避免发生食管腺癌。

王虹为大众医学手机版签约作者，更多消化系统疾病资讯请扫描二维码动态关注。

以上内容登录大众医学网站(www.popumed.com)，在大众论坛“手机版资讯”板块也可查看。

有《大众医学》相伴，与健康结缘

我是《大众医学》杂志的忠实读者，与《大众医学》杂志相伴十多年，她是我最好的健康顾问。我今年已经 90 岁（虚岁）了，只要天气好，每天能适当打打羽毛球、乒乓球、太极拳，还能参加全国书法比赛，并多次获得金奖，全靠《大众医学》给我生活、医疗方面的指导。前几年，医生诊断我患有高血压病，给我服用降压药。服药后，血压不降反升，增加药物剂量，血压仍然不降。我很着急，就买了个电子血压计，自己在家测量血压。谁知测下来，血压居然是正常的。开始，我以为是电子血压计不准，便带着血压计去医院，医生测右手血压，我用电子血压计测左手血压，结果都是高血压。也就是说，电子血压计是好的。回家以后，我再用电子血压计测血压，血压又正常了。我百思不得其解。这时候，我在《大众医学》杂志上看到一篇文章，专家介绍了“白大衣高血压”，我仔细阅读后，恍然大悟！我不就是很典型的“白大衣高血压”吗？于是，我停用了所有降压药，现在一切正常，想来全靠《大众医学》。

上海　杨尚寅

编者的话：每当收到本刊忠实读者的来信，作为编者的我们，都感到非常开心。这位 90 岁高龄的杨老先生，与《大众医学》结缘十余载，身体健康、思路敏捷、精神矍铄，谈起自己的就医经历，尤其是自我分析和判断，也非常“到位”。那么，杨老先生究竟是不是白大衣高血压呢？我们特意请教了曾在本刊发表过“白大衣高血压”相关科普文章的专家、上海交通大学附属第六人民医院老年科黄高忠教授。

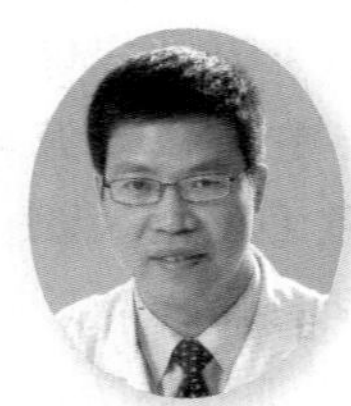
黄高忠教授

黄高忠教授介绍，杨老先生在信中提到的“白大衣高血压”，是一种特殊类型的高血压，并不为人们所熟知。所谓“白大衣高血压”，又称诊所高血压，是指部分患者在诊室内测得血压升高，而在诊室以外的地方测量血压为正常。如果诊室外血压高于正常，诊室内更高，则称为“白大衣效应”。目前，“白大衣高血压”的诊断方法及标准尚不统一，较常采用的是诊室内偶测血压值高于140/90毫米汞柱，动态血压监测白昼平均血压 <130/80 毫米汞柱。从杨老先生提供的病史看，他可能属于这种情况。若要确诊，最好做一次动态血压监测。若确诊为白大衣高血压，可以暂时不用药，但要经常随访，在家经常测量血压。

电子血压计到底准不准？黄教授介绍说，很多人错误地认为，水银柱血压计测的血压较准确，电子血压计不准。实际上，水银柱血压计在国外已逐渐趋于淘汰，因为会造成严重的汞污染，且相对于电子血压计，正确掌握水银柱血压计的测量方法并非易事。因此，家庭自测血压，宜使用符合国际标准的电子血压计。目前，国际公认的血压计验证标准有美国医疗器械检测协会（AAMI）、英国高血压学会（BHS）和欧洲高血压学会（ESH）的标准。合格的电子血压计应该通过上述 3 个验证标准中的至少 1 个，患者在购买时要问清楚。电子血压计应每半年至 1 年校正一次。此外，家用电子血压计有上臂式、腕式和指套式 3 种。其中，上臂式电子血压计可靠性较好，受到各国指南的一致推荐；腕式电子血压计的测定结果受手腕位置及腕部解剖结构影响较大，仅推荐用于寒冷地区或肥胖者没有合适袖带时；不推荐使用指套式电子血压计。

为何要反复强调“注意生活细节”

作者简介

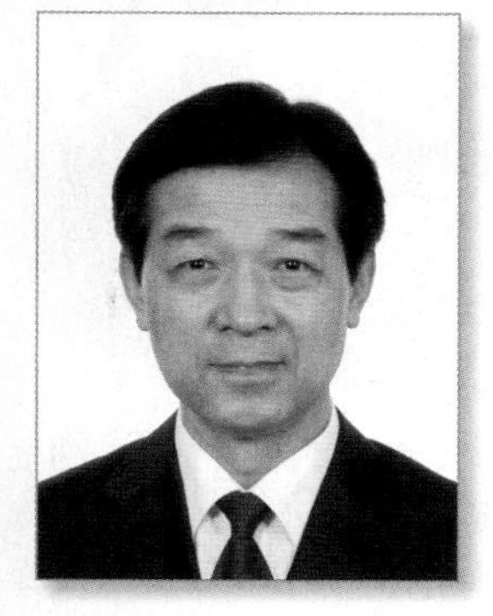

王陇德，中国工程院院士，中华预防医学会会长。

王陇德

世界卫生组织提出了“健康期望寿命”的概念，就是身体能够保持健康的“寿命年限”（年龄）。换句话讲，就是指居民在多大年纪以前能够做到身体健康、不被疾病缠身。统计数据显示，中国人均健康期望寿命只有62~63岁，比发达国家短了整整10岁。究其原因，主要是目前我国慢性病发病率逐年上升，而其中中年人患病的比例快速升高。例如，中年中风患者的比例已占全部中风患者的近50%，从而拉低了健康期望寿命的数值。据世界银行预测，从2011~2030年的20年里，中国慢性病的发病率还要上升2～3倍。

实际上，提高健康期望寿命对每个人都意义重大。但很多人都会有这样的困惑：如何才能真正维护好健康、预防慢性疾病的发生呢?依据我个人的研究、观察和体会，要想提高健康期望寿命，首先一定要保持健康的生活方式，其次还要注意生活中的细节。

就拿吃水果这件事来说。在相当一部分人眼里，水果是零食，可吃可不吃。这是一个很大的误区。营养学研究发现，水果含有大量的水溶性维生素、抗氧化剂和膳食纤维等对身体非常有益的营养素。研究已表明，多吃水果可以防癌抗癌，对心血管系统、消化系统等都有好处。水果有利于健康，但吃法上还是要有所讲究——这就是细节。现在，不论在家或外出就餐，大家都习惯饭后来一盘水果“调剂一下胃口”。事实上，研究发现，饭后吃水果会增加人体摄入的热量，易导致身体肥胖等问题，从而增加许多慢性病发生的风险。因此，正确的做法是把水果放到饭前吃，加上随后的主食，总体吃到“八分饱”。这才是最理想的吃水果方式，也是应该关注的生活细节之一。

再比如运动锻炼。运动的好处很多，如防止动脉粥样硬化，延缓肌肉的萎缩和减少，预防心脑血管病和2型糖尿病，预防和改善骨质疏松，等等。我们通过统计发现：经常锻炼的人比不锻炼的人，一年心脏可以少跳880万次！就是说经常锻炼可以延长寿命。

运动是极好的健康生活方式，但运动同样需要注意细节。有调查显示，我国55~64岁的中老年人中，85%都存在关节退行性改变。所以，这个年龄段的人尤其要注意保护好关节。但时下有不少中老年人喜欢选择爬山的方式来健身。表面上看这是好事，因为既“锻炼了身体”，又陶冶情操。但老年人其实并不适宜爬山。人老腿先老，爬山时膝关节负重较大，腿不断重复从屈曲到伸直的过程，容易加速膝关节软骨的退化和磨损，严重者甚至关节软骨完全被磨掉而造成行走困难。因此，中老年人应尽量减少从事登山、爬楼等使膝关节过度负重的活动，选择膝关节负重轻的有氧运动，比如，散步、走路、游泳等。每天走1万步且长期坚持，对于老年人来说也能收到良好的健身效果。

总而言之，要想提高健康期望寿命，就要在健康维护方面“多下点功夫”。既要保持良好的生活方式，又要注意生活中的健康细节。只要能长期坚持做到这两点，提高健康期望寿命就不是难事。PM

中国邮政发行畅销报刊

Contents 目录 2015年7月

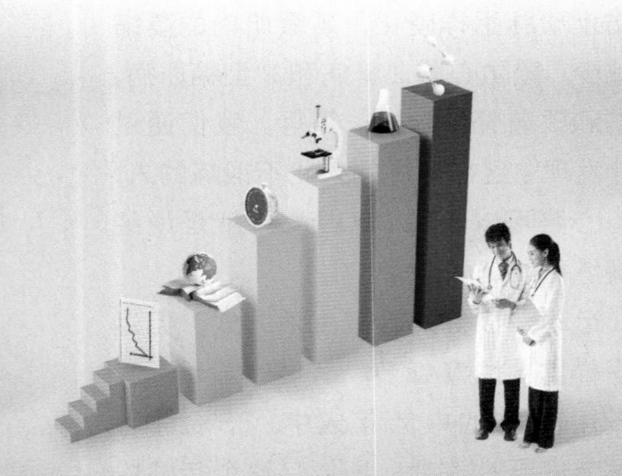

在《大众医学》的读者看来，好医生应该是这样的：①医德好，不为利益驱动从事医疗活动；②医术好，掌握最新最好的医疗技术；③沟通好，善于用浅显的语言和文字解释专业内容；④有爱心，关心病人疾苦，热心解决就诊中的困难；⑤态度好，耐心回答病人提问……让我们来品读好医生故事，来收藏好医生名录，来传递好医生精神吧！

扫描二维码
关注大众医学

发送短信“大众医学”到12114，免费下载大众医学手机版，短信资费0.1元。

大众医学
微信二维码

大众医学手机版
（安卓版/iphone版）

自闭症是一类起病于婴幼儿时期的神经发育障碍性疾病，以社会交往和沟通障碍、重复刻板行为及狭隘兴趣为核心症状，常伴有语言障碍或智力低下。在中国，保守估计，每100个儿童中就有1个患有自闭症。

许多糖尿病患者的身上。除了蚁行、虫咬感外，还有火烧火燎、皮肤发烫、触电刀割等各种各样奇怪诡异、令人痛不欲生的感觉，严重干扰着这些患者的正常生活。

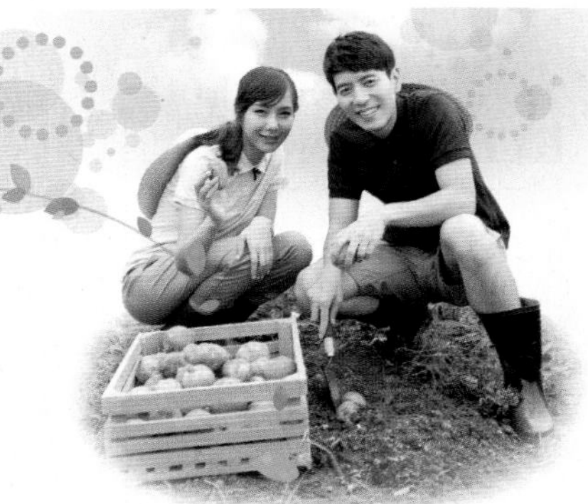

母乳是母亲给予宝宝最好的礼物，没有之一，作为母亲也别无他选。对健康的新生儿和婴儿来说，母乳喂养的效果永不可替代。

自然分娩的方式多种多样，有躺着生、站着生、蹲着生、跪着生、趴着生、坐着生、泡在水中生等。目前，最为传统的分娩方式仍然是躺着生。

本期部分图片由东方IC和达志图片提供　本期封面图片由王悦提供

创刊于1948年　第三届中国政府出版奖期刊奖提名奖　新中国60年有影响力的期刊
上海市著名商标　全国优秀科技期刊一等奖　中国期刊方阵　中国百强报刊

大众医学®（月刊）

2015年第7期 da zhong yi xue

传统养生

健康卫士

医患之声

家庭药箱

目前，治疗慢性胃炎、消化性溃疡、功能性消化不良等疾病的胃药主要有胃黏膜保护药、促胃动力药、抑酸药、抗酸药等。这些药究竟是饭前服好，还是饭后服好呢？

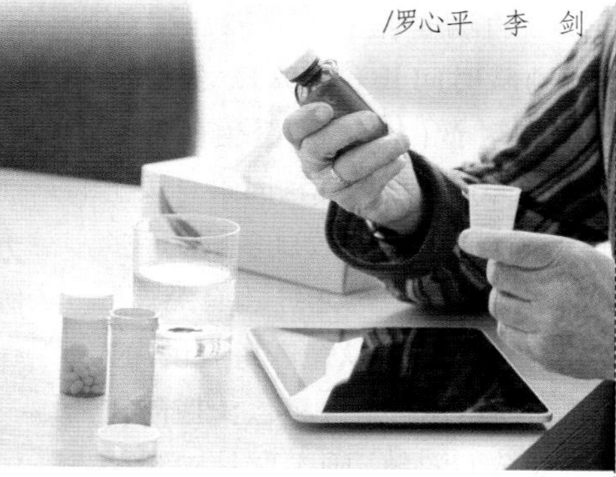

健康锦囊

大众医学——Healthy 健康上海 Shanghai 指定杂志合作媒体

大力推进健康城市建设，上海市爱国卫生工作努力寻求本土化与全球化相结合，提升健康促进的能力与水平。上海市建设健康城市2015年－2017年行动计划实施期间，市爱卫会（健促委）将全面倡导"科学健身、控制烟害、食品安全、正确就医、清洁环境"五大市民行动，进一步加强健康支持性环境建设和市民健康自我管理小组建设。《大众医学》作为指定杂志合作媒体，邀您行动起来、与健康结伴。

主管 上海世纪出版股份有限公司
主办 上海世纪出版股份有限公司 科学技术出版社

编辑、出版 《大众医学》编辑部
编辑部 (021)64845061
传真 (021)64845062
网址 www.popumed.com
电子信箱 popularmedicine@sstp.cn
邮购部 (021)64845191 (021)64089888转81826

广告总代理
上海科学技术出版社广告部
上海高精广告有限公司
电话：021-64848170
传真：021-64848152
广告/整合营销总监 王萱
副总监 夏叶玲
业务经理 杨整毅 丁炜

发行总经销
上海科学技术出版社发行部
电话：021-64848257 021-64848259
传真：021-64848256
发行总监 章志刚
发行副总监 潘峥
业务经理 张志坚 葛静浩 仝翀 马骏

编辑部、邮购部、广告部、发行部地址
上海市徐汇区钦州南路71号（邮政编码200235）

发行范围 公开发行
国内发行 上海市报刊发行局、陕西省邮政报刊发行局、重庆市报刊发行局、深圳市报刊发行局
国内邮发代号 4-11
国内统一连续出版物号 CN31-1369/R
国际标准连续出版物号 ISSN 1000-8470
国内订购 全国各地邮局
国外发行 中国国际图书贸易总公司（北京邮政399信箱）
国外发行代号 M158
印刷 上海当纳利印刷有限公司
出版日期 7月1日
定价 8.00元
广告经营许可证号 3100320080002
80页（附赠32开小册子16页）

杂志如有印订质量问题，请寄给编辑部调换

资讯分享

时令健康

食品安全：要从家庭做起

夏天是食物中毒高发季节。国家食品安全风险评估中心最新统计显示，**我国约40%食源性疾病发生在家庭中**。为此提倡：食品安全要从家庭做起。日常生活中要坚持**食品安全“五要点”：保持清洁、生熟分开、做熟食物、保持食物的安全温度、使用安全的水和原材料**。这五个要点是由世界卫生组织提出、被各国公认为有效、易于实施的食品安全防范措施，如果能坚持做到，食品安全风险能降低近一半。

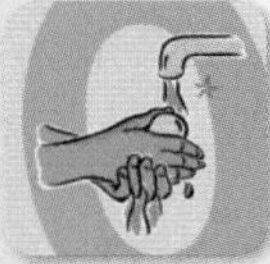

保持清洁

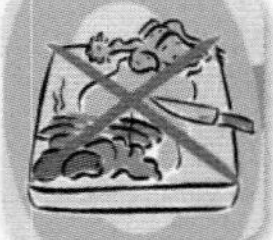

生熟分开

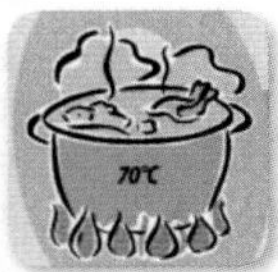

做熟食物

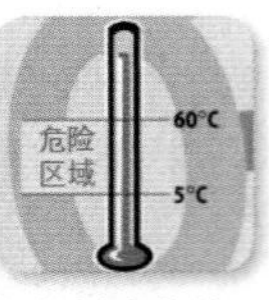

保持食物的安全温度

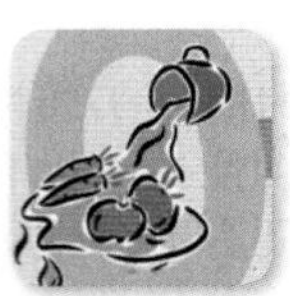

使用安全的水和原材料

医疗话题

看病最大困扰：排队时间长，各种检查多

根据上海社会科学院等最近公布的调查报告，上海居民在**就医过程中碰到较多的问题依次为：排队时间长（39%）、多做检查（19%）、医生开贵药（16%）、医生不耐心（13%）、医生多开药（13%）**，等等。专家指出，诊疗过程中排队时间长与多种因素有关，比如部分居民喜欢去大医院看病、外地来沪就医者人数过多等。而多做检查、开贵药等，可能与医院“创收”、医生收入与之挂钩有关。专家指出，解决排队时间长的问题，需要多方面着手。**从患者角度讲，应根据病情选择适合的医院。比如，小病和初诊不一定非要去大医院，可选择社区医院**。而多做检查、开药贵或多的问题，则需要从破除公立医院逐利机制、落实医药分离制度等着手。

调查数据

3亿多人超重、肥胖，“年轻化”严重

全球营养改善联盟最近发布的全球营养不良状况报告显示，**中国约有3.41亿人属于超重或肥胖。而且，超重和肥胖年轻化的趋势越来越严重**：1980~2013年，20岁以上女士超重、肥胖人数增长111%，20岁以上男士肥胖、超重人数增长195%。相比之下，20岁以下女孩超重、肥胖的人数增长211%，20岁以下男孩超重、肥胖的人数增长233%。目前，7%的5岁以下儿童超重，约合586万人。专家指出，体重超标会带来一系列健康问题，是目前慢性病高发的源头之一。这些数据提醒民众，**一定要从现在做起，注意控制体重，方法上关键是“管住嘴”和“多跑腿（多运动）”**。尤其是年轻人，包括孩子，不要花大量时间玩手机、看电脑，而应该每天抽出时间运动。

疾病预防

讲卫生、吃熟食：
有助预防中东呼吸综合征

不久前，广东省惠州市出现我国首例中东呼吸综合征确诊患者（输入性病例，患者为男性韩国）。中东呼吸综合征（MERS）是一种由新型冠状病毒（2012年在沙特阿拉伯首次被发现）引起的呼吸道疾病。其**典型表现是发热、咳嗽和气短等**，严重者可导致呼吸衰竭、肾衰竭和感染性休克，病死率大约为27%。据世界卫生组织的资料，这种病毒在人与人之间传播似乎不大容易，除非有密切接触，如看护病人时未进行保护等。**其感染来源可能是蝙蝠、骆驼、家畜等**。专家建议，目前前往农场、市场等有动物场所，应该注意接触动物前后经常洗手，避免接触患病动物等。另外，动物产品（如奶和肉）一定要做熟后再食用。目前认为，**糖尿病、慢性肺部疾病、肾衰、免疫力低下患者是高风险人群，应加强预防**。

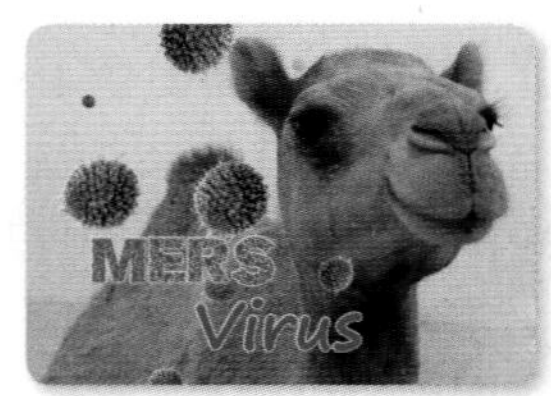

健康消费

喝活性乳酸菌饮料，当心糖过量

活性乳酸菌饮料由于含有益肠道健康的乳酸菌，因此在市场上很畅销，很多乳品或饮料企业都有此类产品销售。最近，国内有机构对8个品牌、28个产品检测后发现，只有4种活性乳酸菌饮料糖分达到低糖标准（含糖量小于5克/100毫升），近9成产品未达此标准。**长期摄入糖分过多危害健康，与肥胖、龋齿等问题息息相关**。而且，某些疾病的患者，如糖尿病患者等需要主动限制糖分摄入。为此，专家建议，**乳酸菌饮料也不宜一次饮用过多，尤其是糖尿病等病的患者。另外，乳酸菌饮料宜冷藏，否则乳酸菌死亡起不到促进肠道健康的作用。**

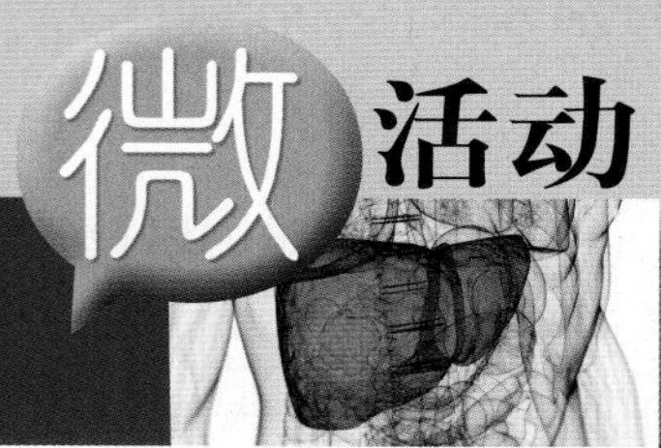

《大众医学》微信平台经常开展各种互动活动。本期精选“脂肪肝防治”微义诊活动，我们请到上海交通大学医学院附属新华医院消化内科主任范建高教授为微友们解答脂肪肝防治的相关问题。以下是本次活动精彩内容的摘录。

脂肪肝防治微义诊

健康肝　脂肪肝

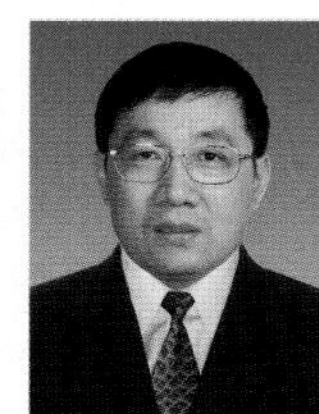

专家简介

范建高　上海交通大学医学院附属新华医院消化内科主任、教授、博士生导师，上海市卫生系统优秀学科带头人，教育部新世纪优秀人才，上海市肝病学会主任委员，中华肝病学会脂肪肝和酒精性肝病学组组长，中国医师协会脂肪肝专家委员会主任委员，《实用肝脏病杂志》总编辑。长期从事肝病的临床研究，主持制定了我国酒精性肝病和非酒精性脂肪性肝病诊疗指南，参与亚太地区及欧洲脂肪肝诊疗指南相关文件的制定。

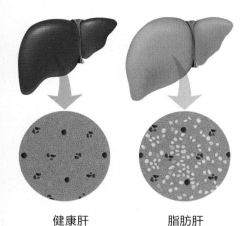

网友：γ谷氨酰转肽酶高，一定患有脂肪肝吗？

范建高：γ谷氨酰转肽酶增高的原因之一是脂肪肝，但是脂肪肝患者γ谷氨酰转肽酶增高的比例小于10%。而过量饮酒、胰岛素抵抗和糖尿病、服用某些药物等原因，有时也可能出现γ谷氨酰转肽酶持续增高。

网友：58岁女性，脂肪肝病史4年，血甘油三酯偏高，该如何治疗？

范建高：该女士的脂肪肝与血脂紊乱，可能都因为吃得太好、太多而活动不够所致，估计存在体重超标或腰围增粗（大于80 厘米）。暂时可以先行节制饮食和增加运动，力争3个月内减重5%。如果3个月后，这些化验指标和B超检查无改善，可在医生指导下服用有关药物。

网友：我今年26岁，肥胖，有中度脂肪肝，该如何治疗？

范建高：如果目前没有出现血脂、血糖、血压、转氨酶增高，建议先行减肥治疗，力争半年内减轻现有体重的5%。

网友：本人肝脂肪浸润，转氨酶指标稍微高出正常，该怎么处理？

范建高：需警惕目前已发生的脂肪性肝炎，应严格限制饮酒，并通过少吃多动等措施减肥。同时，可加用益肝灵、易善复等药物保肝，以及在医生指导下服用二甲双胍等药物预防糖尿病。

网友：本人身高170厘米，体重100千克，重度脂肪肝，我该如何进行饮食和运动治疗？

范建高：建议去临床营养科、脂肪肝专病门诊或消化科专家门诊咨询，并接受正规的饮食、运动和药物治疗，争取在半年至1年内，减轻体重10千克。

网友：50岁女性，不胖不瘦，不抽烟，不喝酒。近几年体检都发现脂肪肝，需要引起重视和治疗吗？

范建高：需要节制饮食、增加运动并修正不良行为，以免体重和腰围增加，最好能够减少3%左右的体重，从而避免进一步发生糖尿病和脂肪性肝炎（转氨酶增高）。

网友：脂肪肝女性患者进行试管婴儿，有影响吗？

范建高：酒精性脂肪肝患者需戒酒3个月以上再进行试管婴儿，非酒精性脂肪肝患者并没有此限制。

看病难、找好医生难!

自2014年下半年起，《大众医学》在微信公众平台和杂志上先后推出“海选好医生”版块，为读者推荐来自全国各三甲医院领先科室的好医生。这些好医生在繁忙的医教研工作之余积极为大众普及医学知识、解答各类咨询、促进医患沟通。他们用妙笔书写着医者仁心，引导着彷徨无助的患者。

2015年4月起，我们把“海选好医生”的接力棒交给了大众，在《大众医学》微信公众平台、官网和新浪网上同时推出“《我心目中的好医生》微问答”活动，请读者和网友选出自己心目中的好医生，说出他们遇到的好医生。

来品读好医生故事，来收藏好医生名录，来传递好医生精神吧!

海选好医生 说出“我心目中的好医生”

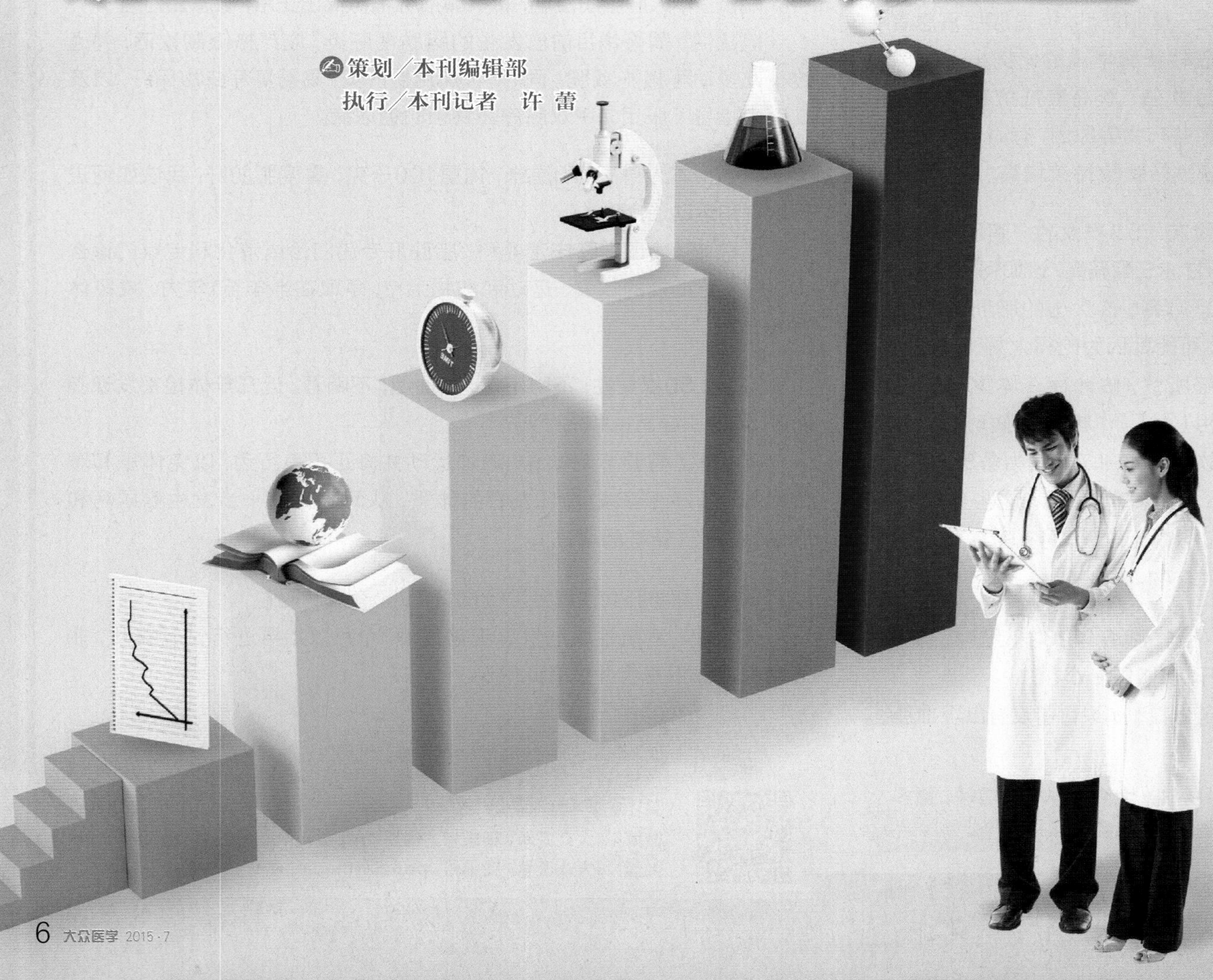

策划/本刊编辑部

执行/本刊记者　许　蕾

即使在医患冲突频发，患者抱怨求医难、就医贵，医者抱怨行医难、做医穷的今天，我真的从来没有过一点点动摇。或许是因为我没有遇到过太激烈的行为，我还一直在我的理想世界中从事着最现实的工作。我的每一例手术的小小的成功都会给我最具体的感动，我的每一个病人的朴实和真诚都会鼓励着我继续前行。我想说，越是在怀疑的时代，越需要坚守，用我们的爱心去坚守，用我们的能力去坚守。

——中国医学科学院北京协和医学院整形外科医院教授 何乐人

运行了几十年的周四下午垂体专业组门诊终于要限号了。确实带给患者太多的不便，这只是无奈之举。个中缘由，冷暖自知。内分泌患者尤其是下丘脑垂体疾病患者太多，我们专业组又长期致力于下丘脑垂体疾病的治疗，孩子从小看到老，滚雪球似地，患者太多了。此举实属无奈，否则医生们都无法正常下班，限号也许是对有需要的患者最负责的方式。

——北京协和医院内分泌科主任医师、教授 顾锋

为了病人的福祉，必须要进行创新。我们的创新不是冒险，是有循证医学证据的，是有制度、规范和培训保障的，即使如此，还是会有不良事件的发生。这需要病人和家属的理解，还有同行的支持。这些年，我们率先进行了很多的尝试：VBAC（上次剖宫产此次阴道分娩），宫颈托预防早产，臀位外倒转，自由体位待产和自由体位分娩。观念需要打破，风险依然存在，但是为了病人的利益，我们愿意去尝试。宁愿死在创新的路上，也不愿固守不变。

——上海市第一妇婴保健院主任医师、院长 段涛

2006年，我早已过古稀之年，开了一个博客解答病友的咨询。开微博是为了普及乙肝的科普知识，不是在网上开一个诊所，我并不能代替当地医生的工作，也不应该这样做。我早上班、晚下班，一个上午只能看十几位患者，如果通过网络能使数十万人知道核苷类药需要长期治疗、定期检查转氨酶对观察病情最重要，其社会效益远非诊治几位患者所可比拟；如果能多百十万患者知道抗病毒治疗无可替代，当归去时我会感到不虚此生。

——南方医科大学南方医院主任医师、教授 骆抗先

我心目中的好医生是这样的

大众医学

本刊调查

在《大众医学》的读者看来，好医生应该是这样的（投票为多选）：

名气大，是这行权威	14.05%
牌子硬，所在单位或科室行业领先	12.81%
医术好，掌握最新最好的医疗技术	57.02%
医德好，不为利益驱动从事医疗活动	58.68%
态度好，耐心回答病人提问	49.17%
沟通好，善于用浅显的语言和文字解释专业内容	55.79%
性格好，风趣幽默、心态积极	28.93%
有爱心，关心病人疾苦，热心解决就诊中的困难	50.00%
其他	2.89%

《大众医学》读者“好医生”标准前三名：医德好、医术好、沟通好。

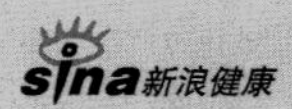

在更广泛的普通网友心目中、并且选项只能唯一时，好医生应该是这样的（投票为单选）

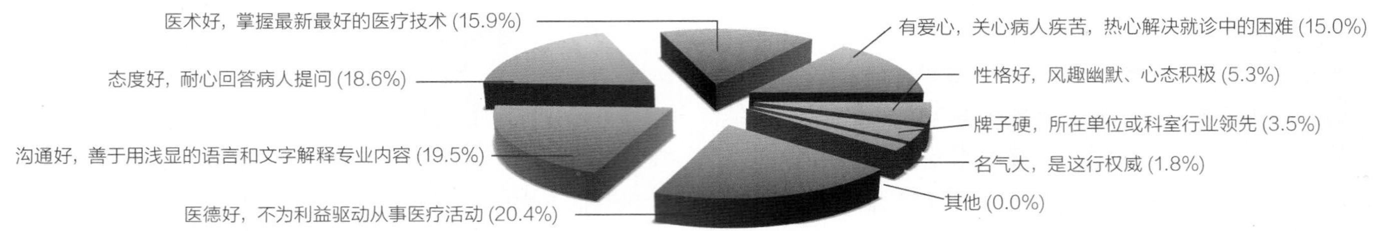

新浪网友“好医生”标准前三名：医德好、沟通好、态度好。

从以上数据不难看出，无论是特定的读者群还是普通的大众群，人们对好医生的评判标准首先都是医德高尚。溯古论今，无论是悬壶济世的串雅郎中年代还是医生依托医院行医的今天，或者医联体覆盖、移动医疗普及的未来，医德高尚都是疾苦大众对医者的第一要求。

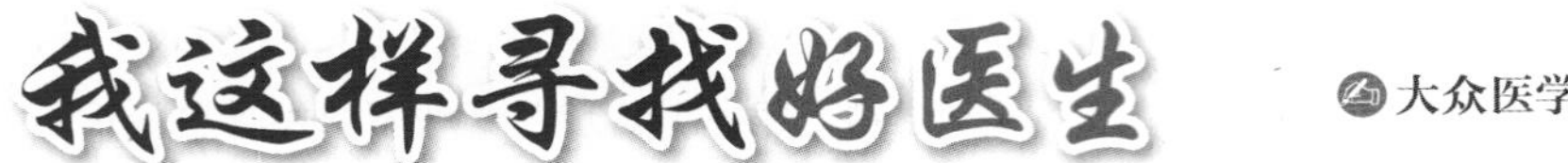

大众医学

“《我心目中的好医生》微答卷”活动的第二个环节，是请大家说说是自己怎样寻找好医生。

本|刊|调|查

有相当医学科普基础、有相当求医经验的《大众医学》读者，这样寻找好医生：

看医院张榜介绍	37.19%
网上搜索	36.78%
看报刊、电视宣传	22.73%
购买医生所著图书	15.29%
和病友、同道交流	47.93%
收藏微信相关资讯	24.38%
其他	6.2%

《大众医学》读者“找医生”途径前三名：和病友、同道交流，看医院张榜介绍，网上搜索。

sina新浪健康

普通人是怎样找医生的呢？新浪网友这样选：

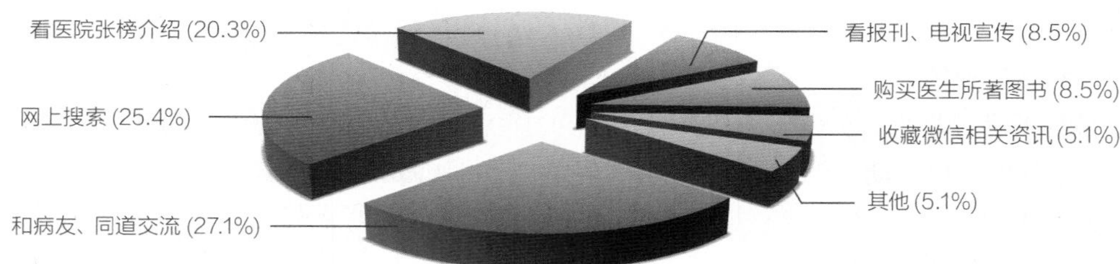

新浪网友“找医生”途径前三名：和病友、同道交流，网上搜索，看医院张榜介绍。

英雄所见略同！“和病友、同道交流”这一选项，同时高居两个“找医生”榜单首位。可以说，好医生由口口相传而来，在社交网络化的今天，好医生更是通过网际交流而有口皆碑。好医生在做，病友、同道在说。所以，我们的“我心目中的好医生微问答”活动会收到那么多网友诉说的好医生故事。

“好医生”要说出来

大众医学

“《我心目中的好医生》微问答”活动的第三个环节，是请大家说说自己遇到的好医生。《大众医学》每周会从微答卷中选出一份获奖答卷，在微信公众平台上线。这些好医生的故事真实而感人，让执笔人欲罢不能，竟然有人写了长篇连载。这里，我们只能选录一二。更多的好医生故事，请关注《大众医学》微信公众平台“好医生”版块的持续更新。

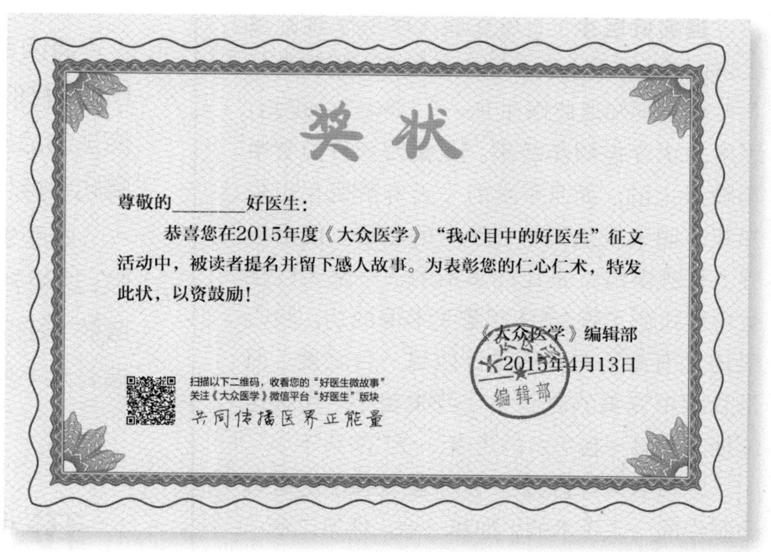

奖状

尊敬的________好医生：

恭喜您在2015年度《大众医学》“我心目中的好医生”征文活动中，被读者提名并留下感人故事。为表彰您的仁心仁术，特发此状，以资鼓励！

《大众医学》编辑部

2015年4月13日

扫描以下二维码，收看您的“好医生微故事”
关注《大众医学》微信平台“好医生”版块
共同传播医界正能量

记下患者每句话的“医生团队”

答卷人手机号：136****654**

提名好医生：上海中医药大学附属龙华医院肿瘤科副主任医师王少墨和他所在的肿瘤二科团队

我今年64岁，被查出乳房肿块后非常害怕，不知找哪位医生就医才踏实。我和初中同学经常聚会，同学顾女士常因腹泻而频繁找厕所，不胜烦恼。后来我们一起去旅游时，她竟好转很多。她告诉我，她胃癌术后一直在龙华医院肿瘤二科就医，腹泻是肿瘤二科的王少墨医生看好的。

我决定跟着顾女士去找王少墨医生就医。第一次去，我们没有找到王医生，但肿瘤二科的医生说会给王医生留言。我喝了第一个疗程的七帖药，肿胀得到缓解，可以做点小家务了。第二次就诊，正巧见到了王医生，没等我开口，王医生就问我：“这七帖药吃了很舒服吧？”看来肿瘤二科的医生真的留言给了王医生。然后王医生给我搭脉、看舌苔、问病情，又给我增减了药方。

到现在我已经吃了35帖药，我的肿块在逐步变小。我在心里称呼王少墨医生是“王一帖医生”。我非常感谢王少墨医生，也非常感谢我就诊过的龙华医院肿瘤二科的所有医生。

送子观音，我愿福报永随她

答卷人手机号：186***625**

提名好医生：河北省中医院妇科主任医师、教授　张淑杰

2012年，我被习惯性流产所困扰，在其他医院做过免疫治疗，但没任何作用。第3次流产时，我心灰意冷，不知道该怎么继续生活下去。有人对我说，何不试试中药。我就尝试看了一位医生，但他态度散漫，开了一堆药，竟然都不是中药。郁闷之下，我真想放弃治疗。

一次偶然的机会，我遇到张淑杰主任，那时候还不知道她是河北省中医院的名医，只觉得她特别和蔼，就决定请她为我看诊。后来有几次我专门跑去省中医院看，果然张主任的病号是最多的，她出诊一上午基本连上厕所的时间都没有，特别辛苦。有时加号加到下午2点都吃不了饭。但是，张主任对待每一位病人都特别好。

在张主任的精心治疗下，半年后我怀孕了，2013年4月顺利生下一个健康的女儿。然而，我和张主任的缘分并没有就此结束，只要我打电话给她，她都热情帮助解决我的健康问题，还给我的亲戚朋友都治过病，开的药又便宜又管用。真是一位难得的好医生！

最近我听说张主任喜得龙凤胎孙辈，我想这是因为她平时积德行善，经常给患者送去福音，所以才能得到如此福报吧。

手术次序的真相（连载之二）

答卷人手机号：150***773**

提名好医生：上海交通大学医学院附属仁济医院（东院）胸外科主任医师　赵晓菁

病友都知道赵医生有一个“尊老”的规矩：手术的次序按照年龄来。我是那天开刀者中年龄最大的，而且手术前一天麻醉医生也告知我，明天我是第一台手术的患者。但是世界上有些事情就是让你想不到——那天我生生地被拉到了第二台！尽管手术很成功，我心里还是有点不爽。不是计较这一台之差，而是我眼中完美的赵医生让我失望了。我想这位插队到第一台手术的患者，一定“来头不小”。

术后有人告诉我：“那个坐轮椅上的患者是跟你同一天手术的，他第一台，你第二台。”我走上前看他。天啊，是一个小男孩，一条腿没了。他的奶奶告诉我：“孩子九岁，骨癌。这次肺转移，是赵主任手术的。”我不由得摸了摸孩子的残肢，问他还疼不，他仰起清秀的小脸说：“哈哈，不疼啦，等我装了假肢，就没事了。”看着他清澈的眼神、山花烂漫般的笑容，我赶快转过脸去。赵医生，您把他放在我前面手术，我心服口服！

其实我也曾听说可以送红包给医生，让医生把手术顺序调至第一台，可是赵医生却绝不会这么做。手术前，我也想“意思意思”，但是他放出话来：“谁给我送红包，就不给谁治病。”我当时想：送红包不给治病，那么等病治好了再送不就行了？但我还没来得及动作，就听说一位病友康复后给赵医生送红包，被他“恶狠狠”地拒绝。

我心目中的好医生

有奖 微问答

“《我心目中的好医生》微问答”活动持续进行中，请写下你的好医生故事，让更多的人通过你的诉说找到好医生！

好医生们这样说

文／大众医学

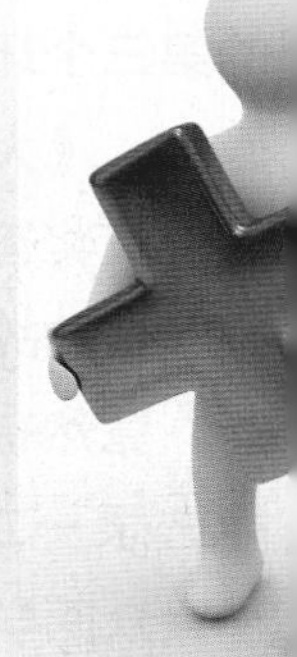

请读者和网友说说“我心目中的好医生”的同时，我们也把同样的话题抛给了《大众医学》海选出的好医生，请他们说说对“好医生”的理解和坚持。

好医生们的答卷同样感人至深，由于篇幅所限，这里刊登时都或多或少地进行了删节。完整版的《好医生们这样说》，请关注《大众医学》微信公众平台，进入“好医生”版块尽情收看。

我心目中的好医生五项标准

文／北京306医院内分泌科主任医师、教授　许樟荣

一个好医生，首先应该心怀慈爱，关心患者，“痛苦着患者的痛苦，幸福着患者的幸福”。医疗的过程应该是使患者体会到被充分关爱的过程，是润物细无声的过程。遗憾的是，现实生活中，这个过程受到许多非医疗因素、社会因素的影响被异化了。

一个好医生，应该十分敬业，而且对于自己从事的专业十分热爱，充满热情和兴趣。如此才能保持旺盛的工作热情和永不休止的学习热情。技术水平差的医生绝对不是好医生。对于患者的关爱是体现知识、技术和能力的关爱，而不是说得好听、行之无效、苍白无力、空洞无物的表现。

一个好医生，应该是善于与患者沟通的心理师，基本点是从患者的角度来理解和沟通。不要简单地用“我认为”“我以为”，而多多用“假如我是您”“假如您是我的亲人家人，我会……”。让患者接受最为合适的治疗或检查，应该有充分的理由。不善于与患者沟通的医生，不能说是一个好医生。

一个好医生应该是好的科普工作者，尤其如糖尿病、高血压、心脑血管病这类慢性疾病专科医生。精神言语和行为改变的力量并不亚于药物的作用。营养、运动、心理和药物治疗是相辅相成而且并不完全能彼此替代。但是，不注意健康行为和不遵从医嘱的患者肯定难以治好病。发生这些的原因来自多方面，我们也承担一定的责任。门诊时间的确接诊过多的患者，只能

真正的好医生：既见“病”，又见“人”

北京大学人民医院心内科主任医师　张海澄

我理解的好医生是：①基本功扎实而全面；②能站到医患双方的立场思考后再做决策；③沟通能力强、态度好；④把患者当成“病人”诊治而不是只见病、不见病人。前面的几条都好理解，我有意把最重要的部分放到了最后来压轴，因为这一条恰恰是最难做到的。

我们常常说，医生的使命是救死扶伤，我们每天辛苦工作、不断学习也是为了治好病。因此，不论是医务人员还是患者、家属，最关注的也是这个“病”字，可以毫不夸张地说，满眼皆是“病”，而容易忽略了人，这个备受病痛折磨的人。

首先，好医生要把一个一个局部的疾病，症状、体征、化验、检查、用药、手术等，都跟生病的这个人紧密联系起来，因为他深知这些病症都是病人这个整体的局部细节，发生在不同的人身上，不仅会有不同的表现，甚至连诊断与治疗都可能截然不同，这也是近年来一直强调的个体化诊疗。例如，同样是心室率 150 次 / 分的阵发性室上性心动过速，倘若发生在健康年轻人身上，往往只是心慌不适，即便持续几个小时也不会危及生命；而如果发生在急性心肌梗死，或冠脉严重狭窄，或心力衰竭等患者，如不立即终止有可能很快致死。假如你只是关注心电图改变，关注阵发性室上性心动过速这个病，而没有关注生病的这个病人，很可能酿成大祸。

其次，好医生眼中无贫富。这也是希波克拉底誓言中最精萃的部分，“无论至于何处，遇男或女，贵人及奴婢，我之唯一目的，为病家谋幸福”。越是贫病交加、不远千里从外地前来求医、无依无靠的孤寡老残幼，越应当给予倍加关注。

再次，好医生眼中不仅仅有疾病，还会关注病人相关的方方面面。比如，有些病人术后只能平躺着回去，医生应当考虑到他住的远近、以何种方式回家，还是需要转往下级医院康复一段时间再回外地，绝不会为了单纯追求床位周转率，不关注病人的后续安排，而使病人出现意外。

再有，病人回家后，如何进行康复训练，也是好医生必须关注的。好医生会在手术前教会病人术后康复训练的要领，因为术后病人往往处于疼痛状态，学习康复动作较难掌握。好医生还会在病人出院时，发一份详细的如何调整药物、如何康复训练、如何进行复查等注意事项，病人回到家就可以照着上面的指导和图示进行正确服药、训练、按时复查，不会因出院后的疏忽酿成大祸。好医生还会交代患者出院后有可能出现的几种紧急情况，如何自行先处理，何时需要到急诊处置，何时需要来门诊处理，并留下病房的电话供紧急时提供指导。

好医生眼里既有疾病，又有病人，他总是设身处地为病人着想，而不是满足于手术技巧的进步，对他们来说，诊断与治疗的高成功率、低死亡率不是“好医生”的唯一指标。好医生拥有一颗能沉得下来、甘于寂寞的淡泊之心，他们不计较个人得失、脚踏实地埋头苦干，更重要的是，面对诱惑，好医生能守住自己的底线，底线就是良心。有了良心这个底线，好医生不会为了回扣而给病人开昂贵的药，更不会给病人做不必要的手术、使用根本不需要的耗材。

医者所面对的病人，绝不仅仅是疾病的载体，而是一个活生生的人。好医生必须关注病人的生命价值、医疗权利、健康利益和人格尊严。这样的医者，才是真正的好医生！

是快速的个体化的处理。科普知识的普及会让更多的人群关注自己行为的改变，从而获益。写写科普，哪怕是三言两语，也会造福于社会和患者。假如我们医学专业人士不注重科普，就会让一些非医学专业的人鼓吹一些伪科学的东西欺骗患者及其家属。

一个好医生应该有好的形象。关注自己的形象同样是关爱患者。试想，一个严重肥胖的代谢病医生劝肥胖患者减肥、一个自己嗜好烟酒的呼吸科或肝病医生力劝患者戒烟限酒会有什么效果？我们的健康关乎着患者的健康！健康教育和健康促进从我们自身开始做起，而且我们也应该是健康行为的获益者！

好医生应该是自然的素质的体现，而不是评选的结果。好医生应该来自患者的口碑，而不是自我的标榜。好医生应该是从成为医学生开始的终身目标，而不是生活中一个阶段的事业。实现这个目标，不是靠努力奋斗，而是自然而然的形成过程。

我尊敬的导师伍汉文教授和赵楚生教授（赵教授已经去世了）都是这样的“好医生”，我本人也一直努力成为这样的“好医生”。

好医生，让病人信赖、不依赖

中国中医科学院西苑医院男科主任医师　郭 军

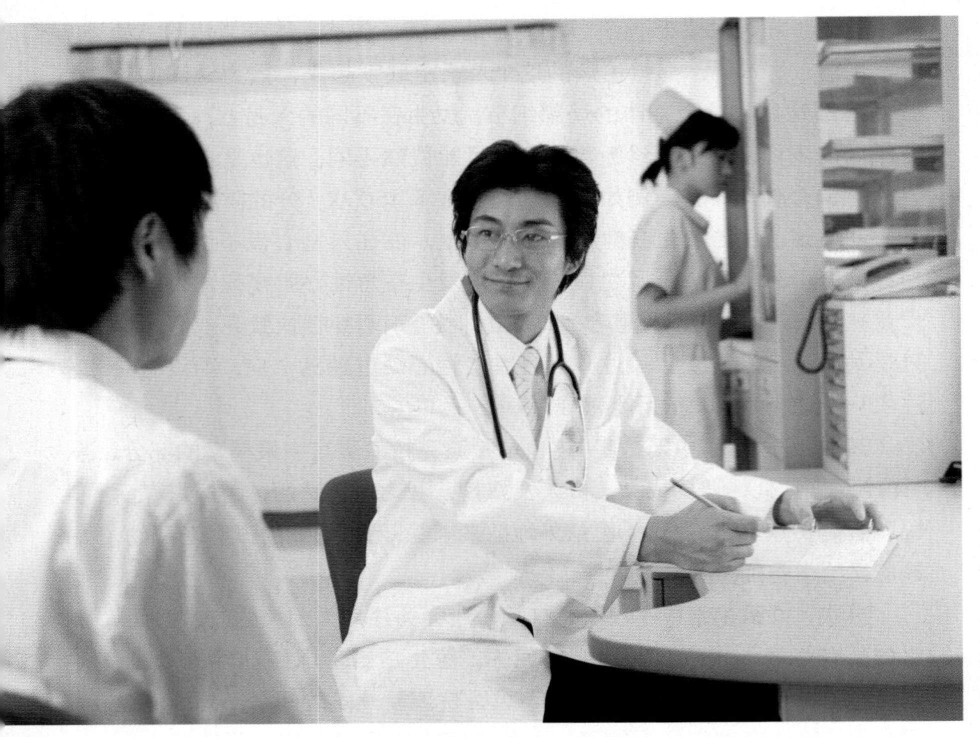

作为医生，应该懂得在给予患者药物治疗和生活医嘱的同时，要增加与患者的沟通，找到患者心结，从身心两方面入手去除“病因”。而作为患者，也应该积极配合改善不良的生活习惯，积极寻找病因，与医生共同寻找出一条适合自己、行之有效的“健康之路”。

春节临近，就诊的外地患者少了很多，人人盼望着回家团聚。然而一位尿道刺激症状已有改善的前列腺炎患者，却坚定地告诉我：不回家过年，把病治好再回去！这是位兰州大学的学生，为了看病专程来到北京，在北京已住了很久，辗转多家医院，被权威的大医院无视过，也被个别专科医院恐吓过，对疾病早已失去正确的认识，也对医生失去了应有的信赖。经过我反复的知识普及和耐心开导，他终于答应买年三十的票回家陪父母过年。

临床上，很多患者为了治病脱离了生活，放弃了工作，把所有精力放在看病上，每天除了去医院就是回家反复思考自己的病情。这些患者容易把疾病扩大化，在反复治疗和辗转就医的过程中心理防线一步步崩溃，让自己有种命悬一线、无药可医的感觉。长此以往，不但对疾病的康复不利，也会增加医患矛盾，最终导致两败俱伤。

现代医学早已从单纯的生物医学模式转变为心理－社会－生物医学模式，生物机体、心理和社会是一个整体，社会环境会影响人脑，人脑会影响人体脏器，所以要想更好地战胜疾病，需要从人与环境的整体来分析病因，去除病因。两千多年前的中医典籍《黄帝内经》也早有身心同治的思想，强调以“言语”为工具，启发诱导患者共同战胜疾病。《灵枢·师传》对此有精辟的论述：“人之情，莫不恶死而乐生……告之以其败，语之以其善，导之以其所便，开之以其所苦”。告，就是向患者指出疾病的性质、产生的原因、疾病的轻重、对疾病应具的态度；语，就是耐心告诉病人，治疗要及时，要积极配合治疗，增强战胜疾病的信心；导，就是告诉患者如何进行调养，知道养生的方法，能进行自我调节养病；开，就是帮助患者解除紧张、恐惧、消极的心理状态。中医认为，神与形是人体生命活动不可或缺的两个方面。神与形的对立，是生命活动的基本矛盾；神与形的统一，是生命存在的基本特征。疾病的诊治过程，往往是医患共同参与的多向交往过程。在交往过程中，患者处于中心地位，诊治成败与否，很大程度上取决于患者的态度、认识和配合情况。

所以，强调“医患共治”并不是医生把问题又抛还给患者，而是强调病人在治疗中的主动权，让患者与医生共同努力，以更好地发现问题、解决问题。一个正确的诊治过程应该是医生和患者的积极沟通，让患者信赖医生，同时理解自己在疾病治疗中的作用，转变依赖医生的思想，积极配合治疗，合理地调养和生活。让患者不依赖却又信赖的好医生，才能给患者一个高效的治疗方案，一个健康的未来！

做个“武艺”高强的好“农民”

卫生部中日友好医院肛肠科主任医师　王晏美

怎样才算是个好医生？技术好，医德高？没有问题，这些都很重要，但我认为，好医生首先应是个好“农民”。

小时候，父亲带我去地里干活，有两次经历让我记忆深刻，至今难忘。

一次是去棉花地里除草，父亲让我把棉花苗周围的杂草除掉。我又拔又锄，不到半天，活干完了，虽然很累，但心里美滋滋的，就等着父亲表扬了。三天后，晚上父亲从地里回来，脸色很难看，告诉我，我干活的那块地棉花苗基本都死掉了，原因是我除草的时候太粗暴，把棉花苗根部的土也弄松了，太阳一晒，苗就死了。他虽然没有骂我，但我心里非常难受。

另一次是去拔萝卜，有了上次的教训，这次我认真多了。但那些萝卜就像拴在土里，怎么也拔不出来，我抓住萝卜叶一使劲，叶断了，萝卜还在土里，最后不得不用锹把它们连土一起挖出来，然后再除去泥土，费工费力，地还被弄得乱七八糟的。父亲看到我这个狼狈样笑了，告诉我仅仅认真不行，还要方法得当，并亲自示范。只见他抓住萝卜秧，轻轻四下晃了晃，然后稍一用力，一个完完整整、干干净净的萝卜就被拔了出来。少数不好拔的，他用铲子在边上先松下土，然后再如此操作，也很顺利被拔出。

这两次糟糕的经历使我对农民产生由衷的敬畏，曾立志当个“武艺”高强的好农民。当然，后来农民是没做成，我走上了行医这条路。

大学时期，班主任是个对《黄帝内经》有深入研究的老师，他一再告诉我们，能否做个好医生，医学思维至关重要。当时对这句话不是很理解，心想，对一个医生来说，会开药、会做手术不是最重要吗，怎么又出来个医学思维？带着这样的疑问我进入了工作岗位。

一天，门诊来了个病人，是个五十多岁的妇女，一进来突然给我跪下，哭喊着让我救救她。我赶紧把她扶起来，叫她慢慢说。原来她一个多月前做了痔疮手术，术后大便越来越细，最近两周就基本排不出，现在不敢吃东西，每天就喝一点粥，非常痛苦。经过检查，是手术造成的肛门狭窄。为什么会这样？在分析原因的时候，我脑海里突然浮现出当年除草的一幕，原来这个医生犯了和我当年除草一样的错误，他在治病的时候，把“好苗”也伤了。这不就是缺乏整体思维造成的吗！

又有一天，病房收治一个从外地转来的患者，在当地已经做了5次手术了。我检查完，也头痛了，肛门周围6条刀疤，3个口子在出脓。前面的手术起了反作用了，疾病的尾巴被割掉，病根还在，就像我小时候拔萝卜，萝卜秧被揪掉，萝卜留下了，再拔就只能刨土了。这是缺少章法的表现，章法是什么？是基于对病情的准确理解，而精确设计的手术步骤。章法乱了，出问题的概率会大大增加。这也是缺乏临床医学思维的表现。

由此可以看出医学思维有多重要！由于有小时候的经历，这两例患者的病情分析和处理并没有费多大周折，最终都顺利治愈出院。这也更坚定了我在做好医生之前一定要先做个好“农民”的想法。

农民这个职业是与自然打交道的，他们最会运用自然法则来求得好收成，自然法则是一切理论之母，无论多高深的道理，无一不源于此，中医学就是最好的例子。整体观和辨证观，阴阳五行等核心理论就是通过对大自然的深入观察与思考得出的。近年来国内外大力倡导的“精准医疗”，其实就是西医的辨证论治，目的是拔出萝卜不带泥。所以说农民才是离真理最近的人。

很多患者知道我手术经常不用刀子，用线。或一根、或两根、或四根；或勒、或扎、或套；或松、或紧。痔疮、肛裂、肛瘘、脓肿，无所不用。有人可能会说，手术怎能不用刀子？快刀都治不好，你这线怎么就能有效。其实用线治疗这些病不是我的专利，我只不过是合理施用，把线的优势最大限度发挥。

今天，当我们说别人“真农民”时，说明这个人一定很土，不合潮流。但我不介意这个称谓，是农民最先在我脑海里种下了医学思维的种子，正是这粒种子的作用，使我能成为一名患者认可的临床医生。这个“农民”我还要继续当下去。

从“善牌”说医者之心

山西省中医院副院长，主任医师、教授　冯　明

在山西中医药博物馆琳琅满目的展品中，有一串竹牌非常引人注目的。它是过去山西一位名老中医的挂号牌，患者和患者家属不管多早去挂号，第一个号总是五号。为什么？因为前四个叫善牌，在老中医的抽斗里，留给四种人：一号给危急重症患者，二号给老人，三号给孕妇，四号给婴儿。中医重医德、人性化的传统可见一斑。

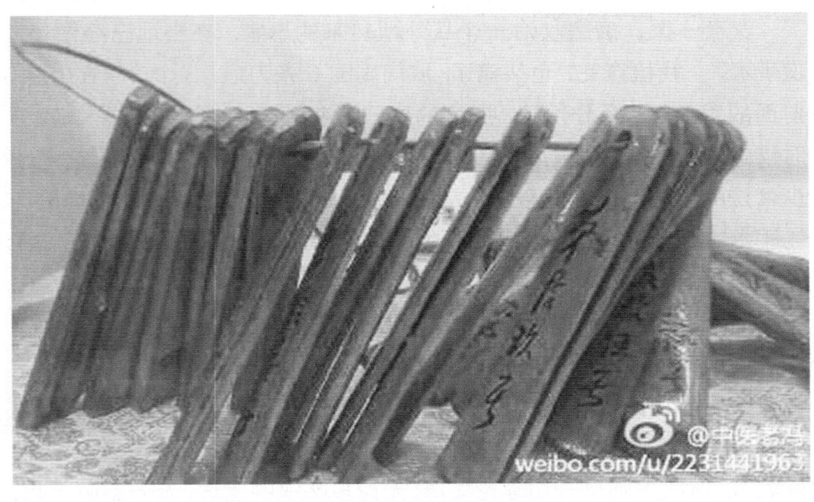

时至今日，名老中医大多在医院里坐诊，现代化的医院分工明确，危急重症患者有急诊绿色通道、孕妇有妇产科、婴儿有儿科，善牌似乎失去了意义。但我觉得这只是形式，它体现的是医生的一颗赤诚之心。记得我学医时，就有前辈告诫：“你想当医生吗？首先你要有一颗医生的心。”我曾把它写在重要医书的扉页。有了这颗医生的心，才能“视病人如亲友”，才能“急病人所急，想病人所想。”

现在有种说法：“中医的医患关系普遍比西医好”，从各地的数据来看可能是这样的。以北京为例，北京市医疗纠纷人民调解委员会提供的数据显示，自2011年5月成立至2013年6月，共受理北京市三级医院医疗纠纷1706件，其中中医类别医院医疗纠纷241件，仅占14.13%。就山西来看，中医类别医院医疗纠纷排名也是在最后的，一般相当于西医医院的1/5到1/4。这可能与中医的文化理念、诊疗特色有关。患者需要述说、倾诉，需要医生的倾听，中医诊疗手段相对原始，没有那么多现代化的机械设备，主要靠望闻问切诊断，治疗、康复、护理过程中又处处接触患者，与患者沟通充分。要知道，现在的医疗纠纷70%都是医患沟通不充分引起的。

唐代名医孙思邈《大医精诚》所述的大医思想，放在今天仍然适用。大医精诚，是千余年来医者追求的最高目标。国家中医药管理局把“仁、和、精、诚”作为中医药文化的核心价值，足见其现实意义。《大医精诚》大致有两方面内容，第一是要求习医者“博极医源，精勤不倦”，有精湛的医术；第二是要求医者为医要诚。所谓“诚”，是指以“见彼苦恼，若己有之”，有感同身受的心；发“大慈恻隐之心”，发愿立誓“普救含灵之苦”；不得“自逞俊快，邀射名誉”“恃己所长，经略财物”。

我还觉得，搞药物的人同样需要常常吟诵《大医精诚》，因为篇中还谈到对普通生命的爱惜。大家知道中药里有不少动物药，药王孙思邈一般是不用这些的，他认为那也是生灵，所谓“夫杀生求生，去生更远。”有道是“德不近佛者不可为医，术不近仙者不可为医”，真正有医者之心的人，不仅对人，对动物也一样仁慈。今天有人以活动物养生，有药企以活取熊胆牟利，这些做法会气死药王的。

走进我院大门回头望，赫然几个金字是我们的院训“善仁、精医、传承、致远。”善仁，取上善若水，医乃仁术之意；精医，则取自“大医精诚”。历代院长以身作则，率先垂范，首任院长原山西四大名医之一李翰卿（1892~1972），为“中西医结合非手术治疗宫外孕研究”的发明人，然而更为人称颂的，是他视病家如同亲友，若遇穷苦百姓，不但不收诊金，还时常资助药费济人。我院要求新职工、新学生入院前进行院训宣誓，制定了规范，把医德表现纳入绩效管理，在晋职、晋升、评优、评先进中实行一票否决。在我院，70岁以上老人可以得到优先诊疗——这也是对善牌精神的传承。

把好医生精神传递下去

文 大众医学

《大众医学》推介的好医生，完全符合广大读者和网友对“好医生”的期望：医德好、态度好——心怀慈爱，长年坚持与患者义务沟通、耐心解答线上提问、为素不相识的患者加号；医术好——全部来自全国三甲医院领先科室，从他们的字里行间可以看到最先进的治疗技术和理念。

《大众医学》推介的好医生还有一个共同的特点：都是医学科普先锋，他们通过纸媒、微博、博客、网站等各种载体为大众宣传正确的医学知识。长年进行科普创作和义务咨询的经验，使他们拥有很多医生缺乏的特长——医患沟通。大家肯定还没有忘记，沟通好——善于用浅显的语言和文字解释医学专业知识，是“我心目中的好医生”前三选项之一。

好医生很多很多，在《大众医学》微信公众平台上，可以按专家姓名或科室或地域查找、收藏好医生，阅读他们的精彩科普文摘。

《大众医学》海选的好医生（微信截屏）

收藏他们吧，为自己和亲朋健康保驾
转发他们吧，一起来传播医界正能量

好医生榜的信息会持续更新，请大家关注！

查询方式：点击医生名字的蓝色字体，可查看相

肛肠科

1、王晏美
北京中日友好医院肛肠科主任医师，教授
2、贾小强
中国中医科学院西苑医院肛肠科主任医师，教授
3、李恒爽
北京朝阳医院京西院区肛肠科主任医师
4、李辉
北京中日友好医院肛肠科副主任医师
5、刘凡隆
浙江大学附属第一医院肛肠外科副主任医师

生殖科

1、高芹
山东大学附属生殖医院生殖中心主任医师、副教授
2、郑鹏生
西安交通大学第一医院生殖医学中心主任医师、教授
3、李昆明
上海市第一妇婴保健院生殖医学中心
4、匡延平
上海交通大学医学院附属第九人民医院辅助生殖科主任
5、鹿群
北京大学人民医院生殖医学中心副主任医师、副教授

网友推选的好医生（部分）

北京

1. 关铮
中国人民解放军总医院（北京301医院）妇产科主任医师
2. 时向民
中国人民解放军总医院（北京301医院）心血管内科副主任医师
3. 张黎
卫生部中日友好医院神经外科主任医师
4. 王传航
卫生部中日友好医院男科主任医师
5. 孙立忠
北京安贞医院心脏外科中心主任医师

上海

1. 陈波斌
复旦大学附属华山医院血液科主任医师
2. 徐启武
复旦大学附属华山医院神经外科主任医师
3. 缪晓辉
第二军医大学长征医院感染科主任医师
4. 林晓曦（主任医师）、陈辉
上海交通大学医学院附属第九人民医院 整复外科
5. 赵晓菁
上海交通大学医学院附属仁济医院胸外科主任医师
6. 吴孟超
上海东方肝胆外科医院肝胆外科主任医师
7. 马金利
复旦大学附属肿瘤医院放射治疗科副主任医师
8. 王少墨（副主任医师）及其团队
上海中医药大学附属龙华医院肿瘤二科
9. 姜之炎
上海中医药大学附属龙华医院儿科主任医师
10. 唐为勇
上海中医药大学附属曙光医院西院儿科主任医师
11. 沈丕安
上海市中医医院风湿科主任医师
12. 段涛
上海市第一妇婴保健院产科主任医师
13. 李江奇
上海市儿童医院中医科副主任医师
14. 丁惠玲
上海市儿童医院中医科副主任医师

江苏

1. 商学军
南京军区总医院男科主任医师
2. 解卫平
江苏省人民医院呼吸内科主任医师
3. 洪专
江苏省肿瘤医院肿瘤内科主任医师
4. 柴建农
常熟市第一人民医院儿科副主任医师
5. 房伶
扬州市第一人民医院儿科主任医师

河南

1. 尚佳
河南省人民医院感染性疾病科
2. 张菱
河南省人民医院内分泌科主任医师
3. 王祖龙
河南省中医院中西医结合生殖中心男科主任医师
4. 陈小兵
河南省肿瘤医院内科主任医师
5. 王为民、朱公平
沁阳市中医院

广东

1. 钟南山
广州医科大学附属第一医院呼吸内科主任医师
2. 徐启桓
中山大学附属第三医院感染性疾病科主任医师

浙江

1. 马江波
浙江省人民医院内分泌科副主任医师

山东

1. 胥可辉
山东省潍坊市坊子区人民医院肿瘤科主任

天津

1. 李广平
天津医科大学第二医院心脏科主任医师
2. 丛洪良
天津市胸科医院心血管内科主任医师

更多的好医生在你身边，请把他们写出来。大家可登录《大众医学》官网（http://www.popumed.com），或微信搜索订阅号“大众医学”、或扫描二维码关注《大众医学》微信公众平台，参加“《我心目中的好医生》微问答”活动；也可以投稿给《大众医学》杂志（200235 上海科学技术出版社《大众医学》“好医生”项目组）。同时，请把让你感动的好医生故事转发、告诉更多的亲友。PM

让我们一起传播医界正能量，把好医生精神传递下去！

有这样一群孩子：他们眼睛明亮，却不与你对视；他们声音美妙，却不与你交流；他们或喜或悲，或哭或笑，却旁若无人，不与你分享。他们，只是一群普通的孩子，却被自闭症夺去了所有的色彩与光芒。他们有自己独特的世界，那个世界离我们如此遥远，就好像天上的星星。

怎样才能让这些“星星的孩子”融入人间，拥有普通人的生活或接近普通人的生活？要想达到这个目标，关键在于早期发现、早期诊断、科学干预，这不仅需要医疗、康复、教育机构以及全社会的努力和关爱，更需要家长的爱、行动和坚持。为了帮助“星儿”家长科学认识自闭症、在干预之路上少走弯路，本刊专访了自闭症诊疗和康复训练领域的专家。

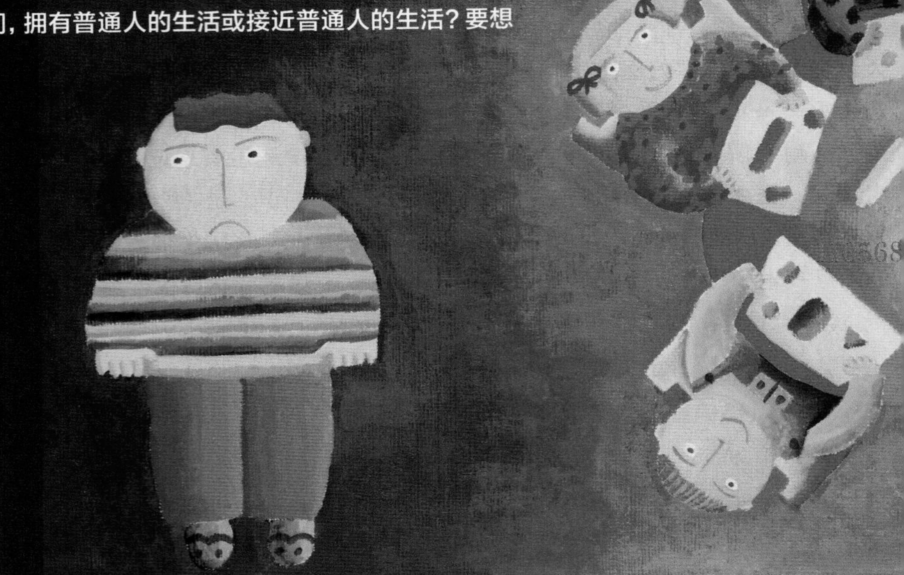

星爸星妈决定“星儿”人生

本刊记者/王丽云　支持专家/王　艺　徐　秀　刘合建

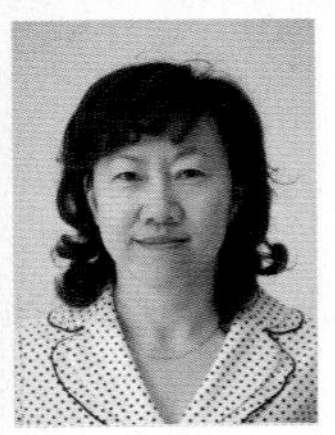

专家简介

王　艺　复旦大学附属儿科医院副院长，神经科主任医师，博士生导师，中国抗癫痫协会副会长，中华医学会儿科学分会神经学组副组长，复旦大学孤独症临床诊治与基础研究中心主任。主要从事儿童癫痫及其共患病、神经遗传性疾病、脑损伤神经保护等临床诊治与研究。

专家门诊：周四上午

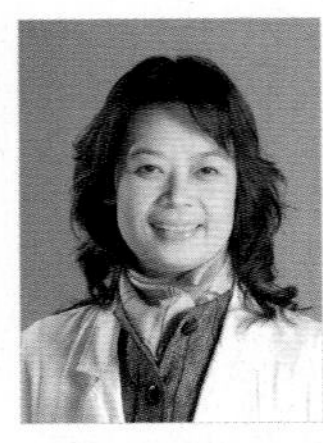

专家简介

徐　秀　复旦大学附属儿科医院儿童保健科主任，主任医师，博士生导师，中华医学会儿科学分会发育行为学组副组长，上海市医学会儿科专科分会儿保学组副组长。擅长儿童早期发展、儿童营养及饮食行为、儿童孤独症谱系障碍、学习困难、注意缺陷多动障碍等儿童营养与发育行为问题的诊治。

专家门诊：周一上午，周四全天

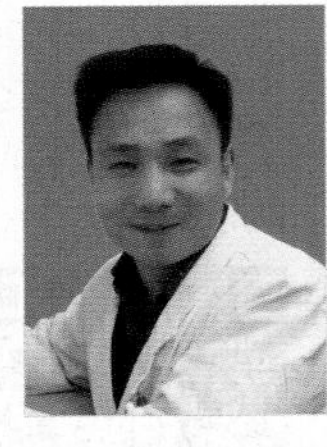

专家简介

刘合建　上海交通大学附属第一人民医院康复医学科儿童康复部主管，康复治疗师，教育学硕士。中国残疾人康复协会残疾分类研究专业委员会常委，中国康复医学会儿童康复专委会暨中国残疾人康复协会康复治疗学组委员。对小儿脑瘫、自闭症及相关儿童发育障碍病症的评估和康复治疗有丰富经验。

特需门诊（联合）：周三上午

正确认识，早发现早诊断

自闭症是一类起病于婴幼儿时期的神经发育障碍性疾病，以社会交往和沟通障碍、重复刻板行为及狭隘兴趣为核心症状，常伴有语言障碍或智力低下。2014 年美国疾病控制与预防中心发布的数据显示：在美国，每 68 个儿童中就有 1 个患有自闭症。在中国，保守估计，每 100 个儿童中就有 1 个患有自闭症。

自闭症孩子，早期有哪些预警信号？　自闭症是一种与生俱来的发展障碍，它并不像某些先天性缺陷那样在孩子出生之时就能表现出来。尽管敏感的家长可以在不满一岁的婴幼儿时期就能感觉到孩子的与众不同，发现孩子的早期自闭症征象，一些有经验的医生也能进行早期诊断，但对于大多数患儿来说，还是要等到一定年龄开始明显地表现出自闭症症状后才被发现。

正常儿童的发展是有其一般规律的，当孩子在不同的发展阶段中表现出明显落后或异常，甚至出现一些自闭症行为征象，家长就应该引起重视。如：到 6 个月大，孩子还没有出现大笑或其他热情、愉快的表情；到 9 个月大，孩子对声音、微笑或其他面部表情仍没有互动式的分享；到 12 个月大，孩子还不会牙牙学语，不会做手势，如用手指指物、给他人展示东西、伸手拿东西、招手等；到 16 个月还没有语言；到 24 个月还不能说出两个字组成的有意义的词，对周围的人表现得漠不关心；在任何年龄出现言语、牙牙学语、社交能力方面的退化。

怀疑自闭症，应该去哪里就诊? 早期发现、早期干预对自闭症的预后发展有着重要作用，如果家长发现孩子表现可疑，应尽快带孩子去正规医院就诊。目前我国开展自闭症诊断的专科主要包括儿童精神科、发育行为儿科、儿童心理行为科、儿童康复科和儿童保健科等，家长应对此有所了解，去医院就诊时才能少走弯路，避免上当受骗。

诊断自闭症，有哪些方法? 对于家长来说，当医生诊断或怀疑孩子有自闭症时，普遍都会在心里打一个问号：我的孩子真的患有自闭症吗? 医生诊断的依据是什么? 需要做一些什么检查吗? 目前，自闭症的诊断需要在医疗机构由专业人士实施，包括对家长的访谈、对孩子行为的临床观察以及完成一些必需的量表和测试，然后基于医生的经验和判断、根据通用的诊断标准，可基本得出诊断结论。同时，量表、检查和检验在一定程度上可以协助明确诊断或鉴别类似的其他疾病。

科学干预，帮孩子打造正常人生

自闭症最重要而有效的治疗方法，就是高强度的科学的教育和康复训练。尽早开始通过科学、系统的干预，几乎所有的自闭症儿童都可以得到改善。很多专家认为，自闭症是终身性疾病，是不能治愈的。如果从生物学异常的角度来说，这也许是对的。不仅是自闭症，大多数的发育行为疾病，如多动症、学习障碍等也被认为是不可以治愈的。但如果我们换一个角度，从社会适应的角度来看，也许可以说：自闭症是可以治愈的! 如果某个人能够在这个社会中独立生活、学习和工作，我们就可以认为这个人是一个正常人；如果这个人成年后除了可以独立生活、工作，甚至还有自己的情感世界，可以结婚生子，那我们就可以认为他与普通人无异。事实上，国内外大量的研究和生动的例子都表明，自闭症儿童可以拥有正常的人生。

接受现实，坚强面对 当孩子被诊断为自闭症，相信没有哪位父母已经做好了充分准备。面对这个足以影响孩子甚至是家庭成员一生的消息，父母的心理反应是复杂、反复而持久的，如震惊、迷茫、质疑、侥幸、悲伤、自责、愤怒、埋怨、拒绝、退缩、失望等。这些情绪都是正常的，但不管经历怎样的情绪变化，最终家长必须接受现实、坚强面对，从内心深处接纳自己的孩子与别人不一样，无条件地爱这个不一样的孩子。

教育训练，长期坚持 医疗机构在自闭症的康复训练方面具有一定的权威性和科学性，但由于自闭症康复训练有着高强度、长期性、一对一程度高等要求，形式以教育、训练为主，而非服药、打针、手术等常规医疗操作，这在资源配置、人力安排等方面大大影响了医院开展自闭症康复训练的可操作性。因此，大部分医院通常只能以家长培训班、短期训练、门诊随诊等形式，以教授训练方法、监测康复进展为目的开展对患儿的康复服务工作。不过，近年来已经有一些医院开设专门的儿童康复训练工作，可以专业、规范地对自闭症孩子进行一对一的训练。

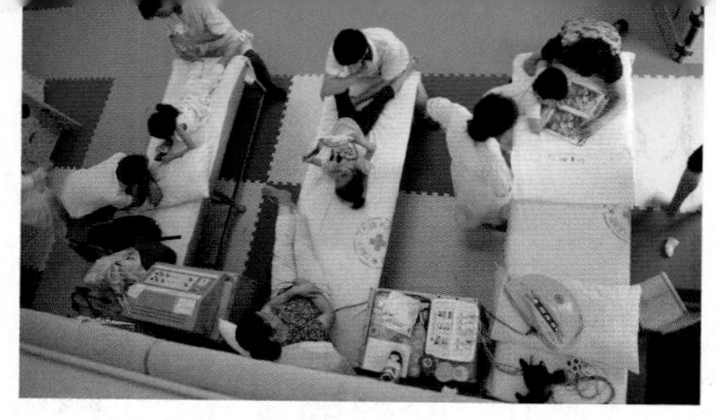

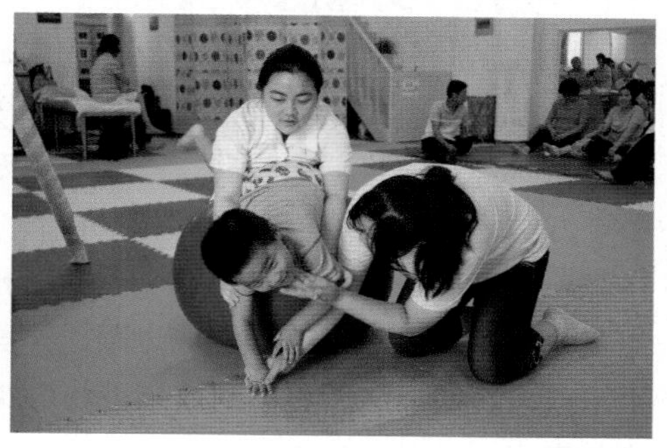

▲ 自闭症康复训练

目前，为自闭症儿童提供长期教育训练的主要是特殊训练机构或学校。但是，这些机构质量良莠不齐，专业性、规范性存在很多问题，很难满足数量庞大的自闭症孩子的教育训练需求。近年来，随着国家投入的增加、相关政策的支持以及一些慈善公益项目的启动，这些问题将会得到逐步缓解。

在自闭症孩子的教育训练过程中，他们的进步往往很慢，甚至在某一段时间，某些方面可能会出现停滞或倒退现象。因此，家长应该认识到这是一个复杂而又艰难的历程，应该做好长期抗战的思想准备，积极与医生、老师配合，进行多方面的治疗和教育训练，促进孩子的康复，为孩子打造与众不同但又接近正常的人生。

特别提醒

"星儿"父母的4大误区

● **病急乱投医** 孩子被诊断为自闭症，父母往往病急乱投医，道听途说，带着孩子到处奔走，一个机构不行再换一个机构，一个方法无效再换一个方法，结果耽误了最佳训练时机。

● **急于求成** 自闭症儿童需要终身干预，教育康复是一个特别漫长又艰苦的过程。一些父母急于求成，短期训练后看不到效果就伤心绝望或轻言放弃。

● **自我隔离** 有些"星儿"父母担心别人异样的目光，就将孩子关在家里，不让孩子与社会接触，这对孩子是非常不利的。要帮助孩子，父母首先应该坦然面对，大大方方将孩子带出去，为孩子创造正常的社会环境。

● **不注重塑造孩子的行为或技能** 有些父母心疼孩子，不忍对孩子"严格"训练，有些家长没有耐心，不能坚持对孩子进行科学干预，结果都达不到帮孩子提高生活技能的目的。

推荐2个专业网站

●"蓝色海洋"俱乐部
（www.fudan-autism.com.cn）

2014年，复旦大学附属儿科医院启动了中国首个系统化、规范化、专业化的自闭症信息网络平台——"蓝色海洋"俱乐部，定期为会员更新最新的自闭症治疗与干预研究成果、现状以及自闭症患者陪护方式等相关信息。俱乐部会员享有最先了解相关公益活动讯息及优先报名权利、免费领取俱乐部赠送的自闭症相关书籍、每月通过微信公众号（蓝色海洋）获取自闭症相关信息等服务。

●"爱在路上"儿童康复教育网站（www.azls.org）

因不忍心看到一些家长因信息闭塞而延误孩子的最佳治疗时机，更不想看到一些病急乱投医的家长误信网络或广告信息而给孩子误治，2010年，刘合建等一群热爱儿童康复事业的专业人士建立了"爱在路上"儿童康复教育信息共享平台。这个由康复医生、治疗师、特教老师、家长和社工等共同构建的平台，致力于为特殊儿童家庭提供"一站式"的康复服务，为儿童康复治疗师提供专业的线上交流平台，其中包括自闭症的一系列知识和教育训练方法、专业康复机构等信息。

延伸阅读

对自闭症的科普共识

为了唤醒社会对自闭症的重视，联合国于2008年将每年的4月2日定为"世界提高自闭症意识日"。针对中国自闭症的现状，2015年4月2日，中国妇女发展基金会、自闭症之声（Autism Speaks，全球最大的自闭症科学与宣传机构）联合复旦大学附属儿科医院、中山大学附属第三医院等100多家单位、组织及国内外自闭症的诊断和干预专家，发布了以下科普共识。

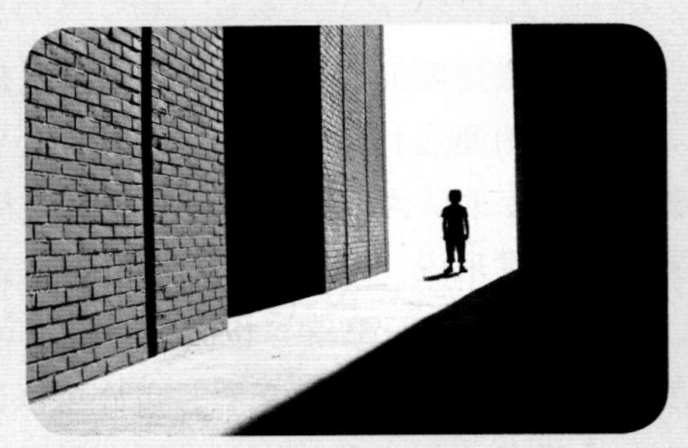

1. 孤独症谱系障碍也称自闭症，是有明确的生物学致病基础的神经发育障碍性疾病；

2. 自闭症以社会交往与沟通障碍、兴趣局限、行为刻板为主要表现；

3. 自闭症已成为严重的全球性公共卫生问题；

4. 自闭症的诊断目前主要依据行为特征，尚缺乏特异性的实验室诊断手段；

5. 不看人、不理人、不指点是自闭症婴幼儿重要的早期征象；

6. 自闭症的治疗尚无特效药物，早期诊断和早期干预是关键；

7. 持续保持每周25小时以上的科学系统干预，可以显著改善自闭症患者的预后；

8. 自闭症早期干预训练建议以改善交流、行为、认知、情绪为重点，同时注意生活能力的养成；

9. 父母和家庭的参与是自闭症孩子干预中不可缺少的部分；

10. 2岁以下的自闭症干预适宜在家庭的自然环境中进行；

11. 自闭症孩子与众不同的表达方式需要更多人的接纳和理解；

12. 自闭症孩子危险意识较弱，需要家长精心呵护和社会关爱帮助；

13. 友好接纳的学校氛围是学龄自闭症孩子融合教育的关键；

14. 支持自闭症的早期筛查、诊断、干预和融合教育是政府和社会共同的责任；

15. 鼓励高等教育加大力度培养与自闭症有关的医学、康复学、教育学等方面专业人才；

16. 请全社会积极行动起来，共同实现对自闭症及其家庭的终身人文关怀。PM

炎夏 警惕2种肝炎“病从口入”

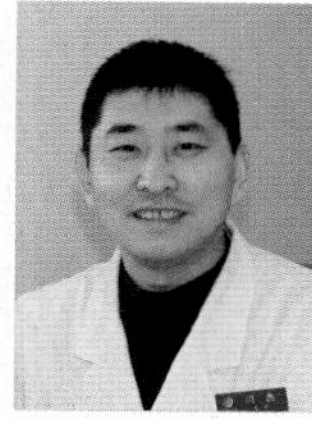

专家简介

闫 杰 首都医科大学附属北京地坛医院肝病中心主任医师，北京大学副教授、硕士研究生导师，北京市医学会肝病学分会青年委员会副主任委员。主要从事肝炎、肝硬化、肝癌及其并发症的内科诊治，尤其对慢性乙型肝炎、慢性丙型肝炎的抗病毒治疗经验丰富。

专家门诊：周二上午、周四下午

首都医科大学附属北京地坛医院肝病中心主任医师 闫 杰

医生手记

去年7月中旬，我们肝病病房在一周内先后来了一老一少两位从综合医院消化科转来的“急性黄疸型肝炎”病人。

老人72岁，常住北京，平常身体健康，一辈子几乎没去过医院。少年13岁，平时在外省农村家中读书，暑假来北京亲戚家小住。两人最初发病都表现为食欲下降、恶心呕吐，于是到消化科去看病，按照急性胃肠炎接受治疗3天不见好转。其后复诊时，两位病人都出现了眼睛发黄、小便颜色深如浓茶、肝功能异常的症状，遂转来肝病专科医院。

我们为病人做了常见急性肝炎的病原检查，发现老人的戊型肝炎病毒IgM抗体阳性，而少年的甲型肝炎病毒IgM抗体阳性。追问近期就餐情况发现，少年因暑假外出游玩，经常在大排档吃午饭；老人虽然从没出门吃饭，但因为那段时间子女工作比较忙，老人的午饭大多是从超市买来的熟食。至此，两位病人的肝病得到确诊。

甲肝、戊肝经消化道传播，大多可治愈

甲型肝炎和戊型肝炎都是经消化道传播的急性肝炎，临床表现也大致相同。初期常见低热，病人常常以为自己得了“感冒”。1～2天后，体温就正常了，但紧接着会感到浑身没有力气，吃饭没有胃口，看到油腻的食物会恶心，大多数人会以为是胃肠炎，于是就去消化科看病。再过3～5天，多数病人会出现黄疸表现，眼睛发黄，尿色如浓茶样(也有的年轻病人会说像橙汁)，这时候所有的医生都会意识到原来是得肝炎了。

甲型肝炎主要发生在没有接触过甲肝病毒的儿童，而戊型肝炎多见于成年人。这两种疾病都是自愈性的，只要经过临床治疗，让病人度过肝脏损害的这段时间，病毒会自行清除，并能产生维持终身的免疫力。但也有少数病人，会因为肝脏损害比较重而发展为肝衰竭，甚至失去生命。

打疫苗、重卫生，预防甲肝、戊肝

对于甲型肝炎、戊型肝炎这两种肝炎的预防，主要措施有以下两点。

❶ 接种疫苗

甲型肝炎疫苗的应用十分广泛，而且效果也很确切，适用于儿童、医务工作者、食品行业从业人员以及职业性质具有接触甲肝病毒的人，儿童初次接种时间为满1周岁，成人无年龄限制。

戊型肝炎疫苗还是个新生事物，全球首个戊型肝炎疫苗是由我国厦门大学生命科学院夏宁邵教授团队研发的，2012年上市使用。该疫苗的安全性和有效性得到了众多国际流行病学家的认可，目前唯一不能确定的是其能够提供多长时间的持久保护。在国家食品药品监督管理总局批准的产品说明书上，该疫苗的接种对象为16岁及以上易感人群。

❷ 注意饮食卫生

甲型肝炎病毒随患者粪便排出体外，通过被其污染的水源、食物、海产品(如毛蚶等)、食具等传播，可造成散发性流行或大流行。1988年上海市民由于食用受粪便污染的毛蚶而引起新中国成立以来最大一次甲型肝炎流行，在4个月内共发生31万例。食物在生产过程中被污染也是甲型肝炎传播的原因，如三明治、橙汁、沙拉和肉类等成品食物，是发达国家甲型肝炎暴发流行的主要原因。

戊型肝炎也曾出现过水源污染引起的大流行，但目前较为多见的还是食物污染所致的散发病例。

对于个人而言，预防这两种肝炎应该做到：①勤洗手，尤其是幼儿园和学校集体生活的儿童。②安全就餐，防止病从口入。夏季应少在外进餐，少吃成品熟食；食用易携带致病菌的食物如螺蛳、贝壳、螃蟹等，一定要煮熟蒸透，杜绝生吃、半生吃以及腌制后直接食用。PM

生活实例

一名65岁男性，一年前因急性心肌梗死在医院抢救成功，医生在其闭塞的冠状动脉内放置了支架。出院后，患者逐渐出现稍活动后气急、乏力、心悸等症状。去医院检查，心电图提示频发室性早搏、非持续性室性心动过速；心脏超声检查显示左室射血分数（即EF值）为30%（正常时应>50%），医生建议其植入心脏埋藏式复律除颤器（ICD），但患者因多种原因拒绝了。一个月前，该患者在讲话时突然意识丧失、倒地、呼吸停止，家人紧急呼叫救护车，将其送至医院，虽经全力抢救，仍未能挽回其生命。医生诊断其死亡原因为心脏性猝死。

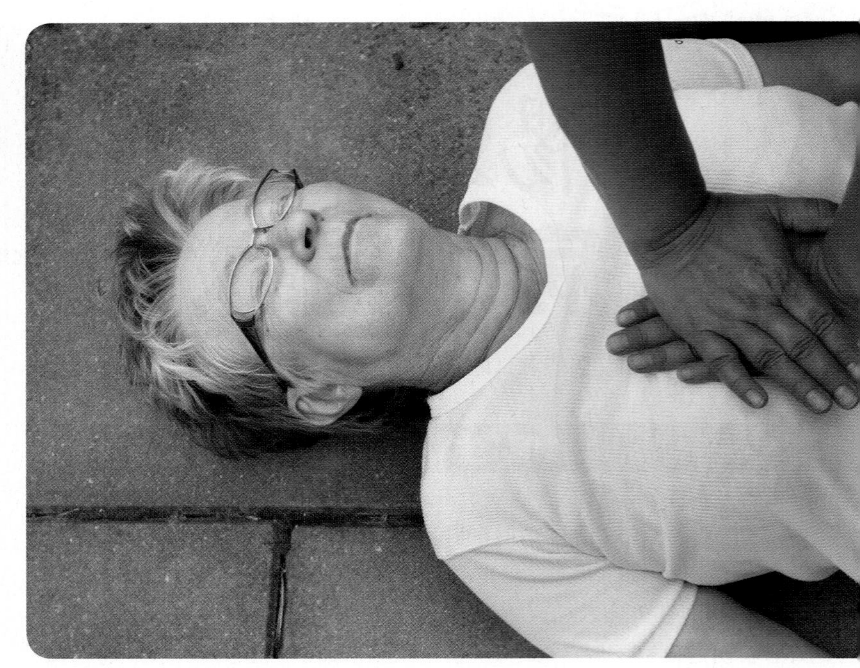

心脏性猝死 离你有多远？

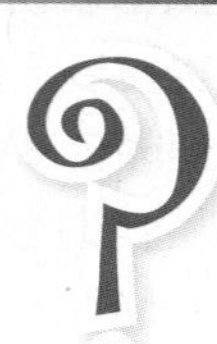

复旦大学附属中山医院心内科教授 宿燕岗

专家简介

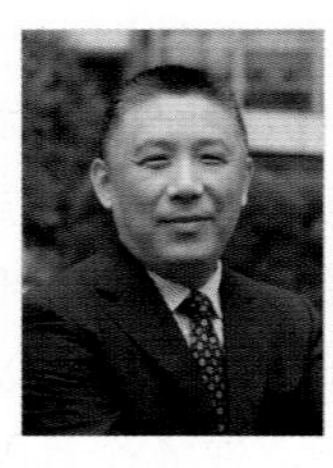

宿燕岗 复旦大学附属中山医院心脏内科主任医师、医学博士、博士生导师，中国医师协会心律学专业委员会副主任委员，中华医学会心电生理和起搏分会常委、室性心律失常工作委员会副主任委员，上海市生物医学工程学会心脏起搏与电生理分会副主任委员。

医疗专长：心脏内科各种疾病的诊治和心脏植入性器械的植入和随访。

专家门诊：周一上午、周二上午

何谓心脏性猝死？

猝死是指平时貌似健康的人，因潜在疾病突然发作或恶化，在急性症状发生后即刻或1小时内发生的急骤死亡。猝死的主要临床表现为心跳骤停和呼吸停止。引起的猝死原因主要包括：心脏事件、脑血管意外（大面积脑梗死或脑出血）、急性肺栓塞、大血管破裂等。其中，90%以上猝死为心脏原因所致，即心脏性猝死。

据统计，中国每年约有55万人发生心脏性猝死，相当于每天有1 500~2 000人发生猝死，每周有22架波音747客机机毁人亡，数量超过乳腺癌、艾滋病和肺癌死亡人数的总和。80%的心脏性猝死发生在医院外，发生心脏性猝死后，幸存者不到2%。近年来，已有不少知名人士，包括著名企业家、知名艺人和优秀运动员等猝死事件的发生。突发的英年早逝不仅让人们唏嘘不已，也引起了全社会对于“猝死”的关注。相对于晚期肿瘤或其他慢性疾病（如长期卧床的脑部疾病患者），心脏性猝死的突发性、不可预测性及严重后果，会给患者家庭带来巨大的精神创伤。

猝死、晕厥、昏迷、休克，有何区别？

经常听到患者在描述病情时，将上述名词混淆。实际上，这些诊断名词在医学上有着很大区别。猝死预后最凶险，多发生死亡，很多是回顾性诊断，即患者发生死亡后，医师根据发病急骤等特点推断其死亡原因为心脏性猝死（如针对医院外发生的死亡或送到医院时已经死亡的患者）。

晕厥是一过性的晕倒，表现为瞬间因意识丧失而晕倒，但意识、运动能力等很快完全恢复。晕厥可以是心脏原因，但多数是由于血管扩张、血压下降导致的短暂、可逆性脑供血不足。在情绪激动、惊吓、空气闷热等情况下易诱发，多数预后良好。

昏迷多是由于严重的脑血管疾病导致，如大面积脑出血、脑梗死等。当然，某些严重肝脏疾患、代谢疾病等也会导致昏迷，预后不良。

休克是多种原因导致的以血压下降为主要表现的急症，如急性大出血等。患者神志多清楚，若抢救正确和及时，预后良好。

哪些人容易发生心脏性猝死

到目前为止，现代医学尚不能完全明确甄别所有猝死高危人群。已经明确以下人群具有心脏性猝死的高发概率。

❶ **曾经发生过心脏骤停并侥幸存活者** 发生心脏猝死后，近 98% 的患者不能生存。即便能侥幸生存，这些患者再次发生心脏性猝死的概率远远高于正常人群。

❷ **冠心病、心肌梗死患者** 冠心病起病比较隐匿，不少患者无明显症状，约 1/4 的冠心病患者以心脏性猝死为首发表现。冠心病患者发生猝死的主要原因是急性心肌缺血导致的恶性室性心律失常(几乎均为心室颤动)，尤其是在发生严重心肌缺血，即心肌梗死时。冠心病患者发生心肌梗死多在医院外(家里、路途中或工作场所)，不少患者会发生心脏性猝死；即使不发生心脏性猝死，若未在心肌坏死前开通闭塞的冠状动脉，则发生坏死的心肌细胞将丧失工作能力(不能进行收缩)。当坏死心肌的范围足够大时，会导致患者心脏收缩功能下降，出现心脏排血能力降低，即心力衰竭。大量医学研究证明，当心脏射血能力降至正常人一半时(EF ≤ 35%)，容易发生心脏性猝死(如本文病例)。因此，心肌梗死即刻，以及心肌梗死后出现心力衰竭的患者，是最常见的猝死高危人群。

❸ **其他原因引起心力衰竭者** 除心肌梗死外，其他原因，如高血压病、扩张型心肌病、心脏瓣膜病导致心力衰竭(EF<35%)者，同样也是心脏性猝死的高危人群。心力衰竭患者发生猝死的概率是正常人的 5 倍，2 年死亡率超过 25%。通常，轻中度心力衰竭患者的主要死因是心脏性猝死，重度心力衰竭患者的主要死因为心力衰竭本身。

❹ **其他心脏疾病** 如肥厚型心肌病(不明原因的心肌肥厚)、右室心肌病(主要累及右侧心脏)和其他无明确心脏结构、功能异常的“离子通道”疾病(如长或短 QT 间期综合征、Brugada 综合征等)。这些患者往往有遗传史，亲属中有猝死病例，猝死前多是平素看起来比较健康的人。

此外，家族中曾有猝死病例者，曾经有晕厥史、频繁室性早搏、非阵发性室性心动过速及过低的 EF 值(如 EF<25%)者，也是猝死的高危人群。

> “实际上，50%的心脏性猝死是不可预测的，即发生心脏性猝死的人，在猝死前无异常表现。目前，医学工作者们正在努力寻找其他‘蛛丝马迹’，来协助判断心脏性猝死的原因，如无创心电学指标等。”

如何知晓自己是否猝死高危患者

虽然目前尚不能对所有心脏性猝死患者进行预测，但上述几条病因已经明确，若能检出这些患者，并进行相应治疗，可大大减少心脏性猝死的发生。

❶ **心脏超声检查** 心脏超声是一项无创检查技术，很多医院都能进行该检查，可检查心脏 EF 值(射血分数)。EF 值是判断心脏性猝死的最重要指标之一，不论罹患何种心脏疾病，若 EF ≤ 35%，就是猝死的高危人群。另外，心脏超声还有助于判断是否存在各种类型的心肌病。

❷ **心电图检查** 心电图检查方便、便宜，所有医疗机构都能进行该检查，通常能在 1~2 分钟内完成，可明确诊断患者是否曾经发生过心肌梗死，还可判断患者是否存在长或短 QT 间期综合征及 Brugada 综合征等。

❸ **24 小时心电图检查(Holter)** Holter 检查可比较客观、全面地判断是否存在症状相关的心肌缺血(包括冠状动脉痉挛所致)和快速室性心律失常，尤其是对间歇发生者。存在心脏结构功能异常的患者，若 Holter 检查发现频繁室性早搏和非阵发性室性心动过速等，发生心脏性猝死的概率高。

❹ **运动平板** 存在运动相关心悸、晕厥的患者可以去医院进行运动平板检查，在运动中观察心电图及血压等变化，以便发现疾病的“蛛丝马迹”。

❺ **心脏血管检查** 冠心病患者是猝死的高发人群。冠心病高危人群应进行包括冠状动脉 CT 及冠状动脉造影检查，及时发现冠心病，并采取相应的血运重建和药物二级预防治疗措施，稳定斑块，减少心肌缺血、斑块破裂及其诱发的心脏性猝死。另外，询问家族中是否存在猝死者也很重要。若有，更应引起重视。当然，猝死幸存者更容易发生心脏性猝死。PM

(下期话题：如何预防心脏性猝死)

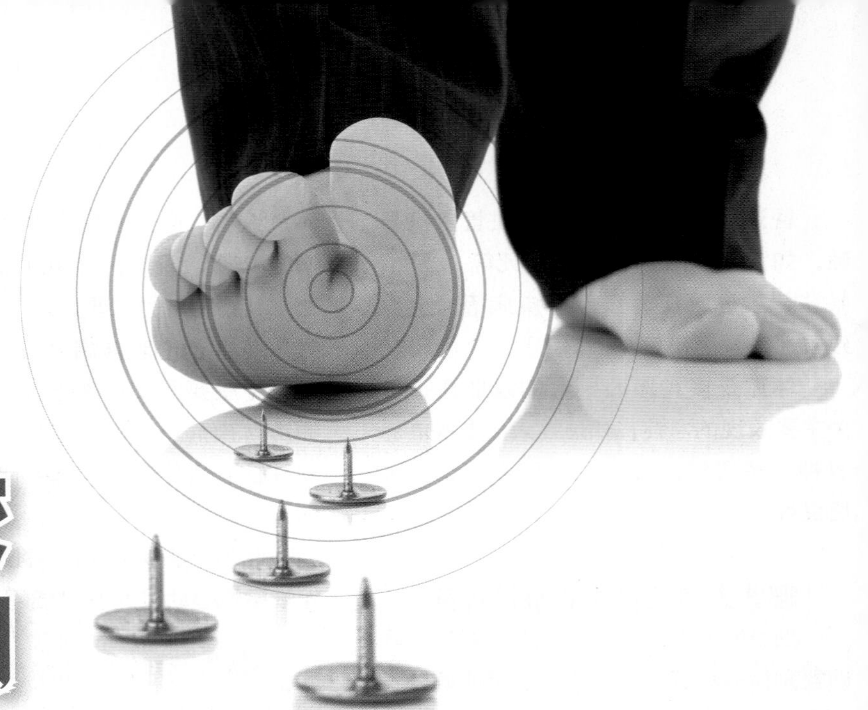

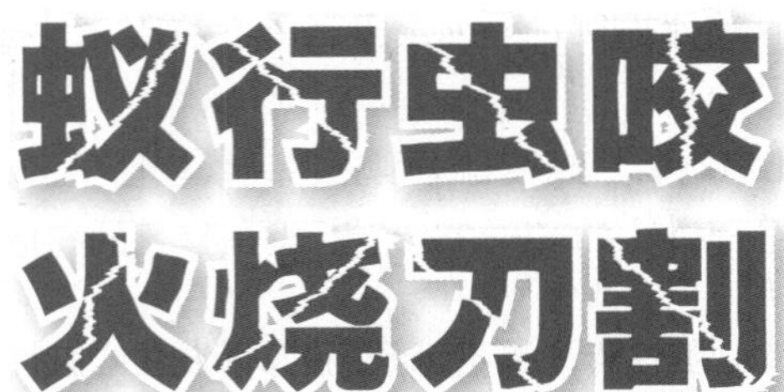

蚁行虫咬 火烧刀割 让“糖友”痛不欲生

上海交通大学附属第六人民医院内分泌代谢科 章晓燕 刘 芳(主任医师)

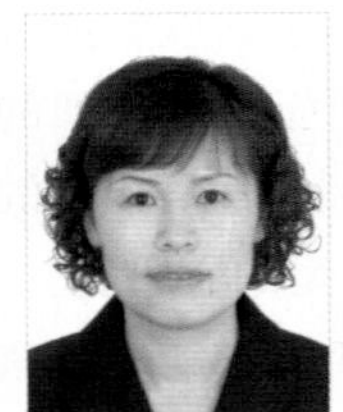

专家简介

刘 芳 上海交通大学附属第六人民医院内分泌代谢科副主任，主任医师，博士生导师。中华医学会糖尿病学分会糖尿病足与周围血管病学组副组长、糖尿病神经并发症学组委员，中华医学会内科学分会青年委员兼秘书长，中国医师协会内分泌代谢青年委员会副主任委员。长期从事糖尿病神经血管病变和足病的临床及基础研究，擅长糖尿病神经血管病变和足病、垂体瘤的诊治。

专家门诊：周五上午

糖尿病足病特需门诊：周二下午

有一种痛，让人痛不欲生

康敏，金庸小说《天龙八部》中的反面人物，最终恶有恶报被阿紫折磨致死。临终时伤口密密麻麻爬满了蚂蚁，使她深刻体会到了生不如死的痛苦。

当然，这是武侠小说中的描述。然而，在现实生活中，有一种痛与此相似，经常出现在许多糖尿病患者的身上。除了蚁行、虫咬感外，还有火烧火燎、皮肤发烫、触电刀割等各种各样奇怪诡异、令人痛不欲生的感觉，严重干扰着这些患者的正常生活，往往让他们夜不能寐、烦躁不安，时间长了，情绪或激动易怒或低落抑郁，变成了类似精神疾病的“作天作地”的患者。更多的患者起初感觉手脚发麻，尤其是双侧手指、脚趾，以后逐渐向上发展到小腿、大腿、手臂，从麻到木、从针扎样不适到不痛不痒，最后感觉完全丧失。由于感觉减退，患者对温度、疼痛不敏感，有时会发生烫伤、割伤、磕破后不自知的情况，容易引起足病的发生。还有一些患者，以痛觉过敏为主要特征，受到很轻微的刺激就感觉到明显疼痛，严重时碰哪儿哪儿痛，穿衣服及盖被单都难以忍受。这种痛一般人难以体会，简直要命，有病友形容“足部灼烧疼痛就像光着脚在炭火上走一样”。

那么，这些病友究竟怎么了？答案是：他们因为糖尿病引发了一种慢性并发症，叫作糖尿病周围神经病变。

六成“糖友”，伴周围神经病变

目前，随着医学知识的普及，大家都明白了糖尿病可以引起肾脏、眼底、心脏、足等并发症，但是对于周围神经病变还了解得比较少，大多数糖尿病患者出现手麻脚麻都不重视，以为忍忍就算了。殊不知，糖尿病周围神经病变正是导致糖尿病足的元凶之一，神经痛还会影响到糖尿病患者的血糖控制，并间接增加远期心脑血管并发症的发生率。

糖尿病周围神经病变的患者并不少，而且其发生率随患糖尿病时间的延长而增加。我国流行病学调查表明，糖尿病患者中，发生神经病变的比例高达60.3%，其中1型糖尿病患病率为44.9%，2型糖尿病患病率为 61.8%；糖尿病病程 10 年以上的患者，常有明显的周围神经病变症状；血糖控制不好、合并高血压或高血脂的患者更容易发生周围神经病变。

三方结合，诊断周围神经病变

糖尿病周围神经病变是目前表现最多样、机制最复杂、治疗最棘手的糖尿病慢性并发症。那么，具体如何诊断糖尿病周围神经病变呢?

● **典型表现** 糖尿病周围神经病变的症状主要为双侧对称性的麻木、疼痛、感觉异常或感觉缺失。最初的部位一般在足趾，然后缓慢向上蔓延，先下肢后上肢，双足病变后，双手也会累及，从对称性手指麻木开始，逐渐扩散至前臂。麻木、疼痛很好理解，感觉异常指哪些异常呢? 糖尿病周围神经病变的感觉异常包括灼热感、针刺感、如踏棉垫感、皮肤上有虫爬蚁走感、如触电感，有时伴以痛觉过敏，手一碰即痛，或手脚发凉、冰冷。

● **各种检查** 医生可以借助各种工具给患者做体格检查，最简单的方法是：用 10 克尼龙丝点压足趾，如果患者没有感觉，说明存在周围神经病变。不过，用这种方法能检测出来的都是晚期患者，如果想早期发现，可以检查震动阈或温度觉等，这些检查结果能够帮助医生判断患者是否存在周围神经病变。

● **肌电图** 理论上讲，肌电图检查是判断四肢神经功能的金标准，然而肌电图检查的是大神经，对小神经纤维的损伤无法显示。因此，肌电图的结果与周围神经病变的病情并不一定相符，有时候患者症状很重而肌电图结果正常，说明病变尚未波及大神经纤维。

十项措施，保护周围神经

周围神经病变能不能治呢? 答案是肯定的。但是，要起到良好疗效，需要早检查、早诊断。哪些措施可以保护糖尿病患者的周围神经呢? 根据近些年临床研究的结果，我们在此给病友们一些建议。

1 控制好血糖 1 型糖尿病患者，严格控制血糖可以减少神经病变的发生，或延缓神经病变的进展。而 2 型糖尿病患者，单纯控制血糖并不能完全阻止神经病变的发生。

2 调节好血脂 有血脂异常者，可服用他汀类降脂药，将 LDL-C（低密度脂蛋白胆固醇）控制在 2.6 毫摩 / 升以下。

3 控制好血压 血压升高与神经病变相关，高血压患者应服用降压药，将血压控制在 140/80 毫米汞柱以下。

4 规律地锻炼 每天坚持餐后运动，如散步、慢跑、骑车、游泳、跳舞等。运动时间要适中：餐后活动 30~45 分钟即可，不要超过 1 小时。运动量要适当：特别是老年患者，要量力而行，适可而止。

5 戒烟 吸烟是多种糖尿病慢性并发症的大敌，对神经病变也是如此，糖尿病患者必须戒烟。

6 做好防护，加强足部护理 糖尿病患者需要做好皮肤尤其是足部皮肤的护理：出现皮肤瘙痒时，要小心处理，不要抓破皮肤；泡脚或冬季用热水袋取暖时一定要注意水的温度，不要太热，以免烫伤；穿鞋要舒适，最好穿厚底平跟鞋，袜子要松软，尽量选择棉袜、羊毛袜等天然面料，不要穿不透气的丝袜和尼龙袜；加强足部护理，尽早处理脚部干裂、真菌感染等问题。如果脚不慎受伤或磨破、裂开，应及时处理。对于小的伤口，正确的处理方法是：用清水或盐水清洗后轻轻拭干，然后用酒精消毒，再用医用纱布覆盖，每天更换敷料。如果伤口在 1~2 天内没有好转迹象，或局部出现红、热、肿等表现，应立即去医院请医生处理。

7 补充维生素 B 族维生素作为辅酶，对神经组织有营养作用。糖尿病患者可以适当服用复合维生素 B、呋喃硫胺（新维生素 B_1）、甲钴胺（维生素 B_{12}）等。

8 用些抗氧化剂 α 硫辛酸有确切地改善糖尿病周围神经病变的作用，发生神经病变的糖尿病患者可以口服，症状明显者需要静脉滴注。

9 改善微循环 有下肢血管斑块的糖尿病患者，可用阿司匹林、西洛他唑、前列腺素制剂等药物，增加神经血液供应，防止因微循环缺血引起神经损害。

10 必要时止痛 疼痛对人的生活质量影响很大，止痛是治疗的重要一环。可以服用一些改善疼痛感觉的药物，如阿米替林、普瑞巴林、加巴喷丁、曲马多等。PM

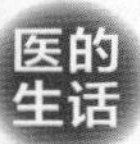

糖尿病患者出现手足麻木等异常，一定要警惕周围神经病变。为了早发现，糖尿病患者应定期筛查，至少每年筛查一次，病程较长或合并有眼底病变、肾脏等微血管并发症的患者应该每3~6月复查一次。

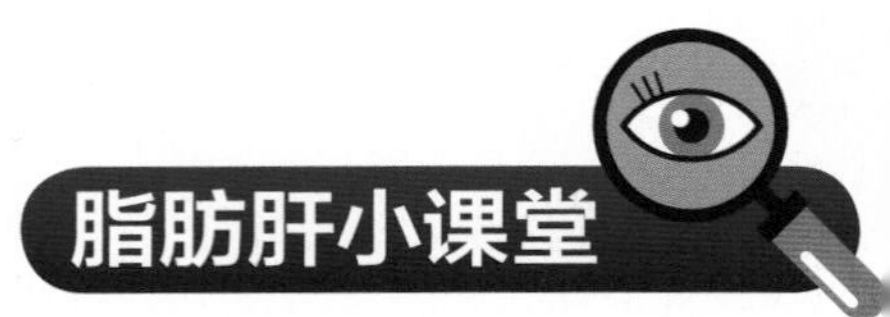

第二讲 认识肝脏和脂肪肝

✍黄 薏

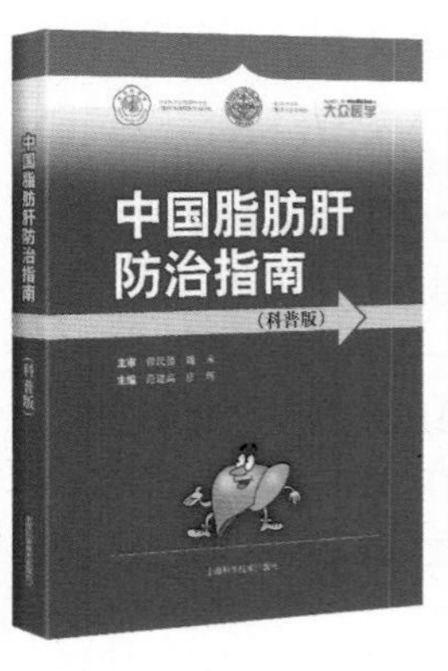

肝脏位于腹腔中，是人体最大的腺体，也是最大的实质性脏器。健康成年人肝脏的大部分位于右季肋区和腹上区，一小部分位于左季肋区位置。脂肪肝时，常有肝脏轻度至中度肿大，可引起右上腹或右季肋区胀痛或不适。

肝脏的主要功能

● **代谢功能** 我们每天摄入蛋白质、脂肪、糖类（碳水化合物）、维生素和矿物质等各种营养物质，都需要经肝脏代谢，变成人体的一部分。如果肝脏“罢工”，人体的营养来源就会中断，生命必将受到威胁。

● **胆汁的形成和分泌功能** 肝细胞每天“生产”胆汁约 500 毫升，胆汁帮助脂肪的消化和吸收。

肝脏的主要功能

● **解毒功能** 肝脏常被誉为人体内的“化工厂”。外来或体内代谢产生的有毒物质（包括药物）都要在肝脏解毒，变成无毒或溶解度大的物质，随胆汁或尿液排出体外。

● **免疫防御功能** 肝脏内富含吞噬细胞，吞噬细胞既是肝脏的“卫士”，也是全身脏器的“保护神”。

● **凝血功能** 肝脏制造人体几乎所有的凝血因子，在人体凝血和抗凝系统的动态平衡中，起重要调节作用。

● **造血、储血和调节循环血量功能** 在胚胎第 8 ~ 12 周时，肝脏是主要的造血器官，新生儿的肝脏仍有造血功能，之后肝脏不再造血。但在某些病理情况下，肝脏可以恢复造血功能。肝脏的血流量很大，血容量也很大。肝脏就像一个“血液储备库”，当身体其他器官需要时，可以提供一部分血液。

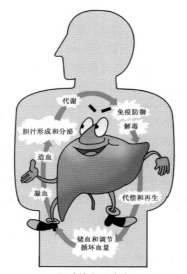

● **代偿和再生功能** 肝脏具有强大的代偿和再生能力，正常肝脏大部切除术后约 1 年，残存肝脏可恢复到原来大小。不过，有脂肪沉积的肝脏不是“称职”的肝脏，其再生速度明显变慢。

慢性脂肪肝最常见

与病毒性肝炎一样，脂肪肝也有急性和慢性之分。前者通常起病急、病情重；后者起病隐匿，临床症状轻微且无特异性。急性脂肪肝非常少见，目前日益增多的主要是慢性脂肪肝。根据病因，慢性脂肪肝可分为酒精滥用所致的酒精性脂肪性肝病，以及与肥胖和胰岛素抵抗相关的非酒精性脂肪性肝病。

慢性脂肪肝“三部曲”

● **单纯性脂肪肝** 肝脏没有明显的炎症细胞浸润，也没有纤维化。患者一般无明显不适症状，反映肝细胞损伤的指标（血清转氨酶）通常在正常范围。

● **脂肪性肝炎** 除具有肝细胞脂肪变外，还有肝细胞气球样变性、坏死等组织学异常。患者可有肝区肿痛、血清转氨酶升高等表现。

● **脂肪性肝纤维化和肝硬化** 脂肪性肝炎进一步发展可形成肝纤维化和肝硬化。脂肪性肝硬化患者的预后与乙肝肝硬化、丙肝肝硬化相同，同样可发生食管胃底静脉曲张破裂出血、肝癌、肝衰竭等并发症。PM

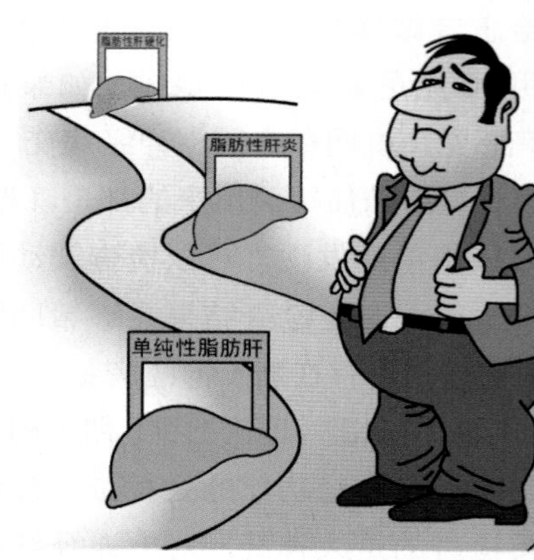

慢性脂肪肝“三部曲”

由于版面限制，每期“脂肪肝小课堂”只能讲一个知识点，请大家耐心等待我们的第三讲吧！如果大家觉得意犹未尽的话，不妨去新华书店、书城，或者登录京东、当当、亚马逊等网上书店，购买一本《中国脂肪肝防治指南（科普版）》，里面有关于脂肪肝预防、诊断、治疗和随访的详尽介绍，一定会让您获益匪浅！

治疗泪道疾病 告别“激光、插管”时代

明明心情不错，眼泪却总是不听使唤地掉下来；用手指轻轻挤压眼角时，还会有黄白色的脓液从眼角溢出……其实，这并不是“多愁善感”，而是泪道阻塞或泪囊炎在作祟。

上海爱尔眼科医院泪道病专科主任　范金鲁

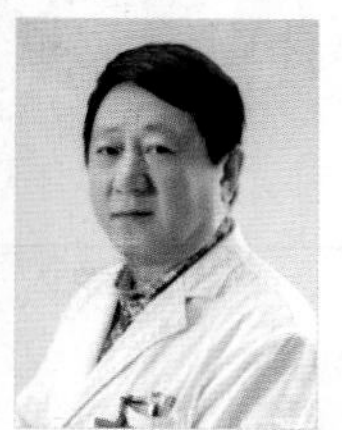

专家简介

范金鲁　上海爱尔眼科医院泪道病专科主任，爱尔眼科医院集团泪道学组组长、内镜与微创专业技术全国考评委员会理事，中国医师协会内镜分会理事，中国中西医结合泪器学组委员。从事泪道疾病的诊断及手术治疗 30 年，著有《范金鲁式鼻腔内窥镜下泪道手术方法》，在国内率先应用鼻腔内镜技术突破急性泪囊炎急性期手术禁区，擅长泪道阻塞或狭窄，功能性溢泪，急、慢性泪囊炎等泪道疑难杂症的治疗。

流泪、流脓，可能患了泪道病

泪道疾病是眼科最常见的一类疾病，以泪道堵塞、慢性泪囊炎最为常见。泪道位于大眼角和鼻腔之间，泪道一旦被堵塞，泪液排不出去，就会积存在泪囊里。若泪液中存在细菌，如肺炎球菌、葡萄球菌等，就会在泪囊里悄然滋生，不断刺激泪囊壁，从而引起泪囊黏膜慢性炎症，产生黏液性或脓性分泌物。

“外路手术”，让泪道病患者“望而却步”

过去，EXT-DCR 手术是解决慢性泪囊炎的唯一方法。手术时，医生需要在患者面部做切口，手术过程复杂，时间较长，且由于设备的限制，对医生而言也是极大的考验，若手法不谙熟，很容易损伤周围组织，甚至引起大出血。值得一提的是，由于该手术会在患者的面部皮肤上遗留瘢痕，更是让众多患者，尤其是女性患者望而却步。

“激光、插管”手术，问题不少

微创技术的诞生，给众多泪道病患者带来了福音。然而，随着激光、插管技术的普遍运用，问题也越来越多。泪道激光主要利用激光贯穿泪道，使其畅通。然而，泪道激光仅对单纯泪小管阻塞有效，且容易灼伤鼻腔内组织，造成假道、瘢痕，治疗后易复发。同时，激光治疗也并非适用于所有人，婴幼儿、泪囊炎患者均不适合治疗。泪道插管也是常用微创手术方法，泪道义管一般由硅胶制成，插入泪道中，对泪道起支撑作用。然而，插管在泪道中的留置时间有限，2~6 个月后一定要取出，而插管一旦取出，疾病很可能复发。同时，鼻腔内空间狭小，插管取出时很容易发生断裂，部分插管遗留在鼻腔内，容易诱发炎症。另外，泪道流脓患者若进行插管手术，复发率相当高，常需反复冲洗。

微创泪囊造孔术，泪道问题“一网打尽”

鼻腔内镜下泪囊鼻腔造孔术的问世，为泪道疾病的治疗开辟了新天地。鼻腔内镜系统深入泪道，直达病灶，并将手术区域放大 200 倍以上，医生在中鼻道无功能区进行微创造孔，减少了传统手术器械对黏膜的拉扯和损伤，鼻腔内部、泪道正常组织不受影响。该手术可以根据患者的实际情况制定个性化的手术方案，成功率高，无后遗症，手术时间短(基本控制在 15 分钟内)，大大减轻患者的痛楚，无明显创伤，对容貌没有任何影响，对患者的年龄也没有限制，大到 90 多岁的老人，小到刚出生几天的婴儿，都可以进行手术。PM

帕金森病是中枢神经系统退行性变性疾病，其病理改变主要是中脑中有一个叫作黑质的神经元变性坏死。黑质神经元是产生、分泌多巴胺的，而多巴胺是一种很重要的神经递质，它与另一种递质——乙酰胆碱相互拮抗，保持平衡，使人体能够活动自如，并完成精细动作。得了帕金森病后，脑内多巴胺减少，乙酰胆碱功能就会相对亢进，患者就会表现出肢体抖动、肌肉僵硬、面具脸、吞咽困难、声音嘶哑、动作缓慢、身体平衡差、易跌倒等症状。

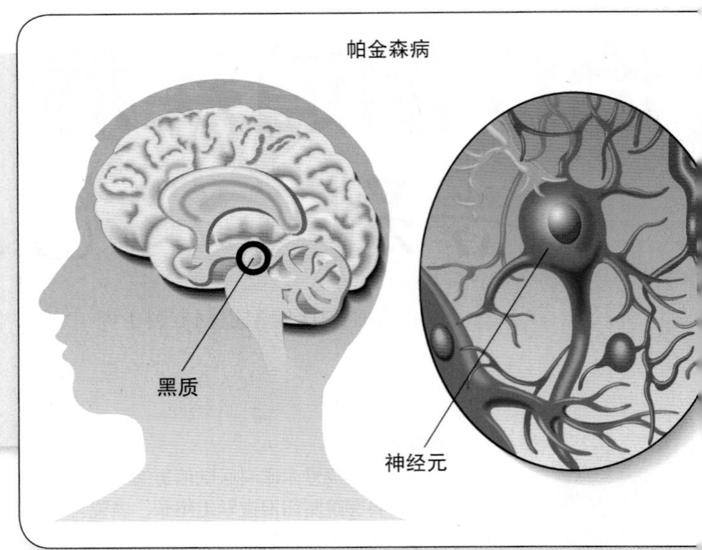

专家简介

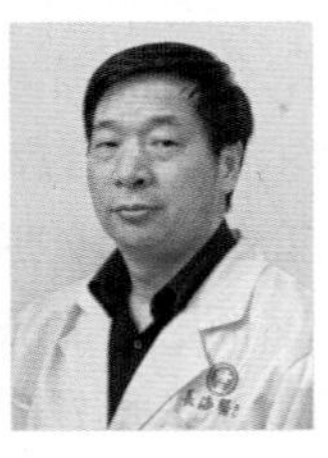

胡小吾 第二军医大学附属长海医院神经外科主任医师、教授，第二军医大学帕金森病专病诊治中心负责人，中华医学会神经外科分会功能神经外科学组副组长，上海市医学会神经外科分会功能神经外科学组副组长，中国医师协会功能神经外科学术委员会委员、神经调控专业学术委员会委员，世界立体定向和功能神经外科学会会员。擅长帕金森病、特发性震颤、扭转痉挛等疾病脑深部电刺激术（脑起搏器）治疗。

专家门诊：周四全天

解开帕金森病治疗的“纠结”

第二军医大学附属长海医院神经外科主任　胡小吾

纠结：药物治疗“有效期”不长

为了治疗帕金森病，人们一直在寻找能替代、补充脑内多巴胺的物质。然而，由于血液和脑之间存在血脑屏障，直接口服多巴胺或静脉应用多巴胺会受到血脑屏障的阻挡，起不了补充脑内多巴胺的作用。20 世纪 60 年代，人们发明了左旋多巴，左旋多巴能够透过血脑屏障，进入脑内，经脑内多巴脱羧酶脱羧，转变成多巴胺，可迅速缓解帕金森病的症状。当时，大家对帕金森病的治疗持乐观态度，认为已经找到彻底攻克帕金森病的药物。然而，在应用左旋多巴治疗 4~5 年后，新的问题出现了。随着治疗时间的延长，左旋多巴的作用时间越来越短，疗效也越来越差，原来吃一顿药可以管 4 个小时，后来只能管 1 个小时，原来每顿只需吃 1/4 片，后来吃 1 片也无济于事。

更为严重的弊端是，药物引起的症状波动、异动症、“开关”现象和冻结现象等运动障碍并发症，已成为晚期帕金森病患者致残的主要原因。症状波动最常见，又称为“剂末现象”，发生在两次服药之间（多发生在前一次服药后 3.5 小时），其特点是“剂末”帕金森病症状恶化，且随着治疗时间的延长，“剂末现象”出现的时间越来越早。异动症表现为身体不自主地乱动，如头面部、四肢或躯干的不自主舞蹈样、投掷样运动，以及肌张力障碍样动作。异动症一般在用药 5 年后出现，与药物剂量有关，用药剂量越大，出现该并发症的概率越大。“开关现象”是患者在服用左旋多巴后期出现症状波动，在不可预料的“开”和“关”状态之间转换，突然不能活动，又突然行动自如，持续数分钟至 1 小时后缓解，可反复、迅速、交替出现多次，病情变化就像是电源的开关一样，故临床上将这种现象称为“开关现象”。冻结现象是指肢体会突然“僵住”，完全不能活动，数分钟后缓解。

对策一：早期争取“以最小药量达到最佳疗效”

为了延长帕金森病药物治疗效果，推迟运动并发症的出现，在我国帕金森病治疗领域有句传诵广泛的要诀：“细水长流，不求全效”。

但这样的说法并非完全具有科学依据。许多患者担心多巴胺类药物的副作用，刻意推迟开始服药的时间。我们曾遇到病程 8~10 年、症状已非常严重的晚期患者，因害怕药物“太毒了”，还在苦苦煎熬，延迟服药时间。

实际上，运动障碍并发症的发生不仅与长期应用左旋多巴制剂有关，还与用药的总量、发病年龄、病程密切相关。用药总量越大、用药时间越长、发病年龄越轻、病程越长，越易出现运动并发症。最新研究认为，只要每天服用左旋多巴总剂量不超过 400 毫克，就不会使药物运动障碍并发症提早出现。因此，帕金森病应早诊断、早治疗。

帕金森病的早期治疗分非药物治疗和药物治疗。前者包括认识和了解疾病、补充营养、加强锻炼、坚定战胜疾病的信心，以及社会、家庭的理解、关心和支持。早期药物治疗一般为单药治疗，但也可以用优化的小剂量多种药物联合应用，力求达到疗效最佳、维持时间较长，而运动障碍并发症发生率最低。早发型患者一般先服用多巴胺受体激动剂（普拉克索、卡麦角林、罗匹尼罗）或单胺氧化酶 –B 抑制剂（司来吉兰、雷沙吉兰）；晚发型患者首选复方左旋多巴。多巴胺受体激动剂和单胺氧化酶 –B 抑制剂可以推迟左旋多巴的应用时间。左旋多巴宜从小剂量开始，坚持“剂量滴定”原则，逐渐缓慢加量，力求实现“尽可能以小剂量达到满意临床效果”。在帕金森病晚期，药物疗效渐渐下降，药物作用时间也越来越短，迫使患者服用的药物剂量越来越大，此时出现运动障碍并发症在所难免。

对策二：晚期“药物+脑起搏”两手抓

在帕金森病晚期，药物疗效渐渐下降，药物作用时间越来越短，患者服药剂量也越来越大。合并运动障碍并发症的患者“不吃药动不了，吃药又加重乱动”，形成恶性循环。由于不同运动障碍并发症的发生机制和治疗策略各不相同，故明确其类型是采取合理治疗的前提。伴有运动障碍并发症的帕金森病患者应详细记录自己的症状、运动并发症出现时间、服药时间、药物种类和剂量等，以便临床医生能对运动障碍并发症的类型和原因做出精准判断，进而选择适宜的治疗方案。

此外，近年来应用于临床的脑起搏器给帕金森病，尤其是运动障碍并发症的治疗带来了希望。脑起搏器（DBS）是继左旋多巴发明以来，帕金森病治疗领域的最大进展。脑起搏器治疗对药物引起的运动障碍并发症的效果尤为突出。过去，帕金森病脑起搏器的治疗时机通常选择在帕金森病晚期，也就是出现严重的异动、“开关”现象等运动障碍并发症后。近年来，帕金森病脑起搏器的治疗时机有提前的趋势，有学者提出，帕金森病患者一旦出现运动障碍并发症，就可进行脑起搏器治疗。

尽管脑起搏器治疗帕金森病有很多优势，但并非所有帕金森病患者、在疾病的任何阶段都可以使用这种治疗方法。我国《脑起搏器治疗指南》明确规定：原发性帕金森病患者，曾经使用过左旋多巴且有效，药物治疗疗效明显下降，出现运动不能或运动障碍等并发症，严重影响生活质量，并排除老年性痴呆和精神疾病者，可考虑脑起搏器治疗。

有了脑起搏器，是否可以不再吃药？实际上，药物治疗是帕金森病的最基本治疗，在疾病早期对缓解和控制症状非常有效，即使病情已发展到中晚期、药物疗效减退阶段，药物仍然发挥着不可替代的作用。在帕金森病中晚期，当药物疗效越来越差，即使加大药物剂量，疗效持续时间也很短的时候，通过脑起搏器消除神经核团的异常兴奋，可以帮助患者缓解症状，延长药物作用的时间，减少药物剂量，提高生活质量。因此，两种治疗方法并不对立。对中晚期帕金森病患者而言，最佳治疗手段应是“一手抓帕金森病药物，一手抓脑起搏器”。PM

专家忠告

帕金森病是一种进展性疾病，症状特点不断演变、进展，不同阶段治疗策略的制定需因人而异。在病程早期，运动障碍并发症尚未出现时，药物治疗的目标应兼顾改善运动症状和预防运动并发症的发生；在病程进展期，患者的日常生活、活动能力和生活质量因运动障碍并发症而严重受损，治疗目标应以改善运动障碍并发症、提高患者生活质量、降低服药剂量、降低病残率为主。我们一定要摒弃等到症状严重时才开始药物治疗，到药物治疗效果不行才考虑脑起搏器治疗的观点，争取早诊断、早治疗。

多模影像融合技术：癫痫手术步入“精准”时代

上海交通大学医学院附属仁济医院
功能神经科主任　徐纪文

目前，我国有900余万癫痫患者，每年新增40万患者，其中至少有一半患者在儿童或青少年时期发病，严重影响其学习、工作，以及将来的婚姻和家庭。癫痫的发病原因在于神经元组织的病变，造成大脑神经元异常放电。临床资料显示，近30%的癫痫患者经正规药物治疗2年以上，仍不能有效控制发作，成为难治性癫痫患者，需要通过外科手术进行治疗。过去，外科医生主要借助影像学检查（如CT、磁共振）和脑电图检查结果对颅内异常放电的癫痫病灶进行定位，不够精确。如今，癫痫外科治疗已取得新的突破，借助多模影像融合技术，对癫痫病灶进行精确定位，可大大提高手术的精准性及微创性。

“精准”定位癫痫病灶

所谓多模影像融合技术，就是将多种模式、不同时间段的影像学检查资料，包括头颅CT、多序列磁共振、磁共振血管造影（MRA）、磁共振脑静脉血管成像（MRV）、弥散张量成像（DTI）、功能性磁共振成像（fMRI）、PET-CT等，融合于一个立体模型，结合脑电图检查进行综合分析后，精确定位癫痫病灶，制定个体化的手术方案，术中结合神经导航，精确切除病灶。在多模影像融合技术的辅助下，病灶定位精确性大大提高，可最大限度保留患者的神经功能，减少手术创伤。目前，多模影像融合技术尚处于起步阶段，国内仅极少数医院可以开展。在国外，该技术也只在大型癫痫诊疗中心应用。

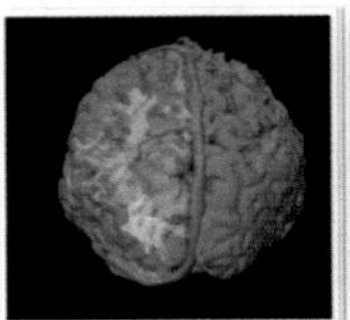
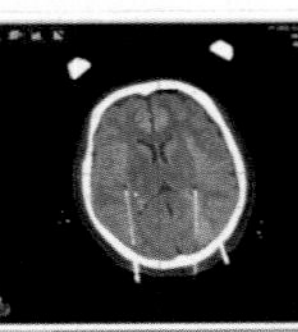
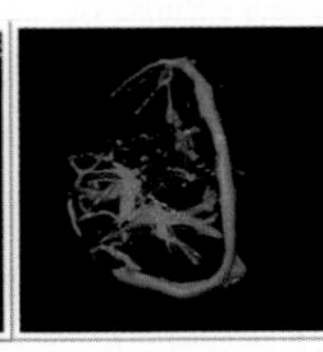

▲ 多模影像融合技术将多种检查融为一体，立体重建，清晰定位癫痫病灶

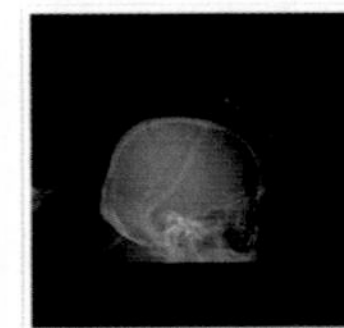
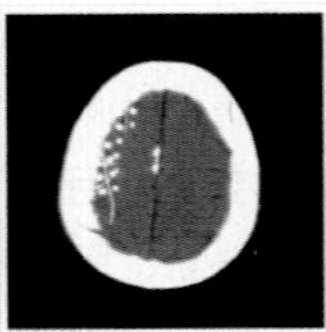
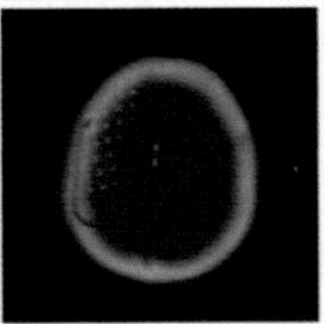

▲ 常规方法局限于一种检查，平面观察，定位欠准确

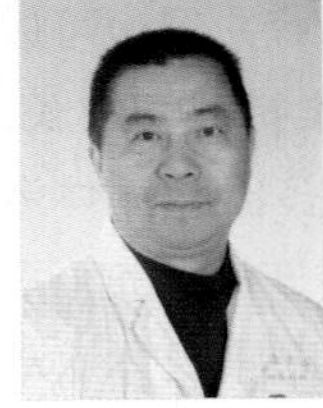

专家简介

徐纪文 上海交通大学医学院附属仁济医院功能神经科主任、主任医师、教授，中国抗癫痫协会常务理事，中华医学会神经外科分会功能神经外科委员，中国医师协会神经外科分会功能神经外科学组委员、疼痛分会委员、神经调控分会委员，《中华神经医学杂志》编委。擅长各种难治性癫痫、继发性癫痫、帕金森病、三叉神经痛、面肌痉挛、顽固性疼痛、抽动症的外科治疗。其带领的仁济医院功能神经科已经对超过5000例难治性癫痫患者进行了详细的术前致痫灶定位检查和治疗。

最大限度保护神经功能

我科自去年起运用多模影像融合技术辅助癫痫病灶定位及手术治疗，取得良好疗效，并由此改变了以往由于病灶位于运动或语言等功能区而无法手术的局面。数月前，我科接诊了一位5岁女童，该患儿出生后不久便被诊断为癫痫，药物治疗效果不佳，每天发作几十次，无法正常生活。经检查，我们确定其癫痫病灶位于脑右侧中央前回，该区域主要管理右侧肢体运动功能。如果按照常规手术方案切除病灶，势必会严重影响其右侧肢体运动功能，甚至造成终身瘫痪。于是，我们借助多模影像融合技术及完善的脑电图及皮质功能定位，对其进行了癫痫病灶切除，最大限度地保留其运动功能。目前，该患儿已基本康复，完全无癫痫发作。还有一名患者，在美国留学时出现癫痫发作，表现为左侧上肢轻微抽搐。起初数月发作一次，随后加重到每月发作两三次，无法继续学习，只能回国医治。我们借助多模影像融合技术和三维立体定向脑电图技术对其进行了完善的术前评估，精确定位了癫痫病灶及其异常放电的传播部位，并在神经导航的辅助下为其实施了手术。目前，该患者也已完全康复。PM

特别提醒

在人们的印象中，癫痫患者一旦发作，通常是抽搐、晕厥、口吐白沫。实际上，很多令人费解的怪异行为，也可能是癫痫发作的表现。比如，有些患者在走路时，会突然停下来呆滞半天，有些患者会突然掏出自己的手机、钱物分发给周围人，有些患者会在公众场合突然脱下自己的衣裤，还有些患者会在开车时突然违规行驶，但事后却对自己的行为毫无记忆。

女汉子本是真男儿

文/上海江东医院泌尿外科
副主任医师　刘春喜

尿道下裂致性别错位15年

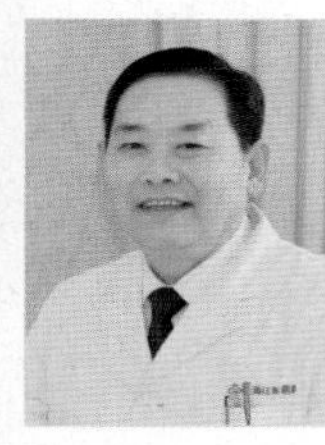

专家简介

刘春喜 从事泌尿外科、男科临床及科研工作30余年，副主任医师，上海江东医院业务院长，擅长尿道下裂、尿道断裂、尿道狭窄，以及前列腺癌、肾癌、膀胱癌等泌尿系肿瘤的诊断与治疗，对尿道修复重建有独到的见解及技术，特别是对疑难复杂的高难度尿道修复重建手术补救，有丰富的诊疗经验。

门诊时间：周一至周日

医生手记

她是父母眼中的女儿，老师、同学眼中的女汉子。可是青春期的她没来例假，没出现女孩子该有的第二性征，却长出胡须、喉结、阴茎、睾丸等男性特征。检查发现，她不是美娇娥，而是货真价实的真男儿。这个“女孩”名叫秀娟（化名），出生时性征显示为女性，家里就一直当作女孩子来养。从懂事开始，秀娟总觉得自己跟其他女孩不一样，她喜欢跟男孩子一起玩、不爱穿裙子和花衣服，性格大大咧咧、活泼好动，同学们都叫她女汉子。青春期，女孩子都开始有烦恼了。15岁的秀娟发现自己并没有来月经，胸部平平，反而是出现胡须、喉结突出、声音变粗、阴茎、睾丸等男性特征。

巨大的反差让秀娟很害怕，她不敢把心事告诉同学，不敢跟她们一起上厕所，同学们也开始讨厌她、嘲笑她。秀娟的情况也让父母大吃一惊，慌忙带她去医院检查。染色体检查结果表明，秀娟竟然是男孩，她拥有完整的男性生殖系统，没有卵巢、子宫。原来，秀娟患有严重的尿道下裂，尿道开口在会阴部，伴有阴茎弯曲，阴茎、阴囊转位，阴囊分裂为二，形似阴唇。秀娟刚出生时因为阴茎短小，且夹裹在阴囊中间，很难被发现，从而被误认为是女孩。

通过尿道下裂分期手术，秀娟恢复了男儿身。

第一期，采取阴茎伸直、带蒂包皮皮瓣转移预置尿道板术，使阴茎能够伸直、并预置尿道板。半年后，秀娟成功实施了阴茎阴囊、尿道成形术，成功合并了尿道裂口，并前移了尿道，矫正了阴茎阴囊转位及裂状阴囊等问题。手术后，秀娟身体各方面状况良好，“她”换了一个男孩子的名字，也将自己户口本和身份证上的性别改为“男”。

尿道下裂是男性最常见的先天性畸形疾病之一，可分为阴茎头型和冠状沟型、阴茎体型、阴茎阴囊型、会阴型。“秀娟”患的是最严重的会阴型尿道下裂，该症型很容易导致患儿两性畸形，分不清患儿是男是女，造成的身心伤害也最严重。手术是治疗尿道下裂唯一有效的途径，如尿道口前移阴茎头成形术、尿道口基地翻斗式皮瓣术、加盖岛状包皮瓣术、Snodgrass尿道成形术、口腔黏膜镶嵌式尿道成形术、带蒂包皮皮瓣转移尿道成形术等，但没有一种术式可以包治所有类型的病例。

> **手术包括五个方面：①伸直阴茎；②尿道成形；③尿道口及阴茎头成形；④阴囊成形；⑤阴茎的皮肤覆盖。**

经手术治疗后，绝大多数尿道下裂患者能和正常男孩一样，达到阴茎伸直、外观正常、尿道口移至正常位置、自然排尿，患者以后能过正常的夫妻生活，不影响生育。

治疗尿道下裂，心理健康教育也非常重要，这包括精神、行为以及性心理等方面，让患者在生活实践中，能够正确认识自我，自觉控制自己，正确对待外界影响，使患者身心都健康。

虽然3~18个月是尿道下裂手术最佳时机，但许多尿道下裂患者由于种种原因未能在此期间完成治疗，直到青少年期甚至成人阶段仍需要反复手术治疗，这无疑会对患者的人格和心理造成严重的损害和负担，导致患者内向、自卑、焦躁、羞涩和畏惧，甚至发生损害社会的行为。因此，我们一定要对患者进行心理健康教育，让他们意识到“你是一个正常的男性，纵然有些缺陷，也不过如此”，经治疗后，一样能过上正常的家庭生活，结婚生子。

当然，患者家属也要积极为孩子治疗，让他们早日成为纯爷们，摆脱身体、心理上的痛苦。PM

扫一扫，手机阅读并收藏

生活实例

在骨科康复门诊，我曾接诊一位来自甘肃的15岁小女孩，她胫骨骨折手术后，术后因不懂得如何活动膝关节，导致关节粘连，腿伸不直也弯不起，不能站立、不能走路。为了治疗，她被迫休学，在当地某康复中心接受了长达7个月的“非人性”掰腿治疗。白天治疗时小女孩痛得直哭，妈妈看着女儿受罪眼泪涟涟，回到家母女俩抱在一起哭。本是花季少女，7个月的“折磨”使小女孩的体重减轻了13千克，瘦弱的体形让人目不忍睹。好在全家人没有放弃，决定带着小女孩来上海试一试……

关节僵硬 不容小觑

上海交通大学医学院附属第九人民医院
康复科副教授 蔡 斌

关节僵硬——形成原因

关节僵硬是一种既影响外观又影响日常生活和工作的关节功能障碍，又称“关节粘连”。通常，当人受伤后，关节中会渗出组织液及血液，这些液体像稠密的胶水一样，慢慢地粘住关节，使之动弹不得。久而久之，被粘住的关节出现内外粘连、软组织短缩，使关节活动范围受到极大影响。

造成关节僵硬有两个常见原因：其一，骨折或术后因关节不活动而导致，尤其是肘、膝关节周围的骨折；其二，运动损伤，常见于膝关节韧带断裂后，如足球、篮球运动等摔跤受伤。

预防关节僵硬——莫错过最佳康复治疗时间

关节僵硬，预防比治疗更重要！传统观念认为，伤筋动骨一百天，在三个月之内就应该静养、制动。事实上，所谓一百天是指骨折愈合的时间，并不是说关节要完全制动一百天。

受传统观念的影响，当骨折或运动损伤手术后，患者都静静地躺着，不懂得如何活动关节，家人也不敢碰。此时，关节内的“胶水”开始变稠、变干，渐渐粘住关节，从而延误了功能锻炼的最佳时期。也就是说，开始锻炼越晚，关节粘得越牢，僵硬发生率越高、越严重，康复治疗效果也越差。就像两张厚纸片刚涂上胶水时还可以较轻松地分开；当胶水完全粘住时，撕开两张纸片就非常困难，硬要分开就会撕坏。对关节粘连来说，硬要分开会造成新的损伤，带来新的痛苦。

一般地说，骨折或运动损伤手术后2~6周，是患者接受康复治疗的最佳时期，能预防关节粘连、僵硬，被称为“康复蜜月期”；术后6周到3个月才开始进行康复治疗、功能锻炼，疗效也明显，是“康复黄金期”；如果术后3个月到半年才开始进行功能锻炼，则是康复治疗的“晚期”，因为关节僵硬大多已形成，需要花更多的时间和精力来处理关节粘连、僵硬。一旦超过6个月，康复保守治疗效果甚微。对付严重的关节僵硬，那么，不得不再接受一次手术松解的痛苦。

关节僵硬——无痛康复可以做到

一旦发生关节僵硬，粗暴施压、掰开是不可取的，硬掰开会造成更严重的后果，如再次骨折等。

近年来，我院对关节僵硬采用人性化的“无痛康复”治疗。2010年率先从美国南加州大学引进Kaltenborn关节松动术，并提出“多元化关节松动术”的概念，手术直接作用于关节，恢复关节内的相对运动。就好像在两张厚纸片还没有被彻底粘住时，用适度的力和方法分别挪动纸片，使纸片之间渐渐产生相互移动，慢慢撕开黏着的胶水。这样做，不但不撕坏纸片，还能有效地将纸片分开。如文中提到的甘肃小女孩，我们对她进行了5次治疗后，关节活动角度增加了40度，基本可以站立及步行。更令人高兴的是，5次治疗，小女孩没有掉过一滴眼泪！PM

启东肝癌"元凶"：肝病＋食用被黄曲霉毒素污染的玉米

四十多年以前，由于医疗条件的限制，有较多的农村肝病患者到上海复旦大学附属中山医院及肿瘤医院就诊。久而久之，医生发现，大部分患者均来自离上海不到100公里的一个农村地区，这个地方就是"启东县（如今改启东市）"。这种患者比较集中的现象引起了上海医生的特别注意，于是，上海各大医院、医学院校及科研机构，与江苏省临床、预防、病因研究工作者一起奔赴启东现场，对启东肝癌流行情况、发病现状作了彻底的调查研究。结果发现，启东肝癌的主要病因可能与霉变食物的摄入、乙型肝炎的流行或病毒携带等有关。

启东经验 肝癌，其实是可以预防的

陈建国

肝癌是我国的常见癌症之一。据国际癌症研究中心2012年资料估计，全球肝癌每年发病人数达到78.2万人，其中，中国有39.5万人，占全球发病的1/2。20世纪70年代以来，中国肝癌在癌症中的位次已经从第3位上升到第2位。肝癌流行现状不容乐观。不过，在江苏省启东县，通过40多年的现场防控研究，肝癌发病率以及死亡率已经出现显著的下降。那么，启东采取哪些措施来控制肝癌发病率以及死亡率？肝癌病因比较复杂，发病机制并不十分明确，如果考虑所有可能的因素，显然"力不从心"。但针对已经明确的肝癌主要病因，启东数十年来因地制宜，采取了综合防控措施。

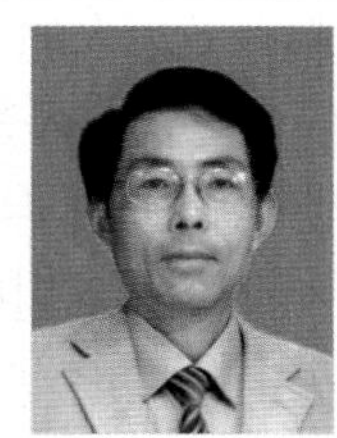

专家简介

陈建国 江苏省启东肝癌防治研究所流行病学研究室主任、启东癌症登记处主任，研究员，技术二级。南通大学肿瘤医院研究所副所长、流行病学研究室主任。中国抗癌协会肝癌专业委员会常委，江苏省肝癌专业委员会顾问。长期从事肝癌的流行病学、病因和预防研究工作。

1 不食霉变玉米

由于霉变玉米有显著的致肝癌作用，启东专业防治人员在20世纪80年代前就采取了多种预防玉米霉变措施，结果显示，在"收、藏、吃"几个环节采取预防措施后，可使黄曲霉毒素的摄入水平下降90%以上。令人欣慰的是，到了80年代后，随着改革开放与居民生活水平的提高，启东居民逐步改变了以玉米为主粮的习惯，这就从根本上减少了黄曲霉毒素的摄入。

健康提示：黄曲霉菌在自然界分布十分广泛，土壤、粮食、油料作物、种子中均可见到。其中，花生、玉米、大米、小麦、麸皮上的黄曲霉菌都可以产生黄曲霉毒素，而前两种食物是最适宜产生黄曲霉毒素的食物。黄曲霉毒素是迄今发现的较强的致癌物质之一，其致肝癌的强度比亚硝胺诱发肝癌的强度大75倍。人体对黄曲霉毒素的污染十分敏感，儿童期尤甚。所以，大家千万不要吃发霉的粮食及其制品。

2 新生儿接种乙肝疫苗

20世纪70年代中后期，启东从证明乙肝病毒（HBV）与肝癌之间的病因联系开始，就开展了防止乙肝感染的工作；80年代初，开始对新生儿实施乙肝疫苗接种。早期的随访显示，乙肝疫苗接种者中，乙肝表面抗原阳性率显著下降，免疫保护率为76%。经过20多年的随访，发现乙肝疫苗对慢性乙肝病毒感染有持续的免疫性。数据显示，最近30年中，该地新生儿乙肝病毒感染者累计减少了至少15 000名。

健康提示：事实上，除了新生儿需要接种乙肝疫苗外，成人，尤其是具有乙肝病毒感染高风险的人群，如医务工作者、免疫力缺乏者等，只要尚未遭受过乙肝病毒感染，皆可接种乙肝疫苗。乙肝疫苗接种不仅可以预防肝癌，还可以预防急、慢性乙型肝炎，能减少因乙肝病毒引发的肝硬化与其并发症等相关疾病。此外，曾患乙肝的病人，发生肝癌的相对危险性比没有患过乙肝的人高30倍。所以，这些病人以及乙肝病毒携带者，特别是35岁以上的男性（肝癌高风险人群），也应定期参加防癌筛查体检。PM

"总之，启东的防治实例告诉我们，肝癌，其实是可以预防的。只要针对已知的致肝癌危险因素采取有效的措施，肝癌的发病率和死亡率是能够得到控制的。"

睡前做好功课 一觉可到天亮

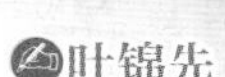叶锦先

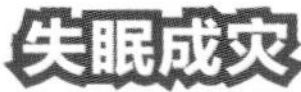

失眠成灾

有关数据显示，我国隐藏着庞大的亚健康失眠群体，其中以都市人群比例居多。失眠症状各异：入睡困难、多梦易醒、似睡非睡、眼睛困得直流泪就是睡不着……人体如果长期处于睡眠不足状态，会引起各方面的变化，如视野变化、幻视；导致免疫功能降低、消化功能和性功能减退、记忆力下降、脾气变得暴躁；中老年人机体功能退化，更会诱发高血压、冠心病、中风、糖尿病等；女性还会诱发皮肤干燥、月经失调等疾病。

睡眠秘方

针对失眠，有关专家进行多年研究，研发出一个安神、改善睡眠的秘方，用酸枣仁 600 克，敲破枣核，取出枣仁炒熟，五味子 500 克置蒸笼内蒸透，取人参 150 克、麦冬 150 克、远志 150 克、茯苓 3 克置蒸笼内蒸透，集齐以上 6 味中药，一起暴晒 30 天后，打磨成粉，晚餐时舀一勺熬粥，或睡前 1 小时开水冲服，坚持服用，能养胃安神，养颜抗衰。

改善睡眠

上述秘方由 6 味中药配伍而成，制作工序复杂，为让广大失眠患者更方便地解决失眠困扰，如今，有关专家运用现代科技手段，将酸枣仁、五味子、人参、麦冬、远志等 6 味中药通过现代医药技术超浓缩、超提纯，经过 21 道工序精制而成，2005 年经国家食品药品监督管理局批准命名为“民康胶囊”，批准功效为“改善睡眠”，一天只需 1 次，简单方便，一般服用一段时间后，就能感觉浑身松软，睡意浓浓，没有惊厥和似睡非睡感，醒后没有身体的困乏感，神清气爽，全身轻松，精力充沛，更重要的是没有药物依赖性。

为了让广大失眠患者用上货真价廉的好产品，现厂家正推出“周期套餐特惠活动”，或许一个电话就可以解决您的失眠困扰，同时每天前 50 名拨打热线咨询订购者，还有超值大礼包免费送！PM

睡前小贴士

- 避免从事过分紧张的脑力活动
- 看看轻松的电视节目，听听柔和的轻音乐
- 如果室外噪声大，注意关上门窗
- 有睡意再上床，切忌在床上看电视

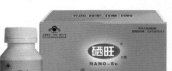

人类对硒的认识过程，至今已有近200年的历史。早在1817年，瑞典科学家首先发现了非金属元素硒。直到20世纪40~50年代，法国科学家在研究肝坏死病因中，才发现硒有保护肝细胞的奇妙作用。我国对硒的研究与应用则始于20世纪60年代，在中国科学院和中国医学科学院组织的对克山病的大规模普查、流行病学调查、防治与科学研究中，获取了与国外研究惊人的一致性结论：硒是人类和动物生命活动中必不可少的微量元素。

5类硒制品 哪一种更适合你

李嘉诚基金会全国宁养医疗服务计划
中国医科大学附属盛京医院宁养院主任医师　孙建纯

硒对人体的重要性不言而喻。遗憾的是，我国是世界上40多个严重贫硒的国家之一，从东北到西南有22个省、区处于缺硒地带。30多年来，为了解决生存在这一广袤地区民众硒水平低下的问题，各种补“硒”制品应运而生。那么，这些补硒的药物、食品、保健品有什么特点，哪一种更适合你?

1 亚硒酸钠

这是被人们最先想到的含硒药物，口服容易被身体迅速吸收，并有效提高血硒水平。但该药属于无机盐类制品，价格较昂贵，且用量不当易引发血硒过高。因此，在现实生活中很难坚持长期使用。

2 硒盐

这是较为方便的补硒办法，市场上已有按1/5万~1/10万配方生产的袋装硒盐上市，缺硒地区的民众可以在饮食过程中完成硒元素的补充。但不同地区人群缺硒程度差别较大，而固定的硒盐配方，无法针对所有低硒水平的人群，这为硒盐的推广使用带来困难。

3 硒粮

相对比较之下，在缺硒地区种植硒粮，更适合改善当地人群身体内外环境的硒水平。硒粮，就是把含有亚硒酸钠的化学肥料(也称硒肥)喷洒到农作物上(如玉米、小麦等)，庄稼通过叶面的吸收作用，将硒元素储存在粮食的果实里。民众吃了这样的富硒粮食，就可以有效地提高体内血硒水平，从而达到防癌、治癌的作用。注意，粮食里的硒是与蛋白质结合在一起的有机硒，便于人体消化吸收，也更加安全、可靠。

4 含硒的强化食品

国内外也有多种含硒的强化食品问世，如用含硒饲料喂养鸡、鸭后所生产的“硒蛋”，用富硒饲料喂饲的乳牛所产出的“富硒牛奶”，添加含硒酵母烤制的“富硒面包”，用富硒面粉烘焙的“高硒饼干”，等等，不一而足。

5 纳米硒

这是一种利用纳米技术制备而成的新型硒制品，能够被人体吸收和利用，发挥有机硒(硒蛋白)、无机硒(亚硒酸钠)特有的功能，如抗肿瘤、抗氧化、免疫调节、抵御疾病等。最重要的是，它还具有有机硒、无机硒没有的低毒性，也就是说，它的安全性比较高。医学实验充分证明，纳米硒的安全剂量高于无机硒和有机硒。

硒的制品有多种，我们建议大家在医生指导下合理补硒，以维护身体健康。PM

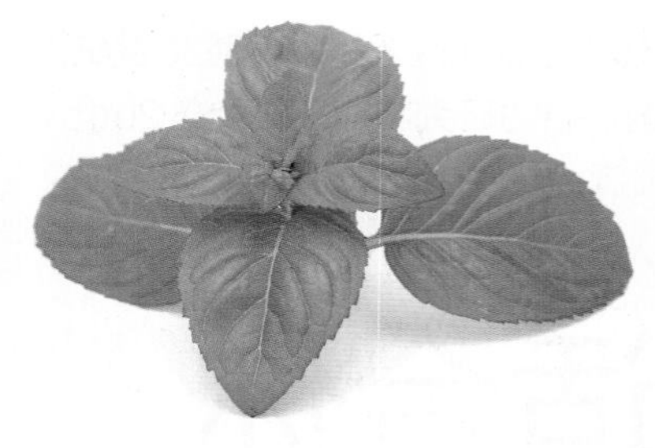

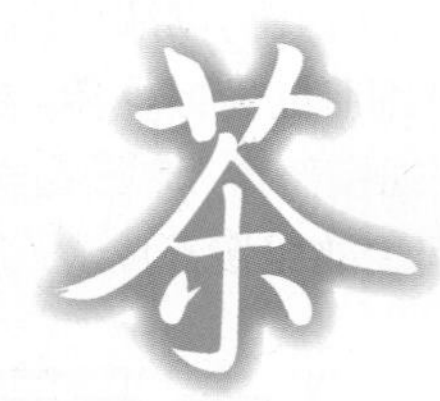养生之精髓

成都军区总医院临床营养科　林 宁

古人：对茶的认知

茶，是中华民族对人类饮食文化的重大贡献。茶，作为世界三大饮料之一，越来越受到人们的青睐。古人，对茶的养生保健功能是逐步认识的，经历了从肤浅到深入的过程：①饮茶，可以解毒疗疾；②饮茶，可以除肉食之腻而消食；③饮茶，可以止渴解乏而恢复体力；④饮茶，可以破睡提神而使人善思；⑤饮茶，可以防病治病而延年益寿。700 多年前，日本《吃茶养生记》记载："茶为养生之仙药、防治万病之药。"英国著名诗人雪莱称中国茶叶为"神奇之药、健康之液、灵魂之饮"。茶叶被冠以"中国第五大发明"。

不过，古人也告诫人们饮茶时应注意一些细节：第一，选真茶，尽量避免假冒伪劣之茶；第二，切忌空腹饮茶；第三，睡前不宜饮茶；第四，忌用茶水服药；第五，脾胃虚寒之人，宜少饮或不饮茶。

揭秘：茶多酚的功效

迄今为止，从茶叶中分离和鉴定出对人体有益的营养成分和矿物质多达 700 多种。现代医学对茶叶进行了大量研究，证明茶叶有诸多保健功效，如提高人体免疫力、抗癌防癌、消食去腻、减肥瘦身、预防和治疗"三高"（高血压、高血脂、高血糖）。有人归纳为茶叶具有"有病治病、没病防病、强身健体"的三大作用。

近年来对茶多酚进行了诸多研究。茶多酚是唯一存在于茶叶中的一类物质，具有抗突变、抗癌症、防辐射，防治高血压和高血脂、提高人体免疫力等功效。

美国科学家的一项研究表明，茶水中茶多酚有提高人体抵抗力的作用，能有效抵抗细菌、真菌和病毒，而咖啡却没有这种功效。美国哈佛医学院一个科研小组对此进行了临床实验。实验对象共 21 名，其中 11 人每天饮用 5 杯茶，另外 10 人喝咖啡。一个月后，让他们接触细菌。结果发现，喝茶者的血液中白细胞增加，细胞分泌的干扰素增加；而喝咖啡者血液中的干扰素没有任何变化。由此表明，每天饮茶特别是绿茶，可增强人体免疫力。日本著名血液生理学家森下敬一认为，绿茶具有较好的净血作用。流行病学调查也证明，饮茶较普遍的地区，癌症发病率较低。

保健：茶多酚养生

虽说喝绿茶有益健康，但是，并非所有人都能喝绿茶。如胃寒者，不宜多饮茶；睡眠不佳者，饮茶会加重失眠。还有，茶叶中茶多酚含量不高，短期少量喝茶很难达到预期的保健作用。那么，有没有更好的方法呢？如今，通过高科技手段可以提取茶多酚，同时还能去除咖啡因以及刺激肠道的成分，加工成片剂或胶囊，更简单、更安全、更有效。PM

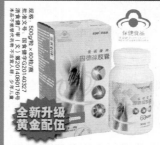

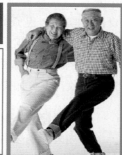

据统计，我国患有骨病的人数已超过1.2亿，每年以2.4%速度增长，每年约有10万患者因骨病死亡，120万患者因骨病致残，造成终身残疾。有人建议，夏季正是养骨、护骨的好季节！

盛夏“骨寒、骨刺”潜伏，冬季变本加厉——

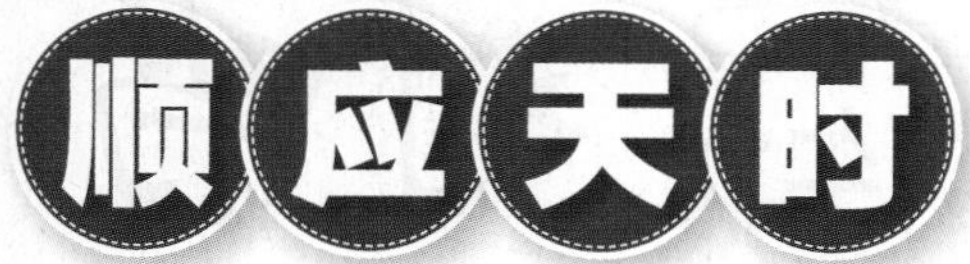

远离“老骨病”

晓晓

盛夏：骨病症状减轻，是“老骨病”真的好了？

关节酸痛、腿脚不便、腰背疼痛、容易骨折、瘫痪在床、生活无法自理……这些都是不少老骨病患者的切身体会。但是，到了夏季，天气炎热，阳气上升，许多老骨病患者会感觉腿脚利索了很多，疼痛症状也有所减轻，以为是病情好转了，也放松了对骨病的治疗。中医认为，多种骨病是由于气滞血瘀，风、寒、湿入侵所致。“千寒易除，一湿难去”，等到天气转凉或身体受凉，老骨病又会卷土重来，还有变本加厉的趋势。所以说，夏季不养骨，冬季骨病更难除。

治疗：顺应天时，骨病疗养不可缺少的营养素

● **氨基葡萄糖——软骨细胞的营养素** 能帮助修复和维护软骨，并能刺激软骨细胞生长。

● **软骨素——补充关节软组织结构** 软骨素在骨骼生成时，运送材料或支撑材料形成骨骼。

● **牛膝——强筋疏筋** 《本经》：“主寒湿痿痹，四肢拘挛，膝痛不可屈，逐血气，伤热火烂……”

● **骨碎补——补肾气、活血止痛** 治肾虚久泻及腰痛，风湿痹痛，跌打闪挫，骨伤等。

● **碳酸钙——高含量的钙** 钙是骨骼主要组成元素，补充钙质有利于增强骨密度。碳酸钙是含钙量最高的钙，达40%。

● **酪蛋白磷酸肽——促进钙吸收** 酪蛋白磷酸肽CPP在中性和弱碱性环境下能与钙结合，避免钙的流失。

温馨提示

夏季不养骨，冬季痛彻骨；夏季不治寒，冬季冷风苦。对于患有骨关节疾病的中老年朋友来说，夏季正是颈椎病、腰椎病、骨质疏松、肩周炎等寒湿骨病治疗和调养的最佳时机。养骨、护骨，首先要选对方法，还要顺应天时并懂得利用外在有利的物质条件，让自己的腰杆有力。人不老，腰好、腿好、身体好！

妙方：夏季养骨，远离骨病

俗话说：养生先养骨。45岁之后，人体内钙质、氨基葡萄糖大量流失，会出现关节疼痛、行动不便、身高变矮、驼背。

● **固本强健** 促进钙质吸收，增强骨密度，坚固骨骼，为修复骨病打下坚实基础。

● **润骨镇痛** 润滑关节，促进骨细胞再生，修复软组织。清除关节内的寒湿毒，滑液关节，减少疼痛。

● **修复养护** 疏通经络，去除寒湿，修复骨骼。全面补充骨骼所需营养，补肝肾，强骨骼，增强关节免疫力，疏通经络，养护骨骼。PM

说到某人看起来“白白胖胖”，你可能会觉得他营养充足；谈及营养缺乏，你的脑中多半会出现一个“骨瘦如柴”的人；而讲到营养不良，你可能首先想到的是饥饿中的非洲儿童。然而，你的这些观念对吗？

“白白胖胖”营养足 “骨瘦如柴”营养缺 对吗

文/重庆医科大学营养与食品卫生学副教授　赵勇

“白白胖胖”就是营养充足吗

很多人认为“白白胖胖”就代表营养充足，其实不然，这反而是营养过剩的表现。长期能量过剩就会导致肥胖。而且，肥胖人士有时会有维生素、矿物质等营养素不足或营养不均衡的状况。

判断摄入的营养是否过剩，最方便直接的方法是用身体质量指数（BMI）计算，即体重（千克）除以身高（米）的平方。如果BMI超过23.9，提示超重，即常见的营养过剩的表现。另外，也可以到营养机构找专业营养师，采用系统营养评估的方法判断。

营养缺乏者一定“骨瘦如柴”吗

人们常把“骨瘦如柴”和“营养缺乏”挂钩，实际上，如果身体缺乏营养，有人的确表现为“骨瘦如柴”，但也有人表现为“白白胖胖”，更有人可能根本看不出任何表现，需要科学全面的营养评估才能确定。同样可以通过计算BMI判断是否缺乏营养，如果BMI小于18.5，就可以判定为消瘦，即营养缺乏的典型表现，全面营养评估仍需到营养机构寻求专业营养师的帮助。

不过，有些常见营养缺乏的症状，有助于判断某些营养缺乏的可能性。例如缺乏维生素A会出现夜盲症、皮肤毛囊角化、骨骼生长缓慢等；缺乏维生素B_1的人会感到疲乏无力、烦躁不安、头痛、恶心、呕吐等；缺乏维生素B_2，早期有虚弱、疲倦、眼痒等表现，如进一步发展，口腔、生殖器及周边会出现各类皮炎；缺乏维生素C会有牙龈肿胀、出血、皮肤瘀点等表现；缺铁者会出现疲乏无力、心慌气短、头晕;缺锌容易出现食欲缺乏、“爱吃泥土”等异食癖。

“营养不良”等同于“营养缺乏”吗

“营养不良”的典型代表就是饥饿中的非洲儿童吗?其实，除了营养缺乏外，营养不良还包括营养过剩及营养不均衡。

营养缺乏往往是摄入的营养素不足、吸收不良或过度损耗等造成的。就全球范围来说，有四大营养缺乏病：蛋白质－能量营养不良、维生素A缺乏引起的干眼病、铁缺乏引起的缺铁性贫血和碘缺乏引起的克丁病。

营养过剩是由于暴饮暴食或过度摄入富含脂肪、糖类的食物所造成的。长期摄入的能量大于消耗的能量，过多的能量往往就以脂肪的形式储存在皮下组织、内脏器官的周围以及腹部网膜上，就是我们肉眼所见的“救生圈”“将军肚”。

还有一种营养不良，既没有营养缺乏病，也没有营养过剩的肥胖表现，是一种看不出任何症状的营养不良，往往表现出一些亚临床症状，例如缺乏食欲、容易疲倦、体力不足、注意力不集中等。

现代人更应培养合理营养的素养

现代人生活压力大、饮食习惯不好，很容易出现营养不良，所以日常合理营养、饮食习惯良好至关重要。针对6岁以上的正常人群，可以参考《中国居民膳食指南（2007）》的膳食指导，记住如下十点。

1. 食物多样，谷类为主，粗细搭配；
2. 多吃蔬菜水果和薯类；
3. 每天吃奶类、大豆或其制品；
4. 常吃适量的鱼、禽、蛋和瘦肉；
5. 减少烹调油用量，吃清淡少盐膳食；
6. 食不过量，天天运动，保持健康体重；
7. 三餐分配要合理，零食要适当；
8. 每天足量饮水，合理选择饮料；
9. 如饮酒应限量；
10. 吃新鲜卫生的食物。

对于特殊人群，如孕妇、乳母、婴幼儿、学龄前儿童、儿童青少年和老年人，在不同时期要注意额外补充相应的营养素来避免营养不良。PM

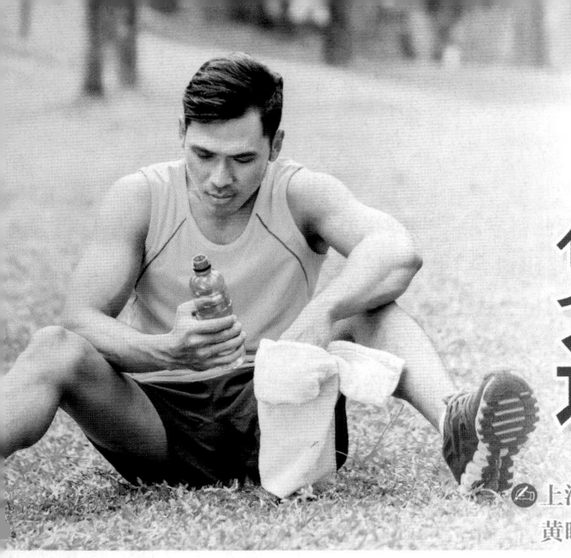

凭这些“关键词”选择运动饮料靠谱吗？

上海交通大学医学院营养系
黄晓旭　蔡美琴（教授）

市场上越来越多的运动饮料以“补充身体所需营养素”“运动必备”等“关键词”吸引着各类人群。运动人士选择运动饮料以补充能量；没有运动习惯的人，也会选择运动饮料作为普通饮料饮用。

那么，运动饮料真的可以帮助运动人士恢复体力或补充运动所需的营养素吗？它是老少皆宜的饮料吗？让我们搜索大众选择运动饮料的四大“关键词”，一探究竟。

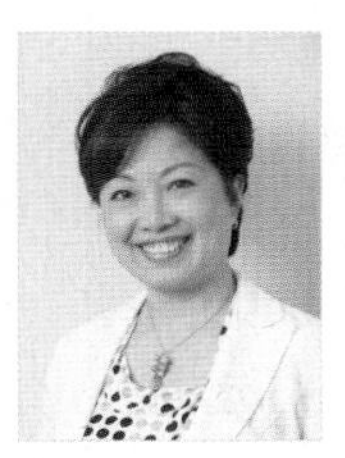

专家简介

蔡美琴　上海交通大学医学院营养系副主任，教授。中国营养学会理事，中国食品科学技术学会理事，中国健康教育协会理事，上海营养学会副理事长兼秘书长、妇幼专业主任委员。

关键词 1：补充身体所需营养素

专家解读：补充的营养素根据配方而定

运动饮料是营养素及其含量能适应运动或体力活动者生理特点的饮料，是针对运动时的能量消耗、机体内环境改变和细胞功能降低而研制的，能在运动前、中、后为机体补充水分、电解质和能量，维持和促进体液平衡，且可被迅速吸收。

除了水以外，运动饮料的主要成分包括碳水化合物（俗称糖）以及少量的电解质、维生素等。由于市售运动饮料的配方不同，所补充的营养素与能量各有千秋，有些着重于补充糖分，有些含多种维生素，所以它们所起到的作用也不尽相同。

● **糖**　糖是人体的主要能量来源，适量补充可以促进葡萄糖的氧化、保护肌糖原、延缓体力疲劳。运动前补充糖可增加体内肌糖原、肝糖原的储备；运动中补充可提高血糖水平、节约肌糖原、减少糖原耗损以延长耐力时间；运动后补充可加速肌糖原和体能的恢复。不同的产品配方所选用的糖的种类不同（单糖、寡糖、多糖），所以机体吸收的快慢、产生的效果也不同。

● **电解质**　运动可加快电解质的代谢过程，增加体内钠、钾、钙、镁、锌、铁、铜等离子的丢失，从而导致身体乏力、抽筋等不适症状，影响运动能力。运动饮料中含有一定量的电解质，如合理选用可在一定程度上缓解上述症状的发生。

● **维生素**　运动员对于维生素的需要量高于普通人，因为运动训练使胃肠道对维生素的吸收功能下降，汗液、尿液及粪便中的排出量增加，体内维生素的周转率加速。运动训练还会加强能量的代谢。维生素作为能量代谢辅助因子，适量供应有利于产生能量、改善神经系统功能。运动饮料中的维生素多为 B 族维生素，对细胞，尤其是线粒体功能和能量的产生起着十分重要的作用。

● **其他营养成分**　运动饮料中的其他营养成分也可不同程度地延缓机体疲劳。例如蛋白质或是富含亮氨酸等必需氨基酸可保证蛋白质代谢平衡，促进肌肉蛋白质合成，增加肌肉力量；肌酸可以提高运动时肌肉的能量供应，缩短肌肉力量的恢复时间，减少乳酸的产生，提高无氧运动耐力等。

关键词 2：运动必备

专家解读：运动前中后正确补充可以发挥作用

合理适量地饮用运动饮料可以补充身体所需的营养素，延缓运动疲劳，促进体力恢复。具体可在运动前、中、后适量补充。

运动前 15 ~ 20 分钟分次补充水或运动饮料 400 ~ 600 毫升，可以保证机体能量的充足和体液的平衡。切记不可大量补充运动饮料，以免增加心脏和胃肠负担。

运动中由于大量出汗导致机体水、矿物质、维生素的丢失，出现不同程度的脱水。每 15 ~ 20 分钟补充

100 ~ 300 毫升的水或运动饮料，可以保证机体内环境的平衡，但每小时不宜超过 800 毫升。

运动后要及时补充水分和矿物质，以维护机体正常的水和电解质平衡状态，仍以少量多次的原则，不可一次大量饮用。

关键词 3：代替白开水

专家解读：运动饮料不等于白开水，不能随便乱喝

大家都知道水对身体的重要性，对于运动的人更是如此。饮用运动饮料的目的是在一定程度上迅速为运动中的肌肉、组织和器官提供能量，补充运动时因出汗丢失的水分和电解质，从而有效防止脱水、维持体液平衡和机体正常的生理功能。

对于普通人来说，将运动饮料当作普通饮料或是白开水饮用不科学也不可取。久坐不动者或高血压、心脏病患者经常饮用运动饮料，会过多摄入钠离子，增加心脏负担。肠胃功能不好的人经常饮用运动饮料可能会导致胃胀气、腹痛、腹泻等。儿童经常饮用运动饮料会摄入过多能量，增加糖尿病、超重等代谢综合征的潜在危险。

关键词 4：保证机体健康状态

专家解读：合理膳食才是保证机体健康状态的基础

无论从事何种体育运动，都应当摄取营养平衡的膳食，这是运动营养支持训练或比赛的第一步，是保证机体健康状态和运动能力的基础。一般情况下通过增加蔬菜、水果的摄入量可以满足需要量。

运动饮料虽然对运动后的恢复和伤病防治起到一定的作用，但运动人士仍需结合实际运动情况合理饮用，以免摄入过量的能量和其他营养素，给机体带来不必要的负担，损害身体健康。PM

2015年1月，在中国农业科学院等共同举办的“马铃薯主粮化发展战略研讨会”上，马铃薯（土豆）成了主角。会上提出将土豆主粮化，作为我国三大主粮的补充，并逐渐成为第四大主粮作物。这意味着，土豆将名正言顺以主食的身份出现在餐桌上。

那么，土豆作为主食时，可否提供传统主粮带来的营养成分，它是否有“资格”作为第四大主粮作物？请出专家为土豆参选主粮投票。

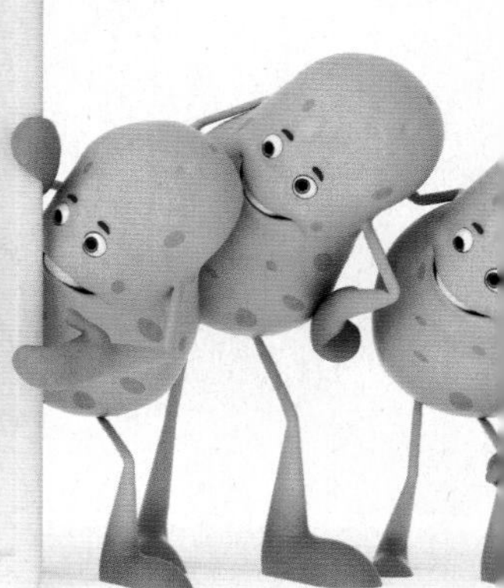

土豆参选主粮——投赞成票

文/中国疾病预防控制中心营养与健康所研究员、中国营养学会常务副理事长　翟凤英

土豆学名马铃薯，别名洋山芋、洋番薯、山药蛋，与玉米、小麦、水稻、燕麦并称为世界五大粮食作物。土豆最初起源于南美洲，16 世纪中期引进我国，主要种植在东北、华北、西北和西南等地区。我国栽培土豆距今已有 400 多年的历史，随着科学技术的发展，现今土豆已发展成为我国重要的粮食、经济作物。

国人早将土豆当粮做菜

我国历史上早有用土豆果腹的记载。20 世纪 50 ~ 60 年代，2.5 千克土豆等薯类还被用来代替 0.5 千克粮食，以补充当时主食的不足。

我国大部分地区的人都有吃土豆的习惯，华北、华中大部分地区用土豆做菜，西北和东北地区还常将土豆当粮食食用。据不完全统计，西北地区的人民可以用土豆做出三十多种菜肴和主食，常见的如土豆丝、土豆片、炖土豆块；和扁豆、洋葱、胡萝卜等蔬菜混合做成菜肴，如土豆炖扁豆、胡萝卜土豆丝；或与肉混合做成菜肴，如土豆烧肉；将土豆烧成主食，如土豆饭、土豆面条、土豆饼。

营养素含量不逊于传统主食

土豆的营养价值高，100 克块茎约含碳水化合物 17.2 克、蛋白质 2 克、粗纤维 0.7 克，还含有丰富的钙（8 毫克）、铁（0.8 毫克）、钾（342 毫克）等矿物质，以及维生素 C（27 毫克）、胡萝卜素（30 微克）。这些微量营养素的含量远高于稻米和面粉（小麦），按 500 克土豆、100 克稻米或面粉计算（土豆：稻米 / 面粉 =5：1）的营养素含量差别详见下图。

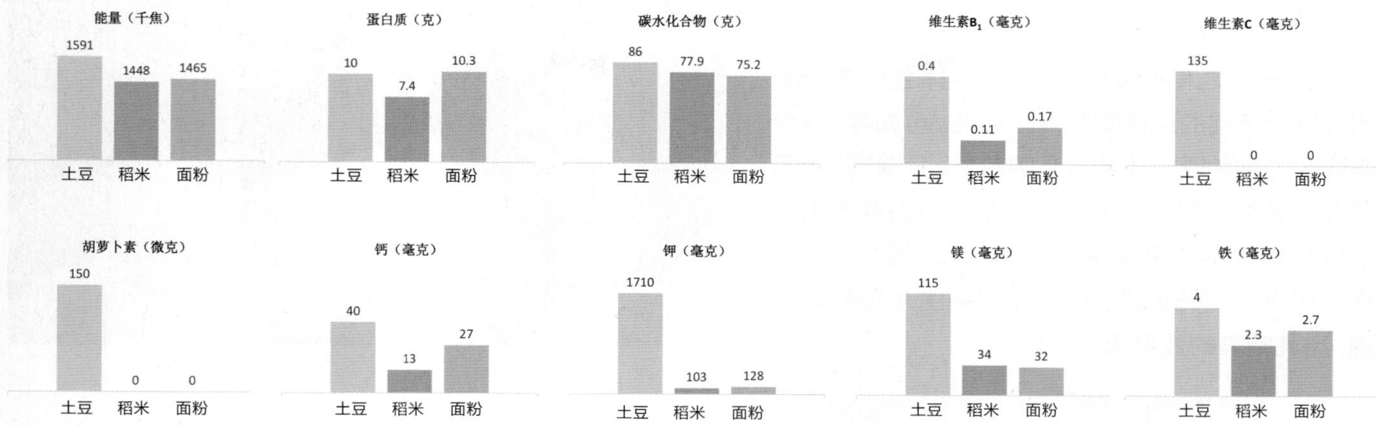

■ 能量更低，膳食纤维更多

与其他主食相比，新鲜土豆所含的淀粉不算多，比大米饭、馒头、主食面包的能量低，饱腹感却更强。这是因为新鲜土豆的含水量较高，所含淀粉仅 20% 左右，还富含能够产生饱腹感的膳食纤维。所以，如果用土豆代替米饭或馒头，不但可减少能量摄入，还可提供更多维生素、膳食纤维等营养素。

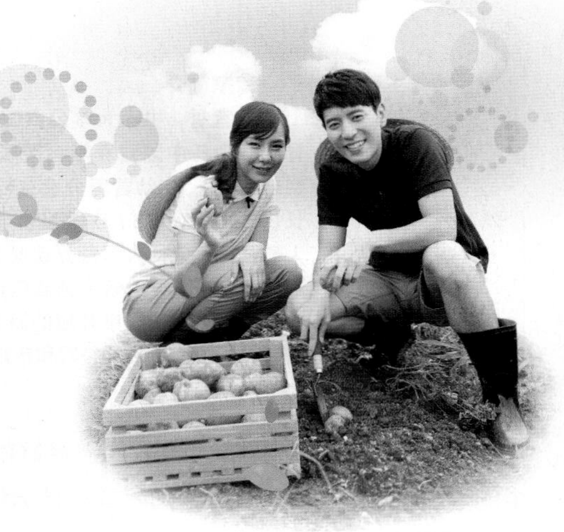

■ 土豆主粮化：续传统习惯之余，还可补营养不足

目前我国提出了土豆（马铃薯）主粮化发展战略，即将土豆加工成适合中国人饮食习惯的馒头、面条、米粉等主食产品，实现土豆由副食消费向主食消费转变、由原料产品向产业化系列制成品转变，作为我国稻米、小麦、玉米三大主粮的补充，逐渐成为第四大主粮作物。土豆种植面积将逐步扩大到 1.5 亿亩，预计到 2020 年，我国 50% 以上的土豆将作为主粮消费。

这一策略非常适合我国广大地区。从营养学角度，土豆可以弥补传统主粮中微量营养素和膳食纤维的不足，保证膳食平衡，还可延续国民的传统饮食习惯，大力号召民众继续食用自制的土豆面条、土豆饭和各种土豆菜肴，既把土豆当蔬菜，又使其成为很好的主食。

■ “百变”土豆的几种做法

中国人吃土豆的方法很多，可当菜可当粮，适合所有年龄层的人食用，以下推荐几款土豆的做法。

※ 素炒土豆丝

锅中水烧开，放入切丝土豆，略氽至六分熟，捞出沥干。热锅下油，油热后用葱、姜爆香（还可加些花椒粉），放入土豆丝及少许尖椒丝、胡萝卜丝搭配颜色和营养，加一点醋使土豆丝爽脆，翻炒，加盐、味精调味后出锅即成。

※ 土豆炖牛肉

牛肉 200 克、土豆 3 个、胡萝卜 1/2 个、豆角 30 克、生姜 2 片，洋葱丝和魔芋丝适量。将牛肉切片，胡萝卜去皮切块，姜切丝。土豆去皮切块、放入清水中浸泡 10 分钟。豆角用加盐开水稍氽烫后放入冷水，沥干水分，切段。将牛肉、姜丝放入热油锅中翻炒至牛肉变色，加入土豆和胡萝卜，倒入适量白酒、高汤，用小火煮。加入料酒、砂糖，加盖煮 8 分钟后加酱油，再煮 5 分钟。最后放入豆角煮 5 分钟即可。

※ 土豆饭

将土豆切块，锅中放少许油，放入土豆，煎熟至表面焦黄后备用。米放入电饭煲中煮至 8 成熟时，将备好的土豆块与米饭搅匀，加盖蒸熟即可。PM

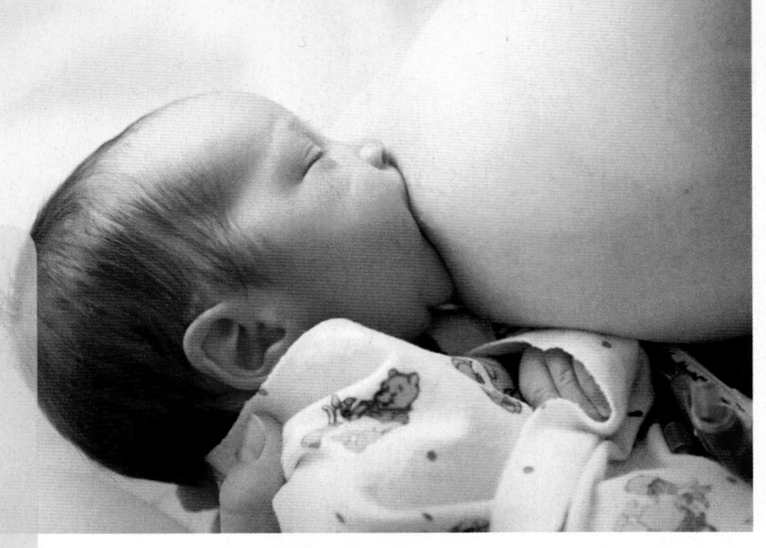

当一个女人成为妈妈，她的身体会自然分泌出专属于宝宝的最优营养——母乳。可如今，不少妈妈因为种种原因放弃母乳喂养，十分遗憾！中国营养学会妇幼营养分会主任委员苏宜香强调说："母乳是母亲给予宝宝最好的礼物，没有之一，作为母亲也别无他选。对健康的新生儿和婴儿来说，母乳喂养的效果永不可替代。"

母乳喂养 永不可替代

受访专家/苏宜香　本刊记者/姚毅华

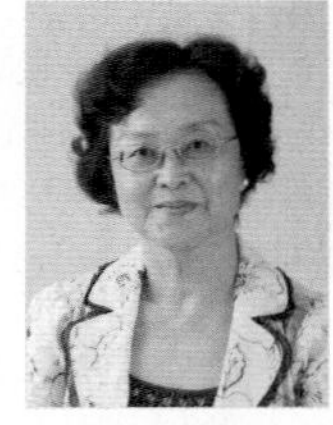

专家简介

苏宜香　中山大学公共卫生学院营养系教授、博士研究生导师。现任中国营养学会荣誉理事（2004~2013 中国营养学会副理事长），妇幼营养分会主任委员；广东省营养学会荣誉理事长（1998 ~ 2008 广东省营养学会理事长）。主要研究方向是妇幼人群营养，包括人群营养状况监测、营养素需要量研究及营养实践推广，其重点的研究领域包括各类人群钙需要量、膳食脂肪及脂肪酸适宜摄入量以及大豆异黄酮健康效应的研究等。还参与中国营养学会《中国居民膳食营养素参考摄入量（2013）》的编写和审定工作。

大众医学：母乳是母亲给予宝宝最好的礼物，是婴儿的专属品。母乳中的蛋白质、脂肪、糖等重要营养素有什么特别吗？

苏宜香：一百多年来，科学家在不断探索母乳的奥秘，母乳中蛋白质、脂肪、糖都是特殊的。

1."蛋白之王"——α 乳清蛋白 母乳中的蛋白质主要是 α 乳清蛋白，与牛奶中的乳清蛋白完全不同。α 乳清蛋白由最佳的氨基酸构成，仅少量就能满足婴儿的需要。因此，母乳中蛋白质含量低，不增加婴儿肠道和肾脏的负担。由于 α 乳清蛋白的水溶性很好，使得母乳看起来比较稀薄，这一点常常被妈妈误解。

2. 特殊的脂类分子结构——OPO 脂类是婴幼儿成长所需能量的主要来源，母乳所含能量约 50% 由脂类提供。母乳中也含有较多的饱和脂肪酸（棕榈酸）和单不饱和脂肪酸（油酸），但具有独特的分子结构（即 OPO 结构脂——1，3- 二油酸 2- 棕榈酸甘油三酯），在肠道被酯酶消化后产生不饱和脂肪酸和 2- 棕榈酸甘油一酯，易于吸收，而且不易与钙结合形成钙皂，使母乳中脂质和钙能良好吸收，并保持大便松软，排便通顺。

3."脑黄金"——DHA DHA 俗称"脑黄金"（二十二碳六烯酸），是母乳中重要的长链不饱和脂肪酸。已有较多的研究证实，在胎儿和婴儿期，DHA 对眼、脑发育起重要作用。母乳中蕴含婴儿所需的 DHA，是牛奶所不能给予的重要营养元素。母乳喂养的婴儿不需要另外补充 DHA。

4. 乳糖和低聚糖 母乳中富含乳糖和低聚糖，其中低聚糖可高达 130 种以上。乳糖除提供婴儿能量需要外，还与低聚糖一起，成为婴儿肠道正常菌群建立必需的营养物质。对婴儿的免疫，特别是肠道免疫发挥重要的作用。

大众医学：我国婴儿的母乳喂养比例是多少？母乳喂养是不是时间越长越好或者说自然离乳好？

苏宜香：世界卫生组织要求，纯母乳喂养率要达到 80%。而在中国，据我们 2005 年广东城市、乡镇和农村 3844 例 0 ~ 18 月龄婴幼儿调查数据，4 个月的母乳喂养率为 89.2%，但纯母乳喂养仅 38.4%。这里要说明的是，母乳喂养率和纯母乳喂养率是两个概念。母乳喂养，是母乳加其他食物如配方粉喂养，但不是纯的，已经添加了婴儿配方奶粉等。纯母乳喂养，顾名思义，仅仅吃母乳，不吃其他食物。

总体上来说，世界卫生组织推荐，

纯母乳喂养6个月，从第7个月开始添加辅助食物。从添加辅助食物开始，母乳喂养可以持续24个月。

生命的早期阶段，出生第1~6个月，坚持纯母乳喂养；第7~24个月，是从乳类到食物多样性的过渡阶段。这一点对饮食行为的培养极为重要，如果成功转换，可以继续母乳喂养，让婴幼儿获得更多母乳的益处。如果在临床上出现只吃母乳不接受其他添加辅食，生长也受到影响的特别情况，可考虑短时间暂停母乳喂养。从2岁开始，孩子可以接受各种成人的食物，但在加工上需要单独制作。

大众医学：每个妈妈刚开始时都可以母乳喂养，但因各种原因，有的没有奶，有的不得不断奶，改用婴儿配方奶替代。那么，母乳喂养不成功的真正原因是什么？

苏宜香：孩子出生以后的头2个星期，是母乳喂养成功与否的关键。

第一个原因是出生后的1～2天，妈妈总担心自己没有奶水，孩子饿着，于是急于添加配方奶。从生理上讲，每个新生儿的背部（脖子后）都储存一块褐色脂肪，这些脂肪富含线粒体（棕色脂肪），易于产生能量，能提供出生头几天营养物质的需要。妈妈不用担心，这是人类繁衍下一代的本能，孩子在出生后的0~48小时内没有足够的奶水是没有问题的。值得提醒的是，一旦孩子吃了配方奶，尤其是奶嘴以后，对吸吮乳母的乳头会有些拒绝。因为吃母乳需要更大的力气。如果婴儿不频繁吮吸母亲的乳头，乳汁分泌就会受到影响。只有频繁地吸吮乳头，特别是在孩子饥饿时刺激乳头，会刺激乳汁分泌，这在新生儿出生的头几天都特别重要。

第二个原因是妈妈没有耐心坚持让新生儿吸吮乳头，即按需哺乳。早期的按需可以说是婴儿一哭就给他吸吮乳头，这有利于刺激乳汁分泌。由于人类的乳房不能储存乳汁，乳汁是一边吸吮一边分泌的。加上新生儿胃的容量很小，每次吃得不多，因而要多次喂哺，才能满足需要。吸吮初期妈妈的乳头会疼痛，还会影响到休息和睡眠。妈妈要坚持，家人也要给予更多的关心和温暖。婴儿3个月龄后，胃的容量逐渐长大，可开始进行定时喂哺的习惯培养了。如今，不少新妈妈让“月嫂”来管理，什么都听“月嫂”的。孩子出生只有几天，还没到半个月，“月嫂”说要2小时喂一次。这是很大的问题。如果2小时喂一次，母乳肯定不够。于是，孩子一哭，“月嫂”就给孩子吃奶瓶，这样就能保证2小时不哭闹。“月嫂”的工作也因此轻松，但母乳喂养就成了一句空话。

大众医学：婴儿配方奶粉100多年来也做了很多革新，与母乳相比，有多少成分可以模拟？

苏宜香：母乳是天然的，是妈妈的血液通过乳腺分泌出来的乳汁。人类进化要与生态之间相适应。母乳一直在进化中改变，它的进化与新生命的要求是相适应的。由于医学需要，人类一直在寻找母乳的替代物给那些在医学上有需要的生命。随着科技进步，婴儿配方奶粉也在一步一步改进，如婴儿配方奶粉的蛋白质从最初的牛奶蛋白变成以乳清蛋白为主的蛋白质，再进一步用α乳清蛋白来替代部分β乳清蛋白。又如低聚糖，母乳中低聚糖有130~150种，现在能够添加或工业化生产的低聚糖也就是1~3种。无论怎样改进也不可能与母乳相提并论。婴儿配方奶粉模拟母乳应该是一个目标，是一个理想，因为完全达到至少目前是不可能的。

大众医学：为什么说母乳不能被配方奶粉替代？是不是仅仅在母乳活性成分上相距甚远？

苏宜香：一个明显的结论是，母乳喂养的孩子有一个非常健康的生长规律。母乳喂养的孩子很少生病，喝配方奶粉的孩子做得到吗？答案是肯定做不到。怎样达到母乳喂养的效果，这对婴儿配方奶粉来说是一个很重要的挑战。到目前为止，还不能模拟母乳中这么多的健康免疫物质。

母乳喂养孩子天生就有好的智力。母乳本身除了营养，母乳喂养的行为对心理的影响，对智力发育的影响，这一切都没有办法被替代。即便配方奶粉加了DHA，始终赶不上母乳喂养的效果。

我们推崇母乳，就是因为越研究母乳，发现它越神秘，成分越复杂。婴儿配方奶粉虽然有标准（符合国家标准），但是标准的制订和修订仅限于现阶段的认识。此外，国家标准是大众化的标准，这些营养素并没有特别的“细微”之处。婴儿配方奶粉喂养应该限于医学需要，是无法进行母乳喂养的无奈选择。做一个完美的女人，妈妈们应选择母乳喂养。PM

妊娠糖尿病（GDM）是一种严重影响母体及后代健康的妊娠合并症，近年来发病率呈明显上升趋势，许多孕妈妈是在做“糖筛”时被诊断为妊娠糖尿病，于是，戴上了“糖妈妈”的帽子。调查发现，华人妇女属于世界上妊娠糖尿病的最高患病风险人群。那么，除了种族因素外，还有哪些是患妊娠糖尿病的危险因素呢？这些高风险人群在备孕期及怀孕期又该注意哪些问题，以免发生妊娠糖尿病呢？

“糖妈妈”的营养方略

上海中医药大学附属岳阳中西医结合医院营养科主任　马莉

你是不是“糖妈妈”的高风险者

经典的妊娠糖尿病危险因素归纳起来有母亲因素、产科因素、家族史以及本次妊娠因素，其中母亲因素是识别妊娠糖尿病高危人群最有效、最可靠的因素。常见的母亲因素有：高龄妊娠（≥35岁）、多产次、超重或肥胖、母亲身材矮小、母亲出生体重低、孕期饱和脂肪酸摄入过多等。另外，母亲合并其他疾病也可以增加患妊娠糖尿病的风险，如多囊卵巢综合征、α-地中海贫血、乙型肝炎病毒携带状态等。

除了母亲因素外，还有一些其他危险因素，如有糖尿病家族史，多胎妊娠，妊娠期高血压，分娩过巨大儿，前次妊娠发生过妊娠糖尿病等。准备怀孕及已经怀孕的女性，可以根据上述的风险因素对照一下，看看自己是否是妊娠糖尿病高风险者，符合的危险因素越多，则发生妊娠糖尿病的风险越高。

预防措施从备孕期开始

如果你属于妊娠糖尿病高风险者，那么，你就需要在生活上做一些改变，以降低妊娠糖尿病发生的可能性。

1 **有计划地减重**

肥胖女性，在准备怀孕前应当咨询营养师有计划地减重。需要注意的是，减重速度不可过快，避免因减肥而造成营养不良。

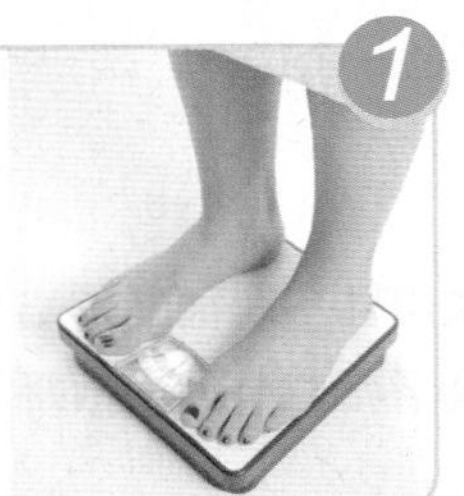

2 **合理平衡膳食**

改善三餐饮食质量，避免高脂、高糖、高能量的膳食，多选择粗粮、深色蔬菜、豆类、奶类、薯类等。

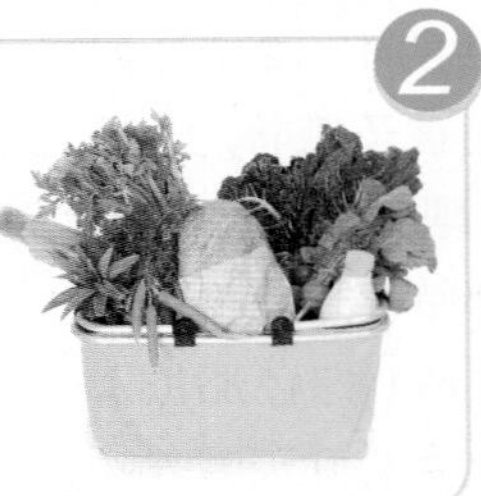

3 **健康规律的生活**

制定规律的作息计划，不但要早睡早起，避免熬夜，还应多接触日光，多做运动。

孕期合理营养是控制疾病的关键

● **合理控制总能量，维持体重适宜增长** 很多准妈妈得知怀孕后，就开始多吃多补，认为吃得越多对胎儿越好，结果体重一路飙升，各种问题也接踵而来。其实，孕期体重不宜增长过多。孕早期，可以补充孕妇专用的营养素，特别是各种B族维生素，但不需要多吃，也没必要吃任何补品。孕中期，每日开始增加200千卡的能量，蛋白质增加约15克，大约相当于50克瘦肉（或1个鸡蛋或80克鱼）+250毫升低脂牛奶（约16克蛋白质，200千卡）。孕晚期，每日增加200千卡的能量，蛋白质每日增加约20克，大约相当于75克瘦肉+250毫升低脂牛奶（约21克蛋白质，245千卡）。妊娠糖尿病高风险者，更应注意不可摄入过多能量，以免体重增长过多过快，诱发妊娠糖尿病。不同体质指数（BMI）的孕妈妈要把孕期体重增长控制的理想状态（见下表）。

不同体质指数（BMI）孕妇体重增长控制情况

孕前BMI（kg/m^2）	单胎孕期体重增长（千克）	单胎妊娠中、晚期每周体重增长（千克）
低体重　<18.5	12.5~18	0.51（0.44~0.58）
理想体重　18.5~23.9	11.5~16	0.42（0.35~0.50）
超重　24~27.9	7~11.5	0.28（0.23~0.33）
肥胖　≥28	5~9	0.22（0.17~0.27）

注：BMI=体重（千克）÷身高（米）^{2}

● **主食注意粗细搭配，提高薯类摄入量** 饮食不可过于精细，粗粮中膳食纤维含量丰富，可适当摄入，有利于血糖稳定。另外，薯类也含有丰富的膳食纤维，可以适当吃些薯类，并适当减少主食量，如 100 克土豆可替换 25 克主食。

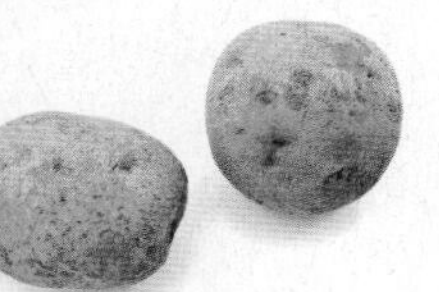

● **控制饮食中饱和脂肪酸摄入量** 研究表明，孕期饱和脂肪摄入过多，患妊娠糖尿病的风险增加。饱和脂肪酸的摄入量不超过每日总能量的 10%。烹调油应当选择植物油，避免选择动物油如猪油、黄油等。动物性食物应多选择低脂奶类及含脂肪较低的鱼、禽类，降低畜肉类的摄入比例。因瘦肉中脂肪含量相对较低，故提倡吃瘦肉。还要避免饱和脂肪酸含量高的食物，如肥肉、五花肉、动物内脏、动物皮肤、酥油点心等。

● **避免水果摄入过多** 水果一直被准妈妈认为是健康食品，怀孕后往往猛吃水果。殊不知，水果中含有大量果糖和葡萄糖，过量食用可导致能量摄入过多。妊娠糖尿病高风险者每天可吃水果 200 ~ 300 克，时间放在两餐间，可选择猕猴桃、柚子、草莓、苹果、梨等维生素含量高、血糖生成指数低的水果。

● **坚果虽好，但不宜过量** 坚果是一类营养丰富的食品，含有大量的维生素 E、叶酸、镁、钾、铜、单不饱和脂肪酸和多不饱和脂肪酸，对健康有益，深受准妈妈们的欢迎。不过，坚果虽好，其所含能量却较高，15 克坚果约含脂肪 7 克、蛋白质 4 克、碳水化合物 2 克，产生 90 千卡能量。因此，准妈妈不宜过量食用坚果，且每日摄取的量应当计算进总能量。一般来说，每周 50 克坚果是适宜的。

● **在医生的指导下运动** 运动可提高胰岛素敏感性，减轻胰岛素抵抗，减少妊娠糖尿病的发生。妊娠糖尿病高风险者可在医生指导下适量运动。适宜孕期开展的运动有：孕妇体操、散步、慢步跳舞、日常家务劳动等。

● **个体化营养方案** 一旦确诊为妊娠糖尿病高风险者，应尽早去营养门诊，由营养师为你制定个体化的营养方案。PM

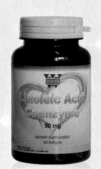

夏季来临，炎热的气候使人体大量排出水分，消化液的生成和分泌减少，胃肠蠕动变弱。建议大家此时可以适量食用一些五谷杂粮，以改善胃肠功能。五谷杂粮是个“大家族”，有籼米、小米、玉米、燕麦、荞麦、黑豆、蚕豆、红豆、绿豆、甘薯等，含有丰富的膳食纤维、维生素及矿物质，可促进胃肠道蠕动，润肠通便；所含的抗氧化活性物质可清除氧自由基，阻止有害物质吸收，具有解毒、抗癌的功效；还可降低血糖、血脂、血压水平，改善代谢。适当食用五谷杂粮好处多多，推荐几款美食，希望大家不再因夏天而苦。

原料

高粱粉 200 克
豆渣 75 克
豆浆 100 毫升
荠菜 150 克
酵母 5 克

吃五谷杂粮 护夏季胃肠

菜品提供/李纯静（营养师）
点评/北京医院营养科　任姗姗

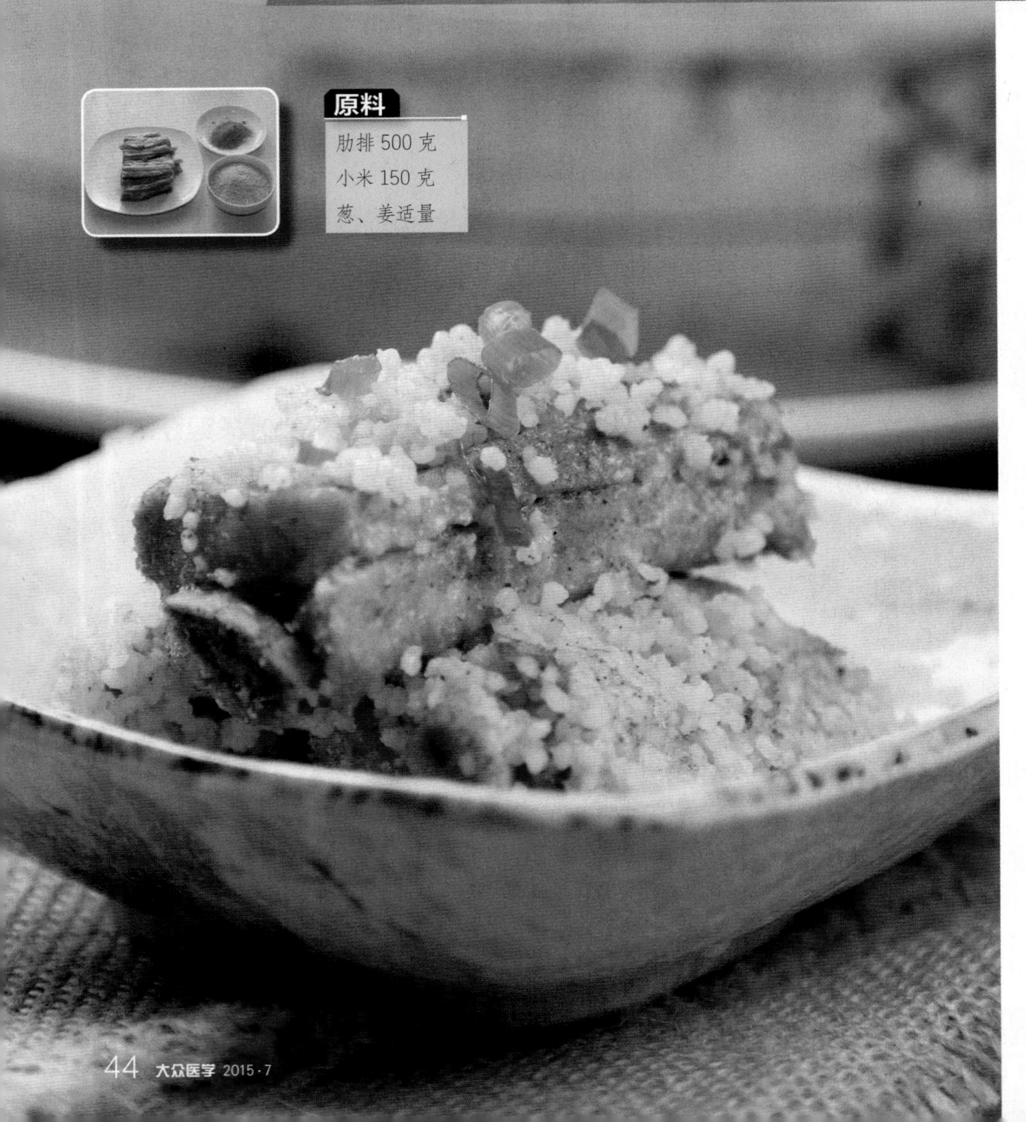

原料

肋排 500 克
小米 150 克
葱、姜适量

竹笼小米蒸排骨

做法：小米洗净，用清水泡 3 ~ 4 小时。肋排剁成小块，洗净后用温水泡去血水，沥干。排骨加料酒、盐、胡椒粉、五香粉及少许生抽、葱姜水，腌 2 小时。将腌制好的排骨与泡好的小米拌匀，放入竹蒸笼里，上蒸锅中火蒸 1.5 小时即可。

点评：夏季温度高，人体能量消耗增多，蛋白质代谢加快。因此，蛋白质的供应必须酌量增加，且要求一半以上为鱼类、瘦肉、鸡肉、蛋、奶和豆制品等提供的优质蛋白质，以满足机体代谢的需求。排骨的蛋白质、维生素 B_1 含量较高；小米含有 8% 的膳食纤维，富含叶酸和维生素 B_1，更是锰的良好来源，而且饱和脂肪酸很少。这款竹笼小米蒸排骨中，小米的香味消除了排骨的肥腻，可谓香而不腻，同时丰富的调味品提高食欲。食用这款菜可以很好地补充夏季所需的优质蛋白质和膳食纤维。但需注意排骨的脂肪含量较高，应适量食用。

高粱野菜窝窝头

做法：荠菜洗净，用水焯后捞出，挤干水分，切末。高粱粉、豆渣、荠菜末一起放入容器，加食盐、酵母搅拌均匀，加入适量豆浆，揉成光滑的面团，用湿布盖住醒发半小时。取适量面团，揉成鸡蛋状，底部按一个小窝，然后团成窝窝头状，将做好的窝窝头上蒸锅蒸 20 分钟即可。

点评：这款主食的口感较一般的窝窝头稍软些，以高粱粉为基础，搭配了豆制品和荠菜，不仅营养丰富，还降低了能量。豆制品含有丰富的优质蛋白、膳食纤维和钙。荠菜含有丰富的膳食纤维、维生素 C 及胡萝卜素，具有抗氧化的功效，非常适合夏季食用。吃腻了米饭和馒头，搭配这样一款口味独特的窝窝头，一定能在夏天给你的味蕾带来惊喜。

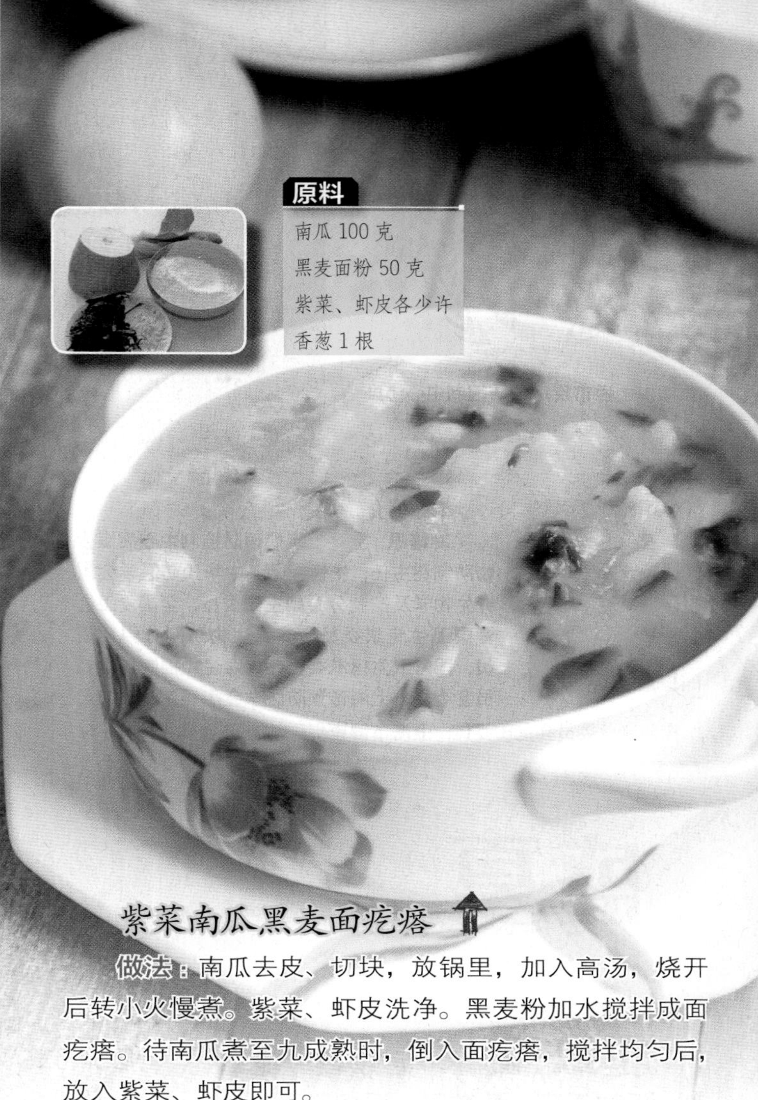
原料
南瓜 100 克
黑麦面粉 50 克
紫菜、虾皮各少许
香葱 1 根

紫菜南瓜黑麦面疙瘩

做法：南瓜去皮、切块，放锅里，加入高汤，烧开后转小火慢煮。紫菜、虾皮洗净。黑麦粉加水搅拌成面疙瘩。待南瓜煮至九成熟时，倒入面疙瘩，搅拌均匀后，放入紫菜、虾皮即可。

点评：苦夏让食欲减退，尤其晚餐时不想吃太多，也不知吃什么合适。推荐这款紫菜南瓜黑麦疙瘩面，营养丰富，简单易学。由于加入了南瓜，使这款食物含有丰富的胡萝卜素。黄色、橙色食物中都含有一定量的胡萝卜素，对维持眼睛和皮肤的健康、促进免疫功能等方面都有很好的作用。虾皮含钙丰富。紫菜更是具有消暑及降低血压的功效。这款面疙瘩口感清淡，易消化，相信出现在夏季的晚餐餐桌上时会使人眼前一亮。

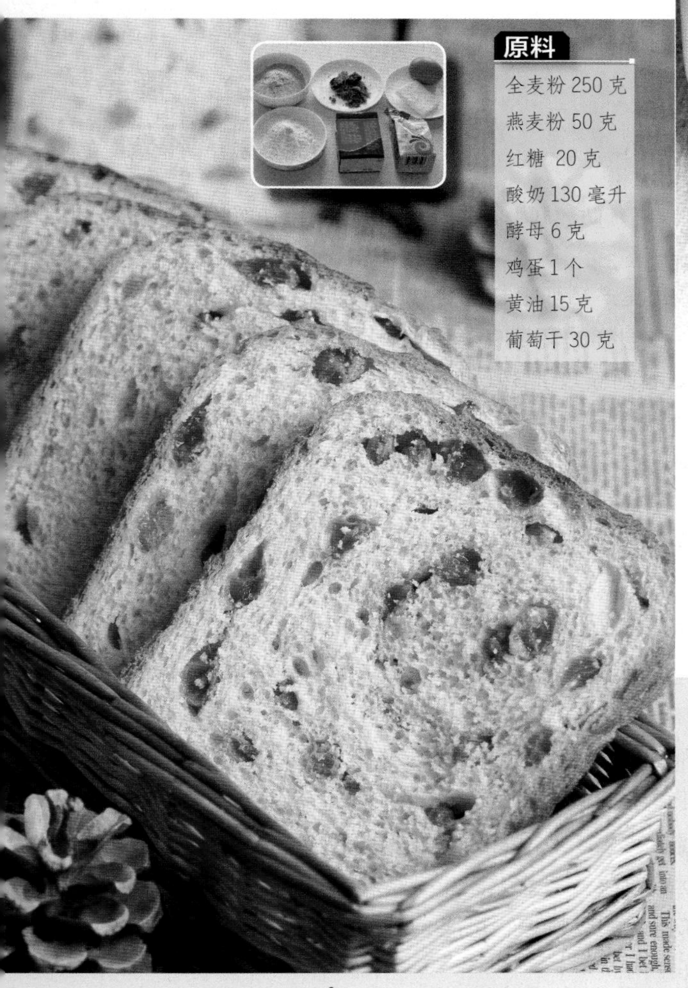
原料
全麦粉 250 克
燕麦粉 50 克
红糖 20 克
酸奶 130 毫升
酵母 6 克
鸡蛋 1 个
黄油 15 克
葡萄干 30 克

红糖粗粮面包

做法：将全麦粉、燕麦粉、红糖、酸奶、酵母及适量食盐、清水放入容器中，搅拌均匀后加黄油揉至面团表面光滑，盖上保鲜膜或湿毛巾，在 25 ~ 27℃的温度下发酵 1.5 ~ 2 小时，直至面团体积增加 2 倍。将发酵好的面团擀成长条，撒上葡萄干，卷起，放入涂抹了油的土司模具中，进行第二次醒发，待面团达到理想高度时，刷上蛋黄液，放入 180℃预热好的烤箱里烤 35 分钟，待表面金黄时出炉。

点评：现代人常忽略早餐或发愁早餐吃什么，这款简单健康的粗粮面包就非常适合作为早餐的主食食用。传统的全麦面包口味单一，而这款红糖粗粮面包以全麦和燕麦为基础，配合酸奶、红糖及葡萄干，口感松软，香味独特。与白糖相比，红糖含有较多的维生素和微量元素，口味也别具一格。两片这样的全麦面包，加上一杯牛奶、一个鸡蛋、少许蔬果，即可构成一道完美的早餐。PM

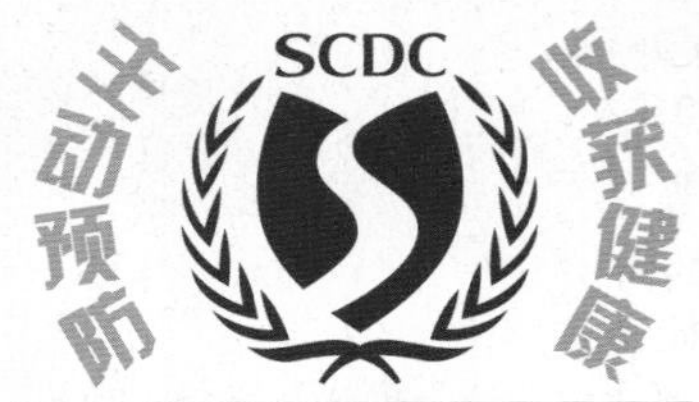

本版由上海市疾病预防控制中心协办

驱蚊、灭蚊是夏季生活永恒的话题。除了清除积水以控制蚊虫滋生、安装纱门纱窗蚊帐以防蚊外，各种驱蚊、灭蚊产品也多种多样，其中哪些比较靠谱呢？

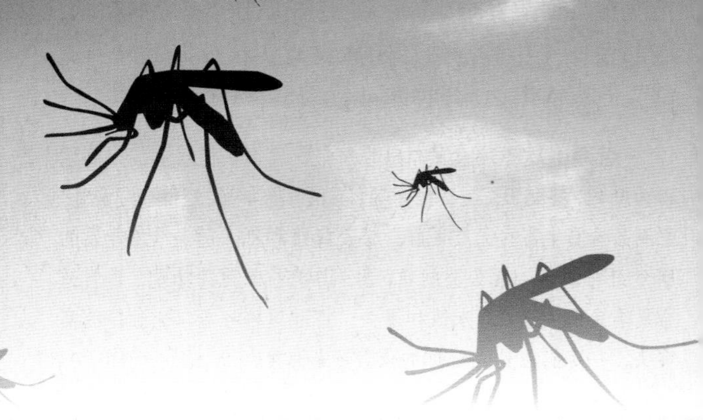

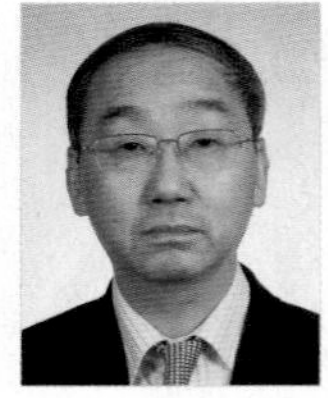

专家简介

冷培恩 上海市疾病预防控制中心病媒生物防制科主任，主任医师。中华预防医学会媒介生物学及控制分会副主任委员，全国爱卫会爱国卫生专家委员会病媒生物防制分委会委员，国家卫生标准委员会病媒生物控制标准委员会委员，上海市预防医学会病媒生物预防与控制专业委员会主任委员，上海市健康促进协会副会长。

盛夏 驱蚊灭蚊方法大盘点

上海市疾病预防控制中心病媒生物防制科主任医师 冷培恩

驱蚊：蚊香、驱蚊器、驱蚊剂、驱蚊手环、驱蚊贴、驱蚊花草

蚊香 室内驱蚊可选用电热片蚊香、电热液体蚊香或盘蚊香。这三种类型蚊香的有效成分都是拟除虫菊酯类杀虫剂，都是以击倒或驱赶蚊虫为主，致死效果较差。其区别是使用方法略有不同：电热片蚊香需要每日更换蚊香片，每片蚊香的杀虫剂在8小时内均匀释放入空间；盘蚊香需要点燃，有明火，每盘使用时间7~8小时；电热液体蚊香需要每日启动开关，一瓶蚊香液每日使用8小时，可连续使用30天。使用蚊香时，应将蚊香放置在上风向，在相对密闭或空气流通小、面积在15平方米左右的房间内效果会好些。不论是电热片蚊香、电热液体蚊香还是盘蚊香，都应放在儿童不易触及的地方。

驱蚊器 市场上有很多电子驱蚊产品，基本原理是利用声波驱蚊，通过模仿蚊虫的天敌——蜻蜓振动翅膀的声音来驱蚊，有手表状，有可供手机下载的APP软件等多种形式。此类产品可驱赶部分蚊虫，但不能完全防范蚊虫的叮咬。有实验表明，在同样的环境中一段时间后，不戴驱蚊器者被蚊虫咬了10个包，佩戴者则被咬了3~5个包。

驱蚊剂 驱蚊剂一般含有驱蚊酯或避蚊胺这两种成分中的一种。花露水一般仅有止痒、清凉作用，但是添加了驱蚊酯或避蚊胺成分的花露水则具有了驱蚊作用。在室外纳凉散步时，可在暴露皮肤上均匀涂抹驱蚊液或驱蚊霜，应注意避免接触眼和黏膜，一般可保护2~4小时，但奔跑和出汗后会缩短保护时间。

驱蚊手环和驱蚊贴 一些标榜有驱蚊作用的驱蚊手环和驱蚊贴，一般都不具备有效的驱蚊作用，且安全性也得不到保证。

驱蚊花草 驱蚊草、除虫菊、夜来香、薄荷、薰衣草等具有一定的驱蚊效果，种到庭院中，既能观赏，又可减少院内蚊虫数量。但驱蚊花草不等同于蚊香等驱蚊产品，不能完全杜绝蚊虫叮咬。如果在室内放置一两盆驱蚊花草，其挥发到空气中的驱蚊成分的量很少，不一定能达到想要的驱蚊效果，对此大家应有客观认识。此外，由于个人体质不同，有些气味特殊的驱蚊植物可能会引起失眠、过敏头晕、胸闷等，并不适合摆放在室内。

除了上述驱蚊产品，民间还流传着一些驱蚊方法，如抹麻油，其原理是麻油抹在皮肤上会产生一层油膜，散发出香味，而蚊虫不喜欢这种味道，因此有一定的驱蚊效果。但这种方法有时间限制，随着香味的挥发油膜会很快干燥消失，而且将麻油抹在身上并非人人都能接受。

灭蚊：气雾剂、灭蚊灯、灭蚊器、灭蚊纱窗涂剂

气雾剂 室内蚊虫较多时，可用气雾杀虫剂灭蚊。使用气雾剂前，要事先关好门窗，站在房间中央，手持气雾剂呈向上45度方向，喷洒一圈。喷洒完毕应立刻离开房间，密闭0.5~1小时，待蚊虫被击倒后再打开门窗，关上纱门纱窗，让室内空气流通、药物自然散发。室内蚊虫较少时，可在发现蚊虫后，对着蚊虫轻按喷嘴1秒即可，不必连续喷至蚊虫跌落，因为产品登记时的检测标准是半数击倒时间5分钟以内即算合格。使用杀虫气雾剂，不能直接对着人体、食物喷射，应避免其接触皮肤、眼睛或直接吸入。同时，不能将其与食物混放，不要让儿童触及。

灭蚊灯 灭蚊灯主要利用蚊虫的趋光性，通过特定波段的光源吸引蚊子，利用高压电网杀死蚊虫，可以大量杀灭蚊虫，主要适用于室外灭蚊。但是，该方法会受到其他光源影响而降低效果，还会杀伤大量其他非靶标昆虫。

灭蚊器 二氧化碳灭蚊器是通过模拟哺乳动物散发的二氧化碳，外加水蒸气和引诱剂，来诱捕蚊虫。该类产品灭蚊效果较好，不受其他光源的影响，且只杀灭吸血的雌蚊，对非靶标昆虫没有影响。灭蚊器可用于庭院、广场、草坪等环境灭蚊，现已有可供室内使用的小型产品上市。

灭蚊纱窗涂剂 灭蚊纱窗涂剂是一种专门用于涂刷纱门、纱窗的灭蚊制剂，可以杀灭停落在纱门、纱窗上的蚊虫。若购买不到专用的灭蚊纱窗涂剂，也可以用拟除虫菊酯类杀虫剂的悬浮剂等稀释后涂刷纱门、纱窗。PM

温馨提示

近年来，一些蚊香声称其无味、婴幼儿专用等，其实这是厂家为迎合消费者而做的宣传，其有效成分、驱蚊灭蚊原理与传统产品并无区别。

购买上述各种驱蚊、灭蚊产品时，需确认产品包装上有无“农药登记证号”“产品生产许可证号”和“企业标准号”。有这些证号的产品在上市前做过产品的毒性与安全性、灭蚊或驱蚊效果的检测，可以信赖。而驱蚊手环、驱蚊贴类产品没有上述证号。市场上有一些假冒产品使用的是过期或假证号，消费者可以上“中国农药信息网”查询产品农药登记证的真伪，还可以上“中华人民共和国工业和信息化部”网站“农业产品生产批准证书查询”网页查询产品生产许可证的真伪。

蚊虫在吸血时注入涎液，引起人体皮肤不适。由于个体差异，不同的人对蚊虫叮咬的反应不同，常见的反应是皮肤刺痒和起红疹，搔抓后可发生感染，形成脓疱。儿童被叮咬后常发生过敏反应，危害更为严重。对于一般反应，可以涂抹清凉油、风油精、花露水等日化产品进行止痒。若反应严重，可去医院皮肤科就诊，使用无极膏、氟轻松维 B_6 软膏、皮炎平等外用药物涂抹患处。

上海市青年医学科普能力大赛，传递科普正能量

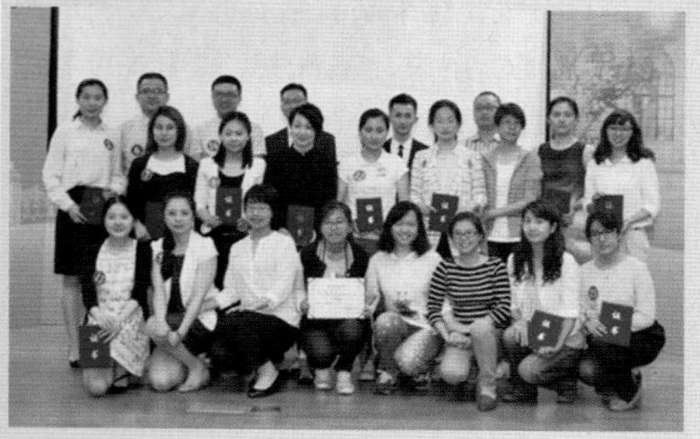

2015年5月19日下午，由上海市医学会、上海市医学会科普专科分会主办的第二届“上海市青年医学科普能力大赛”在沪举行了总决赛。18组参赛作品，共22名青年医护人员入围决赛。最终，来自上海市精神卫生中心的“精心”心理科普小分队在角逐中胜出，摘得本届大赛桂冠，并代表上海地区参加今年6月中华医学会在北京举办的“第二届全国青年医学科普能力大赛”。

本届“上海市青年医学科普能力大赛”评选历时两个多月。参赛对象均为各医疗卫生机构推荐的年龄不超过45周岁的医务工作者，共有40余家医疗卫生机构推选了83位选手参赛。根据参赛选手上报的科普文章、演讲视频、自荐视频等材料，经过初评、复审，共有18组参赛作品、共22位选手最终进入决赛。经过激烈比赛，决出一等奖1名，二等奖3名，三等奖5名。这些获奖选手均代表着上海市青年医学科普工作者的主体形象，较好地体现了上海地区医学科普的发展水平。

上海市医学会充分调动专科分会和专家力量，每年开展内容新颖、群众喜闻乐见的科普活动，包括以医学咨询为主，结合讲座、媒体宣传、科普手册发放等多种方式。根据社区居民的特点和需求，创建“上海市医学会健康方向盘”科普品牌，不断增强科普公益性，提升全民科学素质水平。科普受益人群愈来愈多，宣传的社会效应逐渐体现。PM

躺、站、蹲、跪、坐、剖宫、水中……
生孩子 哪种方式好

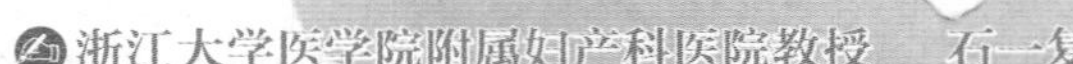

浙江大学医学院附属妇产科医院教授 石一复

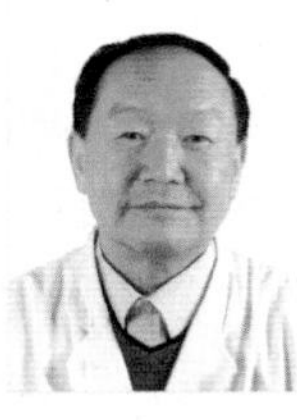

专家简介

石一复 浙江大学医学院附属妇产科医院主任医师，教授，博士生导师，曾任院长及浙江大学医学院妇产科学研究所所长。我国著名妇产科专家学者，先后获部省级和厅级科技成果奖 50 余项，2012 年获首届"中国妇产科医师奖"。

医疗专长：擅长妇科肿瘤、妇科疑难杂症、不孕不育等的诊治。

专家门诊：周一上午

生孩子是每个家庭和产妇的大事，选择自然分娩还是剖宫产常常难住了许多家庭和准妈妈。由于我国的特殊情况，原来一对夫妇只生一个孩子的社会因素和产妇怕痛等原因，我国产妇的剖宫产率甚高，2014 年中华医学会妇产科学分会公布的统计数据为全国平均 54%，个别地区或医院高达 80% 或更高。

自然分娩的方式多种多样，有躺着生、站着生、蹲着生、跪着生、趴着生、坐着生、泡在水中生等。目前，最为传统的分娩方式仍然是躺着生。

2014 年，国家卫生计生委和中国妇幼保健协会召开了"促进自然分娩"的推广会议，分娩方式问题又引起新一轮思考和热议甚至争论。目前，提倡"自由体位分娩"已成为国际妇产科学界的一种趋势。

实际上，各种分娩方式各有优缺点，具体如何选择，主要应根据多种因素综合考虑而定。如：

● 要考虑各种分娩方式对母婴的近期和远期影响，如产妇会阴破裂、盆底损伤等和婴儿因分娩导致的相关影响。

● 产妇的身体条件，包括初产或经产、产力、会阴体的高低和大小、耻骨弓角度、耻骨高低、阴道弹性等。

● 胎儿状况，包括体重、胎龄、头围、有无窒息、胎位等。

● 医护人员的数量和水平、对各种分娩方式的认识和态度，医院的环境、设备条件等。

躺着生

躺着生即传统的卧位分娩，相对而言，这种分娩方式有利于保护产妇的会阴，减少盆底损伤，产妇生后恢复较快。人类对卧位分娩已有千百年的经验积累，因此这种方式至今仍占主导地位。

站着生、蹲着生、跪着生

站着生是国外古代的传统分娩方式，而跪着生见于古埃及法老宫中的一座浮雕，描绘埃及末代女王克娄巴特跪着分娩，周围有数名妇女为其接生。站着生、蹲着生、跪着生均不利于保护会阴，所以阴道甚至肛门、直肠撕裂者甚多。不过，2014 年 12 月，杭州市妇产科医院家庭产房内有一位 26 岁的初产妇，母胎条件均好，产力强、产程进展快，产妇在活动区走动后回到床边已无力上床继续分娩，结果站着生了个 3320 克的男宝宝，但会阴及盆底有无损伤未见报道。据说，站着生、蹲着生可利用地心引力，同时便于产妇用力，可缩短产程。

坐着生

坐着生需要有专门的坐式分娩椅，不是每家医院都有，更不是每位产科医护人员都会如此接生。

剖宫产

除非有剖宫产的母婴适应证，否则弊端多多，如出血多，损伤大，日后妇科疾病患病率高（如月经异常、子宫瘢痕愈合不良、炎症、子宫内膜异位症、宫腔粘连等）。特别是我国"单独二孩"政策出台后，很多曾剖宫产的妇女会再生一个，而再次妊娠和分娩存在很多潜在危险，大出血、死亡事件屡有发生。对我们"剖宫产大国"而言，选择剖宫产，对医疗、经济、家庭、母婴健康等方面均不利，孕产妇们不能因为怕痛、怕吃二

夏秋季 4招应对宝宝腹泻

上海中医药大学附属曙光医院儿科　沈　健（副主任医师）　程家正（主任医师）

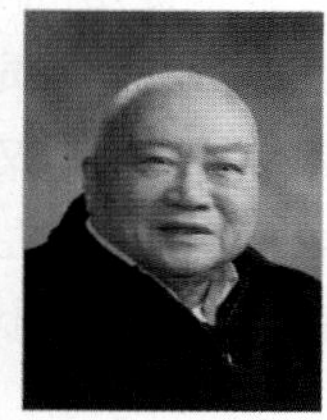

专家简介

程家正　上海市名中医，上海中医药大学附属曙光医院终身教授，从事中医工作七十年，重视小儿疾病在肺、脾、肾三经的关系，擅长婴幼儿腹泻、疳积、哮喘、肾炎与肾病（血尿与蛋白尿）的诊治。主编《中医儿科临床手册》《中国医学大辞典——儿科分科》等书籍。

夏秋季节，宝宝腹泻发作频繁。临床所见的小儿腹泻，以大便次数多、粪便稀薄或呈水样／蛋花汤样、带有不消化的乳食及黏液为主要特征，病情可轻可重，及时正确处理非常重要。若处置不当，常会引起水、电解质紊乱，影响小儿生长发育，甚至危及生命。学会以下四招，面对宝宝腹泻时，家长就可以做到心中有数、不慌张了。

1. 逢泻必查

宝宝腹泻，需进行粪便常规检查和 pH 值检测。这个检查所有医院都可以做。不要小看大便常规检查，它可以提供许多信息，请家长不要忽视。如果腹泻为急性水样便，在排除霍乱后，多为病毒性或产肠毒素性细菌感染，常规不使用抗生素类药物。但病毒性肠炎常有继发性双糖酶缺乏，疑似患儿可暂时食用去（低）乳糖配方奶，时间为 1~2 周，待腹泻好转后再恢复原有喂养方式。而黏液脓血便多为侵袭性细菌感染，需用抗生素，应用抗生素前

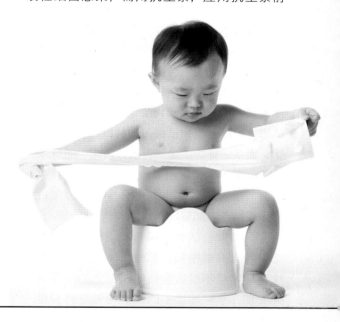

遍苦受二茬罪、怕会阴侧切、怕产后阴道松弛或其他社会因素，而随便选择剖宫产分娩。

水中分娩

水中分娩是在分娩发动后让产妇浸泡在水中，医院有特制和专用的分娩池、浴缸，也有在大海中甚至冰窟窿内分娩的记载。水中分娩有 200 年左右的历史，我国首例尝试水中分娩的产妇于 2003 年在上海市长宁区妇幼保健院顺利分娩。

目前认为，分娩时受地心引力影响，同时水的浮力和温热作用可使产妇在第一产程减少疼痛，缩短产程。水中分娩有适应证，只限于足月单胎、没有并发症和合并症、经监测母胎均正常、估计胎儿体重不超过 3 500 克的情况，适合者可试行。

至今，水中分娩在国内外并不被看好。德国医师认为，水中分娩时产妇如有尿液和粪便排出会污染水质，“尿、粪、水混合”对母婴不利；近年美国儿科学会和美国妇产科医师学会均认为水中分娩是“糟糕的事”，需积累更多循证医学证据，因已有新生儿溺水、窒息、脐带断裂、大出血、感染等报告。水中分娩的确受到诸多因素限制，如：水温和水位控制、产妇体位、升降移动设备等，也有很多不利因素，如：不能很好地保护会阴、无法估计出血量、与一般分娩不同的新生儿口鼻黏液处理体位和方式等。PM

专家提醒

每种分娩方式都有其优缺点，医疗机构的宣传应符合国情，切莫夸大某种分娩方式的好处。孕产妇不应赶时髦，切勿随便自作主张要求采用什么方式分娩，应慎重考虑医务人员的建议。预产期前，孕妇应学习和掌握分娩知识，做好分娩准备，分娩前做好个人清洁工作。如果能在温馨舒适的环境下、有家属陪伴分娩，有助于营造更温情轻松的气氛，促进分娩的顺利进行；必要和有条件时，可在导乐分娩师的指导下或适当麻醉下，减少痛苦，安全分娩。

可进行粪便标本的细菌培养和病原体检测，以便依据分离出的病原体及药物敏感试验结果选用和调整抗菌药物。

宝宝发生腹泻，并不一定要在医院治疗。对于无脱水征和轻度脱水的腹泻患儿，家庭护理非常重要。应注意及时给宝宝口服足够的液体，以预防脱水，若病情未好转，应及时请医生治疗。

2. 调整饮食

宝宝发生腹泻后，母乳喂养的应继续母乳喂养，并且增加喂奶频率，延长单次喂奶时间。混合喂养的，应在母乳喂养基础上给予低渗型口服补液盐或其他清洁用水或汤汁、米汤水和乳酸饮品。6 个月以上的患儿可继续食用已经习惯的日常食物，如粥、面条、稀饭、蛋、鱼末、肉末、新鲜果汁等，需避免食用粗纤维蔬果、高糖食物。同时，家长应鼓励患儿进食，如果宝宝进食量少，可增加餐次。

很多家长认为苹果具有止泻作用，但苹果汁含有果糖和山梨醇，而很多婴儿对这两种物质不能完全吸收。荷兰的一项研究发现，学前期孩子的一些慢性非特异性腹泻与经常喝大量苹果汁有关。

3. 营养治疗

糖源性腹泻以乳糖不耐受最多见，治疗宜采用去双糖饮食，可选择去(低)乳糖配方奶或豆基蛋白配方奶。过敏性腹泻主要以牛奶过敏较常见，应避免让宝宝食入过敏食物。

腹泻时，锌元素大量流失，而锌元素对肠黏膜有重要作用，当身体缺锌时，可导致肠绒毛萎缩和肠道双糖酶活性下降，补锌能加速肠黏膜的再生。急性腹泻病患儿能进食后，建议进行 10~14 天的补锌治疗。

4. 脐部治疗

中医认为，脐部即神阙穴，内连五脏六腑，为冲任经气汇集之处。脐在胚胎发育过程中为腹壁最后闭合之处，其表皮层最薄，局部无皮下脂肪，屏障功能最弱，血管丰富，药物敷脐易于穿透，有助药力吸收。药物贴敷对脐部的刺激会使局部皮肤上的各种神经末梢进入活动状态，通过反馈信息原理，促进人体神经、体液调节作用和免疫功能，改善组织的功能活动。

清代外治大师吴师机有云："外治之理即是内治之理"。《理瀹骈文》指出了"中焦之病，以药切粗末炒膏，布包敷脐上，为第一捷法"。中药脐疗除了明确的止泻功效外，还可通过改善肠循环加速致炎物质和代谢产物的清除，从而产生治疗效应。比如，小儿感寒后腹泻，仅需粗盐炒热，用布包上，待温度适宜后置于脐上 20 分钟即可。我们在多年的临床实践中，精选药方，辨证脐疗，疗效理想，同时也可以减少抗生素等药物的滥用。PM

Tips

四类原因，可致宝宝腹泻

以下几方面因素均可影响小儿肠黏膜正常功能，使肠道对肠腔内电解质或水分转运失常，导致腹泻。

1. 脏腑功能不完善 "稚阳未充，稚阴未长"，小儿脏腑娇嫩，形气未充，五脏六腑的功能状况不够稳定、未臻完善。脾主运化，小儿脾常不足，运化力弱，摄入的食物要软而易消化，饮食应有常、有节，否则易出现食积、吐泻。

2. 饮食不当 喂养(量和成分)不合适，会引发小儿消化道功能紊乱，进而导致腹泻。如:小儿对于增添的离乳食品没有适应、辅食增添的品种太多太杂、骤然断奶、一次喂得太多、吃了不易消化的蛋白质食物等。气温较低时，孩子小腹易着凉，而天太热时，胃液分泌又会减少，这些情况下小儿都可能会发生腹泻。

3. 肠道菌群失调 感染细菌、寄生虫、病毒等，会引发小儿消化道功能紊乱导致腹泻。此外，目前滥用抗生素的现象十分严重，这样会导致肠道菌群失调，刺激肠壁、影响肠道功能，使孩子食欲减退、腹泻迁延不愈等。

4. 过敏因素 有些孩子对某些食物成分过敏，可表现为慢性腹泻。

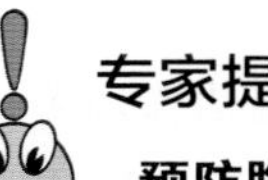

专家提醒

预防腹泻，饮食、卫生习惯最重要

预防宝宝腹泻重在日常，家长平时要帮助宝宝养成良好的饮食和卫生习惯。营养方面，提倡母乳喂养，添加辅食后应帮助宝宝养成规律就餐、合理搭配、不挑食的习惯。尤其需要注意的是，任何时候都不能暴饮暴食，因为长期饮食不规律或过度饮食会导致小儿胃肠功能减弱，不利于孩子日后的生长发育。同时，也需积极防治营养不良，合理应用抗生素和肾上腺皮质激素。此外，家长应注意气温变化，及时为孩子增减衣物，尤其要注意孩子腹部、足底的保暖。

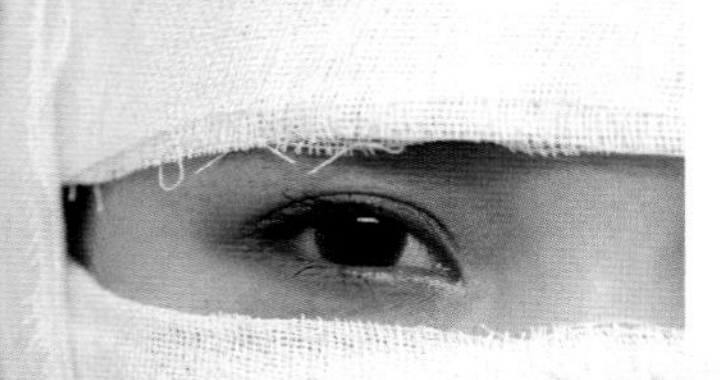

暑假整形季 给爱美的学生们提个醒

华中科技大学同济医学院附属协和医院整形外科 孙家明（主任） 郭 科

暑期整形是每年都十分“热门”的一个话题。暑假较长，术后恢复时间十分充足，作为整形美容“主力军”之一的学生群体，自然不会放过这个来之不易的机会。与此同时，各种整形美容机构也会不失时机地开展各类宣传及优惠活动，希望能“抓住”这一庞大的目标群体。然而，整形并不是一次简单的蜂拥而上的冲动消费，而是一次有一定风险的医疗行为。对广大爱美学生而言，制定一个合理而正确的规划是获得满意整形效果的关键。

规划一：去哪儿整形？

如何选择正规的医疗美容机构？我国卫生行政部门对医疗美容整形机构有着十分严格的审批制度，在这些机构的醒目位置一般都摆放相关的审批证件，这一点很容易查到，也是鉴别这家机构是否正规的关键。除此之外，正规医疗机构都会有十分醒目的标志，即其所挂的“招牌”，可以说明这家医疗机构的规模和级别，如诊所、门诊部、医院等。医疗机构的规模和级别不同，其所能开展的业务范围和能力也不同。通常，非正规的整形美容机构大多位于相对偏僻的场所，设备大多十分简陋，一部分非法人员甚至还会在酒店或居民住宅内开展医疗美容整形治疗，存在很大风险，大家一定要学会甄别。广大学生朋友一定要选择正规医疗美容机构来实施美容整形手术，这样安全才能有保障。

规划二：找哪位医生做手术？

根据我国卫生行政部门的规定，医疗整形美容行业的从业人员除了需要获得医师资格证书外，还应该具有美容主诊医师资格证。整形美容行业对从业医师的要求很高，一般具有资质的手术医师都在国内外大型整形美容专科医院或综合性医院整形外科进修学习过，具有丰富的手术经验，且会在手术前向求美者详细交代手术风险及手术前后的注意事项。不具备相应资质的人员在与求美者沟通过程中，往往会有意规避手术风险，过分夸大治疗效果，具有十分明显的迎合倾向。

规划三：什么手术方式最合适？

很多人害怕整形美容手术的风险，更青睐于“微创”或“无创”治疗。实际上，任何一种治疗都有其适应证，治疗方式的选择应根据实际情况来选择。以双眼皮手术为例，创伤小的埋线术只适合于眼皮较薄且无明显皮肤松弛的人，如果伴有“肿眼泡”或上睑下垂，就不适合做埋线，否则不仅不能获得满意治疗效果，还要遭受二次手术的痛苦，可谓得不偿失。

再比如，注射美容是目前十分热门的微整形项目，但大量不合格的注射产品充斥在很多不正规的机构中，如何选择安全的注射产品是另一个需要关注的焦点。我国批准的可用于医疗美容的注射产品大多是会在短期内完全吸收的，美容效果的维持时间一般为6~8个月，最长2年左右。这些注射类产品的价格比较昂贵，外包装上都有防伪识别标志。学生朋友若遇到注射美容产品承诺维持时间过长、价格十分低廉的情况，一定要留心，以免上当受骗。PM

Tips

整形美容手术注意事项

1. 合理安排手术时间，手术应避开月经期。
2. 面部手术前应素颜，不宜化妆，最好穿开胸的宽松衣物。
3. 勿空腹做手术，术后第3天需返院行伤口换药，伤口一般在术后1周拆线；
4. 术后24小时内对术区进行冷敷及压迫，可明显减轻术后肿胀，并缩短术后恢复期。
5. 术后一般会有1周左右的肿胀及恢复期，有社交安排的学生应合理安排自己的活动日程。

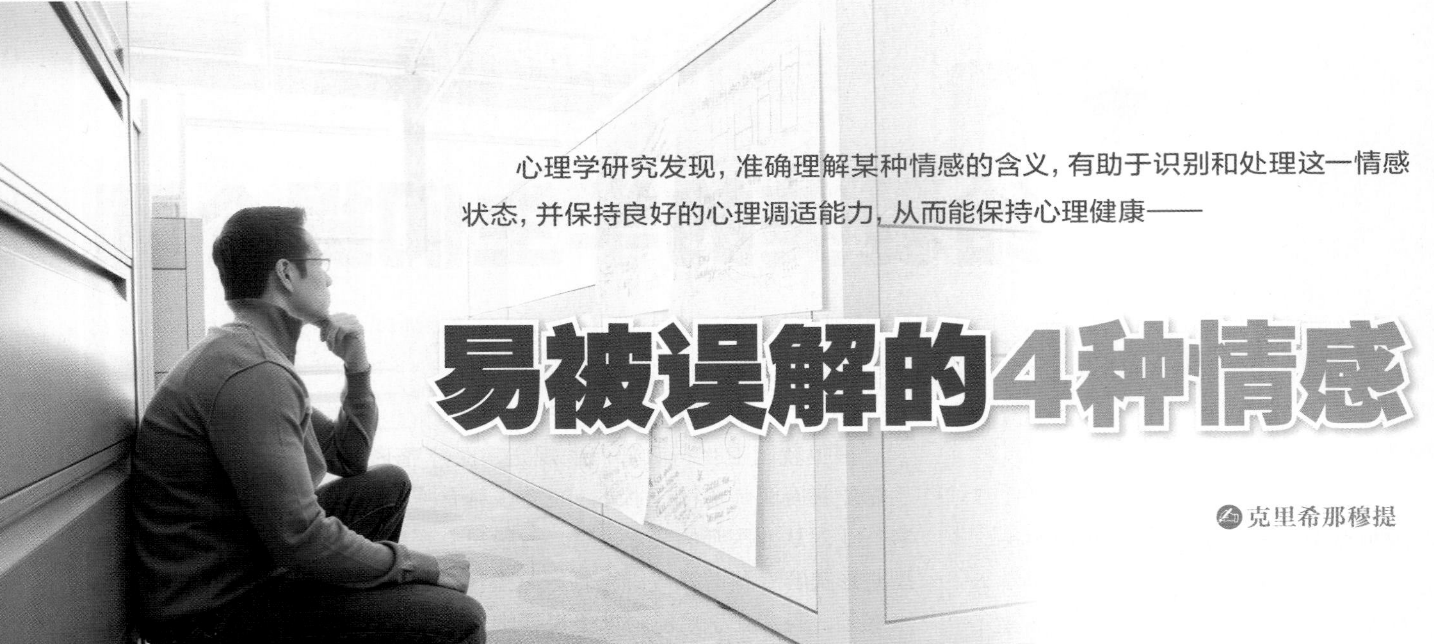

心理学研究发现，准确理解某种情感的含义，有助于识别和处理这一情感状态，并保持良好的心理调适能力，从而能保持心理健康——

易被误解的4种情感

文 克里希那穆提

孤独≠孤单（或空虚）

孤独的状态，并不能用孤单来形容，因为两者并不相同。孤单更多是外部的，而孤独则是内心的真实体验。孤独也不是空虚。因为空虚是指自己内心很空，需要某些东西来满足它，主观看不到生活的意义。正确认识孤独的含义，首先要对这种情感有所接纳，因为孤独是不能完全避免的。同时，做些有意义的事，如加强与人交往、充实生活等，这样才可能消除孤独。

雄心≠骄傲

有人说：没有雄心，我们将一事无成。在学校，在我们的社会生活中，在我们与他人的关系中，不管做任何事情，雄心对于实现目标来说是必需的。雄心是个人行为的动力——如果没有竞争、没有推动力，很多人都会一事无成。一些人误认为雄心是一种骄傲，其实两者大不相同。骄傲一般是指自己取得了某种成就或获得了某种成功后的情感状态。骄傲可带来诸多的虚荣，或自我的膨胀，所以过于骄傲是有害的。而雄心是发生在取得成功之前，是一种动力。所以，不能因为害怕自己变得骄傲而不要雄心。

愤怒≠怨恨

愤怒是所面对的事实不符合自己意愿时的一种情绪宣泄。某种程度上讲，愤怒是一种正常的情感状态。愤怒情绪可以有，但如果因为愤怒情绪而做出不理智的举动，就变成一件坏事了。所以，要学会克制愤怒，或通过转移注意力来忘记愤怒。愤怒不是怨恨。如果某一事物或某个人的愤怒长期存在并积聚，就可能变成为怨恨。显然，预防怨恨的产生，就要避免对同一事、同一人长期积累愤怒。怨恨危害性往往更大，无论是对自己还是他人。消除怨恨，最需要宽恕这一剂解药。

内疚≠羞愧

内疚是种非常普遍的情感。从孩提时代起，大人告诉自己做什么事情，自己不能做成或没有做，而自己又觉得应该做时，内疚的情感就会产生。心理学上认为，内疚是个体危害了别人的行为，或违反了道德准则，而产生的良心上的一种反省，当事者会感觉自己对行为负有责任。而羞耻则是消极的行为出现后，个人感觉自身能力不足，并为此而感到羞耻。如学生考试作弊被发现，有的感到羞耻，有的感到内疚。感到羞耻，是认为作弊是自己能力弱的表现（能力弱属于不可控制的原因）；相比之下，内疚者将作弊归因于自己不好好学习、缺乏努力（缺乏努力属于可控制的因素）。

结语

现实生活中，各种容易混淆的情感状态或情感词语还有很多。如果能清晰地认识它们不同的含义，将非常有助于剖析和审视自我的心理和行为。心理学的研究已经证明，无论从心理健康的角度看，还是从个人发展、增进人际交往的角度讲，这种对情感状态精细的掌握，都是很有积极意义的。PM

（本文摘编自华东师范大学出版社《超越孤独》一书）

吃药还是做试管：生育大事如何抉择

北京协和医院泌尿外科教授　李宏军

生活实例

王先生和妻子因为不育问题已经治疗多年。他们总认为吃药就能解决问题。没想到，不断调换药物治疗十多年，夫妻俩都超过40岁了，妻子还是没能怀孕。他们觉得这样下去肯定不行了。不过，想到现在生育技术特别发达，就转而要求医生协助做试管婴儿。但是，医生在全面了解情况后提醒，王先生妻子年龄超过40岁，做试管婴儿年龄偏大，成功率较低，因此要对失败有思想准备。听了医生的话后，夫妻俩有点失望，不过他们都还抱着一线希望，准备做一次试试。

医生的话

不育症治疗方法很多，包括各种药物、手术（输精管道复通、精索静脉曲张高位结扎等）和辅助生殖技术（ART）等。辅助生殖技术又可以区分为人工授精（AI）、体外受精－胚胎移植（IVF-ET）、单精子卵泡浆内注射（ICSI）和着床前遗传学诊断（PGD）等。实际上，许多遭遇生育困难的夫妇，经常会面对医学上选择困难的情况。一旦没有选择妥当，甚至没有把握好时机，都将耽误孕育。王先生夫妇就是这种情况。他们过分依赖于药物治疗，多年治疗无效而未及早采取别的措施（如做试管婴儿），结果错过了做试管婴儿的最佳时机。

三个要点：合理选择助孕技术

那么，应该怎么样去选择助孕技术呢？主要依据以下三个方面。

1. 双方病情

病情显然是选择治疗方法的最主要依据。如果夫妇双方中有一方或双方都存在影响生育的问题，且病情不严重，应该首先选择药物治疗。吃药具有简单、方便、经济的优点，双方积极药物治疗时可尝试自然生育。例如，男方精子数量和活力稍微差一点，女方内分泌稍微紊乱一点。这种情况下，一般建议2~3个月为一个药物治疗疗程，最好持续半年左右，但不要超过1年。因为过久的药物治疗往往意义不大，且容易因此丧失宝贵的生育时间。如果一方问题十分严重，或双方生育问题均很严重，则应倾向选择快速、高效的辅助生殖技术。例如，女性输卵管有难以复通的梗阻，男性有严重少弱精子症等，都建议选择体外受精－胚胎移植、单精子卵泡浆内注射等辅助生育技术。

2. 女方年龄

越是年轻的夫妇，获得自然生育的概率越大，尤其是女性。男性的年龄因素通常不像女性那么重要，多数老年男性仍然保持一定的生育能力。据统计，与35岁以下女性相比，35~40岁女性自然怀孕率下降一半；而40岁以上女性，其自然怀孕率只有35岁以下女性的1/20。所以，遇到不育问题时，青年女性多半会等待自然怀孕，或药物治疗促进生育。35岁以上女性，生育已经是很急迫的事情，必须抓紧时间。而40岁以上（尤其是超过45岁）的女性，生育问题已经迫在眉睫，属于“赶末班车”——实现生育愿望的概率很低，即使选择试管婴儿技术，成功率也大打折扣，有点类似“碰运气”。王先生夫妻就属于这最后这一种情况。

3. 急迫程度

不育夫妇生育后代的渴望和急迫程度不同。有一些夫妇并不特别着急，另外一些夫妇则很急迫，甚至恨不得能马上怀孕。那些不太急的患者，可以简单检查和调理一下，选择药物治疗，并尽量等待自然怀孕。而特别急迫的患者，则可选择相对麻烦、对身体有一定影响且费用较高的辅助生殖技术，因为其具有快速且成功率相对高的特点。PM

Tips

在选择不育治疗方法和生育实施过程中，患者要始终把握好一定的原则。在病情、女方年龄和急迫程度上进行权衡，把握好时机并做出必要的调整。不要“一条道走到黑”，浪费了宝贵的治疗时机，并使得后续治疗变得越来越困难、选择成功治疗的机会越来越小。当然，医生也有责任和义务不断提醒患者做出及时、科学及合理的选择。

《大众医学》微信公众平台有各种线上线下活动，供喜欢养生、注重健康的网友参与。前不久，通过《大众医学》招募的亲子活动共邀15个幸运家庭参与，家长和孩子在上海中医药博物馆里捏中药、做香袋、赏草药，玩得不亦乐乎。你想看看孩子们的成果吗，你也想欣赏可爱的中草药吗？随我们一起来赏来玩吧。

上海中医药博物馆位于上海中医药大学内 ▶

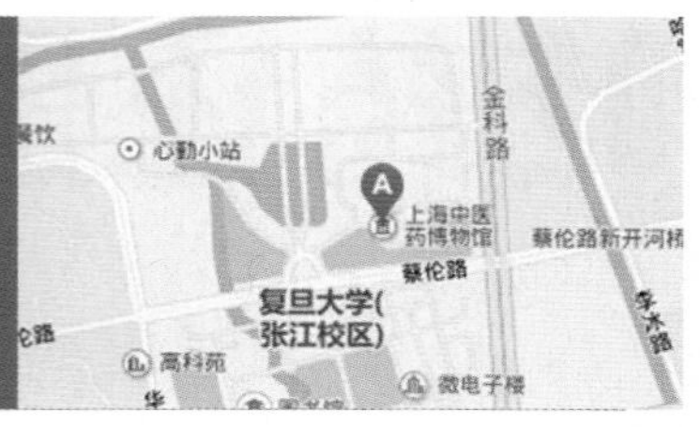

亲子游园会，玩转可爱的中草药

叹为观止的中药标本

踏入上海中医药博物馆，孩子们睁大眼睛欣赏橱窗内琳琅满目的中药标本，有植物类、动物类、矿物类……名字似乎熟悉，样子却神秘陌生。家长们用相机记录下这些叹为观止的中药，准备和孩子一起动手将它们的造型捏出来。

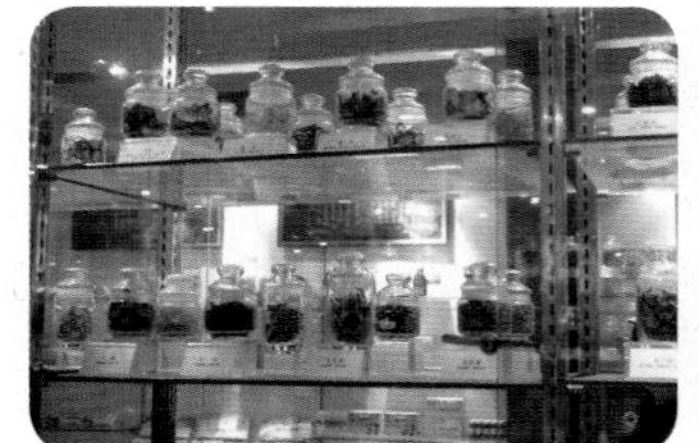

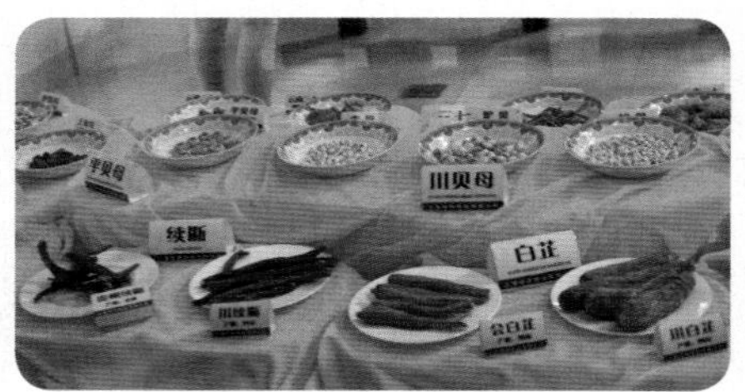

手捏版中药，和“本尊”像不像

不同颜色的超轻粘土，在孩子的手中揉揉捏捏、精雕细琢，融入了无限的专注力和想象力。读者朋友们，请你评一评，哪个手捏中药和博物馆里的中药“本尊”最像？

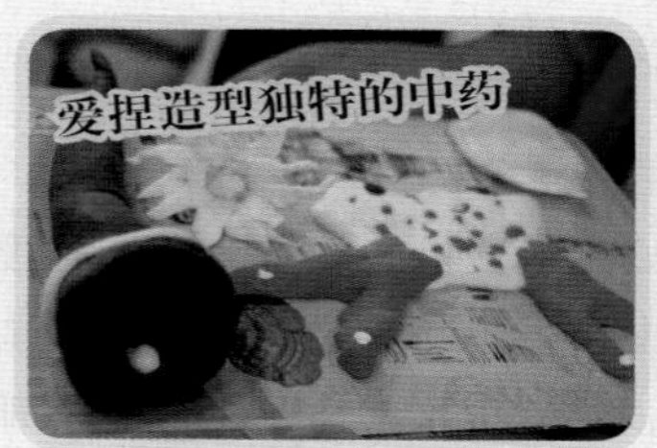
爱捏造型独特的中药

从左至右：牛角、曼陀罗、鹿茸

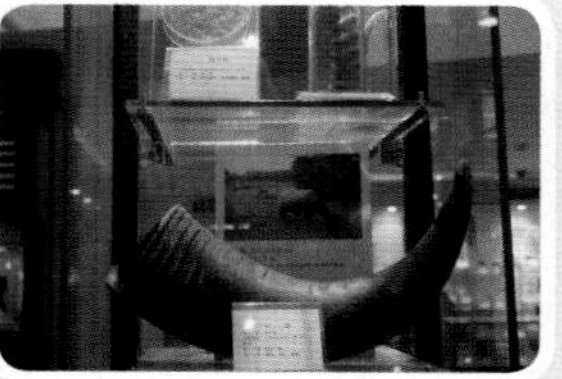

牛角标本 ▲

鹿茸标本 ▶

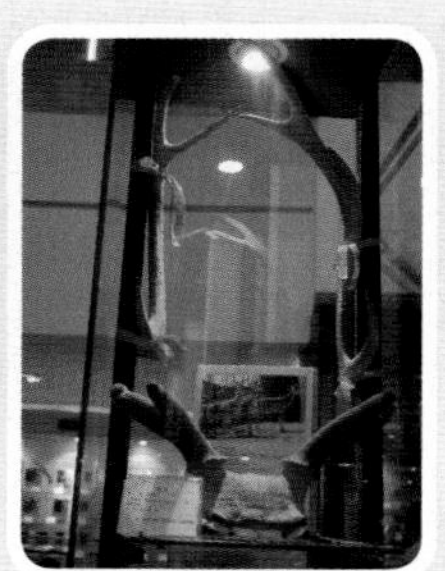

牛角标本取自水牛角，功效清热、凉血、解毒。

鹿茸为花鹿茸，即梅花鹿雄鹿头上未骨化密生茸毛的幼角，可壮肾阳、益精血、强筋骨。目前我国许多地区已建立养鹿场，驯养繁殖梅花鹿，使这一珍稀动物得以保存和发展。

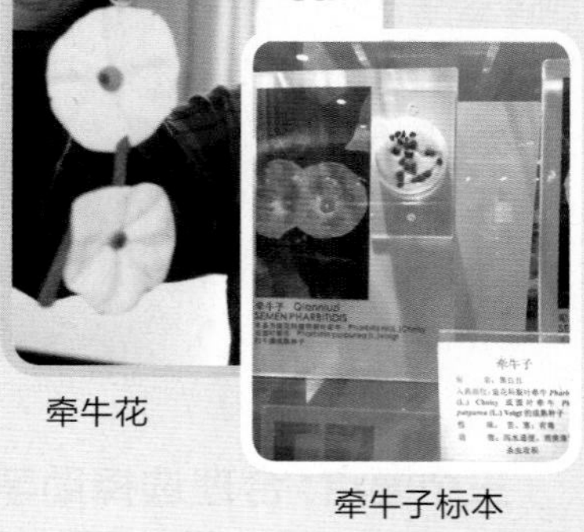
牵牛花成小挂件，可惜颜色不太对

牵牛花

牵牛子标本

这位小朋友不仅将牵牛花还原（虽然颜色不对），还镶上牵牛子。牵牛入药正是成熟种子，别名黑丑、白丑、二丑，是常见的通下药物。

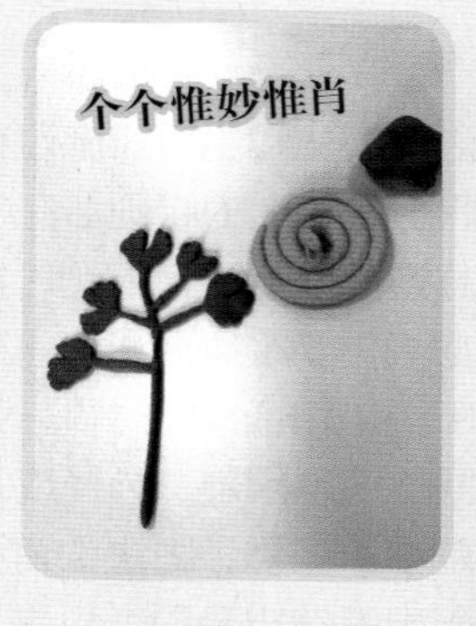
个个惟妙惟肖

从左至右：银杏叶、乌梢蛇、灵芝

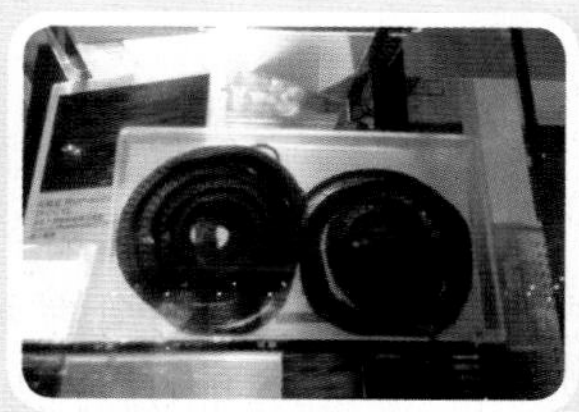

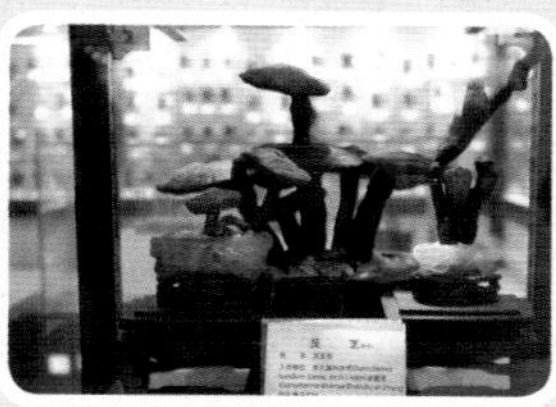

◀ 乌梢蛇标本

▶ 灵芝标本

▼ 银杏叶标本

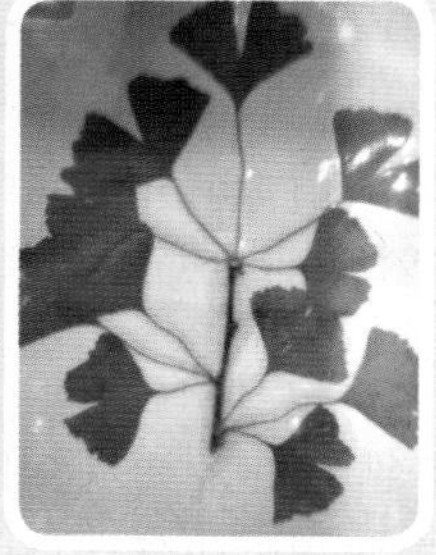

银杏叶虽属中药药材，但临床单方使用或用于复方配方煎服者并不普遍，只能作为生产药品的原材料，不能作为食品或茶直接食用或泡水、煎水饮用。银杏的果实白果倒是既可食又入药。

乌梢蛇除去内脏后用酒闷透、晒干入药，可祛风通络、定惊止痉。

“仙草”灵芝是孩子们的最爱，几乎每人都还原了它的本貌，它来源于多孔菌科植物紫芝或赤芝的全草，可补气养血、健脑益肾、止咳安神。

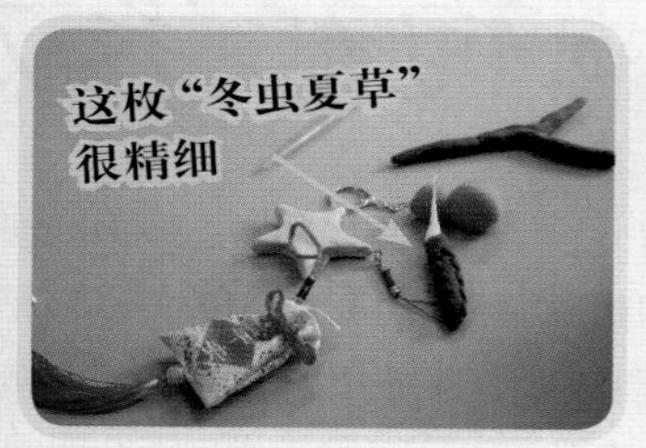

从左至右：海星、冬虫夏草、葫芦、鹿茸

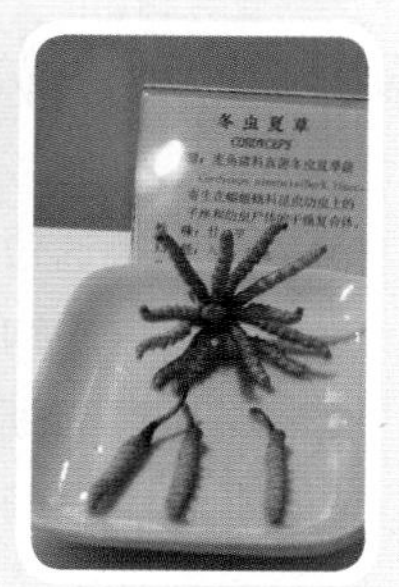

冬虫夏草标本

名贵的滋补药材冬虫夏草，是冬虫夏草的子座及其宿主虫草蝙蝠蛾幼虫尸体的复合物，是一味补肺益肾良药。不过市售冬虫夏草常有掺假，需注意鉴别。

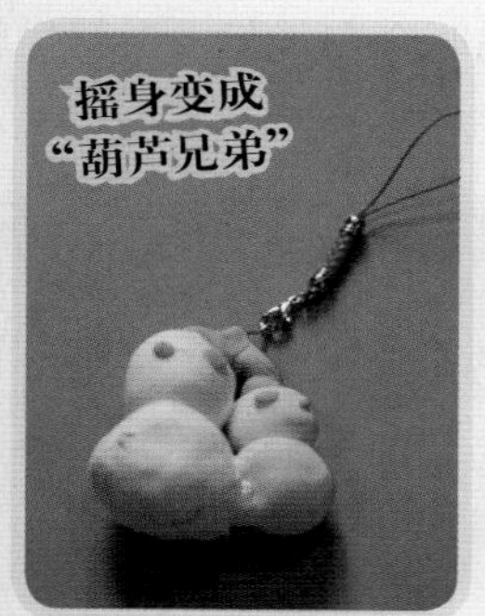

葫芦

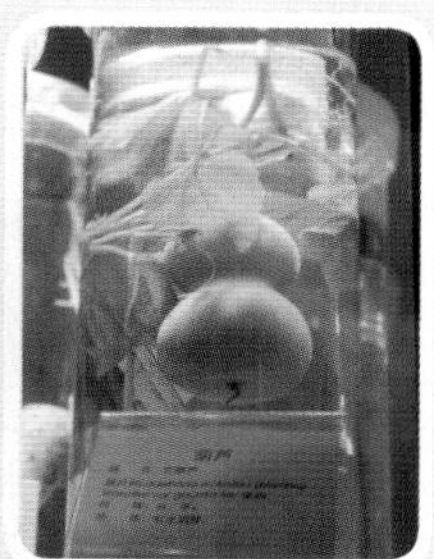

葫芦标本

葫芦造型可爱，是又药又食之物，入药取果实，有利水通淋之功。

做个香袋闻一闻

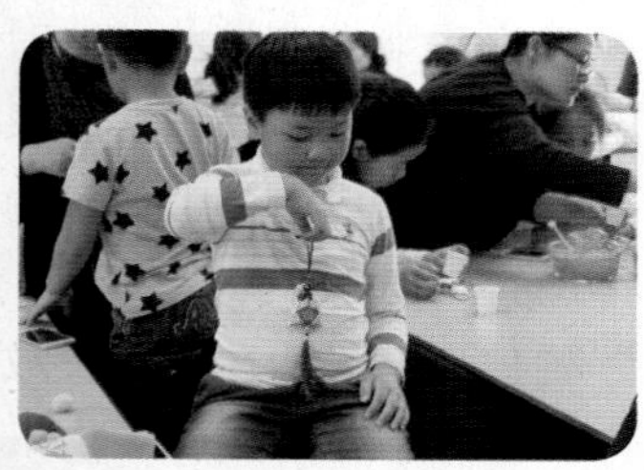

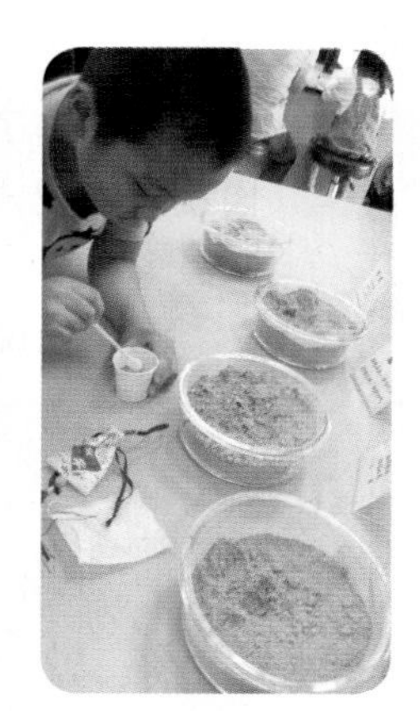

自古就有香佩法，将芳香辟秽类含挥发性物质的中药制成香囊、香袋等佩挂在身上，或放置在特定地方，以防治疾病。本次活动中，孩子亲手制作香袋佩挂在身上，闻了又闻，爱不释手。香袋中含芳香化浊的藿香、疏散风热的薄荷、祛风解表的防风以及开窍豁痰的石菖蒲。

盛开中的中草药，猜猜它们是谁

活动最后一场“重头戏”，家长和孩子一起见识了上海中医药博物馆百草园里正盛开的中草药。让我们跟随他们的脚步，也识一识、猜一猜这些常用中草药（答案请在本期中找）。

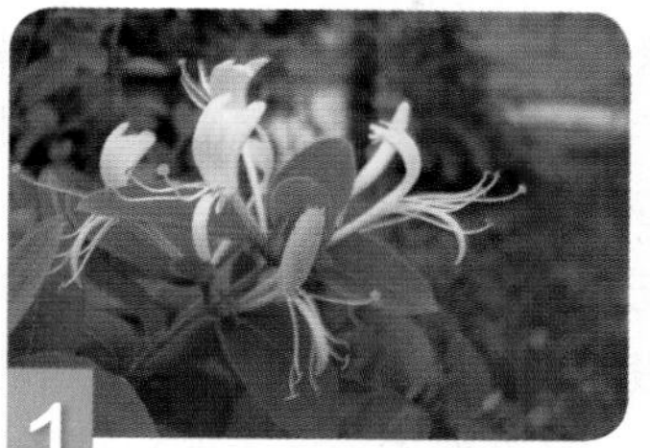

1 它是忍冬科多年生半常绿缠绕性木质藤本植物。初夏开花，初放时白如银，数天后变金黄，黄白相映，经冬不凋。味甘性寒，功效清热解毒、疏散风热。

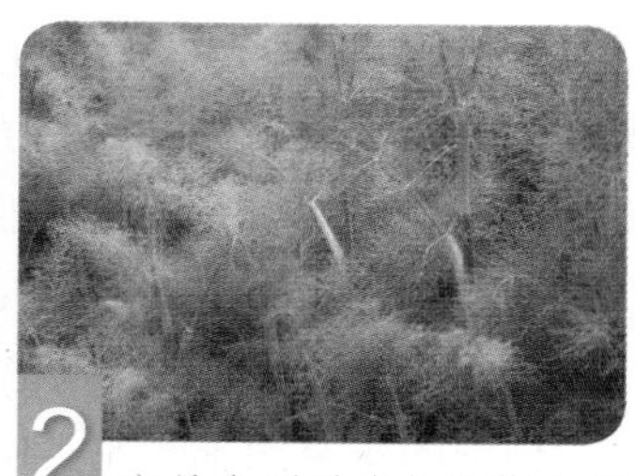

2 它是伞形科多年生草本植物，果实入药，气香浓，味辛性温，功效散寒止痛、理气和中。同时，它也是一味香料，有人喜欢将它包在饺子中食用。

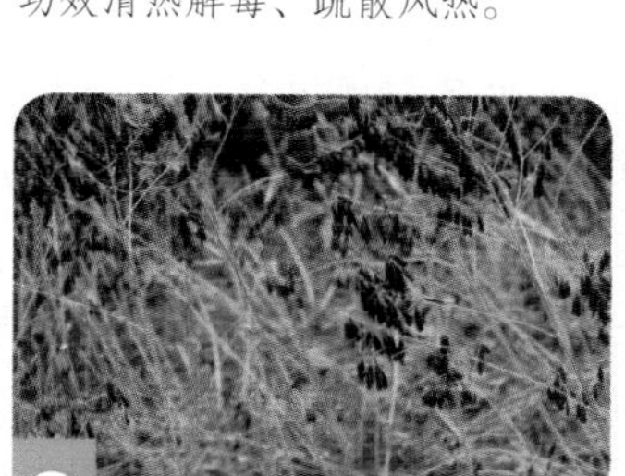

3 它是十字花科二年生草本植物，叶和根入药。从古至今，它在“瘟疫”等病毒感染性疾病的预防和治疗中发挥着重要作用，可制成冲剂、糖浆、片剂、注射液、滴眼液等。

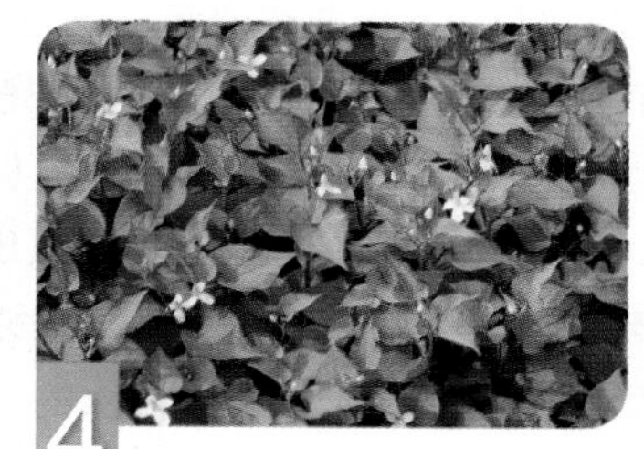

4 它是三白草科多年生草本植物，因鲜草有浓浓的腥气而得名，味辛性微寒，功效清热解毒、消肿除痈，是治疗呼吸道感染性疾病的常用中药。有人喜欢在夏天将它的白色根茎或叶制成菜肴。

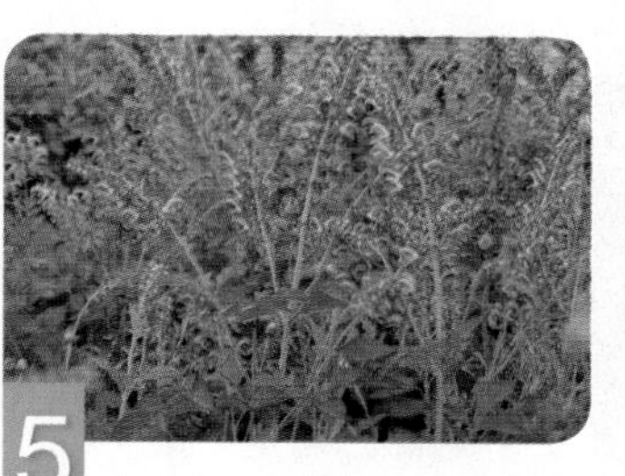

5 它是唇形科多年生草本植物，根及根茎入药，名字与赤色根有关。味苦性微寒，可活血调经、凉血消痈、安神，不宜与中药藜芦同用。近代，它被加工成各种制剂，用于冠心病的临床治疗。

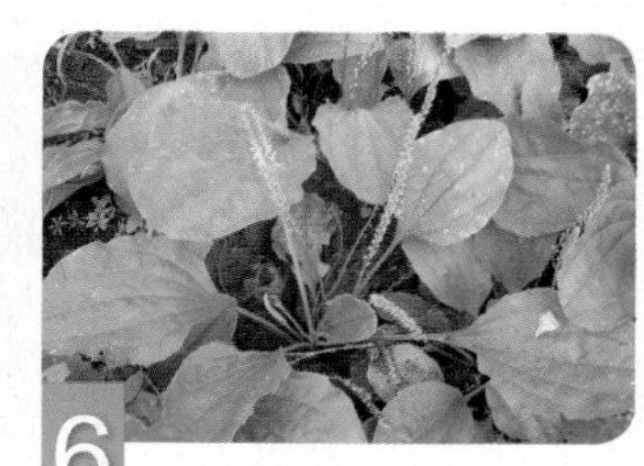

6 它是车前科多年生草本植物，常生于路旁，以种子和全草入药，味甘性寒，功效清热利尿、祛痰止咳、明目。草、子功用相仿。草兼具凉血解毒之效，在外治方面有清热消肿、收敛疮口的作用。

大众医学：活动结束后，不少家长询问何时再举办这样的活动。请扫描二维码，关注“大众医学”微信公众平台，第一时间获取线上线下活动信息。

栽培枸杞 予我惊喜

楼中幽兰

2011 年夏，朋友给了我几根枸杞枝叶，我随便插在院子里，居然都活了，而且长得很快。2012 年 3 月，我看到网上几幅枸杞盆景的美图，被那种古朴文雅的造型深深吸引，也开始种枸杞盆景。

枸杞树很坚韧，不怕旱涝，无须多打理就生长旺盛。2013 年夏，我种在地里和盆里的几棵枸杞枝条上开出一串串紫色小花。(图 1)

枸杞的花朵跟茄子花类似，只是小很多。夏天枸杞枝条上开了很多花，但真正挂住的果实并不多。因为我头一次种枸杞，不知果实到底应该如何生长，待花落后，我甚至看不出是否有结果的迹象。

直到秋天来到，有些果实逐渐变红，我才看出端倪。枸杞果先是绿色，再转黄，然后变成鲜红色，此时最水灵最漂亮。再往后，它由鲜红逐渐皱褶变老。瞧这一枝上有 3 种不同年龄的枸杞果，挂在叶子掉落的枝头，还挺漂亮。但我没有经验，作为食用的枸杞，该在哪个年龄段采摘食用呢? (图 2)

入秋后，枸杞树叶开始发出一层白膜，我以为它病了。随后它逐渐落叶，干枝上挂红果，倒也突出重点。让人惊喜的是，原本落叶后光秃秃的枝干，又在深秋的寒风中发出了新嫩的绿芽。图为种在地里的枸杞树。(图 3)

栽在盆里的枸杞也开花、结果、发新叶了。没想到一年半后，我栽培的枸杞盆景已初见眉目! 当然，待树干长到古朴苍劲、足够粗壮，还需些时日 (图 4)。PM

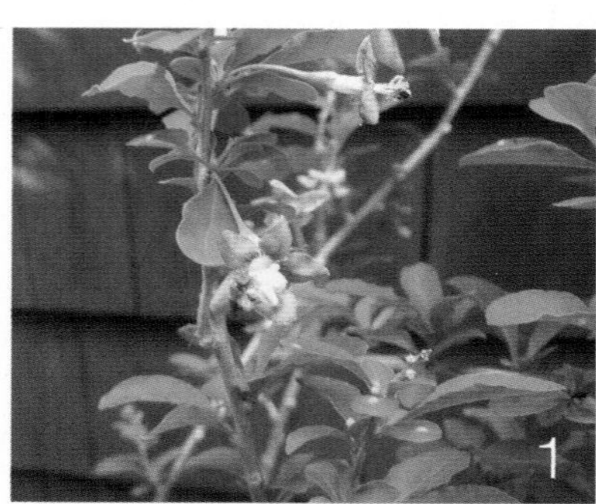
1

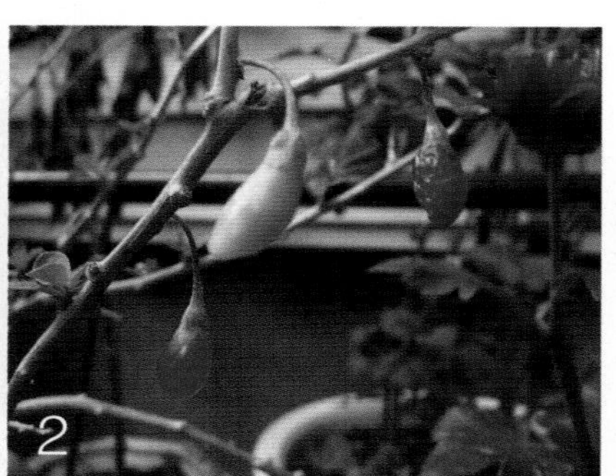
2

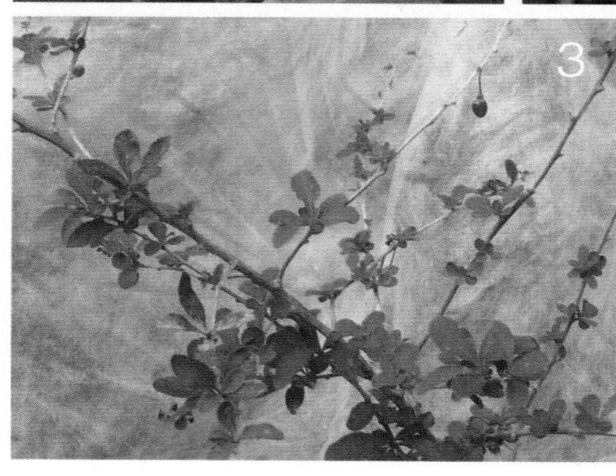
3

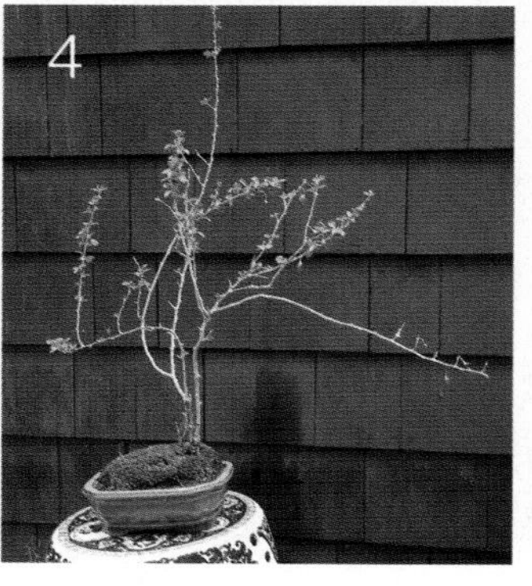
4

漫话枸杞家族

从这位读者所摄照片判断，所种的枸杞树应是枸杞家族中最常见的种——枸杞。那么读者所问：作为食用的枸杞，该在哪个时段采摘食用呢?

待枸杞红如玛瑙，便可采摘

枸杞属于茄科植物，枝条上常有尖锐的刺，卵状椭圆形的小叶片单个排列在茎枝上，或者几个集成一簇。花朵跟茄子花、辣椒花有几分类似，只是小一些。淡紫色的 5 个花瓣，下部联合在一起，上部呈辐射状展开，叫作辐状花冠。

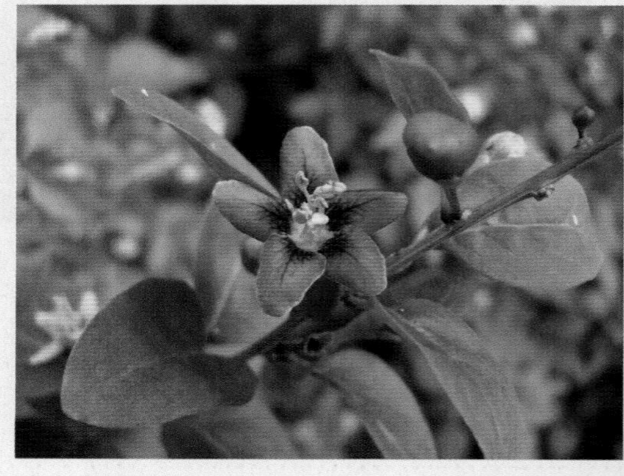

待花谢了，卵形或长圆形的小浆果就一天天长大，由绿色慢慢转为黄色，再变为红色，像一颗颗红玛瑙挂在枝头，这时就可以采摘了。新鲜的枸杞嚼在嘴里，果肉稍有酸涩，后味甜醇，内有多数白色的圆盘形种子。

严格地说，枸杞只是灌木，不能长成

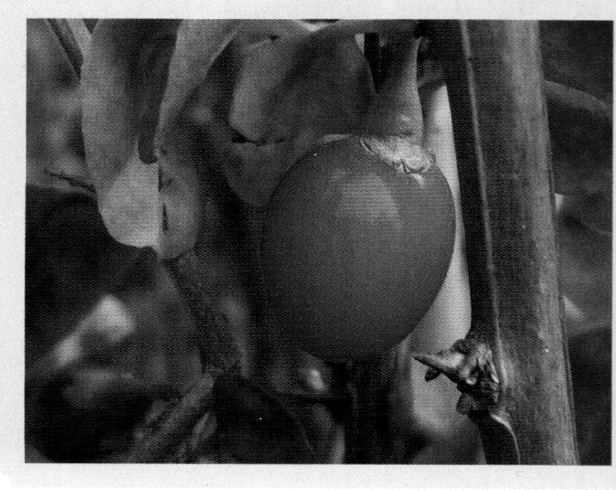

的新老朋友

南方医科大学中医药学院药用植物学　张宏伟（副教授）　马骥（教授）

参天大树。但若悉心栽培修剪，也可做盆景。看新芽，观枝叶，赏红果，别有一番情趣。

枸杞家族的重要成员

枸杞属植物是茄科的一个小家族，全世界约 80 种，主要分布于南美洲，少数种类分布于欧亚大陆温带。我国产 7 种，分别是宁夏枸杞、枸杞、新疆枸杞、黑果枸杞、柱筒枸杞、截萼枸杞和云南枸杞。

其中，唯有黑果枸杞的成熟果实呈紫黑色，其他 6 种均为红色或橙黄色。唯有柱筒枸杞的花冠是圆柱形的，其他 6 种皆为漏斗状。宁夏枸杞的果实最大，直径 6 毫米以上；云南枸杞的果实最小，直径约 4 毫米。

枸杞：落地生根于寻常百姓家　在整个家族中，枸杞的分布最广。从东北平原到西北荒漠，从太行山麓到五岭以南，都可以找到它的野生群落，老百姓俗称“野枸杞”。有不少地方，尤其农家常在房前屋后栽种枸杞当作篱笆。

枸杞果可以直接食用，也可泡茶、泡酒、炖汤等。枸杞嫩叶多作蔬菜直接食用，也可制成保健茶饮用，古本草上叫作“天精草”。

宁夏枸杞：果实乃中药枸杞正品　宁夏枸杞原产我国西北部，其果实为药典所规定

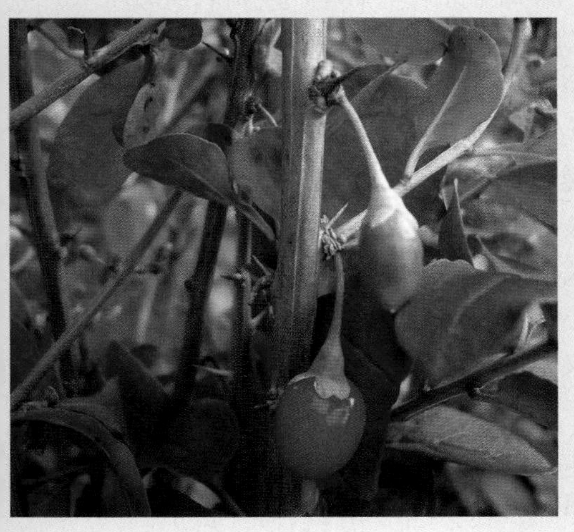

中药枸杞的正品，味甘，性平，可滋补肝肾、益精明目。因其药用及食用量大，有价格优势，现在许多省区都有栽培。宁夏枸杞的习性已由灌木变为大灌木，高达2米，茎的直径达10~20厘米。但因气候和水土条件不同，果实质量存在较大差异，宁夏所产者为道地药材，质优量大，系宁夏特产“五宝”之一的“红宝”。

枸杞和宁夏枸杞的根皮均作为传统中药地骨皮使用，有退虚热、凉血之功效。两者的果实均含枸杞多糖、甜菜碱以及多种氨基酸、维生素、微量元素等，有一定的抗疲劳、抗衰老作用，常用作保健品，只是两者的活性成分含量存在一定差异。

黑果枸杞：荒漠边缘的补药　黑果枸杞生长在大西北的荒漠边缘，当地人视其为滋补强壮的草药。黑果枸杞也含枸杞多糖、多种维生素及微量元素等，特别是花青素的含量较高，近年来在保健品市场上异军突起，备受青睐。

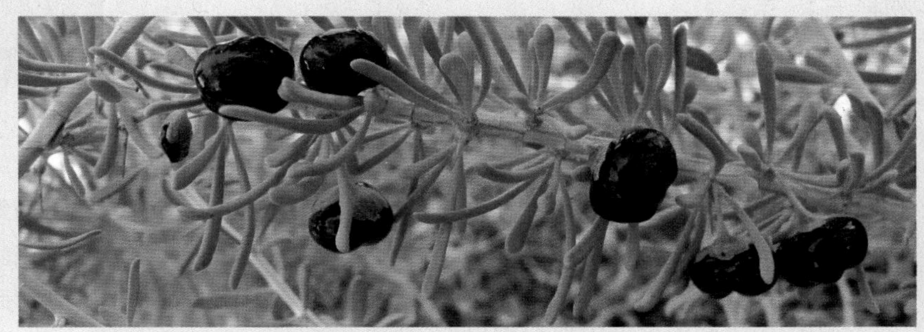

栽培枸杞：先因地选种，再因时浇水

枸杞家族的多个成员，例如枸杞、宁夏枸杞、黑果枸杞等，因耐旱、耐寒、适应性较强，都可作为水土保持和造林绿化灌木。近年来南部一些省区不仅把枸杞当新型蔬菜种植，还用作庭院绿化观赏树种或盆景栽培。枸杞苗的一些商品名很多，例如满堂红、珍珠红。

宁夏枸杞的栽培品种分为 3 类共 20 多个：麻叶类，包括大麻叶、小麻叶、麻叶、宁杞 1 号；圆果类，包括圆果、小圆果、尖头圆果；黄果类，包括大黄果、小黄果及黄叶枸杞、白条枸杞、卷叶枸杞等。

枸杞的栽培技术已十分成熟，只是要根据当地的气候条件，因地制宜地控制水肥量和扦插剪枝时间。通常南部省份宜栽种枸杞，北部及中部可选用宁夏枸杞或枸杞，黑果枸杞只能在海拔较高的西部地区种植。

家庭种植的枸杞苗可以去购买，也可以剪枝插条。枝条大约巴掌长，1/3 埋在土里。刚种下时，天天浇水，但不要积水，20 天即可判断是否成活。开花结果时，不宜多浇水。大约 10 天浇足一次即可。当年种植当年就可以结果，7~10 月是盛果期。10 月以后宜剪枝扦插。除白粉病需要喷洒农药外，一般较少发生病虫害。PM

枸杞食疗方

南方医科大学中医药学院中药学教授　彭 康

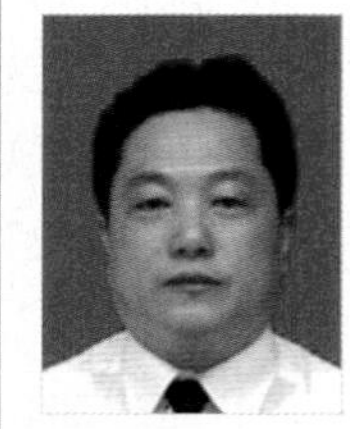

专家简介

彭 康 南方医科大学中医药学院中药学教授，南方医科大学中西医结合医院主任医师、教授、博士生导师。中国中医药促进会医院管理委员会副主任，广东省中西医结合学会综合医院中医专业委员会副主任，广东省中医药学会老年病专业委员会副主任，广东省中医药学会血栓病专业委员会副主任，全国医学高等院校本科教材《中药学》主编。

枸杞子，是药食同用之品，味甘、性平，归肝、肾经，能平补肾精肝血，用于精血不足所致的腰膝酸软、头晕目眩、视物不清、两目干涩、须发早白等。

1. 枸杞炖兔肉

原料：山药 30 克，兔肉 120 克，党参 30 克，大枣 30 克，枸杞子 15 克。

做法：加水共煮至肉熟透，饮汤食肉。

功用：用于气血不足，疲乏无力，不思饮食。

2. 五味子枸杞茶

原料：醋炙五味子 100 克，枸杞子 100 克，白糖或冰糖适量。

做法：将醋炙五味子、剪碎的枸杞子，放入洁净耐热的容器中，冲入沸水约 1500 毫升，盖严，浸泡 3 日。代茶饮。

功用：用于夏季食欲不振，消瘦。

3. 枸杞银耳菊花粥

原料：银耳 10 克，菊花 10 克，大米 100 克，无核金丝枣 3 枚，枸杞子 15 克，蜂蜜少许。

做法：银耳加清水泡发，摘去根部，撕成小朵。砂锅中加水，水开后放入大米、银耳，大火煮开后小火煮半小时。放入菊花、无核金丝枣、枸杞，继续煮半小时。待粥凉，放入蜂蜜调匀即可。

功用：用于气阴不足，视物模糊，眼睛干涩等。

枸杞叶，味甘苦、性凉，具有清虚热、生津止渴、清肝明目作用，可用于虚热烦渴、目赤肿痛等。

1. 枸杞叶猪肝汤

原料：枸杞叶 100 克，猪肝 50 克。

做法：加水适量，大火煮沸后用小火炖 30 分钟即可服用。

功用：适用于夏日目赤眼干涩，口干口渴。

2. 枸杞叶皮蛋瘦肉粥

原料：枸杞叶 80 克，皮蛋 2 个，猪瘦肉 30 克，大米 50 克。

做法：炖 1 小时后加适量食盐服用。

功用：特适用于夏日服，具有清热生津、养胃之功。PM

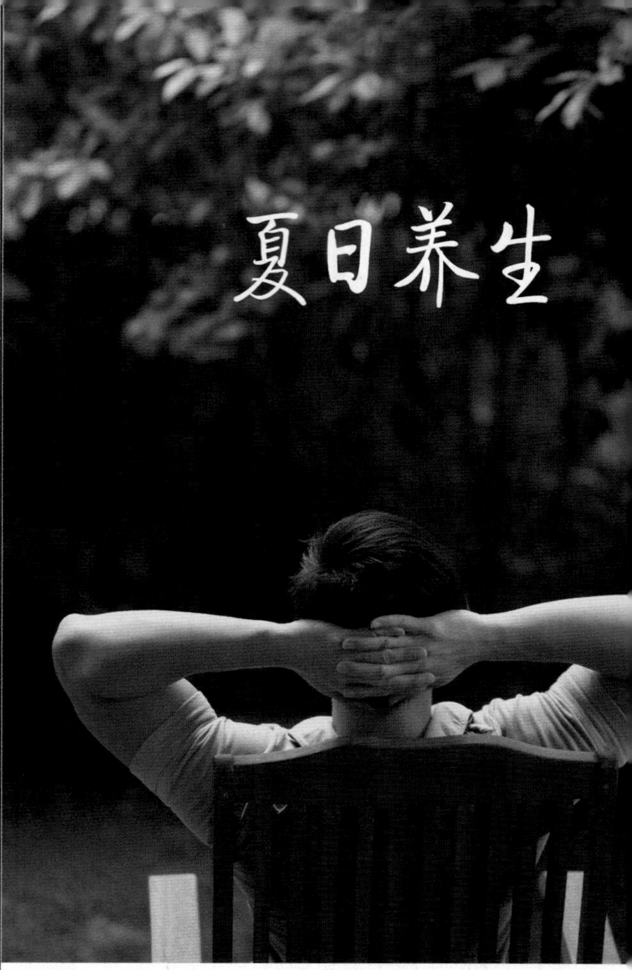

夏日养生

春暖花开的季节渐渐远去，盛夏炎暑正逼近。门诊以发热、汗出、神疲乏力、头晕等症状前来就诊的患者纷至沓来。民间俗语“过得七月半便是铁罗汉”，那该如何度过这炎热的季节？我的建议是：祛暑还要补气，防热不忘防寒，还要适当出汗。

一、祛暑还要补气，才能对抗暑邪

中医认为，夏天的主要致病病因是暑邪，在风、寒、暑、湿、燥、火“六淫”中最为酷戾、致病力很强，所谓“不拘表里，不以渐次，不论脏腑”，侵入人体后首先耗气伤津，挥霍人体的津气。中医有“壮火食气”的说法，意思是亢盛的暑热火气可以消耗人体的元气。伤暑最常见的表现是精神疲乏、少气无力、口渴。而且暑热炽盛，常见发热；暑热蒸迫津液外泄，加上暑伤元气，使气不能固摄津液，故汗出较多。

人体内抗衡暑邪的正气主要是元气，其他所谓的心气、肺气、胃气等脏腑之气都是元气的分支。元气又称“原气”“真气”，来源于肾所藏的精气，受之于父母，又依赖于后天水谷精气的培育而壮大。元气的主要功能是推动人体的生长和发育，激发和温煦各个脏腑、经络等组织器官的生理活动。

一二三，做到便是“铁罗汉”

山西省中医院内科主任医师、教授　冯 明

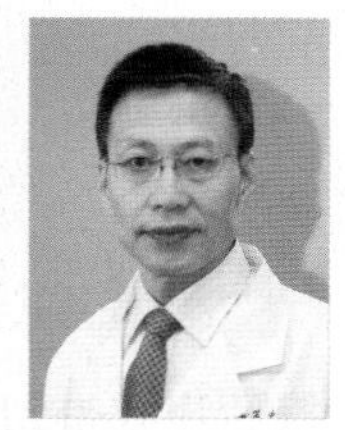

专家简介

冯 明 山西省中医院（山西省中医药研究院）副院长，内科主任医师、教授。中国气功学会常务理事，第四批国家中医药管理局中医药文化科普巡讲团成员，山西省医师协会中医分会副会长，山西省卫生厅中医药文化建设与科学普及专家。

医疗专长：擅长各类发热、感冒、失眠多梦、咳嗽气喘、消化不良、汗出异常等疾病的诊治。

专家门诊：周二、周五上午

所以，元气不仅有“与谷气并而充身”的作用，更是维持生命活动的最基本物质。机体的元气充沛，各脏腑、经络等组织器官的活力旺盛，机体的素质强健而少病；反之，先天禀赋不足，或因后天失调，或因久病耗损，则可致元气生成不足或损耗太过，形成元气虚衰，脏腑机能低下，产生种种病变。因此，夏季不仅要及时喝水补充津液，更要适当补充元气。尤其是年老体衰、体弱多病、工作繁重者，易伤津耗气者如教师、记者、重体力劳动者，以及产妇、先天不足的儿童等。

有人会问，如果不注意补气有何后果？中医认为暑邪伤人有“三部曲”：第一步，暑入阳明、里热炽盛；第二步，伤津耗气使气阴两伤；第三步，津、气耗伤殆尽，此时有休克的危险，甚至性命攸关。从临床实践看，平素元气不足、气阴两亏的人最容易中暑。中医还认为元气不足时，无力祛除暑邪，使其潜伏在体内，到了秋冬季节再发感冒以及类似疟疾之类病症。

补充元气首选人参，因为“人参味甘，大补元气，止渴生津，调营养卫”。但一般认为人参偏于温燥、容易上火，所以可多选择偏凉的西洋参，其次是太子参、党参。一般剂量10~20克，开水泡代茶饮即可。可以根据自身情况适当配麦冬、枸杞以生津养阴，配金银花、菊花、竹叶以祛暑，配扁豆花、厚朴花以化湿。

二、防热不忘防寒，为秋冬御寒做准备

暑热炎炎，防暑热是自然，许多措施众人皆知，如开空调、喝凉茶、游泳、旅游避暑等等。但中医认为，暑热病邪还有一个特性是容易兼湿夹寒，尤其身处江南水乡，头重闷、身困重、胸闷胃脘不舒、不欲饮食尤其肉食等都是表现。

然而，夏季门诊中真正属于夏天热射病、日射病的患者较少，反而常见因贪冷喜凉引起感冒、胃肠炎。有些北方朋友去南方出差就抱怨：外面近四十摄氏度，室内开空调才十几摄氏度，温差太大。身体好的、调节能力强的人还好，年老体弱、调节能力差的人不病才怪。

谁都知道“冬吃萝卜夏吃姜”的谚语，但还是有不少人夏季恣食生冷，甚至非冰镇饮料、啤酒不喝。为了祛暑，内外夹攻，暑气或暂时退了，但人体的阳气（“人体国”的“太阳”）也被克伐削弱了不少。《黄帝内经》讲“春夏养阳”，主要是为了秋冬有足够的阳气抵御寒冷。“冬不藏精，春必病温”，同样的道理，夏不惜阳，秋冬必病寒。过低的空调温度削弱了人体肺卫的阳气，冰镇饮料削弱了脾胃的阳气。阳气不足，拿什么抵御秋冬的寒邪？人体最适宜的温度是25℃，因此，空调温度不能低于25℃，最好少喝冰镇饮料，以免助湿生寒。

三、还要适当出汗，享受大自然的“桑拿”

初夏时节，适当热一热，出几身“臭汗”没关系。须知出汗是人体主动适应自然界变化的方式，春夏是阳气发泄的季节，如果今年夏天谁还没有出几身“臭汗”，那他的夏天算白过了。

不轻易开空调、出几身汗，可以让体内秋冬沉积下来的伏寒、伏热、伏湿、伏毒等邪气都随汗液排泄，秋冬就会少发病。尤其是平时有咳喘、过敏性鼻炎、胃病、腰腿疼病、痛经的人，以及终日在高楼大厦里不见阳光的白领们。沉寒可随汗出，伏热可随汗出，积湿可随汗出，蕴毒可随汗出，在大自然里“蒸桑拿”，何乐而不为？各地中医院每年如火如荼开展的三伏穴位贴敷，依据的也是这个道理。

另外要特别注意的是：凡事有度。所以这里所说的出汗，一般以微微出汗为佳，适宜于初夏时节，根据个人具体情况掌握时间。不要以为淋漓大汗更祛邪，那样容易伤津耗气，过犹不及。平时表虚自汗、心虚自汗、产后自汗、阴虚盗汗的汗证患者，以及年老体弱多病、元气阴津都不足的人慎用。PM

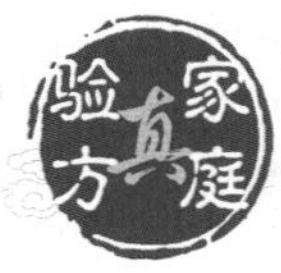

从垂盆草到“仁人爱肝”

大话保肝“三好”垂盆草

江苏省中医院感染科主任中医师，国家中医药管理局重点学科中医肝胆病学后备学术带头人　陈四清

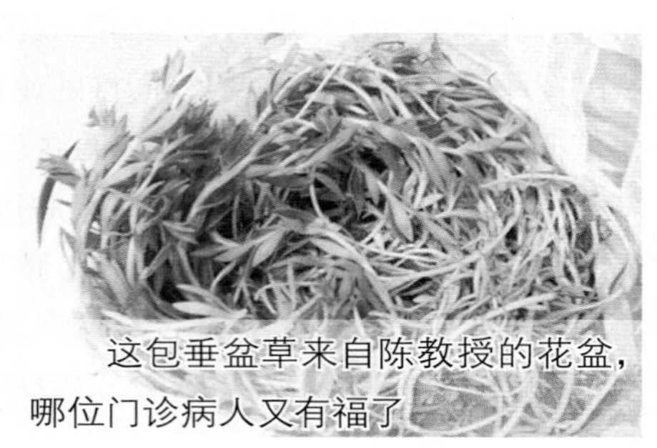
这包垂盆草来自陈教授的花盆，哪位门诊病人又有福了

多年前，江苏句容的一位女士因年轻时卖血而不幸感染了丙肝，到我门诊求诊。我开了一张不到800元的一个月的处方，却让她发了愁。原来她的家庭经济非常困难，一个月300元钱都承受不了。那天正巧我从家中带来了些垂盆草来，就给了她一小把，嘱咐其回家后插入菜地，待其长大后即取其嫩苗，每天约250克左右，可煮水喝，亦可凉拌食用，亦可如韭菜、菜秧等直接炒食。我告诉她，垂盆草可保肝降酶，食用一个月后查肝功能如肝功能好转，可长期食用。

3年后，这位女士来门诊复查，结果肝功能全部正常，B超显示肝脏也正常。她十分感激地告诉我，自从食用垂盆草后，不但肝功能化验正常了，就连多年的便秘、口臭、口腔溃疡也都没有了。现在她们村里的人均视其为神草，每家都在菜地里种植一小块，冬天天冷时就用一塑料棚盖上，以防冻伤。有些人家则将垂盆草直接种在花盆中，结果发现比吊兰等花卉还好生长，基本不用管理，一年四季鲜绿无比，十分赏心悦目，真是好吃、好看还管用！

我岳母知道我的患者主要是肝炎患者，因此在我家阳台上种植了一大盆垂盆草，经常采摘后让我带到门诊，送给那些肝病患者回家栽培。许多患者因为家里有了鲜的垂盆草，我在中药处方中就可以不用专门的降酶药物了，只要嘱其每日采摘一小把垂盆草（100克左右）直接加在中药中一起煎煮就行。这样不但给患者省了中药费，而且还提高了疗效。由于垂盆草新鲜多汁，不少患者说还改善了中药的苦涩味。所以，我经常对我的患者说：上帝为肝病患者开了一间药房，垂盆草就是上帝恩赐给大家的“三好草”。

垂盆草是何“东东”

垂盆草是一种“可药、可食、可观赏”的植物。它是景天科植物垂盆草的全草，多年生肉质草本植物，多生长于海拔1600米以下的向阳山坡、石隙、沟边及路旁湿润处，极易栽培，对环境要求不严，喜温喜湿，家前屋后均可种植，也可盆栽，通常采用分株繁殖。四季可采，晒干或鲜用。

垂盆草生成后其枝叶下垂于盆沿，外形赏心悦目，通体翠绿，故可作为观赏用盆景。

垂盆草营养丰富

垂盆草营养价值丰富，富含蛋白质和氨基酸和多种微量元素。垂盆草所含氨基酸达8.4%，人体所需18种氨基酸，垂盆草中含有16种。锌、硒、铜、锗、锰等5种微量元素含量要高出日常蔬菜、水果类食物3~10倍。叶、茎纤维少，脆嫩滑润，甘甜爽口，风味鲜美，可以做汤、炒食、凉拌、做馅等。垂盆草味甘、淡，性凉，故食之如青菜类，有淡淡的、清清的味道，性偏凉而不会上火。因此，亦可以作为食疗材料，适合体质属于肝胆湿热的人群，或者配合辛辣饮食食用，防其上火之弊。

垂盆草有良好药用价值

垂盆草的药用始载于清代赵学敏的《本草纲目拾遗》，现被收于《中国药典》，为常用中药材。其味甘、淡，性凉，归肝、胃、大肠经。具有清热利湿、解毒消肿、凉血止血三大功效。可内服，也可捣敷，或研末调搽，或取汁外涂，或煎水湿敷。

1. 水火烫伤。可用新鲜垂盆草洗净捣汁外涂，适合轻微烫伤。

2. 痈肿初起。除煎汤内服外，同时用鲜草洗净捣烂外敷，可消痈退肿。痈就是疖子、青春痘、毛囊炎之类疾患。民间亦有用于乳腺炎（妇女产后排乳不畅容易患的疾病，乳房局部红肿热痛）。老年人丹毒、带状疱疹均可捣汁外敷治疗。南京人称其为蚊子草，夏季儿童被蚊虫叮咬后出现皮肤痛痒红肿时，老人常会摘取几片垂盆草叶放在孩子皮肤上搓揉，很快就可达到消炎止痒的目的。

3. 解蛇毒。可单用鲜垂盆草草250克，用冷开水洗净，捣烂绞汁内服，每日一至二次；也可配合半枝莲、野菊花、鬼针草、车前草、生大黄等药煎汤内服，并用鲜草洗净捣烂外敷。

垂盆草是护肝"标兵"

现代药理研究发现，垂盆草含甲基异石榴皮碱等生物碱、景天庚糖、果糖、蔗糖等，对四氯化碳引起的肝损害有明显的保护作用，可明显降低血清丙氨酸氨基转换酶（ALT），减轻肝纤维化程度。研究还发现，垂盆草总氨基酸是降低转氨酶的主要活性物质，其生物碱对降低ALT、控制乙肝和丙肝病情发展有效。这些均证明了垂盆草具有独特的治疗肝病作用，使它成为肝病科医生治疗肝病的神秘武器。

垂盆草被广泛用于治疗各种肝炎，包括各种传染性肝炎、脂肪性肝炎、免疫性肝炎、肝硬化、肝癌等，不但可以促使肝功能好转，而且可使患者的口苦口黏、食欲下降、小便黄赤等湿热症状减轻或消除。临床上，垂盆草的使用剂量一般较大，干品一般要用到30~60克，鲜品量可用到90~180克。

当然垂盆草性味偏凉，因此一般仅适用于肝胆湿热证的患者（此类患者往往有肝区胀痛、口干口苦、大便秘结、毛囊炎、性情急躁易怒、舌质红、舌苔黄腻等）。而有慢性胃肠病、怕冷、容易腹泻者一般要避免食用。PM

特别提醒

要注意垂盆草与佛甲草的鉴别，不能吃错了。佛甲草与垂盆草同为景天科植物，两者均为三叶轮生，十分相似。但两者在形态上仍可区别，一般说来佛甲草叶片较狭小、细长甚至针形，垂盆草叶片较宽大，长椭圆形；佛甲草味甘，而垂盆草微酸。

仁人爱肝，指引全国微友科学养肝

家庭真验方

垂盆草的故事在微信平台上线后，粉丝们反响强烈，陈教授因此设立了《大众医学》微友会——"仁人爱肝"，在微信平台上指导五湖四海的肝病患者科学地爱肝护肝。

微友：吃垂盆草有限量要求吗？多吃了有副作用吗？一天吃几次？

陈四清：垂盆草的主要作用是清热利湿、凉血解毒，因此我们只推荐有肝病的患者服食，且以肝胆湿热体质者（舌苔黄厚腻、形体肥胖、大便秘结或质粘、口干口苦口黏）服用更佳。其用量一般根据正常垂盆草干品可以用到每天60克来计算的话，每天鲜垂盆草可用到180克左右，是比较安全的。不推荐大剂量长期服用。可以是一天一次吃完，也可以分多次食用。

微友：我有肝硬化、食管静脉曲张，可以吃垂盆草吗？

陈四清：完全可以食用。垂盆草叶片肉质较厚，水分多，因此口感柔软，只要注意细嚼慢咽，对食管曲张的静脉一般不会造成影响，如切成细末食用则更无虞。

微友：我是免疫系统引起的肝病，可以吃垂盆草吗？

陈四清：中医讲异病可同治，原因就在于中医是辨证论治，对于绝大多数肝病来说，无论是何种具体病因引起的肝病，湿热是基本的病理因素，因此垂盆草都可以运用。只不过垂盆草只能起到降酶保肝作用，而对免疫的紊乱状态还需要运用其他药物来治疗。

微友：我是乙肝病毒携带者，能吃垂盆草吗？可以吃在药店买的干草吗？

陈四清：乙肝病毒携带者原则上是不需要运用药物治疗的，因此服食垂盆草就没有太大意义。但如果你属于典型的肝胆湿热体质者也可以偶尔食用，调节一下自己的体质。干的垂盆草一般只用于方剂中，很少单独食用的。

微友：我 2000 年患甲肝、戊肝，一直肝部胀胀的，B 超显示肝部纹理不清晰、粗糙，请问是否有癌变的可能，适合吃垂盆草吗?

陈四清：发生过肝炎的人罹患肝癌的可能性比正常人群要高得多，这一点毋庸置疑。因此，每年至少两次的肝脏 B 超和 AFP 检查是必需的，必要时可以做 CT 检查排除。垂盆草有清热利湿作用，因此对于肝区发胀有一定的治疗作用，可以食用试试。如不行的话，应找当地中医大夫开中药调理。

微友：我没有肝病，但是肝部有胀痛感觉，可以吃垂盆草吗?

陈四清：没有肝病而出现肝区疼痛，首先要区分是真的肝区疼痛还是其他原因的疼痛，然后才能谈到是否要吃垂盆草的问题。

微友：我是慢性丙肝，是只吃垂盆草就可以，还是要吃其他药?

陈四清：垂盆草只能起到保肝降酶作用，而丙肝的关键问题是丙肝病毒，因此应接受抗病毒治疗而不能仅吃垂盆草。PM

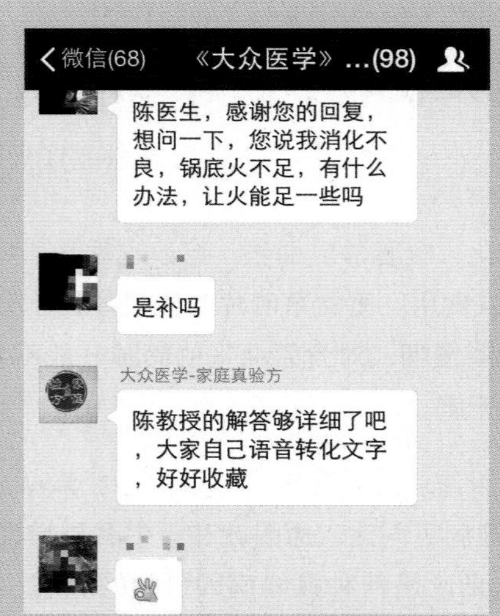
微信(68)
《大众医学》…(98)
陈医生，感谢您的回复，想问一下，您说我消化不良，锅底火不足，有什么办法，让火能足一些吗
是补吗
大众医学-家庭真验方
陈教授的解答够详细了吧，大家自己语音转化文字，好好收藏

垂盆草以及垂盆草以外的爱肝话题仍在“仁人爱肝”微友会中继续，想和病友交流、想向陈教授咨询的肝病患者，可发送“微信号+仁人爱肝”到家庭真验方微信平台，等待管理员审核，加入“大众医学微友会－仁人爱肝”，和专家、微友一起爱肝养肝。

小暑微导引

小暑，为一年二十四节气中的第十一个节气，也是夏季的第五个节气，一般是从每年的 7 月 7 日前后开始，到 7 月 22 日前后结束。

暑，为炎热的意思，小暑与下一个节气大暑比较而言，炎热尚小也，所以称之为小暑。小暑时节，地下冷气上升，天上热气下降，寒热相搏。热盛则燥、寒盛则湿，这是大自然的寒流与热流相乘、相侮的表现。

考“暑”字，汉代许慎《说文解字》中说，暑，热也。暑近湿如蒸，热近燥如烘。可见，暑，并不仅仅只是热的意思，往往还夹杂了“湿”，所以这个时节人们常常感觉闷热不爽。此导引术中加入了增强脾胃运化功能作用的导引练习，对中医“脾主湿”“脾主肌肉四肢”等理论表现得淋漓尽致。经常导引、强健四肢，则脾胃健运、疾病不生。

导引图

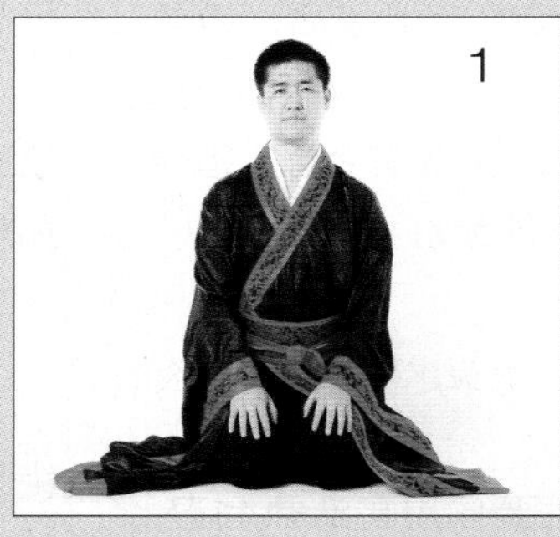
1

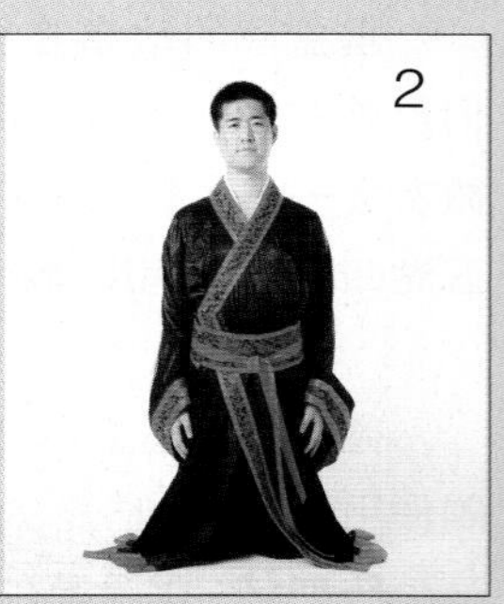
2

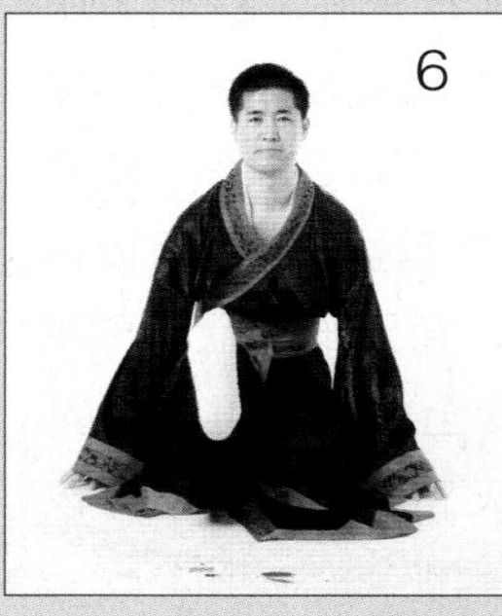
6

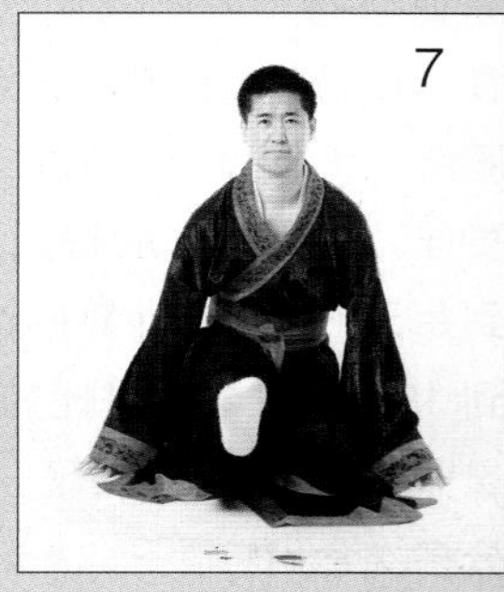
7

翘足舒筋去暑湿

文 中国中医科学院医学实验中心博士　代金刚
中国健身气功协会常委　张明亮

翘足舒筋式

翘足舒筋式中的翘足，是指脚尖做勾与伸的运动。脚尖的勾、伸，可以促进足厥阴肝经、足太阴脾经、足少阴肾经、足阳明胃经、足太阳膀胱经、足少阳胆经等腿足部三阴、三阳气脉的运行，并可有效改善阴虚阳亢、上盛下虚的症状，达到舒筋、活络、柔筋、壮骨的目的。

1. 正身跪坐，两手自然放于两腿上，头正颈直，竖脊含胸，呼吸均匀，思想安静，全身放松（图1）。

2. 下巴内收、百会上顶，带动身体向上立起，成跪立姿势（图2）。

3. 接上式，两脚尖向内勾回，脚尖着地；然后重心移向左腿，提右腿带动右脚向前踏地（图3）。

4. 接上式，重心后移，臀部坐于左脚跟上，同时两手下落于身体两侧，十指拄地（图4）。

5. 接上式，提右腿，右脚向前缓缓踢出，脚尖绷直（图5）。

6. 接上式，勾右脚尖，动作略停，伸右脚尖，动作略停，重复练习三次（图6、图7）。

7. 接上式，收右腿，右脚踏地（图8）。

8. 起身直立，两臂自然垂于体侧，左脚尖放平，右腿收回，成跪立的姿势（图9、图10）。

9. 接上式，臀部坐于两脚跟，正身跪坐，两手自然放于两腿上，目视前下方，呼吸调匀，思想安静，全身放松（图11）。

10. 开始进行对侧练习，动作同上，左右方向相反.

11. 如上左右各做一次为一遍，共做三遍。

小暑养生

这个时节人们的食欲减退，饮食应选择比较清淡芳香的食物；选择能使体内阳气向外宣泄的食品。因为清淡易于消化，芳香可刺激食欲；阳气向外宣泄可与“夏长”之气相适应，符合夏季养“长”之机。民间有“小暑吃黍,大暑吃谷”的说法。小暑时节应该参加一些户外活动和适宜的娱乐活动，听一些悠扬舒缓的音乐，以利调节夏季给人体带来的炎热烦恼。另外,可适当进行肢体导引运动,使体内阳气向外得以宣泄,以应“夏长”之气。PM

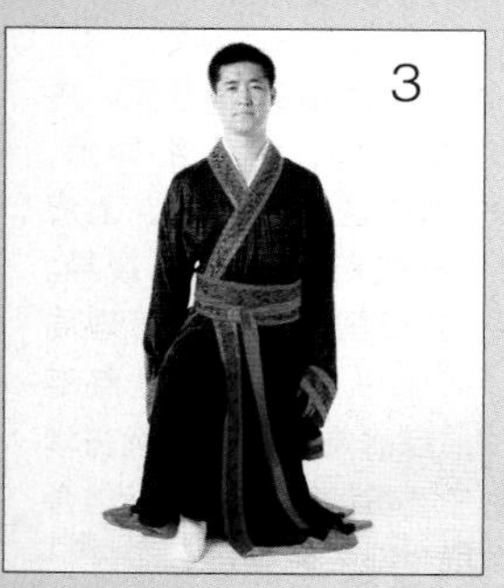
3

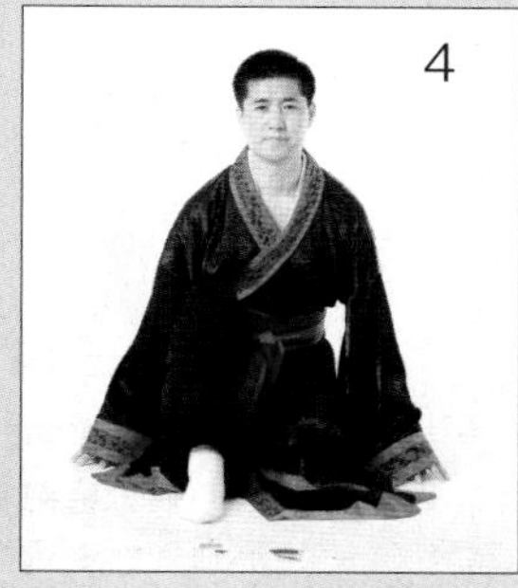
4

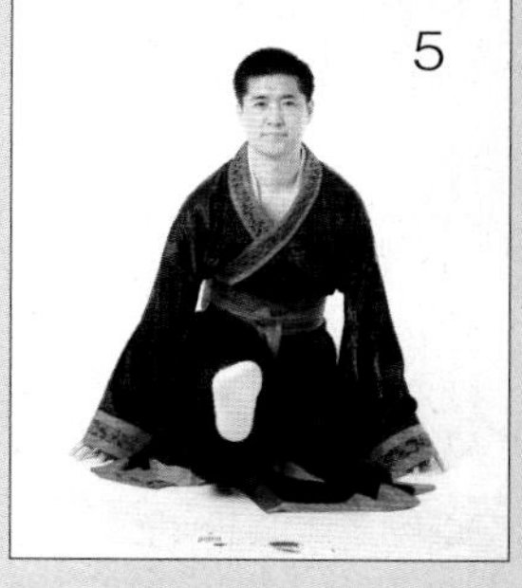
5

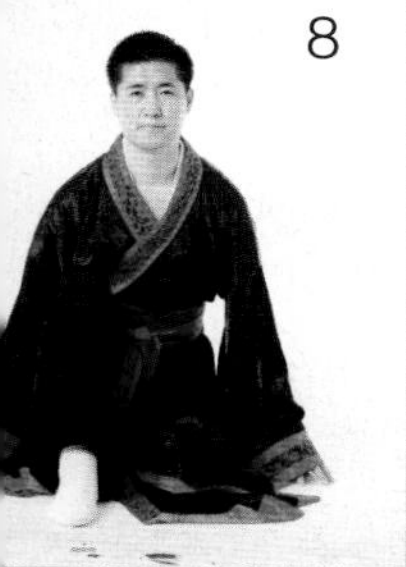
8

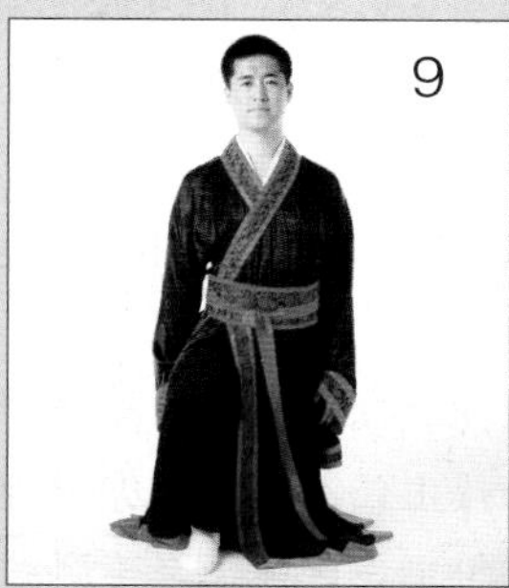
9

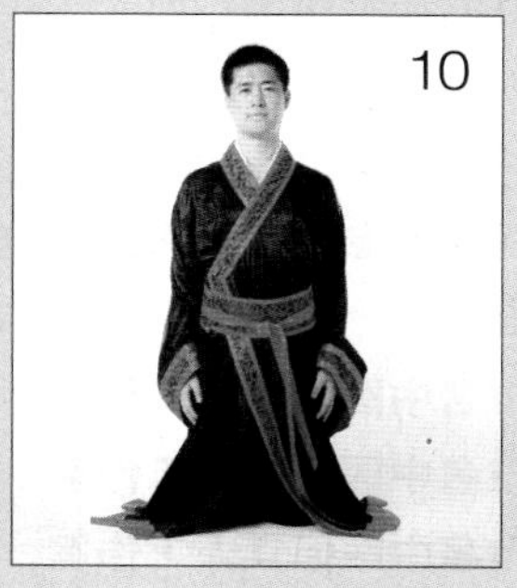
10

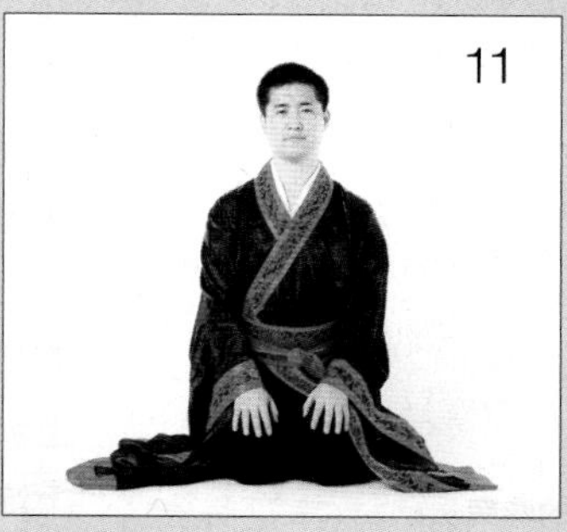
11

扫描二维码，收看其他7月节气养生（视频版）《大暑微导引　踞地虎视降三伏》

丁氏内科张伯臾 治贵达变制重症

历史渊源

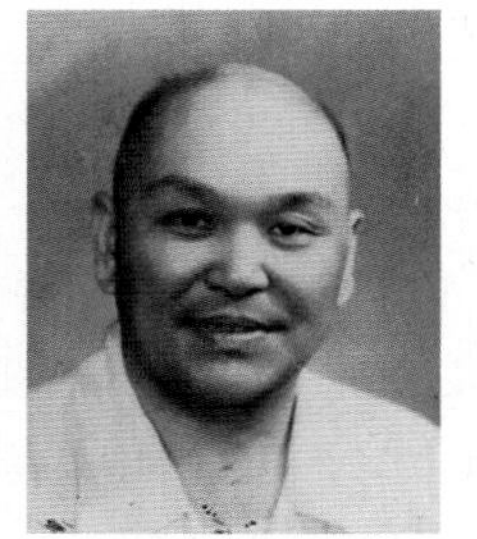
张伯臾（1901~1987）

张伯臾，上海川沙张江人。全国著名老中医、教授。擅长治疗内科急重病和杂病，享有“当代国医”之称。

张伯臾教授是丁氏内科代表门人之一，在65年行医生涯中，他秉承并发展了丁氏内科流派的学术思想和临证经验，一生忙于诊务而颇多创新。他倡导“谙熟经典，治贵达变”，不仅擅治外感热病，所涉病证广及内科各系和妇科等。

张伯臾教授古稀之年，严世芸、郑平东、何立人三位先后拜师；耄耋之年招收“关门弟子”蒋梅先和潘朝曦。如今这些弟子均成名医。

诊疗特色

丁氏内科以擅治外感热病为特点，尤其是融贯寒、温，善治疑难重症。张伯臾教授深得丁氏内科流派精髓，以精湛的内科临诊技术在诸多疑难杂症的诊疗中显示了中医药的卓越疗效和瞩目优势，尤其在诸多急重症（暴喘、暴泻、真心痛、元阳欲脱、急性发热，以及心/肺/肾功能衰竭等）的中医药抢救治疗中，提出独到观点。

张伯臾教授的学生传人们，严世芸教授创制的“强心饮”“活心方”等，在心衰、心悸、心痛等证治疗中显示显著疗效；何立人教授对冠心病、动脉粥样硬化及血脂异常等防治有独到经验；郑平东教授则倡导扶正泄浊法治疗慢性肾功能衰竭，健脾补肾法治疗慢性肾炎，化瘀排石法治疗尿路结石。三位弟子先后被评为上海市名中医。

“关门弟子”蒋梅先教授，创制心衰验方“坎离颗粒”，获国家发明专利。潘朝曦教授则反复亲聆张老言传解惑，总结张老疑难杂症诊疗经验及晚年诊疗心得，对全面传承张伯臾教授学术经验具有重要意义。

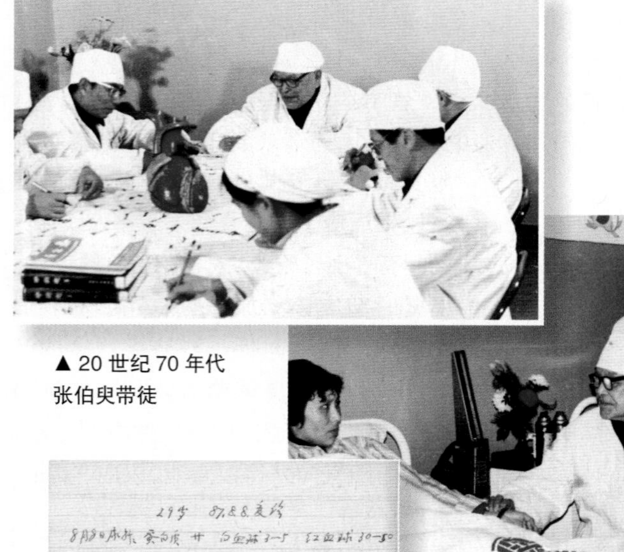
▲20世纪70年代张伯臾带徒

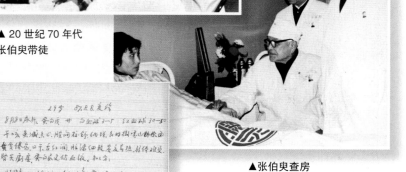

▲张伯臾查房

▲1987年最后的脉案

曙光医院代表性传承人

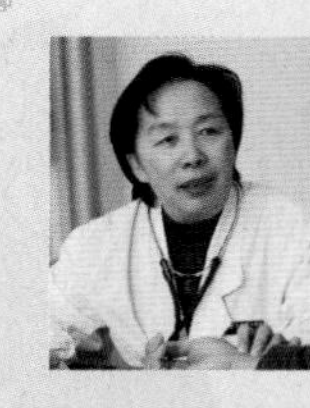

蒋梅先 教授，主任医师，博士生导师，曙光医院名中医，上海中医药大学教学督导。曾任国家中医药管理局“十一五”心衰重点专病协作组副组长，目前兼任上海中医药学会心病分会副主任委员，上海中西医结合心血管病专业委员会副主任委员。

曙光医院主要传承人

曙光医院名老中医蒋梅先工作室：姚成增副主任医师，阮小芬副主任医师，贾美君主治医师

上海市名中医郑平东工作室：王琛教授，高建东教授

上海市名中医严世芸工作室：徐燕主任医师，严骅副研究员

上海市名中医何立人工作室：崔松主任医师，金涛副主任医师

病在心，愈在夏

上海市中医药大学附属曙光医院心内科教授　蒋梅先

早在2000多年前，古代医家在医典《内经》中就有心病“冬重夏轻”的规律性总结：“病在心，愈在长夏，长夏不愈，甚于冬，冬不死，持于春，起于夏。”这一规律性总结反映了中医学“天人合一”思想。心血管系统疾病中有不少病症，如心力衰竭、冠心病心绞痛、高血压病等也具有在冬季病情加重的现象。这些心血管病症也属于“冬病”，同样可通过“夏治”而减轻冬季加重。

“心病”冬病夏治原则

1. 夏养心阳　中医学理认为，人的五脏与五行相配。心属火，其脏气为阳中之阳；而夏季炎热，在四季中阳气最盛，有益于心之脏气恢复，故心脏病变在夏季转轻。而冬天在四季中阳气最弱，阴寒较盛，易伤及心阳使疾病加重。因此，心脏病患者应在夏季的治疗中充分利用季节优势，注重补益心阳，使心阳得到充分恢复。

2. 夏补心气　夏天炎热，汗孔开泄，每每汗出较多。中医学认为“汗为心之液”，心脏病患者汗出较多则伤心气，如大汗则会致“气随液脱”，甚则“大汗亡阳”；而另一方面，心脏病患者大多因心气虚而动则出汗，汗多则更损心气。因此，在夏天补益心气对大部分心脏病患者来说十分重要。

3. 养肝生心　中医学认为五脏配五行，而且相生相克。心属火，肝属木，木生火，肝与心是母子相生关系，调养肝脏有益于心的脏气恢复和充养。因此，心脏病患者根据自己的情况在夏天用些枸杞、麦冬、枣仁、菊花、决明子等养肝、柔肝、清肝的药茶或药粥，对心脏也是很有益的。

“心病”冬病夏治攻略

1. 辨证施药，夏养三伏

中医学提倡“冬补三九，夏养三伏”。由于心血管疾病冬季转重，使不少患者失去“冬补三九”的机会。而夏天大部分心血管病患者病情稳定，必须抓紧“夏养三伏”。可通过中药辨证治疗，使机体气血阴阳恢复平衡。如心衰患者大多心气心阳虚衰，在夏季给予益气温阳药物治疗常常可事半功倍，使冬季的心衰加重明显减轻；冠心病、高血压患者通过夏天中药调理，养心柔肝，则可改善“心主血脉”功能，减轻冬天心绞痛发作和血压增高。

2. 夏服人参，冬进膏子

张伯臾教授生前在心血管病患者善后调理中主张“夏服人参，冬进膏子”。人参对补心气最有效，尤其动则汗出的心脏病患者更应在夏天服用人参。只要患者饮食基本正常，舌苔正常（薄而干净），均可在医师指导下服用。一般以生晒参（即白参）为宜，根据人参等次和个人情况，每天3~9克，切片，隔水蒸服，早晚各一次（空腹为佳）。如舌红、苔少、口干或便结者可选西洋参，也可酌情将生晒参和西洋参一起蒸服；如舌淡胖、畏寒肢冷、便溏，则宜红参。当然，感冒、腹泻或有其他急性病症时则宜暂停服。

3. 夜卧早起，每日微汗，忌食冰冷

夜卧早起，无厌于日：古人有“夏三月，……夜卧早起，无厌于日，此夏气之应，养生之道也”的说法，主张充分把握夏季自然界阳气旺盛的时机采集外界阳气，补益人身之阳，这对心脏病患者尤为重要。夏季在户外活动中吸收自然界阳气精华，更有益心脏阳气恢复。此外，也可舒展筋骨以从心身两方面疏放阳气。

接受阳光，每日微汗：虽然夏季炎热，但心脏病患者不必过分躲避阳光，而应适度并有规律地接受阳光。适量活动，使汗孔开泄，微微汗出，心气、心阳则随汗液遍布全身，既扩张周围血管，减轻心脏负担，又可促体内有害物质排出。但要避免正午前后烈日，以早上太阳初升和傍晚前的阳光为宜；也要避免活动过量、汗出过多。

饮食清淡，忌食冰冷：夏季人体水分丧失较多，血液浓缩也可增加心血管负担，需适量补充水分，可酌饮清热解暑饮品（菊花茶、绿茶等），但补充盐分要慎重（尤其是高血压和心衰病人）。饮食要避免荤菜过多，肥甘厚味易生痰浊，使血脉失于通畅而致心血管急性事件发生。此外，切忌贪食冷饮或冰西瓜等，尤其是冠心病患者，因食管紧挨心脏，冰冷食物可致心脏表面血管（冠状动脉）痉挛，引起心绞痛发作，甚至发生心肌梗死。PM

刮痧放痧 妙治痛风

上海市针灸经络研究所　施 茵（主任医师）　季 蓉

痛风性关节炎是单钠尿酸盐（MSU）沉积产生的晶体在相关关节积聚，导致关节出现红、肿、热、痛和功能受限等症状的一种疾病，甚者出现关节畸形。该病的发病与尿酸生成过多和（或）尿酸排泄减少所致的高尿酸血症直接相关。

中医认为该病是由于现代人大量食用肥甘滋腻的食物并经常饮酒过度，而致气血流通不畅从而出现关节等部位（多见于足趾关节）的红、肿、热、痛等症。中医治疗痛风方法多样，尤其对初发、急性发作以及症状较轻的患者疗效理想。近年来，我们采用刮痧结合放痧方法治疗痛风，受到病人的青睐。

选穴刮痧

刮痧治疗痛风一般使用水牛角或砭石材质制成的刮痧板，刮痧油则选用具有活血通经功效的药物制成。刮痧部位采用线（经脉）、点（穴位或疼痛部位）相结合方式，首先选取背部的督脉、两侧膀胱经进行刮痧，同时在大椎、风门、胃俞、膈俞、气海俞这几个穴位进行重点刮拭（点刮）；再依次选取脾经配合阴陵泉、三阴交穴点刮，大肠经配合曲池穴点刮，胆经配合阳陵泉穴点刮，胃经配合丰隆穴点刮，以及疼痛部位（阿是穴）进行点刮。刮痧顺序依次为：背部、腰部、肘外侧、小腿内侧、小腿外侧、疼痛部位（阿是穴）。

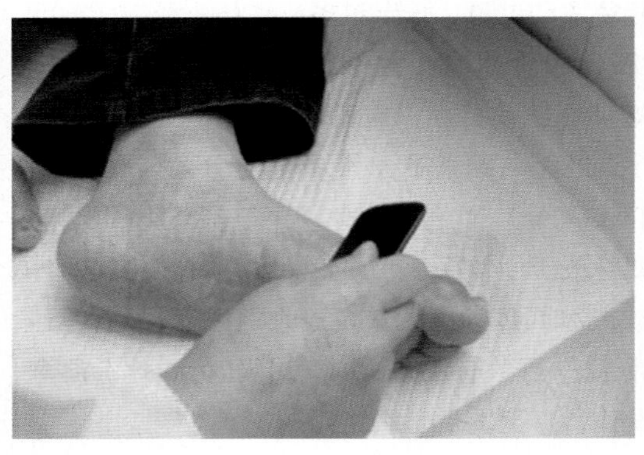

刮拭时要求刮痧板与皮肤保持45度角左右，方向坚持由上至下、由内向外的原则，忌来回反复刮拭。刮拭力度应适中，以患者能承受为度。同时频率应均匀，要求“快而不滑，慢而不滞”。每次刮拭的长度应不超过6寸（骨度分寸法，两肩胛内缘之间长度作6寸），过长易导致力度不够或不匀；要求每个部位根据患者体质刮拭10~20板，以局部皮肤出现充血或微微出痧现象较为适宜，如果刮拭部位出现明显痧点或痧斑时则需在痧退后再进行第2次刮拭。疗程一般是每周1次，5次为一疗程，急性期患者可一周治疗2次。

点刺放痧

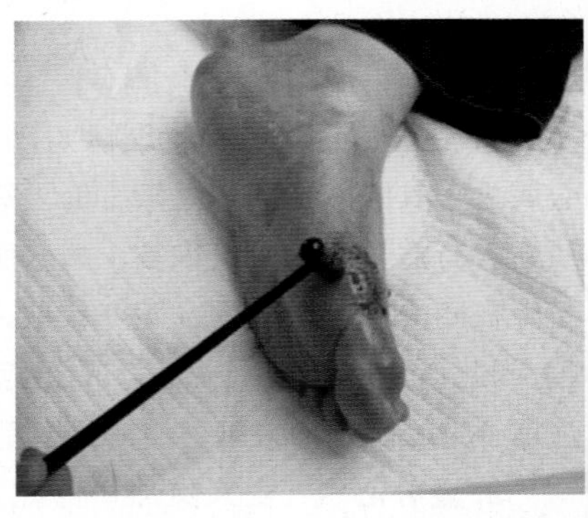

放痧是一种以针刺静脉或点刺穴位出血，治疗因痧而致疾病的方法。它具体分为泻血法和点刺法，治疗痛风一般多选取出痧点及疼痛部位（阿是穴）进行点刺放血，即采用75%酒精消毒后采用三棱针或皮肤针在疼痛部位或上述的大椎、膈俞、三阴交、曲池等穴点刺出血，再配合火罐或抽气罐吸拔以帮助瘀血排出，从而达到活血祛瘀、清热解毒、通经活络的功效。该法经临床反复验证疗效显著，复发率低。

“初、急、轻”效佳

刮痧结合放痧治疗痛风可以活血祛瘀、调整脏腑、通经活络、泻热去毒，使局部组织高度充血，血管神经受到刺激而使血管扩张，进而导致血流及淋巴液循环增快、中性粒细胞或淋巴细胞吞噬作用加强；同时再配合放痧的刺络（血）拔罐，能使体内尤其是痛风部位的毒素、代谢物从皮肤排出体外，由此达到减轻病势、促进康复的理想疗效。主要适用于初发患者、急性发作期患者以及症状较轻的患者。久病、症状严重、出现关节畸形者不宜，此外皮肤有感染、溃疡、瘢痕等也禁刮。

刮痧时应注意保暖，避风寒，应避免风直吹刮痧部位。刮痧出痧后最好饮用一杯温开水，在30分钟内禁止洗凉水澡。刮痧前后，用具必须进行彻底消毒，以防发生感染。PM

上海市针灸经络研究所医疗门诊部痛风刮痧专科门诊

门诊时间：每周一、三、五

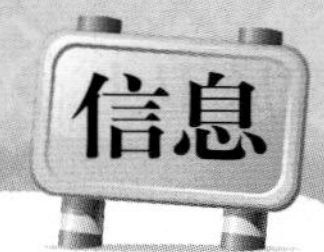

中国非公立医疗创新发展论坛在沪召开

2015年5月17日，中国非公立医疗机构协会在上海健康产业领袖峰会上，举办2015中国非公立医疗创新发展论坛，研讨在大健康和互联网+时代，医疗健康服务体系和服务模式的变化和创新。据中国非公立医疗机构协会副会长郝德明介绍，国家鼓励公立医院与社会力量以合资合作的方式共同举办新的非营利性医疗机构，而且个体诊所的设置也不受规划布局的限制，这将有力推动社会力量举办医疗卫生事业的发展。云计算、物联网、移动互联网、大数据等信息化技术的快速发展，为优化医疗资源和服务流程、提高服务效率提供了条件，推动了医疗健康服务模式和管理模式的转变。

新技术亮相中国国际医疗器械博览会

2015年5月15日，完成并购柯惠医疗之后的全球医疗科技企业美敦力在第73届中国国际医疗器械博览会上展示了最新产品和技术，以满足中国患者对创新性及世界级医疗服务的日益需求。①外周动脉疾病定向斑块旋切系统，具备改进旋进能力及其高效切除钙化斑块能力，能够更有效、高效的治疗所有患有外周动脉疾病的患者。②新一代胶囊内镜与插入式的消化道内镜相比较，胶囊内镜优势为无痛、无创、安全和便捷，为临床不明原因消化道出血病人的定位诊断、小肠疾病的诊治等开辟了新的领域。③射频止血系统，可以减少失血、降低输血率，缩短患者住院时间，减少术后并发症，改善患者临床预后。④无导线起搏器，虽然体积很小，但电池寿命预计长达约10年，而且还兼容磁扫描，可以让患者放心接受最先进影像扫描诊断。

世界高血压日“知晓你的血压”

每年的5月17日是“世界高血压日”，今年的主题是“知晓你的血压”。由诺华制药（中国）主办的世界高血压日媒体沟通会上，北京大学人民医院心脏中心副主任孙宁玲教授、北京医院心内科高血压研究室主任刘蔚教授共同指出：高血压患者只有尽快血压达标，同时关注心血管危险因素，才能最大限度地减少未来心脑血管事件的发生率。卫生部医药卫生科技发展研究中心主办、诺华制药（中国）协办的“中国高血压患者心血管危险因素全面管理工程”项目首批数据公布：心血管危险因素的存在将是对高血压患者心、脑、肾等靶器官最大的威胁。因此，高血压患者在选择降压药之初应选择有靶器官保护功能的降压药物（如RAS抑制剂，即肾素－血管紧张素抑制剂）。

“2014全民心血管健康行动·中国高血压筛查公益项目”于2014年初全面启动。随着项目的开展，近90%治疗超过4周血压未达标的患者已调整用药。血压达标率从入组时的43%提高到复诊时的75%。

意大利医疗行业展望中国市场

2015年5月15日，作为欧洲医疗产品生产大国，意大利一直不懈推动着本国医疗产品与中国市场的交流互动。伴随2015年中国医疗健康产业投资论坛拉开帷幕，意大利对外贸易委员会携手本国优质展商参加了第73届中国国际医疗器械（春季）博览会，在会上以独特的视角分享了意大利对现今中国医疗行业发展的观察和预测，并对意大利将继续在中国加速出口优势医疗产品做出了积极展望。据悉，意大利目前在药品原料和医用无电瞬间/储水式加热器方面保持着同类产品出口中国的领先位置；下一步，意大利会重点推进化学配方药物和光导纤维、医用灯管以及物理和化学装置等方面的研发和出口。

锄“幽”防癌，共创健康未来

近日，为响应国家卫生计生委“健康中国行——全民健康素养促进活动”的精神，健康报社联合阿斯利康中国公司等，共同倡议将每年的5月15日设定为“无幽日”。本次发布会上，中华医学会消化病学分会常委兼副秘书长、上海交通大学医学院附属仁济医院消化科主任房静远教授强调：“幽门螺杆菌与胃癌有高度关联性，民众要积极关注自身健康，特别是幽门螺杆菌阳性患者又同时伴有消化性溃疡（不论是否活动和有无并发症）、胃MALT淋巴瘤、慢性胃炎伴消化不良、慢性胃炎伴胃黏膜萎缩、糜烂、早期胃肿瘤已行内镜下切除或手术胃次全切除、胃癌家族史等高危人群，应积极根除病菌隐患。”中华医学会消化病学分会幽门螺杆菌与溃疡学组组长、南昌大学附一医院消化内科吕农华教授指出：“由于幽门螺杆菌的感染及耐药性，强调首次根除幽门螺杆菌应选用抑酸效果更好的质子泵抑制剂（PPI）。”

有益大脑健康的食物，孩子吃对了吗?

近日，帝斯曼集团在上海举办学术研讨会，并邀请了来自英国的权威家庭医生希拉里琼斯先生以“健康无限”为题，分享了保持健康的秘诀。帝斯曼集团是全球领先的营养补充剂制造商之一，其生产的life’sDHA是从天然微藻中提取的n-3 DHA（二十二碳六烯酸）。该产品广泛应用于强化食品和饮料中，有助于弥补日常饮食的营养不足。植物DHA天然纯净、无污染，更安全。DHA可促进大脑发育，改善孩子记忆力，有助睡眠。

探索“1+1”诊疗模式，仁济南院“送医到社区”

近日，上海交通大学医学院附属仁济医院南院携手浦江镇社区卫生服务中心共同举办“肿瘤诊疗名医进社区义诊活动”。本次活动由仁济南院常务副院长、妇科主任医师王育教授亲自挂帅，胸外科、肿瘤介入科、血液科、中医科、妇产科等十多个科室专家参与，受到了广大社区居民的热烈欢迎。王育院长表示，“1+1+1”模式是今年上海市分级诊疗制度建设的重要内容。所谓“1+1+1”，就是社区居民签约1家社区卫生服务中心、1家区级医院和1家市级医院。签约市民患病后，先前往签约家庭医生处就诊，若病情较重，再通过家庭医生转诊至二级、三级医院就诊。由于闵行浦江镇地区医疗资源布局比较特殊性，区域内没有二级医院，故仁济南院主动对接浦江社区卫生服务中心，探索建立“1+1”医疗服务模式，尝试开展区域内的协同医疗诊治。

“橙心关爱－慢性肾脏病患者教育”公益项目在京启动

2015年5月21日，“橙心关爱－慢性肾脏病患者教育”公益项目启动会在北京宋庆龄故居举行。启动会上，中国宋庆龄基金会首次倡议在全国范围内设立“肾脏关爱日”，希望通过“肾脏关爱日”的设立进一步提高公众对慢性肾病的关注，加强公众预防慢性肾病的意识，同时呼吁全社会关注并关爱肾病患者，特别是终末期肾衰患者，提升其生活质量。中国宋庆龄基金会井顿泉副主席、公益合作处王刚玉处长，国家卫生计生委中日医院李文歌教授，奥运跳板跳水冠军高敏女士，百特金宝肾科中国慢性透析业务市场部总监周瑾先生以及多位来自各区域的专家和肾友代表共同出席了启动会。今年“肾脏关爱日”主题是——关爱肾脏 力挺低盐，希望通过慢性肾病患者的盐摄入话题，引发公众对慢性肾病这一疾病和慢性肾病患者这一群体，尤其是终末期肾衰患者的高度关注，同时也倡导公众健康合理饮食，减轻肾脏负担，预防肾病的发生。

探索微世界 健肠益起来

近日，由中国食品科学技术学会联合养乐多（中国）投资有限公司共同举办的“第十届乳酸菌与健康国际研讨会消费者课堂”在上海成功召开。中国食品科学技术学会秘书长邵薇、中国农业大学食品科学与营养工程学院教授任发政、养乐多本社中央研究所资深研究员千叶胜由、养乐多（中国）投资有限公司董事·总经理平野晋和副总经理中岛纪幸等嘉宾出席。会上，任发政教授以探索益生菌奥秘为主要话题，从认识益生菌、区别益生菌及正确挑选益生菌产品三个层面阐述。日本专家介绍了最新研究成果，即干酪乳杆菌代田株对肠道菌群、缓解便秘及人体免疫应答调节三方面，发挥对人体健康有益作用。

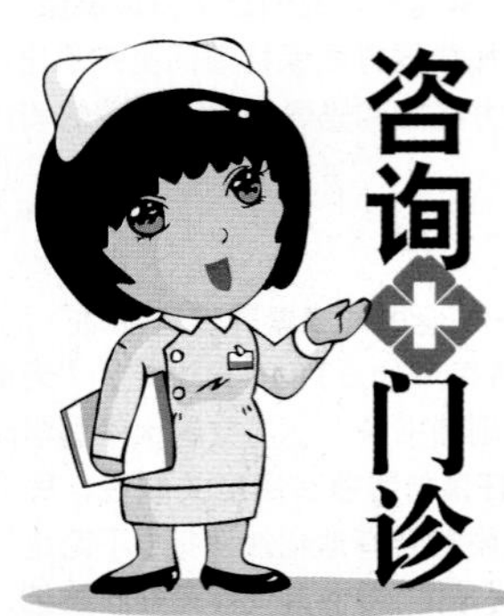

网上咨询 :popularmedicine@sstp.cn
（专家门诊时间以当日挂牌为准）

老年糖尿病血糖应控制在什么范围

我今年81岁，患糖尿病20多年，以前曾服用二甲双胍等降糖药，血糖达标，但因药物对胃的副作用比较大，后来改服保健品两三年。去年上半年血糖居高不下，我又开始服用降糖药拜糖平(一日3次)和格列吡嗪缓释片(每日早餐前1次)，同时吃苦瓜胶囊或新鲜苦瓜。这一年多来，我的空腹血糖在10毫摩/升以内，餐后2小时血糖在12~14毫摩/升，其他各项检查都正常。医生说我血糖偏高，建议晚餐前加服半片格列吡嗪缓释片。我看到保健杂志上有文章说，老年人空腹血糖不高于10、餐后2小时血糖不高于15即可。请问我现在的血糖算不算高?到底多少算正常?

安徽　詹女士

中国人民解放军第306医院糖尿病诊治中心主任医师许樟荣：您目前口服拜糖平50毫克(如果是1片)一日3次和格列吡嗪控释片5毫克(1片)早上1次，空腹血糖低于10毫摩/升、餐后血糖12~14毫摩/升，结合您的年龄，这个血糖水平是可以接受的。建议您复查糖化血红蛋白，如果糖化血红蛋白低于8%，且您没有严重的糖尿病并发症的话，不必调整用药。如果糖化血红蛋白高于8%或有严重的糖尿病并发症，建议您尽快到糖尿病专科就诊。

一般而言，年过80岁的老人，控制血糖的第一个目标是切切不要发生低血糖，尤其不要发生严重的低血糖，因为低血糖可以致残致死。其次是不要出现严重的高血糖，如：空腹血糖高于15毫摩/升、餐后血糖高于20毫摩/升，严重的高血糖会出现酮症，甚至高血糖高渗性昏迷，这些是急症，危害严重。长期轻到中度的高血糖可以引起糖尿病慢性并发症，导致失明、肾功能衰竭和心脑血管疾病。这些慢性并发症的发生发展需要很长的时间，假如您目前没有明显的糖尿病慢性并发症，那么，即使血糖水平高一些，也不至于出现严重的问题。所以，老年人的血糖控制不必过于严格。

专家门诊：周三上午

乙肝表面抗体检测结果怎么看

我10年前打过乙肝疫苗，最近想看看需不需要重新接种，就去做了“乙肝五项”的化验。结果显示乙肝表面抗体为10 mIU/ml，记得以前都是用“+”或“-”来表示的，这两种结果应该怎么看?

山东　刘先生

山东大学附属济南传染病医院主任医师汪明明：目前，“乙肝五项”有两种检测方法：一种是定性的方法，结果用阴性(-)或阳性(+)来表示，比较笼统，一般用于临床的初步诊断；一种是定量的方法，结果用具体数字来表示，比较精确，用于临床的治疗评价。有条件者，我们建议尽量进行定量检测。在定量检测中，当表面抗体大于10 mIU/ml(毫单位/毫升)时为阳性，但只有大于30 mIU/ml以上时才对人体有保护作用，当大于100 mIU/ml以上时有极好的保护作用。目前你可以补种一针乙肝疫苗。

专家门诊：周一全天

直肠腺瘤会癌变吗

我在2015年第5期的《大众医学》上看到《筛查大肠癌 什么方法好》一文后大受启发。刚好一个月前，我发现自己大便里带血，去医院检查，医生说是内外混合痔。我姐姐去年因直肠癌去世，我要求做了一个肠镜检查，结果发现回盲部有2枚有蒂光滑息肉，大约0.4厘米，直肠距肛门约16厘米处见0.5厘米有蒂息肉，表面颗粒粗糙。病理检查结果为“回盲部增生性息肉，直肠管状腺瘤”。医生说没事儿，定期检查就行。我听说息肉会癌变，那腺瘤会癌变吗?今后日常生活需要注意什么?所谓定期检查是不是做肠镜检查?我太怕做肠镜检查了，不是怕痛，而是肠镜检查后的腹泻让人受不了。

江苏　陈女士

上海中医药大学附属龙华医院肿瘤科副主任医师顾贤：腺瘤是良性的，一般不会癌变。如果您很担心，加上您姐姐有直肠癌病史，建议您在肠镜下摘除息肉和腺瘤。日常生活中需要注意清淡饮食、适当运动，不要食用隔夜蔬菜，避免二手烟。定期检查就是肠镜检查，如果摘除息肉和腺瘤，其后应每年复查一次，连续复查3年。一般肠镜检查前会腹泻，这是因为服用了泻药，肠镜检查后大多数人不会腹泻。

专家门诊：周二上午(总院)，周一、周五上午(分院)

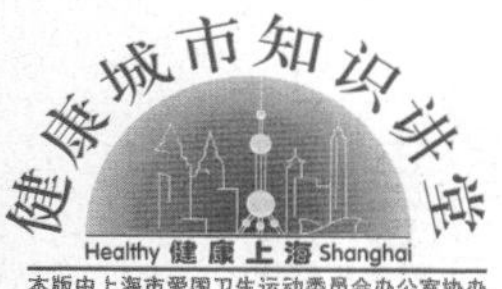

学、乐一体 人"健"人爱

本刊记者 王丽云

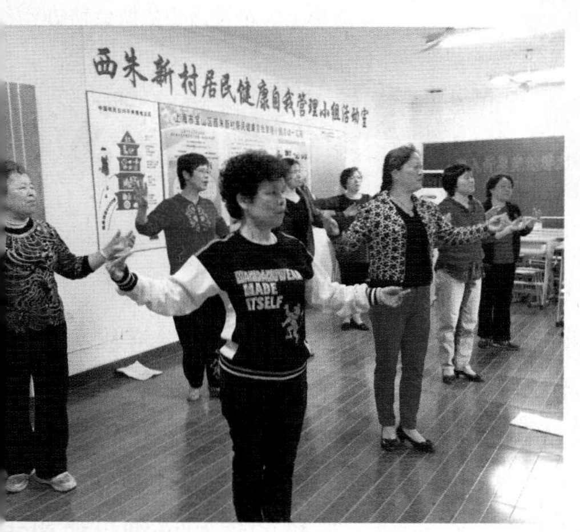

在上海市宝山区吴淞街道西朱新村近2000的常住人口中，60岁以上的老人占1/3。为了让更多的居民特别是老年人了解健康知识、享受健康教育、参与健康活动，居委会于2011年组建了"市民健康自我管理小组"，通过邀请专业医生定期开展健康咨询、组织各具特色的主题健康讲座等活动，引导居民走出小家庭融入"大家庭"。现在，越来越多的居民从"麻将台"走到健身路径上，从家庭电视娱乐型转变为小区健身活动型，收获了人"健"人爱。

民主自治，促进小组健康运转

几年来，西朱新村的健康自我管理小组已发展到5个，共有组员60多人。为了调动组员积极性，做好民主自治(自我管理、自我教育、自我服务)，今年，在居委会的指导下，健康自我管理小组成立了组委会，设立组织委员、学习委员、文体委员、宣传委员、劳动委员各1名，同时建立了完善规范的管理制度。

各项制度的建立和完善，促使组员民主自治管理工作在合理的框架渠道中顺畅高效运行。如今，小组已做到月月有活动、居民齐参与，把健康服务延伸进居民区、传播到共建单位。

策划组织，让主题活动丰富多彩

每年年初，小组就会策划好全年的活动主题。2015年初，小组制定的主题活动计划包括控制烟害、爱国卫生公益活动、药膳养生、食品安全、应急自救、四季养生、健康传播、科学健身、心情放松等。

每个月的主题活动，组委会的策划组织都非常全面，在课堂教学的基础上，健康有序地开展各种形式的第二课堂和走出小区服务社会的第三课堂，尽量将健康知识融入各种形式的活动中。

如今年2~3月份的主题活动为控制烟害，在《上海市公共场所控制吸烟条例》实施五周年之际，小组策划了详细的"远离烟草，健康人生"禁烟活动方案，成立了控烟志愿者队伍，推动居民支持和参与公共场所控烟工作。宣传形式包括张贴禁烟海报、发出"携手禁烟"倡议书、进行"禁烟创文明"横幅签名及现场留言活动、到附近公交车站进行控烟温馨劝导等。

再如4月份的食品安全主题活动中，健康自我管理小组除了邀请专家进行相关讲座，还组织大家到食品厂参观学习，在轻松有趣的互动中学到知识；4月份开始的药膳养生主题活动中，小组邀请中医药专家进行了家庭种植中草药的讲座，然后在小区辟出一小块地，组织大家种植枸杞、艾、金银花等中草药，等到采摘季节采摘后作为健康礼物送给独居老人；6月份的四季养生主题活动中，正值端午节，小组邀请医生进行相关的知识讲座，同时组织包粽子、做香囊比赛，再将粽子和香囊作为礼物送给与小区毗邻的消防官兵……

这些丰富多彩的主题活动，融入了很多健康知识，特别容易让人接受并在实际生活中实践。

文体活动，集学习、娱乐于一体

除了主题活动，健康自我管理小组还因地制宜地开展知识竞赛、厨艺展示、亲子运动会、社区表演等各种文体活动，把健康理念和知识传播给更多的人。

参加健康自我管理小组的成员多是老年人，为了将健康知识传播给年轻人和孩子，小组准备在8月份孩子放暑假时举办"童心同乐亲子运动会"；为了让居民们直观地了解到如何科学刷牙，小组打算在9月份"全国爱牙日"之际进行路演，现场示范、表演加纠错。

为了更好地传播中医养生知识，小组还精心编制了"强体养生保健康"的快板书，并邀请专业老师进行指导(如图)。经过几个月的精心准备和排练，快板队将在夏日纳凉晚会隆重登场。PM

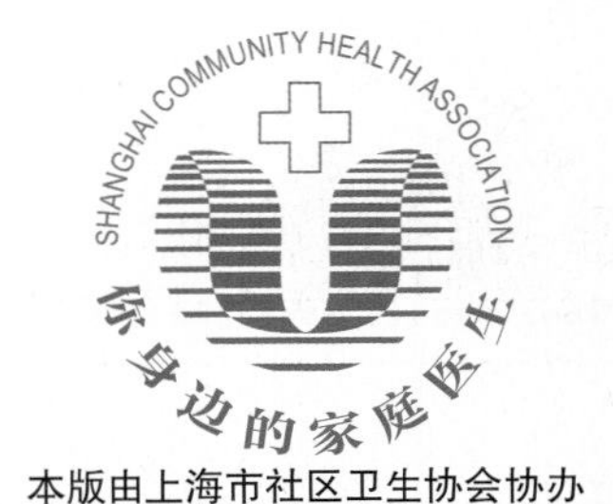

本版由上海市社区卫生协会协办

"上海市十佳家庭医生"施建荣

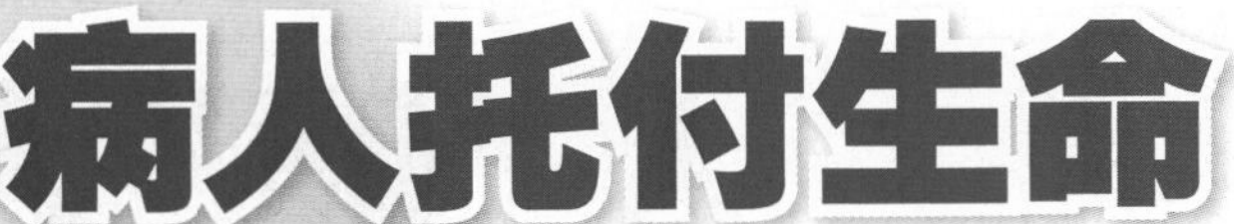

病人托付生命 我必献出爱心

本刊记者　王丽云

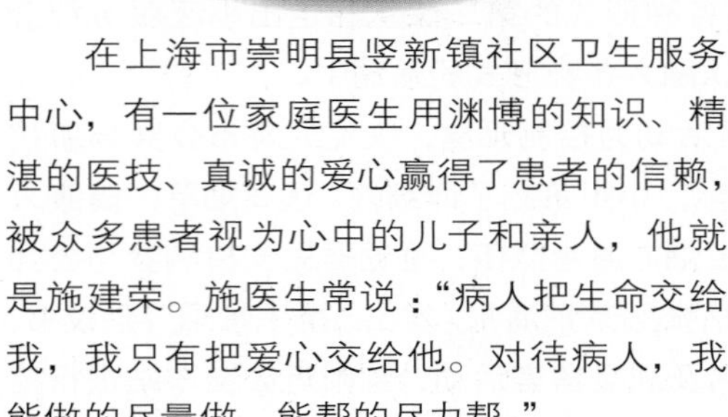

在上海市崇明县竖新镇社区卫生服务中心，有一位家庭医生用渊博的知识、精湛的医技、真诚的爱心赢得了患者的信赖，被众多患者视为心中的儿子和亲人，他就是施建荣。施医生常说："病人把生命交给我，我只有把爱心交给他。对待病人，我能做的尽量做，能帮的尽力帮。"

从中专到本科，拥有3个中级职称

作为一名医生，只有通过提高医疗服务质量，才能赢得患者信任。十多年来，原本只有中专学历的施建荣医生多次参加在职学习和教育，通过自己的努力，获得了本科学历，并先后拿到了心血管病学、全科医学、内科学三个中级专业技术职称，成为竖新镇社区卫生服务中心的医疗骨干。

多年来，遇到疑难问题，施医生总是虚心向别人请教、向书本求解，不断学习和掌握社区常见病多发病的新知识、新技术和新疗法，了解全科医学的新动态，积累新经验。工作中，他把学习到的新技术广泛应用于临床，利用自己掌握的医学知识，尽量减轻患者的痛苦和经济负担。

爱心造就"慢郎中"

施医生说："医生不仅仅要解除病人的病痛，还要用一颗关爱之心给人以温暖。"

施医生性格比较慢，平常不急不躁，加上有一颗对患者的满腔关爱之心，因此，他所在的诊室往往是所有诊室中病人就诊速度最慢的。他总是耐心听取病人的诉说，全面地查体，详细为病人分析病情和制定治疗方案，不厌其烦地向患者解释病情、讲解注意事项。据了解，施医生一天门诊大约可以看六七十个病人，平均每个病人10分钟左右，有的病人病情比较复杂，生活中、治疗中需要注意的问题比较多，他就会花上半小时为患者仔细讲解。这样的慢和仔细，让患者心里特别踏实。凡是找他看过病的患者，以后再看病大多会特地等他坐诊时去。

施医生认为，看病不仅需要医学专业知识，还需要很多心理和社会知识，这样才能更好地服务于患者。有一位顽固性高血压患者张女士，曾在其他医院就诊，吃两种降压药（氯沙坦和氨氯地平），但血压一直控制不好。张女士的父母是施医生的老病人，有一次张女士回家看望父母，父母见女儿血压总是降不下来，就带她去找施医生。施医生为张女士详细检查后发现她的脚有些肿，就建议在原有的降压药基础上加一种利尿剂（氢氯噻嗪）。但是，张女士认为药吃多了副作用太多，心里很忌讳，不愿意加药。施医生了解到她的想法后，灵机一动，将张女士原先服用的氯沙坦改为复方氯沙坦氢氯噻嗪片，这样还是服用两种药，但实际上已经达到了调整用药的目的，张女士愉快地接受了。调整一段时间后，张女士的血压果然控制得不错，脚也不肿了，成了施医生的忠实患者。

帮助患者，时间总能挤出来

不分白天黑夜，施医生总是保持手机畅通，因为众多签约患者会随时给他打电话咨询健康问题。除了医疗工作，他还要利用下班时间完成医疗管理任务，因此一直嫌时间不够用，但是在对待患者时，他的时间又总是那么宽裕。

有位胃癌术后腹壁造瘘的老年患者，出院后定期到社区卫生服务中心换药，并提出必要时请医生上门服务的要求，因创面较深容易引发感染，遭到了多位医生的婉拒。最后，患者抱着仅有一点希望找到施医生。虽然这不是家庭医生必须要做的工作，但望着患者无助的眼神，施医生还是毫不犹豫地满口应允。他利用自己的休息时间，默默为患者提供细致的诊疗服务直至伤口得到痊愈，令患者及其家属感激不已。PM

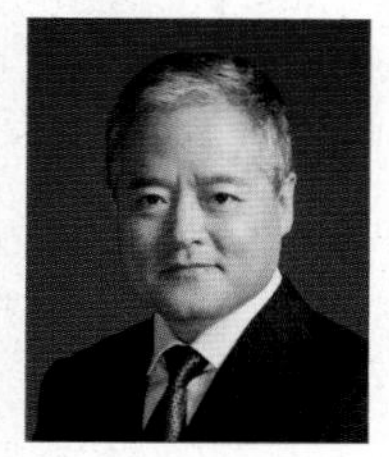

段 涛
上海市第一妇婴保健院院长
产科主任医师、教授
上海市产前诊断中心主任

"妙笔"书写着医者之心 "仁心"跳动在笔下字间

更多科室的更多好医生，在《大众医学》微信"好医生"版块中。

TA的擅长

出生缺陷，子痫前期，早产，双胎。

TA的文摘

孕产妇的纠结

孕妇该吃多少，动多少

管住嘴　原则是适量、均衡。适量指不吃"十分饱"，饿了可以吃既有营养又含糖少的黄瓜、番茄、胡萝卜等。均衡指荤素搭配、食物多样性，保证各种维生素和矿物质的摄入。另建议将每日所吃的所有食物写成"饮食日记"，便于调整或给医生参考。

迈开腿　最简单有效的运动方式是快步走，最好每天半小时，走完后微出汗、心跳明显加快。当然也因人而异，刚开始可以坚持散步，然后逐步过渡到中速走和快速走。还可坚持游泳、做瑜伽。

"管住嘴、迈开腿"的目标是孕妇进入中孕期后，每周体重增加不超过 0.5 千克，孩子出生体重 3 千克左右。

孕期一定要额外补钙吗

整个孕期需要很多钙帮助孩子长骨骼和牙齿，妊娠中晚期每日推荐的钙摄入量为 1000~1200 毫克。如果饮食中已有很多的牛奶和奶制品（酸奶和奶酪），可以不用额外补钙。但多数孕妇做不到，所以仍需额外补钙。

补钙同时还应补充维生素 D，有助钙的吸收和利用，同时对母亲和孩子的皮肤、视力有益处。

进入孕晚期后，何时该去医院

规律宫缩　宫缩刚开始时，可以暂时观察，等到每 5~7 分钟一次宫缩时即可前往医院。

阴道出血　有少许血性分泌物出现（见红）不用担心，可暂时观察。如出血量较多，需要去医院看急诊。

胎膜破裂　胎膜破裂后，阴道会有羊水持续流出，表现为中到多量的无色液体，需要和尿液、阴道分泌物鉴别。尿液的流出多数可控，有尿液味道；阴道分泌物的量一般比较少，不会持续流出。

胎动明显减少　孕晚期胎动明显减少（不满 3 次 / 小时，或不满 6 次 /2 小时）提示可能存在胎儿宫内缺氧，也需要去医院看急诊。不过也不必过于焦虑地随时随地数胎动，宝宝有时会睡较长时间，或胎动不太活跃。例如上午胎动不明显，可以观察下午时段后再定。

孕产妇的迷信

挑"黄道吉日"生孩子

没有必要执着于挑选"黄道吉日"进行剖宫产。对于没有并发症或合并症的母亲要求的剖宫产，一般会安排在 39 周左右。虽然 37 周已算足月，但和 39 周分娩的孩子相比，37~38 周分娩的孩子的各种并发症仍较高，所以不要轻易拿孩子的健康和生命开玩笑。

坐月子时"什么都不能做"

科学坐月子的原则是不要走极端，营养要均衡，生活方式要合理。

饮食方面，原则上吃什么都可以，但要健康、均衡、有营养、不过量。

生活方式方面，注意休养，但千万不要天天躺在床上。可以刷牙、洗澡、洗头，可以开空调（别着凉）、适当看电视、看手机。出月子恶露干净后可以恢复性生活（最好用安全套），可以逐步恢复运动，2~3 个月后逐步回到孕前的运动量。PM

怎样找到TA

医院：上海市第一妇婴保健院产科

微博：段涛医生

微信公众号：段涛大夫

个人网站：好大夫在线　http://duantaodr.haodf.com/

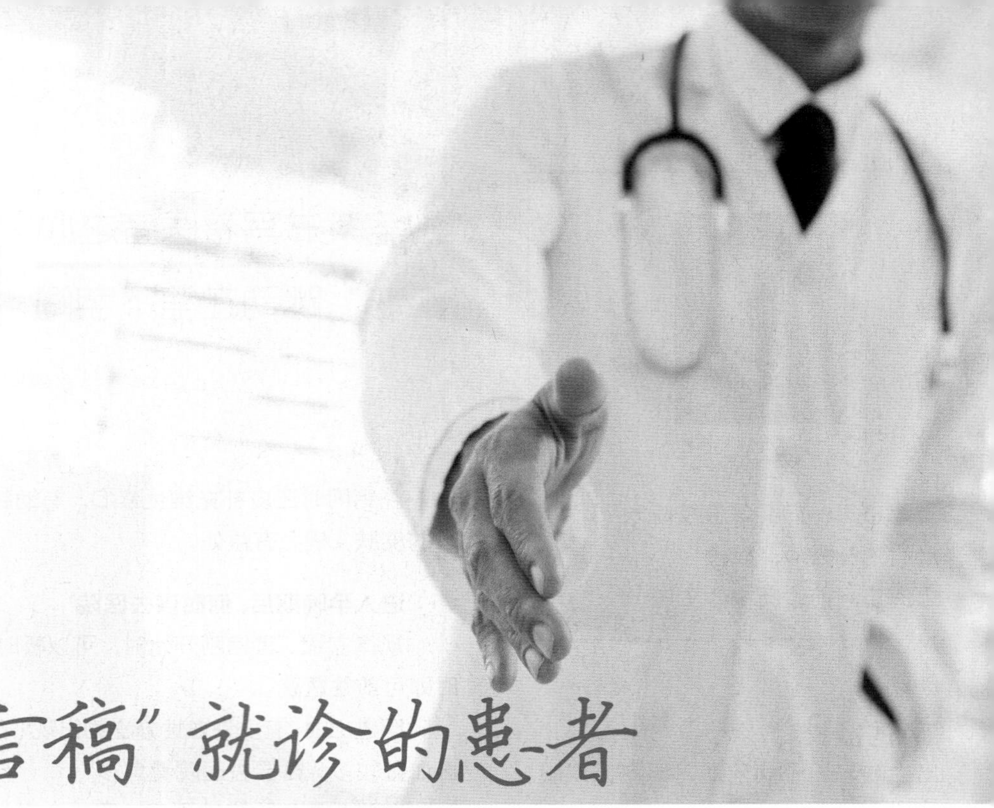

捧着“发言稿”就诊的患者

中国中医科学院西苑医院中医消化内科　李　博

门诊时，我总是见到患者拿出一张纸或一本本子，对我说：“大夫，我怕忘了要问你的问题，所以写下来。”

有简有精的“发言稿”，表明患者相同的心意

这些捧着“发言稿”前来就诊的可爱患者，从大叔到大妈，从小妹到大姐。所写的“稿子”有长也有短，简单的仅列举条目，复杂的详细纪录着求医的过程，精致的附有亲手绘制的图表，并且编辑得纲举目张，然后打印出来，放到我的面前。

这些“发言稿”是患者真实的感受和评价，我可以看出他们的用心、对健康的重视以及为医生着想的心意。我喜欢这样的患者，愿意用他们的“发言稿”互相讨论。实际上，临床诊疗的实际需求，需要患者的积极参与。从问题出发的互动，给医患实际交流的空间和平台，也让健康问题更明了。

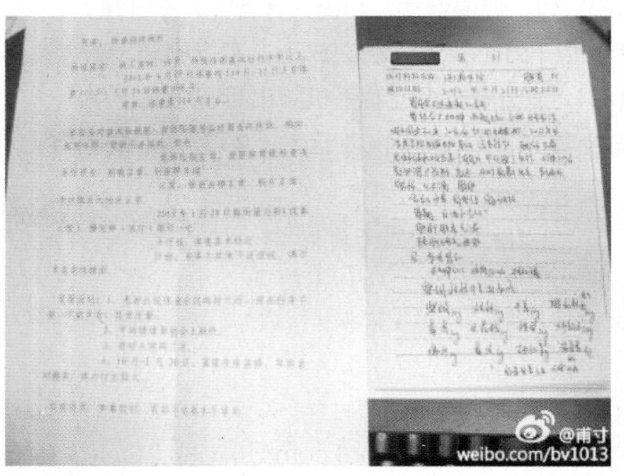

故事中蕴藏的诊疗思路

患者的“发言稿”不仅记录着他们的病情、感受，还演绎着医患之间一个个故事。故事也许有趣，也许乏味，也许让你无奈，也许让你感动，但用心体会，总能发现用以诊疗的“蛛丝马迹”。

小然的故事：敏感细腻跃然纸上　如果不是有很多患者在候诊，我想我可以不打断小然的讲述。她从10年前的一次吃饭开始，旁征博引了很多报纸、网络的信息，“发言稿”上密密麻麻的字都在“分析”她胃痛的原因：早晨喝酸奶比不喝酸奶的疼痛多了一分；便秘出现那天吃了锡纸包的鲈鱼，可能是那家餐厅出售的鲈鱼质量不好……小然内心的敏感和细腻跃然纸上。

结合“发言稿”的记录，我迅速把握她的病情，打消她一些稀奇古怪的想法，斩钉截铁地告诉她：疾病很简单，往往是长时间不规律饮食导致的胃肠功能失调。平日里保持规律饮食、适当运动，就可以恢复，甚至不用吃药。此外，小然还需要心理调摄，有必要时可用调畅情志的方法，如中医疏肝理气法。

刘大妈的故事：口中笔下全是女儿　为了给女儿看病，刘大妈带着丈夫三番五次地从门口探进头来，直到坐在我的诊桌前，眉头紧锁地讲述着女儿的情况：她最近好不容易考到一所著名大学，可她太瘦了，怎么补都不见起色，应该怎么办呢？刘大妈的“发言稿”上歪歪斜斜地写着女儿体重的变化、发脾气的次数、每日三餐的菜色和食用量，等等。由于她心情焦虑，恨不得很快介绍完。

我让她先缓和焦虑的心情，然后分析给她听，爱要讲究方法，不是一味地关注和呵护。这是一个很复杂的问题，需要先解决母亲精神上的过度关注，才有可能彻底解放女儿的身心。最后我和刘大妈约定，请她的女儿直接来找我即可，经过调理，她的女儿应该可以恢复到一个比较满意的状态。

王大爷的故事：与性格一样起伏的血压 王大爷的嗓门可以引起所有人的注意，是典型的“急性子”，恨不得我马上就为他开药，立即就能好起来。可能听了我的建议，他会稍微平静一些，但是一出门，估计就把医嘱抛向九霄云外了。王大爷的“发言稿”上，有他的女儿仔细画的一张图，描绘了王大爷这一周的血压和血糖，图上的曲线随着时间的推移忽高忽低，很少出现平稳的时候，就像王大爷的性格。

我对王大爷说，要继续记录这些血压和血糖的变化。这是一种鞭策，让王大爷经常感觉到他的血压、血糖乃至情绪处于不稳定的状态。我建议王大爷多关注能够让自己静下心来的事，例如钓鱼、河边散步等休闲活动，这样才能把身体状态调整到最好。交流中，我和王大爷聊家常，希望借由轻松平和的环境感染他。

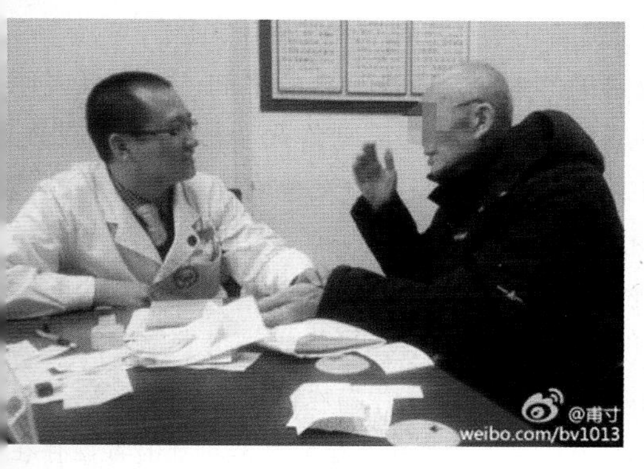

从单方面的“发言稿”，走向“医患共建式病历”

患者写的“发言稿”五花八门，没有固定模式，这种“随意”正是他们最真实最原始的记录。对于我，坐在他们面前的医生，在欣赏用“发言稿”纪录的故事同时，要冷静把握要点，最重要的是因势利导、加以扶正，而不能随波逐流。就像中医认为“其高者因而越之”，讲述的就是根据疾病的特征采取的因势利导法（如病所在咽喉、胃脘等上部，可用“吐法”将它消除）。看诊也是如此，通过患者的“发言稿”，可以在更高的角度把握诊疗、做出判断。

后来，我把“发言稿”贴在病历上，称之为“甫寸式门诊病历”，并逐渐运用到我的门诊中（我称之为“甫寸门诊”，“甫寸”拆分自我的名字“博”，同时表示“甫心杏林间，寸草博医源”，含有一点一滴积累的意思），为诊断疾病、解释患者的疑问、健康科普提供了不少帮助。而这些，是医生和患者形成的默契，是医患彼此信任和密切配合的结果。我渐渐明白，在诊疗过程中，不能仅考虑一些指标的高低，每个人的情况不同，我们应该综合评估干预措施的效果，让患者更健康、更舒服。

我的目标是：适当引导，做好有一定固定格式的“甫寸式门诊病历”，并逐渐引入健康管理，有专人负责管理病历，并定期随访指导。经过我的努力，医患共建的“甫寸式门诊病历”已经申请到了国家自然基金项目，专门对其进行科学研究，让这样的健康管理从梦中走到现实。

我希望的是：我和患者可以共同谱写健康和谐的乐章，把握他们的内心，增强真诚的沟通，让对症的药物发挥得更好，在医患配合故事的结尾，得到完美的结局。PM

“医患之声”征文启事

无论你是医生，还是患者，如果你曾经在行医或就医过程中遇到过感动事、愤怒事、困惑事、纠结事、委屈事，或者对如何提高就医效率、改善医患关系等问题有所感悟，欢迎大家踊跃投稿，一经录用，稿酬从优。

投稿方式：

1.上海市钦州南路71号《大众医学》编辑部“医患之声”栏目（200235）

2.电子邮箱：popularmedicine@sstp.cn（请注明“医患之声”栏目投稿）

3.传真：021-64845062（请注明“医患之声”栏目投稿）

为方便联系，请投稿作者注明具体地址、邮编和联系电话。

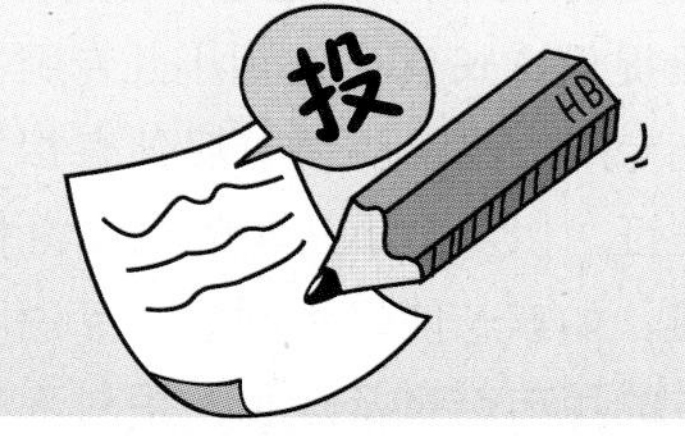

本期“微活动”猜中草药答案：

①金银花（忍冬）；②茴香（入药称“小茴香”）；③菘蓝（根入药称“板蓝根”，叶入药称“大青叶”）；④鱼腥草；⑤丹参；⑥车前草（种子入药称“车前子”）。

孩子吃中药选药"四"原则

复旦大学附属儿科医院中医科主任医师 俞 建

生活实例

小姜的宝贝儿子今年2岁，长得乖巧、可爱，只是身体不太好，容易生病，动不动感冒、咳嗽，经常使用抗生素。孩子小，抵抗力差，抗生素用多了有副作用，小姜就想给孩子吃点增强抵抗力的药物。听说中药没有副作用，她就自作主张到药店买了调节免疫力的中药颗粒，给儿子服用了2周，感冒倒没有再发生，但儿子却出现了大便干结，甚至不想吃东西。到医院中医科就诊，医生说是上火、积食，与吃补药有一定关系。小姜有点纳闷：中药不是没有副作用吗？应该怎样给小儿吃中药呢？

中药大多来自天然，与化学合成药物或生物制剂比较，绝大多数作用较为缓和，副作用较少。但是，中药用得不恰当，也会产生或多或少的副作用。按照中医理论，小儿属于"稚阴稚阳""脏腑娇嫩，形气未充"，即小儿的身体无论结构还是功能都没有完全成熟，"易虚易实、易寒易热"，免疫力比一般成年人差。而中药是根据四气五味、寒热温凉的偏性来纠正患儿体内的不平衡，所以中药用得对是治疗，用得不对，也会产生一定的副作用。

由于小儿具有这些生理特点，再加上小儿对中药的代谢速度及耐受程度与成人不同，因此，家长在给孩子吃中药时，应遵循以下用药原则。

1. 优先选用小儿专用药。临床上，供儿童使用的专用中药不多，在有条件的情况下，一般提倡家长优先选用小儿专用中药。这些小儿专用中药说明书中都列有相关中、西医适应证，以及与小儿年龄或体重相应的用药剂量。如家长能仔细阅读药品说明书，选择相应的用药剂量及疗程，相对来说，疗效比较可靠，副作用也会减到最少。

说明：专供小儿服用的中药，大多在药名中有"小儿""娃娃"或"儿童"等字样，以与成人药相区别。例如，小儿消食片、小儿感冒冲剂、健儿清解液、小儿化痰丸、儿童清肺丸等。有些是在包装上画小儿肖像或直接注明小儿用药，可供家长选用时参考。

2. 根据儿童年龄与体重选择相应药物剂量。无论中药还是西药，供儿童专用的毕竟极少。因此，家长给孩子使用非小儿专用药的机会更多。此时，家长需要找懂得中药药性的儿科中医师咨询，在保证有效性和安全性前提下，根据儿童年龄与体重选择相应的药物剂量。注意，所谓的儿童剂量是药品上市后医生参照成人用法，或按照临床经验专家估计的剂量。

说明：中药有一定的安全用药剂量范围，稍多一些或少一些不会产生很大的副作用。但是，这毕竟不是一种科学的方法。目前，国家食品药品监督管理总局已经开始进行上市后儿童用药的临床剂量再试验。

3. 尽量使用成分比较明确的中药。现在上市的中药，其药品说明书大多列出了药物的所有成分，基本没有毒副作用明显的中药成分。但是，有一些以前批准的中西药混合的药物，没有明确标出所有的药物成分。若同时使用含有相似成分的中药和西药，可能导致不良反应发生。因此，儿童应尽量使用成分明确的中药。

说明：近年来，欧洲一些国家在我国出口的某些中药中检测出重金属成分，如有些传统中药是朱砂等包衣，这一类中药在西方已被禁用。注意，虽然现在对复方中药配伍后或中药炮制后这些化学成分是否还有毒性存在争议，但儿童应在有经验的中医师指导下谨慎使用。

4. 选择相对安全的用药途径。目前，市场上的中药大多通过口服、外用、注射（肌内和静脉）三种途径。其中，口服和外用相对于注射来说，不良反应发生率相对较少。口服中药是几千年来的传统用药途径，相对副作用较少；外用中药，除了少量过敏体质的特殊患儿以外，副作用也比较少。

说明：中药注射制剂是近几十年发展起来的，起效较快，也没有中药口味较差的缺点，但肌内或静脉途径更容易致敏，不良反应发生率较口服和外用高，故儿童需要在有资质的医院监护下谨慎使用。

总体来说，传统制剂中药还是比较安全的，副作用较少，特别是调理体质、开胃止泻等常用药品。但是，副作用再小的中药也有四气五味、寒热温凉之分。家长使用中药应遵循上述四原则。必要时，可在中医师指导下使用中药，更有效、更安全。PM

胃药：饭前服还是饭后服

第二军医大学附属长海医院消化内科　王树玲　柏　愚（副教授）

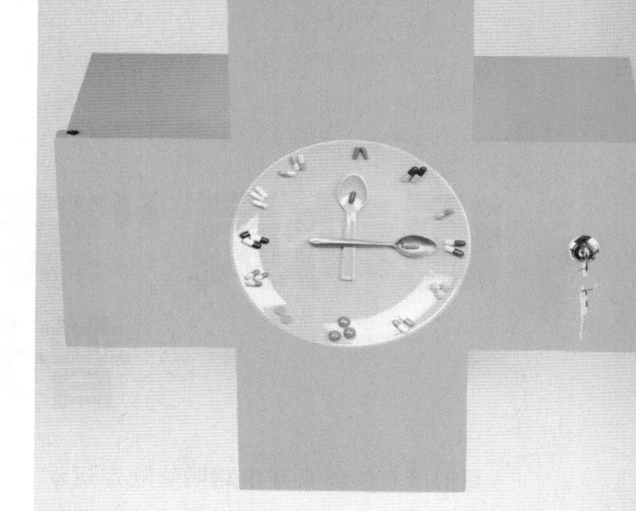

目前，治疗慢性胃炎、消化性溃疡、功能性消化不良等疾病的胃药主要有胃黏膜保护药、促胃动力药、抑酸药、抗酸药等。那么，这些药究竟是饭前服好，还是饭后服好呢?

1.保护胃黏膜药饭前半小时服

保护胃黏膜药包括硫糖铝、枸橼酸铋钾等。它们直接在胃黏膜表面形成一层保护膜，从而发挥屏障作用，不仅可以阻止胃酸、消化酶对溃疡的侵袭，而且可以避免食物阻碍药物与胃壁的接触。因此，建议在饭前半小时左右服用。

注意事项：饮酒前服用胃黏膜保护药，虽然可能在一定程度上对胃起到保护作用，但并不能抵消酒精对肝脏、胰腺等器官造成的损害。

2.促胃动力药饭前15～30分钟服

促胃动力药包括吗丁啉（多潘立酮）、胃复安（甲氧氯普胺）以及西沙比利、莫沙比利等。它们通过增强和协调胃肠蠕动和胃排空，改善恶心、呕吐、反酸、嗳气和进食后腹胀等症状。建议在饭前15~30分钟服用，可使血液中药物浓度在进食时达到高峰，获得最佳疗效。

注意事项：促胃动力药与抗胆碱药，如阿托品、颠茄片等对胃的作用正好相反，两者不可同时服用。

3.质子泵抑制剂饭前30分钟空腹服

质子泵抑制剂包括泮托拉唑、埃索美拉唑、奥美拉唑、兰索拉唑、雷贝拉唑等。它们通过作用于胃酸形成的最后一步，即抑制胃酸分泌而发挥作用，作用维持时间长，可以更好地抑制胃酸的分泌，是目前治疗消化性溃疡等酸相关性疾病最有效的药物。饭前30分钟空腹服用，可使其药物浓度在壁细胞分泌小管中达到最高峰，实现最佳疗效。需要指出的是，相对于晚上服用，早上服用质子泵抑制剂的生物利用度更高，可以有24小时的抑酸效果。若需要服用较大剂量的质子泵抑制剂，建议分2次服用。

注意事项：质子泵抑制剂应整片吞服，不宜咀嚼或嚼碎。当抑酸药与抗酸药合用时，服药间隔时间应不少于1小时。长期大剂量服用质子泵抑制剂的患者需要定期做胃镜检查，检查胃黏膜有无发生萎缩、息肉等改变。

4.抑酸药H_2受体拮抗剂早餐、晚餐时服

抑酸药H_2受体拮抗剂包括西咪替丁、雷尼替丁、法莫替丁等。它们可以部分抑制组胺、五肽胃泌素及食物刺激后引起的胃酸分泌，从而治疗消化性溃疡等酸相关性疾病。进餐以后，胃酸分泌量大大增加，抑酸药H_2受体拮抗剂最好跟着饭点服用，建议在早餐、晚餐时服用。需要指出的是，由于基础胃酸在夜间分泌周期最长，因此，在睡前服用H_2受体拮抗剂，也有很好的抑酸效果。

注意事项：H_2受体拮抗剂易产生耐受，并且停药后可引起反应性高胃酸分泌，因此，在临床上已逐渐被质子泵抑制剂所取代。

5.抗酸药饭后1小时服

抗酸药包括碳酸氢钠、氢氧化铝、铝碳酸镁等。这类药物多为弱碱性无机盐，通过中和胃酸、减弱胃蛋白酶活性，保护溃疡创面发挥作用。这类药物大部分随粪便排出，仅少量经肠道吸收，所以，抗酸药在胃内时效的长短与胃排空的快慢有关。如果空腹服用，作用只能持续20~30分钟，而在餐后1~2小时服用，效果可能延长到3小时左右，而此时胃酸分泌量达到高峰，可发挥药物最大中和能力。

注意事项：由于胃酸持续分泌，如果服药效果不明显，可加服一次药物，但不可增加每次服药的剂量。例如，饭后1小时和3小时各服一次，睡前再加服一次。PM

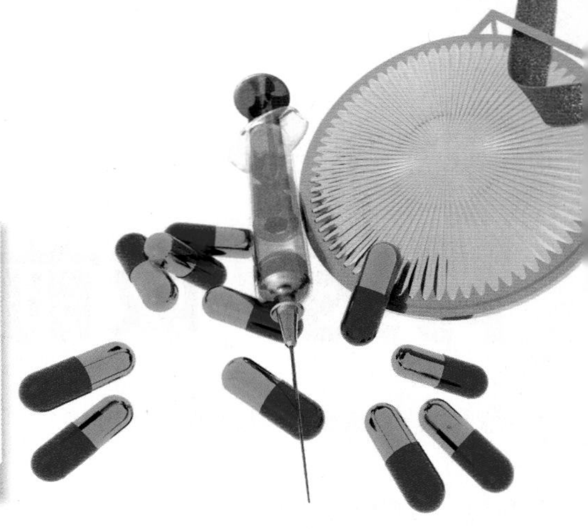

生活实例

前段时间，我国著名游泳运动员孙杨因尿检发现违禁药物曲美他嗪，遭禁赛3个月的处罚。那么,孙杨真的是故意违反规定服用了兴奋剂吗？其实，孙杨并非违反规定服用了兴奋剂。他既往得过病毒性心肌炎，一直服用曲美他嗪，以缓解心脏不适的感觉。在临床上，曲美他嗪是心内科常用药物。那么，为何孙杨还会受到处罚呢？

运动员“禁”药 普通人还可以用吗

复旦大学附属中山医院上海市心血管病研究所
副主任医师　程蕾蕾

目前所有的体育赛事均明确规定运动员不得使用任何违禁药物。因为违禁药物影响的不只是参赛运动员的比赛成绩，同时对其身心健康也会产生极大的危害。那么，运动员禁止使用的药物，普通人还可以服用吗? 对身体会产生哪些危害?

违禁药物多达百种

运动员禁用药物，也就是俗称的兴奋剂，原指能刺激人体神经系统，使人产生兴奋、从而提高功能状态和运动成绩的药物。但现在常说的兴奋剂是国际体育界违禁药物的总称，因为其实有些种类的药物并不具备兴奋性，甚至有些药物还具有抑制性。当前，被奥委会查处的违禁药物已经多达一百多种，大致可以分为以下七类。

1. 刺激剂：如精神刺激药物苯丙胺、拟交感神经胺类药物麻黄碱等，具有兴奋神经肌肉的药理作用。

2. 麻醉止痛剂：如哌替啶（度冷丁）、吗啡、可待因等，能够产生欣快感或心理刺激，使服用者超越正常的疼痛忍受界限，而尽力表现自己。

3. 合成类固醇类药物：多数为雄性激素的衍生物，是目前使用范围最广、使用频度最高的一类兴奋剂，服用后能够使体格强壮、肌肉发达、增强爆发力。

4. 利尿剂：通过影响肾脏的尿液生成过程，以增加尿量排出，减轻体重，并尽快减少体液和排泄物中其他兴奋剂代谢产物。

5. β 受体阻滞剂：具有镇静作用，服用后可降低血压、减慢心率、减少心肌耗氧量，提高人体平衡能力和运动耐力，还可消除运动员比赛前的紧张心理。

6. 内源性肽类激素：是人体原本就有的激素，如人体生长激素、胰岛素、促红细胞生成素等，增加体内激素水平之后可促进发育、增加人体代谢能量、提升血液内红细胞数量等。

7. 血液兴奋剂：在短期内增加血红细胞数量，从而达到增强血液载氧能力。

普通患者仍可使用

在运动员禁用药品目录中，不乏看到各种常见处方药，如胰岛素、麻黄碱等。这些药物因能从不同途径增强人体竞技技能，因而被运动员禁用。但是，作为具有治疗效果的药品，普通患者仍然可以根据病情对症使用，无需过于担心其副作用。

以孙杨事件为例，他服用的曲美他嗪是心内科常用药物，主要用于冠心病的治疗。实际上，直至 2014 年 1 月，曲美他嗪才因其潜在的增加运动能力的作用，被世界反兴奋剂 / 违禁药品组织列为体育比赛中运动员禁用药物。曲美他嗪的作用机制与一般兴奋剂不同，它不兴奋中枢神经，而是通过优化心肌能量代谢，提高机体对氧的利用效率，以产生更多的能量供应。同时，对骨骼肌也有潜在的代谢改善作用，能从心脏和骨骼肌两个方面提高患者的运动耐量。所以，曲美他嗪遭到体育比赛禁用。但对于有症状的冠心病病人而言，曲美他嗪能很好地改善心肌缺血状况，改善心绞痛发作频率和程度，是治疗冠心病的良药。

总之，运动员禁用药物有其行业特殊标准。而被列入禁用的药品仍然可以在医生指导下用于治疗某些疾病，患者不必过度担忧。PM

生活实例

老张退休以后，每天都与老朋友在公园聊天。近几天，老张胃口不好，脸色也不好，但仍坚持去公园锻炼。这天，他才快速走了一圈，就觉得心慌出汗，胸口不舒服，老朋友见状，赶紧掏出自己的“救命药”硝酸甘油，给他含了2片。没多一会，老张觉得心慌更重，挣扎着站起来，眼前一黑，栽倒在地上。大家急忙把老张送到医院，在急诊室里，医生发现老张血压非常低，验血发现老张严重贫血，医生很严肃地说：“贫血怎么还敢吃硝酸甘油？这药差点要了你的命！”原来老张是一位胃十二指肠溃疡患者，近日，他上腹部经常不舒服，且大便发黑（胃肠道出血），已导致严重贫血。老张很疑惑，为什么贫血不能服“救命药”硝酸甘油呢？

禁用硝酸甘油的五类人

复旦大学附属华山医院心内科　罗心平（教授）　李　剑

硝酸甘油又叫三硝酸甘油酯，是一种黄色的油状透明液体，这种液体可因震动而爆炸，属化学危险品，是化学家、诺贝尔奖设立者诺贝尔发现的，用于制作炸药。后来，在医药领域，硝酸甘油被稀释后制成0.3%硝酸甘油含片或气雾剂等，用来治疗冠心病。研究表明，在人体内硝酸甘油既能扩张动脉尤其是冠状动脉，也能扩张静脉。

冠状动脉被扩张后，可增加心肌供血；静脉被扩张后，可减少回心血量，降低心脏负荷，降低心肌耗氧量。两者共同作用，缓解心绞痛。对于冠状动脉堵塞的心肌梗死患者，还能起到救命作用。但是，由于使用硝酸甘油后血管快速扩张，会导致血压迅速下降，反射性地引起心动过速。因此，在临床上有五类人不可以使用硝酸甘油。

1. 心肌梗死早期合并低血压者　心肌梗死合并低血压的患者，原本心肌供血已经很差，若血压忽然下降，会导致冠状动脉血供减少，扩大心肌梗死面积；还有一些患者，粥样硬化的血管原本还有一丝血流通过，使用硝酸甘油后，所有冠状动脉全部扩张，血流一下子流向其他血管分支，可致原本已经濒临堵塞的血管没有一丝血流通过，加重病情。

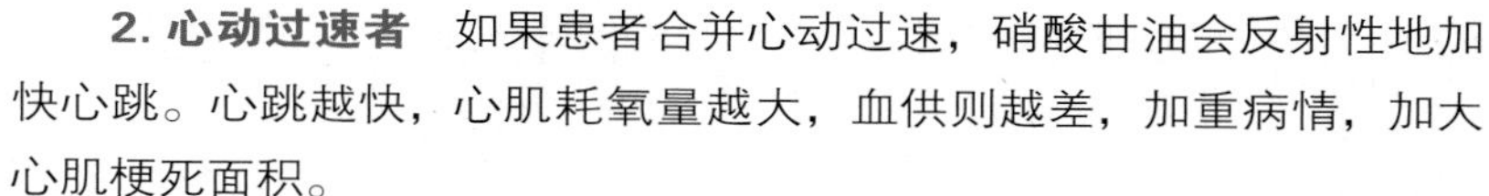

2. 心动过速者　如果患者合并心动过速，硝酸甘油会反射性地加快心跳。心跳越快，心肌耗氧量越大，血供则越差，加重病情，加大心肌梗死面积。

3. 严重贫血者　贫血患者不但心脏血氧供应差，大脑供氧也不好。如果血压忽然降低，加上体位变化，可能导致大脑供血一下子减少，引起晕厥甚至发生意外。生活实例中的老张就属于这种情况。幸好旁边有人，被及时送到医院，才避免了悲剧发生。

4. 青光眼、颅内压增高者　硝酸甘油具有扩血管作用，会明显增加青光眼患者的眼压。颅内压增高的患者，由于颅内动静脉扩张，会进一步加大颅内压，引起生命危险。

5. 对硝酸甘油过敏者　在临床上的确存在对硝酸盐成分过敏的患者，非常罕见。这类患者使用硝酸甘油后，会引起严重的过敏反应，甚至导致过敏性休克。

除了以上五类患者禁用硝酸甘油以外，患者在服用硝酸甘油时，还需注意以下三点事项：①片剂一定要舌下含服。因为直接吞服以后，肝脏会代谢掉大部分的有效成分，生物利用度仅8%，而舌下含服可以达到80%。因此，舌下含服才能取得良好效果。②不可以频繁使用。硝酸甘油只能在紧急状况下含服，如果一片效果不好，可以在5分钟以后再用一片，并准备去医院就诊。如果还是效果不佳，说明病情较重，此时，一定要去医院看急诊，不要再增加药物剂量。③没有冠心病的患者，不要随便用硝酸甘油。如果感觉胸闷不适，还是去医院做检查，明确为冠心病引起的心绞痛，才可以在医生处方后使用。PM

大众医学 popular medicine

2015年7月 读者俱乐部

2015年第7期 “读者健康中心”幸运会员名单

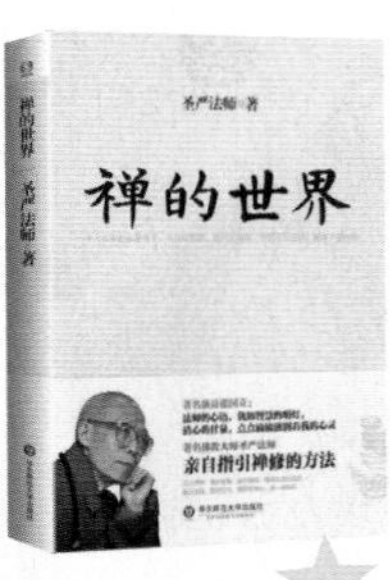

《禅的世界》

本书介绍了禅的本质和禅修的方法，以及如何看待财富、人生。现代人大多工作繁忙，生活压力大，通过禅进行心理、生理的调节，可以缓解精神的紧张，提高工作效率，增加生活乐趣。看淡金钱，面对生活，保持平常心，就会多一分快乐。本书从圣严法师在国内外演讲录音整理出来，内容晓畅明白，很值得一读。

作者：圣严法师
华东师范大学出版社出版
定价：26.00 元

以下50名获《禅的世界》

陈若芝　范春红　李叶文　刘　蓉　（安徽）　陈　娜　林增光　潘　川　（福建）　蔡惠琴　刘介文　（甘肃）　岑丹虹　黄　霞　刘毅茵　罗卫民　骆培华　毛　丽　（广东）　邓　勤　（贵州）　程建玉　冯艳军　郭利民　韩媛媛　（河南）　李　琳　（湖北）　陈文良　成新敏　丁建军　丁延年　（江苏）　付君国　（辽宁）　姜　帆　李　彤　梅桂金　（山东）　侯襄临　廉滋爱　（山西）　陈道远　（陕西）　陈　瑾　丁　勤　范　征　冯忆燕　顾洪玮　林　静　刘天伟　（上海）　段　雯　龚照蓉　黄　静　闵　华　（四川）　陈连红　陈　颖　（天津）　曹燕燕　（浙江）　胡邦贵　吕春华　马文章　（内蒙古）　马光明　（黑龙江）

以下50名获《揭秘转基因》

杨淑敏　章　杰　朱龙妹　（安徽）　王　涛　燕金玉　赵　霞　（北京）　庄　明　（福建）　薛建华　（广东）　文中云　（广西）　王晓华　王烨花　徐　瑛　（河北）　张　仪　（河南）　唐玉荣　王　锐　魏华英　吴宗兴　（湖北）　宋国艳　（吉林）　汪　瑜　王惠琴　章　蕴　赵晓春　郑雪翎　朱曙强　（江苏）　任　意　（江西）　赵　丹　（辽宁）　吴　虹　（宁夏）　彭承谦　（山东）　张海玲　（山西）　于淑侠　（陕西）　裘跃龙　邵燕芳　田　静　王　燕　王月琴　项　明　杨建华　袁治国　赵正洪　（上海）　张代平　周国华　（四川）　徐　瑾　郑金丽　（新疆）　王涧芬　徐国华　俞　敏　郁永珍　王　雷　（浙江）　武根娃　于　宏　（内蒙古）

《揭秘转基因》

《揭秘转基因》是一本科普性读物，作者用通俗易懂的语言向读者介绍了“基因、植物育种方法、转基因技术及其在农业中的运用”等科学常识。特别是在本书第五章中，针对目前社会上流传的各种耸人听闻的“转基因”事件，作者客观地介绍了引发这些事件的前因后果。

作者：奈杰尔·哈尔福德
上海科学技术出版社出版
定价：32.00 元

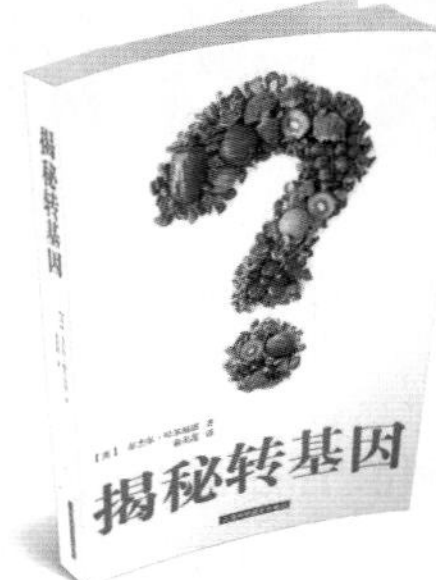

《读者评刊表》 请转至《大众医学》官方网站填写

你喜欢哪些佳作？你想今后多看哪类文章？你有哪些意见？你想参加哪些活动？

★ 欢迎登录大众医学网站(www.popumed.com)，进入“读者俱乐部”栏目，填写《读者评刊表》，并可查询会员申请是否成功。

会员待遇（若您的通讯地址发生变化，请务必联系我们，进行更新。）

● 参加每月一次的抽奖活动，获得图书、保健品、生活用品等奖品。

● 与编辑部建立最直接的联系，参与选题策划、栏目设置等活动。

● 免费得到健康、医疗咨询服务。

● 一次加入，即可成为永久会员，享受会员待遇。

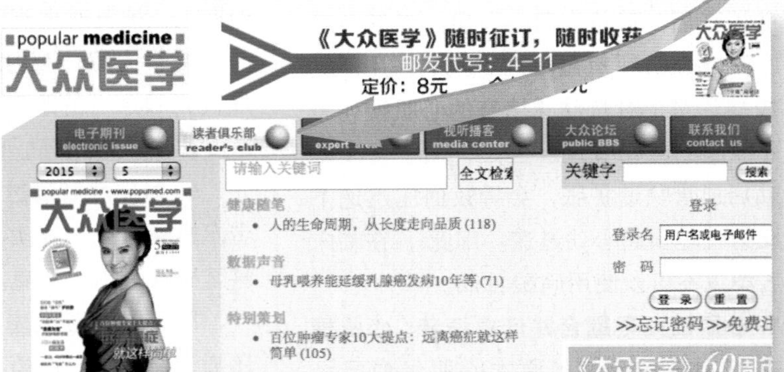

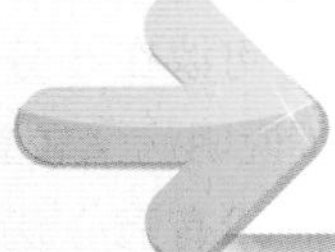

全年（2015年）订阅《大众医学》杂志的读者，凭订单复印件可参加今年第四季度“年度健康奖”抽奖活动。请将订单复印件邮寄到下列地址。

邮寄地址：上海市徐汇区钦州南路71号《大众医学》读者健康中心　邮政编码：200235
传真：021-64845062　电子信箱：popularmedicine@sstp.cn

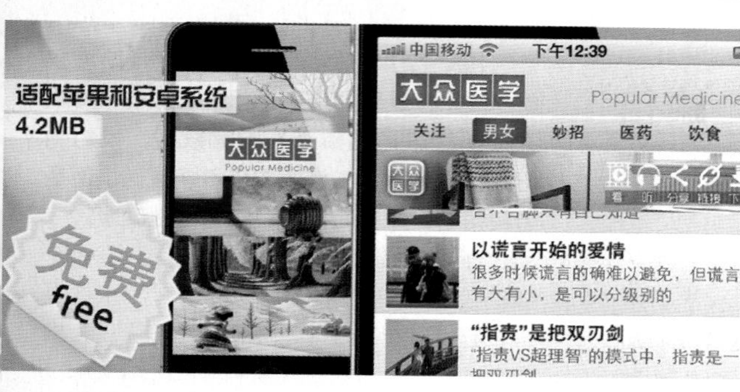
适配苹果和安卓系统
4.2MB
大众医学
免费
free
中国移动
下午12:39
大众医学
Popular Medicine
关注
男女
妙招
医药
饮食
以谎言开始的爱情
很多时候谎言的确难以避免，但谎言有大有小，是可以分级别的
"指责"是把双刃剑
"指责VS超理智"的模式中，指责是一

大众医学手机版（APP）是《大众医学》杂志旗下融合性新媒体平台，适配iOS和Android操作系统的手机和平板电脑，具有图文展示、音频视频、应用下载、内文链接、多渠道分享等功能，带来健康资讯阅读新体验。

扫描二维码

立即下载

“助手”在手，看病解忧

复旦大学附属儿科医院与《大众医学》联合开发的“中医科专家门诊助手”和“消化科专家门诊助手”上线了！“助手”由复旦大学附属儿科医院中医科和消化科专家与《大众医学》共同研究，并根据阅读载体、特定时间、地点、人群等“场景化传播特点”进行编撰制作。“助手”将“80%的人都会向医生问的20个问题”提前告诉就诊者，希望他们使用后能达到“看后就诊真轻松，复诊流程真明白”的效果。对患者在专家门诊“就诊候诊闸口”（如挂号不易、候诊环境嘈杂且时间较长、专家门诊时间等资源有限等）问题加以疏导，进行针对性、定向的核心诊疗信息推送，进行就诊前指导，提升专家门诊效率、改善就医体验、促进医患沟通。

“专家门诊助手”以大众医学手机版为技术支撑，用户无须下载APP，只需微信扫一扫，就能使用。复旦大学附属儿科医院围绕国家卫计委、上海卫生系统相关精神，推出“关注患儿就医体验三年行动计划”项目，服务患儿、提升就医体验，“专家门诊助手”项目在此需求背景下诞生。

复旦大学附属儿科医院
中医科专家门诊助手

复旦大学附属儿科医院
消化科专家门诊助手

第一批三级甲等医院APP推荐信息上线

大众医学手机版“健康商城”板块，以向用户推荐优质健康相关手机客户端（APP）为目标，在已推荐的一批优质APP基础上，大众医学手机版新近上线了全国多地三级甲等医院的APP供用户下载，点击即指向直接的下载地址，十分方便。第一批医院APP包括：“复旦儿科”“新华E院”“长征医院”“掌上同济”“广东省人民医院”“北京大学人民医院”等。用户下载相应医院APP后，预约挂号、健康报告查询等医疗需求将得到更好地满足。

欢迎各大医院和健康管理机构推荐自己的APP，我们将择优上线。联系人：大众医学新媒体项目经理夏叶玲 18616550198（可加微信）。

“哪里不舒服查哪里”，根据体位信息查找健康资讯

大众医学手机版对内容进行多维度人工标引，使得检索结果专指性强。这些维度中包括“体位词”这个维度，我们将人体器官和组织系统列入标引词表，当文章内容具有器官和组织系统专指性时，“体位词”这一栏将记录下这一属性，用户检索时，根据体位词信息即可准确地找到需要的内容，大家可以打开“大众医学手机版”，在“搜索”板块输入“眼睛、胃、子宫、泌尿系统”中的任意一个词，测试一下，今后按照自己的需要，以身体部位为检索词来查找自己需要的健康资讯。

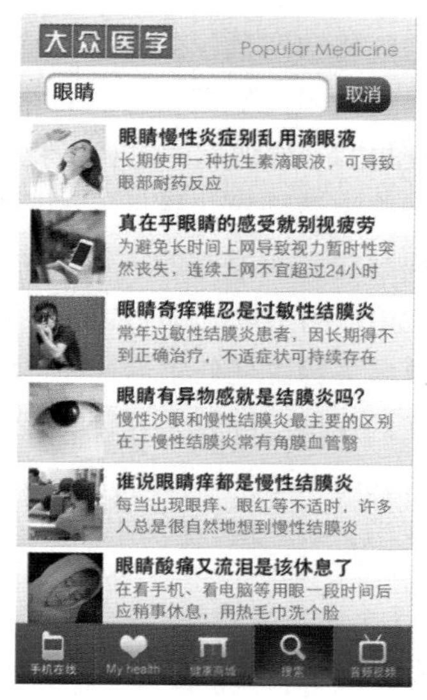

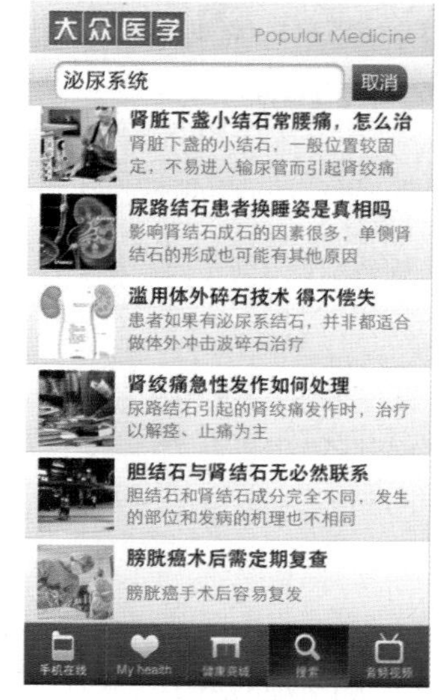
大众医学
Popular Medicine
泌尿系统
取消
肾脏下盏小结石常腰痛，怎么治
肾脏下盏的小结石，一般位置较固定，不易进入输尿管而引起肾绞痛
尿路结石患者换睡姿是真相吗
影响肾结石成石的因素很多，单侧肾结石的形成也可能有其他原因
滥用体外碎石技术 得不偿失
患者如果有泌尿系结石，并非都适合做体外冲击波碎石治疗
肾绞痛急性发作如何处理
尿路结石引起的肾绞痛发作时，治疗以解痉、止痛为主
胆结石与肾结石无必然联系
胆结石和肾结石成分完全不同，发生的部位和发病的机理也不相同
膀胱癌术后需定期复查
膀胱癌手术后容易复发

以上内容登录大众医学网站（www.popumed.com），在大众论坛“手机版资讯”板块也可查看。

希望《大众医学》多刊登批驳虚假医疗广告的文章

我是《大众医学》杂志的忠实读者，已连续订阅杂志 20 多年，《大众医学》杂志办得很好，内容丰富、通俗易懂。我患有高血压多年，最近在报纸上看到一则消息，说是吃一种中药，只要三个疗程就能治愈高血压。我比较疑惑，现在虚假的东西太多了，我们老年人搞不清楚，容易上当受骗，希望《大众医学》杂志给予指点。同时，我还有一个请求，现在电视里、报纸上有很多医疗广告，如抗癌的保健品、治愈高血压的新技术、根治糖尿病的新药等，真假难辨，希望贵刊能邀请专家对这些广告进行点评。

山东　王彩凤

编辑部的话：很多高血压患者都希望能找到一种药物根治疾病，不必再天天吃药。遗憾的是，高血压目前还无法被治愈，高血压患者应当在医生指导下坚持服用药物，保持血压平稳，并预防高血压相关并发症的发生。也就是说，任何宣称能治愈高血压的药物、疗法，均不可信。

为帮助广大读者提高鉴别虚假医疗广告的能力，本刊开设了“健康 315”专栏，每期都会邀请医学专家针对虚假广告作点评。同时，我们也欢迎广大读者为我们提供“打假线索”，把您在报纸上、电视上、网络上看到的真假难辨的药物、疗法、技术、医疗机构等信息，通过信件或电子邮件的形式告诉我们，我们的编辑将邀请专家为您答疑解惑。

医学科普的力量是巨大的

《大众医学》杂志是我自己主动订阅的为数不多的杂志中的一本，我和我的家人都非常喜欢看。我虽然是《大众医学》杂志的老读者，但提笔给编辑部写信，却是头一回。我患有比较严重的甲亢突眼，曾到处求医，疗效均不理想。一次偶然的机会，我在《大众医学》杂志上看到第二军医大学附属长征医院眼科魏锐利教授写的一篇有关甲亢突眼个体化治疗的文章，顿时看到了希望！于是，我慕名去魏主任处求治。在他的细心医治下，我的病情已经大为好转。感谢《大众医学》为我指点迷津，助我摆脱病魔，希望《大众医学》杂志越办越好！

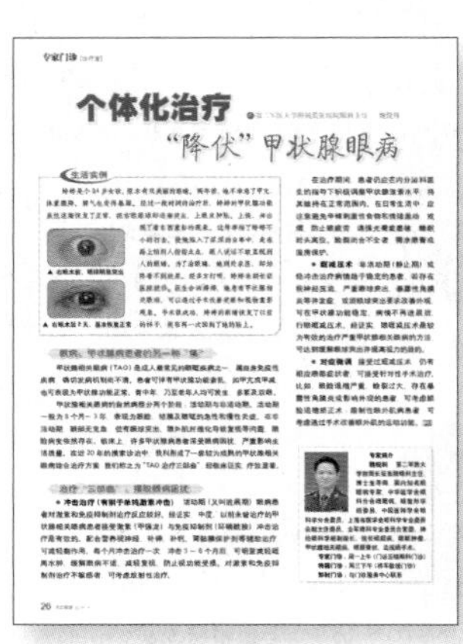
专家门诊

个体化治疗

“降伏”甲状腺眼病

江西　李先生

编辑部的话：这封读者来信，字里行间透露着喜悦与感恩之情。作为医学科普期刊的编辑，最让我们感到幸福的事，莫过于我们的读者因为杂志的某篇文章、文章中介绍的某位医学专家而获益。正如这位读者所说，医学科普的力量是巨大的！同时，我们也为长征医院眼科魏锐利主任一直热心科普工作而点赞！希望有更多医学专家能加入我们，为中国的医学科普事业添砖加瓦，为中国人民的健康造福！

敬告读者

每一个月，《大众医学》都会带给您权威、实用、最新的保健知识。出版前，每篇文章都经过严格审查和内容核实。我们刊出这些文章，并不是要取代看病就医，而是希望帮助大家开阔眼界，让自己更健康。

由于个体差异，文章所介绍的医疗、保健手段并不能适合每一位读者，尤其是在诊断或治疗疾病时。任何想法和尝试，您都应该和医生讨论，权衡利弊。

您可以通过以下方式，进一步了解有关专家信息：

1. 登陆《大众医学》网站 www.popumed.com，打开“专家门诊”，在“看病找专家”中键入专家姓名，了解专家专长、联系办法等信息。

2. 发电子邮件至 popularmedicine@sstp.cn 或写信向编辑部咨询。

3. 通过 114 查询相关医疗机构电话，向挂号室或咨询服务台，了解专家近期门诊安排，就医诊治。

敬告本刊作者

1. 本刊稿件一律不退，敬请自留底稿。从稿件投到本刊之日起，三个月后未得录用通知，方可另行处理。如需退稿（照片和插图），请注明。

2. 稿件从发表之日起，其专有出版权、汇编权和网络传播权即授予本刊，同时许可本刊转授第三方使用。本刊支付的稿费包含信息网络传播的使用费。

3. 根据需要，本刊刊登的稿件（文、图、照片等）将在本刊或主办本刊的上海科学技术出版社的网页或网站上传播宣传。

4. 本刊作者保证来稿中没有侵犯他人著作权或其他权利的内容，并将对此承担责任。

5. 对于上述合作条件若有异议，请在来稿时声明，否则将视作同意。

夏季好睡眠 需要好心态

作者简介

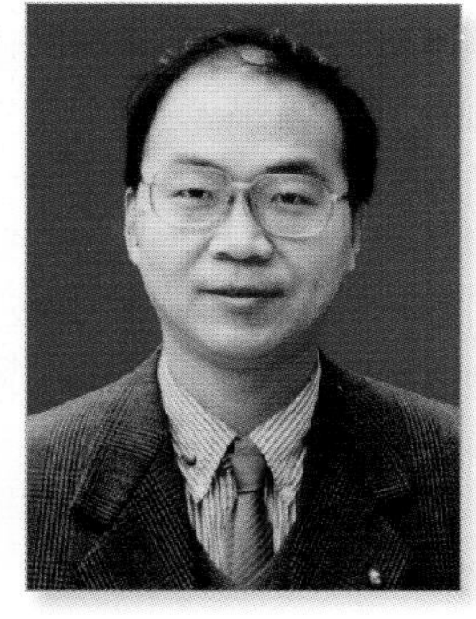

徐一峰，上海市精神卫生中心院长、教授、主任医师。中国医师协会精神科医师分会前任会长，上海市医学会精神医学专科分会名誉主任委员。

徐一峰

目前正值炎热的夏天，我们经常会听到“昨晚又没睡好觉”这样的抱怨，当事人往往也会呈现出一副萎靡不振的样子。的确，夏天是睡眠问题的“高发季节”。

不少人认为，夏天睡不好是因为天气炎热的原因。确实，夏天容易使人产生烦躁情绪，导致难以入睡。但这只是部分原因，主要原因还是夏天昼长夜短，天亮得早，很多人会比以往提早醒来，自然睡眠时间减少了。同时，出汗、蚊虫叮咬等因素也会影响夏季睡眠。对于那些本来睡眠不佳，甚至是失眠症的患者来说，夏天的睡眠问题更加突出。

如果说因为气候因素睡不好觉是“被动失眠”，那么目前还有一种现象，可谓“主动失眠”。现在有一个流行词叫“零点族”，是指那些每天总要熬夜到零点以后才会睡觉的人。他们熬夜的主要原因是上网、聊微信、看微博、网上购物，等等。据调查，在年轻人中，有相当高比例的人群有习惯性睡眠延迟。

医学研究已表明，睡眠不合理骤减影响寿命。有调查发现，中青年人每天睡觉骤减2小时，死亡风险增加20%。因睡眠严重不足造成的患病风险更高。不管是“主动失眠”，还是“被动失眠”，都不利于身心健康。夏季是睡眠问题较为集中的季节。建议利用这个机会，好好检查一下睡眠方面的不足，学会睡个好觉，因为从长远来看，好的睡眠会带来更多的健康收益。

“零点族”们睡不好觉，主要还是心态问题。之所以舍不得放下手机、电脑等电子产品，常常主动放弃睡眠时间，就在于担心自己落伍，担心知道的不够多、担心错过即时更新的信息……这一现象被称为信息焦虑。而改变信息焦虑需要纠正个人价值观。要认识到，过度追求碎片化的信息只是把目光放在了当前，并不能顾及长远。要学会放得下，干脆停止这么做一段时间，这样时间一长，就会发现自己并没有因此失去什么。在阅读方面，还是应该趁着年轻的时候多读一些有深度、有价值的书。

“被动失眠”者也要注意调整心态。偶尔睡不好觉，并不会有什么影响，不要因此背上心理包袱，那样反而会更加睡不着。有些人每天只睡3～5小时，也能保持旺盛精力；有些人强迫自己一定要睡满8小时，则是一个误区。好的睡眠既取决于睡眠的时间，也取决于睡眠的质量。只要保持良好的睡眠习惯，偶尔没睡好，也不会影响健康。失眠的人最好不要在早上补觉，应坚持早起，且最好在固定时间起床。

最后，分享若干有用的睡眠经验。可在日常生活中加以实践，并体会其中的妙处：①保证固定的起床时间比保证固定的入睡时间更重要。②晚上9点后体内诱导睡眠的褪黑激素水平慢慢升高，一般建议晚上9～11时入睡。③睡前不要吃太饱，不要喝酒，睡前4小时不要饮用含咖啡因的饮品（包括茶、咖啡、可乐等），临睡前不要剧烈锻炼。④常常在床上进行其他活动，比如看书、打电话、看电视，会破坏睡眠习惯。⑤躺下10～15分钟后仍然没有睡意时，不要继续强迫自己睡觉，可起身做点其他事情，直到出现睡意再上床。⑥经常性失眠，影响日常生活和工作，必须尽早到医院进行正规检查和治疗。PM

Contents 目录 2015年8月

扫描二维码 关注大众医学

发送短信"大众医学"到12114，免费下载大众医学手机版，短信资费0.1元。

大众医学 微信二维码

大众医学手机版（安卓版/iphone版）

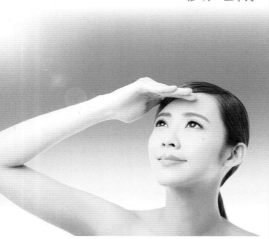

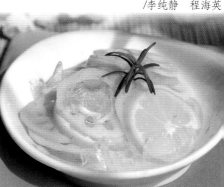

本期部分图片由东方IC和达志图片提供 本期封面图片由王悦提供

创刊于1948年　第三届中国政府出版奖期刊奖提名奖　新中国60年有影响力的期刊
上海市著名商标　全国优秀科技期刊一等奖　中国期刊方阵　中国百强报刊

大众医学®（月刊）

2015年第8期 da zhong yi xue

大量研究显示，与冬季相比，夏季运动减肥可以获得更好的减肥效果。这是因为，环境温度对人体代谢率、能量供应、脂肪分解都有着很重要的影响。

中医认为，肺为娇脏，最容易受到外来有害物质侵害，向大家介绍3位美丽的护肺"天使"，她们功效卓著却性情温和，特别适合家庭养生。

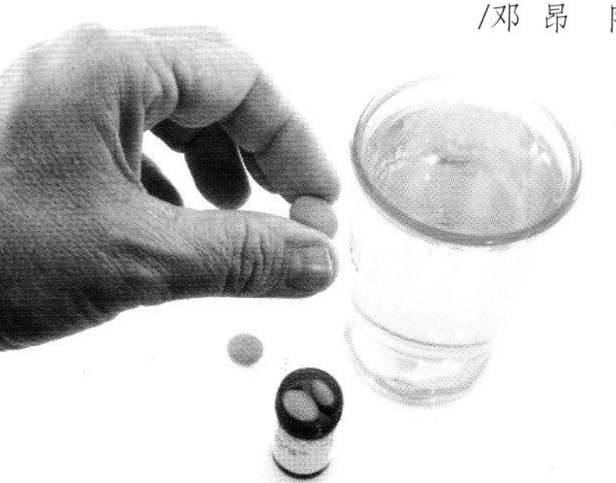

主 管 上海世纪出版股份有限公司
主 办 上海世纪出版股份有限公司 科学技术出版社

编辑、出版 《大众医学》编辑部
编 辑 部 (021)64845061
传 真 (021)64845062
网 址 www.popumed.com
电子信箱 popularmedicine@sstp.cn
邮 购 部 (021)64845191 (021)64089888转81826

广告总代理
上海科学技术出版社广告部
上海高精广告有限公司
电话：021-64848170
传真：021-64848152
广告/整合营销总监 王 萱
副总监 夏叶玲
业务经理 杨整毅 丁 炜

发行总经销
上海科学技术出版社发行部
电话：021-64848257 021-64848259
传真：021-64848256
发行总监 章志刚
发行副总监 潘 峥
业务经理 张志坚 葛静浩 仝 翀 马 骏

编辑部、邮购部、广告部、发行部地址
上海市徐汇区钦州南路71号（邮政编码200235）

发行范围 公开发行
国内发行 上海市报刊发行局、陕西省邮政报刊发行局、重庆市报刊发行局、深圳市报刊发行局
国内邮发代号 4-11
国内统一连续出版物号 CN31-1369/R
国际标准连续出版物号 ISSN 1000-8470
国内订购 全国各地邮局
国外发行 中国国际图书贸易总公司（北京邮政399信箱）
国外发行代号 M158
印 刷 上海当纳利印刷有限公司
出版日期 8月1日
定 价 8.00元
广告经营许可证号 3100320080002
80页（附赠32开小册子16页）

杂志如有印订质量问题，请寄给编辑部调换

资讯分享

生活方式

改善视力：增加户外活动时间

一般认为，花太多时间近距离看书、写作业、看电脑等会引起近视。但美国一项研究发现，**户外活动时间不足对视力影响更大**。广州市也曾做过一项研究，让6所学校的孩子从六七岁开始，每天增加40分钟户外活动时间，结果三年后这些孩子近视率要低于没有增加户外活动时间的孩子。专家分析，户外活动预防近视的作用是多重的。户外活动时间长，自然减少了近距离看电脑或看书的时间；户外活动能提高个人整体身体素质，同样有利于预防近视。另外，大量研究显示视网膜多巴胺的减少与近视发展有关，增加多巴胺可以抑制近视的发展。室外的光照会促使视网膜释放多巴胺，而长期待在室内，眼睛可因缺少多巴胺而发生近视。专家建议，**预防近视最好的方法之一是增加户外活动时间，这样还能增强体质，可谓“一举两得”**。

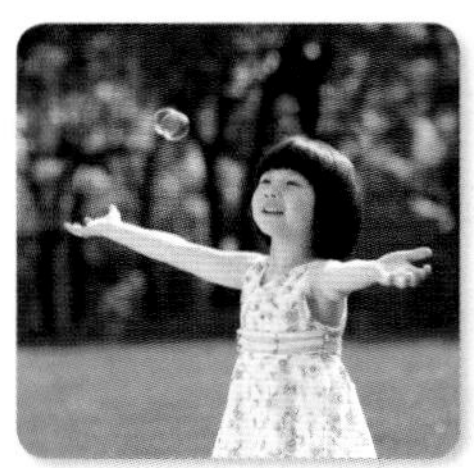

医学前沿

世界第一例：13岁冷冻卵巢组织，27岁顺利产子

根据比利时医生的报告，**一位27岁女性，最近成为世界上第一位在青春期前（13岁时）冷冻卵巢组织，并在14年后成功实现生育愿望**。该女性在5岁时被诊断为镰状细胞贫血症。13岁时，由于病情严重，医生建议其做骨髓移植。由于移植前需要化疗和放疗，而这些疗法会影响卵巢功能，导致不育，故为了保留生育力，医生切除了她的右侧卵巢，并冷冻保存部分卵巢组织。十多年后，这位女性有了怀孕的打算。医生将冷冻的卵巢组织植入到她体内，引发正常排卵，最终受孕并产子。目前，成年女性因为肿瘤等疾病需要接受放化疗时，为保持生育能力，可冷冻卵巢组织。但这一方式还是首次成功应用到青春期前患病女孩。专家指出，这无疑为那些必须接受放化疗而又想保持生育能力的青春期前女孩提供了希望。当然，每位患者具体情况不同，一定要和主治医生协商后才能决定最终的治疗方案。事实上，需要接受化疗的孩子本身身体虚弱，而切除卵巢并非小手术。

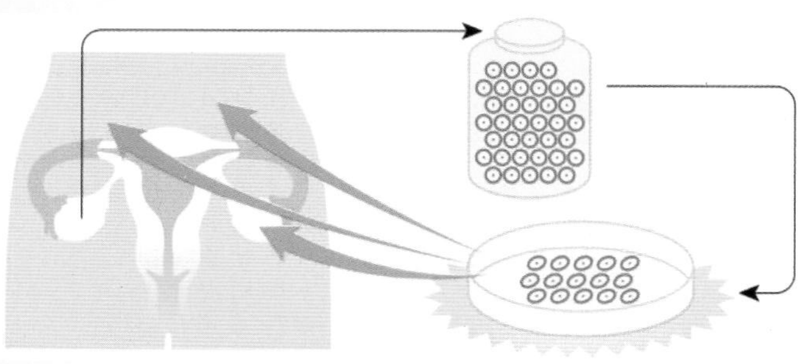

疾病预防

预防肝癌：限酒、远离黄曲霉毒素

世界癌症研究基金会在分析了34项、涉及820万人的研究结果后，得出强有力的证据：每天摄入45克酒精以上（相当于500毫升11度的酒），患肝癌风险显著提升。研究者建议，为了肝脏健康，要少喝含酒精饮料，“限量”的标准应该更加严格：**每天喝酒量不应超过40克的酒精**（40克酒精约相当于白兰地100毫升、威士忌120毫升、绍兴黄酒250毫升、啤酒1000毫升；精确地说，相当于50度白酒100毫升，10度红酒500毫升或5度啤酒1000毫升）。**一个星期中至少有两天不要饮酒，且女性应该比男性限酒更加严格**。研究人员同时指出，另一诱发肝癌风险的因素是黄曲霉毒素。**黄曲霉毒素是有毒物质，经常由于食物保存方式不当而产生，谷物、调料、坚果等容易被黄曲霉毒素污染**。专家建议，除限酒和远离黄曲霉毒素外，还要保证每天至少30分钟体育运动，并将体重保持在健康范围。

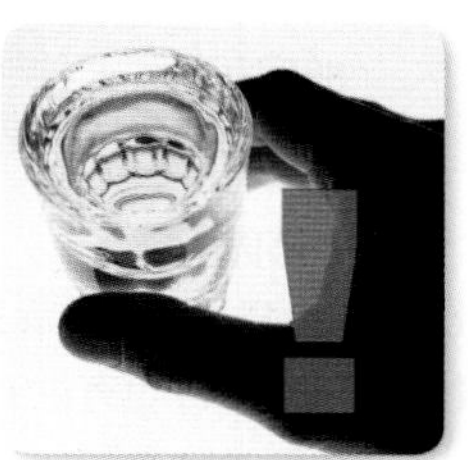

医疗话题

中医治疗仪，勿轻信“包治”功效

广东省食品药品监督管理局近期收到多起投诉，**都是购买和使用中医类“治疗仪”（如电子灸治疗仪等）后身体产生不适的投诉**。为此，消费者要在医生指导下购买和使用中医治疗仪器，使用时按照产品说明书操作，且中医治疗仪非人人适用。如果产品存在以下情况，都属于夸大宣传，切忌轻信：①以患者名义和形象证明产品功效或做推荐；②**出现治愈率或者有效率的说明**；③**出现“包治”“根治”“完全无毒副作用”等字眼**。

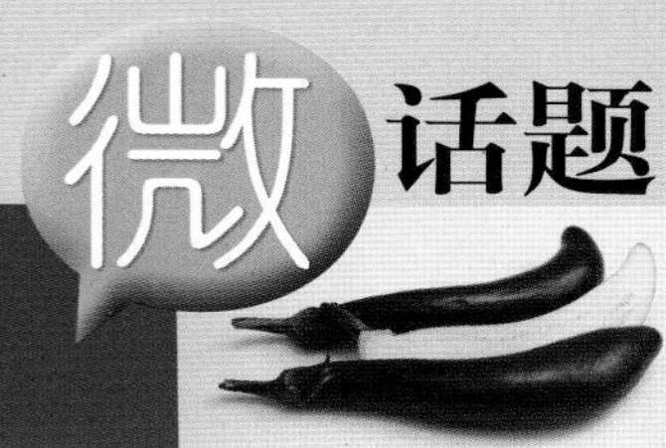

茄子，是每个家庭餐桌上的常见食材。中医认为，茄子有散血止痛、消肿、宽肠等作用。《大众医学》微信公众平台的“雅社谈吃”栏目，邀请微友们大展身手用茄子做美食。下面，我们就来分享微友们做的有营养、搭配合理又赏心悦目的茄子美食。

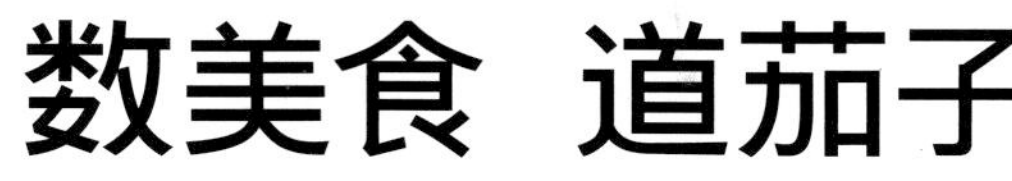

数美食 道茄子

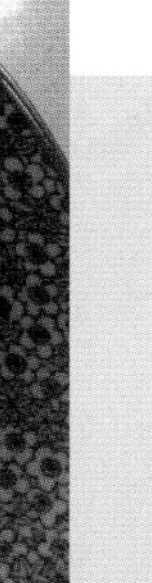

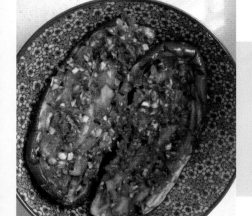

烤箱烤茄子

@青 衣：将茄子洗干净，擦去水分放在铺了锡纸的烤架上。整个茄子表皮刷上食用油，放入烤箱250℃烤25~30分钟，具体时间可以根据茄子的粗细自行调整。将烤软的茄子取出，从中间剖开。将肉末、剁椒、蒜末用酱油、食用油、五香粉拌匀后，铺抹到茄子上，再放入烤箱250℃烤15分钟。烤好的茄子取出后，撒上葱花和香菜末即可食用。

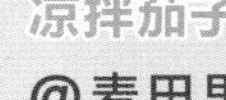

凉拌茄子

@麦田里的菜农：将茄子蒸熟，手撕成条。用生抽、糖、蒜泥调成汁，淋在茄子上。最后撒少许葱花。此菜清凉爽口，吃起来别有一番风味。

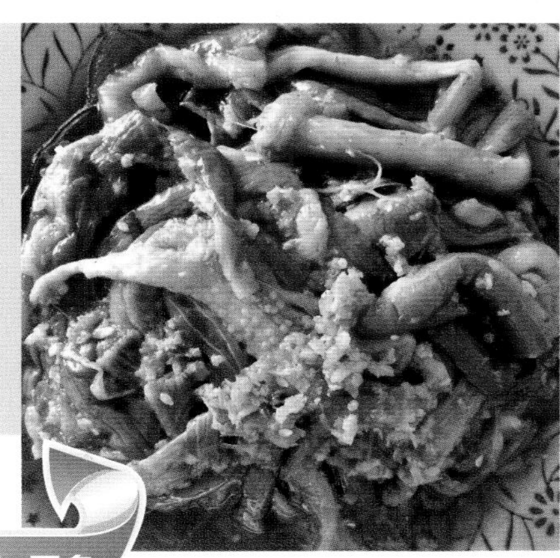

关注《大众医学》微信号，更多活动、更多机会等你来参与。

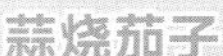

蒜烧茄子

@西瓜麦麦：先将茄子切块，在淡盐水中泡十分钟。蒜拍扁，入油锅中充分炒香。然后放入挤净水分的茄子，煸炒至茄子变软，加入香菜、葱花、盐等出锅。

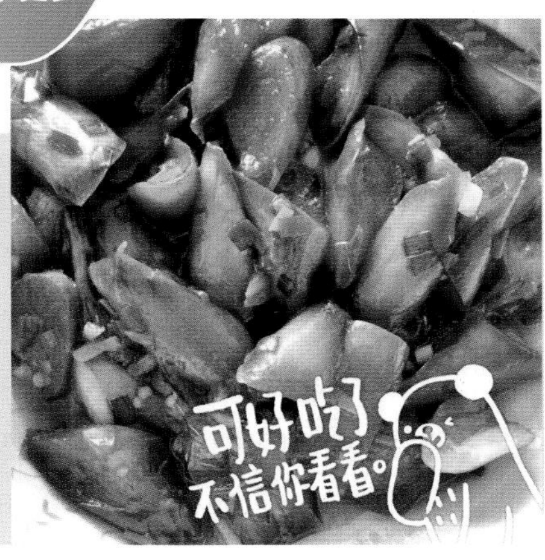

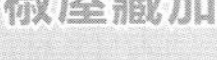

椒屋藏茄

@MARY：我做的茄子餐名为“椒屋藏茄”。选取新鲜茄子，用传统面拖茄子的做法，让茄子穿“金衣”（挂糊后，用橄榄油微炸）。食用时，搭配芦笋、鲜菇以去除油腻感，同时佐甜酸蘸酱，增加口感层次。

添加微信号popularmedicine或扫描二维码关注大众医学微信

如何参与“微话题”？

微博：《大众医学》杂志官方微博 http://weibo.com/dazhongyixue

微信：《大众医学》微信号：popularmedicine

夏季皮肤健康6大"热词"

策划/本刊编辑部
执行/刘 利
支持专家/车雅敏 汤依晨 郑 捷
骆 丹 王学民

目前正值炎热的夏天，皮肤作为人体的第一道防线受到严峻考验：高温、出汗、日晒……皮肤也在这个季节出现了各种各样的问题：变油腻、发疹子、长"痘痘"，甚至产生异味，等等。

夏季的皮肤问题会带来烦恼和痛苦。但医生特别告诫：很多夏季皮肤问题，根源并不一定就在夏天。不要以为夏季一过，所有夏季皮肤问题都与自己无关。那样只能导致来年不得不重新面对同样甚至更严重的问题、疾病。

如何正确处理好夏季出现的各种皮肤健康问题呢？本刊根据对皮肤科医生的调查，评出夏季皮肤健康6大"热词"，并特别邀请国内知名专家，围绕这些"热词"讲述他们的见解、看法，提出行之有效的维护皮肤健康的忠告，以便大家一年四季都能维护好皮肤健康。

关于皮肤的数字

★ **皮肤是人体重量最大的器官，约占人体重量的16%。它保护着内脏器官，保护机体免受外界物理性、化学性、生物性等因素的损害。**

★ **皮肤贮藏着占体重12%的水分，占体重3%~6%的脂肪，容纳人体8.5%的血液。**

★ **皮肤含有约200万~500万个小汗腺，通过汗管到达皮肤表面，不断蒸发汗液。**

★ **皮肤自身恒温在28℃左右。皮肤出汗，是为了保持体内器官正常运转所需的恒温（37℃左右）。**

热词1：出油

文/车雅敏

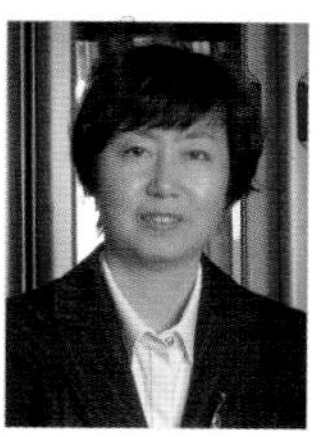

专家简介

车雅敏 天津医科大学总医院皮肤性病科主任医师，硕士研究生导师。中国性学会副理事长、天津市性科学协会会长、中华医学会皮肤性病学分会委员、天津市医学会皮肤性病学分会副主任委员、中国女医师协会皮肤病专家委员会委员。从事皮肤性病学的临床、教学和科研工作20余年，积累了丰富的皮肤病诊疗经验。

典型问题

化妆品能否改善肤质

我的皮肤属于油性，这给我的生活带来很多麻烦。比如，周围朋友经常说我的衣领是脏的，可我每天都洗衣服的。现在到了夏天，感觉问题更严重。身上经常感觉黏糊糊，很不舒服。为此，我一年四季几乎天天都洗澡，那样感觉会好些。但是，洗澡时都要用到洗发露和沐浴露，最近微信朋友圈里发消息，洗发露和沐浴露含有防腐剂等物质，经常用对皮肤和身体健康不好。请问专家：像我这种肤质的人夏天应该怎么办？有没有好的化妆品能改善肤质？

油性皮肤多见于青年人

人体皮肤根据皮脂腺分泌状况、含水量、酸碱度（pH值），分为中性皮肤、油性皮肤、干性皮肤、混合性皮肤等。但是，这种人为分类不是绝对的，更不是疾病分类，也不是终身不变的。“油性皮肤”一般多见于青年人。他们皮脂腺分泌旺盛、皮脂量多，皮肤表面（尤其是面部），总像“涂了一层油”一样。医学检查发现此类“油性皮肤”角质层含水量低于20%，皮肤表面pH值<4.5，毛囊孔常扩大。另外，油性皮肤者头皮“出油”也多，（头发也可能像“擦了油”一样）。身上，特别是颈部和前胸也好“出油”，衬衣领子很容易脏。到了夏天，这种“出油”“出汗”现象更加明显。此外，油性皮肤的人面部还容易出现“粉刺”“小疖子”“红鼻头”“毛囊炎”等。

皮肤“自制化妆品”最护肤

很多人都渴望通过高级化妆品来美化皮肤、改善肤质，让皮肤更健康。不过，在皮肤科医生看来，皮肤自己生产的“护肤品”远比市场上高价买来的化妆品好得多。

皮肤昼夜工作着，皮肤中的皮脂腺不间断地向外分泌皮脂，这就是我们俗话说的“出油”。皮肤温度每上升1℃，皮脂分泌增加10%。另外，为了调节体温，汗腺也不断向皮肤表面排汗，这就是“天气越热，出汗越多”的原因。这些“油”和“汗”在皮肤表面混合，其中的成分很复杂，包括甘油三酯、单酸甘油酯、二酸甘油酯、脂肪酸、蜡酯、鱼鲨烯、胆固醇、氨基酸、尿素、乳酸等。其中乳酸、胆固醇都是乳化剂，“油”和“水”经过乳化形成一层薄膜，医学上把这层膜称作皮脂膜。

皮脂膜无声无息地均匀涂在每个人皮肤表面，保护着皮肤健康，其作用比市场上买的任何“高级化妆品”都好很多。皮脂膜中含有脂肪酸、乳酸、氨基酸等酸性成分，可抑制细菌和其他微生物生长，是既没有致敏性也没有抗药性的“天然抗生素”，正好防治“疖子”“毛囊炎”等皮肤感染。皮脂膜中还含有少量的十一烯酸，是抑制真菌（棒状杆菌、糠秕孢子菌等）的有效制剂，对预防和治疗“粉刺”有益。皮脂膜中的脂质能防止角质层水分过度蒸发，保持表皮细胞含有10%~20%的水分，并润泽角质层，延缓皮肤老化，防止干裂，是保湿护肤的绝佳“化妆品”。

由此可见，皮肤本身会自制生产皮脂膜这种“高级化妆品”，它能起到保护和滋润皮肤的作用。而且，这种“化妆品”是纯天然的，不会有副作用。因此，医生一般并不建议额外购买化妆品去刻意改善肤质。

避免过度应用洗发露和沐浴露

现实生活中，空气里的尘土、雾霾、杂物，各种细菌、病毒、真菌、螨虫等微生物，工作车间里的粉尘、油污和其他多种污物，以及计算机辐射产生的静电吸附的空气中的粉尘，都会破坏皮脂膜。另外，每天不断地洗手、洗脸、洗澡，更可使这层保护膜受到损伤。因此，油性皮肤的人，即使在夏天，也不要每天反复洗澡。此外，洗澡时宜用温水（35℃ ~38℃为宜）。水过热或过冷，都会对皮肤产生不良刺激。

需要注意的一个现象是，现在很多人洗澡时喜欢用各种洗发露和沐浴露。但从皮肤健康的角度讲，一定要避免过度应用洗发露和沐浴露。这倒不是因为防腐剂的缘故（一些人担心洗发露和沐浴露中含的防腐剂长期用有“毒性”），而是因为这些产品会不同程度地破坏皮脂膜。

油性皮肤者护肤建议

关于洗脸 油性皮肤者夏季洗脸、洗澡时宜用温水（35~38℃为宜）。注意清洁毛孔内的尘土或污物，可以适当用些弱碱性的洗面奶和沐浴露，但不宜过多过频。每天清洁次数一定要根据个人工作和生活环境以及皮肤情况而定（绝不是次数越多越卫生）。由于面部皮肤暴露在外，一般早晚各清洁一次。

关于化妆品 油性皮肤的人，夏季尽量少用或不用化妆品。如果要用，建议用含水量高的“奶蜜”“乳剂”等剂型，而少用含油量高的霜剂、油剂等。

此外，还要加强身体锻炼，以增强全身体质。因为皮肤的健美与全身的健康密不可分。还要睡好觉，因为睡眠也是皮肤最好的美容剂之一。

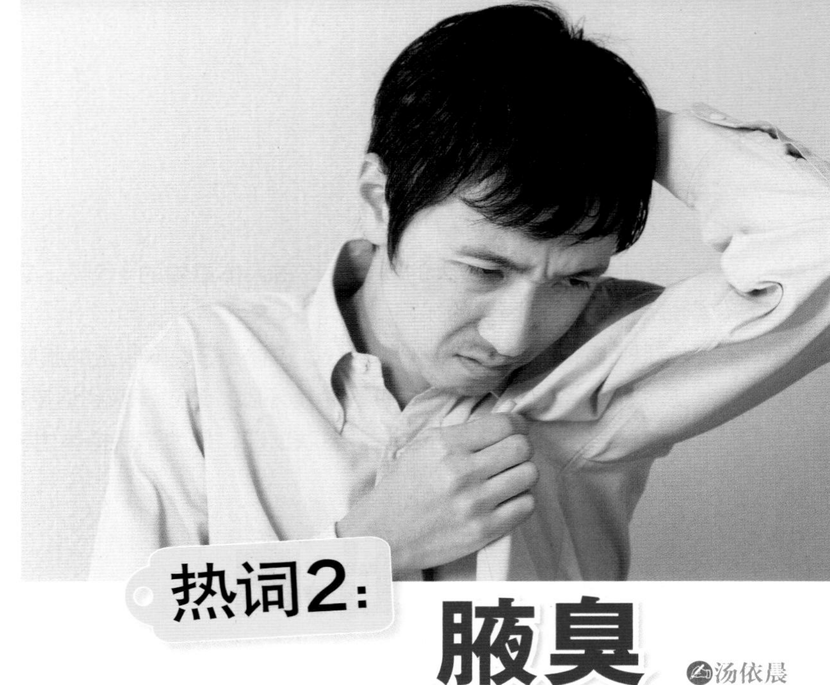

热词2：腋臭

汤依晨

典型问题

腋臭带来严重心理压力

我平时虽然比较开朗，但一到夏天，我就感觉很不自在。主要是因为有腋臭的问题，气味一到夏天就比较严重，我生怕别人闻到，为此一整天心情压抑，严重影响到了学习。请教专家，腋臭的问题应该如何解决？

腋臭：生理问题+心理问题

腋臭就是我们平常说的“狐臭”，指腋窝部位发出的一种特殊的臭味。常与之相伴随的是局部多汗，严重者汗液可呈淡黄色。腋臭与一般的汗臭相比，其气味刺鼻浓烈，难以在清洗后彻底去除。往往会给患者心理造成负担，影响其社会交往。每年夏季来临，腋臭患者往往会更加焦虑，担心周围的人发现自己身上的异味，可严重影响心理健康，造成自卑心理。

如何克服心理方面的障碍呢？首先要科学、客观地从医学角度认识腋臭。从生理上讲，人体内有两种汗腺：大汗腺和小汗腺。前者分布范围较窄，仅分布于腋窝、外耳道和外阴等部位，后者在全身各处（除极少数部位外）均有分布。大汗腺的分泌物中含有大量不饱和脂肪酸，被皮肤表面存在的细菌（表皮葡萄球菌、革兰阴性杆菌等）分解后，即可产生具有异味的小分子有机物；相比之下，小汗腺的分泌物主要为各类盐分及水，并无异味。腋臭气味的产生需要两个条件：体表细菌和大汗腺的分泌物，两者缺一不可。所以，腋臭的气味在夏天出汗较多时明显，卫生习惯不佳的人尤其严重。知道腋臭产生的原理，就可以有的放矢地采取必要的卫生措施和治疗措施；客观认识腋臭的问题，就不至于心理负担过重。

“四字诀”应对轻中度腋臭

临床上，经常会遇到腋臭患者前来咨询。我都会一一和他们沟通。

其实，这涉及两个关键问题，一是腋臭轻重程度，另一个是个人心理承受能力。

腋臭有轻、重度之分。一般认为，轻度的患者，只有自己最亲近的人，如家人和朋友，才能闻及其身上异味；而重度患者，即使穿较厚衣服，周围人也能很明显闻到异味。有的患者只是觉得腋下时有异味（轻度），就要来做手术。事实上，这类患者并不是腋臭手术治疗的适应对象。一般地说，轻度的患者，可重视日常生活方式，必要时在医生指导下局部用药即可。在夏季，以下几点生活上的调整非常重要。

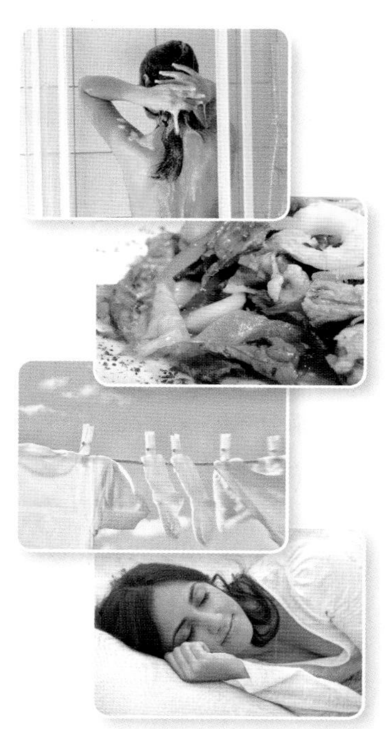

• **晨起洗澡** 夜晚睡觉时，汗液分泌、细菌分解，可造成腋窝局部微环境产生异味。早上起来就洗澡，能改善腋窝微环境，让白天的工作生活少受这一问题干扰。

• **清淡饮食** 不恰当的饮食会增强局部大汗腺的分泌，加重腋臭问题。饮食清淡，多食瓜果蔬菜，减少高糖、高脂肪食物摄入，忌食辛辣刺激类食物。

• **衣服透气** 穿衣方面要考虑到散热的效用。宜穿着全棉透气性好的衣物，忌穿让人感到闷热的衣服。

• **动后勤洗** 运动以后，往往会出很多汗水，要及时洗澡及换洗衣服。

• **良好睡眠** 良好的睡眠能让身体良好运行，疲劳可成为腋臭的发作诱因。

腋臭治疗：两大类方法的比较

从腋臭发病机理看，治疗办法是抑制腋部汗液排泄或防止汗液成分腐败。

非手术治疗 主要包括局部药物（如肉毒素注射）、激光、超声波等治疗手段。目的在于抑制细菌活动，减少不饱和脂肪酸的产生，从而减轻臭味。但是，这些治疗往往达不到根治目的，且长期使用药物，会对腋下皮肤产生刺激，导致局部出现皮肤增厚及色素沉着等表现。

手术治疗 指通过外科手术的手段，彻底去除分布在腋下的大汗腺，从源头上解决汗液分泌过多的问题，从而达到彻底根除腋下异味的目的，适用于中重度腋臭患者。

总结 不管是手术还是非手术的方法，虽都有效，但同时都有一定的有效率、复发率，且有效率或复发率与患者个体差异、医师治疗方案的选择与治疗彻底性有关。总体上讲，同样条件下，非手术治疗复发率高，有效率低；手术治疗效果好，但创伤较大，可留下瘢痕。

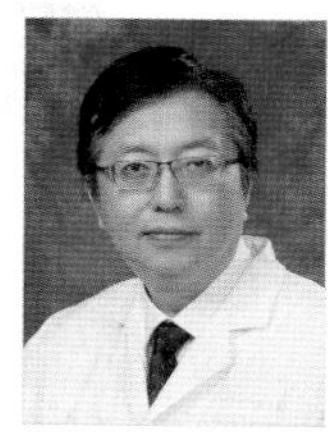

专家简介

汤依晨 上海市皮肤病医院皮肤外科主任，主任医师。上海市中西医结合皮肤性病专业委员会、皮肤外科学组组长。擅长各类皮肤外科常见及疑难病例的手术治疗。对皮肤良恶性肿瘤，如黑素瘤、鳞癌、基底细胞上皮瘤、角化棘皮瘤、日光性角化、脂溢性角化病、扁平疣、汗管瘤、皮脂腺囊肿、脂肪瘤等疾患的治疗具有丰富经验；拥有皮肤美容外科（白癜风表皮移植、重睑术、隆鼻）的治疗经验。

腋臭手术20岁后再做

腋臭患者接受手术时的年龄应该大于18岁，最好20岁以上。因为年龄小于18岁者，即使手术切除后，大汗腺还可再生，腋臭就可能复发。20岁以后手术，大汗腺一般不会再生，从而能避免腋臭的复发。

延伸阅读

• 腋臭具有一定遗传性和种族性。研究发现，部分患者有家族史，可能与遗传有关，约80%是父亲或母亲传给子女的，其遗传方式属于显性遗传。

• 在我国，汉族人群中腋臭发生率为6%，南方人多发，北方人少发；在西方，约占半数以上有腋臭，白人和黑人发生率较高。

• 腋臭一般在青春发育期后产生，可持续到40~50岁。之后大汗腺一般可以自行萎缩，气味明显减淡。

• 气候变化、生长发育时激素的分泌失常、疲劳等可以成为腋臭的发作诱因。

• 在青春发育期前，如果外耳道分泌物油性较重，则腋臭发生概率较大。因为外耳道亦为大汗腺分布区域，所以绝大多数腋臭患者伴有“油耳朵”。

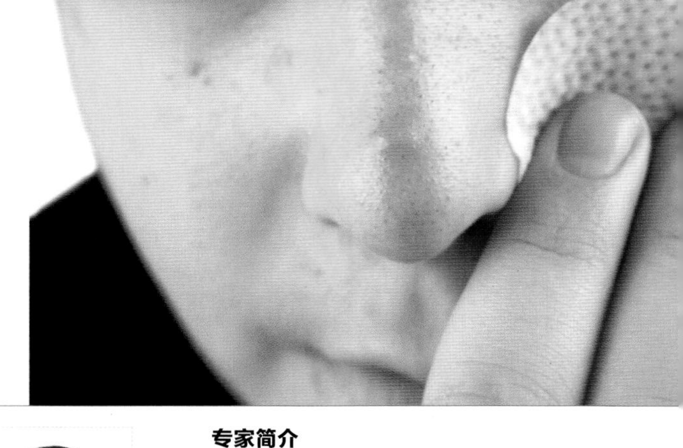

热词3：痘痘

徐涵 郑捷

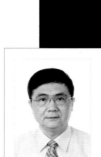

典型问题

夏天脸上痘痘发得快

天气越来越热，我脸上的痘痘也开始疯长。我看了网上一些帖子，就找了不少东西往脸上涂抹，好像没什么作用。其实，往年夏天也是如此。我非常困惑，为何夏日一到，皮肤就会状况频发，而且吃啥喝啥都不能压制住痘痘的生长速度？

专家简介

郑捷 上海交通大学医学院教授，附属瑞金医院皮肤科主任，主任医师，中华医学会皮肤性病学分会候任主任委员，上海市医学会风湿病专业委员会顾问，上海交通大学医学院皮肤病学重点学科带头人。擅长以“个体化原则”治疗系统性红斑狼疮、天疱疮，以非化疗方法治疗皮肤T细胞淋巴瘤，制定白塞病和口腔溃疡治疗新方案，采用联合治疗方法治疗结节性痒疹，银屑病“针对皮肤的治疗”等等

长痘痘是因为皮肤过油吗

很多人误为：长痘痘一定是因为皮肤过油，多洗洗脸就行。其实不然。虽然油性皮肤容易长痘痘，但长痘痘并不都是皮肤过油引起。因为内分泌功能异常，如雄激素或糖皮质激素水平升高，均易导致痘痘的产生。例如，患有多囊卵巢综合征的女性可因雄激素水平升高而出现痘痘和脱发。患有某些自身免疫性疾病，因需长期使用糖皮质激素，也容易长痘痘。在这些情况下，增加洗脸次数并不能解决痘痘问题。因此，在出现痘痘时，首先应查找发病原因，再给予相应治疗。

“长痘”切忌自治、乱治

当前市场上治疗痘痘的药物或产品铺天盖地，一些人觉得看病太麻烦，就自己先按产品广告或说明书选几样试疗效。这种做法是错误的。治疗痤疮正确的做法是根据不同皮损表现、痘痘的数量和严重程度，选用不同的方法。如选药治疗不当，不仅疗效差，而且会出现药物不良反应，如药物接触性皮炎、激素依赖性皮炎等，不仅使治疗更为棘手，也加重了患者经济、精神上的负担。所以一旦患病，应及时就医，根据不同的病情准确用药。

天热和阳光照射都“致痘”

“痘痘”即青春痘、粉刺，在医学上也称为“痤疮”，是一种毛囊皮脂腺的慢性炎症性皮肤病。它的发生是有一定原因的，从医学上说，归纳起来主要有以下四大因素：①毛囊皮脂腺导管的异常角化；②雄激素与皮脂分泌水平增高；③痤疮丙酸杆菌感染；④皮肤炎症反应。

每当夏季来临，皮脂腺分泌皮脂会增加，在一定程度上促进了细菌的感染和繁殖，也使得毛囊皮脂腺导管异常角化的概率大大升高，因此容易导致痤疮。另外，夏季因为备考、工作压力等而精神紧张、熬夜，可使体内雄激素分泌水平增高、皮脂腺分泌增多，加重痤疮炎症。夏季强烈的紫外线可以导致皮肤增殖、角化。当毛囊皮脂腺导管角化过度时，皮脂分泌受阻，可引发或加重痤疮。另外，皮脂在经紫外线照射后，还会产生较多游离脂肪酸，易引起皮肤炎症。

4个建议对付痤疮

首先，应该保持皮肤的清洁。夏季温度、湿度高，皮肤出汗出油明显增加，如不注意及时清洁，过多皮脂不仅容易淤积在毛囊口形成粉刺，也容易导致细菌感染，加重炎症。

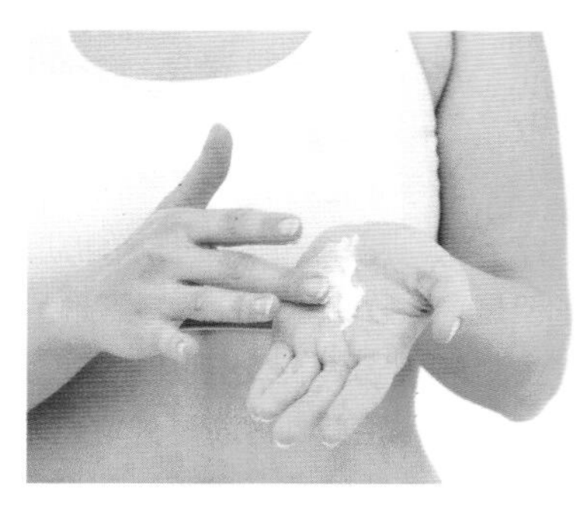

其次，应选择质地轻薄透气的护肤品或化妆品，避免使用厚重的粉底或油膏类化妆品，以免皮脂分泌受阻，产生痤疮。

再者，应注意防晒，因为过度的紫外线照射同样会引发或加重痤疮。

最后，在生活上还应注意劳逸结合，避免精神紧张、熬夜等不良生活习惯。饮食上，宜口味清淡，限制高糖高脂肪食物的摄入，多吃新鲜蔬果，纠正便秘。

热词3：癣病

文/骆丹 许阳

典型问题

为何冬天自愈，夏天又复发

我若干年前不知什么原因染上了股癣、脚癣。当时在药店买点药膏涂上，感觉是缓解了。但时不时还会感到局部痒，脚趾间有破损。症状春夏季严重些，冬季就自然痊愈了。正因为只是有时发作，所以一直没好好治。前两月天气开始变热，脚部时有痒感，我终于下决心要彻底治好脚癣。在社区医院，我配了药膏和药粉，并且按医生嘱咐一直涂。用了两个月药，有时仍然会感觉脚趾间发痒。我很纳闷，这是怎么回事呢？脚癣难道不能彻底治好吗？最近，根据网上病友介绍，我还尝试使用了药粉泡脚，但脱皮很厉害，不知道这种泡脚的药到底是否有效……

冬季治愈其实是假象

足癣、股癣都是比较常见的皮肤真菌病，主要由皮肤癣菌感染所致，读者所述的局部痒、有点破损，这些都是相关的皮肤表现。

股癣好发于腹股沟部位，单侧或双侧发生，亦常发生于臀部。由于患处透气性差、潮湿、易摩擦，常使皮损炎症明显，瘙痒显著。其实股癣和脚癣是一回事，只是根据不同部位命名的，它们都是由皮肤癣菌感染引起，而且通常发生在潮湿温暖的季节。有的患者会感觉到了冬天就“不治自愈”。其实是一种假象，来年入夏后，癣病往往会“死灰复燃”。

患处恢复正常不能立即停药

股癣、足癣的治疗，原则上以外用药为主，如1%克霉唑霜、1%特比萘芬软膏、复方间苯二酚搽剂等。一般症状消失后（通常需2周左右），即使患处皮肤看来已恢复正常，也要继续坚持用药半个月到1个月。事实上，任何对真菌有杀菌、抑菌作用的药物都有效，包括泡脚的药粉。泡脚后蜕皮与药物作用有关，且寄生在皮肤角质层里的真菌也随着蜕皮被消除。

除了外用药物，也可考虑在医生指导下口服抗真菌药物，如伊曲康唑、特比萘芬、氟康唑等。内服外用双管齐下，起效更快，效果更好，特别是对有些范围大、炎症重的股癣及足癣，或有系统疾病如糖尿病、结缔组织病等，更有必要性。很多患者害怕口服药物，其实在医生指导下，合理使用抗真菌药物是安全、有效的。

阳光晒一晒：防癣要讲细节

无论是股癣还是足癣，夏天都要特别注意局部保持干爽。足癣患者，特别是需要长期站立或行走的人，容易形成温暖潮湿的鞋内环境，有利于真菌生长，所以应尽量穿着轻便透气的鞋子，夏天尤其如此。另外，要勤换内衣，保持内衣干燥清洁，有利于控制股癣。及时清洗内衣鞋袜后，要尽量将其置于阳光下晒晒，这样可有效预防真菌交叉感染。

另外，不宜交叉使用鞋袜。特别是拖鞋，很多家庭喜欢进门脱鞋换拖鞋，但进门换的拖鞋是很多人反复使用，即使主人时而清洗，也起不到多大效果。因此，建议尽量使用一次性的拖鞋或者穿鞋套。

最后，现代人出差或者在外旅游的机会较多。在外住宿时，尽量选择卫生条件较好的酒店，避免使用公用毛巾等物品。在公共浴室等场合也是如此。此外，不要光脚涉泥涉水，家中养的猫狗等宠物也要做好卫生工作。

治癣用药的2条特别提醒

不能随便买药涂 很多患者夏季癣病发作，就会自行购置皮炎平、肤轻松等药物治疗。其实，这些药物中都含有激素，会导致真菌感染愈来愈重，以致癣病久治不愈。

涂药范围广一些 夏季癣发作，很多患者会主动涂药，但很多人涂法不当。用药过程中，应略扩大涂药面积，一般超出可见皮损范围的2~3厘米，因为皮损边缘的“正常”皮肤可能已经被真菌感染。

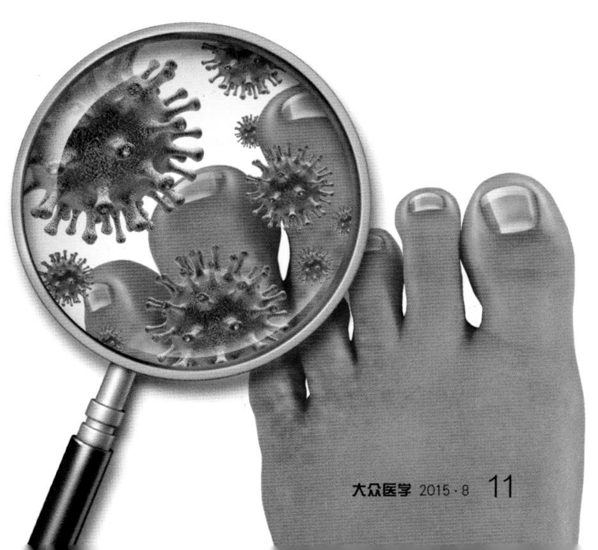

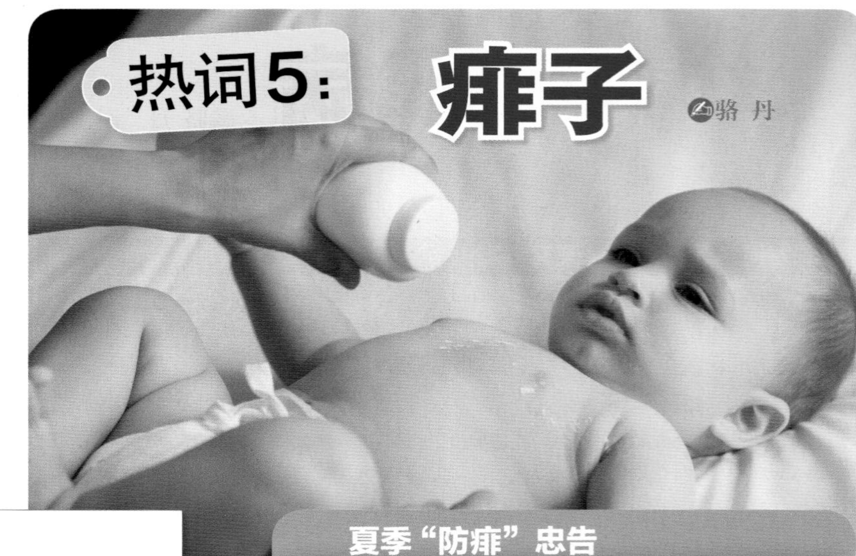

✍骆 丹

典型问题

痱子粉带来的困惑

夏天到了，孩子身上长了些疹子。我看了些书，觉得是痱子。我打算给他买点痱子粉涂上预防一下。但朋友告诉我，他家孩子因患痱子而用了痱子粉，结果孩子总吃到手上的痱子粉，告诫我多注意一些。请教专家，孩子长的肯定是痱子吧，有没有自我判断的好方法？另外如何防止孩子吃痱子粉呢？

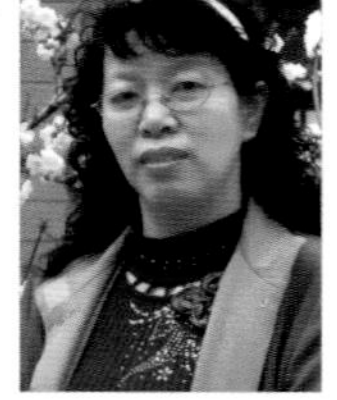

专家简介

骆 丹 南京医科大学第一附属医院皮肤科主任，主任医师、教授、博士生导师，江苏省政府重点学科皮肤性病学学科带头人。任中华医学会皮肤科分会实验学组副组长；中华医学会美学分会皮肤美容技术学组副组长。对光医学、皮肤光损伤及光老化防治以及性传播疾病有深厚的理论和实践研究。擅长多种皮肤病疑难杂症诊治，包括多种因素所导致的皮炎湿疹、痤疮、白癜风、银屑病、过敏性皮肤病、自身免疫性皮肤病以及性传播疾病等。

夏季“防痱”忠告

保持清凉干爽 首先，要保持室内通风、凉爽，以减少出汗和利于汗液蒸发。衣着宜宽大，便于汗液蒸发。及时更换潮湿衣服，保持皮肤清洁干燥，常用干毛巾擦汗或用温水勤洗澡。出汗多的宝宝，家长可以随身携带汗巾，随时更换、擦拭。

注意消暑 多食用清热解暑、化湿的食品，如西瓜、苦瓜、绿豆汤、金银花露等。

痱子：“捂出来”的问题

夏季来临，常有家长抱着宝宝来看病，宝宝头上戴着帽子，身上裹着毯子，里面也穿得严严实实，里三层、外三层一打开，头面部、颈子、腋窝、背部都是密集的红色小丘疹。这就是典型的痱子，是由于环境气温高、湿度大，出汗过多，不易蒸发，致使汗腺导管口闭塞，汗液不能顺利排出，发生潴留，最后因内压增高而发生破裂，外溢的汗液渗入并刺激周围组织发生炎症，于汗孔处出现丘疹、丘疱疹和小水疱。人们常说“痱子”是捂出来的，就是这个道理。

痱子一般多见于儿童（也可发生于成人），出现在颈、胸背、肘窝、腋窝等皱襞部位，小孩也可发生在头部、前额等多汗部位，特别是像上面那种小婴儿，夏天本来就热，加上宝宝排汗不畅，妈妈又担心其受凉盲目添加衣服，就更容易发生痱子了。

长痱子后莫搔抓

一旦发现宝宝长痱子，妈妈们也不必惊慌，主要是局部治疗。可在医生指导下外用清凉粉剂，如痱子粉外扑，或用清凉止痒洗剂，如 1% 薄荷炉甘石洗剂、1% 薄荷酊；脓痱可外用炉甘石洗剂、黄连扑粉。瘙痒明显时，可在医生指导下口服抗组胺药，脓痱感染时，选用抗生素。需要提醒的是，痱子发生后，避免搔抓，防止继发感染。

试用玉米淀粉代替痱子粉

痱子粉有助保持局部干爽。但很多家长反映，孩子手上搽了痱子粉后，总是不注意就被舔到了嘴里，妈妈会担心影响孩子健康。一般来说，痱子粉 99% 以上的成分是滑石粉，温和安全，不具有毒性，所以少量摄入不会有太大影响。家长也可以尽量选择在孩子熟睡的时候轻轻搽一点在手上。另外，还可以在手上局部抹一些玉米淀粉等可以食用的干粉代替痱子粉，既可以保持局部干燥，孩子不小心食入后也不会影响健康。

延伸阅读

成人和儿童痱子粉不能混淆 痱子粉有适用成人和适用儿童之分，千万不要将成人用的和儿童用的混淆。因为成人痱子粉中一般含有硼酸，而在小儿痱子粉中是禁放硼酸的。另外，成人痱子粉与小儿痱子粉所含的药物、剂量都不相同。宝宝用的应该是专供儿童使用的痱子粉。

热词6：光敏

王学民　袁超

典型问题

每年夏天都"光敏"

我是一位体育工作者，平时室外工作时间较长。每年夏天一到，面部会出现红斑，感觉特别瘙痒。医生说可能是光敏性皮炎，叫我注意防晒。我用了一些药，也注意防晒，但效果不佳。听说有一种光贴试验，能帮助治好这种病，是不是真的呢？

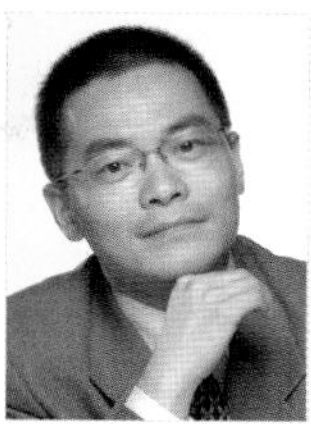

专家简介

王学民 上海市皮肤病医院副院长，主任医师、教授，皮肤与化妆品研究室学科带头人。卫生部化妆品皮肤病诊断机构技术负责人、国家食品药品监督管理局化妆品行政许可检验机构技术负责人、上海市化妆品监测中心负责人。擅长变态反应与环境性皮肤病、化妆品皮肤病、毛发病、碍容性皮肤病的诊断和治疗等。

找出光敏物质

夏天里，阳光强烈，一些人会患上光敏性皮肤病（也称光线性皮肤病），是指那些因为光线照射而引起的皮肤病，包括日晒伤、多形性日光疹、光敏性皮炎等。现在由于摄入药物、食物或者外用防晒霜、抗炎药物等机会很多，所以患光敏性皮炎的人越来越多。光敏性皮炎，指日光晒身体暴露部位后导致其发生皮炎，病因与人体接触光敏性物质密切相关。常见的光敏性物质有防腐剂、杀菌剂、香料、染料、荧光漂白剂、防晒剂和口服药物（氢氯噻嗪类降压药、喹诺酮类抗生素、磺胺、氯丙嗪）以及食物（黄泥螺，紫云英、油菜等某些蔬菜）等。光敏性皮炎在患者停用这些光敏性物质后数日至数月后可好转。

避免日光强烈照射

太阳光包括紫外线、可见光和红外线等。紫外线又分为短波紫外线（UVC，波长180~290纳米）、中波紫外线（UVB，波长290~320纳米）、长波紫外线（UVA，320~400纳米）。UVC往往为臭氧所吸收，不能到达地面；UVA可穿透表皮而直达真皮浅层，强烈照射后可引起皮肤光老化、增加肿瘤的发生风险；而UVB则主要达到表皮基底层，主要引起红斑反应。夏天紫外线相对秋冬季较强，阳光照射皮肤后，如果接触了光敏性物质，就可发生光敏性皮炎。

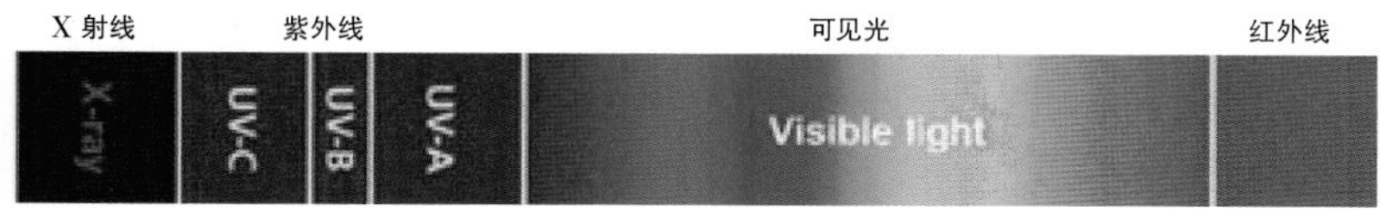
X射线
紫外线
可见光
红外线
X-ray
UV-C
UV-B
UV-A
Visible light

来年春季要"防晒"

春季长波紫外线UVA是冬季10倍多，且春季UVA之能量为四季之首。光敏性皮肤病在春季发病率相对较高，即便阴天下雨，UVA也可穿过云层来到地球表面。夏天气温高，短波紫外线UVB能量增高。UVB穿透能力不如UVA，造成损伤大多限于日晒红斑。而且，皮肤在经过春季"锻炼"后，有明显日晒适应，因此夏季光敏发生率实际上要稍低于春季。

光试验和皮肤光斑贴试验

当患者在面部、耳部、双手背、双前臂等光暴露部位出现皮肤损害，均需要怀疑光敏性皮肤病。典型的皮疹有红斑、丘疹、丘疱疹或者斑块等，患者会有明显的瘙痒、刺痛、灼热感等不适症状，日晒后加剧更要高度怀疑。

要明确诊断光敏性疾病，就必须接受相关的光诊断试验，然后才能有针对性地有效治疗。首先要做的是光试验：患者前臂部位进行光暴露，照射后24小时观察皮肤是否对光敏感。其次要做皮肤光斑贴试验：将可疑致敏物放在紫外线照射条件下，观察是否会引起皮肤过敏反应。皮肤光斑贴试验一般需耗时1周左右，患者要有耐心。

明确诊断后，可在医生指导下针对病情适当使用一些药物治疗。但是，更关键的在于以下两方面。首先，要尽量避免接触可能的光敏性物质。其次，要重视防光，避免紫外线辐照最强时段（早上10点到下午2点）外出，选择合适衣物防晒，能长袖不要短袖，能有立领不要圆领，等等。PM

延伸阅读

潮湿衣物防晒能力差 不同质地和厚度衣物紫外线防护系数不一：聚酯>羊毛>丝绸>尼龙>全棉。另外，潮湿衣物防晒能力明显变小。戴宽边帽、太阳镜、遮阳伞都是防晒的有效方法。还需要常年使用不过敏的防晒霜等。

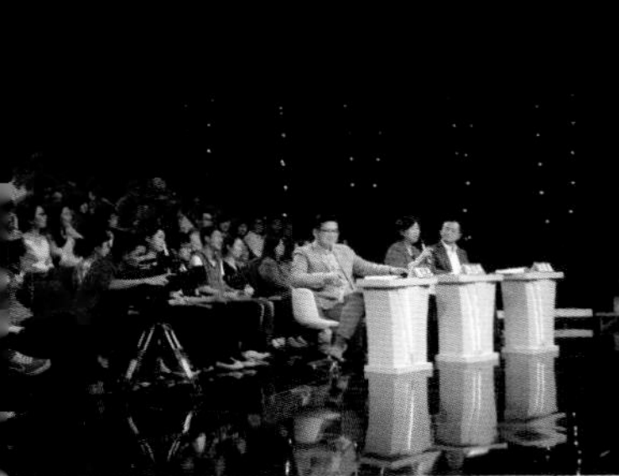

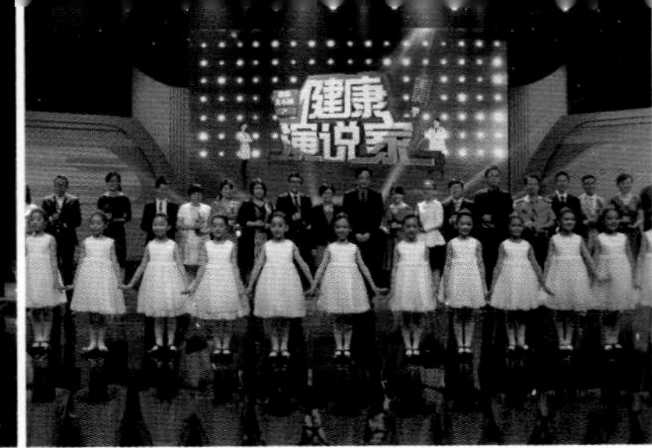

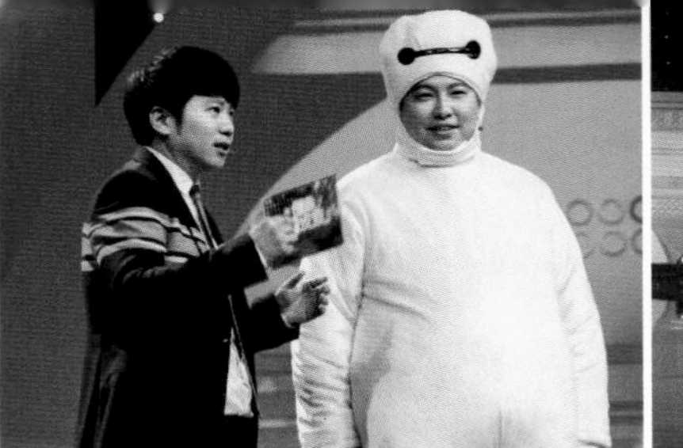

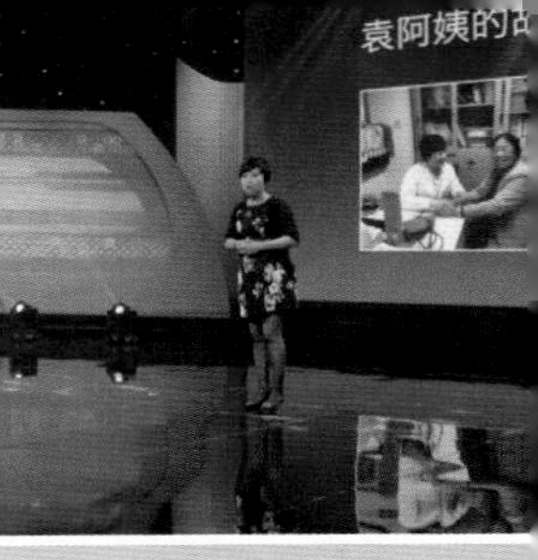

健康演说家

2015年5月，由上海市卫生和计划生育委员会与上海教育电视台等联袂打造的全国首档医学电视演讲节目《健康演说家》播出，19位来自上海各医疗机构、平均年龄34岁的青年医生一扫人们对医生不苟言笑、不善言辞的刻板印象，用老百姓听得懂、学得会、记得住的语言，传播权威健康知识，演绎医学人生情怀，讲述感人医患故事。本刊节选部分“最佳人气奖”和“特别奖”获得者的演讲内容，以飨读者。

高“颜值+言值”的健康科普

专家点评

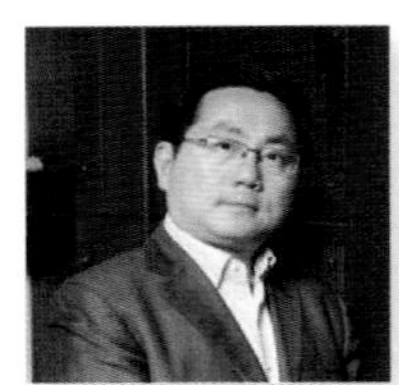

王彤（上海市卫生和计划生育委员会宣传处处长，中国医师协会人文医学专业委员会副主任委员）：

虽然上海市民的主要健康指标已连续11年居世界发达国家水平，但疾病谱的改变、老龄化的加剧、PM2.5的肆虐、社会心理问题的挑战，使这群年轻的白衣战士，以及他们更多的战友不敢懈怠。于是这一全国首档医学电视演讲节目《健康演说家》便应运而生，告诉你最原创、最权威、最实用、最有趣的健康知识，使你领略一个个年轻医生的“颜值+言值”，帮你粉碎一个个曾充斥于微博、微信、网络世界的健康谣言。让你知道，好医生不仅会看病，还会做科普！向年轻的白衣战士致敬！为你喝彩，为你骄傲、为你鼓掌！

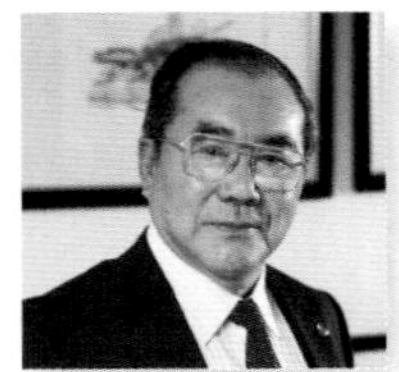

杨秉辉（复旦大学医学院内科学教授，复旦大学附属中山医院原院长）：

希波克拉底说过：“药物和语言都是医生治病的工具。”许多业内同仁将其中的“语言”两字只理解为安慰患者的话，我则以为向患者解释疾病的来龙去脉（医学科普），介绍预防保健之法（健康教育）的“语言”亦应包括其中。医务人员积极参与健康科普工作，民众的健康素养必定会更进一步地提高，必定会更健康、更幸福！

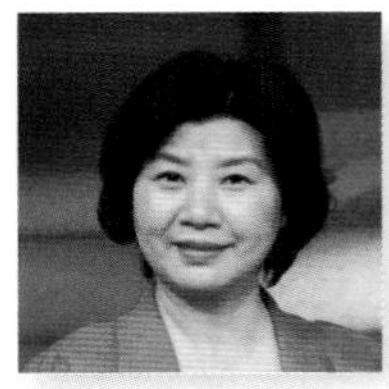

贾伟平（上海交通大学附属第六人民医院院长）：

作为一名健康科普的推广者，看到现在的年轻医生有如此绚丽的舞台展示自己的健康科普风采，我深深地为他们感到骄傲。这档节目的最大意义不仅在于通过电视这个时尚的载体进行健康科普来让民众受益，还在于给当今每一位年轻医生一个启示：做一名好的医生要有高超的医技、有仁心，更要学会沟通、善于表达。充满爱和智慧的语言沟通有时比药更灵！

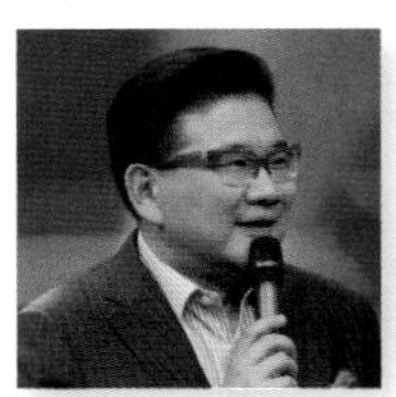

曹可凡（著名主持人）：

在大医院每天人头攒动，百姓看病难、医生看病累的当下，信息不对等是造成医患关系紧张的重要原因之一。如何更好地进行医患之间的沟通，如何更有效地传递医学信息，这也是我，一名曾经的医者、如今的媒体人，颇为关心的问题。也许，医者提高综合素养，而社会和媒体又多提供像《健康演说家》这样的展示平台，就能让医患之间的沟通更为和谐与畅通。

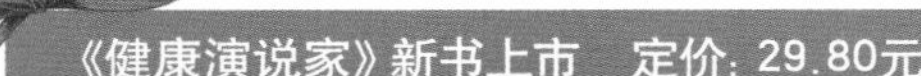

"最佳人气奖"柯国峰

蛀牙那点事

复旦大学附属中山医院口腔科医师　柯国峰

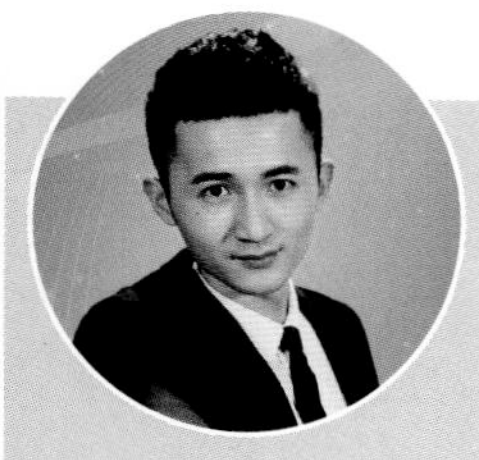

"从小我就喜欢手工制作，对精致的工艺品总是爱不释手。选择口腔医学专业是一次偶然，但我发现，爱上这个专业却是一种必然，因为我对待每一颗牙齿都像是对待工艺品一样，或是修补，或是雕琢。许多人总是要等到牙齿问题严重到无法挽回的程度才会想起来要找牙科医生，这让我常常思考到底是什么让人们总是晚来一步，答案或许是因为我们说得太少。我想我们不应该再沉默。"

我是一名口腔科医生，按照人们的想法，我的工作应该是让人们的牙齿更漂亮，更健康。但事实并非如此，我每天的工作都会扮演牙齿"入殓师"的角色，顾名思义，就是将牙齿一颗一颗拔掉。并非我执意要拔，而是人们总是晚来一步。是什么原因让他们的牙病已经严重到不得不拔？在拔牙的诸多原因里，蛀牙（龋齿）往往是始作俑者。

蛀牙全过程，"闹钟"叮铃响

我们早晨习惯于用闹铃提醒自己起床，其实我们的身体也设置了许多"闹铃"，它在生病的时候会提醒我们去看医生。牙齿也不例外！

如果有一天，你照镜子发现自己的牙齿有点黑，那是酸腐蚀牙齿的初期，会让牙表面粗糙，所以会有色素沉积，这就是一个"闹铃"。它在暗示你：你开始蛀牙了！

如果有一天，在你吃甜食或者冷食时感到一阵莫名的酸疼，这酸疼就是一个"闹铃"。它在暗示你：你的蛀牙加深了！

如果有一天，你发现自己吃的食物总是塞在牙洞里，而且伴随着一阵疼痛，这也是一个"闹铃"。它在暗示你：你的蛀牙已经很深，再不补牙可能就晚了。

如果你忽略了这些闹钟，终于有一天，你的牙疼了，疼得睡不着，感觉头都一起疼，这便是一个超级"闹铃"。它在暗示你：你的蛀牙已经穿通牙齿，细菌感染了牙神经，你真的必须去看牙医了。

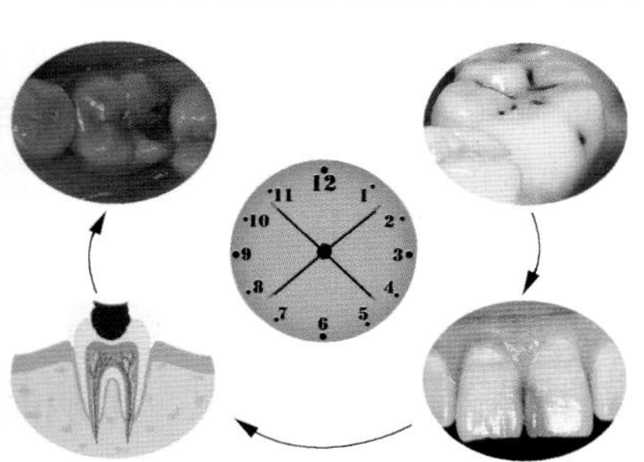

如果我们能在早晨第一个闹铃响起来及时起床，就会有充裕的时间去梳洗打扮和享受早餐。同样，我们如果能在第一个"闹铃"响起的时候就去看医生，只需要花很少的金钱、精力和时间，就可以享有一口好牙！

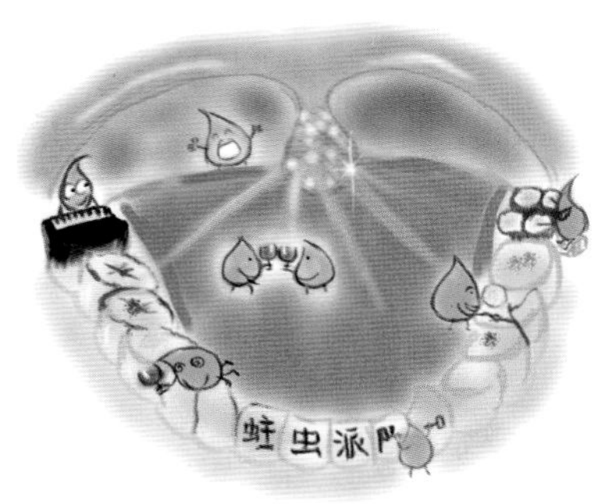

3张王牌，预防蛀牙

● **第一张王牌：饮食习惯** 当今社会，"吃货"横行，我不会建议大家一定要吃什么，一定不要吃什么。相反，我建议大家什么都吃，均衡饮食，但不要特别迷恋一种食物。另外，我要特别强调饮食的时机，我们的口腔白天一直在运动，它有强大的自洁作用，可以让我们纵享美食，但是晚上刷牙后，就不要吃东西了。这张王牌可以切断细菌的粮草通道。

● **第二张王牌：定期检查** 许多蛀牙藏身隐秘，而且蛀牙从发生到形成需要1.5～2年，所以我们一定要养成每半年到一年去医院检查的习惯。这张王牌可以切断蛀牙的"防不胜防"。

● **第三张王牌：刷牙习惯** 虽然大家都在刷牙，但是很少人真正掌握了方法，我推荐巴斯刷牙法，可以有效地清洗牙间隙和龈沟内的食物残渣。早晚2次，巴斯刷牙3分钟，这张王牌，可以让细菌弹尽粮绝！

3张王牌，招招"致命"，蛀牙那点事，再也不是事！

颁奖词 你带着青年医生的任性与坚持，将健康科普变成一种时尚与潮流，让我们的舞台变得如此灵动。90后，为你点赞。

"最佳人气奖"孙奕波

解开肺小结节的"心结"

复旦大学附属华东医院影像医学科医师　孙奕波

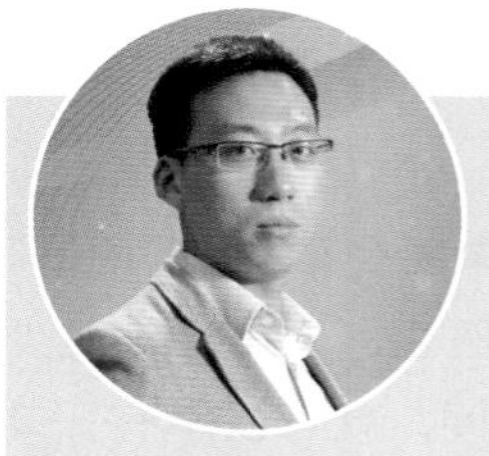

"我从四岁时开始立志学医，这个梦想一直未曾改变，在我高考那年，只填了医学专业，没有第二选择。爷爷是位肿瘤科医生，所以我从小就知道，如果肿瘤能被早期发现，那么患者接下来的生活或许会完全不一样，现在的我如愿以偿成了一名影像医学科医生。医学影像学是医生的眼睛，透过这黑白的世界，为人们描绘出多彩的颜色。"

近几年来，肺癌的发病率逐年上升，已跃居男性癌症之首，同时也成为女性好发的癌症之一，排名第三。胸部CT检查在不知不觉中已成为人们体检时常用的"自选动作"，越来越多的人被告知"毛玻璃结节""肺癌不除外""建议进一步检查"……种种讯息令人心神不宁，大家谈肺小结节色变。

怎么会这样？是与生俱来的遗传因素？还是祸害无穷的一二三手烟？抑或是穹顶之下无处可逃呢？没错，这些都与肺癌的发生息息相关。但还有一个原因不容忽视，那就是医学影像学的发展。打个简单的比方。以前的黑白电视机图像模糊，演员脸上的一颗痣我们都看不清，现在技术发展了，高清电视机中美女主播脸上的雀斑已清晰可见。CT技术的发展也是如此，我们得到的图像越清晰，所发现的问题也就越多。

肺小结节，不等于肺癌！

其实肺小结节不单单体现在一个"小"上，由于其独特的生长方式，它在CT影像上多表现为一个"毛玻璃结节"。什么叫毛玻璃结节？其实不难理解，就如同我们透过磨砂玻璃看世界，我们看到浴室内若隐若现的佳人倩影，原本清晰的图像失去了本来的光泽和鲜明的轮廓。同样，我们在CT影像上看到局部的密度增高，但是这密度的增高却不足以遮盖掉正常的肺组织，这就是毛玻璃结节。

5毫米以下结节，无视它！

发现有肺小结节怎么办？很多人陷入了迷茫，也有人开始祈祷上苍，慌乱之中，人们常常会陷入3种误区：不以为然；病急乱投医；乱吃药，甚至听信民间术士偏方。那么究竟应该怎么办？让我们来参照全球最新的处理指南，从"专业的角度"看看应该怎么操作。十多页的指南中我们记住最关键的3点就可以了。

首先，我想请大家记住一个数字："5毫米"。当发现直径小于或等于5毫米的纯毛玻璃结节时，怎么办？抛开所有的心理负担，你就当它不存在！因为这样的毛玻璃结节是肺癌的可能性极其微小。保险起见，只要每年复查一次低剂量螺旋CT即可。

即使直径超过5毫米，我们也不用过于紧张，定期随访即可。直径在5毫米以上10毫米以下的肺小结节，需每半年随访一次低剂量螺旋CT，看是否有变化，高度疑似患者应进行小病灶高分辨、病灶薄层加三维重建CT扫描。直径大于10毫米的肺结节，基本可以通过CT、支气管镜等检查明确诊断。

请大家一定要记住的是，如果在随访过程中，一旦发现结节体积增大，内部的实性成分增多，或有邻近小血管进入，一定要尽快就医。因为此时，这个结节很有可能是一个早期的肺腺癌。

CT检查，辐射已不大

但是问题又来了，有人要问："CT检查是有辐射的，网上说的，做CT会致癌的！"作为天天与CT打交道的放射科医生，我要用数据来说话。当今最先进的能谱纯化技术可让做一次胸部CT平扫的辐射剂量降低至0.06毫希弗，近似于坐飞机从上海到巴黎所接受的辐射剂量。而我们放射科医生一年所受的放射安全值为20毫希弗，两者相差300倍。所以，即使一年做5次CT，也妥妥地在安全范围之内。

颁奖词　你用科普知识架起医学和大众的桥梁，让病症无所遁形，让谣言不攻自破，你用科学解开患者心结，你用真情抚慰患者心灵。

“最佳人气奖”乐飞

“肠”治久安

上海交通大学医学院附属瑞金医院普外科医师　乐飞

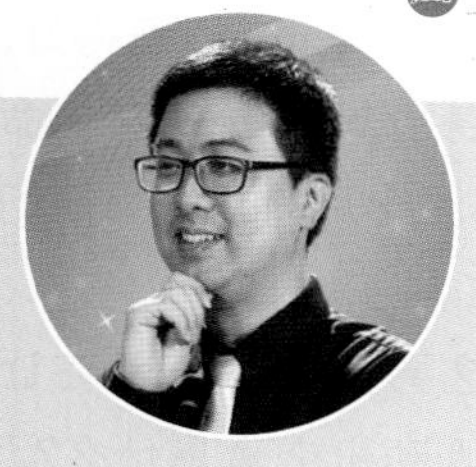

“在日常的医教研工作外，我对语言类的社会活动十分感兴趣。在校读书期间就一直担任主持人，曾单枪匹马用英文主持国际学术会议开幕式。我最享受周末，因为我规定我家的 Sunday 就是 Son Day，除了值班，我都会和夫人陪儿子小 Happy 一起去公园玩耍。外向的我会享受独自阅读的乐趣，喜欢读历史，酷爱追美剧，在安静中积蓄着能量。外科医生不一定都是高冷的，我就是个例外，外向，搞笑，热爱手术，喜欢表达，注重家庭。”

未来 10 年，中国的肠癌年均增长率将会高达 7%。概括一下，导致肠癌的危险因素主要有两大方面：饮食习惯和生活方式。

良好的饮食习惯=远离肠癌

2014 年，一部《来自星星的你》红遍了全中国，而啤酒炸鸡更是在一夜之间风靡全国，为了品尝啤酒炸鸡而排队排到人憔悴的场景屡见不鲜。但这样的食物健康吗？很遗憾，以啤酒炸鸡为代表的这类食物就是在医学上被称为“两高一低”的不健康饮食。高脂肪、高蛋白质、低纤维素饮食会在体内产生较多的有害代谢物，进而刺激肠道上皮，最终导致肠癌的发生。

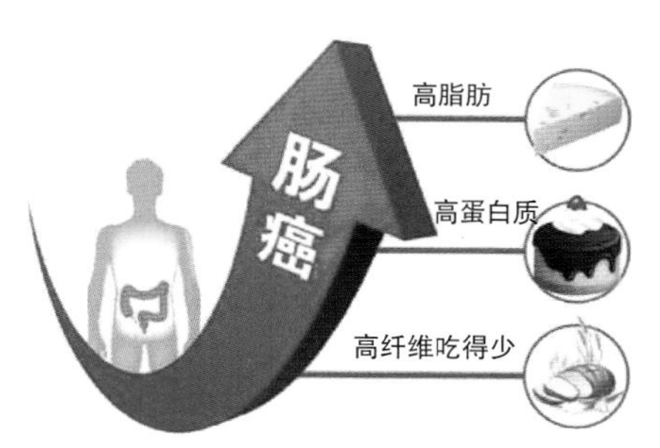

良好的饮食习惯应该是怎样的呢？应该是一种结构合理的金字塔：以富含纤维素的谷物和粗粮为提供能量的基础，继而辅以动物的肉、蛋、奶提供蛋白质，同时摄入足够的新鲜瓜果和蔬菜，再辅以少量的精细食物。健康的饮食习惯正是我们抵御肠癌最有力的武器！

不良的生活方式=诱发肠癌

再说一说生活方式。我的一位白领同学告诉我他的一天是这样度过的：早晨 7 点，挤着地铁一路晃到公司——没有运动；到了办公室，朝九晚五，格子间里，电脑面前，一坐一整天——依然没有运动；好不容易熬到下班，在家里一边吃着外卖的啤酒炸鸡，一边坐在电脑面前追剧，一坐就熬到后半夜——还是没有运动；追完剧，关上电脑，还要再玩会儿手机，才会恋恋不舍地睡去，已经不记得上一次在 12 点之前睡着是什么时候了。就这样，没有运动的一天结束了。就这样，没有运动的一天又一天，周而复始！大家可能会觉得这样的生活方式似曾相识。的确，这种生活方式正是当下千千万万都市人生活的一个缩影。由于严重缺乏运动，肠道蠕动随之减弱，此前产生的有害代谢物得以长时间反复刺激肠道上皮，成为肠癌发病的主要帮凶！

所幸的是，健康意识在另一群人心中还占有一席之地，时下夜跑在白领群体中就很流行。我有一个运动狂的师兄发朋友圈找小伙伴周末骑行 100 千米，运动量之大，不仅吓得当时没有人报名，而且直到现在，连点赞的人都没有！那么问题又来了：多大的运动量比较合适呢？根据美国运动医学会的推荐，每次 30 分钟、每周 3 次、心率不超过 130 次 / 分钟的运动量最为合适。

肠癌的早期危险信号

作为一名专科医生，我还要帮助大家学会识别早期肠癌的危险信号。总结下来就是一句话：“排便习惯的改变”。怎么理解呢？就是不明原因地出现慢性便秘、慢性腹泻，或者腹泻与便秘交替、慢性排便带血之类的情况。小时候，父亲总在考前叮嘱我：考试的时候，千金难买回头看！现在我要把这句话送给大家：朋友们，冲水之前，千金难买回头看啊！你要是发现它总是不按牌理出牌时，就要警惕了，这时你就需要去寻求医生的帮助了。

最后，我诚挚地希望通过上述内容，帮助大家养成良好的饮食习惯和生活方式，学会识别肠癌的早期危险信号，永葆健康，“肠”治久安！

颁奖词　你用返璞归真的大众语言，将科学的健康观念广而告之。并用形象生动的“肠治久安”，激活人们对“健康久安”“生命久安”的关注与期盼。

“特别奖”之“漫画医生”陈海燕

连环秒杀案

复旦大学附属中山医院心脏超声科医师　陈海燕

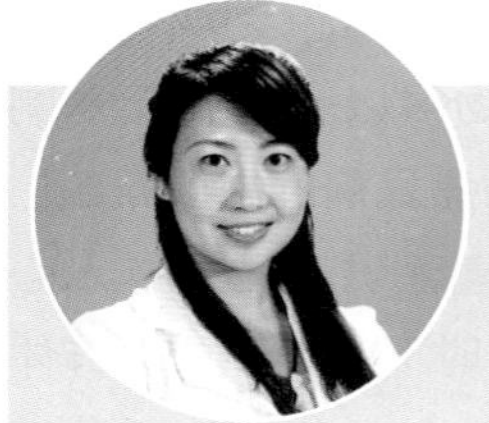

“自从 2014 年开设了一个‘医笔医画’微信公众号，大家都亲切地称我‘燕子医生’。燕子是个爱画画的医生，兴趣爱好与职业相结合，既科普又娱乐，画得不亦乐乎。”

大家都知道，燕子的职业是医生，如果有人看过燕子的原创漫画，那么对她的了解程度又可以深入到“燕子是个爱画画的医生”，但大家有所不知，燕子还有个秘密身份——侦探！非但如此，燕子还师从大名鼎鼎的 B 八神探。B 八的神探称号不是盖的，断案子他是真心有一套，前不久他又破了一起大案。说到这个案子，我突然想问问大家：你们一般喜欢选择什么交通工具去旅游，是坐飞机、乘火车，还是自驾？先不忙着回答，我们边看案子边思考。

杀人不见血，凶手是谁？

“乔丹”，成功熟男，空中飞人，“骨灰级”乘客。可是，上个星期，从洛杉矶返沪的航班却成了他人生的最后一程。飞机着陆后，他和往常一样归心似箭，可是起身取随身行李时却应声倒地。

“舒马赫”，青年才俊，典型的理想主义，房车“圣斗士”，每天和家人车游世界。可是，上个星期，滇藏公路的尽头，当他稳稳地将车停妥后，那个华丽的起身——下车，却定格了他的人生旅途。

按照 B 八的个性，这两起案件都不足以引起他的关注，可偏偏接连地发生，勾起了他的兴趣。他说，这是一宗连环命案，因为手法很相似！起身—— 极度痛苦——迅速死亡。B 八快速接手，现场勘察发现患者嘴唇有点青紫，B 八怀疑死者生前可能发生了缺氧。于是，他说服家属进行尸检，不出他所料，法医的鉴定结果是“杀人不见血”——两人的肺都因严重缺血出现了大面积坏死。

几乎与此同时，又有一位孤老离奇死亡，骨折卧床了好几个月，吃得香，睡得好，可病愈后的那个起身，却让老人家一命呜呼。然后是一名怀胎十月的孕妇。他们的死都是——不见血。

燕子：“师父！这男女老少，实在让人摸不透，凶手的杀人动机究竟是什么？”

B 八：“看到了吗？死者的肺血管里有个栓子！而在死者腿部的血管里，我们找到了同样的东西！确切地说是血块！腿部的血液要回到心脏，如同爬山，需要克服重力，当我们走路的时候，腿部的肌肉会有节奏地挤压、辅助。腿部长时间静止，血液会停滞并集结成块状。”

燕子：“我明白了！久坐后突然站立，使腿部的血块像火箭发射一样地一路向上，塞住了肺的大血管，导致大面积肺组织的坏死，秒杀了他们！”

B 八：“对！就是这样！这就是五大‘秒杀型’心脏病之一——肺动脉栓塞！所有的人都死于肺动脉栓塞！”

燕子：“可是孕妇的死因怎么破？”

B 八：“孕妇的子宫压迫了腿部的血管，增加了血块形成的机会。”

真相大白，案子就这么破了。

久坐时，“踩缝纫机”防杀手偷袭

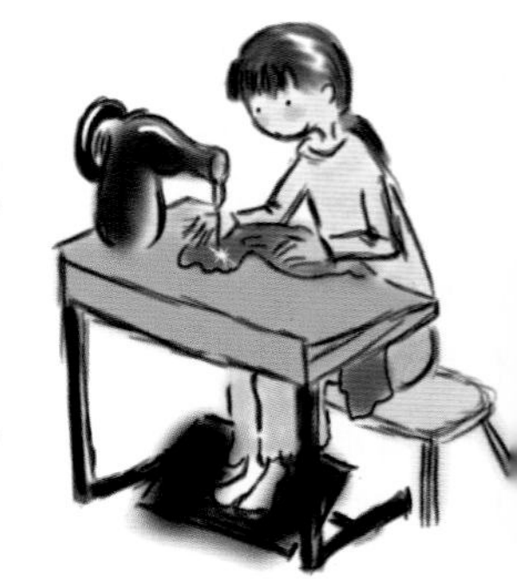

说到这里，大家是否还记得我们最初的那个问题：大家的出游方式是坐飞机、乘火车、还是自驾游？其实，不管以上哪种出行方式，都有久坐的问题，容易让“肺动脉栓塞”有机可乘。不过不用紧张，B 八神探要传授给大家一个保命动作。

这个动作非常简单：先用力地抬起脚尖，然后放松放下，反复进行，就像踩缝纫机踏板那样。做这组动作时，如果把手放在小腿肚子后面感受一下，就会发现腿部后方的肌肉有非常明显的一紧一松的变化。这就是 B 八所说的，我们走路时腿部肌肉挤压、辅助血液回心的过程。

颁奖词　怀着满腔的爱心，用夸张的笔触，深入浅出地诠释医学，多才多艺的“漫画医生”，你也是蛮拼的！

"特别奖"之"酷跑医生"彭晓春

"关"爱健康，始于足下

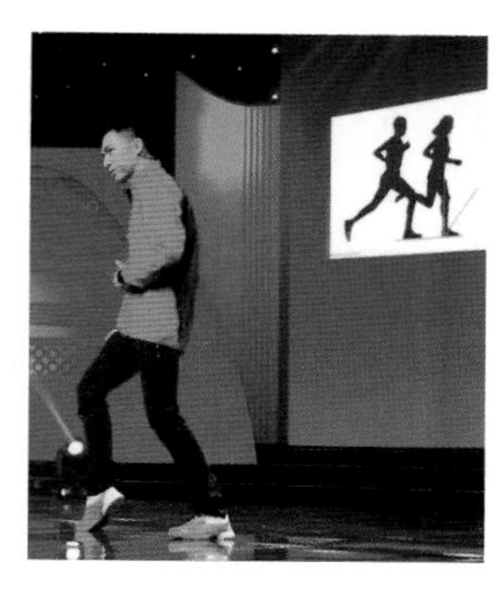

上海交通大学附属第六人民医院骨科医师　彭晓春

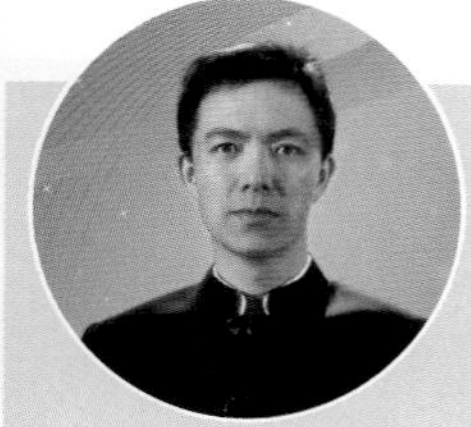

"我研究关节疾病的诊治，更关注关节损伤的防护。科学的跑步训练让我成为一名业余的长跑健将，从第一次训练的2千米到完成55千米的越野马拉松赛，18个月见证了我体能的飞跃。"

我是一名骨科医生，我研究关节疾病的诊治；我也是一个跑者，更关注关节损伤的防护。今天我就给大家分享一个胖子如何通过正确科学的跑步训练蜕变成运动健将的励志故事。有个小胖子，体重的数字超过身高，行动费力，体能孱弱，终于有一天不堪重负，立志跑步减肥。于是他穿上跑鞋，斗志昂扬地去操场跑了两圈，两天后膝关节疼痛，减肥尚未见效，却得了髂胫束炎。他诧异万分，跑步如此简单，怎么还会受伤呢？但减肥大计必须坚持，只得请教好友健身达人王博士。

运动前热身，运动后拉伸

王博士告诉他，跑步绝非很多人想象中那么简单，蕴含了很多技术、理念和方法。为什么跑了800米就受伤？主要是因为缺乏运动前的热身和运动后的拉伸。运动前应该进行充分的热身，活动和跑步相关的关节、肌肉、韧带，让身体微微发热后再开始运动。运动结束后还要立即进行相关肌肉（上臂、大腿四头肌、臀部肌群、小腿三头肌、跟腱、髂胫束）的拉伸，增加肌肉延展性，避免肌纤维损伤，防止乳酸堆积，缓解酸痛感。

跑步正确姿势：前脚掌着地

小胖子认真进行运动前后的热身和拉伸后，膝关节症状消失了，他开始继续减肥之路。但1个月后，膝关节疼痛再次出现！王博士检查后指出，这次关节疼痛的原因是跑步姿势错误。原来，大多数人穿鞋跑步时，都会习惯性地用脚后跟落地。王教练让他脱掉鞋子试跑几步，小胖子发现，自然而然地变成了前脚掌落地，跑步过程中膝关节保持轻度弯曲，他变成了一个柔软而充满弹性的胖子。

跑着跑着，小胖子恍然大悟！奔跑是原始人类的生存之本，他们不穿鞋，经过几百万年的进化形成了最合理的姿势，前掌落地逐渐向后跟过渡的跑步姿势最符合人体工学。后跟落地时，膝关节锁定在完全伸直位，冲击力没有任何缓冲直接作用于关节，膝关节瞬态冲击力高，足底应力分布也更为集中；而前掌落地时膝关节保持弯曲，冲击力通过踝关节、膝关节、髋关节周围的肌肉肌腱进行分散和缓冲，膝关节没有瞬态冲击力，足底应力分布也更为分散。所以，正确的跑步姿势应该是：头、肩、背、腰、臀部保持一条直线，挺胸收腹；前脚掌外侧先落地，落地尽量轻柔；膝关节始终保持弯曲，充分利用肌肉的弹性推动身体向前跑。

控制心率，跑步更持久

经过1个月的练习，小胖子掌握了前掌落地跑法，关节的疼痛再也没有出现过。但他又有了新困惑，那就是体能并没有提升，每次跑到2千米就气喘吁吁，无法坚持。王教练认为，体能进步缓慢的原因是他跑步的速度太快，超过了他的有氧运动能力，心率持续保持很高的状态，难以持久。跑步初学者可以按照MAF180心率法进行训练，即：使用专业的心率表精确监测心率，用180减去年龄作为最大心率，跑步时将心率控制在最大心率与最大心率减10的区间内。举个例子，30岁跑者，心率应保持在140～150次/分，这样将运动强度控制在有氧范围内，运动就能更持久。

小胖子购置了心率表、跑步鞋等专业装备，遵循MAF心率法，采用前掌落地跑法进行科学规律地训练，6个月减肥20多千克，并成功完成半程马拉松和越野马拉松赛，成为一名业余长跑健将。

看到这里，我想大家已经猜到那个小胖子是谁了。好吧，我承认，那个不堪入目的胖子就是我。希望我的亲身经历能够帮助大家抛开顾虑，迈开双腿，让脂肪熊熊燃烧，让心肺动力强劲！PM

颁奖词　一个热衷于跑步的医生，他的运动指导更有说服力，只有感同身受，才能治病救人，继续奔跑吧！医生！

预防心脏性猝死的有效方法：ICD植入

复旦大学附属中山医院心内科教授　宿燕岗

尽管心脏性猝死预后凶险，但并非不能防治。曾经发生过心脏骤停并能侥幸存活者、冠心病心肌梗死者、各种原因引起心力衰竭（左室射血分数 <35%）者，以及肥厚型心肌病、右室心肌病和离子通道疾病（如长或短 QT 间期综合征、Brugada 综合征等）患者等心脏性猝死高危人群，尤其是存在家族性猝死史者，应及时去相关医院的心内科就诊，咨询专科医生有关心脏性猝死的预防问题。

心脏性猝死的防治包括预防（预防心脏性猝死的发生）和治疗（发生心脏性猝死即刻的抢救）两方面。由于发生心脏性猝死后真正能够被抢救成功的患者屈指可数，故预防心脏性猝死的发生，才是最有效的方法。目前，医学上预防心脏性猝死的常用措施主要有两种。

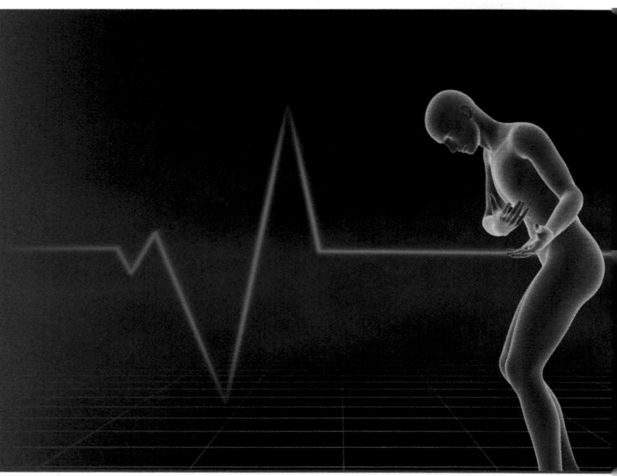

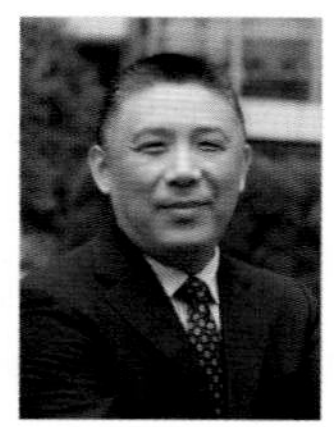

专家简介

宿燕岗 复旦大学附属中山医院心脏内科主任医师、医学博士、博士生导师，中国医师协会心律学专业委员会副主任委员，中华医学会心电生理和起搏分会常委、室性心律失常工作委员会副主任委员，上海市生物医学工程学会心脏起搏与电生理分会副主任委员。

医疗专长：心脏内科各种疾病的诊治和心脏植入性器械的植入和随访。

专家门诊：周一上午、周二上午

药物治疗：预防效果有限

药物治疗是最基本的防治心脏性猝死的措施。比如，心力衰竭患者必须服用 β 受体阻滞剂、血管紧张素转化酶抑制剂或血管紧张素受体拮抗剂、醛固酮受体阻断剂，因为这些药物已被证实除了能缓解心力衰竭的症状外，还可以降低心衰患者的死亡率；发生过心肌梗死的冠心病患者，还需加用阿司匹林和他汀类药物，且这些药物常需终身服用。

值得注意的是，所有具有抗心律失常的药物，如胺碘酮、心律平和美西律等，虽然能减少心律失常的发作频率，但目前大规模的临床研究已证实这些药物并不能预防心脏性猝死的发生，有些甚至有反作用。因此，对预防心脏性猝死而言，应用这些抗心律失常药物是无益的，甚至是有害的。

植入心脏埋藏式复律除颤器（ICD）：将猝死“扼杀”在萌芽中

发生心室颤动后，如果不能在 5 分钟内迅速除颤，患者几乎无生还可能。即便成功进行了心肺复苏，患者也多会因数分钟的脑缺氧而变成植物人（大脑最不能耐受缺氧）。实际上，一旦发生了心室颤动，迅速进行电击是唯一有效的抢救方法，其他措施（如药物、胸外按压等），往往都不能奏效，且电击越及时，转复心室颤动的成功率越高。然而事实是，自发现患者心脏骤停（多为心室颤动引起）到启动体外电击的时间，大多超过 5 分钟，尤其是在医院外发生的心脏性猝死。即便患者在医院内发生心室颤动，自被发现到医生实施体外电击操作，通常也需要 1~2 分钟。很多心脏性猝死常在夜间或患者独自一人在家时发生，根本没有机会被施救或及时通知急救人员。

如今，一种能够植入患者体内，全天候监测患者的心率，一旦发现心脏出现过快的跳动（如心室颤动和室性心动过速），能自动识别并自动进行放电治疗的装置——植入心脏埋藏式复律除颤器（ICD）已经应用于临床，并发挥着重要的预防心脏性猝死的作用。

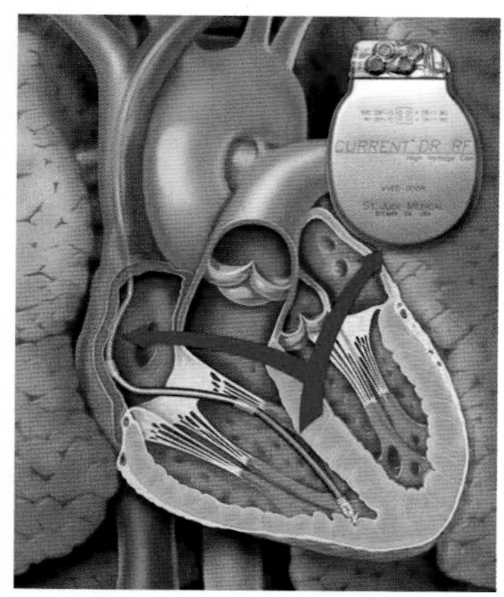

图1 植入心脏埋藏式复律除颤器(ICD)

植入心脏埋藏式复律除颤器(ICD)是一种治疗危及生命的室性快速心律失常(心室颤动和室性心动过速)的多功能、多程控参数的电子装置(见图1)。它由美籍波兰裔医生 Michel Mirowski 博士于20世纪70年代发明，并于1980年首次成功应用于人体。ICD 通过置于心脏内的电极导线，全天候监测患者的心率，能自动识别心室颤动，并迅速自动放电，及时终止心室颤动，整个过程仅需15秒钟左右，电击成功率接近100%，可最大限度地挽救患者的生命。

目前，相关医学指南中均规定：猝死存活者、左室射血分数(EF)≤35%的心力衰竭患者，都必须植入ICD，以预防发生心脏性猝死。已有很多临床研究证实，ICD能使这些患者发生心脏性猝死的危险性降低70%。

美国每年约40万人发生心脏性猝死，每年植入ICD约20万台；我国每年55万人发生心脏性猝死，而2013年全国共植入ICD约2000台，两者差距甚远，与我国的整体医疗及经济水平明显不对称。植入ICD少的原因，除我国的医疗保险制度问题(患者自负比例高)外，还与医生及患者对心脏性猝死的认识不够有关。提高大众对心脏性猝死的认识，知晓ICD对预防心脏性猝死的有效性，刻不容缓。PM

延伸阅读

有人猝死倒地，如何抢救?

心脏性猝死发生以后，争分夺秒、就地抢救是挽救患者生命的重要措施，包括迅速识别心脏骤停、呼叫急救系统和迅速开展心肺复苏(CPR)。其中，迅速使用体外除颤器(AED)电击除颤是挽救心脏性猝死患者生命的最有效措施，因为导致心脏性猝死的绝大多数直接原因就是心室颤动。

在欧美国家，体外自动除颤器(AED)已应用多年，很多民众都会使用。我国虽然也已推广AED数年，许多城市也在机场、大型公共场所等处安置了AED，但几乎从未被使用过。由于心脏性猝死多发生在医院外，而中国普通民众大多不具备心脏性猝死的识别和抢救能力，也不会使用AED，故医院外发生的心脏性猝死，存活率几乎为零。因此，非常有必要在普通群众中大力普及心脏性猝死急救知识，尤其是AED的使用方法。

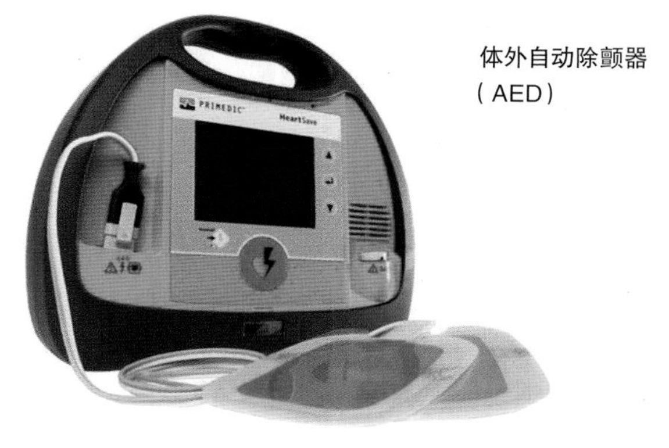

体外自动除颤器(AED)

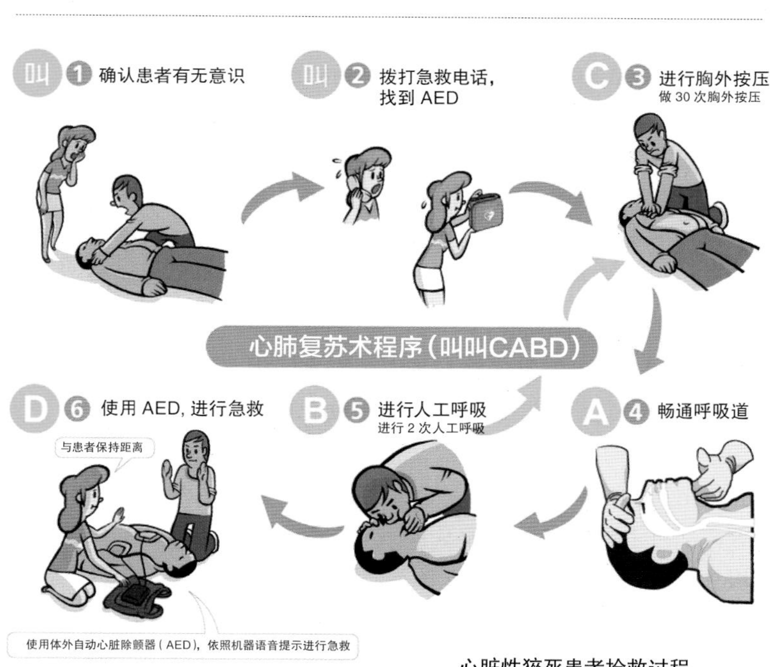

心脏性猝死患者抢救过程

正常成人肠道内有1000余种不同类型的细菌，总重量为1~2千克，其编码的基因数量超过人体自身基因数量的100余倍。肠道菌群基因组信息统称为肠道元基因组，其通过与环境因素的相互作用，与人体自身基因组共同进化，以调节人体的生理和病理代谢。

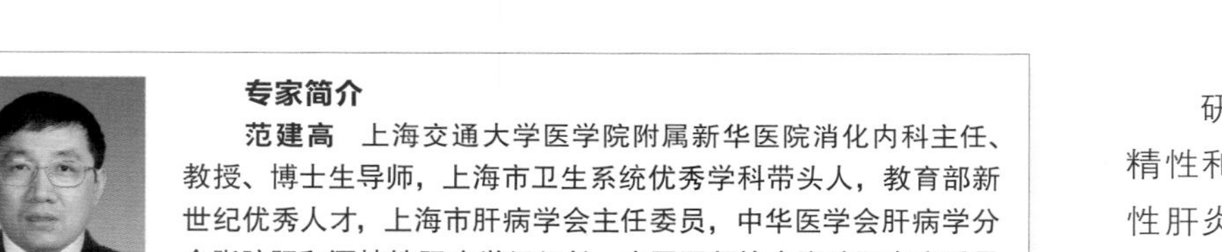

肝病防治新思路：调节肠道菌群

上海交通大学医学院附属新华医院消化内科暨脂肪肝诊治中心主任医师　范建高

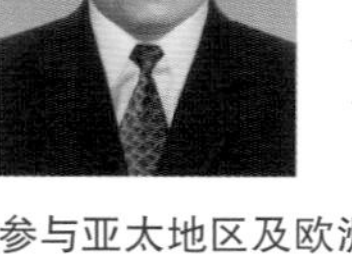

专家简介

范建高　上海交通大学医学院附属新华医院消化内科主任、教授、博士生导师，上海市卫生系统优秀学科带头人，教育部新世纪优秀人才，上海市肝病学会主任委员，中华医学会肝病学分会脂肪肝和酒精性肝病学组组长，中国医师协会脂肪肝专家委员会主任委员，《实用肝脏病杂志》总编辑。长期从事肝病的临床研究，主持制定了我国酒精性肝病和非酒精性脂肪性肝病诊疗指南，参与亚太地区及欧洲脂肪肝诊疗指南相关文件的制定。

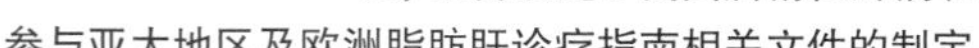

肝病与肠道菌群紊乱密切相关

来自肠道的各种物质通过门静脉进入血液循环，肝脏作为门静脉血液首次通过的器官，与肠道菌群有着密切联系。肝脏通过精细的生化反应，处理来自肠道的(包括肠道菌群产生的)有益及有害物质，使之向有利于人体健康的方向转化。

在病理状态下，肝脏疾病与肠道菌群之间相互影响或互为因果。一方面，肝病患者(尤其是重症肝炎和肝硬化时)因恶心、呕吐、纳差等原因导致肠道菌群营养相对不足，再加上胆汁分泌不足、肠道内胆盐缺乏、肝脏结构和功能改变导致胃肠道瘀血、广谱抗生素和制酸剂的长期应用等，都可引起肠道菌群紊乱。另一方面，肠道菌群紊乱导致小肠细菌过度生长和肠黏膜屏障功能下降，可造成肠道细菌及代谢产物大量进入肠外器官，除易引起感染及其相关并发症外，还可过度激活免疫系统，特别是肝脏的免疫细胞，通过异常免疫反应加剧肝细胞炎症坏死，进而形成恶性循环。

研究发现，肠道菌群紊乱参与了酒精性和非酒精性脂肪性肝病、各型病毒性肝炎，以及肝硬化、肝癌、肝衰竭的发生和发展。由于肝病患者常有不同程度的肠道菌群失调，后者又可通过多种方式加重肝脏原有损伤，若不及时采取有效防治措施，将导致严重后果。

恢复肠道微生态，有助于肝病防治

相对于人体基因组，肠道元基因组的显著特点在于其结构具有高度可塑性，而这种“可塑性”可以作为肝病防治的有效“靶点”。因此，肝病防治可以从调节肠道菌群入手，恢复肠道微生态的平衡有可能成为各种肝病，特别是重症肝炎和失代偿期肝硬化患者综合防治的重要组成部分。目前，针对肝病患者已发生的肠道菌群紊乱，可以采取以下治疗措施，恢复肠道微生态的平衡，阻止肝病进展，并减少并发症的发生率。

① 选择性肠道“脱污染”

口服肠道不吸收的窄谱抗生素（如利福新明、黄连素）或喹诺酮类药物（如诺氟沙星），抑制肠道革兰阴性杆菌过度繁殖，保护肠道专性厌氧菌，可以减少细菌感染和肠源性内毒素、氨和内生性乙醇等有毒物质的生成，从而有助于防治感染、肝性脑病，以及肥胖者和嗜酒者的肝损伤。鉴于长期服用抗生素对肠道微生态平衡可能有不良影响，故口服抗生素主要用于预防失代偿期肝病患者肝性脑病和自发性细菌性腹膜炎的发生和复发。普通肝病患者主要通过服用肠道微生态调节剂来防治肠道菌群紊乱。

② 调节肠道微生态

肠道微生态调节剂是提高宿主正常菌群数量，选择性促进宿主正常菌群生长的制剂的总称，包括益生菌、益生元和合生元，旨在恢复并保持肠道微生态平衡。

益生菌有利于恢复肠道微生态平衡，修复肠道菌膜屏障，抑制潜在致病菌过度生长，进而减少内毒素血症与系统性低炎症状态，并调节宿主免疫反应，从而有助于脂肪肝等各种肝病的防治。目前，益生菌制剂有 200 多种，临床研究表明，双歧杆菌、乳酸杆菌联用的效果似乎优于单一使用。平时经常食用富含益生菌的酸奶，以及一些益生菌保健品，对于肠道菌群紊乱者具有较好的保健功效。不过，至今尚不明确不同菌株的治疗作用是否有差异，相同菌种的益生菌制剂对不同疾病阶段肝病患者的干预结果亦可能有差异。

益生元是一类能够选择性地促进一种或多种有益菌生长，从而促进宿主健康的非消化性低聚糖，包括乳果糖、乳梨醇、果聚糖、菊糖等制剂。益生元通过选择性地促进肠道双歧杆菌等有益菌的生长并提高其定植抗力，以抑制潜在致病菌的生长及其有害代谢物的产生，从而减少肠源性内毒素血症及其相关损伤。此外，乳果糖还可直接灭活内毒素，并通过其酸性代谢产物促进肠蠕动，从而缓解便秘症状，并加快肠道细菌及毒素的排出，对于酒精性肝炎和非酒精性脂肪性肝炎有一定防治作用。

合生元是有选择性地将益生菌和益生元组合使用，如双歧杆菌、乳酸杆菌和发酵型纤维的复合制剂，旨在起到协同调节肠道微生态平衡的作用。研究发现，服用合生元 30 天，可降低轻度肝性脑病患者的血氨和内毒素水平，50% 患者的肝性脑病好转。考虑到肠道内细菌的多样性和复杂性，采用单一的益生菌疗法似乎效果有限，合生元将是今后重点研究的方向。

③ 抑制小肠细菌过度生长

熊去氧胆酸、胆宁片等利胆剂，以及莫沙必利等全胃肠道促动力药物，分别通过改善胆盐的肠肝循环和促进胃肠道的正相蠕动，防治胃肠道动力障碍和小肠细菌的过度生长。对于合并便秘和胆石症的肝病患者而言，胆宁片不仅有保肝利胆的作用，其含有的大黄还可润肠通便，改善腹胀和肝区胀痛。需要注意的是，胆宁片要从小剂量开始服用，逐渐加量，以防出现腹泻，且连续使用时间不得超过 6 个月。

总之，肠道菌群紊乱参与肝脏疾病及其并发症的发生发展，而肝炎活动、肝脏贮备功能失代偿和门脉高压症，亦可诱发肠道菌群紊乱。肝病患者若出现便秘、腹胀、腹泻、肠道产气过多等症状时，应警惕并存肠道微生态失衡；而恢复和调整肠道微生态平衡，有助于肝病及其并发症的防治。合并便秘的肝病患者，乳果糖、胆宁片是不错的选择；合并恶心、呕吐、腹胀的肝病患者可加用莫沙必利等肠道动力药物促进胃肠道蠕动；合并胆汁淤积、胆囊胆固醇结晶者，可应用熊去氧胆酸等利胆剂；大便溏薄者，可使用益生菌制剂，腹泻明显者宜短期应用抗生素，或与益生菌交替使用。益生菌具有双向调节功能，不仅可以治疗腹泻，对于腹胀、肠道产气过多、便秘等也有一定疗效。重症肝炎和失代偿期肝硬化患者，还需进行选择性肠道脱污染治疗，以防治肝性脑病和自发性细菌性腹膜炎。PM

“世界肝炎日”科普讲座暨义诊活动预告

为迎接一年一度的“世界肝炎日”，上海市医学会肝病学会的专家们将于 2015.7.26 上午在上海交通大学医学院附属新华医院举办“全国爱肝日”科普讲座和义诊活动，《大众医学》将作为媒体支持全程参与本次活动。届时，范建高教授将为上海市民举办精彩的科普讲座，来自上海多家三甲医院的肝病专家们将参与义诊活动。具体活动预告，请关注本刊微信公众平台发布的相关信息。

第三讲 脂肪肝离你有多远

✍黄 薏

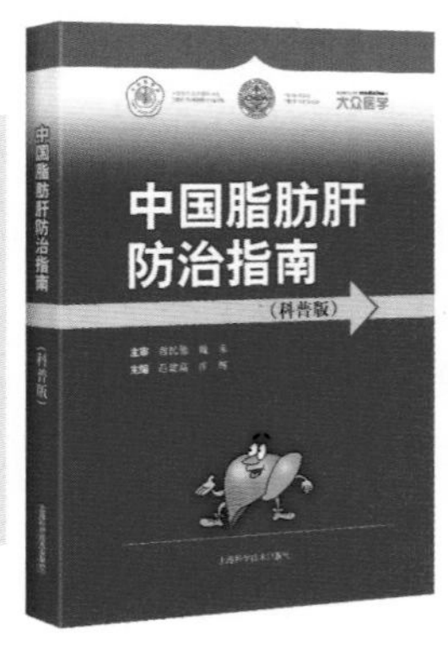

很多脂肪肝患者都会有这样的疑惑：我一点感觉都没有，怎么会得脂肪肝呢？的确，脂肪肝通常起病隐匿，症状轻微且无特异性，很多患者是在体检中被查出患有脂肪肝的。脂肪肝离你有多远，你是脂肪肝"喜欢"的人吗？本期的脂肪肝小课堂，就和大家聊聊这个话题。

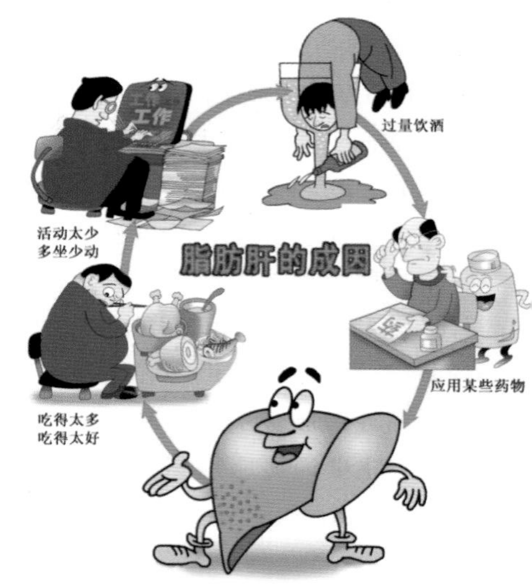

不良生活方式"催生"脂肪肝

脂肪肝"最喜欢"哪些人？

● **肥胖者** 与欧美人种不同，亚洲人不太"耐胖"。也就是说，在同等体质指数前提下，亚洲人体脂含量更高，且脂肪更容易蓄积在腹部和内脏。肥胖者中非酒精性脂肪性肝病（60%~90%）、非酒精性脂肪性肝炎（20%~25%）、非酒精性脂肪性肝硬化（2%~8%）的患病率很高。

● **近期体重和腰围明显增加者** 近期体重和腰围增加与脂肪肝发病密切相关，腰围比体质指数更能准确预测脂肪肝。

● **长期过量饮酒者** 酒精性肝病的患病率与日均酒精摄入量、饮酒年限，以及总酒精摄入量呈正相关。目前，国际上尚无统一的安全饮酒量标准。一般地说，平均每天摄入酒精量大于80克、持续5年以上，90%~95%的人将发生酒精性脂肪肝，20%~40%的酒精性脂肪肝将发展为酒精性肝炎和肝纤维化。若仍不戒酒或减少饮酒量，10年以后，8%~20%的酒精性肝炎会发展为肝硬化，其中3%~10%将发生肝细胞癌。

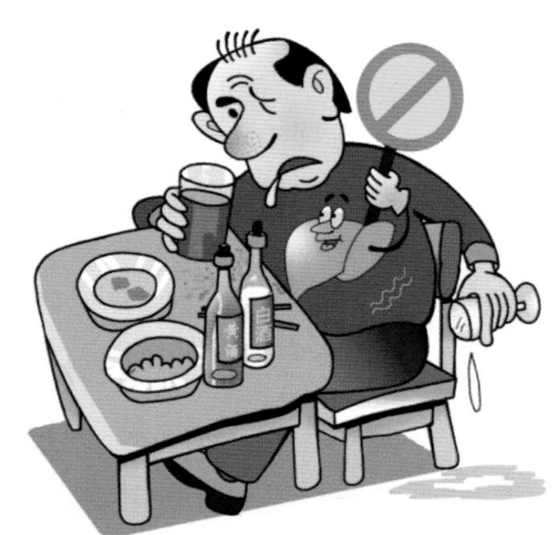

长期过量饮酒易导致酒精性肝病

● **生活方式不健康者** 不健康的饮食习惯、多坐少动的生活方式与脂肪肝的发生密切相关。过量进食高脂肪、高热量食品，爱吃零食，喜甜食和荤食，常吃夜宵，以及不吃早餐等不良饮食习惯，为肥胖和脂肪肝的发病提供条件。人体主要通过体力活动消耗多余热量，没有被消耗的热量会转化为脂肪储存。当脂肪沉积于皮下时，表现为肥胖；当脂肪堆积在肝脏时，就出现了脂肪肝。

● **糖尿病患者** 非酒精性脂肪性肝病与2型糖尿病常合并存在，21%~45%的非酒精性脂肪性肝病患者合并糖尿病，而在2型糖尿病患者中，非酒精性脂肪性肝病患病率高达42%。

● **有脂肪肝相关疾病家族史者** 有肥胖症、糖尿病、高脂血症、高血压、冠心病、脑卒中，以及脂肪肝家族史者，容易发生脂肪肝。家族中有上述疾病的成员越多，特别是母亲或双亲有上述疾病者，发生脂肪肝的风险越高，发病年龄越小，且发病后疾病进展速度更快。

● **罹患某些疾病者** 高尿酸血症、甲状腺功能减退症、垂体功能减退症、睡眠呼吸暂停综合征、多囊卵巢综合征、黑棘皮病，以及维生素D缺乏和骨质疏松等，都可能是非酒精性脂肪性肝病的危险因素。PM

好消息：脂肪肝病友们，我们在上海书展等你！

一年一度的"上海书展"将于2015.8.19~8.25在上海展览中心隆重举行，届时我们将邀请《中国脂肪肝防治指南（科普版）》的主编、上海市医学会肝病学分会主任委员范建高教授在书展现场举办科普讲座和签名售书活动，想去书展现场与范教授互动交流的读者们，请随时关注本刊公众微信号的书展活动预告哦！

目前，眼底病已成为中国老年人致盲的主要眼疾。在中国，因眼底病造成视力损伤及致盲人数已超过千万，占世界盲人总数的20%。其中，糖尿病视网膜病变和视网膜脱离是夺走老年人视力的“杀手”。

应对致盲眼底病 都有哪些招？

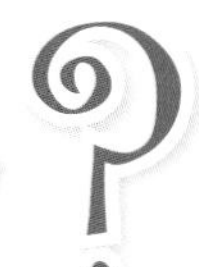

上海爱尔眼科医院青光眼白内障眼底病学科首席专家 张淳

关注眼睛发出的危险信号

很多老年患者之所以未能及时发现自己罹患的眼病，主要是因为眼底病大都起病隐匿，症状不明显，不痛不痒。要早期发现眼底病，必须关注眼睛发出的“信号”。

糖尿病视网膜病变是最典型的由全身疾病引起的眼底病变。据统计，糖尿病病程10~14年者，眼底病变的概率为26%；病程20~30年者，眼底病变的概率骤升至95%。糖尿病视网膜病变的症状包括：不同程度的视力减退、眼前黑影飘动、视野缺损等。病变累及黄斑区时，患者还会有视物变形（看东西歪歪扭扭）的症状。这些症状是由视网膜出血、玻璃体积血、视网膜脱离及黄斑水肿、视神经病变等原因引起。若患者出现眼痛、眼胀、头痛等症状，则提示可能已经发生了新生血管性青光眼，将导致视力严重受损，甚至失明。

视网膜脱离常见于高度近视、眼外伤及眼底病患者。发生视网膜脱离时，患者会突然感到眼前飞蚊增多、有黑影遮挡，还会因为视网膜受牵拉而出现闪光感。值得关注的是，视网膜脱离后若没有得到及时治疗，将导致视力丧失，甚至眼球萎缩。

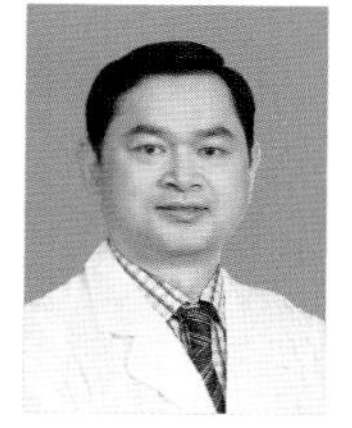

专家简介

张淳 上海爱尔眼科医院眼底病学科首席专家、医学博士、院长。擅长疑难眼底疾病的精确诊疗及激光手术治疗，复杂白内障、玻璃体、视网膜疾病、黄斑裂孔和黄斑前膜的手术治疗及超声乳化、玻璃体切割联合性手术，以及青光眼、黄斑变性等复杂眼底病手术。参与编写《黄斑部疾病手术学》《有晶体眼人工晶体植入学》等多部眼科学专著，主持或参与国家自然科学基金、广东省自然科学基金等科研项目6项，在国内外著名眼科专业杂志发表论文16篇。

专家门诊：周三、周四上午

积极治疗，即使晚期也不轻言放弃

手术微创化是医疗发展的必然趋势，眼底病的治疗也体现了较强的微创意识。微创玻璃体切割术是一种广泛应用于眼底病治疗的微创手术，可以最大限度地避免手术对患眼眼内结构的损伤，恢复患眼视功能，适用于治疗视网膜脱离、玻璃体浑浊、黄斑前膜、黄斑裂孔、糖尿病视网膜病变等。随着微创玻璃体切割设备的不断更新换代，手术工具的直径从最初的0.89毫米发展到如今的0.4毫米，创口小，术后无须进行伤口缝合，确保术后视觉的高质量。随着激光光凝技术和微创玻璃体切割技术的不断改进和完善，以及抗新生血管药物的应用，即使是晚期眼底病，如增殖期的糖尿病视网膜病变患者，也可通过及时监测，定期复查，反复有针对性地去除新生血管，以获得良好疗效。

定期眼科检查不可少

由于50岁以上的中老年人群罹患各种眼病的概率大大增加，故无论是否罹患眼疾，均应每半年进行一次眼底检查。特别是高度近视患者、吸烟者，以及患有糖尿病、高血压、高脂血症者，定期进行眼部光学相干断层扫描技术（OCT）等检查，能帮助医生实时了解眼底情况，及时发现潜在的眼底问题，及时干预。出现上述眼底病症状者，更不宜拖延，应及时去正规的专科医院就诊，以免错过最佳治疗时机。PM

为帮助更多眼底病患者重见光明，张博士特意为本刊读者预留了30个免费专家门诊号，有需要的读者请致电本刊健康热线（021－64848006），或登录本刊微信平台，发送“姓名+联系电话+预约眼科专家号”进行预约。

电话预约：工作日8：30～16：00

微信预约：24小时

遏制结直肠癌肝转移的“两大利器”

复旦大学附属中山医院普外科
朱德祥　许剑民（教授）

近年来，我国结直肠癌发病率逐年上升，尤其在大中城市。2013上海癌情报告显示，结直肠癌位居癌症发病第2位。尤其值得一提的是，25%的结直肠癌患者在被确诊时就已经有肝转移，还有约25%的患者虽然在被确诊时没有发现肝转移，但在术后一段时间（大多为术后2~3年内）被发现有肝转移。结直肠癌肝转移患者的生存率较低，若未经任何治疗，生存期仅为6.9个月，5年生存率为零。肝转移是导致结直肠癌患者死亡的主要原因。

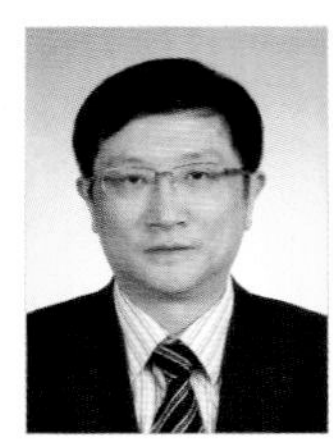

专家简介

许剑民 复旦大学附属中山医院普外科副主任兼结直肠外科主任、外科教研室副主任、教授、主任医师、博士生导师，上海市外科医师协会结直肠肛门病学组副组长，复旦大学大肠癌诊疗中心副主任，中华医学会外科分会结直肠肛门病学组委员，中国医师协会外科分会委员兼结直肠专委会常委、副秘书长和机器人专业委员会常委，中国抗癌协会转移委员会常委、大肠癌专业委员会常委、肝转移学组副组长、遗传性大肠癌学组委员。擅长结直肠癌的早期诊断和治疗，结直肠癌肝转移的诊治，以及腹腔镜和达·芬奇机器人结直肠癌根治术。

特需门诊：周一下午、周四上午

术后辅助化疗：消灭“漏网之鱼”

预防结直肠术后肝转移的发生有重大的临床意义。研究显示，结直肠癌手术后加用辅助化疗，可以减少复发转移的发生，改善生存率。目前，临床上标准的治疗方案是，病理分期Ⅲ期患者在结直肠癌手术后4个星期内，使用5-氟尿嘧啶/亚叶酸联合奥沙利铂进行辅助化疗，每两星期进行一个疗程的化疗，总计12个疗程，即半年左右。结果显示，术后5年无复发转移的比例为66.4%，较以往明显提高。病理分期Ⅱ期患者一般不需常规进行术后辅助化疗，但合并高危因素者（如肿瘤已穿透腹膜或直接侵入周围脏器、肿瘤伴穿孔或梗阻、有淋巴管/血管/神经侵犯、检出淋巴结<12个、肿瘤为低分化或未分化等），也需行术后辅助化疗。

术前局部灌注化疗：消灭“微转移瘤”

尽管术后常规进行辅助化疗可有效降低Ⅲ期结直肠癌患者发生肝转移的风险，但临床上，仍有超过30%的Ⅲ期患者在术后发生复发转移，其中大多数为肝转移。随着医学的发展，研究人员发现，这部分患者在手术前，其肝脏内就已存在B超或CT无法发现的微转移灶。当手术切除结直肠癌灶后，抑制因素被去除，激活了处于休眠状态的微转移瘤（多为0.5~3毫米），这些微转移瘤呈几何倍数地迅速生长，最终造成远处转移的发生。近年来，肿瘤局部化疗逐渐被重视，将药物直接注射或灌注到肿瘤病灶区域，提高局部的药物浓度，可充分发挥化疗药物的疗效，减轻全身副作用。基于上述理论基础，我科自2001年开始，联合介入科，首创在结直肠癌手术前行肝动脉和肿瘤区域动脉联合灌注化疗药物。具体操作方法是，先行股动脉穿刺，经动脉导管将化疗药物注入肿瘤主要滋养动脉和肝动脉，7~10天后行结直肠癌切除手术。与常规手术相比，这种方法并不耽误手术时机，容易被患者及家属接受。我科开展的前瞻性、随机对照研究结果显示，术前灌注化疗可使Ⅲ期结直肠癌患者术后肝转移发生风险降低27%，明显改善3年无疾病生存率（由58.1%提升到74.6%）和总体生存率（由75.7%提升到87.7%）。2008年开展的术前联合灌注化疗的全国多中心临床随机对照研究也显示，术前联合灌注化疗可降低Ⅲ期结直肠癌患者的5年累计肝转移发生率（由25%降至11%），改善5年无疾病生存率（由51%提升至68%）和总体生存率（由64%提升至75%），且不影响围手术期并发症发生和死亡率，进一步验证了术前联合灌注化疗的有效性。PM

目前，结直肠癌发病率在我国恶性肿瘤发病排名中位列第三，并仍呈逐步上升趋势。结肠癌的发病率上升尤为显著，其中，男性比女性多，比率约为1.3：1。

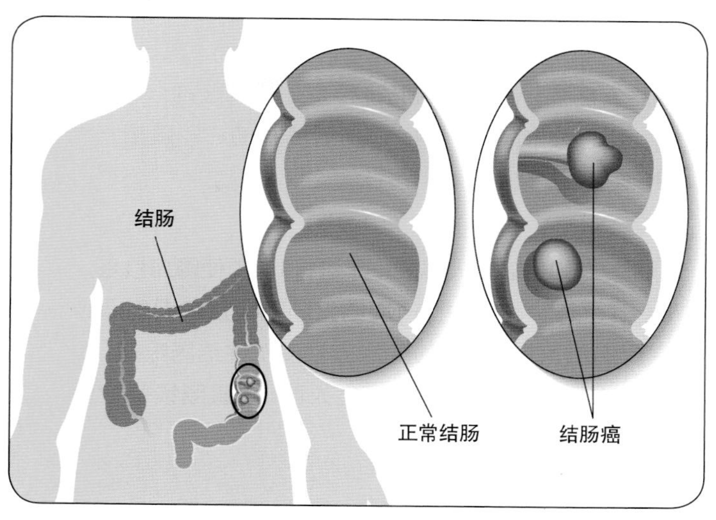

结直肠癌：六成患者确诊时为“中晚期”

复旦大学附属肿瘤医院教授　蔡三军

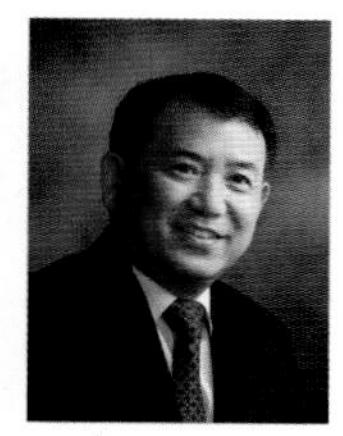

专家简介

蔡三军　复旦大学大属肿瘤医院大肠外科主任，内镜诊治中心主任，教授，博士生导师，大肠癌多学科协作组首席专家。中国抗癌协会大肠癌专业委员会主任委员，上海市疾病预防控制中心大肠癌专业委员会主任。上海市抗癌协会理事。擅长胃肠道肿瘤、软组织肿瘤、黑色素瘤，尤其是大肠癌的手术治疗，以及局部晚期大肠癌、复发转移大肠癌的综合治疗。

做个有心人，发现结直肠癌蛛丝马迹

结直肠癌早期症状不明显，但是，只要做个有心人，还是可以发现一些蛛丝马迹。

● **便血**　便血往往是直肠癌患者的第一个症状，经常是便后便纸上有血，这个时候要去医院检查，因为很多人有痔疮的问题，痔疮的症状和这个非常相似。医生会做肛门检查，或做一个简单的肛镜，对直肠癌诊断非常有帮助。

● **腹痛**　当结直肠癌有糜烂、继发感染时，由于相应的肠段蠕动增加和痉挛，可出现腹痛。部分患者以持续性腹部隐痛为首发或突出症状。另一些患者表现为典型的不完全性肠梗阻性腹痛，即疼痛为阵发性绞痛，持续数分钟，自觉有气体窜过疼，接着有排气（放屁），然后疼痛突然消失。当这种症状出现在老年人时，应首先考虑结直肠癌。

● **大便习惯改变**　多数人有每日定时排便一次的良好习惯。如果没有其他原因（包括旅行、生活环境变化及服用药物等）而常常发生便秘、腹泻，应当引起注意。比如，大便突然变细，原来一天一次大便，在无任何原因下，变成一天好几次大便，或者好几天一次大便等。

● **腹泻**　每日排便数次甚至多达十余次，可为黏液血便、黏液脓血便或溏薄的稀便。有些人还伴有排便不净感（即里急后重感），尤其是发生于青年人。出现上述情况，如按常规治疗2周以上仍无效，应想到是结直肠癌早期征兆。

定期检查，早期发现结直肠癌

近年来，虽然人们在早期诊断检查方面有所改善，但是，结直肠癌仍是当今世界上最大杀手之一，每年超过60万人死于该病。

● **粪便隐血检查**　粪便隐血检查多用于大规模普查，或对一定年龄组高危人群做结直肠癌初筛。如果粪便隐血检查阳性，说明很可能肠子某个部位有微量出血，而引起这种微量出血的原因很多，肿瘤是重要原因之一。因此，粪便隐血检查阳性，需再做进一步检查。

● **内镜检查**　包括结肠镜检查、乙状结肠镜检查和直肠镜检查。门诊常规检查时，常用直肠镜检查或乙状结肠镜检查，操作方便，不需肠道准备。不过，要早期发现结直肠癌，只有做结肠镜检查是最保险的。

• **影像学检查** 包括钡剂灌肠检查、B 超检查和 CT 检查等。

专家提醒 50岁以上人群应每年进行1次粪便隐血检查，每5~10年进行1次结直肠镜检查或钡剂灌肠检查。有结直肠癌家族史、家族性多发性结肠腺瘤、多发性结直肠息肉等病史的高危人群，结直肠镜等检查间隔时间应缩短。

规范治疗，提高结直肠癌治愈率

临床上，将结直肠癌病情由轻至重分为Ⅰ～Ⅳ期。由于结直肠癌早期症状不明显，不易被察觉，再加上，普通人群缺乏结直肠癌，特别是早期结直肠癌的相关知识，致使在确诊时，约 60% 的结直肠癌患者为 II 期和 III 期（中晚期）。更为严重的是，50%~60% 的结直肠癌患者在疾病发展过程中会发生肝转移。以前，在临床上，仅 15%~20% 结直肠癌肝转移患者可以接受根治性切除，绝大部分患者因各种原因不能手术切除，5 年生存率仅 0%~5%。也就是说，晚期结直肠癌出现肝转移几乎等同于下达了死亡判决书。现在，随着诊疗手段的不断进步和改善，一些新型药物的规范应用，大大增加了晚期结直肠癌肝转移患者治疗的有效率，从而使更多的患者肝转移肿瘤缩小，并可能得到切除，最终，使患者获得治愈成为可能。PM

浙江、上海、江苏等，为结直肠癌高发区

我国结直肠癌高发区主要有长江三角洲地区、珠江三角洲地区以及港澳台地区。其中，浙江、江苏、上海三地是最高发病区，如上海市区，男性发病率为 48/10 万，女性为 45/10 万，这一发病率已接近西方发达国家。结直肠癌是个典型的“富贵病”。有研究显示，结直肠癌与常年高脂肪饮食、缺少膳食纤维摄入，以及久坐少动、不按时排便等不良生活习惯有关。因此，生活上，我们要做到“少吃多动”，少吃油炸、煎炸、腌制食品，适量增加运动量，促进肠道蠕动，养成定时排便习惯，还应多吃粗粮、果蔬等富含纤维素的食物。

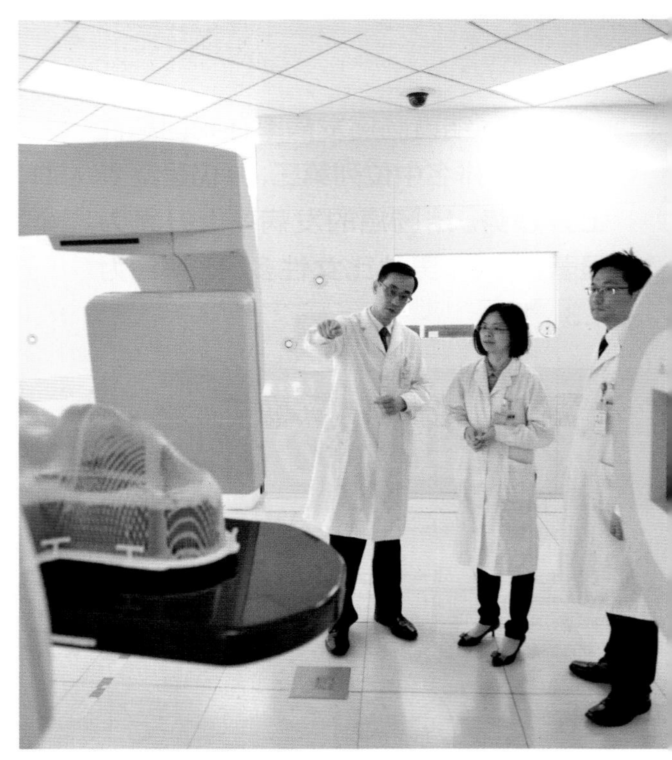

质子重离子治疗，是放射治疗方法中的一种，是运用质子或重离子射线治疗肿瘤的一种手段，也是国际公认的目前尖端的放疗技术。

“定向爆破”打击肿瘤

质子，即氢原子失去电子后带有正电荷的粒子；重离子，即碳、氖、硅等原子量较大的原子核或离子。质子重离子治疗是运用质子或重离子射线在精准杀灭肿瘤细胞的同时，又能够有效地保护其他正常组织的一种治疗方法。研究证实，质子或重离子射线在加速器中被加速到光速的 70%（约 21 万千米 / 秒）时引出，在射入人体的整个射程中，其能量变化犹如“立体定向爆破”，仅对肿瘤细胞产生强大的杀灭效应，而基本不损伤周围正常组织。

质子重离子放射治疗肿瘤精度高，杀伤力强，对头颈部肿瘤、脑恶性肿瘤、前列腺癌、肺癌和肝癌等都有较好疗效。结合目前世界上最先进的笔形扫描技术、呼吸门控技术、粒子放疗计划系统及患者定位和影像验证系统等技术设备，疗效进一步提高。质子重离子治疗是一种无创伤性治疗，年龄大、心肺功能较差或不能耐受手术的患者，可以获得较好地治疗效果；部分肿瘤类型，治疗效果优于传统放疗。

肿瘤治疗新选择

质子重离子治疗

上海市质子重离子医院、
复旦大学附属肿瘤医院质子重离子中心
临床技术委员会主任　蒋国梁

并非适合所有肿瘤

质子重离子治疗，具有能级高和穿透性强的特点，因此，其适应证范围较之普通光子放疗有极大拓宽。目前，重离子医院已开展的治疗适应证包括：头颈部肿瘤如鼻咽癌、脊索瘤、软骨肉瘤，胸部肿瘤如早期和局部晚期肺癌、部分胸腺癌及胸部转移性肿瘤，腹部肿瘤如肝癌、胰腺癌，盆腔肿瘤如前列腺癌，局部复发肿瘤及其他不能手术切除的盆腔肿瘤等其他局限性肿瘤等。

质子重离子治疗，虽然具备诸多特点，却并非万能的"治癌神器"，也有其局限性。对于尚未获得病理学或细胞学确诊的肿瘤、已发生多发转移或终末期的肿瘤、血液系统肿瘤（如白血病、多发性骨髓瘤等）、同一肿瘤部位已接受过2次及以上放射治疗的肿瘤，胃癌、结直肠癌等空腔脏器肿瘤，以及无法较长时间保持俯卧或仰卧体位的患者，并不适用。

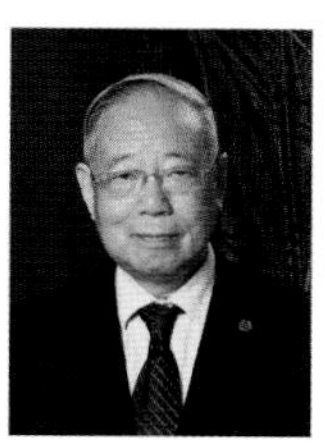

专家简介

蒋国梁　上海市质子重离子医院/复旦大学附属肿瘤医院质子重离子中心临床技术委员会主任，教授、主任医师、博士生导师。

从事肿瘤放射治疗研究四十余年，为多部肿瘤放射治疗专业书籍及《放射肿瘤学杂志》主编、副主编。长期致力于肿瘤精确放射治疗，特别是肝胆胰肿瘤的临床和研究工作以及质子重离子技术的研究和发展。

总之，质子重离子治疗技术将为我国广大肿瘤患者提供肿瘤治疗新选择，带来新福音。但是，由于该项技术要求极高，且肿瘤患者病情往往较为复杂。因此，患者是否适用质子重离子治疗，需要医生充分了解与评估患者的病情后再做决定。对此，患者应该充分理解，科学看待。PM

质子重离子治疗相关注意事项

1. 希望接受质子重离子治疗的患者，需提前预约

为确保每位患者充分的就诊时间，上海市质子重离子医院门诊实行全预约制，患者可通过网络或电话进行预约。患者来院就诊时，需携带好相关病历、检查报告、病理报告、影像检查胶片以及治疗与手术记录等资料，便于医生对患者病情及是否适用质子重离子治疗进行判断。

2. 质子重离子治疗分"七大步骤"

重离子医院质子重离子治疗分"七大步骤"，即首次专科门诊→多学科联合门诊→计划CT→放疗计划→质量控制→质子重离子放疗→复诊。整个过程中，需要患者和医院诊疗团队密切配合，以顺利完成每一个必要的诊疗步骤。

3. 质子重离子治疗疗程以及相关费用

质子重离子放疗每疗程的治疗次数根据病种、部位等因素各不相同。重离子医院所指定的价格为每疗程治疗费用27.8万元，低于国际同类医疗机构的收费水平。

上海市质子重离子医院临床试验结果

2014年，上海市质子重离子医院进行质子重离子系统设备临床试验，实际治疗患者35例。通过分析每一位肿瘤患者病情并制定相应治疗计划，最终22例患者接受重离子射线治疗，13例患者接受质子射线治疗。治疗随访结果如下：

1. 放疗副作用

在放疗以及3个月临床试验期间，25例发生了与质子重离子放疗相关不良事件，均为1级（轻微），如放射区域皮肤颜色加深和轻微脱发、前列腺癌患者尿急尿频等。放疗结束后6个月，上述不良反应绝大多数已消失。

2. 治疗有效性

在放疗结束后6个月，症状完全消失6例，症状改善8例，未观察到新的症状出现。19例前列腺患者中，前列腺特异蛋白（PSA）完全控制16例。其他16例患者中，肿瘤完全消失1例，肿瘤部分缩小2例，肿瘤稳定13例。

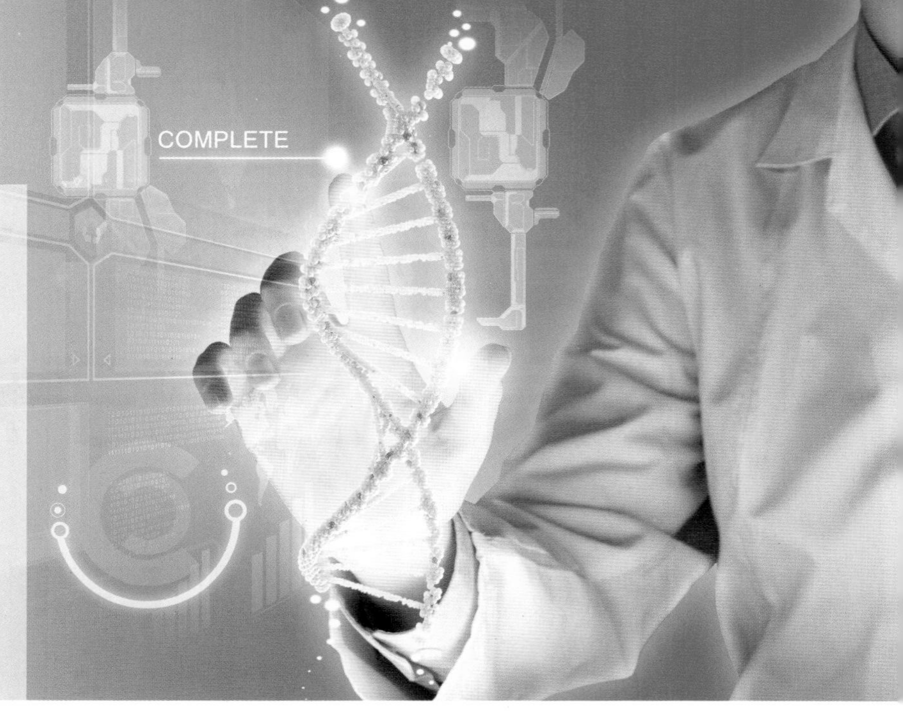

2015年1月，美国总统奥巴马在国情咨文演讲中提出一个生命科学领域的新项目——“精准医学计划”，该计划致力于治愈心血管病、癌症和糖尿病等疾病，通过加快在基因组层面对疾病的认识，使临床医生能够准确了解病因、针对性用药和治疗。此消息一出，瞬间在全球引发热议，也使“精准医学”成为全球医学界关注的焦点。据相关媒体报道，中国版“精准医学计划”也在酝酿之中，并有望在今年下半年或明年启动。近日，复旦大学附属中山医院精准医学中心成立，标志着上海已启动了精准医学的研究和探索。什么是精准医学，它与通常所说的“个体化治疗”有什么不同？精准医学的发展将给医学带来什么样的变革，哪些人会因此而受益？带着诸多疑惑，本刊记者专程采访了复旦大学附属中山医院副院长、肝外科主任周俭教授。

“精准医学”时代：渐行渐近

本刊记者/黄 薏　专家支持/周 俭

大众医学：在普通老百姓的眼中，“精准医学”是个很陌生的名词。请问什么是精准医学？

周 俭：所谓“精准医学”，是以个体化医学为基础，借助基因组、蛋白质组等组学技术、生物信息和大数据技术，针对大样本人群与特定疾病类型进行生物标记物的分析与验证，精确寻找到疾病的原因，以及相应治疗或预防的“靶点”，最终实现对疾病和特定患者的个性化精准治疗，提高疾病防治的效果。

大众医学：美国总统奥巴马曾这样解释精准医疗：“把按基因匹配癌症疗法变得像匹配血型那样标准化，把找出正确的用药剂量变得像测量体温那样简单。总之，每次都给恰当的人在恰当的时间使用恰当的疗法。”这种说法听起来十分诱人，不知是否能够实现？

周 俭：“精准医学”的探索才刚刚起步，还有很多未知等待人们去认识、发现和总结。目前，科学家只确定了少数基因位点与疾病之间的确切关系，真正可以用于临床诊断和指导治疗的基因检测并不多。要想真正通过基因检测来诊断和治疗疾病，还需要更多临床实践结果的验证。

奥巴马总统所说的这种理想状态，虽然在短时间内还无法达到，基因与癌症疗法的匹配也并非“一一对应”这么简单，但随着基因检测、大数据分析等研究的深入开展，我们将会更精确地接近疾病的本质，把握疾病的“真相”，最终实现“给恰当的人实施恰当治疗”的个体化治疗目标。

专家简介

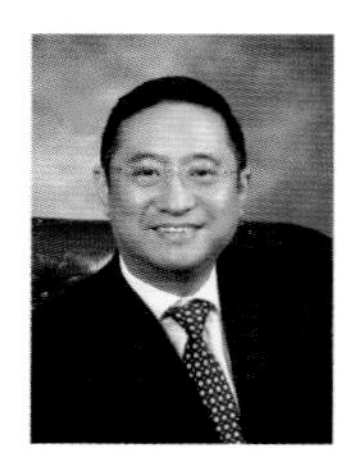

周 俭　复旦大学附属中山医院副院长、肝外科主任，复旦大学肝癌研究所副所长，中国抗癌协会肝癌专业委员会候任主任委员，中华医学会肿瘤学分会秘书长兼肝癌学组副组长，上海免疫学会器官移植分会副主任委员，上海市肝病研究所副所长，上海市领军人才、优秀学科带头人，教育部长江学者特聘教授，国家杰出青年科学基金获得者。

医疗专长：肝肿瘤诊治和肝移植

专家门诊：周一、周五上午

大众医学：精准医学的个体化治疗，与我们通常所说的个体化治疗，有什么不同？

周 俭：通俗地说，精准医疗就是在基因测序、生物信息和大数据分析等前沿技术支持下的个体化精准医疗，它与我们通常所看到的以“临床经验”为基础的个体化治疗，有较大区别。

以肿瘤为例，医生手中的“武器”有手术、放疗、化疗和靶向治疗等。常规的做法是，医生凭借临床经验，结合患者的具体情况，为其制订“个体化”的治疗方案，或手术，或放化疗，或靶向治疗。这种“经验式”的个体化治疗，就像是“摸着石头过河”，最终结果极有可能是，同一种药物或疗法，对部分患者有效，而对某些患者完全无效。而精准医学更像是“找到靶点精确打击”，借助基因检测等技术，医生可以获知患者的“基因谱”，找到与肿瘤发生发展相关的基因（“靶点”），并通过大数据分析，为患者“匹配”最有效的治疗方案，最终使疗效“最优化”、副作用最小化。

大众医学：精准医学目前发展到什么阶段，是否已经在临床应用？

周 俭：尽管“精准医学”这个名词是最近刚刚兴起的新概念，但实际上，精准医学并不是一个新生事物，在个性化用药、产前筛查和产前诊断、遗传病诊断、靶向治疗、癌症免疫治疗等领域，精准医学的理念其实早已渗透其中。

比如，在肿瘤靶向治疗领域，精准医学正发挥着重要作用。得益于 DNA 测序和癌症基因组图谱项目的突破，人们对引发癌症的分子变化的理解更加深入。目前，对于肺癌、乳腺癌等肿瘤患者而言，以“基因检测”为代表的精准医学已经成为指导临床治疗和判断预后的重要手段。

研究发现，大多数肿瘤的发生和发展与某些基因突变密切相关，只要阻断了诱导肿瘤生长的基因，就相当于关闭了肿瘤生长的“发动机”，就能使肿瘤细胞停止生长。靶向治疗就是基于这个原理，靶向药物就是针对肿瘤相关基因（“靶点”）设计的特异性阻断剂。通过基因检测，我们可以知道哪些肿瘤患者有“靶点”，可以使靶向治疗变得更有针对性，避免无效用药。例如，靶向药物 EGFR-TKI 对存在 EGFR 基因突变的肺癌患者疗效明显，而对 EGFR 基因突变阴性的患者而言，昂贵的靶向治疗的意义就不大了。

大众医学：中山医院精准医学中心首先将启动哪个领域的精准医学研究？

周 俭：目前，精准医学的研究在全球均处于起步阶段，我国也正在积极推动精准医学和基因测序方面的技术突破。2014 年 3 月，国家卫生和计划生育委员会批准开展高通量基因测序的试点工作，试点项目包括产前筛查和产前诊断、遗传病诊断、植入前胚胎遗传学诊断等。2015 年 3 月 27 日，我国公布了第一批肿瘤诊断与治疗项目高通量基因测序技术临床试点单位名单，中山医院也位列其中。

为使精准医学的研究更快“落地”，并尽快应用于临床，使患者受益，中山医院精准医学中心已经与华大基因达成合作协议，利用他们的基因测序技术，首先在肿瘤学方面进行精准医学的研究，探索肿瘤防治的新途径。

大众医学：中山医院为何选择肿瘤学作为精准医学的“突破口”，这些研究将为患者带来哪些益处？

周 俭：中山医院之所以首选进行肿瘤学方面的研究，主要有三个原因：首先是政策方面的支持，今年 3 月，中山医院获得了国家卫计委的批准，可以开展肿瘤诊断与治疗项目高通量基因测序技术临床试点工作；其次是技术支持，中山医院通过与华大基因的合作，可以更快速、高效地开展肿瘤相关基因测序工作，且目前全基因检测费用不断下降，测序速度也大大加快；第三是临床与科研方面的支持，中山医院与肿瘤的相关科室，如呼吸内科、消化内科、肝脏外科、普外科、内镜中心的实力都非常强，肿瘤患者诊治数量也很多，有利于研究的顺利开展。

目前，我们已经对 20 名肺癌患者进行了全基因测序，获得了其肿瘤基因谱、治疗情况、预后等相关信息。接下来，我们计划对 1 万名肿瘤患者进行全基因测序，分析这些患者的肿瘤基因型、治疗情况、疗效、预后等信息。当我们掌握了足够多的相关数据，借助大数据分析，我们或许就能在一定程度上“破译”肿瘤的“基因密码”，初步确定基因与治疗方式、药物疗效与副作用，以及疾病预后之间的关系，进而更有针对性地指导临床治疗。例如，如果我们发现某种药物对存在某种基因突变的肿瘤患者特别有效，那么药物治疗或许将成为此类患者的首选；如果我们发现某种存在基因突变的肿瘤患者在术后容易转移和复发，那就提示我们，这类患者在术后一定要加强抗复发转移的治疗和随访；如果我们发现某种类型的肿瘤患者手术效果极差，那么对于此类患者而言，或许将来手术就不作为治疗的选项了。

另外，我们还将通过检测肿瘤患者外周血中是否存在循环肿瘤细胞并进行基因测序，来初步判断肿瘤是否已经有转移，以及其转移能力的大小，从而科学指导手术方式和术后治疗方案。比如，如果我们在肿瘤患者外周血中检测到肿瘤细胞 DNA，说明肿瘤转移潜能增强了，手术中肿瘤的切缘（通常为 1~2 厘米）应当适当扩大，术后应当加强辅助治疗；如果检测不到肿瘤细胞 DNA，那么手术切缘可维持正常或只需 0.5 厘米即可。

大众医学：精准医学就是基因测序吗？精准医学的出现会取代现有的诊疗模式吗？

周俭：基因测序是一种新型基因检测技术，通过从血液、唾液、毛发或肿瘤组织、细胞中提取 DNA，进行全基因测序。有关基因测序最广为人知的事件，莫过于影星安吉丽娜·朱莉通过基因检测，发现自己存在遗传自母亲的 BRCA1 基因缺陷，该基因缺陷会导致罹患乳腺癌和卵巢癌的风险显著升高，分别为 87% 和 50%。为此，她先后于 2013 年和 2015 年接受了预防性乳腺和卵巢切除手术，以降低乳腺癌和卵巢癌风险。此外，苹果公司创始人史蒂夫·乔布斯在罹患胰腺肿瘤期间，也曾接受过全基因测序。

必须明确，基因测序是精准医学的重要组成部分，也是精准医学得以发展的技术基础，但精准医学绝不仅仅是基因测序。精准医学是个大概念，涵盖了包括疾病预防、诊断、治疗、药物研发等多个领域。更需要指出的是，无论是现在还是将来，精准医学都不会也无法完全取代现有的医学模式，而是作为一种有力补充，使医疗行为变得更加精准、高效，使患者最大限度受益。

大众医学：安吉丽娜·朱莉因发现自己存在基因缺陷而预防性切除了乳腺和卵巢，该事件曾一度引起轰动，也在全球掀起了一股“基因体检”的热潮。不知普通人有必要做全基因测序吗？用“基因”来预测未来发生某种疾病的风险，靠谱吗？

周俭：安吉丽娜·朱莉的做法虽然有些极端，但也“事出有因”。首先，她有乳腺癌和卵巢癌的家族史；其次，她的体内确实存在容易导致卵巢癌和乳腺癌的基因缺陷。不过，她或许可以选择更“折中”的做法，加强定期体检，早期发现病变，而不是“一切了之”。

至于普通人是否有必要做全基因测序？就目前而言，我觉得还为时过早。理由有三：首先，尽管基因检测在技术上已经没有障碍，检测时间也大大缩短，但基因检测是把“双刃剑”，它虽然能提示将来罹患某种疾病的风险，可以提醒人们尽早采取预防措施，但“发病风险”并不意味着一定会得病；其次，基因检测可能造成的负面影响不容忽视，如不必要的心理负担、可能发生的隐私泄露等问题；第三，对大多数疾病而言，遗传基因是一方面，后天因素也很重要。

正因为如此，针对基因测序技术的应用，国家也采取了“审慎”态度。为避免滥用，我国目前仅批准基因测序技术在产前诊断和肿瘤诊治方面的应用。将来，基因体检或许会变成现实，但就目前而言，进行大规模基因体检的时机还不成熟。

大众医学：展望未来，精准医学将给医学带来哪些变革？

周俭：首先，在某些疾病的个体化治疗领域，精准医学的应用将帮助我们更精确地“锁定”疾病的“弱点”，采取更有效的“打击”手段，大大提高疗效；其次，在某些慢性疾病预防领域，精准医学的应用将帮助我们更有效率地筛查高危人群，比如肿瘤、糖尿病、心血管疾病等，使预防措施更有靶向性和针对性，最终减少或避免疾病的发生，节约医疗资源；第三，随着基因检测相关法律和制度的日益完善，以及精准医学实践经验的不断积累，更符合伦理原则、隐私保护做得更好、更有参考价值的“基因体检”或将成为现实。将来，我们每个人或许都可以拥有一张“基因身份证”。根据基因组信息，我们可以知道自己罹患某种疾病的风险，也可以了解自己对不同药物的疗效和副作用情况，医生也可以参考这些数据，为患者实施更精准的个体化医疗。PM

血糖控制不良 尿路感染频袭

复旦大学附属中山医院内分泌科副主任医师 殳雪怡

糖尿病会引发各种各样的并发症，尿路感染就是其中最常见却往往被轻视的一种。糖尿病与感染相互影响，糖尿病患者容易并发感染，而感染又可加重糖尿病。

糖尿病为何易致尿路感染

● 糖尿病患者易继发神经源性膀胱（控制排尿功能的中枢神经系统或周围神经受到损害而引起的膀胱尿道功能障碍）、尿潴留，使细菌容易在膀胱内繁殖，特别是使用导尿管后更易发生逆行尿路感染。

● 糖尿病患者血糖控制不良时，尿中含有较多的葡萄糖，某些细菌在含糖量较高的尿液中容易繁殖。

● 血糖控制差的糖尿病患者往往同时存在细胞吞噬、细胞内杀菌、细胞免疫等多种防御功能的缺陷，从而容易发生尿路感染。

"糖友"尿路感染3大特点

❶ **反复发病、迁延不愈** 血糖控制不佳的糖尿病患者，尿液中有大量葡萄糖，细菌很容易在尿路生长、繁殖，如果同时伴有尿潴留，细菌更易生长，这就是为什么不少"糖友"在一年内会发病十几次甚至几十次。反复发作的另一大原因在于，有的患者怕麻烦，不愿意接受尿液细菌培养及细菌药物敏感测试，或就医前已自行服用抗生素导致尿培养不易检测到细菌，由此，医生不能及时根据化验结果选择最恰当的抗生素，患者病情迁延难愈。

❷ **症状繁多** 说起尿路感染，许多曾患过此病的人可能都经历过以下症状：尿频、尿急、尿痛，甚至有血尿，或伴有腰痛、发热等。但糖尿病并发尿路感染的尿路刺激症状有时并不典型，有些患者甚至毫无症状，在尿常规检查时才被发现。部分老年女性患者还会出现尿道口干涩、排尿不尽、排尿后小腹酸胀甚至小便失禁等诸多症状。

❸ **伴随心理障碍** 由于尿路感染容易复发、迁延难愈，或多或少会给患者带来一定程度的心理障碍。有些患者不愿外出、害怕社交、情绪低落，甚至出现失眠，严重影响生活质量。

"糖友"尿路感染怎么治

● 控制血糖是治疗尿路感染的基础。糖尿病患者发生尿路感染后，首先应去内分泌科就诊，检测血糖，若血糖控制不良，需在医生指导下调整降糖药物。然后，医生会根据尿常规检查、清洁中段尿培养、菌落计数和药敏试验，选择敏感的抗菌药，患者应足量足疗程使用，这样才能达到彻底治愈的目的。发生急性肾盂肾炎的患者需卧床休息，保证睡眠，待病情稳定后可适度活动，但不能参加剧烈的体育锻炼和重体力劳动。此外，需要特别强调以下几点。

● 要有打"持久战"的准备，不能见好就收。有些患者只要症状稍有缓解便停止治疗，其实此时病菌并没有被彻底消灭，应适当延长服药时间。一般治疗尿路感染的时间为 2 周左右，等到尿常规化验连续两三次完全正常，才可停止治疗。

● 遵医嘱用药。糖尿病患者原本抵抗力就弱，每一次感染都会导致机体抵抗力进一步减弱，形成恶性循环。因此，用药应遵循医嘱，必要时可加用一些调节免疫的中成药，积极预防复发。

● 日常生活中，应适当多喝水以冲洗尿路，及时排尿，不要憋尿，注意外阴局部卫生，不给细菌的入侵、寄生和繁殖提供可乘之机。

预防尿路感染5项注意

❶ 积极治疗糖尿病、控制血糖，是预防各种糖尿病并发症的根本。如果尿糖为阴性或微量，尿路环境就不利于细菌生长。

❷ 合理调整饮食，饭菜宜清淡，严格控制食盐量。注意补充水分，即使不口渴也应多喝水，以凉白开水最适宜。

❸ 坚持适度的有氧运动，既可降低血糖，又能提高抵抗力。应避免长时间骑车，以防压迫尿道，引起局部充血及感染。

❹ 养成良好的卫生习惯。特别是女性患者，感染机会多于男性，更要讲卫生。每晚睡前要用流动的水清洗外阴，保持外阴清爽洁净；勤换内裤，首选吸湿透气的纯棉材质，忌穿化纤紧身裤；夏季洗澡要淋浴，不要盆浴。

❺ 患有脚癣、体癣或感染性皮肤病者，应及时治疗，以防诱发尿路感染。PM

低氘水：有益人体健康的饮用水

自然界里存在的水一般由2个氢原子和1个氧原子组成，但氢原子有质量不同的3个同位素，原子量分别为1，2，3的氢（H）、氘（重氢）、氚（超重氢）。自然界的水中，由氘代替氢结合的水就是重水；低氘水的主要特点是水中氘的含量较一般的饮用水低。由于氘含量越低，水的重量越小，所以又被称作超轻水。

第二军医大学附属长海医院临床营养科 王莹 蔡东联（教授）

国内外研究表明，氘在体内有累积作用，进入生命体后很难代谢出去。氘含量越高，对生命体毒害越大。当自然水中氘超过了150 ppm时，这种水对生命体呈现明显的危害性；低氘水对人体健康有诸多好处，更有益于生命体的生存和繁衍，对于人类的健康具有重要意义。

1 抗氧化

研究发现，低氘水具有活化免疫细胞、改善机体基础代谢水平、抗细胞突变和延缓衰老等功能，有益于包括人在内的各种动植物生命体的生存发展和繁衍。低氘水可以提高超氧化物歧化酶、谷胱甘肽过氧化物酶含量，增加三磷腺苷酶活力和总抗氧化能力，因此，对于抗氧化能力也有一定正向调节作用。此外，有研究证明，饮用低氘水还能使体内酵素活力增强5~10倍，有效去除血液里的酸性废物，防治过敏性疾病，使体内环境得到有效改善，皮肤、细胞保持年轻健康状态，延缓人体衰老。

2 抑肿瘤

国外研究发现，低氘水能部分抑制动物体内肿瘤生长。20世纪90年代，匈牙利国立癌症研究所发现，饮用低氘水，可使猫、狗自发性恶性肿瘤生长部分受到抑制。近年来，国内专家研究亦表明，低氘水可改变或降低体内氘/氢比例，使肿瘤细胞生长受到一定抑制。对于肺癌、肝癌、鼻咽癌、宫颈癌、乳腺癌、白血病等肿瘤细胞生长具有一定抑制作用；进一步的研究发现，小于50ppm的低氘水，对肿瘤生长抑制有一定效果；100~50ppm之间的低氘水，可作为保健水，促进正常细胞生长、延缓衰老、促进代谢和防止辐射伤害。

3 抗辐射

低氘水中的氘含量极低，在细胞活化方面起非常重要的作用，可有效保护人体DNA信息的完整性，抵抗辐射对人体的伤害。俄罗斯医学和生物学研究所科学家开展的一系列实验均证实，那些曾遭受过大剂量辐射的老鼠，在饮用低氘水后，仍能存活很长的时间。他们在纪念太空飞行生命保障系统研制成功会议上宣布，低氘水具有一系列非常有益的生物学特性，能够抵御辐射。

总之，低氘水是一种有益于人体健康的优质水，不仅具有活化免疫细胞、改善身体基础代谢水平、抗细胞突变和延缓衰老等功能，更对癌症、心血管疾病、糖尿病等具有一定的辅助治疗和预防作用。目前，在国外，低氘水已经受到了很多爱好养生之道的人们的欢迎。PM

硒是人体内重要的必需微量元素之一。研究发现，硒在细胞抗氧化系统中占有重要位置，具有保护细胞膜结构，维持生物功能，增强机体免疫力，抗衰老及预防疾病等重要作用。1973年，世界卫生组织（WHO）将硒确定为人和动物生命活动的必需微量元素；1988年，我国营养学会也将硒列为15种每日膳食营养素之一。目前，硒的营养作用越来越引起社会各界的广泛重视。

科学补硒：延缓衰老的“法宝”

北京医院营养科　任姗姗

硒在体内虽含量甚微，但是有多种重要的生理功能。硒缺乏可导致多种疾病，而硒过多也会对机体产生毒害。营养调查结果显示，中国人群硒摄入不足及不均衡的现象普遍存在。因此，我们要充分认识科学补硒的重要性，通过科学补硒达到硒元素在体内的平衡，这对于预防疾病、增强体质、促进健康长寿具有十分重要的意义。

阻止氧化　减缓衰老

硒最主要的生理功能是抗氧化作用，这是其他生理功能的基础。硒在人体中参与构成抗氧化酶谷胱甘肽过氧化物酶的重要部分。该酶具有清除体内活性自由基，阻止脂质过氧化，保护生物膜和细胞正常功能的作用，可减缓机体衰老；该酶还具有抗癌作用，可增强淋巴细胞抗氧化性，使免疫细胞免受损害。硒还可提高机体合成抗体的能力，提高免疫功能，同时硒还能抵抗病毒复制，降低病毒毒力，降低人体对病毒感染的易感性，能有效防治病毒感染性疾病。研究发现，硒和维生素E有协同抗氧化作用，二者联合应用，其抗氧化作用将更加明显。此外，硒对镉、砷、汞等有毒物质有抵抗作用，是有效的解毒剂；硒参与体内多种代谢活动，可促进机体代谢，还可保护视神经，提高视力等。

合理膳食　科学补硒

研究表明，人体内硒元素一定要平衡，才能预防因缺硒或过量硒引起的疾病。若要保持人体内硒元素的适量和平衡，可科学补硒。科学补硒是指对一般人群可以通过合理膳食，获得相应的硒含量，维持硒元素在人体内的平衡，预防缺硒症状和相关疾病，而严重缺硒者，则可在医生指导下通过药物以及硒制品补硒。

合理膳食，要求人们在饮食中不能偏食，不能长期吃单一食物，而应该采用多样化饮食。鱼、虾以及一些甲壳类水产品，含硒量极为丰富；动物的心、肝、肾等脏器也含硒较丰富；蔬菜中如荠菜、芦笋、豌豆、大白菜、南瓜、洋葱、番茄等含一定量硒。谷物中麦子的含硒量高于稻子。值得注意的是，动植物含硒量的多少取决于当地土壤的含硒量，也就是同种食物在不同地方，含硒量是不同的。

总之，人们可多摄入富含硒的食物，以有效地预防普遍的缺硒现象，从而增强体质，促进健康，延缓衰老。PM

硒不能缺少，也不能过多！

硒元素具有双重性，即人体内的硒既不能缺少，也不能过多，否则会给身体带来危害。人体内缺少硒，人们容易患大骨节病、克山病甚至诱发相关癌症等；人体内硒过多，可引起头痛、精神错乱、肌肉萎缩、肝肾功能降低等症状，严重时甚至可能因慢性中毒导致死亡。

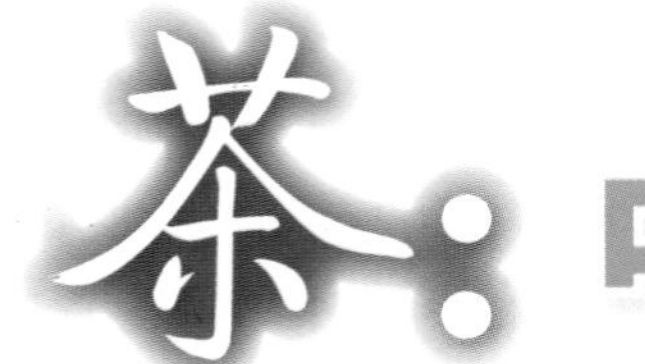

茶：中外养生之精髓

解放军白求恩国际和平医院营养科　刘晓军

茶：起源于中国，是三大无酒精饮料之一

茶，是中华民族的举国之饮。茶叶起源于中国，发展于中国。中国是世界上最早种茶、制茶的国家。中国茶叶的外传始于唐代，世界各国最初所饮的茶叶，引种的茶种，以及饮茶方法、栽培技术、加工工艺、茶事礼俗等，都是直接或间接地由中国传播去的。如今，茶叶已成为风靡世界的三大无酒精饮料（茶叶、咖啡和可可）之一，是 21 世纪的饮料大王。

在日本，将中国的饮茶礼节发展为“茶道”，并专门设立了茶的节日——茶碗节；在不丹，每年 12 月 17 日是不丹国庆节。在具有民族风情的传统庆祝活动中，有一项是国王宴请，参加大会的人列队入座，国王要亲自执壶给大家斟茶，视为最高礼遇；在欧美，伴随消费者健康意识的增强，茶饮料已成为美国饮料市场增长最快的品种之一；在英国，早在 17、18 世纪，中国的茶是当时皇室和贵族的享用品。

茶：被誉为世界第一保健饮品

虽然不同类型的茶叶功效各有千秋，但是，在世界范围内首推的还是绿茶，被誉为世界第一保健饮品。研究表明，绿茶的主要成分是茶多酚、咖啡因、脂多糖、茶氨酸等。绿茶有提神清心、清热解暑、消食化痰、去腻减肥、清心除烦、解毒醒酒、生津止渴、降火明目、止泻除湿等作用。同时，对辐射病、心脑血管病、癌症等也有一定的预防作用。在这里，主要说说茶多酚。

茶多酚具有很强的抗氧化性和生理活性，是人体自由基的清除剂。研究证明，1 毫克茶多酚清除人体内有害的过量自由基的效能相当于 9 微克超氧化物歧化酶（SOD）。茶多酚还有阻断脂质过氧化反应，清除活性酶的作用。

茶多酚对人体脂肪代谢有着重要作用。当体内胆固醇、甘油三酯等升高时，血管内壁会出现脂肪沉积，血管平滑肌细胞增生后形成动脉粥样斑块等，诱发心血管疾病。茶多酚能降低纤维蛋白原，抑制动脉粥样硬化。

茶多酚及其氧化产物具有吸收放射性物质的能力，有助于预防辐射伤害。茶多酚有较强的收敛作用，且对病原菌、病毒有抑制作用，还具有消炎止泻的效果。

茶：利用高科技手段，让养生更简单、更有效

要想通过饮茶达到好的效果，必须长期坚持。不过，茶虽好，并非所有人都适合饮茶。因为茶会影响铁、钙、锌等矿物质的吸收，尤其是贫血患者、小孩、孕妇等都不适合。长期饮茶者，钙也会过多流失，容易发生骨质疏松。茶中含咖啡因较多，容易使人兴奋、血压升高，因此，高血压患者不宜喝浓茶。还有，长期服用药物者，也不能饮茶，因为茶对药物吸收有影响。那么，有没有更好的方法既可以获取茶多酚又能避免其他物质干扰呢？如今，通过高科技手段可以提取茶多酚，同时还能去除咖啡因以及刺激肠道的成分，加工成片剂或胶囊，服用更简单、安全，效果也更佳。PM

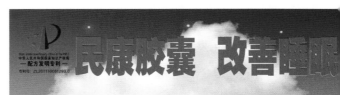

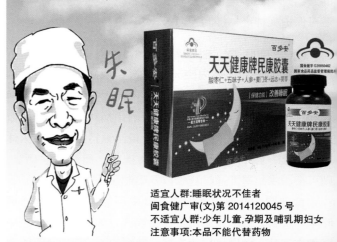

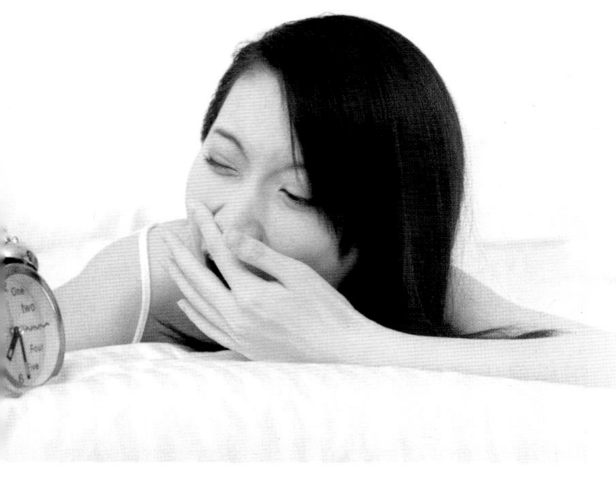

失眠，都市人的现代病

✍叶锦先

快节奏下的睡眠问题

现代生活方式带给人们的是快节奏的格局，于是，高强度的工作之下，加上对生活的高水准向往，导致很多人睡眠出现问题。很多人都有过失眠的经历，当大喜大悲大累等诱因消除，失眠问题也就迎刃而解。但是，如果没有明确诱因，出现持续性失眠问题，如入睡困难、多梦易醒、似睡非睡、眼睛困得直流泪就是睡不着等，对人体身心健康的影响是显而易见的。国家居民睡眠健康统计数据显示，在我国隐藏着庞大的亚健康失眠群体，其中以都市人群比例居多。

人体如果一两天睡眠不足，会对注意力和体力产生一定影响。如果长期处于睡眠不足状态，会引起感知方面变化，如视野变化、幻视、免疫功能降低、消化功能和性功能减退、记忆力下降、脾气变得暴躁、性格改变、生理功能退化，更会诱发高血压、冠心病、中风、糖尿病，女性出现皮肤干燥、月经失调等问题。

有些人失眠后会陷入焦虑情绪，还没到晚上就开始害怕：今天不要又睡不着。越是紧张，越难以入眠，由此进入恶性循环。

改善睡眠的保健秘方

针对失眠，有关专家进行多年研究，研发出一个安神、改善睡眠的秘方，用酸枣仁 600 克，敲破枣核，取出枣仁炒熟，五味子 500 克置蒸笼内蒸透，取人参 150 克，麦冬 150 克、远志 150 克、茯苓 3 克置蒸笼内蒸透，集齐以上 6 味中药，一起暴晒 30 天后，打磨成粉，晚餐时舀一勺熬粥，或睡前一小时开水冲服，服用几天后上床就能入睡，坚持服用，养胃安神，养颜抗衰。

上述秘方由 6 味中药配伍而成，制作工序复杂。为让广大失眠患者更方便地解决失眠困扰，有关专家运用现代科技手段，将酸枣仁、五味子、人参、麦冬、远志等 6 味中药通过现代医药技术超浓缩、超提纯，经过 21 道工序精制而成，2005 年经国家食品药品监督管理局批准命名为“民康胶囊”，批准功效为“改善睡眠”，一天只需一次，简单方便，一般服用几天后，就能感觉浑身松软，睡意浓浓，没有惊厥和似睡非睡感，醒后没有身体的困乏感，神清气爽，全身轻松，精力充沛，更重要的是没有药物依赖性。

为了让广大失眠患者用上货真价廉的好产品，现厂家正推出“周期套餐特惠活动”，或许一个电话就可以解决您的失眠困扰。每天前 50 名拨打热线咨询订购，还有超值大礼包免费送！PM

睡前小贴士

1. 睡前泡泡脚
2. 喝一杯热牛奶
3. 听听轻音乐
4. 有睡意再上床

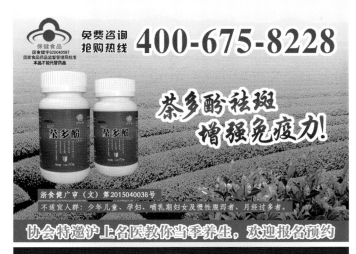

干果：休闲小食品 营养又保健（一）

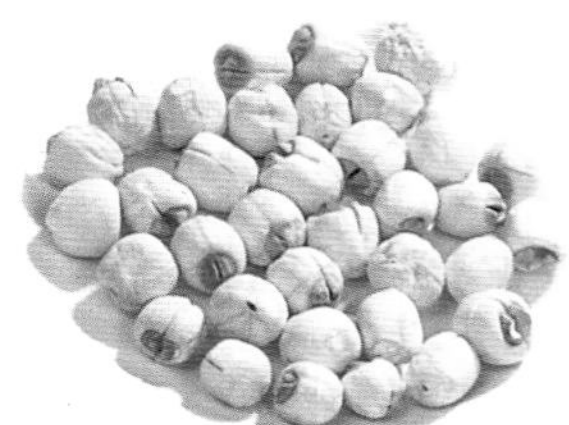

莲子

上海市营养学会　蒋家騉

干果是果实成熟后经过自然风干、晒干或者烘干，带有果肉的果品。最常见的是桂圆、荔枝干、莲子、红枣、柿饼、葡萄干等，干果含有丰富的葡萄糖、果糖、维生素、矿物质、膳食纤维及特有的功效成分，经常食用对增强人体体质、预防疾病有很多好处。

莲子是莲蓬里的果实，又名莲蓬子、藕实、莲实、莲米等。莲子是民间普遍认可的营养佳品。中老年人特别是脑力劳动者经常食用，可以健脑，增强记忆力，提高工作效率，并能预防老年痴呆的发生。实验还证实，经常食用莲子心泡茶喝的人，能减少患高血压病的机会。

保健功效 莲子性平、味甘涩，有养心、明目、健脾补胃、养心安神之功效。中医常用于多梦、健忘、心烦口渴、腰膝酸软、耳目不聪、遗精、虚泻、妇女崩漏带下等病症。现代医学研究发现，莲子所含非结晶形生物碱 N－9 有降血压作用；还能镇静神经，维持肌肉正常的伸缩性。莲子中所含的棉籽糖，是人体肠道中双歧杆菌等有益菌的增殖因子，有改善人体菌群平衡的作用，保持大便通畅、增强人体免疫力，起到预防疾病和延缓衰老的效果。莲子碱有平抑性欲的作用，对青年人遗精频繁或滑精等情况，有良好的辅助治疗作用。莲子所含的氧化黄心树宁碱，对鼻咽癌有抑制作用。

莲子中央绿色的芯子是莲子心，味道极苦，大多数人在吃莲子时是不吃它的。其实，莲子心有清热泻火的作用，对口干舌燥、口舌生疮、面红目赤、头痛头晕均有改善作用。莲子心含有莲心碱、异莲心碱等多种生物碱，具有抗心律不齐及强心作用，还能扩张外周血管，降低血压，并有助于睡眠。

选购须知 莲子多产于湖南、江西、福建等地，百姓最喜欢的是湘莲（主产湖南湘潭）。莲子以当年产、颗粒圆整饱满、干爽、口咬脆裂为佳；陈货则咬之硬脆，久煮不烂。挑选时，首先看颜色，晒干或用烘干机干燥的莲子稍带皱纹，颜色不是太白或略带黄色；漂白过的莲子颜色一致且亮白。其次是闻味道，新鲜莲子有天然的淡香味；用化学品加工的莲子则有刺鼻的异味。三是手抓一把莲子，用力捏一下，好的莲子有清脆的格格声；若未干透或洒过水的莲子，则没有此声音。四是看颗粒是否圆整饱满，莲子颗粒越饱满的越好，不饱满的是没有成熟的或长了虫的；还有，外形小而长的莲子，品质较差，肉质较硬，不易烧酥。

温馨提示 莲子属于苦味食物，偏寒。因此，平素怕冷、少气乏力者最好别吃。莲子也是很适合孕妇的补品，但不宜大量服用。吃多太寒凉，对胎儿健康不好。PM

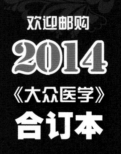

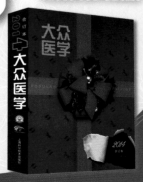

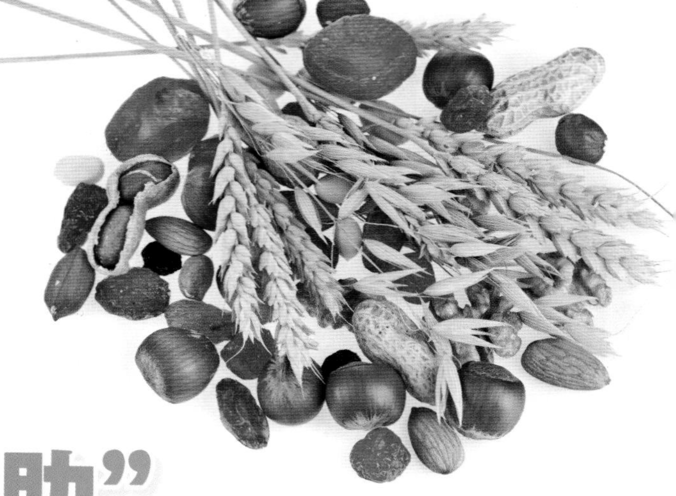

越来越多的人意识到吃粗粮有利于健康，曾经险些被时代淘汰的粗粮重返餐桌。在许多城市地区，吃粗粮甚至成了一种养生时尚。因为粗粮含有丰富的膳食纤维、B族维生素、矿物质和抗氧化物质，可预防和辅助治疗高血压、糖尿病、肥胖症、心脑血管疾病等慢性病，粗粮所富含的膳食纤维有助于预防胃癌、肠癌、乳腺癌等疾病。然而，粗粮也有“软肋”，如果不稍加注意，可能会对健康不利。

克服粗粮的“软肋”

中国疾病预防控制中心营养与健康所　俞丹　赵丽云（研究员）

软肋1 量不能大，不能只“粗”不“细”

过量食用粗粮，会延缓糖和脂类的吸收，在一定程度上阻碍部分常量和微量元素的吸收，特别是钙、铁、锌等元素；降低蛋白质的消化吸收率，可能造成蛋白质营养不良；使胃肠道“不堪重负”，容易加重胃排空延迟，可能造成腹胀、嗳气、消化不良等，老人、儿童以及肠胃功能较弱者，还可能出现早饱、食欲降低等症状，甚至影响下一餐的进食。有些糖尿病患者突然在短期内由低纤维膳食转变为高纤维膳食，不仅导致一系列消化道不耐受反应，还会使含能量的营养素（如糖类、脂类等）不能被及时吸收而导致低血糖反应。

克服软肋

粗细搭配适当吃，胃肠才不累

《中国居民膳食指南》建议粗细搭配，指适当增加加工精度低的米面，以及多吃传统意义上的粗粮，即相对于大米、白面这些细粮以外的谷类及杂豆，包括小米、高粱、玉米、荞麦、燕麦、薏米、红小豆、绿豆、芸豆等。正常人吃粗粮以每天1次为宜，高血压、高脂血症和高血糖患者可以一天1～2次，在一天250～400克的主食中，粗杂粮应占50～100克。

软肋2 并不是人人都受益

儿童的消化吸收能力较弱，食用过多的粗粮会引起消化不良，影响钙、铁、锌等矿物质的吸收，对生长发育不利。青少年正处于生长发育的旺盛期，长期过多食用粗粮会导致营养不良，甚至影响生殖能力。老年人的机体代谢能力减弱，消化系统的调节能力下降，长期进食过多高膳食纤维的粗粮，会使蛋白质补充受阻、脂肪摄入量减少、微量元素缺乏，以致骨骼、脏器功能、造血功能受到影响。消瘦、营养不良、免疫力低下、缺钙缺铁等元素的人，以及需要营养素较多的人，如孕妇、乳母、运动员、体力劳动者，多吃粗粮会影响其他营养素的吸收。消化系统疾病患者过量食用粗粮，会对胃肠黏膜造成机械性损伤。

克服软肋

控制量，注意方法

3岁以下的幼儿应少吃粗粮，即使吃，也应细加工，最好的方法是粗细搭配，如用大米和小米一起熬制“二米粥”。消瘦、营养不良、免疫力低下、缺钙缺铁等元素的人，不宜多吃粗粮。胃溃疡、十二指肠溃疡、浅表性胃炎、萎缩性胃炎，以及功能性消化不良者，应少吃甚至不吃粗粮。

软肋3 随意吃粗粮，效果会打折

不注意粗粮的烹调方法，会影响其营养价值；一连几天都吃同一种粗粮，达不到均衡营养的目的；不注意进食“诀窍”，可能会影响肠道正常工作。

克服软肋

掌握“诀窍”，细心兼顾

烹调粗粮时，应尽量减少油炸或油煎，避免加入大量油脂和糖，以免影响粗粮的营养价值。每种粗粮的营养成分不同，多种粮谷类交替着吃，才能均衡营养。粗粮所含的大量膳食纤维只有在人体水分充足的情况下，才可以保障肠道正常工作，所以吃粗粮时要多喝水。

小贴士 中国人习惯上称大米和面粉以外的粮食为粗粮，如玉米、高粱、燕麦、小米、紫米、薯类以及各种干豆类，如黄豆、红豆、黑豆等。加工精度低的粮谷类，如全麦面粉、糙米、玉米渣等也属于粗粮的范畴。PM

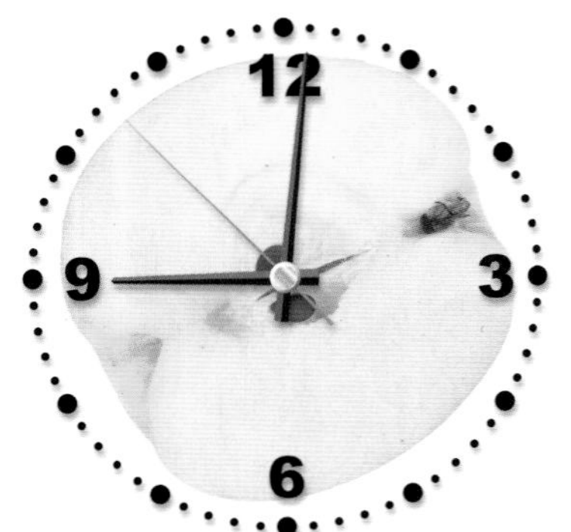

新鲜水果是人类平衡膳食的重要组成部分，是膳食中维生素、矿物质和膳食纤维的重要来源，水分多，能量低，对保持身体健康具有重要作用。不过，有些人会纠结吃水果的时间，认为“早上吃水果是金，中午吃是银，晚上吃就变成铜了”。那么，这一观点靠谱吗？

按“金银铜”论吃水果 执行or放弃

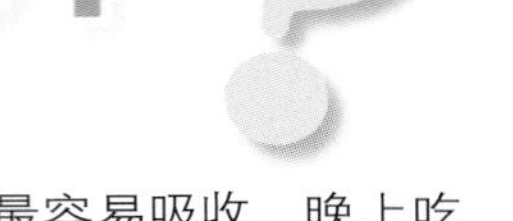

上海中医药大学附属
岳阳中西医结合医院营养科　马莉

让我们先来看一下所谓吃水果“金银铜”说法的依据，持有这一观点的人声称：“早上吃水果最容易吸收，晚上吃水果不但不利于消化吸收，而且容易发胖。”其实，仔细分析一下就会发现，这一说法是没有科学道理的。

理由一：对同一个人来说，不管是早上还是晚上，消化系统对水果的消化吸收没有区别。

人体的消化吸收能力与年龄、生理状态及伴有的疾病等因素有关，与进食的时间并没有多大关系。进食可以刺激消化系统分泌消化液、增强蠕动来促进消化吸收。目前还没有研究表明，进食的时间与消化吸收能力有直接联系。通常，老年人的消化液分泌会减少，消化吸收功能会减退；孕妇对一些营养素如钙、铁等吸收能力会增强；消化道患有疾病，会导致消化吸收能力下降。所以对同一个人来说，不管是早上还是晚上，消化系统对水果的消化吸收其实没有区别。

理由二：水果属于容易消化的食物，早上或晚上吃是一样的结果。

食物中除了维生素、矿物质和水可直接吸收外，最难以消化的是蛋白质和脂肪，其次是大分子碳水化合物。蔬菜和水果的特点都是水分多、蛋白质和脂肪含量很低，但某些重要的维生素如维生素C、膳食纤维及矿物质十分丰富，是膳食中这些营养素的主要来源。还有，水果中的碳水化合物和有机酸比新鲜蔬菜多，碳水化合物主要以易吸收的双糖或单糖形式存在；有机酸如柠檬酸、苹果酸、酒石酸等，能刺激人体消化腺分泌，增进食欲，有利于食物消化，有机酸对维生素C的稳定性还有保护作用。可见，水果与蔬菜一样都属于容易消化的食物。既然大家都主张晚上要多吃蔬菜，那么，有什么理由说晚上吃水果不易于消化呢！

理由三：用水果代替部分其他食物，无论早上还是晚上吃，对健康都是有利的。

吃水果是否容易发胖与什么时间吃没有必然关系。真正的原因是，与添加水果导致每日总能量摄入增高有关。如果是因为增加水果的量而导致每日摄入总能量过高，那么，无论是早上还是晚上吃水果都有增加肥胖的风险。相反，如果在总能量不变的基础上，用水果代替部分其他食物，那么，无论早上吃还是晚上吃，对健康都是有利的。

理由四：国人的早餐种类少，所以要加上水果，但不等于说“早上吃水果”特别好。

饮食建议中倡导的“早上吃水果”，并不是说早上吃水果更易消化，而是早上时间紧张，大多数人的早餐比较简单，很少吃蔬菜，营养构成不够均衡。这时，加些水果可以提高早餐质量，更有利于营养均衡。PM

“由此可见，吃水果的“金银铜”论是没有科学依据的。因“金银铜”论而影响水果的摄入，实属不当。水果除了富含维生素、矿物质和膳食纤维外，还含有黄酮类物质、芳香物质、香豆素等植物化学物，具有特殊生物活性，对健康有诸多益处。在各国的膳食指南中，都建议增加水果的种类和数量。需要提醒大家的是，水果虽好也不能走向另一个极端，即用水果完全代替蔬菜或主食，水果仅仅是人类平衡膳食的一个重要组成部分而已。目前，我国居民膳食指南推荐成年人每天吃水果200~400克。”

今年2月，美国膳食指南咨询委员会发布了一份《美国膳食指南的科学报告》，引起人们的广泛关注。其中，有关胆固醇、食糖、盐、咖啡和素食等建议更是引起人们的热议。以往一直把限制膳食胆固醇摄入作为预防心血管疾病的重要措施，而这个报告中建议解除每天胆固醇摄入量300毫克的限制、取消脂肪占总膳食摄入的能量比例。这是为什么呢？下面我们请权威营养专家为你逐一解释……

胆固醇摄入量限制还是放开？

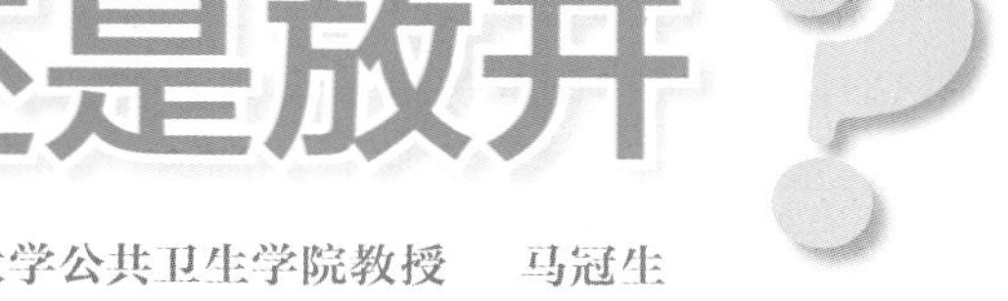

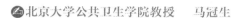

北京大学公共卫生学院教授　马冠生

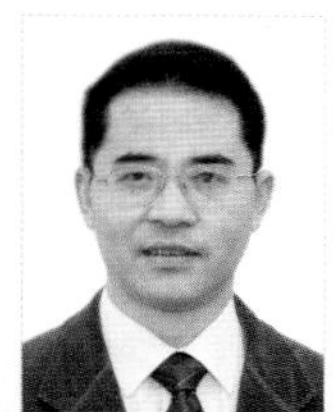

专家简介

马冠生　北京大学医学部公共卫生学院教授，博士研究生导师。国家食物与营养咨询委员会委员，国务院妇女儿童工作委员会妇女儿童问题专家，全国农村义务教育学生营养改善计划专家委员会委员，中国营养学会副理事长，中国科协首席科学传播专家。

胆固醇：人体不能缺

胆固醇，在人体内是正常存在的。人的皮肤、骨骼、心脏、血液中，几乎所有组织都含有胆固醇，只是数量不同而已。胆固醇不仅是人体的组成成分，还起着很重要的生理作用：①胆固醇参与细胞膜和神经纤维的组成。②胆固醇是合成激素的原料，如性激素、肾上腺皮质激素等的合成都需要胆固醇。③胆固醇也是体内合成维生素D的原料。维生素D可以促进钙的吸收、利用。④促进脂肪消化。⑤胆固醇有助于血管壁的修复和保持完整。如果血液中的胆固醇含量偏低，血管壁会变得脆弱，可能会引发脑出血。所以，人们千万不要谈“固”色变。

胆固醇：影响吸收与排出的六点因素

胆固醇有两个主要来源：一个是“自产”的，在自身的肝脏里合成，每天约1000毫克，这是人体内胆固醇的主要来源；另一个是“进口”的，从摄入的食物中获取胆固醇，每天有300~500毫克。

摄入体内的胆固醇，一部分被吸收和利用，没有被吸收的则通过粪便排出。在体内，胆固醇吸收量受到多因素的影响：①膳食中脂肪，会促进胆固醇的吸收。②饱和脂肪酸，会使血中的胆固醇升高；不饱和脂肪酸，会增加胆固醇的排出。③食物中含有固醇，如豆固醇、谷固醇在肠道的吸收率很低，有干扰和抑制胆固醇吸收的作用。④不被肠道酶消化的多糖，如纤维素、半纤维素、果胶等，容易与胆盐形成复合物，从而减低胆固醇的吸收。⑤肠道细菌，把胆固醇还原成不易吸收的粪固醇，以减少胆固醇的吸收。⑥随着年龄的增长，胆固醇的吸收有所增加，妇女绝经期后特别明显。

美国：为啥不设胆固醇摄入限量

以往，限制膳食胆固醇摄入是作为预防心血管疾病的一项膳食建议。研究认为，膳食胆固醇摄入量越多，血中低密度脂蛋白胆固醇和总胆固醇浓度越高，可能会增加动脉粥样硬化和冠心病的危险性。

如今，美国膳食指南咨询委员会指出，越来越多的医学研究结果表明，血液胆固醇水平的复杂程度远远超过人们的想象。膳食胆固醇的吸收及对血脂的影响，还与遗传和代谢等因素有关，并存在较大的个体差异。当胆固醇摄入量高时，有些人的机体会反馈性地抑制自身胆固醇的合成。有的专家认为，胆固醇摄入量不会直接反映血胆固醇水平。日本的研究显示，没有发现胆固醇摄入量与脑中风有直接关联。另一项关于胆固醇与心血管疾病关系的分析表明，每天胆固醇摄入量达到768毫克，也没有发现胆固醇摄入与心血管疾病的发病和死亡有关。美国膳食指南咨询委员会表示，心脏病的发生与膳食胆固醇摄入的多少“没有明显的相关性”，到目前为止，还无法制定增加慢性病危险性的胆固醇阈值摄入量，即胆固醇可耐受最高摄入限量。美国膳食指南咨询委员会虽没有给出胆固醇摄入量或一天吃几个鸡蛋，但还是建议大众少吃饱和脂肪。

中国：胆固醇摄入标准正在修订中

为了防止膳食胆固醇摄入过多对健康的不良影响，《中国居民膳食指南》（2007）建议，每天摄入的膳食胆固醇不宜超过300毫克；高脂血者，应更加严格限制。目前，中国营养学会正在组织对该版指南进行修订，将参考包括美国等国家制定的膳食指南，提出相关建议。

其实，根据2002年中国居民营养与健康调查数据来看，我国成年人每天胆固醇摄入量男性为242毫克、女性为218毫克，整体上仍处于较低水平。所以，在（2013）版《中国居民膳食营养素参考摄入量》中，暂不设定膳食胆固醇可接受范围（AMDR）上限。

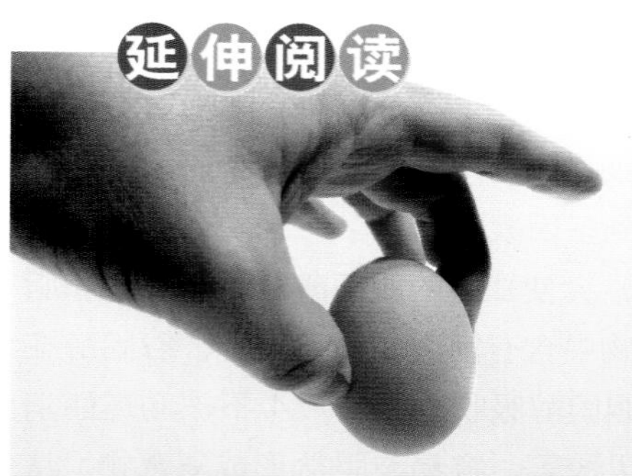

每天鸡蛋1个，是多还是少？

鸡蛋，吃多少？一直困扰着人们，许多人吃鸡蛋时把蛋黄丢掉，实在有点可惜。

其实，蛋类富含优质蛋白质，各种营养成分比较齐全，是既经济又实惠的优质蛋白质来源。蛋类蛋白质氨基酸组成与人体需要最为接近，营养价值很高，优于其他动物性蛋白质。鸡蛋中脂肪含量10%~15%，98%的脂肪存在于蛋黄中，蛋黄中的脂肪消化吸收率高。蛋黄是磷脂的极好来源，所含的卵磷脂具有降低血胆固醇的效果，并能促进脂溶性维生素的吸收。胆固醇集中在蛋黄，鹅蛋黄中含胆固醇最高，每100克达1696毫克，其次是鸭蛋黄，第三是鸡蛋黄（每100克达1510毫克），鹌鹑蛋最低。蛋黄中维生素丰富，种类较为齐全，包括所有的B族维生素、维生素A、维生素D、维生素E、维生素K和微量的维生素C。矿物质主要存在于蛋黄，占1.0%~1.5%，以钙、磷、铁、锌、硒等为主。不同品种的蛋类，其营养成分大致相同。

2009年英国心脏基金会研究表明：每天吃1个鸡蛋是安全的。要知道，这是30年之后英国的鸡蛋指导摄入量从每周3个上升到每天1个。哈佛大学对37851名男性随访8年和80082名女性随访14年的研究发现：每天食用1个鸡蛋不会增加健康人的冠心病或脑卒中风险。鸡蛋摄入量与冠心病和脑中风没有关联。澳大利亚心脏基金会推荐：每周6个鸡蛋，应成为健康平衡饮食的一部分。

中国营养学家建议，对正常人而言，应每天吃1个鸡蛋；血清胆固醇高者，隔天吃1个鸡蛋。PM

晒一晒

进入夏天，人们“家庭烹调”热情下降，喜欢在外就餐。有的购买半成品或小吃，有的直接在大排档就餐，特别是美味又爽口的凉粉、凉皮、凉面等格外受欢迎。且不说食品安全问题，你有没有想过：这些摊点制作的小吃有营养吗，能替代正常的三餐主食吗？

夏日爽口小吃之营养“短板”

中国农业大学食品学院副教授　范志红

爽口特色小吃“倒数”营养排行榜

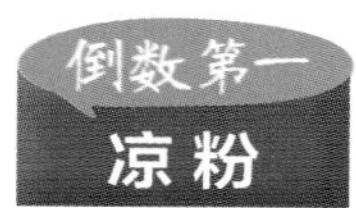

论营养价值，最低档的属凉粉类小吃。因为淀粉加工中去掉了大部分蛋白质，洗淀粉过程中又损失了绝大部分可溶性B族维生素和钾等矿物质，剩下的就是纯淀粉。这些淀粉加水变成淀粉糊，冷却成冻状，其产品就是凉粉、粉皮、粉鱼儿；干燥之后，可做成粉条、粉丝等。北方人吃凉粉、粉皮时，加蒜汁和醋，一方面，开胃可口；另一方面，抑制有害微生物。

据测定，每100克调好味的凉粉中，淀粉11.3克，与紫米粥、米线等相当，蛋白质仅0.3克。粉皮也一样，每100克粉皮含蛋白质仅0.2克。要知道，人体每日所需蛋白质约60克，一顿正餐至少要含有20克蛋白质。如果一顿吃250克凉粉或250克粉皮，即使当时感觉吃得很饱，但是，摄入的蛋白质不足1克，而且摄入的水溶性维生素和矿物质也几乎为零，这与营养需求的数量差得实在太远了！倒是调味所加的花生碎、麻酱汁还含有些许营养物质——如果花生还没有氧化过度，麻酱汁也不是伪劣假货的话。

吃凉粉、粉皮，就是吃纯淀粉凝成的冻，体验滑溜溜的口感，以及调味料中的麻辣浓味或麻酱香味。从营养角度来说，吃凉粉与吃白糖当饭有一拼。

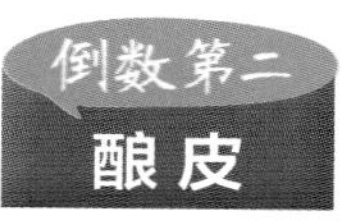

酿皮俗称凉皮，制作过程中要洗面筋，而面筋蛋白质占小麦蛋白质的大部分，酿皮蛋白质含量要比凉粉高不少，每100克含蛋白质4.4克。不过，制作时要加碱或蓬灰，洗面筋时用大量水冲，会损失绝大部分可溶性B族维生素和钾。如果吃酿皮260克，能得到蛋白质10克，与一顿正餐所需蛋白质20克相差一半。尤其是面筋蛋白质的质量较次，与人体所需的必需氨基酸有很大差距。

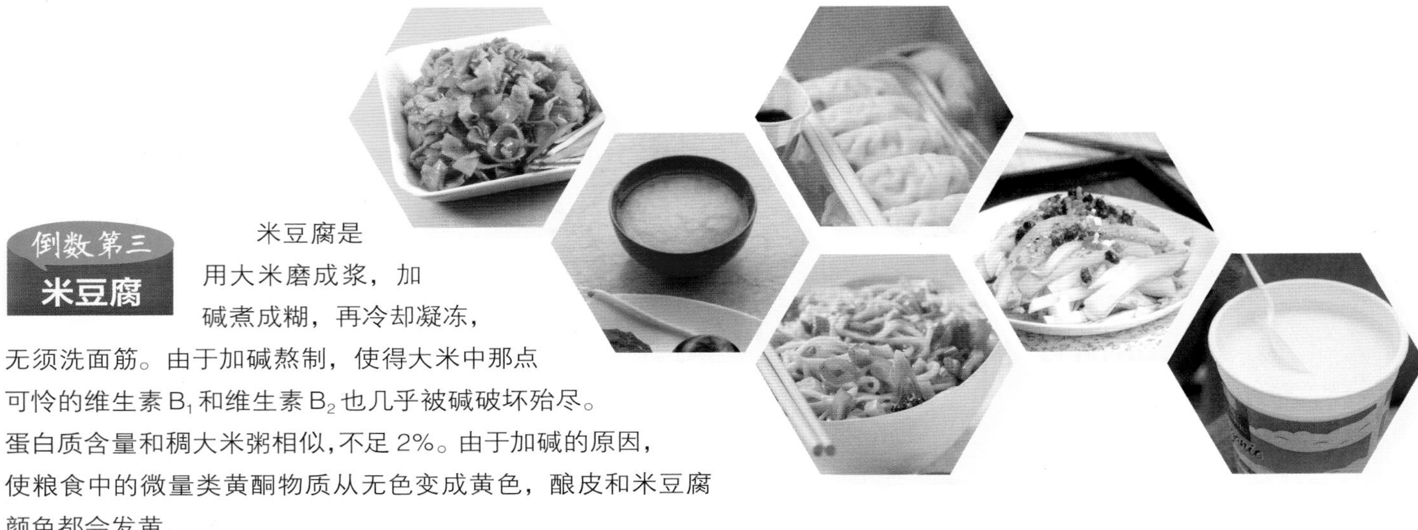

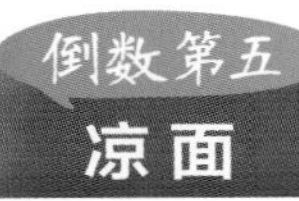

倒数第三 米豆腐

米豆腐是用大米磨成浆，加碱煮成糊，再冷却凝冻，无须洗面筋。由于加碱熬制，使得大米中那点可怜的维生素 B_1 和维生素 B_2 也几乎被碱破坏殆尽。蛋白质含量和稠大米粥相似，不足 2%。由于加碱的原因，使粮食中的微量类黄酮物质从无色变成黄色，酿皮和米豆腐颜色都会发黄。

倒数第四 肠粉

肠粉是用糯米粉制糊后蒸制的。为了达到爽滑效果，提高透明度，需要添加澄粉和淀粉，主要内容物还是淀粉和水。肠粉的营养价值也好不了多少，蛋白质仅 1.3%。不过，南方人吃肠粉时，喜欢加一点叉烧肉、虾仁之类富含蛋白质的配料，虽说稍许弥补了蛋白质之部分不足，但 B 族维生素和矿物质之不足仍无法得到解决。

倒数第五 凉面

凉面是用面条做的，把面粉做成干面条无须去除蛋白质和其他营养成分。100 克凉面含蛋白质 4.8%。不过，煮面条需要加很多水，使得可溶性维生素和矿物质溶于水中，如果再过几次凉水，营养素含量会更低。为了让凉面更加劲道，制作时往往加碱，这样一来，使得面条中的 B 族维生素也所剩无几。

特别值得一提的是，韩式凉面的原料不仅仅用面粉，还加入淀粉，营养价值比普通凉面更低。相比而言，北方传统制作的杂豆面条、绿豆面条比韩式凉面的营养价值要好很多。因为豆类蛋白质含量是面粉的 2 倍，维生素和矿物质含量更高，豆类淀粉的口感也更劲道。杂豆面条即使经过水煮后凉吃，也比普通凉面营养价值高。

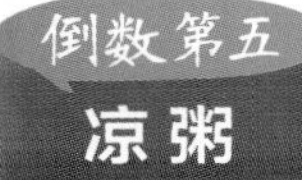

倒数第五 凉粥

凉粥即把煮好的热粥放一段时间，凉了再吃。因为没有过多加热，也没有经过水洗，粥的营养素没有额外损失。据测定，稻米含蛋白质 6%~8%。蒸饭煮粥都要加水，蒸饭加水 1.3~1.5 倍，煮粥加水 6~8 倍。煮粥后蛋白质浓度大大下降。如紫米粥时，加水 6 倍，100 克紫米粥含蛋白质仅 1.2%。如果只喝 2 碗粥（400 克），加糖 5%，不吃其他菜肴，只能获得蛋白质 5 克，这与一顿正餐人体所需蛋白质 20 克差距极大。

如何克服爽口特色小吃之营养“短板”

如果夏天长期用凉粉、酿皮、凉面之类食物当主食，又不注意从其他食物中补充蛋白质和维生素，那么，不可避免地会发生蛋白质营养不良和维生素缺乏，出现疲乏无力，抵抗力下降，特别是孩子的生长发育也会受到明显影响。

粥也好，凉面也好，都存在营养“短板”，仅可作为一餐主食。凉面上放一点点黄瓜丝、焯豆芽，加点调味汁，远远不能满足人体的营养需要。即使韩式凉面里加半只鸡蛋，也只能提供蛋白质 3 克，每餐蔬菜 150 克以上完全达不到。所以说，吃凉面要配大量蔬菜，多浇些麻酱汁，再加只蛋，或加些豆腐、鸡丝或几片酱牛肉。吃紫米粥时，最好不放糖，当成饭一样，配着荤素、凉菜一起吃。这样，营养平衡和凉爽感觉就可以兼顾了。

值得推荐的改良吃法

如果你实在不想做饭，可以试试廉价的家常快餐小吃，一餐饭也能达到最基本的营养需求（食量应按性别、年龄、体力活动量调整，男性和青少年可加量）：

方案一 绿豆粥 1 碗，牛肉大葱馅饼 50 克，糖拌番茄 1 份。

方案二 玉米粥 1 碗，鲜虾菜心小包子 3 个，茶鸡蛋 1 个，香菜拌豆腐丝半份。

方案三 茴香肉馅饺子 1 盘，胡萝卜拌海带丝半份，凉拌蒸茄子半份，饺子汤半碗。

方案四 麻酱汁黄瓜豆芽拌凉面 1 份，老醋花生菠菜 1 份，餐后豆浆 1 杯。

方案五 洋葱牛肉炒米线 1 份，烫菜心（油菜苔）1 份，餐后酸奶 1 小杯。PM

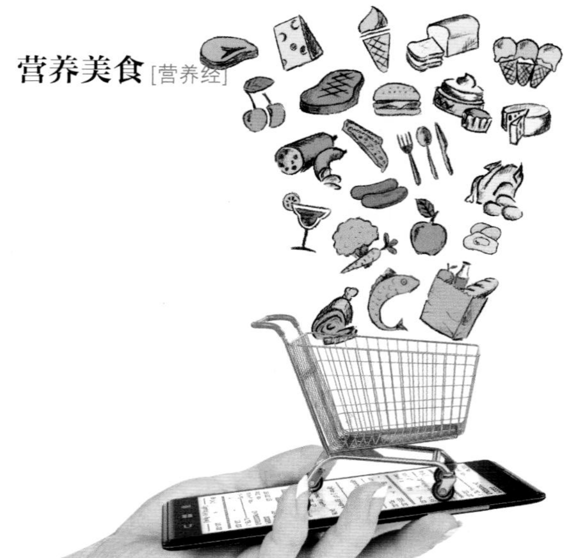

网购生鲜隐患多 鉴别好坏有诀窍

✍上海海洋大学食品学院院长、教授　王锡昌

家住上海的高小姐试过前一天晚上向同城卖家下单订购三文鱼，第二天中午全家就吃上了新鲜的三文鱼肉。而退休会计王阿姨则对在网上购买生鲜食品表示难以接受，“我在市场或者超市买鱼买肉，可以看着挑，看着选，网上买怎么保证都很新鲜？”针对两种不同的态度，我们请有关专家介绍关于网上购买生鲜类食品需要注意的事项，希望广大消费者能够提高健康安全意识。

生鲜类食品的运输方式

在运输过程中，不同种类的生鲜类食品，温度要求也有较大差异，温度条件的控制需要通过不同运输处理方式来实现。生鲜肉类，可采用冷冻运输，冷冻库的正常温度为 -18℃以下；水产品可适当加冰衣，以碎冰（或片冰、冰袋）、蓄冷袋覆盖其上，使温度保持在 5℃以内。有颜色的猪肉、牛肉等，还可以用气调保鲜来保证其色泽。生鲜蔬菜、水果类，可采用合适包装薄膜，控制包装中的氧气和二氧化碳透过率，配合气调保鲜技术，能很好地保藏生鲜果蔬类。

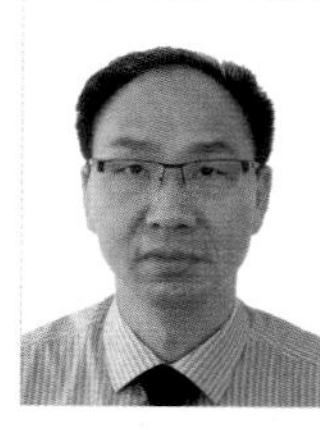

专家简介

王锡昌 上海海洋大学教授，博士，博士生导师。兼任全国高等学校食品科学与工程专业教学指导分委员会委员、第二届国家农产品质量安全风险评估专家委员会委员；国家自然科学基金委员会第十三届生命科学部专家评审组成员；中国食品科学技术学会理事、中国水产学会水产品加工和综合利用分会副主任委员、上海市食品学会副理事长兼秘书长等社会职务。

网购生鲜类食品的安全隐患

生鲜类食品需要经过生产、加工、运输、销售、二次运输和配送等六个环节最终到达消费者手中，每个环节均与食品质量安全直接相关。生鲜类食品对贮存和运输过程中的环境因素如温度、湿度的要求比较高，因此生鲜类食品网购过程中可能出现以下安全问题。

● **食品安全意识缺乏** 如库存卫生条件差，生鲜产品运输车辆未取得生鲜产品准运证明，运输时不按规定的温度和湿度进行食品的贮运等，部分物流服务商缺乏食品安全的防护意识，从而导致食品的二次污染、中毒或腐烂变质。其中，因保存温度与运输条件不当而造成的食品安全问题，已成为当前网购生鲜食品最大的隐患。

● **冷链物流不完善** 生鲜类食品在运输过程中，或多或少会出现串味（非专车专运）、反复冻融（解冻后再复冻，容易产生细菌）、冰碴过量等多种因运输问题而导致食品变质的现象，可以说冷链物流的不完善，是制约生鲜类食品发展最大的障碍。

● **库存积累损耗高** 生鲜产品的销售有很多不确定因素，每天的订单量和多种原因相关，无疑增加了库存的不确定性。大量生鲜产品的存货积累不仅会造成巨大经济损失，也会造成其保鲜度下降。

● **接收时间难把控** 目前针对配送过程尚无相应的物流质量标准和严格的检验手段。“问题食品”仅凭经验和肉眼判断，有时甚至不进行任何检查，可能会畅通无阻地进入销售环节。另外，能否按时把产品运送到消费者手中，要求配送人员对时间的把控非常重要。

此外，生鲜类食品收购者有些并未取得生鲜产品收购许可资格；在生鲜产品收购过程中，加入非食品用化学物质或者其他可能危害人体健康的物质；有些生鲜产品中含有违禁物质尤其是农兽药残留，不符合国家限量标准等，均成为生鲜类食品的安全隐患。

网购生鲜食品的筛选

基于以上网购生鲜产品可能存在的安全隐患，在选购生鲜食品时应该注重对原料进行筛选，购买新鲜度较高的生鲜食品。对于不同生鲜食品选购方面，下面列举几类产品的新鲜与不新鲜指标，为大家提供参考。

几种网购生鲜食品的新鲜度特征鉴别

品种	新鲜特征	不新鲜特征	备注
三文鱼	①鱼眼：眼球凸起，清亮，黑白分明，洁净无污物；②鱼鳃：鲜红，气味新鲜，内有鲜红的血液；③鱼鳞：色泽鲜亮，鱼鳞无缺，肌体完整；④肉质：色泽艳丽，有光泽，纹路清晰，肉质紧实弹性，弹性大，且按压后即刻恢复不留印痕。	①鱼眼：眼球凹陷，无光泽；②鱼鳃：腮丝呈现暗红色或灰白色；③鱼鳞：皮色灰暗、无光泽，体表不整洁，鳞片不完整；④肉质：柔软无张力，有些腹部破裂。	①并不是鱼肉颜色越红越好。经过一氧化碳处理的三文鱼，看上去很“新鲜”，肉色也很红，但实际上很可能已开始变质。②食用三文鱼前要注意加热，并尽快食用。
大闸蟹	背甲壳呈青灰色，有光泽，腹为白色，色泽光亮；脐上部无印迹；肢体连接牢固呈弯曲形状；蟹黄凝聚成形。	背甲壳无光泽；肢体不完整；肚脐内陷；蟹腿微弱无力且易断落；有腥臭味；内脏颜色灰暗。	大闸蟹死后会产生大量胺类物质，不宜食用。
虾	①外形：虾头尾完整且紧密相连，虾身较挺，有一定的弯曲度；②呼吸：呼吸均匀，不时会产生气泡；③色泽：虾皮壳发亮，河虾呈青绿色，对虾呈青白色（雌虾）或蛋黄色（雄虾）；④肉质：肉质坚实、细嫩，手触摸时感觉硬，有弹性；⑤气味：无异味。	①外形：头与体，壳与肉连接松懈，头尾易脱落或分离，不能保持其原有的弯曲度；②色泽：皮壳发暗，虾皮壳变为红色或灰紫色；③肉质：肉质松软，弹性差；④气味：有异臭味。	冰衣的作用：隔绝氧气，又降低pH值，降低温度，能更好地防止虾变色、变质。冰衣没有安全隐患，但一些厂家会在虾的表面加一层厚厚的冰衣，降低成本，攫取更多利润。
牛肉	①色泽：肌肉有光泽，红色均匀，脂肪洁白或淡黄色；②气味：有鲜肉味；③黏度：外表微干或有风干膜，不黏手，弹性好。	①色泽：肌肉色暗，无光泽，脂肪黄绿色；②气味：有异味甚至臭味；③黏度：外表黏手或极度干燥，新切面发黏，指压后凹陷不能恢复，留有明显压痕。	老牛肉肉色深红、肉质较粗；嫩牛肉肉色浅红，肉质坚而细，富有弹性。PM
鸡肉	肌肉坚实、表皮光滑、肉色红润。	肌肉松弛；鸡皮出现皱纹，肉色暗哑，甚至会发黑。	

我的“五彩灵芝”酸奶

文/秋霞

“一杯牛奶强壮一个民族”“一生莫断奶”等口号，让人们认识到了牛奶的营养价值，但食品安全问题的频发又让很多人对牛奶保持警惕。听说，很多牛奶中会有抗生素残留，而残留抗生素的牛奶经过乳酸菌等的发酵是不能变成酸奶的，能做成酸奶就表明其中不存在抗生素。因为这个原因，加上空腹时喝牛奶经常会拉肚子，而偶尔的便秘又可以通过喝酸奶得以改善，所以多年来我对酸奶情有独钟。为了避免吃进过多的食品添加剂，我一直只买原味酸奶，可即使是原味，还是有不少添加剂，而且含糖量太高。我不喜甜食，做菜不加糖，也很少吃糖，想想那一杯杯酸奶中隐藏了那么多白花花的糖，真有点怀疑近年来体内悄然积累的脂肪就是因此而来。忍受不了这些，那就自己动手做无添加的纯酸奶吧！

酸奶机，自制酸奶好帮手

这几年，各种新奇小家电如雨后春笋般冒出来，自从发现了可以自制酸奶的酸奶机，我就迫不及待买回一个。研究了一下说明书，原来原理非常简单，就是加热、保温。怪不得听北方的同学说，冬天在暖气片上就可以做酸奶呢。

第一次做酸奶，用了买酸奶机时送的菌粉，结果没成功，白白浪费了1升牛奶。第二次，用超市买来的原味酸奶做引子，将一小杯酸奶加入1升牛奶中，放入酸奶机，通电后8小时发现，稀稀的鲜奶已经变成了稠稠的酸奶。如果时间再长一些，酸奶会更稠，类似豆腐脑的感觉。这样做出来的酸奶才叫“酸”奶，特别酸，直接入口还真是难以下咽。不过，要是加上一点蜂蜜，或者把香蕉、橘子、水蜜桃、西瓜、草莓、猕猴桃等水果切成块放进去，马上就变得酸甜可口啦！

天气凉的时候，我喜欢吃刚做好的酸奶，温温的，散发着一股淡淡的奶香。像现在这样的大热天，我会在酸奶中加上各种水果，放进冰箱冷藏，想吃就去舀上一小碗，五颜六色，酸酸的、甜甜的、凉凉的，好看又好吃，真是解暑佳品！

不过我也有一些困惑：如果用脱脂牛奶，做出来的酸奶往往没那么稠。有时候酸奶放的时间稍久，表面会有一层淡绿色的液体析出，是不是坏了？

Tips 中国营养学会对奶制品摄入的推荐量是每天300克，如果每天只喝一杯200克的牛奶是不够的，再加上一小杯100克的酸奶正好满足需求。300克奶制品可以额外提供350毫克左右的钙质，满足人体对钙的需求。

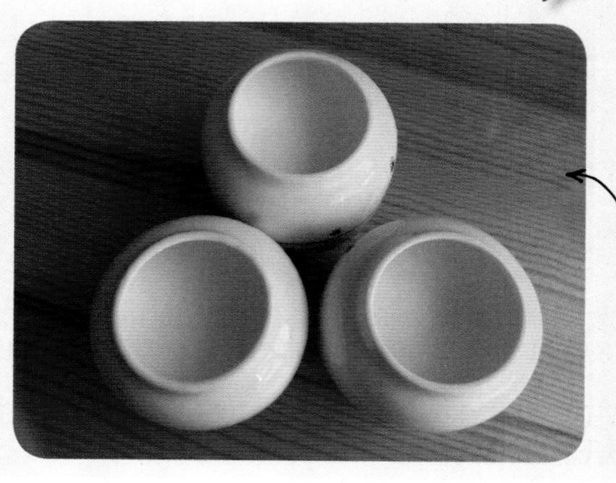

刚做好的酸奶

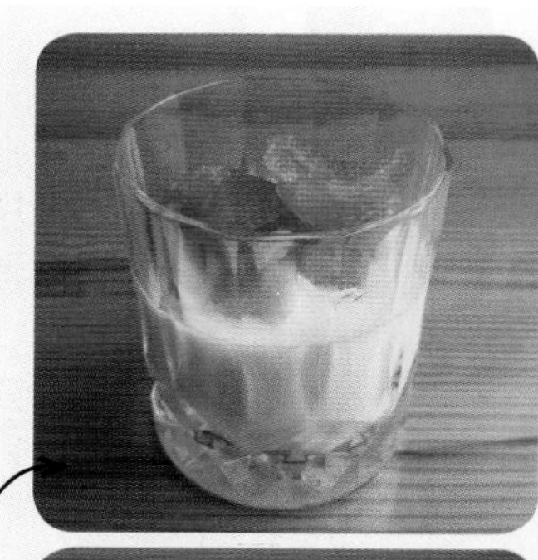

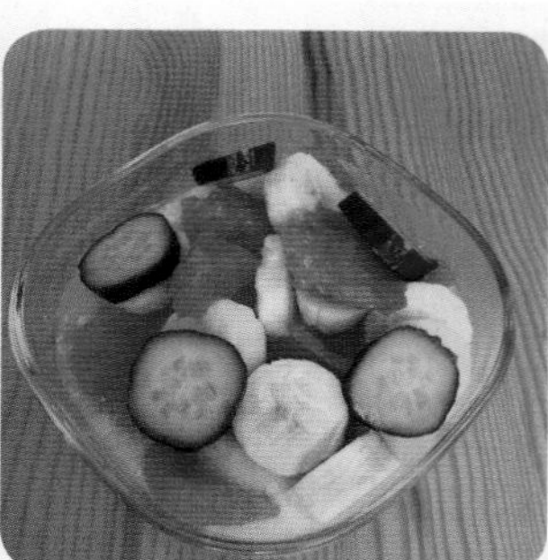

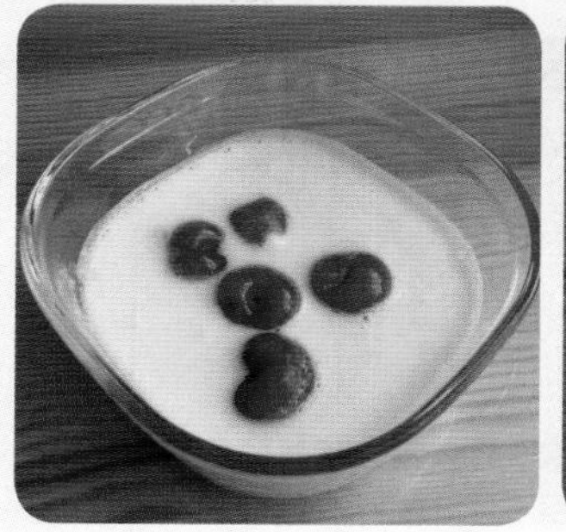

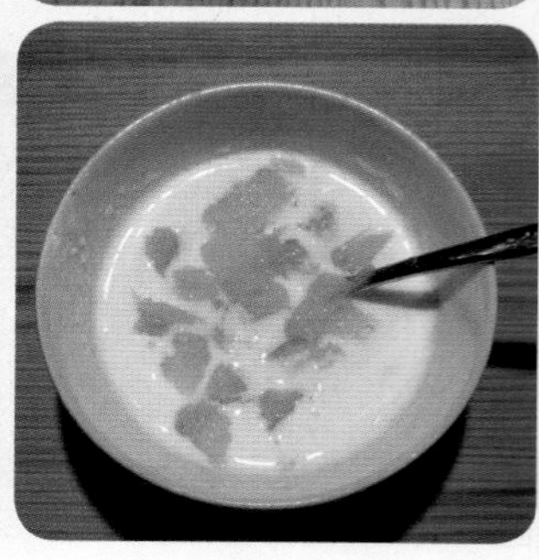

加入各种水果调味的酸奶

不用酸奶机，也能做酸奶

几年来，我已经买过两三个酸奶机，主要区别在于内胆容器的材质和大小，有的是一个大的塑料保鲜盒，有的是几个小的陶瓷杯，各有优缺点。最近，看到朋友圈里有人秀“藏灵菇做的酸奶”，不需要酸奶机加热保温，常温下就可以做出来。

据说，藏灵菇是一种活菌，需每天养在牛奶中，一天就可以做出酸奶。酸奶做好后将藏灵菇捞出来用纯净水冲干净，再放入牛奶中继续做酸奶，随着时间的推移，藏灵菇会慢慢长大，就能做越来越多的酸奶。朋友做了一段时间酸奶，将养大的藏灵菇分了一小块给我，我每天将其放入 200 毫升牛奶中，正好够一个人喝。

这种方法做出来的酸奶不那么稠，也不那么酸，冒着细腻的泡泡，发酵的味道更浓一些，加一点蜂蜜或水果，入口味道也很不错。面对有生命力的藏灵菇，感觉真是有点不同，每天晚上我把它捞出来清洗的时候都会很仔细，天天盼着它长大，期待着早点将这份健康和喜悦分享给我的朋友们。

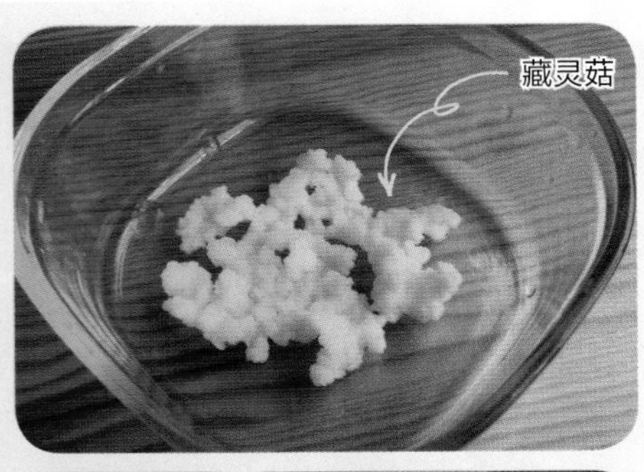

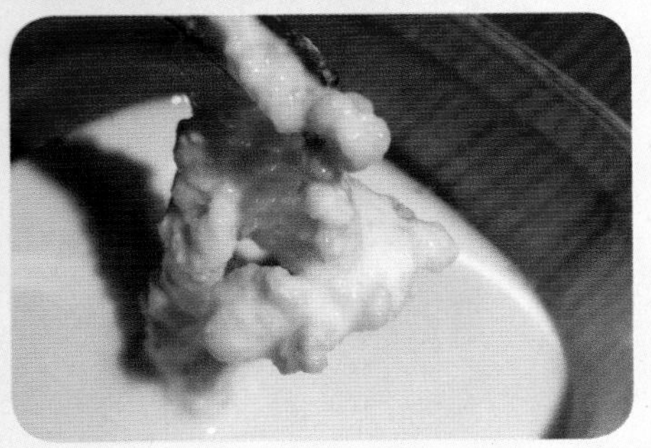

专家点评

自制酸奶 需注意这些细节

复旦大学附属中山医院
营养科主任　高 键

如果你担心市售酸奶中添加的糖、增稠剂和果味调料，自制酸奶确实是个很好的选择。自制酸奶不但很简单，而且可以按照自己的喜好和健康要求，制作出比超市出售的更称心如意的酸奶。如：不加糖可以做无糖酸奶，用低脂牛奶就可以做成低脂酸奶，而在自制酸奶中加入各种水果，那才是真正的水果酸奶。

不过，对于自制酸奶，不少人还存在一些困惑或误区。下面就为大家介绍几种常见的需要注意的细节。

自制酸奶不凝固或凝固慢，很可能含抗生素

自制酸奶过程中，如果不凝固或者凝固太慢，很可能是因为原料牛奶中含有抗生素，抑制了乳酸菌的生长，这种牛奶及其制成的酸奶都不适宜喝。

自制酸奶易污染少量杂菌，不宜当“引子”

自制酸奶因为消毒不严格，容易污染少量杂菌，虽然不会引起卫生问题，但是如果再用它做“种”制作下一批酸奶，就容易味道不纯。因此，当“引子”的酸奶应当尽量使用外来的新鲜菌种，最好是刚出厂的原味酸奶，因为保存时间越长，乳酸菌活菌就越少，效果就越差。

酸奶久置后的淡绿色液体是乳清，营养丰富，不应丢弃

酸奶的口感与其中的脂肪含量密切相关。脱脂牛奶虽然也可以做酸奶，但做成的酸奶固体含量低，口感比较差。

酸奶放久了析出的淡绿色液体就是所谓的“乳清”，运动员用来增强肌肉的乳清蛋白粉和配制婴儿奶粉用的乳清粉，就是从乳清里面提取出来的。乳清营养丰富、无毒无害，除了含有最容易被人体吸收的优质蛋白质，还富含钙和维生素B_2，一定不要把它扔掉。

藏灵菇酸奶中易有杂菌繁殖，可能有副作用

藏灵菇又名“西藏雪莲”，是一种天然野生菌种，因为含有乳酸菌，所以可以用来做酸奶，其制成的酸奶有独特的醇香味及起泡性。食用藏灵菇酸奶具有增强身体抵抗力的作用。

由于在牛奶中培养时，藏灵菇内的杂菌也会大量繁殖，因此饮用后可能会出现一些副作用，如胃酸过多，腹泻等。如果出现这种情况，建议不要过多食用。PM

专家简介

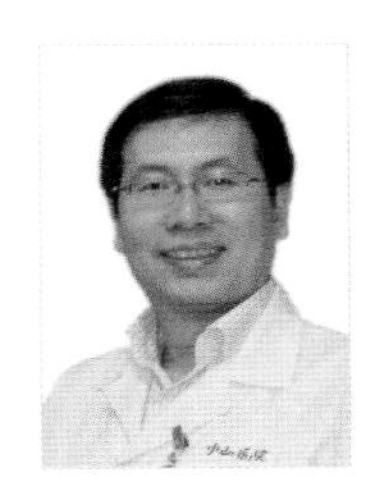

高 键 复旦大学附属中山医院营养科主任、上海营养学会理事、营养学博士，擅长临床疾病的营养治疗、营养保健、营养健康指导和营养教育。

专家门诊：周二、周三下午

夏日炎炎 清新小菜降火气

菜品提供/李纯静（营养师）
点评/首都医科大学附属北京中医医院主任医师　程海英

8月正当夏日炎炎之际，三伏天的到来使人体感觉不舒适，此时建议吃点苦，吃点酸，适当喝点茶。中医认为，胃为后天之本，夏季脾胃功能被湿邪所困，常感食欲减退，不妨吃些新鲜蔬果，不仅能有效补充人体必需的能量和水分，清爽的口感也会让人久食而不厌，像胡萝卜、柠檬等都是首选的时令蔬果。炎炎夏日还容易上火，情绪烦躁焦虑，易激动失眠等，因此“去火”也是夏日食补的必备内容，上佳的选择是苦瓜、西红柿等性凉清暑之品，同时牛奶性微寒，也可补水滋阴、解热毒。以下选取4款菜品，含凉拌菜、炒菜、甜品，均由适合夏季食用的原材料制成，供各位降降火气。

1

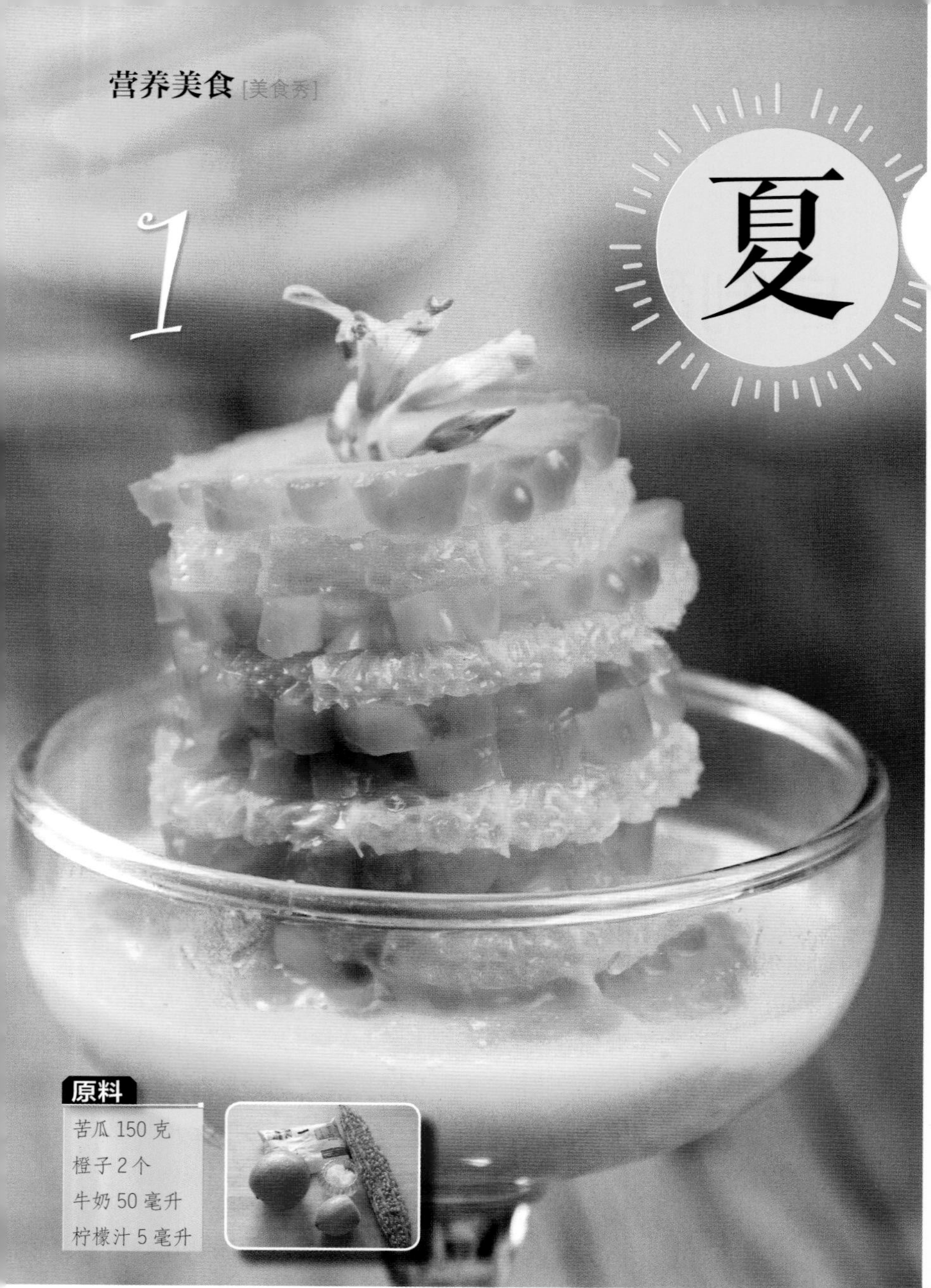

原料

苦瓜 150 克
橙子 2 个
牛奶 50 毫升
柠檬汁 5 毫升

① 橙味苦瓜

做法：苦瓜洗净，去内核，切薄片，焯水断生后捞出，放入冰水中浸泡 5 分钟。取一个橙子，去外皮，切成与苦瓜一样薄的圆片。另一个橙子去皮后切块，与牛奶、白糖、柠檬汁一同放入搅拌机，打成橙汁。将苦瓜与橙子依次交叠在容器内，淋上橙汁即成。

点评：夏季气候炎热，阳气旺盛，人体容易外感暑热或内生燥火，中医认为心在五行属火，与夏季相通，苦味入心，故食用苦瓜可以清降火热之气。苦瓜味苦性寒，具有清利暑热、明目解毒之功效，对热烦渴饮、目赤肿痛、口苦咽干等有很好的治疗效果。苦瓜含有丰富的营养素如多种微量元素，维生素 C 含量是柑橘的 2 倍多，常食能增强机体免疫力。苦瓜还有降血脂、降血糖等功效，配合橙子食用可以避免过苦或过甜的味道，相得益彰。柠檬味酸微苦，有生津解暑、开胃醒脾之功，夏季暑湿较重，易神疲乏力，长时间工作或学习后往往胃口不佳，柠檬清新酸爽的味道可使精神一振，有助开胃。

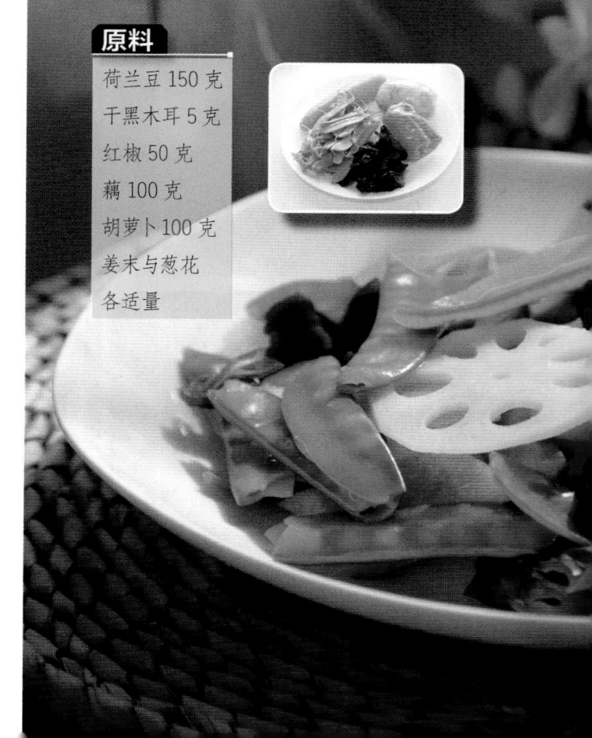

原料

荷兰豆 150 克
干黑木耳 5 克
红椒 50 克
藕 100 克
胡萝卜 100 克
姜末与葱花各适量

② 荷塘小炒

做法：藕和胡萝卜去皮切片，将泡发好的木耳撕成小块。荷兰豆洗净，红椒切成菱形块。锅中放水烧开，加少量盐和油，放入胡萝卜、藕片、荷兰豆、红椒，再放黑木耳，焯水后放入冷水，沥干。锅中放油，葱、姜爆香，倒入焯水的所有食材，快速翻炒，勾芡，加盐调味即可。

点评：藕味甘性寒，功效清热生津、凉血散瘀、补脾开胃；含大量碳水化合物和丰富的矿物质、维生素、蛋白质。胡萝卜味甘性平，有健脾消食、润肠通便之效，还可明目行气化滞，且富含类胡萝卜素及多种维生素。荷兰豆味甘性平，有健脾和胃、生津止渴、下气通淋、止泻涩肠之功效。黑木耳味甘性平，可凉血止血，夏季食用清热解暑，又可健脾开胃；铁含量极为丰富。这款菜肴爽口提味，颜色搭配鲜艳，有利食欲大开，还可保证人体各种营养物质的摄入。

③ 豆豉炒冬瓜皮

做法：取冬瓜外的绿皮，切小条，焯水后捞出沥干。炒锅烧热后倒入橄榄油，放入豆豉、干辣椒、花椒，炒出香味，加冬瓜皮混合翻炒后即可。

点评：豆豉味甘辛性凉，有解表除烦之功效，借助疏散宣透之性，既能透散表邪，又能宣散郁热，无论是治外感发热头痛无汗之证，还是治邪热郁于胸中之心胸烦闷失眠不寐，皆可选用。夏季由于气候的原因经常睡眠不佳，适当食豆豉正好可以清内热、解虚烦，以利睡眠。冬瓜皮性味甘寒，既能利水消肿，治水肿小便不利偏于热者，又可清热解暑，治暑热烦渴。两味既是药物又是食材，同用可在外宣热、在内清热。又因暑多挟湿，故配以辣椒燥湿醒胃，可令食欲大开，夏季食用甚好。

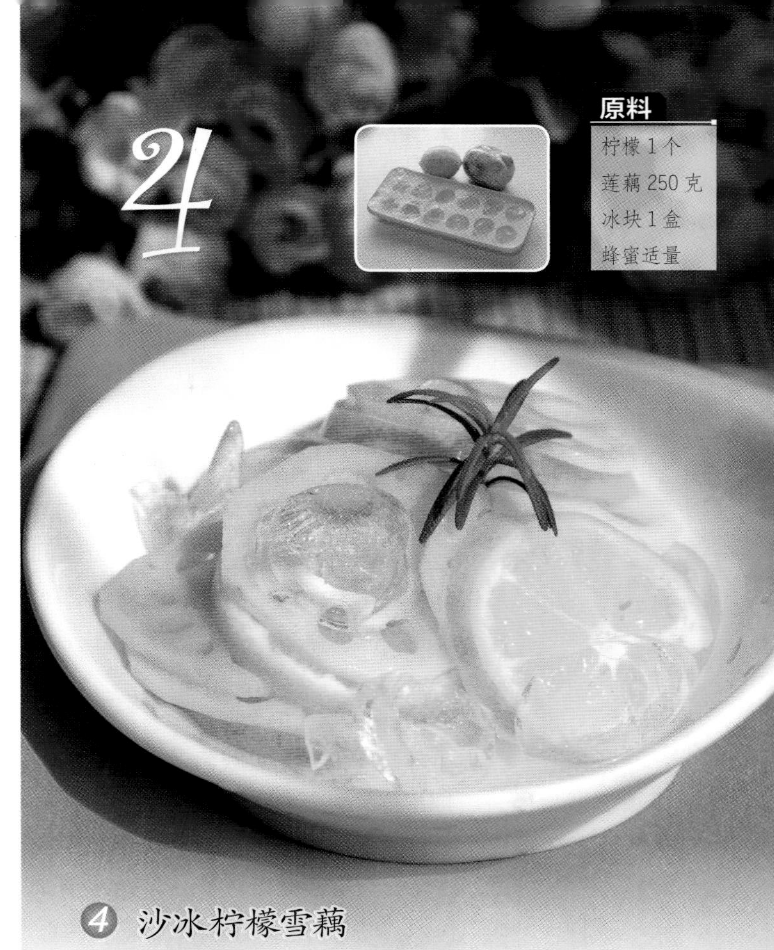
4
原料
柠檬1个
莲藕250克
冰块1盒
蜂蜜适量

④ 沙冰柠檬雪藕

做法：莲藕去皮切薄片，煮5分钟后捞出沥干，加盐拌匀，放冰箱冷藏2小时，取出加入白醋和蜂蜜，搅拌。柠檬洗净，切薄片，碟中铺一层冰块，把柠檬片与藕片混合铺上即成。

点评：柠檬味甘酸性平，可化痰止咳、生津健脾，适宜暑热口干烦渴、消化不良、维生素C缺乏者食用。藕性味甘寒，功效清热生津、凉血散瘀、补脾开胃，适宜营养不良、食欲不振者食用。柠檬与莲藕相配可清热生津，适宜夏季食用。

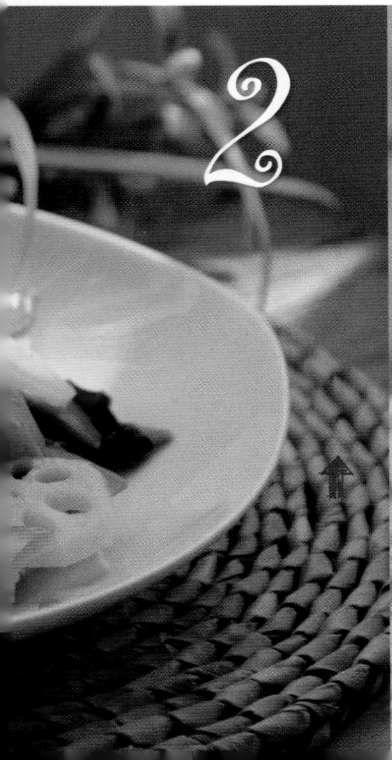

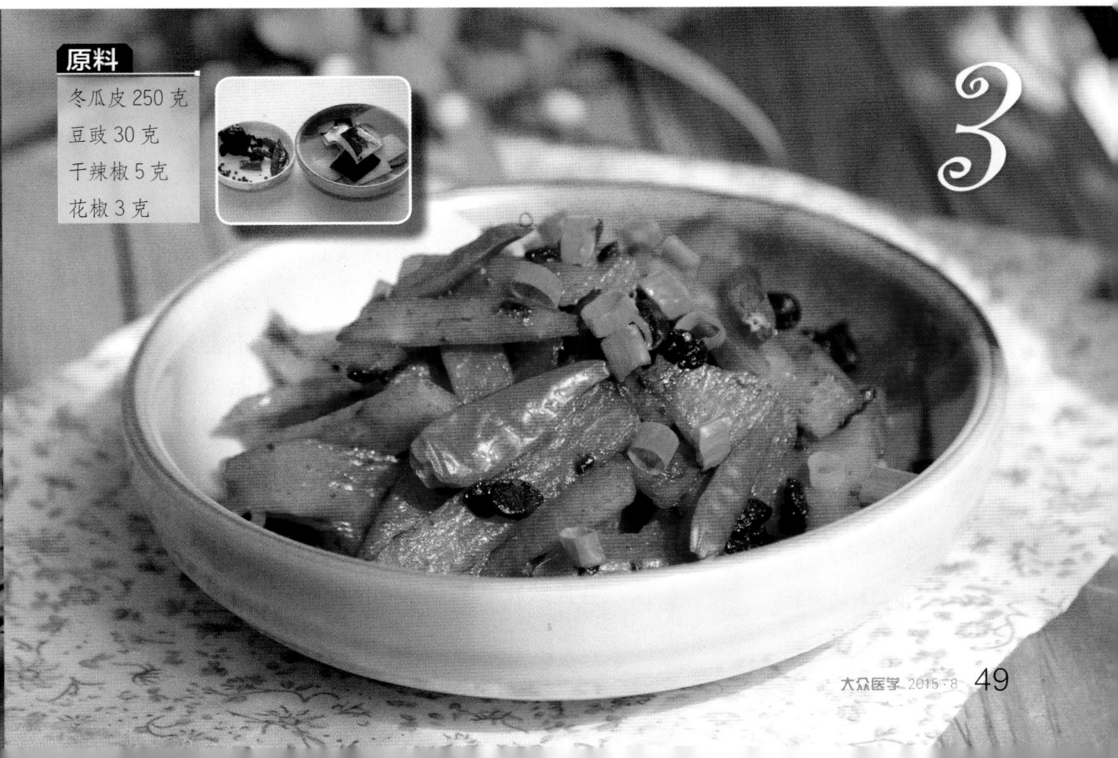

2

原料

冬瓜皮250克
豆豉30克
干辣椒5克
花椒3克

3

我家厨余垃圾“自产自销”

文 王晔

人类真是“垃圾制造者”。在城市中生活，每个家庭每天不可避免要丢弃许许多多垃圾。作为一个热爱环保的家庭主妇，我已尽力做到不买过度包装的物品，把纸类、塑料、玻璃等垃圾分类回收，可是垃圾的数量似乎还是很可观。如果有一种简单的方法可以使垃圾尽可能地变少，那该多好！

直接填埋：超负荷、蚊蝇多

我家有一个小小的院子，为了实践我的环保梦想，我把它当成了垃圾填埋试验场——把果皮、剩余食物埋在土里堆肥，既能“消灭”垃圾，又能改良贫瘠的土壤，为小院中种植的花草蔬菜提供养分，看上去真是一举多得。可是，时间一长问题就出来了：那一点点土地根本来不及“消化”我们一家四口每天“制造”的剩菜剩饭、果皮菜叶；而且，如果垃圾埋得不够深，气温稍高就会招来苍蝇蚊虫。

“发酵”后填埋：量少、肥效高

机缘巧合，在一个朋友的推荐下，我发现，原来真的有方法可以让垃圾变得更少。

工具看上去很简单：一个厨余桶、一包厨余粉。厨余桶与普通垃圾桶类似，只是底部有一个开关，可以定期放出液体肥；厨余粉据说是一些有效微生物菌群（EM 菌），可将有机物转化为稳定的腐殖质，达到不滋生蚊虫、不产生臭味的目的。

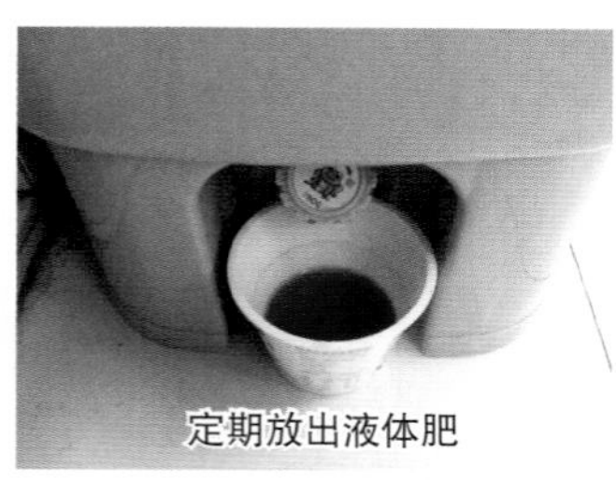
定期放出液体肥

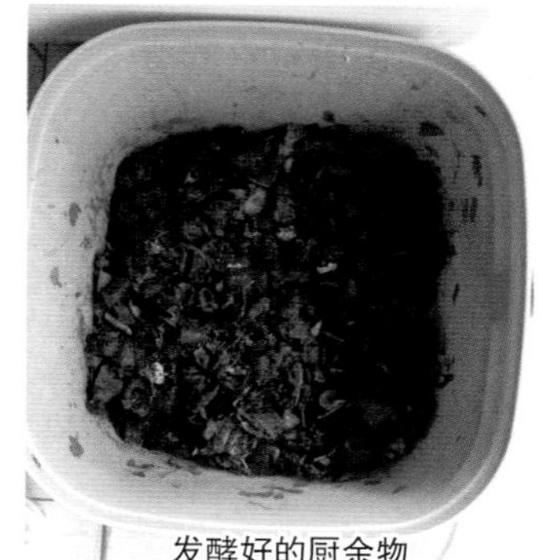
发酵好的厨余物

操作步骤也简单易行。每天把厨房的厨余物（果皮、菜叶、鱼骨、肉骨、蛋壳、剩饭菜等均可）切成小块（利于分解），尽量沥干汤汁和水分。在厨余桶底部铺上一层厨房纸巾并均匀撒上一层厨余粉，将处理好的厨余物倒入桶内，再均匀盖上一层厨余粉，然后盖紧上盖（分解过程会有一些气味产生，盖紧后气味不会外溢）。每天产生的厨余物都可以用上述方法处理，直到厨余桶装至 8 分满。静置 2~3 周后，厨余物就被降解成固体肥，可直接埋入土里做底肥或培成腐质土使用。这时，发酵好的厨余物已变色或表面有白菌，并且散发一股酱菜般的味道。

厨余物“发酵”过程中，从倒入厨余物 1 周后开始，每周要从厨余桶底部的开关处放出液体肥，以免桶内液肥满溢。很多环保宣传册上说，液体肥可以成为天然的清洁液，稀释后可用作有机液肥。我做了比较，生鲜厨余产生的液体肥气味清香好闻，可以用于清洁。但生熟混合的厨余物产生的液体肥味道类似于泡菜水的味道，呈黄褐色，不能久放，我一般直接将其倒入下水道和马桶，希望可以清洁水质。据了解，在很多大型的环保活动中，大量厨余粉被直接投入河流中用以清洁水源，改善水质。所以，我也希望我的这种做法可以为改善污水尽一己之力。

现在，我家有 2 个厨余桶，当一个桶存满发酵期间，就把厨余物倒入另一个桶。当第二个桶要封存的时候，第一个桶里的厨余物就已经分解好，可以直接倒入土中当肥料了。这样循环往复，交替使用。PM

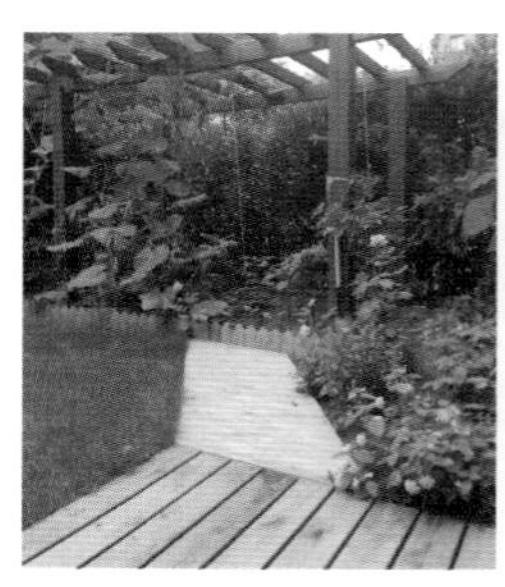
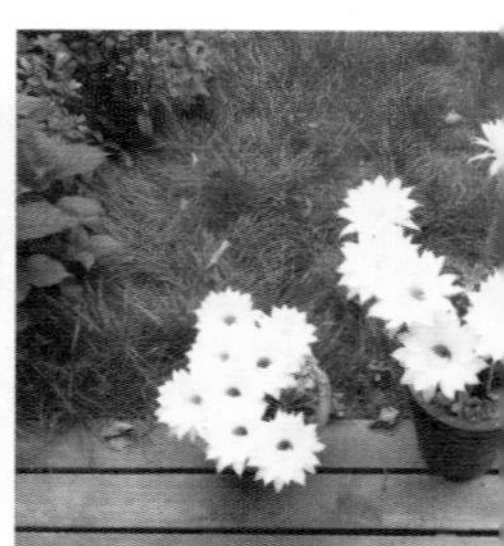
生机勃勃的小院

作者心声

保护环境发心容易，坚持难。环保可以往大处去宣扬，也可以小到只是每天郑重地对待我们自己制造的垃圾，关键在于我们自己的选择和行动，以及希望给身边的人和孩子们传递一种什么样的生活态度。

专家点评

为这样的环保实践点赞

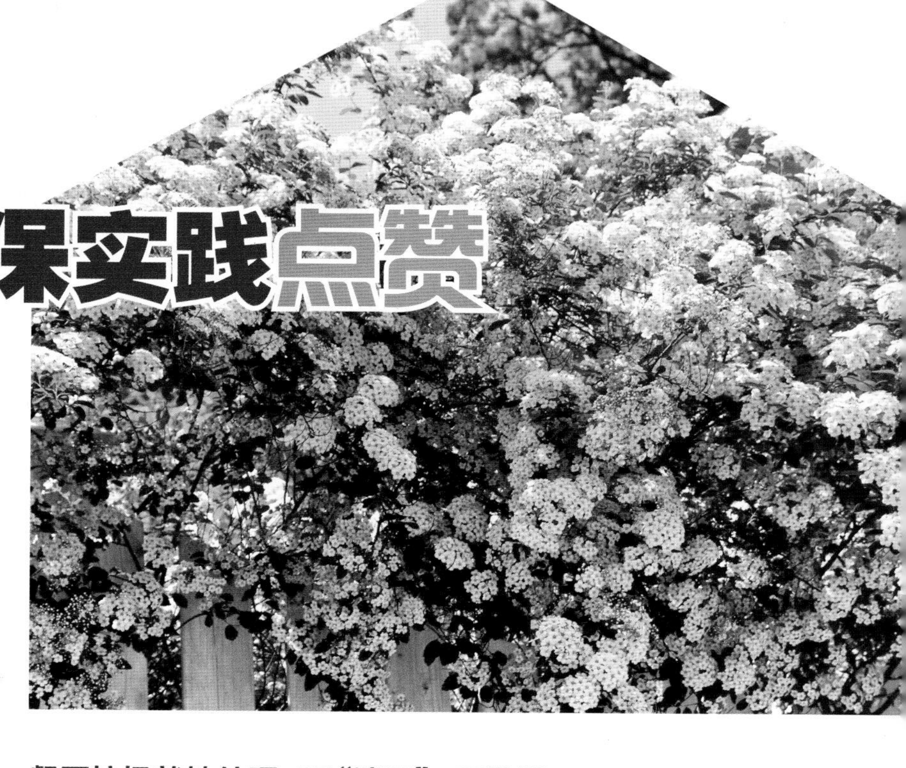

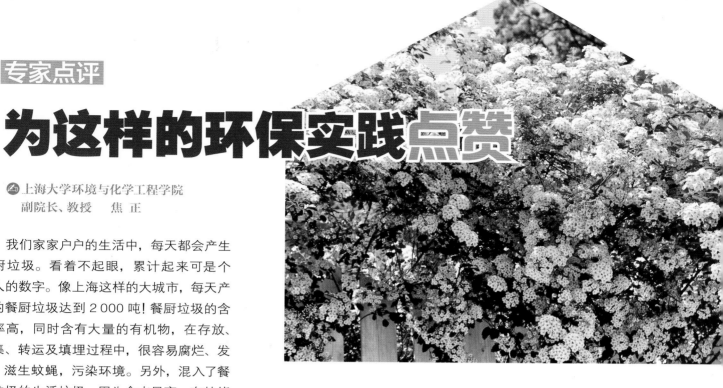

上海大学环境与化学工程学院
副院长、教授　焦 正

我们家家户户的生活中，每天都会产生餐厨垃圾。看着不起眼，累计起来可是个惊人的数字。像上海这样的大城市，每天产生的餐厨垃圾达到2 000吨！餐厨垃圾的含水率高，同时含有大量的有机物，在存放、收集、转运及填埋过程中，很容易腐烂、发臭，滋生蚊蝇，污染环境。另外，混入了餐厨垃圾的生活垃圾，因为含水量高，在焚烧和填埋过程中也会带来很多麻烦。这位有心的家庭主妇，在家中就将餐厨垃圾进行“自产自销”，既有效又巧妙，亲身践行环保理念，实在要为她点个“赞”！

2种餐厨垃圾处理模式：存在健康、环境风险

目前，餐厨垃圾主要的回收处理模式主要有两类：大的餐饮点的餐厨垃圾通过城郊的农民或者个体贩运者回收，然后被运至城郊的小型饲养场，用以喂养家畜；普通居民产生的餐厨垃圾大部分直接混入生活垃圾，作填埋处置。

这两种方法都会带来健康和环境风险：利用餐厨垃圾来喂养家畜，会把餐厨垃圾中的细菌传染给家畜，而家畜又会被人食用，处于食物链顶端的人就会有患病的风险；而未经分类收集的餐厨垃圾混入生活垃圾直接填埋，由于其有机成分高，对填埋场造成的压力很大，会污染地下和地表水体，形成病菌滋生地。

近年来，很多城市已实行垃圾分类，餐厨垃圾会被单独处理，相信随着公民素质的提高以及各方的规范，未来餐厨垃圾造成的环境影响会有所减少。

餐厨垃圾就地处理：可“消灭”，可堆肥

每年的6月5日是世界环境日，今年的中国主题是“践行绿色生活”。自己处理家庭产生的餐厨垃圾，减少城市垃圾处理系统的压力，正是每个人践行自己的绿色生活、保护我们大家的生活环境的最好体现。

餐厨垃圾是资源型的废弃物，因为有机物含量高，很容易被微生物降解，所以在家庭中采用生物降解是很好的处理方法。居住小区以及家庭餐厨垃圾就地“消化”的方法，可以分为“消灭型”和“堆肥型”。

● **消灭型** “消灭型”的原理是将催化剂掺进垃圾中并搅拌，使分解垃圾的细菌活性化，经过数小时的搅拌后，垃圾会被分解成水和二氧化碳。这种方法可以消除餐厨垃圾产生的臭味，避免蚊蝇滋生，减少收集运输过程中的环境污染问题。

● **堆肥型** “堆肥型”兼顾了餐厨垃圾的减量化和资源化，通过向餐厨垃圾中添加高效菌种并控制堆肥条件，从而动态快速地将有机垃圾堆肥。用餐厨垃圾制作有机肥，其基本技术可分为好氧发酵堆肥法和厌氧发酵消化法，根据对通风、湿度、搅拌、温度的不同控制以及菌种和菌种添加方法的不同，可以演变为多种工艺流程。经过堆肥后的垃圾肥效高、肥效快、肥效稳定、体积少、致病菌少，非常适用于家庭园艺。

前文中王晔女士采用的厨余粉含有数十种菌群，包括好氧菌群和厌氧菌群，属于上述两种方法的混合。如果家中有院子，或者花花草草比较多，采用这种方法减少餐厨垃圾同时自制有机肥，真是不错的选择。如果没有院子也不养花草，按照垃圾分类的要求做好垃圾投放，便是对环保的有力支持。

需要提醒的是，餐厨垃圾处理过程中产生的废水，成分复杂，有机物含量高，还是要进入生活污水管网，不可以随意倒入自然水体，以免造成新的污染。PM

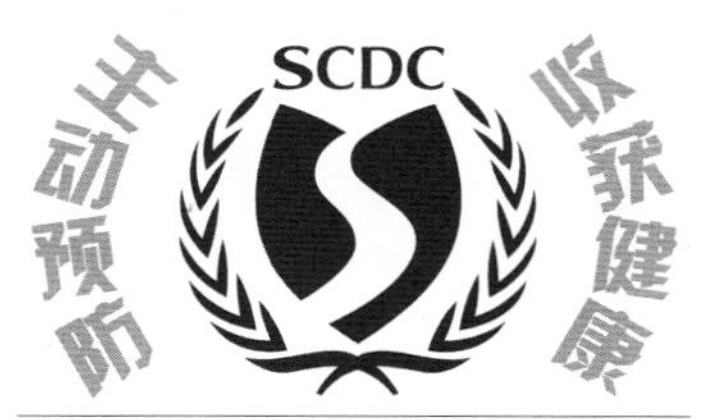

关于咸鸭蛋的“误会”

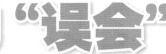

本版由上海市疾病预防控制中心协办

上海市疾病预防控制中心　吴春晓

王伯伯祖籍江苏高邮，每年夏天，家乡的亲朋好友们都会寄来当地特产——咸鸭蛋。可他自从年初出现高血压、高血脂就开始恪守低油低盐的饮食习惯，而今面对咸鸭蛋这种高油高盐的食品，一时犯了难，到底是吃还是不吃呢？

其实，王伯伯是“误会”咸鸭蛋了，只要烹调与搭配合理，美味和健康是可以兼得的。

误会1：咸鸭蛋盐分太高

误会解除：控盐控总量

根据实验室的营养分析数据，一个常见大小的双黄咸鸭蛋，不论什么生产工艺，含盐量一般在3~5克。从含量上看，咸鸭蛋的确属于不折不扣的高盐食品，但这并不妨碍我们找到健康吃法。

食盐摄入只要做到总量控制即可，我国的居民膳食指南要求每人每天摄入食盐量不超过6克。为了控制食盐摄入量，我们可以选择相对低盐的咸鸭蛋（腌制时间短一些的），也可以每天只吃半个甚至1/4个咸鸭蛋，同时配以更清淡的菜。只要有心安排、巧妙搭配，完全可以维持较低的盐摄入量。

Tips

相对咸鸭蛋配白粥，更推荐将咸鸭蛋炒在菜里，尤其是搭配夏季时令菜——苦瓜。苦瓜与咸鸭蛋同炒，一苦一咸中和在一起，双方的重味都被冲淡了，食之爽口开胃。建议把煮熟的咸鸭蛋切碎了与苦瓜一起下锅，不用额外加盐，最后出锅时咸度大减，少盐又健康。

误会2：咸鸭蛋太油

误会解除：此油非彼油

当打开煮熟的咸鸭蛋，看到蛋黄里有橘红色的油往外流出时，有人往往会赞叹其品质上乘，可也有人以为这是因为腌制过程中加入了食用油。

其实，这些油是鸭蛋里本来就有的。新鲜鸭蛋约含有15%的脂肪，其中绝大部分存在于蛋黄里。鲜鸭蛋水分多（约占71%），脂肪和蛋白质、无机盐等物质混合在一起，看不出蛋黄里有很多油。但经过盐腌以后，盐分逐渐渗入蛋内，蛋黄中的部分水分就被迫往外渗透，于是脂肪会发生浓缩积聚。再加上咸鸭蛋煮熟后，蛋黄内的蛋白质凝固变性，与脂肪分离，所以我们肉眼就能看到蛋黄里涌出大量油脂。这些油脂还溶解了蛋黄中的卵黄素及胡萝卜素，呈橘红色，既好看，又易于以上2种营养素的吸收。

误会3：咸鸭蛋含致癌物质

误会解除：从正规渠道购买质检产品风险最低

2006年的“红心鸭蛋”事件中，为了获得咸鸭蛋黄呈现诱人的橘红色，商家不惜在鸭饲料中违法添加有致癌毒性的“苏丹红”染料；后来，又出现在鸭蛋腌制过程中用工业盐替代食用盐引起致癌物质亚硝胺严重超标等不法现象。这些问题让人不得不对咸鸭蛋的安全心存芥蒂，对此，消费者能做的唯有通过正规渠道购买有质检认证的产品，以确保获得最大可能的安全性。

此外，有人认为，咸鸭蛋属于腌制食品，亚硝胺含量较高，不能吃。其实，亚硝胺有致癌毒性不假，但必须累积到一定程度才会启动机体癌变机制。况且，亚硝胺类化合物普遍存在于各种天然食物中，很难完全避免食用，如佐食富含维生素C的蔬菜水果，更可消解其危害。

误会4：夏天吃咸鸭蛋可以避五毒

误会解除：夏天的咸鸭蛋品质最佳

民间还有种说法：夏天吃咸鸭蛋可以避五毒，可以给健康加分。由此，产生了另一句民谚“立夏到，咸蛋俏”。

其实，人们不是为了“避五毒”才去吃咸鸭蛋，而是因为最美味的咸鸭蛋只有在入夏后才会上市。有句诗叫“春江水暖鸭先知”，春暖花开，鸭子开始活跃地觅活食了，产蛋的数量和质量才会好。新鲜鸭蛋腥味较重，但经过腌制后腥味会被去除，而且营养更易被吸收。所以，好的咸鸭蛋一定是三、四、五月份出产的新鲜优质的鸭蛋腌制而成的。此外，夏天人体消化能力会下降，无机盐流失增多，的确更适合吃咸鸭蛋。PM

妇科超声检查必须了解的5大问题

无论是到医院做妇科检查，还是单纯的个人或单位妇科体检，都会碰到超声检查。但很多女性对妇科超声还存在很多疑问或误解——

复旦大学附属妇产科医院超声科主任医师　孔凡斌

常规妇科检查可否不做超声

妇科体检的范围主要包括子宫、卵巢、输卵管、阴道和外阴部。但是，妇科超声检查优点很多，是常规检查不可代替的。比如，超声可以检查出占位性病变，譬如子宫肌瘤、卵巢囊肿等。现在的超声技术，如经腔内超声检查，在患者组织透声性较好的情况下，可检查出直径不到1厘米的病灶。而这样小的病灶，单靠常规妇科检查常常难以发现。

经阴道B超还是腹部B超

超声检查的方法（途径）有多种，常用的有经腔内（经阴道或经直肠）、经腹部、经会阴及经宫腔超声检查等。已婚妇女常用经阴道超声检查，未婚女性经直肠超声检查常用。

经腹部超声检查时，常常需要等待膀胱充盈才能检查，且多数情况下，超声声像图不如经腔内超声的声像图清晰，故目前用得较少。经腔内（包括经阴道、经直肠）超声检查比经腹部超声检查分辨率更高，图像更清晰，故在妇科检查更为常用。不过，经腹部超声检查也有一些优点，其扫描的范围更广，对于较大的占位性病变，经腹部超声检查图像反而更清晰。因此，在检查方式的选择上，患者要听临床医生的建议，医生会根据具体情况做出最佳决定。

黑白B超还是彩色超声

妇科B超一般采用普通超声声像图（即所谓黑白超声）。但是，有时需要彩色多普勒（就是常说的彩超）检测病变部位的血流情况，以协助诊断。“彩色超声”的优点是：可以检测病变部位的血流是否丰富、彩色血流的分布形态及血流的流速、阻力等，这些对妇科疾病的鉴别诊断非常重要。譬如对常见的子宫内膜息肉、内膜癌、内膜增生、不全流产等的鉴别诊断方面，血流检测都很重要。

是否一定要月经干净后做B超

妇科超声检查，特别是经阴道超声检查，常常要避开月经期。但对于一些有针对性的检查，常常需要在特定时间段接受超声检查，从而更有利于明确诊断。譬如疑似内膜息肉、卵巢生理性囊性结构的患者，在月经周期的早期检查（常选择月经第5~7天）较清楚。而对于子宫畸形、宫腔粘连的超声检查，最好选择在月经周期的内膜增生晚期或分泌期进行检查，此时宫腔形态能得到较好的显示（宫颈内口部位的宫腔粘连是个例外，月经期进行超声检查会更清楚，能明确诊断）。

是不是能诊断所有妇科疾病

妇科超声优点很多，在妇科检查中非常重要。例如，子宫平滑肌瘤是常见的妇科良性肿瘤，超声检查可以测量肌瘤大小、数量以及肌瘤生长部位等，非常有助于疾病诊断。有的肌瘤回声发生改变，可能发生了变性，比如发生了囊性变、脂肪变、红色变性等，超声可以协助诊断其中某些变性。在诊断卵巢、输卵管、外阴及阴道的占位性疾病等方面，超声检查也很重要。

无疑，妇科超声检查在妇科疾病诊治中非常重要。但这并不是说只靠超声检查就能诊断所有妇科疾病。医生还要结合患者症状、体征及实验室检查结果等，综合起来才能对妇科疾病做出客观诊断，并提出合理的治疗措施。PM

Tips

体检中超声检查发现的“卵巢内囊性结构”，并不一定都是赘生性的，有的经过1个或几个月经周期就消失了，是生理性囊肿，因此，患者不必一看到囊性结构就紧张，甚至急着去手术治疗。当然，随访是有必要的。

阴道能自洁 有菌也要治

上海交通大学医学院附属国际和平妇幼保健院主任医师 张峥嵘

读者咨询：最近体检，白带化验报告显示有少量脓细胞。我平常没有任何症状，偶尔白带发黄、有点腥味。上网查询了相关知识，我初步判断这种情况是细菌性阴道炎。对于细菌性阴道炎，有的医生说需要治疗，有的医生说不需要治疗，阴道本身有自洁功能，过度治疗反而会导致菌群失调。到底该不该治呢？我平常很注重私处卫生，怎么还会出现这种情况呢？

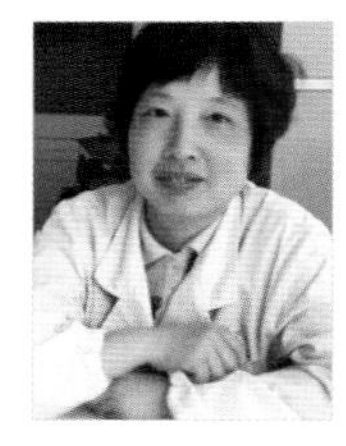

专家简介

张峥嵘 上海交通大学医学院附属国际和平妇幼保健院妇科主任医师，熟练掌握妇产科常见病、多发病的诊治，擅长月经失调、生殖道感染和子宫内膜异位症等的诊治。

专家门诊：周二下午，周四上午

细菌性阴道病（BV）是生育年龄妇女最常见的阴道感染，部分患者没有症状，有症状者主要表现为阴道分泌物增多、有鱼腥臭味，尤其性交后加重，可伴有轻度外阴瘙痒或烧灼感。

菌群失调是发病实质

正常健康女性的阴道对病原体侵入有自然防御功能。阴道乳酸杆菌可将糖原分解为乳酸，维持阴道的酸性环境，使阴道pH值保持在3.8~4.4，抑制其他病原体的生长，这称为阴道的自净作用。虽然阴道内有微生物存在，但由于阴道与这些微生物之间存在生态平衡，因而不致病。若体内的雌激素降低、阴道pH值升高、局部抵抗力下降，生态平衡就会被打破，若有外源性病原体侵入，即可导致菌群平衡失调，引起阴道炎症反应，即细菌性阴道病。

此外，频繁性交、多性伴、长期使用抗生素、阴道冲洗等也会诱发细菌性阴道病。如：频繁性交会使阴道酸度降低，阴道pH值一直处于高值状态，有利于条件致病菌的生长；多个性伴会增加致病菌的入侵可能；长期应用抗生素会抑制阴道乳酸杆菌的生长，破坏菌群平衡；机体免疫力低下也可使其他条件致病菌成为优势菌，引起阴道炎症；盲目的阴道冲洗可使菌群失调，pH值发生变化。

细菌性阴道病诊断不难

细菌性阴道病的临床诊断标准为：①均质、稀薄、白色阴道分泌物；②高倍显微镜下线索细胞 >20%；③阴道分泌物 pH>4.5；④胺臭味试验阳性。以上4项中符合3项即可确诊。目前，大部分医院有BV的检查，化验单上提示BV阳性即可诊断。

细菌性阴道病需要治疗

发生细菌性阴道病后，如不及时治疗，细菌过度生长可能引起其他生殖道疾患，如盆腔炎、腹膜炎、不孕、早产等。因此，任何有症状的细菌性阴道病均需治疗，治疗原则为选用抗厌氧菌药物，主要有甲硝唑、替硝唑、克林霉素。甲硝唑可抑制厌氧菌生长，同时又不影响乳酸杆菌生长，是较为理想的药物。口服药物与局部用药疗效相似，治愈率80%左右。

细菌性阴道病合并其他阴道炎时，如有明确的病原体，如阴道假丝酵母菌（真菌）、滴虫、支原体、衣原体等，应先治疗这些病原体引起的阴道炎。因为这些病原体可使阴道乳酸杆菌减少，条件致病菌数量增加，导致菌群失调。

细菌性阴道病治疗后，无症状者不需常规随访，但复发较常见，1年内可有80%的复发率。症状持续或重复出现的患者，应注意复诊，必要时需进行阴道分泌物培养，检查是否合并其他阴道炎症。复发后，可换用其他方法治疗，或用乳酸杆菌来调节阴道生态平衡。绝经后反复发作的患者，可以局部补充雌激素，以增强阴道抵抗力，抑制细菌生长。PM

Tips

目前，治疗细菌性阴道病的新理念为：重建阴道生态系统，恢复阴道防御机制。以往，阴道感染诊断和治疗的核心为病原微生物，而对阴道局部的微生态环境平衡并未重视。如今，我们提倡不仅要杀灭致病菌，还应恢复阴道内环境，各种药物对阴道微生态影响的体外试验和临床评价试验都正在进行中。

“治早泄小秘方”不神奇

南京医科大学附属南京妇幼保健院泌尿男科 潘连军

读者给《大众医学》杂志发的一封咨询邮件

收信 写信 返回 回复 回复全部 转发

我本人有早泄的毛病，为此很苦恼。有人说是心理问题，但我感觉心情放松了，早泄问题依旧。最近，我看到网上流传一则“治早泄小秘方”。说性事前在阴茎龟头多擦点酒精，然后再同房就不会早泄了。我尝试了几次，确实有一定效果，能延长几分钟时间。但我感觉龟头擦拭酒精会被酒精刺激得痛，还有就是性生活中的快感似乎下降了。听人说，长期这么做对阴茎也不好。请教专家，这个小秘方到底是不是很有效，有没有更好的能治疗早泄的办法？

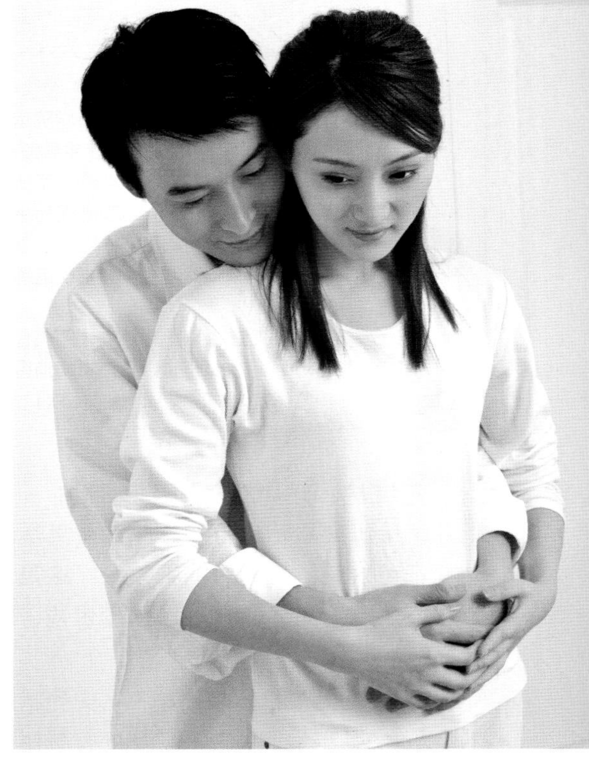

网上流传的“治早泄小秘方”，对于患者来说可能觉得“神奇”，但对于熟悉男科知识的人来说，并无神秘之处。酒精涂擦后，酒精的刺激降低了龟头神经末梢的敏感性，所以射精潜伏期得以延长。

需要注意的是，这位先生在同房之前，通过酒精涂擦龟头使得射精时间延长，这说明其龟头过于敏感，轻微刺激即可诱发射精。而这种情况属于比较典型的原发性早泄。原发性早泄属于一种疾病，主要原因是阴茎感觉神经过于敏感和射精中枢射精阈值过低，于是轻微的性刺激即可诱发射精，导致射精潜伏期过短、射精缺乏控制。严重者甚至在阴茎尚未插入阴道时即射精，以致无法正常让女性受孕。这种情况属于射精神经通路及射精中枢的先天异常。这类早泄的特点是：自从有性生活以来一直早泄，终身伴随。

与原发性早泄相对的则是继发性早泄，例如由某种疾病，包括甲状腺功能亢进、勃起功能障碍、前列腺炎等导致的早泄。此外，长期手淫不当、手法刺激较强烈等，也可导致射精提前发生，久而久之形成过早射精的条件反射。这类早泄的特点是：以前不早泄，早泄发生在某个时间段之后；去除病因，早泄随之好转。

除此之外，生活中还有一种常见情况，就是初涉性生活或长时间没有性爱的情况下，由于缺乏经验、精神紧张，或长时间未排精，出现射精过快，甚至未插入即射精。这属于生理变异，随着性生活变规律及性经验不断丰富，射精过快随之好转，故不属于早泄。

所以，这位先生当务之急是对早泄做出正确的诊断，那样才能“对症下药”。如果在正规医院确实被诊断为原发性早泄，应该采取正规的手段治疗。事实上，涂酒精是一种治疗原发性早泄的“土办法”，相当于给龟头局部涂抹麻醉药。这种疗法的原理主要是通过麻醉局部神经来降低龟头敏感性，从而达到延时目的。具体方法是：在性生活前半小时局部涂擦，30分钟后洗净再同房。缺点是局部感觉麻木或迟钝，影响快感，且效果不持久；每次同房均需要涂擦，不太方便。局部涂擦酒精所起的作用与此类似，但需注意，酒精对尿道黏膜及阴道黏膜有刺激性，可引起局部疼痛，涂擦时需注意避免酒精进入尿道口；涂擦后不能马上同房，需等待20~30分钟。

原发性早泄还可口服药物治疗。主要是抗抑郁药，此类药物可在中枢神经水平提高射精阈值，提高射精控制力，从而延长射精潜伏期。但需注意少数人服此类药可发生晕厥等不良反应，因此必须在医生指导下使用。PM

酷暑难耐 运动减肥好时节

上海体育学院教授　陈文鹤

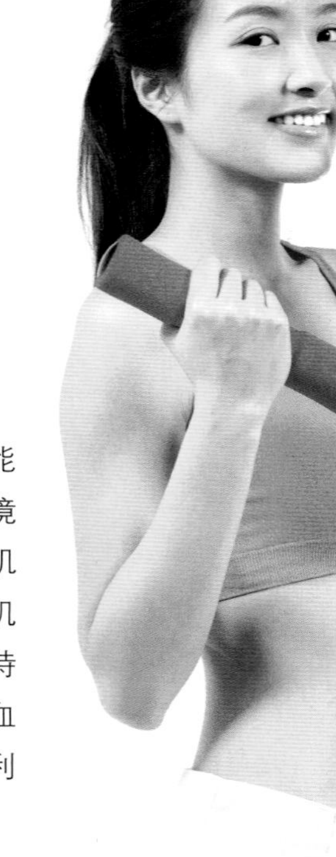

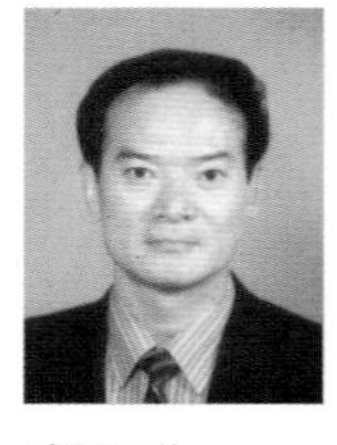

专家简介

陈文鹤 上海体育学院运动科学学院教授，博士生导师，上海巅峰减肥科学研究所所长。主要研究运动训练的生理学、生物化学基础，从事运动训练生物学监控和运动减肥工作。

儿童少年肥胖与减肥义务咨询：

周六下午 1:00~4:30（地点：上海市杨浦区恒仁路 350 号国家体育大学科技园西座 111 室）

天气热，可"燃烧"更多脂肪

大量研究显示，与冬季相比，夏季运动减肥可以获得更好的减肥效果。这是因为环境温度对人体代谢率、能量供应、脂肪分解都有着很重要的影响。

25 ℃以上，机体代谢率高 安静状态下，人体的能量消耗与环境温度有着明显的关系。当环境温度超过 25 ℃时，人体的代谢率逐渐提高，产生的能量主要用于散热，其中脂肪供能比例较高。

环境温度高，更多脂肪可被分解利用 脂肪细胞内的甘油三酯只有处于液态时，才有可能被酶分解成甘油和脂肪酸，才有可能进入血液，被运输到骨骼肌细胞的脂肪酸才有可能进行氧化分解提供能量。脂肪的熔点比较高，当环境温度很低时，接近体表的皮下脂肪较多地处于凝胶状态甚至是固态，而且环境温度很低时接近体表的皮下脂肪层血管处于关闭状态，血液供应量明显减少，这些都非常不利于脂肪的动员和利用。

环境温度高，能量供应速度快 运动过程中的能量供应是一系列的酶促反应，酶的活性与温度有关，当骨骼肌的温度逐渐升高时，酶促反应速度逐渐加快，能量供应速度加快，运动能力提高。环境温度高的夏季，运动过程中由于骨骼肌产热增加，体温有一定程度的上升，机体通过皮肤的蒸发（泌汗）散热以维持体温的相对恒定，此时皮下脂肪层的血液供应量十分丰富，为脂肪的动员和利用提供了十分有利的条件。

夏季有氧运动，减肥事半功倍

运动过程中，骨骼肌的舒缩活动是要消耗能量的。根据能量的来源可以分为无氧供能和有氧供能两大系统。在接近极限强度的运动时，绝大部分能量供应主要来自于无氧供能系统，而在强度小、持续时间长的运动过程中，能量供应主要来自于有氧供能系统。

糖在体内的分解可以有无氧酵解和有氧氧化两种方式，而脂肪的分解只有通过有氧氧化的方式。在强度大而持续时间相对较长的运动过程中，如 800 米跑和 1 500 米跑，糖的无氧酵解成为主要的能量来源，也有少部分能量来自于糖的有氧氧化，几乎没有脂肪的氧化分解。在中小强度、长时间运动过程中，脂肪有氧氧化就成了最重要的能量供应来源，运动持续时间越长，脂肪供能比例越高。

由此可见，消耗脂肪的运动一定是强度不大而持续时间很长的有氧运动，如快走、游泳、打球等。举个例子：以 5 千米 / 小时的速度走 2 小时所消耗的脂肪，比以 8 千米 / 小时的速度跑步 1 小时所消耗的脂肪更多。PM

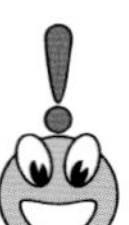

专家提醒

并非温度越高减肥效果越好

为了充分利用夏季环境温度高有利于运动减肥的自然条件，在室内运动时最好不要开空调降低室内温度，但这并不是说环境温度越高减肥效果越好，而是应该有一个适宜的范围。夏季一天中的最高温度可达 35℃以上，甚至超过人体温度，在过高温度环境条件下运动，人体散热比较困难，体温上升速度加快，容易发生中暑。如果湿度也很高，更易中暑。比较适宜的方法是，选择早晚相对凉爽的时间段进行运动减肥，注意避免阳光直射，选择适宜的运动项目，运动过程中及时补充水分和各种离子，适当降低运动强度，合理控制运动量。

最近，一段视频登上各大媒体头条：2015年5月3号下午，在成都市，某女司机因为不守交通规则变道（有称为恶意变道）而与后方行驶一车辆的男司机发生矛盾，后两人的车辆在路上有多次“交手”。最终，男子的轿车将女司机的车辆逼停，并将女司机殴打。男司机后来被拘留，而女司机也为此事道歉。

且不论事情的各个细节到底如何，但两人都有“路怒症”的表现却是毫无疑问。那么，什么是路怒症呢？发生路怒后如何处理、如何提前预防呢？

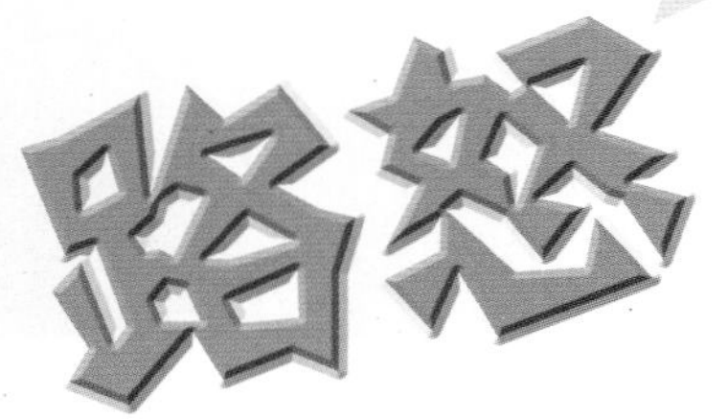

路怒 情绪调控要从平时做起

陕西省精神卫生中心教授、主任医师　师建国

从成都这件事可以看出，马路上有一个隐形的杀手，即路怒症。路怒症就是带着愤怒去开车，是指汽车或其他机动车的驾驶人员在驾驶过程中，遭遇不顺心的事情，产生了不能自控的攻击性或愤怒的行为。成都殴打女司机事件就是路怒症的典型案例。

路怒症的三大心理诱因

许多人认为路怒症完全是“素质低劣”的表现，其实不然。路怒症发生的原因有很多：

1. 跟平时生活工作的压力有关。如超负荷工作、与同事起冲突、家庭不和睦等，都是路怒的潜在原因。

2. 跟道路交通状况有关。比如交通拥堵、遇见不文明或不规范的驾驶行为等。

3. 与个性强（冲动型人格）、自我情绪管理能力差等有关。如自尊心强、好攀比、争强好胜、缺乏耐心、自控力弱、易激惹的司机。这类人喜欢赶时间，常常高估自己的驾驶技术，喜欢超车而不愿被超；对情绪或行为自控能力较差，产生具有攻击性或危险的行为时，并不会过多考虑可能的后果。

Tips

“路怒”是心疾，既不利于驾驶人身心健康，又危害他人与自身人身安全。路怒症已成马路隐形杀手，不容轻视。

三大招数控制路怒症

1.学会情绪的控制和管理

首先，要认识到自己具有路怒症的表现，不要被路怒症牵着鼻子走。如果生气了，应该积极调整自己：“我已是成年人，不会再受情绪的摆布，犯不着因为这点小事而影响自己的情绪或生活。”

其次，充足的睡眠能起到有效调节情绪的作用。开车前，要做好心理和物质上的准备。比如，出门前检查一下行李物品是否带齐，充分考虑当天的天气情况、所驾驶路线的路况或拥堵程度。同时要有变通地设计路线，规划的时间要充裕，做到心中有数、遇事不慌。

最后，在情绪不好时，尽量不要自己开车出行，而要选择公共交通。如果必须开车，应该把这些烦心事抛之脑后，专心致志驾驶。

2.学会倾诉

不要把心事深埋心底，而应将这些烦恼向你信赖的人倾诉。有研究发现，把自己的心事向别人倾诉，会减少一半的烦恼。

美国旧金山有一次大堵车，有一个人等得不耐烦，情绪失控，从车上跳下来，开枪打死了12个无辜的人。在社会行为学家眼里，不是因为堵车让他开枪杀人，而是过去的压力没有得到及时疏解，堵车只是引爆压力的导火索。表面看来，路怒症只是一时之怒，但实际可能是对长期情绪压抑的一种反应。而倾诉是宣泄不良情绪的有效途径，可以避免不良情绪长时间积压，从而从根本上预防路怒症的出现。

3.学会宽容

许多司机都有一个共同的错误认知：在路上，凡是比自己开得慢的，都是“蠢货”；凡是比自己开得快的，都是“傻货”。这种心态是“开斗气车”的根源。从“成都路怒事件”中，每一个司机应该读出自己的影子，遭遇危险时应多换位思考：再碰到开得慢的，想他可能刚学车；碰到开得快的，想他可能有急事；再遇到“低素质”的司机，保持情绪淡定，不与其计较，忍一下风平浪静，退一步海阔天空。PM

代谢综合征
离勃起功能障碍多远

✍上海交通大学医学院附属新华医院
泌尿外科主任医师　白 强

专家简介

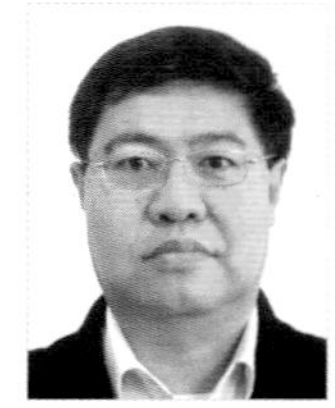

白 强　上海交通大学医学院附属新华医院泌尿外科副主任，医学博士、主任医师。上海市医学会男科专科分会委员、上海市中西医结合学会委员、上海市性健康产业协会性医学专家委员会副主任委员。

代谢综合征导致勃起功能障碍?

近年来临床上发现一种现象，越来越多的年轻人患勃起功能障碍（英文简称为ED)。按照以往的经验，40 岁以前 ED 相对不常见；即使存在，也认为主要是心理因素导致。那么，为何现在年轻人中的 ED 呈增多趋势呢? 医生进一步观察和研究后发现，这可能与现在代谢综合征高发有关。代谢综合征往往会导致器质性 ED 发生，从而成为年轻人群中 ED 发生的“推动力”。

代谢综合征是近年来很“时髦” 的一个病名。现在，餐桌上的食物越来越丰富，交通工具方便了出行，脑力劳动越来越多取代体力劳动……但这一切却导致越来越多的人体重不断增加，甚至“大腹便便”。这些人群常规体检时往往发现血脂、血压和血糖或多或少会增高，B 超检查也常发现“脂肪肝”。 这一类情况称为“代谢综合征”。 调查发现，全国共有约 7700 万名代谢综合征患者。

研究发现，器质性 ED 的发生与血管内皮的功能受损相关。血管内皮细胞受到损伤后，血管的弹性越来越差，导致阴茎充血受到影响，于是就发生了 ED。糖尿病、高血压、肥胖、血脂紊乱等可造成血管内皮损伤。另外，与正常体型同龄男性相比，腹部脂肪堆积的成年男性，往往体内雄激素水平偏低，更增加了发生 ED 和性欲低下的风险。

Tips

当男性腹围超过 90 厘米，女性腹围超过 85 厘米，伴有空腹血糖升高，或血压偏高，或甘油三酯偏高，或高密度脂蛋白胆固醇偏低，就可以诊断“代谢综合征”。一个人“大腹便便” 的时候，很有可能患代谢综合征。

此类ED是否可逆转?

既然代谢综合征对性功能影响这么大，就应该爱护健康，发起行动。当发现自己腹围接近或者超过 90 厘米时，或者已经发现血压、血糖、血脂较高后，就应该主动到医院去，听取医生的建议和忠告，接受必要的治疗。如果发现有 ED 的表现，也要主动去医院诊治。此类 ED 在治疗上主要包括两个方面。

首先，要及时采取生活方式上的对策。国外有一项为期 3 年的研究发现，注意饮食控制并坚持体育锻炼，能够增强心脏和血管功能、改善性功能、升高血清睾酮水平；一旦达到体质指数（BMI）<25（千克 / 米 ^{2}）的理想状态，还可改善身体对胰岛素的敏感性。所以，要及早调整生活方式，进行体育锻炼，避免久坐，注意饮食控制等。这些措施是控制代谢综合征的根本性手段，只要长期坚持，就能延缓或逆转代谢综合征的发展，性功能也会逐渐恢复。

其次，医生有时也会开一些雄激素药物或小剂量伟哥类的药物，主要是针对体型较胖的年轻 ED 患者。适当补充雄激素，可增加体内肌肉的含量，增加身体对能量的消耗，减少脂肪所占比例。长时间的小剂量伟哥治疗，理论上能够改善阴茎海绵体平滑肌的氧供和血供，改善血管内皮功能，减少海绵体平滑肌细胞的纤维化和凋亡。PM

解除痛风性关节炎的高温警报

天津中医药大学第一附属医院肾内科主任医师、教授　王耀光

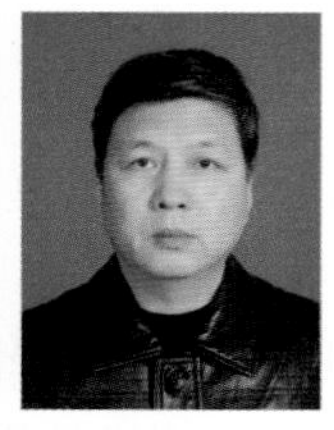

专家简介

王耀光　天津中医药大学第一附属医院肾内科主任医师、教授、博士研究生导师。中华中医药学会肾病分会常务理事，中华中医药学会继续教育分会常务理事，中华中医药学会亚健康分会理事，天津市中医药学会第二届肾病专业委员会副主任委员兼秘书长。

医疗专长：擅长中西医结合治疗急慢性肾小球肾炎，乙型肝炎病毒相关性肾炎、狼疮性肾炎，糖尿病肾病等继发性肾病，慢性肾功能衰竭及内科杂病等。

专家门诊：周三上午，周六上午

国医堂：周一上午，周六下午

高温天来袭，冰镇啤酒配烧烤、海鲜是很多人夏日里的享受，不想却触发了痛风性关节炎的警报。这是为何？先让我们从痛风性关节炎的典型症状开始说起。

夜间突然发病，关节红肿热痛

痛风性关节炎主要是由于血尿酸增高后，尿酸盐在关节组织沉积而引起的病损及炎性反应，典型发作表现为深夜因关节痛惊醒，疼痛进行性加剧，难以忍受，呈撕裂样、刀割样或咬噬样，临床多表现为受累关节及周围组织红、肿、热、痛和功能受限，发病部位多见于第一跖趾关节，也可发生于其他较大关节，如腕关节、掌指关节等，严重者双侧依次发病。还有一种不太典型的痛风性关节炎，患者发病时血尿酸不高，但也出现了关节的红肿热痛和功能受限，这时需结合患者是否有高尿酸血症或痛风性关节炎病史加以诊断。

中医认为，热痹是指热毒流注关节，或内有蕴热，复感风寒湿邪，与热相搏而致的痹症。具体来说，可以表现为关节的红肿热痛，以及发热、烦闷、口渴等症，正好与痛风性关节炎的临床表现相符，故中医多从热痹论治痛风性关节炎，根据其病机，治疗时多清热利湿、宣痹止痛，选用白虎汤、桂枝芍药知母汤等经方的效果较佳。

和高温季节脱不了干系

自身代谢问题是引起痛风性关节炎最重要的因素，饮食原因仅占20%，可是饮食控制仍不能忽视，尤其酷暑来袭，更要谨防痛风性关节炎的降临。夏季天气炎热，人体大量出汗，如果喝水又少，会使尿量变少，尿酸排泄不足，从而引发痛风性关节炎。另外，夏季暑湿较盛，此时人体脾胃运化功能减弱，而很多人在夏季喜饮冰镇啤酒，搭配烧烤和海鲜，这些食物在中医看来均为炙煿厚味，容易产生湿热。体内湿热之邪又易感受外界暑湿之邪，湿热流注关节，极易导致关节的红肿热痛，引发痛风。我曾在夏季治疗过一位二十多岁的患者，他自述半夜因右侧脚趾疼痛而惊醒，醒来后发现脚趾红肿，问诊时得知他喜欢在夏天喝啤酒吃烤串，检查相关指标发现血尿酸水平特别高，已引发痛风。

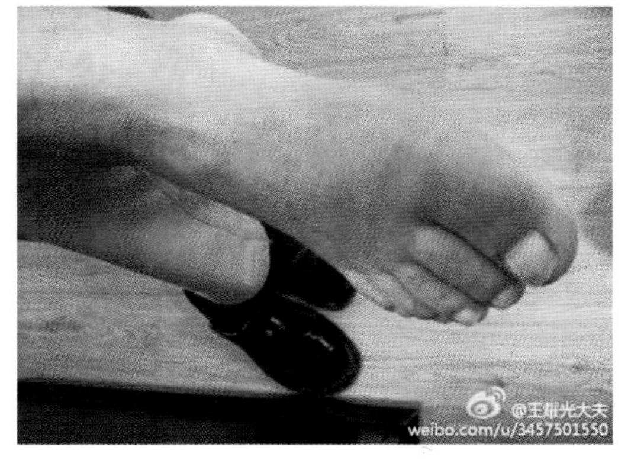

暑天防治法

饮食以清淡为主　多吃低嘌呤、低脂、低盐、低蛋白质的食物，避免进食高嘌呤食物，如猪、牛、羊及各种动物内脏，节制烟酒，尤其是啤酒一定要少喝。

多喝水　夏天人体出汗明显增多，使尿量减少、尿酸排泄不足，易引起痛风发作，所以夏季应保持每天2000毫升的饮水量。

适当锻炼　适当锻炼身体可以增强抗病能力，缓解精神压力，保持良好的情绪。但是不要剧烈运动，因为会使出汗增多，反而影响尿酸排泄。

莫贪凉　避免长时间吹冷风，即使是夏季也要注意保暖。

验方　如果出现痛风症状，急性期可用土茯苓30克、山慈姑10克、青风藤10克煮水喝；缓解期用土茯苓30克泡水喝，可在医生指导下配合服用。PM

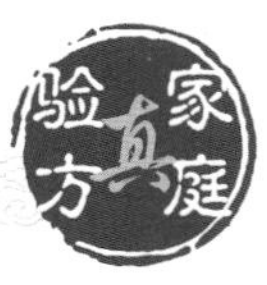

疏清养护肺“三美女”

上海市中医医院呼吸科主任医师 石克华

中医认为，肺为娇脏，最容易受到外来有害物质侵害，肺为华盖，像雨伞一样给其他脏腑遮风挡雨，病邪上受，首先犯肺。如今气候多变、雾霾肆虐，我们更要注意对娇嫩之肺的养护。

今天向大家介绍3位美丽的护肺“天使”，她们功效卓著却性情温和，特别适合家庭养生。

疏风清肺金银花

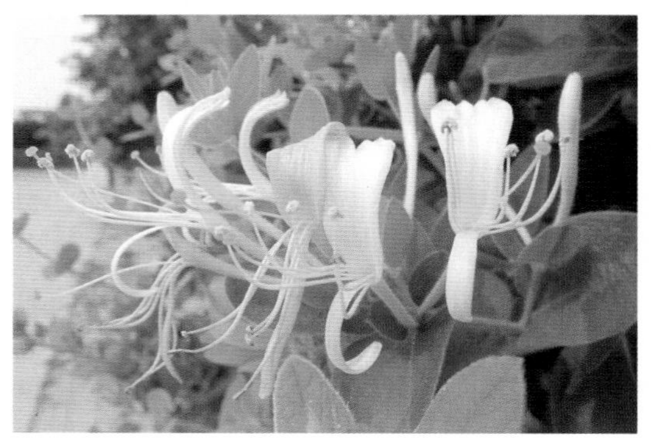

【卓著功效】

金银花味甘，性寒，入肺、心、胃经，具有清热解毒、疏散风热的作用。金银花芳香透达，宣散风热，可治疗外感发热，咽喉肿痛。自古被誉为清热解毒的良药，治疗肺热脓痰，痈疮肿痛，发疹发斑，热毒血痢等症。《神农本草经》载："金银花性寒味甘，具有清热解毒、凉血化瘀之功效，主治外感风热、瘟病初起、疮疡疔毒、红肿热痛、便脓血"等。金银花具有抗菌、抑制流感病毒等作用，故可防治上呼吸道感染，及流感、腮腺炎、流脑等传染性疾病。

【家庭用法】

金银花以热水冲泡或水煎代茶饮为主，可单用，亦可加入其他药物复方使用。

1、金银花感冒茶

金银花15~30克，热水冲泡或水煎代茶饮。预防上呼吸道感染，治疗风热感冒、咽喉肿痛(纯金银花茶)。

金银花、菊花各15克，热水冲泡，可防治感冒咽痛，目赤头晕。金银花疏风清肺，菊花疏散风热，平肝明目，清热解毒，两者有协同作用，疗效更好(金银花菊花茶)。或再加入枸杞子15克(金银菊花枸杞茶)，可治体虚感冒，尤其是有咽痛、头晕、眼糊、乏力等症状者。

金银花15克，薄荷6克，热水冲泡，可治风热感冒，咽痛；夏季用于清热解暑，清除痱子(金银花薄荷茶)。再加入鱼腥草15克(金银花薄荷鱼腥草茶)，此茶清凉解毒，可含漱治疗咽炎和口腔溃疡。

2、金银花利咽茶

慢性咽炎者，取金银花15克，加胖大海3枚(金银花大海茶)，胖大海利咽开音；或加入罗汉果9克(金银花罗汉果茶)，罗汉果利咽润肺；或加入麦冬15克(金银花麦冬茶)，麦冬养阴润肺。

【使用注意】

金银花属寒凉药，不宜长期服用；虚寒体质，经常腹痛、腹泻、腹部发凉、手足不温者慎用。

养阴润肺话麦冬

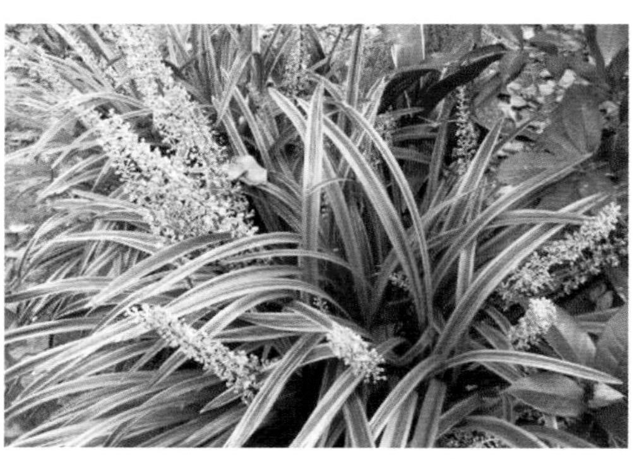

【卓著功效】

麦冬味甘、微苦，性微寒，入心、肺、胃经，具有养阴润肺，益胃生津，清心除烦的作用。用于肺阴不足，燥热干咳，阴虚痨嗽，喉痹咽痛，津伤口渴，内热消渴，心烦失眠，肠燥便秘等。麦冬富含多种营养元素，能够提高机体耐缺氧能力，提高机体免疫功能，对多种细菌有抑制作用，有抗心律失常、降血糖等作用。

【家庭用法】

麦冬多以热水冲泡或水煎服，可单用，可加入其他药物复方使用。亦可水煎取汁做各种食疗粥。

1、麦冬茶

麦冬15克，单味药热水冲泡或煎服，润肺利咽，治疗慢性咽炎，经常用嗓过度，口干咽燥，或慢性咳嗽、干咳少痰者。麦冬亦可加入其他药物组成复方使用。如麦冬15克，加入金银花15克，菊花15克（金菊麦冬茶），防治感冒咽痛。麦冬15克，加入枸杞子15克、西洋参片9克（麦冬参杞茶），具有养阴补肺，滋补肝肾的作用，适用于气阴亏虚体质服用，表现为乏力、口干、干咳等症状。人参能补脾益肺，大补元气；麦冬养阴润肺；枸杞子补肝肾，益精血。

2、黄芪麦冬枸杞炖乳鸽

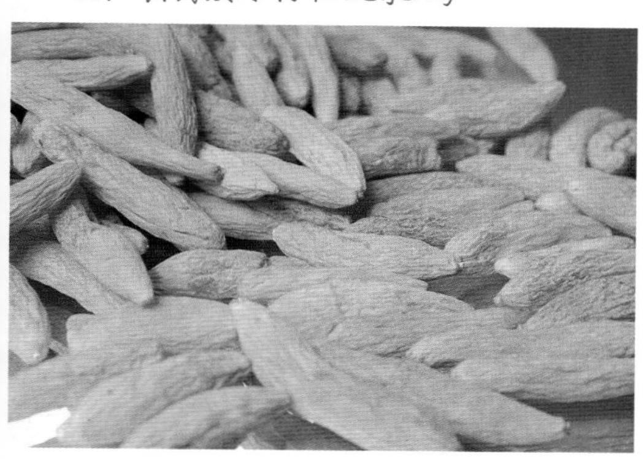

材料：黄芪30克，枸杞子15克，麦冬15克，生姜6克，乳鸽1只，食盐少许。

做法：乳鸽洗净后斩块，和清水一起放入锅里烧开后煮2分钟，捞出冲洗干净；将焯过的乳鸽和黄芪、麦冬、枸杞、生姜一起放入砂锅，加入足量清水烧开，再转微火慢炖约2小时，食盐少许后入。

功效：黄芪擅补肺脾之气，可补肺固表、补中益气；枸杞子补肝肾，益精血；生姜温胃散寒；乳鸽营养价值很高，常吃可使身体强健，可补肾益肺。本药膳补肺健脾、益气养阴、扶正补虚，适用于气阴亏虚体质，证见反复感冒、慢性咳嗽、痰少、口干、乏力。

【使用注意】

麦冬微寒，为补阴药，脾虚痰湿之体，及脾胃虚寒泄泻、风寒咳嗽者慎用。麦冬当作补品补益虚损应注意辨证，用之不当会助湿生痰，出现痰多、口淡无味、纳差等症状。

清肺化痰川贝母

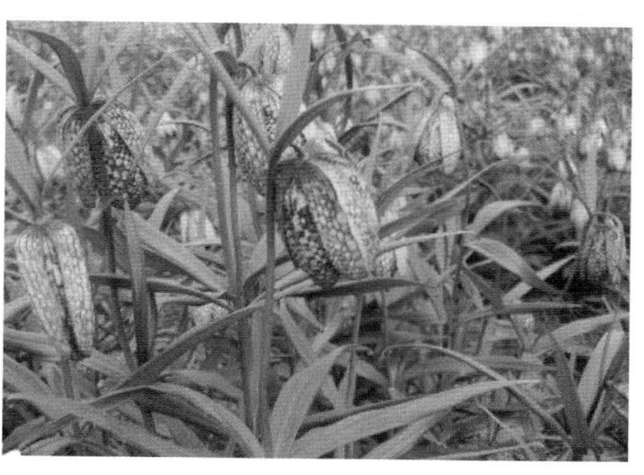

【卓著功效】

川贝母味苦、甘，性微寒，入肺、心经，具有清热化痰、润肺止咳、散结消肿的作用，尤宜于内伤久咳、燥痰、热痰之证。川贝母与浙贝母的功效略有区别，浙贝母苦寒较重，长于清热，清火散结；川贝母性凉而甘，兼有润肺之功，长于润肺，多用于肺虚久咳或肺热燥咳、痰少咽燥之症。川贝母是一味治疗久咳痰喘的良药，治疗急、慢性支气管炎，更适合家庭中使用。

【家庭用法】

川贝母为植物的鳞茎，多煎服或研末服。

1、川贝炖雪梨

材料：川贝母或川贝粉6克，雪梨2个，冰糖适量。

做法：川贝母洗净，浸泡备用；将雪梨洗净，削皮去核后，切成小块备用；将川贝母切碎后与梨、冰糖、水适量放入炖盅内，隔水炖1小时后取出即可。

功效：川贝母清肺化痰，润肺止咳；雪梨润肺养阴，止咳化痰。本食疗方适用于咽炎、咽喉不适、喉中有痰，及痰热咳嗽、咳痰黄稠或白黏者。

2、银花麦冬贝母茶

材料：金银花15克，麦冬15克，川贝母6克，冰糖适量。

做法：水煎服，或川贝母水煎取汁，加入麦冬、金银花、冰糖冲泡。

功效：本食疗方疏散风热，养阴润肺，清肺化痰，利咽散结，即清肺、润肺、化痰三方面作用齐全。适用于风热感冒，身热，咽痛；肺热燥咳，咳嗽，咳白黏痰或黄痰；慢性咽炎，喉中有痰，咽干不适。

【使用注意】

川贝母质硬，使用前先用清水浸泡，然后切碎，或使用川贝母粉。川贝母属苦寒之品，脾胃虚寒及寒痰、湿痰者慎用。PM

机缘巧合收获的绿豆

益 萍（上海）

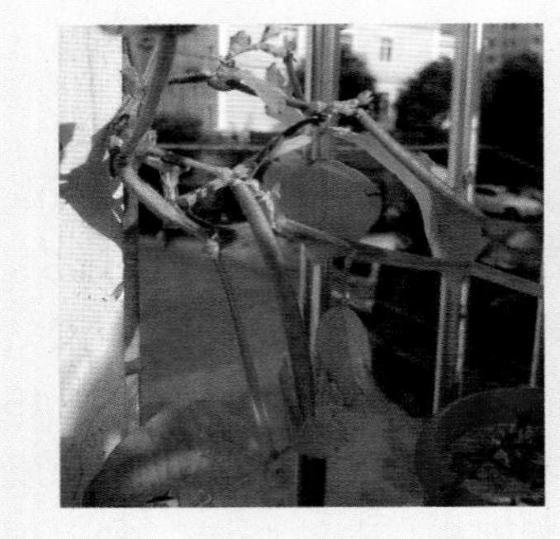

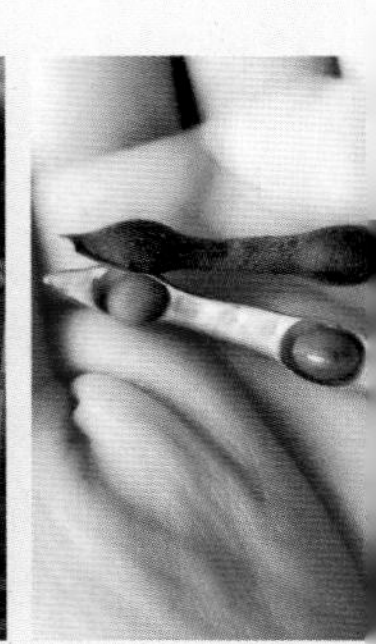

去年六七月，我买了一批绿豆，顺手将几粒撒入花盆，偶尔浇浇水，或者洒些喝剩的牛奶。没想到今年它居然结出果实，长出了绿豆。可惜我种的太少，不成气候。今年我打算多种些，希望来年可以吃上自己亲手栽种的绿豆。

欣喜之余，我不由地好奇，是我运气好，碰巧种出绿豆，还是绿豆真那么容易结果？除了熬成绿豆汤夏日解暑用，绿豆还有其他益处吗？PM

绿豆好种，也有讲究

上海中医药大学 陈慧娟（副教授） 吴靳荣（副教授）

易于打理，也有讲究

绿豆是传统解暑佳品，是夏季餐桌上的常客。很多人为了吃上“放心绿豆”，尝试自己在阳台上种植。

绿豆在东南亚各国普遍种植，中国也是绿豆的主要出产国之一。绿豆的种子营养价值较高，在温度、湿度适宜条件下可以发芽成为深受人们喜爱的食材——绿豆芽。

家庭种植绿豆优缺点并存。优点是种植期间易于打理，增加阳台绿化面积。但同时也存在一定的缺点，如绿豆产量不高，从种植到收获的周期较长，成熟度不一致，熟的豆荚容易炸荚，不利于收获。另外，豆类植物对氮肥需求量大，今年种了明年又会缺肥，需要连续施肥，等等。绿豆虽然好打理，但也不是完全不讲究种植方法的。

喜温 绿豆为喜温作物，播种时间尽量安排在春天或夏天，温度以16~20 ℃较为适宜。

选种 市售干绿豆虽然可以直接播种，但品种众多，良莠不齐。推荐使用的品种有：中绿2号、滨绿1号、鹦哥绿等。用于阳台播种时，应注意选择粒大而饱满的种子。

松土培土 绿豆幼苗顶土力较弱，播种前应适当疏松土壤，防止覆土过深。但是生长过程中由于绿豆主根不发达，地上部分枝叶茂盛，到了花荚期，植株头重脚轻，容易产生倒伏，需要及时培土。

掌握浇水量 绿豆苗发育期间，对水分需求较大，特别是开花前后需水最多。但同时绿豆苗不耐涝，也不宜过多浇水，积水过多容易造成倒伏。

间苗定苗 绿豆发育期间一般不追肥，如果土壤缺肥，可在初花期追加少量尿素。为使幼苗发育均匀，要在第一片复叶展开后进行间苗（疏苗），第二片复叶展开后进行定苗。即去除多余的幼苗。

分期采摘 绿豆具有分期开花、成熟和第一批豆荚采摘后继续开花、结荚的习性，成熟时容易发生炸荚，采收时一定要注意适时分期采摘。

“众人皆知”和“有所不知”的绿豆功效

大家都知道，绿豆的种子可以食用，还可磨粉制作各种豆制品，绿豆幼苗也可食用。你是否也知道，绿豆还具有一定的药用价值？

解暑 《景岳全书》记载以绿豆与西瓜翠衣、荷叶、青蒿煎水制成绿豆饮，可治疗暑热烦渴、尿赤等。

解毒 绿豆善解药毒、砒霜毒和蘑菇毒，可用于治疗各类中毒。常食绿豆，对心血管疾病、糖尿病、肾炎、高血脂等都有较好辅助作用。绿豆浸泡后取其外皮，晒干后被称为“绿豆衣”，性味甘寒，归心、胃经。一般认为，绿豆衣的功效与绿豆相同，但是解暑效果不如绿豆，清热解毒的效果强于绿豆并能退目翳，治疗斑痘目翳。

利尿 《圣惠方》记载绿豆与陈皮、冬麻子煎煮，可治疗小便不通、淋漓不畅、水肿等症。

外敷治皮肤病 绿豆研末后调糊外敷，还可用来缓解皮肤湿疹、痤疮、痈疮肿毒等。《普济方》中记载绿豆与大黄研磨后加薄荷汁、蜂蜜调制敷于患处，可解毒消肿。

“大众”绿豆“不合群”的时候

绿豆性寒凉，容易损伤脾胃，引起腹痛、腹泻、胃痛等，因此不适于脾胃虚寒者食用，胃肠道疾病患者，以及阳虚体质、脾虚者均应控制食用量。对健康人而言，在寒冷的冬天也不宜经常食用绿豆。PM

立秋微导引 缩身拱背炼形气

中国中医科学院医学实验中心博士 代金刚
中国健身气功协会常委 张明亮

立秋，是二十四节气中的第 13 个节气，也是秋季的第一个节气，一般是从每年的 8 月 7 日前后开始，到 8 月 22 日前后结束。立秋的“立”是开始的意思，立秋表示暑去凉来，秋天开始之意。

立秋以后，天高气爽、月明风清，气温逐渐由闷热变得凉爽起来。《管子》中记载：“秋者阴气始下，故万物收。”立秋是秋季的初始，是气候由热转凉的重要交接时节，也是阳气渐收、阴气渐长，由阳盛逐渐转变为阴盛的时期，是万物成熟收获的季节，也是人体阳消阴长的过渡时期。

在二十四节气导引术中，立秋导引术是第一个最先把呼吸与动作结合起来的，不仅有吸气、呼气的练习，同时还加入了闭气的练习方法。导引术中加入了呼吸的练习方法，会大大加强对气导引与控制的作用，也最容易体会和理解二十四节气导引术又称为“二十四节气水火聚散图”的内涵。

缩身拱背式

缩身、拱背，“头”“尾”相接，是这个导引术的重点和难点，此时，胸腹内收，使体内之气尽力排空，犹如用力握紧吸水的海绵一般；躯干放平、身体放松时，则自然吸气入内充满并布散到全身各处；当抬头翘尾、伸展胸腹时，自然充分吸气入内并充沛全身，犹如将

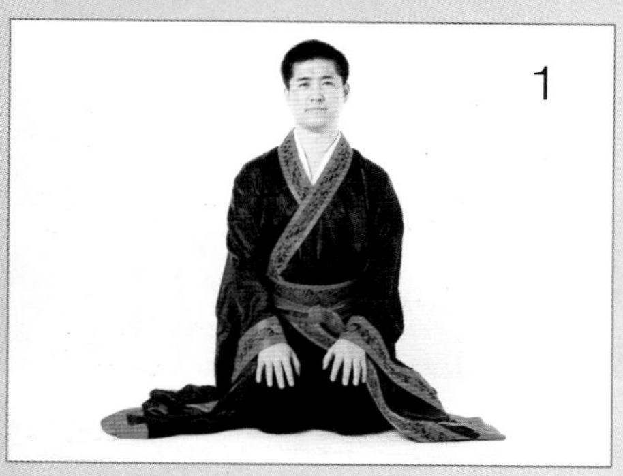
1

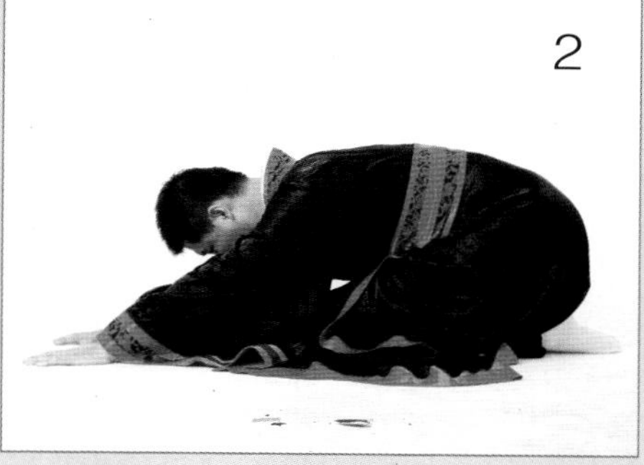
2

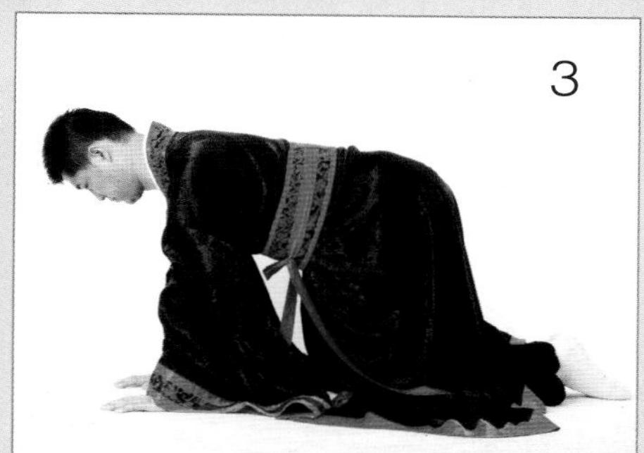
3

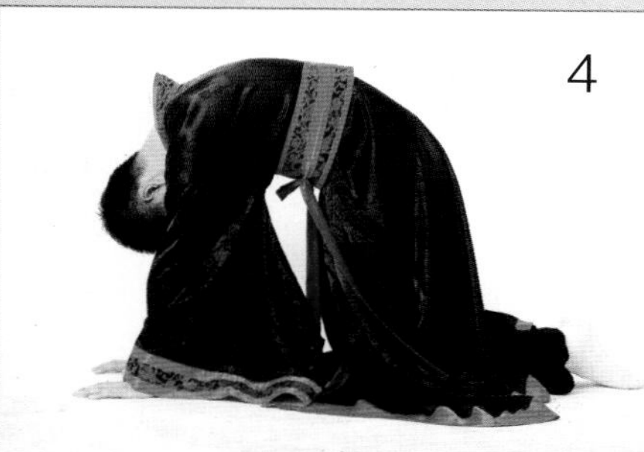
4

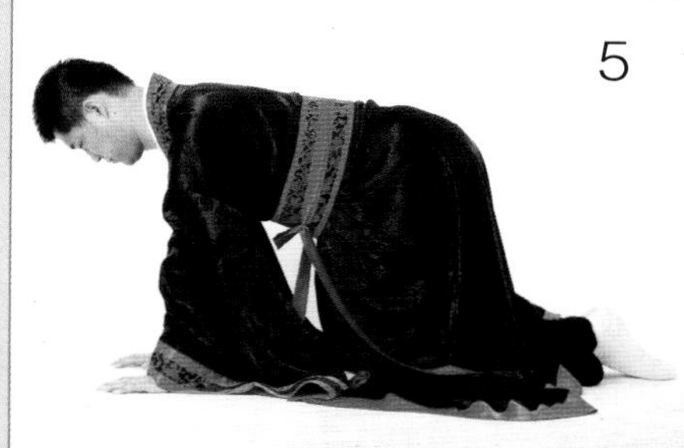
5

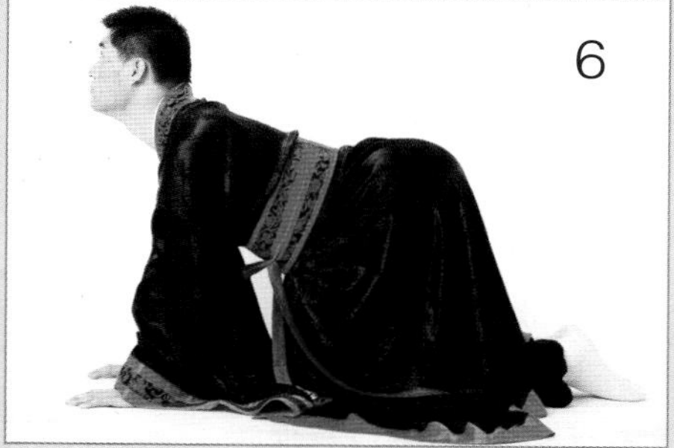
6

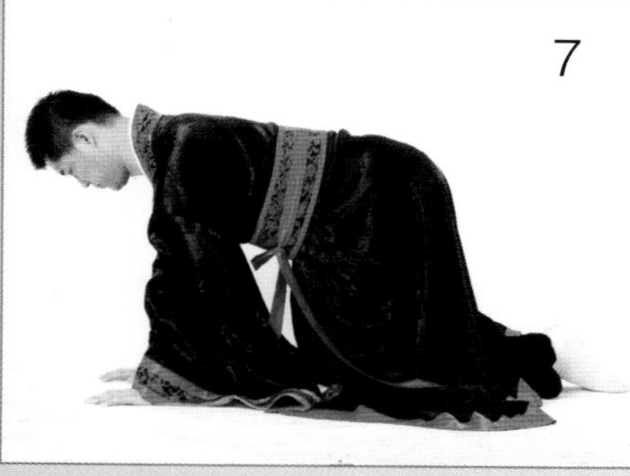
7

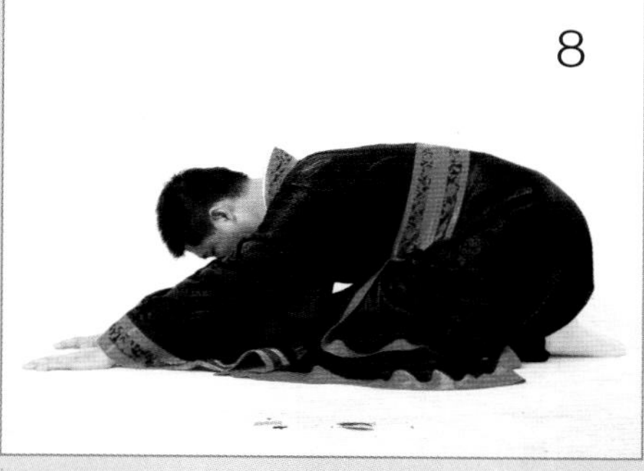
8

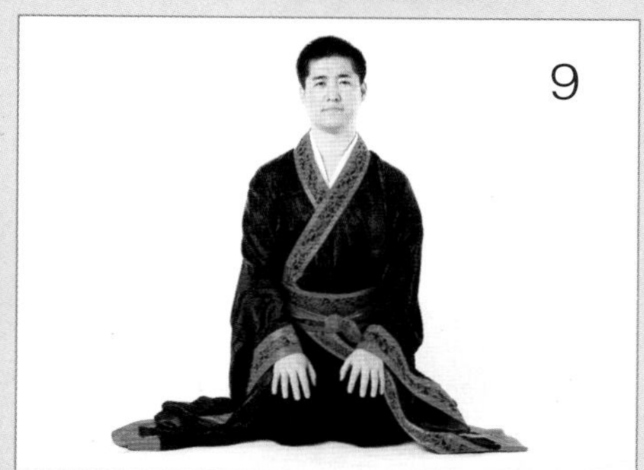
9

海绵尽力吸水一般。身体放平或者缩身拱背时，则犹如将水分尽力排出。

此种练法乃吐纳炼气、导引炼形之妙也，需要细细体味。人体腰背属阳、胸腹属阴，此式通过缩身拱背、伸展胸腹的练习，可以促进人体阴阳、气血的运行，真可谓法简效宏。

1. 正身跪坐，两手自然放于两腿上，头正颈直，竖脊含胸，呼吸均匀，思想安静，全身放松（图1）。

2. 俯身、伸脊，两掌触地，再向前尽力伸展（图2）。

3. 接上式，身体重心前移，两臂、两大腿支撑身体，并与地面垂直，头、颈、背、脊、腰伸平成一条直线（图3）。

4. 接上式，脊柱及腰背尽量向上拱起，同时收腹凹胸，头及尾闾尽量向内收拢，动作到最大幅度时，略停（图4）。

5. 接上式，腰背放松，百会向前、尾闾向后，脊柱伸展成一条直线（图5）。

6. 接上式，头部、尾闾向上伸展并尽量“靠拢”，同时脊柱、胸腹尽力向下伸展，使身体成“U”形，动作到最大幅度时，略停，目视前上方（图6）。

7. 接上式，胸腹、腰背放松，百会向前、尾闾向后，脊柱伸展成一条直线（图7）。

8. 重复以上练习，脊柱做上下伸展各3次后，重心后移，俯身后坐，臀部坐于足跟上（图8）。

9. 接上式，上身竖直，两手收回大腿上，还原成跪坐的姿势，目视前下方，呼吸调匀，思想安静，全身放松（图9）。

立秋养生

饮食方面：应以滋阴润肺为宜。秋季时节，可适当食用芝麻、糯米、粳米、蜂蜜、枇杷、菠萝、乳品等柔润食物，以益胃生津。秋天宜收不宜散，所以要尽量少吃葱、姜等辛味之品，适当多食酸味果蔬。

起居方面：应“早卧早起，与鸡俱兴”。早卧以顺应阳气之收敛，早起为使肺气得以舒展，以防收敛太过。着衣不宜太多，避免受凉感冒，但对于老人和孩子而言，在进入秋天时就要注意保暖。

总之秋季养生，无论精神情志、饮食起居、运动锻炼都要顺应春生夏长秋收冬藏的自然规律，以养收为原则进行养生。PM

扫描二维码，收看其他8月气节微导引（视频版）
《处暑微导引 反捶背脊收真阳》

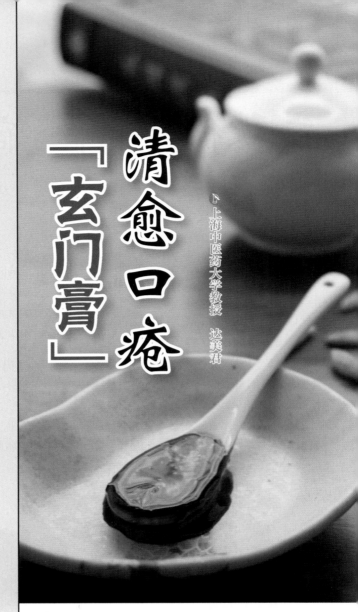

清愈口疮『玄门膏』

上海中医药大学教授 达美君

古方

方名：玄门丹（明·龚廷贤《寿世保元》）

组成：天门冬、麦门冬、玄参，各等分

制法：为细末，蜜丸如弹子大

服法：每服一丸，含化下

功能：养阴清热

主治：阴虚火旺，口疮连年不愈

改良制法

改丸为膏。三药加水煎浓汁，分3次取药汁，去滓。混合药汁，文火熬煎稠厚，加入适量蜂蜜，搅匀，停火，冷却后装瓶。

DIY 制作、拍摄/家庭真验方

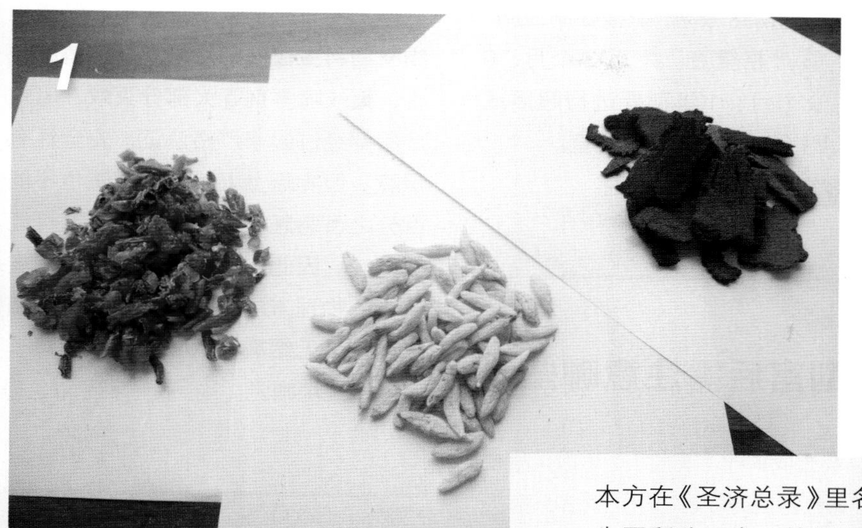

1. 麦门冬、天门冬和玄参

2. 煎取三次，去滓取药汁

3. 混合药汁，文火熬至黏稠，加适量蜂蜜收膏

温水冲调，含服，缓缓下咽

2

方解

本方在《圣济总录》里名“玄参丸”，在《御药院方》里名“黑参丸”。

中医所称口疮，就是西医的口腔溃疡，又称复发性阿弗他口腔炎。中医认为，过食辛辣炙烤，脾胃积热；或情志内郁，心阳亢盛，心火上炎；或阴虚内热，虚火妄动，都会灼伤口舌黏膜而发生破裂。口疮疼痛明显，进食和其他刺激后加剧，一般 7~10 天可自愈，但反复发作。

玄门丹适用于阴虚火旺之口疮，患者常见口干咽燥、心烦失眠、小便黄、大便干、舌红苔薄或红光少苔。方中天门冬性味甘苦、大寒，功效清肺降火、滋阴润燥。麦门冬微苦、微寒，功效润肺养阴、益胃生津、清心除烦。玄参又名元参，为清热凉血药，能清热、解毒、养阴，常配伍用于清营血邪热的方剂中，治疗发热、发斑、咽痛、口干等。三味药相合，既滋阴生津，又清热降火，善制阴虚火旺之口疮。

口腔溃疡虽以阴虚火旺者较多见，但临床亦可见胃经伏火上炎所致者，症见口干口臭、牙痛、牙龈出血、烦渴易饥等。此时可于玄门丹方中加黄连、升麻，或加山栀、升麻，以滋中有清、降中兼散。

延伸阅读

外敷神圣膏更速效

反复发作之口疮，除内服治疗外，还可配合外治方，取效更速。推荐《圣济总录》之神圣膏。制法：取吴茱萸 30 克、地龙 15 克，研为细末，以醋调熬成膏。每次用时，先以葱椒汤（青葱、花椒适量，共煮汤）水煎洗足，擦干后，将上述药膏涂于脚底心，用纱布固定。

内服玄门丹清热滋阴，外敷神圣膏引火归元，以获速效。PM

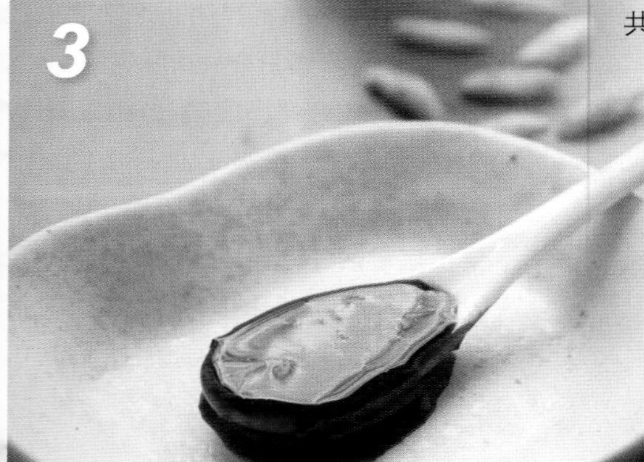

专家简介

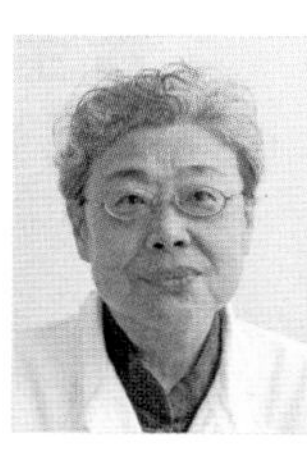

达美君 上海中医药大学教授，原中医文献（古医籍）研究室主任。从事中医药文献研究及临床诊疗工作，擅长心血管病、消化系统疾病、虚证、疑难症的治疗和调养。

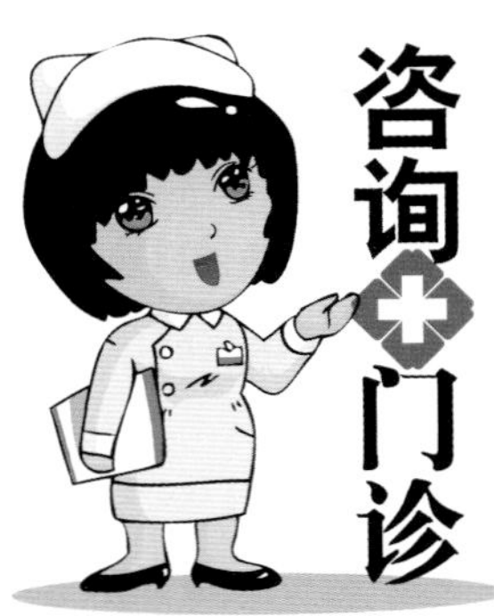

网上咨询 :popularmedicine@sstp.cn
（专家门诊时间以当日挂牌为准）

主动脉夹层腔内治疗后能否彻底解决问题

我父亲刚刚做完主动脉夹层的腔内治疗手术，医生说手术很成功，请问:这样是不是就彻底解决了问题，术后在生活上需要注意些什么?

天津 武先生

解放军总医院血管外科副主任医师熊江：主动脉夹层的破口常常有多个，而我们一般的腔内治疗是用覆膜支架封闭第一破口，阻止血液进入假腔，使假腔内形成血栓，达到愈合的目的。但是，有时候远端的破口仍然会有血液流入假腔，使得假腔存在继续增大和破裂的风险。所以，主动脉夹层腔内治疗成功后，患者需要定期复查，如果远端夹层仍然存在且逐渐增大，还需要进一步治疗。

主动脉夹层术后，患者应该注意以下几点：①严格控制血压。一般收缩压不高于140毫米汞柱，舒张压不高于90毫米汞柱，尤其应避免血压大幅波动，心率一般控制在80次/分以内。②改善生活方式。适当锻炼，避免剧烈运动，低盐低脂清淡饮食，避免情绪激动，积极控制血脂、血糖。③严格复查。术后3个月、6个月、9个月、1年都要进行超声或者CTA（CT血管造影）检查。

专家门诊：周五下午

刮宫后需注意哪些问题

最近我的子宫里长了个息肉，需要刮宫治疗。我想了解一下，刮宫后有哪些注意事项?

上海 王女士

复旦大学附属妇产科医院妇科主任医师冯炜炜：刮宫术后，需口服抗生素3~5天以预防感染；术后2周内应禁性生活及盆浴，要保持会阴部清洁干燥，勤换卫生巾，可每晚用温热盐水清洗外阴。刮宫后2周内会有阴道出血，一般少于月经量或与月经量相似，如超过2周血仍未净或其间血量超过月经量，需立即到医院就诊。术后由于子宫收缩会出现腹痛，多于0.5~1小时缓解，如数小时或数日后出现腹痛剧烈、阴道出血有较多血块伴高热，也应立即到医院就诊。

专家门诊：周一全天（黄浦院区），周五全天（杨浦院区）

宝宝防蚊什么方法好

宝宝刚出生，我家住在一楼，蚊虫肆虐。以前，家中灭蚊驱蚊常常多管齐下，灭蚊喷雾剂、盘蚊香、电蚊香、声波驱蚊器轮番上场，可现在有孩子了，用这些方法安全吗?

浙江 张女士

上海市疾病预防控制中心病媒生物防制科主任医师冷培恩：市售的蚊香、灭蚊喷雾剂等大部分灭蚊、驱蚊产品都经过国家严格认证，安全性有保障。但实际上上述各种方法也不能百分之百驱赶蚊子，宝宝还是有可能被叮咬。因此，家有婴儿，最好用支蚊帐的物理方法防蚊，既能完全阻挡蚊子，又无烟熏和气味，可以让孩子不受打扰地睡觉。

慢乙肝患者怎样阻断肝癌之路

我父亲以前患有慢性乙肝，最终因肝癌去世。我是乙肝“小三阳”，为了避免重蹈父亲覆辙，我该怎么办呢?

北京 刘先生

北京军区总医院肝胆外科教授于聪慧：乙肝病毒的长期慢性感染是肝细胞癌变的重要原因之一。治疗慢性乙肝，应达到持续抑制乙肝病毒DNA（HBV DNA）复制的目的，同时有效防止肝硬化的发生和延缓肝硬化的进程。也就是说，慢性乙肝治疗的根本目标是清除或永久性抑制HBV DNA，从而降低病毒的致病性和感染性，减轻或抑制肝脏的坏死性炎症，最终目标是阻止肝功能失代偿，阻止或延缓肝硬化、肝癌的发生。你现在为乙肝“小三阳”，如果HBV DNA为阳性，要及时进行抗病毒治疗；如果HBV DNA为阴性，则不需要抗病毒治疗，但应定期复查，一旦发现抗病毒治疗的指征就应及时治疗。同时，应践行科学的生活方式，注意劳逸结合。

专家门诊：周二上午

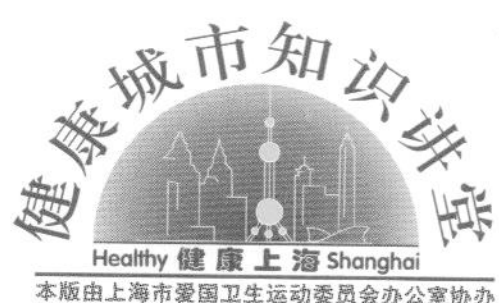

人见人爱的“健康”小品

本刊记者　王丽云

在上海市松江区中山街道东外居委会，有这样一支健康自我管理小组，组员们不仅通过健康讲座、健身活动、健康生活方式技能展示等促进自身和家庭健康，还自发创作了《老花头新花头》《身边的儿女》《超级细菌》《母亲的决定》等小品，在社区及街道多次展演，以寓教于乐的形式传播健康知识和理念，受到了居民的广泛欢迎和好评。

《老花头新花头》：浓油赤酱pK少盐少油

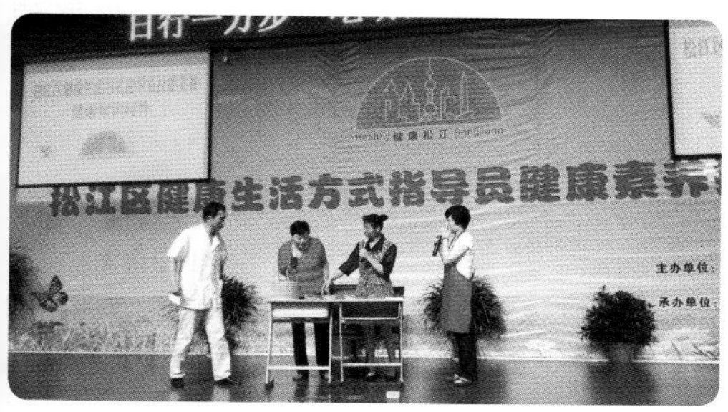

小品《老花头新花头》中有4位人物：65岁的资深大厨阿金林、35岁的社区健康志愿者阿秀，以及阿金林的妻子老阿嫂、阿秀的妈妈阿秀娘。阿金林烧菜几十年，经验丰富，却被阿秀称为“老花头”，他心里气不过，便烧了三样拿手菜（红烧肉、葱烤鲫鱼、油氽面拖排骨）去找阿秀比试比试。阿秀正好在家做饭呢，也做了三样菜：凉拌苦瓜、干丝炒青椒、番茄炒蛋。老阿嫂和阿秀娘当起了阿金林和阿秀的评委。到底浓油赤酱好还是少盐少油好？小品通过几位人物的冲突、对比、摆事实、讲道理等，巧妙自然地引出了控盐限油的重要性和具体做法，让观众一看就明白、一听就会做。

《身边的儿女》：不是亲人胜似亲人

小品《身边的儿女》中也有4位人物：70岁的孤老罗阿姨、27岁的居委会工作人员小张、60岁的居委会志愿者阿玲，以及罗阿姨的弟弟阿发。罗阿姨患有糖尿病，长期卧床又生了褥疮，在居委会和志愿者的帮助下，罗阿姨的血糖得到了有效控制，褥疮也快痊愈了。这天，一直称忙的阿发突然上门看望罗阿姨，其实是企图日后得到姐姐的房子，正好碰到小张和阿玲带了适合糖尿病患者的饭菜和200元慰问金上门看望罗阿姨。面对姐姐的横眉冷对，再看到姐姐对待小张和阿玲像亲人一样，阿发心里很不是滋味，表示今后一定多照顾姐姐。小品通过这样的亲疏对比，体现了居委会对孤寡老人、困难家庭的关怀和照顾，在感动观众的同时，也启示大家：有困难不要怕，居委会工作人员和社区志愿者也可以是信得过的亲人！

《超级细菌》：滥用抗生素惹的祸

小品《超级细菌》通过一位医院药房的药师和一位曾经的药品代理的夸张表演，让观众记住了“看病一定要去正规医院，买药一定要去正规药店”的道理。这位曾经的药品代理卖的是抗生素，政府各部门管理规范后，他的青霉素、四环素、阿奇霉素卖不出去，只好“出口转内销”，家里人有点不舒服就随便吃吃，结果他漂漂亮亮的女儿吃出了皮疹、吃出了黑黑的牙（四环素牙），更导致现在感染了“超级细菌”，全家人生个小病大把大把吃药都不管用了！虽然内容特别夸张，不符合实际生活，但正是这种戏剧性的表演，让观众看了再也忘不掉。

《母亲的决定》：捐献遗体为医学做贡献

小品《母亲的决定》中有3位人物：社区志愿者陶阿姨，以及她的儿子杨东和婆婆。陶阿姨独自居住，这天摔了一跤，在居委会的帮助下去医院就诊回家后，忙于工作的儿子杨东赶回家看望。陶阿姨表达了对儿子不能及时赶到的不满后，又开始了老生常谈——说服儿子同意她去红十字会登记捐献遗体。杨东一方面抱着老人百年后要入土为安的观念，一方面担心自己同意母亲捐献遗体后亲朋好友对他“另眼相看”，死活不同意母亲的提议。而实际上，杨东的妻子曾因眼疾接受了角膜移植而重见光明，陶阿姨用这个例子动之以情、晓之以理，不仅得到了高龄婆婆的理解和支持，最终也得到了儿子的同意。PM

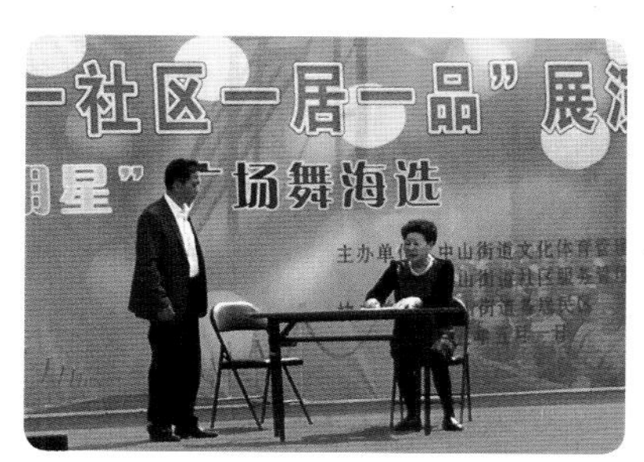

扫码即可观看小品《母亲的决定》

"上海市十佳家庭医生"蒋春花

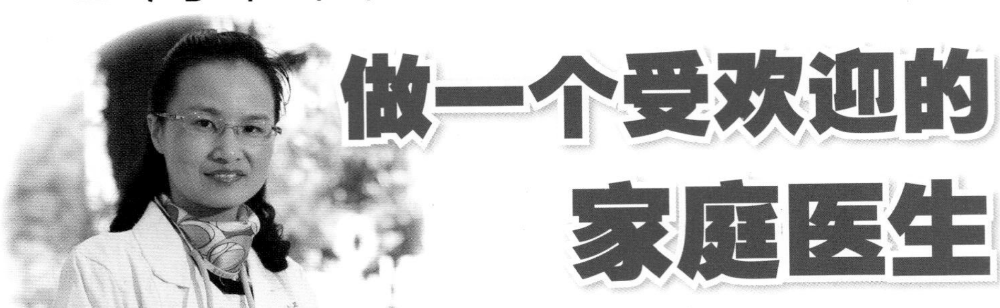

做一个受欢迎的家庭医生

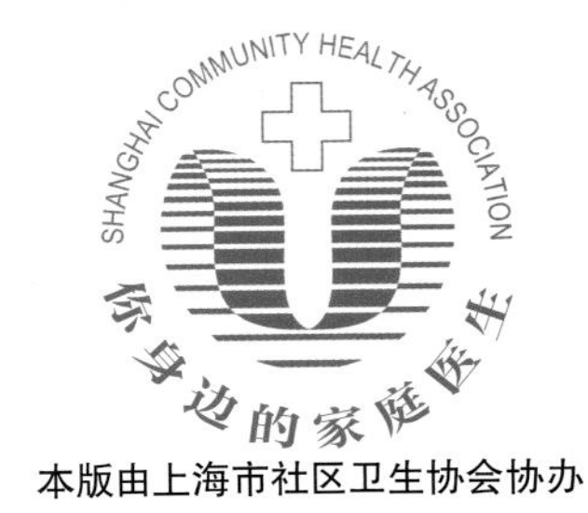

本版由上海市社区卫生协会协办

本刊记者　王丽云

"永远做一个受欢迎的家庭医生"——这是上海市奉贤区庄行镇社区卫生服务中心家庭医生蒋春花的格言，简单而平凡的话语诠释了一名家庭医生的职业内涵。蒋春花是土生土长的庄行人，对这块土地有着割舍不掉的浓厚感情。她深知农村人"小病扛、大病熬"的痛苦，也明白那是由于农村落后的经济条件和滞后的健康观念所致。所以，她立誓要做一个"广受欢迎的家庭医生"，为农村居民健康"守门"。

规范诊疗，帮村民"长知识"

大多数农村居民的医学知识比较匮乏，蒋春花在工作中非常注重向病人传递科学的医学和保健知识。

一天，焦阿姨来到蒋春花的门诊："小蒋，我感冒了，你给我开一盒'头孢'呗，药店说要处方才卖。"蒋春花没有直接满足焦阿姨的要求，而是详细询问病情、仔细体检后，开出了一张血常规的化验单，并告诉焦阿姨付费、化验的流程。焦阿姨颇为不满："小蒋啊，亏得我还是你的签约居民，怎么一点也不给方便啊！"蒋春花微笑着向焦阿姨解释合理应用抗生素的重要性，以及化验检查的必要性。后来，血常规检查显示焦阿姨的白细胞低于正常值的一半，不能服用"头孢"类药物。这下焦阿姨傻眼了，一脸焦虑，急切地问"要不要紧、怎么办？"蒋春花耐心分析，对"感冒"症状提出了合理的治疗方案。从那以后，焦阿姨将一家人的健康托付于蒋医生，有"头疼脑热"的就先找她。

主动宣教，给村民"省大钱"

蒋春花的病人中，以老年人居多，高血压、糖尿病、心脑血管疾病等慢性病比较常见。对这些慢性病患者，蒋春花采取"分类服务我主动"的方式，每年主动提供4次以上健康咨询及分类指导，宣传社区用药就诊的优惠政策，指导他们有序就医、合理用药。

杨老伯原有"胃病"，经常去区级医院配药吃。有一阵子，杨老伯经常头晕，有时还冒冷汗，有时感觉眼前"雾茫茫的"，他以为这些症状是因为胃病吃不好而引起的。有一次，蒋春花在杨老伯所在村的站点坐诊时，和杨老伯闲聊中发现上述问题，怀疑他有糖尿病，立即给他测了血糖。杨老伯被确诊为糖尿病后，蒋春花为他制定了详细的治疗方案，并在定期随访中进行健康教育。

目前，杨老伯的血糖已经得到有效控制，以往的不适也不再出现。他说："蒋医生，你不仅为我省了大钱（药费），连小钱都替我省了（车费），我早就该找你看病了！"类似的话，很多村民都说过，因为他们以往都在上级医院配药，路途遥远、就诊麻烦不说，医药费也相对较贵。经过蒋春花的宣传，村民们知道了"小病解决在社区、终身健康在社区"，知道了如何合理用药预防并发症，更体验到医药费比综合医院便宜15%的实惠。

除了对患者进行面对面的健康教育，蒋春花还利用社区卫生服务中心的公众健康平台，与一些患者的子女建立微信群，适时发布健康信息，及时沟通老人健康状况，受到了患者子女的欢迎和赞扬。

双向转诊，为村民"行方便"

通过近年来的工作，村民们知道了有健康问题先找家庭医生，先到蒋医生的工作室报到，小问题就地解决，大问题也不怕，蒋医生会借助市级双向转诊平台找大医院的专家，而且"一条龙服务"：不仅在网上预约办理好转诊手续，还帮病人查好交通路线。

瞧！这位先生刚带母亲从华山医院就诊回来："蒋医生，你的转诊安排让我们很方便，我妈昨天去华山医院看了，专家说腰椎间盘突出症还未到手术程度，可以做做理疗，麻烦你安排一下，就在你们中心做吧！"蒋医生立即安排团队的康复理疗师为其制定方案并实施。这样的双向转诊，既避免了患者盲目就医，又发挥了社区医院的作用。PM

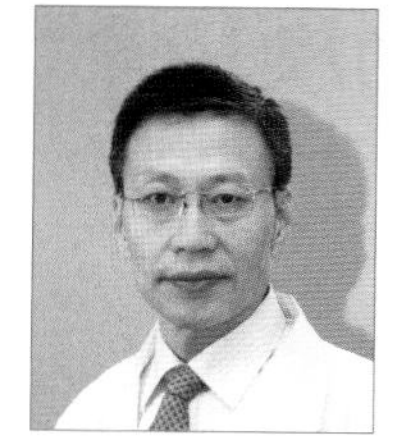

冯 明

山西省中医院副院长

内科主任医师、教授

“妙笔”书写着医者之心 “仁心”跳动在笔下字间

更多科室的更多好医生，在《大众医学》微信“好医生”版块中。

TA的擅长

各类发热，四季感冒，失眠多梦，咳嗽气喘，胃癌腹胀，消化不良，腹泻便秘，头痛眩晕，汗出异常，男科病等疾病的诊治。

TA的文摘

治疗篇

夏日发热汗出，不必都喝凉茶

中医讲“壮火食气”，暑热炽盛最容易伤津耗气。夏季门诊中不少平素元气不足、气阴两亏的患者以发热、汗出、神疲乏力、头晕等就诊，我大抵以王氏或李氏清暑益气汤等治疗。有这些症状的朋友，可以购点西洋参、黄芪泡水代茶饮，平时可以吃补中益气丸预防，不必都喝金银花、菊花茶。

孩子鼻出血，多因燥火引起

鼻衄俗称鼻出血，中医认为多因燥火引起，与空气燥热有关；也有可能小孩平素喜食辛辣煎烤的食物，使胃肠积热。治疗一般以甘寒养阴、润燥降火为主，可以让小孩的饮食清淡点，适当多吃寒性水果，保持大便通畅。另外，中医对鼻衄还有“红汗”一说，偶尔少量出血是伏火外泄的表现，未必是坏事。但如果经常出血，则要进行相关检查，排除血液系统疾病等。

忠告篇

冬吃萝卜夏吃姜

到了暑热季节，人们贪冷喜凉，爱喝冰镇啤酒、饮料，故易损伤脾胃阳气，而过度吹空调又容易感受外寒。此时适当吃姜能顾护脾胃阳气，散除在表寒气。不过不宜多食，容易出汗的老人慎食。

冬天进补，要防止过食辛热肉食所致胃肠积热化火，引起内燥。“冬吃萝卜”可消食、行气、下火。室内温度过高易引起温燥，化火可见鼻衄（鼻出血）、红眼、牙痛等。

体壮内热者食羊肉，只有反效果

一小伙以头痛头晕、胸闷症状就诊，他说喜食山西美食羊杂汤，一周4次。殊不知羊内脏中的胆固醇含量很高。一查果然胆固醇、低密度脂蛋白胆固醇（LDL-C）偏高。羊肉性热，可治血虚寒，体质虚寒者在天气寒凉时适当食之，可以散寒补虚，但体壮内热之人切不可恣食之！

养生推荐篇

每天8个“要见”，保持出入平衡

出入平衡是养生重要的原则之一，为此每天应有8个“要见”，其中3项为“入”的方面：要见光（日光），要见色（绿色等，无论工作环境还是饮食），要见量（量出为入，无论是无形的信息还是食量，都要控制）；另5项为“出”的方面：要见汗（运动以微微汗出为宜），要见便，要见言，要见笑，要见歌。

办公室里的锻炼养生法

常在办公室的人如何锻炼养生？有一套方法简便易学，我坚持多年，效果不错。首先“静一静”，调息调心静坐10~15分钟；然后“转一转”，从踝关节开始逐渐转到颈关节；接下来“拍一拍”，拍打全身主要穴位；最后“踮一踮”，即踮脚。

常坐不如放风筝

久坐办公室看电脑的朋友常视力不好，有颈椎病、高血压，容易失眠，郁火难排，不妨放放风筝吧。中国有句古话“鸢者长寿”，意思是经常放风筝的人寿命长。双目凝视于蓝天白云之上的飞鸢，荣辱皆忘，杂念俱无，与养生保健气功的作用异曲同工。PM

怎样找到TA

医院：山西省中医院内科

微博、博客：中医老冯

医生如摆渡人，渡患者往彼岸

文 复旦大学附属眼耳鼻喉科医院主任医师　周行涛

她：高度近视，对生活失望

她来的时候恳求我为她手术，但是我很犹豫，非常非常犹豫。不是因为她双眼高度近视、大眼睛黯淡无光，事实上1 600度近视和200度散光，不是克服不了的障碍，也不是因为她的眼前房深度在2.79和2.80毫米之间，而是因为她的双眸深藏忧郁，所说的几乎所有的话都反反复复。她说因为眼睛的问题，无法爱丈夫、爱孩子、爱自己，她已经不再工作，这样下去会失去所有，失去对生活的信心……

我：尽管前方未卜，但想帮她

我告诉她，眼睛的问题不是重点，她应该去看心理医生。她直截了当地说："看了一年多了，而且已经康复。我是在服药，但已经比一年前好多了。"她抑制不住对视力矫正的渴望，因为发病初期，她的眼睛令她几乎绝望。她的丈夫特别疼爱鼓励她，为她找了心理医生。现在她看起来与常人无异，只是摆脱近视的念想是如此强烈。如果能够得到治疗，她答应一定迅速回归家庭和工作的正常轨道。

小组内成员大多表示不要为她做手术，一个患忧郁症的人，面对高度近视手术之后的潜在问题，万一加重或出现其他意外怎么办？我让她的丈夫来面谈，他非常爱护她，与我的沟通积极正面；我让她的心理医生再次评估并写意见给我，然后我与心理医生通电话沟通。一两个月后，我们组内又通过几次讨论，基本认为手术或许可以帮到她，但对于我们自己而言是一个较大的考验，因为在诊治过的患者中，曾有期望值过高和心理异常的人，带给我们苦涩的教训。因为想帮她，最终我还是选择为她进行手术。

手术：我只是一个"摆渡人"

出乎意料的是，她不仅特别配合治疗，而且康复后精神焕发，重新工作并融入社会。几年后她来复诊，忙于事业的丈夫仍抽时间陪她前来，我看到她的家庭温馨甜蜜。她说她一度以为这辈子无法回到幸福中，但眼睛的手术让她彻底摆脱了心灵的雾霾。我不敢掉以轻心："还是有一些问题需要面对啊，比如白内障……"可她说："这几年我已经看清了，现在我的视力有0.7和0.8，我很珍惜，会继续配合治疗，医生你放心！"这时我才发现，她的大眼睛其实很明亮。

她每次都对我说很多感谢的话，我由衷地祝福她。她真挚的笑容让我抄方的学生确定，这是一次与众不同的手术。我立刻告诉他们："这是一次与其他人一样的常规手术，重要的是，这是患者对我的信任和她自己全力抗击疾病的结果。医生的作用在很多情况下非常有限。医生仅仅是摆渡人，患者想着彼岸，我们渡她短短一程。"

摆渡人是辛苦的、沉默的，在风雨中有责任和爱。我不由忆起曾踏足过杭州湾南岸慈溪的人文古迹客星山，山脚下有片广阔的平原，一条大河逶迤在原野上，在沥沥的早春雨中将每一个村落抱在怀中。一路泥泞到了河边，就没有路，也没有桥了，这里只有渡口。

童年的我来到渡口，就在竹丛遮掩了堤岸的小村庄后面，我看见斜卧的大树的枝枝条条半浸在水中，密密的水草布满在埠头的石块上。我看到河的中央，一个蓑衣人在不紧不慢地摇橹，小木船从容地劈着细浪而来。

摆渡船无声靠岸，待渡人默默上船，摆渡人轻轻推船，船儿很快漂在河中。雨线如丝光滑细柔，船轻轻摇摆，船头的浪花细白细白，橹片后的涟漪很快融合在雨花粼粼的水面。天色更青了些，我看见摆渡人沉默的脸和脸上的雨水，蓑衣上每一根棕丝都流淌着水滴。

雨开始如瓢，河中央有了漩涡，船儿有些旋颠。我紧紧抓住船板，看见摆渡人穿的草鞋早被雨水浸透，船在转圈，他在奋力摇橹。

一如现在的我，摇动手中的"橹"，一次次渡患者前往彼岸。PM

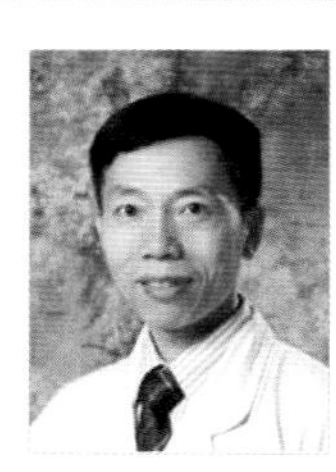

专家简介

周行涛　复旦大学附属眼耳鼻喉科医院主任医师，博士生导师。中华医学会眼科学分会视光学组委员，上海市医学会眼科学分会视光学与屈光手术组组长。

医疗专长：擅长近视眼手术治疗，复杂性儿童屈光问题包括先天性高度近视、儿童视觉与屈光发育、双眼视功能、遗传性眼病与高度近视遗传的处理，以及青少年近视控制及预防等。

专家门诊：周一、周三、周五上午（宝庆路分院）

我们遇到了好医生

✍庭院深深深几许（网名）

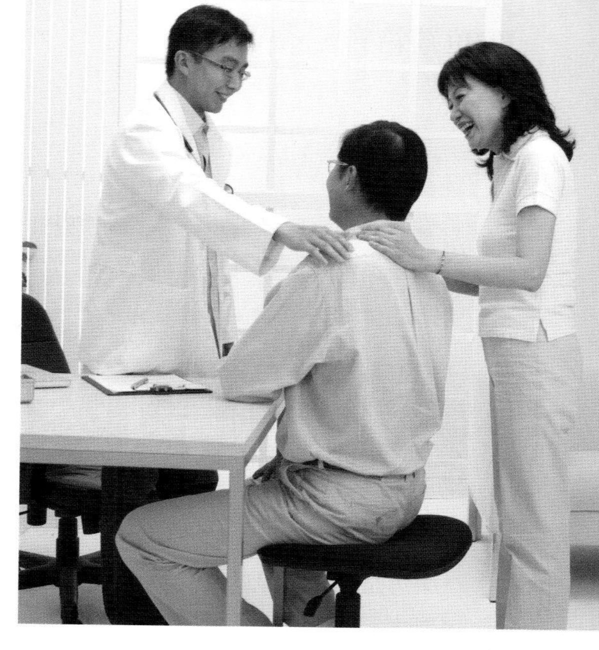

我今年六十好几了，这辈子就医的经历数不清。如今想找个医术高医德好的医生非常之难。众里寻他千百度，这样的好医生竟然让我遇上了。他就是上海交通大学医学院附属仁济医院胸外科的赵晓菁主任。不仅我觉得他好，我认识的众多病友都对他赞不绝口。

我眼中的赵医生：处处为患者着想

我是一名胸腺瘤患者，之前多位医生对我的病情有不同的意见，但是赵医生一看我的片子，干脆利落地建议我手术、办住院手续。手术结果果然和赵医生预料的一样，幸亏及时处理，没有发展为胸腺癌。

术后赵医生来查房，尽管身后有一大群学生，他还是亲自俯下身子，观察连接我伤口的塑料小盒，一看盒里的血非常少，他高兴极了，对旁边的医生说："你看，就这么一点血！"他看到患者术后出血少、恢复好，比谁都高兴。我住院期间，赵医生为我开的都是几毛钱的补钾药。25天前，我曾在其他医院做过CT检查，赵医生也没要求我重新再做。能省则省，是赵医生治病的原则。

众病友口中的赵医生："德医"双馨

治病过程中，我结识了不少赵医生的患者，病友每每提起他，总称"我们的赵医生"，仿佛他是自家人。这让我觉得医患互信，也没有这么难。一天晚上，病房的走廊里自发地聚集了一群赵医生的患者及其家属，不约而同地夸赞这位"德医"双馨的好医生。

他有一副"火眼金睛" 病友一致惊叹赵医生精确的判断，任何蛛丝马迹都逃不过他敏锐的双眼。有位病友说，他被几家医院告知纵隔淋巴结转移，手术没有意义，赵医生认真读片后认为不是转移，可以手术，患者和家属绝处逢生、激动无比，事实也证明手术非常有价值。还有一位病友的肺部长了1个仅0.6厘米的小结节，而且没有症状，但是赵医生读片后很严肃地告诉她"尽快手术"，术后病理切片居然是肺腺癌，幸亏尚属早期，免去了放化疗之苦。

再忙也不忘患者 在我住院的日子里，赵医生每天2次查房，从未间断。有一天傍晚，他没有出现，有人说赵医生那天有7台手术，抽不开身。可是近九点时，他来查房了，面带微笑地挨个询问患者状况，同时不无幽默地回答我们这些医盲近乎"无厘头"的提问。在他转身离开的那一瞬间，我看到他脸上掠过一丝疲惫。

有位患者从农村远道而来，没挂上号，赵医生毫不犹豫地给他加号，尽管那天上午他已经看了六十几位患者了。病友们说，赵医生总是特别照应外地来的初诊患者，体谅他们长途跋涉的不易。

有病友回忆起门诊时看到的情形，一位安徽的退休矿工感动地说："有一个周末，我接到赵医生的电话，关心我肌无力治疗的进展。想不到上海大医院的主任医生休息天还惦记我这个普通退休矿工。"

坚决不收红包 我曾想过对赵医生表达一点心意，但是听闻他不让患者送红包。据说一位病友康复后送红包，被赵医生"恶狠狠"地拒绝了，吓得我真不敢送了。

迟到的感谢

在我治病住院期间，赵医生并没有给我额外的照应，但是他对所有患者一视同仁地重视，自然包括我。赵医生，是您的医术医德，使开刀这样的经历成为我生命中一段难忘的彩色回忆，迄今为止我都没有给您送过红包、鲜花或锦旗，今天就让我借《大众医学》"医患之声"栏目，代表众多病友，对您说一声"谢谢"！PM

大众医学：这位读者的来信原有六千余字，因版面所限，只能删减。读者若想看完整版本，请手机扫描二维码，关注"大众医学"官方微信，点开下拉菜单"好医生"中的"网友推选"，阅读真实感人的"好医生故事"。同时《大众医学》"我心目中的好医生"有奖微问答活动持续进行中，邀您参与，请在上述提及的微信"好医生故事"中查看活动详情。

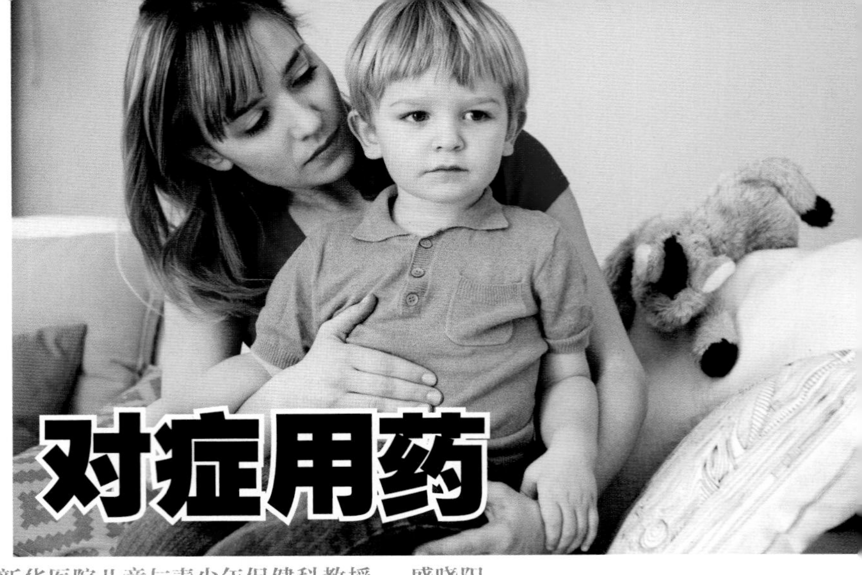

宝宝腹泻 辨明原因 对症用药

上海交通大学医学院附属新华医院儿童与青少年保健科教授　盛晓阳

腹泻是儿童常见的消化道症状之一，腹泻时大量的水分以及各种营养成分随稀便排出，容易引起急性脱水、营养不良。通常，宝宝腹泻1~2天，就会出现体重减轻、精神萎靡等症状。因此，每当宝宝腹泻时，妈妈总是千方百计地寻找能快速止泻的良药。

其实，宝宝腹泻类似于发热，只是症状而不是疾病本身。腹泻可能由病毒、细菌等感染而引起，也可能由过敏等免疫异常或者其他原因引起。目前，治疗宝宝腹泻的药物名目繁多，但迄今为止，还没有一种药物可以帮助宝宝很快止泻。因此，面对五花八门的止泻药，妈妈需要仔细鉴别药物特性，再对症选药。

抗生素：抗细菌感染

抗生素主要是针对细菌感染引起的腹泻。如痢疾杆菌、大肠杆菌等感染引起的宝宝腹泻，必须应用敏感抗生素治疗。然而，对大多数宝宝来说，细菌感染的可能性比较小，而由轮状病毒、诺如病毒或者其他病毒感染引起的腹泻较为多见。抗生素对这些病毒毫无用处，更麻烦的是，抗生素还会“不分敌我”杀死肠道内对人体有益的益生菌，造成肠道菌群失衡，使肠道内有害菌乘虚而入，反而导致继发细菌感染。此外，抗生素还有不良反应。因此，应用抗生素治疗腹泻需要慎重。

特别提醒：黄连素（小檗碱）是一种重要的生物碱，是我国应用很久的中药，其主要成分是盐酸小檗碱，有抑菌作用，特别是针对痢疾杆菌、大肠杆菌有较好的抑菌作用。但黄连素在婴幼儿中的应用经验有限，不适用于1岁以下的婴儿。

止泻药：收敛、止腹泻

止泻药根据其止泻的药理作用可大致分为三类。

第一类　洛哌丁胺（易蒙停）、地芬诺酯（苯乙哌啶）、匹维溴铵（得舒特）等。通过增强胃肠平滑肌张力，减弱胃肠蠕动而达到止泻的目的。

特别提醒：这类药物属于处方药，禁用于2岁以下儿童，5岁以下儿童也需谨慎使用。小年龄宝宝的胃肠道发育尚未成熟，这些药物可促使肠道内的有害物质或其他不能消化吸收的物质渗透加速，并通过宝宝尚未成熟的肠壁组织，加重腹泻或诱发过敏反应。

第二类　药用炭、蒙脱石散（思密达）、鞣酸蛋白等。该类药物能吸附肠道内多种有毒或无毒的刺激性物质，以及肠内异常发酵产生的气体，还可使肠黏膜表层的蛋白质沉淀，形成一层保护膜，从而减轻腹泻时各种有害物质对肠壁的刺激，减少肠蠕动，降低炎性渗透物，起到收敛、止泻的作用。

特别提醒：虽然这类药物安全性相对较高，而且大多为非处方药，但妈妈最好还是在医生指导下选择这类药物。研究表明，这类药物的吸附无选择性，会影响到肠道内消化酶，如胃蛋白酶、胰酶等的活性。此外，这类药物在抑制肠道内有害物质吸收同时，还会妨碍营养物质的吸收，长期应用会影响儿童的营养状况。

第三类　杜拉宝（消旋卡多曲颗粒）。该类止泻药是新型止泻药，可通过延长消化道内源性脑啡肽的生理活性，减少水和电解质的过度分泌，从而减轻腹泻。

特别提醒：杜拉宝需要医生的处方。在口服或静脉补液的前提下，可以安全地应用于1个月以上的婴幼儿。

宝宝患急性感染性腹泻，不要盲目使用止泻药

需要注意的是，宝宝患急性感染性腹泻时，如盲目应用止泻药可能使肠道内由细菌或病毒产生的毒素无法排出，反而加重病情。因此，应用止泻药时，需要配合抗生素、液体补充等治疗措施。

功能调节剂：平衡肠道菌群

益生菌、益生元等作为宝宝腹泻时的辅助治疗药物，在临床上的应用越来越广泛。研究证明，双歧杆菌、乳酸菌等益生菌以及低聚半乳糖等益生元，可以纠正肠道菌群失衡，加快腹泻痊愈。

特别提醒：胃肠功能调节剂主要适用于腹泻的辅助治疗，在严重急性腹泻时，不能替代补液，以及抗感染、止泻等治疗。

事实上，宝宝急性腹泻时，妈妈不要急着给宝宝吃药，期望腹泻能马上停止，而应该密切观察、加强护理。一般地说，妈妈需要观察宝宝的大便次数、性状和量，以及大便是否带血或黏液等，同时也需要注意宝宝的精神状态，是否有发热、呕吐等伴发症状。必要时，妈妈应该带宝宝去医院就诊，以免错用或误用药物，对宝宝健康造成危害。此外，针对长期、慢性腹泻的宝宝，应寻找腹泻的原因。这些宝宝很可能是由食物过敏或其他疾病所致。妈妈需要注意观察宝宝饮食与腹泻的相关性以及皮疹等伴发症状。这些信息对医生判断宝宝腹泻的原因非常重要。PM

宝宝腹泻期间，妈妈需关注两点事项

1. 补足水分 当宝宝发生急性腹泻时，最重要的并不是止泻，而是补足水分、调整饮食。口服补液盐、多喝水或者增加母乳喂养量等都可以帮助宝宝补充水分，降低腹泻引起脱水的风险。需要注意的是，不能以果汁、饮料或糖水来补充水分，因为这些都是高渗液体，反而可能加重腹泻。

2. 不应禁食 在宝宝腹泻期间不应该禁食，或只给喝米汤。大量研究证实，腹泻期间的宝宝应该继续正常饮食，这样才能保证营养供给，并促使腹泻更快痊愈。当然，腹泻期间的饮食可以根据宝宝的胃口适当调整，如减少油腻、增加水分等。如果宝宝腹泻持续时间超过5天，则需要进一步调整饮食，以应对继发的乳糖不耐受等并发症。

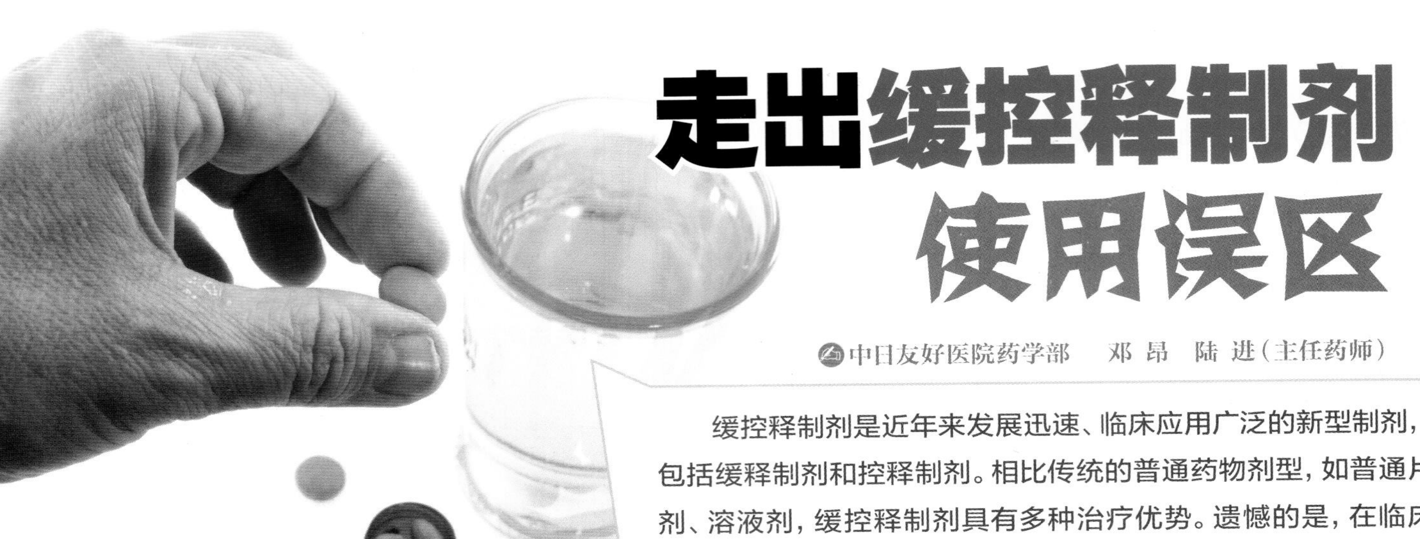

走出缓控释制剂使用误区

中日友好医院药学部　邓 昂　陆 进(主任药师)

缓控释制剂是近年来发展迅速、临床应用广泛的新型制剂，包括缓释制剂和控释制剂。相比传统的普通药物剂型，如普通片剂、溶液剂，缓控释制剂具有多种治疗优势。遗憾的是，在临床上，仍然有许多患者对它们的作用特点、使用方法，以及使用时的注意事项还比较生疏，因此，误用现象仍比较普遍。

误区一 用药次数过多或过少

生活实例一 王先生因为低钾血症曾服用枸橼酸钾口服溶液治疗。复诊时，医生给王先生处方了氯化钾缓释片，并告知每 12 小时口服 2 片。王先生回家后并没有遵守医嘱服药，而是想当然的认为，自己曾服用的枸橼酸钾口服溶液每日需要服用 3 次，氯化钾缓释片也应该每日服用 3 次，于是，自己调整了用药次数，每日 3 次，每次 2 片。2 周后再次复诊时，发现血钾超过了正常上限。经医生仔细询问，才知道王先生自己调整用药方案，服药次数超过了医嘱定量，导致高钾血症。

专家分析：临床证实，氯化钾缓释片每天服用 2 次便可达到有效浓度，而许多患者却仍然按照每日 3 次服用。这类药物使用次数过多，可能导致血药浓度过高，增加不良反应发生率，而且由于这类药物的价格比普通药物贵，无形中也会增加患者的治疗费用。

生活实例二 李先生因哮喘发作，使用茶碱缓释片治疗。李先生认为，缓释剂型的茶碱片作用时间长，便每日早上使用 1 次。但是，如此连续用药 1 周，哮喘仍然每天夜间发作，不得不使用应急的沙丁胺醇气雾剂控制哮喘发作。复诊时，他向医生询问缘由才明白，原来茶碱缓释片的用法应该是每 12 小时 1 次，而他晚上少用药 1 次，导致夜间哮喘发作。

专家分析：任何药物使用的次数，若比规定的次数少，都很难达到应有的血药浓度，倘若药物的血药浓度始终维持在较低的水平，就不能达到应有的治疗效果。缓控释制剂同样也是如此。茶碱缓释片，每天服用 1 次，药物浓度低，不能有效地防治夜间哮喘发作。

误区二 擅自加药并嚼碎后服用

生活实例 78 岁的张女士由于高血压需要长期口服硝苯地平缓释片（10 毫克 / 片），每日 2 次，每次 1 片，血压控制良好。但是，近两天由于气温骤降，温度变化过大，张女士感觉血压升高明显，晚上 7 点自查血压 170/110 毫米汞柱，为此，她打算加服 1 片硝苯地平缓释片。因为担心缓释药物起效慢，便自行将硝苯地平缓释片碾碎后吞服；8 点钟自测血压降到 140/90 毫米汞柱；9 点钟张女士发现血压升高到 160/100 毫米汞柱，担心血压没控制住，于是，她继续碾碎 1 片硝苯地平缓释片吞服。

在第二次服药后 30 分钟，张女士出现头晕恶心、心悸胸闷，继而意识模糊，被家人送往急诊抢救。后来才得知，由于短时间内连续服用碾碎的硝苯地平缓释片，破碎的剂型使较大剂量的硝苯地平突然释放，诱发了心源性休克。

专家分析：大多数口服的缓控释制剂都不能嚼碎后服用，以免剂型被破坏而失去其应有的缓释或控释作用。只有少数缓控释制剂由于使用了特殊工艺，可以根据标记刻痕掰开，如微囊化的药物颗粒，即每个颗粒是一个独立的贮库单位，每个颗粒用聚合物薄膜包裹之后压片，该种剂型可以掰开，但仍不能强行碾碎服用。再如，骨架控释剂型的药品，如曲马朵缓释片可使用半粒，其目的是方便患者及时调整用药剂量。

误区三 控释剂使用不当

生活实例 刘先生因为肺癌骨转移，出现严重的癌性疼痛住院，医生为他处方了芬太尼透皮贴剂（4.2 微克 / 贴），每 72 小时 1 次，每次 1 贴外用。由于时值冬天，家人担心刘先生在病房受凉，特意将一手炉放置在刘先生胸前保暖。使用贴剂两天后，刘先生出现头晕嗜睡、恶心呕吐等症状，经医生检查，发现是手炉靠近贴药部位，使贴药部位体温升高，促使应该稳定释放药物的贴剂，释放药物速度加快，导致不良反应发生。

专家分析：芬太尼透皮贴是一种持续释放通过皮肤吸收的控释剂型，该药的镇痛时间较长，药物释放稳定。但是，当皮肤温度升至 40 ℃时，血清芬太尼的浓度约提高 1/3。因此，发热患者使用本品时应监测其阿片类药物副作用，必要时应调整本品的剂量。患者应避免将本品的贴用部位直接与热源接触，如加热垫、电热毯、加热水床、烤灯或长时间的热水浴、蒸汽浴及温泉浴等。

除此类贴剂有“药物突释”的情况外，有文献报道，1985 年国外研究也曾发现高脂饮食引起茶碱缓释胶囊“Theo-24”出现剂量突释而使患者中毒，食物对缓控释制剂吸收的影响也要引起重视。PM

排出整粒药片，是怎么回事情？

赵女士患 2 型糖尿病 3 年。最近，由于治疗方案调整，医生为她处方了格列吡嗪控释片（5 毫克 / 片），每日 1 片。赵女士遵守医嘱用药后，发现了一个奇怪的现象，那就是，她意外发现药品整片出现在次日的大便中。赵女士担心药物没有被吸收，治疗效果会打折扣。因此，带着疑问找到医生。

专家分析：一些患者在使用某些控释制剂时，会出现生活实例中赵女士那样的情况。这不属于用药错误和误区。有些控释剂型使用渗透泵技术，即将药物包裹于不吸收的外壳内，这种设计的目的是使药物缓慢释放，以利人体吸收。当这一过程结束以后，药片的空壳就会自动排出体外。这种情况的出现并不影响药物治疗的效果。

缓控释制剂与普通制剂对比

特点	普通制剂	缓控释制剂
给药次数	需每天多次给药，常造成漏服药物现象发生	患者每天用药次数减少，漏药现象很少发生
治疗疗效	药物释放波动较大，当血药浓度处于“波谷”时，药物浓度低于治疗浓度，不能发挥疗效	药物释放稳定，吸收较为完全，可获得平稳、有效的治疗血药浓度，疗效－剂量达到最佳化
胃肠道副作用	血药浓度处于“波峰”时，可能会高于药物“最小中毒浓度”，容易发生消化道不良反应	血药浓度波动小，可以降低药物对胃肠道的直接刺激，提高用药安全性
适用人群	普通患者	适用于长期服药的慢性病患者，如心血管疾病、心绞痛、高血压、哮喘等

延伸阅读

什么是缓释剂型和控释制剂？

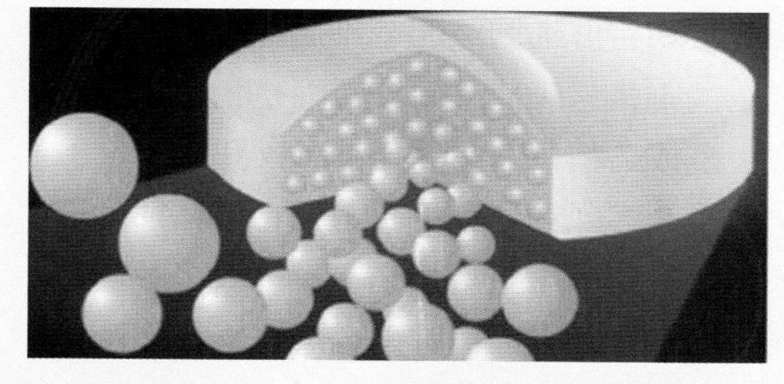

缓释剂型 缓释制剂是采取不同的方法使药物延长释放时间的一种药物剂型，所制成的片剂称为缓释片，而制成的胶囊称为缓释胶囊。由于缓释剂型能够持续释放药物 8 小时以上，所以，每天的服药次数可以比普通药物至少减少一次，或者用药的间隔时间可以明显延长，如琥珀酸美托洛尔缓释片、布洛芬缓释胶囊等。

控释制剂 控释制剂通过特殊的制剂工艺提供释放药物的程序，在规定时间内，药物按照恒定或基本恒定的速度，定量从药物剂型中释放出来，使血液中的药物浓度在一定时间内维持在一个有效的治疗水平，如硝苯地平控释片、芬太尼透皮贴等。

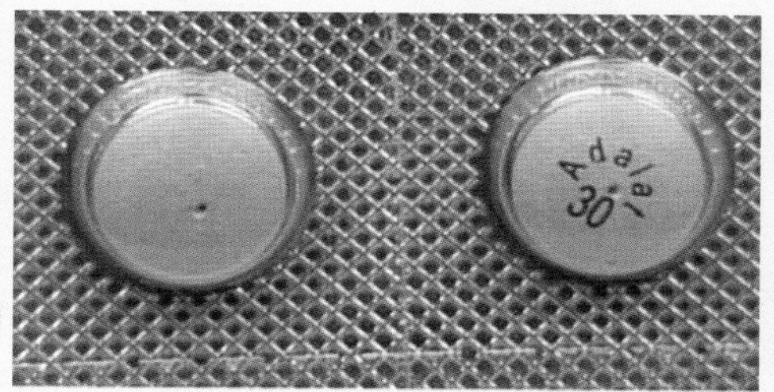

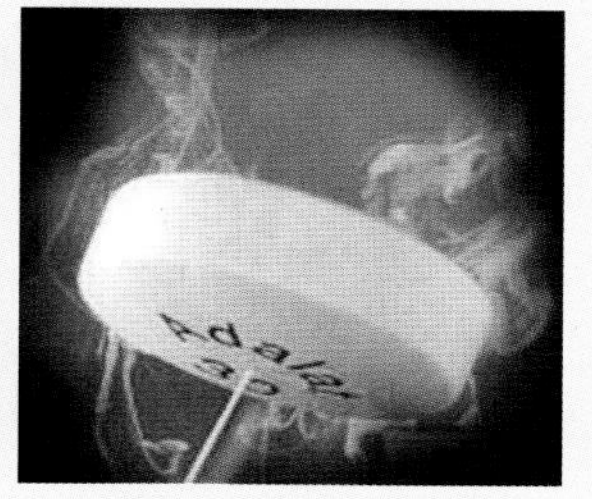

医生手记

一名25岁的已婚女性，因不明原因肝损伤前来看我的门诊。此前，她已看过多名肝病或感染病科医生，做过各种肝病相关检查，排除了慢性病毒性肝炎、酒精性肝炎、脂肪性肝炎、自身免疫性肝病和遗传代谢性肝病等。有医生曾考虑过药物性肝损害，但均因“缺乏证据”而未确定，多名医生建议肝穿刺病理活检。我详细问诊并阅读所有检验单和影像资料后，追问她半年内的用药史，她略显尴尬地说道：“我是乙肝小三阳患者。大约在5个月前，也就是在我结婚后一个月，因真菌性阴道炎反复发作，我曾经口服过氟康唑。”听完她的话，我诊断她为抗真菌药物性肝损伤，并按照药物性肝损伤处理原则实施保肝治疗．三个月后，患者肝功能完全恢复正常。

口服抗真菌药，莫忘保护肝脏

第二军医大学长征医院感染科教授　缪晓辉

真菌感染可分为浅表真菌感染和深部真菌感染两大类。目前，治疗真菌感染多采用局部用药、口服或静脉使用抗真菌药等方法。由于局部涂布药物剂量不大，吸收到血液中的药物剂量较小，故局部使用抗真菌药所致肝损伤并不常见。但口服或静脉使用抗真菌药后，致肝损伤的风险较大，潜伏期较长。

抗真菌药：为何特别“青睐”肝脏

抗真菌药的种类有限，但临床上常用的抗真菌药均有肝损伤，严重者甚至会引起肝衰竭。那么，为何抗真菌药如此青睐肝脏呢？我们需要简单了解一下药物性肝损伤的发生机制。药物性肝损伤分为直接毒性和间接损伤。所谓直接毒性，就是药物直接伤害肝细胞或胆管细胞，其程度与药物的剂量呈正比；间接毒性是指药物通过免疫或药物代谢酶的异常而致肝损伤。

绝大多数药物性肝炎只在特异体质的人群中发生，与免疫损伤有关；大多数药物在肝脏代谢，而肝脏是合成药物代谢酶P450的主要器官，因此，无论是肝脏本身疾病导致P450的异常，或是药物干扰了P450的活性，都会导致用药后肝脏损伤。抗真菌药大多会干扰甚至严重干扰肝脏P450的活性，这是其容易导致肝损害的主要机制，也是抗真菌药比其他药物更容易出现肝脏不良反应的重要原因。

口服抗真菌药：注意监测肝功能

患者在院外使用抗真菌药大多是针对浅表真菌感染的，涂布用药较多。如果需要口服抗真菌药，建议大家一定要注意监测肝功能，尤其是转氨酶和胆红素水平，一旦发现肝功能异常，立即就医，在医生指导下恰当使用保肝药。需要说明的是，并非在使用抗真菌药前均需常规使用保肝药。

目前认为，以下情况建议预防性使用保肝药：①肝脏病史明确，甚至比较严重，比如肝硬化患者；②使用抗真菌药时间较长，或合并使用2种以上抗真菌药者；③患者全身情况较差，或伴有其他慢性疾病者，抗真菌药治疗后发生肝损伤可能性较大；④过去有药物性肝炎病史者；⑤过敏体质者，如患哮喘和过敏性皮炎、鼻炎等。一般地说，药物性肝损伤虽然属于急性病，但恢复时间可能会较长。PM

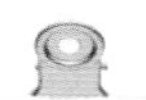

临床常用抗真菌药不良反应举例

1.多烯类抗真菌药：如两性霉素B、制霉菌素、灰黄霉素等，后两种抗真菌药副作用较大，已很少用于口服。两性霉素B是抗真菌常用药，该药主要和严重的不良反应是肾毒性，但也会导致肝损伤。

2.吡咯类抗真菌药：如氟康唑、伊曲康唑和伏立康唑等，这类药物主要针对念珠菌感染、曲霉菌感染、隐球菌感染等，在临床上应用最广泛，具备多种剂型（静脉、口服、外涂、栓剂等），导致的肝损伤最多。

3.棘白菌素类：包括卡泊芬净、米卡芬净和安妮芬净等，这类药物上市较晚，价格较昂贵，应用尚不多，主要用于白念珠菌和曲霉菌感染的治疗，尤其是耐其他抗真菌药后的治疗，但对隐球菌感染无治疗作用。这类药物也有肝肾毒性，比较而言，副作用要小一些。

4.5-氟胞嘧啶：这个药物主要用于念珠菌和隐球菌感染，效果较弱，多与其他药如两性霉素B等合用，其不良反应包括用药后转氨酶升高。

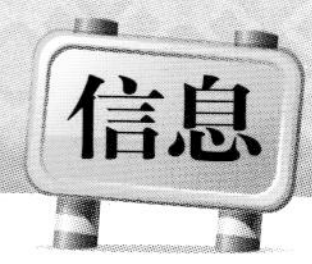

第十一届国际络病学大会在石家庄举行

2015 年 5 月 30 日，由中国工程院医药卫生学部、中华中医药学会等共同主办的“第十一届国际络病学大会暨石家庄生物医药院士工作站启动仪式”在石家庄以岭健康城隆重开幕。钟南山、樊代明等 20 位院士，国家卫生计生委副主任、国家中医药管理局局长王国强等领导，以及国内外 2 000 余名专家学者出席会议。通过学术交流，推动中医络病学向现代化和国际化迈进。国际络病学大会已成为中医药界涉及心血管、脑血管、呼吸系统、内分泌系统、肿瘤等多个领域的国际品牌学术盛会。在院士论坛上，钟南山院士《从流感的治疗看中医防治疾病的特色》、张运院士《易损斑块与炎症性血管形成及干预研究》以及吴以岭院士《络病研究与转化医学》的学术报告等，受到了与会专家学者的一致好评。

基因检测：助力肺癌个体化治疗

随着“伴随诊断”技术的应用，肺癌治疗进入个体化医疗时代。研究发现，胰岛素受体家族的成员——间变性淋巴瘤激酶（ALK）是非小细胞肺癌的关键启动癌基因之一。中国每年新发 ALK 阳性非小细胞肺癌病例数接近 35 000 例。为此，《中国肺癌诊断专家共识》指出：对于潜在怀疑存在 ALK 基因变异的患者均应进行基因检测，并将基因检测作为“伴随诊断”来确定非小细胞肺癌患者能否使用靶向治疗药物克唑替尼。据悉，罗氏诊断 VENTANA ALK IHC 检测是唯一获得欧盟认证的体外诊断免疫组化检测，并于 2013 年获得中国国家食品药品监督管理总局批准，可用于识别适合克唑替尼治疗的患者。中国人民解放军第 307 医院全军肿瘤中心肺部肿瘤科、肺癌多学科治疗中心主任刘晓晴教授表示：精确的 ALK 基因检测，对于筛选适合靶向治疗药物的非小细胞肺癌患者起着决定性作用。

核桃补脑大作战

近日，美国加州核桃协会倾情推出了4 款可爱又兼具营养美味的便当食谱。活动当天，美国加州核桃协会特邀著名营养学家刘纳给大家上了一堂膳食营养课，分享了许多实用的膳食营养搭配小窍门。比如，如果选择地中海饮食，加些核桃，快速补充大脑营养，增强认知能力，改善睡眠等。坚果是传统地中海饮食的重要组成部分，长期地中海饮食会给人体带来诸多益处，如控制肥胖、维持血压和血脂平稳、改善胰岛素抵抗，以及减少脂质氧化和炎症反应等。据观察，长期地中海饮食，每日合理摄入 30 克混合坚果，其中包括 15 克核桃、7.5 克榛子和 7.5 克杏仁，能有效降低心脑血管病的发生。本次活动主办方还邀请著名主厨精心设计了4 款便当食谱，添加了优质核桃，既增加了便当菜式的多样性，又大大提升了营养价值。

评估卵巢储备功能 个体化制定生育计划

随着现代女性结婚和生育年龄的推迟，高龄产妇人数大幅提升，难孕、不孕人群比重与生育风险不断加大。为更好地了解与体内各类生殖激素和卵巢储备功能有着密切关系的女性生育能力，罗氏诊断宣布：用于评估女性卵巢储备功能的首个全自动 Elecsys 抗缪勒管激素（AMH）检测于 2015 年 4 月正式在中国获批上市。北京协和医院妇产科孙爱军教授表示：“罗氏诊断 Elecsys AMH 检测试剂，能够帮助医生评估女性生育能力，并对生育能力的保留进行个体化设计，以及制定生育计划。”据悉，作为首个全自动 AMH 检测，罗氏诊断 Elecsys AMH 为临床提供了更准确、灵敏、快速、方便的检测方法，帮助医疗专业人员把 AMH 检测纳入常规临床实践。与传统方案及人工 AMH 检测相比，该检测无须空腹，仅需 2 毫升血液，可更快（仅需 18 分钟）得到更高效的检测结果。

关注婴儿营养中蛋白质的质和量与远期健康

2015 年 5 月，第 86 届雀巢营养科学院专题研讨会在北京举办，分别就“水解蛋白配方与婴儿喂养”“正常新生儿喂养中的蛋白质”和“早产儿喂养中的蛋白质”三大主题进行研讨。针对过敏高发的现状，国内外研究证明，母乳喂养是预防过敏的最好方法。母乳中的蛋白质是高质量、低含量的，是婴儿最好的食物，母乳喂养的婴儿日后发生肥胖、糖尿病和心血管疾病的风险较低。同时，也探讨了蛋白质加工技术所带来的健康效益。适量优质蛋白配方中的必需氨基酸和支链氨基酸含量很接近于母乳，对婴儿是安全的，且营养充足。适度水解牛奶乳清蛋白婴儿配方有预防过敏的作用，可降低特应性皮炎发病风险，给婴儿带来良好的健康效益。专家们建议，适度水解蛋白配方适用于所有母乳不足或者无法母乳喂养的婴儿。

“孕妈妈开放日”：专家教你如何应对夏日高温

近日，红枫国际“孕妈妈开放日”在红枫国际妇产医院成功举办。复旦大学附属妇产科医院专家夏燕萍教授向孕妈妈们详细介绍了孕期的生理变化，以及夏季饮食、睡眠等方面的注意事项，并耐心解答了孕妈妈们的各种疑问。上海红枫国际妇产医院是一家以国际标准建造的妇幼医疗机构，开设妇科、产科、新生儿科、儿科、产后康复中心、儿童早期发展中心，并与红枫母婴中心的母婴商场、中心会所、医疗美容、产后修复等形成一站式的配套服务。据悉，红枫国际妇产医院举办的“孕妈妈开放日”公益活动将常态化，面向广大育龄期准妈妈们免费开放，不定期邀请来自妇产科医院、第一妇婴保健院，以及国外的妇产专家，分享最前沿的孕产知识。为使广大准妈妈获得最佳体验效果，准妈妈们可通过红枫国际妇产医院官网或致电医院总机进行预约。

妇科肿瘤精准医疗时代来临

随着诊疗技术和手段的进步、人类基因组测序技术的革新以及大数据分析工具的出现，精准医疗的时代已经到来，它将为病人提供更精准、高效、安全的诊断及治疗。最近，在第三届复旦大学附属妇产科医院国际妇产科高峰论坛上，徐丛剑院长认为，精准医学就是根据患者在基因、环境和生活方式方面的特异性而制定个性化的精准预防、诊断和治疗方案，这或许对妇科肿瘤患者的治疗具有颠覆性的改变。该院正在进行一项多中心的卵巢癌靶向治疗研究，试图通过使用 PARP 靶向抑制剂影响和改变 BRCA1/2 基因突变患者的预后。妇科肿瘤的精准化医疗只有结合精准化的检测技术，才能走得更远。复旦大学附属妇产科医院华克勤教授提到，随着宫颈癌年轻患者比例的上升，既要考虑患者的生育需求又要防止术后肿瘤复发，保留子宫体的根治性宫颈切除术是一种有效策略，而对宫颈肿瘤细胞的精准定位和对转移风险的有效评估让这种策略成为可能。

“中国性科学普及工程——男性健康中国行”走进上海

7 月 4 日，“男性健康中国行”来到上海。本次上海站的活动由中华医学会男科学分会、《中华男科学杂志》《中国男科学杂志》和《大众医学》杂志主办，上海交通大学医学院附属第九人民医院泌尿外科及白云山制药总厂承办。本次活动分大型健康公益讲座和大型义诊两个部分。活动中，中华医学会男科学分会主任委员姜辉、中华医学会男科学分会副主任委员王忠等做了报告，介绍了目前国内男性健康，尤其是勃起功能障碍的相关情况。与会专家特别指出，中国首个“伟哥”——白云山“金戈”的面世，有利于降低勃起功能障碍药物治疗的成本，让更多人享受“性福”，提高身心健康水平。

大众医学 popular medicine

2015年8月 读者俱乐部

2015年第8期 “读者健康中心”幸运会员名单

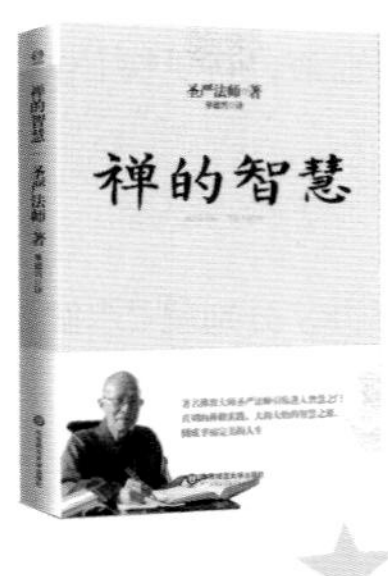

《禅的智慧》

慈悲没有敌人，智能不起烦恼。真切的禅修实践，大彻大悟的智慧之源，圆成幸福完美的人生。本书结合了正信的佛法，圆融的世理，练达的人情，以一贯亲切、明晰的方式，回应当代人的知性及心灵需求，处处表现出以佛法为依归，以人生为诉求的人生佛教精髓。本书阐释问题丰富、全面，用通俗的语言回答了一般的佛法理论、日常的修行实践和困惑人生的问题，启发人们正确认识佛教，正确地对待生活，很值得认真阅读。

作者：圣严法师

华东师范大学出版社出版

定价：28.00元

以下50名获《禅的智慧》

程黛云　吕范之　（安徽）　戚　彪　（北京）　黄　雷　黄荣祥　江德宗　林　瑞　卢洁心　（福建）　陆荣正　（甘肃）　刘贻昭　（广东）　罗会祺　（广西）　樊洪纪　刘乃忠　（河北）　白静毅　蔡忠德　（河南）　焦振华　（湖北）　陈有兰　方润屋　黄家康　黄　琪　姜家祯　李耀忠　缪德润　邵　建　（江苏）　陈济淼　耿玉麟　金永林　（山东）　李保田　李养博　（山西）　陈芳鸿　蒋仙法　李外康　（陕西）　曹鸿福　龚阿毛　龚伟新　黄　洁　金忠民　鲁绶珊　马香生　钱水林　秦颂纲　荣龙生　（上海）　李友胜　（云南）　陈庆年　陈月芳　傅正明　李成胜　（浙江）　何庆鑫　（重庆）　李瑞凯　（内蒙古）　刘汉奎　（黑龙江）

以下50名获《男人锦囊》

杨凤英　云保良　（安徽）　于萌新　朱志尧　（北京）　肖正禄　（福建）　许中俭　赵克伦　（甘肃）　张少华　（广东）　王政仁　（广西）　吴多生　（海南）　王振国　（河北）　张树存　周宽玉　（河南）　张丽华　（湖北）　吴应明　（湖南）　徐秋野　（吉林）　王富荣　吴宗兴　杨肇嘉　邹华琴　（江苏）　徐树峰　（江西）　余　爽　郑国中　（陕西）　施桂芳　王能达　吴振兴　奚林祥　徐玉璐　叶铜根　于　绮　张丽红　朱蘋娟　（上海）　尹国平　（四川）　王优女　魏毓仁　翁国振　杨荣生　杨一鹗　应美如　张昌刚　张静香　张均梅　张新书　周云九　邹光熙　（浙江）　熊正兰　（重庆）　唐元根　王世茂　张以惠　（内蒙古）　王　毅　（黑龙江）

《男人锦囊》

本书由《大众医学》和《中国男科学杂志》联合汇编，汇集了国内各大医院的知名男科专家，以及泌尿外科、内分泌、中医、心理、皮肤性病领域等多学科人员参与，他们以深厚的理论基础、丰富的临床实践、踏实严谨的态度，对男性生殖领域的各类问题做了权威的分析和总结。

上海科学技术出版社出版

定价：35.00元

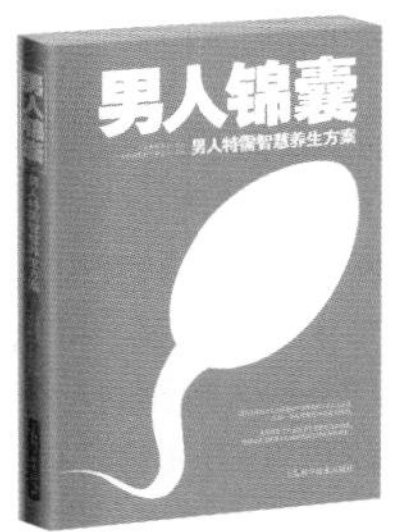

《读者评刊表》 请转至《大众医学》官方网站填写

你喜欢哪些佳作？你想今后多看哪类文章？你有哪些意见？你想参加哪些活动？

★ 欢迎登录大众医学网站(www.popumed.com)，进入“读者俱乐部”栏目，填写《读者评刊表》，并可查询会员申请是否成功。

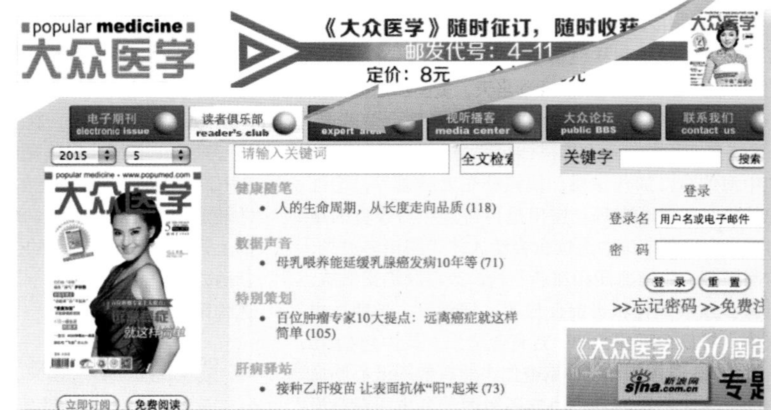

会员待遇（若您的通讯地址发生变化，请务必联系我们，进行更新。）

● 参加每月一次的抽奖活动，获得图书、保健品、生活用品等奖品。

● 与编辑部建立最直接的联系，参与选题策划、栏目设置等活动。

● 免费得到健康、医疗咨询服务。

● 一次加入，即可成为永久会员，享受会员待遇。

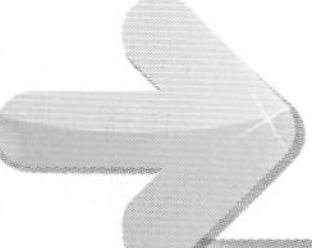

全年（2015年）订阅《大众医学》杂志的读者，凭订单复印件可参加今年第四季度“年度健康奖”抽奖活动。请将订单复印件邮寄到下列地址。

邮寄地址：上海市徐汇区钦州南路71号《大众医学》读者健康中心　邮政编码：200235

传真：021-64845062　电子信箱：popularmedicine@sstp.cn

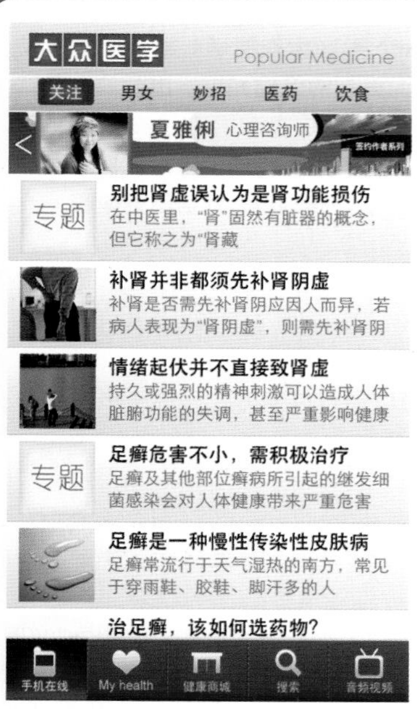

大众医学手机版（APP）是《大众医学》杂志旗下融合性新媒体平台，适配 iOS 和 Android 操作系统的手机和平板电脑，具有图文展示、音频视频、应用下载、内文链接、多渠道分享等功能，带来健康资讯阅读新体验。扫描二维码立即下载。

扫描二维码

立即下载

签约作者张道龙来沪举办心理公益讲座

张道龙（Daolong Zhang，MD）是美籍华裔心理学专家，美国执业精神科医生，美中心理文化学会（CAAPC）、在线精神健康大学、短程心理咨询督导训练营创始人，大众医学手机版签约作者。6 月 20 日，张道龙受复旦大学心理系邀请，在复旦大学举行了一场为期一天的心理公益讲座，主题是“临床心理咨询的评估及核心技术——基于 DSM5 和整合式短程心理咨询”。DSM5 即《精神障碍诊断与统计手册》第五版。讲座针对心理咨询师，也有许多心理学爱好者参与，参会人数近 400 人。在志愿者的参与下，两场现场心理咨询帮助参与者理解了心理咨询解决问题的方法。张道龙分享的“焦点解决短程治疗（SFBT）”的精髓之一，不仅对心理咨询师有帮助，对普通人也有借鉴意义，这个观点就是“问题不会永远发生，一定有例外，围绕例外构建解决方案”，当你面临人生困惑时，想想看，在一堆让你心烦的事情中，什么事能让你哪怕暂时忘记烦恼呢，找到它、强化它。请扫描此二维码查看张道龙医生精彩心理咨询分析文章。

带状疱疹后神经痛难缠

带状疱疹俗称“缠腰龙”“蛇盘疮”，系感染水痘 - 带状疱疹病毒所致，春夏季节高发，若治疗得当，2~3 周后皮肤损伤和水疱症状即可痊愈。不过，25%~50% 的 50 岁以上感染者可能留下“后遗症”——带状疱疹后神经痛。

上海医学会疼痛学会主任委员、上海交通大学医学院附属仁济医院疼痛科王祥瑞主任介绍，若带状疱疹患者在皮损愈合后发生类似灼烧或火烧样疼痛、电击样痛、针刺样痛、撕裂样疼痛或异常感觉，且采用常规止痛药治疗一段时间后没有好转，要警惕是否发生了带状疱疹后神经痛。

北京中日友好医院疼痛科主任樊碧发教授表示：带状疱疹后神经痛由水痘 - 带状疱疹病毒导致的神经功能紊乱引起。传统镇痛药物（对乙酰氨基酚、布洛芬、双氯芬酸、曲马多、吗啡等）对带状疱疹神经痛疗效并不理想。以普瑞巴林（乐瑞卡）为代表的新一代钙离子通道抑制剂能够通过调节过度兴奋的神经元，减少兴奋性神经递质的过度释放，减轻疼痛、缓解焦虑情绪、改善睡眠。现已被众多国际指南推荐为治疗带状疱疹后神经痛的一线药物。

带状疱疹后神经痛不易被患者自我发现而确诊，所以，若有上述症状，请患者优先前往设有疼痛科、神经内科的医院就诊。详细介绍请扫一扫本二维码，阅读并收藏，并转给有需要的朋友。

百余名乳腺外科专家将为乳腺健康建言

由《大众医学》参与策划的《与美丽同行——“关爱乳房”乳腺健康系列丛书第一季》新书编撰启动仪式于 6 月 14 日在福州举行。本书由复旦大学附属肿瘤医院邵志敏教授担任名誉主编。上海新华医院韩宝三教授、解放军总医院王建东教授、福建省肿瘤医院刘健教授、北京清华长庚医院罗斌教授、中国医学科学院整形外科医院栾杰教授分别担任主编、副主编。

新书启动仪式借助“第三届海峡乳腺论坛暨第五届福建省乳腺论坛”的平台举办，我国包括台湾、香港的众多乳腺外科专家齐聚本次论坛，他们中的百余名专家将参编本书，第一次编委会会议在福州如期举行。

本书的最大亮点在于医生们的公益行动，全国最顶尖的乳腺外科医生们将为中国女性的乳腺健康建言，他们还把稿费全部捐献给公益机构。想知道你认识的医生是否也参加了这个公益行动吗? 请扫描二维码了解详情。

以上内容登录大众医学网站（www.popumed.com），在大众论坛“手机版资讯”板块也可查看。

我要读《大众医学》八十年

20世纪50年代，我身患当时的绝症——肺结核病。那时候，我正巧读到《大众医学》“肺结核病专辑”，从中得到有益启示。“死里逃生”后，就爱读这本医学科普刊物。之后，我经历了一段苦难时期，直到1980年，我重登高等师范学院讲台时，才与《大众医学》“再续前缘”。退休后，我坚持自费订阅《大众医学》杂志至今，是《大众医学》的忠实读者。我出生于1927年，如今已是米寿（88岁的雅称）老人，身心健康，无“三高”，每小时能步行5千米。我认为，养生犹如“马拉松”长跑，要修得晚年健康长寿，并非易事。我目前的状况，除了自己坚持合理饮食、加强运动外，更离不开《大众医学》的“悉心指点”。我想，以我目前的情况，读《大众医学》八十年，应该不是梦想！

浙江　金承训

我让《大众医学》杂志发挥更大作用

今年，儿子给我们夫妻订了一份《大众医学》杂志，我们俩不仅轮流阅读，还根据自己的身体情况有选择性地重点阅读，并一起经常讨论、研究。同时，我们还会把一些好文章推荐给我们的朋友。现在，儿子媳妇也在看这本杂志。为了使《大众医学》杂志让更多人阅读，我把看过的杂志送给了居委会。居委会同志把杂志放在了老年活动室的报刊架上。这样一来，就会有更多老年人看到这本杂志，《大众医学》杂志也变成供“大众阅读”的“活书”。

上海　肖忖

我和《大众医学》的情缘

我是一名医务工作者，退休十多年。我和《大众医学》“相识”在52年前（1963年），当时我正在山西医学院念大三，在一个小书摊上，我偶然看到一本《大众医学》杂志，32开本的小册子。之后，《大众医学》停刊了一段时间。1978年，我得知了《大众医学》杂志复刊的消息，便坚持订阅至今，已整整37年。《大众医学》刊登的文章，既有基础理论的内容，又有先进的新技术，使我能够不断学习和更新自己的知识，使自己在医学领域里始终“不落伍”。现在，我家里保存着整整一箱《大众医学》杂志。退休十多年来，我们夫妻俩对《大众医学》更是爱不释手。这些年，《大众医学》增加了很多有关老年病防治、老年营养保健等内容，还增加了“健康锦囊”小册子，非常实用。

山西　潘德福

编辑部的话：上述三位读者，两位是《大众医学》的老朋友，一位是《大众医学》的新朋友，都喜欢看《大众医学》杂志。曾听创刊人裘法祖院士说过，《大众医学》创刊时，单月为综合性刊物，双月为专刊，想必金承训老先生读到的就是每逢双月出版的专刊。潘德福医生与《大众医学》杂志结缘37载，《大众医学》既是他从事临床工作时的“助手”，也是他和妻子退休后的“健康顾问”。肖忖老先生是《大众医学》杂志的新朋友，他们夫妻俩不仅自己认真阅读，把杂志推荐给朋友，还把看过的杂志送到了居委会，把杂志变成了一本供“大众阅读”的“活书”！我们真心为这些心系《大众医学》的读者们点赞！同时，我们也欢迎读者们常给我们来信，告知你们的近况，提出宝贵意见，帮助我们把杂志办得更好。

敬告读者

每一个月，《大众医学》都会带给您权威、实用、最新的保健知识。出版前，每篇文章都经过严格审查和内容核实。我们刊出这些文章，并不是要取代看病就医，而是希望帮助大家开阔眼界，让自己更健康。

由于个体差异，文章所介绍的医疗、保健手段并不能适合每一位读者，尤其是在诊断或治疗疾病时。任何想法和尝试，您都应该和医生讨论，权衡利弊。

您可以通过以下方式，进一步了解有关专家信息：

1. 登陆《大众医学》网站www.popumed.com，打开“专家门诊”，在“看病找专家”中键入专家姓名，了解专家专长、联系办法等信息。

2. 发电子邮件至popularmedicine@sstp.cn或写信向编辑部咨询。

3. 通过114查询相关医疗机构电话，向挂号室或咨询服务台，了解专家近期门诊安排，就医诊治。

敬告本刊作者

1. 本刊稿件一律不退，敬请自留底稿。从稿件投到本刊之日起，三个月后未得录用通知，方可另行处理。如需退稿（照片和插图），请注明。

2. 稿件从发表之日起，其专有出版权、汇编权和网络传播权即授予本刊，同时许可本刊转授第三方使用。本刊支付的稿费包含信息网络传播的使用费。

3. 根据需要，本刊刊登的稿件（文、图、照片等）将在本刊或主办本刊的上海科学技术出版社的网页或网站上传播宣传。

4. 本刊作者保证来稿中没有侵犯他人著作权或其他权利的内容，并将对此承担责任。

5. 对于上述合作条件若有异议，请在来稿时声明，否则将视作同意。

中青年防癌

提高防癌意识+定期体检

作者简介

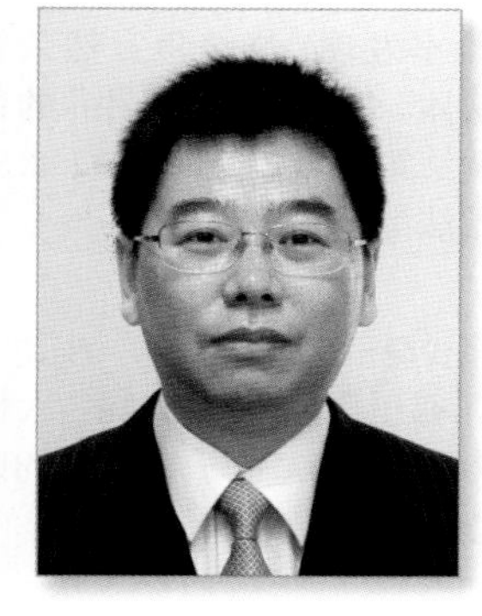

武鸣，江苏省疾病预防控制中心副主任、主任医师，博士。东南大学公共卫生学院硕士生导师，南京医科大学兼职教授。中华预防医学会慢性非传染病预防控制分会常务委员，中华预防医学会慢性非传染病预防控制分会青年委员会副主任委员，江苏省预防医学会慢性非传染病专业委员会副主任委员。

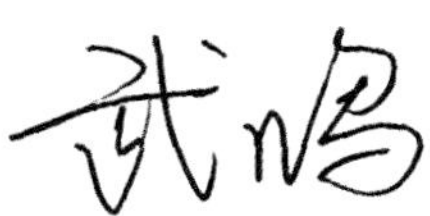

近年来，随着生活方式与习惯的改变，中青年癌症发病率正在逐渐上升，需要引起大家的重视。

世界卫生组织在《全球行动、抗击癌症》中指出，43% 的癌症死亡是由于烟草、饮食和感染引起的。烟草中含有 7 000 多种化学物质，包括 60 多种致癌物，如尼古丁、焦油、氮氧化物等。除直接导致口腔、咽喉和肺癌外，这些致癌物经肺吸收后，还会增加全身其他部位如食管、胃、肝和胰腺的癌症风险。更重要的是，吸烟不但威胁吸烟者的健康，还会污染空气和危害他人（吸二手烟被发现显著增加肺癌等癌症的发病风险）。减少烟草使用已经被确定为全球最有效的预防癌症方法之一。对吸烟者来说，戒比不戒好，早戒比晚戒好；对待在公共场所吸烟的烟民，不吸烟者要勇于说“不”！

不合理的膳食、缺乏体力活动以及超重或肥胖已明确为常见癌症的危险因素，包括食管癌、结直肠癌、乳腺癌等。在全球范围内，超重、肥胖和体力活动不足每年导致 15.9 万人死于结直肠癌，8.8 万人死于乳腺癌，约 40% 的子宫内膜癌也是由超重、肥胖所引起的。合理的饮食结构应该以蔬菜、水果、豆类和谷类为主，注意保持营养均衡和食物多样性。另外，过量饮酒不仅会损伤人体的消化、心血管、免疫等系统，而且与肝癌等一些癌症关系密切。

有一些癌症与慢性感染有关。例如，乙型肝炎病毒（HBV）慢性感染可使患肝癌的风险增加至少 40 倍；经性传播的人类乳头瘤病毒（HPV）可使患宫颈癌的危险性增加 100 倍；其他包括幽门螺杆菌可以导致胃癌，EB 病毒可以引起鼻咽癌等。

那么，怎样防治癌症呢? 中青年人因为工作、生活、家庭各方面压力都比较大，往往饮食不合理，生活缺乏规律，长期处于紧张、焦虑状态。因此，更应当关注癌症的防治。

提高防癌意识。癌症的发病率不断上升，且发病年龄越来越年轻，因此，中青年不要有侥幸心理，认为自己离癌症很遥远，但也不必过度紧张。平时应多了解一些常见癌症的防治知识，针对主要的危险因素采取预防措施。例如，不吸烟、不酗酒，注意合理饮食，多吃蔬菜与水果，经常吃适量的鱼、禽、蛋、瘦肉，少吃肥肉与荤油，适当进行体育锻炼，劳逸结合，保证充足睡眠和保持乐观积极的心态等。

定期进行体检。有些中青年人借口工作忙或者觉得身体好不进行体检。其实，癌症的发生通常需要十几年甚至几十年，很多癌症早期并没有症状，等到发现时已是晚期。因此只有定期体检才能较早发现病变，避免肿瘤肆意增长，减少转移概率。建议每年至少全面体检一次。除了定期体检，经常性通过自我身体检查，了解身体有没有异常肿块、痣和皮肤改变，以及留意日常生活中的癌症早期信号，如不明原因不适、疼痛或出血等，也是早期发现癌症的线索。PM

Contents 目录 2015年9月

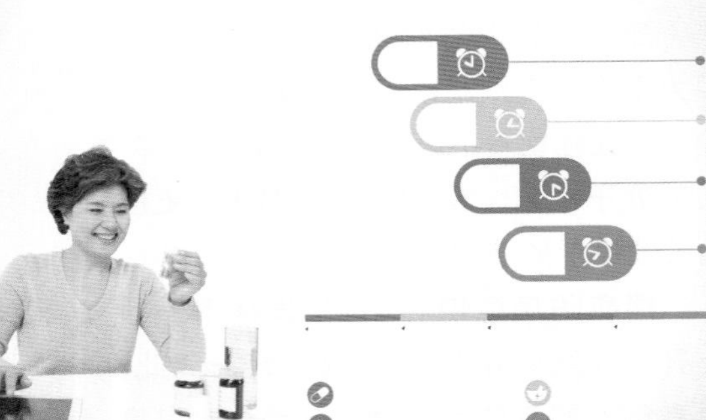

1. 能懂得“健康不靠吃药”
2. 能管理和用好“家庭小药箱”
3. 能买到“对症”的非处方药
4. 能明了药品说明书的“宜”和“忌”
5. 能轻松应对“一药多名”
6. 能识别和处理药物不良反应
7. 能寻求到“临床药师”的帮助
8. 能用医保账户省钱、“挣钱”
9. 能不被虚假药品广告忽悠

一般绝经后不应该再发生阴道出血。此时若再有出血，则不论出血量多少和出血持续时间长短，都应视为异常，应及时去医院就诊、检查。

第一宗罪：幻想。第二宗罪：偏执。第三宗罪：自负。第四宗罪：草率。第五宗罪：多疑。第六宗罪：嫉妒。第七宗罪：侥幸。

某实验室发现：烧烤鱼竟然荣登“最健康、最营养、最养生”的鱼类烹调法第一名，连清蒸鱼、水煮鱼等做法都被它挤到身后。

肥肉在哪里隐藏得最深呢？大概要算肉肠、鱼丸、饺子馅之类的肉糜状食品了。

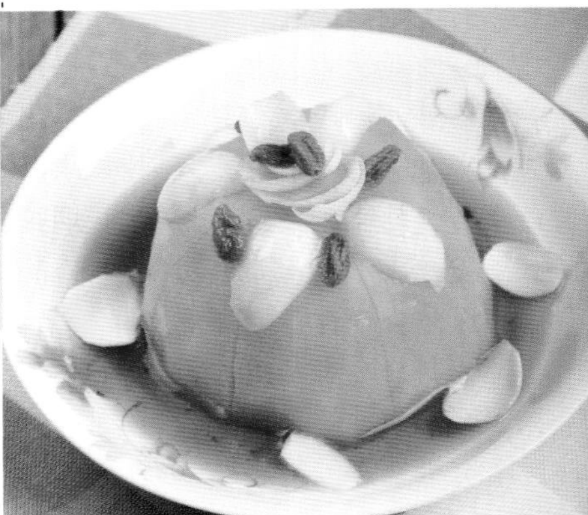

本期部分图片由东方IC和达志图片提供 本期封面图片由王悦提供

创刊于1948年　第三届中国政府出版奖期刊奖提名奖　新中国60年有影响力的期刊
上海市著名商标　全国优秀科技期刊一等奖　中国期刊方阵　中国百强报刊

大众医学®(月刊)

2015年第9期 da zhong yi xue

大众医学——Healthy 健康上海 Shanghai 指定杂志合作媒体

Healthy 健康上海 Shanghai

大力推进健康城市建设，上海市爱国卫生工作努力寻求本土化与全球化相结合，提升健康促进的能力与水平。上海市建设健康城市2015年-2017年行动计划实施期间，市爱卫会（健促委）将全面倡导“科学健身、控制烟害、食品安全、正确就医、清洁环境”五大市民行动，进一步加强健康支持性环境建设和市民健康自我管理小组建设。《大众医学》作为指定杂志合作媒体，邀您行动起来、与健康结伴。

主　管　上海世纪出版股份有限公司
主　办　上海世纪出版股份有限公司科学技术出版社

编辑、出版　《大众医学》编辑部
编辑部　(021)64845061
传　真　(021)64845062
网　址　www.popumed.com
电子信箱　popularmedicine@sstp.cn
邮购部　(021)64845191
(021)64089888转81826

广告总代理
上海科学技术出版社广告部
上海高精广告有限公司
电话：021-64848170
传真：021-64848152
广告/整合营销总监　王　萱
副总监　夏叶玲
业务经理　杨整毅　丁　炜

发行总经销
上海科学技术出版社发行部
电话：021-64848257　021-64848259
传真：021-64848256
发行总监　章志刚
发行副总监　潘　峥
业务经理　张志坚　葛静浩　仝　翀　马　骏

编辑部、邮购部、广告部、发行部地址
上海市徐汇区钦州南路71号（邮政编码200235）

发行范围　公开发行
国内发行　上海市报刊发行局、陕西省邮政报刊发行局、重庆市报刊发行局、深圳市报刊发行局
国内邮发代号　4-11
国内统一连续出版物号　CN31-1369/R
国际标准连续出版物号　ISSN 1000-8470
国内订购　全国各地邮局
国外发行　中国国际图书贸易总公司（北京邮政399信箱）
国外发行代号　M158
印　刷　上海当纳利印刷有限公司
出版日期　9月1日
定　价　8.00元
广告经营许可证号　3100320080002
80页（附赠32开小册子16页）

杂志如有印订质量问题，请寄给编辑部调换

资讯分享

时令健康

流感疫苗，全程接种效果更佳

广州市疾病控制中心研究人员评估了广州市2013年2~6月甲型流感流行期间，流感疫苗对儿童的保护效果。资料显示，当时28%的8月龄~3岁儿童曾全程接种流感疫苗，12%的3~6岁儿童亦进行了接种。研究发现，**采用全程接种程序（即首次接种2剂、之后每年接种1剂）的3岁以内儿童，保护效果可达73%**，而只接种1剂的3岁以内儿童仅有55%的保护效果。3~6岁儿童的保护效果总体可达67%。研究结论是，全程接种的效果更佳。专家指出，全球每年超过25万人死于流感，儿童是高危易感人群，接种流感疫苗是预防流感最有效的方法。我国儿童流感疫苗接种率总体偏低。**每年9~11月为流感疫苗接种时节。专家建议，有接种需要者（如老人、儿童、体弱者）应及时接种疫苗**。特别建议家长给儿童按免疫程序及时、全程注射流感疫苗，以获得最大限度的保护效果。

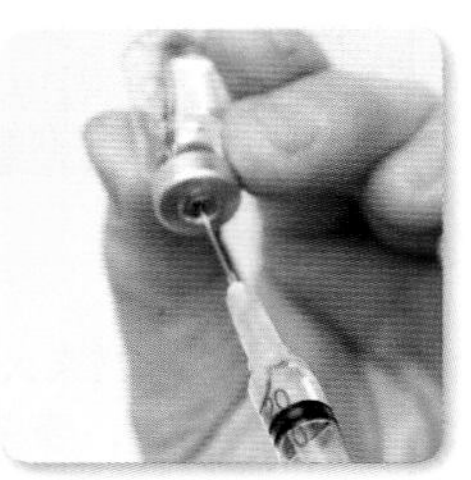

调查数据

全国健康报告：身高、体重和慢性病均“上升”

近期，《中国居民营养与慢性病状况报告（2015）》发布，引起了社会上的广泛关注。根据这份报告，**全国18岁及以上成年男性和女性的平均身高分别为167.1厘米和155.8厘米，平均体重分别为66.2千克和57.3千克**。与2002年相比，居民身高、体重均有所增长，尤其是6~17岁儿童青少年身高、体重增幅更显著。这显示了居民营养状况得以提高。但值得忧虑的是，我国慢性病发病率逐年增高。这份报告提示了目前导致慢性病的几大危险因素，**即吸烟、过量饮酒、身体活动不足和高盐、高脂等不健康饮食习惯**。我国现有吸烟人数超过3亿，15岁以上人群吸烟率为28.1%，其中男性吸烟率高达52.9%，非吸烟者中暴露于二手烟的比例为72.4%。2012年全国18岁及以上成人的人均年酒精摄入量为3升，饮酒者中有害饮酒率为9.3%，其中男性为11.1%。另外，成人经常锻炼率仅有18.7%。

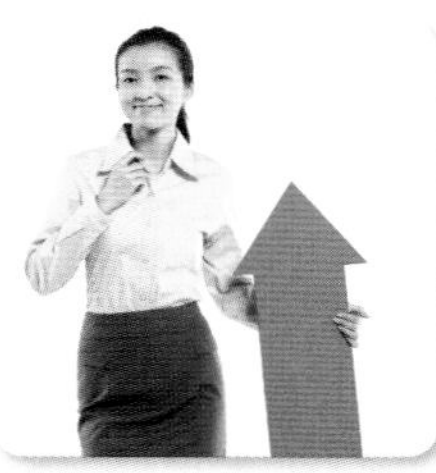

生活方式

办公室健康指南：每天“站着办公”2小时

英国最近发布一项针对办公室工作人员的健康指南。据调查，很多人，尤其是办公室工作者，**清醒时60%的时间是处于坐姿，而这已被证明会导致长期的健康隐患**，包括诸多慢性疾病。这份指南中指出，办公室工作者，65%~75%的工作时间是处于坐的姿态，而连续久坐占了所有坐的时间一半以上。考虑到久坐对健康长期的影响，英国卫生机构发布了这一指南。指南建议，**办公室工作者工作时间至少应该有2个小时处于站立姿势**，最好逐渐增加到站立4小时。办公室椅子的设置，也应该方便让工作人员随时站立起来。人们可以充分利用午休时间，站起来做一些轻松的活动。注意避免长时间连续久坐，要定期（如每隔45钟）就站起来活动一下。另外，即使下班后，也要注意尽量减少久坐。

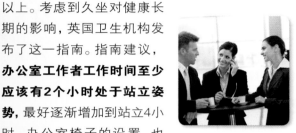

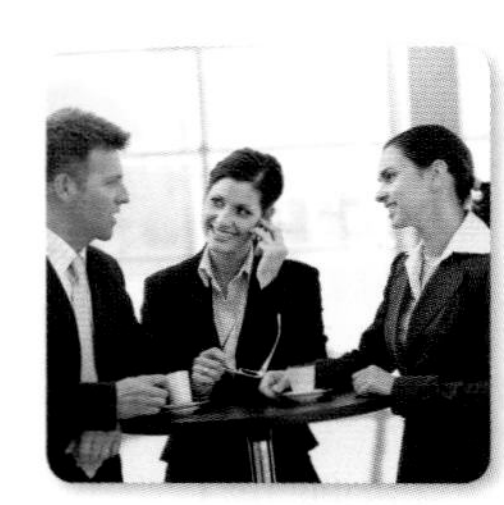

疾病预防

叶酸能预防结直肠癌

上海交通大学医学院研究人员进行了一项关于叶酸预防肠肿瘤方面的研究。志愿者年龄均在50岁以上，经肠镜检查没有腺瘤，随机分为服叶酸组（384人）和对照组（407人）。3年后，所有志愿者复查肠镜。结果发现，叶酸组中有56人发生非进展型腺瘤，对照组为110人；叶酸组中有8人发生进展型腺瘤，对照组中为22人。**研究结果表明，叶酸对于初次发生的大肠腺瘤（结直肠癌可能的癌前病变）有预防功效**。研究人员特别指出，叶酸对变异细胞有促进作用，因此并非所有人都适合服用叶酸来预防直结肠癌——**如果直结肠病变的病程进入中度异型增生阶段，就应审慎使用叶酸，重度者则不能服用**。

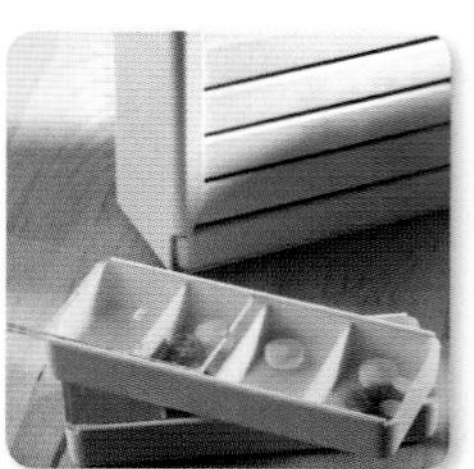

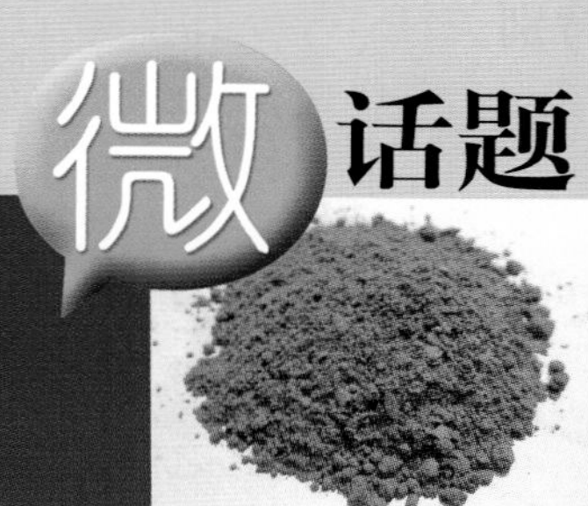

艾叶是一种常用的中药。现代研究表明，艾叶中含有软性树脂、挥发性精油、葡萄糖、鞣酸、氯化钾和胡萝卜素、B族维生素、维生素C及钙、磷、铁、锌等多种矿物质和营养成分。它对高血压、高血脂、心血管疾病均有较好的食疗作用，是一种典型的保健蔬菜。

艾草可做艾糍点心，加工成各种菜式和药膳。2015年6月《大众医学》微信平台邀请广大网友参加“艾美食”大赛，下面我们就挑选一些代表作品展示给大家。

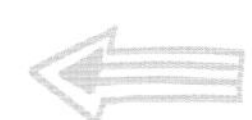

快来学做一道“艾美食”大餐！

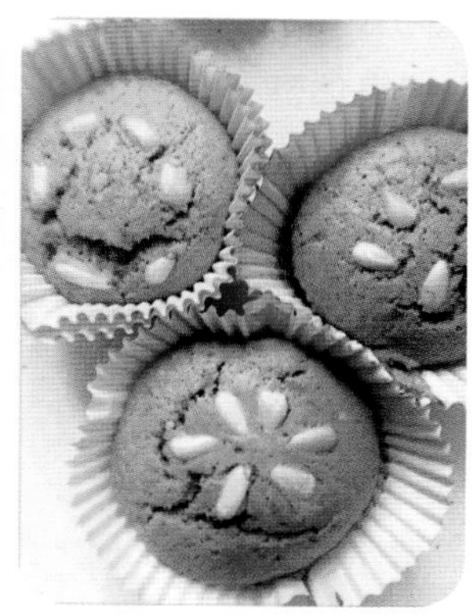

艾草马芬杯

@wangxuamxuan-000: 简称艾马杯。将3只鸡蛋和白糖50克混合，打发至体积涨大一倍左右。适量艾粉加入50克蛋糕自发粉拌匀，过筛，快速拌至已涨发的蛋液中，逐一放入纸杯，七分满，上面放置五六粒松仁。烤箱180℃预热5分钟，放入纸杯，烤15分钟即成。

五彩蝌蚪面

@端午： 这是用艾粉、白面、高粱面、细玉米面、紫薯面等做的五彩蝌蚪面。和面时要注意使面尽量软一些，最好“醒面”40分钟。然后搓成细条，切成小丁，开水下锅。捞出后可浇拌各种荤素小菜或打卤。特点：做法简单，配料随意，灵活。空心打卷，筋而软滑，富有营养，易于消化。尤其是用艾粉做的蝌蚪面，色泽翠绿，诱人有食欲，且清香爽口，防暑开胃。若冬天加上辣椒油等调料，更加鲜香，驱寒增热。

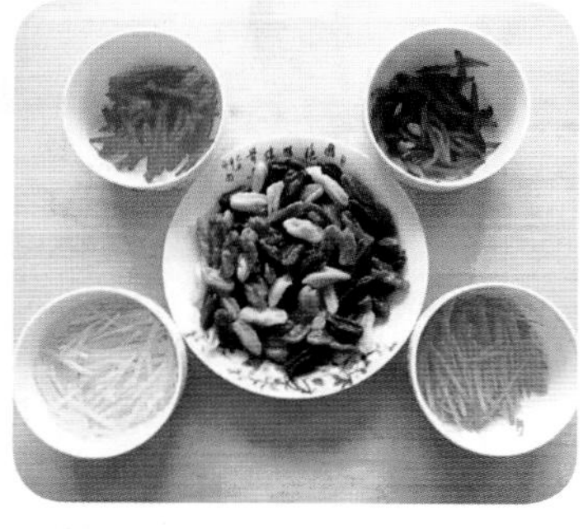

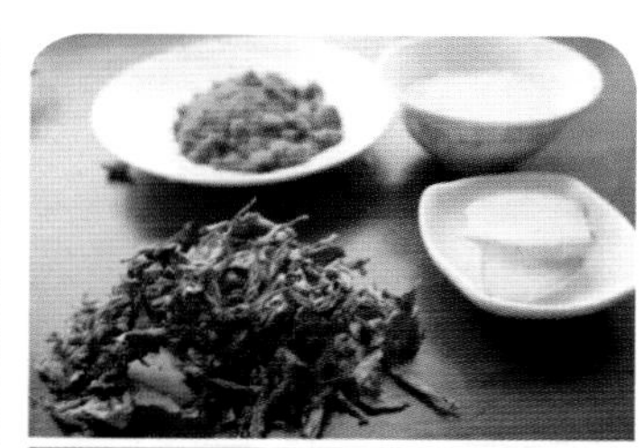

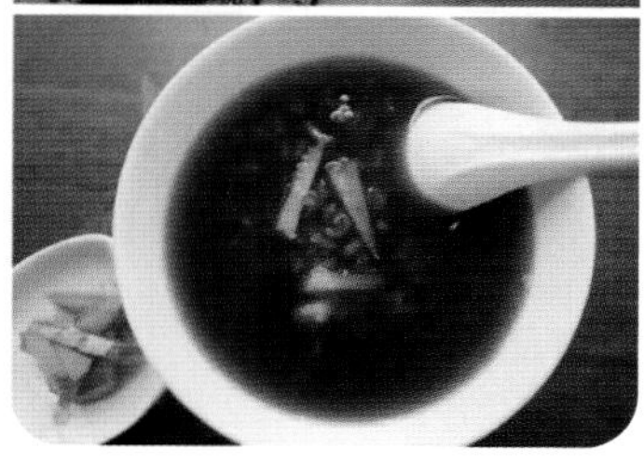

姜艾粥

@lx： 孩子冬天游完泳，总是冻得嘴唇发紫，于是我给他喝姜艾粥。做法：干艾叶15克，水煮去渣后，用艾水煮粥，起锅前加一把姜丝，放红糖。这粥驱寒暖胃饱腹，也很好吃。

关注《大众医学》微信号，更多活动、更多机会等你来参与。

艾叶糯米团

@绮雯： 原料：糯米、艾叶、胡萝卜、玉米粒、姜、盐、油、白砂糖适量。步骤：将糯米浸泡3小时后放于蒸炉中蒸熟，胡萝卜切粒。将艾叶放于水中煮沸后捞出，切碎，放入白砂糖一起搅拌。胡萝卜、玉米粒、姜及调味料一起炒熟。将上述材料加入适量油搅拌均匀，搓成团状即可。功效：温经散寒、补中益气、健脾和中。注意：脾虚有湿者不宜大量食用。

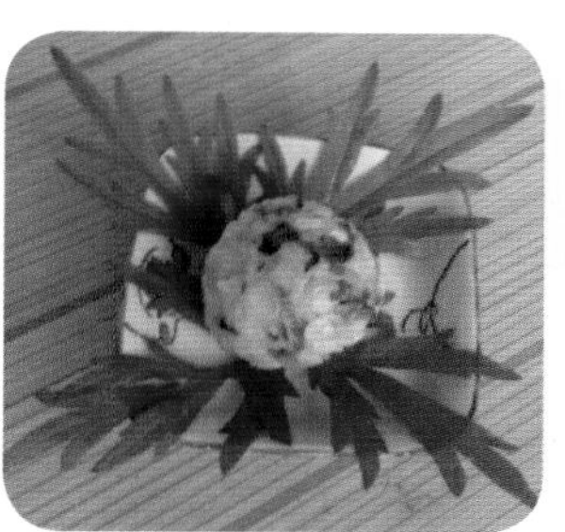

等你来参与

看了这些网友们的“大作”，你是不是觉得意犹未尽呢？知道粉丝们还想看到更多更好的艾美食作品，所以我们精心制作了微信版《艾美食大全》，各款美食食谱和专家解说一一精彩图文呈现。

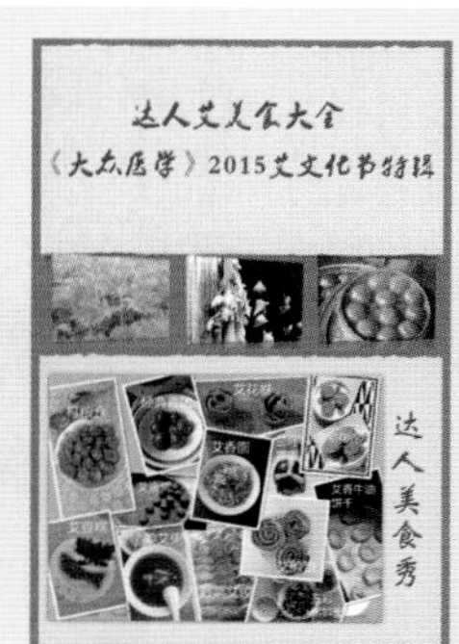

《艾美食大全》里不仅有民间美食达人的艾美食作品，还有广州中医药大学附属中山医院主任中药师梅全喜教授亲授的艾叶养生药膳、挑选处理攻略等。怎么样，品种够丰富，内容够诱人吧！

想看全部内容，请进入“大众医学微书城”付费阅读

药物是治疗疾病的武器，但药物又是一把双刃剑，使用不当，在治人之病同时，不但浪费钱财，还会对人体造成毒副作用，甚至危害生命。统计表明，美国每年死于“药害”者达20万人之多，我国或不止此数。我国每年非正常死亡人数逾800万，其中医疗损害事件造成约40万人非正常死亡（很大一部分是因为不安全用药），是交通事故致死人数的4倍。

我国古代有“用药如用兵，当慎之又慎”的说法，是有科学道理的。现代医学提倡“循证医学”，任何医学处置皆应有足够的科学依据，用药当然亦是如此。因此，我们每个人都要在医生和药师指导下谨慎用药，同时，学习和掌握一些必要的药物科普知识与技能，破除药物的神秘感，以利更加有效、合理地使用药物，避免或减少不良反应发生，维护身体健康。

学会9个“能” 你就是“家庭用药”大能人

本刊记者/熊 萍

专家支持/复旦大学附属中山医院教授　杨秉辉
北京协和医院药剂科主任药师　梅 丹
国家食品药品监督管理局药品评价中心主任药师　夏东胜
北京中日友好医院药学部主任药师　陆 进
四川大学华西药学院教授　徐 正
华中科技大学同济医学院附属同济医院药学部教授　方建国
第二军医大学附属上海长海医院药学部主任药师　高 申
第二军医大学长征医院教授　缪晓辉

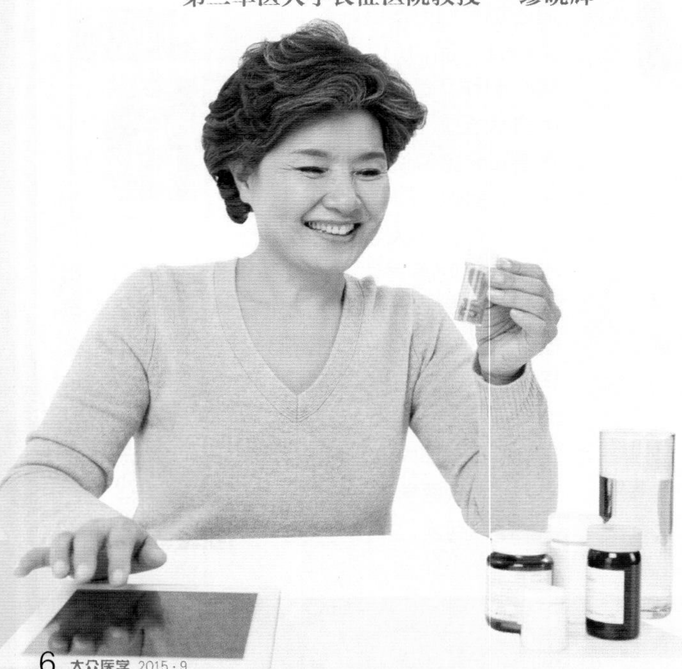

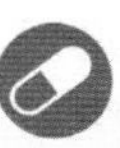

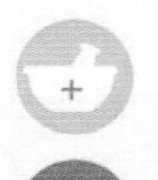

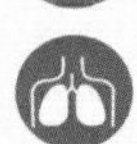

能懂得"健康不靠吃药"

文/杨秉辉

专家简介

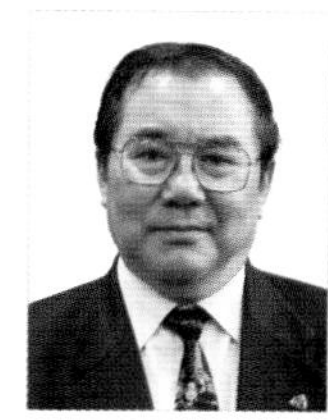

杨秉辉 复旦大学上海医学院内科学教授、博士生导师。中华医学会全科医学分会名誉主任委员，中华全科医师杂志总编辑，中国首席健康教育专家。曾任复旦大学附属中山医院院长，上海市科学技术协会副主席，上海科普作家协会理事长等职。主要研究肝癌的早期发现、早期诊断及肝癌的内科治疗；在推进全科医学、健康教育等学科建设方面做了大量工作。

药物是治病的工具，人生了病，使用药物后疾病消除，身体恢复健康。渐渐地，人们觉得药物是个好东西，而且无所不能。于是，身体有任何不适，人们首先想到的是吃药，甚至并无不适，也希望通过吃药来促进身体健康。

其实，人体健康主要来自于健康的生活方式：合理饮食、戒烟限酒、适当运动、心理平衡，并不能只依靠药物。何况，水能载舟，亦能覆舟：一方面并非任何疾病或健康问题，皆可以通过使用药物来解决；另一方面药物有毒副作用，乱用、滥用往往会适得其反，甚至损害人体健康。

1. 许多常见症状不必吃药 有些症状，如咳嗽、腹泻等多是身体为排除入侵的细菌等异物的保护性反应，若不严重，可不必吃药；发热、腹痛多为疾病的信号，应查明病因再做处理，若不严重，也可不用退热药、止痛药；有些症状如食欲不振、睡眠不佳等多与情绪、环境等因素有关，应注意调节情绪、改善环境，而不应首先考虑吃药。

2. 发热也不必都要"输液"和用抗生素 许多人认为抗生素是治疗感染的最佳药物，以致凡遇发热，便不问缘由皆希望医生给"输液"和使用抗生素，一些医生亦不适当地顺从了病人这种要求。其实，发热不一定是感染，抗生素只对细菌感染有效，而对病毒感染无效。即使需用抗生素也不一定要输液。滥用抗生素，不仅可能导致肝肾功能损伤，还可能导致耐药性产生，滥用输液也会加重心脏的负担。

3. 不要"身患多种病，服药一大把" 许多老年人身患多种疾病，或有多种症状，他们往往按图索骥，希望用各种药物逐一应对他们的每一个症状，结果，每天常常需要服用近十种药物。当然，造成这一现象与专科医疗"各开各的药"也有一定关系。其实，在病情稳定时，慢性病病人应由全科医师统筹治疗，抓主要矛盾，使用必要的药物。

4. 切忌无病也要吃"滋补药" 许多人相信中药无副作用，吃了有益无害。还有一些老年人相信吃"补药"能强身，一些中年男性希望吃"补肾"药，一些女性希望吃"补血"药，等等。其实，滋补药并非适合每个人，盲目滥用"药补"，不但达不到强壮身体的目的，有时反而会带来副作用，甚至引起疾病。

5. 给晚期癌症病人的应是"爱"而不是"药" 有些癌症病人病情已进入终末期，药物已难以取得疗效，此时应采用减轻症状的姑息治疗。但有些病人家属仍要求"积极治疗"，不仅增加病人痛苦，而且浪费医疗资源。医学不是万能的，药物不可能治愈所有疾病。对晚期癌症病人而言，注重人文关怀，减轻病人躯体和精神痛苦，才能提高病人的生活质量。

药物是人类文明的产物，在人类与疾病抗争的过程中，药物功劳大矣。可以说，没有药物就没有人类今日之文明。但是，人体健康主要来自于良好的生活方式，而并不能只依靠药物。许多慢性疾病与不良生活方式密切相关，难望"药到病除"，需要持续终身的药物治疗以及改善不良生活行为。因此，应理解"以健康的生活方式来获得身体的健康"，这是医生、也是广大民众的最高境界。

MEDICAL

专家忠告

药物不是"万能"的。药物有很多局限性，有许多疾病不能单靠药物治疗。因此，要正确对待药物，不要迷信补药，更不要听信所谓"灵丹妙药"的虚假宣传。在寻求健康的过程中，要养成健康的生活方式，而不要过多依赖药物。

能管理和用好"家庭小药箱"

闫雪莲　梅 丹

专家简介

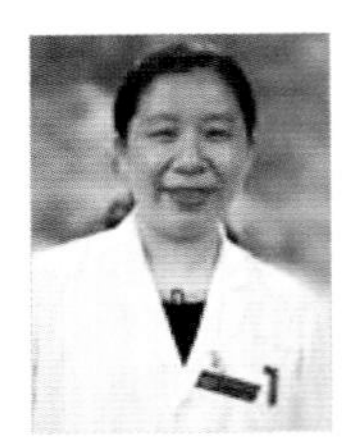

梅 丹　北京协和医院药剂科主任药师。中国药师协会副会长，北京药学会医院药学专业委员会主任委员，北京医学会临床药学专业委员会副主任委员。中国药学杂志、中国医院药学杂志、药物不良反应杂志等编委，中国药房杂志副主编。主要配合临床和科研需要试制新制剂，并将疗效好的制剂进一步开发成上市新药，以及对上市药品进行药剂学评价，为医院药品遴选提供科学依据。

随着人们对自身健康的关注和对医药知识的了解，越来越多的家庭开始配备家庭小药箱。但如何让"家庭小药箱"成为全家人的健康"守护神"，是每个家庭面临的问题。

一、备药量不宜过多

家庭配备药品需根据家庭成员的组成及健康状况选择适当的药品。特别是有小孩的家庭，一定要选择适合儿童服用的剂型，如滴剂、口服液、冲剂等，不可将成人用药减量给儿童服用。一般，家庭小药箱应包括以下药品：

1. 治疗感冒类药，如酚麻美敏、对乙酰氨基酚、感冒清热颗粒、双黄连口服液等；

2. 解热镇痛药，如双氯芬酸钠、布洛芬等；

3. 助消化药，如酵母片、复方消化酶、多潘立酮等；

4. 通便药，如乳果糖、麻仁软胶囊、开塞露等；

5. 止泻药，如肠道益生菌胶囊、蒙脱石散等；

6. 其他一些外用消毒制剂等。

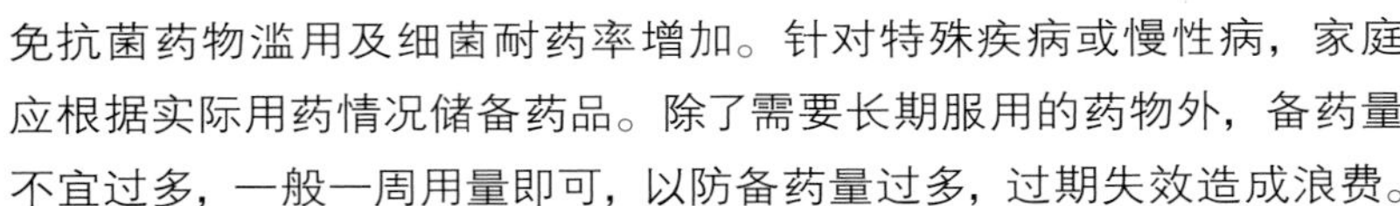

不建议家庭常备抗菌药物，以避免抗菌药物滥用及细菌耐药率增加。针对特殊疾病或慢性病，家庭应根据实际用药情况储备药品。除了需要长期服用的药物外，备药量不宜过多，一般一周用量即可，以防备药量过多，过期失效造成浪费。

二、按说明书贮存药品

药物会因温度、湿度、光照、酸、碱、微生物等外界条件影响而变质失效，因此，一定要看清药品说明书中对贮存条件的要求。大部分药品在室温下密封，避免强光直射保存即可，但也有一些药品需要低温保存，如胰岛素、一些肠道益生菌制剂等，应放置冰箱保鲜层(2~8 ℃)。注意，并不是所有药品都适合放置于冰箱内保存，因为有些药物容易吸潮变质。

成人和儿童的药应分开放到不同的小药箱中，这样做是防止取药时出现错误，导致儿童误用成人药品。口服药及外用药也尽量分开放置。中老年人慢性病比较多，需要长期使用药物控制，药物种类也比较多，如降压药、降糖药等，这些药品也需要单独存储。有些老年人因为服药种类比较多，为了节省空间，常把同一种药，甚至不同的药放到一个药盒中，仅凭药片颜色或形状来服药；还有人用以前装药品的空瓶子来存放另外一种药品，但未更换标签，这些做法都是非常危险的。

三、用药前检查药品

在使用小药箱中的药品前，一定要检查药品外观，观察片剂是否松散、变色；胶囊是否出现粘连、开裂；丸剂是否粘连，霉变或虫蛀；散剂是否因严重吸潮而结块、发霉；眼药水是否已变色或浑浊；软膏剂是否有异味、变色或油层析出等情况，如果药品外观异样则不能使用或向药师咨询。

用药一定要按剂量，切不可擅自加大剂量，否则可能导致严重不良反应。通常，老年人服药种类较多，用药不当会增加药品不良反应风险，因此，老年人在使用小药箱中的药物时，一定按医生交代的用法用量服药，不要擅自加减量；每次就医时，最好能够将药盒带去，方便医生或药师详细了解患者服用药品的剂型、剂量，核查是否存在不适当的用药等。

专家忠告

家庭小药箱中的药品通常只是对症药物，如果服用 3 天症状仍未缓解或有加重趋势，一定要及时就医，以免延误病情。此外，一定要定期检查药品有效期。一旦过期，坚决丢弃。

能买到"对症"的非处方药

夏东胜

专家简介

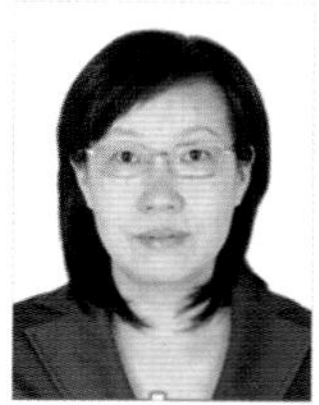

夏东胜 国家食品药品监督管理局药品评价中心主任药师,《中国药物警戒》杂志常务编委。多年来,主要从事药品分类管理相关自我药疗研究,以及非处方药评价及药品不良反应监测相关工作,倡导非处方药的安全合理使用。在核心杂志发表学术论文30余篇,论著8部。同时,在医学杂志发表科普文章多篇。

目前,使用非处方药(OTC)进行自我药疗在发达国家已非常普遍。美国有关方面统计表明,对日常小病的处理,只有9%的人选择去看医生,选择自我药疗的占60%。我国居民长久以来即有"自我药疗"的习惯,很多人出现身体不适时,会选择去社会药房购药进行自我药疗,即"小病进药房"。需要说明的是,这里指的是"小病"而不是"大病";这里所说的去社会药房买药,指的是购买非处方药而不是处方药。合理正确使用非处方药是自我药疗成功的关键。

社会药房是药品零售企业,须经国家食品药品监督管理部门批准并发给"药品经营许可证"。我国于2000年始实行处方药和非处方药分类管理制度。处方药须凭医师处方购买,非处方药则不需要凭医师处方,消费者可自行判断、购买和使用。其中,非处方药分为甲类和乙类,乙类非处方药安全性比甲类更好。

哪些是小病?

目前认为,适合选用非处方药进行自我药疗的病症主要是一般病人能够判别的常见疾病和症状,也包括一些常见的复发性疾病及某些常见且病情平稳的慢性病,主要表现症状相对明显,但不重,病情相对平稳,用药时间较短(一般在2周以内,慢性病一般不超过1个月),不需要进行专业的监测和调整剂量。此外,还包括日常营养补充类、某些中医调养类等。

常见非处方药的适用病症如:感冒、咳嗽、鼻炎、咽炎、扁桃体炎、消化不良、便秘、腹泻、失眠、头痛、偏头痛、关节痛、肌肉痛、神经痛、痛经、轻度小面积烫伤、浅表小创伤、痔疮、软组织扭伤、牙周炎、牙龈炎、口疮、视疲劳、白内障、外阴阴道炎、更年期综合征、痤疮、荨麻疹、湿疹、浅部真菌感染(癣)、蚊虫叮咬、痱子等。此外,营养类如维生素和矿物质的补充、某些中医虚证、某些辅助治疗的病证等。

选用非处方药5注意

1. 需寻找非处方药标识 非处方药包装盒及说明书中都有国家统一标识的椭圆形背景的OTC标识。注意,没有OTC标识的是处方药。

OTC

甲类非处方药标识的底色是红色,须从食品药品监督管理部门批准的具有合法资质的零售药店购买

OTC

乙类非处方药标识的底色是绿色,可到超市、宾馆等设立的非处方药柜台购买

2. 仔细阅读非处方药标签和说明书 在阅读药品说明书时,需重点关注以下信息:了解药物中有无自身过敏的成分,了解是否对症,了解是否属禁忌证或不宜使用的人群范围,了解可能发生的不良反应,了解药物的相互作用情况。

3. 用药过程中学会自我监护 按非处方药说明书用药,或在药师指导下用药。切记:不可禁忌证用药;不可超适应证服用;不可擅自改变用法;不可超剂量或长期服用。

4. 知道何时需去医院就诊 如果发生不良反应或其他不适首先应停药观察;如果原有症状加重、发展较快,或出现新的不适,以及说明书中标注需去医院就诊的情况,需及时去医院就诊。

5. 保存好药品包装和说明书 使用非处方药需保存好药品包装盒和药品说明书。如果用药过程中发生不良反应或发现药品有其他问题,可按照包装或说明书中生产企业联系方式与企业联系。

专家忠告

自我药疗是指在没有医生指导的情况下,能够恰当地使用非处方药,缓解轻度或短期不适的一种治疗方法。如果病人不能确定自己是否适合选用非处方药,请暂不要选购非处方药自我药疗,建议到医院就诊。

能明了药品说明书的"宜"和"忌"

文/邓昂 陆进

专家简介

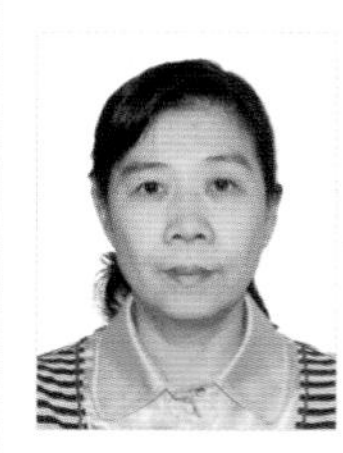

陆 进 北京中日友好医院药学部副主任，主任药师。中国药理学会治疗药物监测研究委员会常委，北京药学会医院药学专业委员会副主任委员，北京中西医结合学会药学专业委员会副主任委员。主要从事医院药学、临床药学、新药、医院制剂研发、药品质量管理及药剂学研究，以及临床合理用药、药物利用研究及评价，并提供各项药学技术服务。

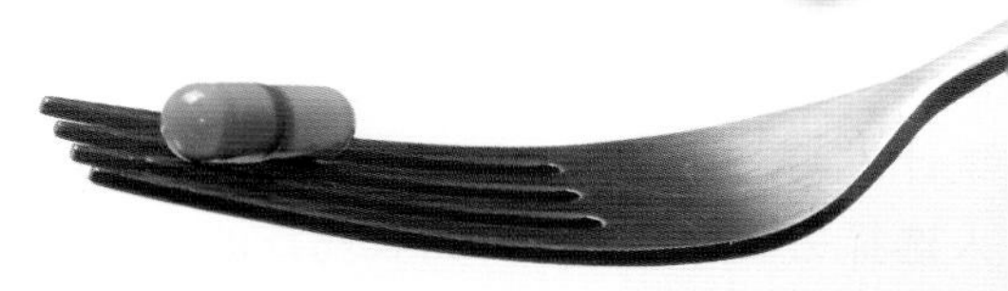

在临床上，常常有病人抱怨药品说明书用了太多的专业术语，看不懂，以致对药品说明书望而生畏，拒之门外。其实，药品说明书对用药治病大有帮助。因此，每个病人都应当仔细阅读药品说明书，对药品说明书中的"宜""忌"有一些了解，以确保安全用药，维护身体健康。

验明药物正身，症状、用量要"相宜"

1. 性状和规格 药品性状提示了该药物制剂在正常保质期中应有的物理特征或形态，主要包括三个方面：外形与颜色，嗅与味，状态或剂型。一般，片剂要求外观完整光洁、色泽均匀；胶囊剂要求整洁，不得有黏结、变形或破裂现象发生；无臭味、异味。此外，药品规格表示的是该药物的特定剂型的单位剂量、浓度、溶剂。用药前，病人要仔细看清楚药品规格，以免药物过量或用量不足。

2. 适应证 适应证是该药品被批准用于治疗疾病或症状的范围。"药要对症"是使用药物最重要的前提。不对症，就不能使用。一般情况下，病人可以依据药品说明书中的适应证，结合自己的病情，自主选择非处方药进行自我药疗。但是，病人不可以自行诊断并根据适应证选择处方药自我药疗，只有医生才能为病人开具处方药。

3. 用法用量 药品说明书中的用法用量通常会针对不同适应证，详细标明所对应的药物治疗剂量、用法、给药途径，同时告知治疗的疗程、频率和周期。对于不同的人群，如成人、儿童、老年人还会提出针对性的剂量和用法。但是，有的病人自作聪明，不按药品说明书要求的用量使用。例如，有些病人担心药物毒副作用发生，总是擅自减少用量。这样做的后果是血药浓度低于有效量，不仅起不到治疗效果，有时还可能产生其他后果。

读懂相关禁忌、注意，千万不犯"忌"

1. 不良反应 通常，一个不良反应记载详细的说明书，说明该医药公司对这个药品的研究比较透彻，对它的疗效、可能发生的副作用都比较清楚，阅读后，病人会更清醒地认识到要注意什么，防范什么。相反，一个简单的说明书看似明了，没有过多毒副作用，其实也说明该医药公司对该药的研究不够透彻，它可能发生的不良反应，专业人员尚不清楚。例如，龙胆泻肝丸早期说明书中没有注明肾毒性，结果，造成很多长期使用该药的病人肾损害、肾衰竭。

2. 禁忌 说明书中的禁忌通常包含绝对禁忌和相对禁忌。绝对禁忌是必须禁止使用的情况和病症状态；相对禁忌则是指通常情况下禁止使用，但是在特殊情况下仍会根据临床治疗需求，在严密监控下有限制地使用。几乎每一个药品都标示有："对本品过敏者禁用"这一条，这跟人的体质有关，与用药剂量大小无关。发生过敏反应的后果很严重，如青霉素过敏致死的事件时有发生。

3. 注意事项 这是根据现有的治疗经验，提示医务人员和病人在使用该药品过程中可能出现的问题和需要注意的情况，其内容是和禁用、慎用情况密切相关的监护信息。例如，一般情况下，肝肾功能正常的病人使用左氧氟沙星抗感染治疗，安全性较高。但是，肾功能不全病人使用左氧氟沙星，就需要根据肾功能减退程度，考虑调整剂量或慎用。同时，还需密切监测病人肾功能变化。

专家忠告

药品说明书是医生开处方，病人用药的最重要依据。读懂药品说明书不仅是医生的必修课，也是公民安全用药的重要保证。因此，大家应充分了解药品说明书中的专业术语。如此，药品说明书才能更好地为大家服务。

能轻松应对“一药多名”

文 徐 正

专家简介

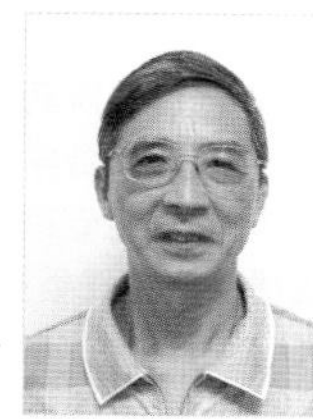

徐 正 四川大学华西药学院教授，药化教研室前主任。参编和主编（译）多本药物化学教材和专著。曾任全国高等学校药学专业教材第三届评审委员会秘书，国家执业药师资格认证专家，四川省新药审评专家等。现为四川大学教学管理督导委员会委员。目前，主讲全校公选课——药物科普知识，并在新浪和网易两大网站开设博客，热心传播药物科普知识。

在临床上，常见的西药名称通常有三种：通用名、英文名、商品名。其中，药物的通用名是由我国药典委员会按照“药品通用名称命名原则”组织制定并报我国卫计委备案的药品的法定名称，是同一种成分或相同配方组成的药品在中国境内的通用名称，具有强制性和约束性。采用通用名，可以轻松解决“一药多名”的混乱，各国都是如此。因此病人不要去管药物的商品名，只需要认准唯一的通用名即可。

认清药品通用名：避免药物成分过量

所谓“通用”就不是专用，专用的药名是各生产厂家单独注册的商品名，其他厂家不得使用。一般来说，常用药物的生产厂家越多，商品名就越多。如退热的对乙酰氨基酚，其商品名有：日夜百服咛、小儿百服宁、加合百服宁、必理通、扑热息痛、泰诺止痛片、退热净、泰诺林、泰诺等，谁都理不清。在临床上，常遇到感冒病人吃了泰诺，又去吃泰诺林（均为对乙酰氨基酚）；高血压病人吃了心痛定，又去吃拜新同（均为硝苯地平）……这些病人本以为吃的是不同的药物，可以尽快缓解病情。实际上，吃的是同一种药物，导致该药物成分“翻倍”，发生毒副反应。

现在，国家食品药品监督管理总局已经强制在药品说明书、外包装的标签上都必须使用通用名（即在药盒上，印得最大、最注目的必须是通用名）；医生开处方也必须使用通用名。只要人人都规范使用通用名，特别是在用药前看说明书的通用名，“一药多名”的混乱就不再会发生。

此外，通用名还表明剂型，如“对乙酰氨基酚片”，前面是药品的活性成分名称，后面的“片”，即指剂型。除片剂外，市面上还有该药制成的胶囊、栓剂、滴剂、颗粒剂、溶液等。要避免重复吃药，认准前面的药品成分很重要。吃了某药的“片”后，就不能再吃它的胶囊、颗粒剂等。

服复方制剂前：看“成分”栏中的通用名

通常，单方只含一种原料药，看标签的通用名就可以了。复方制剂则复杂一些。目前，复方制剂的通用名有三种情况：①两组成分的直接名称并列，如头孢他啶舒巴坦钠注射液；②每个成分的通用名中各取一二个字拼装，如著名的头痛粉或 APC，从其三个成分：阿司匹林、对乙酰氨基酚、咖啡因各取一个字，取名为阿咖酚散；③直接用复方中的主药命名，如复方对乙酰氨基酚片。市面上有很多以对乙酰氨基酚为主要成分，再配合其他药物的复方感冒制剂。不管采用上述哪一种方法命名，要了解复方制剂中的成分，仅看复方通用名就不够了。

那么，复方制剂中的成分又从何得知呢？这需要看药品说明书或药品标签上的“成分”一栏。主要成分重复的，绝不要同时期服用。如酚咖片的成分：每片含对乙酰氨基酚 500 毫克、咖啡因 65 毫克；氨酚伪麻那敏片成分：每片含对乙酰氨基酚 320 毫克，盐酸伪麻黄碱 30 毫克；氨麻苯美片（白加黑）日用片：每片含对乙酰氨基酚 325 毫克，盐酸伪麻黄碱 30 毫克，氢溴酸右美沙芬 15 毫克。一查就明白，若三药同用，显然对乙酰氨基酚大大过量，会发生药品不良事件。

另外，还要注意一点，许多抗感冒中成药里加了西药。如“999 感冒灵颗粒”的成分含有马来酸氯苯那敏、咖啡因、对乙酰氨基酚，也需查明成分后再使用。

专家忠告

为避免“重复吃药”意外事件发生，病人吃药前一定要看清楚药物的主要成分，避免药物成分过量。同时，牢记治疗一种疾病，尽可能“同类药物只吃一个”这样简单的道理。治病需要时间，药物并非多多益善。

能识别和处理药物不良反应

文/方建国　陈 婧

有数据显示，我国每年死于药物不良反应者近 20 万人，老年人、妇女、儿童，过敏体质以及患有肝脏、肾脏、心血管系统等方面疾病的人，容易发生药物不良反应。那么，应该如何识别和正确处理药物不良反应，才能安全、有效地使用药物呢?

专家简介

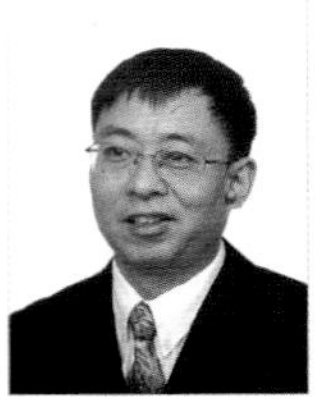

方建国 华中科技大学同济医学院附属同济医院药学部副主任，主任药师，博士生导师。中国中西医结合学会中药专业委员会副主任委员，中华医学会医疗鉴定专家库成员，湖北省中西医结合学会药学专业委员会副主任委员，湖北省中医药学会中药专业委员会副主任委员，国家自然科学基金等审评专家。目前主要致力于中西药新药研究开发，具有丰富的医疗、预防及保健知识。

服药后出现不适，要考虑药物不良反应

在日常生活中，为保障他人和自身用药安全，我们需要通过症状、发生时间等对药物不良反应进行初步识别。

临床症状　药物不良反应一般不同于原有疾病的症状。明显的药物不良反应，如皮肤损害表现为皮疹、瘙痒等，消化系统损害表现为恶心、呕吐、肝功能异常等，泌尿系统损害表现为血尿、肾功能异常等，严重的全身损害可表现为过敏性休克、发热等。病人在发生可疑反应时，首先看药品说明书是否注明该不良反应，如果已经明确注明，则发生不良反应的可能性较大。

发生时间　①在数秒至数分钟内发生，如注射过敏反应表现为病人很快出现灼热、喉头发紧、胸闷心慌、脸色苍白、脉搏细弱、血压下降，甚至神志昏迷，需立即抢救；②在数分钟至数小时内发生，如固定性红斑常发生在同一部位，呈紫红色圆形或椭圆形，常有水疱，伴有发热等症状；③在半小时至 2 小时内发生，如恶心、呕吐、腹痛等症状；④ 在用药后 1~2 周发生，如多形红斑常在用药后 2~7 天出现，剥脱性皮炎、大疱性表皮松懈型药疹大多在 10 天后发生，洋地黄反应与利尿剂引起的水肿也多在 1~2 周后出现；⑤停药后较长时间发生，如链霉素导致的耳聋，常在停药后 6 个月出现，氯霉素、保泰松所致再生障碍性贫血，常在用药后 1 年以上才出现。

处理药物不良反应，掌握3点趋利避害

1. 停用可疑的或所有正在使用的药物　在一时难以确定是哪种药物引起不良反应的情况下，必须停用发生不良反应前使用过的所有药物，根据需要重新筛选疗效近似的药物进行替代治疗。如果副作用较轻微，其症状在停药后可自行好转，症状严重或停药后症状没有缓解的应及时去医院就诊。可疑症状如确属药物不良反应，今后应避免再服用同样的药物。

2. 采取有效措施清除体内残留药物　口服药物可用干净的木筷或小勺轻轻刺激喉部使其呕出，吐过之后喝水，再次以同法刺激咽部，直到将胃内残留药物吐尽为止。如果服药时间较长，药物已进入肠道，可喝一些能稀释药物和延缓药物吸收的食物，如鲜牛奶、绿豆汤、豆浆等。为延缓或阻止药物被肠道吸收，可根据说明书适当服用对药物有吸附作用的药用炭。

3. 出现昏迷应紧急送医院　有些药物可引起不同程度的过敏反应，如皮疹、水肿、哮喘等。如果发现这些症状，可口服抗过敏药物如息斯敏、扑尔敏或苯海拉明等。如果发现病人用药后很快出现呼吸困难，面色苍白，口唇、指甲青紫，昏迷等症状，应紧急送医院或通知医生抢救。在送医院或等医生来的过程中，如果发现病人呼吸、心跳停止，可做人工呼吸及心脏按压(不要用力太大)。

尽管所有药物都存在或多或少的不良反应，但是大部分常见的不良反应是不影响治疗和使用者安全的，同时，不良反应也并非每个人都会发生。因此，大家不必因噎废食，该用药时还需用。

专家忠告

除发生轻微药物不良反应，病人可自行停药处理观察以外，若不良反应严重，用药者必须及时到医院救治。切记不要耽误治疗时机，并向临床药师进行用药咨询，避免不良反应再次发生，维护身体健康。

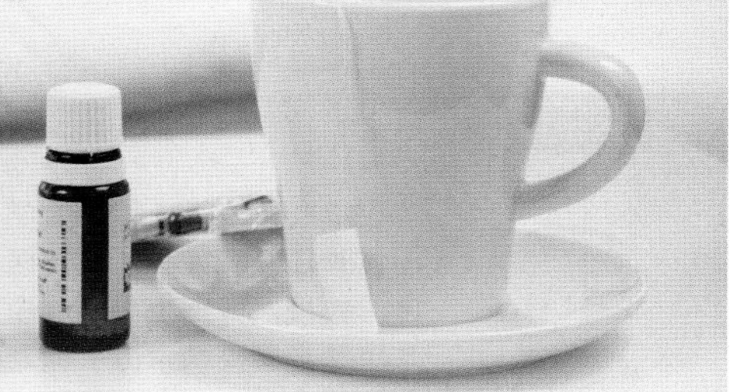

能寻求到"临床药师"的帮助

周佳 王卓 高申

专家简介

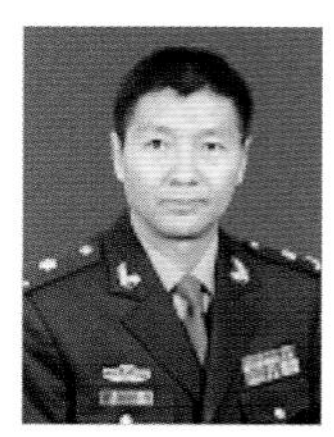

高 申 第二军医大学附属上海长海医院药材科主任、医院药学教研室主任，教授，主任药师，博士生导师。中国医院协会药事管理专业委员会副主任委员，解放军医学科学委员会药学专业委员会常务委员兼临床药学研究专委会主任委员，国家药典委员会委员。上海市医院药学专委会副主任委员，上海市医学会临床药学分会副主任委员。主要从事新型药物递送系统和临床药学领域科研和教学工作。

不知道大家在就医过程中，有没有注意到一些医院门诊药房旁设置的"用药咨询"窗口，有些医院甚至还有药师和医师一起出诊的联合门诊，还有些医院会有药师与医师共同组成的联合治疗团队，每日一起查房交流，共同监护病人。这些活跃在医院特定部门、直接面对病人提供技术服务的药师，就是临床药师。

1.帮助大家获得药物信息和用药知识

李药师是一家大型三甲医院心血管专业临床药师。平时，他上午主要在心内科和医生一起查房，下午则会对一些住院病人进行相关用药教育。例如，某病人需要长期服用华法林，他会仔细告诉病人服用华法林期间需要注意哪些问题。华法林主要通过对抗维生素K起抗凝作用，所以，富含维生素K的食物，如动物肝脏、绿叶蔬菜、海藻等可降低华法林抗凝作用，导致血栓形成，应避免大量食用；酒精、大蒜、葡萄柚汁等可增强华法林抗凝作用，导致出血，也应避免大量食用。

药师帮助：在住院治疗期间，如果病人想深入了解所用药物的特性，提高用药有效性和安全性，可以向所在病区的临床药师提出接受用药教育的需求。

2.帮助大家分析和解决用药中出现的问题

张药师在小儿科工作。有一次她随访一名患儿，发现其尿路感染前期通过静脉给予抗生素治疗后感染指标明显好转，但是，当换成口服头孢地尼后，病情却出现反复。她与患儿妈妈交流得知，患儿妈妈每次都是用奶水给患儿送服头孢地尼，结果，她发现患儿用药后排红色粪便，以为是药物引起的消化道出血，不敢继续给患儿用药。张药师耐心向患儿妈妈解释，头孢地尼说明书明确提示：服用该药期间，若添加含铁产品（如奶粉或肠营养剂）时，可能出现红色粪便，这并不表示是消化道出血。为此，建议她不要用奶水送服头孢地尼，服药时间尽可能与喂奶时间间隔开。

药师帮助：如果药物治疗过程中出现不良反应，病人应及时向临床药师求助，临床药师可以帮助大家鉴别和处理相关不良反应，确保顺利完成整个治疗过程。

3. 帮助大家掌握正确合理的用药方法

很多妈妈在面对形形色色的治哮喘吸入制剂时，完全不知道怎么帮宝宝使用，这时，妈妈可以向工作在哮喘门诊或呼吸病区的临床药师求助。药师会向妈妈耐心示范各种吸入装置的使用要点，直到妈妈能熟练、准确地应用到位为止。有些妈妈谈"激素色变"，担心激素会对宝宝造成不好影响。此时，药师还会给妈妈解释说明，低剂量吸入激素治疗不会影响儿童生长发育、骨质代谢；同时，还会提供减轻激素不良反应的应对措施，如晨起一天一次用药可以将激素对生长的抑制作用降到最低；长期接受吸入治疗时，注意定期测量身高等。

药师帮助：任何药物在用于临床前，均必须制成适合病人使用的药物剂型。剂型不同，使用方法不同。有些剂型还需要借助特定的给药装置来服用。因此，病人若不知道如何使用该药，可咨询临床药师。

临床药师是药师队伍中的新角色、新岗位，因此，病人应该充分信任和依赖临床药师，让他们成为合理用药的"守护神"。

专家忠告

现在，国内很多大型医院都有"药物咨询"窗口，有些医院药剂科甚至还开设药师咨询门诊或提供电话咨询、电子邮件咨询或网络在线咨询等多种形式咨询服务。病人若存在用药方面的问题，可以在咨询窗口、药师门诊或通过电话、邮件等方式，寻求临床药师的帮助。

能用医保账户省钱、“挣钱”

缪晓辉

生病看医生，有病吃药，似乎是天经地义的，但不一定！有时，你可以不吃药；有时，你可以少配药；有时，你不一定要到医院配药。这些不仅涉及药物安全问题，还涉及经济学问题。

一、某些病可以不吃药 感冒可以不吃药；某些腹泻病也可以不吃药；工作劳累后的头痛失眠，也不一定要吃药。感冒发热后，大多数人会要求医生退热、“吊水”，甚至还要求“消炎”（用抗生素），于是半夜赶到医院，排队、挂号、看医生、验血、拍片、配药、注射，呆在通气不良、人员拥挤的急诊留观室，“吊”到次日天明，家人还得陪着熬夜。实际上，过半数的此类“吊水”是不必要的！前几年披露的中国人年均吊8瓶水，而欧美国家人年均“消费”仅3瓶。跟大家算算经济账：打的去医院，自己花钱；夸张一点的叫救护车，也得自己掏腰包。第二天上不了班，病假、事假、调休等，损失更不小。还有，你的基本医疗保险的个人账户基金，经这一折腾，几百元就“消费”掉了，以后真有个稍大点的毛病，就得进入“个人支付段”。

二、不要轻易消费个人账户基金 基本医疗保险基金包括个人账户基金和统筹基金两个部分。个人账户基金有四个来源：一是个人缴纳的医疗保险费；二是用人单位缴纳的一定比例的社会医疗保险费；三是用人单位为个人缴纳的启动资金；四是随着保险年限的增加而产生的个人账户资金的利息收入。个人账户的支付范围包括：在医疗机构发生的门诊费用；在定点零售药店的购药支出；住院、门诊特定项目基本医疗费用中，统筹基金起付标准以下的费用。我们要学会算账，如果不是慢性病，那么，就尽可能不去消费这笔钱，否则，用过头了，就得由个人支付，超过“个人支付段”后发生的诊疗费用，也要根据不同人群按照不同比例，自己支付一部分费用。

三、药品基本不具备存储价值 药品不是普通商品，消费药品乃无奈之举；购药也不同于购买普通商品，不得随心所欲。药物具有严格的有效期，你若“囤积居奇”，在家庭小药箱里塞满各种急慢性病的治疗药物，一旦过了有效期，药物就被白白浪费。在医院或零售药房里，药品的购进和售出都有预估，即使有库存，药物也不停地周转，接近有效期的药物，医院或商店会提前处理或内部协调，或退回生产厂家。而家庭药箱储存的药物，一旦到了有效期，怎么办？使用过期药，稍有不当，势必给用药者带来伤害，甚至危及生命。另外，家庭药柜储存着的药物是不能升值的，而个人账户基金尽管只能用于基本医疗，但它具有储存价值，放在账户里的基金可以以利息的形式升值。包括本金和利息，不仅属于你本人，而且还可以继承。因此，你应该储存基金而不是药物。

专家简介

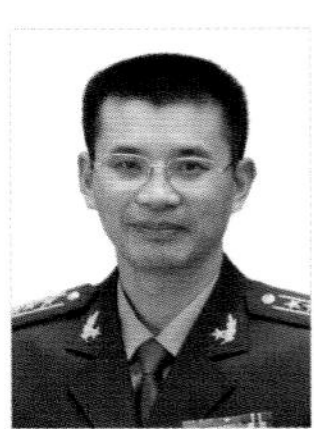

缪晓辉 第二军医大学附属长征医院内科学主任医师，教授，博士生导师。中华医学会感染病学分会原副主任委员，中国医师协会感染病科协会副会长。上海市医学会感染病分会前任主任委员，上海市医学会内科学分会副主任委员，《中华传染病杂志》总编辑。在各种内科常见疾病、急重症和疑难杂症的诊治方面具有丰富的临床经验，尤其擅长于各种感染性疾病、不明原因发热和各种肝病的诊治。目前，主要研究病原体的基因诊断和药物性肝损伤。

四、配药不必都得跑医院 国家基本药物目录上列出的药物可以凭医保卡在药店购买，而付费的模式和比例等与医院并无二致，药店只是为配药者提供了地理位置或时间上的便利。特别要说明的是，配医保可报销的药物，你还必须获得医保定点医院医生的处方，非定点医院（如大多数私立医院）的医生处方，不能使用个人账户基金购药。如果患了小毛小病，而且是在“诊断”上比较有把握的疾病用药，诸如解热镇痛药、止咳药、抗过敏药、跌打损伤药膏等，都可以直接在药店购买。即使是慢性病的长期用药，比如降糖药和降血压药，偶尔“断顿”，也完全可以到药店自费购买最小包装的药物，特地跑一趟医院，花去十倍甚至几十倍的价钱请进几十粒药片，这太不经济。

专家忠告

为疾病买单，有很多学问，也有很多算术题，要学会计算，学会管账。生病后要合理用药，治愈疾病的同时，要有意识细化和管理自己的医疗费用。当然，身体健康是最大财富，治愈疾病，才是第一位。

能不被虚假药品广告忽悠

✍徐 正

药品的非法广告，已经成了公害，屡禁不绝。而相信虚假药品广告购药吃药，轻则贻误病情，重则受害于毒副反应，甚至引起药源性疾病。危害甚多，不得不防。

那么，如何避免被虚假药品广告忽悠？下面 4 招有助于大家提高识别虚假药品广告的能力，避免上当受骗。

招式一 明辨处方药不能在大众媒体上发布广告

药品是特殊商品，国家实行处方药和非处方药（OTC）分类管理。处方药只能在医药专业刊物上发布广告，即只能在以医务人员为主要读者的刊物上发广告；而不允许在大众传播媒介发布广告，也不可以以其他方式进行以公众为对象的广告宣传，或以赠送医学、药学专业刊物等形式向公众发布。非处方药则可以在大众媒体上发布广告。一般而言，公众能看到的药品广告都应是非处方药广告（非处方药广告必须标明非处方药专用标识 OTC）。如大家在电视、报纸等大众媒体上看到处方药的药品广告，且无 OTC 标识，肯定是虚假药品广告。

招式二 查找药品批准号

正规的药品商家，为了使药品广告有说服力，在广告中通常会展示其功效、适应证以及药品批准号。如无药品批准号，一般可认为该药品广告是虚假药品广告，是违法的。如某报纸的“悍×胶囊”广告，占了 15 厘米 ×20 厘米篇幅，却没有找到药品批准号，仅标注了美国食品药品管理局（FDA）核准注册出口。号称治疗白癜风的特效药“盖××”广告，声称是国家发明专利 Z12××××××××，法国技术产品，但无药品批准号。美国“消×灵”广告，有治疗顽固性失眠、抑郁、焦虑、强迫症等疾病的表述，但无药品批准号；仔细寻找，在广告中印有保健食品“蓝帽子”标志。这些都属于虚假药品广告，大家不要被忽悠。

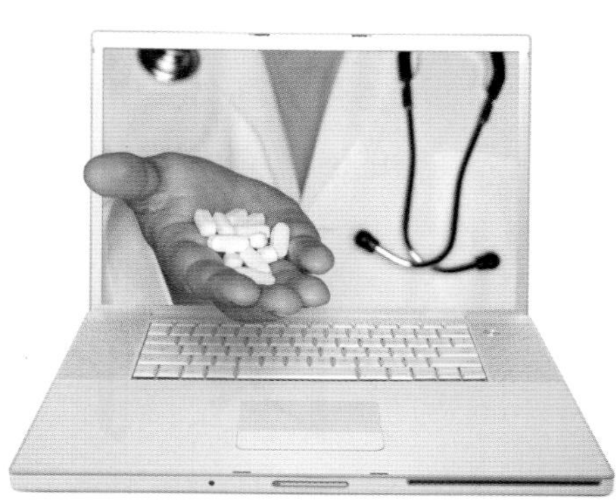

招式三 核实药品批准号

找到药品广告中的药品批准号以后，还不要轻信，需加以核实。在药品广告中找到的药品批准号，均可在国家食品药品监督管理总局的网站上核实（http://www.sda.gov.cn）。很简单，在网站首页的“数据查询”中，根据需要，下拉出“国产药品”或“进口药品”等，再填写该药品批准号，提交即可。如果核查的批文号信息不实，即为虚假药品广告。当然，也可直接填入该药品名，核查其药品批准号是否与报纸上刊登的一致。只有一致，才是合法的。

招式四 核查广告内容与药品说明书是否一致

有时候，药品是合法的，但药品广告不一定合法，最常见的是广告过分夸大其治疗功效。要确证其是否合法，需将合法广告（由食品药品监督管理局批准的广告原文）与见到的广告对照。这是一个“照妖镜”，非法广告一照就现出原形。合法的药品广告在哪里？仍在国家食品药品监管局网站里。在查药品批文时，可在药品栏目的下部，有其广告信息的链接，点击查看即可。

自然，还可以与药品说明书对照。2015 年 4 月通过的《中华人民共和国药品广告法》规定，药品广告内容不得与国家相关部门批准的药品说明书不一致，不得含有说明书以外的理论、观点等内容。如果药品广告内容和药品说明书不一致，可认定为虚假药品广告。此外，药品广告中含有表示功效、安全性的断言或者保证，说明治愈率或者有效率，利用广告代言人做推荐、证明等内容，必是虚假药品广告。

需要强调的是，有些药品打着医药科研单位、学术机构、医疗机构或者专家、医生、病人的名义和形象，以及出现“安全无毒副作用”，明示或暗示中成药为“天然”药品，含有“最新技术”“最高科学”“最先进制法”等内容，这些都属于虚假药品广告。PM

专家忠告

药品不同于一般商品，药品广告只是给病人提供了一种用药信息，不是药物治疗的根据。如果确因治病需要，必须购买广告药品，一定要睁大双眼，必要时咨询医生和药师。如此，才能获得正规的治疗方案和医疗措施。

近日,第二军医大学附属长海医院血管外科主任景在平教授做客上海图书馆“上图讲座”，从医学和人学的角度，与听众分享了他的医道与追求。

作为中国血管外科的领军人物,景教授不仅精通手术技术，不断创新手术方法，还倡导“中外相通，古今相通，文理相通”。他认为，科学技术的创新，要不断提升高度和深度，更要靠文化的滋养，靠诗韵的滋润，来实现科学之思创。

医学·人学——我的医道与追求

文/景在平

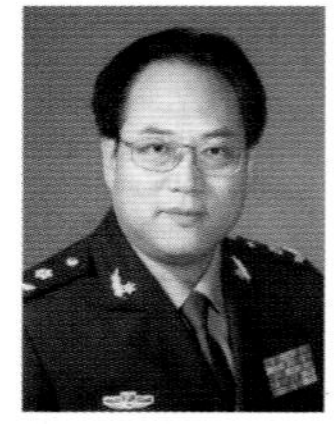

专家简介

景在平 著名血管外科专家，“感动上海十大人物”，第二军医大学附属长海医院血管外科主任，教授，主任医师，博士生导师，上海市血管系统疾病临床医学中心主任，全军血管外科研究所所长，中国医师协会腔内血管外科专业委员会主任委员（二级协会），全军血管外科学组组长，亚洲血管外科协会理事，欧洲血管外科协会及国际腔内血管专家协会委员，中央保健委及中央军委保健委持证专家，享受国务院特殊津贴。擅长腹主动脉瘤、主动脉夹层和心脏主动脉瓣狭窄的微创腔内治疗。

专家门诊：周一、三上午

以文启理：从诗句中领悟医学创新之道

从诗句中创新？乍听起来，大家是否觉得有点匪夷所思？诗怎么可能与创新、与外科手术技术联系在一起？我给大家讲一个故事：我曾经诊治过一名来自厦门的85岁老红军，患有腹主动脉瘤。这位老人的腹主动脉瘤呈“葫芦形”，在大的动脉瘤上方，还有一个小的动脉瘤。如果要从血管腔内去封堵这个大动脉瘤，其两端必须要有一段正常的血管作为“锚定区”，然而不巧的是，由于这位老人的动脉瘤呈葫芦形，一端是一个已经发生病变的小动脉瘤，没有可供“锚定”的正常血管，怎么办？为此，全科苦苦思索了两周，都没有想出好的办法。正当大家一筹莫展的时候，一首诗浮现在我的脑海中：山外青山楼外楼，西湖歌舞几时休。暖风熏得游人醉，直把杭州作汴州。我从这首诗的最后一句中得到了启发：如果把小动脉瘤当作正常的血管，手术不就可以完成了吗？于是，我们先用一段小的移植物将小动脉瘤封堵，再将一段长的移植物铆定在这个小动脉瘤的部位，把大的动脉瘤封堵，圆满地完成了手术。“直把杭州作汴州”，一句古诗，救了一位老人，成就了一段佳话。

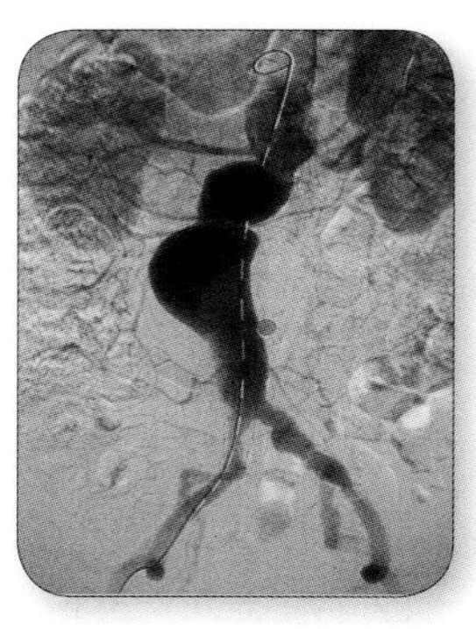
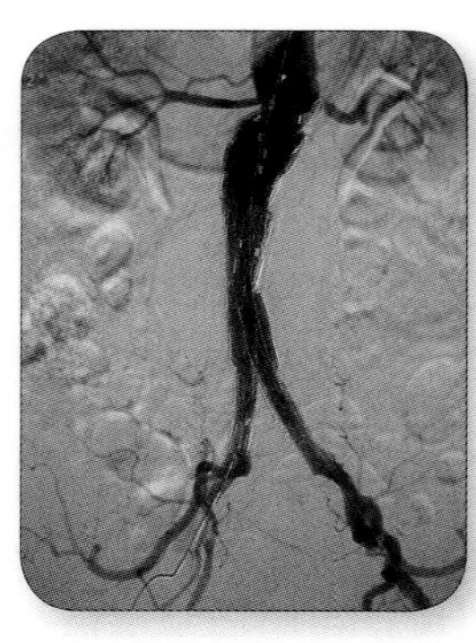

面对葫芦形的主动脉瘤，在“直把杭州作汴州”的启发下，把小动脉瘤当作正常血管，完成手术

“以理启文”：从手术中悟书画之道

我平时的最大爱好就是书画创作，而书画与手术其实是相通的，我书画中的很多创意和笔法都是从手术操作中悟通的。比如，我在做介入手术时，有时候导丝很难通过某些部位，常常是努力尝试了很多次，都无法成功；而当我一松手，导丝反而自己顺着血流进去了。因为血液是流动的，导丝在恰当的时候会顺势进入。于是，我就悟通了书画中所谓“孤蓬自振”的含义。我还在“刀法”中悟通了“笔法”：从血流的腾跃环转中悟出“旋笔”、

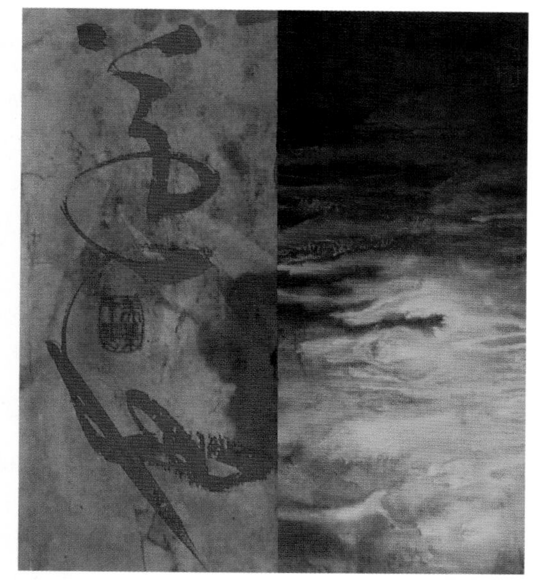

景在平书画作品

从血流的周流不息中悟出“连笔”、从血流的行于止退中悟出“涩笔”、从血流的风然自腾中悟出“飒笔”、从刀之实切若离中悟出“虚实之笔法”。同时,我也在“腔内治疗”中悟通了“墨法”：从“影像氤氲”中悟到“铺墨之法和墨面之势”、从“移植物”中悟到“蕴墨之法和墨体之势”、从“喷洒扫消”中悟到“散墨之法和点墨之势”、从导丝导管中悟到“拖墨之法和线墨之势”……这就是他山之石，可以攻玉；手术之石，可以攻画；手术之石，可以攻诗；手术之石，可以攻乐。

手术刀坚硬而锋利，书画笔柔软而圆钝。手术刀在举轻若重中，划出灿烂的创生之线;书画笔在举重若轻中，画出辉煌的创美之线。一条线从神骨胆魄出发，沿着百炼钢成绕指柔一路奔来；另一条线从灵品精气韵起步，沿着绕指柔成百炼钢一路奔来。两条线相交相拥，在缠绵悱恻中氤氲出“心有灵犀一点通”，在大红大黑中蕴化出“天人合一”的生命艺术大美。这就是“以理启文”。

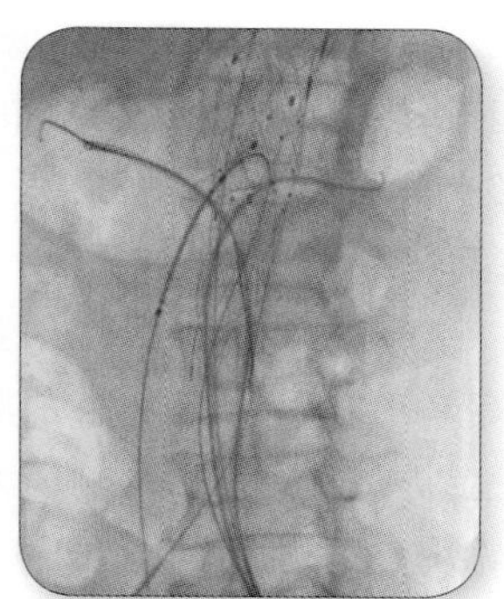

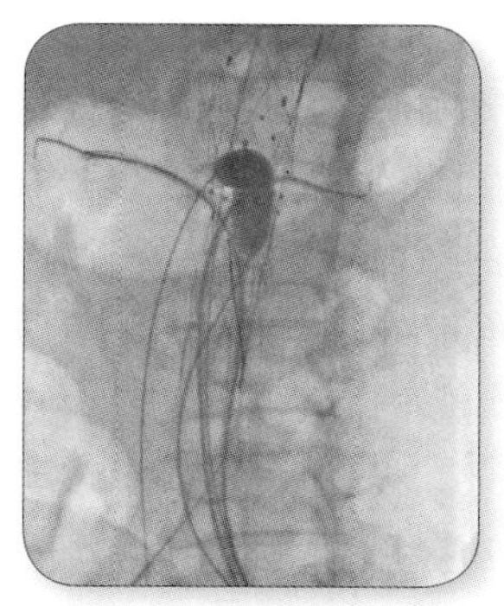

“孤蓬自振”：导管顺血流自动弹进目标分支动脉

“文理相通”：创思之魂

创新需要有创新的思维，也就是创思。要创思，就要有文化的滋润。创思之高，需要生命供养；山水之秀，得烟云供养，这就是“文理相通”。而我们的爱心手术，就是“文理相通”的最好体现。

主动脉瓣狭窄是一种老年人容易罹患的心脏瓣膜病，也是一种极易发生猝死的凶险疾病，严重患者一年猝死率为 50%。过去，治疗严重主动脉瓣狭窄必须实施开胸手术。手术时，医生需要打开胸腔，使心脏停搏，建立体外循环，随后将病变的主动脉瓣膜剪除，缝上人工主动脉瓣膜，再让心脏复跳。这种手术创伤大、风险高、死亡率也很高。对高龄患者而言，几乎每一步手术操作都充满风险，稍有不慎，就下不了手术台。自 2011 年 5 月起，我采用“微创换瓣”技术救治主动脉瓣狭窄患者。这种手术的最大优势就是不开胸、心脏不停跳，只需在患者大腿穿刺，将一个可折叠的支架型主动脉瓣通过输送管道送至病变主动脉瓣处，随后将球囊打开并固定支架型主动脉瓣，即可取代病变的主动脉瓣开始工作，特别适合无法耐受开胸手术的老年患者。在国外，这种微创换瓣手术已有超过 5 万例的经验，已被肯定为是一种治疗老年主动脉瓣狭窄的首选方法。然而，昂贵的手术费用却阻挡了一部分患者的求生之路。主动脉瓣狭窄患者有多痛苦? 极度虚弱，呼吸困难，气若游丝，无法下床活动，也无法入睡，更吃不下任何东西，看到包子就像看到抹布，看到汤就像看到刷锅水，几乎每位患者都是眼含热泪，企盼着能尽快做手术。为了救治这些患者，我自 2012 年起，多次举办“景在平爱心书画展”筹集善款，获得了许多爱心人士的鼎力支持，至今总计筹集善款 490 万元，并已为 16 位患者免费实施了爱心手术。患者“心开了”，我就“开心了”。今后，我将继续把爱心手术做下去，用爱心和创新，为患者圆康复之梦。PM

延伸阅读

2014 年底，景在平教授因爱心救治主动脉瓣狭窄病患荣膺“第四届感动上海十大人物”。市委书记韩正在接见景教授时感慨道：“您的技术创新和书画爱心感动了上海人民，也感动了我，我给您敬个礼！”

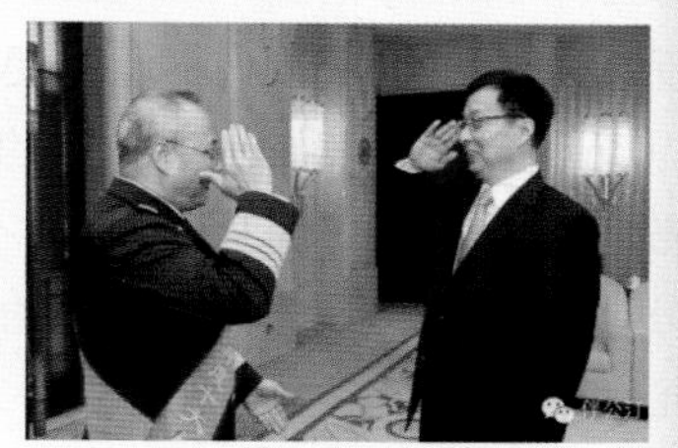

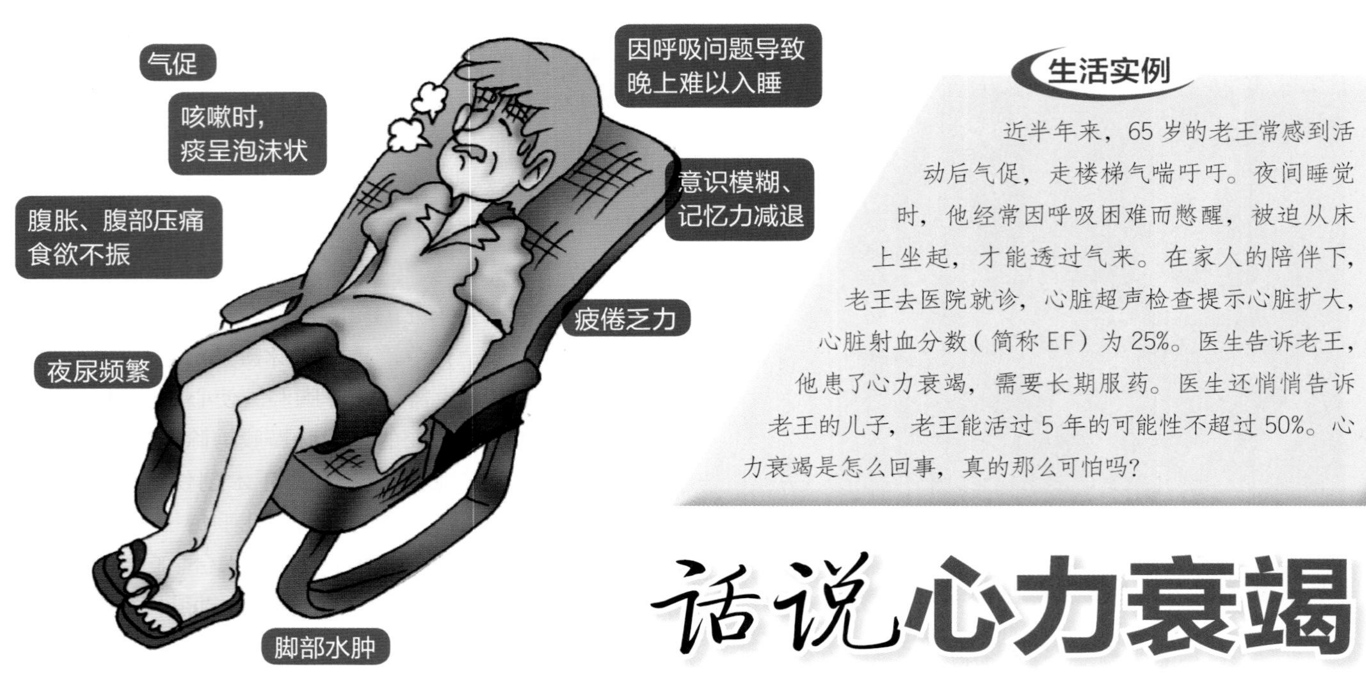

生活实例

近半年来，65岁的老王常感到活动后气促，走楼梯气喘吁吁。夜间睡觉时，他经常因呼吸困难而憋醒，被迫从床上坐起，才能透过气来。在家人的陪伴下，老王去医院就诊，心脏超声检查提示心脏扩大，心脏射血分数（简称EF）为25%。医生告诉老王，他患了心力衰竭，需要长期服药。医生还悄悄告诉老王的儿子，老王能活过5年的可能性不超过50%。心力衰竭是怎么回事，真的那么可怕吗？

话说心力衰竭

复旦大学附属中山医院心内科教授　宿燕岗

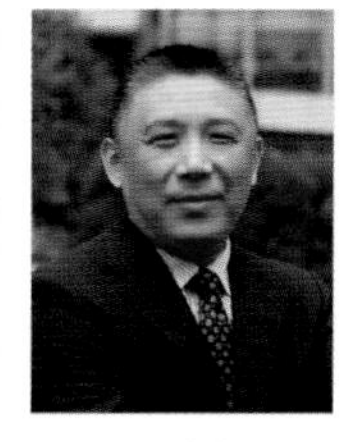

专家简介

宿燕岗 复旦大学附属中山医院心脏内科主任医师、医学博士、博士生导师，中国医师协会心律学专业委员会副主任委员，中华医学会心电生理和起搏分会常委、室性心律失常工作委员会副主任委员，上海市生物医学工程学会心脏起搏与电生理分会副主任委员。

医疗专长：心脏内科各种疾病的诊治和心脏植入性器械的植入和随访。

专家门诊：周一上午、周二上午

认识心力衰竭

与人体内的其他多数脏器（如肝脏、肾脏等）不同，心脏是一个时刻在跳动的器官，每次心跳都由收缩和舒张两个过程构成。“心脏不跳，人就死了”。是大家再熟悉不过的常识。心脏的主要功能有两个：射出血液和接受血液，用“水泵”来比喻心脏的功能是很贴切的。心脏的机械活动是使机体内的血液能在全身循环的原动力。心脏通过收缩把来自肺循环富有氧气的血液加压后，快速射向全身动脉系统，作为维持人体各个器官正常活动的能源；同时，心脏接纳经机体各个器官新陈代谢后缺氧的血液回到心脏。当各种原因引起心脏收缩功能下降时，它就不能射出足够的血液满足机体的代谢需要，同时也不能接受正常回流到心脏的血液。这种情况，医学上称之为发生了心力衰竭。

发生心力衰竭的患者，一方面由于心脏“无力”，不能射出足够的血液，而出现全身供血不足的表现，如乏力、消瘦、皮肤苍白和少尿等（机体会自动把有限的血液首先供应大脑、心脏等重要器官，而相应减少对骨骼肌、皮肤和肾脏等稍显“不重要”的组织和器官的供血，从而产生相应的症状）。另一方面，由于心脏不能接受来自肺和全身脏器（体循环）回流的血液，从而导致这些器官出现淤血的表现，如活动后气急、咳嗽和夜间端坐呼吸等肺淤血的表现（医学上称“左心衰竭”），以及肝脏肿大、食欲差、腹水、下肢水肿等体循环淤血的表现（医学上称“右心衰竭”）。通常，多数心力衰竭患者首先表现为左心衰竭，随着病情的加重，逐渐出现右心衰竭，此时称为全心衰竭。

心力衰竭是严重疾病

心力衰竭是一种很严重的疾病，它是几乎所有心脏疾病发展到终末期时的表现。通常，医学上将心脏功能分为Ⅰ~Ⅳ级：Ⅰ级为正常心功能，Ⅱ级是在低于正常活动的运动量时就感到气急（如上二层楼），Ⅲ级为稍活动即感到气急（如走平路），Ⅳ级为休息（如坐着或平卧）时亦感到气急，最严重，多需住院治疗。心功能分级简单、常用，但较为主观，受患者的主观症状、耐受性的影响较大。另外，医学上常用心脏射血分数（EF）表示心力衰竭的严重程度，更加客观。心脏射血分数为心脏每次射血量占心脏舒张末期容积量的百分比。正常情况下，EF 为 60% 左右，即心脏的每一次收缩将心脏内储存的约 60% 的血液射出。当 EF<50% 时，通常认为存在心力衰竭。当 EF<35% 时，称为重度心力衰竭。医学研究发现，EF<35% 的患者，年死亡率为 20% 左右，平均生存期小于 5 年的概率为 50%。癌症是一种大家都觉得非常严重的疾病，很多人“谈癌色变”。与身体其他器官相比，心脏极少罹患癌症。重度心力衰竭就相当于心脏的“癌症”，且其生存期比癌症还要短。

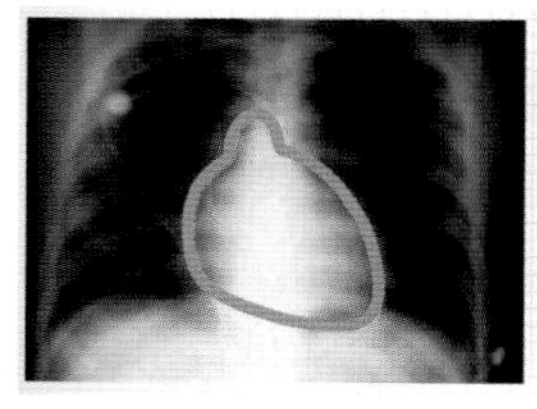

正常的心脏

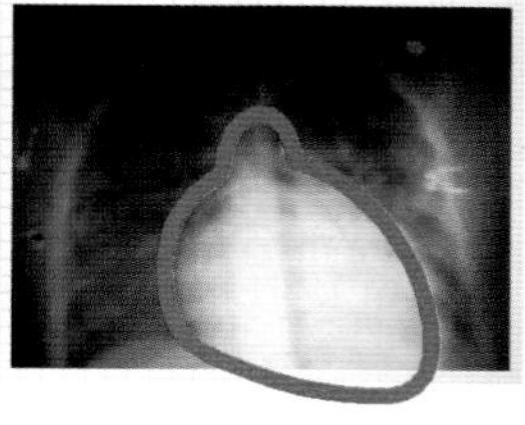

心力衰竭的心脏

心力衰竭患者不断增多

目前，国内每年新增心衰患者超过 400 万人。近年来，随着心脏治疗技术的进步，很多心脏病患者经积极救治后可免于死亡，生存期得以延长，但进展为心力衰竭的病例却在不断增加。也就是说，大多数心脏疾病患者若生存期足够长，最后都会发展为心力衰竭。

导致心力衰竭的常见病因包括：高血压病、冠心病、心脏瓣膜病和心肌病等。随着药物及血运重建技术（植入支架、心脏搭桥）的发展，很多心肌梗死患者在患病初期得到救治，免于猝死，但由于梗死的心肌不能再生，能够工作的心肌数量减少，心脏舒缩能力下降，不少患者会在后期逐渐出现心力衰竭症状。

心力衰竭的药物治疗

心力衰竭是心脏疾病治疗中尚未完全解决的难题。尤其是中、重度心力衰竭患者，预后不佳，死亡率高。药物治疗是心力衰竭治疗的基础，常用药物有以下 5 种。

❶ 利尿剂（呋塞米、氢氯噻嗪、螺内酯等），通过促进尿液排出，减少回到心脏的血液量，缓解肺和体循环的淤血症状，是最重要的减轻心衰症状的药物，通常需要终身间断使用。

❷ 血管紧张素转化酶抑制剂（ACEI）或血管紧张素受体拮抗剂（ARB），通过减轻心脏负荷、拮抗过度激活的神经内分泌系统发挥治疗作用，已被证实能够降低心力衰竭患者的死亡率。ACEI 类药物容易使部分患者产生咳嗽症状，此时可换用 ARB 类药物。

❸ β 受体阻滞剂，通过拮抗过度激活的神经内分泌系统、减少衰竭心脏心肌做功发挥治疗作用，长期应用能降低心力衰竭患者的死亡率。由于该药具有降低心肌收缩力的作用，故只有心脏功能相对平稳的患者才能使用，剂量加大时，也应采取循序渐进的方法，避免引起心衰加重。

❹ 加强心肌收缩力的药物，即“强心”药物，最常用的是地高辛。由于患病的心脏在发生衰竭前，都会努力通过增加自身心肌收缩功能来代偿，再用强心药物相当于“鞭打疲惫不堪的马匹”，不一定会获得多少效益，且存在增加心肌耗氧等弊端，故不宜常规、长期、大量使用。

❺ 其他减轻心脏负担的药物，如硝酸酯类药物等，急性心力衰竭患者可短期应用，慢性心力衰竭患者不宜长期应用。

当然，针对引起心力衰竭的病因及诱发因素，如感染、快速心律失常等，也必须进行相应的治疗。

心力衰竭的非药物治疗

心力衰竭的非药物治疗包括针对心衰病因的治疗，如瓣膜病患者需要通过外科手术更换或修补瓣膜、心肌缺血者可以行血运重建手术（支架或搭桥治疗），此外还有心脏埋藏式复律除颤器（ICD）预防心脏性猝死、心脏再同步治疗、心脏移植等。

外科换瓣或血运重建手术在国内很多医院都已作为常规手术。心脏移植在国内开展较少，主要的瓶颈是心脏供体缺乏，心脏移植手术的复杂性、术后排异的处理和高昂的费用等也是重要问题。心脏埋藏式复律除颤器（ICD）能预防心衰患者发生心脏性猝死的证据已明确，但由于存在不能改善心衰症状、医保报销比例低，以及医患双方认识不足等因素，限制了这种方法在国内的广泛应用。

值得关注的是，双室同步起搏对伴有心脏收缩活动不同步的心衰患者而言，是一个里程碑式的新疗法，它能改善心衰症状，并能降低心衰患者的死亡率。本刊下期将做详细介绍。PM

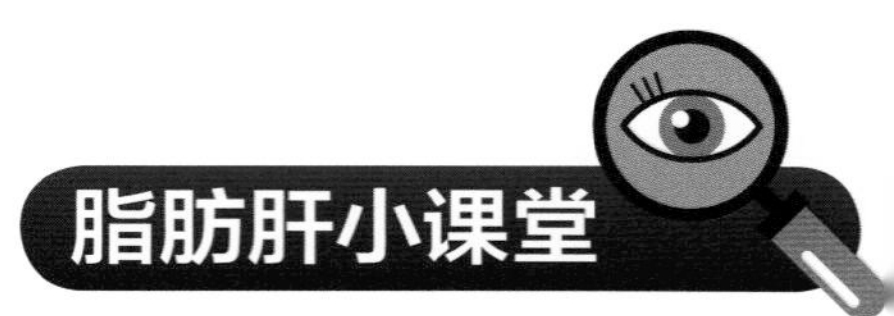

脂肪肝小课堂

第四讲 如何发现脂肪肝

文/黄 薏

传统影像学检查方法有3种

实时超声(B超)、电子计算机断层扫描(CT)、磁共振成像(MRI)可判断脂肪肝的有无和肝内脂肪分布类型,明确有无明显肝硬化、肝内占位(如囊肿、血管瘤、肝癌)、胆囊炎和胆石症,以及肝脾肿大和腹水等情况。

B超对弥漫性脂肪肝的诊断敏感性较高。CT诊断脂肪肝的特异性可能高于B超,但价格贵,且患者在检查时不可避免地需要接触X线。MRI检查价格最贵,且对弥漫性脂肪肝的诊断价值并不优于B超。因此,临床上主要依靠B超来发现及随访脂肪肝。

超声是诊断和随访脂肪肝的首选方法

在超声声像图上,脂肪肝的特征性改变为肝实质内弥漫细密的高回声斑点("明亮肝"),肝静脉和门静脉分支随病变加重而变细变窄,显示不清晰,肝深部回声衰减加重,肝脏肿大、饱满,肝缘变钝。当肝细胞脂肪变大于30%时,B超就可检出;当肝脂肪变达50%以上时,超声诊断的敏感性高达90%。彩色多普勒超声对鉴别局灶性脂肪肝有一定参考价值。

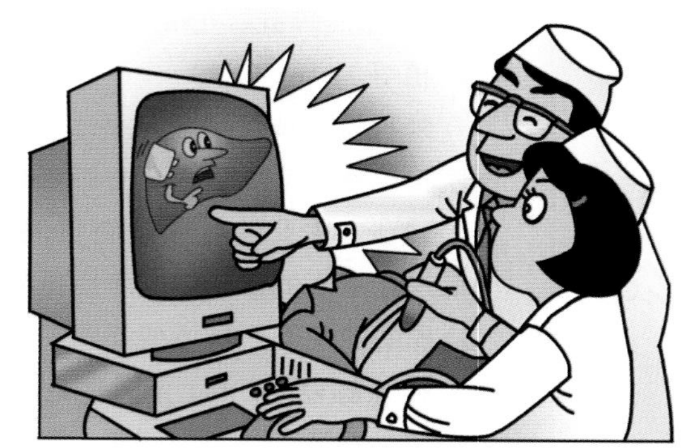

超声是诊断和随访脂肪肝的首选工具

肝脏弹性检测:脂肪肝、肝硬化"一箭双雕"

在影像学检查中,目前最热门的是FibroScan和FibroTouch等肝脏瞬时弹性检测技术。

● **测定肝脏硬度** 瞬时弹性记录仪可以敏感判断慢性肝病患者是否存在肝纤维化和肝硬化。肝脏弹性值越大,提示肝纤维化程度越重,将来发生肝硬化并发症的风险越大。随访过程中,若肝脏弹性值下降,提示肝纤维化减轻,肝癌风险降低。肝脏硬度值与肝纤维化程度之间的关系:肝脏硬度值(Kpa)F0–F1为正常,F2为轻度肝纤维化,F2–F3为中度肝纤维化,F3为间隔纤维化,F3–F4为进展期肝纤维化,F4为肝硬化。

● **测定肝脂肪变程度** 瞬时弹性记录仪利用超声在脂肪组织中传播出现显著衰减的特征,通过受控衰减参数(CAP)来定量检测肝脂肪变程度。CAP是一种新颖而有前途的脂肪肝无创检测技术,比B超和CT更敏感,可准确检测肝脂肪变大于5%的脂肪肝。同时,CAP值反映的肝脂肪变,不受肝脏疾病病因的影响;与肝活检相比,CAP更少受到抽样误差的干扰,因为其检测面积比肝活检组织大100倍;CAP值与脂肪肝及其基础疾病(肥胖、糖脂代谢紊乱和代谢综合征)关系密切,CAP值的变化可在一定程度上反映肝脂肪变和代谢紊乱的好转或进展。PM

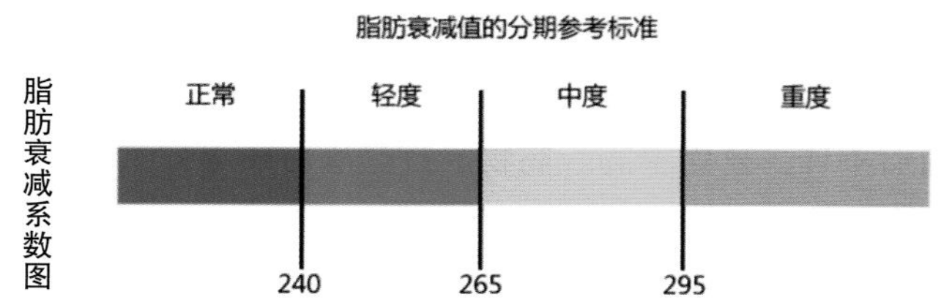

脂肪衰减系数图

备注:本标准为初步分期标准,仅供专业人员参考,需结合临床表现及其他检查结果,进行综合分析解释

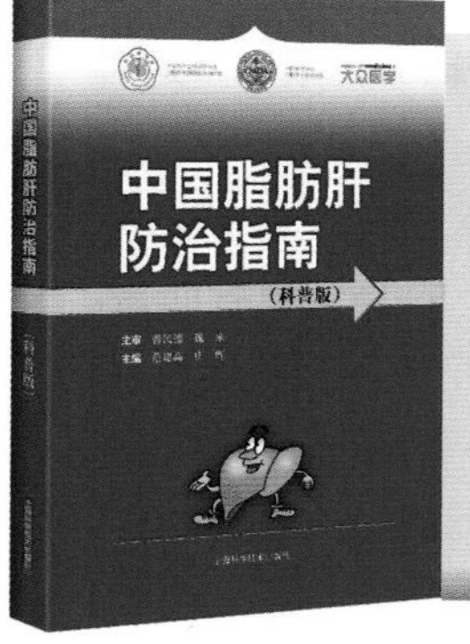

由于版面限制,每期"脂肪肝小课堂"只能讲一个知识点,请大家耐心等待我们的第五讲!如果大家觉得意犹未尽的话,不妨去新华书店、书城,或者登录京东、当当、亚马逊等网上书店,购买一本《中国脂肪肝防治指南(科普版)》吧!全书用深入浅出的文字、图文并茂的形式,系统介绍了非酒精性脂肪性肝病、酒精性肝病,以及儿童脂肪肝和乙型肝炎合并脂肪肝的临床特征、诊断方法、预防和治疗策略,并为广大脂肪肝患者提供了通俗易懂、切实可行的饮食处方、运动处方、心理行为处方和药物处方,一定会让您获益匪浅!

《中国脂肪肝防治指南(科普版)》由中华医学会肝病学分会脂肪肝和酒精性肝病学组、中国医师协会脂肪肝专家委员会,以及《大众医学》杂志共同编制,是中国首部有关脂肪肝防治的科普指南。该书上市仅5个月,就已热销两万余册。

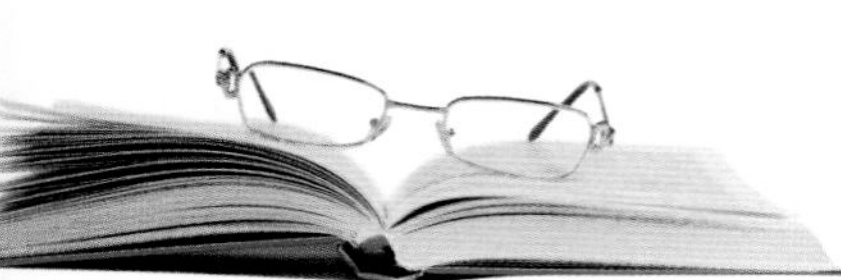

老花眼是一种正常的生理现象。40岁以后，很多人都会出现老花。很多老年人将"看东西模糊"都归咎于"老花"，其实则不然。许多眼病都会引起视力下降、"看东西模糊"，比如不为人知的黄斑前膜。

别将眼底病当"老花眼"

上海爱尔眼科医院青光眼白内障眼底病学科　张　淳

必须警惕的"视物变形"症状

老年人的眼部问题，早期症状都有相似的地方。比如老花眼和黄斑前膜，都会导致视力下降和视物模糊，以至于很多罹患黄斑前膜的老年人一直以为自己是"老花"了。

其实，只要仔细观察，这两种眼病并不难区分。老花眼是一种随着年龄增长、眼部肌肉调节能力减退、晶状体变焦能力降低导致的生理现象。黄斑前膜是覆盖在眼底黄斑区的一层纤维组织膜，会导致视物模糊等症状，是眼底黄斑区的一种病理现象。黄斑前膜的典型表现，除视力下降和视物模糊外，还有视物变形、中心视力明显下降、视物色暗、复视等症状。也就是说，黄斑前膜患者不仅有看东西模糊的症状，还会有视物变形的感觉，看东西就像"照哈哈镜"一样。

黄斑前膜手术"宜早不宜迟"

黄斑前膜的视物变形症状可通过阿姆斯勒方格表测出，但最终确诊仍需要依靠专业的眼底检查，如光学相干断层扫描技术（OCT），以确定是否罹患黄斑前膜，并尽早采取相应的干预措施。

目前，不少人仍认为，黄斑前膜手术宜"晚做"，因为过早实施手术，纤维膜剥离难度高，手术失败率也高。实际上，黄斑前膜手术宜早不宜迟，视力处于0.3~0.7的黄斑前膜患者，一旦出现视物变形，就应进行手术治疗，剥离纤维膜。

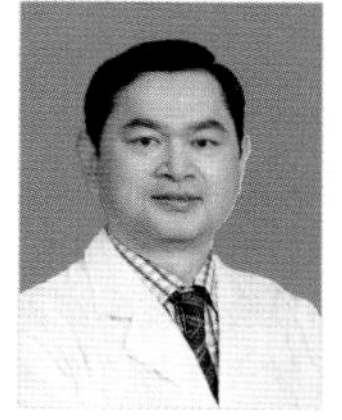

专家简介

张 淳 上海爱尔眼科医院眼底病学科首席专家、医学博士、院长。擅长疑难眼底疾病的精确诊疗及激光手术治疗，复杂白内障、玻璃体、视网膜疾病、黄斑裂孔和黄斑前膜的手术治疗及超声乳化、玻璃体切割联合性手术，以及青光眼、黄斑变性等复杂眼底手术。参与编写《黄斑部疾病手术学》《有晶体眼人工晶体植入学》《荧光血管造影手册》《中西医结合眼科急诊学》等多部眼科学专著，主持或参与国家自然科学基金、广东省自然科学基金等科研项目6项，在国内外著名眼科专业杂志发表论文16篇。

专家门诊：周三、周四上午

"微创玻切"，剥离纤维膜

治疗黄斑前膜的方法，是目前广泛应用于眼底疾病治疗的微创玻璃体切割技术。手术时，医生利用玻璃体切割头将微小的镊子送入眼底黄斑区的视网膜上方，剥除纤维膜。黄斑前膜是一层透明的薄膜，剥离过程中稍有不慎就可能破坏下层的视网膜，故该手术对医生精力、体力和专注度的要求都非常高，手术医生必须"胆大、心细、手稳"。

联合手术，一次治愈两种眼病

对于同时罹患白内障和黄斑前膜的患者而言，过去往往需要进行两次手术，受两次创伤，手术时间也长。目前，我们可以进行复杂眼病的联合手术，一次手术同时处理两种眼病，手术时间大大缩短，患者术后视力恢复快，并发症也少。PM

我一到秋天就特别容易掉头发。每次洗头或梳头后，总能在地上发现一小把一小把的头发。最近，我在网上看资料，说随着脱发数量增加，很容易导致秃顶或者斑秃现象。为此我非常担心，经常不由自主检查自己是不是还在掉头发。请教专家，为什么掉头发这么厉害呢？这种情况会不会发展为秃顶？我需要接受哪些诊断和治疗呢？

对付脱发 光“治”还不够

复旦大学附属华山医院皮肤科教授　杨勤萍

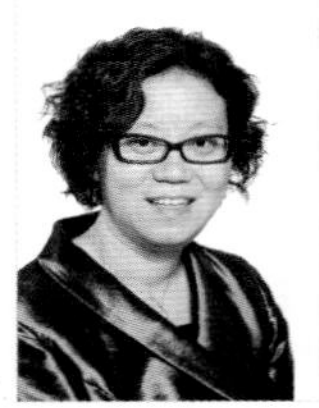

专家简介

杨勤萍　医学博士，主任医师，博士研究生导师，复旦大学附属华山医院皮肤科副主任，中华医学会皮肤性病学分会毛发学组副组长，中国中西医结合皮肤病专业委员会毛发学组副组长，中华医学会上海分会医学美学与美容学分会副主任委员。擅长脱发、痤疮、白癜风、银屑病、黄褐斑、湿疹、鱼鳞病等皮肤病的诊治及常见皮肤病的中西医结合治疗。

脱发：要警惕不良生活方式

头发的脱落一年四季均可发生。不过，医学统计发现，秋季是最容易发生脱发的季节。脱发原因可以有很多，首先可以看一看自己有无不良生活方式。比如，很多人经常熬夜、作息不规律。这种生活方式可引起内分泌代谢紊乱，使皮脂腺分泌旺盛，降低头发生存的环境质量。还会出现机体生物钟紊乱，影响血液循环，从而影响毛囊的正常生长周期，导致脱发。

对于女性来说，过度烫染头发也是导致脱发的原因之一。女性出于爱美之心，常常喜欢烫发或染发。但是烫发或染发均会改变毛发中的角蛋白结构，破坏毛小皮的局部生长环境，使毛小皮受到不同程度损伤，致使其保水作用减弱或消失，可引起毛发干燥、变脆、易断。此外，有青年女性为了保持体形而进行节食，导致营养摄入不足，出现毛发干燥、枯黄、容易脱落等一系列问题。

脱发：持续时间长要看医生

脱发是新陈代谢的正常现象，且一般情况下毛发总数处于动态平衡状态。但是，如果脱发持续 3 个月以上，且每天落发超过 80~100 根，头顶部表现为进行性毛发减少，就要怀疑是病理性脱发。

病理性脱发的原因很多，大多与遗传和体内雄激素代谢异常有关，有些还与感染、药物、内分泌疾病、缺铁性贫血、减肥和免疫性疾病等有关。如果脱发严重、持续时间长，不能简单归结于季节因素或生活方式因素，应及时到医院皮肤科明确诊断。

病理性脱发治疗：要讲究耐心

若诊断为雄激素异常引起的脱发，如雄激素性脱发，需采用“抗雄”治疗；如为内分泌异常引起的脱发，需调节内分泌，接受适当的促进毛发生长的治疗；若为免疫功能异常引起的脱发，如斑秃，需要改善人体免疫功能;若为营养不良性脱发，需补充头发生长所需的蛋白质、维生素和微量元素；若为感染引起的脱发，需及时查明致病原因并接受抗感染治疗；若为药物引起的脱发，则在停药后一般会长出新发；若为气血不足、肝肾两虚引起的脱发，需要补肝肾、益精血的中药调理治疗。

必须注意的是，脱发治疗疗程一般较长，患者一定要保持足够的耐心。除了与医生积极配合、严格按照治疗方案进行治疗、随访外，还必须注意自己的生活起居，科学养护头发。

预防脱发的4条忠告

● **作息规律，心态要好**　保证充足的睡眠可以促进毛发正常的新陈代谢。同时，还应放松心态，避免紧张、焦虑的情绪，这样可减少脱发的发生。

● **搭配摄入动物和植物蛋白**　注意饮食的营养均衡，建议常吃富含蛋白质及微量元素的食品。其中，在蛋白质摄入方面，除了含有优质蛋白质的牛奶、豆浆等外，还要注意蛋白质的吸收存在互补作用，因此需要合理搭配动物蛋白与植物蛋白，促进两者的吸收，维持毛发正常生长的需要。同时，还应少吃油腻及含糖量高的食品，避免皮脂过度分泌。

● **梳头、按摩头皮**　每天勤梳头，适当按摩头皮，促进血液循环。但是，按摩时应避免搔抓头皮。

● **避免过多染发烫发**　要避免过多的染发和烫发。在染发或烫发前 1~2 周，建议使用能够补充水分的洗发水，并从发根到发尾处多使用护发素，这样可避免秀发烫染的损伤。另外在染完头发后，要多清洗几次，避免染发剂的残留，可减少皮肤过敏和刺激。PM

"大小眼"：矫正"有门道"

眼睛是心灵的窗户，它不仅是人体最重要的功能器官，也是面部美学的重要标志。常有患者因"大小眼"影响美观而就诊，却不知道这是病，也不知该如何治疗；也有患者因"眼睛睁不开"、影响视力而就诊，却不了解自己的眼睛为何睁不开。在医学上，上述表现都与一种疾病——上睑下垂有关。

复旦大学附属眼耳鼻喉科医院激光整形科
宋楠　龚岚（主任医师）

"大小眼"：原来是"上睑下垂"了

上睑下垂是由于提上睑肌的功能减弱或消失，使上睑部分或全部遮住瞳孔，阻碍视线的一种疾病。若患者在平视前方时，上睑覆盖角膜上缘超过 2 毫米，即可诊断为上睑下垂。

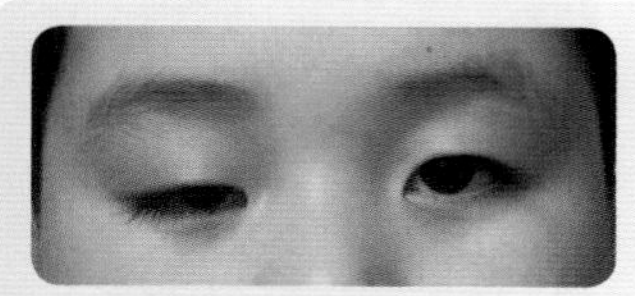
儿童先天性上睑下垂

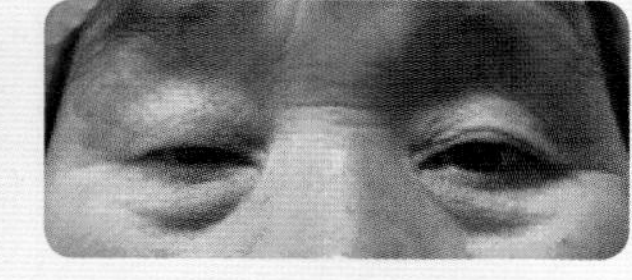
老年性上睑下垂

导致上睑下垂的原因很多，主要分为肌源性、神经源性、腱膜性、机械性等。肌源性上睑下垂指先天性或重症肌无力等原因引起的上睑下垂；神经源性上睑下垂包括动眼神经损害、下颌瞬目综合征等；腱膜性上睑下垂一般是由于老年退行性变或外伤、手术损伤提上睑肌腱膜所致；机械性上睑下垂指多种原因引起的上睑重量增加致上睑下垂；假性上睑下垂是指由于眼球后陷、小眼球使上睑失去支撑，也可由于眼轮匝肌痉挛引起。儿童上睑下垂最常见的病因是先天性单纯性上睑下垂，为提上睑肌发育不良所致，其他病因有下颌瞬目综合征、小眼裂综合征等。

长期上睑下垂会使患者养成视物时仰头、蹙额、扬眉等不良习惯，视力受损较为常见，表现为弱视、近视、散光等，还会影响颈部肌肉和颈椎的健康。

治疗前：先明确病因

由于导致上睑下垂的原因众多，故在治疗前需明确病因。若怀疑上睑下垂与重症肌无力、动眼神经损害等神经系统疾病有关，患者需至神经科就诊。若为先天性、腱膜性、机械性及假性上睑下垂，患者应至眼科或整形科全面检查后，再决定治疗方法。儿童先天性单纯性上睑下垂应先前往眼科检查视力情况，若伴有斜视，需先进行斜视的手术治疗，再进行上睑下垂矫正手术。

手术前：先完善检查

①眼部常规检查，如视功能、屈光状态测定、角膜及结膜检查、常规眼底检查。②上睑下垂病因的确定，如新斯的明试验（排除重症肌无力）、可卡因试验（睑裂开大阳性时，可排除交感神经性上睑下垂）、咀嚼下颌运动试验（排除下颌瞬目综合征）等。③上睑下垂程度测量。④眼外肌及额肌情况检查。

手术方式和时机：个性化设计

手术是治疗上睑下垂的主要方法，有多种手术方法。提上睑肌折叠术一般适合轻度上睑下垂患者；提上睑肌缩短术一般适合中度上睑下垂患者。额肌瓣悬吊术和阔筋膜悬吊术，主要适合重度上睑下垂患者。具体手术方法需要由医生根据患者的情况个性化设计，以期达到功能和美学的统一。

需要提醒的是，儿童先天性上睑下垂的手术治疗并非越早越好。儿童各器官发育尚不成熟，若过早进行手术，可能影响手术效果。除非是重度上睑下垂，为防止弱视，可提前手术，一般在患儿 3 ~ 5 岁时进行全麻手术。若视力影响不明显，从手术效果考虑，可推迟手术时间，待患儿可耐受局部麻醉时再手术。成人手术仅需局部麻醉，手术时间没有特殊要求。PM

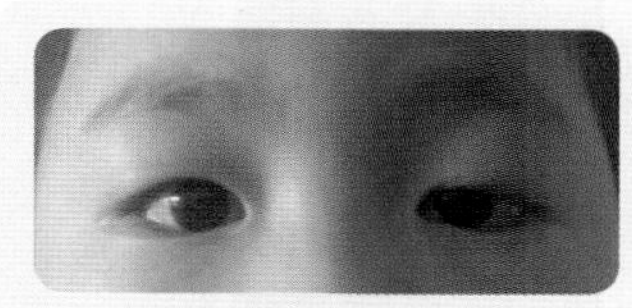
术前：左侧上睑下垂

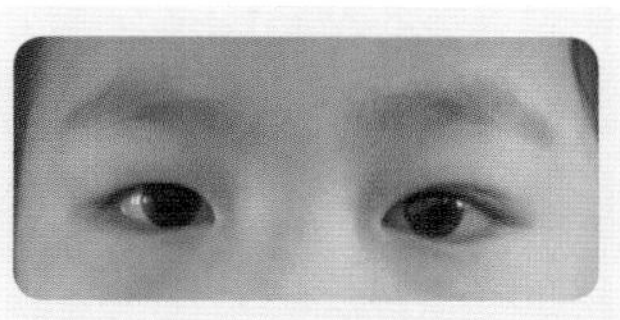
术后：双眼对称

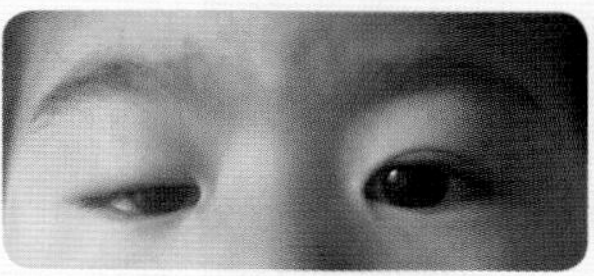
术前：右侧上睑下垂

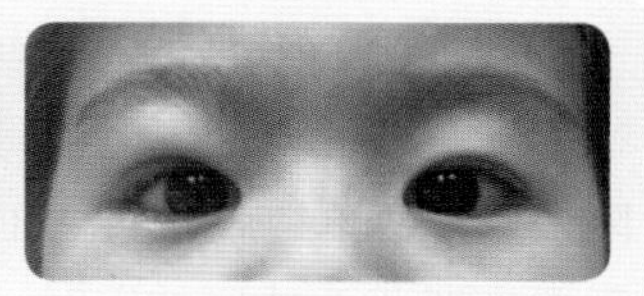
术后：双眼对称

★ **龚岚主任医师特需门诊（需预约）**：周一上午、周四上午
激光整形科门诊：周一 ~ 周五

股骨头坏死是不死的癌症吗？

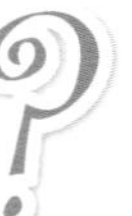

华中科技大学附属协和医院骨科医院副教授　叶树楠

很多人对股骨头坏死心存恐惧，甚至错误地认为，股骨头坏死是“不死的癌症”、股骨头坏死会瘫痪、股骨头坏死必须换关节。我要对股骨头坏死患者说，放轻松，股骨头坏死虽然难治，但它不是绝症，不会导致瘫痪，也不一定需要做人工关节置换。

目前而言，在股骨头坏死的不同阶段，都有很好的治疗手段来保证患者的功能和疗效，完全不需要恐惧。患者需要做的是，了解这种疾病，在股骨头坏死的不同时期选择正确的治疗方式。

0期：有髋部症状，但X线片与磁共振正常

治疗建议：0期患者主要采用药物治疗，如仙灵骨葆、福善美、钙尔奇D等，坚持定期复查，密切观察病情发展，尽量避免重体力劳动、爬山和爬楼。

I期：有髋部症状，X线片正常，磁共振出现异常

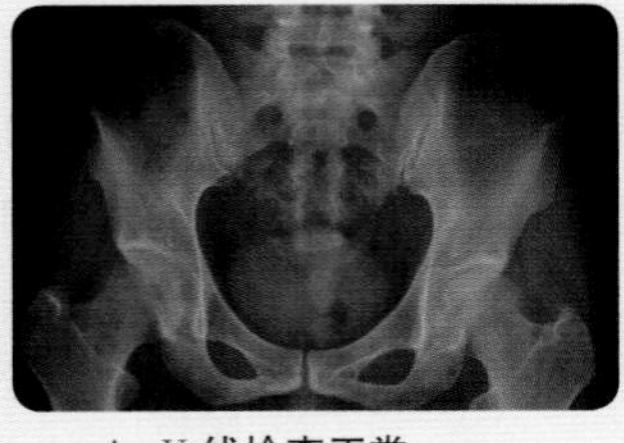

▲ X线检查正常

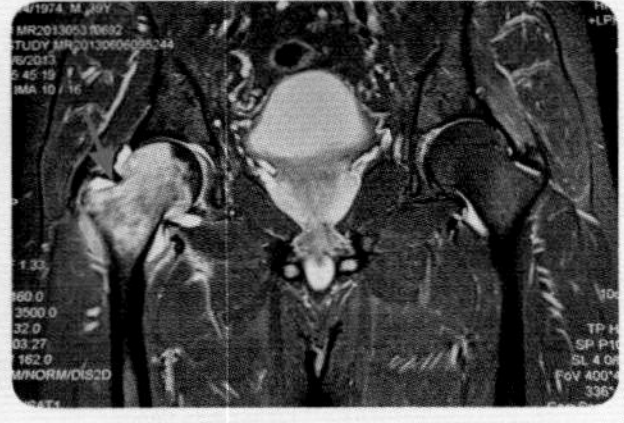

▲ 磁共振检查发现股骨头病变

治疗建议：患者在口服药物的同时，可以行股骨头坏死钻孔减压术，坚持定期复查，密切观察病情发展，尽量避免重体力劳动、爬山和爬楼。

II期：有髋部症状，磁共振出现异常，X线片显示股骨头出现透光和硬化改变

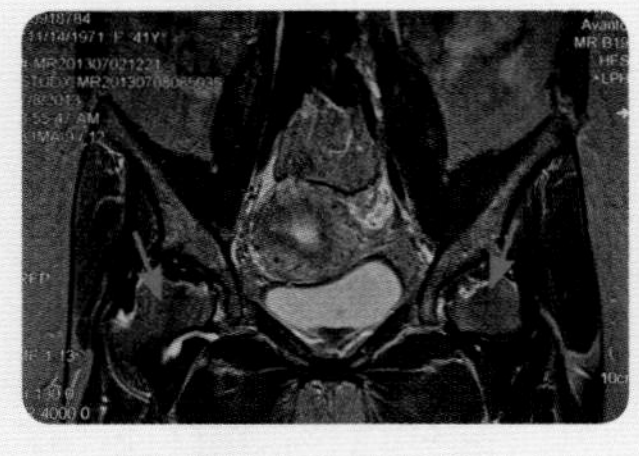

▲ 磁共振检查发现股骨头空洞

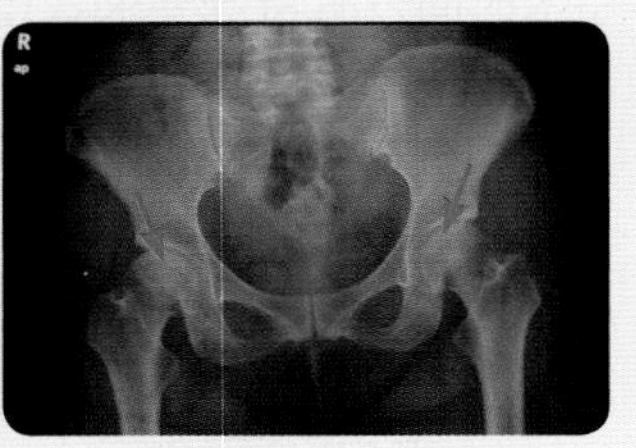

▲ X线检查提示股骨头硬化

治疗建议：此时股骨头虽然还没有变形，暂时无需行人工关节置换术，但股骨头已经出现空洞，随时会塌陷变形，故单纯股骨头减压术无法达到治疗效果。此时需要在股骨头减压的同时，植入一根支撑棒，顶住股骨头空洞区，防止股骨头在负重的情况下过早塌陷。

III期：磁共振出现异常，X线片显示软骨下塌陷（新月征），股骨头没有变扁

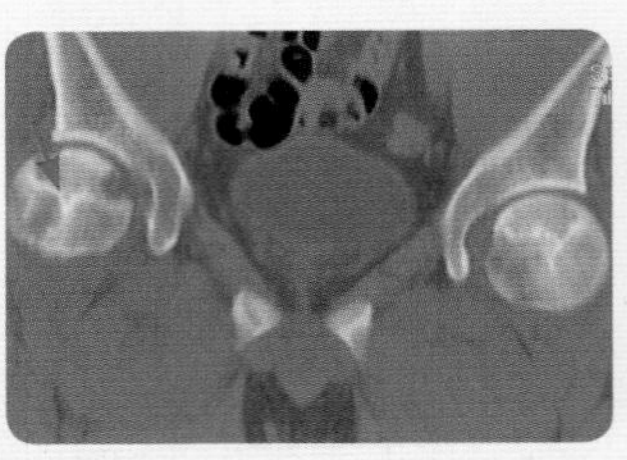

▲ 磁共振检查发现股骨头空洞

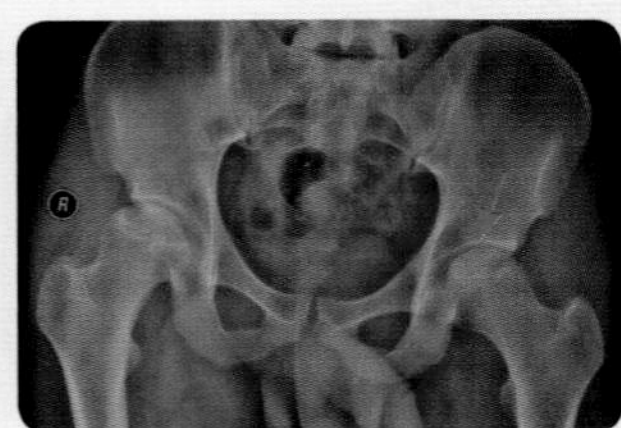

▲ X线检查提示软骨下塌陷

治疗建议：与II期相同，需要在股骨头减压的同时，植入一根支撑棒，顶住股骨头空洞区，防止股骨头在负重的情况下过早塌陷。

IV期：X线片显示股骨头变扁

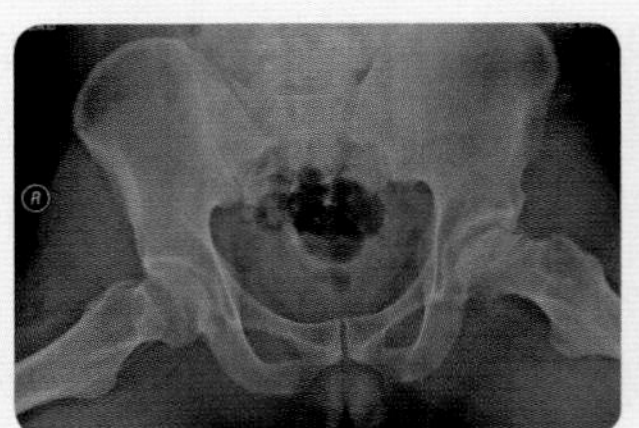

▲ X线检查提示股骨头变扁

V期：X线片显示关节狭窄或髋臼病变

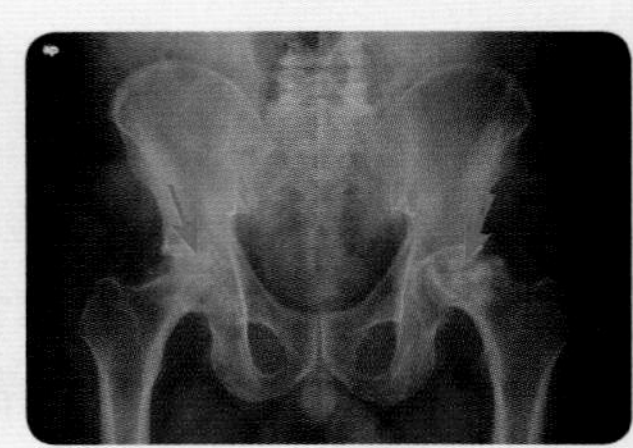

▲ X线检查提示髋臼病变

VI期：髋关节严重退行性改变

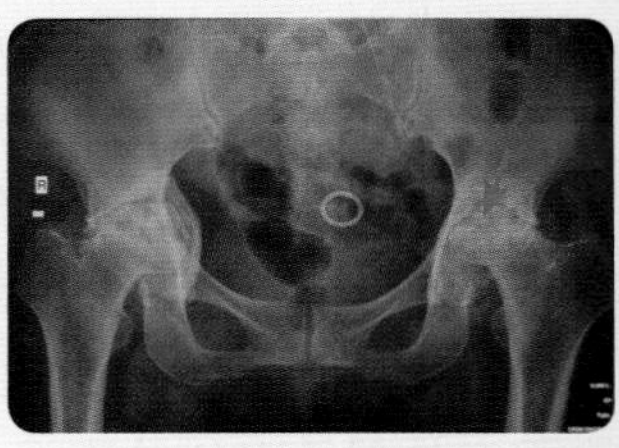

▲ X线检查提示股骨头塌陷变形

治疗建议：IV、V、VI期患者，由于股骨头已经塌陷变形，故只能行全髋关节置换术，且应尽量在VI期以前完成手术。通常，人工关节置换手术后，患者不再需要服用药物，生活与常人无异。PM

类风湿：发病半年内治疗效果好

✍胡建东

类风湿关节炎是一种以慢性多关节炎症为主要症状的自身免疫病，如不能及时诊断和早期进行有效治疗，常常导致患者关节破坏、畸形，关节功能丧失甚至永久性残疾。

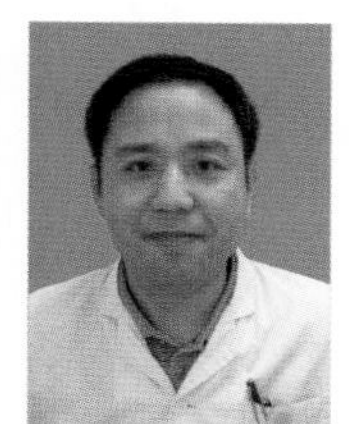

专家简介

胡建东 上海中医药大学附属岳阳中西医结合医院风湿科主任医师，硕士生导师。上海中西医结合学会风湿病专业委员会委员。擅长中西医结合诊治类风湿关节炎、强直性脊柱炎、干燥综合征、系统性红斑狼疮等风湿性疾病。

专家门诊：周四下午（青海路名医特诊部），周五下午

发病半年内有效治疗，预后较好

类风湿关节炎的治疗目标主要是控制关节炎症，阻止或延缓病情进展，防止关节破坏和畸形。患者如果能够在发病早期（半年之内）得到有效治疗，预后较好；反之，若延误治疗或治疗不当，则较为难治，预后较差。

过去十年，医学界对类风湿关节炎的理解、管理和治疗取得了相当重要的进展，其中最重要的是治疗理念的更新，即早期治疗的观念——患者一经确诊，即采取有效治疗（以慢作用抗风湿药或生物制剂为核心的治疗）。

起效慢“治本”药物：慢作用抗风湿药

类风湿关节炎的治疗中，慢作用抗风湿药（又称作改善病情药）被认为是目前治疗该病的最有效的药物。这类药物以甲氨蝶呤为代表，被称为治疗类风湿关节炎的“基石”，其特点是起效较慢，需1～6个月才能发挥疗效。这些药物虽然不能在短期内消除关节炎症，缓解关节疼痛，但却能通过抑制免疫，减缓自身免疫的病理状态，延缓或阻止病情发展，预防或减缓关节破坏，具有“治本”的作用。

慢作用抗风湿药在临床的广泛应用，彻底改变了类风湿关节炎的治疗前景，使这种临床难治性疾病被逐步攻克，彻底摆脱了以往“疼痛－止痛－破坏－畸形”的落后治疗方式。

起效快“治标”药物：生物制剂

生物制剂（又称改变病情生物制剂）是类风湿关节炎治疗的“新世纪曙光”。研究发现，引起类风湿关节炎的"元凶"是以"肿瘤坏死因子"为核心的一些炎症因子，能引发关节滑膜炎，活化破骨细胞造成骨破坏和关节畸形。生物制剂则通过直接抑制这些炎症因子来治疗类风湿关节炎，目前临床使用最多的是肿瘤坏死因子拮抗剂，如依那西普、英夫利昔单抗、阿达木单抗等。与传统的改善病情的抗风湿药相比，其主要特点是起效快、抑制骨破坏的作用明显、对血液系统、肝肾功能影响较小，患者总体耐受性好。生物制剂起效快，能在更短时间内控制病情发展，更符合早期治疗理念。当然，患者使用生物制剂前应由专家进行严格筛选和评估。

中西医结合治疗：提升疗效、改善生活质量

虽然慢作用抗风湿药和生物制剂的疗效较好，但这些药物的副作用较大，而且生物制剂价格昂贵，很多患者无法长期治疗。长期以来，中医中药在类风湿关节炎的临床实践中积累了丰富经验，在缓解疼痛、消除肿胀、改善活动受限、提高生存质量、减少骨质侵蚀破坏方面有一定的作用。

中西医结合治疗，既保留了慢作用抗风湿药控制风湿活动的优势，又突出了中医扶正祛邪、调整机体气血阴阳平衡的治疗效果，二者具有协同作用。同时，准确合理地应用中药，还能显著改善患者的体质和提高生活质量，改善患者的免疫状态，对巩固临床治疗效果，稳定病情、减少复发具有不可忽略的作用。此外，一些中药还有修复骨破坏的作用，即使对于一些晚期类风湿关节炎患者，仍有一定的治疗价值。PM

性生活相关的三大“常见病”

上海交通大学医学院附属第九人民医院泌尿外科
王 忠（教授） 郭建华

和谐、幸福、规律的性生活有益健康，不仅可以增强体质，还能缓解压力。但是，在男科门诊，我们常常可以看到，有些疾病与性生活息息相关，必须引起大家的重视。

1 性病

我们在泌尿男科门诊中最常见的性传播性疾病是尿道炎，其中，淋球菌性尿道炎依然不少见，非淋球菌性尿道炎比例正逐渐增加。大多数非淋球菌性尿道炎症状不明显、不特异，发病更为隐蔽，更加难以预防，同时治疗疗程相对较长，难以根治，易复发。另外，梅毒、生殖器疱疹等性传播性疾病也常可见到。

防治办法 避孕套能减少淋球菌性和非淋球菌性尿道炎风险，坚持正确使用安全套能减少人乳头瘤病毒和生殖器疱疹的感染。但避孕套是否被正确使用也是一个问题，我们在门诊上经常遇到一些非常典型的性传播性疾病，如淋球菌性尿道炎，患者常常告诉医生有用避孕套，再进一步询问，其实并未从头到尾一直使用。性生活不单单指男女双方生殖器的接触，生殖器、口腔和肛门等部位的接触均有可能感染性传播性疾病。另外，避孕套只能覆盖很小的一个范围，对艾滋病等特定的性传播性疾病预防效果不错，但对尖锐湿疣、阴虱等性传播性疾病作用有限。因为性生活时避孕套覆盖区域以外的皮肤，还是会相互接触。

避孕套是预防性传播性疾病的一个重要措施，但我们也清楚地意识到，避孕套并非万无一失，正如汽车安全带和气囊等被动安全设施一样，配备安全带和气囊同时不能忽视主动安全。我们既反对谈性色变，亦反对性开放，对伴侣的相互忠诚是预防性传播性疾病的终极措施。

2 性器官意外损伤

性生活意外损伤是我院泌尿男科的常见急诊病种之一，很多患者由其他医院转诊而来。性生活中可能发生的常见意外损伤包括：

- **包皮系带断裂** 包皮系带对外界刺激非常敏感，非常脆弱，容易断裂，常因性生活时用力过猛或体位不当所致。

防治办法 轻微的包皮系带断裂，一般只需做简单压迫止血，并消毒包扎以防感染，休养一周左右就可痊愈。如果损伤严重或出血不止，需要立即到医院进行局部止血并手术缝合或做相应修复，同时可口服含雌激素的药物（如己烯雌酚）减少性冲动。

- **阴茎挫伤和阴茎折断** 性生活过程中突然阴茎疼痛难忍，阴茎肿胀、皮下淤血青紫，考虑可能出现了阴茎挫伤；或者在性生活时突然听到“咯嘣”一声，之后阴茎剧烈疼痛肿胀，皮下严重血肿，考虑为阴茎折断可能。

防治办法 出现上述情况，需立即去医院急诊。轻微的阴茎挫伤急性期有渗血时，可先冷敷，出血停止后热敷，促进血肿吸收；阴茎折断需急诊手术修复受损部位，尽早手术，可避免日后影响性功能恢复。

TIPS 预防性生活中意外损伤，男女双方应在性生活前做好心理、生理上的双重准备，消除紧张心理，了解基本生理常识，不应操之过急、动作粗暴或体位不当。

3 心脑血管并发症

性生活时，精神高度兴奋，伴有激烈体力活动，心跳加快，心脏每搏输出量增加，交感神经兴奋性增强，心血管系统负担加重。

防治办法 心脑血管疾病患者性生活要慎重，当然，心脑血管疾病不是性生活的绝对禁忌证。患者病情平稳时可进行适度的性生活，性生活应在心情舒畅、精力充沛、情绪稳定的时候进行，要注意性生活中及之后有无不良反应，同时持续时间不宜太久，如果出现头晕、心慌、气急等表现时，应立即停止。建议心脑血管病患者去相应内科进行心肺功能等评估，以掌握自身健康状况。PM

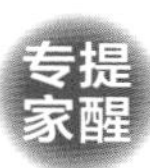

总之，正确使用避孕套，消除紧张心理，病情平稳时进行性生活，可以预防性传播性疾病、避免性生活意外损伤以及减少心脑血管等并发症发生，是维持健康性生活的重要保障。

绝经后出血“不多”也要就医

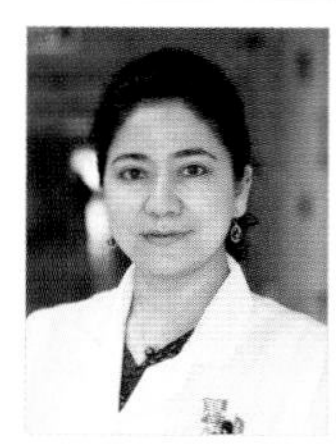

专家简介

艾星子·艾里 上海第一妇婴保健院妇科主任医师，教授，博士生导师。擅长常见妇科疾病、妇科肿瘤的诊治，熟练掌握腹腔镜、宫腔镜“双镜”诊疗技术的应用，在子宫内膜异位症研究方面有较深的造诣。

门诊时间：周一上午（东院）、周三全天（西院）

上海第一妇婴保健院妇科主任医师 艾星子·艾里

绝经后出血是指自然闭经12个月以上发生的阴道流血，是绝经期妇女常见症状之一。通常，更年期妇女最后一次行经后，一年以上再没有来月经，即可认为是绝经。一般绝经后不应该再发生阴道出血。此时若再有出血，则不论出血量多少和出血持续时间长短，都应视为异常，应及时去医院就诊、检查。

良性疾病：全身症状不明显，出血不太严重

引起绝经后妇女出血较为常见的良性疾病有老年性阴道炎、子宫内膜炎、宫颈息肉等。绝经后良性疾病阴道出血，一般全身症状不明显，出血不太严重，很少发生恶病质样体质，白带没有明显异常，除非伴有细菌感染才会有异常的气味。

- **老年性阴道炎** 出血量少，常常是点滴血丝，并伴有外阴瘙痒、灼热感，或小腹部坠胀不适，有时可查到滴虫、真菌，但子宫大小、形态、质地正常。
- **子宫内膜炎** 有规则的阴道出血，约半数以上患者下腹部疼痛或感到坠胀，白带增多。如果属于急性者还会伴有发热，妇科检查无明显异常，抗生素治疗效果明显。如果是难治性宫腔积脓，医生会考虑切除子宫。
- **宫颈息肉** 也是常见的出血原因之一。本病出血多发生在性生活之中，妇科检查或B超检查均可发现宫颈上的息肉。宫颈上的息肉需要和恶性肿瘤区别，可疑时，医生会建议进行活组织检查。
- **子宫卒中综合征** 本病的阴道出血很像月经来潮，出血量稍大，如并发感染可出现低热、白细胞增高。本病常伴有动脉硬化症状，心脏功能异常表现，常发生咳嗽、呼吸困难、心慌、心脏扩大、下肢浮肿、肝脏增大等一系列心力衰竭症状，子宫大小正常、盆腔无包块。诊断性刮宫可发现子宫内膜坏死性出血。

恶性疾病：体质较差，血性分泌物，气味难闻

引起绝经后妇女出血较为常见的恶性疾病有子宫内膜癌、宫颈癌、卵巢癌等。其中，子宫内膜癌占整个绝经后出血的80%左右。恶性疾病发生的绝经后出血，大多并发一系列恶性病症状，体质较差，消瘦、乏力、低热，阴道血性分泌物，气味难闻，且抗生素治疗效果不明显。

- **子宫内膜癌** 多有阴道不规则出血，或出血伴溢液，液体为黄水样，气味特别难闻，下腹部疼痛，腹部包块，B超、妇科检查均可发现异常。本病患者常有糖尿病、高血压、肥胖（子宫内膜癌三联征）及多产、未产、不孕症等病史。
- **宫颈癌** 也有阴道不规则出血，出现血性分泌物，腹部疼痛，有下坠感，晚期还会发生尿频、尿急、尿痛或血尿等症状，B超或妇科检查可发现异常的宫颈。
- **卵巢癌** 也是常见的恶性肿瘤。本病发病原因复杂、种类繁多，但均有下腹部不适感、腹部包块、腹部疼痛、阴道出血等症状，妇科检查、有关仪器检查和化验检查有助确诊。
- **输卵管癌** 不常见，也有阴道出血等类似上述疾病的症状，只是不明显而已。

阴道出血不是一个孤立的症状，而是一种疾病，甚至是多种疾病的一个外在表现。因此，及时找出绝经后阴道出血的原因，是正确处理绝经后出血的关键。研究证实，绝经后阴道出血大多数是由生殖器官恶性肿瘤引起的。因此，一旦发生绝经后阴道出血，患者不可掉以轻心，应及时去医院就诊，及时采取诊治措施。目前，首选检查方法是宫腔镜检查或分段诊刮。注意，能做宫腔镜检查尽量做，因为有些小的病变诊刮时可能会遗漏。此外，阴道出血期间，患者要注意个人卫生，预防感染，特别是白带已经有气味时更应如此。PM

新闻回顾

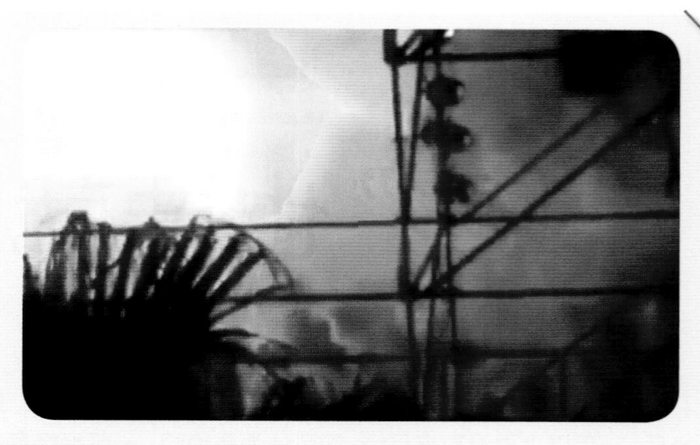

2015 年 6 月 27 日，台湾新北市八仙乐园在举办号称“亚洲最大的彩色派对”时发生粉尘爆炸，引发全世界广泛关注。

“彩色派对”是以印度的彩色节为蓝本，结合趣味娱乐和音乐，参与者以彩粉相互抛掷攻击，类似泼水节的活动。6 月 27 日晚，在台湾新北市八仙乐园，主办单位把近 4 万平方米的水域空间打造成“水陆战场”，同时提供酒精饮料给参与者。由于正值暑假期间，该活动共吸引了4500人参加。当天晚上 21 时左右，主办单位在音乐高潮之际从舞台左侧、右侧和前方往天空喷洒出七彩粉末。粉尘“呼”一声发射后，舞台前方瞬间迸出大片火光，熊熊火焰铺天盖地而来，迅速席卷了舞台前方数百名参与者，共造成 498 人受伤。

粉尘爆炸在我国造成的死伤事故，这不是第一次。1987 年哈尔滨一个亚麻加工厂发生粉尘爆炸，死亡 58 人，重伤 177 人。2010 年 2 月 24 日，秦皇岛一家淀粉厂发生粉尘爆炸，死亡 19 人，受伤 49 人。2014 年 8 月 2 日，昆山某工厂发生铝粉粉尘爆炸，死亡 97 人，受伤 163 人。

从彩色派对到粉尘爆炸

文/中国消防协会理事、上海市公共安全科普宣传咨询专家　范强强

粉尘爆炸，以前主要发生在工矿企业。近年来，由于国内外大城市中彩色派对、彩色跑等活动频频举行，并在活动中使用玉米粉等彩粉，从而把粉尘爆炸的危险带入公共娱乐场所。

什么是粉尘爆炸

粉尘爆炸，指粉尘在爆炸极限范围内，遇到热源（明火或温度），迅速燃烧和传播，具有很强的破坏力。

哪些粉尘容易引起爆炸

粉尘是一种非常细小的颗粒。它与空气中的氧气接触面积大，一旦被点燃，燃烧速度非常快。随着燃烧的加速以及能量的积累，最后就会导致爆炸。

很多种粉尘都易引起爆炸，例如粮食、纤维、煤炭、金属的粉尘等。只要粉尘的颗粒足够细小，悬浮在空气中的浓度足够大，并且有外界的热源或能量的激发，就会发生粉尘爆炸。

引起粉尘爆炸的条件和过程

引起粉尘爆炸的条件有以下几点。首先，组成粉尘的物质必须是可燃的。在彩色派对、彩色跑等活动中，常常使用无毒的玉米粉。玉米粉具有可燃性。其次，粉尘的颗粒足够细微，直径通常在几微米到几十微米之间。第三，空气中粉尘的浓度要足够大，要超过该粉尘的爆炸下限。第四，要有足够的氧气存在。在正常空气中，氧气的体积浓度约为 21%。若氧气浓度低于 13%，则不会发生爆炸。第五，有足够的能量来发生点火，如火花、明火或电弧等。彩色派对、彩色跑等活动现场，除了有温度很高的舞台灯光，也不排除有人抽烟而引发粉尘爆炸。

粉尘爆炸分为“一次爆炸”和“二次爆炸”。一次爆炸是指那些悬浮在空气中的粉尘遇到明火爆炸。在一次爆炸的瞬间，爆炸中心会释放大量的热量，形成气体冲击波。这种冲击波又会把原来沉积在地面上的粉尘卷起并再次扬到空气中，这些粉尘与空气混合，在一次爆炸产生的能量影响下，会发生二次爆炸。像这种把粉尘扬起来以后再次爆炸的情况，可能会发生多次。

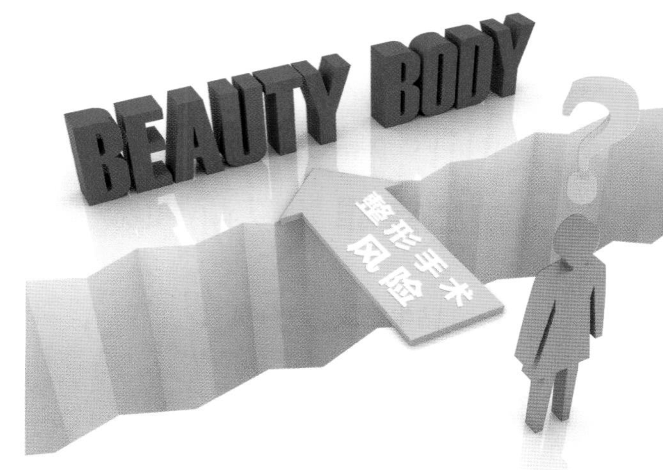

最近流行一个热词——“颜值”，形容外表英俊或漂亮的数值，用以评价人的容貌。你看开学季，有些学生的模样变了，那是因为家长担心他/她将来吃“颜值低”的亏；你听闻很多人千里迢迢前往韩国整形，那是多数人觉得在生活、工作中，“颜值高”可以占尽优势；你再观察大妈大爷割了眼袋、整了脸型，那是他们不想因年龄降低“颜值”……在“拼颜值”的整形路上，求美者的心态发生了翻天覆地的变化，甚至不知不觉地成为“戴罪之身”。

“七宗罪”走上“拼颜值”歧路

中国医学科学院整形外科医院鼻整形中心
副主任医师、副教授　李战强

作为一名整形外科医生，我自然见过形形色色要求整形美容的患者，这其中不乏为了“拼颜值”而“不顾一切”改变自己的患者，他们种种极端的做法往往是因为极端的心态造成的。我将他们的极端心态归纳为“七宗罪”，请各位求美者对照检查，自己是否曾经犯过类似的错误，是否在“拼颜值”的道路上剑走偏锋。

第一宗罪　幻想

特点　与现实脱钩，想入非非

案例　黄小姐是我每天面诊的众多求美者中比较不起眼的一位，但是与她交流后我知道，她不是一个适合整容的人。

我问：“你好，我能帮到你什么吗？”

她答：“我也不知道，就想请你帮我看看我怎么才能变得更漂亮。”

我问：“你长得不错，为什么要整容？”

她答：“就是觉得自己不好看啊。”

我问：“做手术会有很长的恢复期，你做好思想准备了吗？”

她大惊失色：“不是说打一针就好，不会影响工作吗？”

总结　每一个求美者都是抱着对“美丽”的幻想走上手术台的，可其中有很多人的幻想和现实相差甚远。她们期盼通过一次手术，甚至“打一针”，就能让自己“超凡脱俗”，从而获得想要的工作、财富、爱情；完全不顾自己的基础条件。而手术，甚至只是一次简单的注射，也可能会让患者承担风险、付出代价。当看到他人术前术后巨大的反差时，我希望求美者可以这样想：天啊，她得承受多大的痛苦啊！

粉尘爆炸的预防

加工淀粉、纤维、金属粉等可燃物质的工矿企业，是粉尘爆炸发生最多的场所。这些场所必须采取预防粉尘爆炸的措施，最好的办法是用旋风除尘、布袋除尘、重力除尘等方法对粉尘进行有效收集，减少悬浮在空气里的粉尘浓度。在预防粉尘爆炸的同时，也减少工人得尘肺等职业病的可能性。另外要杜绝火源。

在娱乐场所举办彩色派对等活动，已具备了发生粉尘爆炸的各种条件且无法消除爆炸隐患，稍不注意，粉尘爆炸就可能发生。这类可能对人类生命造成巨大威胁的娱乐活动中，不可使用可燃性粉尘，并应受到严格限制和监控，做好应急措施。

粉尘爆炸的应急处置

一旦发生粉尘爆炸，现场的工作人员和未受伤的人要帮助患者马上脱离火源，然后用大量冷水冲洗患处，并去除其烧伤部位的衣服。再尽快把患者送到正规医院的烧伤科室进行治疗。在送往医院前，千万不要自行在患处涂抹任何粉末或药水，以免耽误后续的抢救和治疗。PM

第二宗罪 偏执

特点 **钻牛角尖，过分执着**

案例 按普通大众的眼光来看，李小姐已经可以称为“绝代佳人”。精心保养的面容、华贵的衣着首饰，都可以显示出她优越的家境和令人羡慕的先天条件。可是谁也想不到，她的鼻子已经接受过4次整形，上一次还是一年前在日本花重金修改的。

我问她：“你的鼻子已经很漂亮了，还想怎么修呢？”

她指着一本杂志说：“我觉得鼻头不够精致，和这个明星的鼻头比，大了点。”

我问她：“你觉得世界上谁拥有完美长相？”

她一时语塞，无言以对。

总结 在我接触的病例中，接受双眼皮手术的整容者常埋怨术后有瘢痕，垫高鼻子的整容者会抱怨为什么鼻子不能再高1毫米……这些求美者通常纠结于很小的问题。实际上，旁人根本不会注意到这些小问题，当事人却会为了这1毫米的误差到处求医、反复手术。这样做的风险远远大于收益。如果旁人不会注意，为何还要大动干戈？成功后的“收益”如此小，而一旦失败，很可能悔不当初，这又何必、何苦呢？

第三宗罪 自负

特点 **自我膨胀，一意孤行**

案例 赵小姐向我提问前，从包里拿出一摞写得密密麻麻的纸张。我预感这又是一位“科研型”的求美者。

“我知道用撑开移植物可以改善通气。你就帮我取个耳软骨，从里面开口，放在内鼻阀那儿，我不想外面留下切口。”她的语气坚决、不容置疑。

“对不起，我做不到。”我的答复也很明确。

她愣了一下：“那你说我鼻子通气不顺畅的问题，应该怎么解决？”

我花了很长的时间向她解释气道的通气是一个很长的路径，而影响通气的因素很多，内鼻阀的缩窄只是可能的原因之一，而且改善内鼻阀的移植物还有材质和厚度等方面的要求。如果按她的方案执行，结果并不是她所预期的那样。

她沉思了一会儿，说道：“我不想取别的软骨，不想在别的地方留下瘢痕，我只接受我自己的方案。”

无奈之下，我只能劝她离开。因为如果按照她的要求执行，风险重重。

总结 随着网络的普及，求美者可以得到越来越多的信息。但是网络或部分媒体传播的信息，有时会给求美者带来不正确的引导。更有甚者，就像赵小姐这般的“科研型”求美者，会要求医生按照她们自己制定的手术方案操作，也听不进医生的建议。在我看来，这样的做法给手术风险、医患双方都埋下隐患：按你的方案，结果谁负责？谁能保证该方案一定适合你？

第四宗罪 草率

特点 **急不可耐，不思长远**

案例 杨女士是我的一名手术患者。术前我与她沟通两三次，确定了鼻综合整形加隆下颏的方案，也给她充足的时间考虑是否愿意接受该方案。术后第一天，面部还在肿胀期的她开始抱怨下巴“太大”。我反复解释和保证，甚至一些做过相同手术的人也现身说法，告诉她这只是暂时的，六个月后会恢复自然。但她还是在术后第十天擅自去他院将下巴里的填充物取出。这种情况下，原有的鼻子与下颌的平衡被打破，整体的效果受到极大的影响。

总结 整容手术难免留有创伤，伤口的愈合、水肿的消退、组织的重新软化等，都需要以时间和患者自身的体质作为基础。所有在恢复期内对细节的调整，都会是一场又一场灾难。还有一类患者贪图一时的方便，做出让自己后悔的事情，比如网购便宜的“玻尿酸”给自己注射；术前想着手术越简单越好，应该用肋软骨却不用，非要用耳软骨，术后又埋怨“效果不明显”。我给求美者的建议是：宁可什么手术都不要做，也不希望你因为一时草率去做错误的手术。最终承受痛苦的，只能是你自己！”

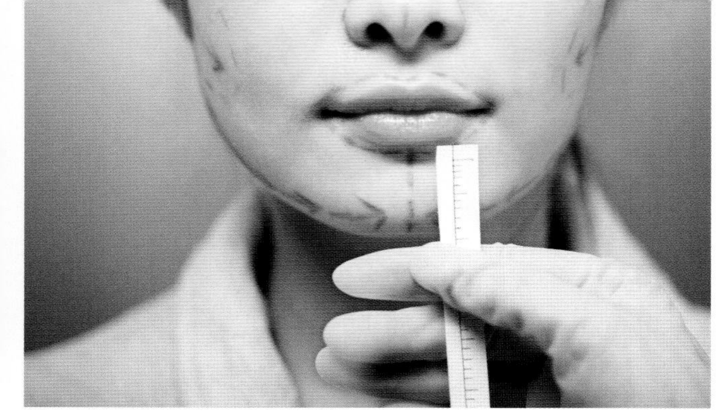

专家提醒 对于追求“高颜值”的求美者，最后我有两句话送给你们：相由心生，厚德载物。我们的技术只能改变人外在的容貌；而人心、人性的修行造化，全靠自己，非我辈技术能及。

第五宗罪 多疑

特点 过分敏感，无中生有

案例 刘小姐从头到脚包裹得严严实实，关上诊室门，她又回头拉了拉，确认门关牢后才拿走口罩和围巾。我看到的是一张刚刚接受过手术的脸，瘀青和肿胀还很明显。

她压低声音，神神秘秘地问我：“医生，前两天我在他院接受了鼻整形手术，你看手术算失败吗？”

我仔细观察她的鼻子后说：“你刚做完手术，还在肿胀期，很难判断。再者，为你手术的医生的经验不在我之下，如果你有关于手术的疑问，建议询问他。”

她仍然小声地说：“我怀疑他没给我好好手术，想请你帮我看看是不是有什么地方，他故意没有做好。”

总结 人一旦掉入猜疑的陷阱，很容易对每件事过分敏感，陷入紧张和焦虑的情绪之中。我经常对前来面诊的求美者说：如果你决定找我施行手术，希望你对我绝对信任。整形术后的恢复期常长达半年，其间可能出现各种意外的情况。如果对我信任，我会尽全力去应对弥补这些可能出现的情况；而如果因此对我的技术甚至人品产生怀疑，随即对我给予的建议产生抵抗，那么最终受损的又是谁呢?

第六宗罪 嫉妒

特点 见不得别人的好

案例 董小姐在我这里接受了鼻整形和下颌整形手术后，整个人的气质提升了很多，她也很开心地回家了。可是几天后，她又来到我面前。问清缘由后我才知道，她的朋友也去整形了，据她说现在比她漂亮许多，所以她想再整形再修复，不希望比周围的朋友差。

我打开她的术前术后对比相片问她：“如果不和她比较的话，你觉得效果如何？”

她点点头：“改善挺明显的。”

“那你家人觉得呢？”

“他们也说挺好的。”

“既然你自己和家人都觉得好，又何必和别人做比较呢？”

总结 有些嫉妒心很强的女子，总喜欢将自己和别人做比较，看到别人整容的效果比自己好时，就全然不考虑基础条件和已经得到的改善，而是以超过别人为主要目的要求再整形修复。嫉妒绝不会带来美好和幸福，只会让本来和善的面容变得狰狞可怕，甚至走到疯狂、崩溃的边缘。

第七宗罪 侥幸

特点 自我欺骗的放纵

案例 前两天，我在微博私信里接到一位粉丝的求助：“李医生，我知道你一直反对用溶脂针，可我一个月前给自己注射了溶脂针后，注射部位硬结不消。热敷以后变软了，但还是红。我不知道该怎么办，只能求助你了。”她同时发来的还有一张惨不忍睹的相片——面部注射部位已经出现多个感染灶，继续发展很可能导致流脓、破溃，最终在面部留下瘢痕和凹陷。

总结 无论整形美容医生在多少场合提醒过多少次，溶脂针、奥美定（聚丙烯酰胺水凝胶）是一类危险的注射产品，仍然会有求美者抱着侥幸心理尝试。她们通常认为：别人使用后出现了问题，说不定我不会。我们术前反复提醒“术后的恢复期至少 6 个月”，但仍有人反驳“我看别人 2 周就消肿了啊”。术前抱着这样的侥幸心理，术后就会出现心理落差，甚至影响自己对手术效果的客观评价，完全忘记决定手术的初衷。PM

健康话题 低氘水

上海化工研究院
上海联泓同位素科技有限公司
肖斌　秦川江

低氘水，简称为DDW，是采用先进的“分离”制造技术降低天然水中氘含量的水，也称为超轻水或贫氘水。自然界中的水由2个氢原子和1个氧原子组成（H_2O），而氢元素有氕、氘两种稳定性同位素和氚一种放射性同位素，由于氢原子同位素的质量数不同，质量数为1的氕和氧组成的水（H_2O）称为轻水；质量数为2的氘（D）与氧组成的水（D_2O）称为重水。天然水中氘天然丰度很低，一般为150ppm，氘含量<150ppm的水，称为低氘水。

水是生命之源，是维持人体正常生理活动的重要物质。研究证实，低氘水具有活化细胞、改善身体基础代谢水平、抗细胞突变和延缓衰老等功能。目前，在国外，低氘水已经受到了很多爱好养生之道的人们的欢迎。

1 氘含量<150ppm

研究表明，氘对生命体的生存发展和繁衍是有害的，在水中不论氘的含量多少对生命体都是有害的。通常，氘置换氢原子可以在DNA的螺旋结构中产生附加应力，造成双螺旋的相移、断裂、替换，使核糖核酸排列混乱，甚至重新合成，出现突变，增加人体出现癌变的概率。而低氘水是具有特殊分子结构、减少了氘含量的水，低氘水的氘含量<150ppm，而普通的矿泉水、纯净水、自来水等饮用水的氘含量为150ppm。低氘水可剥夺癌细胞增殖所需氘环境，增大血氧的含量和氧吸收，活化人体组织细胞，提高细胞免疫力，恢复细胞组织、器官及系统整体功能，故可辅助抑制癌细胞增殖。

2 分子团更小更稳定

众所周知，一个水分子由2个氢原子及1个氧原子组成。研究表明，自然界中的水分子会自动相互结合在一起，形成较大的分子团，这将导致水分子团过大。低氘水的分子结构则是独一无二的，它形成的分子团已变成一个更小更稳定的高能态结构，经磁共振分析证实，低氘水的分子团较普通的矿泉水、纯净水、自来水小50%以上，这些较小的分子团在身体内部移动穿越比其他的水更迅速有效，更容易被细胞吸收，使身体更快更有效地补充水分。研究表明，体内氘浓度的整体降低，能明显促进酶反应，提高基础代谢，有利于活化细胞、延缓衰老，使皮肤更年轻。

总之，低氘水能活化细胞、改善机体基础代谢水平、抗细胞突变和延缓衰老，对健康有益。PM

低氘水是怎样生产出来的

低氘水是一种活性高的超轻水，其分离方法有化学交换法、蒸馏法、电解法、热扩散法、膜扩散吸附法、离心法、激光法等方法。从饮用水安全性及工业化生产角度考虑，目前我国部分生产低氘水的厂家采用的是水蒸馏法。水蒸馏法是采用天然水为原料，通过水处理装置净化处理后，利用水中氘和氕同位素蒸汽压的细微差异来实现分离的。水蒸馏法原料易得，操作简单可靠，生产过程绿色环保，是一种较容易实现的工业化生产低氘水的方法。

"母爱"催化的克山病

文 顾文霞 杜国光

20世纪80年代以前，我国东北地区克山县发现多人莫明其妙地发生心脏猝死，而且大多是女性，10万人口中的年发病率超过50人，病死率高达98%，更多的人有慢性心功能严重损害，一时人心惶惶。后经流行病学调查证实，该病与当地居民长期摄入缺硒土壤生长的粮食、果蔬及饲养的家禽有密切关系；当地居民每天硒摄入量为11微克，仅为正常需要量的1/5。

缺硒为什么会造成如此严重的心肌坏死及心肌炎乃至猝死呢?人体生命活动是由许多蛋白质和酶参与的生理、生化过程。研究发现，人体内至少有25种以上的蛋白质和酶是含硒蛋白质。例如，谷胱甘肽过氧化物酶是一种含硒酶，它的作用是消除体内的超氧离子(自由基)。自由基是人体内正常代谢过程中产生的对身体有害的副产品，能毒害细胞甚至杀伤细胞。而人体内的谷胱甘肽过氧化物酶能够与之对抗，中和并消除这些自由基，保护身体不受伤害。如果人体内缺硒，谷胱甘肽过氧化物酶活性降低，不能完全消除自由基，首当其冲受害的便是人体心脏，造成可怕的"克山病"。

可是，这么多人同住缺硒地区，为什么只有少数人得病，而且又以年轻女性为多呢?原来这是一种天赋的不自觉"母爱"造成的。当地妇女在怀孕期，母体本身缺硒，但为了使胎儿得以正常发育，她竟将母体内仅存的硒"无私地"供应胎儿；在哺乳期，为了使婴儿生长不致缺硒，母体又通过乳汁将硒输送给婴儿，母体则忍受着更为严重的缺硒，以至于严重损害心肌。心肌抵抗力降低，极易受到柯萨奇病毒的感染，以致心肌急性坏死而猝死。这真是既可悲又伟大的母爱!这就是克山县病死者大多是中青年妇女的缘由。

那么，缺硒对当地其他人就完全没有影响吗?当然不是。缺硒，对人体的影响覆盖全身。

❶ 影响全身生理功能

其实，缺硒对全身的生理功能均有不同程度的影响。因硒的短缺而谷胱甘肽过氧化物酶减少，自由基不能被及时清除，可攻击细胞内的DNA使之氧化，导致各器官的退行性变及提前衰老。自由基还能使携带胆固醇的低密度脂蛋白氧化，形成动脉内壁炎症及粥样斑块，导致心肌缺血及慢性心功能不全。缺硒还能使甲状腺中的一种含硒的酶活性降低，影响甲状腺素的脱碘或加碘过程，使甲状腺素活性降低，导致甲状腺功能低下，表现为怕冷、疲乏、智力低下及流产等。此外，全身含硒量的1/3～1/2是在肌肉中，缺硒的人常会有肌痛和肌软弱。

❷ 促进某些癌症发生

在人的身体内有一种促进肿瘤生长的转录因子，而体内的某些含硒蛋白质可与此对抗，通过抑制这种转录因子的表达而抑制肿瘤的发生和发展。当人体缺硒时，含硒蛋白减少，不足以抑制转录因子的表达。再加上，硒蛋白还与免疫细胞的活性有关，所以，在某种程度上缺硒将会促进某些癌症的发生。只是，目前正在进一步研究，尚无确切的定论。PM

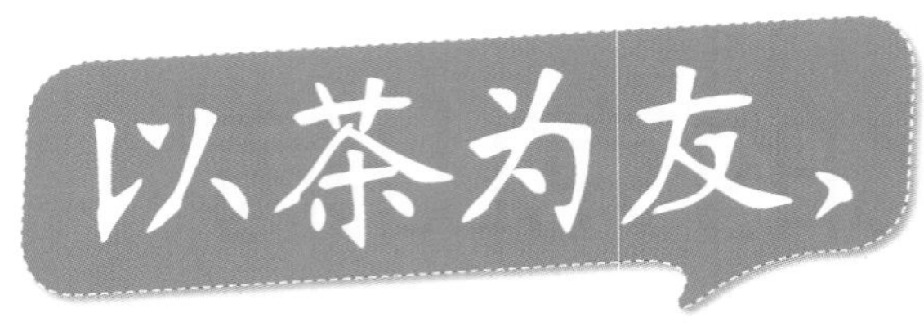

以茶为友，保健新思路

上海市第一人民医院　伍佩英

茶的传统价值

茶是大自然赋予人类的一种宝物。茶生长在名山大川、青山绿水之间，给人以清雅、翠绿的外观。茶的鲜叶经过加工后，形成千姿百态的外形，并散发出馥郁芬芳、沁人心脾的香气。经过冲泡，明亮清澈的汤色，或绿或红，或金黄或琥珀；抿一口茶，滋味又是那么鲜爽、醇和、回甘。品茶中，优雅的环境和冲泡的技艺也给生活增添了不少乐趣。人类发现、利用茶已有五千多年，古人给予茶极高的评价："日遇七十二毒，得茶而解之。"后来，人们还将茶的功效比作为"万病之药"，并将茶的作用延伸到精神领域，如"致清导和""友谊桥梁""和谐载体"等，为人类和平、社会和谐做出了重要贡献。

茶的现代保健价值

研究证实，绿茶含有几百种有机化合物、几十种无机矿物质，这些成分大部分都具有保健、防病的功效。比如，对辐射病、心脑血管病、癌症等疾病，有一定的药理功效。茶叶具有药理作用的主要成分是茶多酚、咖啡碱、脂多糖、茶氨酸等。其中，茶多酚是研究者最关注的成分。茶多酚的主要功效如下：

● **降低心血管疾病风险**　动物实验表明，茶中的儿茶素能降低血液中总胆固醇、游离胆固醇、低密度脂蛋白胆固醇，以及甘油三酯水平，同时增加高密度脂蛋白胆固醇水平。人体实验表明，儿茶素可抑制血小板凝集、降低动脉硬化发生率。特别是茶多酚具备高效抗氧化作用，亦可防止血小板集聚，减少血栓形成，降低心血管疾病的发生。

● **消脂、降压、降血糖**　茶多酚对人体糖代谢具有调节作用，能降血糖，预防糖尿病。茶多酚有消脂功效。茶多酚有降低或保持血压稳定的作用，能有效预防高血压。

● **防辐射、抗癌作用**　茶多酚能清除自由基，阻断脂质过氧化，提高体内酶活性，从而起到抗突变、抗癌的作用。此外，多酚类化合物有吸收放射性辐射物的特性，有防辐射的作用。

● **有舒缓肠胃、促进消化的作用**　茶多酚具有刺激胃肠道反应，加速肠蠕动，预防便秘的效果。茶多酚能提高免疫力，舒缓肠胃紧张状态，预防消化系统疾病。

● **改善皮肤老化**　茶多酚能改善微循环，有美白皮肤、祛除老年斑的功效。

茶多酚——茶养生新高度

据测定，茶多酚在绿茶中所含比例最高。世界卫生组织提出十大健康食品，排行靠前的就是绿茶。在我国，有些人还把茶多酚比喻为"四增三抗"食品，即增体质、增美容、增智力、增寿命，抗癌、抗衰老、抗肥胖。

饮茶，必须遵循长期坚持的原则，方能获得理想的效果。不过，茶虽好，并非所有人都适合饮茶。那么，有没有更好的方法既可以获取茶多酚又能避免其他物质的干扰呢？如今，通过高科技手段可以提取茶多酚，同时还能去除咖啡因以及刺激肠道的成分，加工成方便服用的片剂或胶囊，让茶保健变得更简单、更安全、更有效。PM

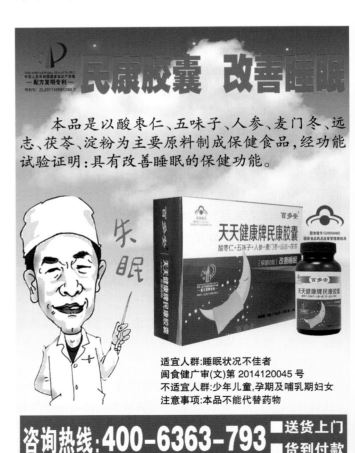

从保健入手 让睡眠更香

文/叶锦先

亚健康失眠众生相

人体如果一两天睡眠不足，会对注意力和体力产生一定影响。如果长期睡眠不足，会出现一系列健康问题，出现亚健康失眠众生相——

- **感知方面变化** 长期处于睡眠不足状态，会引起感知方面变化，如视野变化、幻视、免疫功能降低、消化功能和性功能减退等。
- **认知和性格变化** 记忆力下降、脾气变得暴躁、性格改变。有些人失眠后会陷入焦虑情绪，还没到晚上就开始害怕：今天不要又睡不着。越是紧张，越难以入眠，由此进入恶性循环。
- **特殊群体的多米诺骨牌效应** 导致中老年群体功能退化，更会诱发高血压、冠心病、中风、糖尿病等慢性病。
- **女性群体** 导致皮肤干燥、月经失调、皮肤粗糙等。
- **睡眠障碍** 入睡困难、多梦易醒、似睡非睡、眼睛困得直流泪就是睡不着等。

心境和环境——睡眠两大保障

日常生活中，首先要注重由内而外塑造良好的睡眠环境。睡前应避免从事刺激性工作和娱乐，也不要从事过分紧张的脑力活动，可以多做些放松身心的活动，如洗个热水澡，读消遣性的书刊报纸，看看轻松的电视节目，听听柔和抒怀的轻音乐等。

在居家环境中，可以改变睡眠小环境，如睡眠区光线要暗，卧室要用厚窗帘和百叶窗来隔绝室外光线。如果室外噪音大，可以安装双层隔音玻璃，睡觉时注意关上门窗。

安神秘方改善睡眠

为改善睡眠，有关专家研制了一个安神、改善睡眠的秘方，用酸枣仁 600 克，敲破枣核，取出枣仁炒熟，五味子 500 克置蒸笼内蒸透，取人参 150 克、麦冬 150 克、远志 150 克、茯苓 3 克置蒸笼内蒸透，集齐以上 6 味中药，一起暴晒 30 天后，打磨成粉，晚餐时舀一勺熬粥，或睡前一小时开水冲服，坚持服用，养胃安神。此方由 6 味中药配伍而成，制作工序复杂，为了让广大失眠患者更方便地解决失眠困扰，如今康是美公司运用现代科技手段，将酸枣仁、五味子、人参、麦冬、远志等 6 味中药通过现代医药技术超浓缩、超提纯，经过 21 道工序精制而成，2005 年经国家食品药品监督管理局批准命名为“民康胶囊”，批准功效为“改善睡眠”，一天只需一次，简单方便，一般服用几天后，就能感觉浑身松软，睡意浓浓，没有惊厥和似睡非睡感，醒后没有身体的困乏感，神清气爽，全身轻松，精力充沛，更重要的是没有药物依赖性。民康胶囊已上市 10 年，所用专方被国家知识产权局授予国家配方发明专利（专利号：ZL201110061293.0）。

民康胶囊 6 盒一周期，为了让广大失眠患者用上货真价廉的好产品，现厂家正推出“周期套餐特惠活动”，或许一个电话就可以解决您的失眠困扰，同时每天前 50 名拨打热线咨询订购，还有超值大礼包免费送！PM

干果：休闲小食品 营养又保健（二）

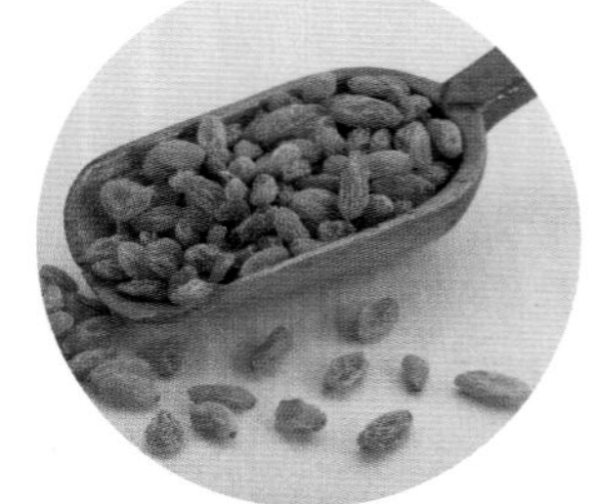

葡萄干

✍上海市营养学会 蒋家騉

干果是果实成熟后经过自然风干、晒干或者烘干，带有果肉的果品。最常见的是桂圆、荔枝干、莲子、红枣、柿饼、葡萄干等，干果含有丰富的葡萄糖、果糖、维生素、矿物质、膳食纤维及特有的功效成分，经常食用对增强人体体质、预防疾病有很多好处。

葡萄富含葡萄糖、果糖、钾、钙、镁和维生素C等营养素，尤其是其果皮及葡萄籽含有特殊营养成分和植物化合物，具有一定的保健功效，制成葡萄干后有益作用更为放大，成为一种价廉物美的天然保健食品。

保健功效 中医认为，葡萄干具有补血强智利筋骨、健胃生津除烦渴、益气逐水利尿的功效。研究发现，葡萄干中的糖主要是葡萄糖，能很快被人体吸收，缓解低血糖的症状；果肉中所含的葡萄糖、维生素和氨基酸，有助于提升大脑功能，常吃可以延缓中老年人记忆力减退；葡萄皮中的白藜芦醇可降低血小板聚集，预防和治疗动脉粥样硬化、心脑血管疾病、骨质疏松、老年痴呆症及抗过敏。近年的研究发现，白藜芦醇能防止细胞癌变，阻止癌细胞扩散；葡萄籽和葡萄皮中都含有葡多酚（又称葡萄原花青素），具有调节血脂、降低低密度脂蛋白胆固醇（坏胆固醇）、保护血管平滑肌细胞、抑制血小板凝集、促进纤维蛋白溶解的作用，从而预防血管硬化、血栓形成；葡多酚还具有清除自由基、增强免疫力、抗衰老，有助于预防动脉硬化、心脑血管疾病、癌症、糖尿病等功效。

葡萄在晾干过程中，会产生比新鲜葡萄更多的葡多酚，葡多酚集中于果皮及葡萄籽内。吃新鲜葡萄时，人们喜欢剥去葡萄皮，吐去葡萄籽，只吃果肉，这种吃法浪费了许多宝贵的葡多酚。吃葡萄干时，是连皮和葡萄籽一起食用，可获得比吃鲜葡萄更多的营养物质。

选购须知 葡萄干的质量与颜色无关（红的或绿的），一般以粒大、壮实、柔糯为佳，嫩小的为次；用手抓一把，松开后能迅速分开的为“干货”，相互粘连的为“潮货”；以甜蜜鲜醇、不酸不涩为佳，有发酵气味的则已变质。葡萄干的外层有一层糖霜，舔去外表的糖霜，绿葡萄干晶绿透明，不暗黄；红葡萄干呈紫红色，半透明，若为黄褐色或黑褐色，则品质差。

葡萄在晾干、运输、销售过程中，会受到灰尘、微生物等污染，吃以前要清洗一下：先把少量葡萄干放在碗里，加入温水，翻搅后将葡萄干捞出（有时可见碗底有细砂），再用冷开水冲洗葡萄干，即可安全食用。

温馨提示 葡萄干含糖量高，糖尿病患者虽说可以吃但要少吃，并将葡萄干的“能量”计入每天摄入的“总能量”中。也就是说，吃了葡萄干，就要扣除部分饭量或水果等其他含糖的食物。PM

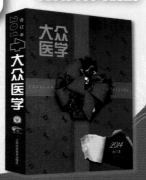

"聪明补"联手"刻意躲"
缺铁性贫血不用愁

上海交通大学医学院附属瑞金医院临床营养科　肖　月　施咏梅（副主任医师）

缺铁性贫血是最常见的贫血，当机体对铁的需求增加而铁摄入不足时容易发生，多见于婴幼儿、青少年、妊娠和哺乳期妇女，以及慢性便血、女性月经量过多、消化道手术后（如胃大部切除术）胃酸减少、腹泻、慢性肠炎等患者。

然而，有些人明知缺铁可以防治，却不得其法，或者明明补了铁却最终功亏一篑。我们究竟应该怎样高效地补铁，不让所补的铁白白流失？请记住这两招："聪明补"和"刻意躲"。

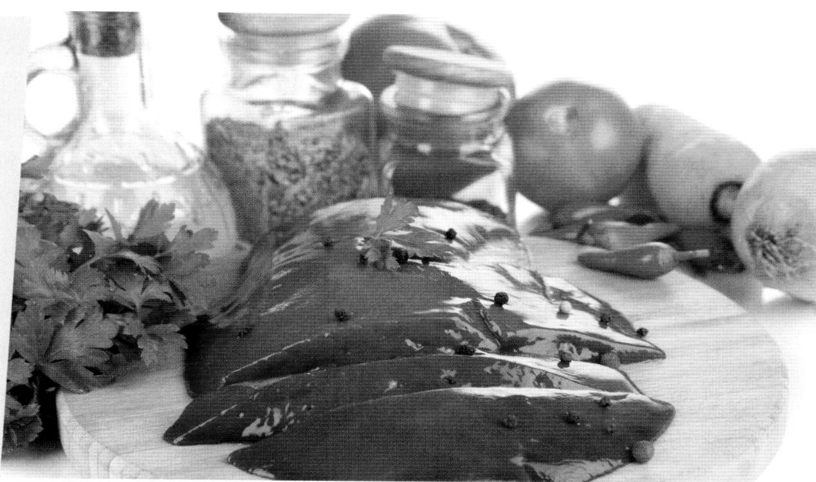

防治第一招：聪明补铁效更佳

● **血红素铁是首选食物**　防治缺铁性贫血，补铁是关键。膳食中的铁主要是血红素铁和非血红素铁。血红素铁主要来自肉和禽等动物性食物，如动物肝、动物血和红肉等，吸收率达25%；当体内铁缺乏时，吸收率可高达40%。所以，为保证铁的吸收利用，含铁丰富的动物性食物是补铁首选的食物。

● **维生素C助铁吸收**　膳食中的铁绝大部分是非血红素铁，主要存在于植物性食物和乳制品中，不易被人体吸收利用，其铁的吸收率一般为10%。维生素C可有效促进存在于植物性食物中的非血红素铁的吸收利用；可使肠道内非血红素铁（三价铁）还原为二价铁，将铁的吸收率提高2～3倍。日常膳食中黑芝麻、木耳、豆腐皮等富含铁的植物性食物与富含维生素C的食物如枣、辣椒等搭配食用，或多吃富含维生素C的新鲜蔬果，均可提高非血红素铁的吸收率。对于食补效果不佳或贫血严重的人，应遵循医嘱补充铁剂，不可盲目服用补铁产品。

防治第二招：尽量躲开铁的"克星"

膳食中铁的吸收受诸多因素干扰。在食用含铁丰富的食物同时，还应避免摄入影响铁吸收的食物。

● **鞣酸和单宁**　浓茶、咖啡中含有的鞣酸和单宁等物质，在肠道易与食物中的铁结合，生成不易被人体吸收的铁复合物，从而影响人体对食物中铁的吸收和利用。

● **高渣饮食**　长期高渣饮食，即摄入较多不溶性膳食纤维的蔬菜，如笋干、豆类等，会影响铁的吸收。

● **抑酸药**　在铁剂治疗同时服用抑酸药，也会阻碍铁剂吸收。PM

铁的参考摄入量

膳食是人体获得铁的主要来源。最新《中国居民膳食营养素参考摄入量（2013版）》推荐：成年男子每日铁摄入量为12毫克，女子为20毫克，50岁以上男女均为12毫克。孕妇、乳母因胎儿成长和哺乳等原因，铁摄入量要增加。孕妇在同龄人的推荐摄入量的基础上增加4~9毫克；乳母增加至每日24毫克。

白内障食补 试试十种“养眼”食物

老年性白内障又称年龄相关性白内障，是最多见的一类白内障。一旦被诊断为白内障，不少老人会问：平时应该如何预防白内障？食补预防白内障有用吗？

上海中医药大学附属岳阳中西医结合医院眼科主任医师　王一心

治疗白内障，目前没有特效药物。不过，还是有一些方法可以预防和延缓老年性白内障的发生、发展。除了养成良好的生活、饮食（戒烟）和用眼习惯外，特别注意不要长期暴露在强烈的阳光下。研究还表明，身体内自由基产生过多，可以攻击和破坏晶状体的蛋白质，使之发生变性和混浊。不过，有许多食物可以遏制体内自由基的过度产生，协调晶状体的正常代谢。其中，有十大“养眼”食物可以减轻自由基和光线对晶状体的损害，预防和减缓白内障的发生和发展。

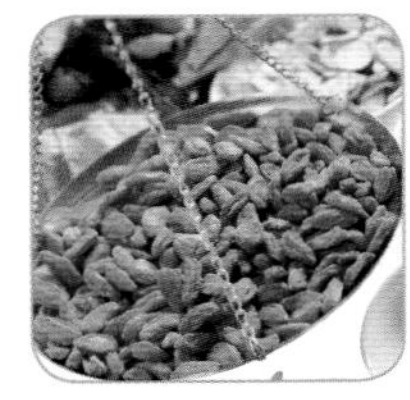

枸杞子 枸杞子含有丰富的胡萝卜素、多种维生素和钙、铁等营养物质，有明目之功，俗称“明眼子”。中医认为，枸杞子具有滋肝补肾、益精明目之功效。现代医学研究发现，枸杞子中的枸杞多糖和胡萝卜素能帮助机体清除自由基、抗氧化，维持晶状体的正常代谢，防止晶状体蛋白变性，减轻其混浊程度。

不妨一试：枸杞子泡茶、炖汤皆可。

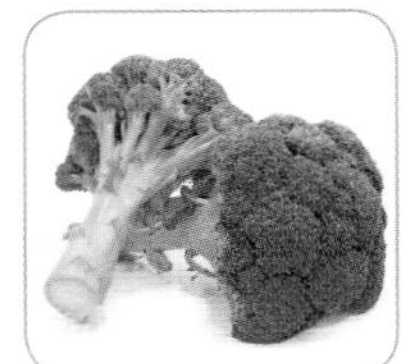

西兰花 西兰花营养丰富，含蛋白质、糖、脂肪、维生素和胡萝卜素，营养成分位居同类蔬菜之首，被誉为“蔬菜皇冠”。特别是西兰花含有胡萝卜素和大量维生素C，对维持晶状体的透明、预防白内障发生和发展颇有帮助。

不妨一试：西兰花主要供西餐配菜或做色拉，不能过度烹饪，以免营养成分损失。

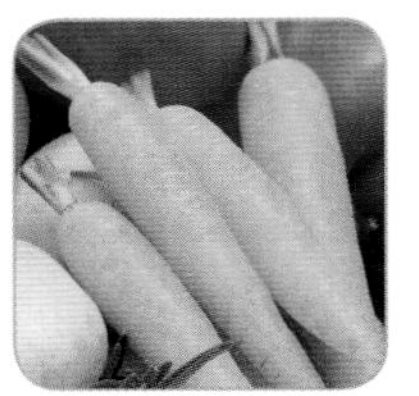

胡萝卜 胡萝卜含有大量β胡萝卜素，在体内可转化成维生素A，是目前最安全的补充维生素A食物。胡萝卜素可清除自由基。胡萝卜还含有B族维生素和维生素C等营养素，有维持晶状体细胞膜的生理生化功能、预防白内障的作用。

不妨一试：胡萝卜为炒菜的“百搭”角色，荤素兼可配之。胡萝卜营养成分的吸收与烹调方法有关，可通过加植物油或荤菜等烹饪方式，以助β胡萝卜素的消化吸收和利用。

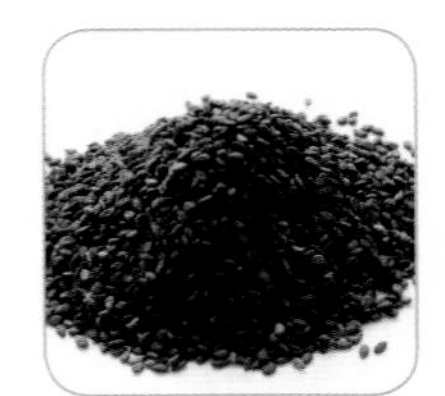

黑芝麻 黑芝麻为药食两用之品，具有补肝肾、滋五脏、益精血、润肠燥的保健功效，被视为滋补圣品。肝开窍于目，视力的好与坏有赖于肝气之疏泄和肝血之营养。

不妨一试：平时可食用黑芝麻制品，如黑芝麻糊、黑芝麻油等。

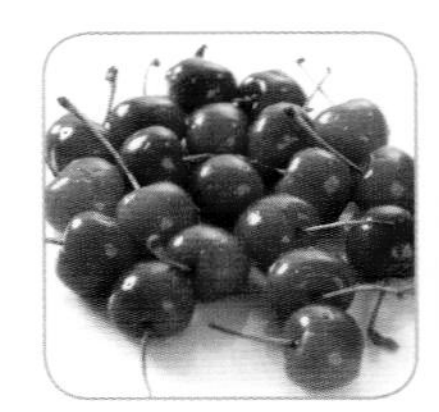

樱桃 樱桃中的维生素A和胡萝卜素的含量比葡萄、苹果、橘子多4~5倍。维生素A和胡萝卜素对维持晶状体的正常代谢，以及预防白内障的发生、发展具有积极意义。

不妨一试：樱桃以生食为主，也可做甜品。

玉米 玉米含有丰富的叶黄素和玉米黄质(胡萝卜素的一种)，是强大的抗氧化剂，有预防老年性黄斑变性和白内障的作用。需要注意的是，只有黄玉米才有叶黄素和玉米黄质。

不妨一试：吃玉米粥、玉米饼，还可煲汤。

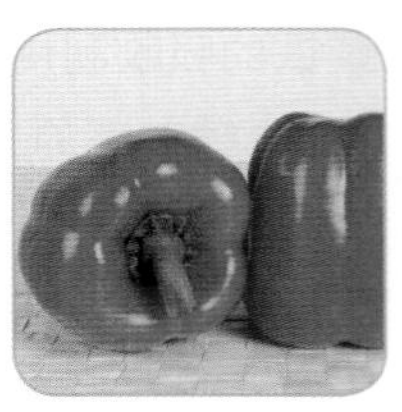

甜椒 甜椒俗称灯笼椒，含有丰富维生素C、B族维生素及胡萝卜素，这些营养素均为强抗氧化剂，可预防和减轻机体内产生的氧化剂对晶状体的损伤，维持晶状体蛋白的正常代谢。

不妨一试：甜椒为炒菜的“百搭”角色，也适合做色拉或生吃。

菠菜 菠菜中含有丰富的胡萝卜素、维生素C、钙、磷、铁、维生素E、辅酶Q_{10}等有益成分，这些营养物质有助于维持晶状体的透明，保证晶状体蛋白的正常代谢。

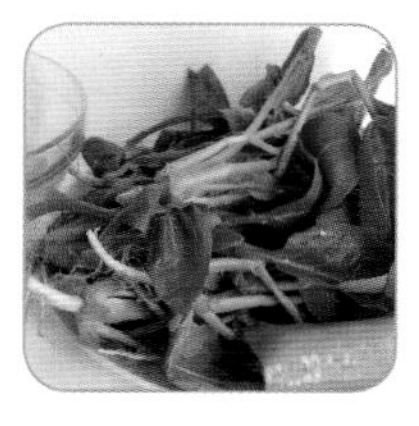

不妨一试： 最简单的是清炒菠菜，或菠菜焯水后加橄榄油等调味品拌一下即可。

鱼类 鱼肉蛋白中含有大量维生素A和氨基酸，尤其是组氨酸，这些是晶状体必需的营养物质。海鱼中矿物质和维生素以及n-3脂肪酸、牛磺酸含量都比淡水鱼高，营养价值略胜一筹。牛磺酸具有调节晶体渗透压和抗氧化等重要作用。补充牛磺酸，可抑制白内障的发生、发展。

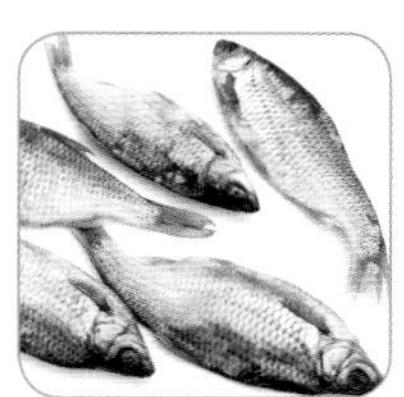

不妨一试： 海鱼、河鱼皆可，烹饪方式推荐清蒸、红烧、干煎等。

蓝莓 蓝莓含有丰富的超氧化物歧化酶（SOD），是重要的自由基清除剂，能清除生物氧化中产生的超氧阴离子自由基。此种自由基正是导致晶状体蛋白变性，使晶状体蛋白发生混浊，形成白内障的重要元凶。

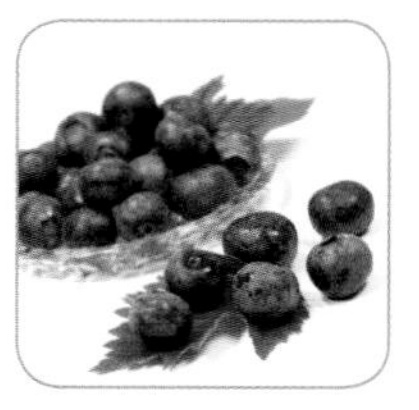

不妨一试： 蓝莓以生食为主，也可做甜品。PM

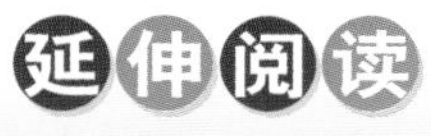

明目食疗方

西兰花色拉

原料和制作： 西兰花先用淡盐水浸泡半小时，再清洗多次，捞起沥干、掰成小块；胡萝卜刨皮、切成丝或丁；黄瓜去囊、切块；将色拉酱或千岛酱放入装有西兰花、胡萝卜和黄瓜的盘子里，上面摆上几颗蓝莓或葡萄干，即可。

甜椒烩带鱼

原料和制作： 带鱼去头、去内脏，洗净切段，用盐、料酒腌 10 分钟，撇去腌汁，拍上淀粉；甜椒洗净、去瓤，切长条；锅里油热，带鱼两面煎透，盛出；趁锅里油热，放入姜、蒜、辣椒，煸出香味，加适量水，加糖、料酒、老抽，再放入带鱼，大火煮 5 分钟；加适量盐，放入甜椒，煮 3 分钟即可。

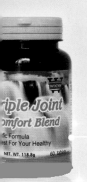

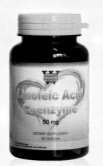

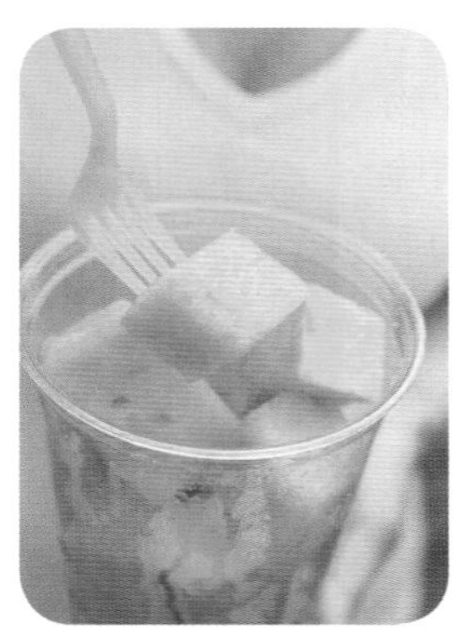

民谚曰“秋瓜坏肚”，很多人却半信半疑。“半信”是因为确实有秋天食用瓜果导致腹泻的实例；“半疑”则是因为并不是所有人都这样，而且其他季节的瓜果难道就不会“坏肚”吗？那么，“秋瓜坏肚”的依据是什么，真相确实如此吗？

“秋瓜坏肚”的真相

华中科技大学同济医学院公共卫生学院营养与食品卫生学系教授　黄连珍

原因一：秋瓜寒凉，容易伤脾胃

真相：关键不在季节，而在于个人体质和食用量

夏季的高气温导致食欲变差，人们会大量进食瓜果、冷饮等寒性食物以达到防暑降温的目的。如果过多摄入冷食，经过一个夏季，脾胃就会受到一定的影响，人体处于虚弱的状态，身体抵抗力随之降低。进入秋季，气温逐渐降低，可是脾胃功能还没有得到恢复，加上气候比较干燥，大量上市的瓜果便成为大家秋季补水的选择。常见的可以生吃的瓜果包括西瓜、香瓜（甜瓜）、黄瓜、菜瓜等，一般熟吃的有苦瓜、冬瓜、丝瓜等，均属寒凉性质。

如果过多食用这些寒凉性瓜果，势必助湿邪、损脾阳，脾阳不振则不能运化水湿，故腹泻、下痢、便溏等急慢性胃肠道疾病随之发生。更有人延续夏季吃冰镇瓜果的习惯，食用当下觉得“很爽”，事后又感觉“不爽”，出现胃痉挛、腹痛、腹泻等症状。我的一位学生告诉我，去年秋季开学，天气好热，他买了一个5千克的西瓜，切开冰镇后一口气全吃完了，结果一个星期都肠胃不适、食欲不佳。这就是食太多秋瓜“坏肚”的实例。

不过，并不是所有人吃寒凉性瓜果都会引起腹泻，这与个人的体质有关。一般来说，吃秋瓜引起腹泻的人多为阳虚体质，或平素一贯贪食者。这类人在秋季要特别注意“寒热相宜”地饮食，切忌贪凉、贪食。身体虚弱、月经过多、消化不良的慢性胃炎者，以及儿童、年老体迈者均应多注意。

原因二：病菌乘虚而入的秋季，吃瓜果容易“中招”

真相：确与季节有关，但瓜果的品质才是根源

秋季是适合细菌生长繁殖的季节。人体经历了炎热的夏季之后，抵抗力有所下降，各种病菌容易乘虚而入，所以食用不洁净的瓜果后，便易引起肠道疾病。而病菌是如何趁虚而入的呢？

首先，有破损的瓜果是最容易被肠道微生物污染的，例如破损溃烂的部分，便是微生物侵入所致，这种瓜果应该扔掉。可是常有人舍不得扔，将烂的部分挖掉再吃。实际上，水果发生溃烂时，微生物已经通过果汁渗透到果肉中的其他部位，含有大量的微生物及其他有害物质，只是我们无法用肉眼辨别而已。一旦吃下肚，很容易导致胃肠疾患。

瓜果在采摘、运输、贮存、贩卖等过程中也可能被肠道微生物污染。例如采摘等过程中，瓜果可能被挤压、碰伤、冻伤等，致使瓜果的组织细胞遭到破坏，细胞内的物质发生物理化学变化，使果肉变软、变味、变色，不仅营养物质受到一定的影响，也为微生物的侵入和生长提供了良好的“培养土壤”。遇到这种情况，应立即处理，挖掉碰伤部分再吃。又比如，商贩在销售瓜果时如果切开零卖，特别是在没有防蝇、防蚊、防尘的条件下出售，也容易被污染。生吃瓜果前，如果没有充分清洗干净，或用来切瓜的刀具不干净等，都可能带菌污染瓜果，食用后极有可能发生胃肠道疾病。PM

秋季食瓜，切记切记

- 立秋后的瓜果，特别是寒凉性瓜果要少吃，不可任性乱吃；
- 生吃瓜果时一定要讲究卫生，预防病从口入；
- 秋季选择瓜果应遵循自然规律，尽量选应季瓜果；
- 根据食物寒热平衡原则，寒凉瓜果适合温热体质和阴虚火旺的人食用；寒凉体质和脾胃虚弱者应少食用，如果想食用，最好之前进食一些温热性食物。

近日，一项关于哪种鱼类的烹调方法最健康、最营养的实验吸引了大家的眼球，该实验共纳入六种鱼类烹调法，结果却令人大跌眼镜——烧烤鱼竟然荣登“最健康、最营养、最养生”的鱼类烹调法第一名，连清蒸鱼、水煮鱼等做法都被它挤到身后。实验结果一出，营养学专家立刻站出来发话：这项实验有局限性，结果不准确！

这项实验的问题到底出在哪儿，使烤鱼名列第一？在这六大鱼类烹调方法中，谁最健康，谁对身体不利甚至致癌？让我们从这项“问题实验”说起，请专家抽丝剥茧，找到答案。

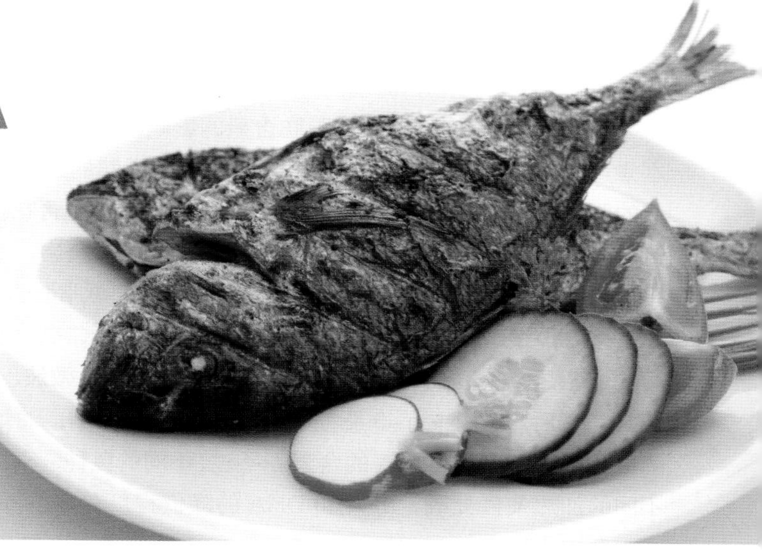

“实验烤鱼”最养生 为什么不能信

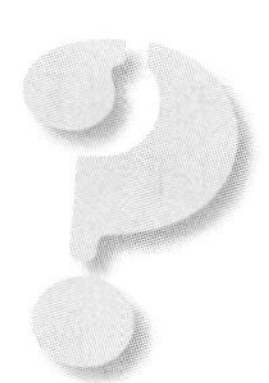

南京军区南京总医院营养科
姜明霞　郑锦锋（副主任医师）

“问题实验”简介

简单来说，这项实验采用鲶鱼为原料，分别测定铁架烧烤鱼、清蒸、红烧、微波、水煮、油炸六种方式烹调后，鱼肉中各种维生素和矿物质的保存率。结果按照各种烹调方法对应营养素的变化情况，进行健康烹调方法的排名：

第一名为烧烤鱼，因为鱼肉中的维生素 B_2、维生素 B_6、维生素 A 和维生素 E 的损失很小，钙、钾、镁含量显著提高；

第二名为清蒸鱼，除了损失较多的维生素 A 和维生素 B_1 外，其余的维生素和矿物质保存良好；

第三名是水煮鱼，因为水溶性维生素大量损失，维生素 B_1、维生素 B_2、维生素 B_6 显著减少，矿物质也有所损失。

第四至第六名分别是微波烹调鱼、红烧鱼、油炸鱼。

实验的局限性：衡量标准有缺陷

该项实验的目的主要是检测不同烹调方法对同一种鱼（鲶鱼）所含维生素和矿物质的影响，具有一定的科学性，但也存在局限性。

溶液的酸碱性、有氧条件、紫外线和高温都会影响维生素的稳定性。六种烹调方法都利用高温加热，所以加热的温度和时间是使维生素（尤其是水溶性维生素）损失的关键因素。而矿物质受烹调温度的影响较小，其相对含量主要由水分损失引起。

在烹调过程中，加热时间长、温度高，则维生素损失得多，如红烧鱼、油炸鱼。B 族维生素对光比较敏感，所以微波烹调时，鱼原本所含的 B 族维生素几乎损失殆尽。水煮鱼所含的水溶性维生素在烹调过程中都溶解于鱼汤中，所以鱼本身所含的维生素大大下降。烧烤鱼的加热时间较短，烹调过程中需加入食用油，食用油中也含有脂溶性维生素，且鱼的水分在烧烤过程中蒸发，维生素和矿物质浓缩，所以维生素 B_2、维生素 B_6、维生素 A、维生素 E 以及钙、镁的含量较高。

这项实验结果的局限性在于只考虑了烹调后维生素和矿物质的损失，忽略了鱼类其他营养素的变化。此外，用相同的方法烹调不同种类的鱼，营养素含量的变化也存在差异，所以结果比较片面。

完善实验：不能忽视脂肪含量的变化

鱼类是优质蛋白质、脂肪、维生素和矿物质的良好来源，特别是膳食 n-3 脂肪酸的主要来源。但该实验只是检测了不同烹调方法对鱼类的维生素和矿物质含量的影响，就判定烤鱼是最营养的鱼类吃法，显然是不合适的。除维生素和矿物质外，烹调方法对鱼类的脂肪含量和脂肪种类也会产生影响。

不同的烹调方式，对鱼类脂肪含量的影响程度不同。与清蒸、微波、水煮等方法相比，鱼肉经过油炸之后，所含脂肪的比例最高，而油炸后的脂肪含量变化又与鱼种有关。例如鲤鱼、鲐鱼（青花鱼）等脂肪含量较低的鱼类经过油煎烹调处理后，烹调油进入鱼肉，而鱼肉本身几乎没有脂肪析出，从而导致油煎处理后，成品的总脂肪含量升高。

鱼油中富含EPA（二十碳五烯酸）、DHA（二十二碳六烯酸）等n-3脂肪酸，是人体必需的营养素。以往的实验表明，微波、油煎、水煮、烧烤烹调后，鱼肉中n-3脂肪酸的含量均有所增加，油炸处理则显著降低鱼体中EPA和DHA的含量。不过，不同的鱼种、不同的烹调用油、不同的加热条件处理，EPA和DHA的降低程度存在差异。

鱼肉中还富含胆固醇，通常需要烹调后食用。而热处理会引起食品中胆固醇的氧化，从而生成多种氧化产物，导致动脉粥样硬化等。

因此，还需综合考虑以上因素，再选择合适的鱼类烹调方法。

反驳实验结果：烤鱼不仅不养生，还会致癌

烤鱼在加工过程中有可能产生致癌物——杂环胺，是一类在肉类、家禽、鱼类等蛋白质丰富的食物烹调加工时产生的具有致突变性和致癌性的化合物，最早于20世纪70年代由日本科学家在烤鱼和烹调肉制品中发现，随后有二十多种这类物质在热处理食物中被分离鉴定出来。

鱼类中杂环胺的生成量主要取决于加热温度与时间、加工方式与设备、前体物等，其中又以加热温度与时间为最重要的影响因素。加热温度越高、时间越长，生成的杂环胺越多。虽然杂环胺在加工食品中的含量仅是极微量级，但其作为强致突变物，对人类癌症成因有重要的影响。大多数杂环胺已被证明可致实验动物多种器官的癌变，如肝癌、肠癌、胃癌等。

为了避免杂环胺的产生，烤鱼时可尽量采用间接的热辐射和热对流方式，如烤箱烘烤加工食物，并包上铝箔，避免使用明火烤制，同时还可以在烤制过程中加入抗氧化的香辛料，抑制杂环胺的产生。此外，在进食烤鱼的同时，还可以多吃富含多种植物化学物和膳食纤维的蔬菜和水果，以抵御杂环胺对人体的损害。另外，饮用绿茶（含茶多酚）、苦瓜汁也可对其起到抑制作用。

正解：最推荐的鱼类烹调方法

鱼类的烹调方法可根据鱼的种类、个人口味等因素来选择。一般而言推荐清蒸、水煮和微波烹调，这三种方法简单、易操作，用油、用盐量较少，不会增加脂肪的摄入。

虽说各种烹调方法都会造成维生素和矿物质的流失，但鱼类只是饮食结构的一部分，维生素和矿物质的不足可以通过摄入谷类、蔬菜和水果来弥补。在日常生活中，应按照平衡膳食的要求来选择食物以及食物的烹调方法。PM

肥肉，真身其实不是“肉”

肥肉这词汇，怎么看怎么别扭。从本来意思说，肉就是动物的肌肉部分。即便加上肥字，也该是壮硕的意思。所谓“牛肥马壮”，是说牛马肌肉充实、体格健壮的状态。可是肥肉呢？它实际上与肌肉没什么关系，完全是白花花的脂肪组织，松软油腻，缺乏弹性。从化学成分上来说，“肥肉”也是一个错误概念。

肌肉的主要成分是蛋白质和水分，蛋白质占15%~20%，水占70%。肌肉是膳食中蛋白质的重要来源。可是肥肉呢？别看带着个“肉”字，蛋白质却少得可怜，90%是脂肪，维生素和矿物质的含量微乎其微。100克肥肉，网球那么大，能量800千卡，相当于250克米饭、8个苹果，或7杯牛奶。所以，不该用“肉”这个字来遮遮掩掩，应该称“脂肪”，更为确切。

肥肉之美味，无法阻挡

可是，肉类的香美气息全在脂肪中。肥肉，看起来别扭，吃起来并不别扭。只要吃得巧妙，人人都能接受，为它倾倒。无论猪肉还是牛肉的肌肉，若只有富含蛋白质的肌肉纤维，那么，端上桌食客们的评价只有一个字：“柴”。猪肉之所以受到国人的拥捧，就是因为它是最肥的缘故。不过，直接把肥肉做成东坡肉、红烧肉、蒜泥白肉、梅菜扣肉之类，就显得理念太陈旧了。

肥肉之美，在于取其香而隐其形。比如说，为什么排骨总是最受欢迎？正因为它肥而不显，香嫩可口。脂肪高达30%，不动声色地分布在骨棒四周，并深入肌肉纹理中。这样的肉，尽管胆固醇和能量相当高，人们却总是爱不释口。

再比如，看看火锅店菜单上永远是肥牛、肥羊唱主角。奥妙在于，其中的肥肉总是与瘦肉亲密交织在一起。高档的肥牛和肥羊要达到水乳交融、难分难解“大

你吃了多少隐形肥肉？

中国农业大学食品学院副教授　范志红

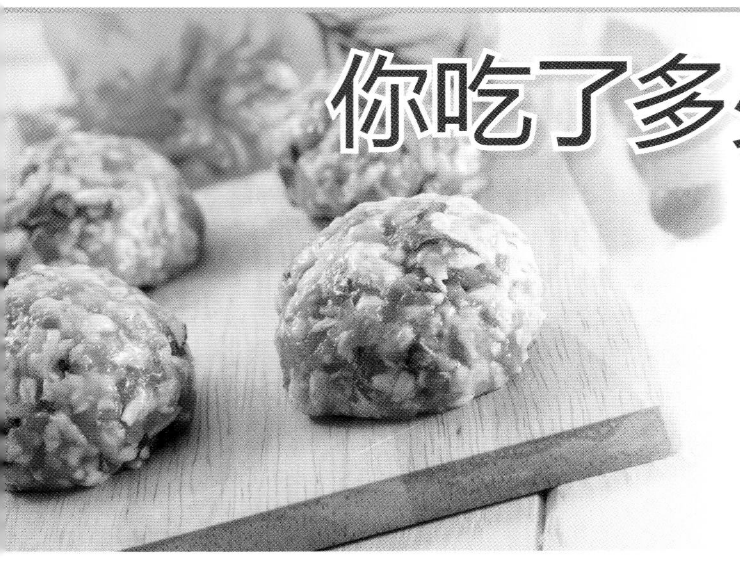

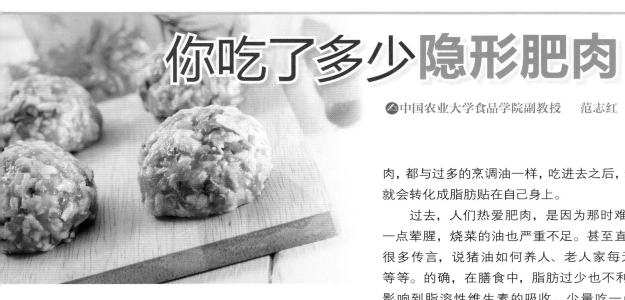

理石花纹”之境界，差一点的也要达到“肥中有瘦、瘦中有肥”层层叠叠之状态。肥肉还是那个肥肉，食客们无不笑靥如花，欣然纳入口中。

肥肉，何处隐藏最深

那么，肥肉在哪里隐藏得最深呢？大概要算肉肠、鱼丸、饺子馅之类的肉糜状食品了。

主妇们也知道，做丸子和饺子的肉馅必须“三肥七瘦”，否则，无法产生诱人的美味口感。超市里的推销员经常会在肉肠货架前嚷嚷“无淀粉”，却没人嚷嚷“无肥肉”。按照国际惯例，灌肠类产品中都含有超过20%的脂肪，其中主要来自于故意添加的肥肉糜。如果没有肥肉帮忙，不仅少了香气和美味，还会让灌肠切片困难，口感粗硬。有位烹饪大师传授做鱼肉饺子的秘诀：因鱼肉脂肪太少，必须加入适量肥肉糜，这样的饺子馅才得以香浓多汁。鱼丸也一样，肥肉和淀粉都是常见的配料。

肥肉，你究竟吃了多少

“吃什么，补什么”，这句话虽然并不完全符合科学道理，但用在肥肉上倒是相当贴切。无论是以何种形式伪装的肥肉，都与过多的烹调油一样，吃进去之后，若消耗不掉，就会转化成脂肪贴在自己身上。

过去，人们热爱肥肉，是因为那时难有机会吃到一点荤腥，烧菜的油也严重不足。甚至直至如今还有很多传言，说猪油如何养人、老人家每天必吃肥肉，等等。的确，在膳食中，脂肪过少也不利于健康，会影响到脂溶性维生素的吸收。少量吃一点动物脂肪，在不妨碍血脂、不带来肥胖的前提下，还是无需恐惧的。一般地说，每日饮食中有40~60克脂肪，脂肪供应能量的比例在20%~30%比较理想。

然而如今，人们四体不勤，饮食过剩，血脂连年上升，体重一路上涨。在每天煎炒烹炸，膳食脂肪严重过剩的情况下，身体已经不那么需要肥肉了。2002年和2012年的全国营养与健康调查中发现，城市居民膳食中的脂肪供能比例早已超过20%~30%的合理范围，达到35%左右。甚至在有些家庭中，每天从炒菜油、零食和肉类中吃进去80~100克脂肪，这就会直接推高肥胖、高血脂、糖尿病的风险。我国最新发布的膳食营养素参考摄入量，把饱和脂肪的比例控制在8%左右，对于轻体力活动的成年女性来说，仅仅相当于16克饱和脂肪。因为瘦肉、坚果等食物中本身就含有脂肪，其中也包括一部分饱和脂肪酸，16克饱和脂肪酸的份额，实在太容易满足。比如说，吃60克排骨肉，就有6克饱和脂肪；喝200克全脂奶，有3克饱和脂肪；炒菜时用了30克花生油，其中又有10克饱和脂肪……哪里还有肥肉和荤油的份儿？

是这理儿，可还是念念不忘肥肉

更何况，如今绝大多数人在膳食中摄入不足的，是大量的新鲜蔬菜、五谷杂粮、豆制品和低脂乳类食品，这些才是对预防各种慢性病最有利的食物，也是最有利于提高生命质量的食物。它们虽然不像肥肉那样善于诱惑感官，却能在食用之后令人感受到轻松和舒畅，提供更多生命的正能量。

假如还是对肥肉念念不忘，总想突破份额，那就只有一个方法：运动吧。其实，自古以来，那些大块吃肉、不论肥瘦，而仍然远离赘肉的人，或者是武松、樊哙那样的强悍武人，或者是那些运动高手、登山健将。让全身充分流汗，让肌肉保持紧实，把吸收进来的脂肪酸消耗掉——这是能够与肥肉和平共处的唯一出路。PM

中秋 飘来美食香

菜品提供/李纯静（营养师）
点评/同济大学营养与保健食品研究所常务副所长　戴秋萍

每年农历八月十五日，是传统的中秋节，又称团圆节。佳节自然少不了美食相伴，除了吃月饼，全国各地的饮食习俗各有不同：南京人爱吃桂花鸭，上海人会用桂花蜜酒佐食，四川人偏好麻饼、蜜饼，广州人喜食田螺，也有很多地区的人喜欢在中秋食芋头以辟邪消灾……勤劳的人们用各种秋季盛产的食物制作出一道道美食，让中秋的餐桌更丰富，让中秋飘来阵阵美食香。

南瓜蒸百合

原料

南瓜400克
新鲜百合20克
蜂蜜适量

做法：南瓜去皮，切成块。百合掰成瓣，洗净沥干，放入沸水中焯烫，捞出后用冷水冲洗，沥干待用。将南瓜与百合放入大碗，入蒸锅，大火蒸约30分钟至熟透，最后淋上适量蜂蜜即可。

功效点评：南瓜的碳水化合物及脂肪含量不高，果胶含量丰富，能降低胆固醇，预防动脉硬化；含有丰富的钴，是人体胰岛细胞所必需的微量元素，对降低血糖有特殊的作用；含有丰富的锌，为人体生长发育的重要物质。百合含有淀粉、蛋白质、脂肪、矿物质及维生素，还含有秋水仙碱、百合苷A、百合苷B等多种生物碱。这道甜点简单又清淡，南瓜和百合都渗透着一股甘甜的味道，有润肺止咳、清心安神、健脾和胃、降糖止渴、利尿、美容等作用。

适用人群：一般人均可食用，特别适宜肥胖、老年便秘者食用。

红豆芋头西米露

做法：将西米煮成透明后用冷水冲，红豆提前浸泡一晚后煮熟。芋头切成小丁，锅中水烧开，放入芋头，煮软后加红豆、西米、椰奶和冰糖混合均匀即成。

功效点评：红豆含有丰富的皂角苷，具有良好的利尿作用；含较多膳食纤维，具有润肠通便、降血脂、调节血糖的作用；含丰富的叶酸，可预防巨幼细胞贫血。芋头富含蛋白质、维生素和矿物质，特别是胡萝卜素、烟酸、维生素C、B族维生素以及氟、硒等微量元素的含量丰富；芋头中丰富的黏液蛋白可以增强机体的免疫力，黏液皂素可帮助消化。西米是经人工加工制成的淀粉颗粒，含少量的蛋白质、脂肪及B族维生素。本品有清心养神、清热解毒、散积理气、健脾强胃、补肺化痰及美肤的功效。

适用人群：一般人均可食用。糖尿病患者忌食。

藕盒子

做法：猪肉馅里放入老抽、盐、葱、姜以及少量蛋清搅拌均匀。藕去皮，洗净，从正面切片（不要切断），把肉馅夹在藕中备用。面粉里放入 1 个鸡蛋和少量盐，加适量水搅拌成稀面糊。把夹好肉的藕均匀地挂上面糊，炸成金黄色即可。

功效点评：藕富含淀粉、蛋白质，含糖量也很高；含大量的单宁酸和丰富的维生素 K，具有收缩血管和止血的作用；所含的维生素 C 和铁，对缺铁性贫血患者颇为适宜。猪瘦肉不仅含有优质蛋白质和人体必需的脂肪酸，还含有钙、磷、铁和丰富的 B 族维生素，能调节机体的新陈代谢，维持皮肤和肌肉健康，增强免疫系统和神经系统的功能，并有预防贫血的作用。本品具有健脾和胃、养血生肌、止血散瘀、清热凉血的功效。

原料

藕 300 克
猪肉馅 150 克
鸡蛋 2 个
姜 5 克
葱花 20 克

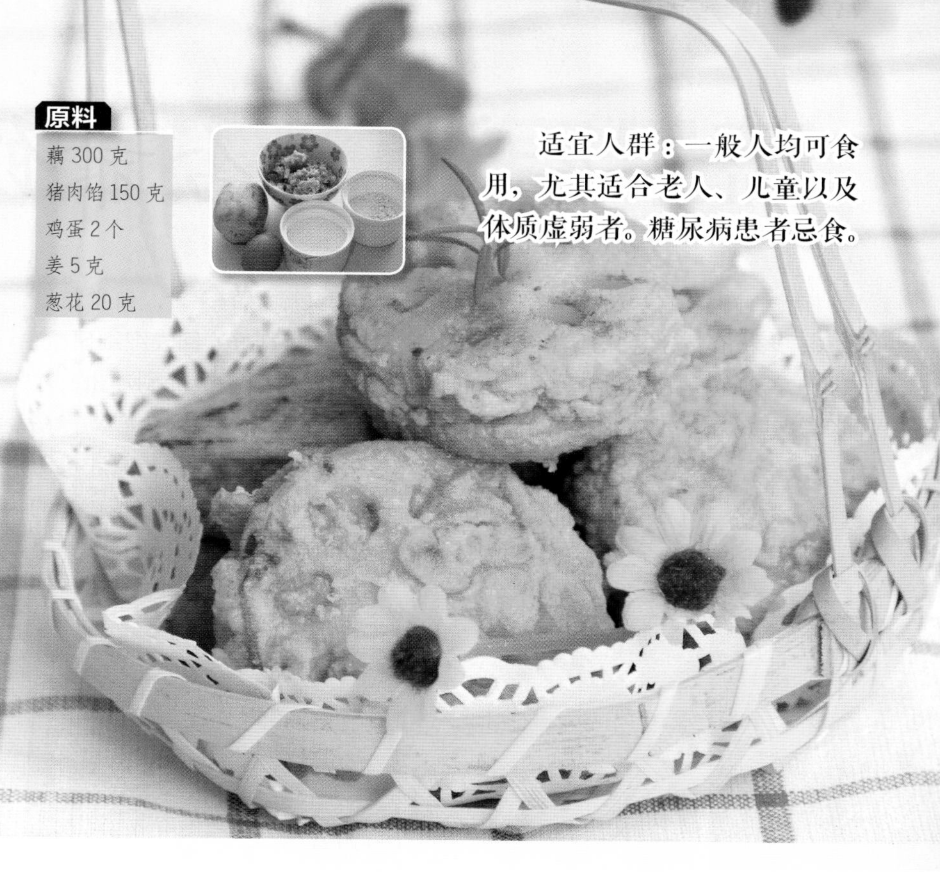

适宜人群：一般人均可食用，尤其适合老人、儿童以及体质虚弱者。糖尿病患者忌食。

酸萝卜老鸭汤

做法：鸭子切成块，加料酒焯水，与生姜一起放入汤锅里炖 1 小时。酸萝卜切成条，放入汤锅，小火炖 2 小时，最后撒上葱花即可。如果咸味不够，可以加入适量盐。

原料

麻鸭 1 只
酸萝卜 2 个
生姜 1 小块
葱花适量

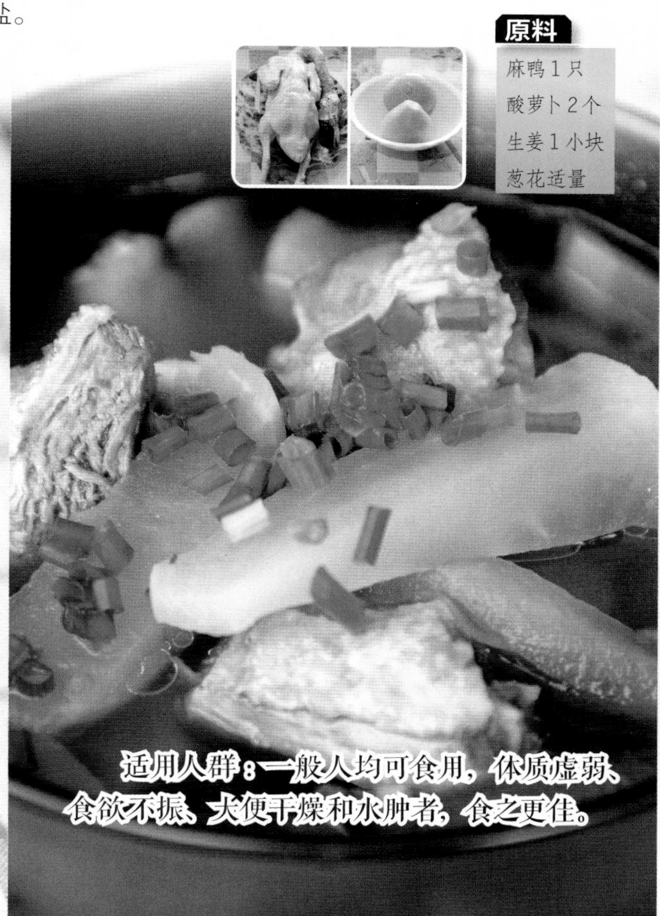

适用人群：一般人均可食用，体质虚弱、食欲不振、大便干燥和水肿者，食之更佳。

功效点评：鸭肉易于消化，富含人体必需的脂肪酸——亚油酸；B 族维生素和维生素 E 的含量较其他肉类多，尤其是烟酸的含量较高，对心脏疾病患者有益。萝卜含有多种微量元素，可增强机体免疫力；所含芥子油和膳食纤维可促进胃肠蠕动，有助于排便；含有多种消化酶，有促进消化的作用。腌制过的酸萝卜带有一点酸酸甜甜的味道，更加开胃。本品有滋阴补血、清热健脾、健胃消食、除燥生津、止咳化痰、解毒化瘀的功效。PM

原料

西米 100 克
芋头 250 克
红豆 50 克
冰糖 10 克
椰奶 500 毫升

中秋吃月饼的传统一直延续至今，而你有没有尝试过自己做月饼呢？扫描下方二维码，关注“大众医学”微信，回复“莲蓉月饼”，根据提示操作，就会收到超详细的做月饼攻略，教你手工打造出健康低糖的莲蓉蛋黄月饼（附莲蓉馅做法）。

蔬果原汁 可否兼顾美味健康

张智星

两年前，我在果汁店喝到了一杯味道浓郁又顺滑的果汁，自觉特别美味。老板介绍说是用原汁机压榨的，所以味道特别好。回去细细研究，原来，原汁机用慢慢挤压的石磨原理提取果汁，材料不会受到冲击，才能得到营养元素没有被破坏的 100% 纯天然新鲜原汁。我颇为心动，马上入了一台代替之前的榨汁机。一晃两年过去了，不知不觉中，原汁机已经成为我家小厨房的必需品了，几乎每天都要用到它。常常在起床晚了的手忙脚乱的早晨，一杯鲜榨果蔬汁搭配煎蛋和奶酪，就是儿子的营养早餐，几分钟就能搞定。有时儿子放学回家，一边叫着“好渴呀”，一边自己去冰箱找水果为自己榨上一杯果汁。夏日里胃口不好，一杯蔬果汁既营养又能果腹。心情好的时候，榨杯蔬菜汁用来和面，五颜六色的面条、水饺营养又漂亮，一家人总能多吃上几口。

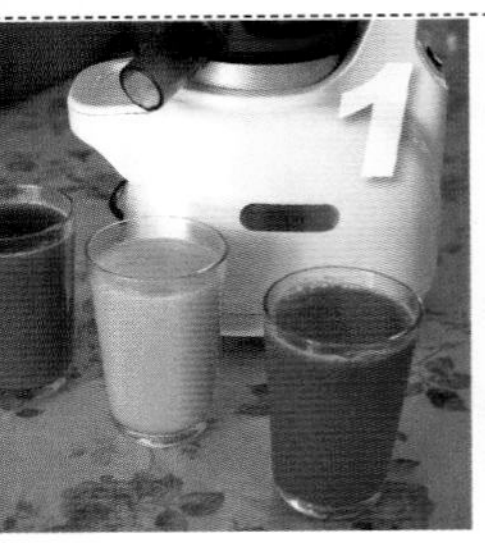

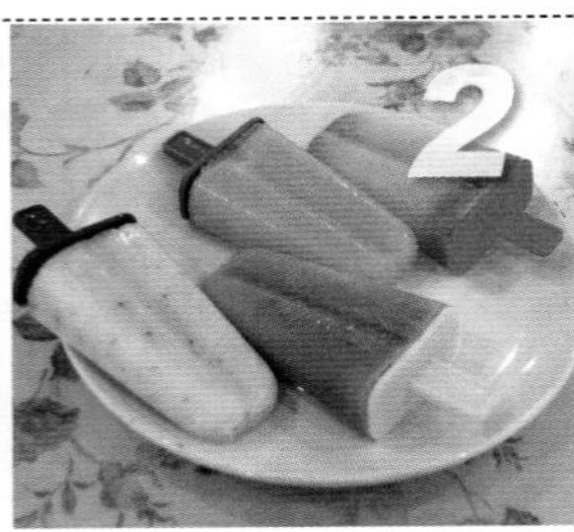

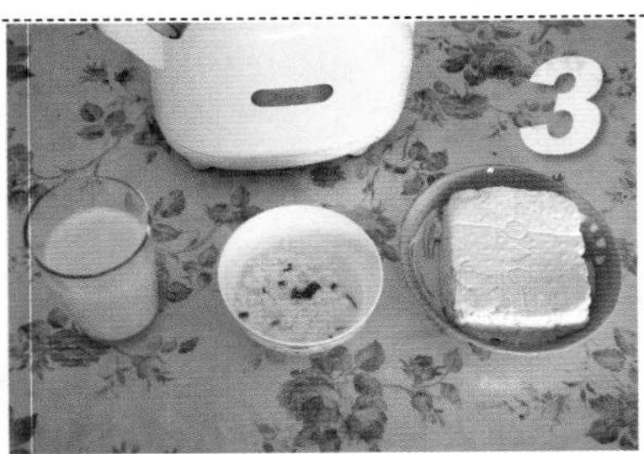

❶ 新鲜果蔬汁（蓝莓雪梨汁、胡萝卜鲜橙汁、西瓜汁）

美味的水果榨成果汁，其顺滑的口感孩子会更喜欢。如果在喜欢的水果中添加蔬菜一起榨汁，不喜欢蔬菜的孩子也会在不知不觉中摄取到蔬菜的营养。做法很简单，将准备好的水果蔬菜切成合适大小（绿叶菜需要提前用清水浸泡），依次放入原汁机榨汁即可。

❷ 水果冰棍

夏天，孩子经常缠着买雪糕吃，我就自己动手给孩子做营养美味又健康的水果冰棍。做法一点都不复杂：将水果切成小块，加入牛奶和少许蜂蜜，混合均匀后一起放入原汁机内，榨好的果汁倒入冰棍模子，放进冰箱冷冻 6 小时就可以了。可以按照孩子口味选择各种水果，我常用的是猕猴桃、芒果、西瓜和葡萄。

❸ 豆浆、豆花、豆腐

自己做一块豆腐不仅成本高，而且费时费力。不过，那个味道，外面买的真的没法比！

做法：将干黄豆 400 克洗净，用清水浸泡一夜。在泡好的黄豆中加入 1500 毫升清水，连豆子带水一起放入原汁机。打开开关，磨啊磨，豆浆就出来了。磨好的豆浆放在不粘锅里煮开，整个厨房立马浓香四溢，比豆浆机做出来的好喝多了。

在煮好的豆浆中加入盐卤 2 包（12 克），用勺子轻轻搅动两下，然后静置 15 分钟，豆花就做好了。用芝麻、辣椒油、生抽、醋、葱花混合后做调料，配豆花一起吃味道刚刚好。

把原汁机自带的豆腐盒放入一个容器里，将纱布浸湿铺在盒底，用笊篱捞出豆花放入盒子里，盖上纱布，用盖子轻轻压去水分，等它自然冷却，豆腐就做好了。

专家点评

“喝水果”和“吃水果”完全不是一回事

复旦大学附属中山医院
营养科主任　高　键

从营养角度，只能说，原汁机比一般的榨汁机稍微好一些。与一般榨汁机不同的是，原汁机以石磨原理榨汁，以较慢的速度（每分钟70~80转）研磨水果和蔬菜，营养破坏确实要比榨汁机少一些，但也不可能“100%保留营养”。至于用原汁机自己动手做豆制品，倒是不错的选择。

不管是榨汁机还是原汁机，只要固体的水果蔬菜被榨成了液体，就不可避免地都会有营养素的损失。而且，水果蔬菜的抗氧化营养素都很娇嫩，一旦暴露在空气中，很快就会被破坏。此外，果蔬汁制作过程中还丢掉了相当多的膳食纤维（果渣）和部分保健成分，这也是很大的营养损失。当然，如果作为偶尔换换口味的方法，果蔬榨汁也未尝不可。

要强调的是，“喝水果”和“吃水果”完全不是一回事。无论多么高级的榨汁机，都不能从根本上解决营养素遇到氧气发生损失的问题，也不能解决果汁消化吸收速度太快的问题，更不能解决果汁味道很甜、容易喝多的问题。要想真正得到水果的好处，还是亲自去咬新鲜水果，用自己的牙齿来榨汁吧！PM

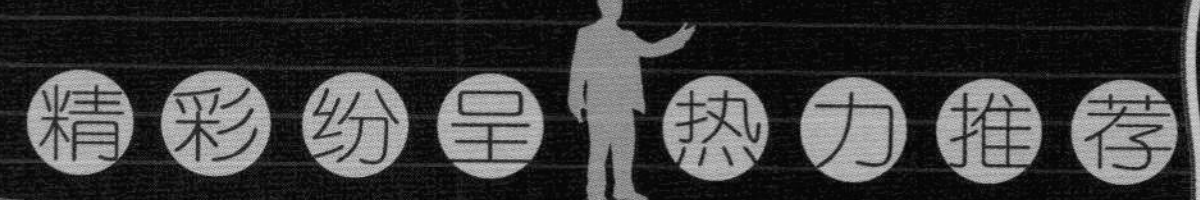

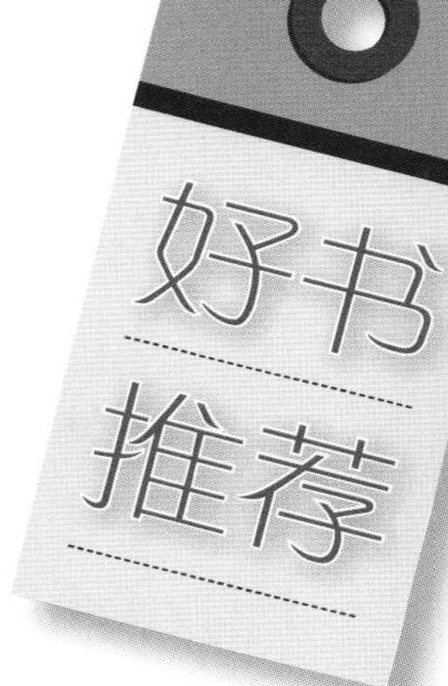

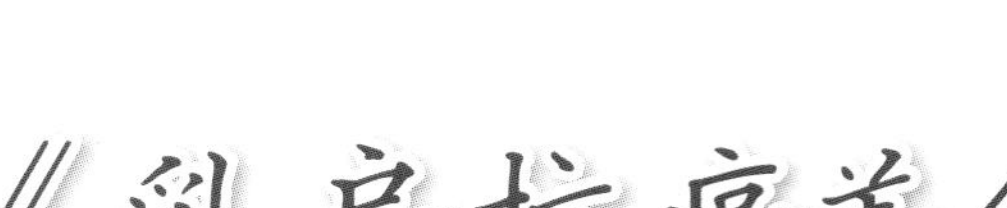

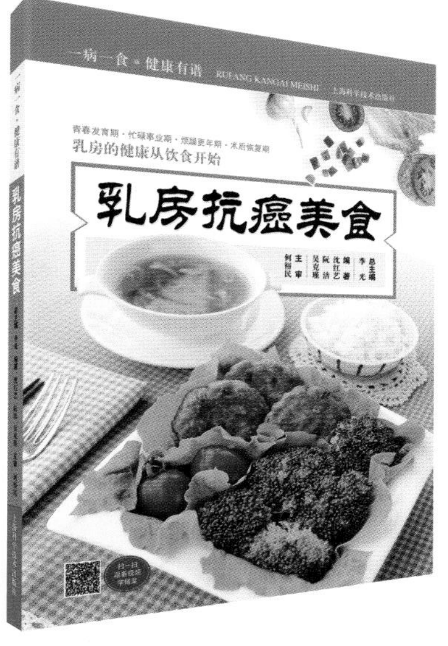

新书简介

近 30 年来中国城市乳腺癌发病率迅速上升，不但处于女性恶性肿瘤的第一位，而且有向低龄化发展的趋势。

如果将乳腺癌在全球的肆虐归咎于欧美生活方式的蔓延，那么首当其冲的影响因素就是饮食。

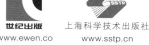

本书依据国内外最新研究成果，结合营养学平衡膳食原则，同时适应现代女性对健康美味和生活品质的要求，精心制作了 52 款食谱，并以图文并茂的形式，介绍了相应的烹制方法。

参照本书提供的食谱，DIY 属于自己的健康膳食，不仅可以养成良好的低脂多蔬的饮食习惯，预防乳腺癌的发生；对乳腺癌患者，也是在治疗和康复期间进行饮食调理的有益选择。

【图书信息】

书号 978-7-5478-2571-6/R.884
作者 沈红艺 阮洁 吴克瑾
定价 38.00
出版时间：2015.08
出版社：上海科学技术出版社

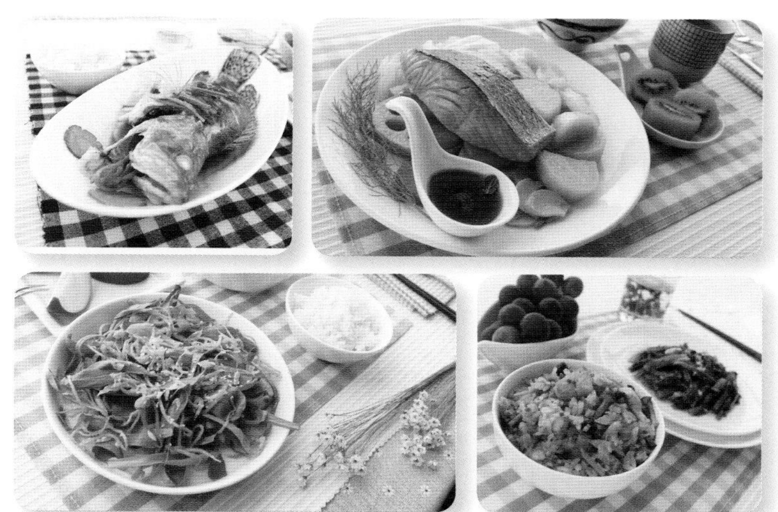

【作者简介】

沈红艺，上海中医药大学健康营养研究室主任，著有营养科普书《吃我吃我》。为上海电视台纪实频道《扁鹊会》和上海教育电视台《健康大不同》养生类节目专家嘉宾。

吴克瑾，新华医院普外科主任医师，参编《乳腺癌临床诊治实用手册》。

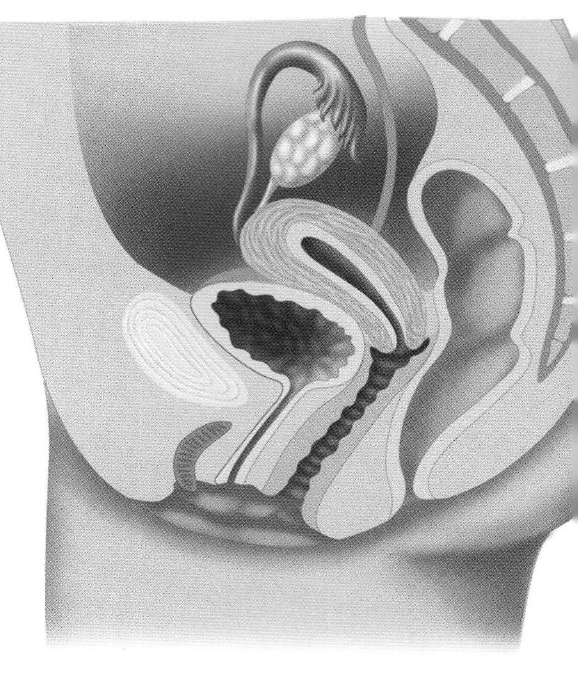

盆腔积液要治吗

上海交通大学医学院附属国际和平妇幼保健院妇科 主任医师 高泳涛

在开始今天的讨论之前，我们先来看几个平时在门诊接诊过程中经常遇到的病例。

虚惊一场

刘女士，32岁，已婚育，两天前单位体检B超提示“盆腔见游离液区前后径10毫米”，体检医师告知是“盆腔积液”。她上网查了相关内容，看到“盆腔积液可能是盆腔炎、恶性肿瘤、盆腔结核”等疾病的表现，便心急火燎地赶到医院来。通过询问，我们了解到刘女士平时月经周期正常，无痛经，也无反复发作的小腹坠痛、发热等症状；通过妇科检查也没有发现异常情况；超声检查子宫及双侧附件都未见占位性病变，盆腔积液略有减少。医生解释不需要处理，消除了刘女士的恐惧心理。

柳暗花明

张女士，25岁，未婚、有性生活史，因“白带增多”在外地一家医院就诊，B超检查提示“盆腔见游离液区前后径17毫米，双侧附件未见异常”。当地医院以“盆腔炎”静脉滴注抗生素治疗1周，随访B超盆腔积液并未明显减少，遂来我院门诊。经了解，患者前次在外院就诊时为月经中后期，本次妇科检查提示细菌性阴道病（常见的一种阴道炎症），无宫颈举痛、子宫及双侧附件均无压痛。按细菌性阴道病予局部阴道用药，嘱月经净后复查。2周后张女士月经干净后3天复诊，复查B超未见盆腔积液。

绝处逢生

姚女士，44岁，因下腹坠胀不适进行性加重2周来院。询问病史，她最近2周来还伴有胃纳减少，月经无改变。妇科检查提示右侧附件可及一肿块约5厘米大小，质地偏硬，且形态不规则，无压痛。B超检查见右侧附件区有一混合性占位约5厘米大小，盆腔见游离液区前后径40毫米，提示：“右侧附件肿瘤，盆腔积液”。完善其他检查后入院手术，术中诊断为“卵巢癌伴腹水”。

从上述三个例子我们可以了解到，女性盆腔积液非常常见，正确的认识和处理，不仅可以及时发现一些疾病，又可以避免不必要的检查和治疗。

15%常规体检见盆腔积液

在正常状态下人体的腹腔内会有少量液体，对肠道起到润滑作用，并处于不断循环产生和回流吸收中。由于盆腔是腹腔在全身最低的部位，因此当全身性或局部性因素导致有渗出液或漏出液时都会引流到盆腔，从而形成盆腔积液。有研究报道，在常规体检所进行的超声检查中盆腔积液的发现率为15%左右。

盆腔积液分为生理性和病理性两种，生理性盆腔积液不需特殊处理，而病理性盆腔积液则一定要明确诊断，对因治疗。

生理性盆腔积液不需治疗

女性在排卵期前后或黄体期初期，由于体内雌激素水平的增高以及孕激素水平的变化，会引起盆腹腔上皮毛细血管渗透压的改变而产生较多的漏出液，积聚在直肠子宫陷凹中形成“盆腔积液”，一般在50毫升以内，很少多于200毫升，也不会引起明显的不适。部分正常妇女在月经期或排卵期还会有少量血液通过输卵管倒流聚积在盆腔，因为血液量少，一般也不会引起自觉症状。有研究发现，对于正常女性来说，在月经前5天内发现少量盆腔积液的比例最大。因此，对于无自觉不适、无妇科疾患的女性来说，超声检查发现少量盆腔游离液体属于正常现象，可以进行观察随访。开头提到的病例一的刘女士就属于这种情况。而病例二中的张女士，检查发现盆腔积液时恰逢排卵后期，而在月经干净后随访时B超未再探及明显的盆腔积液，因而可以推断她的情况属于生理性盆腔积液。因此，在外院进行的抗生素治疗属于过度治疗。这样的医治，徒增就诊者无谓的恐慌，并造成了医疗资源的浪费。

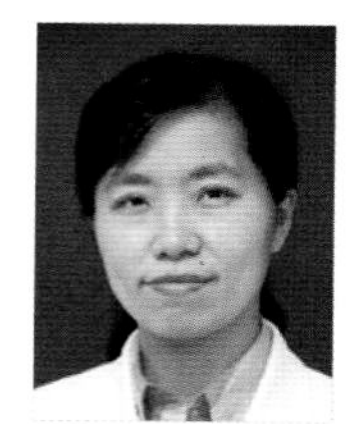

专家简介

高泳涛 上海交通大学医学院附属国际和平妇幼保健院妇科主任医师、硕士生导师。擅长宫颈疾病、子宫肌瘤和卵巢囊肿、月经失调的诊断及治疗，以及妇科肿瘤早期病变的诊治。

专家门诊：周三下午、周五下午

病理性盆腔积液对因早治

盆腔积液中也有一部分为病理性积液，对于女性来说，根据病因主要可分为：

1.盆腔炎性疾病

急性盆腔炎会有明显的下腹痛、发热、脓性白带症状，但急性期一般不会有明显的盆腔积液。若严重感染时出现急性盆腔腹膜炎，则会有一些脓性渗出液积聚在盆腔内。若由于急性盆腔炎治疗不彻底，则会导致盆腔炎后遗症，形成输卵管积水、输卵管卵巢囊肿等，同时会多次检查发现有少量的盆腔积液。可产生腰骶部酸痛、下腹坠胀等慢性盆腔痛的不适症状，常在劳累、月经前后及性生活后加剧，并可导致不孕，增加异位妊娠的发生。

2.子宫内膜异位症

子宫内膜异位症的典型症状是继发性痛经，并呈进行性加重，以腰骶部及下腹为主，可放射至肛门和会阴，可伴性交痛等；也可能无明显症状。国内有一项研究，发现子宫内膜异位症者的盆腔积液明显高于正常妇女，且在排卵后的黄体期达到高峰。这可能与异位的内膜腺体纤维性渗出增多有关。

3.盆腹腔内出血

最常见的是异位妊娠（宫外孕）破裂出血，其中主要是输卵管妊娠。早期典型的症状是停经、不规则阴道出血和下腹痛，此时B超可见少量盆腔积液。若未及时诊治，进一步发展，可导致异位妊娠的输卵管破裂而发生急性盆腔内出血，这时B超检查可见大量的“盆腔积液”。通过后穹或腹腔穿刺，可明确“积液”（积血）的性质。

4.卵巢囊肿破裂

卵巢黄体、巨大的卵巢囊肿，或严重的盆腔炎导致的盆腔脓肿一旦发生破裂，也可以出现“盆腔积液”。一般之前有明确的囊肿病史，突然出现急腹痛，可伴有恶心呕吐，B超检查原来的囊肿缩小或消失，盆腔内见游离液体。通过后穹或腹腔穿刺，可明确“积液”的性质，以进一步诊治。

5.恶性肿瘤

卵巢恶性肿瘤、消化道恶性肿瘤等均可导致大量的盆腔积液，俗称“腹水”。一般通过B超、CT、MRI、肿瘤标志物检查可做出初步诊断，最终确诊有赖于手术病理诊断。病例三中的姚女士就是因为卵巢恶性肿瘤导致了大量的盆腔积液。

6.盆腔结核

盆腔结核渗出液增多或局部形成包裹性积液时也可在超声检查时发现“盆腔积液”。一般会有明显的低热、盗汗、不孕及月经失调，可通过结核菌素试验、X线、病理学检查、腹腔镜检查等明确诊断。

7.其他内科疾病

肝硬化门静脉高压、肾病综合征、严重营养不良、心衰等也可以出现盆腔积液，一般都同时由大量的腹水。通过病史及内科检查可以明确诊断。

总结：

◆ 盆腔积液是女性在超声检查中非常常见的一种现象，分为生理性和病理性两种。

◆ 要根据病史、症状、体征、B超提示的盆腔积液量，并结合其他辅助检查来初步判断是生理性还是病理性。

◆ 对于无症状的生理性的盆腔积液，可进行观察随访；对于病理性的盆腔积液，要尽早明确诊断，并积极地采取对因治疗，以免贻误病情。PM

不要上当:“世界一流癌筛仪”是骗局

近期,上海市疾病预防控制中心收到多个电话和信函咨询,反映有医骗团体正在上海及周边的江浙地区以举办健康讲座的形式,宣称上海疾控中心拥有能与美国媲美的世界一流癌症筛查仪器设备,而该团体冒称是上海疾控中心的合作机构,可以代办全面的癌症筛查业务。其宣传的筛查方式不仅荒诞奇特,且收费昂贵,但其出具的所有书面文件和筛查报告中并没有上海疾控中心的任何抬头和签章,使得受骗者无法举证。

在此,上海市疾病预防控制中心严正声明:本中心及17家区县中心不存在任何针对癌症筛查的仪器设备,也从未开展过类似服务;正在上海市持续开展的社区居民大肠癌筛查项目,疾控中心仅负责组织、培训和数据收集统计工作,具体的筛查实施则由社区卫生服务中心和医院执行。

主动预防 SCDC 收获健康

本版由上海市疾病预防控制中心协办

◎ 常见的医骗伎俩有哪些?

◎ 我们该如何避免上当受骗呢?

医骗伎俩盘点

上海市疾病预防控制中心肿瘤防治科　吴春晓

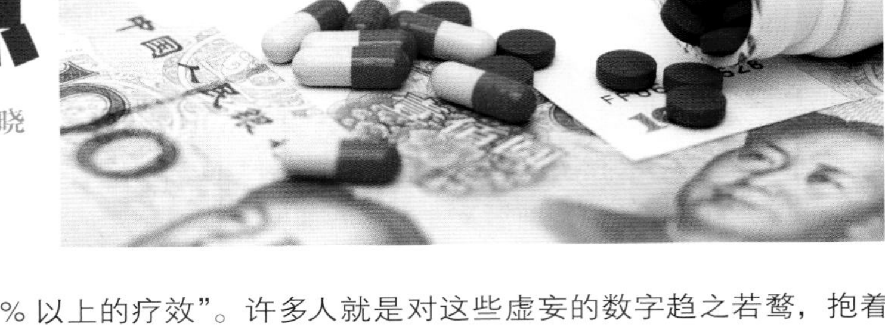

骗术1:夸大疗效,包治百病

这一伎俩超级简单,就是通过打广告、造谣言,号称有神医神药、包治百病,利用患者及其家属有病乱投医的心理,引人上当。

科学发展至今,人类对大多数疾病的治疗只能起到缓解控制作用而无法治愈去根,这是残酷的现实,更是铁的事实。目前,高血压、糖尿病等慢性病要坚持终身服药,癌症有一定的复发转移概率,慢性乙型肝炎、偏头痛、腰背痛、骨质增生、前列腺增生等很多慢性病都是很难治愈的。面对这些正规大医院都说难治、无法攻克的难题,民间却有人声称可以根治。比如,有些癌症患者或家属,从各种渠道获知官方发布的癌症治愈率(即平均五年生存率),像肺癌、肝癌和胰腺癌非常低,只有10%~30%,即便康复效果最好的乳腺癌和甲状腺癌高达80%~90%,也比不过那些小广告上所写的“无论哪种癌一律都有95%以上的疗效”。许多人就是对这些虚妄的数字趋之若鹜,抱着试一试、来个双保险、无效也不会有害的心态,去花钱买安慰。

他们买到的可能是装神弄鬼的所谓“气功”、使用“超级一流”又“极其贵重”机器的理疗,或者其他更为光怪陆离的疗法,如曾经被多次曝光的吃蟑螂、喝尿等。更多的则是买药,而且多半是十分“名贵”的中草药,抑或国内市场尚未正式引进的“进口药”,这些药有个共性,就是号称存量特别少、价格特别高。有的人就是相信贵的药,总感觉越贵越好。有时候推销者一看出价太贵、对方要打退堂鼓的时候,还会耍起大幅度降价让利的促销手段,号称产品享受政府补贴,现在买只有原价的五折七折,让上当者感觉真是摊上了大便宜,不仅捡回了小命,还省了大钱。

而这些所谓的药品,绝大多数都是假冒的,所谓的疗效更是彻彻底底的谎言。如果买到的仅仅是假冒药品的一般保健品,那算是运气好的,因为更多的药物是小作坊加工的非正规产品,连安全性都没有保障。更有甚者,为了让产品“见效”,添加大量激素类制品,可起到短时兴奋机体的作用,但其后造成的却是更为严重的伤害。所以,面对那些吹得天花乱坠的疗法和药物,“总归没有坏处”的想法实在要不得,否则真是人财两空。

骗术2：假托权威，中医万能

现在老百姓提高警惕了，不太相信一般小广告的吹嘘，骗子就把广告做得愈加真实可信，如：到知名报纸杂志上发广告，把自己的名号弄到百度搜索的头条，或者投放到电视和广播里滚动播放，还会搞成像模像样的专家访谈形式。但是，现在相关部门对广告的监管力度上去了，不允许做类似的广告，骗子们就自己办报纸印杂志，请来专业演员或自己临时扮演专家，而且一装就是所谓来自知名医院或最高研究机构的著名主任或教授。

其实，狐狸的尾巴是很好发现的，当你看到一份报纸，名字叫“华夏医学报”或“华夏健康报”之类，大多数是山寨的。报纸上的那些专家，有关西医西药的一般请老外来演，冠以美国某某大学的教授；有关中医中药的，一般说该权威是“卫生部”“卫计委”某某领导小组首席专家，或“中华中医学会”某某委员会主任委员，或来自某某国家级甚至世界级的项目委员会之类。他们说的话也很玄，一般说自己的疗法或产品已经在美国风行，或是来自于一个世外桃源的长寿之乡，总之是听众没去过、更无法查证的地方。

总体来说，医骗中崇洋媚外的比例少，大多数有着特别的“民族荣誉感”，喜欢把中医中药吹嘘得神乎其神，什么黄帝内经、宫廷秘方、世代祖传、和尚老道、气功大师，还有中央领导人的保健医生，又怎么个中西医结合。总之一句话，“中医是万能的”，这一定是骗人的!

骗术3：在人民大会堂开会，与国家领导人合影

有些骗子吹嘘，自己的疗法或产品的鉴定会是在人民大会堂召开的，还由某某国家级别的顾问甚至国务院某某部长出席和讲话并表示肯定。人民大会堂在民众的心目中代表着神圣崇高的国家权力，那么，在里面开个会就意味着得到了国家的最高认可了吗？当然不是。

首先，这可能纯粹在骗人，照片也可能是假的。因为人民大会堂本来就属于人民，如有空闲的会议室时段，人民去申请开会，经过审批程序，也是可以的。

那么，这些对国家领导的提及是否是真的呢？有人觉得，骗子胆子再大也不敢拿国家领导来行骗，可就是有那么些人甘愿为了获利铤而走险。也不排除有些领导会像某些影视明星那样存在上当受骗的可能，还有一些可能只是已退休的前领导，那些头衔其实都是过去式。

有患者发现，骗子还会晒出一些高层领导前往参观产品生产基地的照片，或者与其握手、并立或同行的合影照片，那不会也是造假吧？造假的可能当然还是存在的，而有些的确真实的照片的真相也可以一语道破。仔细研究一下可以发现：这些领导都不是主管医疗卫生的，下基层考察的目的多半是以考察经济为主，而骗子开的公司，产品成本低、卖价贵，很容易成为当地纳税大户，按经济排名论，成为考察企业之一也就无可厚非了。结果，领导视察被偷梁换柱，被企业拿来大做文章。

骗术4：雇佣医托，走群众路线

谎言重复千百次，就会有人相信，被上百个人重复千万次，就会有更多的人相信。打入人民内部的医托是骗子的撒手锏，医疗骗子往往不惜血本，高薪雇佣大量医托，利用人海战术将受骗者包围，巧妙而无耻地利用了人们同病相怜的心理，最能引人上钩。

除了装病的专业医托，还有真病的临时医托，更能蛊惑人心。比如，在一些骗子免费印发的宣传小册子里，常有几十个甚至上百个癌症患者的资料和接受该疗法或产品后效果显著的现身说法，这些人不仅有名有姓，还有地址和电话，这也能是假的吗？我们通过社区医生上门随访调查发现，还的确真有其人，身份信息也都是真的，但是他们的生存状态和康复效果根本没那么好。因为他们也是被骗子雇佣的，因身患重病，家庭经济拮据，佣金比较便宜。骗子料到少数人可能真会打电话去询问这些真病的托儿，这些托儿就会按照既定的台词告诉人家确有奇效。骗子也估计到极少有人会上门去找这些托儿，不可能来个眼见为实，所以这种骗术也是妥妥的。

医骗的骗人伎俩远不止于此，不仅五花八门，还能与时俱进。如果遭遇了欺诈，要及时报案，勇于举证。而要避免上当受骗，其实只需一招，那就是：有病一定要到正规医疗机构就诊，有疑问一定要向国家设立的专业机构咨询。其中，12320 公共卫生公益电话热线是最便捷、最全面、最权威的咨询平台，而且是完全免费的。 PM

真人"暖男"在哪里

上海健康医学院　陈建萍
上海师范大学心理学教授　傅安球

生活实例

别人丈夫是位"暖男"

阿云和丈夫宇杰结婚3年，虽然时常也会有些争执，但总体来说生活还是比较和睦。可近两个月来，阿云情绪出现了很大变化，经常动不动就因琐事和宇杰吵架，总说他不照顾和体谅她。对此宇杰很是恼火，他觉得自己结婚以来一直都是这样的。于是两人的矛盾就不断加深。为此，阿云找到了心理咨询师。交谈中，咨询师了解到：阿云办公室有一位女同事小玲。小玲和阿云同龄，相貌平平，家境也很普通。但是，小玲的丈夫却对小玲特别体贴周到——在小玲工作忙碌时，他会打电话来提醒她注意休息、嘱咐她吃点东西；遇到她加班时，再晚他也会到单位接她；在小玲心情不好时，他会耐心在电话上倾听，直到她消了气；在各种节日，他都会费心准备些小礼物给小玲；他还会烧饭做家务……

阿云觉得小玲的丈夫就是标准的"暖男"——在韩剧里看到这些形象时，还觉得那是艺术加工、离自己很远，原来生活中真是有这样的男士！相比之下，她觉得丈夫宇杰一点都不"温暖"，只知道上班下班，家务不大会做也就罢了，还很少会主动关心问候自己。就算赚的钱多些又有什么用呢？上周，他竟然连她的生日都忘了！阿云想想就觉得心寒，说了他还不理解，她能不生气吗！

"暖男"：最能满足女性情感需求

"暖男"一词来自韩国，原指不太帅但亲切善良的男性。韩国明星张根硕、宋钟基、李升基等人都是"暖男派"的代表。随着韩剧《来自星星的你》的热播，体贴又深情的外星人"都教授"让暖男这个词被更多人知晓，各种媒体对"暖男"的诠释和理想化文章也逐渐丰富。目前，这个词普遍指的是带有亲切微笑、善解人意，并给人温暖、安心感觉的男性，他们通常细致体贴，能顾家、会做饭，更重要的是能很好地理解和体恤别人的情感。

不光阿云，其实大部分女性心底里都渴望自己的另一半能是这样的暖男——包容自己、理解自己、给自己温暖和力量。"暖男"基本满足了女性对男性所有的情感需求，时下更是成为很多女性的择偶标准。但在现实生活中，真正的暖男很少，尤其是在长久的婚姻过程中，能够一直给伴侣带来这种温暖入心感受的男性更是少之又少。

"四字诀"：把握好伴侣之间关系

那么，在情感关系中因此困惑、苦恼的阿云们该如何调整呢?

关爱自己

对暖男的期待，其实也是我们身心需要关爱的体现。在夫妻关系中，与其被动等待对方的改变或是让那些对伴侣失望不满的消极情绪不断侵蚀自己，不如先学会爱自己，让自己的心灵得到温暖。比如，照顾好自己的身体，在条件许可的情况下适时地自我满足，接纳自己的缺点和不足，积极地自我暗示，每天花点时间，做些放松的练习让自己的身心得以放松等。

传递感受

要及时将自己的需要和感受表达给对方。当女性认为自己的需要和感受对方应该理解而他竟然浑然不知时，那种失望、沮丧一定非常强烈。但要知道，每个人都是独一无二的，即使是长期共同生活、最亲密的人，也不可能完全了解彼此的需要和想法。因此，要选择合适的时机，将自己的需要和感受表达、传递给对方。另外，还要及时对他满足自己需要的行为表达感谢和赞美。这么做了，也许很快就会发现，"暖男"原来就在你身边。

珍惜拥有

适合自己的就是最好的，不要用他人的标准来要求自己的伴侣。无论"暖男"多么令人向往，但现实的生活才是更真实的。要知道，在情感关系中，根本就没有完美的模式，适合自己的就是最好的。如果总是用他人的标准来衡量、要求自己的伴侣，那只会让他离自己更远。PM

生活实例

王先生，37岁，工作不错，车房都有，家庭和谐，在同龄人眼中算是一个成功人士。然而，面对目前自己拥有的一切，王先生总是开心不起来。不知道下一步努力的目标是什么，感到生活的茫然，人整天无精打采。妻子因此有些不满，王先生也觉得自己不像年轻时那么有激情，生活似乎平淡了很多。这种对生活平淡的感觉，反过来让他更加茫然、无趣。他觉得自己可能心理有问题，于是便找心理医生咨询。

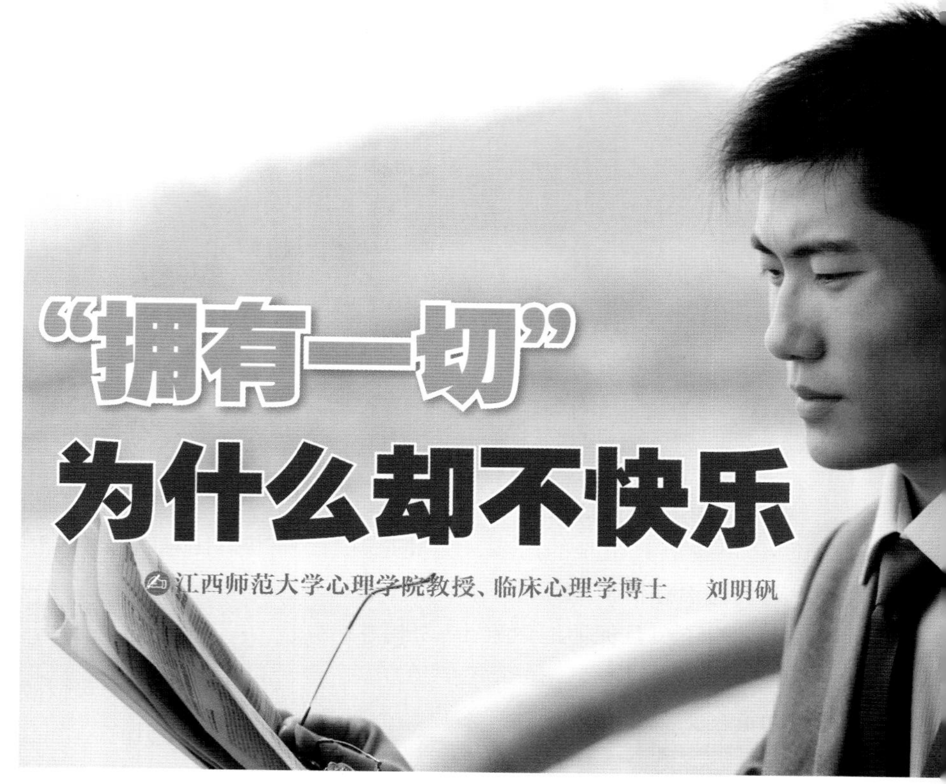

"拥有一切"为什么却不快乐

江西师范大学心理学院教授、临床心理学博士　刘明矾

如何影响——内外有别，望细思量

其实，王先生的主要问题在于其内部目标与外部目标的失衡。生活目标是人们在生活中注重和追求的各种具体目标。正因为有了生活目标，人们的行为更有方向感，生活才会更充实、有意义。心理学将财富目标、名声目标和外表目标归为外部目标；将成长目标、社会贡献目标和关系目标归为内部目标。外部目标针对的是人们的物质需求，而内部目标针对的是人们的精神需要。

不同的生活目标对人们的心理健康会产生不同的影响。一个人只有具有内部目标，才能够持久地感觉到自身充满生命的活力，才能够有效发挥个人的潜能，并拥有积极的内心体验。大量研究表明，内部目标与心理健康、良好适应以及积极行为表现等积极结果有关联，而外部目标则与抑郁、酗酒等消极心理及问题行为有关联。这主要因为：外部目标是物质主义导向，它促使人们去努力追求财富和名气，以获得社会认可，而相对忽视了对内部目标（精神导向）的追求。因此，就造成了内部目标与外部目标的失衡，从而导致失望、烦恼、迷茫和抑郁等心理问题。

如何调节——平衡发展，才是真理

心理咨询师建议，王先生可以做一些适当的改变，发展适宜的内部目标，从而达到内外平衡发展。具体而言，有如下措施和任务。需要说明的是，这些任务看似简单，但真正实施且长期坚持，必能起到为生活添加色彩的良好作用。

任务1：**发展适宜的关系目标**　比如，多与家人一起进行用餐、郊游等活动，与好朋友保持一定频率的联系，关心子女的学业和成长问题并提出适当的建议，关怀父母的健康，常回家看看他们。

任务2：**发展适宜的社会贡献目标**　多关心身边需要帮助的人。如果有机会，可以做一些社会慈善活动，比如捐赠一些衣物钱财。还可以做些简单的、力所能及的"利他的事情"，比如献血，等等。

任务3：**发展适宜的成长目标**　发展自己以前有过的、健康的业余兴趣。比如读书、画画、书法等。也可以做些体育运动项目，比如跑步、游泳及球类运动等等。增加自己的业余爱好，使自己不断学习和进步，从中得到成长，就会感觉生活不再那么"平淡"。PM

Tips

社会飞速发展，竞争日益激烈。在金钱作为衡量一个人是否成功的现实世界里，人们对外部目标（财富、地位等）投入了太多时间和精力。人们并未因此变得更快乐、更幸福，反而多数时候会迷失在这样的生活中。人既有物质需要，也有精神需要。尤其是在物质需要得到较大满足之后，精神需要就变得异常重要。因此，在追求必要的外部目标之余，多一些时间发展内部目标（奉献、成长等），内外兼修、两者平衡，生活才会变得更有意义。那样心理会更加健康，生活会变得更加幸福。

生育机会很小 要不要继续治疗

✍北京协和医院泌尿外科教授　李宏军

一次全国学术研讨论上，有学者与我讨论："那些极其困难的患者，尤其是几乎没有任何治疗价值的男性不育患者，例如睾丸发育不良且促卵泡激素（FSH）特别高的无精子症患者，是否还要给予治疗？而许多这类患者都坚持要治疗、不放弃……"

医生放弃一个困难患者，很容易也很简单。反而，如果给这些患者施以种类繁多的高费用有创治疗，往往徒劳无功，甚至还会被误认为是欺骗患者的钱财。然而对于具体的患者来说，医生放弃了努力，就等于他全部希望破灭了。让一个年轻气盛的男人轻言放弃是难以接受的，努力一下的想法并不过分。进退两难之间如何权衡利与弊，患者和医生都值得深思。

我个人的建议是，对于那些坚决不放弃且心态良好的患者，在进行充分的沟通之后，还是可以给予一定的治疗措施，并以简单、安全、经济、无创（微创）且适可而止为原则，而药物是首选。应采用那些治疗和改善睾丸功能切实有效的药物，并且尽量回避效果不确切且费用较高的药物。

这种医疗决策的选择是依据如下5个考虑：

1.期待奇迹发生

多年的临床经验告诉我，由于存在显著的个体差异，在极其罕见的情况下，仍然有非梗阻性无精子症患者通过药物治疗后，精液内可以出现精子。而现代的助孕技术仅仅需要一个活精子就足够了，这给了我们很大的鼓励和无限想象。所以，尽管发生奇迹很难，但任何时候都不能断言患者没有了治疗机会。即使是生育极其困难的患者，希望也不是都为零。

2.为后续治疗奠定基础

实际上，给患者进行基础药物治疗还并不完全是出于"撞大运"的考虑。药物治疗可以改善睾丸内环境，会对后续治疗有所帮助。睾丸取精可能是目前这类患者的最后选择。而医学显微技术的进步，例如睾丸显微取精和显微精子冷冻，也确实给这类患者提供了一定获取精子及进行试管婴儿的机会。即使是以往认为没有任何机会的克氏症（染色体核型为47,XXY）患者，熟练的显微操作者也可在一半左右患者的睾丸中获得精子。理论上讲，药物治疗后对睾丸内外环境的改善，应该有助于提高直接取精的成功率。

3.让周围的人看到自己的努力

生育后代毕竟是一个家庭的头等大事，尤其是对于青年夫妇来说更是如此。因为男人的不生育，一旦轻言放弃，很难让周围的人，尤其是妻子接受和理解。接受一段时间安全、经济、有效地药物治疗，证明给周围的人看，尤其是让妻子感受到丈夫在努力，这很重要，甚至在一些家庭中这种努力已经成为维系夫妻情感和继续生活下去的重要需求。

4.给自己一个宽裕的时间做出理性选择

任何重大问题往往都让人难以决断，尤其面对家庭的生育问题时。应该给予这些夫妇充裕的时间来考虑，包括孩子的意义和人生的意义，不应该因生育问题而将全部生活弄得一塌糊涂。许多患者想明白了，转而采用供精人工授精或领养子女，甚至放弃生育后代的要求，过着平稳而愉快的生活。即使是那些仍然执意追求生育自己后代的夫妇，也一定会通过冷静思考而做好了应对艰难处境和接受最坏结果的身心准备。

5.期待科技的进步

科学技术日新月异，如试管婴儿、克隆技术等等，而未来的生殖医学领域还会发生什么样的惊人进步，任何人也难以预料。也许巨变就发生在明天，也许遥遥无期，但是相当值得期待。一旦人类的克隆技术、干细胞技术和不成熟生殖细胞培养获得成功，现在生育渺茫的患者就有希望实现生育目的。PM

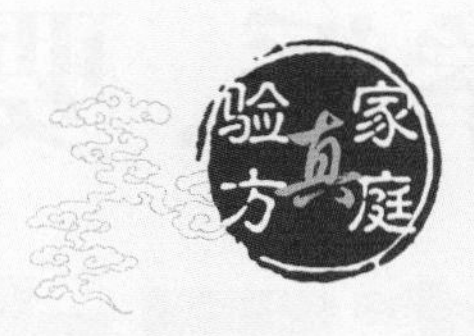

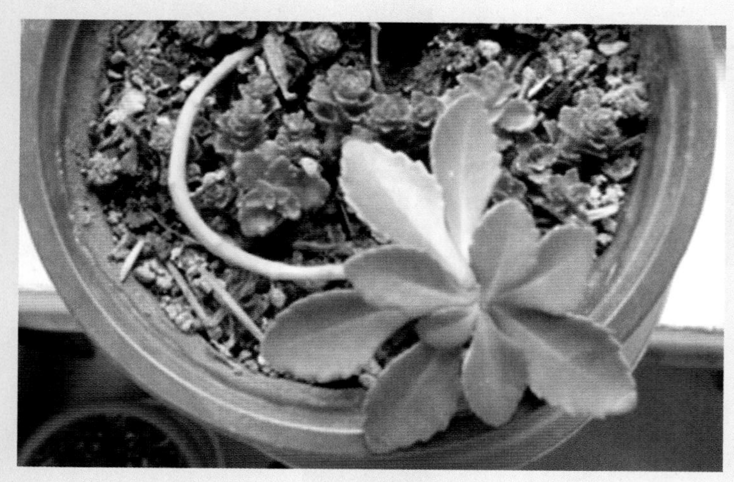

百和

您好，我的土三七是小区里不知谁种的，好在这个东西好种，只要摘一段就能插活，以后等长高了再剪下来插，直到长满一盘。在冬天得搬进室内，否则冻死。关于治疗：小时候我哥膝盖那扭伤了，肿了起来，无法走路，我奶奶问人家要十几株土三七(人家反复关照不要连根拔，一株株剪下来，因为根在很快会长出新株的。）将它们捣烂敷膝盖伤处，然后用纱布包好，外面再包上毛巾防止弄脏被褥，第二天换药时见肿明显退了许多。一共换了好像3？4药吧，完全好了。关于补虚，听老人说水煮草药然后打个鸡蛋烧熟，这个我没有验证过，但后来网上查过这个草药有补虚一说，具体方法没有查到。

后台消息截图

《家庭真验方》微信收到一位粉丝的消息，说自己种了土三七，很好养活。小时候哥哥膝盖扭伤了，肿了起来，无法走路，奶奶把土三七捣烂敷伤处，换了三四次药就好了。听说还可以补虚——水煮草药然后打个鸡蛋烧熟；网上也说这个草药能补虚，但具体方法没有查到。到底怎么用呢?

土三七非三七，不补虚不入膳

上海中医药大学教授　葛德宏

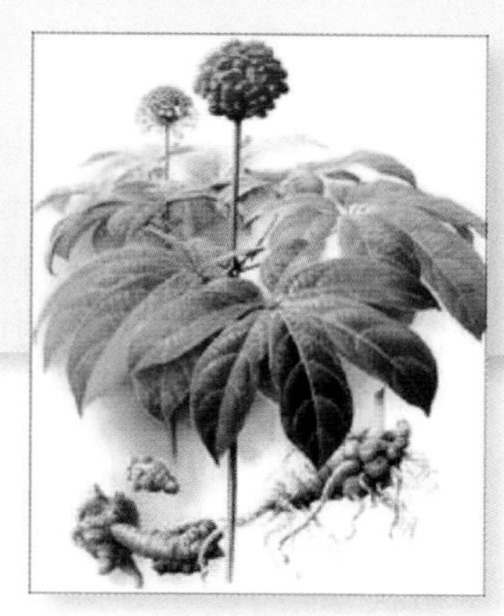

三七

这位读者所说土三七消肿止痛治伤，是药对症情，故药到病除。土三七还可治其他多种疾患，但“补虚”之说不可靠。

土三七是菊科多年生草本植物，又叫菊三七、天青地红、蟠龙七等。根肉质肥大，上有瘤状突起，土褐色，是为入药部分。

土三七性温味苦，有毒。功能止血散瘀、消肿止痛，主治跌打损伤、淤积肿痛、痈疮肿疡，临床还用于吐血、鼻出血、外伤出血、无名肿毒、乳腺炎等。

土三七之毒不可小觑。药理研究表明，其所含的菊三七碱及吡咯烷生物碱，均可造成肝损伤。近年来各地时有报道，有人以土三七代替三七泡酒，用于补虚疗疾，结果引起严重肝毒性。中毒者恶心呕吐、腹痛腹泻，最后导致肝小静脉闭塞。土三七“补虚”一说缺乏科学依据，若如传言所说以土三七煎汤煮蛋吃，实属有弊无利。切记：不宜以土三七作任何药膳食用。

正确用法

内服：根 3~9 克，或鲜叶或全草 10~25 克煎汤，可治风湿痛、腰腿痛。不可超量服用，孕妇禁服。如需制作药酒，需在医生指导下配方，切勿自行配制。

外用：鲜叶、全草或鲜根适量，捣烂外敷；或以干燥根适量，研粉，外敷。可治跌打损伤、外伤出血、肿毒疮疡等。PM

延伸阅读

微信扫一扫

菊科土三七，乱吃害死人

拳派、要诀、精神……练习太极拳的困惑

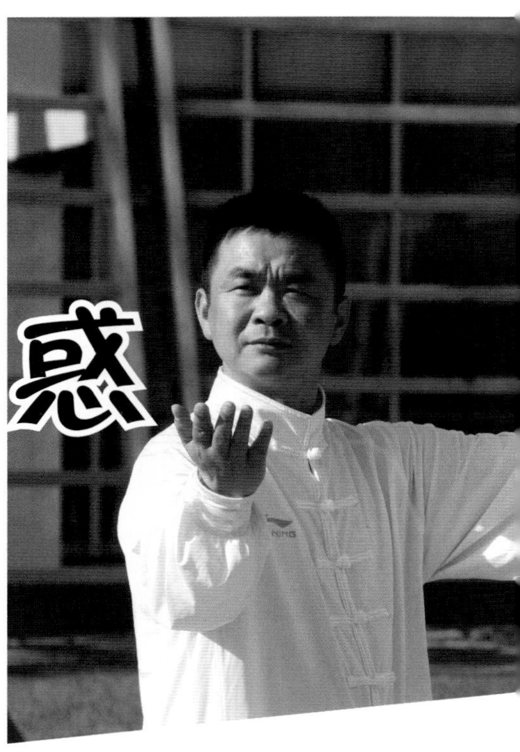

上海中医药大学体育部国际武术交流中心主任、副教授　陆松廷

太极拳是根据我国古代阴阳哲学的原理而命名的拳术，将古代健身运动的精华与中医养生理念紧密相连，有平衡阴阳、调理脏腑、疏通经络等作用。不少老年人将其作为强身健体的首选运动。练习太极拳的人大致清楚招式，却常常困惑于拳派，拘泥于形式，忽略至关重要的习练要诀。而只有在练习过程中遵循太极拳的运动规律，掌握要诀，做到科学化、生活化，才能达到良好的健身效果。

领会精神：太极拳与中医学一脉相承

太极拳所有动作的开合、起落、进退、刚柔、蓄发、顺逆、虚实、曲直等，无不和谐地体现出阴阳对立与统一的辩证规律。

平衡阴阳 基于中医的阴阳理论，太极拳传承了中华武术“惜精”“养气”“凝神”的三大观念，与中医学“阴阳相济”理念一脉相承。太极拳动作注重“以心行气、以气运身”，通过身体内在的行气、调神达到阴阳的相济协调，使人的身心形成良性的互动，让精、气、神达到完美的平衡状态。

疏通经络 中医学认为，经络滞塞是疾病发生的原因。气血失和疾病生，和则健身益寿。太极拳一招一式柔中寓刚，刚中寓柔，以意领气，以气运身，内气发于丹田，气经任、督、带、冲诸经脉上行于肩、臂、肘、腕，下行于胯、膝、踝，至于手足四末，周流全身之后，气复归于丹田，故周身肌肉、筋骨、关节、四肢百骸均得到锻炼，具有活动筋骨、疏通脉络、行气活血的功效。

调节脏腑 中医思想认为，人体是以心为主宰，五脏为核心，通过经络“内属于脏腑，外络于肢节”联系的有机整体。太极拳运动特别强调“心静体松”，用意识引导动作，使心神安静、意识集中、机体充分放松、脏腑发挥正常的功能，因而使机体各器官取得相对平衡。心神安定，不受外界的干扰，使心气运行流畅，能更好地发挥其主血脉和主神志的功能。

拳派之争：陈、杨、孙、吴、武，殊途同归

太极拳经过长期的流传，演变出了许多的流派，通常所说的陈、杨、孙、吴、武等式是流传较广、较有名、练习人数较多的几种流派。每种流派的太极拳又有很多的套路，有简单的，也有复杂的。

无论何种拳派，只要在练习过程中遵循太极拳的运动规律，坚持练习，就能达到强身健体的目的。

体松心静 太极拳是一种“静中寓动、动中求静”的修炼术。练习太极拳，首先要使身体充分放松，包括头部、肩部、胸部、腰部、上肢、下肢。在运动中保持自然舒展，柔和顺畅，才能做到“心静”。

柔和缓慢 练习太极拳的动作要柔和缓慢，以柔劲为主，以意识引导动作，用意不用力。动作柔和的好处是用力少，不会使肌肉过于紧张。缓慢的好处是能使呼吸深长，增加吸氧量，这样动作才能自然舒展，感觉灵敏，步法稳健，气血调和。

连绵不绝 练习过程中，动作不能忽快忽慢、停顿或断续，要动作连贯，势势相承，动动相连，前后贯串，绵绵不断，形成有节律的连续运动。

圆活自然 人称太极拳为“圆的运动”，练习时动作要处处带有弧形。这是因为弧形动作不滞不涩，易于转化，顺乎力学原理，也符合人体各关节自然弯曲的状态。

协调完整 太极拳是一种需要身心高度协调配合的运动。无论是整个套路，还是单个动作姿势，都必须做到上下相随、协调完整、内外合一，把身体外形的动作和内在的意识完整地统一起来。

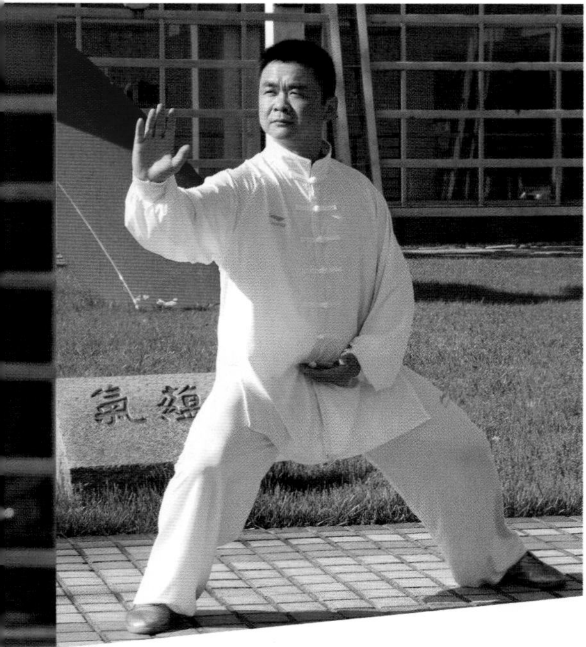

趋利避害：与科学接轨，有效不伤身

练习太极拳老少皆宜，正因为太极拳的动作缓慢，一套拳打下来要 10 分钟，膝关节承载着全身重量，所以练习前更要做好准备活动，达到舒筋活络的目的。

练习时要掌握正确的技术动作，顺应人体的生理结构。上步时重心在两腿之间移动；落步时，一定要做到膝关节与脚尖的方向相一致。做弓步、虚步等动作，膝关节与地面的垂线不要超过足尖，这样可以将重量承载到大腿上，既锻炼了肌肉，也避免了膝关节及相关韧带的劳损。

初学太极拳时，拳架应相对高一点，经过一段时间的习练，腿部力量增强，再逐步降低拳架，循序渐进才能够真正起到锻炼的效果，且不会损伤膝关节。

融“练”于“用”：不拘泥于形式，让太极拳生活化

在练拳的形式上不用太过硬性。没有空间，可以练习单式；单式打不开，可以拆开练单手；不想练套路和手法，可以练单功；不想练习刻板的功法，可以练某一种劲法和运动形式；不想练拳也不想练劲，那可以练意念。走路、坐车、吃饭、聊天等，我们都可以随时练功，而不用拘泥于形式。

要试着把“练”融入“用”中，在生活中的每一动都遵循太极拳的练功原理，到了那时，就是太极拳的生活化，也就是我们常说的“生活处处皆练功”。不要让练功成为生活中的负担，而要让太极融入细微的生活中，为我所用！PM

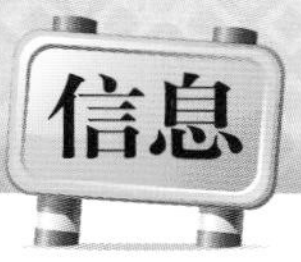

信息

水梯度隐形眼镜开启舒适“新镜界”

2015 年 7 月 16 日，全球眼科领域的领导者（爱尔康公司）隆重推出全新日抛型镜片——卓效天天抛水梯度隐形眼镜（DAILIES TOTAL1®），在上海正式开启隐形眼镜无感舒适新纪元。来自全球超过百名研发专家耗时超过十年，突破材质与制作工艺的限制，开发出全球首款隐形眼镜核心含水量不同于表面含水量的水梯度材质。这一款水梯度隐形眼镜具有三大舒适特点：其一，梯度式的含水量。从核心至表面含水量由 33% 递增到 80% 以上，最外层表面接近 100%，与角膜含水量几乎一致，长时间佩戴也能保持眼睛舒适度。其二，卓越的透氧性。让氧气自由穿透镜片直达角膜（透氧性高达 156DK/t），是目前市面上透氧性最高的日抛型隐形眼镜。其三，持久的润滑度。佩戴这一款隐形眼镜者即使在 14 小时后仍维持 100% 润滑度，享受无与伦比的舒适感。

皮肤健康，推动健康活跃老龄生活

2015 年 7 月 21 日，雀巢皮肤健康公司，一家致力于以一系列经科学验证的创新产品来满足皮肤健康需求的行业领先企业，宣布正式启动雀巢皮肤健康研究、教育及长寿研发（以下简称 SHIELD）上海中心。该中心作为雀巢皮肤健康公司全球创新网络在中国的重要布局，旨在通过科研、教育以及科技应用的手段，促进皮肤医学知识与实践操作领域的创新与合作。雀巢皮肤健康 SHIELD 中心将持续为健康护理机构以及消费者提供创新科技与产品，关注中国老龄化健康，从而满足全面的皮肤健康需求；并与科技人员、健康护理专家一同开启跨学科创新交流平台，从预防、诊断和治疗各阶段优化皮肤健康问题的理论与实践。上海交通大学医学院附属瑞金医院皮肤科主任、中华医学会皮肤性病学分会主任委员郑捷教授坦言：“皮肤护理切勿因小失大，主动的终身皮肤管理有助于拥有更健康的皮肤，享受更具活力的老龄健康生活。”

上海社区卫生服务着力打造“古美模式”

2015 年 7 月 21 日，随着“上海闵行社区卫生服务综合标准化试点”项目的正式启动，古美社区卫生服务中心成为全市首个国家级社区卫生服务综合标准化试点单位。市卫计委、市质量技术监督局、市医疗服务标准委员会、闵行区卫计委等单位的相关领导出席了启动仪式。古美社区卫生服务中心表示，要探索出一套能够复制推广、操作性强的社区卫生服务综合标准化体系，形成一个社区卫生服务综合标准化的“古美模式”，为缓解当前居民的看病贵、看病难，切实降低医疗费，减轻居民负担做出贡献。作为一家国家级示范社区卫生服务中心，古美社区卫生服务中心一直走在全市的前列。该中心不仅拥有一支符合社区居民健康需求的专业队伍，在慢性病管理、居民健康档案等信息化管理建设中取得了很好成绩，同时进行公共卫生服务标准化建设的意识较强，具有良好的基础条件。

福泽晚期乳腺癌患者

2015 年 7 月 26 日，中国妇女发展基金会在上海正式启动面向中国晚期乳腺癌患者的“因爱得芙 – 芙仕得慈善援助项目”，旨在以切实的医疗援助方案减轻患者经济负担，获得晚期乳腺癌标准治疗，增强其对抗疾病的信心。该项目由中国妇女发展基金会发起并负责整体管理和运作，阿斯利康公司无偿为该项目提供药品援助。中国妇女发展基金会副理事长兼秘书长秦国英女士在现场接受了阿斯利康公司的捐赠函，并向项目指定医院授牌。同时，“因爱得芙 – 芙仕得慈善项目”还聘请了复旦大学附属肿瘤医院邵志敏教授、中国医学科学院肿瘤医院徐兵河教授、军事医学科学院附属医院江泽飞教授等 7 位乳腺癌领域专家担任项目顾问。该项目面向符合芙仕得（氟维司群注射液）适应证的低保或低收入人群，为其提供药品援助。患者在使用芙仕得 500 毫克药品 6 个月后可提出申请，经项目组评估后，符合项目经济及医学条件的患者可获得 6 个月的药品援助。

喝水也会胖 那别节食，来美食

江苏省人民医院中医科
魏睦新（主任医师） 郭亚云

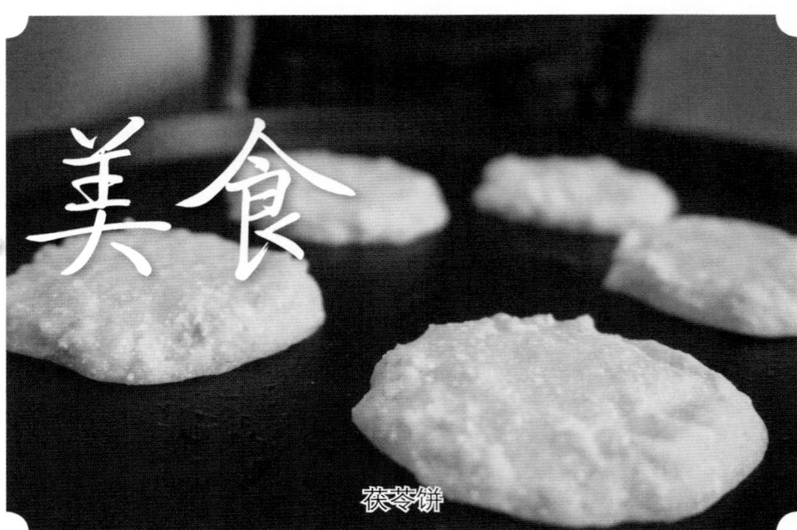
茯苓饼

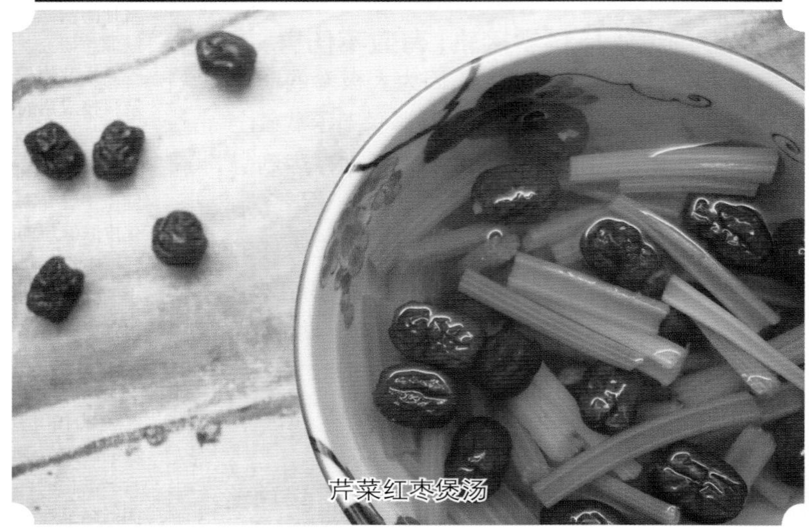
芹菜红枣煲汤

肥胖已成为现代人的一大困扰，“喝水也会胖”是众多肥胖人士的共同感慨。许多人即使采取节食的减肥方法，体重仍有增无减。

中医认为，肥胖的根源在于“膏脂”，即一种肝、脾、肾气化功能异常所致的病理产物。膏脂异常可阻滞气机，导致脏腑气化功能异常，日久化毒，伤阴伤津。因此，减肥也可从传统中医方法着手，通过调理脏腑功能，达到控制体重的目的。

这些肥胖体质者，别一味节食

肥胖的病位主要在于脾胃，多涉及肝肾。脾主运化、输布，主升；胃主收纳、腐熟，主降。如脾胃升降失职、润燥无度，则中焦气机阻滞，水谷运化失常、湿浊内停、积聚体内而为膏脂。肝主疏泄、调畅气机，易暴易怒之人多肝郁气滞，肝木侵犯脾土，导致脾胃运化失常、土壅中满。先天禀赋不足、五脏羸弱，则脾、肾两脏气虚是基础，加之后天饮食不节、嗜卧少动，脏腑功能失调、脾虚失运、肾虚气化失司、肺虚失布，导致痰、湿、浊互结。

所以，具有口臭、舌质淡、易怒、遗尿、盗汗等肥胖体质特点的人，可通过调理脏腑功能，达到减肥的效果。

辨证后，从食疗中寻减肥出路

节食不是治疗肥胖的唯一途径，中医食疗可在辨证基础上进行。如乏力者可选择茯苓、薏米、山药、黄芪等药膳；腰膝酸软者应多食黑芝麻、黑木耳、蜂蜜等；肝亢者除了药膳，用菊花、山楂、蜂蜜等泡水代茶饮也有不错的效果。

以下推荐几款简单的食疗减肥方。

食疗法一：健脾滋阴，消食开胃

通过健脾开胃，使脾升胃降之气机调畅，增强脾胃消化功能，减少食积，避免膏脂过剩，预防因脾胃虚弱所致的肝木克制太过。适合用此食疗法的人临床常见胃部胀满、乏力、大便秘结、舌质淡等。食疗原则在于补气健脾。

山楂肉片 猪后腿200克，山楂片100克，荸荠30克，鸡蛋清2个，淀粉15克，面粉15克，白糖30克，植物油50克，精盐、味精少许，清汤适量，油炒。

茯苓饼 茯苓200克，面粉100克。将茯苓研成粉末，与面粉和水混合后做成饼，烙熟食用。

食疗法二：清热平肝，健脾益气

肝气不畅，影响情绪，消化功能就会减弱；食物消化不完全，

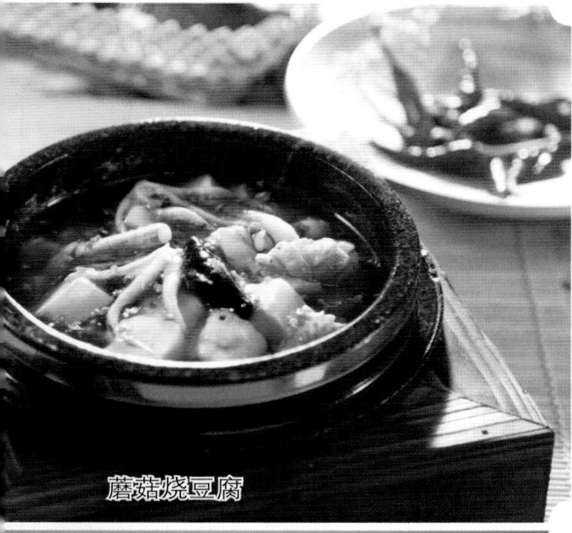
蘑菇烧豆腐

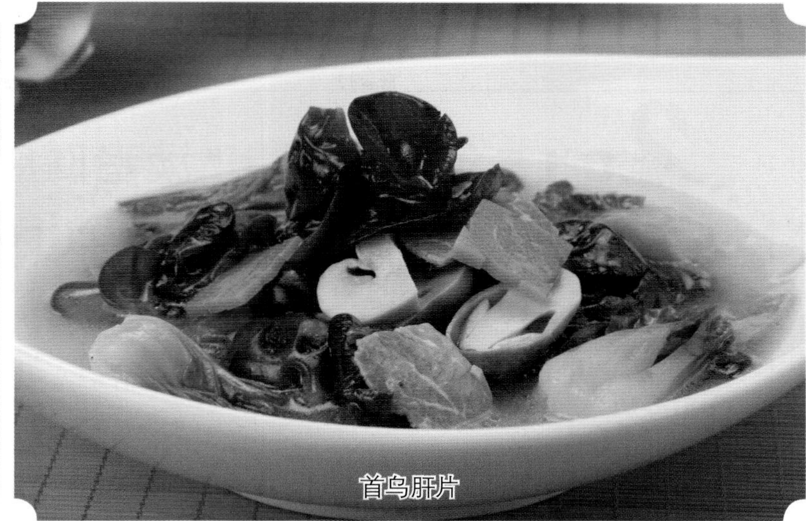
首乌肝片

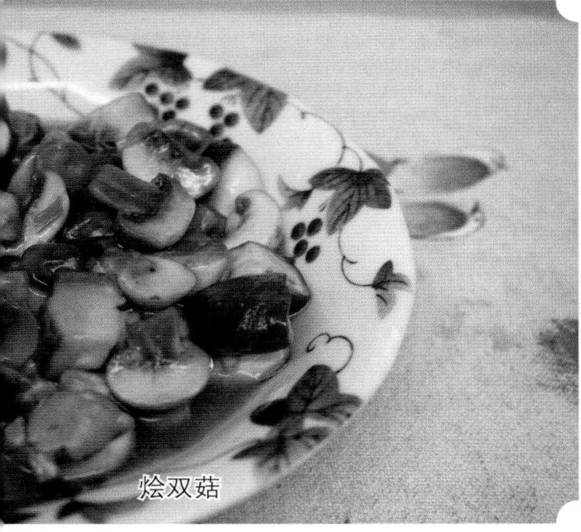
烩双菇

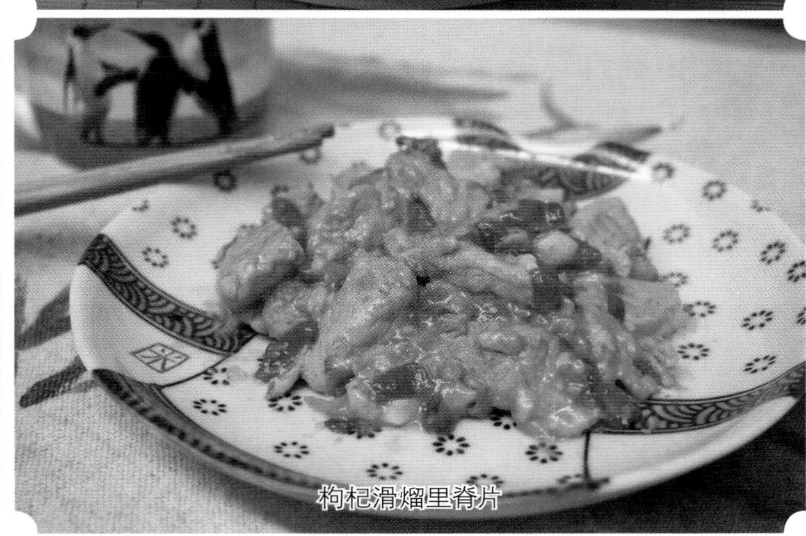
枸杞滑熘里脊片

聚集在体内，日久则生膏脂。食疗原则为清胃热，平肝火，益气和血。

芹菜炒香菇 芹菜400克，香菇50克，食盐、醋、淀粉、酱油、味精等调料适量，油炒。

芹菜红枣煲汤 芹菜200~400克，红枣50~100克，煲汤分次服用。或单用芹菜100~150克，洗净捣烂取汁，加适量蜂蜜炖。温服，每天一次，疗程不限。

食疗法三：健脾化痰除湿

脾主运化，脾虚则消化功能减弱，水液不能正常运转，产生痰饮湿气，反过来影响脾胃消化能力，使食物集聚胃中，日久则成膏脂。食疗原则主要是健脾益气，燥湿化痰。

蘑菇烧豆腐 嫩豆腐250克，鲜蘑菇100克。在砂锅中放入豆腐片、鲜蘑菇片、盐和水，中火煮沸后，小火炖15分钟，加入调味品即可。

烩双菇 鲜蘑菇250克，香菇50克，精盐6克，味精、白糖少许，水淀粉适量，植物油50克，油炒。

食疗法四：滋肝补肾，益精养血

肾为先天之本，常虚；肝调畅气机，体阴而用阳，肝阴不足，则肝阳易亢。先天不足，后天脾胃失养，肝阴不足，气机失调，升降失度，易出现有饥饿感但胃部胀满、易怒、盗汗、遗尿、多尿等症状。食疗原则以滋补肝肾为主。

首乌肝片 首乌液20毫升，鲜猪肝250克，水发木耳25克，青菜叶少许，醋、食盐、酱油各适量，油炒。

枸杞滑熘里脊片 猪里脊肉250克，枸杞子50克，水发木耳、水发笋片、豌豆各25克，鸡蛋清1个，油炒。PM

2015年第9期 “读者健康中心”幸运会员名单

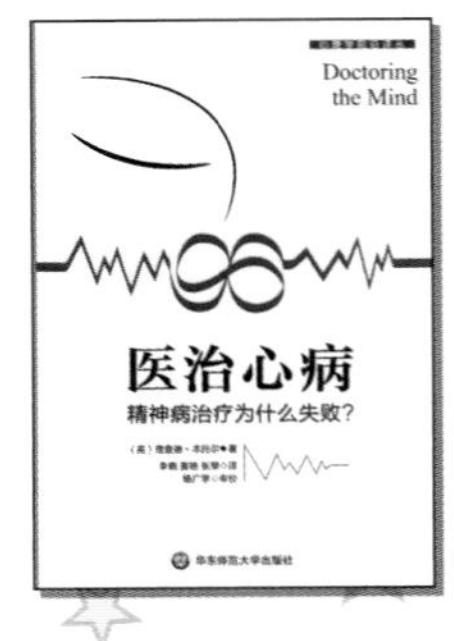

《医治心病》

本书代表了英国临床心理学家本托尔的最新研究成果。本书强调精神病态与精神健全状态之间的连续性，主张在精神疾病治疗中采用注重个人生活意义的心理学方法，反对单一的生物医学解释和治疗模式。本书既充满激情，又冷静理智，以确凿的历史事实和严谨的研究证据，说明了现代精神病学的生物学模式为何失败，并指明了未来精神病康复疗法的新方向。

作者：理查德·本托尔
华东师范大学出版社出版
定价：39.80 元

以下50名获《医治心病》

范思思 凤松涛 卢冬梅 潘 松 （安徽） 李宝贤 沈郁婷 （福建） 方埼逍 黄雨君
欧志芬 （广东） 林 坚 （海南） 曹祖兴 江建力 马翠红 （河北） 杜 丽 （河南）
崔建国 杜 荔 （湖北） 李 伟 刘 青 （吉林） 戴 云 韩 英 李 钦 李雪琴
（江苏） 刘 敏 （江西） 乔 科 （辽宁） 曹 梅 陈效敏 窦金芳 （山东） 李鹏波
林其太 （山西） 陈家汉 （陕西） 顾君飞 黄春跃 姜 宇 金 贤 李 兵 刘 桢
吕维钢 束 怡 （上海） 蒋光章 （四川） 李 娜 （天津） 骆贺明 （新疆） 何易娜
林爱群 裘季几 孙梅英 （浙江） 范春梅 郭 瑛 刘甜甜 陆朝晖 （黑龙江）
其其格 （内蒙古）

以下50名获《乳房抗癌美食》

王 胜 卫守勤 杨志伟 张海峰 （安徽） 朱 捷 （北京） 王志伟 肖华蓉 （福建）
张景珊 张小杰 （广东） 谢 立 （广西） 徐崇学 （贵州） 徐小娟 许秀华 张自省
（河南） 唐 松 （湖北） 张 婷 （湖南） 王 茹 王晓凤 徐竞立 薛文坤 （江苏）
王福俊 （江西） 王 馨 徐英娜 闫 妍 赵琳琳 （辽宁） 王淑华 王晓玉 徐春霞
徐文彦 薛 雪 （山东） 张引喻 （陕西） 汪若菡 吴春艳 肖 忖 徐爱英 徐洪明
张建明 （上海） 汤齐兵 王德凤 张 晏 赵 庆 （四川） 晓 明 （西藏） 万培英
谢曾杰 徐 裕 张思思 章泽豹 赵国乾 周 丰 （浙江） 张建博 （黑龙江）

《乳房抗癌美食》

本书依据国内外最新研究成果，结合营养学平衡膳食原则，同时适应现代女性对健康美味和生活品质的要求，精心制作了 52 款食谱，并以图文并茂的形式，介绍了相应的烹制方法。

参照本书提供的食谱，DIY 属于自己的健康膳食，不仅可以养成良好的低脂多蔬的饮食习惯，预防乳腺癌的发生；对乳腺癌患者，也是在治疗和康复期间进行饮食调理的有益选择。

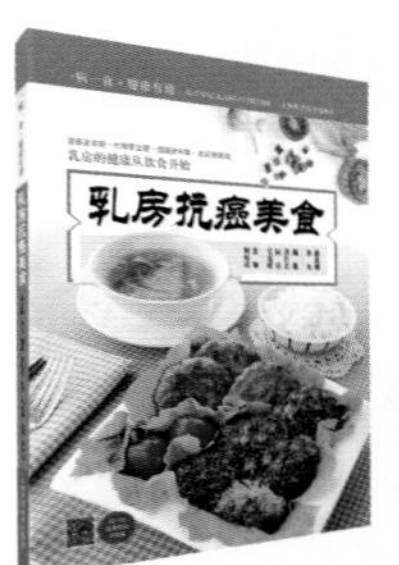

作者：沈红艺 阮洁 吴克瑾
上海科学技术出版社出版
定价：38.00 元

《读者评刊表》 请转至《大众医学》官方网站填写

你喜欢哪些佳作？你想今后多看哪类文章？你有哪些意见？你想参加哪些活动？

★ 欢迎登录大众医学网站(www.popumed.com)，进入“读者俱乐部”栏目，填写《读者评刊表》，并可查询会员申请是否成功。

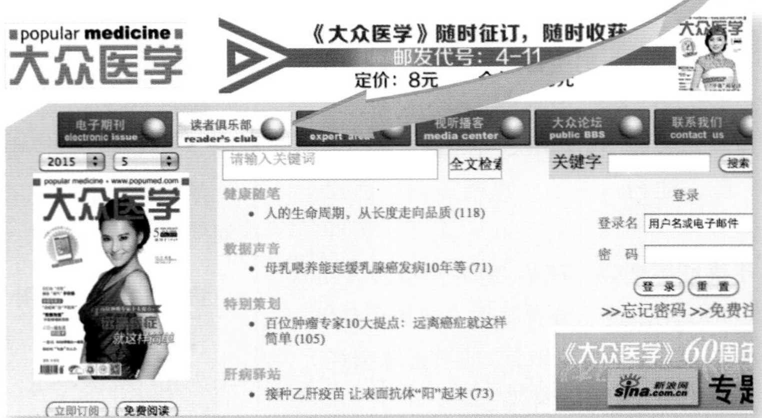

会员待遇（若您的通讯地址发生变化，请务必联系我们，进行更新。）

- 参加每月一次的抽奖活动，获得图书、保健品、生活用品等奖品。
- 与编辑部建立最直接的联系，参与选题策划、栏目设置等活动。
- 免费得到健康、医疗咨询服务。
- 一次加入，即可成为永久会员，享受会员待遇。

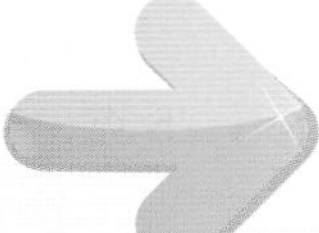

全年（2015年）订阅《大众医学》杂志的读者，凭订单复印件可参加今年第四季度“年度健康奖”抽奖活动。请将订单复印件邮寄到下列地址。

邮寄地址：上海市徐汇区钦州南路 71 号《大众医学》读者健康中心　邮政编码：200235

传真：021-64845062　电子信箱：popularmedicine@sstp.cn

白露微导引 正身旋脊通气机

文 中国中医科学院医学实验中心博士 代金刚
中国健身气功协会常委 张明亮

白露，为一年二十四个节气中的第十五个节气，也是秋季的第三个节气，每年太阳运行至黄经 165° 时即为白露。白露节气，一般是从每年的 9 月 7 日前后开始，到 9 月 22 日前后结束。

古人认为：白露节气之后，“阴气渐重，露凝而白也”，“水土湿气凝而为露，秋属金，金色白，白者露之色，而气始寒也”。由于白露之后，天气逐渐转凉，白昼阳光尚热，然太阳一归山，气温便很快下降，至夜间，空气中的水汽便遇冷凝结成细小的水滴，非常密集地附着在花草树木的绿色茎叶或花瓣上，呈白色，尤其是经早晨的太阳光照射，看上去更加晶莹剔透、洁白无瑕，故名“白露”。

白露正身旋脊式

白露导引术是正身旋脊式，“正身”指的是身体端正，不偏不斜，使气机通达。身体的端正是很多功法的基本要求，在练功过程中经常提到的百会上顶、虚领顶颈、竖脊含胸都是对身正的要求，只有在身正的基础上做各种动作才更有意义。“旋脊”指的是脊柱的旋转。这里的“旋”字意义微妙，旋与转在外景上可能是一样的，但是在内景上旋与转是有差别的，“旋”有“圆”，有“一升一降”之意。气机顺脊柱升于百会后，旋降于身前，这种升是为了更好地应合秋季气机的“肃降”。脊柱旋转在少林达摩易筋经、五禽戏、峨嵋伸展功的很多动作中都有体现，如易筋经的九鬼拔马刀、五禽戏的猿戏、伸展功的旋腰式，外在的动作虽然不大，不过却有很好的调节脊柱的作用。其操作方法如下：

1. 采用盘坐式，两手自然覆按于两膝，正身端坐，呼吸均匀，思想安静，全身放松（图 1）。

2. 两掌内转，扶按两膝，指尖向内，两肩松沉，肩胛骨打开，臂肘撑圆，身体中正，百会与尾闾对拔拉伸（图 2）。

3. 接上式，头颈向左侧水平转动，带动脊柱做旋转、拔伸的运动，动作到最大幅度时，略停（图 3）。

4. 接上式，头颈向右水平转动，回到正前方，百会上顶，目视前方（图 4）。

5. 接上式，头颈向右水平转动，带动脊柱做旋转、拔伸的运动，动作到最大幅度时，略停（图 5）。

6. 接上式，头颈向左水平转动，回到正前方，百会上顶，目视前方（图 6）。

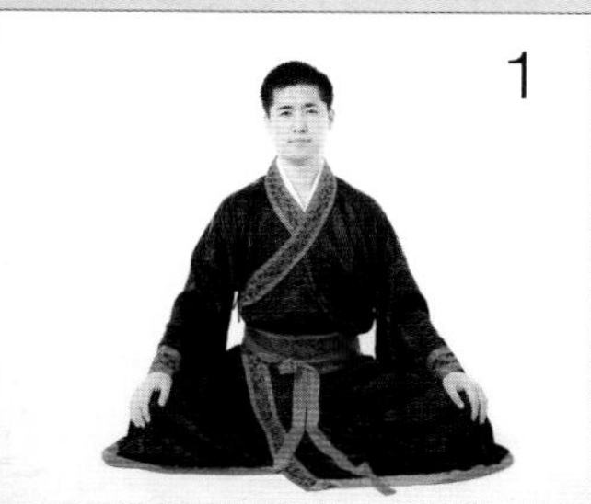
1

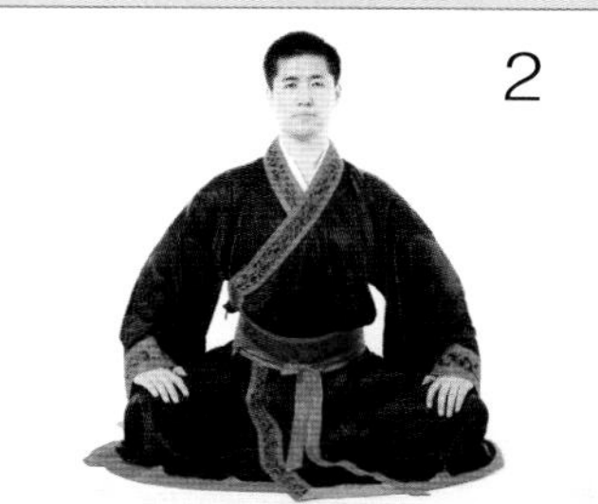
2

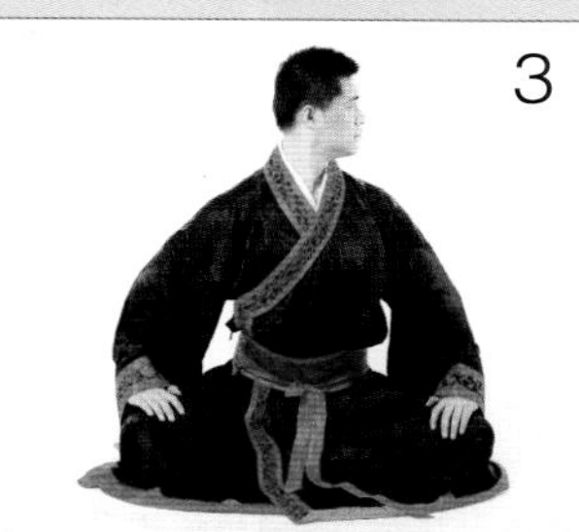
3

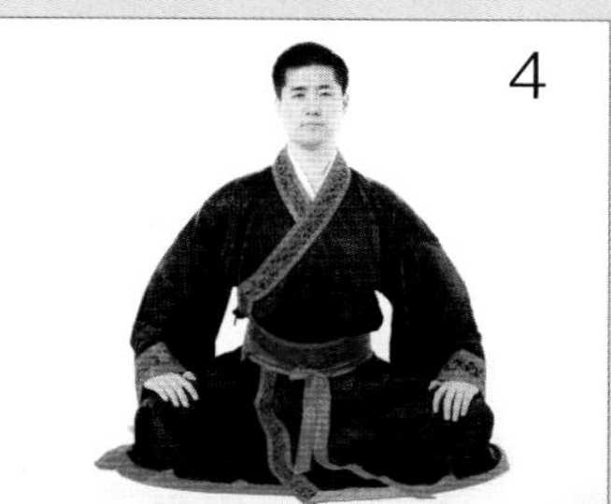
4

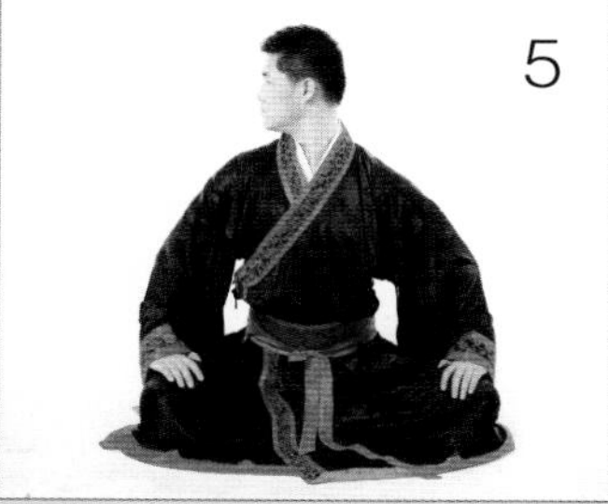
5

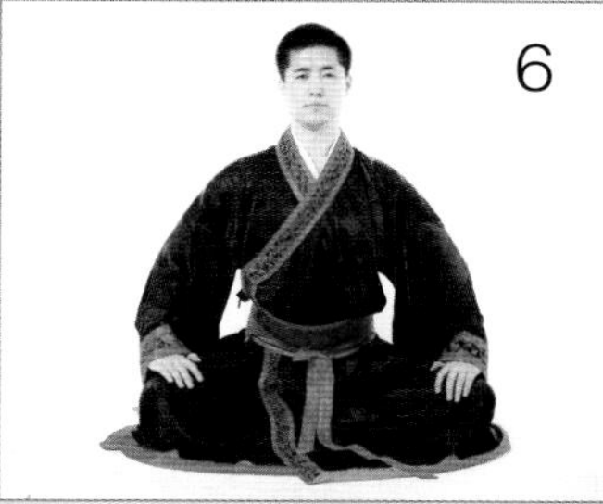
6

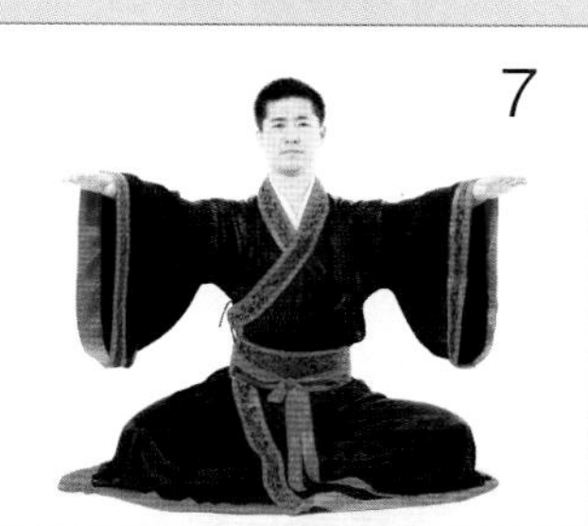
7

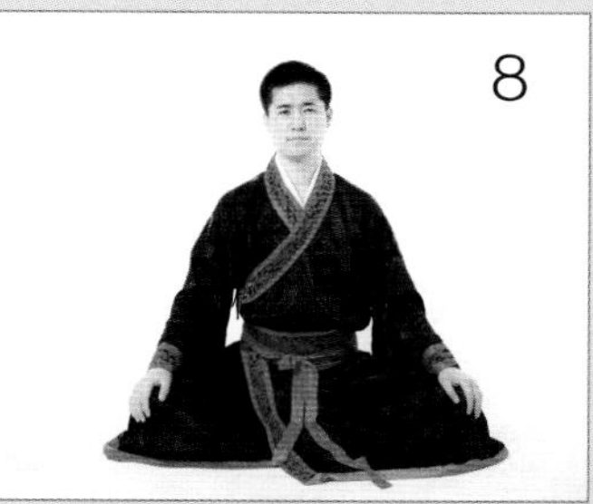
8

7. 如上左右各做一次为一遍，共做三遍。

8. 接上式，两掌外转，成指尖向前，然后两臂向左右 45° 侧伸，至与肩相平，掌心向下，目视前方（图 7）。

9. 接上式，沉肩坠肘，松腕舒指，下落还原，两手覆按两膝，目视前下方，呼吸自然，全身放松（图 8）。

以上动作应注意的要领如下，两掌内转、扶按两膝时，百会上顶，全身上下左右对拔拉伸，身体上、下、左、右，四面用力、身形中正。颈向左右转动时，意念要集中在鼻尖上，同时头颈、脊柱保持中正、向上的状态，并在中正的状态下，让脊柱随着头颈的旋转向上拔伸。头颈左转时与右手对拔拉伸，头颈右转时与左手对拔拉伸，在转动的过程中，头及尾闾两点要尽量不动，头和脊柱要尽可能在转动中上升。无论是向左右的转动，还是从左右转回中间，脊柱始终尽力向上拔伸，身体在整个过程中都不可放松。

白露养生

饮食方面：白露时节，人易口干舌燥、干咳少痰、皮肤干燥、便秘等，所以应进补一些富含维生素与宣肺化痰润燥、滋阴益气和血的饮食。特别是因过敏体质而引发鼻炎、哮喘和支气管疾病的发生的人群，平时应少吃或不吃鱼虾海鲜、生冷炙烩、腌菜、辛辣酸咸甘肥的食物，宜进清淡、易消化且富含维生素的食物。

起居方面：“白露秋分夜，一夜冷一夜”，白露时节天气已经转凉。这时，人们就会明显地感觉到炎热的夏天已过，而凉爽的秋天已经到来了。所以到了白露，就不要赤膊露体，不要洗冷水澡，以免着凉。中医有“白露身不露，寒露脚不露”的说法，也就是说白露节气一过，穿衣服就不能再赤膊露体了。另外，白露之后天气冷暖多变，尤其是早晚温差较大，很容易诱发伤风感冒或导致旧病复发。如果这时候贪食寒凉，更容易把脾胃的机能变得不正常，损伤脾胃阳气，尤其是脾胃虚寒者更应禁忌。

情志方面：秋季对应人体的肺脏，对应于五志中的悲，秋天花草树木开始凋谢，人们易于悲伤。因此，白露过后，要保持愉快的心情，多与朋友进行交流，以免心情抑郁。也可以通过秋游、登山等活动，调节呼吸，加速血脉运行，使心肺的气血调和。PM

扫描二维码，收看其他 9 月节气微导引（视频版）
《秋分微导引 掩耳侧倾平阴阳》
颈椎病、肩周炎、腰背痛者特别适宜

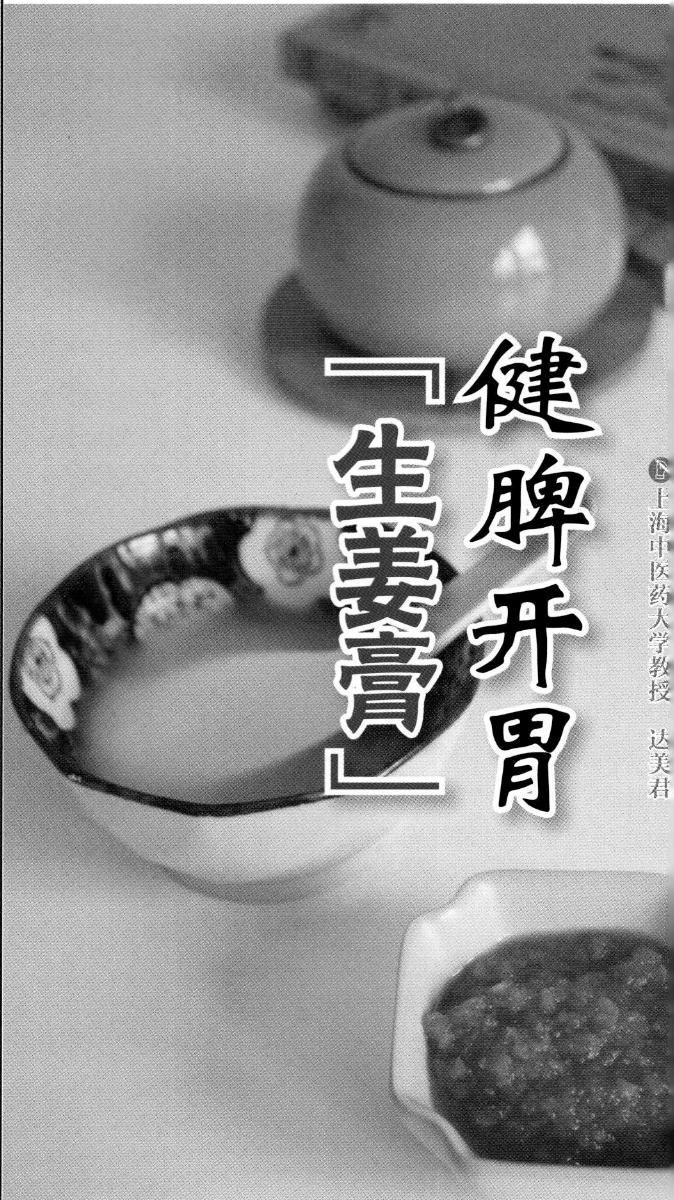

健脾开胃「生姜膏」

上海中医药大学教授 达美君

古 方

方名：生姜煎（宋《太平圣惠方》）

组成：生姜半斤（研取汁），人参四两，白蜜十两

制法：同以文火熬成膏

服法：每服一匙，热粥汤调下

主治：益气、健脾、开胃

（古法一两约合 30 克）

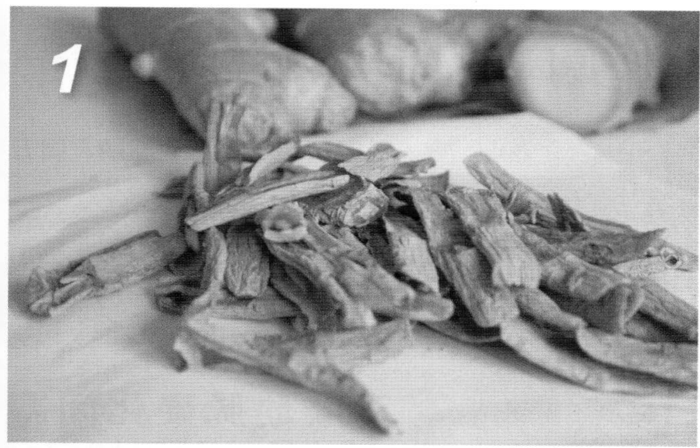

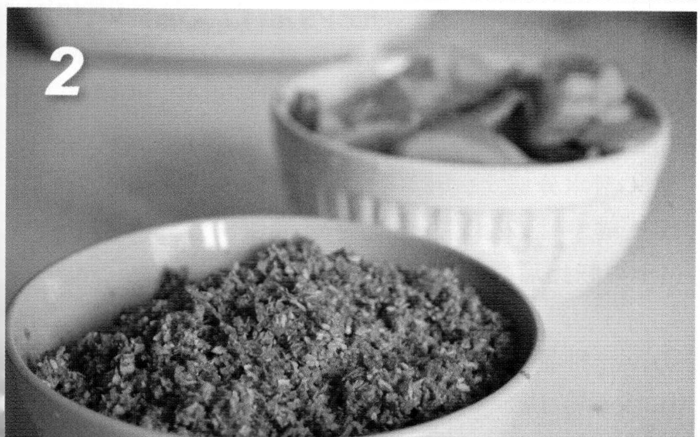

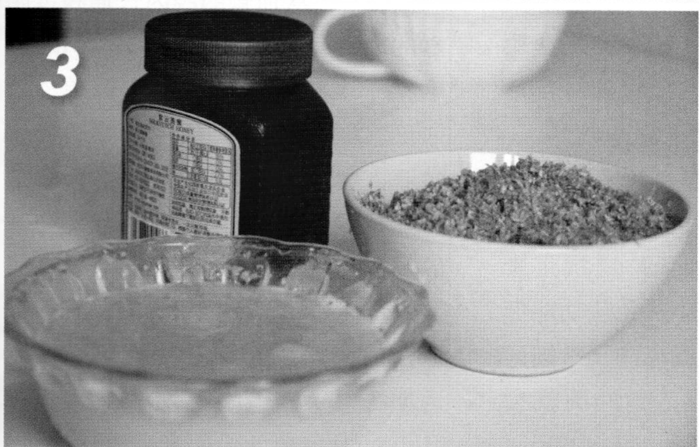

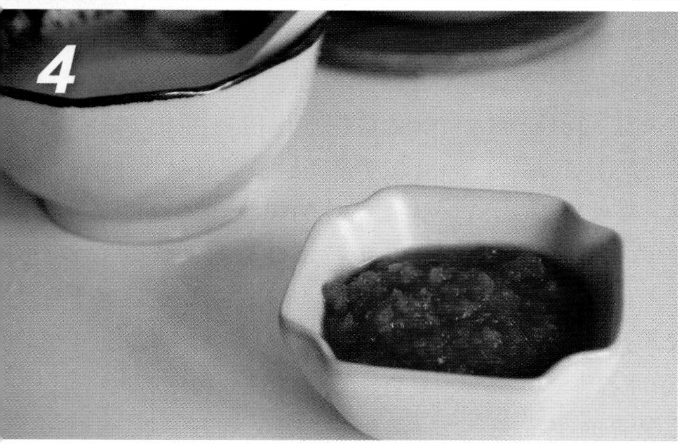

DIY 制作、拍摄/家庭真验方

改良做法

1. 改人参为党参，价廉物美
2. 党参切段，用粉碎机研末；生姜切片，便于取汁
3. 用榨汁机榨取生姜汁，和党参一起煎煮，蜂蜜后入收膏
4. 成品生姜膏，可用粥汤冲服，就这样吃滋味也不错

方解

生姜味辛微温，归肺、脾经，功能发汗解表、温中止呕、温肺止咳。凡外感风寒、恶寒发热、头痛鼻塞，或胃寒呕吐等，皆可配伍入药。人参大补元气、补脾益肺、生津止渴、安神益智。蜂蜜补中缓急、润肺止咳、润肠通便。本膏虽名为生姜煎，实以人参为主药，以生姜之辛温鼓舞胃气、提脾肺之气；佐以蜂蜜温而不燥，畅通三焦。全方益气、健脾、醒胃，兼有润肠通便之功，凡脾肺气虚、倦怠乏力、自汗脉虚、食少便溏或便燥不畅者，皆可服食。但大便溏薄较甚，或感受寒湿、消化不良之急性泄泻者，不宜服用。

人参力峻，价格昂贵，气虚不甚者可改为党参（剂量加大至 200~250 克）。如此，儿童也可少量服食。建议人参或党参研末，同姜汁共煎，蜂蜜后下收膏，不要久煎。此法虽较古法“三味同熬”稍烦，但药物利用率更高、收膏更容易。PM

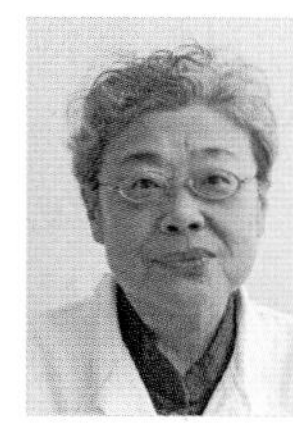

专家简介

达美君 上海中医药大学教授，原中医文献（古医籍）研究室主任。从事中医药文献研究及临床诊疗工作，擅长心血管病、消化系统疾病、虚证、疑难症的治疗和调养。

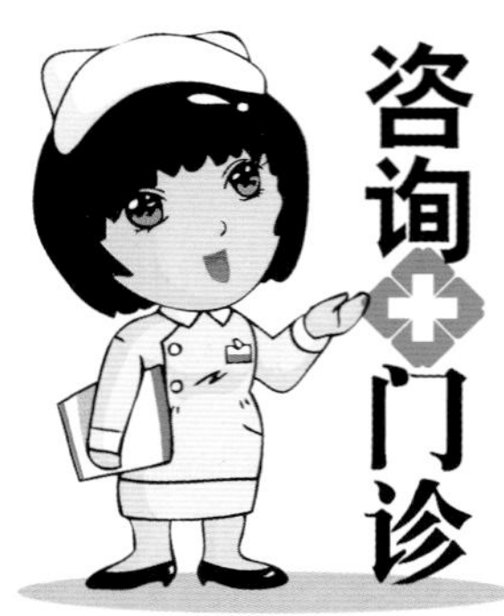

网上咨询：popularmedicine@sstp.cn
（专家门诊时间以当日挂牌为准）

吃避孕药会不会发胖

我刚结婚，现在还不想要孩子，但选择避孕方法挺犯难的。有朋友说口服避孕药安全方便，但也有朋友说吃了避孕药容易发胖。到底会不会发胖？

江苏　张女士

复旦大学附属妇产科医院副主任医师诸葛听：女性常用的避孕药大都是性激素甾体化合物，成分是雌激素和孕激素。发胖原因有两种：一种不是真正的胖，是由于雌激素造成水钠潴留而引起的水肿；第二种就是真正的胖，是由于老一代避孕药中的孕激素有一定的雄激素作用，可以刺激食欲，导致蛋白质合成增加，从而引起肥胖。目前的第三代口服避孕药成分有了改进，在避孕效果不变的情况下减少了雌激素，并对孕激素进行了改良。现在的避孕药中，雌激素减少了，使得雌激素造成的水钠潴留减少，孕激素的雄激素活性大大降低，甚至有降低体内雄激素活性的作用。因此，现在服用避孕药是不会发胖的，你可以放心。

专家门诊：周一全天（杨浦院区）

小儿久泻有哪些原因

我家宝宝这段时间一直腹泻，时好时坏的。我想了解一下，导致孩子长期腹泻的原因有哪些？

上海　徐女士

复旦大学附属儿科医院中医科教授时毓民：常见的引起宝宝久泻的原因有以下几种。

对糖不耐受：宝宝对糖不耐受引起的腹泻，最多见的是双糖酶缺乏或活力减低所致。原发性双糖不耐受在出生后不久即有腹泻，原因是缺少双糖酶，大量糖不能吸收，肠道内形成高渗透压，使大量水分吸收到肠腔中，形成腹泻。继发性双糖不耐受更多见，常见于胃肠炎后，可持续数月。

对牛奶过敏：牛奶是一种异性蛋白，其中一种乳球蛋白会损害小肠黏膜，是主要的过敏原。如果小婴儿对致敏的牛奶蛋白清除及处理功能较差，会发生腹泻和腹痛，若不停牛奶，腹泻就迁延不愈。

菌群失调：当宝宝患了严重的感染性疾病或手术后抵抗力明显下降，若在此时应用大量广谱抗生素或皮质激素治疗，使小儿免疫功能低下，对抗生素敏感的肠道内正常细菌受到抑制，而不敏感的致病菌就会大量繁殖引起长久腹泻。

对麦类过敏：如果宝宝对大麦、小麦和黑麦中麸质（麦粉中的蛋白质）的抗原部分过敏，会发生局部肠道过敏反应，此时脂肪进入小肠后就不易被肠壁吸收，遂从粪便中排出，导致持久的脂肪泻。

营养不良：营养不良容易使腹泻迁延不愈，持久腹泻又加重营养不良，从而形成恶性循环。

人工喂养：人工喂养的宝宝免疫力较低，加上牛奶易受污染，若患腹泻则易迁延不愈。

专家门诊：周三、周四、周五上午

下肢动脉硬化闭塞症，腔内治疗效果如何

我父亲近一个月来一走路腿就疼，而且腿发凉，医生说是得了下肢动脉硬化闭塞症。因为父亲同时患有糖尿病，所以医生建议进行腔内治疗。请问这种病用腔内治疗效果好吗？术后需要注意哪些问题呢？

北京　齐先生

解放军总医院血管外科副主任医师熊江：血管腔内治疗是指在X线的监视下，从血管的腔内开通狭窄阻塞的动脉。与传统的开刀手术相比，这种手术具有微创、操作简单、疗效确实等优点，而且早中期通畅率较高，尤其适合合并有严重心脑血管疾病及糖尿病的患者。需要注意的是，支架放置在血管腔内，改善了血供，但是由于病因没有去除，所以血管内膜增生及血栓形成可能发生远期的再狭窄，治疗后应该做到以下几点。①控制危险因素：应该戒烟、戒酒，选择低盐低脂饮食，控制好血糖和血压，合并糖尿病或肾脏疾病的应把血压控制在130/80毫米汞柱以下，同时长期口服抗血小板、改善微循环的药物。②运动锻炼：跑步及步行是最有效的运动方式。③定期复查：应该在出院后半个月、1个月、2个月、半年、1年进行定期复查，评估血管通畅情况。

专家门诊：周五下午

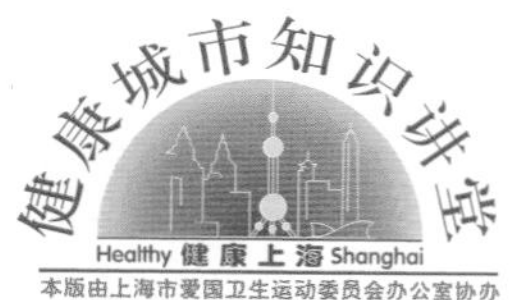

艺术团，健康团，幸福团

本刊记者　王丽云

他们在歌唱、舞蹈、朗诵，他们在学习科学生活方式、交流各自心得，他们在宣传健康知识、发放科普资料……在上海市青浦区夏阳街道青城社区，有这样一个健康自我管理小组，在2009年创立之初就组建了青枫艺术团，用艺术的形式学习并传播健康知识，在快乐中追求健康和幸福。

组长：健康艺术带头人

青城社区健康自我管理小组组长、青枫艺术团团长沈蔚麟年逾七十，是一位老党员、老教师，他“人老心不老，人退志不退”，积极参加社区活动，逐渐成为健康自我管理小组及艺术团的骨干和灵魂。

小组成立之初，沈老师是夏阳街道讲师团成员，经常到社区和乡村为居民宣讲健康知识，每次讲座都会结合一两个健康小节目加以展示，结果深受欢迎。成立艺术团后，沈老师就和大家一起创作健康类节目。多年来，每周二是小组的活动日，数十名成员一起参加健康讲座和交流，排练、表演健康节目，就像温暖的一大家子。近年来，为了进一步加深大家对生活、艺术的热爱，以及对健康自我管理的重视，沈老师还给每周二的活动起了名字，2013年叫“歌声与健康”，2014年叫“健康靠自己”，2015年叫“健康比任何事更值得”。

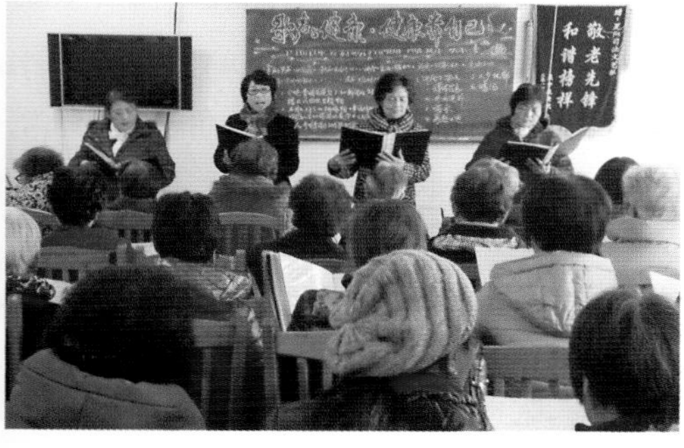

小组每年的原创节目有10个以上，目前存档的已有97个。节目样式多元化，有合唱、朗诵、小品、群口秀、独角戏、情景剧、舞蹈、三句半、时装秀、沪剧、越剧、京剧等，主题非常贴近百姓、与时俱进。作为编剧、导演、主持、演员，沈老师对节目总是精益求精，带领大家精心策划与排练，努力用不同形式传播健康理念，同时表达对观众的尊重与敬爱。

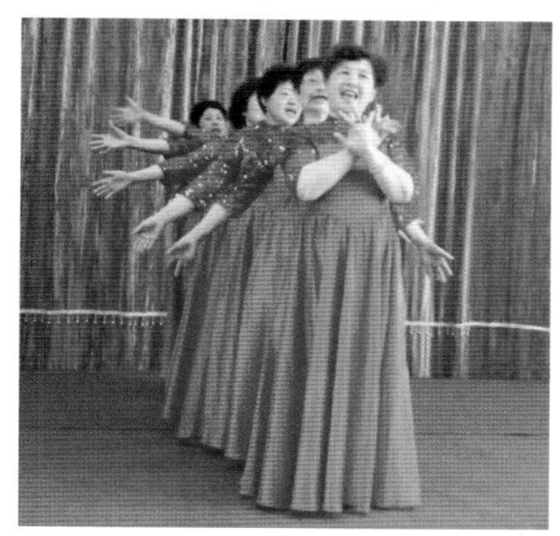

2015年起，除了每周二的健康专题活动，其余主题活动也更加丰富多彩：每周一的主题为“歌唱健康生活之歌”，通过全体组员的大合唱与集体朗诵，提升艺术氛围，增强大家的思维能力、想象力与潜在气质，感悟人生第二青春的精彩；每周五上午的主题为“秀舞之美”，跳健身舞、草根T台秀，并让小组成员谈健康生活计划与目标；每周三、周四下午安排各类公益服务与学习活动。

组员：人人都是优秀志愿者

多年来，每周二的健康主题活动由小组成员轮流主持，设计开场白并引导全体成员进入健康主题，当掌声、笑声、歌声结合在一起时，大家一下子就会沉浸在快乐与健康的幸福海洋中。

在沈老师心目中，小组成员个个都是非常棒的志愿者，在公益服务中都非常自觉地成为社会主义核心价值观的实践者、传承者、弘扬者。日常生活中，他们争相阅读健康类报刊，学习健康知识并互相交流，重视健康理念与科学生活知识的传播。不管是在舞台上还是在生活中，大家都在努力成为健康快乐生活、食品安全、法制与禁毒、消防科普、公共场所控烟宣传员，交通协管平安巡逻员，爱国卫生义务监督员……

他们，足迹遍布乡村、社区、敬老院、广场、学校、剧场，被评为青浦区一枝独秀的文化特色团队，是上海市老年人学习优秀团队，是夏阳街道优秀志愿者团队。他们的演出逐年增多，从2009年的20场到2014年的76场，每一次专题演出中都有健康类节目，特别是控油控盐、戒烟限酒、心理平衡、控烟、食品安全等。其中，合唱《快乐生活之歌》《幸福依旧》，朗诵《财富人生》《老老老哈哈哈》，独角戏《侬讲哪能办》，京剧《金色年华》，小品《如此爹娘》，时装秀《春光好来春色明》，在观众中颇有影响。PM

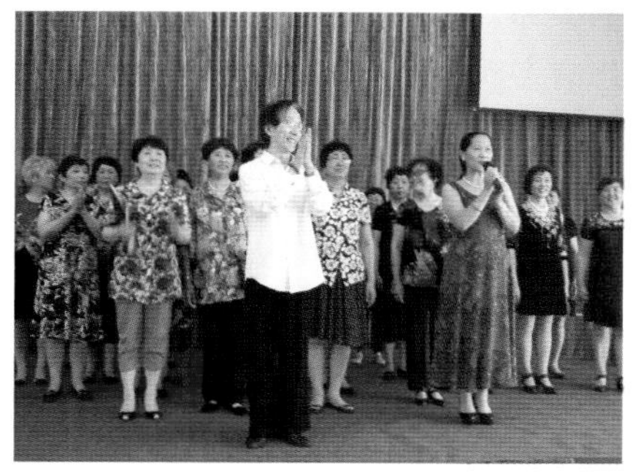

“上海市十佳家庭医生”张世娜
扎根社区 青春无悔

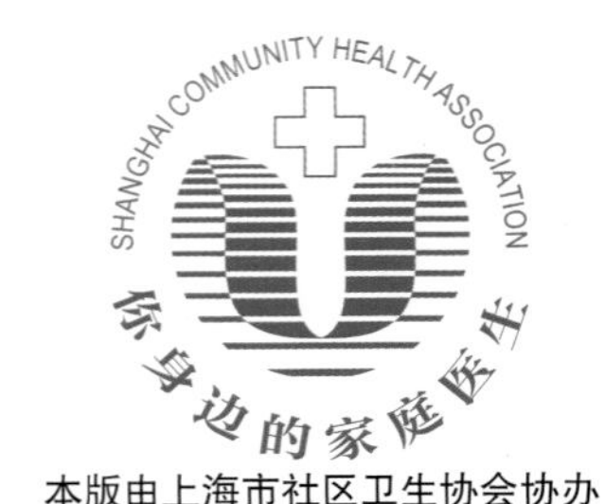

本版由上海市社区卫生协会协办

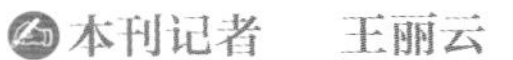

文/本刊记者　王丽云

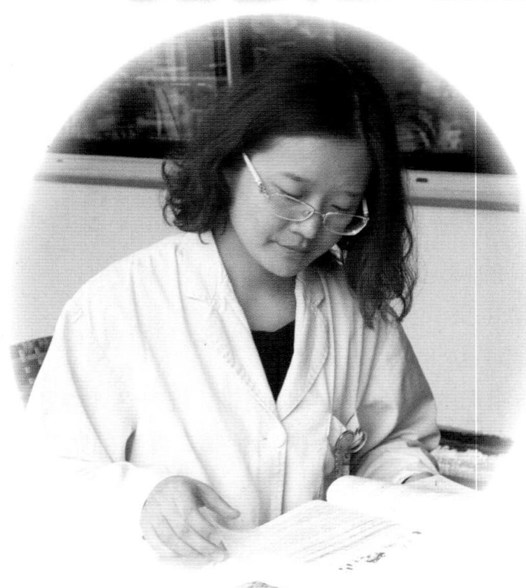

张世娜是上海市虹口区广中路街道社区卫生服务中心的一名家庭医生，十多年来，她以过硬的专业知识、人性化的服务与居民建立了起互尊互信的服务关系，被公认为“春风拂面暖人心的社区好医生”。她是虹口区卫计委重点课题“高血压家庭管理项目”负责人，她曾获“上海市家庭医生临床技能培训”优秀学员奖、“上海市十佳家庭医生”，她还是2015年上海市首届健康演说家之一。

凭专业和用心，收获肯定与赞扬

张世娜认为，健康服务应该是科学与人文兼备的，在这个基础上，家庭医生应与居民家庭建立一种相互尊重、相互信任的关系。在张医生的管辖区域内，有一位患有多种慢性病的甘老伯，生性倔强，从来不相信社区医生，多年来几乎每个星期都要去大医院奔波治疗，不仅搞得他自己疲惫不堪、脾气暴躁，家人也苦不堪言。张医生了解情况后，为甘老伯建立了家庭病床，诊疗之余经常开导他、鼓励他、安慰他。一年后，老人的病情和心情好了很多，脾气也温和了，他的家人都没想到老人能有这么大的变化，开心之余全家主动要求张医生做他们的家庭医生。老人在春节的时候写给张医生一句话：“院”不在大，有“心”则灵。

签约家庭医生，看病不再“上战场”

孙阿姨是张医生的签约居民，现在已是张医生的“粉丝”之一，家里人有健康问题，她第一个想到的就是张医生。

孙阿姨的母亲年届七十，患有糖尿病、冠心病、骨质疏松。在和张医生签约之前，孙阿姨几乎每周都要陪着母亲“上战场”！因为到大医院看病，有时候一天还要看三个科，全天就是上上下下不停地排队挂号、检查、付费、配药…… 这可不是一场硬仗？一天下来，把老太太折腾得够呛，孙阿姨自己也已经晕头转向、腰酸腿痛了。

就在孙阿姨一家为老太太看病发愁时，他们得知社区有了家庭医生，于是抱着试试看的态度和张医生签了约。张医生了解孙阿姨妈妈的情况后，帮老人完善了药物治疗方案，并请她定期复诊。平常，老人如果有什么问题，孙阿姨随时可以和张医生电话或短信交流。更重要的是，与大医院的专科治疗不同，家庭医生能够做到综合管理，现在孙阿姨的母亲不但血糖降下来了，而且关节也没那么疼了，精气神也好了。

双向转诊，治疗康复两不误

张医生经常对患者说：“您平时看病在社区，如果病情需要，我会为您联系，指导您去定点的上级医院看病。您不用在人山人海中排队挂号，不用纠结看什么门诊、选哪个专家，这样是不是特别的方便、可靠？”

仍然以孙阿姨为例，她母亲一年前不小心摔了一跤导致骨折，休养期间因为饮食放宽、缺乏活动，血糖一下子升高了，加之肾功能出现异常，张医生建议她转诊上级医院，并马上为她联系相关专家。因此，孙阿姨的母亲非常方便地就得到了专家的诊疗，病情稳定出院后，孙阿姨带着母亲又重新回到社区，到张医生那里定期随访。直到现在，老太太的病情一直控制得不错。

在从事家庭医生工作的岁月里，张世娜经常会在忙碌而繁复的工作之后思考她所走过的每一步：有泪水和欢笑，有痛苦和快乐，也有许多心灵被触动的幸福时刻……许许多多的那一刻，让她更加坚定前行：扎根社区、青春无悔！PM

“妙笔”书写着医者之心 “仁心”跳动在笔下字间

更多科室的更多好医生，在《大众医学》微信“好医生”版块中。

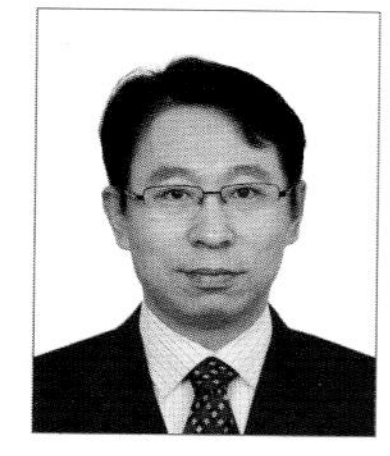

谭先杰
北京协和医院
妇产科主任医师，教授

TA的擅长

各种良恶性妇科肿瘤，子宫颈病变，子宫内膜异位症。

TA的座右铭

好々做医生
做名好医生
谭先杰
二〇一三年秋

TA的科普

绝经后阴道出血：要重视，不要恐惧

绝经后出血指女性完全停经1年以后，再次出现阴道出血。任何绝经后出血，不论出血次数、出血量、出血时间，都应该重视，因为它是子宫内膜癌最有价值的危险信号。不过，重视并不等于恐惧，因为并非所有的绝经后出血都表示子宫内膜癌，80%以上可能是子宫内膜和宫颈的良性疾病，甚至老年性阴道炎。后者是因为女性随着年龄增加，雌激素水平下降，皮肤和黏膜变薄变脆，容易引起感染而形成的阴道炎。

当怀孕生子遇上卵巢囊肿

通常而言，如果没有怀孕，直径超过5厘米的卵巢囊肿才需要处理。但对于准备怀孕的妇女，标准稍严格些，暂定4厘米，即使肿物内容物为液体(称为囊肿)，也应该手术，其中腹腔镜微创手术最好。如果肿物直径小于4厘米，但有实性成分且多次检查均不消失者，也应该在怀孕前处理，以免妊娠后肿瘤长大，发生危险。总之，在怀孕之前应检查排除卵巢肿瘤，拆除“定时炸弹”，安全快乐地度过妊娠期，是为上策。

小运动，大效果

为什么对于盆腔脏器下垂而管不住尿(尿失禁)的老年女性，或者对某些产后被老公抱怨阴道不如以前紧致的女性，医生会建议做“缩肛运动”呢?因为女性阴道的下端邻近阴道口处，括约肌的外面被一种称为“肛提肌”的肌肉加固。在主动收缩肛门进行提肛运动时，阴道的平滑肌组织会随之得到锻炼。缩肛运动是一种“神不知鬼不觉”的健身运动，可以在任何时候、任何地点完成。一般而言，每天做3次缩肛运动，每次至少收缩100下，3个月后一定小有成效。

TA的故事

我的医学梦：致力于女性健康科普

作为12岁经历丧母之痛的少年，我最初的医学梦很单纯——当医生，去帮助像母亲一样受病痛折磨的人。后来，不断的学习、境遇和机会的改变，我的医学梦也发生了变化——在做一名好医生的同时，普及女性健康知识，让女性早发现、早治疗疾病，不因缺乏医学常识而过早离开。

亲身经历：患者最需要的是安慰和鼓励

几年前，我被委派赴疆支援当地医院时不慎摔倒，右侧膝关节内侧副韧带断裂。拆除石膏后，我的右膝关节完全僵硬，功能锻炼异常艰难，令我几乎崩溃。我与当时我院理疗科主任交谈，她向我列举成功康复的案例，为我示范膝关节功能锻炼的关键动作，鼓励我一定能回到伤前状态，让我重拾信心、坚持锻炼，最终康复。从此之后，在与患者的交流中，尽管我会向家属说明实情，但如果需要，我都会坚定地鼓励患者。因为我知道，有时患者最需要的是医生毋庸置疑的安慰和鼓励，这甚至比药物还管用! PM

怎样找到TA

医院：北京协和医院妇产科
微博、博客：协和谭先杰
个人网站：好大夫在线 http://tanxianjie.haodf.com/

我为什么要戒烟，给你们的一些启示

东南大学附属中大医院急诊内科　范志伟

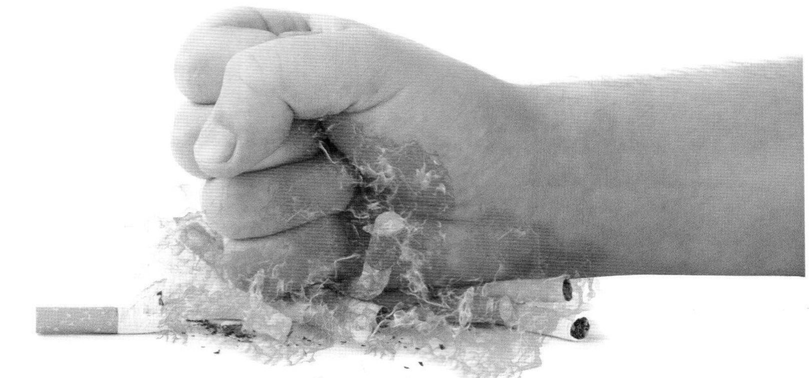

2015年6月1日起，北京实行最严戒烟令：禁止在公共场所吸烟，如酒吧、餐馆、酒店、写字楼、车辆和学校、医院、体育场馆等室外区域。违反者将被处以最高罚款200元。酒吧和餐厅业主未能竖起禁止吸烟标志或允许客户抽烟，将被罚款2 000元到10 000元。警察和城管人员将执行监管。还将实行禁止香烟广告和禁止烟草公司赞助的活动。

这则新闻让我不禁想起自己的吸烟史，我16岁左右接触了第一支香烟，那时青春期的叛逆、电视中的抽烟片段、生活中成人的影响、学习的压力都是抽烟的原因。从无到有，从少到多，我渐渐染上了烟瘾。

因患者，萌生戒烟念头

我曾经接诊过一位因急性心肌梗死被送来急诊的40岁男性，他除了高脂血症，并无其他病史。可是他有10年烟龄，而且烟瘾越来越大，以至于最近3年，每天都要抽3包烟之多，也就是每日60支烟！最后急救无效，我们没能救回他。

我也曾遇过一位重症哮喘患者，送进医院时已经昏迷。究其原因是最近几日连续熬夜打麻将，麻将室里的烟味夹杂污浊的空气是他诱发哮喘发作的最大原因。还有很多慢性支气管炎、支气管哮喘、慢性阻塞性肺疾病、肺气肿等患者合并抽烟的例子，我都是亲眼所见。

而我自己，作为一名医生，当我建议患者戒烟时，他却从我身上闻到浓浓的香烟味，顿时流露出不相信的眼神，甚至还会有一些反感。说实话，我自己都说服不了自己，又怎能说服患者？没有良好的职业形象，又如何能够取信于病患？这是我戒烟的理由之一。

为家人，熄灭手中的烟

作为曾经的烟民，我深深知道吸烟的危害，不仅对自己，对社会、对家人都有危害。也许吸烟的人很快乐，却在无声地伤害他人，因为二手烟甚至三手烟的危害更大。如果在室内吸烟，烟雾将大部分遗留在室内，造成空气污染，对身边的人的健康构成很大的威胁，尤其是对妇女和儿童的威胁更是不容忽视。

所以，在正式步入医生这个行业并且有了孩子之后，我坚决执行了戒烟计划，虽然过程很痛苦，可是由于职业和家人健康的压力，我最终成功了。

吸烟的朋友，即使你不为他人，也应该考虑生活在你身边的家人，更要考虑自己的孩子。制止他人在公共场所吸烟，同时做到自己不抽烟，给家人、给孩子一个健康的环境。

我总结的戒烟技巧

虽然戒烟并没有那么容易，可是凭借勇气和毅力，一定可以战胜它。我总结了一些他人和自己的戒烟技巧，希望对你们有所帮助。

1. 远离吸烟工具。如打火机、烟灰缸，因为只要看见这些，就会“条件反射”引起想吸烟的冲动。

2. 减少聚会。实际上是尽量远离吸烟者，因为有时你无法拒绝别人的盛情，也无法避免吸二手烟。

3. 转移注意力。当你聚精会神地做其他事情的时候，就会忘记吸烟。

4. 借助辅助工具。其中尼古丁替代疗法相应的制剂主要有尼古丁贴剂、尼古丁咀嚼片、尼古丁舌下含片、尼古丁吸入剂、尼古丁疫苗。还可在医生指导下使用盐酸安非他酮缓释片和伐尼克兰。合理利用可有效提高戒烟成功率。

5. 避免紧张。很多时候抽烟是为了平复紧张情绪，所以良好的心理状态是成功戒烟的前提。

6. 管好自己的零花钱，让自己无钱买烟。

7. 时刻告诫自己，想想家人的健康。

8. 制定一个戒烟计划，并常常提醒自己。PM

我心目中的好医生
他把患者当亲人

✍黄荣琴（安徽）

“要是没有洪专医生，我现在肯定得胃癌了。”这是母亲经常念叨的一句话。

割而复长的息肉，让全家人担忧

几年前，外公因癌症去世，舅舅被查出胃癌晚期，全家笼罩在一片阴影中。想到母亲平日里总提到胃部不舒服，我立刻带她去医院检查，结果发现她的胃里长满了息肉，随即医生便实行了手术割除。

可是2年后，母亲的息肉如同“雨后春笋”般疯长，割得快，长得也快。半年不到，息肉又长满，而且越来越严重。原本性格开朗的她，胃口越来越差、精神也很萎靡。她总说：“家族的基因如此，我也很快会得胃癌的，这是命啊！”全家人为此担心焦急。

一次偶然的采访，让我找到这位好医生

我是一名新闻工作者，在一次采访中，我无意间得知被采访者家中的两兄弟都曾是肿瘤患者，原来医生判断仅有1~3年的生存期，而今已过了10年，他们的身体状况均良好，工作生活也与常人无异。救治他们的是江苏省肿瘤医院肿瘤内科的洪专主任医师。

一次体恤的加号，一次次耐心的指导

我和母亲匆匆赶去洪医生所在的医院，谁想他的号早在一周前甚至更早便已被患者领完。我傻了眼，又不甘心离开，于是坐在诊室外等候。整整一下午，患者络绎不绝，其间洪医生连厕所都没去一次，一直忙到天快黑，挂号患者全部看完。

我立刻跑进诊室说明情况，护士说洪医生已经很累了，建议我们下周门诊时再来。洪医生却温和地说：“你们大老远来一趟不容易，去加个号吧。”虽然我能明显看出他的疲倦，听到他的嗓音略带嘶哑，但是洪医生还是耐心地为母亲诊治、看检查报告、问清各种情况。结束时，已是晚上六点多了。他拒绝了我们吃饭的邀请，留下了自己的手机号码。

回家后，我们按照洪医生的建议做了一项以前未曾接触过的检查，果然发现了问题所在，于是请当地的医生对症下药。我们又不断地打电话咨询洪医生，他在生活习惯、饮食等方面加以耐心地指导。那段时间，母亲的胃渐渐舒服了，胃口好了，脸色红润起来，精神也越来越好。半年后复查，竟然一个息肉也没有再长。

一转眼，3年已过，母亲的胃非常健康，息肉早已不见踪影，连小毛病也没有。摆脱了“家族肿瘤基因”的阴影，母亲对生活充满信心。

真正的好医生，把患者当成亲人

自此之后，但凡生活中遇到头疼脑热的毛病，母亲总喜欢打电话咨询洪医生。我对她说，洪医生是治大病的专家，有更多人在等他救命呢。可是母亲还是会偷偷打给他，洪医生从来没有厌烦过，总是耐心地解释，风趣幽默地说一些让老人宽心开心的话。我想，这才是真正的专家吧，有实力，有爱心，把患者当成亲人。

现在，每逢过年过节，母亲和我们都会问候洪医生。记得今年春节，他的电话打不通，急坏了母亲，她就像联系不到亲人一样地担心。一个患者把医生当作了亲人，那是因为医生首先把患者当作了亲人。后来，洪医生联系了我们，说他正在美国进修博士后，我们对他的崇敬又多了一分。

谢谢您，洪专医生，是您让我的母亲活得健康自信，让我们全家安心放心，除了“谢谢”，我真不知道该如何表达感激之情。我想，对于洪医生来说，患者能得到有效及时的治疗、健康快乐地生活，这就是最好的回报吧。PM

“我心目中的好医生”有奖微问答

本文摘选自本刊“我心目中的好医生”有奖微问答活动，该活动长期有效、持续颁奖。如果你也有真实的好医生故事，请参与活动，获奖征文将刊于“大众医学”微信或杂志。参与方法：手机扫描二维码，关注“大众医学”微信，点开下拉菜单“好医生”中的“网友推选”获悉。

大众医学手机版(APP)是《大众医学》杂志旗下融合性新媒体平台，适配 iOS 和 Android 操作系统的手机和平板电脑，具有图文展示、音频视频、应用下载、内文链接、多渠道分享等功能，带来健康资讯阅读新体验。扫描二维码立即下载。各大应用商店搜索“大众医学”亦可下载。发送短信“大众医学”到“12114”，任意手机均可获得下载链接。

扫描二维码

立即下载

跟着“手机版”，学点心理学

大众医学手机版已经发布了许多心理学的精彩文章，既有心理理论分析，又有触目惊心的个案分析。阅读这些文章，读者可以参考发现自己的情绪和行为是否存在偏差，通过专业人士的案例分析，对比、参照，尝试调整自己的行为方式和认知，必要时求助心理咨询师。在大众医学手机版的“搜索”板块，输入“心理学”关键词，就可以看到许多精彩文章，对其中你觉得可以再反复揣摩的文章，你还可以点文章右上的五角星收藏键，这样在“Myhealth”版块就可以非常方便地看到这篇文章。你可以用收藏的方法在 Myhealth 版块中制定自己的心理学手册，舒缓情绪，重新出发！

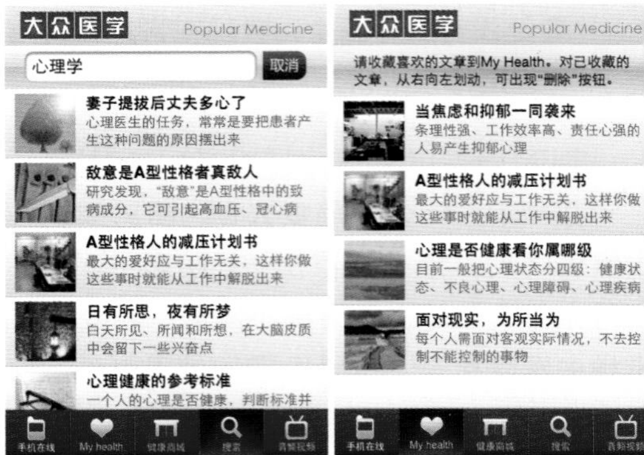

骨关节炎，女性群体为高危人群

2015 年 7 月 17 日，来自新加坡的郭博士，利用来上海参加骨科学术会议的机会，用一场骨关节炎讲座与上海枫林街道的阿姨伯伯们拉近了距离。郭博士拥有骨科方面的广泛经验，擅长通过康复、疼痛处理、生物力学以及物理疗法，进行膝盖骨关节炎的非手术处理和治疗。本次公益讲座由枫林街道社区卫生服务中心主办，《大众医学》提供媒体支持。

研究表明，骨关节炎在 40 岁人群的患病率为 10%~17%；60 岁以上则达 50%；75 岁以上人群中，80% 患有骨关节炎，该病的最终致残率为 53%。骨关节炎的发病无地域及种族差异，年龄、肥胖、炎症、创伤、关节承重及遗传因素等与本病的发生有关，女性群体为高危人群，且在全球范围内发病率呈现逐年上升趋势。女性高危人群应控制好体重，因为肥胖和关节承重都可能导致和加速骨关节炎的发生与发展。郭博士建议中老年朋友少吃精白米面，多吃蔬菜、杂粮等，过多精白米面容易引发肥胖。

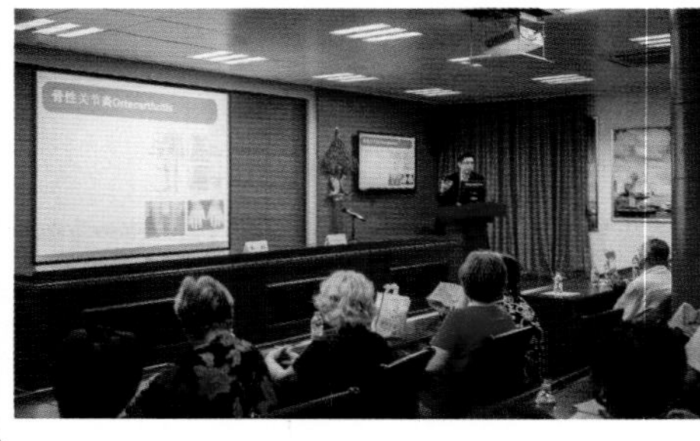

更多详情请扫描二维码获得。

“中医科专家门诊助手”让外地来沪就医患儿家属省心

“中医科专家门诊助手”是复旦大学附属儿科医院与《大众医学》联合开发的在线就医指导“手册”，微信扫一扫下面二维码就阅读、收藏、分享。该助手将复旦大学附属儿科医院中医科“80% 的人都会向医生问的 20 个问题”提前告诉就诊者，希望他们使用后能达到“看后就诊真轻松，复诊流程真明白”的效果。这些高频率问题的解答对外地来沪就医的患儿家属更显重要，通过阅读这个手册，患儿家属可以知道来该科就诊一些重要的注意事项，比如何时需空腹、哪些检查可以在外地做好、复诊如何预约等，减少了他们跑冤枉路的可能。

返回

14[检查] 看舌苔辨明体质可靠吗

15[检查] 哪些检查须空腹才准确?

16[煎药] 你们中药房代煎中药吗?

17[煎药] 如何在家给孩子熬中药

18[服务] 开药可不可插队、提前?

19[服务] 中医科有咨询电话吗?

20[服务] 怎么成功预约到专家?

复旦大学附属儿科医院围绕国家卫计委、上海卫生系统相关精神，推出“关注患儿就医体验三年行动计划”项目，服务患儿、提升就医体验，“专家门诊助手”项目在此需求背景下诞生。大众医学手机版用户，在搜索版块搜索“ZYK”即可查到本手册。

以上内容登录大众医学网站(www.popumed.com)，在大众论坛“手机版资讯”版块也可查看。

注意：感冒清可能致血尿

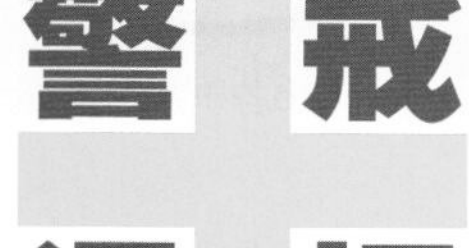

感冒清片（胶囊）是由对乙酰氨基酚、马来酸氯苯那敏、盐酸吗啉胍3种化学药物成分及板蓝根、大青叶、金盏银盘、岗梅、山芝麻、穿心莲叶6味中药组方而成的中西药复方制剂，功能主治为疏风解表，清热解毒。用于风热感冒，发热、头痛、鼻塞流涕、喷嚏、咽喉肿痛、全身酸痛等症。近日，国家药品不良反应监测数据库分析显示，感冒清片(胶囊)致血尿等不良反应报告较多，因此，希望大家谨慎使用感冒清片（胶囊），防范血尿等不良反应发生。

1. 关注血尿风险 感冒清片（胶囊）致血尿的不良反应一般症状较轻，停药后很快痊愈或好转。

典型病例：患者男44岁，因患感冒服用感冒清片，每天3次，每次4片，连续用药三天后患者出现肉眼血尿及尿频、尿痛等尿路刺激征，去医院就诊，查尿常规，镜检见红细胞满视野，医生嘱咐他立即停用感冒清片，给予对症治疗，患者血尿及尿路刺激征缓解，好转出院。

对策：使用感冒清片（胶囊）前，患者应仔细阅读药品说明书，注意其血尿不良反应风险。一旦出现血尿，立即停药，必要时就医。

2. 避免与含有对乙酰氨基酚、马来酸氯苯那敏等成分的药品联合使用 在应用感冒清片（胶囊）时，有些患者常与含有相同成分或功效类似的药品联合使用，结果造成药物成分过量，导致严重不良反应风险增加。

典型病例：患者因感冒自行服用感冒清片、维C银翘片、扑尔敏片、麻杏止咳糖浆、清火栀麦片等多种药物。服药一周后会阴部感到瘙痒，局部出现红斑及大小不等水疱、溃烂伴渗液，其后口唇处亦出现局部肿胀、水疱、糜烂，伴局部疼痛，入院就诊。医生考虑该患者同时服用感冒清片、维C银翘片（含马来酸氯苯那敏、对乙酰氨基酚）、扑尔敏片（含马来酸氯苯那敏）、清火栀麦片（含穿心莲），造成组方中成分过量，引起药物过敏反应，给予抗过敏治疗，患者好转出院。

对策：使用感冒清片（胶囊）时，患者应尽量避免与含有对乙酰氨基酚、马来酸氯苯那敏、盐酸吗啉胍等成分的药品联合使用。PM

本栏目由《大众医学》杂志主办，国家食品药品监督管理局药品评价中心、国家药品不良反应监测中心协办

阿司匹林防不良反应：肠溶剂型+睡前用药

复旦大学附属中山医院内分泌科副主任医师 殳雪怡

临床证实，阿司匹林在预防心脑血管疾病方面有着无法替代的作用。然而，同其他药物一样，阿司匹林也有胃肠道不良反应。因此，有出血倾向或存在胃肠道疾病的患者，使用阿司匹林时应注意胃黏膜损害及胃肠道出血情况。

此外，服用阿司匹林的患者也可以采取以下应对措施，降低胃肠道出血副作用。

1. 服用肠溶阿司匹林 为减少不良反应的发生，建议患者服用肠溶阿司匹林。肠溶阿司匹林不在胃内酸性环境溶解，主要在小肠碱性环境内释放并缓慢吸收，可以降低约60%的胃肠道副作用。每天75~100毫克，常用剂量为100毫克。

2. 睡前服用 人体新生血小板的产生主要是晚上18至24点，加之夜间活动少，血液黏稠，血小板易于聚集。因此，心脑血管事件发生高峰为上午6至12点。而肠溶阿司匹林服药后需3~4小时才能发挥最大效用，如果每天上午服用阿司匹林，则起不到最佳保护作用。且国外有研究报道，轻度高血压患者睡前服用阿司匹林具有轻度降压作用，故专家推荐每晚睡前服用阿司匹林。PM

特别提醒

1. 以下人群需停用阿司匹林 对阿司匹林过敏、有出血倾向、正在使用抗凝治疗、近期有胃肠出血，以及有活动性肝病的患者，应停用阿司匹林治疗

2. 年龄在21岁以下的人群慎用阿司匹林 年龄在21岁以下的人群使用阿司匹林，会增加患雷易综合征的危险，因此，这部分患者不宜使用阿司匹林治疗。

生活实例

26岁的患者张先生身高171厘米，体重95千克，患脂肪肝、肥胖症多年。曾接受过输血。2010年7月，他被医生确诊为丙肝，丙肝病毒RNA为7.6x10^6拷贝/毫升。在当地医生指导下进行干扰素联合抗病毒治疗1年，丙肝病毒RNA仍阳性，于是停止抗病毒治疗。之后，张先生来到某三甲医院就诊，医生考虑到他体重超重，建议他控制体重后再进行抗病毒治疗。半年后，张先生体重降为72千克，医生再次给予抗病毒药物治疗。经过4周治疗，丙肝病毒RNA<10^3拷贝/毫升。抗病毒治疗48周后结束。停药半年后，随访丙肝病毒RNA仍<10^3拷贝/毫升，达到治愈标准。

用了抗病毒药 为何丙肝病毒RNA仍阳性？

复旦大学附属华山医院感染科教授 尹有宽

干扰素联合抗病毒是治疗丙肝的主要手段。在治疗期间，抗病毒药物足剂量、足疗程是治疗成功的关键，在我国治愈率达到 80%。可是，在临床上，的确有不少患者明明进行了规范的抗病毒治疗，丙肝病毒 RNA 仍然阳性。这是什么原因呢?

原因一 害怕不良反应

在临床上，一些患者在治疗过程中，由于药物出现各类不良反应，未能做到足剂量、足疗程地使用抗病毒药物，导致无法治愈或病情复发。实际上，目前临床上使用的抗病毒药物的不良反应，都是能够耐受或者能够想办法解决的，如中性粒细胞计数降低，医生会通过给予升白药、升白注射液等治疗，保证抗病毒治疗；如果患者实在不能耐受，医生则会通过减少抗病毒药物的用量，再延长抗病毒疗程，以保证抗病毒药物足剂量。即使患者已经发生肝硬化，医生也可通过进一步延长疗程，补足抗病毒药物的用量，同样可以治愈丙肝。

原因二 体重超重

抗病毒药物的疗效受到肥胖者体质指数的影响。研究发现，肥胖患者（特别是体质指数＞28）的患者，往往疗效不佳，而且容易复发。对于这些患者，在进行抗病毒治疗前应该先降低体重，从而保证抗病毒药物足剂量、足疗程完成治疗过程，提高抗病毒治愈率。从生活实例患者张先生的治疗过程中，我们可以看到，该患者初次抗病毒治疗由于体重超重，药物在体内达不到有效抗病毒治疗浓度，不得不停止用药。此后，患者通过饮食控制和体育锻炼，体重下降，再用抗病毒药物进行治疗，最终达到丙肝治愈标准。

原因三 其他因素

此外，患者有脂肪肝、大量饮酒、糖尿病控制不佳、依从性差等因素，也影响丙肝的治愈。对于这些患者，需要根据不同的病因进行处理，如通过控制饮食和体育锻炼，使肝内脂肪量减少；绝对戒酒；使用降糖药控制血糖；提高患者服药依从性，如此，可以明显提高丙肝患者的治愈率。

总之，抗病毒治疗是丙肝治疗的关键，一旦发现丙肝病毒 RNA 阳性，就应立即进行抗病毒治疗，避免贻误病情，错过最佳治疗时机。一般地说，影响丙肝疗效的相关因素很多，患者只要正确处理这些影响因素，就能保证足剂量和足疗程的抗病毒治疗，达到丙肝的完全治愈。PM

影响丙肝抗病毒治疗的其他因素

丙肝抗病毒治疗疗效，还受到一些不可控的因素的影响，如治疗前丙肝病毒载量、丙肝基因型、种族、年龄、感染时间、疾病的严重程度，特别是肝纤维化程度较重、白细胞介素 28 基因型等。基因 1 型为难治性丙肝，在完成足剂量、足疗程以后，医生会通过适当延长数周疗程，来达到丙肝的治愈。

需要说明的是，虽然国际上已经出现不需要注射干扰素的口服抗病毒药物，但这种药物价格昂贵，且在我国上市还需要数年。目前，世界卫生组织（WHO）依然建议：聚乙二醇干扰素联合抗病毒药物作为治疗丙肝的一线治疗药物。

（门诊时间：周一下午、周二下午、周三上午）

喝酒前后 吃点胃药能保护胃吗

复旦大学附属中山医院消化科副主任医师 李蕾

中国的酒文化源远流长，人们常在节假日或喜庆日饮酒欢庆，也有些人出于应酬不得不经常喝酒，甚至有些地方还有不醉不休的风气。可是，喝酒伤胃。于是，在消化科门诊经常有患者问医生：有什么药可以吃了后再喝酒不伤胃？或者喝了酒之后吃什么药可保护胃不受酒精伤害？我们的回答很简单——药物作用有限，故能不喝酒尽量不要喝，能少喝尽量少喝。

乙醇：对胃黏膜损伤作用很强

酒精，也就是乙醇，在人体内氧化和排泄速度缓慢，被吸收后积聚在血液和各组织中（脑组织中的酒精浓度是血液酒精浓度的10倍）。一般来说，乙醇在体内的降解半衰期大于6小时。

乙醇可对胃黏膜上皮细胞造成直接损伤，破坏胃黏膜上皮细胞的完整，从而破坏胃黏膜屏障，引起胃酸逆流；乙醇也可造成胃黏膜下血管内皮损伤，血管扩张，血流缓慢，血浆外渗，小血管破裂，导致黏膜下出血等改变；由于黏膜上皮及血管内皮损伤，局部产生大量炎症介质，引起中性粒细胞浸润，进一步加重局部细胞损伤，加重胃黏膜损伤程度。所以饮酒，特别是过量饮酒，可引起胃黏膜急慢性损伤，胃黏膜充血、水肿、糜烂；原有溃疡病者，还可引起出血、穿孔等严重并发症。

胃药：保护胃黏膜作用有限

1. 喝酒前服胃药 胃药不能减少酒精的吸收，但饮酒前口服一些氢氧化铝、铝碳酸镁等药物，因其能中和及吸附胃酸，与胃酸混合后可形成凝胶覆盖在溃疡表面，起到机械保护作用。故在喝酒前服用，可以减少饮酒后胃内烧灼感、胃痛等感觉。无胃病者可在喝酒前服1次。但目前无相关依据证明，饮酒前服用此类药物可以减少酒精性急性胃黏膜糜烂等的发生。

2. 喝酒后服胃药 喝酒后，出现酒精性急性胃炎，症状轻者可短期内恢复正常，无需药物治疗；伴高胃酸者可用抑酸剂，如质子泵抑制剂、H_2受体拮抗剂等，短期内口服即可；如出现呕血、黑便等上消化道出血症状，需立即就诊，综合治疗。

需要注意的是，目前，市场上有许多标明具有解酒功效的药物，多含氨基酸、维生素和各种活性酶，可能有缓解头痛、恶心的作用，但绝不会起到增加酒量或避免酒精对胃黏膜损害的作用。所以，最好的预防方法是不饮酒或尽量减少饮酒量。尤其是患有肝病、消化性溃疡、高血压、糖尿病、胆囊炎的病人，更应避免祸从口入。

三大措施，防范胃损伤

除了使用胃药外，还有哪些措施可以减少酒精对人体的影响呢？理论上讲，只要能减少酒精的吸收、降低血液及组织中的酒精浓度，都会有作用。

1. 饮酒前和饮酒中吃一些食物 比如，饮酒前和饮酒中随时吃一些食物，一方面可以减缓饮酒的速度，给酒精的代谢赢得一些时间，另一方面，如果空腹喝酒，酒精的吸收效率会大大增加，如果和食物一起，能够稍微减少一些酒精的吸收。

2. 饮酒后多饮水 饮酒者往往有明显的口渴感，这是由于乙醇使体内尿酸、酮体等代谢产物增多，血浆渗透压增加所致，同时，呕吐，呼吸增快等因素也加重失水。多饮水，可起到扩充血容量，降低血液里酒精浓度的作用，可在一定程度上缓解醉酒后的口干和胃部不适症状。酒后吃些食物也能缓解酒精对消化道的刺激，还可以补充水分、矿物质以及各种营养素，对于恢复正常的生理功能有好处。

3. 不要用咖啡或浓茶解酒 咖啡和茶碱均有利尿作用，可加重机体失水，而且有可能使乙醇在转化成乙醛后，来不及再分解就从肾脏排出，从而对肾脏有毒性作用。另外，咖啡和茶碱能兴奋心脏，加快心率，与酒精兴奋心脏的作用相加，可加重心脏负担；咖啡和茶碱还有可能加重酒精对胃黏膜的刺激，因此，不提倡用咖啡和浓茶来解酒。PM

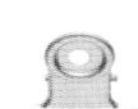

很多人饮酒过量后，恶心明显，也有人认为把东西吐出来会舒服一些，所以呕吐较剧，有的甚至故意催吐。其实这种剧烈呕吐非常危险，非常容易造成食管下端和贲门周围的黏膜组织出现撕裂伤，导致大量呕血。如酗酒后出现猛烈呕吐，并伴有呕吐较多鲜红色血性液体，应及时禁食，并紧急就诊。

促排卵药物：

近年来，随着社会经济的不断发展，环境污染、食品安全、竞争压力、心理健康等问题日益凸显，人们身心及生殖健康受到严重影响，因不孕不育而前来医院就诊的患者也日益增多。据统计，在上海，常住人口不孕不育率为 10%，并呈不断增高和年轻化趋势。其中，由于卵泡发育和排卵障碍所致不孕不育占 31%~40%，而促进卵巢功能、诱发排卵是治疗排卵障碍所致不孕症的重要方法。遗憾的是，对于使用促排卵药物，许多人存在认识误区，以致恐惧和滥用促排卵药物的患者不少。

促排卵药物大盘点

目前，临床上用于促排卵的西药主要通过对下丘脑－垂体－卵巢轴的调节而达到促进排卵的目的，可归纳为两大类：一类是直接作用于下丘脑－垂体－卵巢轴，促进排卵；另一类是用于调节机体的内分泌状况，为卵泡的发育和生长提供良好的环境，从而间接促进排卵。具体有 5 种：

1. 克罗米芬　最常用的药物是克罗米芬（枸橼酸氯米芬胶囊）。该药物为雌激素的拮抗剂，通过抑制雌激素对下丘脑的负反馈作用，刺激垂体促性腺激素的分泌，从而诱发排卵。临床上主要运用于体内具有一定雌激素的排卵障碍患者。与此作用相类似的药物还有他莫昔芬，可用于对克罗米芬抵抗的患者。

2. 来曲唑　来曲唑为芳香化酶抑制剂，也能用于促排卵。该药一方面能够抑制雄激素向雌激素转化，从而削弱雌激素对下丘脑的负反馈作用，另一方面能够使卵泡局部雄激素水平升高，促进卵泡发育。来曲唑对子宫内膜的影响，较克罗米芬轻。

3. 尿促性腺激素及重组人卵泡刺激素　尿促性腺激素及重组人卵泡刺激素常用于直接刺激卵巢，促进排卵。该类药物常用于下丘脑和垂体

生活实例

微刺激 促排卵　吴某，26岁，初潮起即月经稀发，月经周期37~60天，结婚1年余未避孕、未孕。这次月经第3天，她来到医院……B超显示双卵巢3~6毫米直径小卵泡>12个，诊断为多囊卵巢综合征、原发不孕。医生给予中西药调理2个月后，服用来曲唑促排卵治疗后即受孕。

改善内分泌微环境间接促进排卵　董某，27岁，结婚3年余未避孕、未孕。近4年，她月经稀发伴体型渐胖，月经周期2~6个月，体重71千克，身高166厘米，颈项、腋下、腹股沟黑棘皮明显，检查诊断为多囊卵巢综合征、胰岛素拮抗、原发不孕。在我院使用院内制剂中成药葆癸胶囊养阴、活血调经，以及二甲双胍治疗3个月后，自然排卵受孕。

中西医结合治疗提高卵巢功能、促成功孕育　张某，32岁，结婚2年,自然流产后未避孕、未孕1年。近3年，她月经先后不定期，月经周期15~60天，其他医院曾给予克罗米芬促排卵，怀孕40余天自然流产。结合化验指标诊断为继发不孕、卵巢功能低下、自然流产史。我们给予炔雌醇、补佳乐、补肾活血中药治疗，3个月后自然排卵受孕，并已顺利分娩一健康女婴。

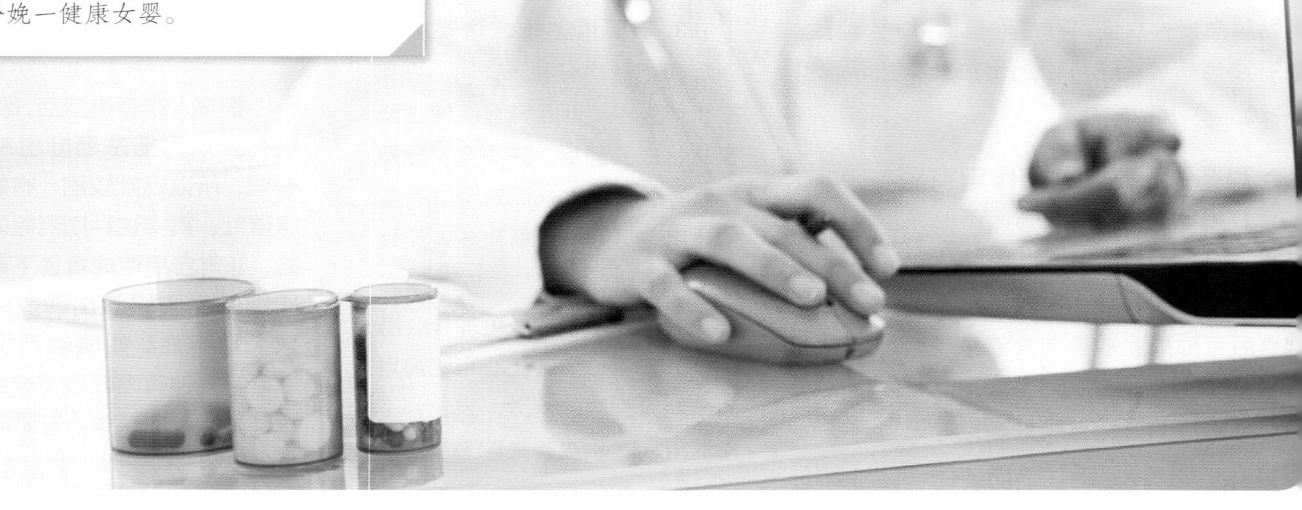

恐惧和滥用并存

复旦大学附属妇产科医院教授　王文君

功能障碍性不排卵，临床上常用于试管婴儿患者促超排卵。

4. 促性腺激素释放激素 促性腺激素释放激素是直接作用于垂体的促超排卵药物，主要用于下丘脑性闭经的患者。促性腺激素释放激素激动剂及绒毛膜促性腺激素作为诱发排卵的药物，需在特定时间使用。

5. 其他 对排卵障碍除了使用药物直接刺激排卵，目前越来越重视对其内分泌环境的改善。例如，针对多囊卵巢综合征患者常有高雄激素和高胰岛素血症的特点，在对此类患者促排卵之前调整内分泌环境，不仅能获得满意的排卵率，而且能够降低流产率。再如，高催乳素血症闭经的患者，服用溴隐亭，使其恢复排卵的方法，也属于间接促排卵方法的一种。

恐惧和滥用并存

在辅助生殖技术问世之前，促排卵疗法只用于无排卵性疾病的治疗。近年来，随着辅助生殖技术的开发和应用，促排卵适应证已被拓宽到采取辅助生殖技术的有正常排卵妇女，以刺激超排卵周期，使一个周期中有多个卵泡发育，以便获取较多的卵子，得到较多可供移植的胚胎。随着辅助生殖技术不断发展和优化，大部分患者在对其采用个体化促排卵方案后，都能达到正常的排卵。

但是，很多患者对促排卵疗法仍有这样那样的疑惑，以致对促排卵药物，存在恐惧和滥用等现象。

滥用 需要提醒大家的是，生育功能正常者，不能为了要生育双胞胎随意要求使用促排卵药物，毕竟促排卵药物可能带来的副作用，对母儿的不良影响仍不可避免。当然，医生也要严格把握使用促排卵药物的指征，尽量通过微刺激（本文开头第一个病例的治疗）或通过改善内分泌微环境间接促进排卵（本文开头第二个病例的治疗），最大限度促进母儿身心健康。

恐惧 目前认为，因输卵管因素、男方因素等导致不孕确实需做试管婴儿者，不要顾虑太多，要以积极的心态与医生共同面对可能发生的风险。一般地说，医生会根据其内分泌状态，个体化地选择最适合的方案进行试管婴儿周期治疗，最大限度降低对母儿的各种不利影响。至于患者担心的促排卵药物副作用，我们也要科学看待，不必因噎废食。

1. 可能发生卵巢异常增大、严重卵巢过度刺激综合征　在临床上，一部分患者对促排卵药物常呈现过度反应，因个人体质问题或临床用药稍有不慎，超生理剂量的外源性促性腺激素，可导致卵巢异常增大、严重卵巢过度刺激综合征发生，严重影响母体健康，这类患者中以多囊卵巢综合征患者最常见。

2. 与癌症关系尚无确切证据　目前，多个周期的促排卵治疗、外源性促性腺激素以及高雌激素等对相应靶器官的刺激是否会增加相关肿瘤，如卵巢癌、乳腺癌、子宫内膜癌及宫颈癌的发生、发展等颇受关注，但至今尚无确切依据表明反复使用促排卵药物与卵巢癌、乳腺癌、子宫内膜癌及宫颈癌的发生直接相关。

3. 可能导致多胎妊娠　使用促排卵药物可能导致多胎妊娠，而多胎易引起许多并发症，如流产、早产、妊娠期高血压及胎儿发育异常等，故应尽量避免多胎妊娠的发生。

4. 年龄较大者可能加速卵巢功能衰退　有人担心，多次使用促排卵药物，重复的卵巢刺激会使卵巢储备功能降低。一般认为，3 个以内的试管婴儿周期不会影响卵巢储备。有研究认为，年轻健康的供卵者可经历至少 6 个试管婴儿周期而并不影响妊娠率；但年龄较大者或卵巢储备功能较差者，经历 3 个以上试管婴儿周期则可能加速其卵巢功能衰退。

总之，虽然促排卵药物广泛应用于不孕症患者的助孕治疗，且获得了显著的效果，但是，促排卵药物对母儿的不良影响仍不可避免。因此，患者要理性看待促排卵行为，该用药时就要用，不该用药时则不要滥用，以降低不良事件的发生风险。PM

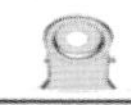

我们的经验：对卵巢功能低下者，我们尽量采用中西医结合方法治疗，争取自然周期排卵或取卵，提高卵子及胚胎质量。如此，不仅可以提高受孕率，还能避免因卵子质量差导致自然流产发生。本文开头提到的第三个病例的成功治疗，即是有力佐证。

生活实例

王先生患糖尿病多年。平时，工作压力大，经常外出应酬，又缺乏锻炼，虽刚过不惑之年，却出现了腰酸、腿冷、乏力、阳痿等症。他上网一查，符合“肾虚”表现，吃点补肾的中成药就行。于是，王先生在药房买回六味地黄丸，吃了2个月，症状不仅没有改善，反倒更重，甚至连饭都不想吃。无奈之下，他只得去中医院就诊。根据医生望、闻、问、切四诊辨证，王先生属于肾阳虚，理应温补肾阳，却吃了补肾阴的六味地黄丸，结果是阴越盛，阳显得更虚。根据专家建议，王先生改吃桂附地黄丸。一盒药还没吃完，王先生感觉症状大有减轻，不禁感叹：原来只知道六味地黄丸补肾，哪知服用地黄丸也有辨证的学问。

糖尿病患者服用六味地黄丸需“辨”证

南京市中医院内分泌科主任医师　冉颖卓

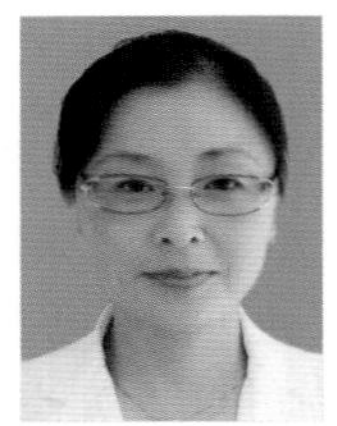

专家简介

冉颖卓　南京市中医院内分泌科主任中医师、教授，硕士生导师。江苏省中医药学会糖尿病分会委员，南京市中医药学会内分泌专业委员会副主任委员。长期从事中医治疗糖尿病及其并发症的研究，对诊治早期糖尿病以及糖尿病肾病、糖尿病周围神经病变等具有丰富的临床经验。

中医学认为，糖尿病属于“消渴病”，《说文解字病疏下》说：消是想饮水的意思，《黄帝内经素问》王冰注说：消指消化，善消水谷。由此可见，“消渴”一词概括了糖尿病的典型症状——口干、多饮、多食易饥。中医学还认为，消渴病由内热伤阴所致；消渴病日久，消耗人体精气，可致人虚损，不仅令人疲乏、消瘦，最终更可导致多系统、多脏器的并发症。

六味地黄丸出自宋代钱乙《小儿药证直决》，是以《金匮要略》中肾气丸减附子、肉桂而成，主要用于治疗小儿五迟，现一般用于治疗成人的肾阴虚证。现代药理研究表明，六味地黄丸具有调节免疫功能的作用，可提高实验动物已经降低的白细胞介素-2的活性，增强阴虚动物抗疲劳、耐低温和耐缺氧能力，其降低血糖、降血脂作用也被实验所证实。由此可见，糖尿病、糖耐量减低、空腹血糖受损的患者，若又有肾阴不足证候，表现为咽干口渴、头晕眼花、五心烦热、腰膝酸软、失眠健忘、遗精、月经不调、舌红、脉细数等，皆可服用六味地黄丸。

六味地黄丸:4种情况不宜服

需要强调的是，六味地黄丸并非适合所有糖尿病患者服用。那么哪些糖尿病患者不建议使用六味地黄丸呢?

1. 肾阳虚者　患者虽有腰膝酸软，但是以腰膝酸冷为主，同时伴有面色偏白、畏寒怕冷、小便清长，甚则阳痿等肾阳虚症状，不可服用六味地黄丸，否则会“雪上加霜”。

2. 脾胃虚寒者　患者有腰酸症状，但以手足不温、腹部冷痛不适为主，同时伴神疲乏力、大便溏薄清稀、小便不利为主要表现的脾胃虚寒症不宜服用六味地黄丸。因为六味地黄丸是偏于补阴的药，配方中阴柔的药多一些，吃了后会加重脾胃负担。

3. 糖尿病病程长久者　糖尿病病程日久，虽有肾阴虚症状，但同时伴有口苦纳差、小便发黄、胸闷腹满、神疲乏力、舌苔黄腻湿热病症的患者也不宜服用六味地黄丸。因为六味地黄丸中的滋阴药物会使湿邪加重，湿热难以化去。此时，应先清热化湿，治其标，再服用六味地黄丸治其本。同时，应戒烟戒酒，少吃生冷辛辣刺激性食物，以防加重湿热。

4. 患急性病症者　糖尿病患者若出现感冒、发热、急性胃肠炎等急性病症，不宜服用六味地黄丸。六味地黄丸属于滋补类中药，服用后外邪难以表散，疾病不易治愈。

值得一提的是，六味地黄丸虽然是平补的药，但也没必要长期服用，具体需要服用多长时间，因人、因病而定。一般地说，需要一直服到症状好转才能停药。注意，服药1周，如症状无改善，患者需要停药，及时就医。PM

● 最新数据显示，我国每分钟有6人被诊断为癌症，平均每10秒有1人确诊，人一生罹患癌症的概率为22%。 ●

爱无忧 专业防癌险 为健康护航

文 艾 建

近日，太平洋寿险推出新型防癌保险产品——“爱无忧”防癌保障计划，其五大防癌优势能给予个人及家庭全面的健康保障，因此荣获了《大众医学》杂志颁发的“健康保障守护大奖”，成为很多家庭的防癌保险首选。

一份防癌险成了全家人的救命稻草

今年年初的一次体检，36岁的周先生被确诊为肠癌，消息一出，家里顿时阴霾密布。周先生是家里的顶梁柱，上有老下有小，治疗这个病几乎会花光家里所有积蓄，周先生甚至想放弃治疗。万幸的是，周先生的妻子之前为周先生买过一份防癌商业保险，能理赔不少，经济压力顿时减轻很多，不仅保证了周先生可以得到很好的治疗，也保障了整个家庭的生活质量。

周先生是不幸的，但也是幸运的。不幸在于罹患癌症，幸运的是当癌症降临时，有一份防癌保障在关键时刻挽救了他和他的家庭。生活中，类似周先生的不幸时刻都在发生，但是否每个患者都能如周先生一样在关键时刻有商业保险来“雪中送炭”？

癌情汹涌，挑战生存

调查显示，重大疾病的发生率随着年龄的增长而增加，男女易发的重大疾病排序稍有不同，但重疾类型都是一样的，如癌症、心肌梗死、卒中、肾功能衰竭等，其总和占重大疾病的95%左右。由此可见，癌症成了常见病，癌情汹涌，让人们不寒而栗。审视目前我国的临床抗癌治疗，为获得好的治疗效果，挽救生命，常常需要使用多种高价进口药品和耗材，其中很多不在医保报销之列，需要患者“自掏腰包”，大大增加了患者家庭的经济压力和精神压力，降低了治疗的效果，影响了整个家庭的生活质量。因此，对于每一个家庭来说，选择专业的防癌保险产品成为必然选择，以最小的成本获得最高额的健康保障，在危机来临时，依然可以有尊严地面对。

发达国家，防癌险人人必保

在一些发达国家，防癌保险几乎成为每个人必然投保的险种。以同为亚洲癌症高发地的两大邻国日本、韩国为例，日本的防癌险已成为商业健康保险中规模最大的业务；韩国约1/4的国民拥有防癌险。我国商业保险发展起步晚，但近两年发展迅速，多项政策的出台更是鼓励保险公司大力开发各类商业健康保险产品。在此利好环境之下，许多高品质的保险产品如雨后春笋，纷纷面市。

五大优势： 保癌症　能返还　加轻症　可豁免　免体检

“爱无忧”——五大优势，多维保障

据了解，“爱无忧”是一款真正以客户需求为导向、满足客户所亟需的保障为根本的防癌保障解决方案。一方面，针对癌症治疗费用高、治疗时间紧的特点，“爱无忧”充分发挥经济保障作用，在确诊初次患合同约定的癌症后，一次性为患者提供高额的治疗费用，从经济上全力支持患者完成治疗，避免延误治疗良机，减少因经济问题中断治疗等情况。另一方面，“爱无忧”充分考虑未出险客户的利益，在投保期满后会将保费全额返还给客户，保障资金安全的同时，最大化保障客户的利益。

此外，针对目前很多险种“癌症轻症不保”的情况，“爱无忧”创新扩大保障范围，对轻症做到额外给付，将防癌保障扩大到轻症患者群体。该类患者一经确诊初次患合同约定的癌症轻症，即可额外获得高达50%保额的保险金，保证及时接受优质治疗，尽早获得临床治愈。同时还将免除后续保费，继续享有100%保额的癌症保障，如最后健康，期满还将返还所交的全部保费，真正站在客户角度开发的产品。

案例分析

30岁的杨先生任职于某企业，考虑未来癌症风险高，为自己投保5份“爱无忧两全保险A款”和“附加爱无忧防癌疾病保险A款”，基本保额50万元，保至70周岁，主附险年交保费合计5 535元，20年交清。若王先生在交费10年后不幸罹患合同约定的癌症轻症，他将一次性得到25万的癌症轻症保险金，并豁免接下来10年合计55 350元的保费，同时继续享有50万的癌症保障。若客户不幸在之后罹患合同约定的癌症，将再得到50万的癌症保险金；若客户在罹患轻症后经过很好的治疗，未发生癌症，生存至70岁保险期满仍可获得20年总保费合计110 700元，真正做到了让“癌”无忧，让“爱”无忧。PM

本刊与新华医院共同主办“世界肝炎日”活动

近日，本刊与上海交通大学医学院附属新华医院共同举办“世界肝炎日”大型科普讲座与义诊活动。近百位上海市民冒着酷暑来到活动现场，聆听了上海交通大学医学院附属新华医院消化内科主任范建高教授、营养科主任汤庆娅教授分别主讲的“肥胖与脂肪肝”“肝病的营养评估与治疗”科普报告。讲座结束后，30 位幸运听众接受了免费肝纤维化和脂肪肝定量检测。来自中山医院、儿科医院、第六人民医院、新华医院感染科、消化科、内分泌科、营养科、普外科的专家们，为前来咨询的病毒性肝病、脂肪性肝病和儿童肝病患者提出合理化建议，受到了广大患者的一致好评。参与本次活动的“大众医学脂肪肝微友会”会员们幸运地获赠了由范建高教授主编的畅销书——《中国脂肪肝防治指南（科普版）》，还与范教授亲切交谈、合影留念。

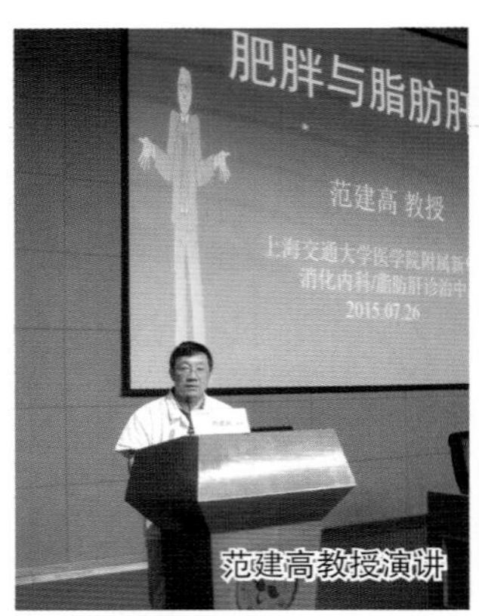

范建高教授演讲

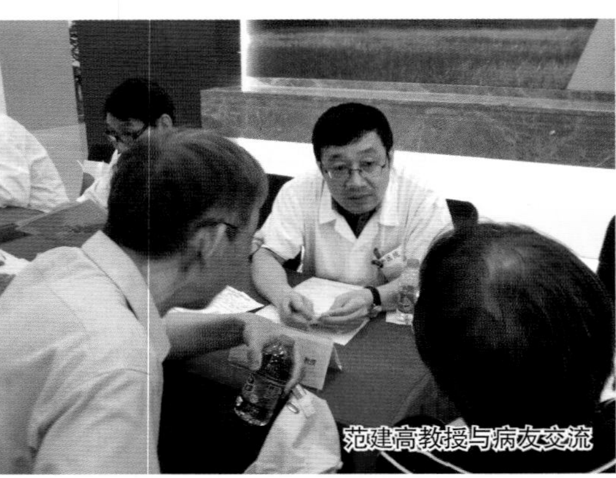
范建高教授与病友交流

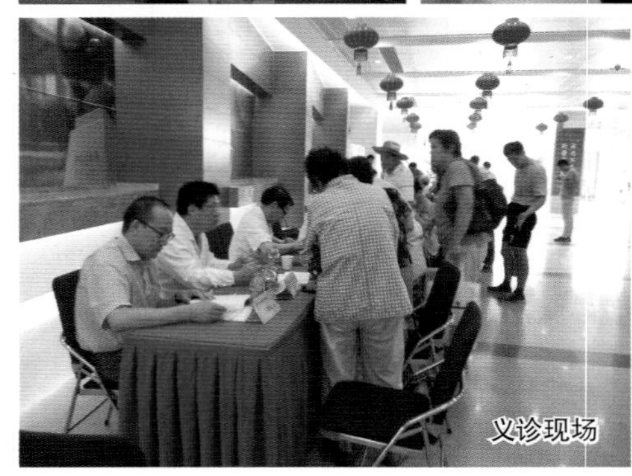
义诊现场

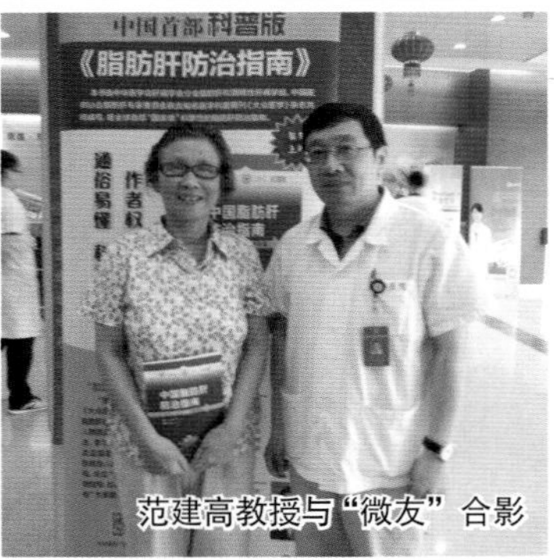

范建高教授与“微友”合影

编读互动 诉说心声

一位86岁老人：办好杂志就是最好的奖品

我订阅《大众医学》杂志多年，对我帮助很大。这么多年没得心脏病、糖尿病等慢性病，全是这本杂志的功劳。希望《大众医学》杂志能办得更好，你们不要给我奖品，办好杂志就是最好的奖品。

订刊三十多年的老读者：一生钟爱《大众医学》

我是《大众医学》的老读者，订阅《大众医学》杂志已经有三十多年，每期杂志都保存着。我特别热爱《大众医学》杂志，期期精彩，让我受益匪浅。我诚挚地祝愿《大众医学》杂志越办越好，走向更辉煌的明天。

敬告读者

每一个月，《大众医学》都会带给您权威、实用、最新的保健知识。出版前，每篇文章都经过严格审查和内容核实。我们刊出这些文章，并不是要取代看病就医，而是希望帮助大家开阔眼界，让自己更健康。

由于个体差异，文章所介绍的医疗、保健手段并不能适合每一位读者，尤其是在诊断或治疗疾病时。任何想法和尝试，您都应该和医生讨论，权衡利弊。

您可以通过以下方式，进一步了解有关专家信息：

1. 登陆《大众医学》网站 www.popumed.com，打开“专家门诊”，在“看病找专家”中键入专家姓名，了解专家专长、联系办法等信息。

2. 发电子邮件至 popularmedicine@sstp.cn 或写信向编辑部咨询。

3. 通过 114 查询相关医疗机构电话，向挂号室或咨询服务台，了解专家近期门诊安排，就医诊治。

敬告本刊作者

1. 本刊稿件一律不退，敬请自留底稿。从稿件投到本刊之日起，三个月后未得录用通知，方可另行处理。如需退稿（照片和插图），请注明。

2. 稿件从发表之日起，其专有出版权、汇编权和网络传播权即授予本刊，同时许可本刊转授第三方使用。本刊支付的稿费包含信息网络传播的使用费。

3. 根据需要，本刊刊登的稿件（文、图、照片等）将在本刊或主办本刊的上海科学技术出版社的网页或网站上传播宣传。

4. 本刊作者保证来稿中没有侵犯他人著作权或其他权利的内容，并将对此承担责任。

5. 对于上述合作条件若有异议，请在来稿时声明，否则将视作同意。

编辑部心语：不忘初心，奋力前行

每当收到热心读者的来信，都会有一种温暖涌上心头。读者的支持和鼓励，是我们不断前行的永恒动力；读者的殷切期望，时刻鞭策着我们不忘初心，奋力前行！让医学归于大众，是我们的办刊宗旨；把健康送进千家万户，是我们的使命！

莫忽视阳光的健康效应

作者简介

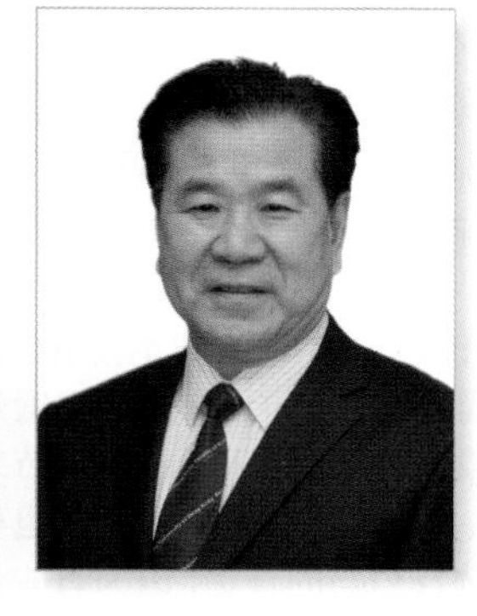

杨志寅，教授、主任医师。《中华诊断学电子杂志》总编、中华医学会行为医学分会前任主任委员，济宁医学院原副院长、普通高等教育国家级规划教材《行为医学》主编等。

杨志寅

最近，英国政府的健康顾问人员提出建议：鉴于英国冬天阳光不足，导致英国人维生素 D 水平普遍缺乏，建议增加服用维生素 D 补充剂。这一建议在英国引起了强烈的反响，也引起了其他国家医学研究人员的关注。

事实上，不管在发达国家，还是发展中国家，维生素 D 缺乏都是人们所面临的严重健康问题之一。维生素 D 是人体不可缺少的一种脂溶性维生素，其主要作用是增加钙的吸收利用，对维持各年龄段骨骼健康都起着至关重要的作用。维生素 D 能促进人体钙、磷的吸收和利用，还可调节骨细胞的功能，影响骨代谢。近年来还发现维生素 D 缺乏与肿瘤、糖尿病、心血管疾病、抑郁症等疾病的发生有关联。

研究发现，人体所需绝大部分维生素 D 来自晒太阳，少部分来自食物。英国由于气候的原因，冬季阳光不足，导致人体维生素 D 不足。其他研究也证明了阳光与维生素 D 的密切联系。比如，有研究发现，目前儿童和老年人缺钙人数众多，而这与户外晒太阳偏少有明显关系。另有研究发现，防治儿童佝偻病，若不晒太阳，单靠服用维生素 D 等，效果并不理想。

其实，阳光的健康效应很多，比如其杀菌作用。阳光主要成分就是紫外线，许多细菌在阳光照射下很容易死亡。所以，医生建议衣服清洗后要阳光晒干，要经常晒被褥，这些都对防病有好处。阳光的健康作用是综合的。研究表明，空气清新和阳光充足的环境有利于肺结核病患者康复；骨结核、风湿性关节炎、佝偻病、皮肤病等利用太阳辐射进行治疗，也能起到很好效果，临床上称为“日光疗法”……

与空气和水一样，阳光也是“司空见惯”，但绝不能因此忽视它的健康效应。丹麦科研人员进行了长达 26 年的研究，证实多晒太阳能延长寿命。另据统计，世界人口平均寿命为 74 岁，而在阳光充足的澳大利亚，人均寿命为 83 岁；在阳光缺乏的北极地区，土著民族爱斯基摩人平均寿命是 67 岁。

调查显示，国人晒太阳的时间明显偏少，常晒太阳的人不到三成，很多人也不知道如何晒太阳。特别是城区居民，由于环境、生活方式等原因，户外接触阳光相对较少，秋冬季则更为明显。有的人即使每天有充足的营养，但却因为接触阳光少吸收不佳，也忽略了阳光的其他健康效应。

为此，建议多接触阳光，多晒晒太阳，尤其是秋冬季节。一般认为，上午 10~11 点和下午 4~5 点是晒太阳的最佳时间。每次 15~20 分钟。当然，夏天阳光较强，为避免伤害皮肤，晒太阳的时间可适当提前或延后。冬季晒太阳时要注意保暖。总之，以身体舒适为原则。应该提醒的是，有些有益的紫外线是不能穿透玻璃的，所以冬季晒太阳最好在户外或没有玻璃的阳台上。PM

Contents 目录 2015年10月

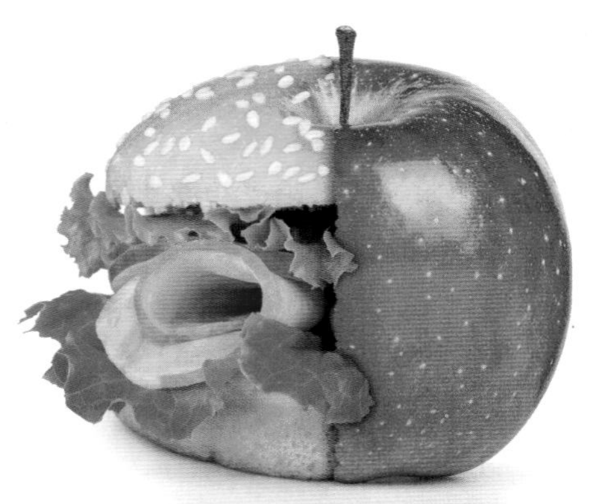

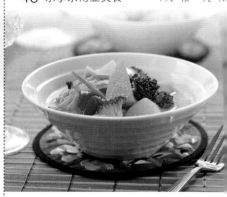

①“抗病”撞击“果腹”：饮食，不仅是为了“吃饱”。②“慢餐”撞击“快餐”：“快慢”不必拘于一格。③“清淡”撞击“味浓”：冲出“全民重口味时代”。④“时令”撞击“反季”：不惧“反季”，优选“时令”。⑤“融会”撞击“沿袭”：“中国胃”装点“外国味”。⑥“返璞”撞击“添加”：秀色未必皆可餐，美味何须多添加。⑦“趣味”撞击“乏味”：重燃老人对美食的热情。⑧“善诱”撞击“放任”：让孩子一生“食有所依”。

我将听诊器戴在肺移植术后重获新生的57岁患者老王的耳畔。老王一边呼吸，一边细细听着自己胸腔内传出的声音：“呼吸的声音真好听，比我的强多了！”让老王称赞的胸腔中的双肺，并不是他自己的，它原本属于一位法国小伙。

近年来，白内障的手术方案更加“私人化”。眼科医生将考虑患者的生活状态和需求，为你定制一个适合的治疗时机和手术方案。

口腔种植技术是一种常规的牙列缺损（失）的修复手段。与传统的固定义齿和活动义齿修复相比，种植牙具有明显优势。为了帮助大家更加理性地看待这个问题，我们梳理了一下那些年被“过度神化的种植牙”。

脂肪肝大多因生活方式不当引起，目前尚无特效药治疗，主要靠锻炼和饮食控制等生活方式的调节来改善。在饮食控制量的同时，也要注意选择恰当的食物，因为有些食物可以加重脂肪肝，而有些食物却可以防治脂肪肝。

本期部分图片由东方IC和达志图片提供 本期封面图片由王悦提供

创刊于1948年 第三届中国政府出版奖期刊奖提名奖 新中国60年有影响力的期刊
上海市著名商标 全国优秀科技期刊一等奖 中国期刊方阵 中国百强报刊

大众医学®(月刊)
2015年第10期 da zhong yi xue

"宿便"一词已经深入人心，常与便秘混为一谈。但你有没有想过，"宿便"其实根本不存在，它和便秘也不是一回事。

大众医学——Healthy 健康上海 Shanghai 指定杂志合作媒体

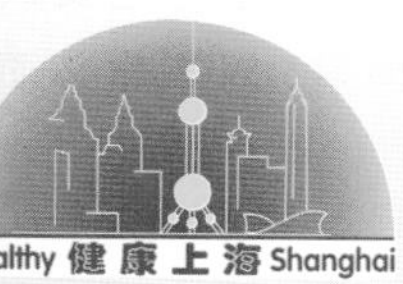

大力推进健康城市建设，上海市爱国卫生工作努力寻求本土化与全球化相结合，提升健康促进的能力与水平。上海市建设健康城市2015年-2017年行动计划实施期间，市爱卫会(健促委)将全面倡导"科学健身、控制烟害、食品安全、正确就医、清洁环境"五大市民行动，进一步加强健康支持性环境建设和市民健康自我管理小组建设。《大众医学》作为指定杂志合作媒体，邀您行动起来、与健康结伴。

主 管 上海世纪出版股份有限公司
主 办 上海世纪出版股份有限公司 科学技术出版社
编辑、出版 《大众医学》编辑部
编 辑 部 (021)64845061
传 真 (021)64845062
网 址 www.popumed.com
电子信箱 popularmedicine@sstp.cn
邮 购 部 (021)64845191
(021)64089888转81826

广告总代理
上海科学技术出版社广告部
上海高精广告有限公司
电话：021-64848170
传真：021-64848152
广告/整合营销总监 王 萱
副总监 夏叶玲
业务经理 杨整毅 丁 炜
发行总经销
上海科学技术出版社发行部
电话：021-64848257 021-64848259
传真：021-64848256
发行总监 章志刚
发行副总监 潘 峥
业务经理 张志坚 葛静浩 仝 翀 马 骏
编辑部、邮购部、广告部、发行部地址
上海市徐汇区钦州南路71号(邮政编码200235)
发行范围 公开发行
国内发行 上海市报刊发行局、陕西省邮政报刊发行局、重庆市报刊发行局、深圳市报刊发行局
国内邮发代号 4-11
国内统一连续出版物号 CN31-1369/R
国际标准连续出版物号 ISSN 1000-8470
国内订购 全国各地邮局
国外发行 中国国际图书贸易总公司 (北京邮政399信箱)
国外发行代号 M158
印 刷 上海当纳利印刷有限公司
出版日期 10月1日
定 价 8.00元
广告经营许可证号 3100320080002
80页(附赠32开小册子16页)

杂志如有印订质量问题，请寄给编辑部调换

权威发布

国家卫生计生委：

55岁以上男性，建议做PSA检测

最近，国家卫生计生委发布《前列腺特异性抗原（PSA）检测前列腺癌临床应用》的指南。其中指出，前列腺癌是许多西方国家最常见的男性恶性肿瘤，在我国老年男性中也有较高的发病率。前列腺特异性抗原（PSA）是前列腺癌最重要的标志物。**中、老年男性是前列腺癌高危人群，故55岁以上者可接受PSA筛查；如有前列腺癌家族史，可从45岁开始查**。筛查中除了做PSA检测，还要做直肠指检。这份指南特别强调，PSA检测的准确性可受很多因素影响，如射精、前列腺炎、前列腺按摩、直肠指检、导尿、膀胱镜检查等，均可引起血清PSA浓度升高，因此要注意避免。血清PSA只是用于前列腺癌筛查，进一步明确诊断需要结合其他检查，**最终确诊需要前列腺穿刺进行活组织细胞学检查**。

饮食营养

高血压日提示：在外就餐注意营养平衡

10月8日为全国高血压日。专家呼吁，现在人们在外就餐机会增多，要警惕这种生活方式对血压的影响。美国一项研究发现，**缺乏锻炼、超重和吸烟等，都是影响血压的重要因素**。但在这些因素之外，研究人员特别注意到，临界高血压者及高血压患者，平均每周在外用餐次数明显多于血压正常受访者。研究人员分析，与在家烹饪菜肴相比，**在外就餐时营养不平衡问题更加严重，可导致摄入更多盐分和脂肪**。盐分摄入过多与高血压关系最密切，高脂饮食也不利于心血管健康。专家建议，在外就餐也要注意营养平衡，避免摄入高盐食物（如薯条、比萨饼、咸肉等），少吃油腻食物，尽量多吃蔬菜和水果。同时，要经常在家自测血压，以及早发现疾病迹象。

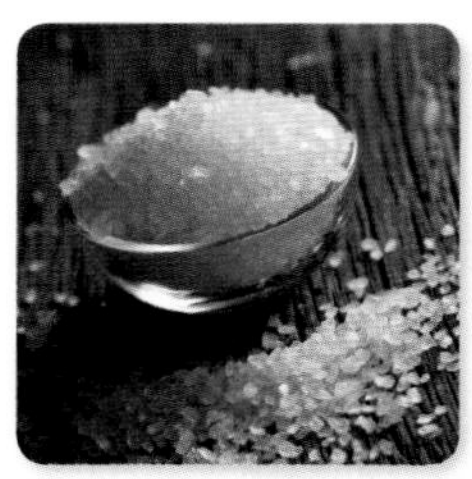

世界卫生组织建议每人每天摄盐量应小于6克（不仅指食盐，还包括味精、酱油等含盐调料和火腿、午餐肉等含盐食品及腌制品所含的盐量）。

生活方式

最新研究：防“鼠标手”，常做手指操

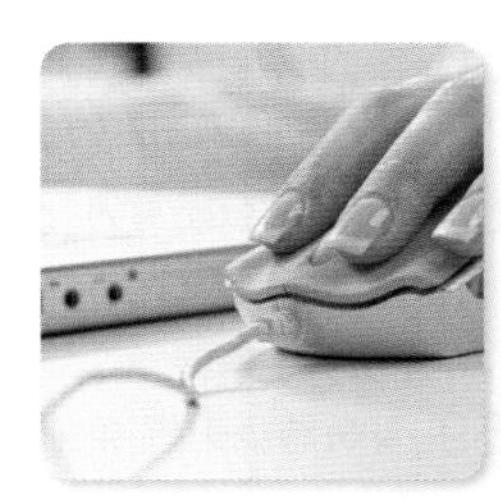

据调查，目前“鼠标手”发病人数明显增多。这是因为，越来越多的人每天长时间接触、使用电脑，每天重复着在键盘上打字和移动鼠标的动作，长期如此可导致腕部肌肉或关节麻痹、肿胀、疼痛、痉挛。最新的一项研究发现，经常做手指操，能降低“鼠标手”发生的风险。手指操具体包括以下几种：①十指交叉。坐在办公椅上，双手手掌相合，**十指交叉相扣，进行抻拉、绞扭等手部动作**——在水盆里放些温水，进行此动作可以更好地促进血液循环。②搓手。**用一只手的手心搓另一只手的手背，半分钟后再对换双手位置，交替搓手**。从手背的指尖处一直揉到手腕，感到掌心微热即可。③放松腕部。在手腕处加个腕托，**每工作一个小时就放松一下手腕**，可以反复做握拳、捏指、旋转手腕的动作，防止关节僵硬，疏通血液。专家建议，手指操要经常做，尤其是那些长时间用电脑打字或用鼠标的人，在使用键盘或鼠标一段时间后，就应做手指操。

医疗服务

世界卫生组织：剖宫产是手术，非必须慎为之

世界卫生组织不久前呼吁，剖宫产只应在医学上必须实行的情况下实施。**世界卫生组织表示，近30年来，国际医学界认为理想的剖宫产率应该为10%～15%**。但目前，不论在发达国家还是在发展中国家，剖宫产都越来越普遍，实际剖宫产数量远大于上述比例。当符合医学指征时，剖宫产可有效预防孕产妇、胎儿死亡及相关疾病；但没有证据表明，对不符合指征的孕妇实施剖宫产，仍可使母婴受益。世界卫生组织指出，**与任何外科手术一样，剖宫产也存在短期及长期风险，并且长期风险可能在实施剖宫产多年后才凸显，可能会对孕产妇及后代健康、甚至女性未来妊娠造成影响**。另外，在医疗条件不佳、缺乏综合产科服务情况下，剖宫产风险更高。世界卫生组织指出，在必要的情况下，应该不遗余力提供剖宫产服务，并不是一定要致力于将剖宫产率控制在某个特定水平。但是，对于非必须进行的剖宫产，建议慎重为之。

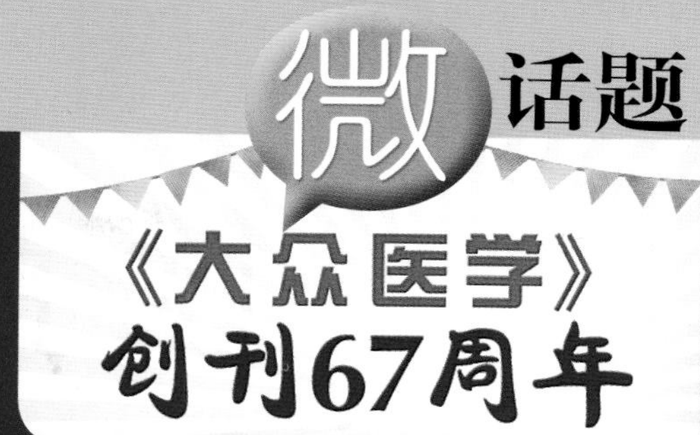

《大众医学》杂志是我国创刊最早、办刊时间最长的医学保健杂志。我们始终坚持"权威、科学、通俗"的办刊特色;坚持邀请一流作者亲笔写作,使期刊质量保持上乘;我们在医学界、科普界享有盛誉,在读者中获得好评。"大众医学"微信公众号也在懵懵懂懂中走过了近2个年头。粉丝数从0到数万,越来越多的人加入"大众医学"大家庭。我们的交流不局限于书信往来,通过微信公众平台互动到6大微信群的建立,我们和你更亲近也更真实。我们获得了众多的荣誉和嘉奖,最想感谢你们!

今年8月,《大众医学》微信平台举办了持续一周的庆生活动,"微书城"全面开放、"刮刮乐"人人有奖,"祝寿有礼"活动也收到了粉丝们满满的祝福。下面摘选部分祝福内容。有了你们的支持和鼓励,我们才能做得更好!

时光匆匆,今年《大众医学》杂志已经67岁啦!

祝我寿比南山,还你健康美满

@玄默: 在《大众医学》67年华诞之际,祝福贵刊越来越好,能为越来越多的朋友带来健康福音。我与贵刊结缘是在25年前,我是一个下肢瘫痪的残疾人,母亲因为多年操劳落下一身病,又不愿意花钱去医院,做儿子的心急如焚。一个偶然的机会,我看到报亭摆着《大众医学》,就被精美的装帧和医学两字所吸引,拿来一翻如获至宝。那时候我妈妈检查出有肺大疱,整天不断地咳嗽。我按照贵刊上猪肺炖花生的偏方和一位专家的食疗方给她调理,没想到咳嗽竟然逐渐好转。更难能可贵的是,我抱着试试看的想法给贵刊写信,没过几天就收到编辑老师及时回复。衷心感谢《大众医学》,希望贵刊越办越好,祝《大众医学》生日快乐。

@啵啵:《大众医学》生日快乐!有你的陪伴,我不仅学到了不少知识,还能参加艾美食大赛。虽然没进前3名,可收获良多,还有艾草茶喝。期待下次生日能有大奖拿!

@巧乐心: 订阅《大众医学》杂志已有二十余载,非常感谢这本杂志为我们普及了医学知识,提高了大众健康水平,是值得信赖的医学科普杂志。祝愿《大众医学》越办越好,生日快乐!

@花开寂静:《大众医学》一直是我最爱看的杂志,也是家人近40年的挚友。由于爸爸是医生,从小我就开始关注《大众医学》,这么多年一直没有间断过。爸爸退休前《大众医学》由他订阅,爸爸退休后由我继续订阅,这一订又是十几年。因为从小对《大众医学》的热爱,我也女承父业走上了从医的道路,而《大众医学》带给我工作上的帮助也功不可没!因此,在《大众医学》67周岁生日之际,我代表爸爸妈妈,代表我们全家献上对《大众医学》的祝福,祝我们全家都爱的《大众医学》越办越好,多刊登对大家有益的好文章,继续以正确严谨的态度征服我们,我们也会继续爱你的!

@冰雪紫夏:《大众医学》杂志是一本值得信赖、普及医学知识的好杂志,是我们家两代人都订阅的优秀杂志!我代表全家人祝《大众医学》生日快乐,越办越优秀!

@锋芒:《大众医学》为人民大众创建了健康平台,真真正正履行了创刊的宗旨,祝愿《大众医学》更加辉煌!

@铃铛: 我妈妈今年80岁,是《大众医学》的忠实粉丝,她不会用微信,我代表她老人家祝《大众医学》生日快乐!

@隐形的翅膀:《大众医学》集医学名家和健康科普于一身,是最畅销的医学科普杂志。我订阅《大众医学》已经近20年,每年最挂念的是能够按时订阅她。在我的影响下,朋友们也开始订阅《大众医学》。在此67周年生日之际,祝《大众医学》福如东海长流水,惠泽天下百姓,使更多的人受益。

@端午:《大众医学》是我的新相知,旧相识。为什么这样说呢?因为我家订阅《大众医学》已经30多年了,她越来越被家人认可、喜爱。今年我早早就在微信平台成功订购了《大众医学》。祝《大众医学》杂志服务大众,越办越好,越来越兴旺!

正如最后两位粉丝所说,每年能够按时订阅《大众医学》,是读者们最挂念的事情。现在,2016年《大众医学》订阅开始了!具体订阅方式如下。

饮食文化撞击
革新全民健康潮流

策划/本刊编辑部
执行/寿延慧
支持专家/孙明晓　厉曙光　赵法伋　唐大寒
翟凤英　马志英　张坚　马冠生

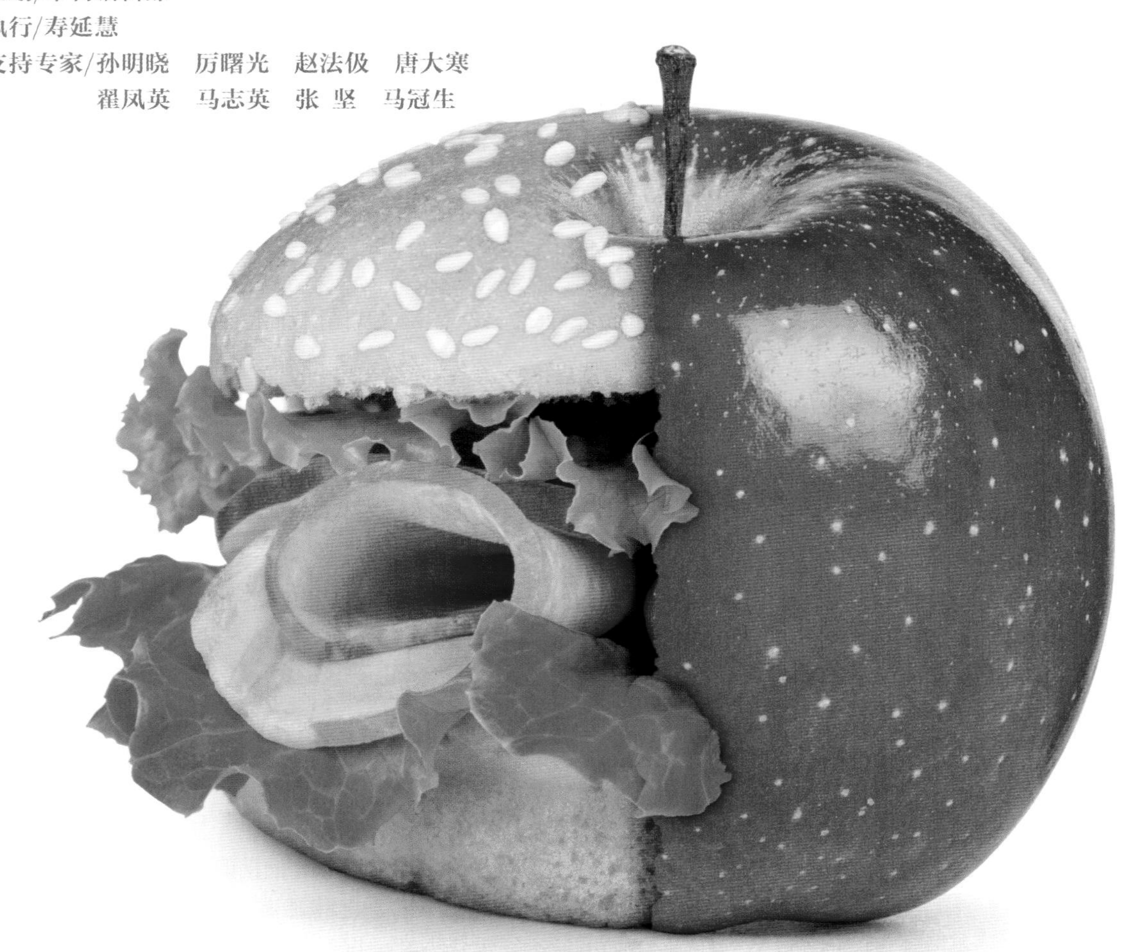

我国拥有旷古悠久的历史，源远流长的中华饮食文化在历史长流的推进下逐渐海纳百川、兼容并蓄。

来到现代社会，西餐东进，推动东方餐饮前进的步伐，饮食模式悄然改变；人口流动，促使东西南北的口味融合、趋于同化；科技发展，餐桌上不再寥寥无几，食物品种富足，呈现形式多样；经济腾飞，带我们走出饥不择食的贫困年代，步入多种选择的左右为难；生活节奏加快，让我们脚步匆匆，越来越来不及感受美食可以带来的愉悦……风格迥异的饮食文化在时代的催促下一次次撞击，或顺势而为地发展，或摩擦融合出新的火花。

而我们可以在汲取精华的同时摒弃糟粕、革新创造，使饮食文化形成强劲有力的健康潮流吗?

“抗病”撞击“果腹”：饮食，不仅是为了“吃饱”

孙明晓

“民以食为天”，食物之于人类而言在很长的一段时间中一直扮演着“果腹”（即填饱肚子）的角色。即便是近代，在经济未充分发展的20世纪70年代以前，进食也仍然只是为了果腹。

近三十余年来，随着经济的飞速发展，我国大部分地区基本已经摆脱贫困，特别是在经济快速发展的城市以及部分农村，食物仅作果腹之用的观念及现象已经过时。

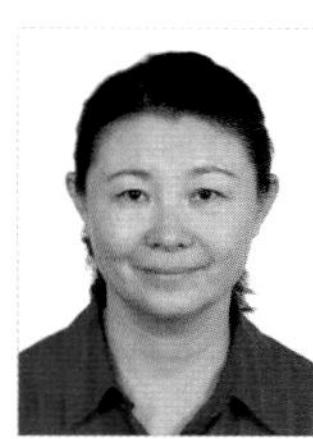

专家简介

孙明晓 北京医院营养科主任，内分泌科副主任，主任医师，教授，博士研究生导师。中国营养学会临床营养分会委员兼秘书长，中国体育科学学会运动医学分会运动与健康专科委员会副主任委员，国家科学技术奖励评审专家。

食能果腹后的更高需求

● **满足生理所需** 人体的生长发育、生理功能的维持和调节，以及防病保健，都离不开营养的支持。蛋白质、脂类、碳水化合物、维生素、矿物质和水是人体必需的营养素，作为提供能量、构成机体和组织修复，以及具有生理调节功能的化学成分，需要从自然界的食物中获取，然后通过消化、吸收、代谢和排泄等过程，满足人体所需。

● **防治疾病** 在食物对疾病的防治领域，以肥胖导致的多种慢性非传染性疾病（如糖尿病、高脂血症、冠心病、高血压、某些恶性肿瘤）为例，此类疾病的发生部分与长期的饮食不当有关。所以，积极调整饮食结构，改善饮食习惯成为预防和治疗此类疾病的重要手段。

● **精神需求** 现阶段，对于我国百姓而言，饮食带来的享受以及在享受过程中进行的人际交流，也成为摄食的重要目的。

不用担心饿肚子，却在“食能抗病治病”中迷失

● **迷恋高能量食物** 随着能量摄入过多、体力活动水平下降，我国肥胖的发病率逐年增加，与肥胖相关的慢性非传染性疾病如冠心病、高血压、糖尿病、恶性肿瘤等的发病率也随之增加，不仅严重危害国民的健康、增加家庭的经济负担，而且还成为阻碍国家经济发展的障碍。

● **迷信单一食物抗病** 自然界中没有任何一种食物可以满足人体对营养的全部需求，所以过度迷信某种食物的营养价值，甚至夸大功效用单一食物抵御疾病都是不科学的。对此，无论国内还是国外营养学界的专家和权威机构都提倡平衡膳食，以达到满足人体需求、防病治病的目的。我们应当学会不轻信、不盲从，通过学习来增加基本的科学常识，养成理智思考的习惯，培养辨别真伪的能力。

● **只相信膳食补充剂的力量** 随着医学研究的不断发展，我们对营养素与疾病之间关系的了解逐渐深入，如发现某些食物中具有抗氧化作用的植物化学物和维生素，以及一些特定脂肪酸等与降低疾病风险有关。于是，人们开始从食物中提取或经人工合成此类物质，以求给予人体额外的补充，从而达到防治疾病的目的。虽然目前多数研究结果显示，体内某些营养素含量高，则患某种疾病的风险低，但是独立补充这些营养素并不会降低疾病风险，部分研究甚至出现了相反的结果。基于此，我们仍然建议多摄入富含有益营养素的食物，以达到防治疾病的目的，而不主张过多使用膳食补充剂。

● **对“饮食治病”一概而论** 针对慢病人群，如果将饮食作为疾病的治疗手段，同样应遵循个性化的评价和指导原则。即便是同种疾病，也存在着较大的个体差异，应该在了解患者饮食习惯的基础上进行膳食结构、能量摄入、营养状态和疾病程度等多维度的评价，由专业营养师为患者制定有针对性且可行的饮食指导方案，才能最大限度地辅助患者达到防治疾病的目的。

食物不只供人果腹，而与人类健康休戚相关，我们只有充分认识它、科学利用它，才能合理安排日常膳食，使其在满足人体日常基本营养需求的基础上发挥防病、治病的作用，成为维护健康的有力武器。

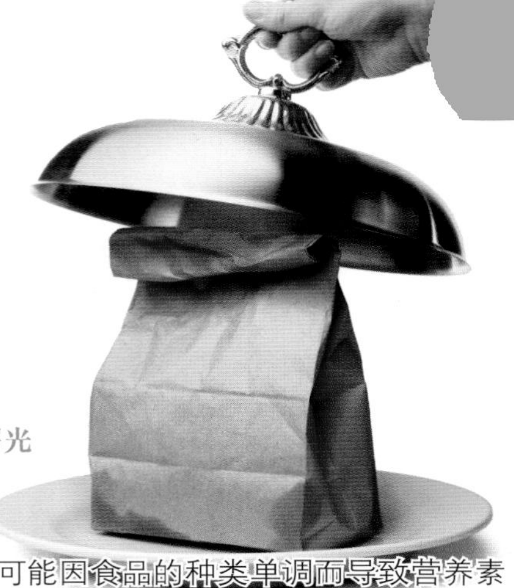

"慢餐"撞击"快餐"："快慢"不必拘于一格

厉曙光

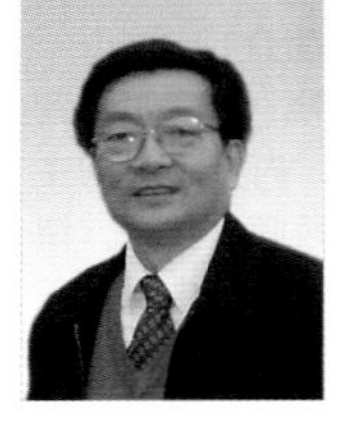

专家简介

厉曙光 复旦大学公共卫生安全教育部重点实验室副主任，复旦大学公共卫生学院营养与食品卫生教研室教授，博士生导师。中国食品科技学会理事，上海预防医学会理事兼营养与食品安全分委会主任委员，上海市营养学会理事，国家FDA保健食品审评中心专家，卫生部新资源食品评审专家。

现代人快节奏的生活似乎促使"快餐"逐渐成为一种饮食文化。据说一种"慢餐运动"正流行于国外，初衷是抵制快餐及超市文化的冲击。而对于国人而言，"快餐"和"慢餐"，究竟谁对健康更有益?

当"快餐"站在营养学的天平上

"快餐"概念的引入似乎是源于1987年11月第一家肯德基快餐厅在中国北京的开业，其实中国的传统早点和小吃都可以排入"快餐"之列。然而，西方快餐的东进更完善了就餐环境的舒适、卫生、规范等经营理念，对我国的饮食业有很大的推动和促进。

毋庸置疑，不管是什么种类的"快餐"，都具有不同的营养价值，或许某种"快餐"的这种营养素含量高，而那种营养素含量低。所以，如果笼统地指责某种快餐是"垃圾食品"，则有失公允。

从营养学的角度来关注的问题是：吃"快餐"的是哪些人?他们怎么吃，吃多少?如对于肥胖者而言，吃的数量过大、次数过多，就会发生营养过剩，从而导致"三高症"等疾病；对于青少年儿童而言，经常一日三餐以"快餐"为主食，既可能因食品的种类单调而导致营养素缺乏，也可能因能量摄入过多、营养过剩而发展为"小胖墩"；也有人因进食过快，致消化不佳，进而产生营养不良。凡此种种，不一而足，也难以尽述。

"快慢"无标准，意识高于形式

"慢餐"较之"快餐"，其摄食的优点显然是：进餐时间较长、细嚼慢咽、从容品味，既有益于消化吸收营养，又显示餐桌文明礼仪，是饮食文化的一种优雅内涵和高度境界。看似"快餐"和"慢餐"在形式上的差异在于就餐的速度和时间的长短，其实两者的本质区别并没有严格的标准可言，也很难将其定量化。因为个人的习惯不同，个性化的差异很大，5分钟、10分钟快不快?半小时、一小时慢不慢?吃饕餮盛宴、满汉全席要半天甚至一天，这是享受还是难受?

从营养学的角度来解读，不管是就餐的时间、场所、食品有何不同，都应该有"慢餐"的理念和意识，这样才能保证人体所需要的各种营养素摄入、消化、吸收。而"囫囵吞枣、狼吞虎咽、饥不择食"等在先人的词典里从来都是形容饮食过程的贬义词，是要努力避免、坚决反对的现象和场景。

当我们能够真正做到"慢餐不慢、快餐不快"之际，才是"合理营养、平衡膳食"的科普理念深入人心之时。如果我们掌握和运用正确的营养知识和科学意识，就能保证各类营养素的摄入，从而维护机体的健康。

上班族的三餐"快慢曲"

早餐 早餐要少而精，尽量保证各种营养素的全面供给。早餐不宜过饱，否则容易对肠胃造成过重负担；不能不吃，否则会导致胃部不适甚至溃疡、影响消化吸收功能，引起胆囊疾病，还会影响胰脏功能；要避免"边走边吃"，以防消化不良和营养缺乏。早上可提前20分钟起床，准备和享用早餐，以避免"快餐"的尴尬。

午餐 中午时分，早餐摄入的能量已经消耗殆尽，饥肠辘辘地等待新的能量补充，而整个下午甚至到傍晚的能量都需要午餐来提供。所以，午餐"承上启下"一定要吃得好、吃得饱、吃得"慢"，不能敷衍了事。如果经常用"快餐"打发，不益于人体营养素的摄入，是对健康的不负责。

晚餐 就一天的能量分配，晚餐约占总能量的30%（午餐40%），应比午餐吃得少，但实际生活中由于种种原因很难做到，经常会成为"超级慢"的饕餮大餐，导致营养过剩。长此以往，对人体有害无益。建议体重正常者，晚餐七分饱；需要减肥者，晚餐六分饱，而且根据需要逐步减量。

"清淡"撞击"味浓"：冲出"全民重口味时代"

赵法伋

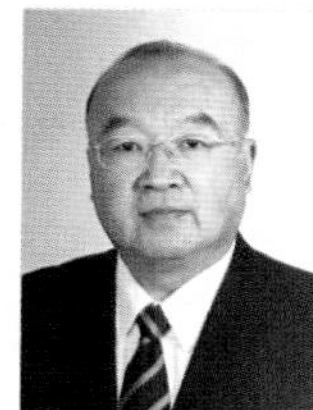

专家简介

赵法伋 第二军医大学教授，博士生导师。国家卫生标准委员会营养标准专业委员会顾问，中国营养学会荣誉理事，上海市营养学会名誉理事长。从事营养与食品卫生教学科研工作近60年。

"东辣西酸，南甜北咸"是早年的饮食趣谈，近几年全国各地的饮食口味差异不再那么明显，各方一致公认的"美味"都具有咸甜辣酸的特征，且都在"重口味"之列。虽然饮食不排斥美味佳肴，可要有"度"。若因过分追求"重口味"的美味佳肴而牺牲健康，岂不因小失大？

然而，经年累月养成的全民"重口味"习惯，怎么说改就改？我们用什么"武器"才能终结这不知不觉到来的"全民重口味时代"？

舌尖上的咸甜油，"重口味"饮食"三宗罪"

"重口味"主要指高盐、高脂。味道重的饮食，有时也涉及辣、麻、酸等味道，但相比而言，没有高盐、高脂的问题严重。另外，偏甜的饮食口味也不容小觑。

● **口味偏咸，盐摄入过量** 食盐带来"咸"味，乃百味之主。但是盐摄入量过多，则对身体有害。有研究显示，每天摄入食盐低于5克的人，很少患高血压；而每天摄入20克以上的人，高血压患病率高达40%。高盐饮食还可以改变血压昼高夜低的规律，使之变成昼高夜也高，从而大大增加心脑血管意外的危险性。据统计，2002年我国居民高血压患病率比1992年上升了31%，高血压患者已达1.6亿。为了预防这种严重危害健康的慢性病，抛弃"重口味"已成当务之急。

● **饮食偏"油"，脂肪摄入量超标** 高脂肪（包括摄入过多的烹调油和动物脂肪）是高脂血症的重要危险因素，长期血脂异常可引起肥胖、脂肪肝、冠心病、脑卒中、肾动脉硬化性高血压、胰腺炎、胆囊炎等慢性病。膳食中的脂肪大部分来源于动物性食物、豆类、坚果和烹调油。动物性食物、豆类、坚果除了含有脂肪外，还含有蛋白质等营养素；而烹调油几乎全部是脂肪，所以控制烹调油的摄入是减少脂肪摄入的重要举措。据估算，目前我国城市居民人均食用油消费量水平约40克，远远大于中国营养学会推荐的每人每日烹调油摄入量25克。

● **嗜甜，摄糖量增高** 糖（主要指蔗糖等）可刺激人体内胰岛素水平升高，增加血中胰岛素、儿茶酚胺分泌，使交感神经兴奋，直接引起血管紧张度增加，这可能成为引起高血压等疾病的原因之一；血中高胰岛素水平也会增加肾脏重吸收钠和水，引起水钠潴留体内，血容量增加而产生高血压。食糖过多，剩余部分会转化为脂肪贮藏起来，造成肥胖，而肥胖又是众多慢性病之源。

从细节开始，告别"重口味"饮食

"轻食"一说源于欧洲，原是指分量少而且容易吃饱的食物，后来逐步演变为低盐、低脂、低糖、富含膳食纤维的饮食，值得借鉴。鉴于以上"重口味"习惯，除了控制摄糖量外，还应逐步将烹调用油量控制在平均每人每日20~25克，用盐量降至6克。

每人每日20~25克

● **减少烹调油摄入量** ①改进烹调方法是首选，烹调食物尽可能不用或少用烹调油。尽量采用蒸、煮、炖、焖、拌、急火快炒等方法烹制食物；用煎替代油炸。②少吃油炸食物。食物油炸后会增加许多能量，如100克面粉制成的馒头，提供能量1507千焦（360千卡），炸成油条后的能量可增至2620千焦（626千卡）。③坚持家庭定量用油、控制用油总量。可将全家每天的食用油按推荐量置入一个量器内，用油均取自该量器。

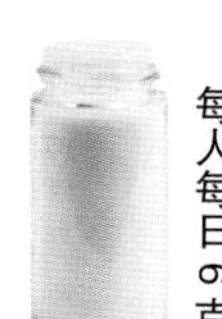

每人每日6克

● **减少食盐摄入量** ①对每天食盐摄入实行总量控制，用量具量出，每餐按量烧菜。②如果烧菜需要用酱油和酱类，应按比例减少食盐用量，如一般5毫升酱油中含有1克食盐，10克黄酱含盐1.5克。③为满足口感，可在烧菜时加少许醋，提高菜肴的鲜香味。④减少酱菜、腌制食品、偏咸食品的摄入量。

纠正"重口味"饮食、建立清淡少盐的饮食习惯非一日之功，但只要下定决心，循序渐进，持之以恒，就完全可以实现。

"时令"撞击"反季"：不惧"反季"，优选"时令"

✍唐大寒

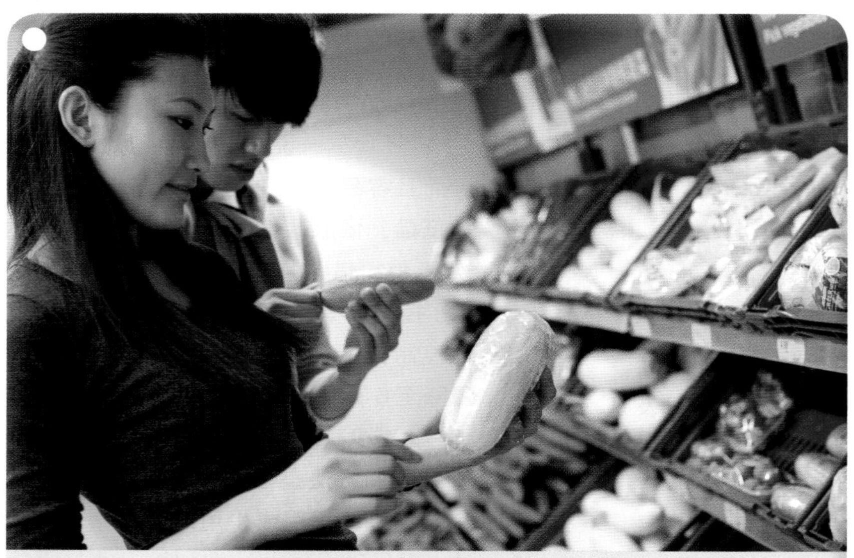

每个时节，大自然都会赐予时令蔬果；科技发达，让"冬吃夏菜，夏吃冬菜"不再稀奇。我们的餐桌上因此囊括了四季蔬果，不曾间断。可是崇尚"四时食养"的食客反对反季食品，追求方便快捷的人们又认为不必设限，非时令蔬果亦可。面对自然与科技，我们应该何去何从？

反季食品，不是你想象中的那样

反季食品指某些地区在当前自然气候环境下不可能生产出来的天然食品，如蔬菜、水果等，虽然丰富了餐桌，却不被所有人喜爱，原因是它的风味口感和某些营养成分含量较应季食品略为逊色，还有人担心它是农药、化肥和植物激素等催生的产物。

● **风味口感略差，没办法** 风味口感略差主要因为运输、贮存、生产等过程中的众多环节受到人为干扰所致。比如热带地区生产的番茄，必须在完全成熟前采摘，然后包装、运输、上市前进行生长调节剂处理（喷洒催熟剂）；再如大棚蔬菜因光照时间所限和速生的原因，都不具有与自然成熟蔬果一样的风味和口感。

● **某些营养成分不足，可以弥补** 某些营养成分的不足主要因采摘时间过早、贮存过程中丢失，或生长时间、条件受限所致，但并不会因此造成体内某些营养缺乏而影响健康，我们完全可以通过"食物多样"的健康饮食原则以及合理的烹饪方法来弥补这小小的缺陷。如反季蔬菜中维生素C含量较应季蔬菜低约10%，所以可在食谱中适当搭配其他富含维生素C的食物，或者通过合理的烹饪方法（如先洗后切、急火快炒、加醋拌食等）减少维生素C的损失。

● **为"农药、植物激素催生"平反** 除非是有机食品，普通应季蔬果的生产也需要使用农药、化肥与植物生长调节剂。而反季蔬果在生产过程中只要严格按照相关规定合理使用，就完全没必要担心其会给人体健康带来危害。还有被误认为会导致性早熟的植物生长调节剂（植物激素），其实与人们谈之色变的动物激素完全不一样，不可能对人有任何催熟作用，更何况经过科学研究证实在规定范围内合理使用对人体是安全的。

事实证明，近几十年来，反季蔬果已经遍及大江南北，渗透到了每一个经济发达的大中小城镇和农村地区，如传统工艺生产的苗芽菜（包括豆芽、花生芽）就是典型的反季节蔬菜，我们食用至今，并无不妥。

时令蔬果得天独厚，仍为首选

虽然反季节蔬果能打破新鲜蔬菜水果的季节性限制，使菜篮子更加丰富多彩，但与顺应自然环境生长的应季蔬果相比，仍有某些不足。除之前提及的风味口感、营养成分外，对健康具有良好促进作用的植物化学物质如叶绿素、叶黄素、多元酚、黄酮类等的含量不及应季蔬果；

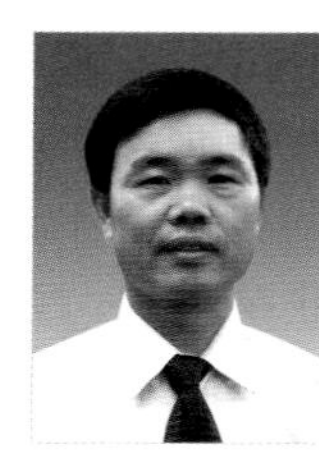

专家简介

唐大寒 中南大学湘雅二医院营养科主任医师，教授，高级药膳食疗师。湖南省临床营养质量控制中心主任，湖南省营养学会副理事长，湖南药膳食疗研究会副会长。从事多年临床营养学医疗教学和科研工作，具有丰富的临床营养学治疗经验。

"融会"撞击"沿袭"：
"中国胃"装点"外国味"

翟凤英

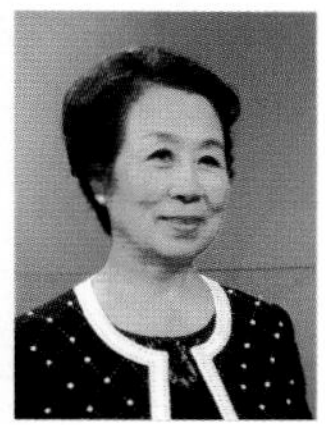

专家简介

翟凤英 中国疾病预防控制中心营养与健康所研究员，博士生导师。中国营养学会常务副理事长，中国烹饪协会美食专业委员会主任。从事营养工作近40年，率先建立并拓宽公共营养领域，组织制定营养立法草案。

膳食结构指膳食中各类食物的数量及其在膳食中所占的比重。一般根据各类食物所提供的能量和蛋白质的比例来衡量膳食结构变化，这与社会经济发展水平、饮食习惯、宗教信仰、文化程度、居住环境等密切相关，所以世界各国的膳食结构各有不同。当我国传统膳食结构模式遇上国际膳食结构模式时，应该继续沿用自己的，还是大胆借鉴国外的？

当今世界四大膳食结构模式

● **发展中国家模式** 多数发展中国家如印度、巴基斯坦等的膳食结构以植物性食物为主，提供能量近90%；动物性食物为辅，蛋白质和脂肪的摄入量低。主要营养问题是营养缺乏病，但膳食纤维充足，且有利于预防高脂血症、心血管疾病。

● **发达国家模式** 发达国家如美国、欧洲诸国的膳食结构以动物性食物为主，特点是高能量、高脂肪、高蛋白质、低膳食纤维，粮谷类食物的消费量少。主要健康问题是与膳食相关的慢性病，如心脏病、脑血管病、恶性肿瘤等。

● **日本模式** 既有以粮食为主的东方膳食传统特点，也吸取了欧美国家的膳食长处。

● **地中海模式** 希腊、西班牙等处于地中海沿岸的国家和地区，其主要膳食结构特点是富含植物性食物，以天然生产为主，主要用橄榄油，脂肪中饱和脂肪酸含量较低，每天食用适量鱼、禽及少量蛋，控制甜食的摄入量。

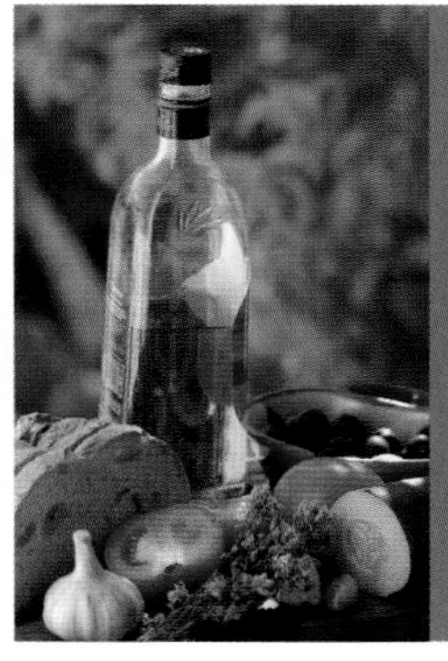

地中海地区居民的心脑血管疾病发生率很低，已引起欧美国家的注意，并参照改进自己国家的膳食结构，如用以预防及控制高血压的DASH饮食模式，主张采用低脂肪食物的TLC饮食模式。

在自然环境下，反季蔬果的保鲜保质期也远不如应季蔬果，有可能给食品安全埋下隐患。因此，在任何时候都应将应季蔬果作为膳食食物的首选，反季蔬果则扮演辅助和替补的角色。

蔬果是健康膳食中不可缺少的重要食物构成，按照《中国居民膳食指南》建议，每天应摄取新鲜蔬菜300~500克。在日常生活中要根据当时当地市场的蔬菜供应情况，每天安排3~5种甚至更多种蔬菜，同时注意选择不同品种进行搭配（详见表格），深色蔬菜应占一半以上。水果与蔬菜无法相互替代，所以建议每天选择2~3种或更多种水果，保证每天摄取200~400克的水果总量。

大家多多深入生活，了解自然，熟悉什么时候产什么果蔬，才能真正区分"时令"与"反季"蔬果，享受大自然的馈赠和科技赋予的便捷！

丰富的蔬菜品种

品种	根菜类	鲜豆类	茄果瓜菜类	葱蒜类	嫩茎叶花菜类	水生蔬菜类	薯芋类	野生蔬菜类
举例	萝卜、胡萝卜、芥菜头	扁豆、豆角、荷兰豆、毛豆、黄豆芽	茄子、番茄、辣椒、黄瓜	蒜、葱、韭、薤（藠头）	白菜、蕹菜（空心菜）、西兰花、黄花菜	莲藕、水芹、茭白、荸荠、莼菜	豆薯（凉薯）、山药、毛芋、姜	香椿、蕨菜、马齿苋、蒌蒿（芦蒿）

我国有传统模式，同时也在变化

我国传统膳食结构特点以植物性食物为主。优点是食物多样，谷类为主，高膳食纤维，低糖，低脂肪;缺点则是动物性蛋白摄入量较低，膳食总体质量差。

随着居民生活水平快速提高，我国城乡居民的膳食结构发生明显变化，膳食质量有所提高，表现在动物性食物、水果、奶类食物的摄入量增加，导致谷类食物的比例下降，动物性食物比例明显上升，优质蛋白比例加大，目前谷类食物、动物性食物的平均摄入量已达到中国居民平衡膳食宝塔食物的推荐量范围，但蔬菜、水果的摄入量略显不足，奶类及豆类食物的平均摄入量与膳食指南的要求差距较大，仍然是低奶消费。而农村居民的动物性食物、水果、奶类及其制品的摄入量与城市居民差距较大。

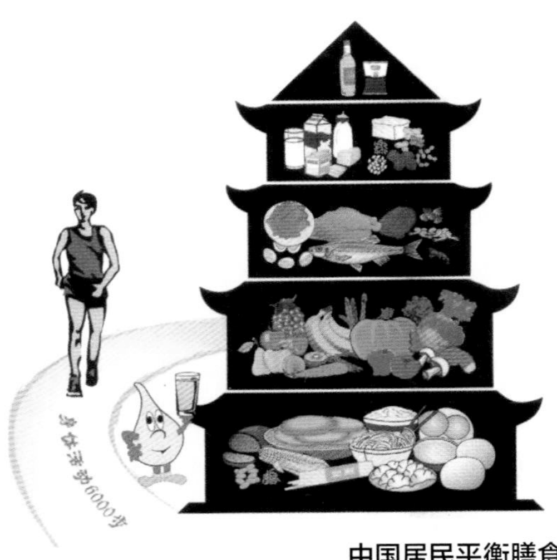

油 25 ~ 30 克
盐 6 克

奶类及奶制品 300 克
大豆类及坚果 30 ~ 50 克

畜禽肉类 50 ~ 75 克
鱼虾类 50 ~ 100 克
蛋类 25 ~ 50 克

蔬菜类 300 ~ 500 克
水果类 200 ~ 400 克

谷类薯类及杂豆
250 ~ 400 克
水 1200 毫升

中国居民平衡膳食宝塔

崇洋不媚外，打通健康膳食模式

近几年，我国居民的动物性食物及油脂摄入量不断增加，使膳食脂肪的摄入量增长较快，特别是城市居民，应引起高度重视。同时，维生素 A、维生素 B_2、钙摄入不足，仍是城乡居民膳食中存在的主要问题，应提倡适当增加动物性食物、深色蔬菜、奶类、豆类及其制品的消费。农村居民则应增加动物性食物、水果、奶类及其制品的摄入量，还要提高膳食中的优质蛋白比例，以及矿物质及维生素的摄入水平。此外，食物营养素强化也是改善居民膳食摄入不足的有效措施。

我国的合理膳食模式应在保持传统膳食模式优点的同时，综合国外的地中海和日本膳食模式中的健康模式特征：以摄入谷类为主要能量来源；水果、蔬菜、豆制品等植物性食物，鱼和海产品的摄入水平较高；供给一定数量的动物性食物，使膳食中所含的营养素种类齐全、数量充足、比例适宜，从而满足人体生长、发育及各种生理活动的需要，并且对多种疾病具有预防作用。

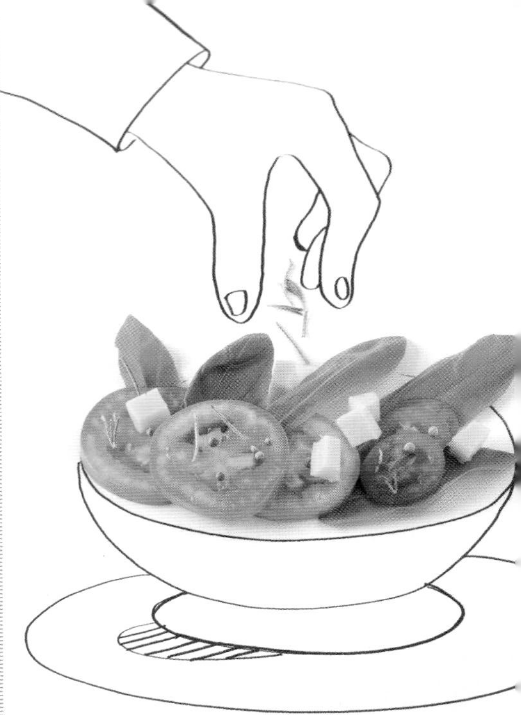

“色香味”是人类感官本能对食品的要求，是美食诱人食欲公认的标准。现在色香味俱全的食物越来越多，可是秀色未必皆可餐，有可能是添加剂“撑大局”。而真正的美味又何须多添加呢。

“色香味”的奥秘

● **“色”字头上一把刀** 色，是远距离选择食品最先判断的标准。我国允许使用的食用色素品种有柠檬黄、日落黄、胭脂红、苋菜红、赤藓红、诱惑红、新红、亮蓝、靛蓝等几十种。食品厂商深谙此道，会利用色素提高商品的“价值”。尤其在餐饮制作现榨饮料时按规定不得使用色素，但还是发现有少数不法经营商会用胭脂红、柠檬黄等调配出鲜榨“芒果汁”“橙汁”等。

在食品中可能滥用的食品添加剂品种“黑名单”中，与“色”有关的较多，如泡菜、腌菜、葡萄酒会用胭脂红、柠檬黄、诱惑红、日落黄色素来调色，大黄鱼、小黄鱼用柠檬黄染黄，鲜瘦肉用胭脂红染红，肉制品和卤制熟食、腌肉料和嫩肉粉类产品会超量用亚硝酸钠来发色护色、使肉保持鲜红色……这些“秀色”必须防。

"返璞"撞击"添加"：秀色未必皆可餐，美味何须多添加

马志英

专家简介

马志英 上海市食品研究所技术总监，教授级高级工程师。上海市食品协会专家委员会主任，上海市食品学会食品安全专业委员会主任。长期从事食品生化、食品工艺和食品安全方面的科研工作。

● **齿颊留"香"的后患** 香，是吸引食欲的第二距离因素。目前我国允许使用的2 000多种食品添加剂中，香精占1800种以上，可见其应用之广。当然按标准规定使用是没有危害的，问题在于非法使用。曾查获的危害食品安全的案件中，就有使用羊肉香精来制作假羊肉的案例。

各地餐饮业采购调料的批发市场中，可以看到琳琅满目的香精料：有些香精料粉末与肉馅一起搅拌，能掩盖劣质肉的不良气味，增加浓郁的肉香；有专用在酱卤鸭、烧烤鸭和鸭脖子等食品上的烤鸭风味增香膏，可去除鸭类食品的腥味，增加香味；还有更香的"十三香""老母鸡香料""烤肉精油"等。乱用和滥用香精也是一种安全隐患。

● **舌尖上难舍的"味"** 味，是舌尖上最直接距离的感受，也是食品最重要的感官标准。其实，真正的美味是天然的。如果用山区生长2年以上的老母鸡烧煮，必定鲜香味四溢。而现在45天长成的"快大鸡"就没有这种鲜香味，只好用鲜味剂、香料、油炸等方法弥补。

外出就餐，谁不在添加剂里"滚一滚"

以前食品添加剂绝大部分是食品工业生产领域使用的，但近年来餐饮业中使用食品添加剂越来越多，确实带来了新问题。现在连锁火锅店、茶餐厅和中餐饭店的半成品菜肴、点心等，大都采用中央厨房完成，为了延长保质期、提高品质，也开始使用食品添加剂。有人不明白，餐饮店的菜肴怎么做得这么好吃。比如自己无论如何也做不出像餐饮店里那样透明、有弹性的虾仁；饭店里的蚝油牛肉总比自己家做得嫩滑；在外吃的豌豆泥，颜色怎么能一直保持着碧绿……

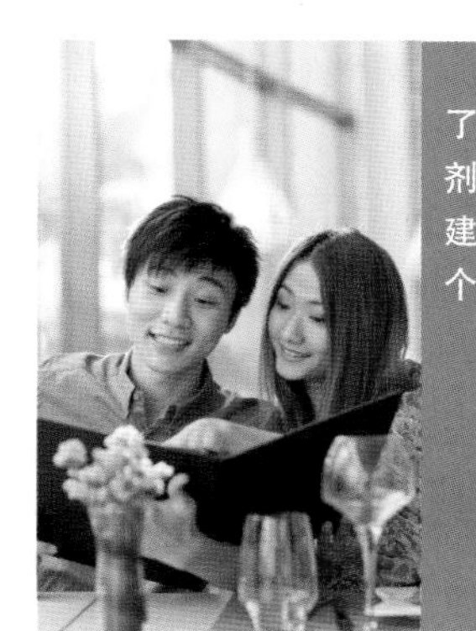

外出就餐时，为了避免摄入过多添加剂，除了慎选餐馆，建议点菜时注意"六个一点"：

1. 菜色浅一点
2. 香味淡一点
3. 口味清一点
4. 素菜多一点
5. 品种杂一点
6. 总量少一点

其实大部分的奥秘就在配料和添加剂里：半成品虾仁中加了磷酸盐等添加剂后，虾肉会胀发得又大又透明又有弹性；蚝油牛肉、牛排中加了嫩肉剂、持水剂后可以又大又嫩滑；豌豆泥中加了碱粉后可以保持色彩翠绿；炸鸡块中加聚二甲基硅氧烷可以防止油炸时起泡，加入特丁基对苯二酚可防止食用油脂氧化，等等。这些添加剂都是国家标准允许使用的，只要使用范围和限量符合要求就没问题。但问题是如何监控，如何让消费者知情?

多不如少，"返璞"饮食带回真正的美味

现代食品生产真的离不开食品添加剂，但是如何能做到尽量不加、少加，这不但是技术的问题，更是理念的问题。

一般健康的成人只要正常食用含符合使用标准的食品添加剂的食品，就不必太担心健康风险。当然从更加健康的角度考虑，建议一日三餐不要长期以用添加剂加工的食品为主食，尤其不要经常以方便面，长保质期的湿面、米粉、饼干、薯片为主食。

假设一位上班族一周内有一半以上的时间外食，经常喜欢吃零食、冰淇淋、奶茶等，这些添加剂较多的食品就很容易超出正常饮食量，当然也会带来健康隐患。婴幼儿、老人或有某些疾病的患者也不能随便吃有添加剂的食品。

有时间尽量回归家庭，下厨房动手做天然、少添加的"返璞"食品，不但把安全和健康掌握在自己手中，还可以琢磨出舌尖上美味的奥妙。

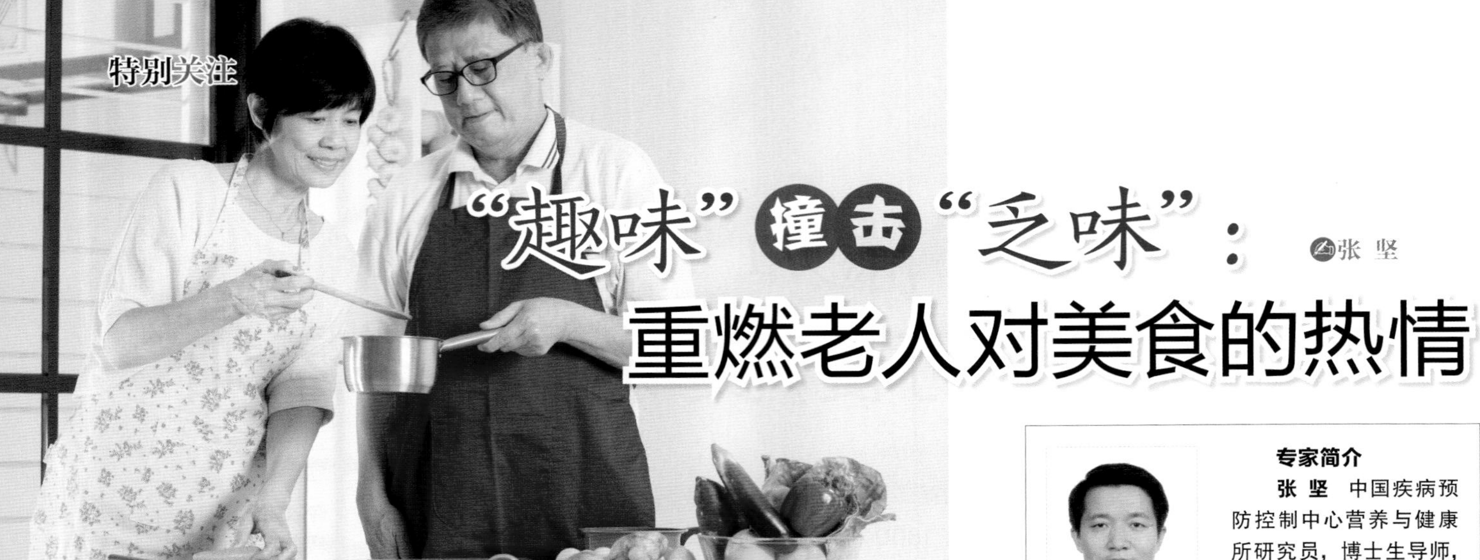

“趣味”撞击“乏味”：重燃老人对美食的热情

✍张 坚

专家简介

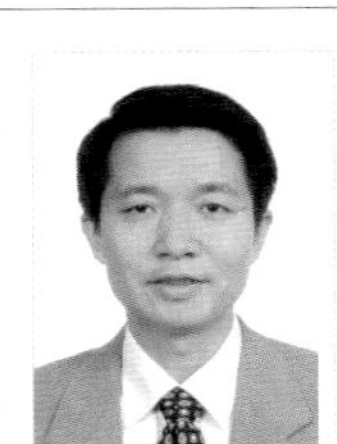

张 坚 中国疾病预防控制中心营养与健康所研究员，博士生导师，老年与临床营养室主任。中国营养学会老年营养分会副主任委员，中国老年保健医学研究会老年营养保健分会会长。作为项目负责人完成“我国居民反式脂肪酸摄入量研究”等国内、国际合作科研项目。

随着年龄的增长、生活环境的改变、身体功能的衰退，老年人对生活的热情逐步减退。2010年，我国空巢（子女长大成人后从父母家庭中相继分离出去，只剩老年一代人独自生活）老人家庭已经达到2800万户，超过一半的空巢老人经常会感到孤独、情绪低落……

老年人对食物“无欲无求”

老年人的牙齿逐渐脱落，口腔咀嚼功能下降，又要控制油、盐用量，避开许多对控制疾病不利的食物，导致餐食的品种稀少，常被做得稀烂无味；加之体力下降，对准备餐食等感到厌烦，不愿多花时间和精力。长此以往，势必对进餐感到乏味，享受不到食物的美味。

空巢老人在不良情绪的影响下，胃肠活动减弱，消化液分泌量减少，对食物的消化吸收能力减弱，很难进食足够的食物种类和数量，无法保证充足的能量和营养素摄入，影响营养和健康状况。

可是，几乎所有的老年人都会受到一种或者多种慢性疾病的困扰，作为健康的重要基础——营养，饮食与健康不可分割，老年人的饮食质量不该因为年龄有所下降。

重新感受食物带来的乐趣

老年人要想晚年健康，减少病痛的袭扰，首先需要转变观念，认识到科学、良好饮食的重要性，以乐观、积极的态度对待每日三餐，把烹调食物作为幸福生活的重要组成部分。

● **大胆选择食物** 老年人应根据自己的身体状况，更加大胆地选择食物。比如，有些老年人因害怕胆固醇高而不敢吃鸡蛋，或只吃蛋白。实际上，适量地吃鸡蛋并不会增加心脑血管疾病发生的风险。在日常生活中，完全可以利用鸡蛋这种营养丰富的食材做出多种口味鲜美的佳肴。

● **食物不必软烂到底** “老年人的食物一定要软烂”，似乎已经成为共识。实际上，老年人的口腔状况、咀嚼能力并不一定相同。除了医生评估，老年人也应该根据自己的真实情况提出要求。在身体功能尚好的状况下，主动吃一些硬的食物，以锻炼咀嚼功能。

● **借用“儿童套餐”** 为儿童烹制的菜肴大多色香诱人、细软可口，同样适合老年人食用。

● **活到老，食到老** 通过电视、报纸、互联网等媒体学习、了解营养知识，以及不同种类食物的营养特性、烹调技法；参加社区组织的活动，和邻居、朋友一起烹调食物，切磋厨艺，品尝美食。

保健品/营养补品是补充，但不是全部

老年人的进食量在逐渐减少，但对营养素，特别是许多微量营养素的需要量并没有降低，一些营养成分如番茄红素、n-3长链多不饱和脂肪酸等已被证实对延缓某些疾病的发生、发展很有益处，而通过日常的食物摄入很难达到有效剂量。对于通过日常饮食不能满足营养需求的老年人，可以选择某些营养素强化食物或服用膳食营养素补充剂，以预防和减少营养缺乏的发生，减缓疾病的侵害。

不过，有些老年人会在商家的营销宣传或子女的强烈推荐下，花高价购买保健品或营养补品，认为其是营养精华，对改善身体状况、控制疾病很有好处。确实，合理服用膳食营养补充剂有利于补充一些营养素，许多人群研究也证实了这种效果，但它仅仅是在正常饮食之外的补充，人体所需要的绝大部分营养物质还是需要从普通的食物中获取。

"善诱"撞击"放任"：让孩子一生"食有所依"

马冠生

从孩子出生到长大成人的过程中，父母的作用举足轻重，不仅指父母需要给孩子提供充足的食物，而且在培养孩子生活方式的过程中，也要循循善诱、言传身教，为的是让他们"食有所依"、一生健康，也让正确的饮食行为一代代传承下去……

现在的孩子越长越高，体重逐步增加，营养不良问题却没有得到根本解决：我国 6 ~ 17 岁的儿童少年中，3.2% 生长迟缓，9% 消瘦；超重肥胖的孩子不断增加，占 16%。

专家简介

马冠生 北京大学医学部公共卫生学院教授，博士研究生导师。国家食物与营养咨询委员会委员，国务院妇女儿童工作委员会妇女儿童问题专家，全国农村义务教育学生营养改善计划专家委员会委员，中国营养学会副理事长，中国科协首席科学传播专家。

中国儿童饮食习惯渐渐成势

无论是营养不良，还是超重肥胖的问题，都由多种原因引起，其中主要是因为饮食行为不合理，偏食、挑食所致。那么，导致孩子挑食、偏食的原因是什么?

● **想吃啥就给啥** 孩子不喜欢某种食品，家长不劝说；孩子喜欢某种食品，家长会纵容。久而久之，促成孩子吃饭挑食的坏习惯，使其吃不到平衡的膳食，导致食物富足型的营养不良。

● **家长"包办"喂食** 孩子 1 岁左右，家长就应该培养他自己动手吃饭的习惯。如果家长坚持喂食到孩子四五岁，就会影响孩子对吃饭的兴趣。

● **零食不离口** 如果孩子养成常吃零食的习惯，就会导致胃肠道消化液不停分泌，胃肠缺乏必要的休息，最终可能引起消化功能减弱，食欲下降。

● **边看电视边吃饭** 这是许多孩子甚至大人的"通病"，电视中精彩的画面分散了食欲，正餐时未吃饱，就容易靠零食来补充。

● **未把握饮食时间** 孩子刚睡醒或刚做完游戏，家长就让他吃饭，会因准备工作不充分、消化液分泌不足，影响食欲和消化功能，容易造成偏食。

● **食物单调** 年轻家长掌勺的小家庭常只做一种饭菜，或者孩子爱吃什么，就总给孩子做什么。饭菜吃腻了，偏食也就形成了。

● **烹调水平不过关** 家长烹饪技术不过关，将食材做得没有滋味或缺乏变化。孩子不爱吃，自然不感兴趣。

● **家长偏食** 有的家长对食物挑三拣四，常在孩子面前说这不好吃那难吃，耳濡目染之下，孩子会不知不觉染上偏食的恶习。

家长以身作则，才能传承正确饮食行为

孩子生活方式的发展和形成首先是模仿成年人，特别是自己的父母。调查发现，经常不吃早餐的儿童，其父母也经常不吃早餐；父母不爱吃的食物，孩子也就没有机会品尝；家长口味重，孩子就会摄入过多盐；父母经常抽烟、喝酒、吃快餐、喝含糖饮料、不运动，不仅给自己的健康带来危害，还会影响孩子一生的健康。

如果孩子出现挑食、偏食，家长也不要太着急，以下建议供参考。

● **让孩子参与食物的选择和购买** 这是让孩子认识和了解不同的食物及其营养价值特点的好机会，要充分利用，循序渐进地给孩子灌输营养和健康知识，例如蔬菜中含有丰富的矿物质和维生素；奶类的营养全面，含丰富的钙，有利于骨骼健康，等等。

● **让孩子参与食物的烹调** 让孩子参与食物的准备、制作，加深营养知识，培养独立生活的能力，使其受益一生。

● **给予一定的自由度** 过早给孩子添加食物，长大后就容易偏食、挑食。而当孩子偏食或挑食时，家长不要评价，平时也不要说"我的孩子最喜欢吃什么、不喜欢吃什么"，因为会在不知不觉中强化孩子的这些行为，使其变本加厉。

● **不用食物奖惩** 有些家长用食物作为奖惩孩子的手段，比如孩子考试成绩提升就奖励一顿快餐，结果会让他逐渐喜欢上吃快餐。PM

肺移植之路——步步惊心

无锡市人民医院副院长、胸外科教授　陈静瑜

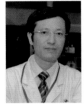

专家简介

陈静瑜 无锡市人民医院副院长，胸外科主任，主任医师，教授，博士生导师，江苏省肺移植诊疗中心主任。加拿大多伦多总院胸外科、肺移植中心访问学者，国家卫生部肺移植数据管理单位负责人，中国人体器官捐献与移植委员会委员，中华器官移植学会委员、心肺移植组副组长，中国医师协会器官移植分会常委，中华医学会江苏省器官移植学分会副主委，第十二届全国人大代表。

医疗专长： 擅长肺移植术、胸腔镜手术、肺癌扩大根治、肺癌的综合治疗及ECMO（体外膜肺氧合）应用。所在移植中心每年完成肺移植 80~100 例，现完成肺移植总数超 400 例，2014 年肺移植年手术量 104 例，成为世界五大肺移植中心。

特需门诊： 周一上午

“呼吸的声音真好听”

2015 年 2 月 26 日上午 11 点是一个令我难忘的时刻。在无锡市人民医院肺移植中心重症加强护理病房中，我将听诊器戴在肺移植术后重获新生的 57 岁患者老王的耳畔。老王一边呼吸，一边细细听着自己胸腔内传出的声音：“呼吸的声音真好听，比我的强多了！”让老王称赞的胸腔中的双肺，并不是他自己的，它原本属于一位法国小伙。今年春节期间，法国在华留学的年轻小伙小奥意外脑外伤后不幸脑死亡，他的法国父母在中国捐出了小奥的器官，挽救了包括老王在内的 4 位中国人。

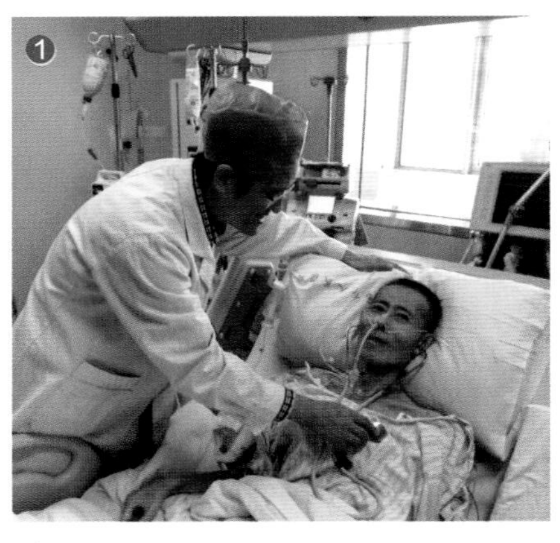

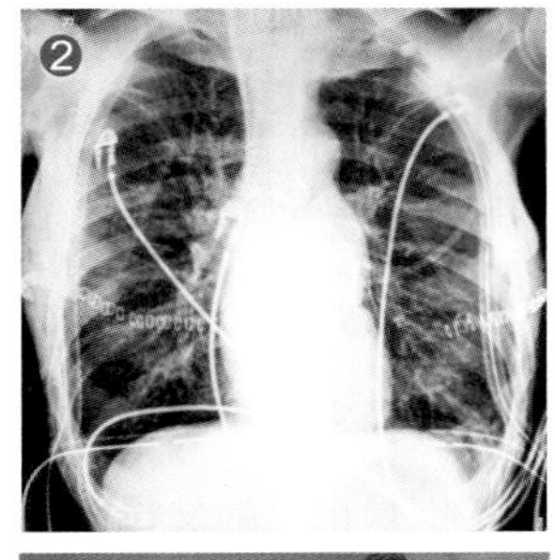

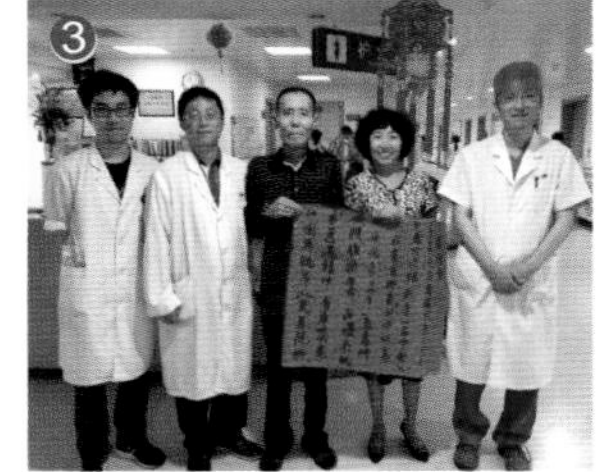

1.肺移植术后，老王通过听诊器听自己的呼吸音
2.双肺移植术后胸片
3.老王康复出院，送来感谢信

呼吸的声音太难得

据统计，我国有逾万名像老王这样患终末期肺病导致呼吸衰竭的患者急需进行肺移植，他们生活痛苦、不能活动，终日离不开氧气的支持，可仍然满怀希望，希望等到合适的肺源进行肺移植，那样就能自由呼吸、重获新生。

然而，事情并不如想象中这么简单。2015 年 7 月 28 日 06：45，我在无奈、气愤之下发布一篇微博：“得知北京有脑死亡患者捐献爱心肺源可分配到无锡，我们的移植团队昨天下午到北京，特意和国航（中国国际航空）申请报备转运器官并留下联系电话，计划今天取完供肺后搭乘 07：35 起飞的航班从北京飞往无锡，国航表示将全力配合。可是，我们于 6 点赶到机场，却被告之航班已取消！本来国航提前电话告之，我们就能立刻改变路线，不耽误救治患者。如今真是欲哭无泪，珍贵的肺源可能被白白浪费，无法转运到无锡！国航这样的服务质量，不觉得惭愧吗？”

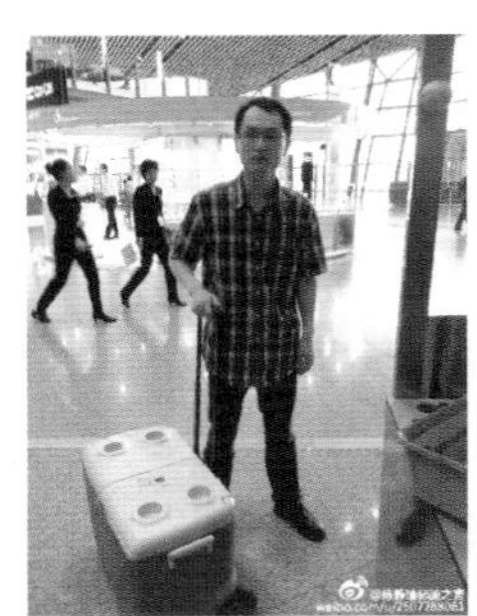

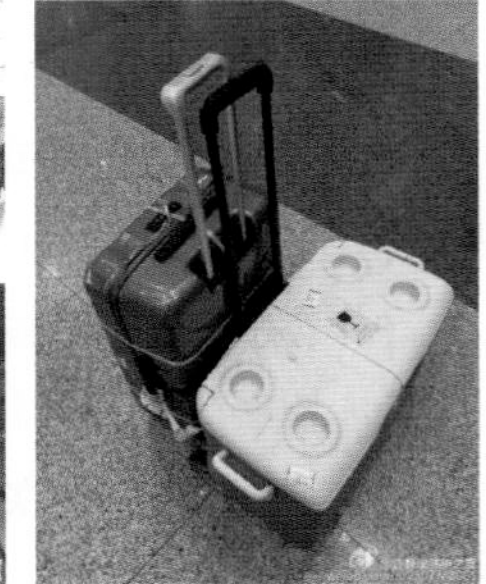

移植团队滞留机场，珍贵肺源无法转运

微博一经发出，引起各方关注，大家十分关心最终结果如何，这副肺是否就这么浪费了，患者就这样错失宝贵的移植机会吗？经过团队争分夺秒的合作，我们为大家带去了好消息：“移植团队一路狂奔，从上海转高铁返回医院，尽管 9 小时后才到达，可是我们不想放弃这副年轻供肺，不想放弃来之不易的宝贵机会，最终还是为患者进行了双肺移植，术后

用人工心肺ECMO（体外膜肺氧合）支持过渡，目前患者恢复尚好。真是不幸中的万幸！”

为这位等待肺移植的患者心急担忧的大家总算落下心中大石，可是如何避免重蹈覆辙、不因航班延误而误掉“救命肺”，成为更为重要的当务之急。也许你不明白：一副肺究竟有多珍贵，一次肺移植为什么如此步步惊心?

寻找一副不被感染的肺——难

经过漫长的实验与临床摸索，肺移植已在实验成功的基础上发展成为临床治疗终末期肺病的唯一方法，使越来越多的终末期肺病患者获得了新生。根据国际心肺移植协会的最新统计，目前肺移植适应证主要为慢性阻塞性肺疾病（33%）、间质性肺疾病（24%）、囊性纤维化（16%）、α_1－抗胰蛋白酶缺乏（6%）等。

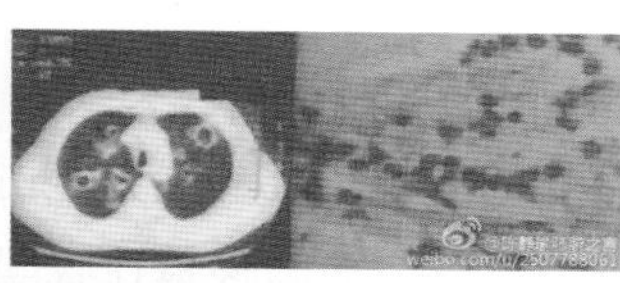
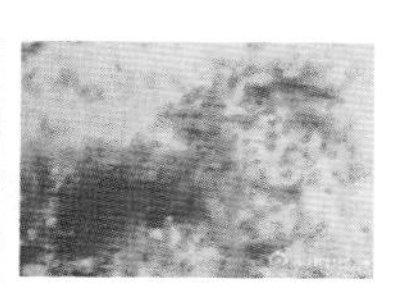
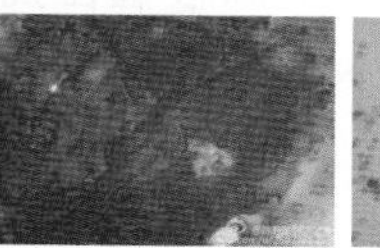
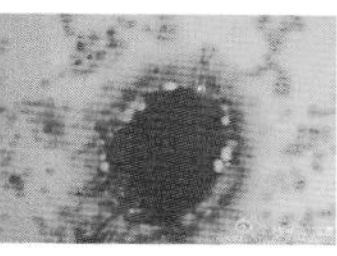
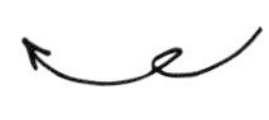

可是，许多供肺都存在感染，这一张张霉菌、病毒、细菌的高倍显微镜图片在普通人的眼中似乎色彩斑斓；而对于医生而言，却是一个个揪心的诊治。

脑死亡的捐献者应用呼吸机后，肺部被感染的概率非常大。一旦肺脏被严重感染，就不能再作为供体用于肺移植。因此，每一个可供移植的肺脏都极其宝贵。

肺移植技术——要求高

目前制约心肺移植发展的主要技术障碍是受者死亡率高，术后早期移植肺无功能，慢性排斥反应导致受者长期存活率低等，这也是目前国际上肺移植研究的重点。肺不同于肝、肾等实体器官，它是一个空腔脏器，安全的冷缺血保存时限只有4~6小时，而且易发生严重的缺血再灌注损伤，可能导致早期移植肺水肿和肺功能丧失。因此，移植过程中对供肺的获取、保存、植入、再灌注的要求较高。

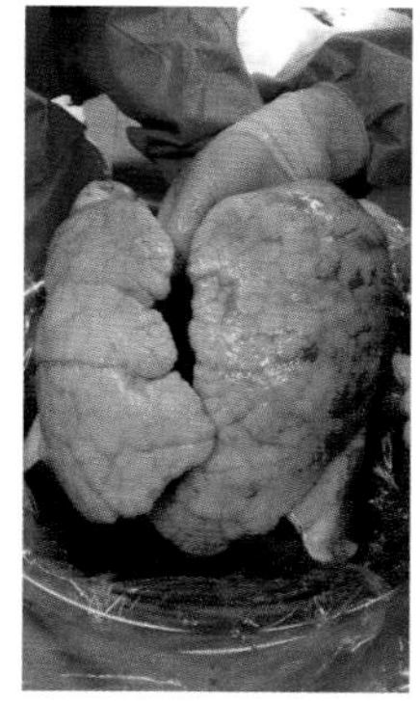
供肺

大量肺源被浪费——有多少人知道

除了肺源被感染、技术等原因之外，导致肺移植在我国发展相对滞后的重要原因还在于患者对肺移植的认识不够。

在美国，因为供者缺乏，法律规定要将有限的肺源给相对年轻的患者，所以能得到供肺进行肺移植的患者控制在65岁以下，当患者的预计存活期为2年时就开始排队等待肺源，以进行肺移植。尽管如此，每年还是有28%列入肺移植等候名单的患者因没有等到肺源而死亡。

我国的情况又如何? 目前我国每年肝移植总数为2 000例，肾移植4 000例左右，而肺移植平均每年150例，仅利用了1%的供肺资源，大量肺源白白浪费!

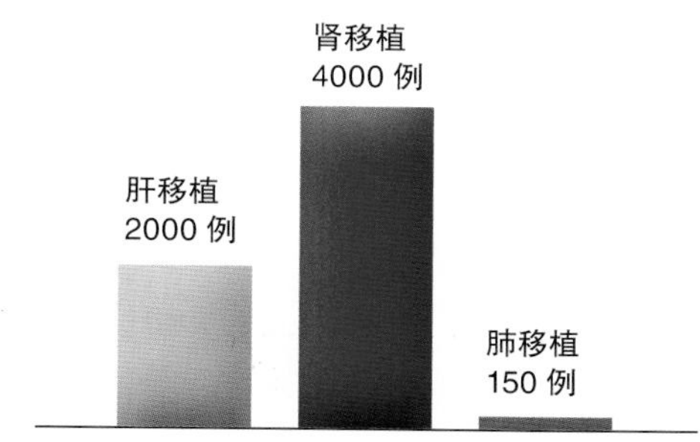

万不得已才寻求肺移植——太可惜

为什么还有患者因等不到肺源而死亡呢? 关键是我国患者几乎到了濒死状态才来寻求肺移植，不要说等2年，有时即使等1~2周都支撑不住。

而目前对于终末期肺病患者，除了呼吸机支持外，没有其他有效办法；人工心肺机（ECMO）用于支持等待肺移植的患者，但最多也只能维持数周，而且时间越长，移植成功率就会降低。反观尿毒症患者，即使不进行移植，也能依靠血液透析长期生存。

可以这么说，我国目前接受肺移植的患者年龄偏大、基础条件差、高危因素多，很多患者直到呼吸机依赖才要求实施肺移植，目的是为了救命；而国外的患者接受肺移植是为了改善生存质量。我们也许不缺肺源，但缺观念!

移植的时间——争分夺秒

爱心肺源来自全国各地，无论何时何地，医生接到有器官捐赠的通知后，都会第一时间赶往现场进行评估。如果该肺源是可以利用的，医生会和心、肝、肾移植团队一起进行多脏器的获取，肺源用特殊的灌注保存液保存，接下来医生还将面临转运的问题。

肺源获取后一般应在 6 小时内回到医院。如果是近距离转运，可以搭乘汽车甚至高铁（高速铁路）；如果路途遥远，医生只能和航空公司、机场协调，上演一场场“生死时速”。

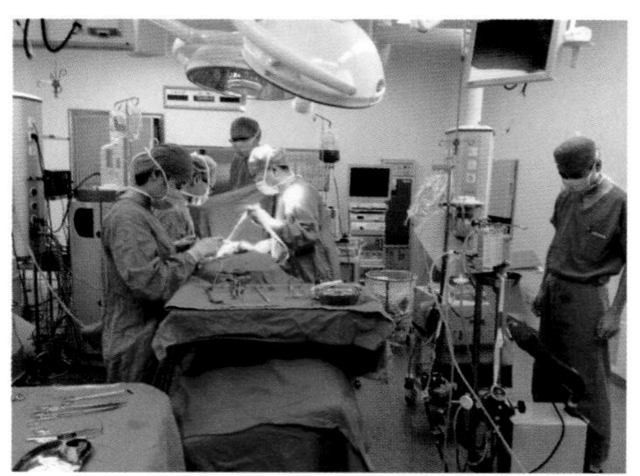

肺移植术中

取肺之路——反复无常

目前我国还没有成熟完善的器官转运机制。私人飞机非常昂贵，普通患者根本承担不起，只能依靠民航。而我国的民航经常出现空管（空中交通管制）、流控（流量控制）延迟或航班取消的情况。

无锡肺移植团队每周都得有一次这样远距离的器官运送，每一次都得向航空公司求助，每一次转运都是争分夺秒，生怕飞机延误。

其实，国外多通过单独小飞机进行器官转送，一些慈善家和慈善机构也会免费提供私人飞机用以转送器官。我国器官捐献工作刚刚起步，国家器官获取组织也没有固定的小飞机来转运。所以转运存在的困难，使一些肺源被放弃。

肺移植术后的难关——更多更险

由于肺是对外开放的器官，肺移植后的早期感染（包括细菌、病毒和真菌三大感染）极为常见，是导致受者死亡的主要原因之一。

同时，国内肺移植受者术前身体条件普遍较差，多数曾大量使用过抗生素，耐药现象严重，加大了肺移植后控制感染的难度。

此外，急性排斥反应作为肺移植后的常见并发症，也是影响肺移植发展的重要因素。尽管肺移植受者免疫抑制剂的用量和血药浓度水平均高于其他实体器官移植，但肺移植后的急性排斥反应要多于肝、肾移植。

因此，肺移植受者的长期存活与拥有一个多学科合作团队，包括外科医师、呼吸内科医师、麻醉科医师、重症监护医师、物理治疗师和护士等的配合，以及围手术期管理密切相关。

肺移植准入医院——少

目前全国能够独立自主完成肺移植的医院不到 10 家，我国肺移植的发展和肝肾移植的发展不同。肝肾移植是在全国 500 多家医院能开展的基础上，最后根据区域规划准入了 100 多家医院。而肺移植一开始国家只准入了 20 多家，且许多准入的医院目前都不开展。

移植的高昂费用——未列入所有省市的医保范围

即使精打细算，我国的肺移植受者也需支付 30 万 ~50 万元人民币用以肺移植。肝、肾移植手术均已列入国家医疗保险，而肺移植在我国大部分省市并没有列入医疗保险。这 30 万 ~50 万元人民币的费用对大部分普通居民而言，确实昂贵，不易承受。

目前，江苏省的肺移植已列入二类医疗保险报销范围，患者个人仅需支付费用的 40%，术后免疫抑制剂的费用个人仅需支付 10%，其余列入医疗保险报销范围，由国家补贴，大大减轻了患者的负担。希望今后我国其他地区也能将肺移植列入医疗保险报销范围。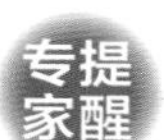

专家提醒 尽管肺移植已是一项成熟的技术，但是鉴于以上因素，得到一个脑死亡捐献者的肺源并成功完成肺移植困难重重，在我国推广也尚需时日。但是，相信只要不断努力，随着社会的进步，人们观念的改变，相关制度的不断完善，肺移植一定会恩泽广大患者。

相关链接

爱心捐献器官，以另一种形式延续生命

自今年 1 月 1 日起，我国取消了死囚器官的利用，逐渐建立公民自愿捐献的体系，这意味着公民逝世后自愿器官捐献成为器官移植使用的唯一渠道。只有越来越多爱心捐献的肺脏，才能拯救更多的呼吸衰竭患者。

登陆中国红十字会中国人体器官捐献管理中心官方网站（网址：http://www.china-organdonation.org.cn/），可以进行“器官捐献志愿登记”，可捐献的器官包括肾脏、肝脏、心脏、肺脏、胰腺、小肠。

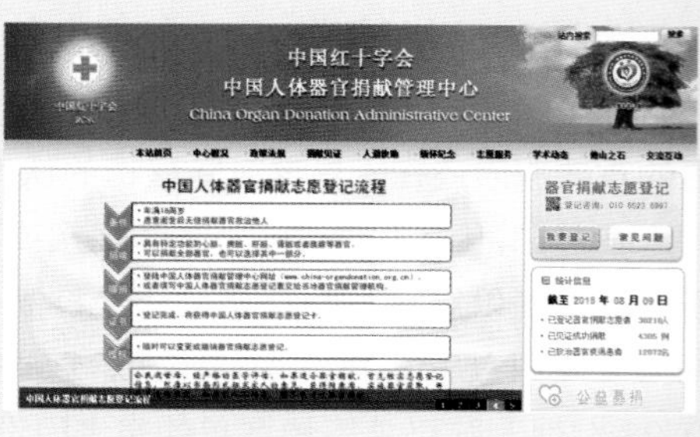

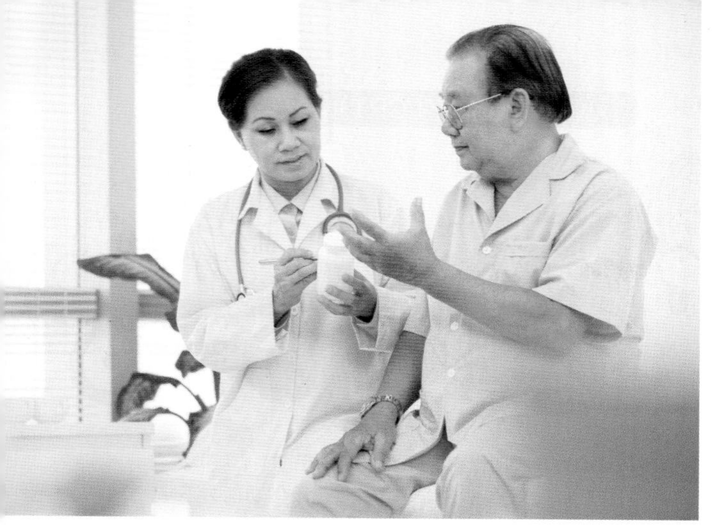

几乎每一位糖尿病患者都有过低血糖的经历。遗憾的是，低血糖并非总以饥饿感、心慌、手抖、出虚汗、面色苍白、头晕、软弱无力等典型症状示人，有时也会“乔装打扮”，让人难以识破，有些患者因此而错过了最佳抢救时机。那么，不典型低血糖有哪些“伪装”呢？

揭开“变脸”低血糖的“伪装”

山东省济南医院糖尿病诊疗中心主任医师　王建华

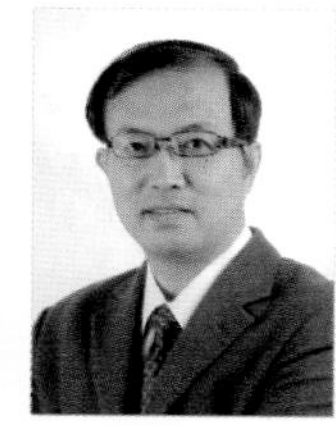

专家简介

王建华　山东省济南医院糖尿病诊疗中心主任，主任医师，济南市医学会内分泌专业委员会副主任委员。擅长糖尿病、甲状腺疾病、骨质疏松症等内分泌代谢病的诊治，尤其对糖尿病肾病、糖尿病足坏疽、甲亢的治疗有独到之处。

专家门诊：周二、周四全天

“伪装”1：举止反常、语无伦次

张教授平时举止儒雅，讲课条理清晰、逻辑严谨。一天，张教授在给研究生上课时一反常态，说话颠三倒四、语无伦次，甚至还当众解开衣扣，扯下领带，全然没有了往日的学者风度。学生们意识到张教授有点失常，赶紧叫来校医。检查发现，张教授血糖只有1.4毫摩/升，校医立即为他推注葡萄糖。过了一会儿，张教授意识逐渐恢复正常。原来，他早晨在家打了胰岛素之后，因为着急赶着去上课，没来得及吃早饭。

“伪装”2：肢体偏瘫、言语不清

王大妈曾因脑梗致右侧肢体活动不灵住院治疗，出院半个月后，家人发现她有些口齿不清，而且右半边身体又不能动了，马上送医院就诊。医生开始怀疑王大妈脑卒中，但做了脑CT检查并未发现新的病灶。随后，医生了解到她有糖尿病，而且最近因血糖不稳定而擅自增加了药物剂量，于是立即为她化验血糖，结果只有1.5毫摩/升。静滴葡萄糖1小时后，王大妈不能动的半边身体又能动了。原来，低血糖也会引起假“偏瘫”。

“伪装”3：意识不清、四肢抽搐

李先生年届不惑，近半年来经常于晨起后感觉心慌、出汗、头晕、乏力、饥饿等不适，继而出现四肢抽搐，伴口吐白沫、意识不清，症状持续半小时至1小时不等。他曾在当地医院就医，被诊断为“原发性癫痫”，并进行抗癫痫药物治疗，但效果欠佳，仍时常发作。后来，经内分泌科医生会诊及进一步检查，李先生最终被确诊为“胰岛素瘤”。癫痫样发作，是由于胰岛素瘤导致严重低血糖引起大脑功能失调所致。经手术治疗，李先生已痊愈。

“伪装”4：嗜睡昏迷、呼之不应

高大爷退休后不久就查出患有糖尿病。从那以后，他开始坚持每天晨练，早睡早起，雷打不动。一个周末的早晨，家人起床时都快八点了。若在平时，王大爷应该已经结束晨练买好早点到家了，那天却有些反常，房门紧闭，里面传出深一阵浅一阵的呼噜声，似乎睡得很沉。家人发现情况不大对头，推开门一看，王大爷躺在床上，脸上都是汗，衣服全湿透了，呼之不应。家人赶紧拨打120，将王大爷送到医院，化验发现低血糖，补充了葡萄糖后，王大爷才慢慢清醒过来。事后医生告诉他，多亏家人发现、抢救及时，要不然他很可能就这样永远地“睡”过去了。PM

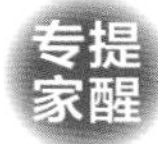

专家提醒　低血糖的表现多种多样，只要我们仔细梳理，还是能够找出低血糖的“蛛丝马迹”的。首先，不典型低血糖多见于老年人；其次，患者往往存在低血糖诱因，如进餐不足或延误、活动量大或过于疲劳、药量增加等；第三，不典型低血糖主要表现为大脑缺糖症状，如言语、行为、性格反常，嗜睡、昏迷等。家人一旦发现这种情况，应立即为患者测血糖，或直接送医院，以防万一。

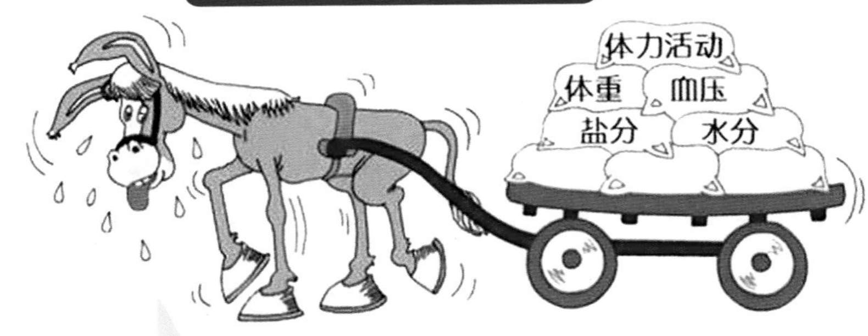

心力衰竭时，就像一头疲惫的毛驴(心脏)拉着货物(血液)，虽然拼命工作，但由于做功能力下降，仍然不能促使血液有效地循环。

心脏起搏器是治疗心跳减慢、心脏停搏的唯一有效治疗手段。根据起搏心腔的多少，起搏器通常可分为“单腔”和“双腔”两种类型，分别起搏一个心腔(绝大多数为右心室)和两个心腔(右心房和右心室)。近十年来，“三腔”心脏起搏器被用于治疗某些心力衰竭患者，并取得了显著疗效。

治疗心衰的“利器”：“三腔”心脏起搏器

复旦大学附属中山医院
心内科教授　宿燕岗

认识“三腔”心脏起搏器

大部分心衰患者都存在心脏扩大且收缩无力的特点，25%左右的心衰患者尚存在心脏左、右心室之间，以及左心室内部收缩的不协调，导致已衰竭心脏的工作效率明显下降，心脏不能作为一个整体完成射血功能。心脏收缩无力，再加上收缩效率下降，无异于“雪上加霜”，使心脏排血量更加减少，并加剧心脏的扩大。而目前所有治疗心衰的药物均对心脏收缩活动的不协调“无能为力”。

“三腔”心脏起搏器，顾名思义就是起搏三个心腔，即在普通双腔心脏起搏器(起搏右心房和右心室)的基础上，再加一根导线起搏左心室。通过皮下埋置的脉冲发生器发放起搏脉冲，同时激动左心室和右心室，使左右心室同时收缩，促使其工作同步化，纠正心衰患者存在的左右心室机械活动不同步的问题。因此，医学上通常称该疗法称为“心脏再同步治疗(CRT)”或“双室同步起搏”，以凸显其作用的原理和目的。由于该疗法起搏三个心腔，故也常被俗称为“三腔”心脏起搏器。

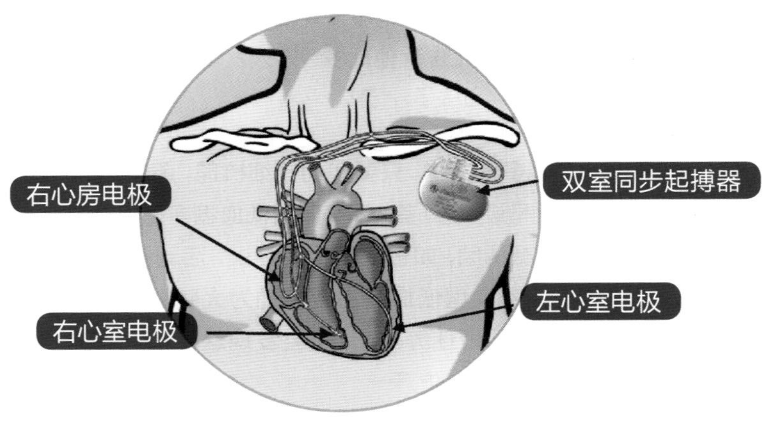

专家简介

宿燕岗 复旦大学附属中山医院心脏内科主任医师、医学博士、博士生导师，中国医师协会心律学专业委员会副主任委员，中华医学会心电生理和起搏分会常委、室性心律失常工作委员会副主任委员，上海市生物医学工程学会心脏起搏与电生理分会副主任委员。

医疗专长：心脏内科各种疾病的诊治和心脏植入性器械的植入和随访。

专家门诊：周一上午、周二上午

“三腔”心脏起搏器分两种

三腔起搏器通常分为两种，即“CRTP”和“CRTD”。前者指不具有自动复律除颤功能的普通CRT，后者指具有自动复律除颤功能(即ICD)的CRT。CRTD除了能纠正心衰外，还能预防心脏性猝死。实际上，适合CRT治疗的心衰患者都是心脏性猝死的高危人群，都必须植入心脏自动复律除颤器(ICD)来预防心脏性猝死。目前，植入CRTD的患者数占植入CRT患者总数的60%~70%。

“三腔”心脏起搏疗效显著

“三腔”心脏起搏器自问世至今已有二十余年的历史，已进行了大量的临床研究，自2005年起就被列为治疗某些心力衰竭患者的I类适应证。所谓I类适应证，就是这些患者必须实施该疗法。国内外大量研究已证明，CRT能在标准药物治疗的基础上，通过恢复心脏同步性，进一步改善心脏功能，提高患者的生活质量，减少因心衰而住院的频率，明显降低死亡率(约30%)，延长生存期，疗效显著。CRT为广大心衰患者带来了福音，开创了心衰治疗的新纪元，被誉为心衰治疗史上里程碑式的治疗方法。

“三腔”心脏起搏治疗适用哪些人

并非所有心衰患者都适合“三腔”起搏器治疗。如上述，只有存在心脏收缩活动不协调的心衰患者才有接受再同步治疗的必要。实际上，适合CRT治疗者只占心衰患者总数的30%左右。这点与心衰的药物治疗不同，后者通常适用于所有心衰患者。

目前，医生主要根据心衰患者的心电图和心脏超声结果来判断其是否需要进行CRT治疗。具体标准为：心电图QRS波增宽(预示心室收缩不同步、不协调)、心脏超声提示左室射血分数EF值≤35%，即CRT主要适用于病情较严重的心力衰竭患者。当然，医学上对CRT适应证还有更加细化的适应证分级和规定。这些都是根据国际上大规模临床研究结果制定的。我国也已制定了心衰患者使用心脏再同步治疗的适应证。

通常，心力衰竭患者若出现心电图波形增宽，就应考虑是否可能存在CRT的适应证，具体可咨询心脏专科医生。

“三腔”心脏起搏手术怎么做

通常，植入“三腔”心脏起搏器要比植入普通心脏起搏器复杂些，主要难点在于左心室导线的植入方面，植入成功率在95%以上。手术风险及手术创伤与植入普通心脏起搏器无明显区别(仅左胸皮肤上有一个5厘米左右的切口)，是一种精细的微创手术。手术时间约2小时，局部麻醉，术后1~2天即可出院。当然，患者在术后仍需坚持服用治疗心衰的药物。CRT的使用寿命一般为6~8年，与普通心脏起搏器差不多。

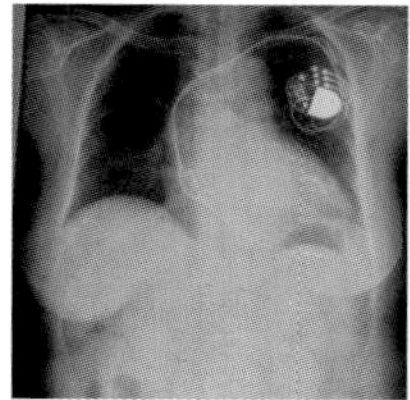

术后出院时
X线正位(心脏扩大)

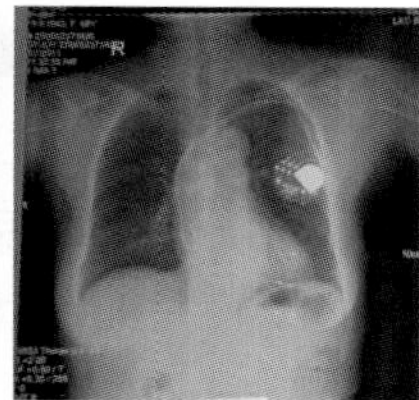

CRT手术2年后
X线正位(心脏明显缩小)

“三腔”心脏起搏治疗的费用较高(10万元左右)，而医疗保险报销比例较低(商业保险例外)。不过，相对于心衰患者多次住院治疗的费用，以及治疗后生活质量提高及生存期延长等，其性价比并不比药物治疗差。

“三腔”起搏器术后需要注意哪些问题

与植入普通心脏起搏器相似，手术本身的创伤很小(只是皮肤上的一个小切口)，术后当天就可下床。如无特殊情况，多在术后第2天出院(手术切口多不需再拆线)。术后不需要针对手术本身的康复或休养，也不需要为植入的起搏器服用任何药物。但需要注意的是，由于植入“三腔”起搏器的人群都是中重度心力衰竭患者，故术后仍然需要继续针对心力衰竭本身的药物治疗。我们时常能遇到植入“三腔”起搏器的患者在出院后就不再服用治疗心衰的药物了，这是误区。由于CRT的疗效，患者的血压、心脏功能等状态都会好转，患者能够耐受更大剂量的药物(如β受体阻滞剂和血管紧张素转换酶抑制剂)治疗，而后者的药物剂量与心衰患者的长期预后呈正向的量效关系。因此，“三腔”起搏器与针对心衰的药物两者结合，相辅相成，共同起到逆转心衰进展的良好效果。

另外，患者术后需要定期(半年一次)到植入起搏器的医生处检查“三腔”起搏器的功能，医生会根据具体病情对起搏器的参数做出适当调整，保证起搏器始终在一个良好的工作状态。PM

心脏再同步治疗(CRT)后

植入CRT后，毛驴(心脏)的力气(收缩功能)虽然没有增加，但能明显增加其做功的效率(相当于给毛驴安装了一个滑轮)，使心脏做功能力明显增加。

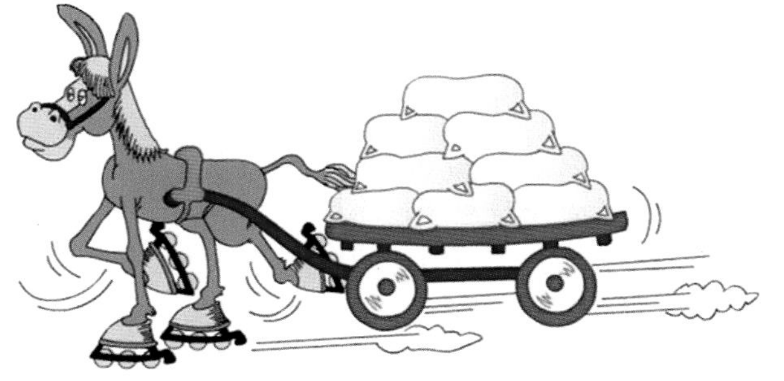

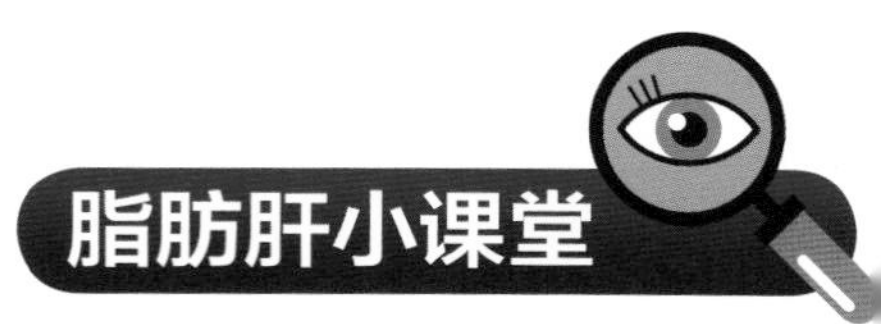

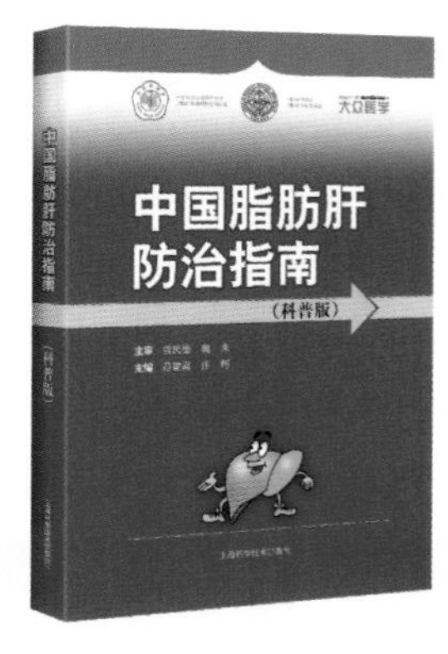

第五讲

防治脂肪肝 你该知道的4件事

黄 薏

脂肪肝是病，不是亚健康

即使是无症状的单纯性脂肪肝，也不是亚健康状态。酒精性脂肪肝患者若不及时减少饮酒量，20% 以上的人将在十年内发展为酒精性肝炎、肝硬化，甚至肝细胞癌；非酒精性单纯性脂肪肝虽然进展缓慢，十余年内仅 1% 左右的患者发生肝硬化，但随访 5~10 年内发生代谢综合征、2 型糖尿病、冠心病的概率较普通人群显著增高。因此，一旦发现患有脂肪肝，切忌不当回事，应及时去医院诊治。

脂肪肝能够“治好”

许多脂肪肝患者在得知病情后，不愿意去医院看病，认为脂肪肝“没药可治”或“不可能治好”。还有部分脂肪肝患者长期就诊于多家医院，虽然服用了不少药物，但脂肪肝却始终没有消退或好转迹象。脂肪肝真的没法治好吗? 答案是否定的。

单纯性脂肪肝是各种肝毒性损伤的早期表现，若能及时去除病因和诱因，肝内脂肪沉积可在数月内完全消退。

脂肪性肝炎也是完全可逆性病变。只是通常需要较长的治疗时间，且需要在改变生活方式和控制原发疾病的基础上，加用保肝抗炎药物，肝病才能完全康复。

脂肪性肝硬化是相对不可逆的病变，但通过积极治疗，可以延缓疾病进展并减少并发症的发生。

由此可见，无论是单纯性脂肪肝，还是脂肪性肝炎，都是可以治愈的疾病。即使肝病已经发展至终末期，积极的综合性治疗亦能使患者获益。许多脂肪肝患者治疗后不见好转，恐怕还是治疗方法不当、治疗时间不够，或者评价疗效的指标不够合理。

脂肪肝需要长期治疗

脂肪肝的治疗是一项长期的综合性工程。迄今为止，尚无防治脂肪肝的特效药物。鉴于脂肪肝患者往往合并众多肝外疾病，故治疗脂肪肝需要多学科紧密合作。无论是酒精性肝病还是非酒精性脂肪性肝病都属于“慢病”，都需要较长的疗程。短期治疗即使有效，也易复发。

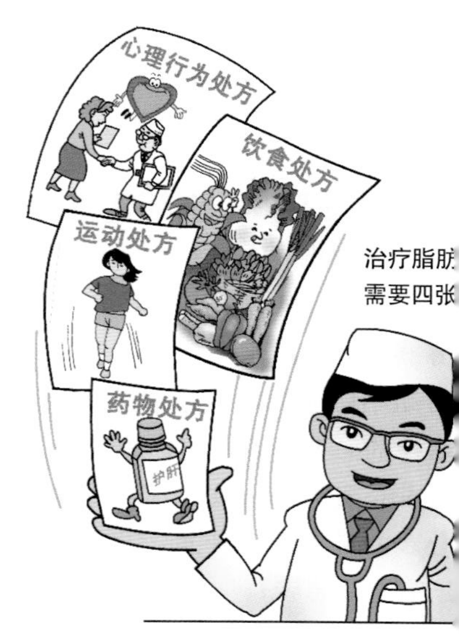

脂肪肝可以预防

● **管住嘴** 调整膳食结构，坚持以“植物性食物为主，动物性食物为辅，热量来源以粮食为主”的中国传统膳食方案，避免西方社会“高热量、高脂肪、高蛋白质、低纤维”膳食结构的缺陷，防止热量过剩。一日三餐定时、适量，早餐要吃饱、中餐要吃好、晚餐大半饱，避免吃得多、吃得快、吃零食、吃甜食、吃夜宵，以及把含糖饮料当水喝等不良习惯，

● **少饮酒** 减少饮酒量或完全戒酒是预防酒精性肝病的唯一有效方法。

● **多运动** 人体对多余热量的利用，除转化为脂肪储存外，主要通过体力活动消耗掉。要预防脂肪肝的发生，必须根据自身情况，每周坚持参加 150 分钟以上、中等量的有氧运动，并持之以恒，同时还应避免“久坐少动”的不良习惯。

● **慎用药** 所有药物，无论是西药还是中药，均具有两重性，既有治疗疾病的一面，也有产生不良反应的一面。肝脏是药物代谢的主要场所，用药不当极易造成包括脂肪肝、肝酶学指标异常在内的药物性肝损害。必须用药时，应严格掌握指征，合理调整药物剂量和疗程。

● **常体检** 有肥胖症、糖尿病、高脂血症、脂肪肝家族史者，应加强自我保健意识，定期进行健康体检，以便尽早发现肥胖、脂肪肝、糖尿病等，及时采取相关措施，阻止病情发展。PM

不少中老年人都曾有这样的经历：眼前有黑影飘动，时多时少，像飞来飞去的小虫子，又像头发丝在眼前晃动，挥之不去，十分恼人。通常，黑影会随着眼珠的转动而转动，尤其在看一些亮色的背景时，更容易发现它的存在。医学上将这种现象称为“飞蚊症”。

“飞蚊症”到底要不要紧？

上海爱尔眼科医院青光眼白内障眼底病学科　张淳

眼球的玻璃体是如蛋清样的透明胶体，充满于眼球内 4/5 的体积，通常是无色透明的，含有 99% 的水分和少量蛋白质，光线可以不受阻挡地通过。当玻璃体发生混浊时，眼前就会出现黑影飞舞。

哪些人容易罹患飞蚊症？除玻璃体自身衰老外，邻近组织的病变也可导致玻璃体混浊，如葡萄膜、视网膜炎症，视网膜裂孔，视网膜血管病变导致的出血、渗出，以及眼外伤等。因此，高度近视患者、老年人，以及眼内发炎或有视网膜血管病变的患者，更应提高警惕。

生理性飞蚊症：眨眼就能让“蚊子飞走”

飞蚊症分为生理性和病理性两种。生理性飞蚊症虽然可能对视力产生干扰，但并不影响视力。当“蚊子”在眼前飞舞时，只需转动一下眼睛或眨一下眼睛，就可以让它“飞”走，眼底检查也没有器质性的改变。

病理性飞蚊症：是诸多眼病的伴随症状

病理性飞蚊症会对视力产生影响，无论怎样转动眼睛、眨眼睛，都不能提高视力，还可能伴随闪光感，眼底检查通常可以发现病理性改变。病理性飞蚊症的发生与眼底病密不可分，是很多眼病的伴随症状。

与病理性飞蚊症相关的疾病有 100 多种，比较常见的有葡萄膜炎和视网膜脱离。葡萄膜炎是眼科急症，发病急、变化快，常反复发作，严重影响视力，甚至导致失明。容易发生视网膜脱离的人群，如高度近视患者、老年人等，若突然感觉眼前有闪光，并突然出现如沙尘暴一般的飞蚊，密密麻麻，且随着眼球而运动，或某一方向视野缺失，应立即前往医院检查，并接受散瞳后眼底检查。

治疗飞蚊症：“微创玻切”最有效

目前，治疗病理性飞蚊症的方法主要有两种：激光玻璃体消融术和微创玻璃体切割术（玻切术），二者均有利有弊。激光玻璃体消融术能有效清除大的玻璃体浮物，但有报道称激光治疗后，仍有 61% 的患者存在眼前黑影飘动，症状仅有轻度改善。另一方面，由于 YAG 激光器发射高功率密度激光，故对周围组织存在损害的潜在风险。科技的发展使玻璃体切割术可以在越来越小的切口下完成，伤口不需要缝合，恢复快，术后眼部异物感轻，视网膜裂孔、视网膜脱离等眼部并发症的发生风险也降低。目前，微创玻璃体切割术被认为是治疗病理性飞蚊症的最佳选择，能明显提高视力，改善症状，提高生活质量。

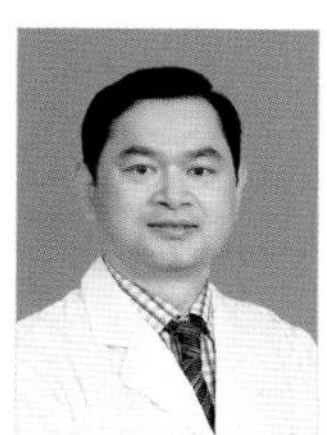

专家简介

张淳 上海爱尔眼科医院眼底病学科首席专家、医学博士、院长。擅长疑难眼底疾病的精确诊疗及激光手术治疗，复杂白内障、玻璃体、视网膜疾病、黄斑裂孔和黄斑前膜的手术治疗及超声乳化、玻璃体切割联合性手术，以及青光眼、黄斑变性等复杂眼底手术。参与编写《黄斑部疾病手术学》《有晶体眼人工晶体植入学》《荧光血管造影手册》《中西医结合眼科急诊学》等多部眼科学专著，主持或参与国家自然科学基金、广东省自然科学基金等科研项目 6 项，在国内外著名眼科专业杂志发表论文 16 篇。

专家门诊：周三、周四上午

上海爱尔眼科医院是上海市医保定点单位，也是上海市慈善基金会“点亮心愿”白内障手术定点医院、上海市退管会“爱心成就光明”白内障项目指定医院。医院积极与其他机构合作开展儿童白内障关爱项目，在全方位开展综合眼科诊疗服务的同时，更注重防盲、治盲的社会公益活动。2010 年，上海爱尔眼科医院白内障专科被评为上海市社会医疗机构优势专科。

为帮助更多飞蚊症患者摆脱困扰，张博士特意为本刊读者预留了 30 个免费专家号，有需要的读者请致电本刊健康热线（021 – 64848006），或登录本刊微信平台，发送“姓名+联系电话+预约眼科专家号”进行预约。

电话预约：工作日 8：30~16：00

微信预约：24 小时 PM

丙肝走近“治愈系”

首都医科大学附属北京地坛医院
肝病中心主任医师 闫 杰

丙型病毒性肝炎，简称丙型肝炎、丙肝，是一种由丙型肝炎病毒（HCV）感染引起的病毒性肝炎，主要经输血、针刺、吸毒等传播，部分患者可发展为肝硬化甚至肝癌。流行病学调查数据显示，目前我国约有4000 万名丙型肝炎患者，人群丙型肝炎感染率高达3.2%，每年新发病人超过10万。

由于丙型肝炎大多发病隐匿，几乎没有任何症状，因此不像乙型肝炎那样“备受关注”。调查显示，大部分人对丙型肝炎的传播途径、预防措施等都没有正确的认识，仅有少数人进行过丙型肝炎病毒筛查。那么，丙肝有哪些特点？是不是像乙肝那样难治愈呢？

丙肝进展静悄悄，早期筛查更重要

感染 HCV 后，病人一般不会出现任何症状。丙肝慢性化程度非常高，如果不治疗，大多数病人体内将终身存在 HCV，只有不到 20% 的病人可以自发清除病毒。

慢性丙型肝炎会悄无声息地缓慢进展，10% ~ 20% 的病人会在 20 年内出现肝硬化。一旦进展为肝硬化，病人的 5 年生存率就会下降为 50%。而丙肝肝硬化病人的肝癌年发生率也高达 1% ~ 4%，也就是说，每 100 名丙肝肝硬化病人中，每年将会有 1 ~ 4 人出现肝癌。

丙肝病人一旦出现症状，往往已经进展为肝硬化甚至出现肝癌了。因此，与其他原因的肝炎相比，丙型肝炎决不能单靠症状来发现，而是更应强调早期筛查。

6类人群需筛查丙型肝炎

丙肝主要通过输血传播，我国自 1993 年对献血员筛查抗 HCV 后，该传播途径得到了有效控制。目前，经破损的皮肤和黏膜传播成为最主要的传播方式，其中以静脉注射毒品导致 HCV 传播最为常见，使用非一次性注射器和针头，未经严格消毒的牙科器械、内镜，侵袭性操作和针刺等也是经血传播的重要途径。总结一下，需要筛查丙肝的高危人群可以分为以下 6 类：

1.曾经静脉吸毒者，哪怕只有一次；

2. HCV 高危感染者，包括 HIV 感染者、1992 年以前接受过治疗的血友病患者、血液透析患者以及无法解释的丙氨酸转氨酶升高者；

3. 1992 年以前接受输血或器官移植者；

4.感染 HCV 女性所生的孩子；

5.性伴侣感染 HCV 者；

6.医务工作者。

新药使丙肝成为“可以治愈的疾病”

以往，丙型肝炎的标准治疗方案是聚乙二醇干扰素 α 联合利巴韦林。这种治疗方案能治愈 50% 以上的丙肝病人。但由于干扰素的副作用比较多，很多病人难以完成疗程；加之肝硬化是干扰素的禁忌证，这样一来又有大量已经进展为肝硬化的丙肝病人失去了治疗时机。

欧美国家新近上市的直接抗病毒药物通过直接抑制 HCV 的蛋白酶、RNA 聚合酶或病毒的其他位点而发挥很强的抑制病毒复制的作用，将丙肝治愈率提高到 95% 以上，使得丙型肝炎真正成为一种可以根治的疾病。而且，这类新药副作用极小，也可以用于丙肝肝硬化病人的抗病毒治疗。目前，这类新型抗 HCV 药物已在我国开展Ⅲ期临床试验，正式上市指日可待。

肝功正常也需积极治疗

正因为丙型肝炎已经成为可以治愈的疾病，因此在治疗人群的选择方面更为广泛，只要丙肝病毒核酸（HCV RNA）检测阳性就需要积极治疗，而不像乙型肝炎那样，肝功正常的所谓“健康”携带者不需要立即治疗。PM

专家简介

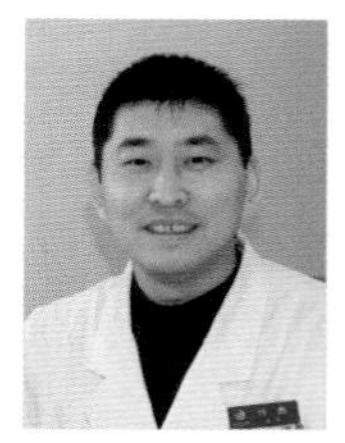

闫 杰 首都医科大学附属北京地坛医院肝病中心主任医师，北京大学副教授、硕士研究生导师，北京市医学会肝病学分会青年委员会副主任委员。主要从事肝炎、肝硬化、肝癌及其并发症的内科诊治，尤其对慢性乙型肝炎、慢性丙型肝炎的抗病毒治疗经验丰富。

专家门诊：周二上午，周四下午

编者的话

前列腺是男人特有的器官，每位成年男性都曾或多或少受到过前列腺问题的困扰。男性在青壮年时易患前列腺炎，50岁以后易患前列腺增生，而前列腺癌也越来越威胁到男性健康。但是，目前很多人对前列腺疾病还只是一知半解，缺乏正确的认识，容易误听误信，并因此耽误了疾病的治疗，让健康受损。

孙颖浩教授是我国泌尿外科学界大家之一，长期从事泌尿外科疾病的临床实践和专业研究，对前列腺疾病有着深刻的认识。由他领衔的医疗团队编写的《前列腺疾病100问》（第二军医大学出版社出版）一书，深入浅出介绍了男性可能遇到的前列腺方面的问题，以及处理其的对策、方法，是男性维护健康的上佳读物。

为此，我刊特邀请孙颖浩教授和他的团队为杂志撰写“话说前列腺”系列文章，以形象生动的比喻、通俗易懂的文字，让大家真正读懂前列腺，掌握正确对待和处理各种前列腺问题、疾病的方法。

“话说前列腺”系列文章之一

一颗男性特有的栗子

第二军医大学附属长海医院
泌尿外科教授　孙颖浩
第二军医大学附属长海医院
《前列腺疾病100问》编写团队

在临床工作中，时常会有一些老太太因为这样那样的排尿问题，跑来问我们：“是不是我的前列腺出了问题？”其实，只有男性才有前列腺；女性是没有前列腺的，当然也不会得前列腺疾病。前列腺是一块男性特有的“神秘土地”，它既属于男性的泌尿系统，也属于男性生殖系统。

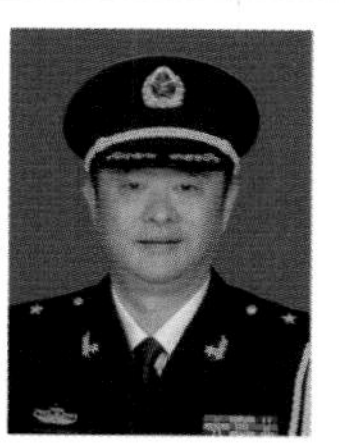

专家简介

孙颖浩　第二军医大学附属长海医院泌尿外科主任医师、教授、博士生导师，973 计划项目首席科学家。第二军医大学校长、全军前列腺疾病研究所所长、长海医院泌尿外科主任。中华医学会泌尿外科分会主任委员、全军泌尿外科专业委员会主任委员。擅长泌尿系肿瘤（尤其是前列腺癌）的诊治及微创泌尿外科技术的应用。

联合门诊时间：每周三上午 9:00~11:30，长海医院门诊大楼 7 楼。

男性的泌尿系统包括：肾脏、输尿管、膀胱、前列腺和尿道。肾脏是泌尿系统的第一站，它的形状像两颗巨大的蚕豆，分别依附在脊柱两旁。肾脏是人体的“垃圾处理厂”，每日产生 1.5~2 升尿液，由此将机体内过多的水分、电解质（钠、钾、氯离子等）以及血液内的有毒物质排出体外。尿液由肾脏产生后，沿着两条像小溪一样的输尿管流向膀胱。膀胱像一个富有弹性的水囊，里面可以容纳 600 毫升左右的尿液。当膀胱充盈时，肾脏会主动降低尿液产生的速度，避免膀胱被“胀破”。膀胱壁内布满纵横交错的逼尿肌，肌肉收缩可以将尿液挤压出膀胱并进入下尿道。

前列腺就紧靠在膀胱下面，形状有点像一个倒放的栗子：底部向上，尖部向下，重量约 20 克。与膀胱相连的尿道就从前列腺中间穿过。如果把尿道比喻为一根吸管，那么前列腺就像一个拳头握在吸管顶端。当患有前列腺增生或肥大时，这个“拳头”就紧紧攥住“吸管”，使里面的“水”难以通过，这就出现了排尿费力的现象。

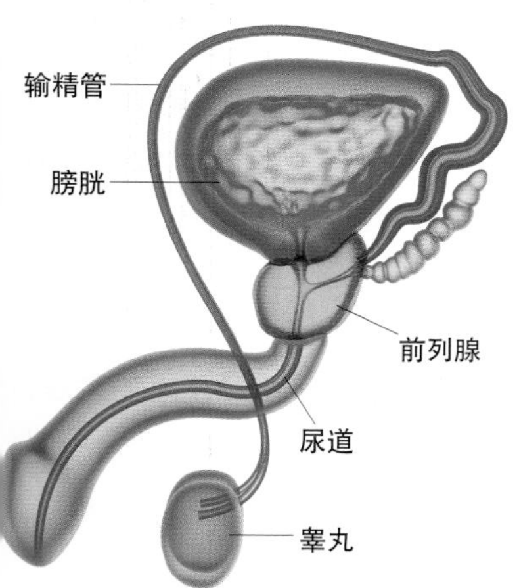

前列腺紧贴在直肠的前面，医生可以将示指伸入患者的直肠，直接触及前列腺。这正是检查前列腺的一个简单有效的方法，医学上称为“直肠指诊”。

前列腺的生长和发育受睾丸分泌的睾酮所控制，因此它与人体的性发育有关。自青春期到 20 岁，前列腺的重量从 5 克增长到 20 克。在此后的 20 几年里，前列腺的体积不再发生变化（当然患了前列腺炎前列腺还是会变大的，但这属于病理情况）。而当年龄超过 50 岁后，很多人的前列腺又会开始变大，这就是平时常说的前列腺增生或肥大。

前列腺增生可以说是前列腺的一种正常增生现象，但同时前列腺还有一种异常的恶性增生现象，那就是前列腺癌。虽然前列腺增生和前列腺癌都是前列腺组织的增生现象，但是它们却往往发生在前列腺的不同部位：几乎所有的前列腺增生都出现在前列腺靠近尿道的部位（医学上称为“移行区”），而近 90% 的前列腺癌却发生在前列腺的外周部分（医学上称为“外周带”）。PM

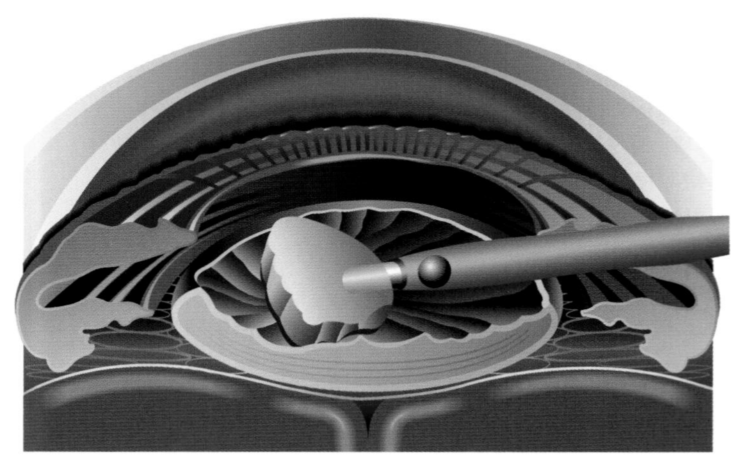

老年性白内障是一种常见的眼科疾病，就像人长白头发一样，是自然的衰老过程。人的眼睛中有个叫晶体的透明球状物，慢慢变得不透明了，变白了，这就是白内障。晶状体老化的个体差异比较大，有的人40岁就发生了白内障，有的人到了80岁才有白内障，这都是正常的。所以，现在多称为年龄相关性白内障。随着社会的发展，白内障的发病有提早的趋势，而人的工作年限越来越延长，白内障引起的视力障碍从对老年人的生活影响，更多地扩展到对中老年人工作的影响。

白内障治疗进入“私人定制”时代

上海交通大学附属第一人民医院眼科主任医师　缪浴宇

那么，得了白内障是用药还是手术？是马上手术还是等待白内障成熟了再进行？如今，不少白内障患者往往片面听信所谓的“祖传秘方”或“高科技疗法”，不但浪费钱财还拖延病情甚至误治。实际上，药物预防和延缓老年性白内障的发生和发展的作用是极其有限的。当白内障导致视力减退并影响工作和生活时，手术治疗是唯一有效的方法。白内障手术由原先的单纯脱盲进入了融合屈光手术治疗的新阶段。特别是近年来，白内障的手术方案更加“私人化”。眼科医生将考虑患者的生活状态和需求，为你定制一个适合的治疗时机和手术方案。

专家简介

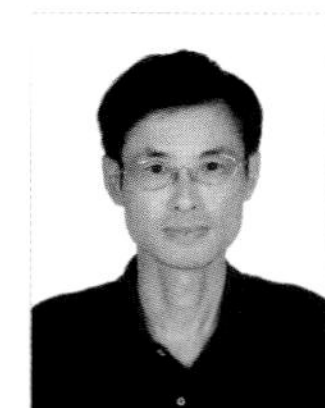

缪浴宇　上海交通大学附属第一人民医院眼科主任医师。上海市医学会眼科专科分会白内障学组成员。专注白内障领域20年，对白内障与晶状体疾病诊断与治疗有较深造诣，熟练进行各种白内障手术及晶体状相关疾病的诊治，包括复杂性白内障超声乳化术、晶状体脱位和无晶状体眼悬吊人工晶状体植入术；面向精细个体化的非球面、散光矫正和多焦点等功能型人工晶状体植入术，以及眼前节外伤视功能重建术等。

1 手术时机个性化——

视力不佳不是手术的唯一标准，应综合考虑对比敏感度、色觉、像差等因素。

一般情况下，当你感到工作和生活有困难，阅读不方便，视力在0.4以下，不能用镜片矫正，经过检查确诊白内障，排除其他眼疾时即可考虑手术。但是，视力不佳不是手术的唯一标准。要知道，完美的视觉，除了医院视力表检查的视力，还包括良好的色觉，对比敏感度和像差。一般医院检查的视力表上只有纯黑和纯白的对比，很多白内障患者呈现有良好的视力表“视力”，有的人视力在0.6~0.8，甚至1.0。但是，白内障患者平时感觉视物模糊，总像生活在“雾霾”中；还有的患者常感到眼前有塑料薄膜或擦不干净的眼屎，夜间光线不足时行走也困难。其实，这些都是对比敏感度下降的表现，即对黑与白之间中间灰度分辨力的下降。对比敏感度下降最明显的就是对台阶的分辨能力下降，这也是老人常常摔跤的一个重要原因。因此，患者不能仅仅因为视力表“视力”还不错就放弃白内障手术，应综合考虑对比敏感度、色觉、像差等因素。

对不同的患者来说，接受手术的早晚时机，可有较大的不同。白内障进展过程漫长，在这个过程中患者会有一定的自我适应能力，视力在0.4以上的可以进行基本的日常活动。过去，视力0.4往往作为是否手术的标准。但是，对一个从事精细工作、有高视力要求的人如画家、设计师、驾驶员而言，可以早些手术，即使“视力”0.8甚至1.0都不是手术的禁忌，让他们手术后能继续从事喜爱的事业。如今，白内障手术已经完全可以满足高视力要求者的需求。

2 手术方法个性化——

虽然白内障超声乳化+人工晶状体植入是世界公认的手术方式，但人工晶状体种类颇多，功能不同，应“按需植入”。

白内障手术发展主要经历了白内障囊内摘出术，白内障囊外摘除术，到现在普遍采用的超声乳化晶状体摘除术。白内障超声乳化技术是显微手术的重大成果，已成为世界公认的、先进而成熟的手术方式。手术时，在眼角膜或巩膜的小切口处伸入超声乳化探头将浑浊的晶状体和皮质击碎为乳糜状后，借助抽吸灌注系统将乳糜状物吸出，同时保持前房充盈，然后植入人工晶状体，让患者重见光明。超声乳化技术的优点是手术切口小，无痛苦，时间短，快速复明。至于有的医院吹嘘“激光手术治疗白内障”的说法，有必要予以澄清。到目前为止，还没有真正全激光的手术方式，激光只是应用到白内障手术的几个预备步骤，最终还是靠超声乳化来完成手术。

摘除白内障后，眼球内就丧失了晶状体，它原有的聚焦作用也会丢失。虽可配戴眼镜（框架式）及角膜接触镜予以纠正，但会有很多缺点或不足。最理想的方法就是安装人工晶状体，模拟人原来晶状体的光学结构，使视力及视野恢复到正常。人工晶状体材料有多种，生物相容性都很好，有非常可靠的稳定性，植入后基本没有因材料引起的炎症反应。正常情况下，人工晶状体可受用一辈子。

如今，患者更关心的是人工晶状体对生活带来的帮助和便利。于是，纷纷要求医生安装“好”的人工晶状体。其实，人工晶状体的设计各有特点，不能简单地以好坏来区分。人工晶状体的不同主要体现在光学设计上，有单焦点和多焦点之分。单焦点的有球面晶状体和非球面晶状体，球面晶状体能满足基本的视觉要求，相对价廉物美；非球面晶状体能使视觉质量更高，改善了患者在光线不足情况下的视觉敏感度，如夜间行车。多焦点的人工晶状体兼顾看远和看近的功能，做到生活中“脱镜”，给患者带来便利。此外，还有散光型人工晶状体，能矫正人眼自身的散光，提高视觉质量。如今，更新型的晶状体把以上的两个或三个特点集合在一起，同时解决几个问题。不过，各类晶状体也有它的局限性，并不是人人都适合的，需要专科医生的细致检查和准确测定，不然一味追求“好的”“贵的”，可能适得其反。

3 手术目标个性化——

白内障手术，并不是仅仅指手术后视力好，能看多远，而是要一个适合的屈光状态。

治疗白内障，从过去单一的恢复视力，由看不见到看得见；到现在，要求手术后的视力恢复到“最好”。这个“最好”并不是仅仅指手术后视力好，能看多远，而是要一个适合自己的屈光状态。比如：中老年人，生活工作中往往对看近的需求比能看多远更重要。驾驶员，需要良好的远视力。老年人，以家庭生活为主，适当的近视力更能带来方便。可见，术后用眼的方便性和舒适性在日常生活工作中显得更重要。这就要求医生不能简单地用同一模式处理，要根据患者的情况和用眼需求来设计手术，也即“私人定制”。现在虽然有了多种类型的人工晶状体，但它们都有各自的优势和弱点。事实上，还没有可以完全恢复到人眼年轻状态的人工晶状体。同样一个手术，正确地选择人工晶状体，设计术后的屈光状态，为患者带来更佳的视觉体验，给生活学习工作带来方便。

比如说，如果患者户外活动多，以远距离视觉为主的，医生可以设计以高质量看远为主的人工晶状体，以保证活动的方便性。如果患者原来就是近视，平时以室内桌面工作或看电脑文案为主的，医生可以仍然保持他的用眼习惯，设计保留适当近视度数的人工晶状体。如果患者从事特殊的精细工作，对近距离精细视力要求高，医生将根据需要做些特意地调整。多焦人工晶状体虽然设计上是同时满足看远、看近的需求而不需要再戴镜，但还是存在不足，单点视觉质量比单焦的晶状体差一点。只有医生了解了患者术后的主要用眼需求，充分进行医患沟通，才能使白内障手术真正走向完美。总之，白内障超声乳化技术的精细完美和多种人工晶状体的选择和满足个性化需求的手术设计，可以为患者创造术后最适合的视觉需求，给眼睛带来“第二春”。PM

近日，一部名为《滚蛋吧！肿瘤君》的电影在各大影院热映，影片描述的是：女主角熊顿在生日PARTY上欢腾过后，突然晕倒在了自己的房间。接下来，从急诊室到血液科再到化疗，每一段旅程，伴随着不同的“旅伴”——熊顿爱情幻想的男主角梁医生，调皮可爱的小男孩“毛豆”，以及虽然光头素颜但性感如旧的“女王”夏梦。这样一群特殊的人，因为共同的原因相遇在医院这个特殊的地方，他们特殊的相遇给本来枯燥痛苦的治疗带来了无数啼笑皆非的欢乐。他们每一个人都从熊顿这里获得了一种力量，即便身处人生最艰难的时刻，也一样可以对着命运微笑。同时，这些形形色色的人，也给熊顿有限的生命带来了无限的精彩……

《滚蛋吧！肿瘤君》是一部让人笑着流泪看完的影片，而现实生活中，女主角原型——“漫画家”熊顿正是由于罹患淋巴瘤而离开了我们。现在，就让我们一起来认识下这个疾病吧。

让淋巴瘤“滚蛋”吧！

上海中医药大学附属曙光医院血液科　夏乐敏　罗梅宏（主任医师）
插画/复旦大学附属中山医院心脏超声科　陈海燕

淋巴瘤是原发于淋巴结或淋巴结外组织或器官的恶性肿瘤，一般分为霍奇金淋巴瘤和非霍奇金淋巴瘤两大类。近年来，该病正威胁着越来越多人的健康。统计证实，现在全球平均每 9 分钟新发 1 例淋巴瘤病例。

早期症状很会“伪装”

淋巴瘤的早期症状很会“伪装”，与常见的感冒相似，患者多会出现发热、扁桃体肿大等“感冒”症状。此外，颈部、腋窝或腹股沟出现淋巴结无痛肿胀。两类恶性淋巴瘤的早期症状不完全相同。

- **霍奇金淋巴瘤**　多见于青年，首发症状常是无痛性的颈部或锁骨上淋巴结肿大（占 60%~80%）。其次为腋下淋巴结肿大、深部淋巴结肿大。肿大的淋巴结可压迫神经及邻近器官而引起相应症状。30%~50% 霍奇金淋巴瘤患者以原因不明、持续或周期性发热为主要起病症状，发热可伴有盗汗、疲乏及消瘦等全身症状。

- **非霍奇金淋巴瘤**　比较常见的一种类型。电影中熊顿罹患的就是这种类型的肿瘤，大多也以无痛性颈部和锁骨上淋巴结肿大为首发表现，但一般发展迅速，易发生远处扩散，以累及胃肠道、骨髓及中枢神经系统为多，并出现相应器官受累表现。

中青年人：警惕，无痛淋巴结肿大或不明原因发热

如果在一个月内出现淋巴结无痛性肿大、体温增高（尤其是夜间）、体重下降、皮肤发痒、扁桃体肿大、盗汗等，需要特别警惕。尤其是中青年人，出现无痛淋巴结肿大或不明原因发热时，应及时去医院检查。

确诊依靠病理检查

淋巴瘤的种类非常多，总共达到 70 多种，如此复杂的肿瘤，误诊率也比较高。目前，诊断淋巴瘤的金标准还是依靠病理检查。一旦发现异常肿大的淋巴结，应尽早进行病理检查，浅表淋巴结首选手术切除。细针穿刺的诊断价值相对低一些，更适合体内深部淋巴结和怀疑有病变的脏器，或者治疗后怀疑有复发的肿大淋巴结。这些检查都比较安全，一般不会造成肿瘤扩散和转移。注意，淋巴瘤的病理诊断与乳腺癌、肺癌等恶性肿瘤的病理诊断不同。一般恶性肿瘤，在取得相应的组织以后，病理医生只需要在显微镜下一看就知道哪些细胞是“坏”的，哪些细胞是“好”的。而淋巴瘤却不一样，在显微镜下很难鉴别这些淋巴细胞是良性还是恶性，看起来似乎都差不多，需要临床经验非常丰富的病理医生仔细判断。

同时，诊断淋巴瘤还需要做免疫组

专家简介

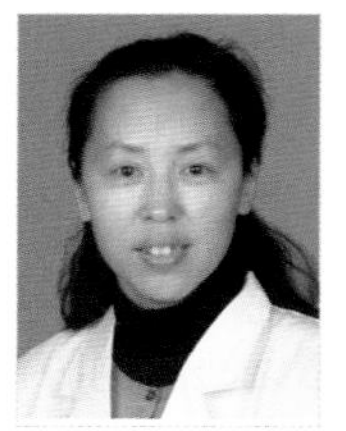

罗梅宏　上海中医药大学附属曙光医院血液科主任医师，硕士研究生导师。中华中医药学会血液病分会委员，中国中西医结合学会血液病专业委员会青年委员。擅长中药或中西医结合治疗各类贫血、白细胞减少症、过敏性紫癜、血小板减少性紫癜、骨髓增殖性疾病、血液系统肿瘤等疾病。

专家门诊：周一、周三全天
特需门诊：周五上午

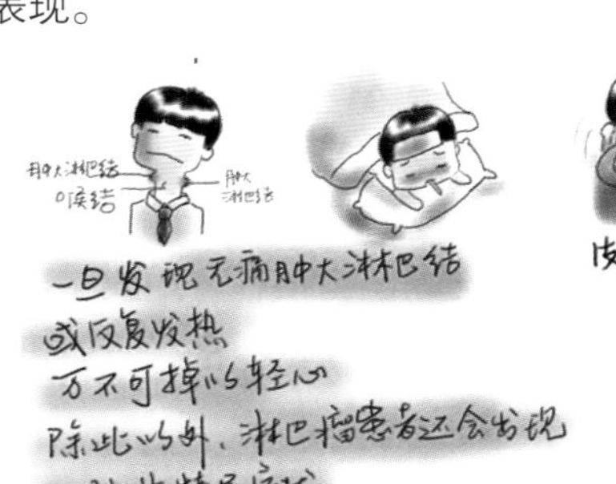
一旦发现无痛肿大淋巴结
或反复发热
万不可掉以轻心
除此以外，淋巴瘤患者还会出现
一些非特异症状

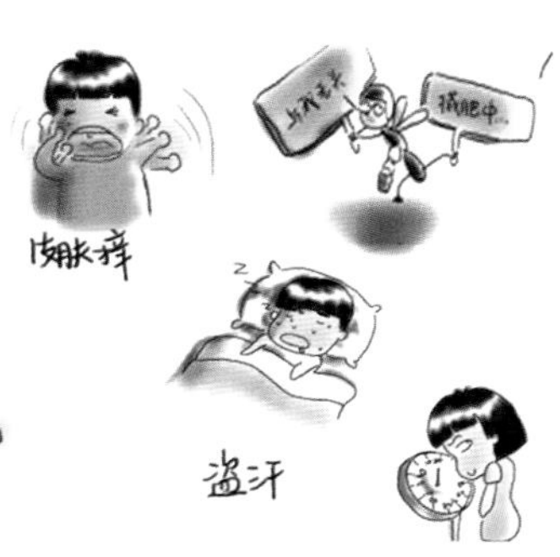
瘙痒
盗汗

化、染色体、基因等分析。其他的一些检查，如 CT、B 超等，对淋巴瘤也有一定的诊断价值，特别是 PET/CT，对于淋巴瘤分期及疗效评价有重要意义。电影里有个镜头是：熊顿做骨髓穿刺，一脸愁容，颇让人怜香惜玉。其实，骨髓穿刺是很多血液疾病常规检查，安全、方便、痛苦不大，一般和骨髓活检一起进行。骨髓穿刺涂片用来了解淋巴瘤是否发生骨髓转移，判断淋巴瘤的分期和制定治疗方案；骨髓活检可以辅助提高骨髓穿刺涂片的检测准确率，明确淋巴瘤是否已经发生骨髓转移。

量身定做“个体化”用药

早期淋巴瘤的治疗以放疗为主或化、放疗综合治疗，中、晚期的治疗以化疗为主，辅以放疗。恶性程度较高或者复发性、难治性的淋巴瘤可以采用造血干细胞移植治疗。在临床上，医生主要根据淋巴瘤的具体分型、分期，结合患者自身的不同情况，为患者制定出最合理有效的个体化治疗方案。当然，治疗疗效也因人而异。

电影中熊顿的淋巴瘤类型为非霍奇金淋巴瘤中常见的一种——弥漫大 B 细胞淋巴瘤。治疗首选化疗方案是：R-CHOP 方案，其中 R 指利妥昔单抗注射液，其他的四种常规化疗药物分别是环磷酰胺、阿霉素、长春新碱、泼尼松。利妥昔单抗注射液是类靶向治疗药物，对于标记物 CD20 阳性的弥漫大 B 细胞淋巴瘤有良好的治疗作用，这类药物能像精确制导的导弹，直接作用于治疗目标。一般这个化疗方案只需要 6~8 个疗程。但不幸的是，熊顿治疗好转以后，淋巴瘤复发，只能用更强烈的化疗加上放疗。但多次化疗后，并发化疗副作用——肺炎。加之，彼时熊顿的身体已十分虚弱，医院对于化疗引起的肺炎也没有办法。尽管医生尽了最大努力，还是没有留住熊顿年仅 30 的年轻生命。

预防从“调理”开始

迄今为止，恶性淋巴瘤的确切病因尚不明了，没有一个绝对有效的预防方法。目前，临床上多根据有关恶性淋巴瘤的病因研究结果，对高危人群给予适当的预防，以有助于延缓或阻断该病的发生。而对经治疗获得完全缓解的恶性淋巴瘤患者，采取积极的防治措施，则有可能延长缓解期，甚至阻止复发。

那么，可以采取哪些方式预防淋巴瘤？电影中熊顿生前接受采访时曾经说过自己病前的生活方式，恐怕很多人都正在经历，但极其不健康：“病前的我一直是头彪悍的‘女纸’，仗着自己壮汉型的体格晨昏颠倒，三餐不定。冬天衣不过三件，夏天睡不盖毛毯。从来没有为健康操过心。所以 K 歌必定‘刷夜’，聚餐必喝大酒，刨去加班的苦逼时光，生活的确五光十色。”

目前认为，淋巴瘤的预防调理应注意以下几方面：

①注意气候变化，预防和积极治疗病毒感染。②密切注意浅表肿大的淋巴结的变化，对于家族成员中有类似疾病患者，更应高度警惕。③饮食、作息要规律。④加强身体锻炼，提高机体的免疫力与抗病能力。⑤积极治疗与本病发生可能相关的其他慢性疾病，如慢性淋巴结炎、自体免疫性疾病等。⑥中医中药可以提高淋巴瘤患者机体免疫功能，提高生存质量，延长生存期，与西医西药结合，对放、化疗有减毒增效等作用。

总之，希望大家能珍惜自己的身体，早睡早起，好好吃饭，用微笑赶走这个世界的一切阴霾，最终，让“淋巴瘤”滚蛋！PM

扫描二维码
看完整漫画

扫描二维码
关注医笔医画

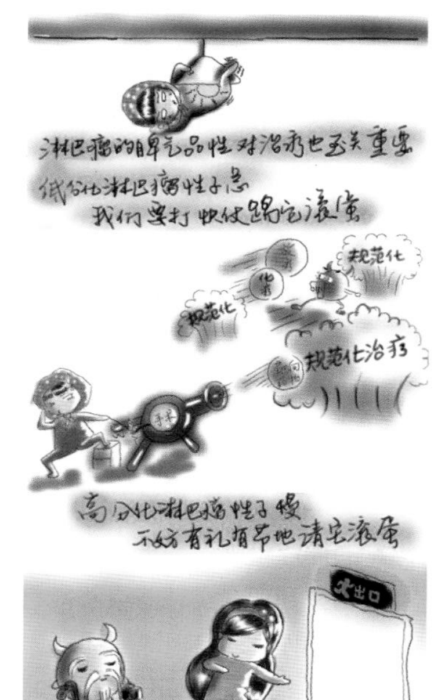
淋巴瘤的脾气品性对治疗也至关重要
低分化淋巴瘤性子急
我们要打快仗踢它滚蛋
规范化
规范化
规范化治疗
高分化淋巴瘤性子慢
不妨有礼有节地请它滚蛋

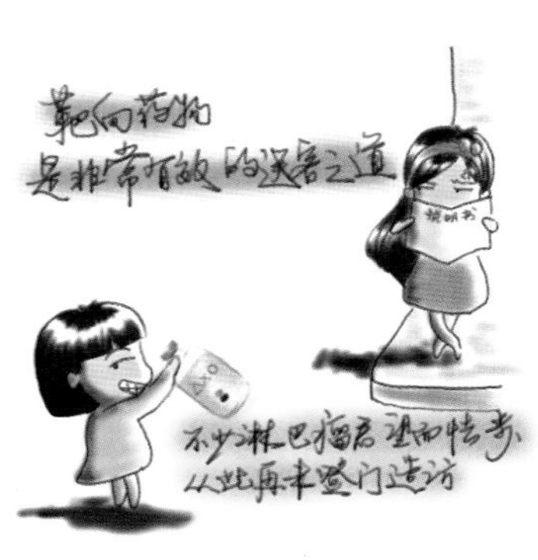
出口

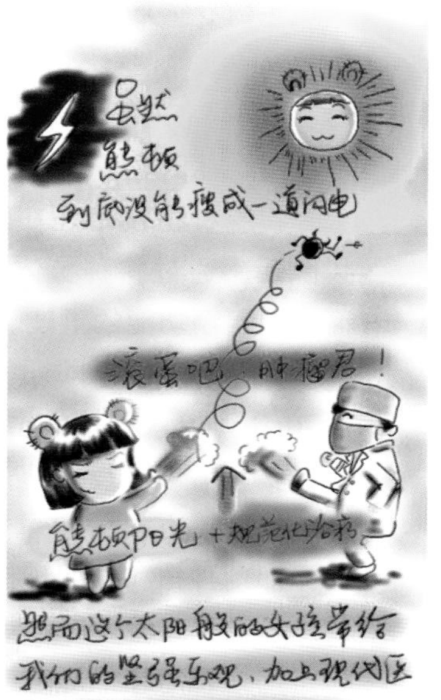
靶向药物
是非常有效的送客之道
不少淋巴瘤君望而怯步
从此再未登门造访
虽然
熊顿
到底没能瘦成一道闪电
滚蛋吧，肿瘤君！
熊顿阳光+规范化治疗
然而这个太阳般的女孩带给
我们的坚强乐观，加上现代医
疗的不断进步，一定能让

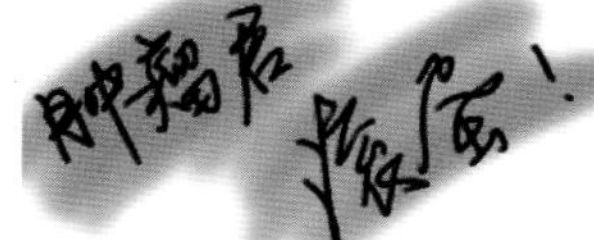
肿瘤君 滚蛋！

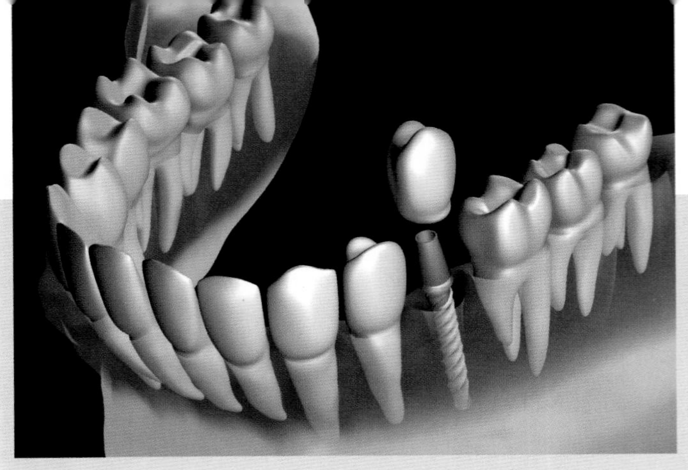

种植牙的发展与现状

现代口腔种植技术诞生于20世纪60年代，被誉为口腔医学领域里程碑式的变革，是人类对抗疾病与衰老的又一重大突破。几十年间，口腔种植技术不断发展，给牙列缺损（失）的治疗带来了翻天覆地的变化。从最早单纯对咀嚼功能恢复的渴望到现在实现兼具功能与美学的重建，从原本漫长复杂的治疗过程到目前相对快捷舒适的就诊体验。

在我国，口腔种植技术起步相对较晚，远远落后于西方发达国家。但是，随着国民生活水平的日益提高，口腔种植在我国许多地区从无到有，快速发展，取得了令人瞩目的成绩，但同时也暴露出许多问题：① 国内开展口腔种植的医生多是通过继续教育了解和接受相关专业知识，缺乏对专业知识系统的学习，认识上难免存在偏差；②卫生管理部门对种植技术的推广缺乏有效的控制与指导；③特别是在经济效益的驱动下，许多商家过度宣传夸大了口腔种植牙的优点。就这样，一步一步把口腔种植技术推上“神坛”。患者过高的期望给医生的治疗埋下了祸根；片面甚至错误的信息使得不少医生在制定治疗方案时“铤而走险”，严重影响了治疗效果与转归。近年来，医疗纠纷时有报道，人们对种植牙又爱又怕……

事实上，口腔种植技术是一种常规的牙列缺损（失）的修复手段，是众多缺牙修复治疗方案中的选择之一。与传统的固定义齿和活动义齿修复相比，种植牙具有明显优势，其美观、舒适，且无须磨削邻牙、无须基托和卡环，但与此同时也存在一些问题。为了帮助大家更加理性地看待这个问题，我们梳理了一下那些年被“过度神化的种植牙”。

那些年，被“神化”的种植牙

香港大学牙周和种植学博士　庄龙飞
上海交通大学医学院附属第九人民医院口腔种植科主任医师、教授　赖红昌

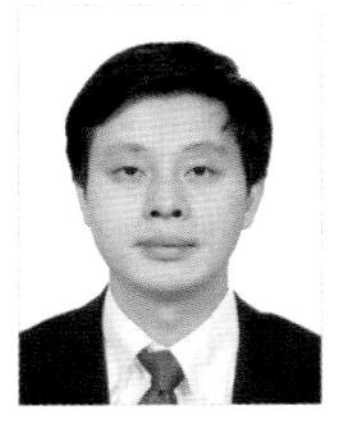

专家简介

赖红昌　上海交通大学医学院附属第九人民医院口腔种植科主任、教授、博士生导师、主任医师，中华口腔医学会口腔种植专业委员会副主任委员。从事口腔种植临床及研究二十余年，完成口腔种植治疗数万例，长期致力于美学种植和骨量严重不足条件下口腔种植的临床和研究工作，在该领域具有一定的国际知名度。主持承担多项国际、国家级及省部级科研项目（包括国际口腔种植学会资助课题、国家重大研究（973）项目子课题、国家自然科学基金、上海市科委课题等）。

1 “即拔即种效果好”，这种说法太片面

口腔种植技术是在天然牙齿无法继续行使功能被拔除后，通过将种植体植入颌骨内替代天然牙根，进而实现咀嚼功能的重建。根据种植时机的不同，又可分为即刻种植（拔牙同期植入种植体）、早期种植（拔牙后4~8周植入种植体）和延期种植（拔牙3个月后植入种植体）。其中，延期种植是目前应用最多、最安全可靠的种植方案。

即刻种植和早期种植，虽说是为了尽可能缩短患者的治疗过程，但适应证非常严格（仅有极少数人适合）。这是因为天然牙根形态多大于种植体尺寸，牙根拔除后牙槽骨必将发生生理性吸收，导致牙龈软组织退缩，这一改建程度难以预测，增加了种植治疗的美学风险。因此，即刻种植和早期种植需要同期植骨手术来弥补这一缺陷，而植骨手术伴有明显的术后反应。这在一定程度上增加了种植手术的不确定性、风险性，加重了术后反应以及经济负担。

2 “马上有牙能吃饭”，徒增风险自己担

当种植体（人工牙根）植入颌骨后，包绕种植体周围的骨组织将发生一系列的骨改建与骨再生过程，最终

在植入 3 个月后实现颌骨的骨组织与种植体之间直接而紧密的结合——骨结合。良好的骨结合状态是保证种植体长期健康行使功能的关键，而在骨结合发生、发展过程中（植入后 3 个月内），不当的力学刺激会造成不可挽回的损害，最终导致种植治疗失败。

由此可见，种植术后即刻完成牙冠修复行使咀嚼功能，将极大地增加口腔种植治疗的风险，甚至导致口腔种植治疗的早期失败。目前，在骨结合之前完成牙冠修复的治疗方案仅用于全口无牙颌多颗种植体植入后的一体化全颌义齿修复，因为这样的治疗方法最大限度地实现咬合力的有效分散，降低咀嚼力影响种植体与骨组织结合不良的治疗风险。

3 “万千不足靠植骨”，夸下海口难自圆

所谓植骨手术，顾名思义，就是指当骨量不足时，通过在手术区域植入骨材料（包括人工骨粉、自体骨组织等）以求恢复足够的骨量，进而保证口腔种植手术的顺利进行。然而，并不是所有植入的骨材料都能够转化为真正的骨组织。植入的骨材料主要发挥“支架作用”，在植骨手术后的 3~6 个月期间，机体自身的骨细胞将在这些“支架”上爬行生长，形成自体骨组织并吸收代谢植入的骨材料。这些骨材料在种植术区最终能够实现多少骨量的恢复尚存在较大的不确定性。许多患者接受植骨手术后，最终的成骨效果也并不理想。

所以说，并不是所有骨量不足都能够通过植骨手术来加以实现，也并不是所有的牙列缺损都要选择口腔种植进行修复。只有综合考虑自身情况，选择最适合的治疗方案才是最理想的做法。

4 “四颗植体修全口”，其实选择太极端

目前，许多商家都在推荐“All–on–4”种植治疗技术，称其为无牙颌患者的首选，事实又是怎样的呢?“All–on–4”是指选用 4 颗种植体支持的无牙颌修复体，仅适用于无牙颌且全口牙槽骨吸收严重的情况。在欧美国家，这种设计的初衷是为了帮助全口无牙且骨量严重不足患者克服饮食困难，同时通过仅用 4 枚种植体以求最大限度地降低患者的经济负担。这是在极端骨量不足条件下的“委曲求全”，仍然存在许多问题：

- 由于上颌骨质条件及开口度等原因，成功率不如下颌；
- 固定修复对口腔卫生清洁及口腔卫生维护要求极高，种植体周围炎发病概率显著增加；
- 机械并发症常见，如义齿折断、松动等；
- 目前缺乏充分的数据支撑其长久健康使用的预期；
- 在我国，该治疗方案费用较高，反而增加了患者的经济负担。

目前的研究表明：在骨量条件允许的前提下与“All–on–4”技术相比，传统口腔种植支持的固定义齿和活动义齿设计仍然具有比较明显的优势。

5 “种植牙齿永留传”，报喜藏忧埋祸根

因为口腔种植技术的费用相对较高，大多数患者非常关心种植牙的使用寿命。关于这个问题，多数广告宣传是“一颗恒久远”，而大部分医生的答案是“十年成功率大于 90%”。按照这样的统计结果，十年后有将近十分之一的种植牙发生脱落。事实上，种植牙的使用寿命并没有标准答案。

种植牙是人的“第三副牙齿”，与人的恒牙类似，在不发生意外的前提下，如健康的口腔习惯、良好的口腔维护和定期完善的医疗护理，能保证其长期的健康功能。如果种植牙使用不当，也可能在极短的时间内发生损坏甚至脱落。可见，片面武断地强调种植牙的长期使用寿命是极不负责任的说法。

本文针对口腔种植的不当宣传逐一进行解读，去伪存真，还原事实真相。相信大家阅读文章后，一定会理性看待种植牙，合理选择口腔修复方案。PM

种植体牙与天然牙

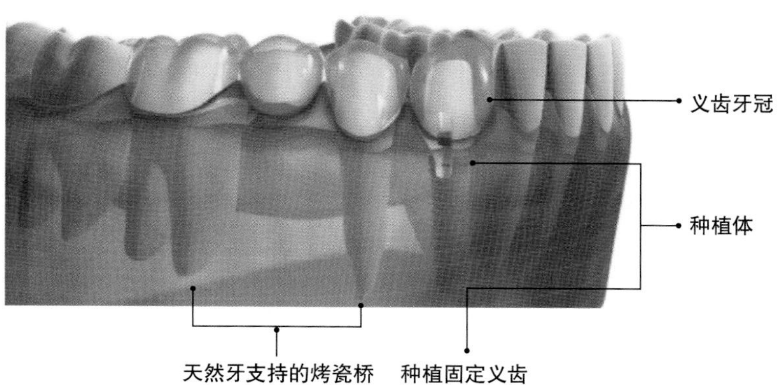

自然界里存在的水一般由2个氢原子和1个氧原子组成，但氢原子有质量不同的3个同位素，原子量分别为1，2，3的氕、氘、氚。其中，氘含量较低的水为低氘水。研究表明，低氘水可以抑制肿瘤细胞增殖，促进肿瘤细胞凋亡，对肿瘤的发生、转移和复发的防治具有重要意义。

低氘水：抗癌辅助治疗剂

文/广东医学院中美联合肿瘤研究所　陈楚言　杨慧龄（教授）

辅助抗癌低氘水

国外研究发现，低氘水能够使动物体内的肿瘤受到抑制。20 世纪 90 年代，匈牙利国立癌症研究所发现，饮用低氘水，可使猫、狗自发性恶性肿瘤生长完全或部分受到抑制，并注册申请其为动物抗肿瘤药物。国外有学者通过使用低氘水喂饲移植瘤大鼠，发现低氘水可明显减缓肿瘤的生长以及原癌基因的表达。国内专家通过比较不同浓度低氘水对鼻咽癌细胞以及正常细胞株生长的影响，发现低氘水随氘浓度降低，可选择性抑制鼻咽癌肿瘤细胞株的增殖和转移能力，而不影响正常细胞的生长。还有研究证实，低氘水可抑制白血病细胞的增殖。

目前已有临床试验报道低氘水的抗癌辅助治疗作用。在匈牙利药品管理局批准下开展的一项 1500 名前列腺癌患者参与的临床试验结果显示：饮用低氘水的前列腺癌患者与对照组患者相比，其生存期和生活质量有部分提高。另有研究表明，低氘水可以延长乳腺癌患者的生存期，74.3% 的患者的肿瘤生长受到抑制。此外，出现脑转移的肺癌患者平均生存期为 4~6 个月，而 4 名连续饮用低氘水 3 个月的肺癌合并脑转移患者，随着体内氘含量逐渐降低，脑部转移灶的增长受到抑制，癌组织缩小，4 名患者的生存期为 21.9~54.6 个月。

双管齐下抗肿瘤

目前研究表明，低氘水抗肿瘤的机制主要分为两个方面。

● **调控肿瘤细胞的细胞周期**　研究认为，当细胞内的氘 / 氢比值达到一定值后，可触发细胞周期调控系统，引起细胞分裂。因此，改变细胞内氘 / 氢的比例，可能使肿瘤细胞有丝分裂所需要的条件发生改变，从而抑制肿瘤细胞增殖。已有研究发现，肿瘤细胞经过低氘水培养基处理后，细胞内的蛋白受到调控，肿瘤细胞受到抑制。

● **调控肿瘤细胞的凋亡**　细胞凋亡是通过启动细胞自身内部的死亡机制而产生的一种细胞死亡方式，细胞凋亡的失调在肿瘤的发生与发展中起着极其重要的作用。P53 基因被认为是肿瘤的抑制基因，参与肿瘤细胞的凋亡调控。研究发现，低氘水可降低移植瘤裸鼠的原癌基因和上调抑癌基因 P53 基因的表达，诱导肿瘤细胞凋亡。

总之，低氘水可以活化人体细胞功能，延缓机体衰老，增强机体免疫力，为战胜癌症提供良好的基础条件。PM

氘对DNA的损伤

20世纪初，不少研究者提出生物体内氘的含量与机体衰老密切相关。某些酶和蛋白在DNA复制与修复过程中以及氢键的形成中起重要作用。研究表明，氘可以在DNA的螺旋结构中置换氢原子，促进衰老以及肿瘤的发生，而这种影响一方面通过推进DNA双螺旋结构断裂和替换，另一方面通过使核糖核酸排列混乱，甚至重新合成，出现突变。

硒是人体内必需的微量元素，具有广泛的生物学作用。在心血管疾病防治中，具有重要作用。硒具有保护心脏，维持心血管系统正常结构和功能的作用；硒能使含硒酶的活性增高，提高机体抗氧化能力，及时将有害自由基清除，保护细胞膜结构和功能的完整性，预防多种心血管疾病的发生。因此，硒元素被国内外医学界和营养学界称为“心脏的保护神”。

防治心脏病 补硒来帮忙

复旦大学附属华山医院心内科副主任医师　李　剑

危险因素：诱发血管疾病发生

目前已经证实，心血管疾病的危险因素与以下几方面有关。

● **吸烟**　吸烟是目前公认的心血管疾病的头号杀手。平均每天吸烟 10 支以上，可以使男性心血管疾病死亡率增加 18%，女性增加 31%。

● **血脂异常**　其中，最重要的是低密度脂蛋白胆固醇（LDL-C）的升高，可以引起并促进动脉粥样硬化斑块的形成和发展；降低血脂，可以使心血管疾病危险性下降 30%，其中心肌梗死下降 62%。

● **高血压**　现在已经将高血压列为全身血管综合征的一部分，可直接引发心血管事件。

● **糖尿病**　糖尿病是冠心病的等危症，得了糖尿病等于得了冠心病。

● **超重和肥胖**　体力活动减少以及超重、肥胖，与冠心病直接相关。

● **A 型性格**　性情急躁、进取心和竞争性强、强迫自己为成就而奋斗等，增加心血管疾病发生风险。

● **硒缺乏**　研究证实，硒在维持心血管系统正常结构和功能上起重要作用，缺硒是导致心肌病、冠心病、高血压、糖尿病等高发的重要因素，补硒则可减少多种心血管疾病发生，改善患者症状。

补硒：保护心血管

硒是人体内最重要的抗氧化酶——谷胱甘肽过氧化酶的重要组成成分，补硒可以增加过氧化酶活性，通过以下几个方面来保护心血管。

● **降血压、调血脂、防血栓**　补硒可降低体内血液黏滞度，促进体内舒血管因子 PGI2、辅酶 Q 和辅酶 A 的生物合成，从而达到降低血压的目的。补硒还可以提高身体抗氧化保护系统功能，调节体内低密度脂蛋白胆固醇及甘油三酯水平，降低血液黏度，预防血栓发生。

● **保护、修复血管，抗老化**　目前认为，促使血管加速衰老的关键物质是过氧化物自由基，通过清除自由基，能延缓血管壁衰老。硒是强抗氧化剂，能及时清除体内的有害自由基，防止人体血管老化，预防心肌梗死等心血管疾病发生。

● **调节免疫、增强抵抗力**　给心血管疾病患者补硒，可有效调节身体免疫功能，提高患者对心血管疾病的抵御能力，防止并发症产生。

● **提高红细胞携氧能力**　硒可以提高红细胞携氧能力，增高血氧浓度，保护动脉，减少血管粥样斑块形成。

总之，人体血硒水平降低，会导致体内清除自由基功能减退，造成有害物质沉积增多，血压升高、血管壁变厚、血管弹性降低、血流速度变慢，从而诱发心血管急性事件发生。因此，补硒对心血管疾病患者至关重要，建议患者在医生指导下科学补硒，以远离心血管疾病的威胁，维护身体健康。PM

干果：休闲小食品 营养又保健（三）

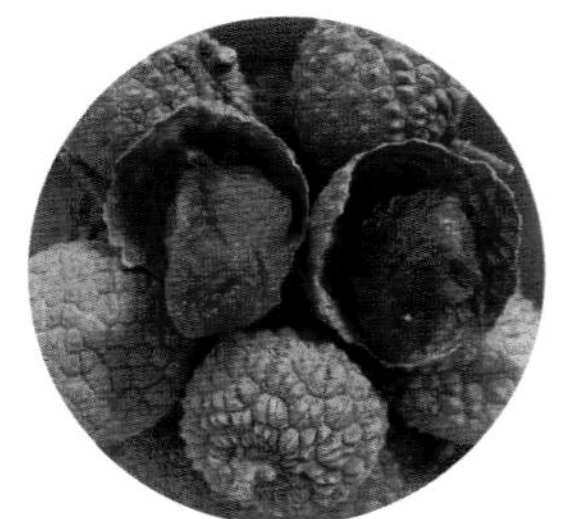

荔枝干

上海市营养学会 蒋家騉

干果是果实成熟后经过自然风干、晒干或者烘干，带有果肉的果品。最常见的是桂圆、荔枝干、莲子、红枣、柿饼、葡萄干等，干果含有丰富的葡萄糖、果糖、维生素、矿物质、膳食纤维及特有的功效成分，经常食用对增强人体体质、预防疾病有很多好处。

荔枝又名丹荔、丽枝，素有“果中皇后”的美称。自古到今，上到皇帝，下至百姓，对荔枝赞不绝口。宋代文学家苏东坡有诗：“日啖荔枝三百颗，不妨长作岭南人。”新鲜荔枝甘甜适口，细嫩多汁，沁人心脾，但不耐运输储存，容易变质。以前，非产地的百姓是吃不到新鲜荔枝的，而晒成荔枝干就能让各地百姓享用了。

保健功效 中医认为，荔枝干性温热，味甘酸，有健脾胃、生津、理气止痛、益心肾、养肝血、消肿解毒、止血止痛的作用。一般而言，体温偏低、贫血衰弱者，均可将荔枝干当作滋养品。不少中医还将荔枝干用于颈淋巴结核和妇女贫血的治疗，效果还不错；荔枝干对声带有保健作用，是教师、演员、推销员及需要大声说话者的护嗓佳品。不过，吃荔枝干时需细嚼慢咽，让汁液缓缓通过咽部，润泽喉部，这样才能有更好的效果。实验研究证明，荔枝干对大脑细胞有补养作用，可改善失眠、健忘、多梦等神经衰弱及记忆力减退的症状；荔枝干还可促进微循环，延缓衰老；改善皮肤色素的分泌和沉着，让皮肤更光滑。

选购须知 一般荔枝干应挑选没有破壳、无烟火味、粒大、肉厚、核小的为好。优质、新鲜的荔枝干有一股清香的气味，否则就是陈货。荔枝干的壳色有深红、紫红、棕红、玫瑰红、褐红等，均以色泽清新为好，红中带黑的质差，壳色灰暗的常是复焙货；发现有水痕的，说明已糖化或泛潮。荔枝干肉质呈黄亮带红色，光滑滋润，有皱纹，嫩糯，入口甜而清香，无酸味的，说明品质好；如肉色萎黄，带黑或有苦味、酸味的，说明质差。荔枝干不粘手的表明身干，粘手的则表明身湿。若荔枝干有刺鼻味，则是用硫黄熏过的。荔枝干果柄处有白斑点，则已霉变；壳面如有细孔，果肉上有蛀屑，说明已被虫蛀。

温馨提示 因荔枝干性温热，多食易引起“火燥”，导致口舌生疮、口臭口干、流鼻血、大便秘结、痔疮出血、牙龈肿痛等症状。乳母、慢性扁桃体炎和咽喉炎以及有内热者，暂时不要吃荔枝或荔枝干。

因荔枝含丰富果糖，吃后可使血中果糖含量升高，致血中葡萄糖相对降低，出现头晕、心慌、视物不清、手抖、注意力不集中等“荔枝病”的症状。所以，驾驶员在开车前或开车时慎食荔枝及荔枝干，否则，会增加发生交通意外的风险。PM

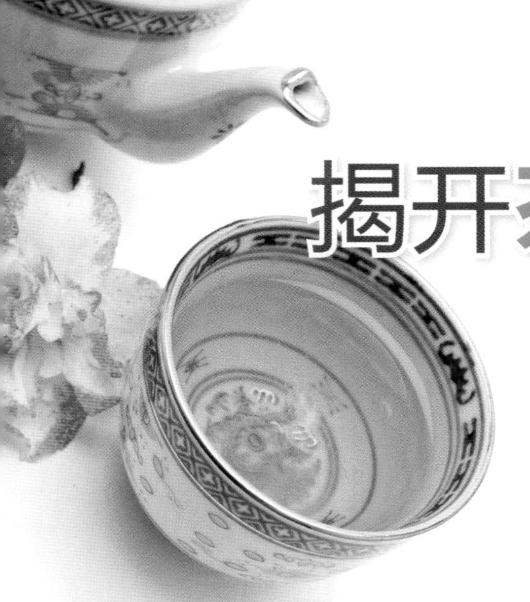

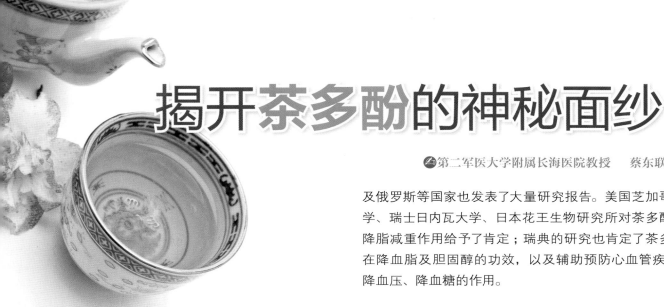

揭开茶多酚的神秘面纱

第二军医大学附属长海医院教授　蔡东联

从茶到茶多酚

神农尝百草，日遇七十二毒，得茶而解之。茶在中国被誉为“国饮”。茶养生源远流长，当家度日七件事“柴米油盐酱醋茶”，体现了茶在日常生活的重要性。

二战时期，日本科学家发现，原子弹爆炸后很多人相继死去，有一部分人却存活下来，详细调查后发现，这些幸存者都有一个共同的爱好——常年喝茶。看来，在那时人们就知道茶有保健作用。

60 多年前，科学家们围绕茶叶展开了全面、彻底的研究，又发现了一种多酚类物质，简称茶多酚。从茶到茶多酚，科学家经历了半个多世纪的探索，才真正揭开茶之神奇功效的秘密。

从配角到主角

从 20 世纪 50 年代开始，植物多酚的研究进入高潮。随着茶多酚研究的深入，茶研究者不仅验证了古人有关茶保健及药用功效的结论，而且茶多酚这种物质得到了世界医学保健养生领域的重视。近 20 年来，国内外科学界将茶与健康的研究聚焦在茶多酚上，并应用到保健、食品添加以及药品领域，特别是茶多酚能清除自由基的重大发现，科学地解释了古代医家之说——“茶为万病之药”。中国工程院院士、中国茶叶学会名誉理事长、著名茶学家陈宗懋对茶叶提取物——茶多酚更是情有独钟，他说，茶是我们中国人最值得骄傲的“宝贝”，也是自然界留给人类不可多得的恩赐物。早在 1952 年浙江大学就创建茶学系，在 20 世纪 80 年代就发表茶多酚研究论著百余篇，肯定了茶多酚清除自由基的作用。研究发现，茶多酚有抗辐射、延缓衰老、保健美容、调节免疫的作用，还可预防心血管疾病、肿瘤等。

随着研究的深入，从日本到韩国、从美国到瑞典以及俄罗斯等国家也发表了大量研究报告。美国芝加哥大学、瑞士日内瓦大学、日本花王生物研究所对茶多酚的降脂减重作用给予了肯定；瑞典的研究也肯定了茶多酚在降血脂及胆固醇的功效，以及辅助预防心血管疾病，降血压、降血糖的作用。

茶多酚进入现代科技时代

大量流行病学和实验研究证实，茶叶中的精华是茶多酚，能抑制自由基产生，清除自由基，发挥抗氧化作用。茶多酚的抗氧化能力强，还具有抗过敏、提高免疫力、抗辐射等作用。几十年的高科技发展，使得茶多酚的提取方法也更为成熟，专业的配方能提高茶多酚的抗氧化力，还去除了茶叶中咖啡因和刺激胃黏膜的物质，增强了安全性！PM

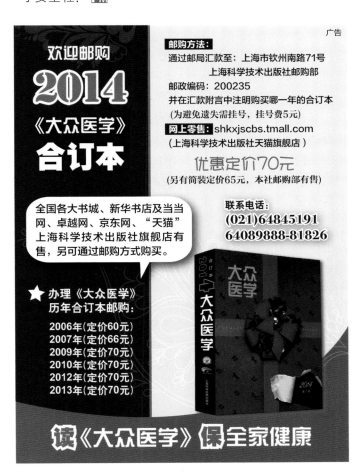

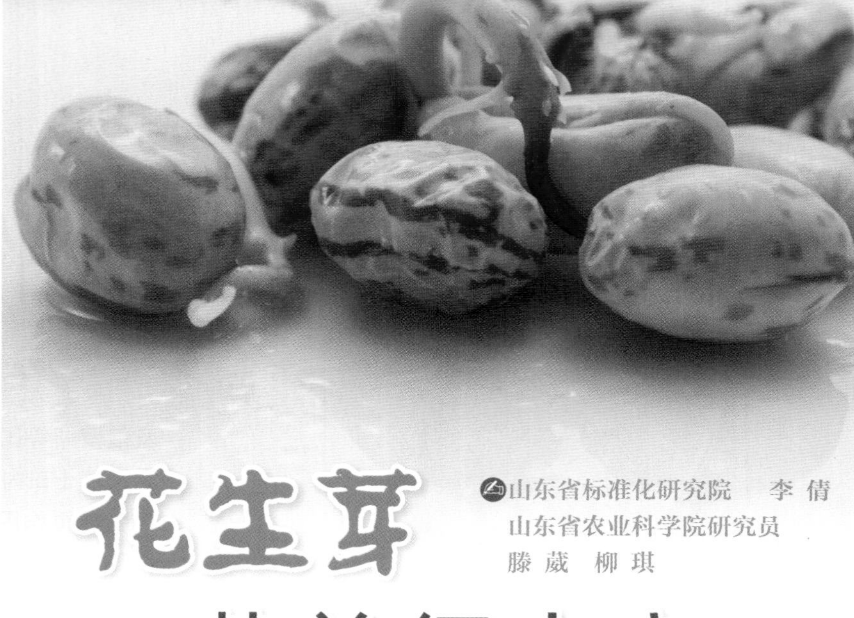

黄豆芽，绿豆芽大家经常食用。在人们心里，发芽的花生是不能吃的。但是近年来，菜市场却有越来越多的商贩卖花生芽，据说比普通的花生营养更丰富。到底花生芽能不能吃，和花生仁比较哪种营养更丰富呢？

花生芽 营养很丰富

山东省标准化研究院 李倩
山东省农业科学院研究员
滕葳 柳琪

花生芽不是家庭中常常见到发霉后出芽的花生，而是利用花生籽仁中贮藏积累的营养成分专门培育而成的，与花生仁相比，口感更好，易消化，具有丰富的营养价值。

花生芽比花生仁营养更丰富

花生发芽后，含有的蛋白质分解为氨基酸，脂肪含量降低、维生素含量更高，各种营养成分更易被人体吸收，特别适合喜欢花生而又怕脂肪含量多的人食用。花生芽品质柔嫩、口感极佳、风味独特、易于消化，是品质优良、营养丰富的食品。

花生含有大量的蛋白质、脂肪和碳水化合物以及钠、磷、铁、钙等，发芽后不仅能保持原有的营养成分，还增加了维生素K、维生素 B_2、维生素 B_{12} 和维生素C的含量。春季是维生素 B_2 缺乏症的多发期，每天摄入的维生素 B_2 低于0.6毫克时，易患舌炎、口角炎等病症，多吃花生芽可预防该病的发生。秋季人们情绪易焦躁，因而血压波动幅度较大，根据“燥则润之”的原则，秋天的饮食结构应以养阴清热、润燥止渴、清心安神的食品为主，这时可多吃如花生芽等润燥滋阴的食物。花生芽还含有丰富的膳食纤维，能帮助胃肠蠕动，防止便秘，经常食用能降低血脂、血糖，并可减肥。

花生芽里的白藜芦醇是花生仁的100倍，白藜芦醇是一种天然的癌症预防剂，同时也是一种极有潜力的抗衰老天然有机物，美国科学界已将白藜芦醇列为100种最热门的有效抗衰老物质之一。现已证明，花生芽具有抗疲劳，抗衰老，抗癌等作用，对预防皮肤粗糙、黑斑、便秘、贫血等也有良好效果。

如何栽培花生芽

栽培花生芽应选中粒，含油量低的品种。含油量高的花生品种，在高温条件下易出汗走油，有哈喇味，易产生致癌物黄曲霉毒素，同时导致发芽率降低。花生芽必须选当年的新花生种子发芽。

特别提醒

花生种子不宜过夏天，秋天正是花生成熟的好时节。家庭贮藏新花生种子可阴干后存于塑料袋内，袋内放些花椒，存放在干燥低温避光处，随用种子随剥壳。花生芽不能使用破损的种仁，因其在高温、高湿条件下极易感染黄曲霉菌。

花生芽食用方法

开始食用花生芽时，有的人会感觉有点儿黏腥苦腻感，但吃几次后会感到花生芽鲜嫩脆爽适口。以下推荐两种花生芽的食用方法。

● **肉丝炒花生芽** 猪肉150克，花生芽200克。将猪肉洗净切丝，放碗内加盐、酱油与水淀粉少许，搅拌均匀。锅烧热加油，放入肉丝翻炒几下捞出，倒出部分油，爆炒花生芽，然后将盐、糖、姜丝、酱油、味精、肉丝全部下锅，翻炒几下即成。吃辣的可放些辣椒丝。

● **花生芽猪蹄汤** 猪蹄2只，花生芽250克。将猪蹄洗净，用沸水烫一下，去腥味，用清水将猪蹄下锅烧沸，去净血沫，加料酒、味精、大茴香、盐，转中火炖煨，待猪蹄约八成熟时，放入花生芽继续炖煨至熟，出锅装入汤碗即可。PM

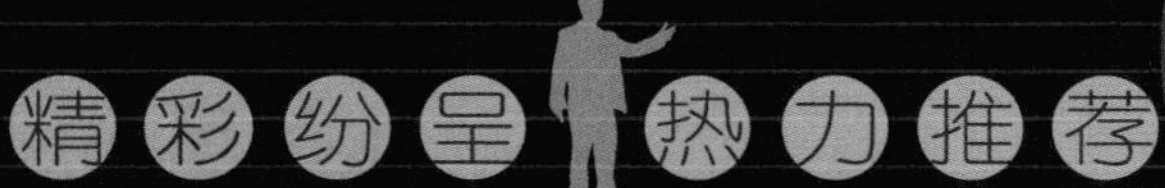

www.ewen.co

上海科学技术出版社
www.sstp.cn

上海科技出版社
“天猫”旗舰店

好书推荐

《活到100岁》

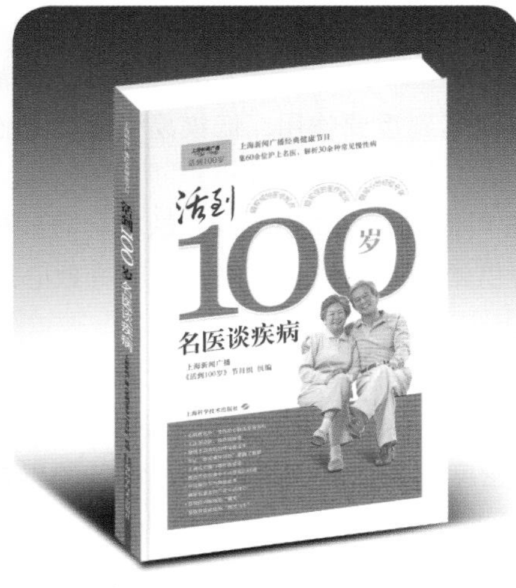

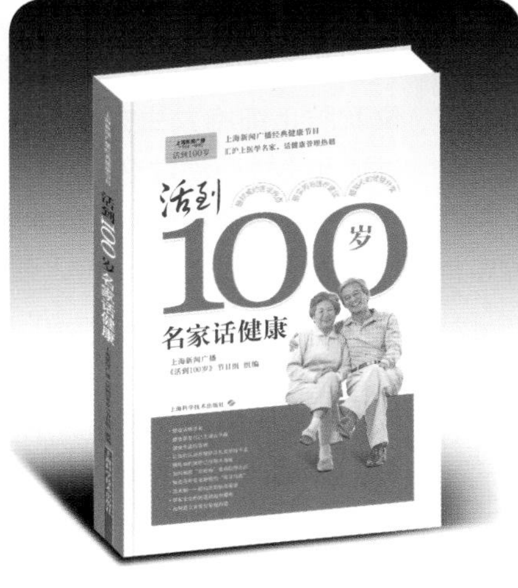

【图书信息】

《活到100岁——名医谈疾病》(978-7-5478-2639-3/R.907) 29.80元

《活到100岁——名家话健康》(978-7-5478-2695-9/R.935) 29.80元

作者：上海人民广播电台《活到100岁》栏目组 组织编写

出版时间：2015.08

出版社：上海科学技术出版社

新书简介

《活到100岁》是上海新闻广播的一档经典节目，该节目长期邀请上海各大医院知名专家为中老年人提供各种健康资讯，给予医疗保健建议，自开播以来，深受广大听众们的喜爱和欢迎。为了更好地将该节目中各位专家的有关健康理念及健康生活的信息普惠大众，节目组特将近4年来的精华内容进行筛选整理，结集成书。

《活到100岁——名家话健康》是一部有关健康管理的科普书。紧紧围绕健康概念、健康生活、慢病可防、肿瘤可控、未病先治、健康体检、家庭急救和安全用药等八个与健康息息相关的主题，由上海地区知名医学专家给予专业指导和权威建议，旨在帮助中老年人树立科学的健康管理理念，建立健康的生活方式。

伴随着我国人口老龄化的加重，老年人健康管理及疾病防治需求日益迫切，而面对海量信息，老年人难以获得权威专业的医疗科普知识。为此，《活到100岁——名医谈疾病》从“全科”的角度出发，紧紧围绕人体十大重要脏器的常见慢性病、多发病，汇集了上海地区各大医院各个科室的权威医学专家，给予专业诊疗经验和保健建议，并进行答疑解惑，旨在帮助中老年人提高自我防病治病的保健意识和能力，帮助他们去粗取精，从多个角度获得医学专家的权威指导。

以上图书在全国各大书城、新华书店及当当网、亚马逊网、京东网、“天猫”上海科学技术出版社旗舰店有售，另可通过邮购方式购买。

邮购地址：上海市钦州南路71号邮购部
邮编：200235
电话：021－64845191
网址：www.sstp.cn

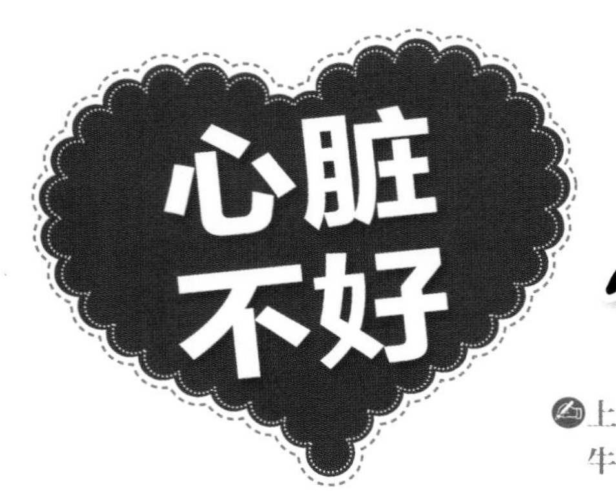

读者咨询：我妈妈患有高血压、冠心病，最近她听朋友说，“镁对心血管健康具有重要作用，补充镁制剂能改善心血管功能”。我想了解一下，这种说法靠谱吗？随意补充会不会产生副作用？

心脏不好 需要补镁吗？

上海交通大学医学院附属新华医院临床营养科
牛 杨 汤庆娅(主任医师)

镁是人类生存不可缺少的常量元素之一，同时也是人体常量元素中含量最少的矿物质，但它在人体的生理活动、生化反应及临床治疗中都发挥着重要的作用。人体内含镁20～28克，其中60%～65%存在于骨骼和牙齿中，27%存在于心、肝、肌肉等组织中。

五大疾病密观血镁水平

研究表明，血镁离子浓度下降，可使血管收缩、血小板凝聚增加，加速血管硬化进展过程。此外，相对于男性来说，绝经后女性由于雌激素水平降低，镁的吸收代谢减少，更易发生低镁血症。

● **高血压** 身体在低镁状况下会增加钙离子的细胞内流，使得血管收缩、动脉内膜增厚，造成血管弹性下降以及交感神经活性增加，从而导致高血压。

● **冠心病** 冠心病患者常常伴有镁的缺乏，进而使得冠状动脉及外周血管痉挛，促进血小板聚集从而形成血栓，影响损伤血管修复和心肌愈合。

● **心律失常** 镁在维持心肌细胞膜对各种离子的通道、心肌的静息电位及防止细胞发生去极化等方面起到重要作用，低镁易引起室上性心动过速和室性心动过速。

● **心功能不全** 镁是体内多种酶的辅酶成分之一，缺镁会导致与心肌代谢有关酶的活性降低，使得供给心肌的能量下降，进而导致心肌收缩能力减弱。

● **血脂代谢紊乱** 当体内镁丢失或膳食缺镁时，可以影响脂类代谢，产生高胆固醇血症和高甘油三酯血症，出现以低密度脂蛋白胆固醇、极低密度脂蛋白胆固醇升高以及高密度脂蛋白胆固醇降低为特征的异常脂蛋白血症，而以上血脂代谢紊乱会导致一系列心血管疾病的发生。

三类人需防镁缺乏

● **精细饮食者** 镁元素在绿叶蔬菜以及粗粮中含量丰富，而在其他食物中的含量则一般。随着人们生活水平的改善，大多数人选择精细的米面、禽肉类食物，粗粮和蔬菜摄入较少。

● **处于特殊生理时期者** 当处于妊娠期、生长发育期及身体和精神压力增大时，镁的需要量也会增加，若不及时补充则易造成镁缺乏。

● **某些特殊患者** 有慢性吸收障碍、严重腹泻、慢性酒精中毒及慢性肾功能不全等情况，长期使用利尿类药物的病人，以及因疾病导致能量和蛋白质摄入不足时，应密切关注血镁情况并及时补镁。

饮食有道，为心脏添加“镁”动力

中国营养学会2014年提出，正常成年人镁的推荐摄入量为330毫克/日。一般情况下，通过合理而平衡的膳食就可以满足我们人体一日对镁的需求。上述三类高危人群，可以适当多摄入含镁丰富的绿叶蔬菜及粗杂粮，如大麦、黑米、荞麦、麸皮、苋菜、口蘑、木耳、香菇等。此外，肉类、淀粉类及奶类食物的镁含量居于中等水平，从饮用水中也可以获取少量的镁。

值得注意的是，镁的摄入量应根据需求而定，不提倡盲目过度补充营养制剂，以免引起副作用。需要增加镁摄入的高危人群，应在检测血液镁浓度的基础上，在专科医师或临床营养师的指导下补充。PM

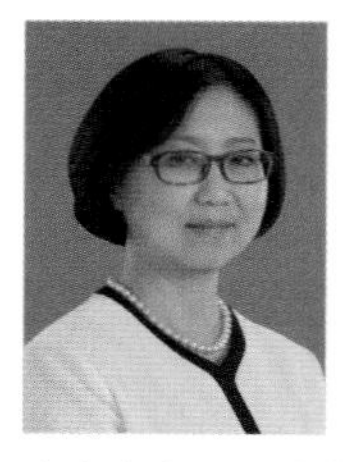

专家简介

汤庆娅 上海交通大学医学院附属新华医院临床营养科主任，主任医师。中国营养学会临床营养分会委员，中国医师协会儿童营养专业委员会委员，上海市康复医学会营养康复专业委员会副主任委员，上海市医学会肠外肠内营养学专科分会委员兼秘书。擅长儿科营养相关疾病的临床诊治和合理营养支持、儿童肥胖综合干预等。

专家门诊：周二上午(特需)，周五下午很多人喜欢在饭后吃些零食、水果，或喝口茶、嚼颗糖，也有抽烟者习惯在饭后点上一支烟，美滋滋地说“饭后一支烟，赛过活神仙”。饭后的这些饮食习惯好不好？饭后吃零食、吃水果、喝浓茶、抽根烟，到底赛过活神仙，还是祸害无边？

饭后继续嘴上“享受”：不赛神仙，祸害无边

同济大学附属同济医院营养科　吴萍（副主任医师）　罗斌

饭后即刻吃水果：加重胰腺负担，升高餐后血糖

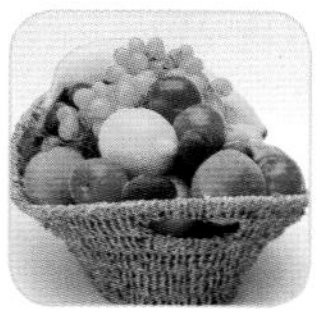

传统观点认为，饭后吃水果可帮助消化。但近年来的研究提出异议：饭后吃进的水果会被食物阻滞在胃内，停留时间过长将引起腹胀、便秘等症状。而且餐后立即吃水果会加重胰腺负担，使餐后血糖更高。科学的做法应在饭后2～3小时或餐前1小时吃水果。

饭后喝汽水：二氧化碳使胃膨胀

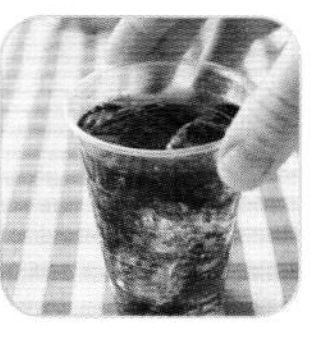

许多人喜欢饭后喝汽水，或边吃饭边喝汽水，认为这样既能清凉解渴，又能帮助消化。殊不知这样的饮食习惯会对身体造成伤害。目前市场上在售的汽水大多含有小苏打，小苏打进入胃，与胃酸结合后产生二氧化碳气体，这就是为什么喝汽水后会嗳气的原因所在。如果饭后喝汽水或边吃边喝，进入胃中的食物会阻碍二氧化碳气体的顺利排出，特别是在饱餐后，过量的食物往往阻塞胃部的上下通道，这时二氧化碳气体就被憋在胃里，而且越积越多，使胃不断膨胀，甚至可能胀破。美国就曾有饭后立即喝汽水导致胃破裂的案例。

饭后马上喝浓茶：妨碍营养物质的吸收

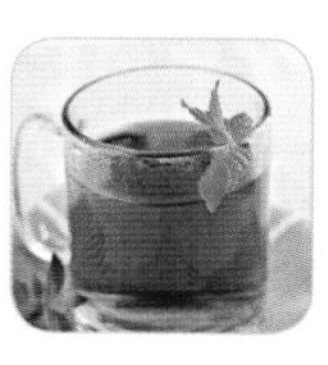

茶含有较多的鞣酸，进入胃肠后，能与食物中的蛋白质等起化学反应，生成不易消化的凝固体，妨碍机体对营养物质的吸收。同时，茶中的咖啡碱、鞣酸会对胃肠产生刺激，影响胃肠黏膜对铁质的吸收，易导致缺铁性贫血的发生。饭后过度饮浓茶，特别是肾虚体弱的人，容易引起“茶醉”，出现心慌、头晕、四肢乏力、站立不稳等症状。

饭后吃很多糖：影响其他营养素的摄入

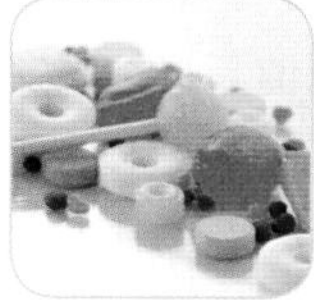

糖的诱惑难以抵挡，尤其是女性，喜欢在饭后吃一些甜品。长期高糖饮食者的平均寿命比正常饮食者短10～20年。儿童自幼嗜糖，成年后极易患高血压、冠心病等心脑血管疾病。饱餐之后再吃过多的甜食，就会因摄入太多能量而产生饱腹感，影响其他富含蛋白质、维生素、矿物质和膳食纤维食品的摄入。此外，长期过量吃糖还会造成维生素、矿物质缺乏病，以及心脑血管疾病、糖尿病、白内障、龋齿、近视、骨折等疾病的发生。

饭后喝水：冲淡唾液胃液，影响消化吸收

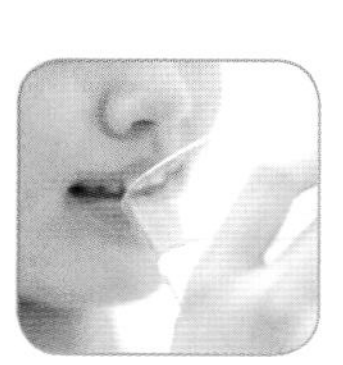

有人将干馒头作为主食食用时，喜欢边吃边喝水；有人吃脂肪含量较多的食物时，总爱喝杯浓茶以消解油腻；有人吃饭时喜欢边吃边喝水。这些都是不符合饮食卫生的。人的胃肠等器官在吃饭时会条件反射地分泌消化液，与食物的碎末混合在一起，才会使食物中的大部分营养成分消化成容易被人体吸收的物质。如果在吃饭前、吃饭时或饭后半小时喝茶饮水，势必冲淡稀释唾液和胃液，使蛋白酶的活力减弱，影响消化吸收，时间久了会影响身体的健康状况。如果在饭前口渴得厉害，可以少喝点开水或热汤，休息片刻后再进餐。

饭后马上吸烟：增强烟中有害物质的吸收

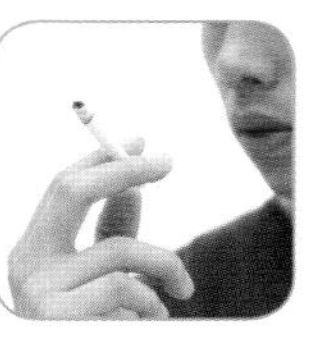

饭后胃肠蠕动增加，血液循环加快，此时烟中的有害物质会比平时更容易进入血液，中毒量大于平时吸10支烟的总和。吸烟人士平时应多吃些富含维生素和膳食纤维的食物，如绿叶蔬菜、乳类、海带等，可以有效提高细胞抵抗力，将有害物质分解并排出体外。PM

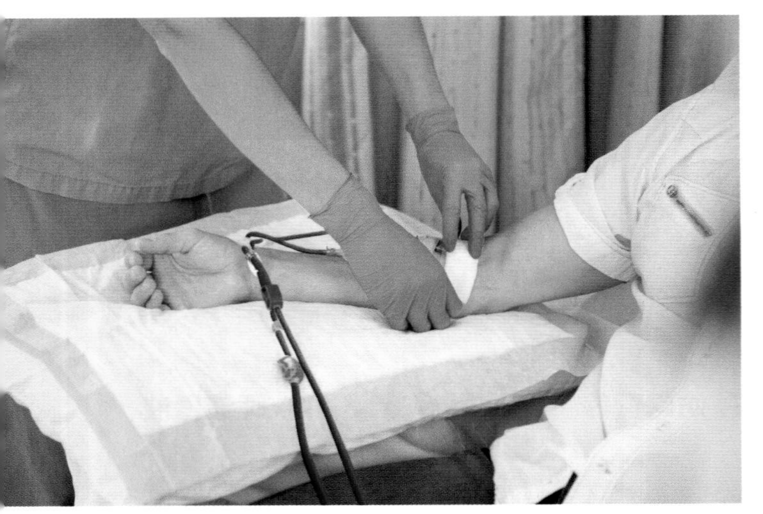

对于长期做透析的（尿毒症）患者，肾病科医生和营养师会要求多吃肉类、禽类、奶类、鱼类、蛋类，以期摄入充足的优质蛋白质。这是因为在透析过程中，大量蛋白质从透析液中流失。还有，透析患者的蛋白质分解率也比正常人高，需要的蛋白质摄入量要比正常人多，如果摄入不充足，会引起营养不良。与此同时，医生和营养师又会要求透析患者避免摄入含磷高的食物，因为透析患者容易出现钙磷代谢紊乱，发生高磷血症，导致血管钙化、骨折等，引起心血管事件和死亡。其实，这是一对矛盾体，肉禽奶蛋鱼类含有丰富的磷，多吃这些食物势必会摄入过多的磷。那么，透析族该怎么吃，才能既保证优质蛋白质的摄入量，又能避免摄入过多的磷呢？在这里，营养学者送给透析族三个饮食小诀窍。

透析族的“降磷”总动员

复旦大学附属华山医院营养科　张家瑛

1 减少无机磷摄入 少吃加工类食品

食物中的磷分为三种：来源于坚果、大豆等植物性蛋白质中的有机磷，来源于肉禽奶蛋鱼等动物性蛋白质中的有机磷和来源于饮料、快餐等添加剂中的无机磷。前两者的有机磷在肠道吸收率为20%~60%，而添加剂中的无机磷在肠道吸收率为100%。为了避免高磷血症，透析患者一定要避免摄入含无机磷添加剂的食品，如可乐、奶茶、加工肉制品、饼干等。其一，尽量避免吃加工类食品。买新鲜食材，自己烹饪，这样最安全。其二，无法完全避免加工类食品的，请在购买食品前看配料表，若配料表中显示有磷酸二氢钠、磷酸氢钙、磷酸二钠、焦磷酸四钠等无机磷添加剂，应避免购买和食用该食品。

2 选择低磷/蛋白质比的食物

磷/蛋白质比，是指将100克的食物可食部中的磷含量除以蛋白质含量得到的比值，这一比值反映了摄入1克蛋白质会同时摄入多少毫克的磷。有了这一比值作为参考，只要选择低比值的食物，就可以在摄入相同蛋白质的情况下获取较低量的磷。比如鸡蛋白、海参是透析患者比较理想的食物，它们的磷/蛋白质比为1.6和1.7，磷含量很低，而蛋白质含量很丰富。根据磷/蛋白质比选择富含蛋白质的食物，既可摄入充足的蛋白质，又避免摄入过多的磷，一举两得。

其他低磷/蛋白质比食物还有猪血、鸭肉、金枪鱼等。

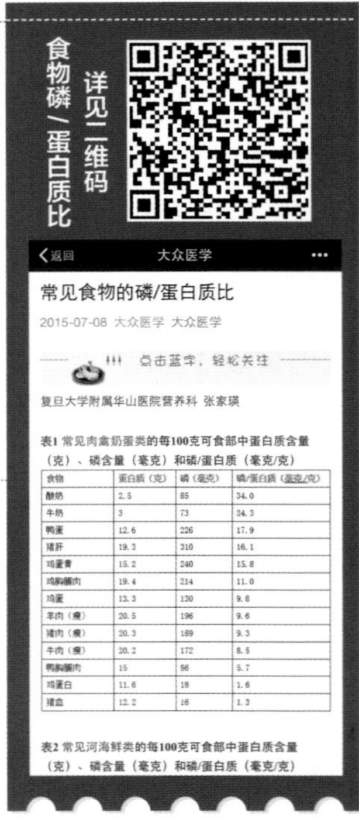

返回　大众医学

常见食物的磷/蛋白质比

2015-07-08 大众医学 大众医学

点击蓝字，轻松关注

复旦大学附属华山医院营养科 张家瑛

表1 常见肉禽奶蛋类的每100克可食部中蛋白质含量（克）、磷含量（毫克）和磷/蛋白质（毫克/克）

食物	蛋白质（克）	磷（毫克）	磷/蛋白质（毫克/克）
酸奶	2.5	85	34.0
牛奶	3	73	24.3
鸭蛋	12.6	226	17.9
猪肝	19.3	310	16.1
鸡蛋黄	15.2	240	15.8
鸡胸脯肉	19.4	214	11.0
鸡蛋	13.3	130	9.8
羊肉（瘦）	20.5	196	9.6
猪肉（瘦）	20.3	189	9.3
牛肉（瘦）	20.2	172	8.5
鸭胸脯肉	15	86	5.7
鸡蛋白	11.6	18	1.6
猪血	12.2	16	1.3

表2 常见河海鲜类的每100克可食部中蛋白质含量（克）、磷含量（毫克）和磷/蛋白质（毫克/克）

3 适当改变烹饪方式 多吃水煮菜、捞米饭

选择适当的烹饪方式可以更好地去除食物中的磷。研究发现，水煮可以更多地减少食物中的磷。如将牛肉水煮30分钟，可以减少50%的磷含量。还有，用特殊方式做成的捞米饭（又称为脱磷米饭），只含有普通米饭磷含量的46%。捞米饭的做法：将100克精白米置于已经煮沸的1000毫升蒸馏水中，煮15分钟，将米汤弃之，再用蒸馏水冲洗，然后蒸熟即可。如果透析患者或未透析的慢性肾脏病患者出现高磷血症，可以尝试一下捞米饭，以减少膳食中磷的总摄入量。PM

每个家庭的厨房不一样，每个人在厨房做菜的习惯也不同。做菜先过油、油冒烟才下菜、做菜剩下的油继续使用……你有没有这些用油坏习惯？

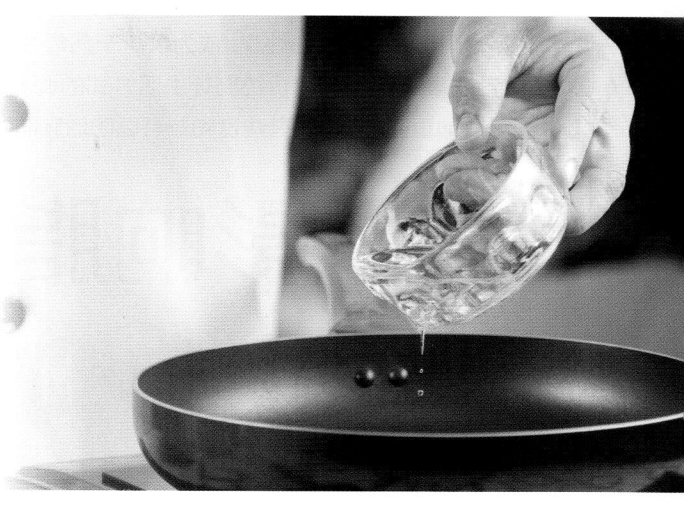

炒菜用油小陋习 你中招了吗？

✍扬州大学食品科学与工程学院教授　钱建亚

❶ 做菜先过油

缺点：过油使蔬菜中的水和空气受热排出，同时蔬菜大量吸油。此外，油温度较高会破坏蔬菜含有的维生素。

温馨提示：少吃过油菜、煎炸菜，烹调时多用白灼、清炒、凉拌和清蒸等方式。

❷ 油冒烟时才下菜

缺点：油加热时间过长，可能产生有害物质。冒烟的油，显然温度更高。蔬菜含有的营养物质、油中的脂溶性维生素和必需脂肪酸均受到破坏。

温馨提示：在烹饪过程中，最好是热锅冷油。炒荤菜时，锅烧热后倒入冷油，还能避免肉发生“粘锅”的现象。

❸ 重油炒素菜

缺点：蔬菜的吸油性特别强，如果用太多油炒素菜，会使菜的表面被油脂包围，调味品不易渗透到蔬菜的内部，影响食物的味道，同时也不利于消化吸收。

温馨提示：叶类蔬菜最好生吃，小孩、老人及肠胃功能弱者，将蔬菜在清水里焯一下再食用更安全。水煮比油炒更能保留蔬菜中的营养物质，减少有害物质的产生。如果喜欢吃炒菜，可以在炒菜时先焯再炒，不要滑油，这样可减少有害物质如丙烯酰胺的产生。含有抗营养因子的豆类需加热来破坏抗营养因子。

❹ 炒菜不洗锅

缺点：事实上，看似干净的锅表面会附着油脂和食物残渣，当再次高温加热时，可能产生致癌物。

温馨提示：建议每炒完一道菜，都要将锅清洗干净，再炒下一道菜。这样不仅减少有害物质的产生，还不会影响下一道菜的口感和卖相。

❺ 剩油反复用

缺点：很多人不舍得扔掉煎、炸用过的油，还会继续用来炒菜或油炸食物。这种做法非常不可取，因为油反复高温加热会产生大量过氧化物、反式脂肪酸和致癌物如苯并芘等。

温馨提示：煎、炸用油最好只用一次，如舍不得扔掉，则只能用于凉拌菜、炖菜或者做花卷等面点，不能重复高温使用。

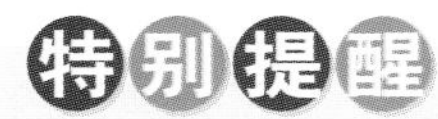

特别提醒

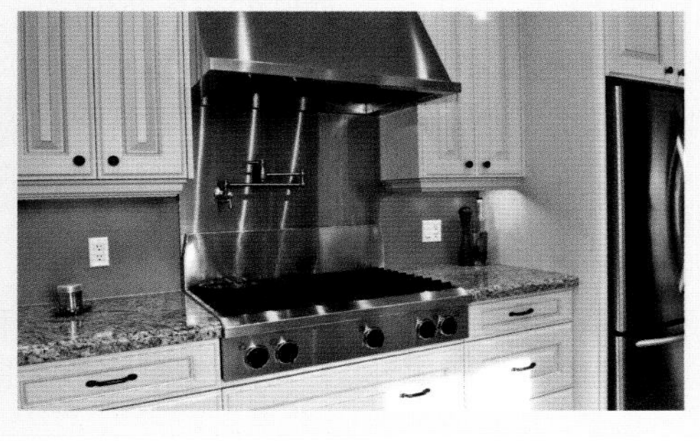

炒完菜不要立刻关掉排油烟机

厨房中的空气污染会影响人的心、肺以及神经系统，引发呼吸道感染、慢性阻塞性肺部疾病、心血管疾病和肺癌等。

温馨提示：炒菜完毕，让排油烟机继续运转3～5分钟，确保有害气体完全排出。炒菜时，应关闭厨房的门和窗户，以保证排油烟机不会因非密闭空间而造成局部烟雾不能被抽吸掉。PM

脂肪肝，是指由于各种原因引起的肝细胞内脂肪堆积过多的病变，现在人的营养越来越好，患脂肪肝的人也越来越多，严重威胁国人的健康，成为仅次于病毒性肝炎的第二大肝病。脂肪肝大多因生活方式不当引起，目前尚无特效药治疗，主要靠锻炼和饮食控制等生活方式的调节来改善。在饮食控制量的同时，也要注意选择恰当的食物，因为有些食物可以加重脂肪肝，而有些食物却可以防治脂肪肝。

食物影响脂肪肝：

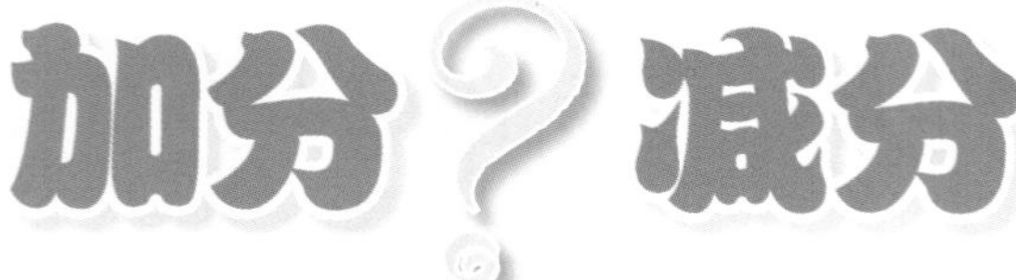

文/范竹萍　顾伟威

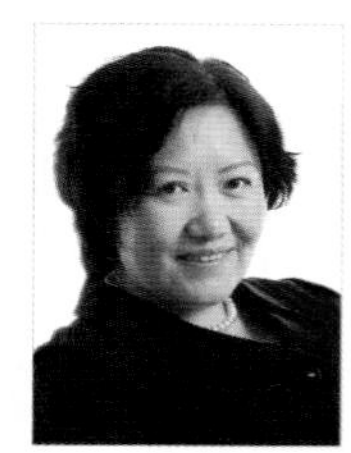

专家简介

范竹萍　上海交通大学附属仁济医院健康保健中心主任、消化内科主任医师、硕士生导师，上海市脂肪性肝病诊治中心副主任，中华医学会健康管理学分会委员，上海市医学会健康管理学专业委员会委员，上海市健康体检质控专家委员会委员，上海市临床流行病学专科委员会委员兼秘书，上海市中西医结合肝病学会委员。近年来，依托仁济医院消化重点学科，带领团队开展消化系统健康风险评估和健康促进。

加分：有助防治脂肪肝的食物

● 燕麦

含有极丰富的亚油酸和丰富的皂苷素，不但可降低血清胆固醇、甘油三酯，还具有通便的功效。另外，对糖尿病患者减肥也很有效。

● 玉米

含丰富的钙、硒、卵磷脂和维生素E等，可降脂、降低血清胆固醇，防治高血压、冠心病，延缓细胞衰老，减轻动脉粥样硬化，防止致癌物质在人体内形成，抑制抗癌药物的副作用（鲜玉米更好）等。

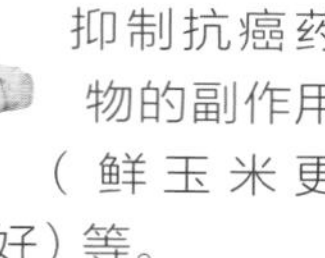

● 银耳

含丰富的蛋白质、脂肪、膳食纤维、微量元素、胶质及对人体十分有益的银耳多糖。银耳多糖不仅能改善人的肝肾功能，还能降低血清胆固醇、甘油三酯，促进肝脏蛋白质的合成，增强人体免疫力。

● 蘑菇等菌类

含有多糖类、维生素、蛋白质、多种氨基酸和矿物质。其所含多糖能调节免疫功能，有助于脂肪肝患者降脂。另外，还有降血压、抗肿瘤和抗纤维化作用，对各种肝病患者均有保健功效。

● 大蒜

含硫化物的混合物，可减少血中胆固醇，阻止血栓形成，有助于增加高密度脂蛋白，保护心脏和动脉血管。

● 洋葱

所含的烯丙二硫化物和硫氨基酸，不仅具有杀菌功能，还可降低血脂，防止动脉硬化，可激活纤维蛋白的活性成分，有效防止血管内血栓形成。

● 甘薯

能中和体内因过多食用肉食和蛋类所产生的酸性物质，保持人体酸碱平衡。甘薯含有较多的纤维素，能吸收胃肠中较多的水分，润滑消化道，起通便作用，并可将肠道内过多的脂肪、糖、毒素排出体外，起到降脂作用。

● 海带

含丰富的多糖化合物、牛磺酸、多种维生素、微量元素和食物纤维褐藻酸，有降血压、降血糖，降低血及胆汁中的胆固醇，抑制胆固醇吸收以及促进排泄的作用。所含的碘能纠正甲状腺功能低下。

● 荠菜

含有B族维生素、维生素C、胡萝卜素、烟酸和矿物质等。对脂肪肝患者来说，有去脂消炎的作用；对已发展成肝硬化者来说，能缩短凝血酶原时间，具有止血功效。

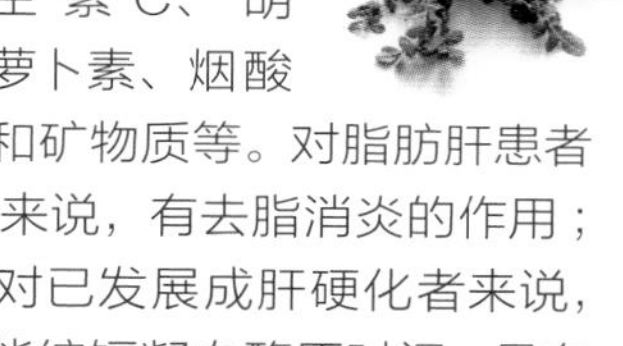

● 胡萝卜

含有丰富的胡萝卜素和多种营养素，可增加冠状动脉血流量，降低血脂，促进肾上腺素合成，具有降血压、降血脂等功效。

● 黄瓜

具有清热、解渴、利尿的作用。所含的纤维素能促进肠道排除食物废渣，减少胆固醇吸收。所含的“丙醇二酸”物质，可抑制糖类转变成脂肪，有减肥和调整脂质代谢的作用。

● 山楂

中医认为，山楂有消食化积、益脾健胃、活血化瘀等功效。现代医学研究发现，山楂含有大量维生素C、山楂酸等营养成分，不但能促进人体消化脂肪类食物，还有强心降压、通脉降脂、抑菌消炎等作用，是防止脂肪肝的药食两用佳品。

● 苹果

含有丰富的钾，可排出体内多余的钾盐，维持正常血压。苹果因富含果胶、纤维素和维生素C，有非常好的降脂作用。

减分：对脂肪肝不利的食物

• 酒

酒易伤肝，脂肪肝患者不宜喝酒。酒精本身就有促进脂肪沉积的作用，同时酒所含乙醇还有直接的肝毒性。长期饮酒过量，可导致酒精性肝纤维化，甚至肝硬化。

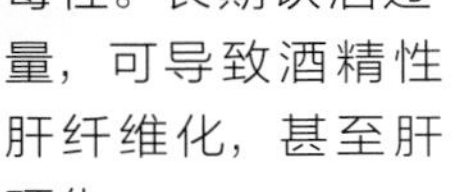

• 高胆固醇食物

脂肪肝患者要少吃动物内脏，避免摄入高胆固醇食物，如动物内脏、鸡皮等，肉汤、鸡汤、鱼汤等含氮浸出物高的食物也要尽量避免。脂肪性肝病虽然以甘油三酯沉积为主，但常伴有胆固醇升高，甚至代谢综合征，故需综合考虑。

• 食盐

每日以5~6克食盐为宜。脂肪性肝病常伴高血压、血糖升高和超重等异常，控制盐的摄入量有助于维持正常血压和保护肾功能，预防心血管事件的发生。

• 蛋黄

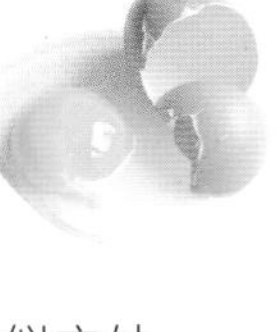

每天吃的鸡蛋黄不超过2个。这与控制高胆固醇食物有相似之处。

• 动物油

少吃动物油，植物油用量也要限制（总量不超过20克）。动物油富含饱和脂肪酸，具有促进肝内脂肪沉积的作用。

• 高糖食品

不吃巧克力等含糖量高的食品。由于脂肪性肝病是一种营养过剩疾病，高糖食品摄入体内后，多余的葡萄糖又形成脂肪，加重肝内脂肪沉积。

• 辛辣和刺激性食物

脂肪肝患者不要多吃辛辣和刺激性食物。如辣椒、洋葱、蒜、姜等“四辣”可吃，但不宜多食。如脂肪性肝病表现为脂肪性肝炎，则多有消化道症状，此时以清淡、少油腻饮食为主，辛辣和刺激性食物会加重消化道症状。

• 油腻油炸食品

脂肪肝患者应少吃或不吃含脂肪高的油腻油炸食品，建议平时在做饭炒菜时选用蒸、煮、炖、烩、氽、凉拌为宜，不宜煎炸。这与油炸食品含有较多饱和脂肪酸有关。PM

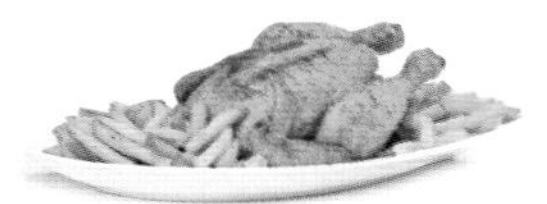

苹果可以降低血液中的低密度脂蛋白胆固醇，预防动脉硬化。

• 无花果

含有苹果酸、柠檬酸、脂肪酶、蛋白酶、水解酶等，帮助人体对食物的消化，促进食欲。因无花果含有多种脂类，有降低血脂和分解血脂的功能，可减少脂肪在血管内的沉积，起到降血压、降血脂、扩张血管的功效，有预防冠心病的作用。无花果含有丰富的糖类、有机酸、维生素、活性生化物质、矿物质等成分，还具有调节免疫、抗血栓、护肝、降血糖等药用价值。

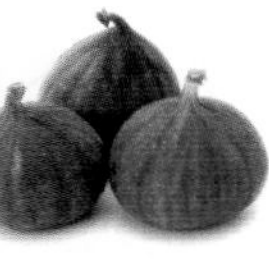

• 牛奶

因含有较多的钙质，能抑制人体内胆固醇合成酶的活性，可减少胆固醇的吸收。如果选择去脂牛奶，降脂作用更好。

• 绿茶

绿茶中含有茶多酚，可降低肝组织中过氧化脂质含量，降低胆固醇、甘油三酯，对脂肪肝有一定的防治作用。

需要强调的是，虽然以上所述食物对脂肪性肝病有利，但合适的量和进食时间等也非常有讲究，这里不进一步赘述。

降脂食物还有许许多多，如萝卜、冬瓜、山药、魔芋、菠菜、空心菜、芦笋、苦瓜、南瓜、白菜、茄子、藕、菱角、番茄、荸荠、茭白、莴苣等新鲜蔬菜，含有丰富维生素、纤维素、矿物质和微量元素。每天吃蔬菜约500克，可起到充饥、降血脂、降血糖、减肥和防治脂肪肝之功效。特别是肥胖、糖尿病、高脂血症患者，可以经常食用。

黄豆、豌豆、黑大豆、绿豆等豆类及其制品豆浆、豆腐、豆粉，是提供人体蛋白质的良好来源，也是防治高脂血症、冠心病和脂肪肝的健康食品。每100克大豆含蛋白质约40克，脂肪16～20克，其中多不饱和脂肪酸约占60%，且含有丰富磷脂、维生素、微量元素等有益成分。每天若能以20克大豆蛋白替代动物蛋白，对预防心脑血管疾病非常有益。

黄鳝、鱼类、牡蛎、蛤蜊、田螺等水产品，可以降低血清甘油三酯和胆固醇，促进肝内脂肪沉积消退。高脂血症、脂肪肝患者经常食用海鱼、海带、紫菜，可降低血脂，抑制血小板聚集，有利于预防动脉粥样硬化、冠心病和脂肪肝。

“此外，进食要控制总量，每次进食尽量控制在七八分饱，不要十分饱。晚饭应少吃，临睡前切忌加餐。调整饮食习惯，选择恰当的食物，远离脂肪肝！”

金秋正是品尝大闸蟹（河蟹）的佳季。“螯封嫩玉双双满，壳凸红脂块块香”。不过，在品尝蟹美味的同时，不要忘了挑选和食用的安全，这远比美味和营养更重要。

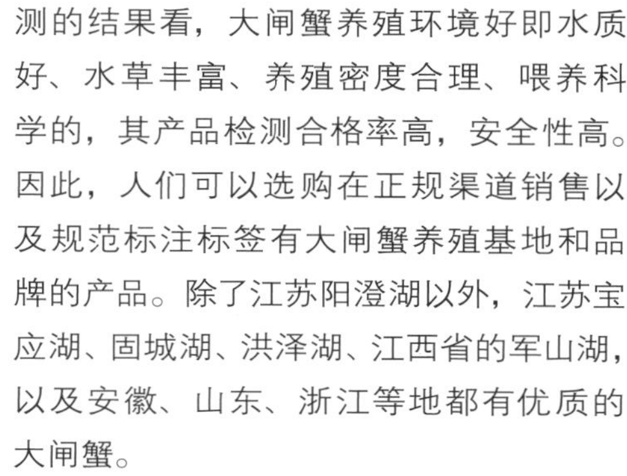

金秋蟹肥时节 选食安全第一

上海市食品研究所教授级高级工程师　马志英

大闸蟹真的是“喂避孕药长大的”吗

的确，近年来由于淡水产品养殖过程中使用药物的问题，引起民众对养殖水产品中药物和化学品残留的担忧。每年到了蟹黄鱼肥的秋季，坊间流传的“大闸蟹也是喂避孕药和激素长大的”说法会再度发酵，并在微信等网络上频繁转发。目前根据有关部门的追踪调查和市场抽查检测，在大闸蟹养殖过程中未发现使用避孕药的现象，对市场销售的大闸蟹产品抽检中乙烯雌酚、甲基睾酮等激素指标都未超出标准范围。其实，秋分前后螃蟹蜕壳，性腺开始迅速发育。要知道，螃蟹是低等无脊椎动物，给螃蟹吃高等脊椎动物避孕药之类的药物是风马牛不相及的事。雌蟹的性腺煮熟后成橘红色，呈块块香的红脂状；雄蟹的性腺煮熟后呈半透明乳白色且黏度很大的胶质状，是最美味的蟹膏。假设投放避孕药有效，那么，蟹的性腺发育就会受到抑制，也就变成了没有蟹膏的蟹。想一想，谁会要吃这种蟹呢?

预防大闸蟹生病，真的“喂抗生素”吗

虽说蟹吃避孕药和激素是谣传，但在蟹的养殖过程中也不可避免会用药物，尤其在蟹染病时，常见的有蟹奴寄生虫病、水肿病、烂肢病、纤毛虫病等。为了预防和治疗蟹病，养殖户除了用生石灰等给水体消毒外，也要用些药物包括抗生素。问题的关键是，这些药物是不是在国家规定的正常允许范围内安全使用。即使是允许使用的药物，在蟹体内的残留量也不能超过国家标准。特别是像氯霉素、孔雀石绿、硝基呋喃、五氯酚等违禁药，不能在蟹的养殖中使用，这早已列入农业部发布的《食品动物禁用的兽药及化合物清单》中。根据农业部对大闸蟹的产地监督抽查，全国大闸蟹药残检测平均合格率达到97.6%，近年来合格率还在不断提高。但是，也发现少数违规使用药物的现象，尤其是小规模的违规养殖地。

挑选大闸蟹，首要是安全问题

那么，肉眼能不能分辨出大闸蟹体内的药物残留超标呢? 很难。目前难以用简便的方法来检测大闸蟹的质量安全指标。不过，根据目前检测的结果看，大闸蟹养殖环境好即水质好、水草丰富、养殖密度合理、喂养科学的，其产品检测合格率高，安全性高。因此，人们可以选购在正规渠道销售以及规范标注标签有大闸蟹养殖基地和品牌的产品。除了江苏阳澄湖以外，江苏宝应湖、固城湖、洪泽湖、江西省的军山湖，以及安徽、山东、浙江等地都有优质的大闸蟹。

三步法挑选优质大闸蟹

挑选大闸蟹，除了安全性还要考虑优质即口感。这里介绍优选的三个步骤。

第❶步，看外观。大闸蟹背部呈草绿色或青绿色，腹部呈瓷白色，无锈斑，步足刚毛青黄色，趾节金黄色，说明大闸蟹生活在水草丰盛的湖泊中，为上品，俗称“青背、白肚、金爪、黄毛”的清水大闸蟹。蟹背墨绿色，腹部铁锈多，说明大闸蟹生活在一般河道或水草较少的水体中，为一般蟹；蟹背乌黑色，腹部也呈黑色，说明大闸蟹生活在无草的池塘中，为劣质蟹。

第❷步，掂重量。不少消费者以为，大闸蟹个头越大、价格越贵的越好。其实，营养价值及口味并不以越大越好，而应是肥满度。有的大闸蟹虽长得不是很大，但膏肥脂满，很好吃。评判肥满度的方法很简单，取同样大小的个体，掂一下，越重说明越肥满；也可以比较腹脐之间缝隙的宽度，缝隙宽度越大越是肥满。

第❸步，看反应。把大闸蟹翻一下，

将腹部朝上。若大闸蟹能迅速翻转爬行而且爬得很快，说明反应灵活。还有，大闸蟹连续吐泡有声音，蟹螯夹力大，都说明大闸蟹捕捞出水的时间较短，品质新鲜。

吃蟹“五不”

❶ **不多吃** 蟹黄蟹膏胆固醇含量高，有时一只大闸蟹的胆固醇含量已超出一个人每日推荐的摄入量。因此，每次吃大闸蟹不宜超过 2 只，一周最多吃 2~3 次。患有心血管疾病以及肥胖者、胃病和肾功能不佳者、过敏体质者、痛风患者等，都不宜食大闸蟹。

❷ **不吃死蟹** 千万不能吃死蟹。大闸蟹有“腐食”的习惯，带有不少细菌。活的大闸蟹可通过新陈代谢将细菌排出体外，一旦死亡，体内的细菌就会大量繁殖，有的细菌还会产生毒素。更危险的是，大闸蟹死后体内会积累一种叫组胺的有毒物，即使加热蒸煮，死蟹体内的组胺和有些细菌毒素也不会分解，吃了以后很容易引发食物中毒。

❸ **不吃生蟹、醉蟹** 大闸蟹体内存在多种微生物，尤其是肺吸虫的幼虫卵感染度很高，抵抗力很强，用黄酒、白酒浸泡并不能杀死。吃生蟹、醉蟹，极易诱发肺吸虫等寄生虫病。烹煮前，要用刷子及清水洗擦大闸蟹的蟹身、爪和钳，彻底煮熟后才可进食。大闸蟹最好现蒸现吃，一般不要超过 4 小时。

❹ **不吃四“部件”** 大闸蟹的体表、腮和胃肠道占满了细菌、病毒等致病微生物。吃时，必须除尽蟹腮、蟹肠、蟹心（俗称六角板）和蟹胃（即三角形的骨质小包，内有泥沙）。

❺ **不与茶水、柿子等同食** 茶、柿子中的鞣酸较多，会使蟹肉中的蛋白质发生凝固，不利于消化。这些凝固物长时间留在肠道内，还会引起腹痛、呕吐、腹泻。PM

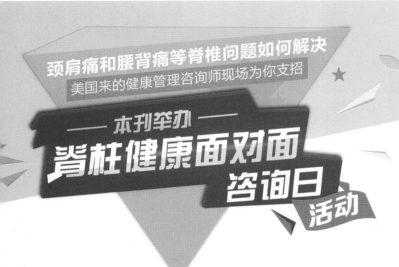

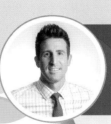

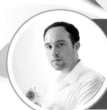

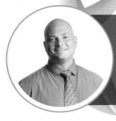

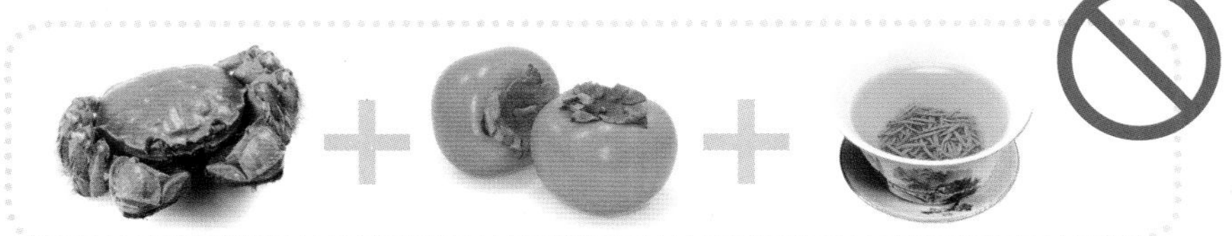

东南亚饮食的最大特点是灵活运用各种香料烹饪出以酸、甜、辣为主的美食。酸、甜、辣对味蕾刺激强烈，使处于热带地区的东南亚人民一直保持较好的食欲。制作东南亚美食过程中添加的香料，多是天然的植物香料，使菜肴具有浑然天成的美味。例如在中国菜的烹调中多使用各种人工发酵的醋类以增加酸味，但在泰国菜中，酸味来源于泰国柠檬，酸味浓郁，几乎每种泰国菜中都会滴入几滴。东南亚菜中通常还会加入咖喱、香茅草、椰汁等。掌握东南亚菜肴的大致特点，我们在家也能做出一道道异域美味佳肴，饱享美食荟萃。

乐享 东南亚美食

菜品提供/文 怡
点评/南方医科大学南方医院营养科 关 阳

咖喱杂蔬

做法：芹菜、辣椒切段，大蒜切末，干葱切片，胡萝卜、土豆、洋葱切块，西兰花掰成小朵。锅中水烧开后，放入胡萝卜、土豆煮5分钟，再放西兰花煮半分钟，一起捞出沥干。油锅中放入蒜末、干葱片，炒香后换小火，加姜黄粉、咖喱粉，倒入水、椰浆搅匀，放入洋葱、胡萝卜、土豆、西兰花、辣椒和芹菜，搅匀翻炒2分钟，至汤汁浓稠。最后淋上辣椒油即可。

点评：蔬菜中含有丰富的矿物质、维生素及膳食纤维，对维持人体健康起着重要的作用。这款菜品中的蔬菜色彩缤纷：橙色的胡萝卜、淡黄色的土豆、紫色的洋葱、绿色的西兰花、红色的辣椒……由于加热时间短，很好地保留了蔬菜中的各种维生素，使其发挥营养价值。很多上班族常匆匆解决午饭，菜品单一，这款咖喱杂蔬可以有效解决这一问题。但需要注意的是，孕妇食用时需调整咖喱及辣椒油的使用。

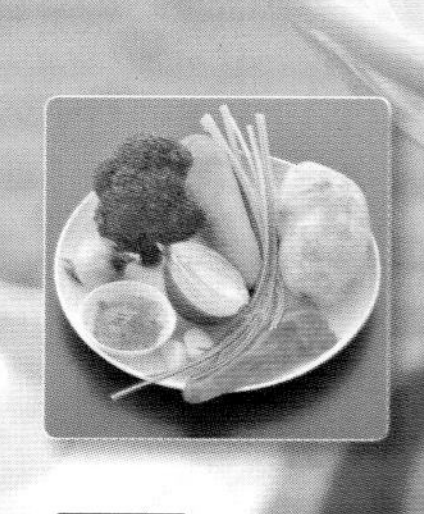

原料

胡萝卜半根，土豆1个，洋葱半个，西兰花半颗，芹菜2根，葱1根，红辣椒2根，大蒜2瓣，椰浆200毫升，姜黄粉、咖喱粉、红辣椒油等适量。

原料

肉蟹1个，香茅1/4根，香芹2根，干葱2个，红辣椒2根，大蒜2瓣，葱白1小段，椰浆300毫升，姜黄粉、咖喱粉、红辣椒油等适量。

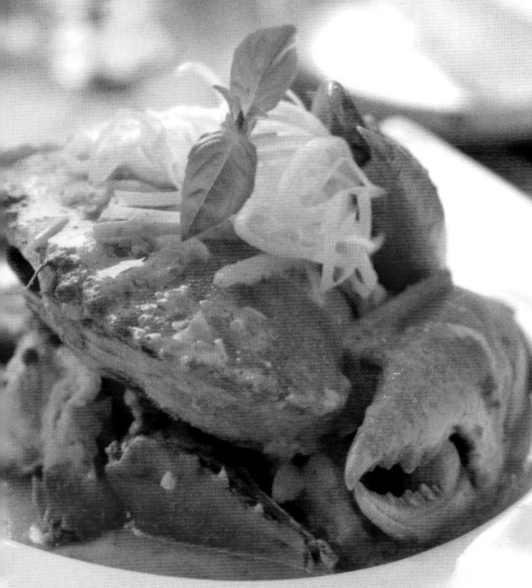

咖喱蟹

做法： 螃蟹去内脏、留蟹肉，剁成大块。香茅切段，香芹切段，辣椒切丝，大蒜切末，干葱切片。油锅中放入蒜末、香茅、干葱，中小火炒1分钟后转小火，加姜黄粉、咖喱粉，倒入水、椰浆、螃蟹，中小火煮8分钟，至汤汁浓稠。最后加入辣椒丝和香芹丝，淋上辣椒油即可。

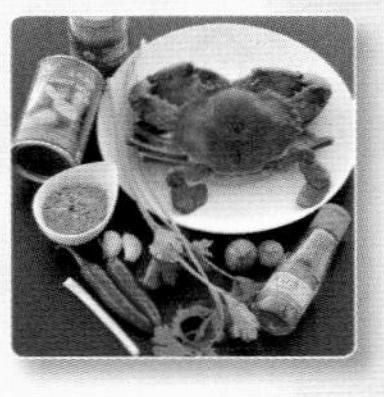

点评： 螃蟹的营养价值高，蛋白质含量约15%，属于完全蛋白质；含水量高，口感细腻，易消化吸收；脂肪和胆固醇主要存在于蟹黄中，蟹肉中的含量不高；矿物质及多种微量元素含量丰富，如钙、镁、钾、钠、锌、硒等；含丰富的碘及维生素A。制作海鲜类的菜肴应看季节，金秋十月，正是螃蟹最肥美的时节。咖喱是一种复合调味料，以姜黄为主料，另加十余种香辛料配制而成，辛辣中带甜味，可按口味及喜好，选取不同味道的咖喱粉。

印尼炒饭

做法： 鸡胸肉、虾、胡萝卜切丁。锅中水烧开后加一点盐，放入胡萝卜丁、鸡丁煮2分钟，沥干捞出；虾丁煮10秒钟后捞出备用。蛋液炒熟备用。油锅中放参巴辣椒酱，小火炒香后，放米饭，炒至米粒松散，加甜酱油、老抽、炒熟的鸡蛋、胡萝卜、鸡丁、虾丁、熟青豆，最后调入盐即可。

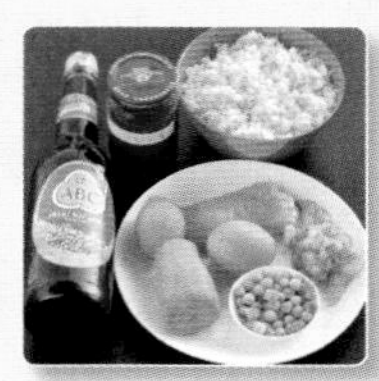

点评： 我国大江南北，米饭都是餐桌上的主力军，几乎天天食用，所以在所难免有剩饭。剩饭重新加热食用，口感上失去原本的香甜味，营养上损失许多维生素，食之无味，弃之可惜。印尼炒饭可以一定程度上缓解这一困扰，虽然不能改变剩饭本身的营养问题，但是可以通过其他食材搭配，合理烹调，使其获得新的美味和营养。鸡胸肉和虾肉的肉质松软，搭配在炒饭中最为适宜，吃起来弹牙爽口。鸡蛋是炒饭中最百搭的原料，营养价值丰富，消化吸收利用率高。

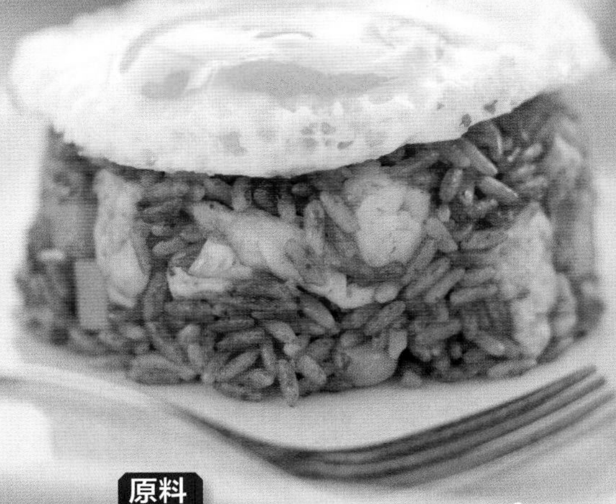

原料

隔夜米饭300克，鸡胸肉80克，虾5只，胡萝卜50克，鸡蛋2个，熟青豆10克，甜酱油、参巴辣椒酱等适量。

原料

鲜虾6只，草菇7个，香茅1根，姜1块，香菜1根，青柠半个，小米辣椒1只，冬阴功酱、椰汁、鱼露等适量。

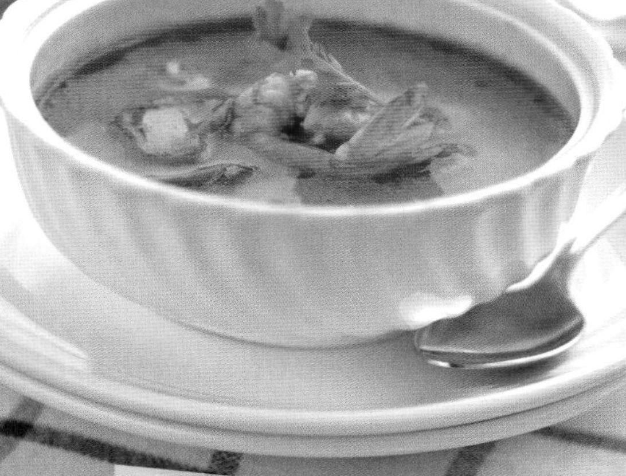

鲜虾冬阴功汤

做法： 草菇对半切，鲜虾去皮去头去沙线，香茅切末，姜切片，小米辣椒切成圈，香菜切段。草菇放入沸水中焯3分钟后捞出备用。锅中水煮开后放入香茅、香菜、姜，中火煮30分钟，过滤掉材料，保留水，再次用大火煮开，放入草菇、辣椒、冬阴功酱、虾、鱼露、盐、糖、白胡椒粉，挤入柠檬汁，临出锅前倒入椰汁即可。

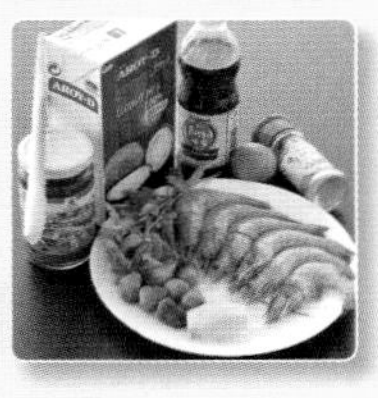

点评： 冬阴功汤是一道泰国名菜，深受青睐，主要材料为虾，营养价值极高，含丰富的蛋白质及矿物质，如钙、磷、镁、锌、硒等；脂肪含量低，以不饱和脂肪为主；胆固醇含量高的虾脑在烹调前已去除，所以适宜各种人群食用。冬阴功汤的功夫在汤汁的熬制上，与中国菜的汤汁用动物性食材熬制不同，冬阴功汤以各种香料熬制，可以避免嘌呤过高。PM

2015年度系列“订阅有奖”中奖名单(1)

“年终奖”开奖

2015年年终订阅抽奖活动已经开始。由于获奖人数众多，我们将分三期陆续刊出获奖名单。

订阅“年终奖”奖项分设健康奖、养生奖。

请全年订阅《大众医学》，还没汇来订阅单据的读者抓紧时间，10月30日前汇来单据者都有机会参加抽奖。

以下5人获得《中国养生大全》1本

马天文（河南）牛光荣（福建）李彪 刘明（上海）张春贵（江苏）

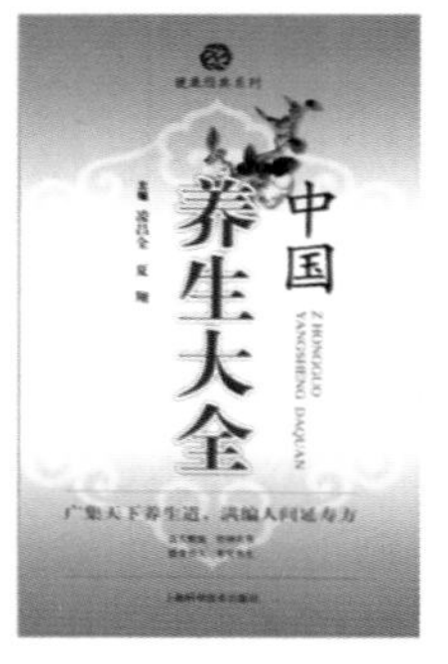

《中国养生大全》

《中国养生大全(精)》集养生文化、方法、运用之大成，内容全面、系统，文字深入浅出、雅俗共赏，融科学性、文化性、可读性、实用性于一体。作者均为资深中医专家，确保了内容的准确性和本书的权威性。读者一书在手，可以修身，可以治人，在享受养生文化的同时，亦可得到强身祛病、延年益寿的利益，不亦乐乎!

以下5人获得《中国进补大全》1本

陈玲（安徽）秦富英（广西）亢沛霖（陕西）唐淑平（上海）祝清泉（四川）

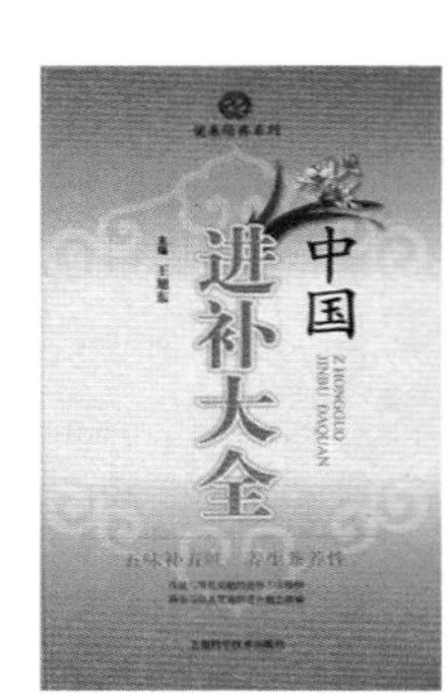

《中国进补大全》

《中国进补大全》集中国古今补益理论和方法之精华，涉及中医养生保健、延年益寿、益智健脑、美容减肥等内容，系统介绍了中医的补益机制和方法，突出中药、方剂、食物、药膳的进补，扼要介绍虚损导致的常见病证及其治疗。

以下5人获得《中国药酒大全》1本

岳怀恭（北京）张浪（广东）胡薇薇（江苏）高学安（山东）白周伟（陕西）

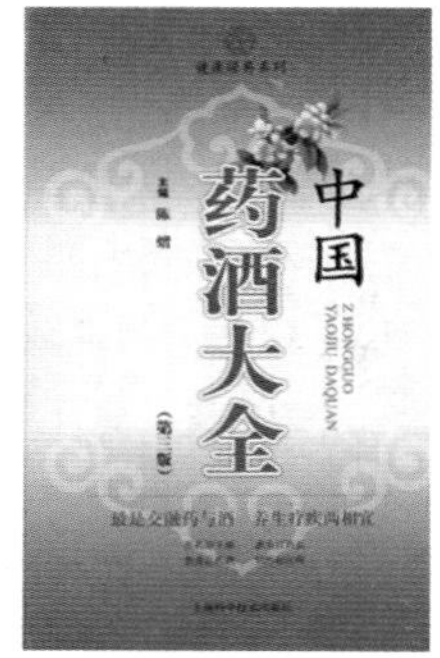

《中国药酒大全》

本书内容翔实，取材严谨，文字精炼，方便实用，比较详细地阐述了正确使用药酒的方法。书后附有解酒方和古今度量衡比较表，为读者安全有效地选用药酒提供方便。

以下5人获得《中国药茶大全》1本

陈耀章（河北）柳娅萍 杨冰华 陈惠达 钱凌云（上海）

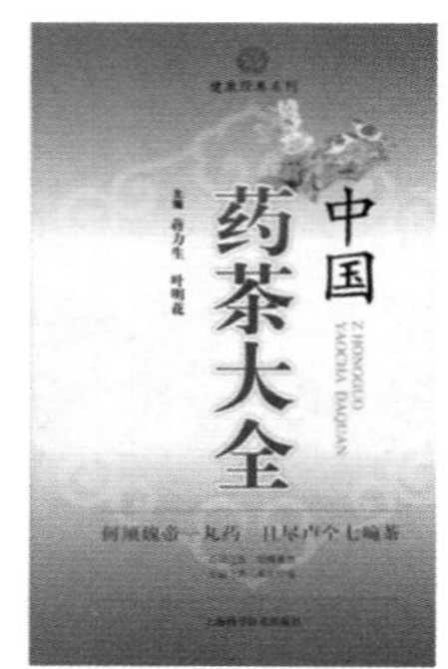

《中国药茶大全》

本书内容丰富、实用性强，既可为百姓家居应用药茶提供经验指导，也可供专业的医药保健及科研人员多元防治疾病参考和借鉴。

以下5人获得《中国食疗大全》1本

孙继祥 吕淑玲（辽宁）黄国新 单龙根（上海）安振久（重庆）

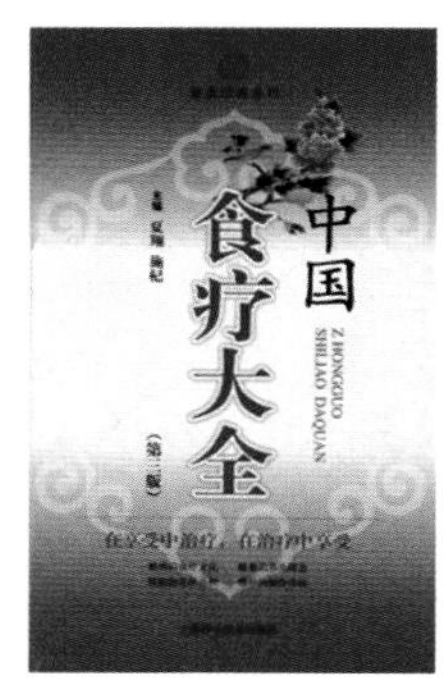

《中国食疗大全》

本书博采众长，广泛收集的各种食品、中药都是常用之品，制作方法简便易行，十分适合社会各阶层健康人士阅读选用，也适合于各类患者和家属阅读选用。

2015年度系列“订阅有奖”中奖名单（1）

年度大礼

回馈《大众医学》忠实订户

养生奖 100名

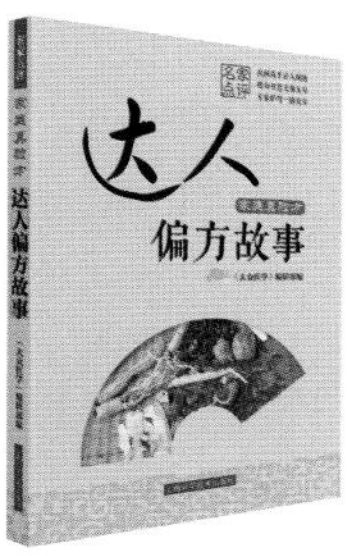

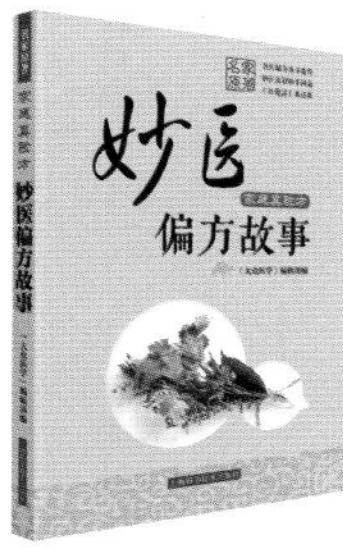

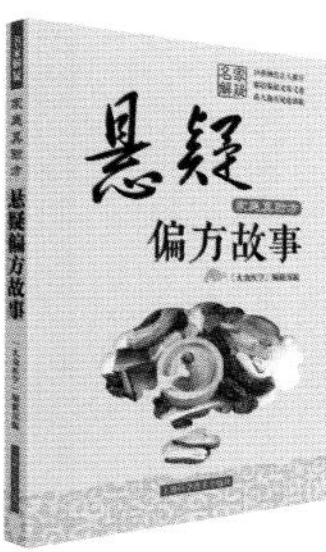

《家庭真验方——偏方故事系列》

◆ 偏方故事汇 ◆ 分享体验会

以下50人获得《偏方故事》大众医学家庭真验方丛书3本

段进之 倪先荣（安徽） 余欣荣 刘睿婷 钱英 吴娜 于忠学
邓莉 罗飞飞 薛琳瑾 王莹莹 沈俊（北京） 杨火擦 于丽丽
（福建） 黄琦 樊伏香 杨宇浩 黄群 张先生 赵桂茹（广东）
刘宗胜（广西） 吴光（贵州） 孙亮（湖北） 吴祖文 潘潘
（江苏） 陈慧秋 王晓晖（辽宁） 陈若愚 张知廉 天烁 丁岳伟
郑焱（浙江） 俞蕴洁 张群 吕宝经 曾武 于喜 管平平
杨枫 邱佳烨 瞿佳 周国忠 涂有前 沈智华 杨俭 黄君
张希琼 武克俊 蔡维晔（上海） 辛磊（黑龙江）

以下50人获得《活到100岁》系列书2本

董赛 郭良珠 佘旸 马廷如（安徽） 杨玉 陈小希 张春玲 陈女士
杨希诚 李燕 王明 喻强 李文杰 张玉（北京） 陈纯芳（福建）
孔芸 何崴 刘动 刘娇 孔偲儒 陈华伟（广东） 田亮（河北）
张玲（河南） 陆丹伟（湖南） 丁怡 汤璘琦（江苏） 刘英（辽宁）
尹晓峰（山东） 顾国林 李娟 谢洁 干烨 苏静 张毅航 王嘉
施城 蔡漪倩 施建屏 闫明 应惠珍 徐磊 郑让能 钟建 叶骏
徐刚（上海） 缪少华 计涛 顾晓飞 杨志浩 孙寅杰（浙江）

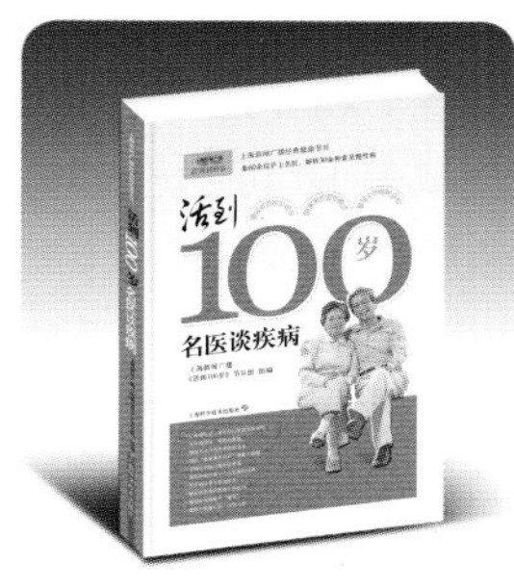

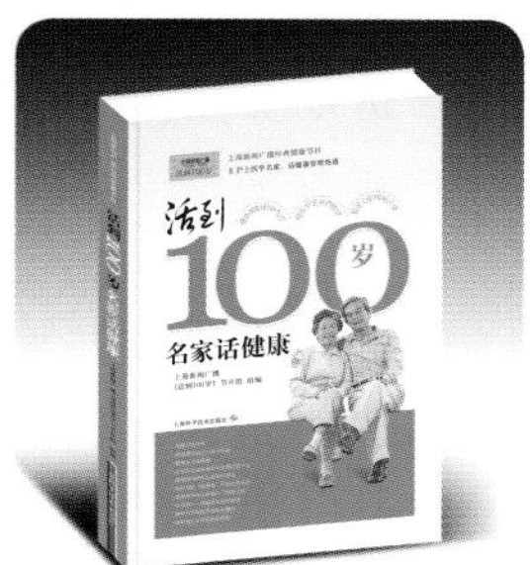

《活到100岁》系列书

2015年第10期“读者健康中心”幸运会员名单

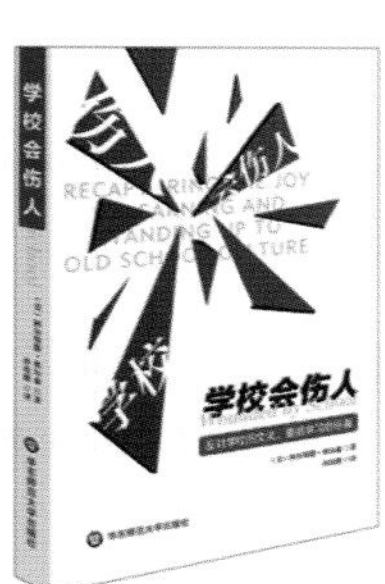

《学校会伤人》

我们应该怎样去认识由于过时的学校教育政策而带来的“伤害”？我们怎样去应对它们？在这本有争议的新著中，作者揭示了某种教育方式的灾难性后果——这种教育鼓励从众统一，而不重视创造力的价值，抹杀学生们的兴趣，无视学习者的多样性。作者通过解读充满情感的故事，说明现在的教育制度不能生产出社会真正需要的心灵与思想。与此相反，这个体系常常给很多学习者造成羞辱，降低他们的能力并使他们感到厌烦。最重要的是，她给我们展示了受伤的学习者们如何疗伤的经验。

华东师范大学出版社出版

以下50人获《学校会伤人》

苏茂华 周焕庭（安徽） 欧进浓 苏希蓉（福建） 马治民（甘肃） 王丽娟（河北）
王晓岚（湖北） 王丽梅 马林（吉林） 胡迪华 刘宏图 何志明 吕冬敏 李保琴
李世英 王金生 李本立 马春 钱秋华 胡全林 谢自勤（江苏） 何斗龙（江西）
范春梅（辽宁） 候文章 王殿秀 尚培峰（山西） 高加强（陕西） 黄民扬 顾智涯
华卡亚 徐智德 朱兆璋 黄圣利 华启豪 沈星標 侯惠芬 朱娜 陆鹿 沈世雄
陈工麟（上海） 王玉璞（天津） 邹磐如 毛太成 赵祥炼 金喜珍 张文明 张渝华
（浙江） 秦亚玲（重庆） 闫宝龄（内蒙古） 张卫星（黑龙江）

以下50人获《大脑总指挥》

沈林生（安徽） 魏济武 徐永坚（甘肃） 胡宜民（海南） 高凤霞（河北） 马凤琴
张晶 张传文（河南） 郑丽萍 朱幼娟（湖北） 苏世裔 陈敏政 言铀（湖南）
司马锋 王文彬 徐月芳 蒋兴兴 徐德礼 朱全珍 蒋全胜 宋文铭 焦杰（江苏）
朱宗权（江西） 张道谦 王志海（辽宁） 邓美武 闫晓红（山东） 张瑞娟 王宗义
张建军 李二贵（山西） 王慧中 吴秀英 唐俊秀 张开森 赵树权 高宝红 孙群
（上海） 傅式良（四川） 王彦（天津） 李慧（新疆） 戴未昀 陈孝述 王红雅
王金炬（浙江） 张云成 王继荣 马兰（黑龙江） 宋栓柱 刘玉芝（内蒙古）

《大脑总指挥》

大脑让人类区别于其他生物，赋予我们力量，是缩小的宇宙、未被探索的最后一块领域。本书探讨大脑中最神秘的部位、被称之为“文明的器官”“大脑总指挥”的额叶。额叶在所有大脑结构中最具人类独特之处，是人类的内驱力、企图心、人格、决策与领导能力的安身之所，在整个大脑内执行最高级、最复杂的功能，在所有人类行为的成功与失败中扮演着关键角色。假如脑区的其他部位受损了，引起的神经疾病可能造成语言、记忆、感知或运动的丧失；然而如果受伤的是额叶的话，所丧失的是心智、你自己……

华东师范大学出版社出版

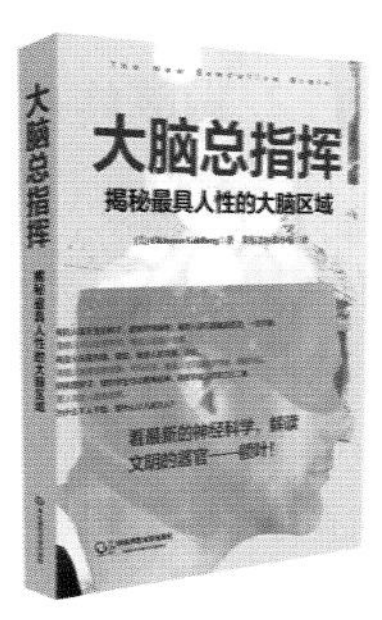

帕金森病：合理运动缓解病情

武汉市中心医院神经内科　王鲁阳
华中科技大学同济医学院附属协和医院神经科
黄金莎　王　涛（主任医师、教授）

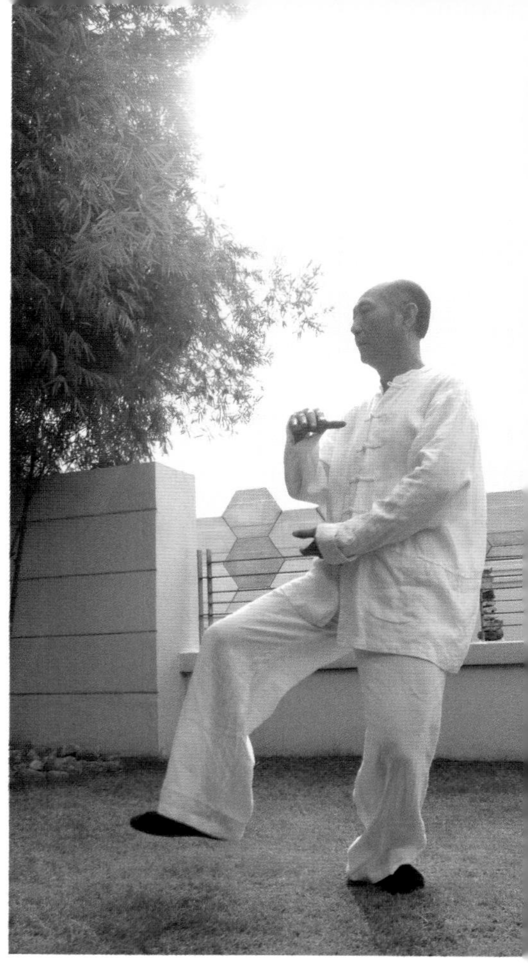

最新研究：运动疗法能改善病情

帕金森病是一种中老年人常见的神经系统变性疾病。大家熟知的数学家陈景润、拳王阿里、影星奥黛丽·赫本等，都曾深受帕金森病困扰。帕金森病的主要表现包括运动症状（手和脚不自主抖动、肌肉强直、运动变慢、姿势不稳等）和非运动症状（如抑郁、疼痛、嗅觉减退、睡眠障碍、顽固性便秘等），可引起患者生活工作能力明显降低，也使患者及其家人生活质量明显下降。

目前，帕金森病以药物治疗为主。但是，药物只能改善症状、不能减缓疾病的进展，长期大剂量不当使用还可能引起并发症。近年来研究表明，运动疗法作为一种辅助治疗手段，可以改善帕金森病的运动功能和预后。研究发现，运动疗法能够保护多巴胺神经元和促进神经重构，进而改善帕金森病症状、延缓病情加重。

早中期患者：在家就近锻炼

早中期帕金森患者，可以在家进行运动锻炼。患者在锻炼前也可咨询一下医生，以获得更细致的指导。近年的研究发现，以下几种运动方式对早中期的帕金森病有不错的效果。

1. 打打太极拳　太极拳是一项柔和、缓慢、刚柔相济的中国传统拳术。打太极拳主要能帮助患者训练平衡能力和姿势稳定性，还能增加步行时间、有效预防摔倒。最好能坚持6个月或更久，每周最好2次，每次时间以不引起疲劳或不适为度（大概60分钟左右）。

2. 做肢体按摩　日本的研究表明，为期2个月的传统按摩联合药物治疗，可以提高患者步行速度和增加肢体活动度。主要按摩部位应在肢体，每次按摩在1~2小时，但需注意避免手法过重。

3. 听音乐跳舞　研究发现，在运动训练的同时倾听音乐，患者行为能产生一定积极变化。建议患者边听音乐边运动，还可以练习合唱、练声，进行节奏性身体活动（例如简单的跳舞），这样能改善关节活动及平衡能力，而且还能提高认知能力及生活质量。

4. 活动关节　老百姓大多都能接触到社区内的运动设备，例如脚踏运动器、伸展运动器械等。这些运动方式简单易行，操作性强。可以借助不同的器械使身体每个关节都活动一遍。但需注意安全，锻炼以不引起肌体过度疲劳和身体不适为度。

5. 其他运动方式　比如水中运动疗法，可以很大程度提高患者的平衡能力、姿势稳定性及运动灵活性，但需要专业医师指导。气功强调动静结合，是一种调节呼吸和身体活动的锻炼方法，也适合帕金森病患者。可在医生指导下学习韦驮启元功结合三线放松功等。

疗效关键：运动需要长期坚持

规律适当的运动能延缓帕金森病患者的病情进展，有效地提高患者的步行距离、步行速度、平衡能力、运动功能和生活质量。但冰冻三尺非一日之寒，上述运动疗法需要逐步的适应和较长时间的坚持方能体会到远期疗效。此外，这些方法多为简单的重复、机械训练，难免有些枯燥乏味，使得部分患者难以坚持。最好的办法是找到感兴趣、适合自己的运动方式，长期坚持下去，方能获益。总之，药物治疗是帕金森病的基础治疗，运动训练是有效的辅助治疗方式，可望改善患者的运动功能、减少药物的剂量，这已在全世界得到广泛认可。PM

延伸阅读

专业训练：针对症状进行锻炼

帕金森病的专业训练方式，主要包括语言及语音训练、肢体训练、步态及平衡训练，这需要在专业医师的指导下进行，适用于帕金森病的各个时期。具体方法包括：

语音疗法 当患者出现言语障碍和吞咽困难时，可分别进行声音和吞咽训练。主要包括舌唇运动、发音、音量、语速、呼吸控制方面的训练。此方法可提高患者的声音清晰度、改善声音低沉及吞咽功能。这个方法属于高强度训练，需要专业医师指导；如果训练不当，可能会导致喉肌痉挛或合并声带新生物。

抗阻训练 它是一种对抗阻力的运动，主要训练人体的肌肉，包括举哑铃、提重物、拉长弹性物、专门器械训练等训练方式。适当强度的抗阻训练可增加肌肉力量，增强肢体舒展性，从而改善患者运动功能。

步态训练 帕金森病患者多表现为典型的“慌张步态”，主要表现为起步为小碎步，一旦迈开腿就收不住脚，步伐越来越快并且向前冲，很容易摔倒。此外，还存在步行缓慢、步长缩短、肢体摆动减少、启动及转弯困难（冻结）等步态障碍。要改善这些步态障碍，可以在地面标记横线、标记足印符号（通过患者的视觉刺激纠正步态）或者喊口令如1、2、1（通过听觉刺激纠正步态）的方式，患者要按照指定的符号或口令行走，增加步态的可操控性，从而逐步增加步行长度、步幅，减少步行停顿等。

网友发来的微信：

我平时非常喜欢运动，各种体育活动总少不了我的身影，打乒乓球、打篮球、踢足球……但参加运动，平时就难免磕磕碰碰，也受过不少伤。因为都是业余爱好者，所以没经过专业训练，也不知运动中的损伤应该如何正确处理。平时在电视上看各种比赛，都能看到运动员受伤后，有专业的队医帮助处理伤情。能否介绍一些这方面的知识，让体育运动爱好者也具备一定的专业医学知识？

掌握“PRICE”原则 “善处”运动损伤

浙江体育职业技术学院附属体育医院骨伤科 胡小卫

这位网友微信中提到的问题很有代表性。业余运动爱好者，的确应该掌握一些相关的医学知识，给自己当好“队医”。

对于一般的软组织皮外伤，做好局部消毒，贴上创可贴止血即可。急性发生的膝踝关节扭伤、肌肉韧带拉伤等，首先要排除骨折、脱位；如非骨折或脱位，可遵循“PRICE”原则处理。PRICE在英文中是价格的意思，但这里代表5个注意事项的英文首字母。

“P” 即Protect（保护）：避免损伤部位再次损伤或加重损伤，根据损伤情况可用绷带、支持带或支具进行保护。此时可由周围的人（如队友）用手掌对损伤部位进行直接压迫，防止局部损伤的软组织出血渗出（有骨折时不能压迫，以免骨折移位），一般以5分钟为宜。

“R” 即Rest（休息）：停止损伤部位再运动，让其保持静止、休息状态。

“I” 即Ice（冰敷）：让损伤部位温度降低，减少急性代谢物产生，降低发炎反应和肌肉痉挛。一般每次敷20~30分钟，每隔2~3小时一次。冰敷时外面可用弹性绷带加压包扎，能更好起到冰敷的效果。但要防止冻伤，每隔5分钟可拆开检查一次。在损伤后的48小时内均可冰敷，而不用热敷。

“C” 即Compression（加压包扎）：第一次冰敷结束后，使用弹性绷带紧包损伤部位，里面可以用棉花或餐巾纸做压迫物，减少肿胀，一般包5~6小时。期间要检查末梢血液循环，防止缺血坏死。

“E” 即Elevation（抬高患肢）：将损伤部位抬高，高于心脏水平，增加静脉和淋巴液回流，减少肿胀。PM

Tips

现场处理很重要，直接关系到后期的康复。在应急处理后，可以寻求专业医生的帮助，进一步的治疗。后期需要积极康复，循序渐进，避免变成慢性损伤。

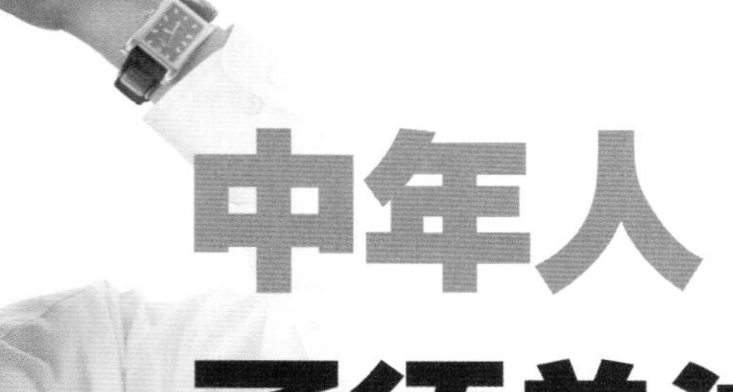

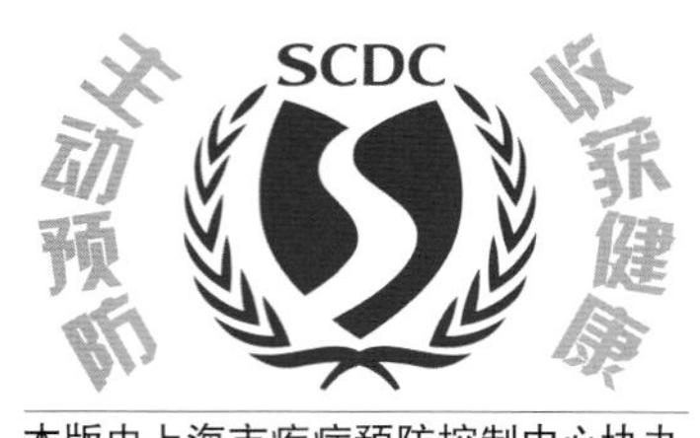

本版由上海市疾病预防控制中心协办

中年人亟须关注脑卒中风险

上海市疾病预防控制中心慢性非传染病与伤害防治所副主任医师　吕宁

您可能听说过脑出血、脑梗死、蛛网膜下腔出血等，却未必听说过脑卒中。脑卒中，俗称“脑中风”，是指急性脑血管病，就是包括脑出血、脑梗死、蛛网膜下腔出血等在内的一组疾病，是由各种血管性病因（包括出血和缺血）引起的急性或局灶性脑功能障碍，持续时间超过 24 小时。当供给人体脑部的血流发生障碍，包括血管阻塞（称为缺血性中风）和血管破裂出血（称为出血性中风），会导致脑细胞无法获得维持正常活动的供氧和营养，一部分脑细胞就会受到损伤或者死亡，临床上称为脑卒中。

据统计，心脑血管病是当前我国居民首位死因。而脑卒中是危害最为严重的脑血管病之一。我国每年新发脑卒中约 200 万人，其中近一半死亡。在脑卒中幸存者中，约有 3/4 的患者因留有后遗症（如偏瘫等）而导致不同程度地丧失劳动能力和生活能力，其中重度致残者约占 40%。

以往，脑卒中的防治主要集中在老年人群，而比较忽视中年人群。但是，近年研究发现，在我国脑卒中后存活患者中，65 岁以下首次发生脑卒中的比例占到近 50%。由此可见，不仅老年人要重视脑卒中防治，中年人也应关注脑卒中风险。

哪些中年人是脑卒中“后备军”

研究表明，有高血压、糖尿病、血脂异常、心房颤动、不健康的生活方式（如过量饮酒、吸烟、不合理饮食、缺乏运动、明显超重或肥胖、睡眠不足、过度疲劳和情绪紧张）以及有脑卒中家族史的人群都是易发脑卒中的危险人群，其中，中年人占了相当比例。我们可形象地将易发脑卒中的危险人群比喻为脑卒中的“后备军”，而容易引发脑卒中的因素被称为脑卒中的危险因素。

● **高血压、高脂血症**　高血压是脑卒中最重要的危险因素。中年人高血压控制不良者多见，长期高血压主要损伤小动脉，而且无论是收缩压还是舒张压增高，都可增加脑出血或脑梗死的危险性。高脂血症以甘油三酯升高为主，可加速动脉硬化发展。

● **糖尿病**　我国糖尿病患者低龄化呈明显上升趋势，随着生活水平的提高，外出就餐次数增加、高糖高脂饮食、运动减少等都是导致中年人糖尿病高发的主要原因。而糖尿病增加了高血压和脑卒中的危险性，已成为脑卒中死亡的显著独立危险因素。

● **过量饮酒**　过量饮酒后，摄入的酒精可直接作用于脑血管平滑肌引起血管痉挛，还可通过使血小板增多导致脑血流调节不良、心律失常、高血压、高血脂，这些均可增加脑血管病的发生。

● **吸烟**　吸烟后，烟雾中的一氧化碳等物质会损害动脉的内皮细胞，加速动脉硬化，从而增加脑卒中的危险性。

● **不良生活方式**　饮食和行为方式与中年人发生脑卒中关系密切，频繁在外就餐、高糖高脂饮食、肥胖等均会增加脑卒中的危险。

中年人远离脑卒中，需做好三件事

预防脑卒中应从控制危险因素入手，纠正不健康的生活方式，积极治疗和控制高血压、糖尿病、血脂异常和心房颤动等，这是中年人远离脑卒中的关键。

1. 定期体检　中年人至少每年要做一次全面体检，目的是发现异常及相关危险因素，从而有针对性地采取措施进行预防。

2. 建立健康的生活方式 中年人应纠正不健康的生活方式，针对自身的危险因素，主要可采取以下措施。

- **合理膳食** 忙于事业忙于家庭的中年人，往往不能很好地照顾到自己的胃。对于中年人来说，首先应注意多吃蔬菜和水果，每人每天摄入蔬菜 300~500 克，水果 200~400 克。其次，谷类、牛奶、豆类和肉类等要适量，每人每天摄入谷类 250~400 克，鲜奶 300 克，大豆 30~50 克，畜禽肉 50~75 克，鱼虾类 50~100 克，蛋类 25~50 克。第三，应特别注意控制盐和油的摄入量，每人每天食盐摄入量应小于 6 克，烹调油 25~30 克。此外，应注意适量饮水，每人每天饮水 1200 毫升左右。

- **适量运动** 中年人每周至少进行 3 次适度的体育锻炼活动，最好达到 5 次，而且平均每天的活动时间不少于 30 分钟。快步走、慢跑、游泳、打球等都是适宜的运动方式。

- **控制体重** 适量运动和合理膳食可帮助中年人控制体重，体重指数（BMI）宜控制在 18.5~23.9，男性腰围应控制在 85 厘米以内，女性腰围应控制在 80 厘米以内。

- **戒烟限酒** 吸烟者应尽早戒烟，饮酒者饮酒不要过量。对中年人来说，尽早戒烟限酒比等到年纪大了再控制获益大得多。

- **心理平衡** 始终保持心态平和，对于中年人稳定血压、预防脑卒中很重要。

3. 治疗已有疾病 与年轻时不同，人到中年往往不少健康问题都逐渐“上身”，需积极治疗和控制，特别是高血压、糖尿病、心房颤动等疾病。

评一评：看看你的脑卒中风险有多高

以下 8 项危险因素可作为中年人脑卒中风险评估的指标（适用于 40 岁以上人群）。①高血压病史（≥ 140/90 毫米汞柱），或正在服用降压药；②心房颤动（心跳不规则）；③吸烟；④血脂异常；⑤糖尿病；⑥缺乏运动；⑦明显超重或肥胖（BMI ≥ 26）；⑧有卒中家族史。以上危险因素越多者，脑卒中的风险就越大。

- **中危** 有高血压、糖尿病、心房颤动之一者，脑卒中风险评估为中危。

- **高危** 具有下列三种情况之一者，脑卒中风险评估为高危。①上述 8 项危险因素中，存在 3 项及以上危险因素者；②既往有脑卒中病史者；③既往有短暂性脑缺血发作病史者。

如果经过上述简单评估，结果是属于脑卒中的中危或高危人群，需要赶快行动起来，及时到医院就诊，在医生指导下采取针对性的措施，积极预防脑卒中。

学一学：“FAST”判断法，快速判断脑卒中

脑卒中的早期症状主要有以下几种：突然出现颜面部、肢体的麻木或无力，尤其是在身体的一侧；突然不能说出物体的名称，说话或理解困难；突然发生单眼或双眼视物不清；突然出现行走困难，头晕，伴有恶心、呕吐，肢体失去平衡或不协调；突然出现不明原因的没有经历过的严重头痛，可伴有恶心呕吐。一旦出现以上脑卒中的早期症状，需立即就诊或拨打 120 急救电话。

根据上述症状表现，国外推荐了“FAST”简易快速判断法，只用“脸”“臂”“说话”三个指标来预判，旨在让卫生保健人员在患者未到医院之前能有效识别有无脑卒中的可能性，并为挽救生命赢得时间，没有经过专业培训的成年人也能够用这个方法来早期识别出脑卒中。“FAST”既体现了“快”的含义，又便于记忆和操作，在我国也被广泛推荐使用。

F 即 face（脸）。要求患者笑一下，看看患者嘴歪不歪。脑卒中患者的脸部会出现不对称，无法正常露出微笑。

A 即 arm（臂）。要求患者举起双手，看患者是否有肢体麻木无力现象。

S 即 speech（说话）。请患者重复说一句话，看是否言语表达困难或者口齿不清。

T 即 time（时间）。提示大家在早期识别的同时还要注重快速应对。如果患者出现上述 3 条中的任意一条或多条，家人或周围的人应在第一时间将患者送医院救治，或立刻拨打 120 急救电话，并明确记下患者的发病时间。PM

专家提醒

对“小卒中”不可掉以轻心

“小卒中”俗称“小中风”，医学名为“短暂性脑缺血发作”。小卒中可产生像脑卒中一样的症状，但症状持续时间较短，一般在数分钟至数小时，最多不超过 24 小时可完全缓解。据统计，约 1/3 的脑卒中患者在发病前数天或数周甚至数月曾发生过小卒中。因此，发生小卒中要及时到医院检查和治疗，千万不可掉以轻心。

《秘密花园》：涂色真能减压吗

上海健康医学院 陈建萍
上海师范大学心理学教授 傅安球

生活实例

雪儿是位大城市的白领，由于竞争激烈，工作和生活压力很大。两个多月前，她在微信朋友圈中看到有人介绍《秘密花园》涂色书，说是"减压神器"，便忍不住去网上买了一本。没想到这本看似简单的涂色书，几乎改变了她的生活。

以前，工作之余，看手机、上网是她做得最多的事，偶尔也会和朋友出去逛逛街、喝喝茶，但现在这些时间都用在涂色上了。为了涂色她经常熬夜到深夜一两点，工作时也会尽量抽出时间在网上检索各种涂色的攻略、配色的技巧、彩绘笔的种类、品牌……绘图的时候，她必须长时间地专注在一幅画上，工作生活中的烦恼不快好像都抛到脑后了。令自己满意的作品她都会上传到朋友圈和网络上，朋友们的点赞、网友们的夸奖更是让她觉得特别满足；而作品不佳时，她会下定决心要提高"技艺"。

然而，在涂色带给她乐趣的同时，新的麻烦也接踵而至：由于睡眠不足，上班还经常开小差，工作效率下降；由于涂色特别费眼，最近视力下降明显；前几天还突然出现头晕乏力，恶心欲呕的感觉，医生说是颈椎可能有点问题，可能与长时间低头涂色有一定关系……这一切让雪儿有所警惕，虽然对减压有些用，但健康和工作受影响了，是不是该把《秘密花园》丢到一边不再去涂？可她又有些欲罢不能……

涂色减压的得与失

有人把涂色当成缓解压力的手段，也有人说能在其中找寻到久违的童真。客观地说，绘画、涂色有助于将内心深处的情感释放出来，涂色过程能激发想象力和创作力，完成作品带来的成就感有助于提升自尊和自我效能感。而且，在专注涂色的过程中，可暂时忘却生活中的烦恼与不快。此外，在网络"朋友圈"分享涂色作品，既能体现和满足自我价值，还有效强化了人际关系。即便这样，像雪儿这样沉迷其中不能自拔，会带来很多健康隐患和新的问题。比如长时间涂色，不活动不运动，对人体健康是一种挑战，视力、颈椎、腰椎可能都会受影响；花费大量时间涂色也必然影响正常的生活和工作。

适度涂色，回归现实

如果遇到类似雪儿这样的状况，该怎样做些调适和改变呢？

1. 掌握适当的度 合理安排时间，不要把所有的空余时间都用来涂色。毕竟，生活中不仅仅只有涂色这件事。试着每周或每天留出一定的时间在涂色上，时间一到，无论作品完成与否，立即停止。

2. 轻松玩涂色 每个人对色彩的感受性不同，绘画的技艺水平也大不相同。如果总是以自己的作品和他人的去做比较，或者期待自己的每一副作品都能赢得他人的惊羡赞叹，那涂色带来的乐趣就少了很多，只会让人更加焦虑、烦恼。

3. 尝试其他减压方法 比如冥想、深呼吸；多参加一些户外活动，如散步、旅游、体育活动等；遇到困难、不如意时找适合的朋友倾诉、宣泄……当你发现还有其他很多有效减压方式时，就不容易沉迷于涂色减压了。

4. 回到现实生活中 在《秘密花园》上涂色，虽然能给人带来某种成就和满足，但用彩笔的方式来改变世界，这种做法是抽象的。涂色过程中，能掌控的更多的还只是色彩，整幅图框架轮廓都是作者的，这样完成作品带来的成就感其实很有限。如果能在现实生活中通过自己的创造性努力获取到成就和满足，那才更真切、美好。PM

延伸阅读

《秘密花园》是英国著名插画家乔安娜·贝斯福创作的一本涂色绘本。全书手绘而成，图案精致复杂，风格唯美清新。人们可以凭自己想象在这本书中随意涂色。该书长期占据英美亚马逊畅销榜第一名，现在更是风靡亚洲，席卷出一股成年人的"涂色风潮"。

10月10日是世界精神卫生日。自杀是一个严重的社会问题，更是一个精神卫生问题和医学问题。那么，应该如何认识这一问题呢？

20个问题：测出自杀风险

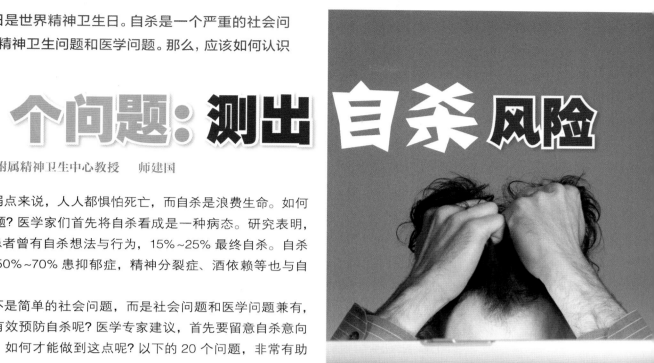

西安医学院附属精神卫生中心教授 师建国

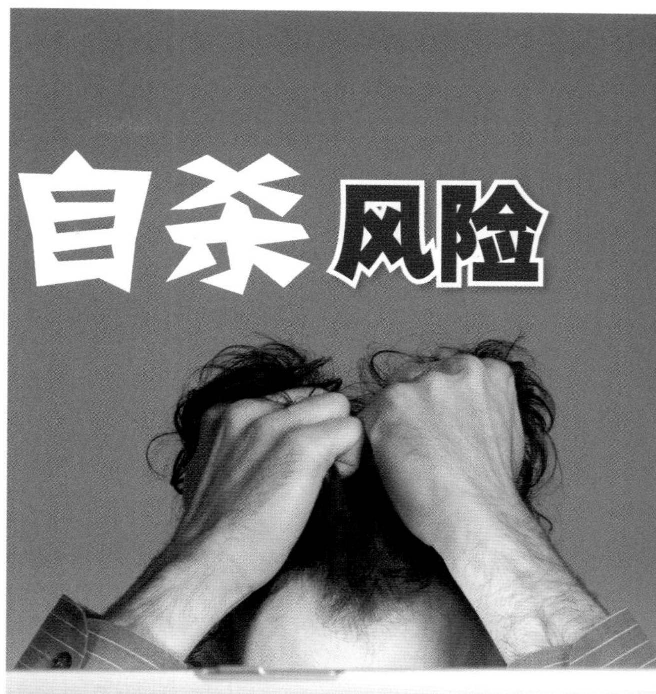

从人性的弱点来说，人人都惧怕死亡，而自杀是浪费生命。如何来解释这一问题？医学家们首先将自杀看成是一种病态。研究表明，2/3的抑郁症患者曾有自杀想法与行为，15%~25%最终自杀。自杀死亡的人群中50%~70%患抑郁症，精神分裂症、酒依赖等也与自杀有关。

既然自杀不是简单的社会问题，而是社会问题和医学问题兼有，那么如何才能有效预防自杀呢？医学专家建议，首先要留意自杀意向和行为的迹象。如何才能做到这点呢？以下的20个问题，非常有助于了解自杀行为。

自杀行为筛选问卷

假如怀疑你周围的亲人或朋友，可能正面临自杀的威胁时，请仔细询问自己以下的问题。

题号	需要关注并了解的问题	是	否
1	这个人过去是否曾有自杀的企图？		
2	他是否患有潜在致命的疾病，如癌症或是艾滋病等？		
3	这个人是否患有慢性疾病，如严重的心脏病或冠状动脉硬化症等？		
4	他在饮食、饮水与睡眠的形态上是否有戏剧化的改变？		
5	他是否变得情绪多变、低落或是哀愁？		
6	这个人是否曾谈论过死亡或自杀的内容？		
7	他是否曾经有执行自杀的计划？		
8	他是否曾经做过以下的评论，如"都有什么用""那些再也不重要了"等？		
9	这个人是否有自己将来某个时间会死亡的念头？		
10	他是否对于生活中美好的事物都已经不在乎？		
11	他药物或酒精的使用是否较往常增加？		
12	他是否突然表现得很愉悦或是在一段时期的失望后变得十分沉默？		
13	他在课业或工作上的表现是否低落？		
14	他最近是否结束一段亲密浪漫的关系？		
15	这个人是否选择从正常的活动中退缩下来？		
16	他是否曾表达无价值或失望的感觉？		
17	他是否已从朋友与家人的关系中脱离出来？		
18	这个人是否已不在乎个人的外表状态？		
19	这个人是否有对生理症状的抱怨，如头痛或倦怠感？		
20	如果这个人是青少年或壮年者，其行为表现是否变得较以往更加暴力、有敌意或反叛性？他是否曾不告而别？		

对于这些问题，回答"是"的越多者，就有更多的理由正视这个问题。因为自杀的威胁与紧急的医疗处置是需要专业人员的协助才可能完成的，因此必须尽快将其送到精神卫生中心或综合性医院的精神科就诊。PM

Tips

如何"阻止"自杀行为

首先是倾听，让他说他心里的不适。应该知道每一个自杀的人的心理是不稳定的，一方面他想死，一方面他想活。应该把想死的念头减少，把想活的念头加强。

其次，评估到底他的自杀危险有多大，要巧妙问，不要回避自杀话题，要让他谈到这个话题。人们一般会认为，不应该提"你是否想结束你的生命"这样的话题，但医学研究发现，提及自杀话题并不会刺激他去自杀。讨论这样的话题可以说明你确实非常关心他。他想结束生命，首先要给他机会讲自己的痛苦，把负面情绪清空，让他觉得得到理解、自己不是孤单的。

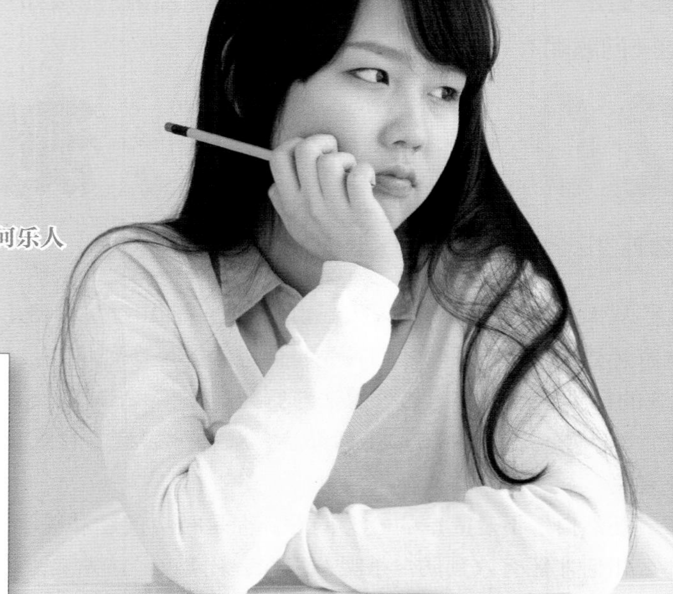

你的气味

✍中国医学科学院北京协和医学院整形外科医院主任医师　何乐人

专家简介

何乐人　中国医学科学院北京协和医学院整形外科医院主任医师，教授，博士研究生导师。承担北京市及协和医学院重大研究项目。

医疗专长：耳整形再造及美容外科，在耳郭再造、耳畸形修复、眼睑整形、脂肪抽吸与注射方面有丰富的临床经验及深入研究。

专家门诊：周四上午

每年高考结束的那段日子里，高中生从升学压力的“紧箍咒”中释放，积攒了十七八年的愿望，在交上考卷的那一刻百无禁忌地泛滥：环青海湖骑行，与翻飞的水鸟一起赏满眼黄花？到海南看白浪黄沙，与家人好友共享椰韵风情？还是飞越欧罗巴，探访灰姑娘的故乡？这些梦寐以求的场景对于 18 岁的慕然（化名）来说，只是其中一种选择而已。有另一件事，一直困扰着这位漂亮的川籍姑娘。

因为气味，她忍受孤独

“医生，我有……臭汗症。”说出这句话的时候，慕然下意识地往后挪动了椅子。她告诉我，在整个高中阶段，她没有朋友，甚至不与任何同学近距离交往，大家都误认为她是骄傲的公主。只有她自己知道当同学疏远她时，她有多伤心，可是即使这样，她也绝对不能让他们知道真相。

“医生，我知道这叫臭汗症，也就是狐臭，我讨厌这种气味，我甚至讨厌这个名字，为什么偏偏是我呢？”孤傲的慕然至今都无法理解和接受。

“没有为什么，或者说我无法回答为什么是你，我所能告诉你的只是关于这个疾病的一些知识。臭汗症常与多汗症伴发，是指细菌分解汗液后产生的气味，青春期开始活跃，多数有家族史，在我国以四川、广西等南方地区较为常见。很有趣的是，有臭汗症的女孩往往很漂亮，当然这一点没有科学依据，只是我个人有限的观察所得。关于这一点，我甚至有一种很奇怪的联想，我们可不可以把这种气味理解为一种生物保护呢？就像漂亮的花朵往往有毒或者气味浓烈，这样才能保护自己，减少来自环境的威胁。”

消除气味的选择

虽然这些话能够暂时转移慕然的悲观情绪，但显然不能使她从根本上摆脱目前的困境。看着慕然青春时尚的脸，我说：“采取注射治疗吧！”

“可是据说注射治疗只能维持半年左右啊！”慕然显然做过“功课”，这在前来就诊的年轻人中非常普遍，他们会事先就自身问题查阅大量网络资料，无论是科普的还是宣传的。但是，由于自身知识的限制，使他们对问题的理解产生偏颇，甚至完全错误。虽然充分的准备可以让医生与患者的交流更容易，但若想让这类患者认同医生的建议，则需要花费更多的精力和更有针对性的分析。对慕然，正是这样。

“除了注意清洁，涂抹香体液等保守措施之外，治疗臭汗症的方法从历史沿革上经历了三个阶段的变化。

第一阶段——腋臭切除术，直接将大汗腺区的皮肤，也就是腋下汗腺集中的区域全层切除。好处是可以将该区域的汗腺完全去除，治疗效果相对彻底。但是一定会遗留难看的瘢痕，这在今天，无论对于男孩还是女孩都是不能接受的，尤其是女孩，基本上会因此告别无袖和吊带装。所以，该术式已经从整形外科医生的字典里消失了。

接下来是第二阶段——微创腋臭切除术，手术方法是通过微小的腋下切口，使用专用器械对汗腺进行破坏。该手术基本上不会产生可见的瘢痕，效果也还稳定持久，术后不会影响患者的着装，所以是整形外科治疗臭汗症的主流手段。但是，也不是毫无瑕疵，因为手术入路在大汗腺区，是臭汗症患者寄生大量细菌的部位，很难彻底清除，所以术后伤口感染发生率高，常常不能如期愈合。虽然不影响最终效果，可腋下臃肿的包扎、黏黏的分泌物、频繁地换药治疗对爱美的患者来说也是一件很煎熬的事情，况且这种微创治疗方法无法完全去除极浅层的汗腺，所以效果存在欠缺。

第三阶段，就是我推荐的注射治疗。这种方法是近5年才相对成熟的，理论基础是肉毒毒素抑制汗腺分泌，减少甚至完全阻断注射部位的汗腺分泌汗液，从而使腋窝少出甚至不出汗，也就没有了烦人的气味。虽然这种方法不像手术治疗可以一劳永逸，但是因为注射范围充分，深浅汗腺都能被阻滞，所以在有效期内的效果甚至优于手术。再加上治疗方便，全部过程仅仅需要5分钟左右，又没有伤口，患者在注射后仅需观察15分钟就可以离开，完全不影响日常生活，所以是一种非常值得推荐的治疗方式。至于它的有效时间，理论上只能持续半年左右，但是因为一年中炎热多汗、着装又暴露的季节最多也就半年，所以对大多数人来说，一年注射一次也就足够了。”

气味，美貌的嗅觉感受

如果说人的美貌主要取决于形象，那么，魅力取决于什么？可能有很多很多种因素，但是不管你加入多少内容，大约都遮掩不了这样一个元素，那就是——你的气味。美丽聪慧优秀如慕然，她仍然为闻风而动的一缕气味烦恼到无法拥有快乐的学生生活。以前，要想摆脱这种恼人的气味，可能要付出“血的代价”，可能要永远烙上手术的印记，但是现在不用了，我们完全可以将它消弭于无形。

慕然最终接受了注射治疗，让她做出这种选择的原因，据她所说是可以“消气味于无形”。因为，她讨厌的不仅是气味，还有印记！不仅是因为术后可能留下的难看瘢痕或臃肿包扎，更因为它会提醒曾经的那种气味！PM

何大夫的整形美容课堂：网友互动问答

整形诊室的故事还在继续，“大众医学”微信公众号里有更多何大夫诉说的故事。你也可以在微信中留言，向何大夫咨询整形美容的相关问题，以下摘选一则。

3岁儿子手术切除第六指，担心忧心

网友：我儿子生下来有六根手指，我们一直很纠结要不要带他去手术、何时去手术。前不久，我儿子满3岁，我们觉得等不了了，就带他去医院进行了手术，这是术后和术前石膏照片。请问何大夫，孩子为什么会有六指的情况出现？

何乐人：六指是先天性多指/趾，发病原因不是十分确切，有一定的遗传性，但并不确定遗传。治疗包括恢复外形和功能，功能的恢复主要是关节的修复及神经肌肉的修复。

网友：术后可以恢复得像正常人那样吗，对他将来会有影响吗？做父母的操心多，问题很多，请见谅！

何乐人：从照片看，术后情况没有什么异常。但是确切情况需要看X线片并进行功能检查才能确定。相信手术医生应该已经给出了评价。

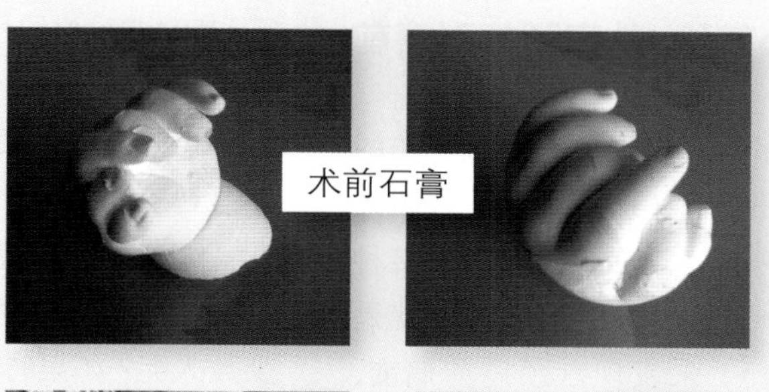
术前石膏

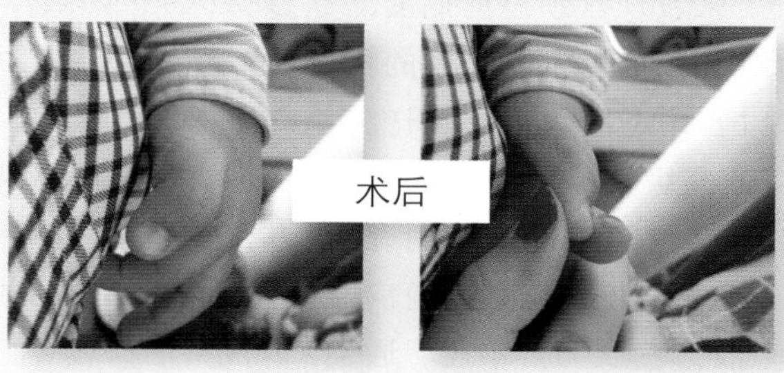
术后

收看更多何大夫的专栏文章，请扫描二维码，关注“大众医学”微信，点击下拉菜单“微专栏”，进入“美人是这样炼成的”。

期待："分子剪刀"修复宫颈癌基因

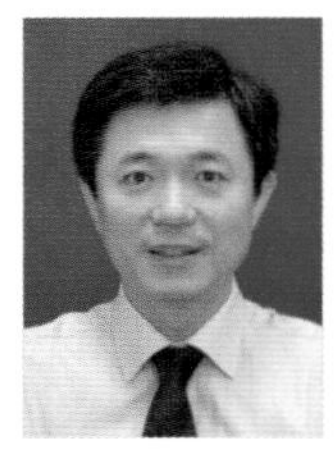

专家简介

隋 龙 复旦大学附属妇产科医院主任医师，教授，博士生导师。擅长应用宫腔镜技术对月经过多、子宫肌瘤、子宫内膜息肉和子宫纵隔进行微创诊疗，在宫颈、阴道和外阴癌前病变等的早期诊治方面具有丰富经验，对外阴白色病变、顽固性外阴瘙痒的治疗方面有独到经验。

专家门诊：周三上午、周四下午（黄浦院区），周五上午（杨浦院区）

本刊记者/王丽云

支持专家/复旦大学附属妇产科医院主任医师　隋　龙

宫颈癌是女性生殖系统最常见的恶性肿瘤，人乳头瘤病毒（HPV）感染是导致宫颈病变和宫颈癌的元凶，感染 HPV 的妇女中约有 1% 会发展为宫颈癌。目前，中国每年大概有 13.2 万妇女新发宫颈癌，每年约有 3 万多名妇女因宫颈癌死亡。2014 年，上海新发宫颈癌 672 例，256 例因宫颈癌死亡，宫颈癌控制水平与美国、英国等发达国家相当。随着宫颈癌筛查和治疗技术的发展，未来宫颈癌的发病率会越来越低。

筛查重心前移：从宫颈癌到癌前病变

在宫颈癌的三级预防中，一级预防的主要措施是接种 HPV 疫苗。对于我国大陆地区的女性来说，现在还没有条件接种 HPV 疫苗，需要通过二级预防，也就是筛查（定期体检）来发现宫颈癌前病变、微小浸润癌，达到早诊断、早治疗的目的。

为什么要关注宫颈癌前病变呢？研究显示，全球子宫颈高级别癌前病变的妇女有 1 000 万例，低级别癌前病变的有 3 000 万例，在 1 000 万例高级别癌前病变中，每年约有 50 万发展为宫颈癌。通过下面这个简单的表格我们可以发现，如果已经发展为宫颈癌，只能保命第一，但如果在癌前病变阶段及时发现，结果就会大不一样。

宫颈癌与宫颈癌前病变的结局大不同

	宫颈癌	宫颈癌前病变
生命影响	努力保全生命	生命无忧
生育影响	生育无望	保全子宫，生育功能健全
身心影响	身心俱创	身心健全

筛查方法更新：从细胞形态到分子水平

生育年龄妇女的宫颈癌及癌前病变筛查，一般是定期（通常每年）进行宫颈细胞学检查（宫颈涂片或液基细胞学）和 HPV 检测。对于结果异常者，医生会建议进行"宫颈细胞学 – 阴道镜 – 组织病理学"三阶梯式诊断并治疗。

对于宫颈脱落细胞的细胞学检查，20 世纪 40 年代开始的宫颈涂片技术在随后的半个多世纪中发挥了重要作用，但这种方法灵敏度一般，近二十年来已逐渐被液基细胞学技术所替代。液基细胞学技术在保持了宫颈涂片技术高特异性的同时，灵敏度得到了大大改善，明显提高了宫颈异常细胞的检出率。

进入 21 世纪，人们认识到高危型 HPV 与宫颈癌的关系，并开始进行 HPV DNA 的检测，以筛查出宫颈癌的高危人群，但第一代技术特异性一般。近几年，第二代 HPV 检测可以进行引起宫颈病变的 HPV 癌基因 E6/E7 mRNA 的检测，在保持了第一代技术高灵敏度的基础上，特异性得到了改善。

HPV 是导致宫颈癌的罪魁祸首，感染 HPV 多数是在二十多岁性生活比较活跃的时期。但是，同样感染 HPV，为什么最终患宫颈癌的只有少数人呢？如果有 100 名 25 岁妇女同时都感染了 HPV，到 45 岁时可能有一名妇女发展为宫颈癌，那么，她在 25 岁感染 HPV 时，是否就已经注定将来患癌呢？能否对这部分最终发展为宫颈癌的妇女提前进行无创干预，终止患癌风险？研究发现，遗传免疫和致癌因子在宫颈癌的发病中至关重要，易感患者的基因普遍存在 HPV 整合及脆性位点。如果我们建立临床预测试剂盒和靶向分子治疗，就能够早期发现潜在的宫颈癌及癌前病变患者，利用"分子剪刀"，也就是用特异的酶查找到基因中的相关位点，把癌基因剪下来并修复，从而有望实现"分子锥切术"。这样，病变就不会进一步发展，宫颈病变恶性转化将会得到逆转，最终阻断宫颈癌的发生。虽然，为实现此目标还有相当长的路要走，但希望这美好的愿望能早日实现。PM

哥哥肺炎夭折 弟弟又患奇怪肺炎

复旦大学附属儿科医院临床免疫科主任医师　王晓川

生活实例

小安足月出生，2个月后出现发热、咳嗽，被诊断为肺炎，同时被发现卡介苗（出生后按规定接种）接种部位化脓、同侧腋下有鸽蛋大小的包块。检查发现，小安白细胞 25×10^9/升，中性粒细胞占80%，胸片显示双肺有多发病灶。经了解得知，小安为第二胎，数年前他的哥哥出生后反复发生肺炎，8个月时不治夭折。经过进一步免疫功能检查，小安被确诊为：原发性免疫缺陷病（慢性肉芽肿病），肺炎，卡介苗感染。

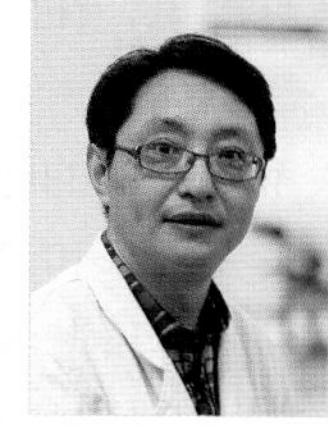

专家简介

王晓川 复旦大学附属儿科医院临床免疫科主任，主任医师，教授，博士生导师。中华医学会儿科学分会免疫学组副组长，中国医师协会儿科医师分会风湿免疫学组副组长，中国免疫学会临床免疫分会委员。擅长各种原发性免疫缺陷病、免疫低下、过敏性疾病等小儿免疫疾病的诊治。

专家门诊：周三上午，周五下午

何为原发性免疫缺陷病

原发性免疫缺陷病是指人体先天性免疫系统的器官、细胞及分子等构成存在缺陷，免疫反应发生障碍，导致一种或多种免疫功能缺损。原发性免疫缺陷病种类繁多，目前已知的至少有200种。据少数国家的不完全统计，其发病率为1/3 000~1/500。上述病例中的小安所患的慢性肉芽肿病，为原发性免疫缺陷病的一种，是由于中性粒细胞氧化功能缺陷所致。从已知的原发性免疫缺陷病看，大多是控制人体免疫组分的基因异常突变所致。这些异常突变可以是遗传获得的，也可以是新发生的突变造成的。

10种表现，警示原发性免疫缺陷病

尽管原发性免疫缺陷病的临床表现多种多样，但常见的原发性免疫缺陷病也有一些临床特点可以帮助我们早期识别。一般地说，如果出现以下10个警示症状，应予以重视，需想到原发性免疫缺陷病的可能。①1年8次以上中耳炎；②1年2次以上严重鼻窦炎；③使用抗生素2个月以上治疗感染效果不佳；④1年2次以上肺炎；⑤婴儿体重增加过缓或生长过慢；⑥反复皮肤或深部组织脓肿；⑦1岁以后持续存在鹅口疮或皮肤真菌感染；⑧只有静脉使用抗生素才能清除感染；⑨2次或以上深部组织感染；⑩有原发性免疫缺陷病家族史。

简单概括起来，上述10项表现就是：反复或较严重的感染，常规治疗效果不理想，或者有家族原发性免疫缺陷病史。

值得一提的是，上述情况仅仅是针对一些严重的和人类较早认识的原发性免疫缺陷病所制定的易于观察的标准。近十几年来，科学飞速发展，上百种新的原发性免疫缺陷病被发现，许多在国内还没有被诊断过，临床表现也轻重不一。有些患者如果不发病，与正常人完全一样，许多也没有家族遗传史。

因此，当患儿出现感染等表现，但超出一般孩子的感染特点时，都应注意排除原发性免疫缺陷病的可能。如：患儿感染后病情发展迅速，甚至危及生命，或感染后迁延不愈。除了感染，严重的难以控制的过敏症、使用灭活疫苗后出现严重不良反应等，都应进行免疫状况评估，以便及时发现可能存在的原发性免疫缺陷病。

原发性免疫缺陷病的诊断，主要依赖于实验室检查，如血常规、常规免疫功能评价、针对性的免疫细胞功能检测、基因检测等。目前，国内只有极少数几个大城市有一定的条件对原发性免疫缺陷病进行较为全面的诊断。治疗方面，既要针对免疫缺陷以“治本”，也要针对感染或所发病症“治标”，一些类型的原发性免疫缺陷病可以通过干细胞移植进行根治。PM

前列腺炎引发“性连锁反应”

云南省第一人民医院泌尿外科　赵良运(副教授)　王 田
中山大学附属第一医院泌尿外科　王文卫

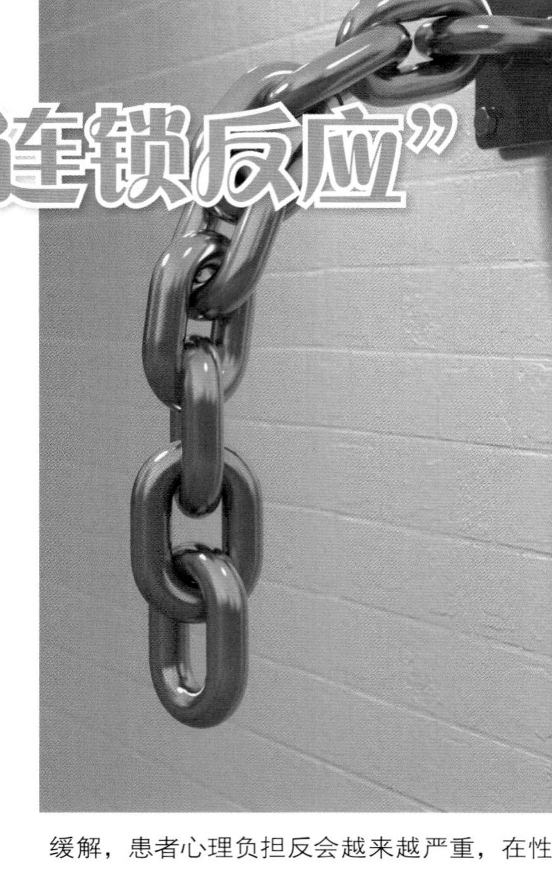

生活实例

小陈和妻子关系和睦，但因应酬需要，他常常陪客户到酒吧、KTV活动。他爱饮酒，常进食海鲜烧烤、辛辣食品，还常打麻将。偶尔受不住诱惑，还与“社会女性”发生性关系。近期，他感到排尿不尽、尿频、尿急，偶有下腹、会阴区坠胀、隐痛等不适。

由于涉及隐私，他没有到熟知的大医院就诊，而是偷偷到一家小诊所咨询。没检查结果，也没记录病历，诊所的“老专家”告知他就是前列腺炎，并说会传染，不立即根治必然导致阳痿、早泄、性功能丧失。小陈听后很害怕，便接受了所谓“中西医高科技联合治疗”，服用了一堆“纳米准分子中药”。

结果，不适症状不但没缓解，小陈对病情的担心倒越发重了，出现睡眠不佳，对夫妻性事“没了心情”，并出现阴茎勃起方面问题。妻子为此产生了怨气，小陈心理压力更大，在夫妻生活上表现更加糟糕，最后夫妻关系已非常紧张……几经犹豫，小陈终于鼓足勇气走进我们医院泌尿男科诊室。

细究“性连锁反应”的几个原因

在医生耐心询问、开导后，小陈做了前列腺液常规、泌尿系B超检查等，确诊患慢性前列腺炎。按理说，前列腺炎并不是什么大病，为何会引发一连串的反应，最后导致小陈夫妻生活到了崩溃的边缘呢?

研究发现，前列腺炎可累及精阜并致其敏感度增加，故可出现早泄或遗精。还可引起盆腔、会阴、睾丸等“性相关区域”的疼痛和射精痛。但前列腺影响性生活更多在于缺乏性健康知识。部分患者认为前列腺炎会传染、性生活会加重前列腺炎，导致患者不敢过性生活，并产生痛苦、沮丧等负面情绪。而不规律的性生活，反而不利于前列腺炎的康复。更糟糕的是，现在很多不正规医疗机构(比如小陈去的那家诊所)，有意夸大前列腺炎危害，让患者接受不正规治疗(比如所谓“纳米准分子中药”治疗前列腺炎)，最后病情不但得不到缓解，患者心理负担反会越来越严重，在性生活中不能“正常发挥”。

而当性生活影响到夫妻关系后，新的问题又产生了。既往研究显示，夫妻关系和谐者勃起功能障碍发病率为26%，不和谐者可达57%。事实上，性伴侣信任缺失、不配合、埋怨是造成心理性勃起问题的一个重要因素。于是,这又为心理性勃起功能问题埋下了隐患。从患前列腺炎，到心理负担加重，到影响性关系，再到妻子抱怨，最后导致心理性性功能障碍，这就是前列腺炎引起的“性连锁反应”。

前列腺炎与哪些因素有关(共4315例患者参与调查)

- 无规律性生活者2179例(51%)。
- 饮酒及食用辛辣等刺激性食物者2891例(67%)。
- 有不洁性交、冶游史(婚外性行为)者173例(4%)。

服药+好习惯:打破连锁反应模式

我们通过研究发现，慢性前列腺炎患者，接受α受体阻滞剂和消炎药为主的口服药物治疗，并在医生指导下恢复规律性生活(症状较重者使用安全套避免炎症传染)、改变不良生活习惯(不要完全禁欲)，总体症状缓解率75%~80%。根据这一经验，医生给小陈开了α受体阻滞剂和消炎药。服药后，他排尿不畅、尿频、尿急等症状迅速缓解。在医生劝说下，他还改正了饮酒、久坐、吃辛辣等不良生活习惯。此后，他下腹、会阴区隐痛和坠胀等不适也逐步缓解、消失，阴茎勃起也不存在问题，夫妻关系也改善了。PM

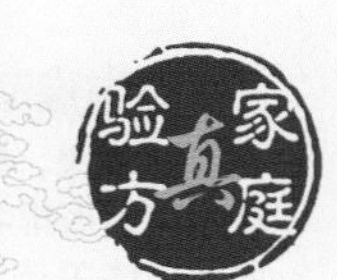

保姆手脱皮，会不会传染

文 王一飞

家庭真验方微信后台接到一位上海粉丝求助：家里请了个月嫂带宝宝。月嫂样样好，就是双手手掌有好多脱皮。粉丝怀疑是癣，会传染，打算辞退；月嫂说是前一家做工时洗洁精泡多了，不会传染…… 到底是不是手癣，到底会不会传染，要不要辞退？找个好月嫂不容易，粉丝很纠结……

手掌脱皮可不光是癣哦，哪些会传染呢？且看以皮科享誉全国的上海中医药大学附属岳阳医院皮肤科王一飞副主任医师的专业图解

1. 特征：领圈样脱皮。平素手掌多汗，多在暖热季节突然发于两手掌，天气转冷后好转，来年夏天又犯。

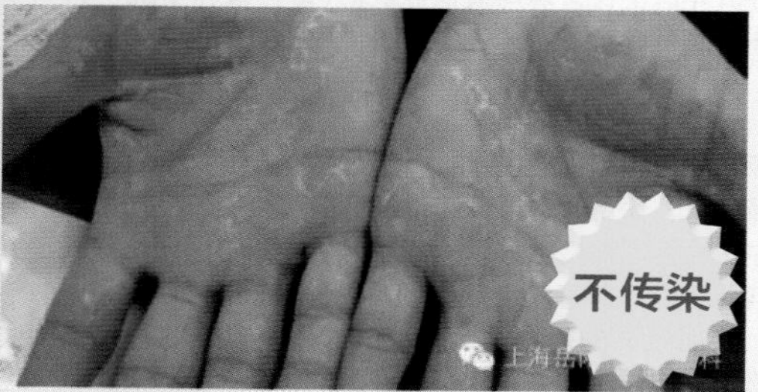

可能：剥脱性角质松解症

2. 特征：碎玻璃样的浅表裂纹，冬季常常皲裂而感到疼痛，在接触肥皂粉、洗洁精等碱性洗涤剂后症状常会加重。

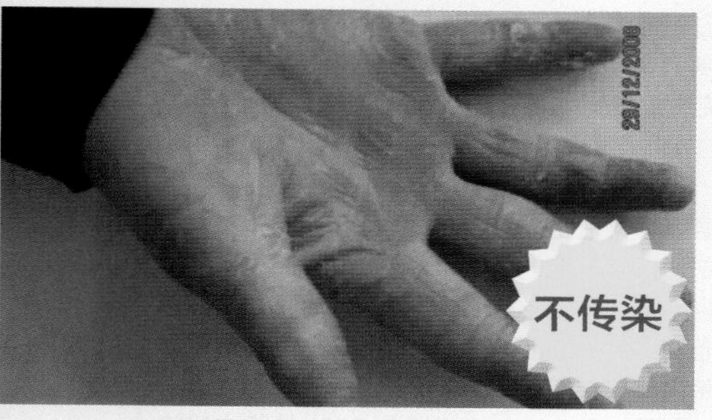

可能：进行性指掌角皮症

3. 特征：水疱干涸后脱皮，露出淡红色薄嫩的皮肤，夏季多见，伴有瘙痒、疼痛等不适，每年常定期发作。

可能：汗疱症

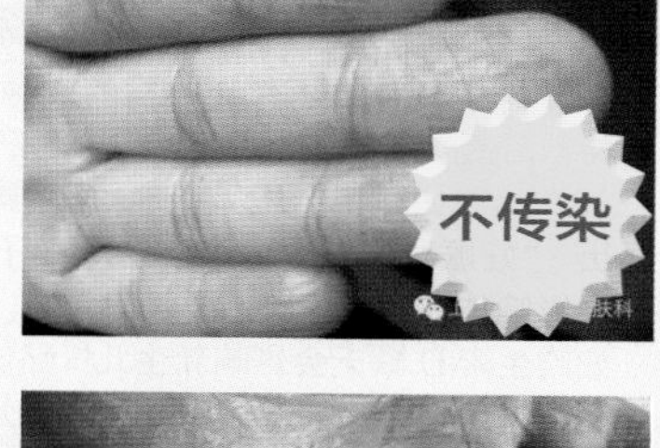

4. 特征：剧烈瘙痒、反复发作，日久皮肤增厚皮纹加深；冬季易裂开，或伴有出血和疼痛，在洗手和洗衣物时因常接触肥皂、洗涤剂和热水，更易使病情恶化而顽固难治。

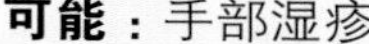

可能：手部湿疹

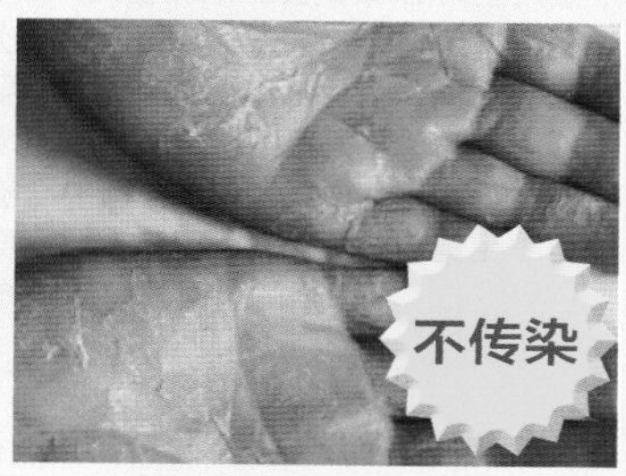

5. 特征：脱皮常从一只手开始发病，慢慢波及另一只手。水疱成群聚集或疏散分布，壁厚发亮，自觉瘙痒，干涸后脱屑；或皮肤粗糙、干燥、脱屑，冬季易皲裂，裂口深而有出血，疼痛难忍。

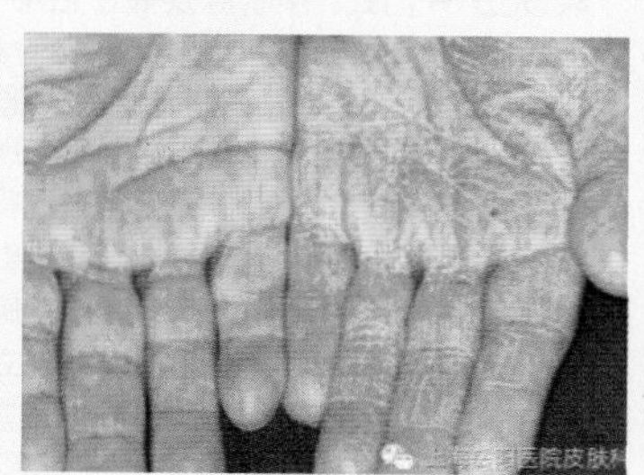

可能：手癣（水疱型或角化型）

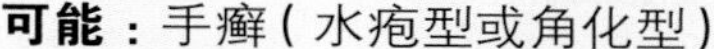

在显微镜下从本病的皮屑中可以查到真菌，所以会传染！

这样看来，手掌脱皮病大多数不传染，可是要靠自己判断手掌脱皮是啥问题有难度呀，还是请专科医生判断吧。 PM

专家提醒：髋膝关节置换术后谨防静脉血栓栓塞症

近年来，静脉血栓栓塞症（VTE）已成为仅次于缺血性心脏病和脑卒中而排名第三的常见心血管疾病。尤其是骨科大手术后人群，如髋、膝关节置换术后患者，是静脉血栓栓塞症的极高危人群，发生静脉血栓的概率更高，应积极预防。日前，中国工程院院士，上海交通大学医学院附属第九人民医院上海市关节外科临床医学中心主任戴尅戎教授指出："我国骨科大手术后接受抗凝治疗比例远低于发达国家，这与临床上治疗医生担心出血风险，抗凝治疗疗程不足，以及患者缺乏依从性密切相关。根据相关指南，术后首次抗凝应该在术后 12~24 小时。医生应该在不增加出血风险且血药浓度有效平稳的基础上选择抗凝药物。现在已经有新型口服抗凝药——阿哌沙班等，首次用药时间为术后 12~24 小时，不增加出血风险，且无须进行常规出凝血功能监测，帮助骨科大手术后患者顺利度过静脉血栓栓塞症的高风险期。"

关注产前维生素 D 检测 保障孕妇及下一代健康

维生素 D 是人体所必需的一种激素，对于强壮骨骼的形成与维持非常重要。遗憾的是，我国 39.2% 人群属于维生素 D 缺乏，其中 80% 为孕妇和新生儿。同济大学附属第一妇婴保健院院长段涛教授指出："妊娠早期孕妇缺乏维生素 D 不仅会增加妊娠糖尿病发病率，还会影响体内钙质吸收，引起肌无力，给自然分娩带来阻碍。此外，孕妇维生素 D 缺乏会影响新生儿骨骼健康，导致新生儿低血钙，增加新生儿先天佝偻病的发病率及低体重儿的出生率。因此，进行产前维生素 D 筛查，对保障母婴健康尤其重要。"同济大学附属第一妇婴保健院检验科陈慧芬教授则表示："罗氏诊断 Elecsys® 维生素 D 检测是唯一已进行标准化的，并与'金标准'检测结果一致性高，能帮助检测孕妇维生素 D 充足与否。"据悉，除维生素 D 检测之外，罗氏诊断还提供了覆盖整个孕期的全面产前筛查方案。

市十医院：打造"一门式"甲状腺中心诊治模式

为消除临床分科日益细化给患者带来的不便，上海市第十人民医院设立"一门式"甲状腺疾病诊治中心，尝试多学科联合门诊。在这里，甲状腺外科、内分泌科、超声科、检验科、病理科的医生集中于一个诊区，以项目组的形式为患者开展集约式服务。

常规体检中外科检查总少不了颈部"一摸""一超"，很多人听到"甲状腺结节"就非常紧张，生怕自己得的是不治之症。患者就诊往往会被分诊到内分泌科、普外科（甲状腺乳腺外科）、核医学科等多个科室，而疾病的诊断又要辗转于超声科、病理科、检验科等科室，殊为不便。基于此，院方从顶层设计入手，成立甲状腺疾病诊疗中心，以破除多龙治水。事实上，甲状腺结节真正需要做穿刺检查，以及接受手术治疗的患者只是少数，很多只要定期超声和验血随访就行了。

推广老龄护理器械 减轻陪护人员负担

2015 年 8 月 6 日，日本法兰西床集团在其中国子公司——江苏芙兰舒床有限公司举办了"法兰西床集团事业·产品说明会"。为现场来宾详细介绍了如何使用护理设备对老年人进行自主性援助，以及减轻陪护人员的负担。参观了电动护理床的组装工厂并亲自体验各类护理设备，共同感受法兰西床集团提倡的新理念，即"实现丰富多彩和舒适安乐的生活，为实现更有尊严的老年生活做出贡献"。公司高层还表示，今后除了向中国积极引进电动护理床、健康按摩床、高功能轮椅、防褥疮气垫等高品质的健康器械产品。同时，还将在中国市场继续完善和充实护理器械租赁服务。今后将在继续保证日本设计和日本品质的情况下，不断推进电动护理床、床垫、轮椅等产品在中国本土的制造。

"糖尿病研究基金"评审结果新闻发布会在南京举行

2015 年 8 月，由《中国糖尿病杂志》社发起"默克雪兰诺糖尿病研究基金"项目评审结果新闻发布会在南京成功召开。会上，《中国糖尿病杂志》社主编纪立农教授介绍了"默克雪兰诺糖尿病研究基金"设立的目的和背景，他指出：糖尿病已成为严重威胁人类健康的慢性病之一，受到国内外医学界普遍关注。在近年来的全球糖尿病循证医学研究中，中国科学研究工作者正在不断扩大自己的影响力，多个具有国际影响力的研究成功进行和完成，充分显示了中国科学研究工作者设计、实施、总结临床研究的能力和实力。据悉，该研究基金面向所有从事糖尿病基础与临床工作的中国医师征集，并得到了广大研究者的积极响应，秉承公平、公正、公开的原则，本次择优支持了 7 个研究课题。

多领域专家联合呼吁："全民营 +"，拒绝"隐性饥饿"

2015"善存营养学院"营养与健康学术高峰论坛近日在上海举行，中国工程院院士陈君石、中国营养学会常务副理事长翟凤英等国内营养健康领域的权威专家汇聚一堂。陈君石院士强调，被称为"隐性饥饿"的维生素和矿物质缺乏，是现今全球主要的营养问题，"隐性饥饿"会引起多种营养缺乏症，还可能增加癌症、糖尿病、心血管疾病等慢性病发生的潜在风险。我国民众的膳食结构多存在不合理，营养不均衡，且每日多种维生素和矿物质的摄入均未达到推荐摄入量，"隐性饥饿"同样也危害着中国城镇居民的健康状况。所以，民众要认识"隐性饥饿"的危害性，做到平衡膳食，均衡营养。作为享誉全球维生素和矿物质营养补充剂的领导品牌——善存，进入中国市场近 20 年，一直致力于提升中国国民营养与健康状况。"善存营养学院"希望帮助中国公众树立正确的营养观念，推动"全民营 +"和健康。

市十医院：急性心梗绿色通道救治成功率领先国际水平

急性心肌梗死是冠状动脉急性、持续性缺血缺氧所引起的心肌坏死，可并发心律失常、休克或心力衰竭，常可危及生命。上海第十人民医院心内科主任徐亚伟教授提醒，一旦遭遇急性心肌梗死，需及时拨打 120 急救电话，及时将患者送往附近的心脏中心进行治疗。据悉，全球范围内，心肌梗死的死亡率约为 40%，国际领先的医疗机构的救治死亡率维持在 3% 左右，而上海市第十人民医院心脏中心绿色通道死亡率为 1.32%，最大限度地挽救了患者的生命。目前，十院心脏中心年介入手术量达 2 000 余例，其中，急性心肌梗死的急诊直接经皮冠状动脉介入治疗达 150 例。此外，该院心脏中心还开展了"血栓抽吸法"临床研究，血栓抽吸法联合微创植入支架治疗，能够改善心肌再灌注，对减少心肌梗死面积也有相应的帮助。

市一医院：打造"史上最严"院内感染防控体系

"今天滥用抗菌药，明天将无药可用"。近日，"医改与抗菌药物管理"媒体沟通会在上海市第一人民医院举行，专家向与会者敲响抗菌药物管理的警钟，并呼吁民众改变对抗菌药物的认知。会上，上海市第一人民医院潘常青副院长介绍了抗菌药物管理领域的经验，目前市一医院共有 17 位临床药师进入 15 个临床科室及门诊，其职责是履行医嘱审核、药学查房、抗菌药物管理、不良反应监测报告及患者宣教等工作。据呼吸科主任李强教授介绍，市一医院数年来加强全院人员的感染控制意识和技能的培训，比如必须实战操作 7 步洗手法，如果员工不通过将不予录取。这一"史上最严"的制度确保了每一位新进职工都能具备过硬的院内感染防控意识与技能。就目前情况看，洗手依然是降低院内感染最简单、最经济、最重要的方法，无论是医务人员还是患者，只要注重洗手，就能避免 30% 的院内感染。

硒旺献前辈 爱心敬老人

2015 年 8 月，香港亚洲小姐前冠军罗霖女士，通过上海市老年基金会——四通硒旺老年基金会，向上海市部分老年艺术家捐赠了价值十万元的纳米硒胶囊产品，希望这些老年人都能拥有健康、幸福的晚年生活。同时，该基金会还聘请罗霖女士为"硒旺爱心大使"。据悉，上海四通纳米技术港有限公司研发和生产的纳米硒（硒旺）从化学上来讲，是一种还原硒，相当于一种零价硒。零价硒没有任何一种生理学功能，进入人的身体以后不会被吸收和利用，会原封不动的被排出。但是，纳米硒——一种利用纳米技术制备而成的新型硒制品，不仅能够被人体吸收和利用，发挥有机硒、无机硒特有的功能，如平衡人体内的氧化还原反应，杀伤和抑制癌细胞，增强机体免疫力，提高机体耐受性等。最重要的是，它还具有无机硒、有机硒没有的低毒性。

寒露微导引 托掌上观达身"天"

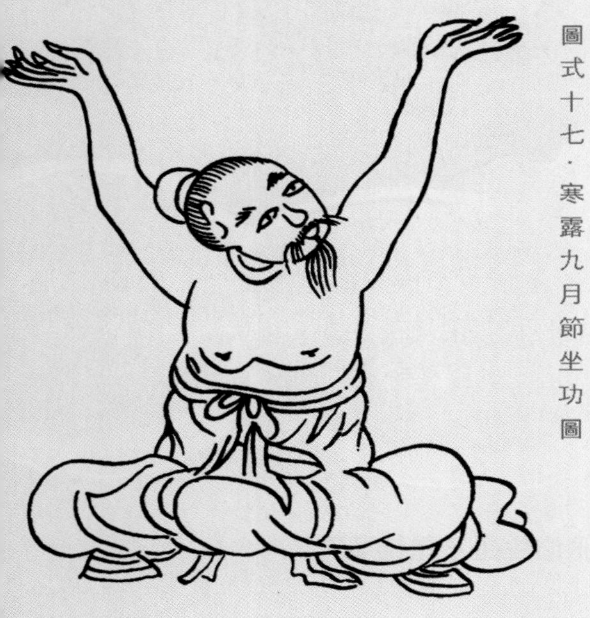

中国中医科学院医学实验中心博士 代金刚
中国健身气功协会常委 张明亮

寒露，为一年二十四节气中的第十七个节气，也是秋季的第五个节气，一般是从每年的 10 月 7 日前后开始，到 10 月 22 日前后结束。古人说，寒露是"露气寒冷，将凝结也"。意思是说寒露时期的气温比白露时更低，地面的露水更冷，都快要凝结成霜了。

"寒露"节气是天气转凉的象征，标志着天气由凉爽向寒冷过渡，露珠寒光四射，如俗语所说的那样，"寒露寒露，遍地冷露"。随着气候逐渐转冷，世间万物，包括我们人类自身的"阳气"也开始逐渐收敛，以适应自然界的变化和维持体内外环境的平衡。除了预防寒邪的侵袭，同时加强促进自身阳气的收敛与保养，是这个时节导引与养生的重点。

在古代养生著作《万寿仙书》记载这个时节的导引术是托掌观天式。《素问·六元正纪大论》："五之气，惨令已行，寒露下，霜乃早降"。这个节气自然界"肃杀"之势更深。"托掌观天"指的是两掌向上托举，同时抬头、目视苍穹，可以导引体内气血上达与人身之"天"，进而化为"甘露"润泽身心。进而与天地之气的节奏相符合。

托掌观天式

寒露时节，经常习练导引术可以振奋人体的阳气，

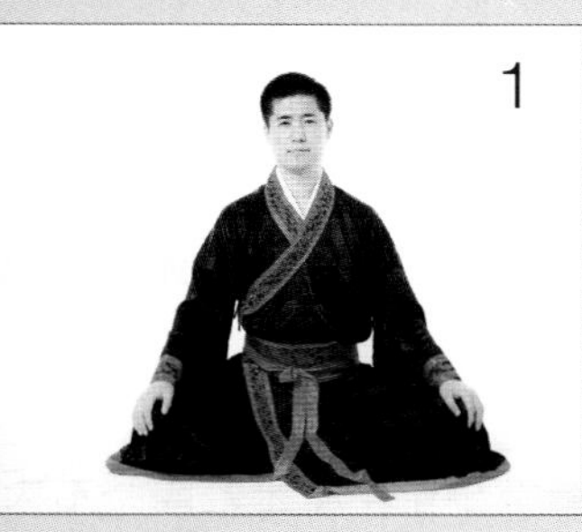
1

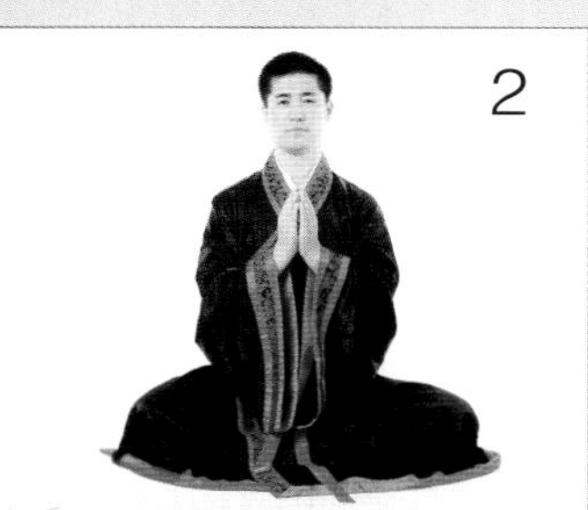
2

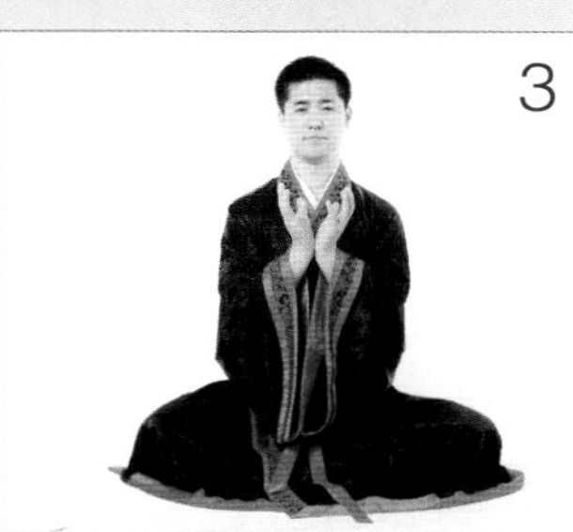
3

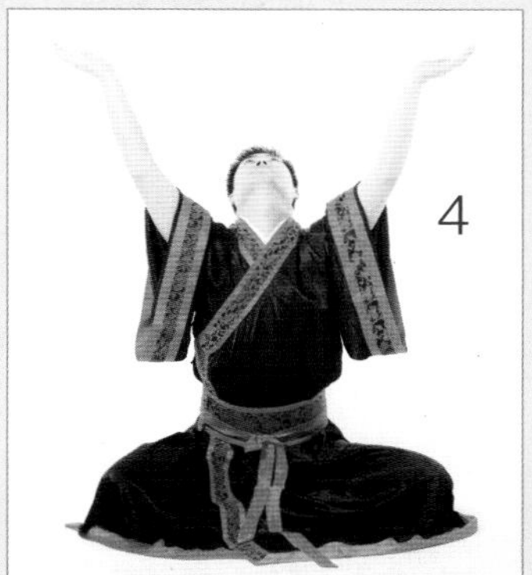
4

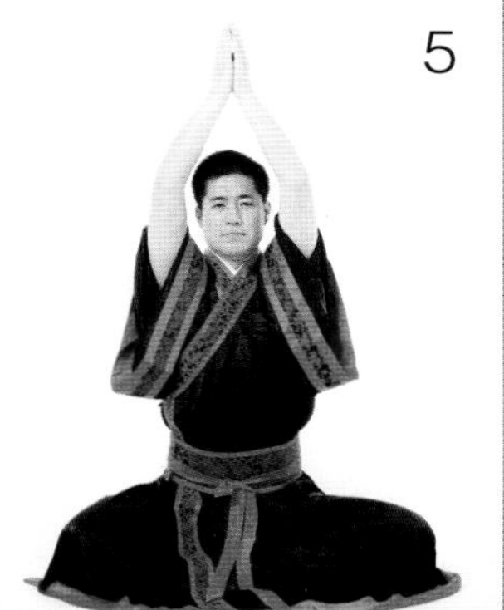
5

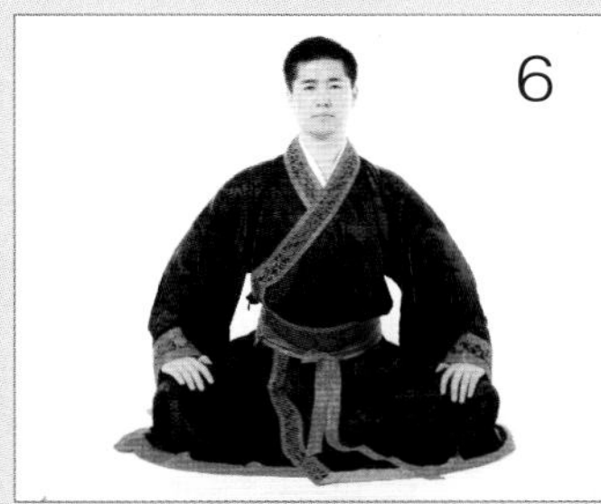
6

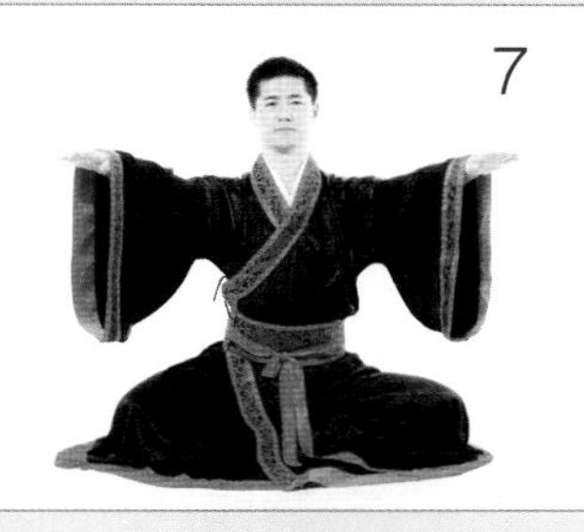
7

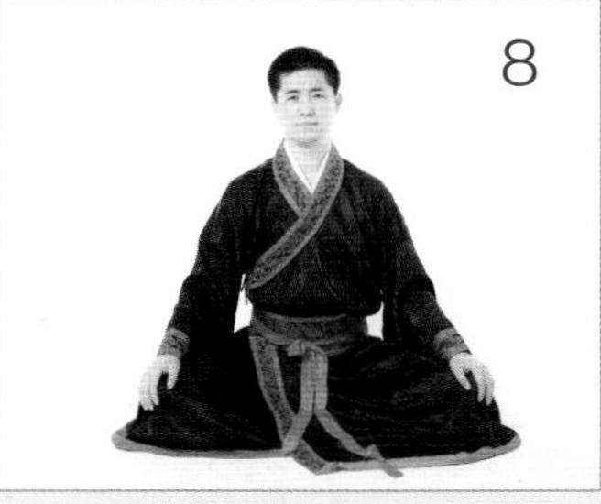
8

更好地适应气候的变化。

1. 采用盘坐式，两手自然覆按于两膝，正身端坐，呼吸均匀，思想安静，全身放松。(图1)

2. 两掌在胸前合掌，目视两手中指指尖，略停。(图2)

3. 接上式，将两手中指、食指及无名指、大指及小指依次向两侧打开，掌心虚空，掌根相接，掌指放松，犹如莲花绽放一般。(图3)

4. 接上式，掌根分开，两掌分别向左右上方托举，两臂慢慢伸展，随之头颈后仰，目视上方，略停。(图4)

5. 接上式，两掌在头顶上方合掌，同时下颏内收、百会上顶、头颈还原，目视前方。(图5)

6. 接上式，屈肘收臂，两掌慢慢回落至胸前。(图6)

7. 接上式，两掌再分指、托举，合掌、收回，重复练习3次。

8. 接上式，两掌分开，两臂向左右45°侧伸，至与肩相平，掌心向下，目视前方。(图7)

9. 接上式，沉肩坠肘，松腕舒指，下落还原，两手覆按两膝，目视前下方，呼吸自然，全身放松。(图8)

寒露养生

饮食方面：暮秋时节的饮食调养应以滋阴润燥为宜。应根据个人的具体状况，适当多食甘、淡、滋润的食品，既可补脾胃，又能养肺润肠，可防治咽干口燥等症。

起居方面：合理安排日常起居生活，对身体的健康起着重要作用。《黄帝内经·四气调神大论》明确指出："秋三月，早卧早起，与鸡俱兴。"早卧以顺应阴精的收藏；早起以顺应阳气的舒达。

精神调养方面：寒露时节，由于气候渐冷，日照减少，风起叶落，易发生伤感、抑郁等不稳定情绪。因此，宜保持良好的心态，因势利导，宣泄积郁之情，培养乐观豁达、向上的心情。PM

扫描二维码，收看其他10月微导引
霜降微导引 两手攀足强腰腿

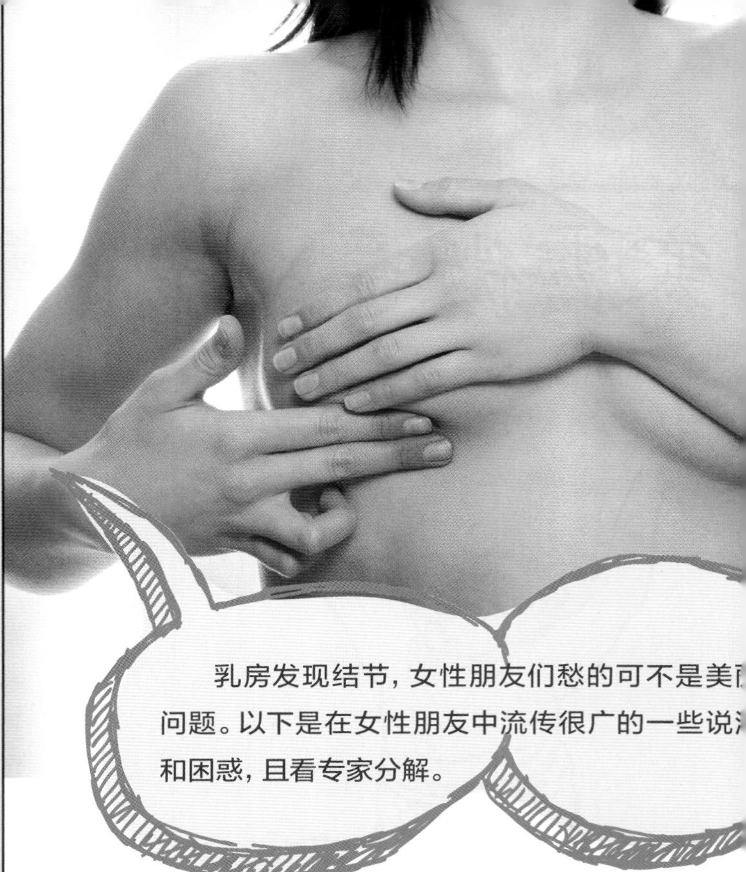

乳房发现结节，女性朋友们愁的可不是美
问题。以下是在女性朋友中流传很广的一些说
和困惑，且看专家分解。

乳腺增生是不是结节？

乳腺结节是乳腺常见疾病，广义的乳腺结节指自检和医生体检摸到的乳腺结节，包括了乳腺小叶增生、乳腺囊肿、纤维腺瘤和乳腺癌等多种疾病，内容很宽泛，也不十分确切。

确切的乳腺结节指超声检查发现的低回声结节。包括了乳腺增生纤维化的结节、纤维腺瘤及一些早期乳腺癌的病变等。乳腺门诊常常会遇到这样的情况。

乳腺结节大于多少要手术呢？

40岁以上女性建议每年常规行乳腺体检加必要的B超和乳腺钼靶X线检查(钼靶检查)，如果检查都正常，单纯乳房疼痛一般考虑小叶增生，无须过度紧张。

当自检、医生体检发现乳腺结节时，首先考虑行B超检查确定是否有低回声。一旦发现低回声结节，无论有无疼痛症状都需考虑进一步检查和治疗。

- 肿块大于1厘米，可以考虑手术治疗。
- 年龄40岁以上、乳腺结节小于1厘米，或结节大于1厘米、患者本人不愿手术，这些人要选择进一步钼靶或MRI(磁共振)检查，如果钼靶检查伴有成簇细小钙化者或MRI(磁共振)检查怀疑恶变者，要考虑手术治疗。
- 40岁以下、结节小于1厘米，或结节大于1厘米、不愿手术者，则要注意定期复查，如果短期内生长速度比较快，也需要考虑手术治疗。

“乳”此结节 如何是好

上海中医药大学附属岳阳中西医结合医院
乳腺外科主任医师 薛晓红

乳腺结节会越开越多吗?

很多人担心乳腺结节越是手术，越会刺激生长，这样的担心是没有科学依据的。年轻女性乳腺结节过小或过多者，以观察为主，不主张立即手术。因为很小、很多的乳腺结节或腺瘤，手术会使乳房皮肤留下太多瘢痕，影响美观；更重要的是，多发性乳腺纤维瘤手术会损坏乳管，影响之后的哺乳。

长在乳房外上方的结节更容易癌变吗?

这种说法常在一些护乳养生书中出现。由于乳腺外上方的腺体组织多，所以外上方更容易发生相关乳腺疾病。但“外上的乳腺结节更容易癌变”这种说法是没有科学依据的。相反，中老年女性如果发现乳晕区结节更应该引起足够重视。因为乳晕区乳腺导管集中、腺体少，一旦发现结节，发生乳腺癌的概率更大。无论什么部位的结节，都需进一步检查或定期复查，一旦有可疑癌变或定期检查过程中发现生长速度较快均需考虑手术治疗。

爱生气的女人容易生乳腺结节吗?

乳腺与肝肾、脾胃及冲任二脉等脏腑经络关系密切。女子以肝为先天，肝藏血，主疏泄，情志不畅、久郁伤肝，或精神刺激、急躁恼怒，致气机郁滞，蕴结于乳房胃络，经脉阻塞不通，乳络阻塞，不通则痛而引起乳房胀痛；肝气郁而化热，热灼阴液，气滞血凝即可形成乳房结块。又肝肾同源，肾气不足则肝失所养，肝之疏泄功能失常，致气滞、痰凝、血瘀变生结节。因此爱生气的女人确实容易生乳腺结节，长期情绪抑郁还可进一步发生癌变，因此保持愉快的心情对女性十分重要。

每天按期门穴可以预防乳腺增生和结节吗?

这也是一些养生书里推荐的做法。期门穴位于胸部，当乳头直下，第6肋间隙，前正中线旁开4寸，属肝经，肝之募穴。属足太阴、厥阴、阴维之会。按摩该穴有健脾疏肝，理气活血的作用。乳腺增生由情志不畅引起者，按摩该穴可以疏肝通络，理气止痛，从而缓解小叶增生的胸胁胀满窜痛、易怒、善叹息等症状。但乳腺一旦形成结节，通过穴位按摩消除是有一定难度的。特别是较大的结节，必须定期检查，不能一味依赖按摩，以防延误治疗。

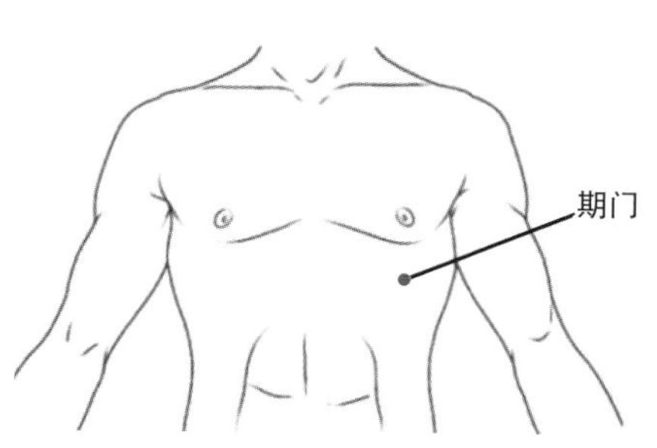

有乳腺结节的人不能经常按摩乳房，否则反而容易促使癌变吗?

乳腺结节，前面提到广义上包括了乳腺小叶增生、乳腺囊肿、纤维腺瘤和乳腺癌等多种疾病。自检有乳腺结节，B超、钼靶检查都正常的增生性结节，通过按摩疏通经络，可以起到一定的缓解作用。肿块类结节，按摩消除结节是有难度的，按摩的作用有限，相反对可疑癌变的结节进行按摩，可能促进局部血液循环、加快结节的生长速度。

各种号称可消除乳腺结节的中药贴都是骗人的吗?

乳腺敷贴以经络学说为依据，以理气活血及疏通经络的药物加一些芳香穿透的药物，制成一定剂型，外敷于局部或穴位，使药物经皮吸收，从而达到疏通经络、理气止痛的目的。其作用机制和上述按摩有相似的原理。同样也只适用于乳腺增生症，可以缓解严重增生引起的乳房胀痛等症状。

对乳腺有肿块结节，外用中药敷贴消除肿块，个人没有这方面经验，也不能认同这种说法。临床倒是遇到有些患者惧怕手术，外用中药敷贴，肿块增大破溃延误手术时机。因此，乳腺结节患者应每3~6个月复查B超，结合钼靶及MRI等检查明确诊断。在没有明确诊断的情况下，不要盲目采取按摩、中药敷贴等自疗法。PM

如何清理宿便(收藏之用)
1、首先是清肠。清肠的方法目前主要有三种:1机械疗法; ...
2、其次是坚持适度的运动锻炼。 ...
3、三是要有愉悦的情绪。 ...
www.douban.com/note/12... - 百度快照 - 87%好评

肚子大宿便6公斤? 新浪健康 新浪网
2013年1月8日 - 文小姐估算了下,自己体重55公斤,排除6公斤宿便,体重会降到49公斤,腰围也会变小,她决定买些能清肠的茶,清宿便。 便秘一周,"宿便"攒不到1公斤 人...
health.sina.com.cn/hc/... V3 - 百度快照 - 84%好评

清肠排宿便的简单方法 百度文库
★★★★★ 评分:5/5 4页
2013年6月15日 - 做了几次,第一次是喝第二杯水开始排宿便,直喝到十二杯水开排出清便(很清很透明),第二次是从第四杯开始排便,喝完十杯,第三次只喝了八杯就清了,所以说清...
wenku.baidu.com/link?u... V3 - 百度快照 - 85%好评

清宿便最有效的方法 百度经验
强清宿便 方法详解
2013年3月18日 - 清宿便最有效的方法,宿便对身体有很大的破坏作用,排除宿便,给你一身轻松,换回你的青春也苗条。以下收录了一些清宿便的方法大家不妨来一起分析分析其优劣势,望每...
jingyan.baidu.com/arti... - 百度快照 - 86%好评

宿便是什么意思? 百度知道
2个回答 - 最新回答: 2009年09月14日 - 182人觉得有用
最佳答案: 关于宿便 宿便即肠管内长期停滞淤积的陈旧大便。一般3~5日不解大便而停留于肠管内的粪块叫宿便。宿便往往非常顽固,要使其排出,并非那样简单。例如,在肠...
更多关于宿便的问题>>
zhidao.baidu.com/link?... - 百度快照 - 80%好评

网络截图

在网络上输入"宿便"二字,便有无数相关文章出现。"宿便"一词已经深入人心,常与便秘混为一谈。但你有没有想过,"宿便"其实根本不存在,它和便秘也不是一回事。

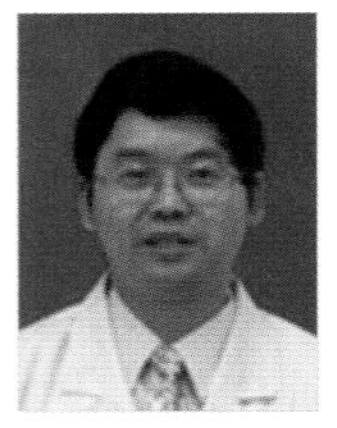

专家简介

史仁杰 江苏省中医院肛肠科副主任,主任医师,南京中医药大学博士研究生导师。中华中医药学会肛肠分会常委,中国中医高教肛肠分会副会长,江苏省中医药学会肛肠分会副会长,中国医师会中西医结合分会肛肠专家委员会副主任委员。

医疗专长:环状混合痔、高位复杂性肛瘘、慢性结肠炎、便秘、大肠癌的中医药治疗。

专家门诊:周二下午,周四上午

"宿便"有没有,中药管用否

江苏省中医院肛肠科主任医师 史仁杰

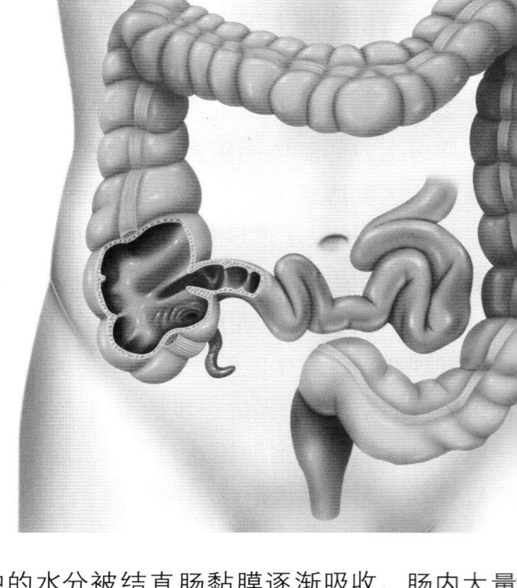

到底有没有"宿便"

"宿便"不是医学名词,在国内外医学教材与专业书籍中从来都没有"宿便"一词,医学上更没有该词的解释,它是一些保健、减肥、通便产品的经销商为了误导蒙蔽消费者、推销自己的产品而杜撰出来的名词,由此产生的"谣言"乍听之下也很容易被蒙骗。

谣言1 1天以上未排出的粪便是"宿便" "宿便"被解释为肠腔内停留1天以上而未排出的粪便。然而,从粪便的形成过程来看,食物残渣停留在人的结肠需要1~3天才排出,这是正常的生理活动过程。医学上有一种结肠传输功能检查法,先让患者一次服下20颗标记物,再每隔1天拍腹部平片,观察标记物的数量,若72小时能排出80%以上的标记物,则结肠传输功能正常。从医学上来说,粪便在结肠内停留1天以上,甚至3~7天以上,只要正常排便,排便时无困难和痛苦,就完全不是问题,不会影响健康。

谣言2 "宿便"会一直留在肠道内不动 从消化过程来看,正常人体肠道内的粪便不会长久停留在肠腔内某处,而是逐渐向下移动直至排出,根本就没有长时间停滞在肠道某处不动的"宿便"。食物在完成大部分消化、吸收活动后,残渣进入盲肠和升结肠,这时结肠腔的内容物呈稀糊状,在向下蠕动、被挤压、向下推进的过程中,其中的水分被结直肠黏膜逐渐吸收,肠内大量细菌进一步将其进行分解;待食物残渣被推进到乙状结肠和直肠时,肠腔内容物通常已经形成条状粪便;当粪便被推进到直肠上段时,或人们在早晨起立、下床活动、早饭后有生理性的结肠蠕动加快(医学上称之为胃-结肠反射),结肠会出现整体推进性收缩,将已经到达乙状结肠和直肠上段的粪便向下推进,让人产生便意而去排便,所以大部分人的粪便是不会停留在结肠、直肠腔内的。

少部分人由于个体的原因,肠道运动较弱、传送较慢,食物残渣向下传送、形成粪便向外排放的间隔时间较长,所以几天才排便1次,但如果便意正常,排便通畅,粪便也不会长时间停留在结肠、直肠腔某处。

谣言 3 “宿便”很常见 在肛肠科的指诊检查中，我观察到绝大部分人的直肠腔内是空虚的，少部分人的肠腔内存留少量的干便或软便。因为正常人需要 100 毫升以上容量的粪便刺激直肠，才会引起轻度便意，如果此时因条件不允许排便，便意会很快消失。当到达直肠腔内的粪便容量继续增加到 500 毫升以上才会再次引起便意。所以经常忍便的人，肠腔内容易出现粪便存留，如果粪便量不大，不会当时就引起排便感觉，也不会伤害人体，而会在下次排便时，与后面到达的粪便一起被排出体外。

有些患者因为长期禁食、失水、体弱、疾病等原因，肠蠕动特别慢，粪便中的水分被过早、过多吸收，在结肠中形成特别干硬的粪块，而难以向下推进、排出，有可能出现腹胀、腹痛等轻度肠梗阻症状；也有部分年老体弱、长期卧床的患者，因大量干硬粪便潴留在直肠腔无力排出，或用力后难以排出，这时嵌塞在直肠腔的大量干硬粪块容易引发直肠黏膜的水肿、渗液，甚至糜烂，出现肛门不停流稀粪水甚至出血，而误作为“腹泻”“痢疾”或“痔疮”等治疗。这两种情况在某种意义上可称为有“宿便”，但都是临床上的特例。所以即使有“宿便”，临床上也不常见。

谣言 4 废物滞留肠道皱褶内，久之囤成 11 斤“宿便” 曾有报道耸人听闻地称“许多残余的废物滞留在肠道的皱褶内，长期淤积，难以排出。它们在细菌的作用下腐败、发酵，并像年久失修管道中的铁锈一样，牢牢地粘连在肠壁上，形成黑色、恶臭的物质，有的甚至状如煤焦油，日积月累，多者积存可达 6~7 斤，这些有毒的物质即为宿便”，也有文章称“人体肠道有 11 斤宿便，24 小时不排便，肠道成为坏菌大本营”。

事实上，人体结肠并无肉眼可见的皱褶，结肠黏膜一直在分泌黏液以润滑粪便，防止粪便黏附，而且结肠一直在进行着由上而下的横向蠕动、纵向的挤压运动、向下的整体推进运动，根本不可能有粪便黏附、停留在某处肠壁上。肠壁上也没有所谓的“废物长期淤积形成的黑色、恶臭物质”，更不用说“重达 6~7 斤，甚至 11 斤（5.5 千克）之巨”。再说，肠道内的食物残渣中存在各种细菌，对于粪便的形成、维持正常的结肠功能、生成维生素 K、吸收矿物质等至关重要。如果无端地用泻药，会破坏甚至伤害肠道内正常细菌的生存环境，反而对健康造成影响。

“宿便”是不是便秘，中药治疗管用否

很多人会将“宿便”与便秘画上等号。然而，“宿便”是杜撰而来的，根本不存在，“宿便”也不是便秘，甚至与便秘没有关系。便秘是指大便干硬、难以解出；排便间隔时间过长，每周排便少于 2 次；或者大便不干，便次较多仍难以排出;或排便不畅，便时腹痛，肛门坠胀，便后有排便不尽感的病症。

被诊断为便秘的患者可以用中药治疗，中药对功能性便秘有效，但不适用于器质性便秘。功能性便秘是结肠的功能障碍导致的便秘，犹如电脑的“软件系统”出问题，一般采用药物，配以调整饮食、调整排便习惯等来治疗。而肠梗阻、肠腔狭窄、结直肠肿瘤导致的便秘属于器质性便秘，犹如电脑的“硬件系统”出问题，一般需要采用手术治疗才有可能解决问题。

更细一些来说，中药治疗便秘的疗效好坏，与便秘的类型、治疗便秘的方法、患者的身体条件与配合度等都有密切关系。

便秘的类型 中药治疗急性便秘的疗效远好于慢性便秘；结肠慢传输型便秘的疗效比出口梗阻型便秘、混合型便秘的疗效好；大便干的便秘比大便软或稀的便秘疗效好。可以说，导致便秘的因素越少越好治，病因越复杂、患病时间越长则越难治。

治便秘的方法 中医治疗便秘的方法可以简单地分为治标为主，以及治本为主兼治标。治标主要采用大黄、番泻叶、芦荟、槟榔等泻药，以用药后很快通便为目的，多在用药时有效，停药后便秘，长期用药后效果越来越差。治本为主则以调整患者体质结合调整结直肠功能为主要目的，在早期适当辅助一些润肠通便的药物进行治疗，起效后逐渐减少、停用通便药，可能没有治标方法起效快，但疗效会越来越好，同时患者的全身状况也会同步得到改善。

患者的情况 患者的身体条件和配合度也很重要。例如，一位年老体弱的患者，全身功能减退，基础疾病多，胃肠道功能很差，中药治疗的疗效就会相对差些、慢些。又例如，很多女性为了保持身体苗条或者瘦身而进食过少，导致食物残渣很少，容量不够，不能形成有效排便感觉，就很容易发生便秘，这时需要增加饮食量，可是如果患者不配合，就很难治好便秘。还有时，患者的便秘是因为经常忍便、不及时排便，以致排便感觉和排便反射功能减退，出现排便障碍，这需要患者调整排便习惯，养成定时、及时排便的习惯。一般来说，在便秘的基础治疗过程中，必须适当增加纤维素含量多的饮食和果蔬的摄入，并保持一定的食物量，这些都离不开患者的积极配合。PM

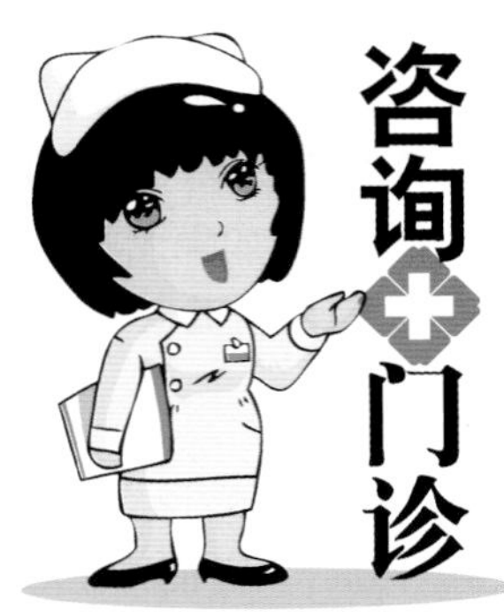

网上咨询：popularmedicine@sstp.cn
（专家门诊时间以当日挂牌为准）

肝癌介入治疗后有哪些副作用

最近，我父亲被诊断为肝癌，不适合手术切除，医生建议进行经导管动脉化疗栓塞术（TACE）。据说这种治疗会带来很多副作用，具体有哪些？有没有应对措施？

上海 王先生

第二军医大学附属东方肝胆外科医院介入一科教授杨业发：近30年的介入放射学实践充分证明，TACE是目前肝癌非手术治疗中疗效最好的方法之一，已被公认为不能手术切除肝癌的首选治疗方法。介入治疗后，患者时常会发生恶心、呕吐、发热、腹痛、腹胀、厌食、呃逆、黄疸、腹水及麻痹性肠梗阻等栓塞术后综合征。上述反应常为一过性，多于对症处理后1周内缓解。但也有的持续超过1周仍有明显症状，称严重栓塞后综合征，发生率约15.1%。术后，医生会对患者进行补液、保肝、抑酸等治疗3~5天。若患者发热明显或肝区持续胀痛，可用吲哚美辛（消炎痛）栓剂；腹痛剧烈排除外科急腹症者，可肌内注射哌替啶（度冷丁）或口服硫酸吗啡控释片止痛；恶心、呕吐频繁时可肌注甲氧氯普胺或静推盐酸托烷司琼；口服乳果糖等药物可促进胃肠道功能恢复，减轻腹胀；顽固性呃逆者可针刺内关、合谷，或肌注氟哌啶醇等以改善症状。此外，中药小柴胡汤随证加减对肝癌介入术后口苦、咽干、发热、腹胀及肋痛等有较好疗效。因此，您不必过于担忧介入治疗后的副作用。

专家门诊：周一上午，周四下午（特需）

治慢乙肝需同时服用多种药物吗

我患有慢性乙肝，医生给我开了替比夫定、复方甘草酸苷片、大黄蟅虫丸、复方鳖甲软肝片和利加隆。我吃了后感到胃部不适，需要吃这么多药吗？

贾先生

复旦大学附属华山医院感染科主任医师尹有宽：替比夫定是抗病毒药物，主要作用是抑制病毒复制，是治疗慢性乙肝的主要药物，这一类药物不能随意停药。其他药物非必须用药，仅起辅助作用，如大黄蟅虫丸、复方鳖甲软肝片是抗纤维化药物，在乙肝发病时不应该使用这类药。因为慢性乙肝发病时，肝组织炎症坏死很明显，抗病毒治疗是关键。就像房子已着火，救火是首要工作，如果救火和装修同时进行，装修不是白费工吗？你目前服药种类太多，不仅浪费，而且会增加肝脏负担，增加对胃的刺激，建议停用大部分药物。

专家门诊：周一下午，周二、周三、周四上午

乳腺癌“保乳”和“重建”怎么选

我刚查出患有乳腺癌，非常想保住乳房。但医生说，根据我的情况最好切除乳房，如果想弥补外形缺憾，可进行乳房重建。如果坚决“保乳”会有什么后果？如果切除乳房同时乳房重建，效果如何？

浙江 张女士

复旦大学附属肿瘤医院教授吴炅：依据乳腺癌的国际诊疗指南，“保乳”手术并非适合每个患者，它对肿瘤的大小、性质和位置等，都有严格的要求。简而言之，如果患者被诊断乳腺癌时已经是中晚期，或者乳房肿块较大，或者肿块离乳头很近等，则不得不接受全乳切除的根治术。刻意“保乳”会为今后复发埋下祸根，到时只能再次行全乳切除术，情况会更糟糕。

很多执意“保乳”的女性主要是担心重建的“人造乳房”不够逼真，其实，目前的乳房重建术会运用自身机体组织，重建之后的乳房较简单置入假体更加具有真实感和安全性，亦能在完成根治术的同时完成重建术。乳房重建的最后一步是乳头乳晕复合物的重塑。大多数情况下，我们建议患者等待重建乳房愈合、水肿消退后，选择单独的时机进行这一手术，这样的乳头再造效果可以增加患者满意度，提高患者自我形体的良好感觉。

专家门诊：周一上午，周四上午（特需）

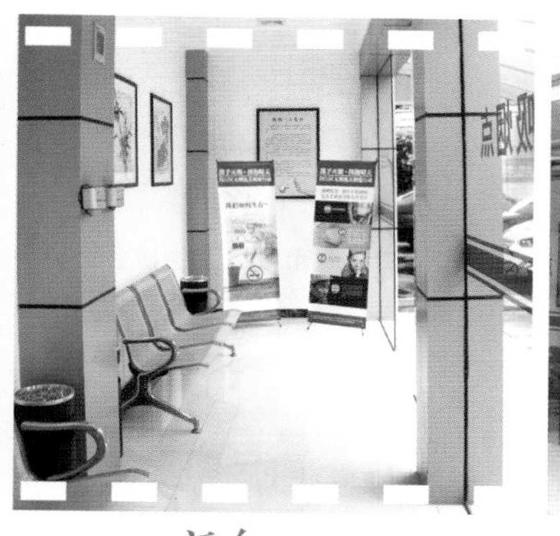
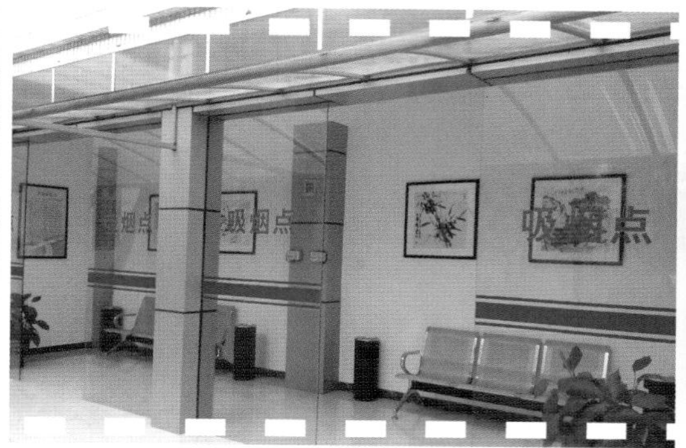

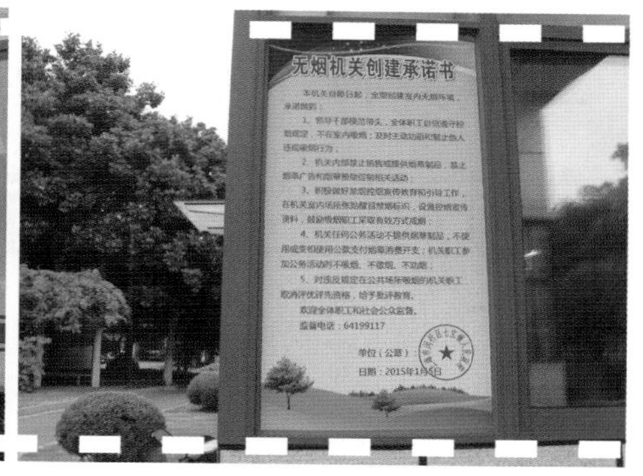

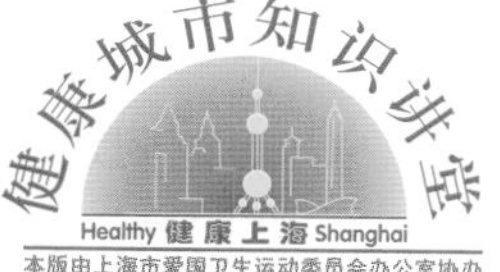

有堵有疏 营造无烟环境

本刊记者 王丽云

对职场女性来说，恐怕大多数人都经历过令人厌恶的“被吸烟”：在办公室、会议室、餐厅等场合，有男同事吸烟，明明自己很讨厌，却不便劝阻或劝阻无效，只能默默忍受。但如果单位有相关制度帮女士们以及不吸烟的人“撑腰”，那结果就会大不一样。在上海市闵行区七宝镇政府机关大楼，如今室内已完全“无烟”，大楼内空气清新，是上海市首批无烟单位之一。这样的无烟环境，是如何做到的呢？

七宝镇政府机关大院内有工作人员218人，其中吸烟者58人，全部是男性。为了改变以往办公室、会议室烟雾缭绕的情况，自2013年6月开始，七宝镇政府机关实行控烟，2014年以来实行大楼内全面禁烟，在制定相关规章制度禁烟的同时，也采取疏导措施，设立了室外吸烟点，让吸烟者犯烟瘾时有处可去。受此制度的影响，目前已有3人成功戒烟，另有12人表示想戒烟。

堵：制度管理人，宣传感染人

控烟之初，七宝镇政府机关就制定了五项制度：一是坚持、完善领导小组成员例会制度，每周一的政府办公例会上，控烟工作是必定强调的内容之一；二是坚持、完善条线管辖责任制度，每个科室的科室长是控烟工作的第一责任人，自己不仅不能吸烟，还要督促科室其他成员不吸烟；三是坚持、完善工作督导检查制度，各机关大楼内设置一名巡查员，每天进行控烟巡查，镇爱卫办和卫监所每月一次进行督察并通报；四是坚持、完善执法从严制度，对在室内吸烟的人员，根据控烟条例进行处罚（当然，到目前为止还没有人员被处罚）；五是坚持、完善工作奖惩制度，对控烟工作做得好的科室，在年终星级科室考评中予以加分。上述制度得到了领导的积极响应，镇党政主要领导带头签署控烟倡议承诺书，并组建控烟志愿者队伍及时劝阻流动吸烟者。

此外，七宝镇政府机关相关部门还利用政府网站和各种大小会议进行控烟宣传，并适时邀请专家进行控烟讲座，为大家介绍国内外控烟形势、烟草的危害、控烟靠健康促进、破除吸烟的误区、戒烟的好处和方法等知识。在这样的宣传中，不少烟民表示，今后要少吸烟，争取戒烟。

在制度的管束、领导的带动和多方的宣传下，两年多来，七宝镇政府机关大楼已形成了室内吸烟人人劝阻的局面，吸烟的工作人员也都自觉不在室内吸烟了。

疏：设立室外吸烟点

在控烟工作中，对长期吸烟的工作人员来说，引导他们减少吸烟频率，同时又正视他们的需要，是一大难题。为此，七宝镇投资5万元建立了室外吸烟点，所有吸烟人员必须在吸烟点内吸烟。考虑到吸烟环境的人性化，吸烟点内设有电子点烟器、垃圾桶、控烟知识易拉宝、宣传装饰画等，充满了健康氛围和艺术气息。

对吸烟的员工来说，以前大家经常相互发烟，不知不觉一天就会吸上一包两包，现在室内不能吸烟，不再相互发烟，虽然可以去室外的吸烟点，但来回跑终究不方便，无形中吸烟量就降下来了。

对不吸烟的员工来说，没有了二手烟的伤害，不仅有利于身体健康，也有利于心理健康，因为再也不用默默忍受别人的二手烟了，见烟就劝毫无压力！PM

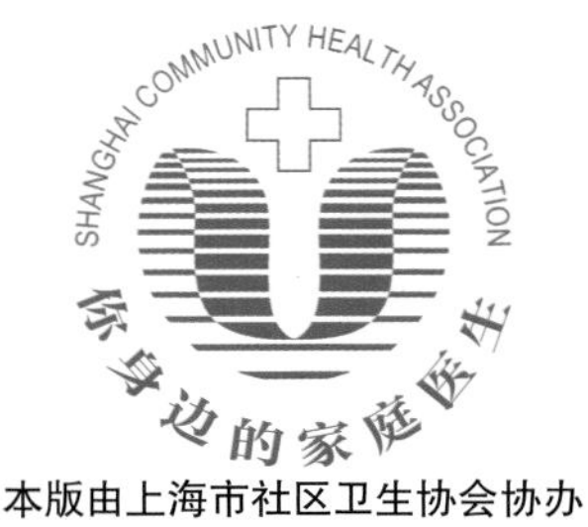

本版由上海市社区卫生协会协办

“上海市十佳家庭医生”陆萍
家庭医生要有三大法宝——治疗、预防和管理

文/本刊记者　王丽云

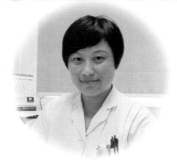

2011 年，作为重要医改项目之一，上海率先进行了家庭医生制度试点工作。现在 4 年多过去了，很多人依然存在疑问：家庭医生到底能为居民带来什么？上海市浦东新区金杨社区卫生服务中心的家庭医生陆萍认为，家庭医生首先必须是一名全科医生，工作地点要从诊室延伸到社区、家庭，工作内容从签约个人到服务家庭的连续、综合的健康管理。结合多年全科医生和家庭医生的工作经验，陆萍总结后发现，要完成这样的服务，家庭医生必须要有三大“法宝”——治疗、预防和管理。

治疗：常见病、慢性病样样行

在疾病治疗方面，相对于二三级医院的“高、精、尖”，家庭医生需要处理的是“宽、广、平”的常见病、慢性病。

诊治常见病、慢性病要做到得心应手，其实并不容易。陆萍是个在医术上精益求精的人，在她看来，光有为患者解除病痛的美好愿望是远远不够的，还必须练就一身过硬的本领，才能真正给患者带来实惠。因此，在十几年的工作中，她不断钻研业务，并参加了各类学习班，学习营养学、运动学、心理学等相对薄弱的学科。几年来，陆萍的敬业、专业、博学很快得到了居民的认可和信任，越来越多的居民与她签约。

作为一名家庭医生，不仅需要对签约病人负责，还需要对其家人的健康负责。赵阿姨是陆萍的一位“粉丝”，一天早上，陆萍接到了赵阿姨的预约电话，说儿媳妇要去看病。原来，赵阿姨的儿媳妇发热一周了，到大医院看过，当感冒治了几天没好，赵阿姨不放心，想请陆医生把把关。陆萍仔细询问了病史，做了一些体格检查，最终怀疑病人可能有妇科疾病。果然，妇科超声检查发现病人有盆腔积液，陆萍建议道：“看来还是要去大医院，但是得看妇科。”几天后，关心的电话打过去，电话那头的声音有点哽咽：“陆大夫啊，报告出来了，是卵巢癌，要马上手术，多亏了你，不然还得拖一段时间啊！”

除了到门诊看病，一些因行动不便、残疾、高龄等不能到门诊的居民，可先通过电话咨询请医生临时出诊，然后建立家庭病床，解决最后一公里的健康难题。

预防：讲座、筛查进社区

疾病往往只是显示身体健康状况的“冰山一角”，其中暗藏的危险因素往往不为人知或被人忽视。如果帮助居民做好预防工作，阻止或延缓疾病的发生发展，将会很大程度上提高居民的健康水平和生活质量。为此，陆萍和她的家庭医生团队定期到社区开展健康讲座，传授预防保健知识，每年还会开展大肠癌、骨质疏松症、高血压、糖尿病等的筛查。

但是，很多居民的接受度并不是很高，关键原因是对预防不够重视，袁阿姨就是一个例子。在一次社区老年人免费体检中，袁阿姨认为自己身体挺好不需要检查，在陆萍反复劝说后，袁阿姨才勉强接受。结果，体检显示袁阿姨肺部有“异常阴影”。陆萍当即建议袁阿姨去做 CT 检查，结果居然是“肺癌”！不幸中万幸的是，由于发现得早，癌细胞还没有扩散。手术后，袁阿姨一家都成了陆萍的签约对象，对体检再也不敢马虎了。

管理：分层区别对待

陆萍说，家庭医生除了要会“治”会“防”，还要会“管”。从试点签约工作以来，她累计签约居民近 3 000 人。对于这样庞大的人群，大家一定很疑惑：能管得过来吗？

陆萍的模式是，根据不同人群采取分层管理。对于老年人、慢性病等重点人群，通过预约门诊、家庭访视、电话随访的形式做到“签而有约”，让签约居民感到“贴心，省心”；对于身体不错、不常就诊的人群，以“居委门诊”为平台，开展疾病筛查，举办健康讲座，传播健康知识，提高居民的健康水平。PM

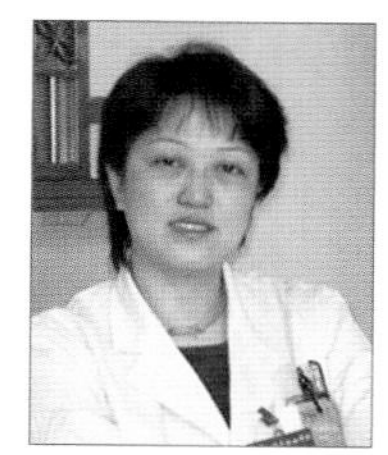

顾 锋
北京协和医院
内分泌科主任医师，教授

“妙笔”书写着医者之心
“仁心”跳动在笔下字间

更多科室的更多好医生，在《大众医学》微信“好医生”版块中。

TA的擅长

下丘脑垂体疾病、糖尿病、甲状腺疾病、神经内分泌肿瘤等疑难内分泌疾病的诊治。

TA的文摘

月经不调、泌乳、阳痿，可能是它惹的祸

青春期或非哺乳期女性可能在无意间发现乳头溢出白色液体，又没有其他不适，可能是泌乳素瘤惹的祸。年轻女性以往月经规律，但逐渐出现周期不规则、经量减少，发展到停经、闭经，也可能出现体重增加，妇科治疗不见好转，如果同时还伴有头痛或视物不清，就要当心是否患有泌乳素瘤。有相当一部分女性，婚后长期正常性生活且没有避孕，可就是没有怀孕，排除双方生殖系统方面的因素后，泌乳素瘤可能是重要原因。男性过了三四十岁，出现阳痿、性功能下降，逐渐伴有头痛或视力减退等，也要考虑泌乳素瘤的可能性。

激素替代治疗，没这么可怕

与内分泌相关的功能减低一般都需要激素替代治疗，根据年龄、性别及治疗需求稍有不同。大家常说的激素一般指糖皮质激素，服用超过生理剂量的糖皮质激素会导致体重增加、满月脸、水牛背、向心性肥胖、多血质，甚至高血压、糖尿病、骨质疏松等并发症。内分泌科的糖皮质激素替代治疗所用的是患者缺乏而需要补充的剂量，不会导致上述症状及并发症。相反，如果不治疗则会诱发休克、感染等危及生命的急症。其他常见的激素替代包括甲状腺素、抗利尿激素、生长激素、雄性激素、雌性激素等，在生理剂量之内都不会使体重增加，有的激素还会降低体重。所以，需要替代的激素必须补充；某些激素根据条件选择性补充；不同年龄段需要的激素不同，医生会相应调整。

TA的咨询

即使已切除垂体瘤，也应终身随诊

患者：我已经接受手术切除了垂体瘤，还需要经常复诊吗？

顾锋：需要。任何垂体瘤患者无论是术前还是术后，都要定期就诊。垂体瘤的部位与颅内其他肿瘤不同，它长在功能区，激素水平必须维持在一定的需求范围内才能满足人体各种需要，所以需要定期测定和调整。随诊的时间可以是1个月到1年(或2~3年不等)，但是必须长期终身随诊。

甲亢患者能怀孕吗

患者：我今年29岁，平时容易激动、发火，常感到心跳快。前不久接受优生优育检查，才知道患有甲亢。我还能怀孕吗，治疗会有副作用吗？

顾锋：最好先治疗甲亢，待正常后再怀孕。任何药物都有副作用，只不过如何将副作用降到最低。不用太担心，都有办法的。

TA的忠告

垂体瘤患者就诊时需带齐影像资料

一些垂体瘤患者存在这样的误解，认为内分泌科医生不看X线片等影像资料。事实上，我院内分泌科医生都亲自看片，非常重视医学影像资料的应用。所以，特别提示垂体瘤患者在就诊时一定要把术前、术后的片子带齐。这样，患者就少跑一段路，医生就能提供更精确的诊断。

糖尿病老年患者焦虑抑郁的背后

常有老人前来就诊，主诉身体某些部位不舒服。我仔细询问后发现，他们多从外地来京，为的是给儿女带小孩，可是观念不同、家庭关系复杂、与亲家难相处等原因，导致严重的焦虑抑郁，使糖尿病、甲状腺疾病加重。这种现象并不少见，大家应该重视。PM

怎样找到TA

医院：北京协和医院内分泌科

微博：内分泌顾锋

个人网站：好大夫在线 http://gufeng.haodf.com/

“医术”和“仁心”“决断”和“担当”

上海交通大学医学院附属瑞金医院神经外科主任医师、教授　吴哲褒

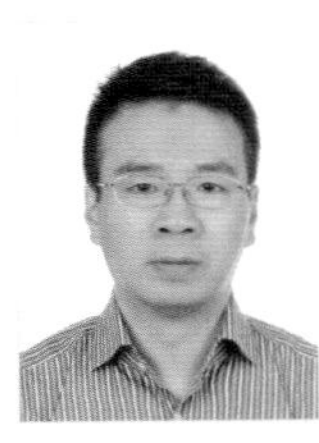

专家简介

吴哲褒　上海交通大学医学院附属瑞金医院神经外科主任医师，教授，博士生导师。中国垂体腺瘤协作组秘书，中国神经科学学会神经肿瘤分会委员，《中华神经外科杂志》英文版编委。

如同一枚硬币的两面，人们总是习惯用“好”和“坏”来简单地评价所遇到的医生。这些年来，由各媒体发起的“好医生”评选活动层出不穷，各种医生“红黑榜”以燎原之势刷爆微信朋友圈，更是被患者奉为“求医指南”。

怎么样的医生才是好医生？评价的标准很多。但无论怎么归纳，我觉得，首先离不开两个关键词：“医术”和“仁心”。

扎牢医者之根本，才能缓解患者的痛苦

所谓医术，就是医疗的水平。我认为这是一名医者的根本，“治好病”是第一要务。因此，一位好医生应该具备扎实的业务功底，要充分了解疾病的机制和病理，并能应用这些知识解决临床问题。同时，抱着终身学习的态度。这一点，医疗行业比其他行业更为紧迫，每一个细微的技术进步，都可能大大缓解患者的痛苦，提升患者的生活质量。

于我而言，从临床医学毕业之后，我就不断行走在求学的路上，在国内继续学习、多次去国外访学，不停地充电……只有这样，站在手术台上，我才可以从容面对许多高难度的挑战，真正帮助患者。

有颗仁爱之心，让患者感受温暖

医术之外，是仁心。老百姓求医看病，除了希望解除生理上的疾痛，更希望得到医生的情感关怀。医生虽不可能治愈所有疾病，但至少要有一颗仁慈的心，哪怕只是一句温暖的问候、一个真诚的眼神、一个亲切的手势。每天都要面对大量患者的郎景和院士说“医生为患者开的第一个处方应该是关爱”，这句话一直深深烙刻在我的心底。

我是从小山村走出来的农家子弟，每当有农村的患者不远千里前来找我看病时，我总能深切地体会他们的疾苦；无论多忙多累，我都仔细耐心地对待我的患者。父亲常常告诫我“行医如同行善，是一种使命而非仅仅是职业”，我非常认同。

今年4月，我遇到一位患垂体瘤的江苏籍女孩。18岁花季的她，本该和同学一起坐在宽敞明亮的教室里安心学习，展开青春的翅膀追逐梦想。然而，她只能脆弱地躺在病床上，疾病犹如最后一根稻草，压倒了本已困顿的她的一家人。反复分析了她的病情后，我从学术角度提出全新的垂体瘤药物治疗方案，让她免除了手术的痛苦，同时我积极联系药物生产商，为她免费提供治疗所需药品。前段时间，女孩前来复查，我惊讶地发现，那张原本愁云密布、略微浮肿的脸，变得笑吟吟、绽放着光泽。

仁爱之心，其实就隐藏在医生的举手投足之间。有了它，患者会感到温暖，减轻对疾病的惧怕。

不为医患矛盾延缓“决断”，不因伤医事件卸下“担当”

“医术”和“仁心”缺一不可。但从更高的要求看，我认为一位真正的好医生还少不了“决断”和“担当”。

当下，医患关系如此紧张，社会多少显得有些“病态”。今年发生在瑞金医院的伤医事件，把这一话题再度推上风口浪尖。原本应该相互理解的医患双方，突然变得剑拔弩张，让医者人人自危，让患者患得患失。要改变这种状况、重构和谐的医患关系，我觉得从医生的角度来说，必须要勇于担当。医生除了关心患者、钻研医术外，还必须承担起更多的社会责任：和患者及其家属真诚沟通，共同参与诊疗过程；诊治患者的疾患，更关注患者的心灵；换位思考，不仅“看好病”，还要主动帮助患者“算好账”，尽可能降低医疗费用……

医疗是一个专业性非常高的行业，所有的患者基本上都是“外行人”，医生的判断和选择，对患者有着决定性的影响。抢救病患时，家属更是

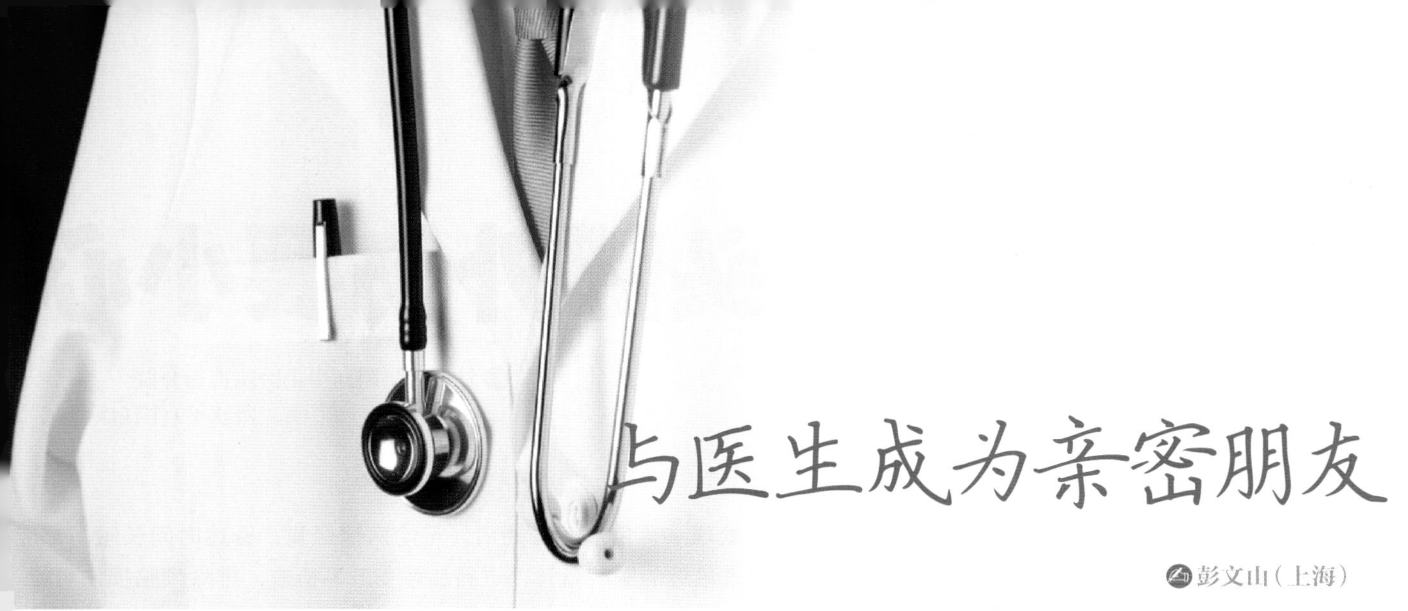

与医生成为亲密朋友

彭文山（上海）

我是一名糖尿病患者，患病二十多年以来，我带着药物、胰岛素周游了十多个国家，至今没有出现并发症，身体的总体状况良好。我的体会是，糖尿病的治疗除了依靠“五驾马车”（老“五驾马车”——糖尿病教育、饮食治疗、运动治疗、药物治疗、病情监测；新“五驾马车”——控制胆固醇、控制血压、血糖管理、体重管理、抗血小板治疗），注意自身管理以外，积极配合医生治疗也是很重要的一环，只有患者与医生相互配合，医生才能根据病情的变化及时调整治疗方案。

患者去医院看病，首先要信任医生，认真听取医生的建议和意见，而自己则要把病情说清楚，如饮食、运动、血糖监测状况、身体的反应、目前的用药，等等。为了不影响其他患者，节省看病时间，我在看病前做了充分的准备，每次我都先将病情写在纸上，让医生可以一目了然。

这几年，为我看病的都是上海市闵行区中心医院的任凤东医生，当初我选择离家近的闵行区中心医院，是因为我不想去较远的大医院就诊，对于一位78岁的老人来说，去较远的医院看病，路途劳累、人多拥挤，很可能还没看好病，就累病了。

在与任医生相处的几年中，她认真负责的态度，让我对她倍加信任。任医生系统、清楚地了解我的病情，每次听完我的叙述，她都会帮我分析此次病情变化的原因。例如近半年我发现血糖忽高忽低、控制不佳，任医生通过我的C肽测定报告发现胰岛素水平低下，告诉我要调整胰岛素，每顿饭前打短效门冬胰岛素，晚上打长效地特胰岛素，根据我的体重算出每次用量，一再嘱咐我要认真记录血糖监测结果，复诊时再进行调整。起初我觉得每天打4次胰岛素太麻烦了，但是我尊重任医生，接受了她的调整方案。没想到，之后没多久我不慎骨折，无法去复诊。任医生主动为我留了电话，每天晚饭后我打电话咨询她。在她的指导下，我的血糖已调整到正常水平。

俗话说“最好的医生是自己”，作为一名患者，要多学习医学常识。我从10岁（1948年）开始阅读母亲订阅的《大众医学》，至今67年了，受益匪浅：我知道，不要盲目相信小广告的宣传，比如某某药可以“根治糖尿病”，或者某某治疗可以“不用吃药、不用打针”就能“治好糖尿病”；我知道，不听医嘱、不按时按量服药的后果很严重；我知道，不要道听途说别人认为好的疗法，因为个体之间有差异……

自我“修炼”之外，还要相信医生，否则“看医生”又有什么意义？为了共同的目标——治好病，让医生和患者成为一条战线上的亲密朋友吧，也让我们用行动改善医患关系！PM

期待医生能够给予正确的建议和做法。因此，对于医生而言，决断和担当至关重要。不能因为伤医事件的层出不穷，就用一件硬硬的壳牢牢地护好自己，瞻前顾后，犹豫不决，甚至推辞和逃避，这样不仅会贻误仅有的抢救时机，还会让医患关系雪上加霜。

医学的本质是人学，它是一种善良人性和友爱情感的表达。科学求真，艺术求美，医学求善。自古以来，行医都被称为仁术。所以，无论我们给出多少视角，无论我们有多少观点，其实归根结底，好医生的标准都是一致的，那就是“为病家谋幸福”！PM

扫描二维码，收看吴哲褒医生的科普精粹

8年面肌抽搐，终于有“面子”请人吃饭

记性不好，有“好”有“坏”

听力消失6年，罪魁祸首竟是它

……

头部外伤要小心

复旦大学附属中山医院青浦分院
神经外科　顾　泉　盛罗平（主任医师）

在日常工作中，我们经常会遇到家长抱着不小心从床上或椅子上摔下导致头部外伤的孩子来医院看急诊，后经CT检查，并无大碍，虚惊一场；同时，我们也遇到过成人不慎摔倒后没有引起重视，直至出现昏迷症状才被送往医院急救的严重病例。头部外伤发生以后，如何正确判断伤情的严重程度，怎样及时采取必要的急救措施，是每个公民都应当掌握的急救常识。

一、摔倒后无昏迷，仅有头皮挫伤

主要表现：无头皮出血，无恶心、呕吐，无鼻腔、口腔出血，仅有头痛和头皮轻微挫伤，疼痛一般局限于着力点（摔伤处）附近。

处理：局部冷敷，防止皮下血肿增大。48 小时后可局部热敷，促进瘀血吸收。

二、摔倒后无昏迷，头皮挫裂出血

主要表现：头部伤口有活动性出血，鼻腔、口腔或外耳道有血液流出。

处理：加压包扎头部伤口或使用纱布、衣物等压迫伤口止血，随后尽快前往医院进行清创和缝合治疗，防止因大量出血而导致失血性休克。鼻腔、口腔、外耳道有出血的患者，切忌自行填塞这些腔道，应立即去医院就诊，由专业医务人员处理。

三、摔倒后有昏迷情况

主要表现：短暂或持续昏迷、头痛、呕吐等。头痛是颅脑损伤后最常见的临床表现，可能是单纯的头皮或颅骨创伤导致，也可能是蛛网膜下腔出血、颅内血肿、颅内压波动或脑血管的异常舒缩所引起。通常，头痛部位固定，常提示此处为受伤时的着力点，若整个头部持续性疼痛、伴眼球胀痛，且有加重趋势，常提示有颅内挫伤的可能，必须引起重视。呕吐也是颅脑损伤患者常见的症状，摔伤早期的呕吐症状常常是由迷走神经或前庭神经结构受损导致，若摔伤后频繁呕吐，则可能是颅内压进行性增高导致，提示病情加重。

处理：摔倒后有昏迷者，无论病情轻重、昏迷时间长短，都应立即去最近的医院就诊，进行头颅 CT 等检查，排除颅脑损伤可能。受伤后持续昏迷者，应注意保持其呼吸道通畅，移动时应注意保护其脊椎，防止二次损伤。频繁呕吐者，应使其保持侧卧体位，防止因呕吐物误吸而导致窒息或吸入性肺炎。PM

特别提醒

极具迷惑性的“硬膜外血肿”

临床上，部分头部外伤后短暂昏迷的患者因清醒后自我感觉良好，便没有去医院接受进一步检查和治疗，直至再次出现昏迷，才被家人送到医院急救，场面非常惊险。“昏迷－清醒－昏迷”是硬膜外血肿的典型表现，即在短暂昏迷之后，有一个中间清醒期，随后患者又会陷入昏迷。短暂的“中间清醒期”会让患者误以为“万事大吉”，而错过抢救的黄金时间。一旦患者再次出现昏迷，病情进展迅速，可能会因发生脑疝而出现心跳、呼吸骤停。

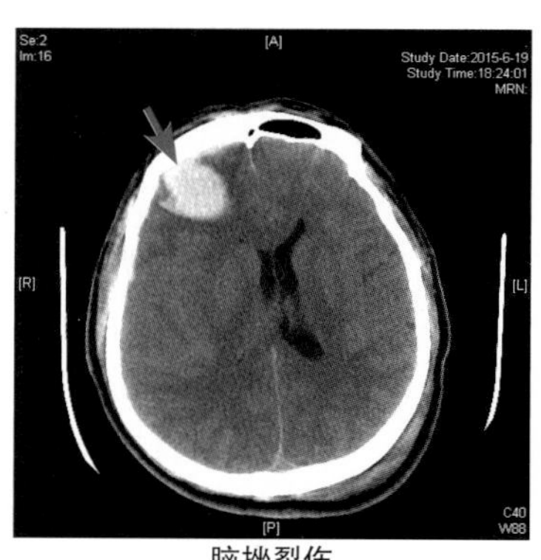

脑挫裂伤

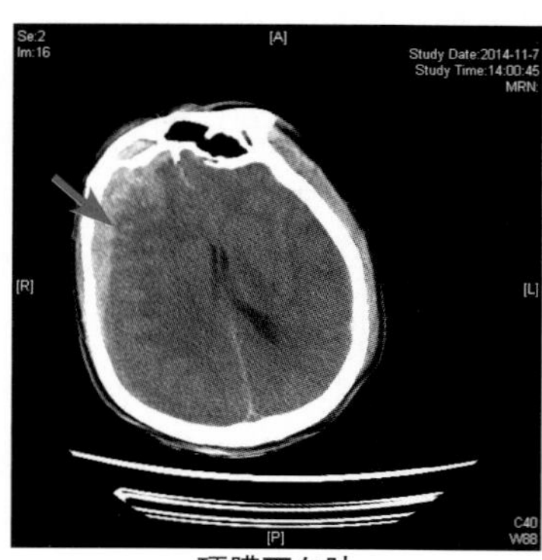

硬膜下血肿

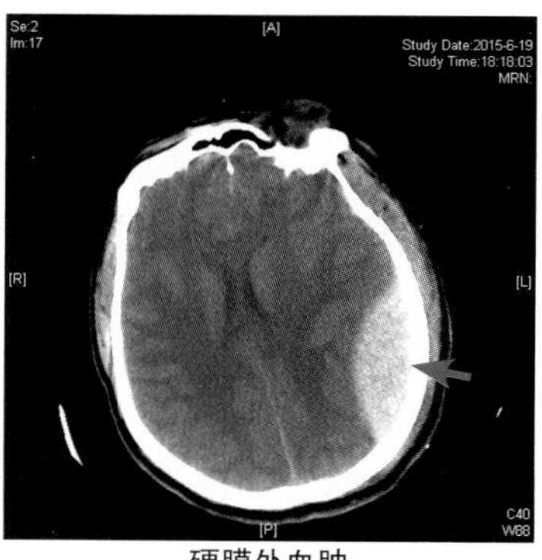

硬膜外血肿

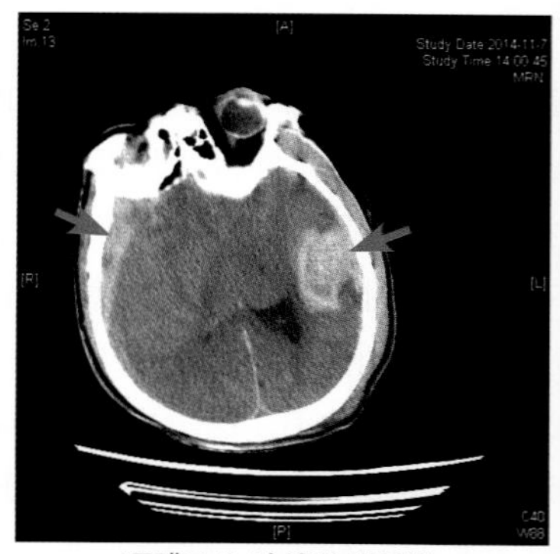

硬膜下血肿伴脑挫裂伤

生活实例

谢伯伯的心脏冠状动脉内有粥样斑块形成，血管狭窄程度小于50%，医生说，暂时还不需要放冠状动脉支架，但需要服药治疗。谢伯伯回家后仔细研究了医生的处方，医嘱中使用扩张血管、降低血小板凝集度、调整血脂的药物，他都能欣然接受。可是，使用能减慢心率的β受体阻滞剂，谢伯伯就想不通了。自己原本心跳也就是每分钟80次左右，并不算很快，为什么还要服用这种药物呢？

冠心病患者口服β受体阻滞剂有“益”

复旦大学附属中山医院上海市心血管病研究所副主任医师　程蕾蕾

β肾上腺素是人体内最为常见的一种神经递质，而β受体阻滞剂是指能选择性地与β肾上腺素受体结合，从而拮抗神经递质和儿茶酚胺对β受体激动作用的一种药物。人体内的肾上腺素受体分布广泛，分 β_1 受体、β_2 受体和 β_3 受体。β_1 受体主要分布在心肌细胞上，可引起心率加快以及心肌收缩力增加；β_2 受体存在于支气管和血管平滑肌细胞上，可引起支气管扩张、血管舒张、内脏平滑肌松弛等；β_3 受体主要散布于脂肪细胞上，可引起脂肪分解。这些肾上腺素的效应均可被β受体阻滞剂所抗衡和消除。

与其作用机制相对应，目前临床上常用的β受体阻滞剂也可分为三类：第一类为非选择性的，作用于 β_1 和 β_2 受体，常用药物为普萘洛尔（心得安）；第二类为选择性的，主要作用于 β_1 受体，常用药物为美托洛尔（倍他乐克）、比索洛尔（康忻）等，这类β受体阻滞剂当前在心血管患者中的应用范围十分广泛；第三类也为非选择性的，可同时作用于β和 α_1 受体，同时具备扩张外周血管的作用，常用药物为阿罗洛尔、卡维地洛等。

β受体阻滞剂主要作用机制是通过抑制肾上腺素受体，减慢心率，减弱心肌收缩力，降低血压，减少心肌耗氧量，防止儿茶酚胺对心脏的损害，改善左心室和血管的重构及功能。因此，对于控制冠心病患者的病情发展十分有益，是冠状动脉粥样硬化患者的基本用药之一。实验证明，长期应用β受体阻滞剂，可降低心力衰竭患者总体死亡率、心血管病死亡率、心源性猝死以及心力衰竭恶化引起的死亡。

大型临床研究还表明，心血管事件发生率随心率增加而增加。随着心率增快，无论是冠心病死亡率、心血管病死亡率，还是全因（任何原因引起的死亡）死亡率都相应升高。而心率平均每分钟减少10次，全因死亡率和再发非致死性心肌梗死的风险分别可降低22%和21%。因此，降低患者的目标心率，十分有益于降低冠心病死亡率。所以，建议所有冠心病患者长期口服β受体阻滞剂，以降低病死率和改善预后。

然而根据调查，目前在我国的冠心病患者中，服用β受体阻滞剂的比例仅为60%，心肌梗死后患者服用β受体阻滞剂的比例也仅为61.9%。因此，我国冠心病患者目前β受体阻滞剂的使用状况与治疗目标存在差距。这就应当在医生专业指导下，选择最为合适的β受体阻滞剂进行长期治疗。

需要注意的是，冠心病患者服用β受体阻滞剂，通常应从小剂量开始，逐渐加量，以达到最大耐受剂量。肺底有啰音等多种体征的急性心力衰竭患者，使用β受体阻滞剂应慎重；合并有支气管哮喘等呼吸系统疾病或心动过缓的患者，禁用β受体阻滞剂。此外，虽然β受体阻滞剂是治疗劳力性心绞痛的重要药物，但对变异型心绞痛患者应属禁忌。PM

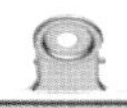

以下心肌梗死后患者，使用β受体阻滞剂，可以显著获益：

①左心室功能不全；②持续的心肌缺血，如心绞痛、冠状动脉严重狭窄时；③房性早搏、室性早搏等与交感神经兴奋有关的心律失常；④合并有β受体阻滞剂可以治疗的病症，如高血压、室上性心动过速、焦虑等。

生活实例

有一位中年患者，糖尿病病史10年以上，长期口服二甲双胍、阿卡波糖（拜糖平）等治疗，但高血糖未得到有效控制，已并发眼底病、肾病。近年来，虽然患者十分注意饮食卫生，但腹泻十分严重，一天20多次，夜间为重，水样便，无脓血，无腹痛。有时大便有脂肪样油脂，而且腹泻很突然，一有便意即泻，常将大便拉在内裤上。为此患者十分痛苦，曾行结肠镜检查，发现结肠黏膜充血，细菌培养阴性。患者曾多次口服止泻药，可腹泻仍然反复出现。

糖尿病患者腹泻，不能一“止”了之

解放军306医院内分泌科 王玉珍（副主任医师） 许樟荣（教授）

在临床上，经常可以看到有些糖尿病患者在饮食上已经非常注意，但仍然会反复出现腹泻。这是怎么回事呢？仔细分析后发现，糖尿病患者发生腹泻并不简单，有多种原因。

1. 二甲双胍引起 二甲双胍是治疗2型糖尿病的一线药物，应用非常广泛，降糖作用确切，单药应用不会发生低血糖，还能抑制食欲，减轻体重，减少肥胖2型糖尿病患者心血管事件率和某些恶性肿瘤的发生率，且价格便宜。尤其适用于体型较胖、控制饮食较差的糖尿病患者。但是，少部分患者在服用二甲双胍后，可出现腹痛、腹泻等症状，多数患者可以在服药过程中逐渐适应，减量服用或继续服用后，腹泻减轻乃至消失。但个别患者可以出现严重腹痛、腹泻，无法耐受。

对策：由二甲双胍引起的腹泻，在停用二甲双胍后，腹泻停止，因此，不必使用止泻药。如果停用二甲双胍后，腹泻仍无好转，患者可以在医生指导下换用其他降糖药。

2. 合并神经病变 在临床上，一些已经确诊多年的糖尿病患者常合并神经病变，尤其是自主神经病变，如胃肠神经病变，可使胃肠蠕动变缓，胃的排空减慢，食物堆积在小肠，造成细菌过度生长，肠道菌群失调，并由此造成小肠运动过快，导致腹泻；胆囊神经病变，可使胆囊排泄障碍，脂肪吸收不良，也易造成腹泻；胰腺外分泌功能障碍，脂肪吸收不好，也会造成腹泻，大便内还有脂肪样油脂。

对策：治疗糖尿病自主神经病变引起的慢性腹泻，首先是控制高血糖，而不是使用止泻药。目前认为，胰岛素可以有效控制高血糖，缓解胃肠神经病变的进一步进展，减少胃肠道副作用。此外，还需要针对神经病变治疗，调节胃肠蠕动，增强胃动力，改变食物在胃肠堆积。必要时，可以使用加强胃动力、减少脂肪泻、改善胰腺外分泌等药物。

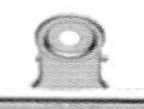

慢性腹泻发生后：加强血糖监测+及时调整胰岛素用量

糖尿病慢性腹泻一般是间歇性的，连续腹泻几日后，肠道内粪便排干净，腹泻停止。以后，胃肠道再次食物积存，又发生腹泻。长期腹泻，患者营养吸收障碍，比较消瘦。有些患者腹泻、便秘交替。在便秘时，口服通便药后可能促进腹泻，而腹泻时，口服抗生素和止泻药效果不佳。患者血糖控制差，餐后容易发生低血糖。许多患者合并周围神经病变，如下肢麻木、疼痛等，十分痛苦。

由于这些患者腹泻发生极不规律，很容易发生低血糖。因此，加强血糖监测和及时调整胰岛素用量以及鼓励患者少食多餐很有必要。

3. 细菌感染 糖尿病患者也可以因为感染沙门菌、痢疾杆菌等发生腹泻。感染的途径主要通过不洁的食物和水，夏季比较常见。患者的大便呈水样，甚至有脓血和黏液，同时伴有恶心、呕吐、腹痛、发热。腹泻严重时，患者可能出现脱水，加重高血糖，甚至造成酮症酸中毒危险。

对策：细菌感染引起的腹泻，应给予针对细菌的抗生素治疗，并及时补充液体。注意，止泻治疗可能导致致病菌在肠内滞留，加重疾病，而以腹泻为表现的酮症酸中毒，靠止泻治疗也不能奏效。

糖尿病患者腹泻原因复杂，不能单纯止泻，必须采取针对性治疗措施。同时，密切注意血糖的监测和控制，老年患者要特别防止脱水和低血压。PM

国务院办公厅印发《关于全面实施城乡居民大病保险的意见》（以下简称《意见》）。明确指出，今年大病保险支付比例应达到50%以上，年底前大病保险覆盖所有城乡居民基本医保参保人群。此外，原则上通过政府招标选定商业保险机构承办大病医保业务。那么，这一在基本医疗保障制度上的拓展和延伸，能否发挥双保险的作用，进一步减轻居民就医负担，让大病就医更有保障？带着这些问题，本刊特约记者采访了中国太平洋人寿保险股份有限公司个人业务企划部总经理方睿。

生了大病 谁来买单

文/特约记者／艾 建

采访专家／中国太平洋人寿保险股份有限公司个人业务企划部总经理 方 睿

记者：这次国务院关于大病医保的意见，是国家在大病保险与救助机制建设上的又一力作，请问什么是大病医保？

方总：所谓“大病医保”，即城乡居民大病保险，就是由政府从医保基金划拨资金，向商业保险机构购买大病保险，由大病保险对经城乡居民基本医保按规定支付后个人负担的合规医疗费用给予保障。《意见》明确要求，以发生高额医疗费用为界定标准，即自负部分年度累计超过一定金额，通常可以按照不低于50%的比例报销。

记者：商业保险机构在这次指导意见的大病医保里起什么作用？

方总：大病保险是对基本医疗保障制度的一种补充。商业保险机构是由政府招标选定的大病保险承办者，意见要求商业保险机构对保费实行单独核算，确保资金安全和偿付能力。在国际上，商业保险在医疗保障体系中起到的作用是非常大的。

记者：大病医保和商业医疗保险之间的区别是什么？两者之间关系如何？

方总：“社保”和“商保”是相辅相成的。“社保”是以医疗费用的实际发生额作为报销依据，有报销的上限和比例，用药范围、定点医院也都有规定，并且还有一定起付线的要求。尤其是在大病治疗的过程中，病患为追求更好的治疗效果，可能会使用进口药或者是一些特殊的检查项目，这些可能在我们的社保、大病医保当中都是不能报销的，需要个人支付。商业重大疾病保险是以发生条款约定的重大疾病病种为给付的依据，给付的金额是合同约定的固定金额，与实际医疗费用发生多少没有关系，可以用于医疗费用的补充和用于支付治疗之外的其他费用。另外，商业重疾险的赔付是确诊即赔付，可以及时用于疾病治疗，居民大病医保的赔付是个人先支付医疗费用，然后再报销，这也是区别。

记者：据统计，目前我国癌症发病率为235/10万，对于这么高发病率，不少保险公司推出了相应的防癌保险产品，那么普通老百姓对这些产品的接受度高吗？

方总：这类产品占我们公司产品的比例非常高，其他公司也都一样，至少占一半以上，说明大家对这类病种还是非常关心的。

记者：我们知道，癌症的治疗费用是很高的，有些甚至无法预估，对此商业保险是如何发挥作用的？

方总：以公司最近上市的一款产品为例，如果一位35周岁的杨先生选择保障到80岁，50万的保险金额，年交费用八千多元，交20年。假设三种情形，其一：杨先生健康活到80岁，所交的16万余元可以在他80岁时全部返还，没病养老。其二：若其不幸罹患癌症，可以获得50万的保险金。其三，假如在交费第三年得了原位癌，就是癌症轻症，可以获得25万的保险金，并且豁免剩下17年的保险费用。而且，如果他在原位癌治愈后健康活到80岁，虽然只交了三年的钱，但是保险公司仍然会把20年的保费总和都给付给他；如果这个杨先生非常不幸，在得了原位癌以后又罹患了癌症，保险公司除之前的25万保险金外，还会给付给他50万的保险金。一般情况下，我们建议将年收入的3~5倍作为保险金额的设定标准。

记者：随着医疗技术水平的不断提高，相信越来越多的重症将不再是不治之症。面对可能发生的疾病，除了树立良好的心态以及健康的意识，同时未雨绸缪在大病保险方面提前规划，是对良好家庭生活的最好保障。PM

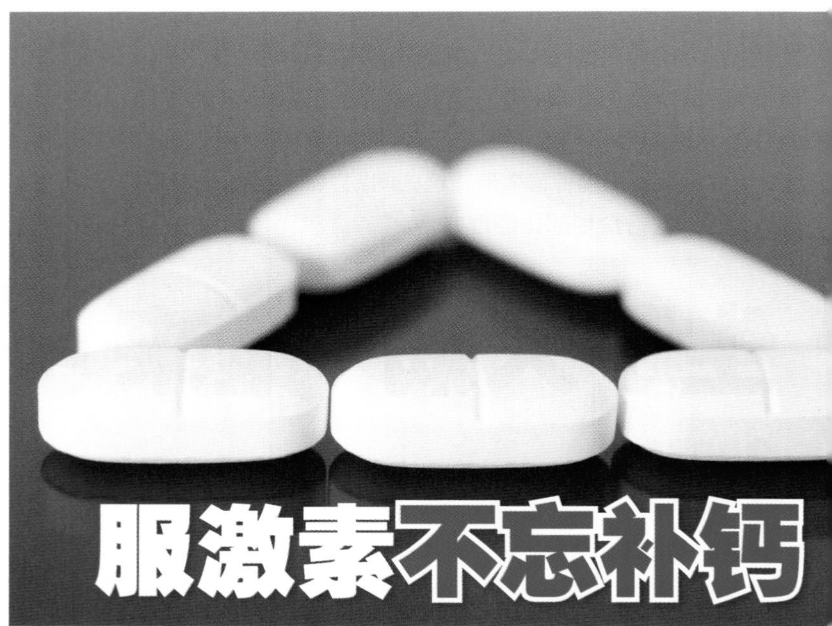

服激素不忘补钙

第二军医大学附属长海医院风湿免疫科教授　戴生明

生活实例

徐女士今年32岁。4年前，经医院诊断患有系统性红斑狼疮。在医生嘱咐下，徐女士开始服用泼尼松片(强的松)50毫克/日进行治疗，病情缓解后，她继续服用泼尼松10毫克/日进行巩固治疗。2年后，系统性红斑狼疮没有复发迹象，但徐女士经常感到腰背酸痛。经骨密度测定发现，徐女士腰椎及左髋两处均存在骨量减少现象。于是，医生在给予徐女士钙制剂及维生素D治疗同时，还给予了二膦酸盐治疗。半年后，徐女士不仅腰背四肢酸痛得到缓解，1年后，腰椎骨密度经复查也已经恢复。

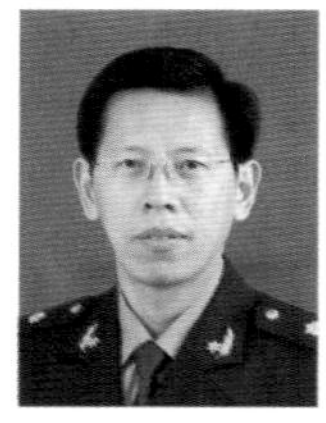

专家简介

戴生明　第二军医大学长海医院风湿免疫科主任医师，教授，博士生导师

门诊时间：周二下午，周四上午

激素是由机体中内分泌腺体分泌的高效生物活性物质，它能够通过调节人体的多种组织和器官的代谢活动来影响人体的代谢、生长、发育、生殖等活动。生活中，常见的激素可以分为糖皮质激素、甲状腺激素、雄激素、雌激素、孕激素等。其中，糖皮质激素在体内来源于肾上腺皮质，由于其在临床上的应用最为广泛，常常把糖皮质激素简称为激素。

骨钙流失　“骨松”风险

糖皮质激素作为药物，常用制剂有泼尼松（强的松）、甲泼尼龙（甲基强的松龙）、地塞米松、可的松等，常用于治疗自身免疫性疾病（如系统性红斑狼疮、多发性肌炎、类风湿关节炎、肾小球肾炎、肾病综合征），和过敏性疾病（如支气管哮喘、过敏性紫癜、荨麻疹、鼻炎）等。在临床上，糖皮质激素类药物具有起效快、效果佳、显著缓解病情的效果，拯救了无数患者的生命。然而，在治疗的同时，也存在一些不良反应风险，发生类固醇性糖尿病、高血压、肥胖、骨钙流失并发骨质疏松症等。其中，骨钙流失较为隐匿，不易为患者所发现。研究显示，长期服用糖皮质激素类药物的患者，常会出现骨质疏松症。

人体骨骼中存在作用相反的两类细胞，即破骨细胞和成骨细胞。在正常情况下，因为这两种细胞，骨骼始终处于不断地更新与修复中，两者处于动态平衡，维护骨骼的功能。糖皮质激素可以单方面增加破骨细胞的功能，使破骨细胞吸收的骨量大于成骨细胞合成的新骨量，入不敷出，最终骨钙流失增加，骨量减少，逐渐发展为骨质疏松症，并发骨折。

合理补钙　及早预防

来自美国健康管理组织的数据显示，每天使用泼尼松超过5毫克（1片），服用时间超过90天的患者，发生骨质疏松症的风险增高30%~50%。可见，长期服用糖皮质质素会导致骨质疏松症，因此，应及早进行预防。目前认为，患者在服用糖皮质激素同时，应合理补充钙。

经科学研究证实，长期服用泼尼松15毫克/日或以下剂量的糖皮质激素患者，钙剂配合维生素D制剂能够有效保持骨量，预防骨质疏松发生。当然，在补充钙制剂和维生素D的同时，保持良好的生活习惯，戒烟、戒酒及进行适当负重体育活动等，也可以起到强化骨骼的作用，同样有助于骨质疏松的预防。

需要强调的是，目前在医学上尚没有药物可以完全替代糖皮质激素，因此，合理使用糖皮质激素是关键。如果患者完全拒绝糖皮质激素是“因噎废食”，将可能错失治疗机会。PM

大众医学手机版（APP）是《大众医学》杂志旗下融合性新媒体平台，适配iOS和Android操作系统的手机和平板电脑，具有图文展示、音频视频、应用下载、内文链接、多渠道分享等功能，带来健康资讯阅读新体验。扫描二维码立即下载。各大应用商店搜索“大众医学”亦可下载。发送短信“大众医学”到“12114”，任意手机均可获得下载链接。

扫描二维码

立即下载

前列腺增生症，适当憋尿训练可改善生活质量

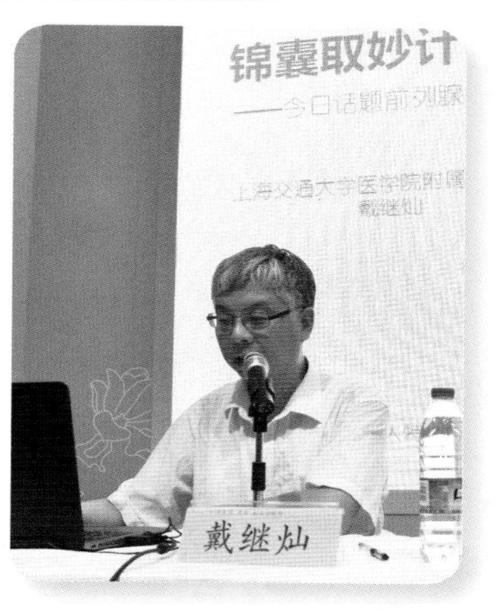
锦囊取妙计
戴继灿

2015年8月24日，在“上海书展”期间，《大众医学》邀请上海交通大学医学院附属仁济医院男科副教授、《中国男科学杂志》编辑部主任戴继灿主讲“锦囊取妙计，健康伴终身”的男性健康公益讲座。2014年，《大众医学》与《中国男科学杂志》联合汇编了图书《男人锦囊——男人特需智慧养生方案》。本次演讲分为前列腺增生和男性生育健康，以下为前列腺增生部分，男性生育的话题请关注下一期本栏目。

前列腺增生症是一种良性疾病，与雄激素分泌有关。随年龄增长，前列腺增生症发病率增加，是一种“长寿病”，如无症状，不需要治疗。前列腺增生症患者在饮食与生活习惯上可注意以下几点：适当限制饮水；忌酒、咖啡因饮料；适当憋尿，训练良好的排尿习惯；不要久坐，适量运动；注意防寒保暖。当出现以下情况时，可以考虑手术治疗前列腺增生：出现尿潴留；前列腺增生伴膀胱巨大憩室、结石、感染；伴严重血尿，并已排除其他尿路疾病，如畸形、肿瘤等；前列腺增生导致残余尿；前列腺肥大相关症状，严重影响生活质量。

更详细内容请扫描二维码深入阅读。

来大众医学手机版 看“糖尿病科普电视剧”

经复旦大学内分泌糖尿病研究所授权，糖尿病科普教育片《抗糖路上爱相伴》被剪辑成10多个片段，在大众医学手机版的“视频”板块呈现。该片由复旦大学附属华山医院内分泌科胡仁明教授总策划、总导演，医生和群众演员参演，这是一个糖尿病科普教育片，但却是以爱情故事为线索的，故事的男主角结婚前夕被发现患有糖尿病……胡仁明教授表示，是快速增长的糖尿病发病率让他产生了跨界冲动，以电视剧的形式来进行糖尿病科普教育。该片获得了2014年上海科普教育创新奖“科普成果奖”二等奖。请在大众医学手机版“视频”板块搜索“糖尿病”，收看“电视剧版”糖尿病知识指导。

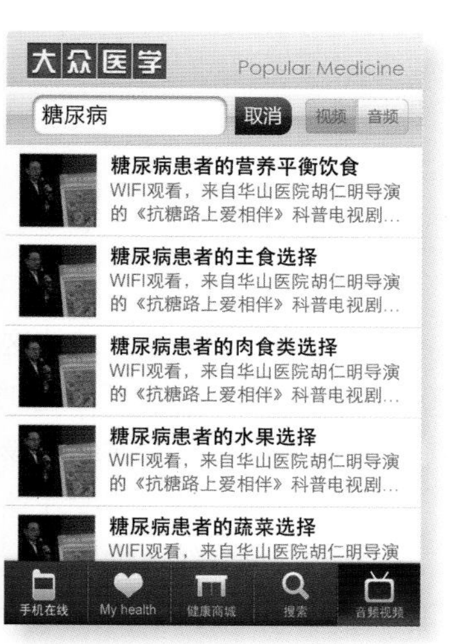
大众医学 Popular Medicine
糖尿病
取消
视频
音频
糖尿病患者的营养平衡饮食
WIFI观看，来自华山医院胡仁明导演的《抗糖路上爱相伴》科普电视剧...
糖尿病患者的主食选择
WIFI观看，来自华山医院胡仁明导演的《抗糖路上爱相伴》科普电视剧...
糖尿病患者的肉食类选择
WIFI观看，来自华山医院胡仁明导演的《抗糖路上爱相伴》科普电视剧...
糖尿病患者的水果选择
WIFI观看，来自华山医院胡仁明导演的《抗糖路上爱相伴》科普电视剧...
糖尿病患者的蔬菜选择
WIFI观看，来自华山医院胡仁明导演
手机在线
My health
健康商城
搜索
音频视频

累了吗？教你做份“抗疲劳秘籍”

生活、工作压力这么大，职场人士偶尔感觉疲劳是很正常的，但是记住：不要让自己过度疲劳！抗疲劳也不只是好好睡一觉这么简单，除了身体需要放松，职场人士的心理紧张感也要得到及时疏导，当然，运动、饮食还要讲究方法得当。大众医学手机版用户，推荐使用“抗疲劳”“情绪”“压力”“运动”这几个关键词在“搜索”板块检索。找到中意的文章，就点右上方“五角星”按钮，文章就会被**“收藏”**到My health板块。这些适合你的指导方案，可以时常点开看看，它们能帮助你修正行为和思维习惯。身心都轻松了，疲劳就拜拜啦！

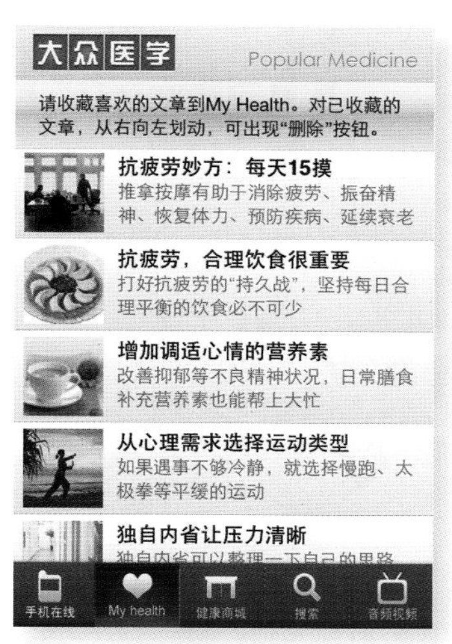
大众医学 Popular Medicine
请收藏喜欢的文章到My Health。对已收藏的文章，从右向左划动，可出现“删除”按钮。
抗疲劳妙方：每天15摸
推拿按摩有助于消除疲劳、振奋精神、恢复体力、预防疾病、延续衰老
抗疲劳，合理饮食很重要
打好抗疲劳的“持久战”，坚持每日合理平衡的饮食必不可少
增加调适心情的营养素
改善抑郁等不良精神状况，日常膳食补充营养素也能帮上大忙
从心理需求选择运动类型
如果遇事不够冷静，就选择慢跑、太极拳等平缓的运动
独自内省让压力清晰
手机在线
My health
健康商城
搜索
音频视频

以上内容登录大众医学网站（www.popumed.com），在大众论坛“手机版资讯”版块也可查看。

本刊两场科普讲座亮相上海书展

在2015上海书展暨书香中国上海周活动期间，《大众医学》杂志成功举办了两场科普讲座，受到了广大读者的热烈欢迎。

《家庭真验方》“偏方故事汇”

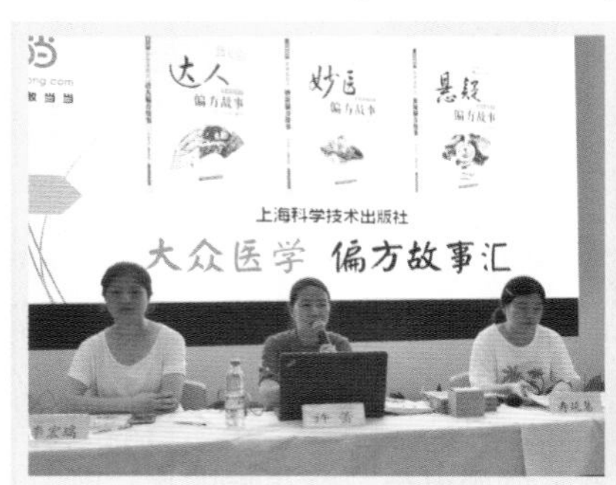

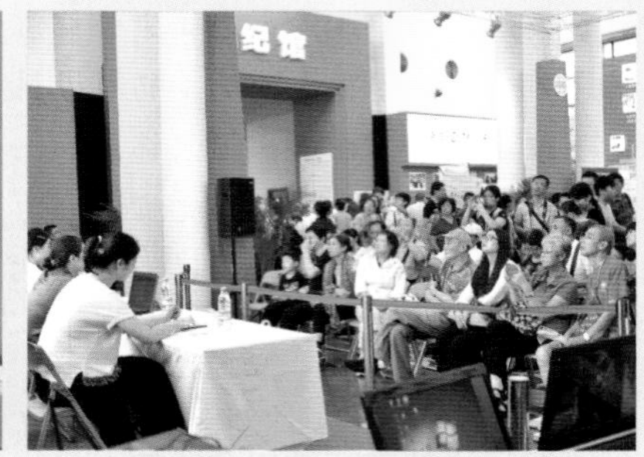

在《家庭真验方》“偏方故事汇”讲座现场，三位编辑为读者们讲述了一个又一个精彩的偏方故事，这些偏方故事全部出自今年出版的三本新书——《达人偏方故事》《妙医偏方故事》《悬疑偏方故事》。在讲述这些民间达人、基层医生、网络粉丝“贡献”的偏方故事时，编辑们与在场读者进行了一次次互动：盐、糖、醋、面粉、酱油，谁是治伤“神器”？现场读者的回答五花八门；真空法治毒虫叮咬是怎么回事？现场的读者猜到了，不过书中专家的提点更值得一看。偏方故事或高明，或绝妙，或悬疑，精彩纷呈，令在场听众获益匪浅。

赶走脂肪肝，专家来支招

于2015年3月出版、目前已热销两万余册的畅销科普书——《中国脂肪肝防治指南（科普版）》亦亮相上海书展。该书的主编、上海市医学会肝病学分会主任委员、上海交通大学医学院附属新华医院消化内科主任范建高教授在百忙之中赶到书展现场，为广大读者讲解了脂肪肝的来龙去脉、危害，以及防治方法，并耐心解答了读者提出的问题。讲座结束后，读者们有序地排队购书，请范教授签名留念。一位来自松江的读者告诉范教授，他患有中度脂肪肝很多年，医生只建议他“少吃多动”，但他真的不知道具体该怎么“少吃、多动”，因此自己的病情一直都没有改善。今天，他欣喜地从范教授主编的这本书里找到了答案，比如什么东西可以多吃、什么食物要少吃或不吃、什么时间吃最合适、什么运动最有效、运动时需要注意些什么等，书中都有详细介绍，他回去一定要认真学习，按照书上的建议执行，希望能够早日摆脱脂肪肝。

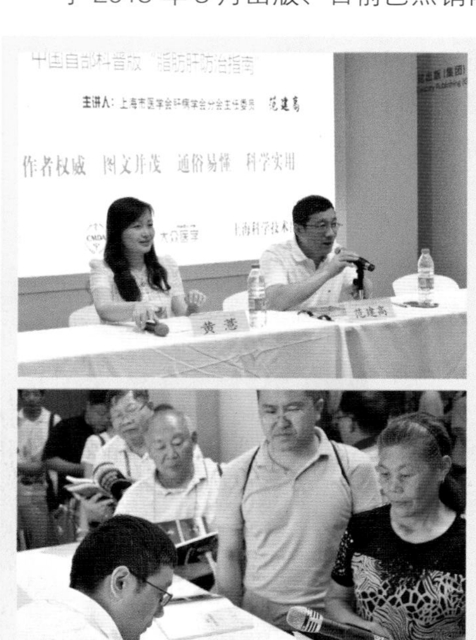

敬告读者

每一个月，《大众医学》都会带给您权威、实用、最新的保健知识。出版前，每篇文章都经过严格审查和内容核实。我们刊出这些文章，并不是要取代看病就医，而是希望帮助大家开阔眼界，让自己更健康。

由于个体差异，文章所介绍的医疗、保健手段并不能适合每一位读者，尤其是在诊断或治疗疾病时。任何想法和尝试，您都应该和医生讨论，权衡利弊。

您可以通过以下方式，进一步了解有关专家信息：

1. 登陆《大众医学》网站www.popumed.com，打开“专家门诊”，在“看病找专家”中键入专家姓名，了解专家专长、联系办法等信息。

2. 发电子邮件至popularmedicine@sstp.cn或写信向编辑部咨询。

3. 通过114查询相关医疗机构电话，向挂号室或咨询服务台，了解专家近期门诊安排，就医诊治。

敬告本刊作者

1. 本刊稿件一律不退，敬请自留底稿。从稿件投到本刊之日起，三个月后未得录用通知，方可另行处理。如需退稿（照片和插图），请注明。

2. 稿件从发表之日起，其专有出版权、汇编权和网络传播权即授予本刊，同时许可本刊转授第三方使用。本刊支付的稿费包含信息网络传播的使用费。

3. 根据需要，本刊刊登的稿件（文、图、照片等）将在本刊或主办本刊的上海科学技术出版社的网页或网站上传播宣传。

4. 本刊作者保证来稿中没有侵犯他人著作权或其他权利的内容，并将对此承担责任。

5. 对于上述合作条件若有异议，请在来稿时声明，否则将视作同意。

“糖友”管好嘴的三个关键词

作者简介

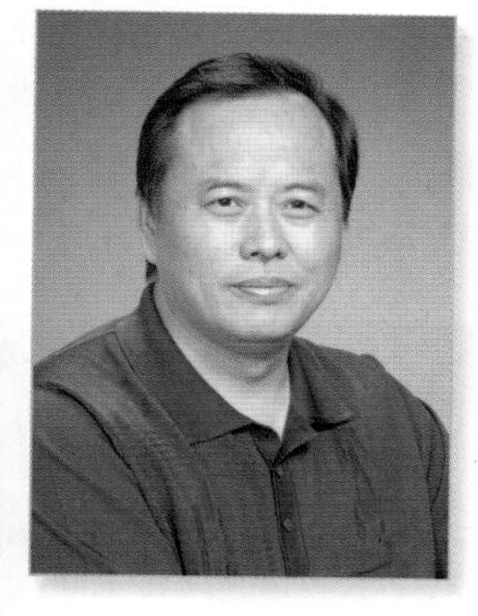

仝小林，中国中医科学院广安门医院副院长，教授、主任医师、博士生导师。中华中医药学会糖尿病分会名誉主任委员，世界中医药学会联合会内分泌专业委员会会长，中国中医药研究促进会糖尿病专业委员会主任委员，中国中医科学院首席研究员，973首席科学家，国家中医药管理局内分泌重点学科带头人。

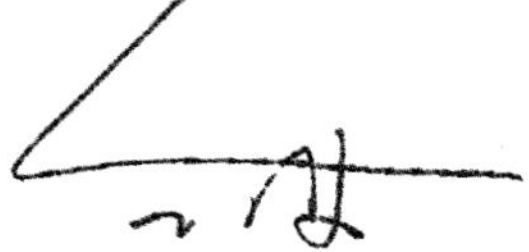

11月14日是“世界糖尿病日”。今年的主题是关于“糖尿病患者的饮食健康”。国际糖尿病联盟呼吁：“现在就行动起来，改变自己的生活——管理好各类糖尿病，健康饮食是关键环节！”

在我国，近年来随着社会经济的发展和生活方式的改变，糖尿病患病率急剧上升。全国流行病学调查显示，我国20岁以上成年人中糖尿病患者人数达到9240万人（占到成年人群的9.7%）。此外，有1.48亿成年人（占到成年人群的15.5%）处于糖尿病前期。

糖尿病是一个高发病。据世界卫生组织预测，未来的十年，中国糖尿病患者出现并发症（如心血管并发症等）的人数会大幅增加。糖尿病对健康的危害不容忽视，控制糖尿病更是刻不容缓。

那么，如何才能控制好糖尿病呢？正如“世界糖尿病日”所倡导的，健康饮食就是最重要的措施之一。要做到健康的饮食，我觉得有三个关键词特别重要。糖尿病患者要记住这些关键词，并在日常生活中身体力行，则必然对疾病的控制起到良好的作用。

第一个关键词是“粗粮”。即提倡糖尿病患者要多吃粗粮，比如荞麦、玉米、高粱米等。粗粮要尽量多吃，相反则要尽量少吃那种特别细的粮食，尤其是富强粉，因为里面粗纤维完全没有。

第二个关键词是“定量”，就是要做到“三餐定量”。糖尿病患者应该通过饮食控制每天总热量的摄入，即无论吃什么，一天摄入的总热量要固定。而要做到这一点，糖尿病患者最好三餐定时定量，不要额外吃零食，这样才容易掌控总的热量摄入。

第三个关键词是“吃苦”。从中医的角度讲，糖尿病是一个天然的“甜病”，患者血糖高；在自然界里，苦是甜的天然对立，所以宜多“吃苦”。中药里面治疗糖尿病最有效的是黄连，黄连是苦的；也可以多吃苦的蔬菜，如苦瓜等，各种野菜也很适合糖尿病患者，因为野菜多数是偏苦的。喝苦丁茶对糖尿病也有好处。

总而言之，健康饮食对糖尿病的控制非常重要，患者一定要掌握“管好嘴”的方法和原则。此外，平时还要有比较强的健康意识，见微知著、防微杜渐，如此糖尿病就可望得到良好的控制。PM

Contents 目录 2015 年 11 月

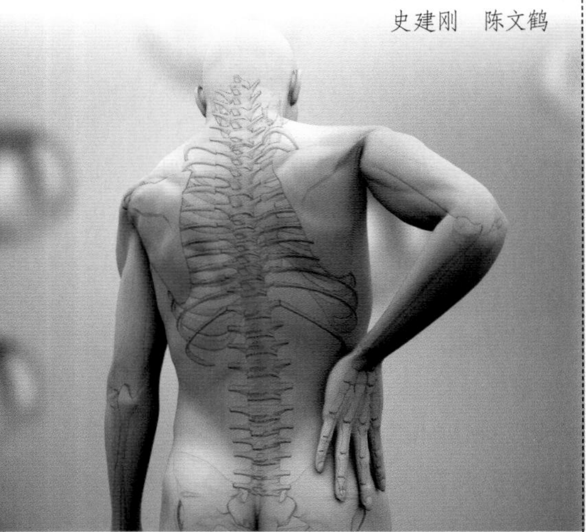

误1：腰痛突如其来，防不胜防
误2：“骨刺”是腰痛的罪魁祸首
误3：正骨、整脊治腰痛“快准狠”
误4：活血补肾、强腰健骨，补酒大显神通
误5：患腰痛，就不能离开腰围和硬板床
误6：小孩哪会腰痛，睡一夜就没事了
误7：穿高跟鞋脚痛、太胖膝关节痛，与腰没关系

扫描二维码
关注大众医学

发送短信“大众医学”到12114，免费下载大众医学手机版，短信资费0.1元。

大众医学
微信二维码

大众医学手机版
（安卓版/iphone版）

随着乳腺癌治疗的发展、生殖医学技术的进步，部分年轻乳腺癌患者通过谨慎选择治疗药物与使用辅助生殖技术，能够成功保存生育能力，并在合适的妊娠时期健康生育，且不会出现乳腺癌复发。

当看到“瘤”这个字眼，一般来说是良性的，而看到“癌”，则是恶性的。当然也有例外，比如淋巴瘤有“瘤”字，但它是恶性的；若“瘤”字前面加了一个“肉”字，变成了“肉瘤”，那它也是恶性的。

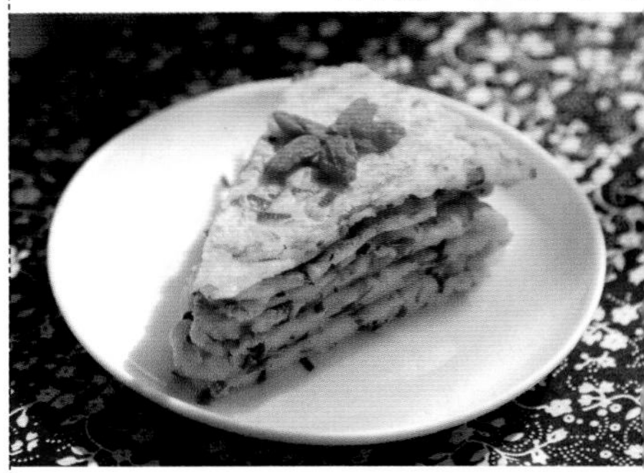

本期部分图片由东方IC和达志图片提供 本期封面图片由王悦提供

创刊于1948年　第三届中国政府出版奖期刊奖提名奖　新中国60年有影响力的期刊
上海市著名商标　全国优秀科技期刊一等奖　中国期刊方阵　中国百强报刊

大众医学®(月刊)

2015年第11期 da zhong yi xue

大众医学——Healthy 健康上海 Shanghai 指定杂志合作媒体

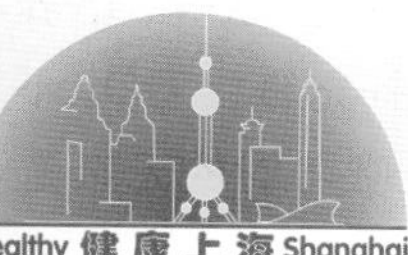

大力推进健康城市建设，上海市爱国卫生工作努力寻求本土化与全球化相结合，提升健康促进的能力与水平。上海市建设健康城市2015年–2017年行动计划实施期间，市爱卫会（健促委）将全面倡导“科学健身、控制烟害、食品安全、正确就医、清洁环境”五大市民行动，进一步加强健康支持性环境建设和市民健康自我管理小组建设。《大众医学》作为指定杂志合作媒体，邀您行动起来、与健康结伴。

主　管　上海世纪出版股份有限公司
主　办　上海世纪出版股份有限公司
科学技术出版社

编辑、出版　《大众医学》编辑部
编辑部　(021) 64845061
传　真　(021) 64845062
网　址　www.popumed.com
电子信箱　popularmedicine@sstp.cn
邮购部　(021) 64845191
(021) 64089888转81826

广告总代理
上海科学技术出版社广告部
上海高精广告有限公司
电话：021-64848170
传真：021-64848152
广告/整合营销总监　王　萱
副总监　夏叶玲
业务经理　杨整毅　丁　炜

发行总经销
上海科学技术出版社发行部
电话：021-64848257　021-64848259
传真：021-64848256
发行总监　章志刚
发行副总监　潘　峥
业务经理　张志坚　葛静浩　仝　翀　马　骏

编辑部、邮购部、广告部、发行部地址
上海市徐汇区钦州南路71号（邮政编码200235）

发行范围　公开发行
国内发行　上海市报刊发行局、陕西省邮政报刊发行局、重庆市报刊发行局、深圳市报刊发行局
国内邮发代号　4-11
国内统一连续出版物号　CN31-1369/R
国际标准连续出版物号　ISSN 1000-8470
国内订购　全国各地邮局
国外发行　中国国际图书贸易总公司
(北京邮政399信箱)
国外发行代号　M158
印　刷　上海当纳利印刷有限公司
出版日期　11月1日
定　价　8.00元
广告经营许可证号　3100320080002
80页(附赠32开小册子16页)

资讯分享

疾病预防

世界卫生组织：控烟要从孩子抓起

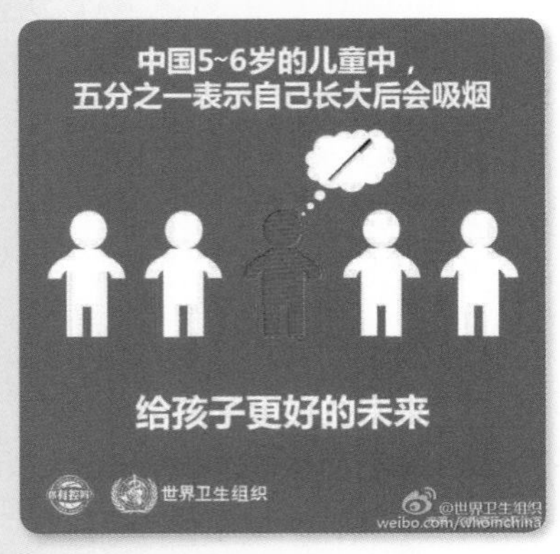

今年9月1日，新的《广告法》开始施行，这意味着在我国所有烟草广告全部被禁。为此，世界卫生组织呼吁每个人都来监督烟草广告，如果发现任何形式的烟草广告，可随手用手机拍下来，并向卫生机构或媒体举报。世界卫生组织同时特别指出，**控烟一定要从小抓起**。有调查数据表明，中国5~6岁儿童中，1/5表示自己长大后会吸烟；中小学生中吸烟者亦占一定比例。15~21岁是产生烟民的高发时段，这一年龄段人群控烟的效果，直接影响成年烟民数量。研究发现，父母吸烟的孩子更容易成为吸烟者。所以，**父母一定要做好表率，主动戒烟，至少不要在孩子面前吸烟**。另外，学校等场所也要为孩子提供无烟的环境。

科学用药

服用紧急避孕药，需警惕宫外孕

上海交通大学医学院附属国际和平妇幼保健院的科研人员对7 000多名妇女进行回顾性病例对照研究和分析，其中约1/3为异位妊娠病例，1/3为宫内妊娠，1/3为没有怀孕妇女。结果发现服用左炔诺孕酮（紧急避孕药）并不增加异位妊娠风险；不过，一旦避孕失败，在本周期内异位妊娠风险明显高于宫内妊娠，**异位妊娠的发生率是未服用紧急避孕药者的5.29倍**。而且同一周期内，服用紧急避孕药后，再次有无保护性生活，或者再次性生活后重复服用左炔诺孕酮的怀孕者，异位妊娠风险增加。从1998年开始，左炔诺孕酮在我国正式作为非处方紧急避孕药应用，既往认为其安全可靠，并不增加异位妊娠的发生，但近年来，使用紧急避孕药后出现宫外孕的案例时有报道。专家解释说，**服用紧急避孕药时，若是在女性排卵前，能抑制卵泡发育，起到避孕作用；若不巧是在排卵后，不但不能起到避孕作用，紧急避孕药中的高效孕酮还能降低输卵管动力**，导致胚胎在输卵管内运输延迟或停止，增加了异位妊娠风险。

医学前沿

中国科学家屠呦呦获诺贝尔医学奖

近日，85岁的中国药学家屠呦呦和美国、日本的两位科学家，共同获得2015年诺贝尔生理学或医学奖。这是中国科学家首次获得诺贝尔医学奖。**屠呦呦获奖，是因为她成功从黄花蒿中提取出能有效治疗疟疾的青蒿素**。据诺贝尔奖相关资料介绍，疟疾的传统疗法是使用氯喹或奎宁，但其疗效不断降低。到20世纪60年代后期，消灭疟疾的努力失败，疟疾发病率在上升。屠呦呦当时在中国转向中草药研究，力求从中找寻治疗疟疾的新方法。**她受到中国古代医书关于青蒿治疗疟疾记载的启发，提取出具有全新化学结构和显著抗疟功效的新药——青蒿素**。青蒿素能够在疟原虫早期发展阶段快速有效地杀灭它，在治疗疟疾方面有着空前的效力。

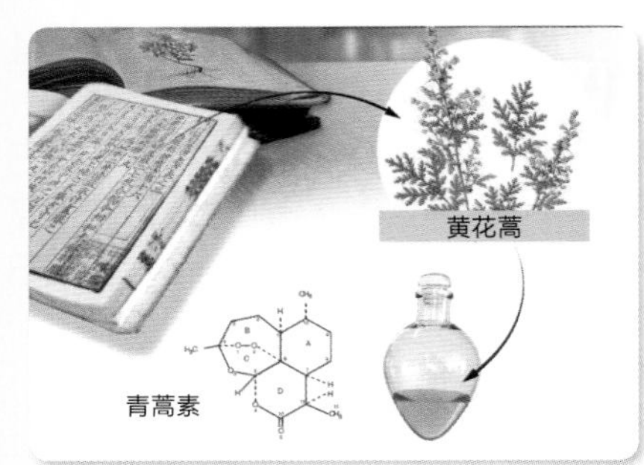

饮食营养

新生儿第一口食物应是母乳

中国营养学会近期发布《（0~6个月）婴儿喂养指南》。这份指南强调，**婴儿出生后第一口食物应是母乳**，有利于预防婴儿过敏，并减轻新生儿黄疸、体重下降和低血糖的发生。**婴儿尽早反复吸吮乳头，是确保成功纯母乳喂养的关键**。母亲分娩后，应尽早开奶，让婴儿开始吸吮乳头，获得初乳并进一步刺激泌乳、增加乳汁分泌。可密切关注婴儿体重，**婴儿体重下降只要不超过出生时体重的7%就应坚持纯母乳喂养**。这份指南还特别指出以下几条婴儿喂养原则：坚持6月龄内纯母乳喂养；顺应喂养，培养良好的生活习惯；出生后数日开始补充维生素D，不需补钙；婴儿配方奶是不能纯母乳喂养时的无奈选择；监测体格指标，保持健康生长。

微活动

前不久，《大众医学》旗下《家庭真验方》品牌图书的编辑团队，在上海书展期间和现场读者一起举行了一场别开生面的“偏方故事汇”。在这场“偏方故事汇”中，三位编辑给大家带来了好玩又实用的偏方。以下是本次活动的精彩回顾。

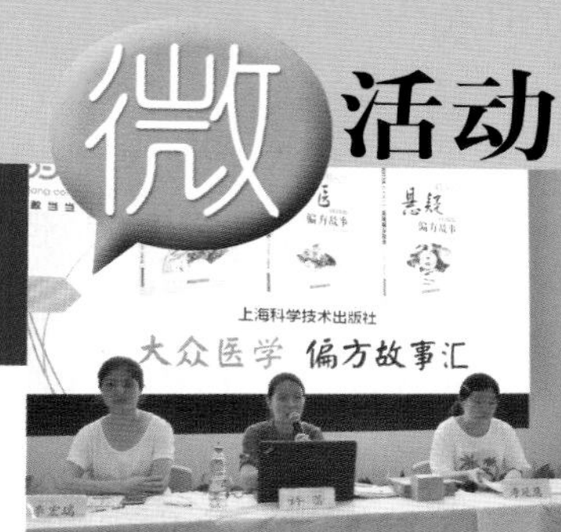

抢沙发，来看偏方故事汇

故事一：什么中药虽然血淋淋，有人却用来包饺子、炖汤？

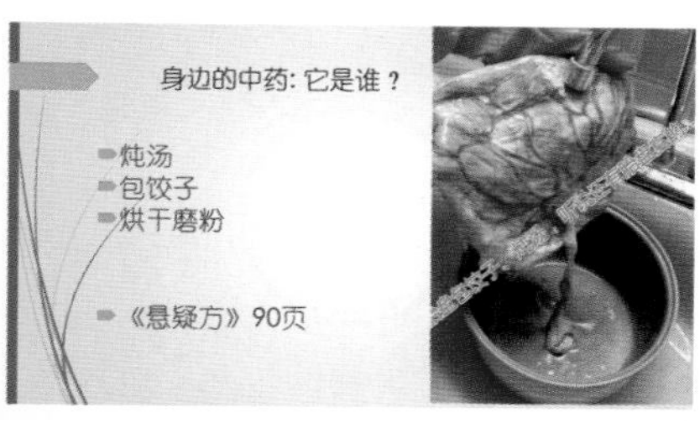
身边的中药：它是谁？
炖汤
包饺子
烘干磨粉
《悬疑方》90页

是胎盘！图中是新鲜的胎盘，不要吃！专家推荐烘干磨粉法。

故事二：小鱼刺卡住喉咙，你还在啃馒头喝醋吗？一株“仙草”，轻松搞定。

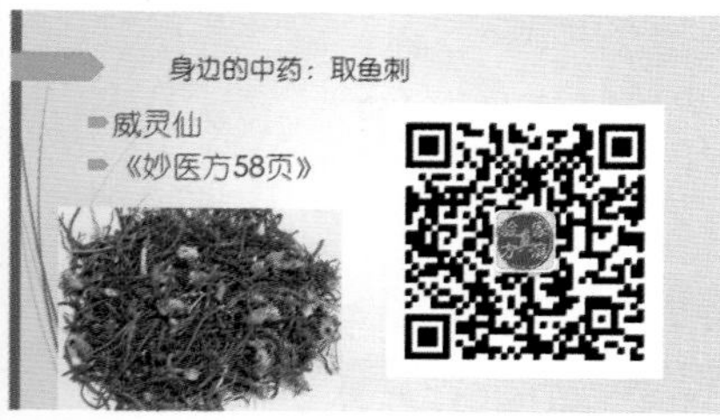
身边的中药：取鱼刺
威灵仙
《妙医方58页》

这株“仙草”叫作——威灵仙，图中是威灵仙晒干后的样子。想知道“仙草”的真实模样？发送“威灵仙”到“家庭真验方”微信公众号，就可以看到它的真身了。

故事三：柴米油盐酱醋茶，家家厨房必备品。谁是治伤神器，猜猜看？

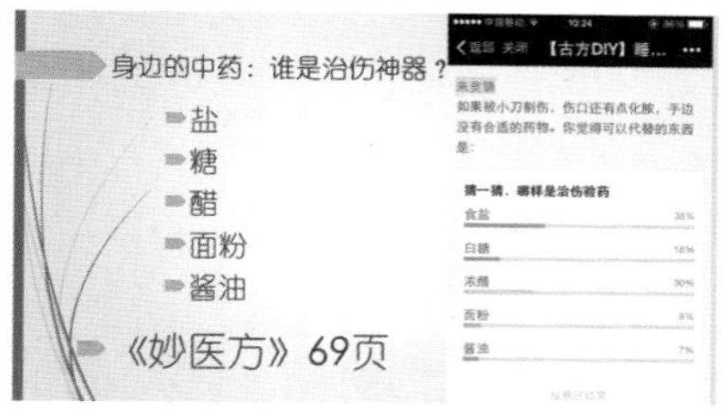

书展现场读者和“家庭真验方”微信平台的大多数粉丝选了盐。不过大家都错了，正确答案是白糖。为什么是糖不是盐？请在《妙医偏方故事》里找答案。

故事四：据说有人因为受不了枕边人的鼾声而提出离婚。打响婚姻保卫战，靠它真的行吗？

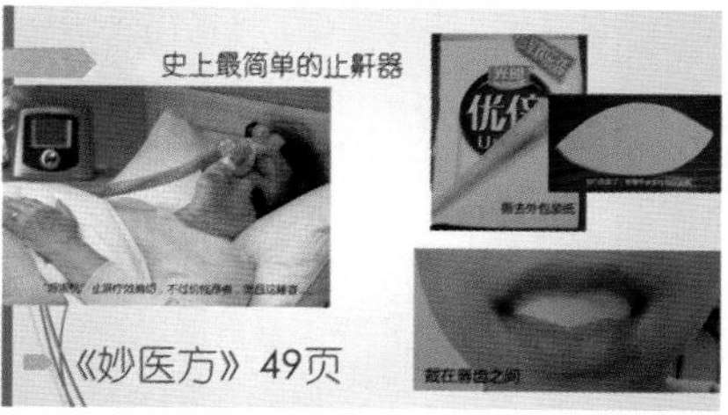

左面是鼾症的呼吸机正规疗法，右面是牛奶盒做的是止鼾器偏方。想知道具体怎么做？去《妙医偏方故事》里面找。

故事五：口腔溃疡，萝卜帮忙。这里有你不知道的萝卜的妙用。

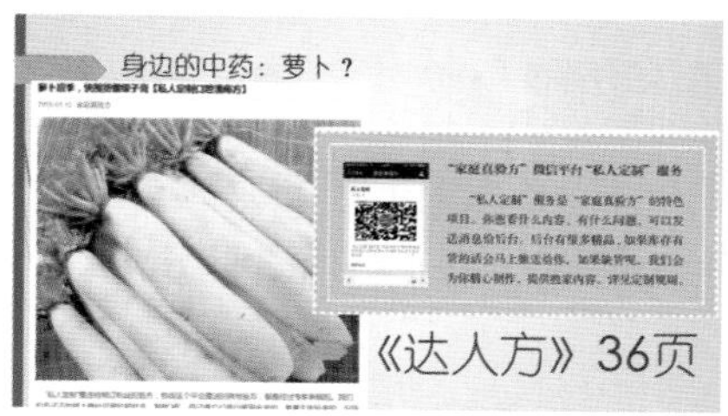
身边的中药：萝卜？
《达人方》36页

萝卜缨子做的茶和敷贴膏，专治口腔溃疡。还有什么问题，发来“家庭真验方”微信平台，私人定制服务为你量身定制解决方案。

故事六：转基因苦瓜会致癌？骗小偷的！

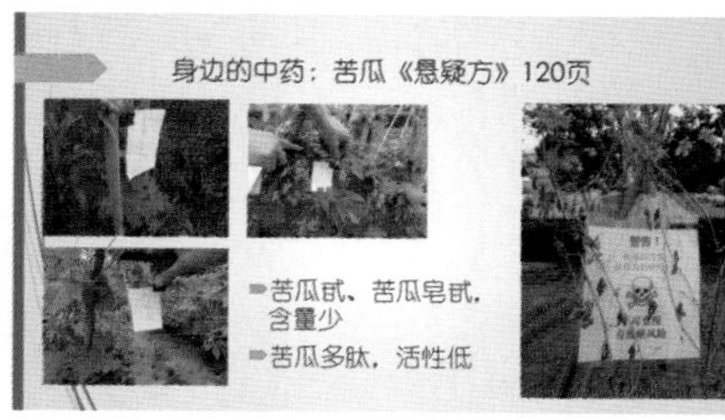
身边的中药：苦瓜《悬疑方》120页
苦瓜甙、苦瓜皂甙，含量少
苦瓜多肽，活性低

“转基因苦瓜会致癌”是专家怕自己种来研究用的苦瓜被盗，写了准备吓跑小偷的。“苦瓜降糖”糖友人人皆知，到底是真是假？答案就在《悬疑偏方故事》里。

等你来参与

还有更多偏方故事、更多专家对偏方的详尽解读，尽在《家庭真验方-偏方故事》系列，扫描二维码，进入“大众医学微书城”购书吧！

另外，也可以通过以下方式购买《家庭真验方-偏方故事》系列丛书。

★ 本社邮购：021-64845191 / 021-64089888-81826

★ 网上零售：shkxjscbs.tmall.com（上海科学技术出版社天猫旗舰店）
卓越、当当、京东等各大网上书城

★ 各地新华书店

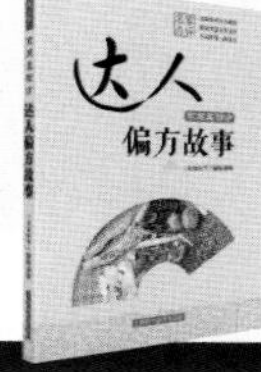

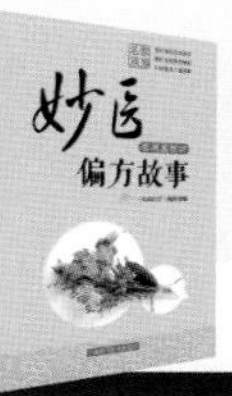

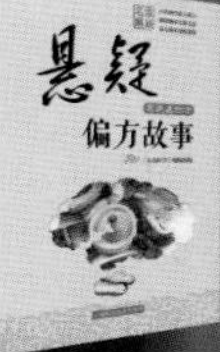

腰痛是种常见病。但是，人们对这种司空见惯的疾病还存在很多错误观念，导致不能正确处理和对待病情，从而使病情加重或迁延不愈。本刊对骨科、康复医学科专家的调查发现，有7个关于腰痛的错误观念需要引起高度重视。根据调查结果，我们特邀请国内知名专家，对腰痛常见误区进行分析点评，帮助老百姓更科学地认识腰痛，克服错误观念，以便在腰痛的预防、治疗和康复方面少走弯路。

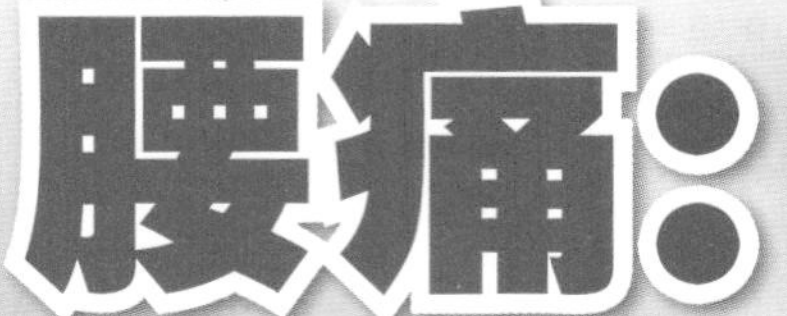

腰痛：必须更正的7大错误观念

本刊记者／刘　利

专家支持／董　健　王拥军　白跃宏　史建刚　陈文鹤

一组数据

◆ 80% 的人一生中曾发生过腰痛。

◆ 世界卫生组织研究表明，腰痛成为继头痛和关节痛之后的第三大常见疼痛。

◆ 在全球范围内，腰痛患病率为5%~33%，其平均患病率为 22%。

误 腰痛突如其来，防不胜防

解读：腰痛多数情况下是慢性损伤长期累积的结果。

复旦大学附属中山医院骨科　边冲　董健

在临床上，经常能够听到来就诊的患者抱怨："腰本来好好的，一下子就痛了""一不小心就闪了腰""打了一个喷嚏就把腰打坏了"……表面上看，似乎腰痛总是毫无征兆、"突如其来"，让人防不胜防。事实真的如此吗？导致腰痛的真正原因有哪些呢？

4大原因可致腰痛

在骨科，常见的腰痛大多由脊柱（如腰椎间盘突出）及其周围软组织的疾患（如腰肌劳损）所引起。一些内脏器官疾病（如肾结石等），也能导致患者出现"腰痛"的感觉，精神因素也可导致患者出现腰痛的主诉。

腰痛常见原因一览表

脊柱疾患	脊柱周围软组织疾患	内脏器官疾病	精神因素
腰椎间盘突出、腰椎滑脱、腰椎管狭窄、骨质增生、严重的骨质疏松造成的压缩性骨折、脊柱外伤、脊柱感染、风湿免疫疾病以及脊柱肿瘤等	腰肌劳损、肌纤维组织炎，以及由挫伤、扭伤所引起的局部损伤、出血、水肿、粘连和肌肉痉挛等	肾炎、泌尿系感染或结石、胆囊炎、胆囊结石、胰腺炎、胃及十二指肠球部溃疡，子宫内膜炎、附件炎及盆腔炎等妇科病，以及妊娠状态等	一些癔病患者或者追求完美的偏执型患者

腰痛并非突如其来

一般地说，只有脊柱外伤，以及由于挫伤、扭伤所引起的局部损伤、出血、水肿、粘连和肌肉痉挛等可能会突然发生，而其他各种原因导致的腰痛都有一个逐渐发展变化的过程，所谓"冰冻三尺，非一日之寒"。

在病因出现到腰痛发作，再到患者难以忍受而到医院就诊的这一过程中，总会有一些蛛丝马迹可以于早期被发现，并据此进行早期的预防和干预。例如腰肌劳损的患者，大多曾经有过腰部外伤，且没有完全治愈，留下了隐患，使得稍微不慎就诱发腰痛。患者经常在腰痛发作之前就已经出现腰背部的肌肉无力、酸痛、僵硬、难以直立等。腰椎间盘突出的患者，之前往往有剧烈运动史，或者体重过重，增加了腰部负担，或者身体单薄导致腰部肌肉薄弱，有特殊的职业史造成腰部慢性损害（如司机等）。

那么，为什么会有那么多患者认为自己是"突然发生腰痛"或"由于打喷嚏"等看上去微不足道的小事引发腰痛的呢？一种情况是，慢性损伤日积月累，外界轻微刺激就引起原有症状加重，并成为"压垮骆驼的最后一根稻草"，使腰痛达到患者本人疼痛阈值，造成"腰痛突如其来"的印象。还有一部分患者情况也有一点类似，例如脊柱结核、脊柱肿瘤及严重的骨质疏松患者。患这些病时，由于原有脊柱骨质已经被破坏得很严重，稍微受到一点刺激、增加一些外力负荷，比如咳嗽或者打喷嚏时，患处就难以承受压力，突然出现骨折而导致腰痛、下肢放射痛乃至瘫痪等严重后果。

防腰痛：把握4条原则

腰痛作为多种疾病均可导致的一种症状，在大多数时候不仅可以通过早期"预警信号"来发现，更可以通过多种手段预防，常见预防方法主要包括：

- 保持正确良好站姿、坐姿及行走姿势。发力搬重物时应采取靠近重物，蹲下身、挺直腰，靠下肢力量搬动的正确姿势。避免长期前倾坐姿、长期维持同一姿势、弯腰搬重物等易损害腰椎的不良习惯。
- 避免过度负重。进行体育锻炼要适度，力量训练需要量力而行。
- 加强腰背肌肉的锻炼。在腰痛的缓解期，应该积极参加游泳等体育活动，还可以通过锻炼增强腰背肌肉力量。
- 定期体检，发现问题及早就诊，特别是有结核、肿瘤、风湿免疫疾病等病史的患者及腰椎手术后患者，更应定期随访。

TIPS

通过有效的预防和早期的诊治，完全可以对腰痛做到有备无患，让腰痛不再"突如其来"。

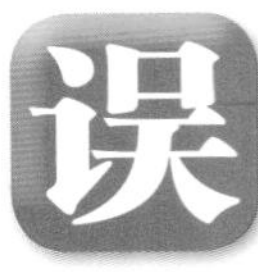

“骨刺”是腰痛的罪魁祸首

解读：骨刺是一种自然老化现象，多数时候并不导致腰痛。

复旦大学附属中山医院骨科　边冲　董健

专家简介

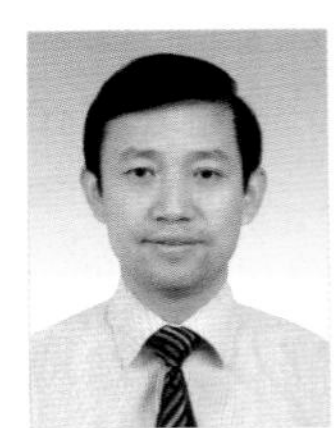

董健 复旦大学附属中山医院骨科主任、脊柱外科主任，教授、主任医师、博士生导师。上海市医学领军人才，上海市优秀学科带头人。中华医学会骨科分会脊柱学组委员，上海医学会脊柱学组副组长，中西医结合学会骨伤科协会骨质疏松全国副主任委员，上海骨伤科学会副主任委员。擅长脊柱常见病及疑难杂症的诊治。

俗话说：“眼中钉，肉中刺。”很多腰痛患者，特别是老年患者，在看到“骨刺”一词的时候，总会习惯性地把“骨刺”当作腰痛的罪魁祸首，毕竟，不论是“一根刺扎进骨头里”还是“骨头上面长出刺”的联想，都会让人“感觉到疼痛”。电视里面各种治疗腰痛的药品广告也纷纷宣称可以“拔掉”或者“消融”骨刺，从而消除腰痛。事实真的是这样吗? 其实，要了解“骨刺”究竟是不是腰痛的罪魁祸首，应该从“骨刺”是什么，以及腰痛是如何形成这两个方面进行分析。

“骨刺”有利于腰椎稳定

所谓“骨刺”，在医学上称为骨质增生，又称骨赘。其形成的原因，主要是骨膜受到过分刺激，或者骨骼的生长平衡受到破坏，令骨骼局部过度生长，即骨膜过度增生并经骨化后形成骨赘。这是骨性关节炎病理过程中的一种代偿反应。增生的骨赘通常在受累节段的周边出现，在平面的X线片或CT片上，经常表现为粗刺形状，像根鱼刺或鸟嘴。“骨刺”（下文多用其科学名称“骨赘”）是一种常见的骨退行性病变。其产生原因与骨的力学环境改变、炎症诱发甚至遗传都有关系。

在脊柱老化退变的过程中，由于种种原因，可造成软骨的磨损、破坏，由机体进行保护性骨质的修补、硬化与增生，从而形成脊柱部位的骨赘，这是一种自然的老化现象，有利于人体骨骼的稳定。比如，患者有腰椎不稳的话，身体就会在椎体四周产生保护性“骨刺”，来维护腰椎稳定。有骨赘就表示此人的脊椎进入老化阶段。但骨赘并非老年人的专利，在久坐、久站、姿势不正确的人群中，年纪轻轻脊椎就发生退化现象，使得骨赘发生。这样的例子也并不少见。研究认为，骨赘的本质是一种多成分的混合体，包括退变骨组织、血肿及韧带和退变的纤维环。

“消除骨刺”不科学

从上面的分析不难看出，“骨刺”是脊柱的软骨、骨和韧带受损并修复时过度增生而形成的混合物。由于骨赘是人体自我保护性的增生反应，所以一般而言，骨赘对身体有好处，而没有害处。“骨刺”可以生长在脊椎的多个不同的位置。如果是长在椎体后方、压迫神经时，就可能会导致腰痛。“骨刺”生长在关节腔内甚至脱落下来，成为关节腔内游离体的时候，则会影响关节活动，导致关节痛。只有出现症状、疼痛的时候才需要治疗，其他大多数时候，所谓“骨刺”只是脊柱退行性病变（也就是老化的表现），而不是导致腰痛的原因。

由于构成“骨刺”的几种成分（如骨组织等）都是人体内正常的组织，因此，内服或者外用药物是无法“溶解”或者“拔除”骨刺的，否则人体其他正常部位的骨头也会被药物溶解。如果影像学检查证实患者的腰痛确实来源于增生骨赘对神经的压迫，或者骨赘干扰小关节的正常活动，轻者可用一些消炎药，以减轻受压神经的炎症反应；严重者（例如由于骨赘造成的腰椎管狭窄）可以通过手术方法对骨赘进行切除或者摘除。但是，即使通过手术方法去掉了骨赘，如果脊柱节段之间稳定性差、小关节之间过度摩擦、关节面互相碰撞等因素仍然存在的话，骨赘仍然有很高的风险会复发。如果去除骨赘过多，有时就需要内固定手术来稳定脊柱。

总之，导致腰痛的原因多种多样，从脊柱骨骼、周围软组织到内脏甚至精神因素，都可以导致患者出现“腰痛”，这些都是与“骨刺”不相干的疾病。试图通过药物“消融”或“拔出”骨赘是不现实的，同时也是不必要的。建议患者在日常生活中注意坐立行走的姿势，适当运动及负重，尽量延缓脊柱的退变老化和骨赘的增生；如果发生腰痛，最好尽早到医院就诊以明确病因，针对病因进行有效治疗。

误 正骨、整脊治腰痛"快准狠"

解读：要接受专业推拿治疗，事先体检，事后功能锻炼，且不宜长期为之。

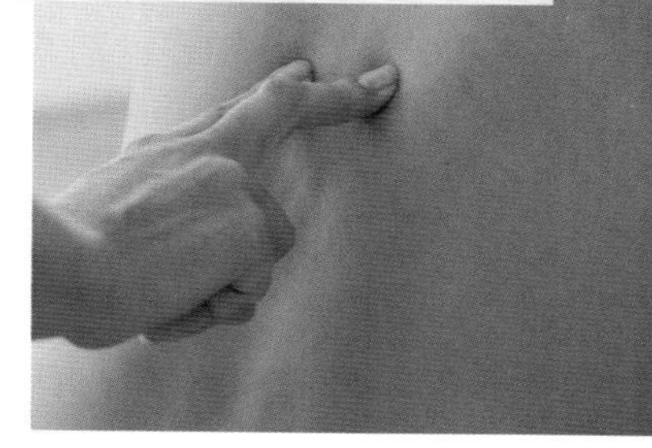

上海中医药大学附属龙华医院　王拥军　孙悦礼

专家简介

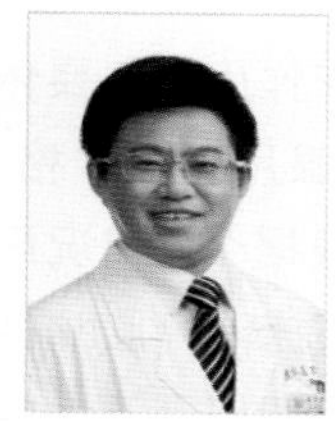

王拥军　上海中医药大学附属龙华医院副院长，教授、研究员、主任医师、博士生导师。上海中医药大学脊柱退行性病变研究所所长，国家中医临床研究基地（骨退行性病变）负责人，国家重点学科学科带头人。长期致力于中医药防治"骨退行性病变"的研究。

几乎每个成年人都曾有过腰痛。当腰痛来袭，一定是希望尽快有效缓解它。如今，各种所谓能治疗腰痛的推拿、手法、理疗、正骨、整脊等治疗手段让人眼花缭乱。事实上，腰痛作为常见的、困扰生活质量的健康问题，其物理治疗逐渐被商业模式所"神化"，以往的"一针见效"现在被包装成了"一整见效"。那么"正骨手法"、"整脊疗法"以及其他相似的按摩理疗手段，是不是真的有宣传的所谓"快、准、狠"的效果呢?

正骨和整脊皆属于推拿手法

各型腰痛并不是单一原因引起，往往需要多种治疗方法同步进行，才可能消除症状。所以，所有的腰痛一律依靠"正骨"来治疗，显然很不科学。那么，对于局部劳损导致的腰痛，"正骨""整脊"以及"理筋"等，效果到底如何呢?

在颈椎病、腰椎间盘突出等脊柱疾病中，脊柱往往会因为长期劳损造成关节应力积累、软组织过于紧张、小关节紊乱或脊柱生理曲度变形等。这些原因引起椎间隙变窄、关节压力增大，继而造成椎间盘受压迫，导致其出现膨出、突出。膨出的椎间盘压迫神经根，导致局部麻木、疼痛（腰痛等）。针对不同阶段的病理改变，主要的治疗方法还是对症施治。常见的治疗方法中包括热敷、推拿、贴活血膏药等，目的是缓解肌肉的僵直状态和疼痛，减轻乃至解除神经根的物理性压迫或化学性刺激。

无论是"正骨"，还是"整脊"，都属于推拿手法的种类，即通过理筋的手法松解脊旁软组织及腰骶部肌肉，从而达到减轻关节压力的作用。然后，在松解软组织的基础上，通过正骨或整脊手法调整错位紊乱的关节，使关节间隙松解，减轻神经压迫。手法原理可靠、理论可循，但是一个有经验的且技术过硬的治疗师才是决定疗效的根本。随意找无资质的治疗师进行推拿，弄不好会适得其反。

另外，这类疗法虽可短暂缓解疼痛等症状，但难以持久巩固疗效，病情容易反复。所以，过分抬高其疗效显然有夸大之嫌。

了解病情：推拿前体检，推拿后功能锻炼

在脊柱疾病和关节紊乱的诊疗中，必须要有完善的检查和体检。这样根据临床诊断进行正骨手法治疗，就算有一定可能出现软组织损伤，也是在可控范围之内。目前，大部分因正骨或其他推拿手法而出现损伤的患者，都是因为在手法操作之前没有进行具体细致的体格检查，治疗师在尚未对患者基本情况充分了解的情况下贸然正骨。比如，如果不进行体检，有些老年腰痛患者可能患有骨质疏松等原发性骨病，那样很容易在手法治疗中出现筋骨损伤。同时，非专业的治疗师推拿正骨手法不规范，手法用力过重或角度过大，也会造成软组织损伤、局部炎症水肿，还可加重或诱发小关节错位。

需要注意的是，有部分患者在接受正骨手法治疗后，没有配合适当的功能锻炼，过于依赖手法治疗。事实上，正骨手法产生的椎体的经常性波动，可能会导致韧带松弛、关节稳定性下降等情况。所以，即使在正规治疗中心，也不宜长期进行正骨治疗——无论是哪种形式的正骨手法。如果目前在接受此类治疗，则需同时配合积极的运动锻炼。

TIPS

"正骨"的3个注意点

1. 正骨之前应该对相关肌肉进行彻底放松，如直接就进行整脊治疗，会增加风险，造成不必要的伤害。

2. 正骨不应力度过大，不必刻意追求"弹响"。

3. 正骨后需要进行针对性锻炼，恢复肌肉状态，"锁紧"关节。

误 活血补肾、强腰健骨，补酒大显神通

解读：普通药酒并不能治疗腰痛，药酒治疗需要专业医生指导。

上海中医药大学附属龙华医院　王拥军　孙悦礼

秋冬季节，很多人热衷于自制药酒，人参、枸杞、黄芪、海马、乌头……由于现代人普遍遭受腰痛困扰，广告介绍有药酒能治好腰痛，就按图索骥，如法炮制。

药酒，顾名思义就是由药物和酒勾兑在一起制作而成。制作药酒的原料种类繁多，有动物（包括其内脏）、植物的根、叶、茎和各种中草药。泡药的酒主要以白酒、米酒、黄酒居多。药酒一般随所用药物的不同而具有不同的性能，进补者有补血、滋阴、壮阳、益气的不同，治疗者有理气、补肾、行血、化痰、燥湿、消积的区别，因而不可一概用之。

大部分入药酒的药物以补肾药为主，而酒本身乃活血之物，因"腰为肾之府"，所以一般认为补肾活血的药酒同样可以起到缓解腰痛的作用。其实，这样的做法并不科学，中药的化学成分和药理作用十分复杂，药酒的泡制应有专业中医师指导，而且饮用药酒也要根据人的体质、季节、地域、年龄、性别等不同来辨证饮用。

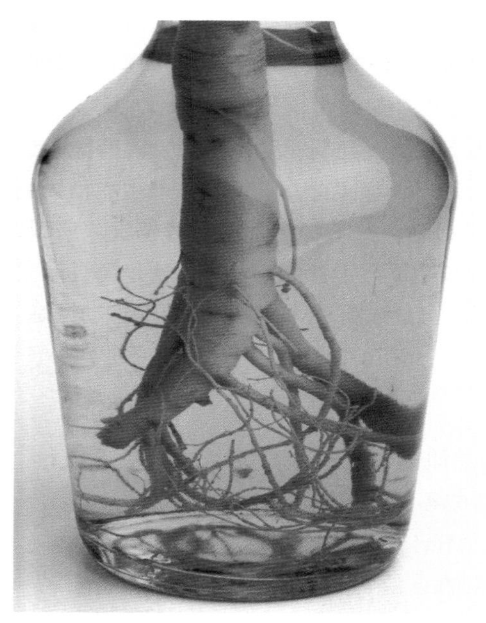

认清功效：滋补和药用要分清

通常，药酒分为治疗和滋补两类。前者有特定的医疗作用，主要依据医生的处方或经验方来配制，有显著的临床疗效，其服用方法严格。市场上常见的多为滋补酒，多具有养生保健作用，也要根据个人情况酌量服用。而对于腰痛的治疗性药酒，就更加因人而异。临床治疗腰痛的中药经典方剂就有 8 种之多，针对各种患者多变的发病阶段以及不一的发病程度，需要在临床治疗中审时度势调整用药，以达到治疗效果最优化。而较之于煎药，药酒则显得"机动性"不足——千人一方，剂量固定，即使酒作为溶剂可一定程度加强活血效果，却也难以收获理想的效果。

而对于滋补型药酒，由于时下网络信息泛滥，各种补益药酒配方如同快餐搭配，补肾、健脾、强筋骨、健腰等应有尽有，大有一服见效的神奇。许多人道听途说，随意服用。殊不知，选用药酒也应因人而异，大处方未必适合每一个个体。比如，对于血热妄行的人，过度的活血就是一种伤害；而对于气滞血瘀的人，过度补气会造成更严重的不适。

TIPS

勿在餐时喝药酒

很多人喜欢在聚餐时拿出精心泡制的药酒与亲友分享，心情可以理解，但做法有待商榷。尤其是止痹痛、祛风湿的药酒，在餐时饮用是不正确的，因为其中包含一些生物碱成分，除却口感不佳的因素外，还会随着药酒进入身体，对消化道产生刺激。通常情况下不能在吃饭时服药，药酒的服用同样应遵守这一规则。

适度：多饮、"过陈"都不宜

古代医家曾明确指出："药酒补虚损，宜少服，取缓效。"所以，服用药酒要结合个人对酒的耐受力，一般每次服用 15~30 毫升，早晚各饮 1 次为宜。同时，药酒相较于普通的酒，并不是越陈越好。很多人误以为酒是陈的香，药酒应泡得越久越好。事实并非如此，饮药酒要注意时效，储存得当，一般优质酒以储藏 4~5 年为最佳。

特别提醒

由于药酒以酒泡制而成，对酒有禁忌的人同样不宜服用药酒，如肝病、高血压、冠心病、中风、骨折、皮肤病患者、酒精过敏者和孕妇、乳母等。

误 患腰痛，就不能离开腰围和硬板床

解读：腰痛急性期可采取卧床休息和“一小时交替”方式佩戴腰围；注意腰部活动锻炼，以防废用性功能减弱。

上海市第六人民医院康复医学科　白跃宏

戴腰围和卧床休息（睡硬板床）是腰痛患者康复和治疗中经常用的手段，为广大患者所熟悉，却存在颇多误区。比如，是否应该长期戴腰围，是不是一有疼痛就要卧床休息，休息时的床垫软硬度如何控制……那么，腰痛是否就离不开腰围和硬板床了呢？

人体的脊柱稳定系统

首先，我们需要了解脊柱的稳定系统，它包括：①椎体、椎间小关节、椎间盘和韧带组成的被动骨骼肌肉系统；②由肌肉和肌腱组成的主动系统；③位于肌肉、肌腱和韧带中的各种张力传感器。这三个子系统的功能相辅相成，为脊柱完成复杂、准确的运动提供保障。尤其是主动的骨骼肌系统，在维持脊柱的稳定中起到了非常重要的作用。由于各种原因导致三种稳定系统中的任何一个或几个部分损伤，尤其是主动骨骼肌系统损伤，造成腰椎稳定性减弱、局部形成无菌性炎症，就可进一步加重局部损伤，发生腰痛。

应该警惕的废用性功能减弱

佩戴腰围和卧床休息可使腰部肌肉得到休息。腰椎适当制动后，可限制腰部过度活动，减少腰椎增生的骨刺、突出的椎间盘等压迫物对腰神经根的不良刺激，减少椎间关节的创伤性反应，缓解和改善椎间隙的压力状态，减少继续损伤及劳损。这有利于组织水肿的消退及损伤的修复，还可以起到巩固疗效，防止复发的作用。但人体是个活体，任何组织或器官过度制动或休息，均可导致该组织或器官发生相应的废用性功能减弱，肌肉发生废用性萎缩。而腰肌废用性萎缩可导致腰肌无力，使腰痛症状更重。所以佩戴腰围和卧床休息要适度，更多用于腰痛急性期。

专家简介

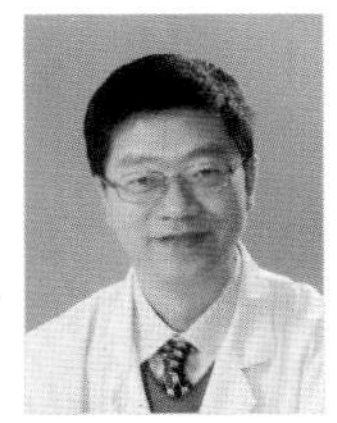

白跃宏　上海市第六人民医院康复医学科主任，教授、博士生导师、医学博士。康复医学教研室主任，骨康复研究室主任。中国残疾人康复协会理事、中国软组织疼痛研究会常务理事、上海市康复医学会骨科康复专业委员会主任委员。

擅长：骨科颈肩腰腿痛的诊断治疗与康复，尤其是慢性下腰痛的诊断、治疗与康复；膝关节骨性关节病的诊断、治疗与康复；周围神经损伤后的治疗与康复。

佩戴腰围和卧床休息的科学法则

正确的佩戴腰围方法是在腰痛的急性发作期，采用“一个小时交替”的方式佩戴，即在非休息时戴一小时，取下一小时，然后再戴一小时，周而复始；而在卧硬板床休息时可以不戴。待腰痛大部缓解后，不必继续采用一小时交替的方法佩戴腰围，可在处于一个姿势时间较长时佩戴腰围，如看电视、与客人聊天时等。

卧硬板床休息也应在腰痛急性期时采用。在腰痛非急性期时，可在腰围保护下适当进行必要的日常活动，这样有利于加快病变部位血液循环，最大程度预防废用性肌萎缩的发生，促进腰痛症状的好转。另外，睡硬板床并不是直接睡在木板上，而是在木板上铺上2~3层褥子或者是睡在较硬的席梦思床垫上。

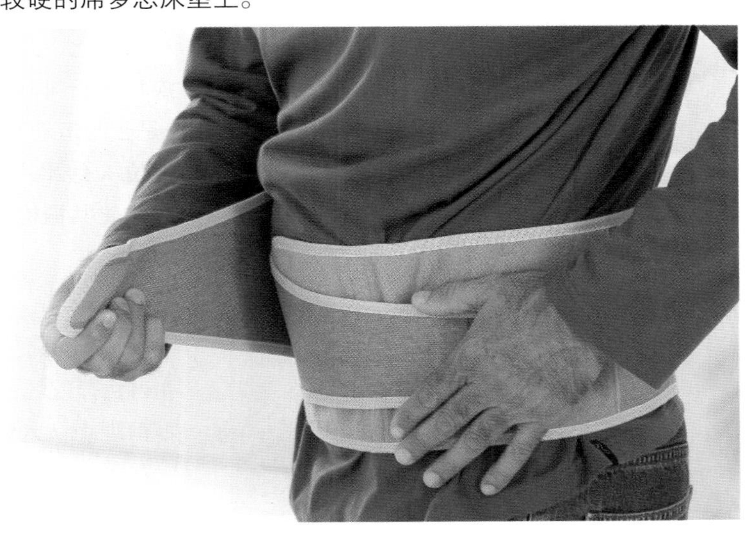

误 小孩哪会腰痛，睡一夜就没事了

解读：青少年腰痛并非都是单纯肌肉损伤，也可能是脊柱疾病。

第二军医大学附属长征医院脊柱外科　陈可夫　史建刚

当一些青少年向家人说“腰痛”时，常会得到这样的回答：“小孩哪会腰痛，睡一夜就没事了。”在习惯思维中，腰痛是大人才有的病。很多家长甚至认为孩子腰痛只是“生长痛”，不需要关注。的确，青少年正处于生长发育阶段，一般不会有腰椎间盘突出等因为身体衰老而引起的退行性疾病；另外，青少年日常体育活动较多，出现腰痛时，都会简单地考虑为腰背部肌肉拉伤。那么，事实到底如何呢?

其实，很多时候，青少年腰痛并不简单，需要引起高度重视。比如，强直性脊柱炎就可发生在青少年，不仅会引起腰痛，严重的还可引起脊柱畸形。腰椎结核也可致青少年腰痛。这里特别强调一种引起青少年腰痛的常见原因——腰椎峡部裂。

孩子患腰痛，要排除峡部裂

什么是腰椎峡部裂呢？先要弄清楚什么是腰椎峡部。腰椎的峡部是指同一椎体上、下关节突之间最狭小的部分。如果影像学检查发现这部分（如图红色箭头所示部位）骨质缺损不连续，便是峡部裂。

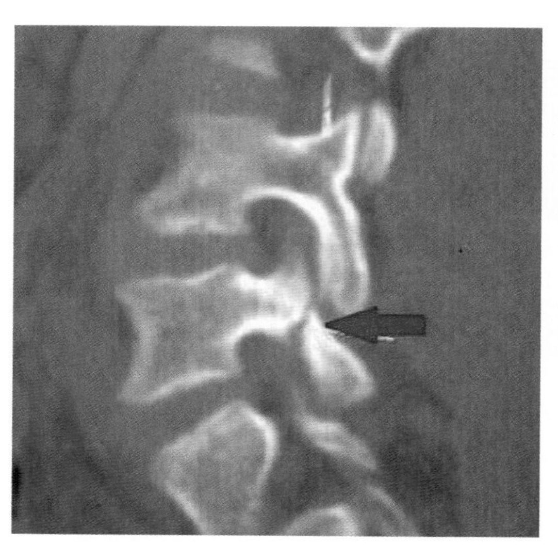

专家简介

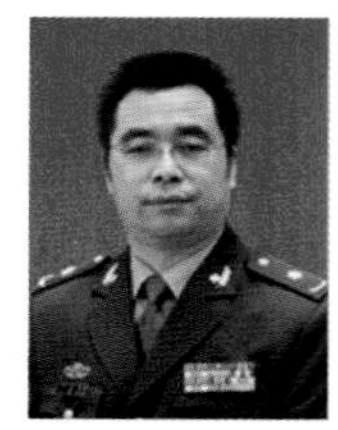

史建刚　第二军医大学附属长征医院脊柱外科副主任，主任医师、教授。中国残疾人康复协会脊髓损伤康复专业委员会委员，国际脊髓学会中国脊髓损伤学会委员。擅长颈椎病、腰椎病、脊柱畸形的诊断和治疗，尤其擅长脊柱侧弯、强直性脊柱炎重度后凸畸形、脊柱创伤、结核导致的各种畸形等的诊疗。

医学研究发现，腰椎峡部裂多发生在青少年人群，是引起青少年下腰痛常见的原因之一。新生儿的峡部大多是完整的，峡部裂只有在儿童开始行走后才会发生。6 岁左右的儿童峡部裂的发生率为 4%~6%；随着年龄增加，峡部裂的发生率有增长的趋势。运动员发生峡部裂的概率比一般人群高，尤其是举重运动员和体操运动员的峡部裂发生率更高。

大多数儿童和青少年峡部裂患者没有任何症状；而在有症状的患者中，常表现为腰部疼痛，有时也会伴有两侧小腿内侧、双足背侧和外侧以及双足底部皮肤的放射痛。一些严重的峡部裂患者会发生腰椎滑脱，而腰椎滑脱较重者可能会造成马尾神经损伤，表现为会阴区或双下肢麻木、疼痛，肛门烧灼感或坠胀感，或者下肢乏力或截瘫，严重者可以引起大小便失禁、大小便潴留（即无法排出大小便）或者性功能障碍。

因此，儿童和青少年发生了腰痛，有经验的医生一定会注意对此疾病进行排除。诊断峡部裂时，医生需要了解患者的病史、疼痛特点（是否与运动有关，休息时是否缓解），另外需要做体格检查。腰椎正侧位 X 线平片可确诊本病。也可以通过腰椎 CT 或磁共振检查来诊断，腰椎磁共振检查还可以看到脊髓神经根是否有压迫。

TIPS

引起腰椎峡部裂的原因主要包括：①先天性发育性峡部不融合，较少见。②后天反复损伤或应力不均造成的疲劳性骨折等，有观点认为青少年的课业重、书包重、姿势不正确等都可能是诱发因素。

误 穿高跟鞋脚痛、太胖膝关节痛，与腰没关系

解读：重心前倾体姿可导致腰部劳损，造成腰痛等疾患。

上海体育学院　陈文鹤

腰痛与身体姿势长期不正确有密切的关系。医学研究已经证明，不良姿势通常是腰椎损伤的潜在因素，而腰椎损伤后又常常导致脊柱错误姿势的出现。如此恶性循环，导致腰痛且迁延不愈。

不良姿势加大腰部负荷

人体的脊柱是由一连串脊椎骨连接而成，根据部位不同分别称为脊柱的颈段、胸段、腰段和骶段。其中颈段和腰段是脊柱活动度最大的部分。人体的前俯后仰、左右扭转、左右伸展主要是脊柱的腰段活动的结果。

正常情况下，人体的重心一般都落在脊柱的略前方。当人处于直立位置时，脊柱后方的肌肉处于紧张收缩状态，以维持人体的正常姿势和体位。如果因为各种原因，人体重心前移或上身前倾，脊柱后方的肌肉就必须加大收缩力度，才能维持人体直立位置。长期如此，会导致腰背部肌肉负荷增大，腰椎椎体面受力前缘明显大于后缘，易发生腰肌劳损或者腰椎间盘后突。

长期穿高跟鞋可致腰痛

穿高跟鞋时，人体重心前移，脊柱后侧肌肉群张力必须加大，而且下肢的股四头肌群和小腿后肌肉群同样增加张力，才能维持人体的正常姿势，显示挺胸、收腹、翘臀的人体优美姿势。事实上，长时间穿高跟鞋，无论是站立还是步行，腰背肌和下肢肌肉群的张力明显比穿平跟鞋时增大许多，势必产生腰背肌和下肢部分肌肉的疲劳。长期穿高跟鞋站立或走路，在带来好看姿势、优美身材的同时，也会带来腰臀部和下肢肌肉的酸痛不适。

特别强调的是，处在青春发育期的女性，更要注意不适宜的高跟鞋带来身体形态结构

专家简介

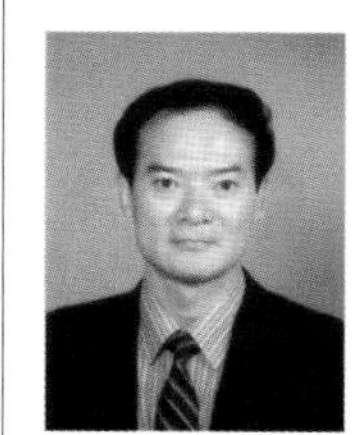

陈文鹤　上海体育学院运动科学学院教授、博士生导师，上海巅峰减肥科学研究所所长。主要研究运动训练的生理学、生物化学基础，从事运动训练生物学监控和运动减肥工作。

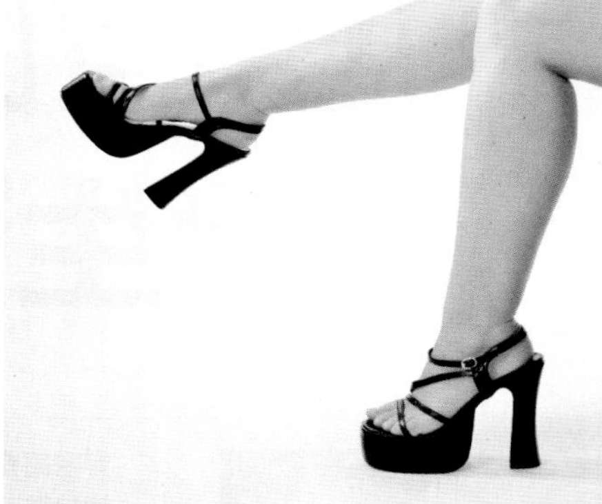

的不良变化，如脊柱生理弯曲度的变化，而脊柱生理弯曲度的不良变化也会产生腰酸背痛等症状。

“肥胖体姿”给腰背增负

研究发现，中度以上肥胖症患者腹部脂肪大量堆积，使脊柱前体积明显增大，人体重心前移——腹部肥胖越严重，重心前移越明显，这极大地增加了脊柱后侧肌群的工作负荷。再加上肥胖症患者缺乏体力活动，脊柱后侧肌群的力量薄弱，因此容易发生上身前倾、驼背等现象，甚至发生腰椎间盘突出症等严重病症。重度以上肥胖症患者除了易发生腰肌受损、椎间盘突出等病症，下肢关节受损也经常容易发生。

治疗此类腰痛唯一有效的方法是及早进行减肥。目前安全有效的减肥方法是我们一直推荐的小强度、长时间、全身性有氧运动结合适当的饮食控制。中度以上肥胖症患者首选的运动项目是游泳，因为人体在水中产生浮力，脊柱和下肢关节几乎不受重力的作用，因此对脊柱和下肢关节不会产生损伤性影响。当体重和肥胖程度明显下降后，可以进行快走和游泳两个项目的交替运动，即隔天分别进行快走和游泳。在进行运动减肥的同时，还可以进行一些增加腰背肌力量的训练。PM

特别提醒

引起腰酸背痛的原因不仅仅是腰背肌和脊柱的问题，肾脏疾病如慢性肾炎、慢性肾盂肾炎、泌尿系结石和肿瘤、妇科慢性炎症等都可以产生腰酸背痛的症状。经久不愈的腰酸背痛必须去医院进行诊治。

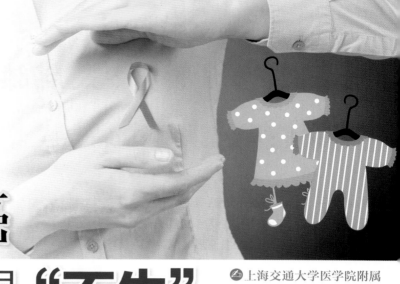

现代女性的生育年龄逐渐推迟，这本不是什么特别让人难以理解的事情。遗憾的是，我们发现，在临床上有一些年轻女性在被确诊为乳腺癌时，尚未完成生育计划。

患了乳腺癌 “生”还是“不生”

上海交通大学医学院附属瑞金医院乳腺疾病诊治中心
梁 跃 沈坤炜（教授）

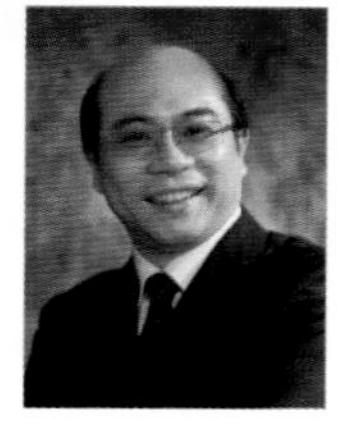

专家简介

沈坤炜 上海交通大学医学院附属瑞金医院乳腺疾病诊治中心主任，乳腺外科主任，教授、主任医师，博士生导师。中国抗癌协会乳腺癌专业委员会常委，上海市乳腺癌防治专业委员会副主任委员。主要从事乳腺癌的临床诊治工作，擅长乳腺肿瘤、乳腺疾病的诊治。

年轻的乳腺癌患者在面临乳腺癌带来的沉重打击同时，还将面临“生”还是“不生”孩子等问题的困扰。

治疗后生育：不增加乳腺癌复发风险

患了乳腺癌后生育孩子，是否会增加乳腺癌复发风险？这是有生育意愿的年轻乳腺癌患者最为关心和担心的话题。早期观点认为，生育会增加乳腺癌患者的复发风险。因为60%~75%的患者为激素受体阳性乳腺癌。这类患者在妊娠时，其雌、孕激素水平升高，会促进乳腺癌细胞的生长，导致乳腺癌病情进展，继而对患者的远期生存产生不利影响。但实际情况并非如此。有研究者对1970~2009年间14项相关研究进行分析发现，与未生育的患者相比，确诊乳腺癌后生育的患者，死亡风险降低41%。对于这项结论，有学者将其归结为“健康母亲”效应（“健康母亲”指肿瘤分期早、术后康复好且估计生存期长的患者），即“健康母亲”更倾向于选择生育。

那么，究竟是生育不影响患者的复发与生存，还是“健康母亲效应”干扰了我们的判断？比利时研究团队的研究成果回答了这一问题。该研究对生育患者与未生育患者的年龄、肿瘤分期以及乳腺癌治疗方法进行了匹配，排除了“健康母亲”对结果的影响后发现，生育并不增加患者的复发风险，反而可以降低患者的死亡风险，且该研究还分别对激素受体阳性与阴性的患者进行分析，发现无论激素受体状态如何，生育均不增加患者的复发风险。

需要强调的是，虽然目前仍缺乏确切证据来评价生育对乳腺癌患者预后的影响，但既有的研究成果证实：生育不会增加乳腺癌患者的复发风险，而且还有可能降低她们的死亡风险。这个研究，让有生育意愿的乳腺癌患者和家属吃了颗“定心丸”。

保存生育能力：避免用损伤卵巢药物+辅助生殖技术

目前，治疗乳腺癌的方法主要是手术、化疗、放疗以及靶向治疗等。这些治疗方法或多或少会对患者的生育能力造成一定影响。因此，医生在治疗前或治疗期间会尽可能采取一些措施，保护有生育意愿患者的生育能力。当然，这些患者也可以借助辅助生殖技术以及应用促性腺激素释放激素类似物，获得健康的宝宝。

1.避免使用损伤卵巢功能药物

化疗杀伤乳腺癌细胞的同时也会损伤正常组织细胞，包括卵巢组织，严重者引起卵巢功能衰竭。乳腺癌常用的化疗药物中，烷化剂对卵巢功能的损害较大，代表药物为环磷酰胺。环磷酰胺通过直接损伤卵母细胞及生长活跃的细胞而导致患者卵巢功能减退，出现化疗诱导闭经。研究表明，接受环磷酰胺治疗的患者发生化疗诱导闭经的概率为15%~75%，而化疗方案中不含环磷酰胺的患者发生化疗诱导闭经的概率仅有9%。其他乳腺癌常用化疗药物，如蒽环类或铂类引起卵巢功能损害的风险相对较小；目前暂无证据提示紫杉类药物对卵巢功能的影响。因此，在为希望保留生育能力的患者制定化疗方案时，应考虑到烷化剂类化疗药物对卵巢功能的影响。

目前，乳腺癌辅助治疗中常用药物还有内分泌治疗药物三苯氧胺、芳香化酶抑制剂以及靶向治疗药物曲妥珠单抗。没有证据表明，常规剂量应用这些药物会影响患者的生育能力。

2. 借助辅助生殖技术

生殖医学的发展使辅助生殖技术越来越多地应用于临床，成为保护患者生育能力的重要措施。常用方法有卵母细胞或胚胎冷冻保存，以及卵巢组织冷冻保存。

● **卵母细胞或胚胎冷冻保存** 卵母细胞或胚胎冷冻保存是目前比较成熟、成功率较高的辅助生殖技术。该技术实施的首要步骤是使用促排卵药物获得卵母细胞。对于未婚且不愿接受捐赠精子的女性，可将卵母细胞直接冻存，需要时将其复苏，通过体外受精形成胚胎；而已婚女性或愿意接受捐赠精子的未婚女性可以选择完成卵母细胞体外受精，而后将胚胎冷冻保存。这两种方法中，胚胎冷冻保存最终的妊娠成功率更高，既往报道最高可达 60%；卵母细胞冻存报道的最高妊娠成功率为 47.8%。这是因为卵母细胞对温度变化敏感，在冷冻复苏过程中易出现损伤而导致妊娠失败。值得关注的是，无论是卵母细胞冻存还是胚胎冻存，都需要使用促排卵药物获得卵母细胞，促排卵药物的应用是否会导致乳腺癌病情进展呢，尤其是激素受体阳性乳腺癌患者? 答案是否定的。因为通过合理选择促排卵药物，可以规避疾病进展的风险。已有研究证实，使用乳腺癌内分泌治疗药物三苯氧胺或来曲唑进行促排卵，可获得与传统促排卵药物相同的效果，且不会增加疾病进展的风险，应成为乳腺癌患者的首选促排卵用药。另外，促排卵及获取卵母细胞需要一定时间，这可能会延迟乳腺癌的治疗，因而医生会合理规划治疗步骤，使有意愿保存生育能力的患者在乳腺癌手术前即开始促排卵及采集卵母细胞，避免延迟治疗对患者的预后产生不利影响。

● **卵巢组织冷冻保存** 卵巢组织冷冻保存适用人群广，也是唯一适合儿童患者的方法，目前仍处于临床研究阶段。该技术是在患者接受抗肿瘤治疗前利用腔镜技术获取部分卵巢组织进行冷冻保存，需要时再将其解冻并通过手术移植回体内来保存生育能力的方法。优点是不需要促排卵、不延误乳腺癌治疗。但自体移植手术失败的风险、卵巢组织移植后坏死率高，以及卵巢组织冷冻尚无规范化方案等问题仍有待进一步解决。

尽管我们对乳腺癌药物治疗安全性的认识不断提高、辅助生殖技术也有了长足的发展，但美国 Dana-Farber 癌症研究所的调查数据显示：仍有 51% 的年轻患者担心乳腺癌治疗会对她们的生育能力产生影响，而仅有 10% 的患者会主动寻求保护生育能力的措施。

3. 应用促性腺激素释放激素类似物

对于没有条件使用辅助生殖技术保护生育能力的患者，在化疗期间应用促性腺激素释放激素类似物保护卵巢功能，也是一种选择。促性腺激素释放激素类似物能够减少卵巢组织血供、抑制卵巢功能，从而减少卵母细胞暴露于化疗药物的机会，保护患者生育能力。2015 年最新研究结果显示，化疗期间同时应用促性腺激素释放激素类似物，可使卵巢功能衰竭发生率降低 14%，而且使用促性腺激素释放激素类似物的患者确诊后 5 年内妊娠率，比仅接受化疗的患者高 8%。但既往也有多项研究结果显示，化疗期间应用促性腺激素释放激素类似物并不能降低卵巢功能衰竭发生风险。故关于促性腺激素释放激素类似物能否保护卵巢功能仍存在争议，临床应用时，医生会告知患者失败风险。

妊娠时机：避开复发高峰期

关于乳腺癌患者如何选择妊娠时机，目前还没有标准。但医生会结合患者年龄、肿瘤特点、抗肿瘤治疗进程以及治疗后卵巢功能恢复等情况综合考虑。当前，乳腺癌治疗已进入分子分型时代，即在临床实践中，医生会根据病理指标对患者进行分型从而制定个体化治疗方案。不同分子分型乳腺癌的复发模式与治疗策略不同，建议患者根据自己的乳腺癌类型与治疗情况进行选择。

● **激素受体阳性乳腺癌** 激素受体阳性乳腺癌指免疫组织化学检测雌激素受体和（或）孕激素受体阳性的乳腺癌，此类患者有两个复发高峰，分别在术后 1.5~2 年和术后 8~10 年，故一般认为这类患者术后 2 年后妊娠比较稳妥。但激素受体阳性的年轻患者需要接受 5~10 年三苯氧胺内分泌治疗，三苯氧胺可引起胎儿颅面部及生殖道畸形，应于计划妊娠前 2 个月停用。如果患者选择在术后 2~3 年妊娠则需要中断三苯氧胺治疗，中断治疗会影响疗效，而且目前没有替代治疗措施可以消除其带来的不利影响。

故医生通常会告知患者中断治疗的风险，并建议患者生育及哺乳后继续完成内分泌治疗。

● **HER2阳性乳腺癌与三阴性乳腺癌** HER2阳性患者（指免疫组织化学检测CerbB-2蛋白过度表达或荧光原位杂交技术（FISH）检测HER2基因扩增的乳腺癌）的复发高峰在术后2年内，三阴性乳腺癌患者（指免疫组织化学检测联合或不联合FISH检测确认雌激素受体、孕激素受体及HER2均阴性的乳腺癌）为术后2~3年。这两类患者术后大多需要接受化疗，HER2阳性患者还要接受靶向治疗。化疗药物对孕早期胎儿影响大，易导致胎儿畸形；也可以通过乳汁排泄，对新生儿造成影响。因而在选择妊娠时机时，除了避开复发高峰以外，妊娠与术后治疗之间也要有一定的时间间隔，以避免残留药物对胚胎或胎儿产生毒性作用。现在一般认为在化疗完成1年后妊娠较为安全。

靶向治疗药物曲妥珠单抗会导致羊水减少，引起新生儿肺发育不全、骨骼发育异常甚至死亡，因而建议患者靶向治疗期间避免妊娠。通常情况下，乳腺癌术后化疗与靶向治疗可在1年内完成，结合复发高峰时间，目前认为，HER2阳性乳腺癌患者在术后2年后，三阴性患者在术后2~3年后生育比较合适。

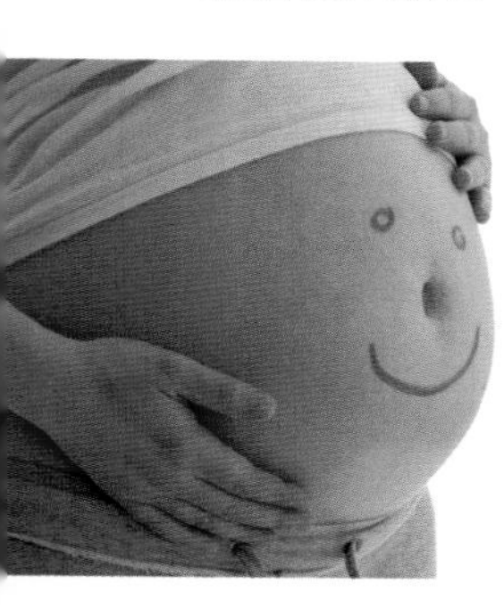

总之，随着乳腺癌治疗的发展、生殖医学技术的进步，部分年轻乳腺癌患者通过谨慎选择治疗药物与使用辅助生殖技术，能够成功保存生育能力，并在合适的妊娠时期健康生育，且不会出现乳腺癌复发。这些治疗策略的优化，将使越来越多的患者走出“生”还是“不生”的困扰，实现优生优育。PM

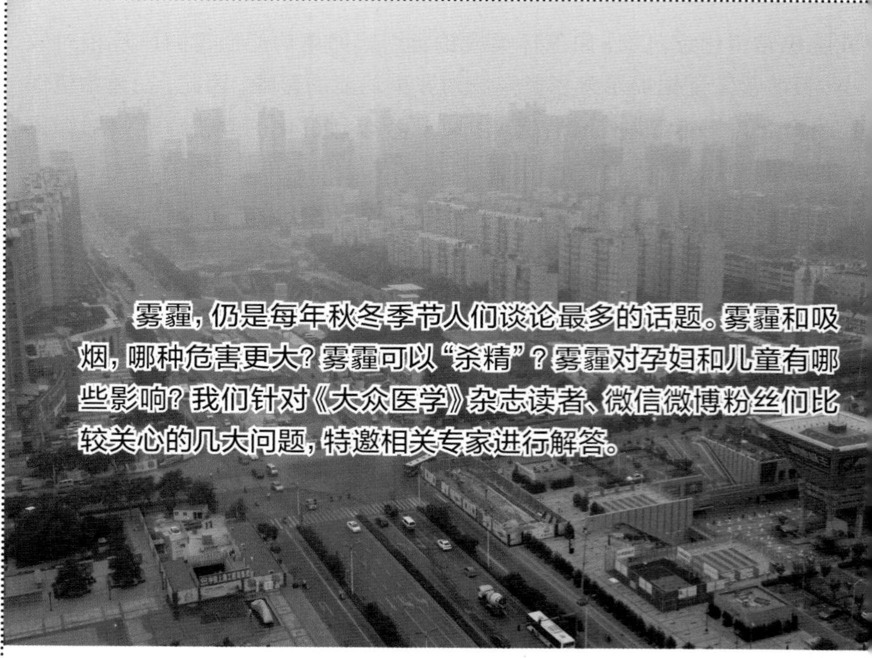

雾霾，仍是每年秋冬季节人们谈论最多的话题。雾霾和吸烟，哪种危害更大？雾霾可以“杀精”？雾霾对孕妇和儿童有哪些影响？我们针对《大众医学》杂志读者、微信微博粉丝们比较关心的几大问题，特邀相关专家进行解答。

雾霾，不仅仅是汽车尾气

雾霾的成分复杂，不同的地区雾霾的成分不同。

● **我国西北部** 主要成分是沙尘暴，多由沙漠扬起、或经长距离传输过来的黄细沙颗粒。

● **城市** 主要成分有汽车尾气（污染物有固体悬浮微粒、一氧化碳、二氧化碳、氮氧化合物、铅及硫氧化合物等）、饭店烧烤排烟、建筑工地的扬尘等。北方的城市冬天大量烧煤炭、树木取暖，也是形成雾霾的原因之一。

● **农村地区** 主要成分是荒漠化土地的扬尘和焚烧秸秆等。

● **化工厂区** 主要成分是一氧化碳、二氧化碳、氮气、二氧化氮、氮氧化合物、硫化氢、羟烃类化合物、挥发性化学试剂以及各种重金属等。

雾霾中的悬浮颗粒物、毒害物质均能造成危害

雾霾浓度越高、直径越小、毒害物质含量越高，对人体的危害越大。雾霾主要影响人体的呼吸和循环系统，严重的雾霾天气也可影响人们的心理和精神活动，甚至可导致抑郁。

● 直径小于100微米的空气悬浮颗粒物称为总颗粒物（TSP），其中直径大于10微米的空气悬浮颗粒物会很快降落到地面。雾霾中的毒害物质先污染水和食物，然后通过饮水和食物摄入进入人体内，对多种系统造成影响。

● 直径小于等于10微米的空气悬浮颗粒物称为可吸入颗粒物，又称为PM10，可进入人体的上呼吸道，大部分随着痰液咯出。

● 直径小于等于2.5微米的空气悬浮颗粒物称为PM2.5，由于其直径较小，能进入肺泡，并残留在人体内，从而引起下呼吸道、肺泡

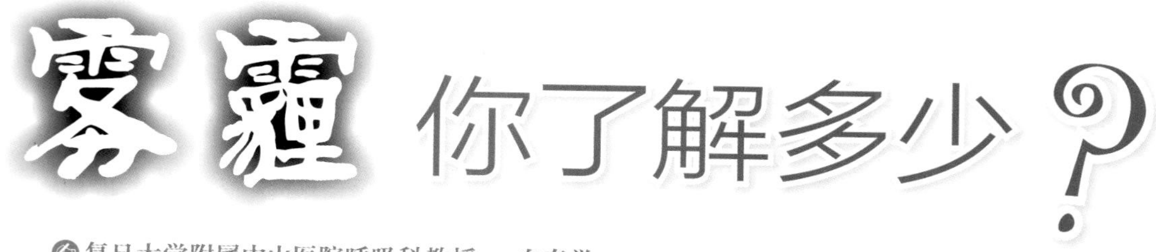

雾霾 你了解多少？

复旦大学附属中山医院呼吸科教授　白春学
中国人民解放军第二军医大学热带医学与公共卫生学系副教授　马文领
复旦大学药学院　耿文叶

和肺间质的炎症。长期刺激容易引起细胞变异而导致细胞癌变，是导致慢性阻塞性肺部疾病（COPD）和肺癌的重要原因。

● 直径 0.1 微米及以下的，称之为 PM0.1，能进入血液，也可随血液循环进入全身的组织器官，造成全身性危害。

雾霾进入人体内，其中的重金属和有毒有害的化学成分，可残留在肺泡、肝脏、肾脏、大脑、骨骼、卵巢、睾丸等组织器官，对呼吸系统、神经系统、造血系统、免疫系统等都会造成影响。另外，通过直接接触，雾霾还会刺激眼睛黏膜和皮肤。

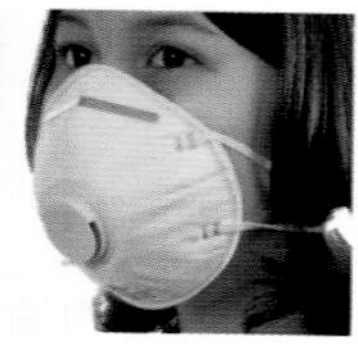

TIPS

防雾霾口罩有一定的防护作用，特别是对雾霾中呼吸细微粒（PM2.5）阻隔越强的防护作用越好。但是，目前国家还未出台“防雾霾口罩”标准（国标）。

吸烟PK雾霾，难分高下

吸烟和雾霾都可以造成呼吸系统和心血管系统疾病的发病率增高，很难说哪种危害性更大，主要与两者的接触剂量和时间相关。

● 大量吸烟

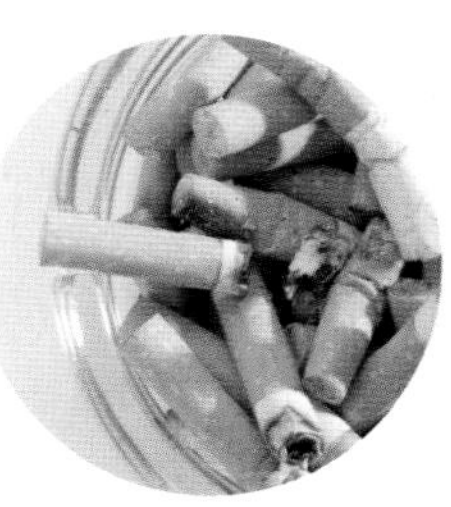

一般来说，如果吸烟指数（吸烟指数 = 平均每天吸烟的支数 × 吸烟的年数）大于 400，慢性阻塞性肺部疾病（COPD）和肺癌的发病率明显升高，这就比单纯雾霾对人体的影响大得多。在相对密闭的空间吸烟，同样可使室内的雾霾浓度明显升高，因此对于大量吸烟的人来说，吸烟的危害要远大于雾霾的危害。

● 少量吸烟

对于每天吸入少量烟（平均每天少于 5 支）的人来说，在雾霾很严重的情况下，吸烟的危害不一定比雾霾大。

至于每天吸多少根香烟和多大浓度雾霾额外增加疾病的风险相当，则需要大量的研究数据支持，仍需要进一步的研究。可以肯定的是，雾霾严重地区大量吸烟的人，其呼吸和心血管系统疾病发生的风险将成倍增加，因此雾霾严重地区的人们更应当戒烟。

重金属含量高的雾霾，可使精子受损

一般来说，雾霾对生殖系统的影响较小，影响程度与雾霾的性质关系密切。如果雾霾成分里重金属、有毒有害物质的含量较高，这些污染物就很容易积蓄在睾丸、卵巢等器官组织，那么必然会影响生殖能力。近年来国外的研究证明，雾霾可影响生殖能力，特别是男性的生殖能力，导致精子的质量下降和畸形率升高。至于雾霾是否可以导致生殖系统的癌症，尚未见报道。

雾霾易被胎儿吸收，并影响儿童生长发育

雾霾对任何人都有损害，最易受到影响的人群有肺部疾病患者、儿童、免疫力低下者、孕妇、老人等。

一旦有毒有害的化学污染物和重金属污染物吸入并残留于儿童体内，会大大影响儿童的生长发育，对神经系统、骨骼、造血系统、免疫系统、生殖系统等都会造成影响。

对于婴幼儿来说，长期的雾霾天气使婴幼儿户外活动减少，且雾霾可使太阳辐射强度降低，特别是紫外线的辐射量降低，从而影响维生素 D 的生成及钙的吸收，导致佝偻病的发病率升高。

孕妇体内的胎儿发育，需要通过胎盘血液获得营养，而雾霾中污染物、药物、毒物、化学制剂、重金属等一旦进入孕妇体内，易被胎儿吸收。PM

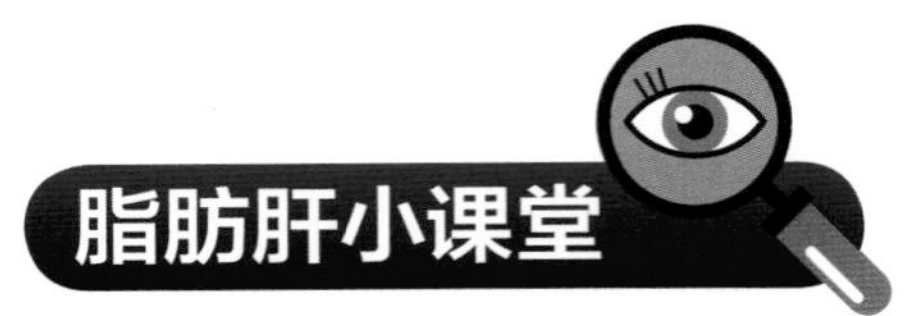

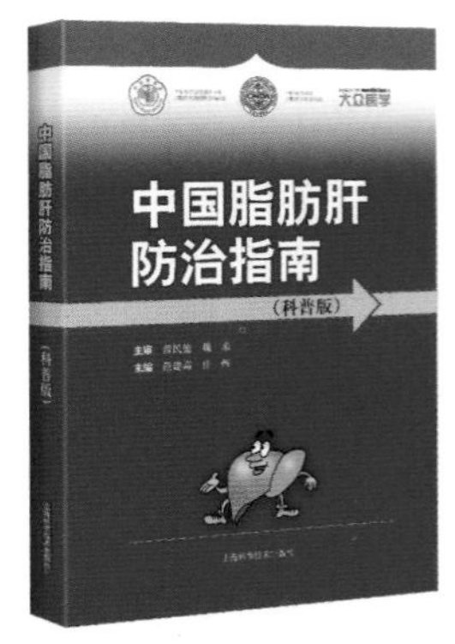

第六讲

患了脂肪肝怎么吃

黄 薏

控制总热量，减轻体重

合并超重或肥胖，以及近期体重增长过快的非酒精性脂肪性肝病患者，应通过控制总热量的摄入，合理分配三大产能营养素，力争在6~12个月内，减少5%~10%的体重，从而使肝脂肪变及其伴随的炎症和纤维化恢复正常，并注意防治心脏和代谢性并发症。

平衡膳食：什么都可以吃，什么都别过量

任何一种食物都无法含有所有营养素，只有通过多种食物搭配，才能达到营养均衡的要求。食物种类越多，营养素的互补作用越强。平衡膳食的要点是主食“粗细搭配”，副食“荤素搭配”，不挑食，不偏食。

脂肪肝患者每日应摄入四大类食品：谷薯类、菜果类、水产品和畜禽肉类，以及油脂类。谷薯类富含碳水化合物、蛋白质和B族维生素。菜果类富含维生素、矿物质及膳食纤维。鱼、肉、蛋类主要为人体提供蛋白质、脂肪、矿物质和维生素。油脂类包括油脂和坚果类食物，能够为人体提供脂肪和脂溶性维生素。

此外，脂肪肝患者还应增加维生素和矿物质的摄入量。富含B族维生素的食物有粗粮、干豆、蛋类、绿叶蔬菜；富含维生素C的食物有新鲜蔬菜、水果；富含钙的食物有牛奶、豆制品、海产品。需要注意的是，脂肪肝患者应控制钠盐的摄入，每天限制在6克以下；合并高血压和肝硬化腹水时，每天钠盐的摄入量应低于5克。

合理安排一日三餐：遵循“343”原则

不管是健康人群，还是肥胖、高脂血症、糖尿病、脂肪肝患者，一日三餐热量的合理分配都是非常重要的。在每日总热量明确的情况下，早餐、午餐和晚餐可按30%、40%、30%的比例分配。总的原则是，早餐应保证热量摄入和食物品种的丰富，并适当添加蔬菜和水果；严格控制晚餐的热量摄入，特别应少吃高热量食品。因为晚上入睡后，迷走神经功能亢进，胰岛素、胰高血糖素等合成激素分泌增加，容易将过剩的热量转化成脂肪，增加体重，导致肥胖相关疾病高发。

糖耐量异常和糖尿病患者，在条件许可的情况下，三餐之间可添加两次点心，点心的热量应包括在每日总热量中。热量分配比例为：早餐30%、早点心5%、中餐30%、中点心5%、晚餐30%。

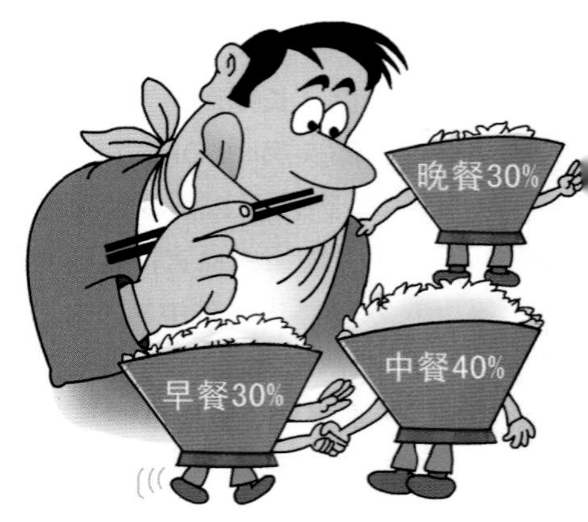

一日三餐可按“3：4：3”比例分配

科学选择食用油

日常食用的油脂（烹调油）有动物油和植物油两大类。富含饱和脂肪酸的油脂主要包括：猪油、牛油、羊油、黄油等动物油，以及椰子油、棕榈油等植物油，经常食用可使血胆固醇水平升高；富含单不饱和脂肪酸的油脂主要为植物油，如橄榄油、菜籽油、茶油、各种坚果油（除核桃油外）等，这些油脂一般不会升高血胆固醇水平；富含多不饱和脂肪酸的油脂包括：玉米油、豆油、葵花子油、花生油、芝麻油等植物油，以及深海鱼油等。

动物油中饱和脂肪酸的含量较高，植物油中不饱和脂肪酸含量较高。植物油不含胆固醇，且其所含的谷固醇、豆固醇和必需脂肪酸有较好的“驱脂”作用，可阻止或消除肝细胞脂肪变，对治疗脂肪肝有益。因此，脂肪肝患者应尽可能选择植物油作为烹饪用油，尤以富含单不饱和脂肪酸的植物油为佳。PM

随着我国人口老龄化，泪道病的发病率呈逐年上升趋势。临床调查发现，中年以后泪道疾病多发，中老年人泪道病的患病率高达75%~80%。泪道病该如何正确治疗？总体而言，可以分“三步走”。

“三步走”，让你告别泪道病

上海爱尔眼科医院泪道病专科主任　范金鲁

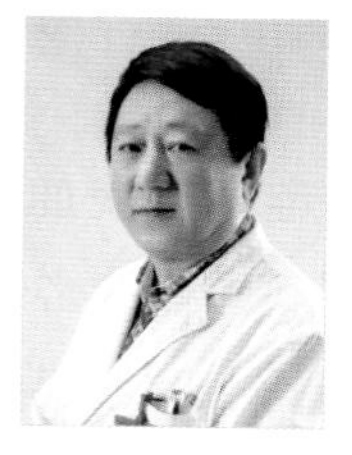

专家简介

范金鲁 上海爱尔眼科医院泪道病专科主任，爱尔眼科医院集团泪道学组组长、内镜与微创专业技术全国考评委员会理事，中国医师协会内镜分会理事，中国中西医结合泪器学组委员。从事泪道疾病的诊断及手术治疗30年，著有《范金鲁式鼻腔内窥镜下泪道手术方法》，在国内率先应用鼻腔内窥镜技术，突破急性泪囊炎急性期手术禁区，擅长泪道阻塞或狭窄，功能性溢泪，急、慢性泪囊炎等泪道疑难杂症的治疗。

专家门诊：周三全天

第一步：正确认识泪道病

泪道疾病是眼科最常见的一类疾病，主要包括泪道炎症、外伤、异物、肿瘤、寄生虫和先天异常等，尤以慢性泪囊炎、泪道堵塞最为常见。泪道病的主要症状为，在无外部刺激的情况下，眼睛不停溢泪，严重者有眼部突起，挤压有脓液流出等症状。泪道病患者眼角的脓液内常含有大量细菌，溢出后容易附着在眼球表面。若眼球表面有创口，易引起结膜炎、角膜炎，甚至角膜溃疡、穿孔等危险。由于慢性泪囊炎对眼球有诸多威胁，故一旦发现患有泪道病，一定要及时治疗。

第二步：选对治疗方式

由于泪道疾病通常不可逆，故手术是目前公认的能够有效治疗泪道疾病的方法。现有手术方法包括：外路泪囊鼻腔吻合术、泪道激光成形术、泪道置管术、鼻腔内镜下泪囊造孔术等。

外路泪囊鼻腔吻合术需要切开皮肤，分离皮下组织及肌肉，甚至需要用骨钻钻开骨头，以便疏通阻塞部位，存在创伤大、出血明显、面部遗留瘢痕等缺点，现已少用。泪道激光主要通过激光贯穿泪道，使其畅通。不过，泪道激光仅对单纯泪小管阻塞有效，且不适用于婴幼儿和急慢性泪囊炎患者。泪道插管术也是常用的手术方式之一，将硅胶管插入泪道中，对泪道起支撑的作用。泪道义管一般由硅胶制成，插管需在泪道内留置2~6个月。取管时，插管与泪道摩擦，容易损伤泪道，且插管取出后，还可能导致泪囊炎复发。鼻腔内空间狭小，若在取管时发生插管断裂，极易引发炎症。

目前较先进的治疗方式是鼻腔内镜下泪囊造孔术。鼻腔内镜手术打破了泪囊炎急性发作期不能手术的禁忌，对泪道阻塞、慢性泪囊炎、婴幼儿泪囊炎等都有良好疗效，复发率低。鼻腔内镜手术的原理是，在鼻腔内镜的帮助下，在患者的鼻腔“借道”，造出一条新“管道”，让泪水正常排出，并将炎症清除。目前，鼻腔内镜手术已取得较好的临床疗效，其优点在于微创、无痛、复发少、不会在面部留下明显瘢痕，且可根据患者自身情况，制定个体化的手术方案，做到“量体裁衣”。整个手术过程基本控制在15分钟之内，可明显减轻患者的痛苦，并避免无谓损伤，手术也没有年龄限制。

第三步：注意术后保养

虽然鼻腔内镜手术属于微创手术，但术后保养也非常重要。术后饮食宜清淡、少油，多喝水，多吃胡萝卜、枸杞等富含维生素的食物；注意个人卫生，勿用脏手揉眼睛；脸盆、毛巾要个人专用；注意保护眼睛，在污染严重的天气外出时，应带护目镜；若有眼泪溢出，宜用干净的手帕或纱布轻拭眼睛。

上海爱尔眼科医院泪道病专科是医院特色专科建设项目，由全国著名泪道病专家范金鲁教授担任学科带头人，深入开展鼻腔内窥镜泪道微创手术的临床研究，以及各类疑难泪道疾病的规范化诊疗，不断引进先进诊疗设备，逐步实现可视化、微创、精准诊疗。科室倡导以规范化、微创化、人性化为目标，为患者提供高质量的个体化诊疗服务。

为帮助更多泪道疾病患者恢复健康，范教授为本刊读者预留了30个免费专家门诊号，有需要的读者请致电咨询本刊健康热线（021－64848006），或登录本刊微信平台，发送“姓名＋联系电话＋预约范金鲁教授专家号”进行预约。PM

频繁测血糖 怎么做疼痛轻、损伤小

山东省济南医院糖尿病诊疗中心主任医师 王建华

定期自我血糖监测是所有糖尿病患者的必修课，有不少病友抱怨：“经常监测血糖，手指都快被针刺烂了，到处是一个个采血针眼。”那么，有没有什么诀窍，既能不那么疼，又可减少对手指的伤害呢？下面几点或许对你有所帮助。

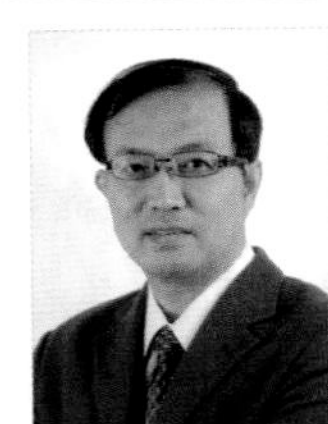

专家简介

王建华 山东省济南医院糖尿病诊疗中心主任，主任医师，济南市医学会内分泌专业委员会副主任委员。擅长糖尿病、甲状腺疾病、骨质疏松症等内分泌代谢病的诊治，尤其对糖尿病肾病、糖尿病足坏疽、甲亢的治疗有独到之处。

专家门诊：周二、周四全天

1 合理选用血糖仪及针头

糖尿病患者最好购买需血量比较少的血糖仪，这样便可以选用外径较细的采血针，如 28G、30G 甚至更细的针（注：G 标前面的数字越大则针越细）。采血针越细，对皮肤的损伤就越小，出血量也越少，患者的疼痛感较轻，伤口愈合会更快更好。

2 针刺深浅适度，采血量不用太多

采血量只要满足血糖仪检测要求即可，并不是多多益善。如果采血时刺伤手指较深，对局部组织的损伤就较重。采血笔的进针深度大多是分档可调的，患者可以根据自身皮肤的情况及需血量多少，恰到好处地选择进针深度，以减轻对皮肤的伤害。

3 采血部位选手指两侧，经常更换

有些糖尿病患者采血时，往往习惯性地老是选择某个特定的手指及部位，这显然不妥。最好的办法是尽可能把损伤分散到各个部位，可以轮流在不同手指的不同部位采血。切记不要在指尖采血，而应选择手指两侧。因为手指两侧的神经末梢分布较少，对疼痛的感觉较差，在这个部位采血，针刺后疼痛感较轻。

4 采完血后，多压一会儿针眼

许多糖尿病患者采完血，按压针眼几秒钟就匆匆了事。事实上，即使采血针刺伤的伤口表面看不到有血液渗出，皮肤下也有可能还在渗血。如果被刺伤的手指还在继续出血，则少量血液聚集在皮下，最后就会变成一个个小的皮下瘀血点。因此，采血后一定要多按压一会儿，以做到彻底止血。

5 尽量不用酒精消毒，可用温水洗手

绝大多数人在采血前都用酒精消毒采血部位，而糖尿病患者的皮肤可因血糖高而变得干燥，如再用酒精消毒，则容易促使皮肤变得更干燥、粗糙，甚至开裂。为此，建议在采血前先用温水洗净双手，这样不仅可避免用酒精消毒，还可增加手指血液循环，尤其是在寒冷的季节更要用温水冲洗双手，以有利于采血；采血后数分钟可用干净湿布轻轻擦局部皮肤，有助于防止皮肤干裂。

此外，应尽量避免手凉时采血，因为此时手指血液循环不好，针刺后不容易出血。如果血量不足，很多患者会用劲挤压手指，在这种情况下测出来的血糖值会因组织液混入而不准。PM

“话说前列腺”系列文章之二

一条穿过前列腺的小溪

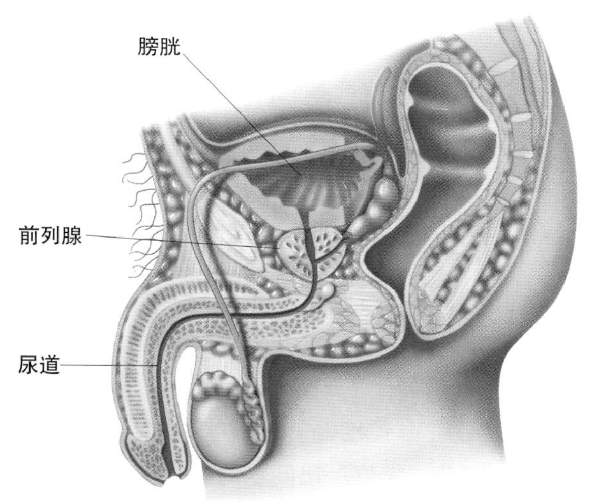

第二军医大学附属长海医院泌尿外科教授　孙颖浩
第二军医大学附属长海医院《前列腺疾病100问》编写团队

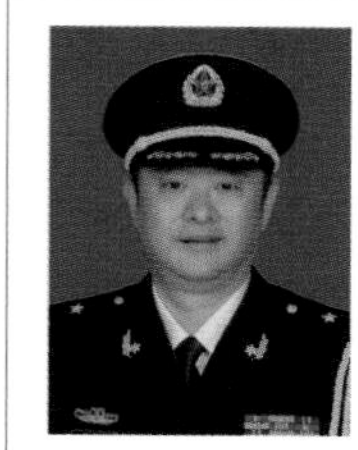

专家简介

孙颖浩　第二军医大学附属长海医院泌尿外科主任医师、教授、博士生导师，973 计划项目首席科学家。第二军医大学校长、全军前列腺疾病研究所所长、长海医院泌尿外科主任。中华医学会泌尿外科分会主任委员、全军泌尿外科专业委员会主任委员。擅长泌尿系肿瘤（尤其是前列腺癌）的诊治及微创泌尿外科技术的应用。

联合门诊时间：每周三上午 9:00~11:30
（长海医院门诊大楼 7 楼）

前列腺位于盆腔的最深处。由于它所处的特殊位置，我们对它“看不见，摸不着”，难以了解它的“庐山真面目”。但所幸的是有一条“小溪”从它当中流过，把它“患病”的信息传递出来，这就是排尿。多数前列腺疾病最主要的症状就是集中在排尿方面。

也许你有过这样的经历：白天上班的时候，总要频繁跑卫生间去小便；夜里睡觉时，也总是要起床小便，每天夜里折腾七八次，以至整夜难眠。这还不算，有时一想小便，必须马上进卫生间，稍微慢一点，尿液就会“夺路而出”。有时小便时还会伴有下腹部绞痛和尿道里烧灼般的疼痛不适。这些就是医学上所讲的下尿路刺激症状：尿频、尿急、急迫性尿失禁和尿痛。

到了卫生间又会怎么样呢? 虽然“百米冲刺”奔到卫生间，却迟迟解不出小便，憋得满脸通红，要用力才能将尿液“挤出”。排出的小便也射不远，而是一滴一滴地滴出来，一不留神就会弄湿鞋子。而且站了半天，到最后还是滴个没完没了。这些就是医生通常所说的尿路梗阻症状，即排尿踌躇、排尿费力、尿线变细和尿末滴沥等。

刺激症状和梗阻症状是前列腺疾病的两大表现，多见于良性前列腺增生，但前列腺癌、前列腺炎也会有这样的表现。对于前列腺增生的患者，刺激症状往往会更早地表现出来，尤其是夜尿增多，经常是良性前列腺增生的最早表现。

如果出现以上症状后没有引起足够的注意，当疾病继续进展，还会出现一些更为严重的表现。比如在受凉、饮酒、过度憋尿及服用某些药物（如阿托品）等后，会突然出现小便完全不能排出的情况，膀胱里尿液越积越多。这就是“急性尿潴留”。由于非常痛苦，所以多数急性尿潴留患者会到医院就诊。但是应该注意一点，当患者膀胱里的尿液超过膀胱本身的最大容量时，尿液就会不由自主地从尿道淌出来（就是常说的“满则溢”的道理），医学上称为充盈性尿失禁。很多尿潴留患者发生充盈性尿失禁时会误认为小便已经排出来了。其实，膀胱里仍然还有很多的尿液，会给身体带来持续而且更加严重的危害。

前列腺疾病还可导致血尿。有的肉眼就可以观察到尿色变红，而有的需要借助显微镜才能发现。除了从排尿等方面寻找线索，还有其他表现能为前列腺疾病起到预警作用。比如会阴部（肛门和阴囊之间的位置）不适，会阴部沉重胀坠感伴有腰骶部、阴茎放射性疼痛，排尿后或大便用力时尿道分泌物增多，等等。PM

特别提醒

一些膀胱疾病（如膀胱炎、膀胱内结石、异物、肿瘤等）和尿道疾病（如尿道狭窄、尿道炎症等）也可导致排尿方面的刺激症状和梗阻症状。所以出现症状时，最好及时到医院请泌尿外科医生检查和诊断。

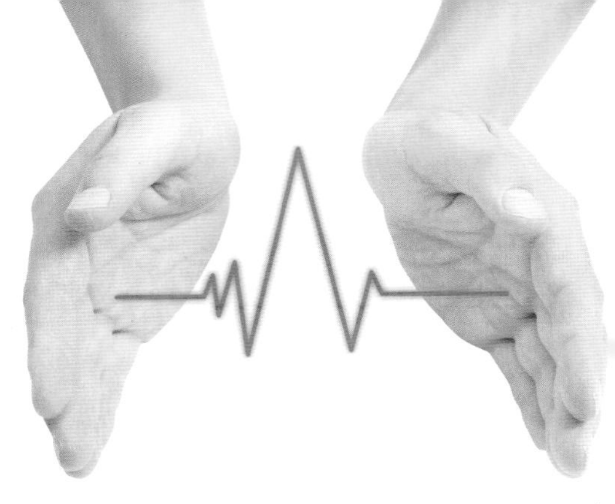

近些年，中年人猝死的新闻报道屡见不鲜，令人扼腕痛惜。中年人是家庭的顶梁柱，一旦发生猝死，会给家庭和社会带来重大损失。据统计，中国每年猝死的中青年人数多达55万人。可以说，“猝死”就像是一把暗藏的“绝命飞刀”，时刻威胁着人类健康。到底是什么原因导致猝死呢？猝死可以预防吗？且听专家的分析。

猝死为何频袭中年人

上海交通大学附属第一人民医院心内科　贺茂荣　洪 江（主任医师）

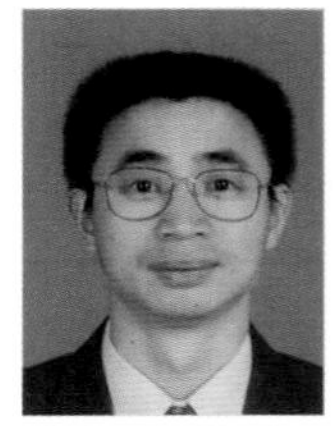

专家简介

洪 江 上海交通大学附属第一人民医院心内科主任医师，医学博士，上海交通大学博士后。擅长心衰、高血压、心律失常的诊断和治疗，冠心病、高脂血症的药物治疗，起搏器安置术，射频消融术，以及心血管疑难病症和急危重症的诊治。

专家门诊：周一至周五（国际医疗保健中心 VIP 门诊）

猝死多与心脏疾病有关

● **冠心病** 冠心病是导致猝死的最常见原因。为心脏提供营养的血管叫“冠状动脉”。若冠状动脉管壁上堆积了“垃圾”，其表面就会变得凹凸不平，进而出现管腔狭窄、变细。就像生了锈的自来水管会导致水流变小一样，狭窄的冠状动脉也会导致心脏供血减少，进而导致胸痛、胸闷等心肌缺血症状。有些患者在活动后或体力劳动后出现不适，有些患者则在休息时也出现不适。通常，胸闷、胸痛持续时间在几分钟的，一般多为心绞痛；若胸痛持续时间超过半小时，则很有可能是心肌梗死。心肌梗死发生后，由于供血中断，心肌细胞发生缺血、坏死，心肌收缩功能明显下降，患者常因发生恶性心律失常（室速、室颤）而猝死。过去，冠心病一般多发生于老年患者，随着生活水平提高，高血压、糖尿病、高脂血症、肥胖等冠心病易患因素更多地出现在中青年人身上，冠心病的发病年龄越来越年轻化。目前，40 岁左右发生心肌梗死的病例已屡见不鲜。

● **心肌病、瓣膜病** 心脏一共有四个“房间”，左、右心房和左、右心室。心肌相当于心脏的“墙壁”，心脏瓣膜相当于“房门”。其中任何一个部位出现问题，都有可能导致猝死。“墙壁”出问题的扩张型心肌病、肥厚型心肌病，以及“房门”出问题的风湿性心脏病等，都可导致猝死。

● **心肌炎** 一般情况下，心肌炎是病毒感染导致。人体感染某些病毒后，会出现发热、疲倦等感冒样症状，或恶心、呕吐等消化道症状。在随后的 1~3 周内，会出现心悸、胸痛、呼吸困难，甚至晕厥等病毒性心肌炎症状。通常，轻症者可完全自愈，但重症心肌炎患者有发生猝死的可能，应引起足够重视。

● **恶性心律失常** 各种类型的心脏病都可能发生恶性心律失常。心律失常就像是心脏的“电路故障”，一旦发生，心脏跳动的节奏、次数或（和）传导功能就会出问题。常见的恶性心律失常包括：室性心动过速、心室颤动、高度房室传导阻滞、病态窦房结综合征等。室性心动过速就是心室完全不听从“上级”（窦房结）的“指挥”，自顾自“乱跳”，最终“跳”累了，就变成了室颤。室颤发生时，心脏不是在跳动，而是在微微抖动，心脏的舒缩功能几乎停滞，其实就是心脏骤停。一旦发生室颤，需紧急抢救，否则大部分患者将很快死亡。高度房室传导阻滞就是心脏的电路中断，引起心脏“各个房间步调不一致”。

● **主动脉夹层** 主动脉是从心脏发出的最大、最粗的动脉，再形成分支到全身各处。可以说，主动脉是血管中的“中心主干道”。主动脉夹层就是主动脉腔内的血液从主动脉内膜撕裂口进入主动脉的中膜，形成假腔。主动脉夹层发生时，患者常有剧烈胸痛，甚至休克症状。一旦发生主动脉破裂，患者几无生还可能。

● **非器质性心脏病** 包括心肌离子通道缺陷性疾病造成的猝死，如 Brugada 综合征、QT 间期相关综合征（QT 间期延长及缩短等）、致心律失常性右室发育不良综合征、马方综合征、儿茶酚胺敏感性多形性室速（CPVT）等。这类疾病多与遗传有关，猝死原因多半是恶性心律失常。

易导致猝死的其他疾病

● **急性坏死性胰腺炎** 暴饮暴食、酗酒等不良习惯容易诱发急性胰腺炎。胰腺位于上腹部，分泌具有消化蛋白质、淀粉和脂肪功能的胰液。发生胰腺炎时，胰液会破坏胰腺组织，急性重症胰腺炎患者的病死率高。

● **脑出血** 是中年人猝死的重要原因。中年人脑出血的原因主要有两种：一是脑动脉瘤破裂导致脑出血；二是血压异常升高导致脑血管破裂。严重脑出血会导致颅内压力升高，若生命中枢受到压迫，易引起呼吸、心跳骤停。值得注意的是，很多患者在发生脑出血前，甚至不知道自己患有高血压。

● **肺栓塞** 肺动脉发生血栓栓塞，患者常在短时间内发生猝死。导致肺动脉栓塞的栓子通常来源于下肢深静脉内的血栓。血栓脱落后形成栓子，沿静脉血管回流到右心房，再经右心室进入肺动脉，最终导致肺动脉堵塞。肥胖、妊娠、久坐不动、长期卧床、骨科手术后，以及长时间乘车或飞机等，都是肺栓塞的高危因素。

猝死看似突然，实则早有“预警”

猝死常突然发生，多数患者没有明显预兆，但也并非完全没有预警信号，只是这些信号往往被患者所忽视。比如，不少患者在猝死发生前有胸闷、胸痛、心慌、疲乏无力等不适症状，但往往因为各种原因没有及时就医；有些人仗着自己年轻力壮，经常熬夜、吸烟、酗酒、暴饮暴食；还有些人一心扑在事业上，饮食、作息不规律，长期处于精神高度紧张的高压状态下，最终积劳成疾。

预防猝死，并非无计可施

要预防猝死的发生，首先应当避免“过劳”，注意调整工作、生活节奏，养成良好的生活习惯，坚持低盐、低脂饮食，戒烟限酒，适当运动，保持良好的情绪，定期体检。如果身体不适，应及时就诊，及时治疗。同时，还要重视基础疾病的治疗，防患于未然。糖尿病、高血压是导致动脉硬化的“元凶”，高血压、糖尿病患者一定要去正规医疗机构进行规范的诊治。平时有胸闷、胸痛等不适症状者，应注意排除冠心病可能。心肌病患者一般均需要长期服药，并定期检查。严重的心脏瓣膜病患者常需手术治疗。心律失常患者一般需进行24小时动态心电图检查，确定是否存在恶性心律失常。部分恶性心律失常（如室速）可以用药物控制，药物疗效不佳时，可以进行射频消融治疗，还有部分患者可以在心脏里安装一个微型的除颤器，以预防室颤和猝死的发生。存在高度房室传导阻滞和病态窦房结综合征的患者，可以安装心脏起搏器，以保证心脏的正常跳动。

学点急救技能，为猝死者带来生机

一旦发现有人猝死，怎样才能挽救其生命呢? 最有效的办法是，尽早心肺复苏（胸外按压＋口对口人工呼吸）。猝死抢救的黄金时间为发病后4分钟内，超过6分钟，患者大多进入生物学死亡阶段，生还希望极为渺茫。

如果身边有人晕倒，首先要学会判断其是否发生猝死，即心跳、呼吸骤停。在呼吸、心跳骤停之初，患者会出现意识丧失、呼之不应、面色青紫或苍白、出现深大的“叹气样”呼吸、颈动脉搏动消失。抢救者应立即对其进行心肺复苏，同时请周围人帮忙拨打急救电话，边抢救边等待救护车的到来。切莫空等救护车到达，以免耽误抢救时间。PM

相关链接 心肺复苏的主要步骤

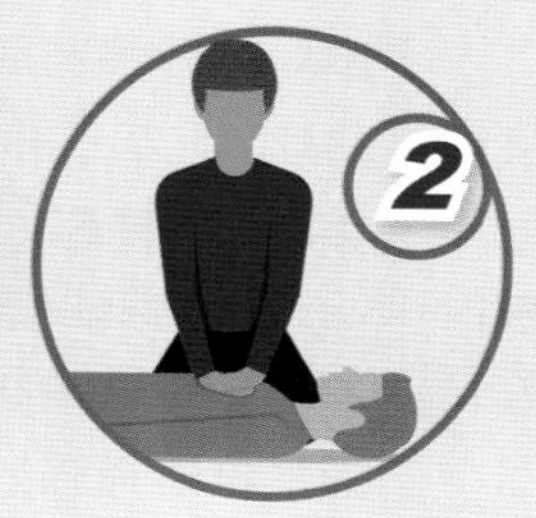

使患者平卧，选择胸骨上2/3与下1/3的交界处为按压点，施救者双手掌重叠，垂直用力向下按压，频率是每分钟大于100次。每按压30次，实施口对口人工呼吸2次。吹气前，应清除患者口腔内的分泌物，吹气时要捏紧其鼻孔，以免气体从鼻腔漏出。如此重复胸外按压和人工呼吸，直至患者面色转红、意识恢复，或专业救护人员到场。

生活实例

王先生乙肝“大三阳”十余年，一年前发现ALT(丙氨酸转氨酶)152单位/升，HBV DNA为6.29×10^6拷贝/毫升，B超无异常，符合抗病毒适应证，开始服用恩替卡韦进行抗病毒治疗。治疗3个月后，复查肝功能恢复正常、HBV DNA转阴。由于工作原因，王先生经常出差、应酬，常常漏服抗病毒药物，他也并未完全认识规范治疗的重要性，往往“三天打鱼，两天晒网”，后来甚至干脆停药了。停药后，王先生复查时发现肝功能异常，却仅仅服用保肝降酶药。2个月后，王先生突然发生肝衰竭住院，经过积极抢救，总算挽回了生命。

不坚持抗病毒治疗 突发肝衰竭

复旦大学附属华山医院感染科教授　尹有宽

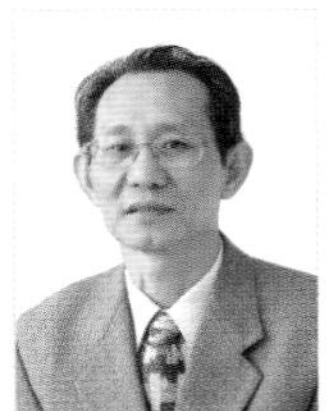

专家简介

尹有宽　复旦大学附属华山医院感染科教授、主任医师，曾任感染科副主任、肝炎免疫室副主任、肝病中心副主任。上海市中西医结合学会肝病学分会委员，上海市肝病研究中心委员、特需预约专家。

专家门诊：周一、周三上午，周二全天(东院)

乙肝抗病毒治疗是乙肝治疗的核心和关键，但是目前尚无特效的治疗药物将乙肝病毒一举歼灭，彻底治愈乙肝尚不现实。治疗乙肝的现实目标是最大限度地长期抑制或消除病毒，减轻肝细胞炎症及肝纤维化，延缓和阻止疾病进展，减少和防止肝脏失代偿、肝硬化、肝癌及其并发症，改善生活质量，延长生命。乙肝抗病毒治疗必须坚持长期治疗，近年来我国肝病学和感染病学专家已对此达成了共识，并发布了相关指南。

长期抗病毒治疗，带来三大益处

● **延缓或阻止肝病进展**　研究表明，长期使用各种核苷酸类药物治疗，均可改善肝脏炎症坏死，逆转肝纤维化和肝硬化，延缓或阻止肝病进展。

● **逆转或缓解肝功能失代偿**　一项研究报道，195例失代偿肝硬化患者应用恩替卡韦或阿德福韦酯治疗，48周后肝功能分级评分明显下降(肝功能好转)。另有研究表明，应用替诺福韦酯治疗慢性乙型肝炎合并急性肝衰竭，可显著降低肝功能分级评分，大大降低病死率。

● **预防和减少肝癌的发生**　一项研究显示，666例接受恩替卡韦单药治疗的肝硬化患者为恩替卡韦组，621例未接受治疗的患者为对照组，在随访2.7年中，恩替卡韦组的肝癌发生率为2.4%，对照组为5.2%。

巩固治疗，减少复发

众所周知，乙肝、肝硬化、肝癌是慢性乙肝发展的“三部曲”。乙肝病毒持续复制是疾病进展的重要因素，目前慢性乙肝并不能完全治愈，难以治愈的原因很复杂，主要原因有两个。①乙肝病毒复制的原始模板为共价闭合环状DNA(cccDNA)，cccDNA一旦在肝细胞核内形成，即具有高度稳定性，可持续产生子代病毒而不受细胞分裂的影响，故尽管核苷酸类药物可有效抑制乙肝病毒复制，但肝细胞核内仍可能残存cccDNA，停药后仍有可能复发。②目前用于抗病毒的各种药物如拉米夫定、阿德福韦酯、替比夫定、恩替卡韦和替诺福韦酯，只能在cccDNA以下的复制环节起作用，并不能直接作用于cccDNA，故不能清除在治疗前已经存在的病毒，以及在治疗过程中未被完全抑制的乙肝病毒产生的新的cccDNA。

正因为慢性乙肝久治不愈，所以使用核苷酸类药物抗病毒必须坚持长期治疗，不可擅自停药，否则病情容易复发，前功尽弃。有研究显示，乙肝“大三阳”转为“小三阳”后巩固治疗时间越长，复发率越低，巩固治疗18个月以上的患者复发率为15.4%，明显低于巩固时间不足18个月的患者(47.5%)，相关指南强调，最好巩固3年以上再停药。而乙肝“小三阳”患者停药后复发率更高，需要长期治疗，直至乙肝表面抗原转阴，并巩固1年后才能停药。

为了保证长期用药，建议不要选用容易导致耐药的核苷酸类药物，初治患者应尽量选择强效低耐药的恩替卡韦或替诺福韦酯。PM

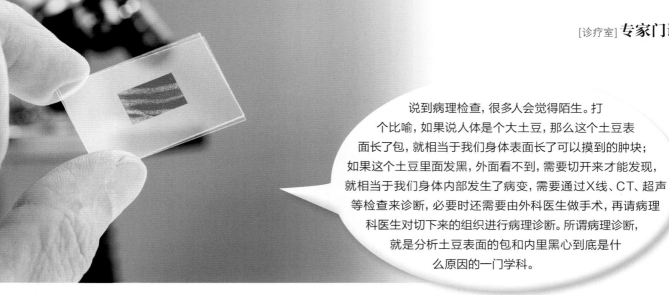

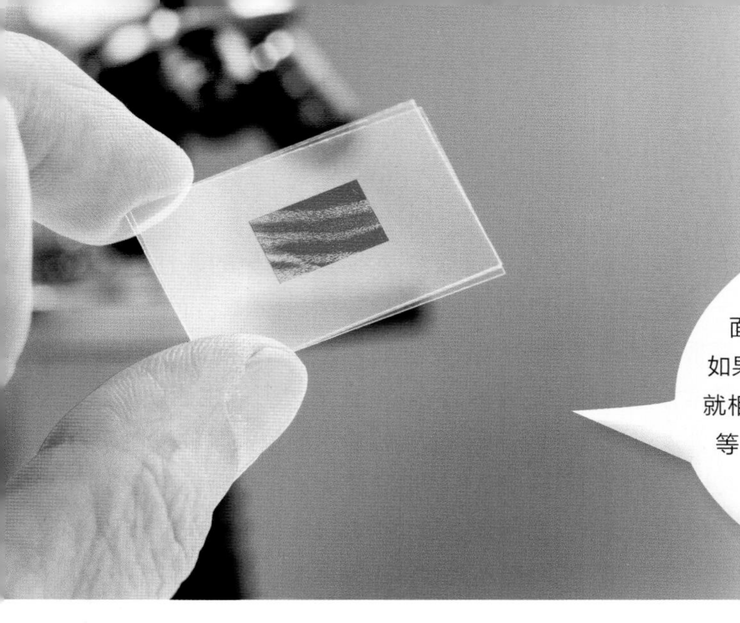

说到病理检查，很多人会觉得陌生。打个比喻，如果说人体是个大土豆，那么这个土豆表面长了包，就相当于我们身体表面长了可以摸到的肿块；如果这个土豆里面发黑，外面看不到，需要切开来才能发现，就相当于我们身体内部发生了病变，需要通过X线、CT、超声等检查来诊断，必要时还需要由外科医生做手术，再请病理科医生对切下来的组织进行病理诊断。所谓病理诊断，就是分析土豆表面的包和内里黑心到底是什么原因的一门学科。

从土豆片里看病理世界

复旦大学附属中山医院青浦分院病理科　黄思念　姚俊霞（副主任医师）

病理检查的过程

无论是“土豆”外面的包，还是内里的黑心，病理检查都是从“取材”开始的，即需要从“土豆”上取下一块有病的组织。随后，我们会将“土豆”（病变组织）切成薄片，但这样的薄片不能直接放到显微镜下观察，还需要将其变得透明，而将“土豆片”透明化的过程，医学上称之为“制片”。最后，我们将透明的“土豆片”（组织切片）放到显微镜下观察，分析“土豆”长包和发黑的原因，这个过程称为“出具病理诊断报告”。

病理检查的类型

● **常规病理检查**　一般常规病理报告发出的时间是五天：第一天“固定”（用甲醛充分固定，避免组织腐烂）、第二天取材（晚上“脱水”）、第三天“制片”（肿块先用石蜡包成方块，然后切成薄片裱在玻璃片上，之后将石蜡洗掉，留下病变组织，最后染上蓝红相间的颜色）、第四天诊断、第五天发出报告。由于常规病理制片需要较长的“固定”和“脱水”时间，且“制片”步骤繁复，故整个过程需要五天时间。

● **冰冻病理检查**　有时候，外科医生在术前无法明确判断肿块的性质，就会在术中先切取一部分组织，请病理医生迅速做出一张透明的切片，放到显微镜下去观察，出具初步病理报告，这个过程一般需要半小时。拿到组织以后，病理科医生先将组织速冻，然后用一种类似于切涮羊肉的机器将其切成薄片。等水分干了以后，就成了一张可以放到显微镜下观察的透明切片（冰冻切片）。冰冻病理检查的优点是快速出报告，缺点是看不太清楚，只能粗略判断。

● **特殊检查**　有些“土豆片”（病理组织）的构造很复杂，在显微镜下很难判断具体病因，此时就需要一种叫作“免疫组化”的东西，来帮助医生寻找隐藏在其中的“元凶”。“免疫组化”需要用一种特殊的药水浸泡“土豆片”，“土豆片”上会出现棕黄色的点，根据这些小黄点的分布范围，病理医生可以做出正确诊断。如果需要更“高端”的分析，我们还可以把土豆捣成泥，放到机器里去分析基因。

病理报告怎么看

当所有的流程走完，患者会拿到一张病理报告，它通常会“告诉”你，切下来的“土豆片”有什么问题。如果是肿瘤，病理报告通常会给出“良性”或者“恶性”的诊断。当看到“瘤”这个字眼，一般来说是良性的，而看到“癌”，则是恶性的。当然也有例外，比如淋巴瘤有“瘤”字，但它是恶性的；若“瘤”字前面加了一个“肉”字，变成了“肉瘤”，那它也是恶性的。还有一些专业的词汇，比如“高级别”“重度不典型”，虽然报告中还没有出现“癌”字，但通常说明已经离“癌”不远了。如果是炎症，比如胃炎，大家还需要注意报告中是否提示“萎缩性”，因为萎缩性胃炎需要定期复查。

“土豆片”里看病理世界，其实病理世界离我们并不遥远。端来你的“土豆片”，给你一个答案，这就是病理。PM

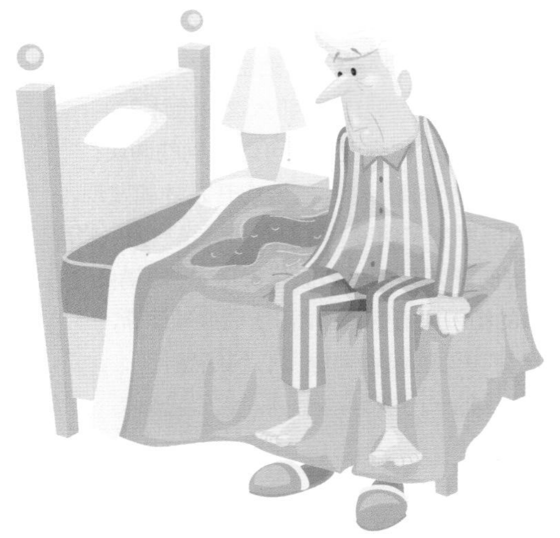

前列腺癌是男性泌尿生殖系统最常见的恶性肿瘤之一，最常用的治疗方法是前列腺癌根治术。然而，前列腺癌根治术虽然能有效控制肿瘤，但术后伴随而来的尿失禁常给患者的生活带来许多不便，大大影响生活质量。国内外大量研究显示：前列腺癌根治术后尿失禁的发生率为48%~55%，5%~10%的患者在手术一年后仍存在不同程度的尿失禁。如何在有效治疗肿瘤的同时，进一步改善术后尿失禁，从而提高患者的生活质量，是广大泌尿外科医生们努力探索的方向。

防治前列腺癌术后尿失禁有新招

上海交通大学医学院附属仁济医院泌尿科
董 樑 李佳怡 薛 蔚（主任）

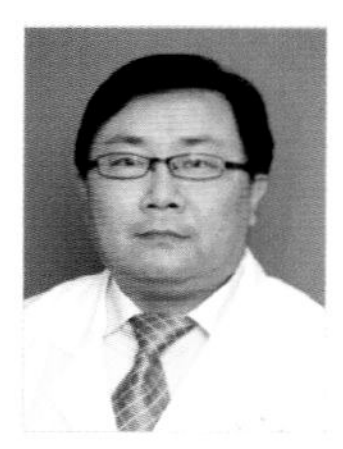

专家简介

薛 蔚 上海交通大学医学院附属仁济医院泌尿科行政副主任、教授、主任医师，中华医学会泌尿外科分会青年委员，上海市医学会泌尿外科分会秘书、青年学组组长。长期从事泌尿生殖系统肿瘤，特别是前列腺癌的临床及基础研究。擅长前列腺癌根治术、腹腔镜下及机器人辅助腹腔镜下前列腺癌根治术、前列腺癌冷冻消融术等各种前列腺癌外科治疗手段，以及晚期前列腺癌的个体化综合治疗。

专家门诊：周四上午（仁济东院门诊 5 楼）
特需门诊：周四下午（仁济东院体检中心 3 楼）
尿失禁康复门诊时间：每周五上午

“生物反馈+盆底肌训练”：摆脱术后尿失禁

生物反馈联合盆底肌训练是目前国际公认的治疗前列腺癌术后尿失禁的一线治疗手段。盆底肌是一组肌群的统称，犹如一张“吊网”托住膀胱、尿道及直肠等重要脏器，并行使着重要的生理功能。研究发现，通过提肛运动等一系列针对盆底肌的锻炼，可有效改善前列腺癌术后尿失禁的问题。术后 1 个月，开展和未开展盆底肌锻炼的患者，尿失禁康复率分别为 19% 和 8%；术后 6 个月时，这一比例分别为 94.6% 和 65%。

生物反馈治疗借助置于直肠内的电子探头，监测盆底肌肉的活动状态，并将信息转化为声音或视觉信号反馈给医生和患者，使其了解盆底肌肉锻炼的情况，从而制定更适宜的锻炼计划，是调整锻炼方法、测量盆底肌锻炼反应的一种更为科学的手段。打个比方，如果单纯盆底肌锻炼是患者自己在健身的话，那生物反馈就好比是健身教练，可以帮助患者更正确、有效地完成盆底肌肉锻炼。

术前就开始锻炼，效果更佳

何时开展生物反馈联合盆底肌锻炼效果最佳呢？以往的治疗基本都在前列腺癌根治术后进行。近年来，越来越多的研究证实，在前列腺癌根治术前就开展这一治疗可以获得更好的疗效。欧洲一项大规模随机对照研究结果显示，在前列腺癌根治术后 3 个月，那些在术前就开展生物反馈联合盆底肌肉训练的患者，其尿失禁康复率显著高于那些在术后才开始治疗的患者，前者术后 3 个月尿失禁康复率为 59.3%，而后者为 37.3%。我科为前列腺肿瘤患者开展术前每周 2 次、持续 1 个月，术后每周 2 次、持续 3 个月的术前盆底训练，效果良好。该疗法无创、经济且高效，可有效减少前列腺癌术后尿失禁的发生，提高患者的生活质量。PM

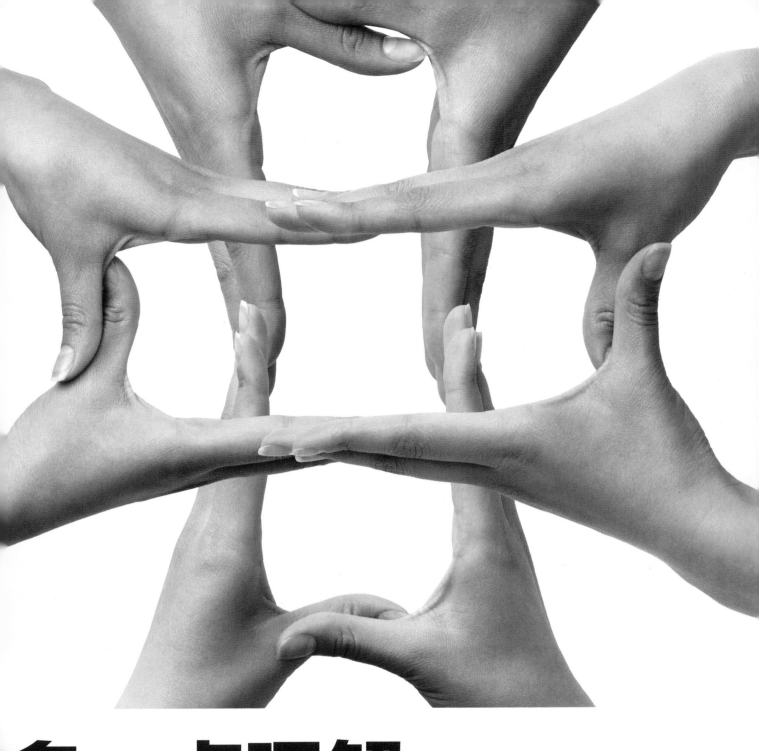

“新肾儿”：为尿毒症患儿带来新生

本刊记者/黄 薏　受访专家/朱同玉

近日，由上海宋庆龄基金会和复旦大学附属中山医院联合创立的国内首个儿童肾移植公益项目——“新肾儿”正式启动。该项目专门面向儿童肾移植领域，帮助和救治需要肾移植的尿毒症患儿们。“新肾儿”(Kidnewer)的口号是“你的新生，我的爱”(New life my love)，寓意通过肾移植手术，让尿毒症患儿健康成长，重获新生。

尿毒症在儿童中的患病情况如何？尿毒症儿童接受肾移植的机会大不大？儿童肾移植与成人肾移植有哪些不同？“新肾儿”公益项目如何运行和管理？哪些尿毒症儿童可以申请救助？带着诸多疑问，本刊记者专访了该公益项目的发起人、复旦大学附属中山医院副院长、著名肾移植专家朱同玉教授。

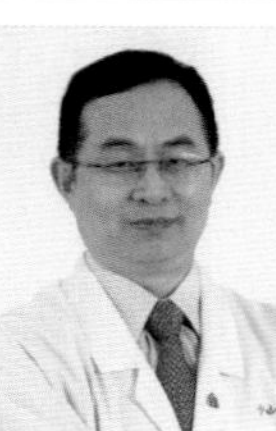

专家简介

朱同玉　复旦大学附属中山医院副院长、厦门医院执行院长、青浦分院院长、泌尿外科教授、主任医师、博士研究生导师，上海市领军人才，上海市优秀学术带头人，国家器官移植学重点建设临床专科负责人，中华医学会器官移植学分会委员兼肾移植学组副组长，中国医师协会器官移植医师分会肾移植学组副主任委员，上海市医学会器官移植分会副主任委员，上海市器官移植重点实验室主任，复旦大学器官移植中心副主任。从事肾移植临床和基础研究工作二十多年，开展了国内首例Denys-Drash综合征患儿的活体亲属肾移植、高难度第四次肾移植以及亚洲首例序贯心肝肾多器官联合移植。

特需门诊：周一、周四上午

大众医学：我国儿童尿毒症的发病情况如何？

朱同玉：尿毒症是一种对患儿、家庭和社会都带来沉重负担的慢性终末期肾病。在我国，每年新发尿毒症患者数以20%左右的速度递增。目前，全国尿毒症患者数已经超过200万。最新调查显示，儿童尿毒症的发病率也在逐年上升，全国至少有10万~20万尿毒症患儿。近年来，上海平均每年新增约30名需要透析治疗或接受肾移植的尿毒症患儿。

大众医学：儿童尿毒症该怎么治疗？

朱同玉：与成人类似，儿童尿毒症的治疗方法主要有三种：血液透析、腹膜透析和肾移植手术。目前，儿童肾移植的发展明显滞后于成人肾移植。我国儿童肾移植尚处于起步阶段，与国外的差距仍然较大。比如，美国每年可开展儿童肾移植700~800例，而国内每年开展的儿童肾移植仅有100例左右。目前，大多数尿毒症患儿仍采用血液透析或腹膜透析治疗，不仅严重影响患儿的生长发育和生活质量，给患儿家庭带来沉重的经济负担，患儿的预期寿命也非常不乐观。

大众医学：儿童尿毒症是从肾病发展而来吗？如何早期发现孩子的肾脏有问题？

朱同玉：先天性多囊肾、遗传性肾炎、IgA 肾病、慢性肾小球肾炎是导致儿童尿毒症的常见原因。由于肾脏有强大的代偿功能，仅 1/2~1/4 的肾单位正常工作，就能满足人体正常生理需要。因此，在肾脏病变早期或者不太严重的时候，几乎没有症状，很容易被忽视。而当出现明显症状，如厌食、恶心、呕吐、腹泻、皮肤瘙痒、呼出气体有尿味，甚至消化道出血时，往往已经到了晚期。不过，只要家长细心观察，还是能够发现一些肾脏病的“蛛丝马迹”。比如，小便有较多泡沫、尿色较淡、夜尿增多、晨起有眼睑或颜面部水肿等。当然，最简单、最便宜且最有效的早期发现肾脏病的方法是定期进行尿液检查。简单的一次尿常规检查，就能查出是否存在蛋白尿、血尿，帮助早期发现肾脏病。

大众医学：儿童肾移植与成人肾移植有哪些区别？

朱同玉：与成人肾移植相比，儿童肾移植手术的难度大、风险高。比如，儿童肾移植的供体主要来源于亲属活体供肾（父母捐献一个肾脏给孩子）。由于成人的肾脏较大，而孩子的腹腔空间较小，故体重在 10 千克以内的孩子，通常无法采用常规肾移植的方式，把肾脏直接放在髂窝内，而必须进行原位移植，手术难度大大增加。再比如，儿童的血管较细且很容易因血管内血栓形成而导致移植手术失败，不仅手术风险大，对移植医生的手术技术也是一种挑战。同时，儿童肾移植术后发生排异反应的风险也比成人高，需要密切观察，及时处理。

此外，儿童肾移植术后免疫抑制剂的使用方案也与成人有较大差别。儿童的新陈代谢速度较快，平均每千克体重免疫抑制剂的使用剂量要比成年人高。同时，为了不影响孩子的正常生长发育，激素的用量不宜过大，使用时间也不宜过长，但激素用量不足或过早撤除，会增加发生排异反应的风险。因此，如何为肾移植患儿制定科学、合理的个体化用药方案，既不影响其健康成长，又能保持移植肾功能的长期稳定，对医生的临床经验、诊治思路和应变能力都是一种考验。

大众医学：对需要进行器官移植的患者而言，无力承担高额的医疗费用是一大问题，移植器官严重短缺或许是更大阻碍。目前，儿童肾移植的器官主要来源于亲属活体供肾，如果亲属不适合捐肾，该怎么办？

朱同玉：目前，国际认可的移植器官来源有两个：一是鼓励公民去世后自愿无偿捐献器官，二是允许亲属间活体器官捐献。后者其实是解决移植器官短缺的无奈做法，是通过牺牲一个人的部分健康去救治另一个人。鼓励公民逝世后把自己有用的器官捐献出来，去救治那些亟须器官移植的患者，是解决我国移植器官短缺问题的最有效途径。

我们欣喜地看到，自 2010 年 3 月我国正式启动人体器官捐献试点工作以来，截至 2015 年 9 月 15 日，已经成功见证器官捐献 1524 例，已救治器官衰竭患者 12 730 名。就在今年 9 月 1 日，我院就有一名因大面积脑梗死不幸去世的 19 岁女大学生，在父母的帮助下自愿捐献了肝脏、肾脏和角膜，使 5 位患者重获新生。另一方面，国家卫生计生委于 2013 年 9 月正式颁布了《人体捐献器官获取与分配管理规定（试行）》，规定我国捐献器官的分配遵循公平、公正和公开的原则。目前，尿毒症患儿也和成年患者一样，将信息录入器官分配等待系统，边接受透析治疗，边等待器官移植。按照目前政策，儿童患者可以享受器官分配的优先权。我想，随着器官捐献和分配工作的不断完善，尿毒症患儿的未来将更加美好。

大众医学：您在2009年成功完成了国内首例Denys-Drash综合征患儿的活体亲属肾移植手术，据说这个孩子目前还保持着上海市年龄最小肾移植患者的记录。不知这个孩子目前的健康状况如何？

朱同玉：旸旸 5 岁时被确诊为 Denys-Drash 综合征。这种病非常罕见，全世界只有 20 多例，我国当时仅此 1 例。当这个孩子因尿毒症来中山医院就诊时，已经备受乳糜腹、隐睾、先天性慢性肾炎等病痛折磨，体重只有不到 5 千克，生命垂危。

经检查，我们发现旸旸的病情十分棘手：由于存在乳糜腹，无法进行腹膜透析；又因极度瘦弱，也无法进行血液透析，唯有进行肾移植，才能救命。然而，当时国内外没有任何可供参考的病例报道，要给年龄这么小、病情如此复杂而危重的孩子做肾移植手术，风险和压力可想而知。在经过无数次的术前讨论和资料准备后，我们抱着“只能成功，不能失败”的信念，最终成功完成了手术。如今，旸旸已经 11 岁了，乐观、活泼而开朗，学习成绩也非常优秀。

大众医学：您为什么要发起“新肾儿”公益项目？

朱同玉：我是一名医生，身为医生，我们最大的快乐来源于手术成功的那一刻，最欣慰的是看到患者康复出院时的笑容。我们可以用手术刀去解除患者的痛苦，但现在仍有很多患者由于经济原因得不到及时救治。一个人的力量是有限的，只有汇聚起尽可能多的力量，才可能创造奇迹，这是我们成立“新肾儿”儿童肾移植公益项目的初衷。

旸旸常说，他有两个生日：一个是他出生的日子，另一个是他接受了肾移植手术、重获新生的那一天。我想，旸旸就是“新生”的最好诠释，也是“新肾儿”项目希望达到的目标。希望“新肾儿”能够帮助更多尿毒症患儿重获新生。

我们希望“新肾儿”能汇聚这世上的每一份爱心，为需要的患儿送去温暖和爱；希望“新肾儿”能引起全社会对尿毒症患儿及儿童肾移植的关注和重视，并通过提供一定的经济资助，让更多尿毒症患儿能够获得肾移植的机会，改善他们的生活质量，使他们能够健康成长，也让那些因意外失去孩子的家长能够找到感情寄托，捐献自己孩子的肾脏给尿毒症患儿进行肾移植，传递爱心、延续生命。

在“新肾儿”成立之初，我们已经感受到了来自全社会的关爱和支持，我们的志愿者来自各行各业，大家群策群力、各尽所能。“新肾儿”的中文名是杭州的 Mia 取的，英文“Kidnewer”是 Michelle 的创意，Logo 的设计雏形是 Grace 在芬兰手绘后传回来，Logo 的最终设计由 Gary 完成……从一瓶水、一个资料袋，乃至“新肾儿”的所有呈现，都来自于志愿者们的爱心奉献。

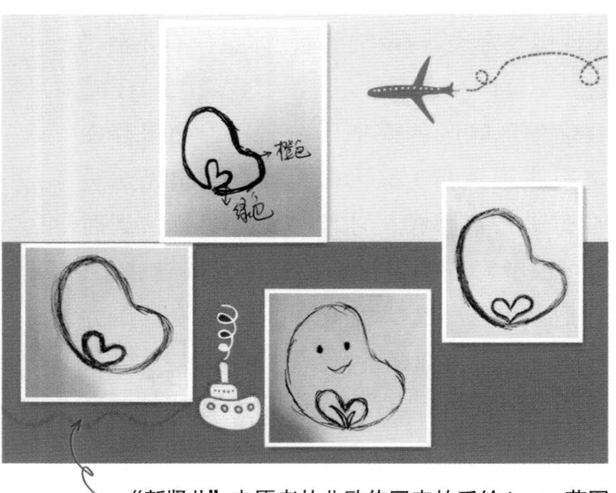

“新肾儿”志愿者从北欧传回来的手绘 Logo 草图

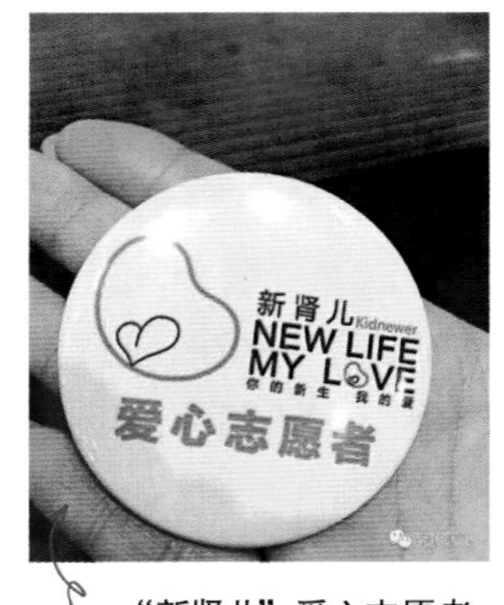

“新肾儿”爱心志愿者徽章

大众医学：“新肾儿”的Logo非常有意思，不知代表什么含义？

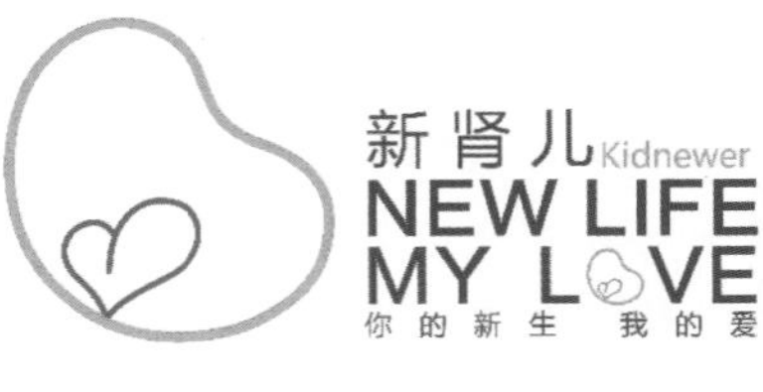

朱同玉：“新肾儿”的 Logo 是我们的一个志愿者设计的，温暖的橙色线条构成肾脏的形状，清新的绿色线条构成幼嫩的芽苗，寓意“新生和希望”。同时，绿色的嫩芽还酷似一颗对未来充满希望的心，而橙色肾脏的外形也像一颗胖乎乎的心，大心拢着嫩芽和象征希望的小心，体现了“你的新生，我的爱”的含义。

“新肾儿”的英文叫作“Kidnewer”，是一个我们自创的单词，由“Kid”“Kidney”和“New”这三个单词组成，寓意“儿童”“肾脏”和“新生”。

大众医学：“新肾儿”项目今后如何运作？

朱同玉：“新肾儿”是一个开放的平台，接受所有愿意对儿童肾移植领域伸出援助之手的合作，凝聚全社会各方的力量，持续开展内容丰富、形式多样的公益活动，聚沙成塔，为尿毒症和肾移植患儿创造更加美好的未来。

为保证项目运作合法、合理、有效，复旦大学附属中山医院和上海宋庆龄基金会共同设立项目管理委员会，由该管委会作为项目基金的决策机构和实际管理人。管委会采用“一票否决”机制，任何有关善款的募集、使用以及管理行为均需经过全体成员的一致同意。管委会由三名成员组成，包括为中山医院两名代表和上海宋庆龄基金会一名代表。甲方代表为我和戎瑞明教授，乙方代表为邹蔚女士。戎瑞明教授长期从事肾移植和泌尿外科的临床和基础研究工作，现任复旦大学附属中山医院泌尿外科主任医师、博士生导师、输血科主任。邹蔚女士现任上海宋庆龄基金会执行副主席。

“新肾儿”的善款主要用于儿童肾移植宣教、治疗和治疗后随访；儿童肾移植潜在供者的临终关怀以及供者家庭的资助；儿童肾移植受者的资助以及受者家庭的资助等。善款使用需通过“项目审批”、“项目执行”以及“审查监督”环节。希望得到救助的尿毒症患儿家庭可向项目管委会提交申请。“新肾儿”爱心邮箱：yuant3@qq.com。PM

肾病从肠 轻松治

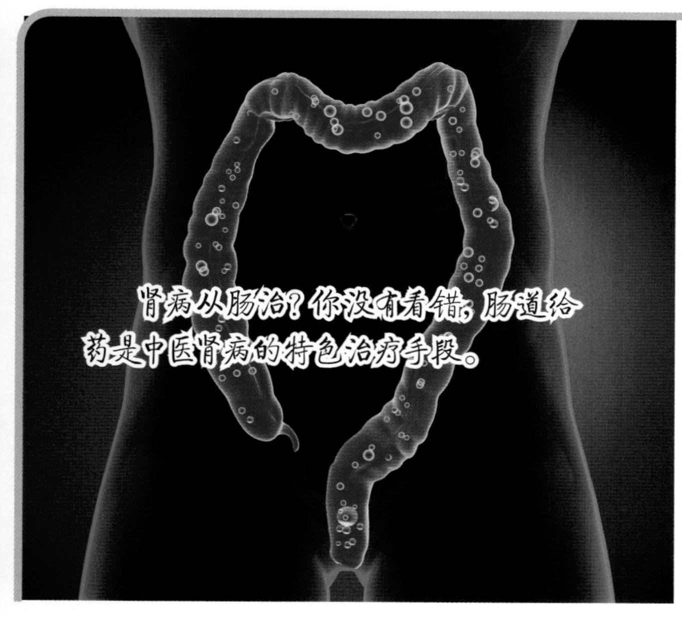

肾病从肠治？你没有看错，肠道给药是中医肾病的特色治疗手段。

上海中医药大学附属曙光医院
肾病科　何立群（教授）　袁航海

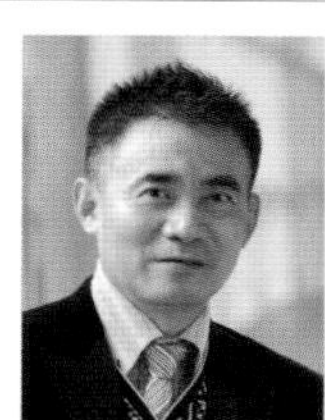

专家简介

何立群　上海中医药大学附属曙光医院肾病科教授，中华中医药学会肾病分会副主任委员兼秘书长，上海市中西医结合学会肾病专业委员会副主任委员，上海市中医学会肾病专业委员会主任委员。擅长中西医结合治疗慢性肾炎、肾病综合征、尿毒症、尿路结石等。

将中药汤剂煎煮浓缩后，通过肛门送进肠道而发挥疗效，这种肠道给药是中医肾病的特色治疗手段，

肠与肺相表里，肠道给药酷似"透析"

祖国医学认为，大肠包括结肠和直肠，其络脉络肺，与肺相表里，而"肺朝百脉"，所以药物经直肠吸收后可通过经脉上输于肺，再由肺将药物运送到五脏六腑、四肢百骸，同时大肠、小肠、膀胱同居下焦，肾主水液，司二便，从而为直肠给药治疗慢性肾脏病、急慢性肾功能衰竭提供了理论基础。

现代医学则发现，直肠的周围有丰富的动脉、静脉、淋巴丛，直肠黏膜具有很强的吸收功能。直肠给药，药物混合于直肠分泌液中，通过肠黏膜和淋巴系统被吸收，直接进入大循环，避开了肝脏首过解毒效应，提高了血药浓度。同时肾脏病人肾脏代谢功能减弱，体内积蓄大量有害代谢物质，无法经肾脏代谢排出体外。临床通过经肠道给药，使药物和大肠充分接触，药物内无毒素，肠系膜内毒素浓度高，使二者存在天然浓度差，毒素浓度高的向毒素浓度低处转运，使有毒物质从血液中分离出来进入肠内药液中。同时，肠系膜内药物浓度低，肠道药物浓度高，使肠内药物有效成分从浓度高一侧，进入肠系膜药物浓度低的一侧，来达到治疗效果。

这种酷似"透析"的作用，为许多患者延缓了肾脏病发展的速度，提高了肾病患者生存质量。

结肠透析简便验廉，但不等于"腹透""血透"

很多肾病患者知道，目前常用的透析手段有三：结肠透析、腹膜透析与血液透析。其中结肠透析和腹膜透析因其费用、生活质量等原因，受到了广大患者的重视，但很多患者常常将中药结肠透析和腹膜透析混淆起来。

中药结肠透析是将中药煎煮后作为原液，再配置一定比例的液体，通过结肠透析仪灌入结肠。充分利用结肠的清除和吸收功能，在结肠腔内建立起有效的透析治疗系统，利用结肠自身潜在的吸收和排泄功能，排除肠腔和肠黏膜上的病原体及其产生的毒素和体内代谢残余产物，吸收对机体有用物质，从而清除肠腔内和肠黏膜上的有害代谢产物和毒素，阻止肠道吸收有害物质。

结肠透析是有中医特色的治疗方法，使用中药作为透析液原液进行灌肠，费用低廉，技术要求不高，适用于经济承受能力低的患者。但由于此方法清除肌酐的能力较差，只适合肾功能损害较小的慢性肾功能不全患者。终末期肾病的尿毒症患者，需行腹膜或血液透析。

结肠透析待规范，中药灌肠需辨证

虽然中药结肠透析在治疗慢性肾功能不全、延缓肾脏疾病发展的进程中发挥了诸多优势，但是由于疗效、评价等缺乏有效的衡量手段，目前国内还没有统一的执行规范和疗效评价体系。相信随着现代科技的不断进步，中药结肠透析将会逐步形成规范化、具体化的诊疗手段。

而我们常用的另一种肠道给药法——中药保留灌肠，则更普及。中药灌肠是根据每个患者不同病情特点进行辨证处方，然后配制中药。处方药物经过煎煮后浓缩至一定剂量，装入容器备用。然后将肛管插入肛门，并将已配制好的药液经注射针筒注入，或由灌肠筒滴入。根据病情保留一段时间，如某些患者不能保留，可取头低足高仰卧位。

可以说，中药结肠透析是中药保留灌肠的延伸，是古老的中药灌肠法的新运用手段；中药灌肠则成为了结肠透析的辅助手段，增加疗效，成全了一种全新的无创伤的治疗途径。在临床上，中药结肠透析和中药灌肠的二者相辅相成，联合使用效果更好。PM

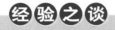

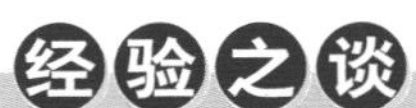

结肠透析和中药保留灌肠的结合，不仅避免了中药对患者吞咽功能和上消化道的影响，而且中药在肠道内吸收快、药效发挥迅速，极大地发挥了中医治疗慢性肾功能衰竭的优势及特色，在早中期慢性肾衰竭患者保守治疗中具有不可替代的作用，成为继血液透析、腹膜透析外的第三种透析方式。

我科认真研习分析古方、引进结肠透析仪，走出了中药保留灌肠和结肠透析相辅相成的特色道路。独特灌肠方药，常用生大黄、煅牡蛎、丹参作为主药。生大黄荡涤肠腑，具有通下、解毒作用；煅牡蛎吸附体内毒素、丹参活血化瘀兼顾补益，使用全方祛邪不伤正、补益不留邪。同时，根据患者舌脉、具体情况，酌情增加蒲公英、芒硝、黄连、附子等，随症加减。配制灌肠液时，应注意避免使用对肠黏膜有腐蚀作用的药物。

扫描二维码
阅读更多经验之谈

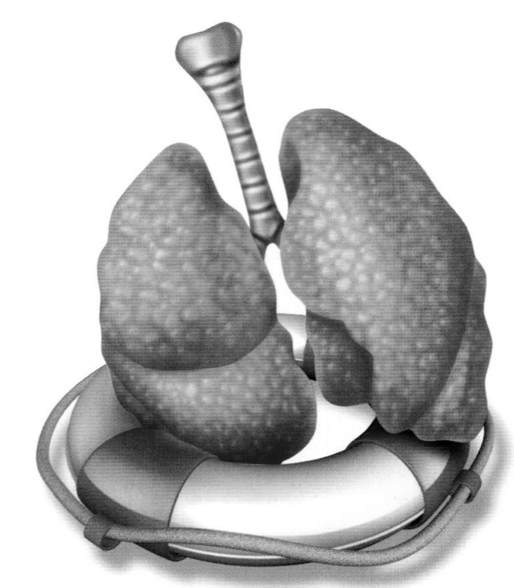

近20年来，我国肺癌防治工作取得了长足进步，但肺癌总的治愈率水平仍然低于15%，究其原因最主要是大部分患者就诊时已失去外科手术根治的机会。肺癌早发现，则能使肺癌早期得到治疗，可显著提高肺癌根治率，因此，意义重大。那么，身体出现哪些症状，需要引起重视及早进行肺癌早发现？

六类人群：每年接受“肺癌早发现”检查

肺癌早期一般无特殊的症状或体征，如果有不明原因的刺激性干咳、血痰、胸闷、胸痛、气促、体重减轻、贫血，应该及早进行肺癌早发现检查。此外，下述六类高危人群，最好每年进行一次防癌体检，以发现早期肺癌：

❶ 40岁以上长期主动吸烟者，吸烟指数（每天吸烟支数 × 吸烟年数）>400。

❷ 长期被动吸烟者。

❸ 长期遭受外界环境污染及室内小环境污染（如煤烟、烹饪油烟、装潢材料中的放射性物质等）者。

❹ 职业接触致癌物者。肺癌的职业性致癌物有石棉、氡、镍、铬、砷化物、二氯甲醚、铬化合物、镍化物、煤烟、焦油。

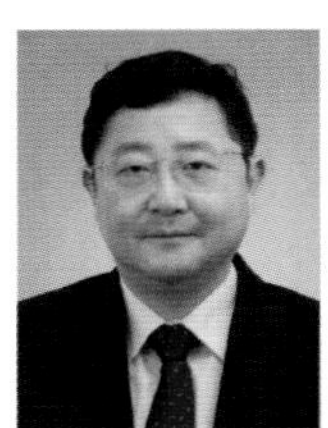

专家简介

陆舜 上海交通大学附属胸科医院教授，主任医师，博士研究生导师。上海市肺部肿瘤临床医学中心主任。中国抗癌协会肺癌专业委员会候任主任委员，国家食品药品监督管理局新药评审专家，中华医学会肿瘤学会委员，中国临床肿瘤协作中心副秘书长、常委，上海市医学会肿瘤学会候任主任委员，上海市抗癌协会理事。擅长肺内科各种常见疾病的处理及疑难杂症、危重疾病的抢救。

高危人群 每年进行肺癌筛查

上海交通大学附属胸科医院
肺部肿瘤临床中心　虞永峰　陆舜（教授）

❺ 有慢性肺部疾病者。

❻ 家族成员中有肺癌患者。

目前，在临床上进行肺癌早发现的流程一般为：肺癌早发现前，建议患者安排好时间，至专科医院相关科室就诊，向医师说明情况，预约检查项目。注意，早发现和诊断是不一样的。前者具有体检性质，绝大部分早发现者没有临床症状。早发现的目的是发现早期的或隐匿的肺癌病灶。当然，如果确实有证据提示，该早发现者高度疑似肺癌，需要进一步确诊，进行针对性的检查。

选择检查方法 实现“个体化”定制

目前认为，肺癌早发现方法包括：低剂量螺旋 CT、痰液基细胞学检查、血液肿瘤标志物检测、荧光纤维支气管镜等。其中，哪种方法最佳，目前尚无统一标准，需要临床医师依据患者基本情况进行综合判断。

❶ 若患者症状不明显或仅仅是进行防癌体检，建议先选择无创伤性项目，如低剂量螺旋CT

2009 年公布的美国肺癌早发现试验结果，比较了低剂量螺旋 CT 与普通 X 线早发现的差别，结果证实，低剂量螺旋 CT 早发现的检出率是普通 X 线早发现的 3 倍多。随后，以低剂量螺旋 CT 为代表的影像学技术、以荧光纤维支气管镜为代表的内镜技术、以液基细胞学为代表的病理技术，以及以肿瘤标志物为代表的分子生物学技术的应用，使越来越多的早期肺癌被早期发现，并得到根治。

需要强调的是，低剂量螺旋 CT 是肺癌早发现最有前途的工具之一，但是也存在不少缺点，有相对较高的假阳性率，从而使患者产生焦虑以及不必要的创伤性检查和医疗费用；很难准确测量小结节的生长速度；还有，虽然能检出较多的周围型肺癌，但对早期中央型肺癌的发现比较困难。

低剂量螺旋 CT，“筛”出更多早期肺癌

2014 年 9 月，上海市胸科医院开展的一个针对“运用低剂量螺旋 CT”开展“社区肺癌早期早发现”项目顺利完成。在 6 000 名上海市徐汇区入选市民中，有 2682 名“高危人群”相继接受低剂量螺旋 CT 检查，发现肺部小结节者 713 例，占早发现总人数的 26.6%；对 713 名有肺部小结节的可疑“高危人群”再给予小病灶高分辨、病灶薄层加三维重建扫描，从中发现疑似早期肺癌者 61 例，占肺部小结节者总数的 2.3%。

❷ 若患者已经有痰血，则可以选择痰液基细胞学检查和荧光纤维支气管镜等检查

痰液细胞学检查癌细胞是肺癌早期诊断的重要方法之一，并由于其简单易行，安全无损伤，能够重复检查，在许多国家和地区成为早期肺癌诊断最常用的方法之一。但痰液基细胞学检查受到多种因素影响，国内外报道的阳性诊断率差异颇大；荧光纤维支气管镜也是肺癌早期诊断的有效手段。但是，实践证明，上述方法仍有其较大的局限性。

总之，肺癌和其他恶性肿瘤一样，都是由早期逐步发展为中期和晚期的，因此，建议人们积极参加防癌体检，早发现肺癌，这是治愈肺癌和挽救生命的关键。PM

特别提醒

随着人口的日益老龄化，以及城市化、工业化水平的提高，肺癌的发病率和死亡率逐年增长。目前，肺癌发病率和死亡率均居恶性肿瘤的第一位。一方面，早期肺癌缺乏特异性的症状，很难被发现；另一方面，肺癌的临床症状、特征出现晚，且表现复杂多样。临床上确诊的病例中有 50% 以上为晚期肺癌。因此，早期主动参与肺癌早发现检查，是遏制肺癌“萌芽”的关键。研究证实，肺癌早发现会将更多的早期肺癌“筛”出来，显著降低肺癌的死亡率。

水是生命的起源，与人们的生活、健康密切相关。水是氢氧化合物，氢元素因所含中子数的不同可分为不含中子的氕（H，氢）、含1个中子的氘（D，重氢）和含2个中子的氚（T，超重氢）三种同位素。其中，氕和氘是稳定无放射性的同位素，在自然界中广泛存在，其中又以氕含量最高。氕和氧化合生成的水称为轻水，而与氘形成的水则称为重水，地球上的自然水通常为轻水与重水的混合。

关注低氘水

广东医学院中美联合肿瘤研究所　陈楚言　杨慧龄（教授）

自然界中，水中的氘含量约为 150ppm。氘体积分数低于 150ppm 的水，称为低氘水或超轻水。天然的低氘水主要存在于两极和高山的冰雪中，当然，采用特定的技术降低自然水中的氘含量也可以获得低氘水。研究发现，水中的氘含量下降，会对水的理化性质产生一定的影响，进而影响人的身体健康。因此近年来，美国、俄罗斯、日本和韩国等国家对于低氘水对生命健康的作用日益关注。

20 世纪 30 年代初，科学界的大事件是美国科学家尤里发现了氘，他因此获得了 1934 年的诺贝尔奖。氘最初的研究方向是作为氢弹和原子弹原料，随着研究的不断深入，1974 年，国外学者格瑞费斯从生物学角度提出一个重要理论，氘可以改变参与 DNA 反应的酶分子，导致人体衰老。DNA 的不断复制决定着生命的繁衍生息，如果 DNA 的结构发生损伤或变异，即会引起衰老和各种不良后果，譬如说罹患癌症、机体免疫力下降等。人体中占 70% 以上的成分是水，氢键又是 DNA 的基本化学键，几乎参与了生命体内所有的反应和构成，氘作为氢的同位素，正是以这种潜在的方式影响着 DNA 的遗传和复制。

氘在体内有累积作用，进入生命体后很难代谢出去。体内的氘含量越高，对机体的危害越大。研究表明，当小鼠、大鼠和狗体内的氘含量大约为 25% 时，虽然它们仍能处于机体健康的状态，但会引起不孕不育；当体内氘含量超过 25% 时，则会出现贫血、肝脏肿大等症状。那么，低氘水对人体有哪些好处? ①活化人体细胞。研究表明，体内氘浓度的整体降低，能明显促进酶反应，提高基础代谢水平，有利于活化机体细胞。②增强人体免疫力。低氘水可以提高免疫细胞活性，改善身体免疫功能障碍，从而增强人体免疫功能，改善体质，使人不易患病。③部分防癌保健功能。低氘水可以剥夺癌细胞增殖所需的氘环境，增大血氧含量和氧吸收，活化人体组织细胞，帮助恢复组织细胞、器官及系统整体功能。④抗氧化能力。低氘水可以提高超氧化物歧化酶、谷胱甘肽过氧化物酶含量，增加三磷酸腺苷酶活力和总抗氧化能力，因此，对于抗氧化能力也有一定正向调节作用。

总之，低氘水不仅应用于科学研究，还有助于活化免疫细胞、改善机体基础代谢水平和延缓衰老等，有益于身体健康，值得大家关注。PM

1817年，瑞典化学家Berzelius发现了硒元素。最初人们认为硒对人体有害，对硒的研究主要集中于其毒性方面。直到1957年，Schwazr才确认硒可以防止肝坏死，并能促进人和动物生长，从而把它列为生物体中一种必需的微量元素。1984年，在北京召开的“硒在生物学与医学中的作用”第三届国际硒研讨会上，“硒元素作为人体必需营养元素”得到了各国学者的普遍认可。

科学补硒：减少男性不育

上海交通大学医学院附属第九人民医院
泌尿外科　郭建华　王　忠（教授）

硒作为人体必需的一种微量元素，在清除自由基和免疫功能调节等多方面发挥相应作用。但是，由于硒元素在地壳中分布不均，造成水源以及各种动、植物食品硒含量有明显的地区差异，从而硒的摄入量也各不相同。研究证实，硒元素缺乏与克山病、肿瘤、心脑血管疾病、糖尿病、机体免疫力下降、衰老以及男性不育症等有关。本文主要探讨硒与男性不育症之间的关系。

生殖健康　不可缺硒

目前认为，硒对男性的生育能力来说是必不可少的，雄性激素睾酮的合成过程需要硒，精子的形成和正常发育也需要硒。随着男性性腺的发育成熟，其中的硒含量也逐渐上升。研究发现，生育力低下男性精浆中的硒浓度较正常男性下降，而在此类男性不育症患者饮食中添加适量的硒，可显著提高精子活力，降低精子畸形率，从而提高生育能力。

● **硒是硒蛋白谷胱甘肽过氧化物酶重要组成成分**　低硒饮食喂养的动物精子体部出现畸形、精子活力下降，并且尾部断裂比例增加，明显降低受精机会。精子线粒体囊中，约有50种物质为硒蛋白谷胱甘肽过氧化物酶，硒是其重要组成成分，具有过氧化物酶活性，是构成精子线粒体结构蛋白的一部分，对维持精子鞭毛结构和功能的完整性起关键作用。

● **硒是精子线粒体外膜硒蛋白的成分之一**　硒还是精子线粒体外膜硒蛋白的成分之一，可以防止膜上的脂质氧化，对细胞膜以及线粒体均有保护作用，若细胞膜受到损害，则影响DNA复制及RNA的转录，从而影响蛋白质黏多糖及酶的合成，最终可以影响精子的形成。因此，硒与精子的生成密切相关，缺硒时精子功能不良。

科学补硒　食补为主

研究表明，硒的生物学效应及毒性与其浓度密切相关。某些学者提出如下论点：硒在低浓度下，以清除机体自由基为主，产生有益的生物效应，而在高浓度下，则以产生自由基（活性氧）为主，导致毒性作用。也就是说，机体在缺硒和高硒状态下都可导致谷胱甘肽过氧化物酶活性下降，给人体健康带来危害。因此，只有在缺硒的情况下补硒才有意义，并且要在医生指导下应用。

人体必须摄取一定量的硒，以维持硒的代谢与平衡，对于男性生育力的维持也有一定作用。通常，能被人体所吸收的多是生物来源的有机硒及无机可溶性亚硒酸盐。一般地区，芝麻、麦芽中含硒最多。除此之外，酵母、蛋类和海鲜、动物内脏，如肾脏及肝脏中含硒量高于肉类。蘑菇、大蒜中硒含量较为丰富，南瓜、香蕉等也有一定含量的硒。必要时也可在医生指导下，选用副作用较小的硒制品。目前，国内建议每日摄硒量为30~200微克。PM

干果：休闲小食品 营养又保健（四）

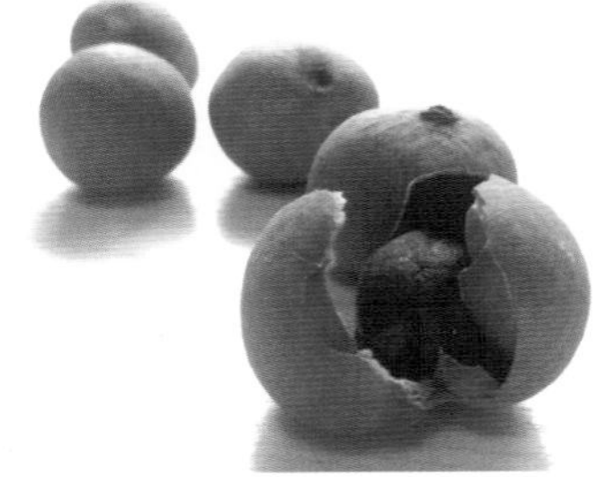

桂圆

上海市营养学会 蒋家騉

干果是果实成熟后经过自然风干、晒干或者烘干，带有果肉的果品，最常见的是桂圆、荔枝干、莲子、红枣、柿饼、葡萄干等。干果含有丰富的葡萄糖、果糖、维生素、矿物质、膳食纤维及特有的功效成分，经常食用对增强人体体质、预防疾病有很多好处。

桂圆又名龙眼，因其核圆黑色有光泽，肉呈白色，似传说中“龙”的眼睛而得名。鲜龙眼烘成干果后即为桂圆。民间称其为“益智果”，历来被视为强体健身的滋补佳品。

保健功效 中医认为，桂圆味甘、性温、归心、补气血，有壮阳益气、补益心脾、养血安神、润肤美容等功效。用于治疗思虑伤脾，头昏，失眠，心悸怔忡，病后或产后体虚。据一项研究结果显示，桂圆对脑细胞有一定的营养作用，对记忆力低下、头晕、健忘、失眠、神经衰弱、久病体虚、年老虚弱、疲劳等有改善作用；桂圆具有抑制脂质过氧化、提高抗氧化酶的活性、降血脂、增强免疫、抗衰老的作用。特别是女士，适当吃些桂圆，对健康有利。

选购须知 以桂圆果体较大，壳色黄褐，壳面光洁，肉肥厚，肉色棕黄或暗褐色，质柔韧，味浓甜为佳。好的桂圆糖度高，壳、肉、核三者相连，摇动时不易滚动，不会发生响声。选购时，应该选择核小肉厚的桂圆，外壳破损的不要购买。如果壳面不平整，颜色不均匀，口味淡或带苦味，则是质差的；若龙眼壳面或蒂端有白点，或有油状斑迹、霉变等，说明肉质已经发霉、变质，不可食用；如果有刺激性气味，往往是用二氧化硫熏蒸的。

特别值得一提的是，购买时应注意与外形相近的“疯人果”鉴别。疯人果又叫龙荔，误食后会中毒，主要症状是头痛、恶心、呕吐，还可诱发癫痫，严重者可致死亡。疯人果的外壳涂有黄粉，无果蒂及小“芽”，无纹路，果壳有明显的鳞状突起，很像荔枝，壳内壁发白或呈淡黄色，不平滑，无光泽；其果核椭圆形，有明显的沟或槽，果肉粘手，不易剥离，也没有龙眼肉的韧性，带有苦涩的甜味。所以，不要购买地摊及无证商贩销售的桂圆，避免上当！

温馨提示 桂圆含糖量高，血糖偏高及糖尿病患者最好不要吃桂圆。孕妇受孕后大多体质偏阴虚，阴虚常滋生内热，出现大便燥结、口苦口干、心悸、舌质偏红等肝火旺的症状。若孕妇吃桂圆，则会增添胎热，还容易发生呕吐、腹痛、见红等先兆流产的迹象，甚至引起流产或早产。所以，孕妇不宜多吃桂圆。但是，临产前妇女多吃桂圆却有好处，它的营养作用可帮助产妇顺利生产。PM

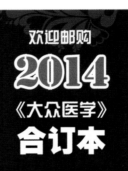

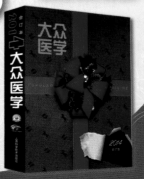

如今，一说起脂肪，老百姓往往会联想到肥胖、高脂血症、高血压、糖尿病等，将脂肪说得一无是处。其实，人体每天都需要摄入适量的脂肪，尤其是益于人体健康的好脂肪，如长链多不饱和脂肪酸。其中，n -3脂肪酸就是佼佼者，在调节血脂、减少心血管事件、降低冠心病死亡率，以及维护认知功能和心理健康，预防老年痴呆及帕金森病、抑郁、焦虑等疾病都有好处。

这种好脂肪你吃得太少了

程义勇

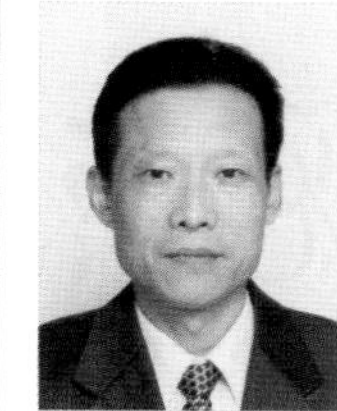

专家简介

程义勇 军事医学科学院卫生学环境医学研究所研究员、教授、博士生导师，国家食物与营养咨询委员会委员，食品安全国家标准委员会营养与特殊膳食分委会主任，卫生部营养标准委员会副主任，中国营养学会第七届理事会理事长，《中国居民膳食营养素参考摄入量》修订专家委员会主任。

n-3脂肪酸，对人类的重要贡献

人们平时吃的食用油，无论是来自动物，还是来自植物，都称为脂肪。所有的脂肪分子都是由各种脂肪酸组成的。一种脂肪的理化性质，及其对人体的营养功能，在很大程度上取决于脂肪酸的种类及其数量。n -3脂肪酸是人体必需的一组脂肪酸，人类自身无法合成，只能依靠膳食补给。也就是说，n -3 脂肪酸必须从日常食物油脂中摄入补充，包括 ALA（α 亚麻酸）、EPA（二十碳五烯酸）和 DHA（二十二碳六烯酸）。人们对脂肪酸的早期认识只限于它们在体内氧化后能够产生能量。近年的营养研究发现，不同的脂肪酸对维护人体的多种生理功能起着非常重要的作用。

● **保护心血管** n-3 脂肪酸能促进饱和脂肪酸的正常代谢，增强免疫力，减缓慢性炎症损伤。特别是 n-3 脂肪酸（DHA/EPA）有预防心血管疾病的作用，如调节血脂，减少心血管事件，降低冠心病死亡率。美国学者对 20 551 名医师进行膳食调查，第一组每周进食 1~2 次鱼或更多，第二组每月食鱼少于 1 次。结果发现，进食鱼类较多的第一组突发心脏病的病死率比第二组减少 52%；心脏病总死亡率降低 32%。

● **延缓大脑衰老** n-3 脂肪酸对改善大脑的发育过程、维持大脑发育及其功能，预防和治疗脑部疾病、延缓大脑衰老进程均具有非常重要的作用。摄入充足的 DHA+EPA，能减少焦虑情绪，减轻抑郁症的发生，还能平和心态。老年人适量增加摄入 DHA+EPA，有预防帕金森病、老年痴呆症的作用。曾有专门机构对 899 名受试者长达 9 年多的追踪观察发现：每天 DHA 摄入量平均达到 180 毫克，老年痴呆症的发病率降低 47%。

中国人，n-3脂肪酸摄入量明显不足

随着日常饮食中油脂摄入量的大幅上升，血脂异常、胆固醇升高、脂肪肝、高血压、心脏病等一些富贵病开始成为困扰中国居民的主要健康问题之一。平时，人们害怕摄入脂肪超标，甚至有的人不分青红皂白采取极端的方式拒绝一切脂肪，白水煮青菜，干脆吃素了。其实，这种做法从一个极端走向另一个极端，也是错误的。调查显示，中国人从日常饮食中较难获取 DHA 和 EPA 等长链多不饱和脂肪酸，与国内外学术界现有的推荐量（160~250 毫克）相比，中国成年人每天的 DHA+EPA 摄取量不足 50 毫克，呈现明显缺乏状态。

n-3脂肪酸，从食物中安全获取

在控制脂肪摄入总量的前提下，应增加日常饮食中富含 n-3 脂肪酸的食物。可以通过以下方法：

❶ **亚麻籽油** 据测定，亚麻籽油脂中的 n-3 脂肪酸含量可达 25% 或更多。平时，以烹饪时加食用油的方法补充。

❷ **坚果** 坚果类食物含有少量 n-3 脂肪酸，可每天吃一把坚果。

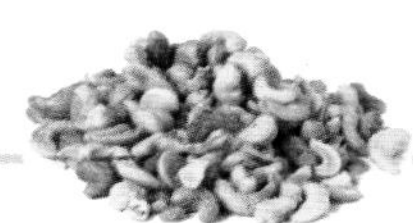

❸ **鱼油** 天然 DHA、EPA 常存在于藻类中，通过食物链被鱼类和软体动物摄取，蓄积于它们的体内。鱼类脂肪特别是鲱鱼、鲅鱼、鳕鱼、沙丁鱼等深海鱼的油中，含有较多的 DHA 和 EPA；鲭鱼和鲢鱼也富含这两种脂肪酸。不过，精制鱼油和鱼油产品多为保健品的形式，并不适于大众化补充 n-3 脂肪酸。

❹ **食物强化** 通过食物强化，如在婴儿配方食品、食用油等人们常用的食物中添加此类脂肪酸，是一种行之有效的营养改善方法。PM

很多人在减肥路上“征战”许久，成果却不显著。所以，面对层出不穷的减肥“新观点”时，容易自乱阵脚，不知该听还是不予理睬。近来又出现了几种和饮食相关的减肥观点，让人再度迷惑不解。

减肥新观点来袭 别自乱阵脚

复旦大学公共卫生学院营养与食品卫生学教研室
朱奇　郭红卫（教授）

专家简介

郭红卫　复旦大学公共卫生学院营养与食品卫生学教研室教授、博士生导师，上海市营养学会副理事长兼秘书长，中国营养学会秘书长常务理事，中华预防医学会食品卫生专业委员会常务委员，中国学生营养与健康促进会理事，上海市学生营养与健康促进会副会长，上海市微量元素学会理事。

观点一：运动后进食，身体会加倍吸收能量

有人持有这样的观点：运动过后，身体代谢处于旺盛状态，若此时进食，身体会加倍吸收食物中的营养素，使所摄入的能量增加，从而与运动所消耗的能量相抵消，得不偿失。

专家评析：确会适当提高吸收率，所以仍要克制

一般高强度的运动过后，由于人体消耗的能量较大，会产生较明显的饥饿感，故食欲比平时显著增加，此时如不注意控制，很容易进食过多，从而使之前的运动减肥效果白费。此外，运动后人体血流加快，新陈代谢旺盛，对营养素的吸收率确实会比平时有所提高，但还不至于达到加倍吸收的程度。

对于减肥者来说，运动过后应该及时进食，但总能量依然要严格控制，同时调整饮食的结构，以蛋白质和碳水化合物为主，多吃一些富含优质蛋白质的食物以及富含矿物质、维生素的食物来恢复体力、缓解疲劳，例如牛奶、豆制品、瘦肉和新鲜的蔬菜水果等。运动过程中和运动结束后，应及时、少量、多次地补充水分和电解质（例如糖盐水或功能饮料）。正餐进食时间以运动后1小时为宜，切忌暴饮暴食、过饥过饱。

观点二：“过午不食”和“过五不食”

有减肥者坚持“过午不食”，即中午过后就不再吃饭、仅喝水，实践一段时间后减肥效果很好；另一些减肥者认为“过午不食”太苛刻，而且身体容易出现问题，所以推荐“过五不食”，即下午5点后不吃饭、仅喝水，认为这样既科学又能减肥。

专家评析：“过午不食”损害健康，“过五不食”有助坚持

“过午不食”本是佛教的一条戒律，为的是减少食欲、身心轻安，从而更好地修行悟道。很多现代人的生活方式是“早饭简单、中饭随意、晚餐丰盛”。对于他们而言，将佛教的“过午不食”搬来适当应用，是有一定意义的。

可是，凡事不能走极端。按正常每人每天工作8小时来算，下午4小时的工作显然在一天中要消耗不少的能量。即便是坐在办公室的白领，其所从事的脑力劳动同样需要消耗能量，更不用说那些体力劳动者了；即便下班回家后再也没有额外的活动，只吃中饭、不吃晚饭，恐怕正常人也很难坚持到晚上睡觉。长此以往，虽然体重会减轻，但也会造成体质下降、精神萎靡、脸色暗淡，甚至出现胃酸、胃痛、贫血等临床症状，这样拿生命去减肥才是真的得不偿失。

那么，如何科学地“过午不食”？建议努力提高早餐质量，午餐尽量丰盛，晚餐注意控制。减肥者可以将晚餐时间改在下午5点左右，适量进食，此后不再吃夜宵、零食等。也就是所谓的“过五不食”。这样科学地搭配才能既保证身体健康，又达到一定的减肥效果，比之“过午不食”，也更容易长期坚持。

观点三：用营养素弥补节食缺陷，达到显著减肥效果

有人认为，通过节食的方法减肥，身体势必会缺少某些营养素，影响健康。那么，多服用营养素就可以弥补营养素缺乏，不用担心节食带来的“恶果”，也能达到很好的减肥效果。

专家评析：减肥不忘营养素全面平衡，首选饮食补充

任何一种减肥方法，都不应以危害身体健康为代价。在控制总能量摄入的前提下，一定要注意营养素的全面平衡、合理搭配。从营养专业的角度来讲，饮食减肥有这样几个原则：

- **限制总能量摄入** 也就是能量供给应低于能量消耗。
- **限制脂肪摄入量** 脂肪应占总能量的 20% ~ 25%，不宜超过 30%。控制肉、蛋、全脂乳等动物性脂肪的摄入；烹调油宜用植物油，以便提供脂溶性维生素和必需脂肪酸。
- **适当减少碳水化合物的摄入** 碳水化合物应占总能量的 45% ~ 60% 为宜。以复合碳水化合物为主，如谷类；尽量少用或不用富含精制糖的食品，如甜点等。
- **蛋白质供给要满足需要** 蛋白质摄入不足，不利于健康。一般蛋白质占总能量的 20% ~ 30% 为宜，其中至少有一半为优质蛋白质，如瘦肉、蛋类、奶类和豆制品。
- **充足的维生素、矿物质和膳食纤维** 新鲜蔬菜和水果是矿物质和维生素的重要来源，且富含膳食纤维和水分，属低能量食物，可充饥，应多选用。
- **养成良好的饮食习惯** 宜一日三餐，定时定量，晚餐不应吃得过多过饱；少吃零食、甜食和含糖饮料；吃饭应细嚼慢咽，可延长用餐时间，这样即使食量少也容易达到饱腹感；可以先吃些低能量的蔬菜类食物，借以充饥，然后吃主食；酒不利于脂肪和糖的代谢，且是高能量饮品，应尽量少饮。

把握以上原则，再配合适量的运动增加能量的消耗，双管齐下、长期坚持，必然可以达到理想的减肥效果，且科学健康。对膳食中提供量不够的营养素，主要是某些维生素和矿物质，可以适当地食用营养素补充剂，作为补充。 PM

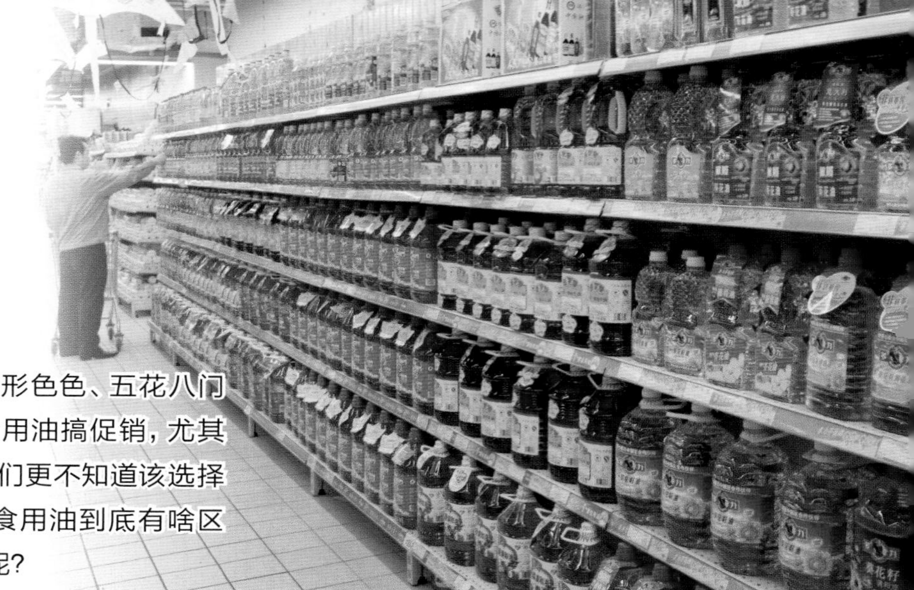

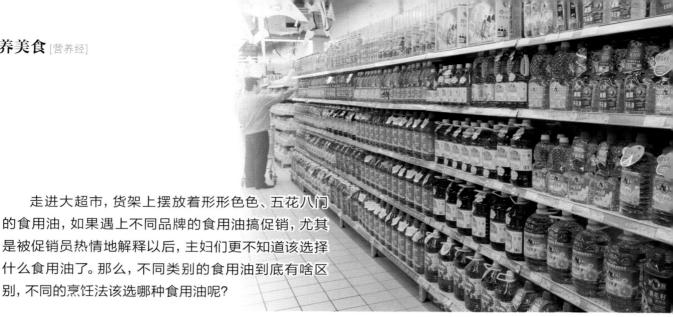

走进大超市，货架上摆放着形形色色、五花八门的食用油，如果遇上不同品牌的食用油搞促销，尤其是被促销员热情地解释以后，主妇们更不知道该选择什么食用油了。那么，不同类别的食用油到底有啥区别，不同的烹饪法该选哪种食用油呢？

选油窍门——食用油大比拼

文/中国农业大学食品学院副教授　范志红

油脂的差别，除了风味之外，主要是脂肪酸种类和比例的差异。常用油脂大体可分成四大类。

第一类：

大豆油、玉米油、葵花籽油、小麦胚芽油、红花油等，以及果仁油中的西瓜子油和榛子油。

特征：含多不饱和脂肪酸特别高，亚油酸丰富，饱和脂肪酸非常少。低温不凝固，耐热性较差。

● **大豆油和玉米油**　这两种油都是用溶剂通过浸出法获取的，其中转基因产品占很大比例。经过精炼之后，大豆、玉米中丰富的磷脂和豆固醇已被除掉，维生素E和维生素K也损失很大。要想获得大豆、玉米中的有效成分，还是直接喝豆浆、吃豆腐、啃玉米棒，用大豆油和玉米油烹饪并不能取得传说中保护心脏的作用。

● **葵花籽油**　压榨型葵花籽油是相对较好的品种，所含的亚油酸比大豆油多，压榨油还保留了大部分抗氧化成分。

温馨提示　这类油脂适合做炖煮菜，炒菜也可，但要尽量在冒油烟之前放入菜。煎炸或反复受热容易氧化聚合，对健康十分有害。

第二类：

花生油、米糠油、芝麻油、低芥酸菜籽油（如芥花油）等，以及杏仁油和南瓜子油。

特征：各类油脂中脂肪酸比较平衡，单不饱和脂肪酸最丰富，冷藏会浑浊，耐热性较好。

● **花生油**　花生油中所含的饱和、单不饱和、多不饱和脂肪酸的比例是3∶4∶3，其中所含的单不饱和脂肪酸相当于茶籽油的一半，富含维生素E，风味好，耐热性也不错，适合做一般炒菜。必须指出的是，真正起到降低血胆固醇作用的还是花生里的蛋白质和其中的大量维生素E、膳食纤维等，而不是花生里的油脂。选购时，要选择优质的压榨油。因花生容易产生黄曲霉毒素，易溶于油脂，劣质油很难保证质量。

● **芝麻油（香油）**　为了保持美妙的香气，芝麻油是所有烹调油脂中最“原生态”的一种——它不能精炼，通常使用压榨法或水代法生产，这样能保留有益于控制血脂、预防心血管疾病的有效成分，如丰富的维生素E、抗氧化物质芝麻酚，以及磷脂和植物固醇。

● **杏仁油和南瓜子油**　这两种油中的饱和脂肪酸比花生油更低一些，亚油酸比花生油更高一点。耐热性略低于花生油，最好不要用来爆、炒。

温馨提示　花生油、米糠油和低芥酸菜籽油可用来炒菜，但不宜长时间油炸。芝麻油只能用于凉拌、蘸料，或者做汤时添加，是健康低脂烹调的最佳配合。

第三类：

橄榄油和茶籽油。

特征：单不饱和脂肪酸特别多，油酸丰富，冰箱里不凝固，耐热性较好。

● **橄榄油** 橄榄油含不饱和脂肪酸80%以上，其中有70%以上是单不饱和脂肪酸。食用富含单不饱和脂肪酸的油，有利于降低血液中的“坏胆固醇”(LDL)，升高“好胆固醇”(HDL)，对预防心脑血管疾病有益。橄榄油耐热性优于大豆油，易氧化性也相对较小。可见，橄榄油是名声最好的油脂。

● **茶籽油** 相比于橄榄油，国产茶籽油价廉物美，所含的单不饱和脂肪酸高达80%以上，预防心脑血管疾病的作用并不逊色于橄榄油。

温馨提示 茶籽油、橄榄油适合做不冒油烟的炒菜，或拌凉菜、煮菜、焯菜，不宜爆炒或油炸。橄榄油也分等级，市场上进口橄榄油的掺假现象相当常见，老百姓很难识别，购买时切不要贪便宜，应选择有橄榄清香的优质初榨橄榄油。选择国产茶籽油更经济实惠，要选择压榨法生产的产品。

第四类：

亚麻籽油、紫苏籽油、核桃油、松子油等。

特征：不饱和脂肪酸特别高，还含有特殊的脂肪酸，价格高昂。

● **核桃油** 核桃油含不饱和脂肪酸达90%以上，其中10%为α亚麻酸，属于n−3脂肪酸；还含有丰富的维生素E、磷脂和大量多酚类抗氧化成分。研究证实，每天吃2~3个核桃，或食用5~10克核桃油，同时减少其他油脂摄入，长期坚持可有效减少患心脏病的风险。野生山核桃压榨油所含的营养素和抗氧化物质含量高于普通核桃油，而且安全无污染。

● **亚麻子油和紫苏籽油** 这两种油含α亚麻酸达50%以上，耐热性最差。

温馨提示 这些坚果油或种子油通常直接压榨制取，不经过精炼，保持了原料的香气和营养价值。这类油最好选择冷榨法的产品，食用时不要高温加热，可用来凉拌、煮菜、涂面包片或配合在面点中，以保留其营养价值。

第五类：

棕榈油、猪油、牛油、黄油、人造奶油(植物奶油)等。

特征：饱和脂肪酸相当多，稍凉后会凝固，耐热性最好。

● **棕榈油** 棕榈油是仅次于大豆油的世界第二大食用油，也是国际市场上价格最便宜的烹调油。棕榈油含不饱和脂肪酸为40%，含饱和脂肪酸为44%，两者均衡，这在植物油中不多见。棕榈油含有维生素E，还含有丰富的胡萝卜素，是胡萝卜素最丰富的天然来源之一。由于棕榈油的饱和度高，耐热性相当好，长时间受热后氧化聚合少，是其他植物油不能取代的。所以，棕榈油被广泛用于各种煎炸食品，包括方便面和炸薯片。棕榈油还可以替代黄油、人造黄油等用来制作酥香的点心。还有，因煎炸会破坏棕榈油中的大量胡萝卜素和维生素E，故用棕榈油制作的煎炸食品缺乏维生素。虽然棕榈油的名声不算太好，但比起人人喊打的氢化植物油要好一些。

● **氢化植物油** 氢化植物油是液态植物油经过人工加氢处理制成的固态或半固态油脂，可以配成起酥油、植物奶油、蛋糕油、奶精、植脂末、代可可脂等各种产品，以美味的形象出现在焙烤食品、面点、甜食、派、酥脆饼干、糖果、巧克力酱、奶茶、膨化食品等各种加工食品中。氢化植物油(含反式脂肪酸)比黄油、猪油更糟糕，可强烈促进心脏病、糖尿病、老年痴呆等疾病的发生发展，还可能与不孕不育和儿童发育不良有关。

温馨提示 酥脆食品口感好是因为含有大量饱和油脂。即使没有反式脂肪酸，也含有大量饱和脂肪酸，最好不要多吃。PM

Tips: **建议：不同食用油替换食用**

最好是在一、二、三类的不同类别油脂中替换食用。比较理想的方式是，用不同耐热性的油脂做不同的菜肴，这样无需特别调和，自然而然地实现了不同油脂的配合。不建议食用第五类油脂，因为吃肉类和奶类已经能够获得足够的饱和脂肪酸。无论选用哪一种食用油，每人每日用量为25~30克。再“健康”的油，脂肪含量都超过99%，能量惊人，超量食用，都会催“胖”。

改良煎炸熏烤 将伤害减到最低

✍扬州大学旅游烹饪学院　章海风

大家都知道多吃煎炸、烧烤、烟熏的食物对身体健康不利，其中一个主要原因是这类食物在烹调加工过程中会产生对人体有害的化合物——多环芳烃，其具有强烈的致癌性和诱变性。多环芳烃的产生量取决于加工原料中脂肪的含量、加热的温度和时间、是否直接接触热源等多种因素。

虽然烟熏、煎炸和烧烤类食物对人体有如此大的危害，但很多人仍然很喜欢它的口味，尤其年轻一族很难抵挡它的诱惑，往往克制不了、无法完全拒绝。那么，如果偶尔食用一顿煎炸熏烤类食物，是否有方法可以尽量避免或减少它们带来的伤害呢？

减少伤害第一招：烹调加工用点心

通过改善煎炸、烟熏、烧烤等烹调过程中的加工方法及材料，可以一定程度地减少其在加工过程中产生的对人体健康不利的物质。

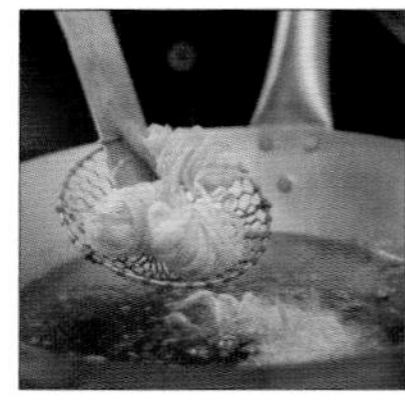

煎炸

利用油脂作为热交换介质，赋予食物特殊的风味和色泽。食物在产生金黄的色泽以及松脆的口感时，炸制品和煎炸油正在较高温度之下长时间地加热，脂肪、蛋白质等有机物质经过一系列的分解、环化、聚合等反应，产生了有害物质，并增加能量。在油炸的过程中，可以适当改变一些方法，从而降低煎炸食物对身体的伤害。

控制油温，缩短煎炸时间　煎炸时油温越高，产生的有毒和致癌物越多。煎炸时油温控制在160~180℃比较理想，此时所冒油烟很少，食物放入油锅后会大量起泡，但不会马上变色。如果已经大量冒烟，或者食物变色太快，说明温度过高。

及时清理锅内残渣　油炸食物时，经常会有小渣滓或碎屑留在锅里，经过长时间反复煎炸，容易发黑焦煳，产生很多有害物质，一旦附着在食物表面，很容易被摄入体内，危害健康。

改变油炸方式　如采用水煎法，具体做法是在锅底放少量的油，加适量的水，利用蒸汽把食材熏热、蒸熟，待水分蒸发后，剩下的少许的油会把食材底部煎脆。最后的制品下脆上软、外香里嫩，口感一样很好。

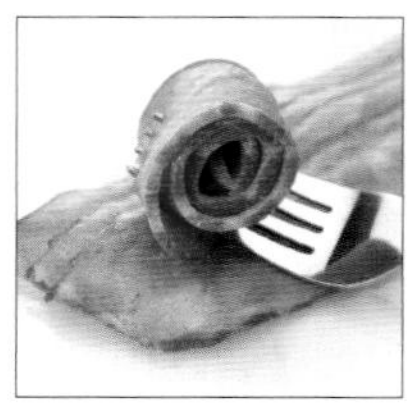

烟熏

通常是使用熏材（烟熏材料）的不完全燃烧或缓慢燃烧产生的烟熏热或烟气来熏制食物的一种烹调方法。常见的熏制品多以肉制品为主，如熏红肠、熏火腿等。熏制食品中的大部分多环芳烃主要来源于熏烟。有三种改良方法，既可以使食物具有一定的烟熏风味，同时也可以减少所产生的有害物质。

谨慎选择烟熏的材料　不同的熏材对食品中的致癌物3,4-苯并芘的含量影响不同。例如木材熏制对肉类食品中多环芳烃形成的影响已被大量研究证实。

控制烟熏的温度与时间　烟熏的温度越高，熏制的时间越长，产生的有害物质越多。

改变烟熏的方式　如采用间接烟熏、液熏法等方式。其中液熏法是用烟熏香味料替代气体烟熏制食品的一种方法，在鱼制品、肉制品、禽制品及调味品等方面得到日益广泛的应用。

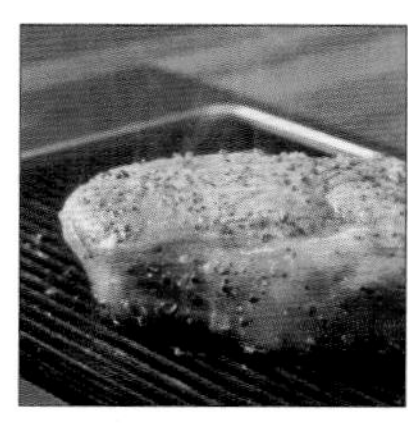

烧烤

以燃料加热、干燥空气，并把食物放置于热干空气中的一种烹调方式，一般在比较接近热源的位置来加热食物。经烧烤的食物，由于有机物的不完全燃烧或脂肪的高温降解，加上被分解的脂肪滴在炭火上形成的油烟再与肉里的蛋白质结合，就会产生一些对人体健康不利的物质。同样有一些方法可以改善。

尽量避免食物与火直接接触　食物与火的距离越远，产生的致癌物越少。

减少烧烤的时间　可以将食物先预熟处理，再烤制，从而减少烧烤的时间。

换热源　利用电热或红外线等热源来烧烤食物，可以减少煤炭或木炭燃烧时产生的烟雾沉积在食物表面所导致的污染。

减少伤害第二招：为煎炸熏烤找“搭档”

食物在煎炸、烧烤和烟熏过程中所产生的有害物质是无法完全避免的，除了改变传统的做法以适当减少伤害外，还可以搭配一些天然的食物以尽量抵消或减少这些危害物对人体健康的影响。

土耳其人在品尝烤肉时，会搭配一些新鲜的蔬菜和咸酸奶；我国的很多烤肉店，也会为烤肉搭配生菜。蔬菜和水果含有大量的化学物质，尤其是大量的植物化学物，能有效提高机体的抗氧化能力和免疫功能等，降低食物加工过程中产生的有害物质对人体的伤害。如生菜中的生菜素、维生素C等，对增强机体的抵抗力有一定的作用。研究表明，十字花科植物中含有的异硫氰酸盐可以抑制由多种致癌物诱发的癌症。流行病学调查也发现，经常食用西兰花等十字花科植物的居民，胃癌、食管癌及肺癌的发病率较低。几乎所有植物性食物都含有黄酮类化合物，有抗氧化、抗过敏等作用，有利于高血压等慢性病的预防。

减少伤害第三招：避免“伤上加伤”

减少煎炸熏烤的伤害，还要尽量避免不适宜的饮食模式。《美国肾病杂志》的文章指出，“煎炸食物＋甜饮料”式的饮食会导致肾病死亡危险增加50%，而多吃蔬菜水果可使肾病死亡危险降低近25%，研究人员分析认为，加工食品中往往含有大量的盐和磷，甜味饮料含大量的糖，煎炸食物含大量的有害脂肪，而肾病患者很难将这些物质从血液中过滤掉，因而增加高血压、心脏病和糖尿病的发病风险。而肾病死亡病例中，大部分与心脏病有密切关联。PM

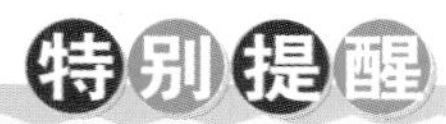

虽然我们可以改变烹调加工的方法、搭配蔬果、避免不适宜的饮食模式，也可以借助现代加工设备来制作食物，如空气炸锅、分子烟熏枪等，但是这些方法仅仅可以尽量减少煎炸熏烤对健康的不利。更为重要的是，我们要管住自己的嘴，改变饮食模式，选择更合理的烹调加工方法。

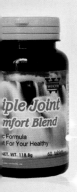

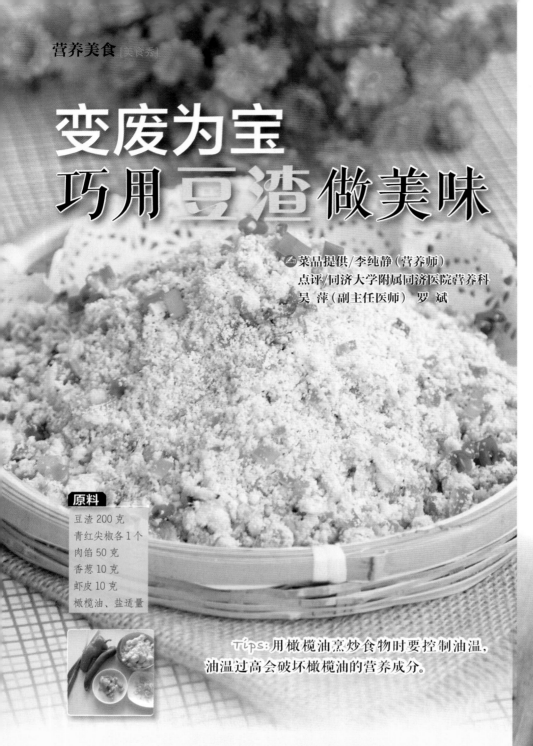

变废为宝 巧用豆渣做美味

菜品提供/李纯静（营养师）
点评/同济大学附属同济医院营养科
吴 萍（副主任医师） 罗 斌

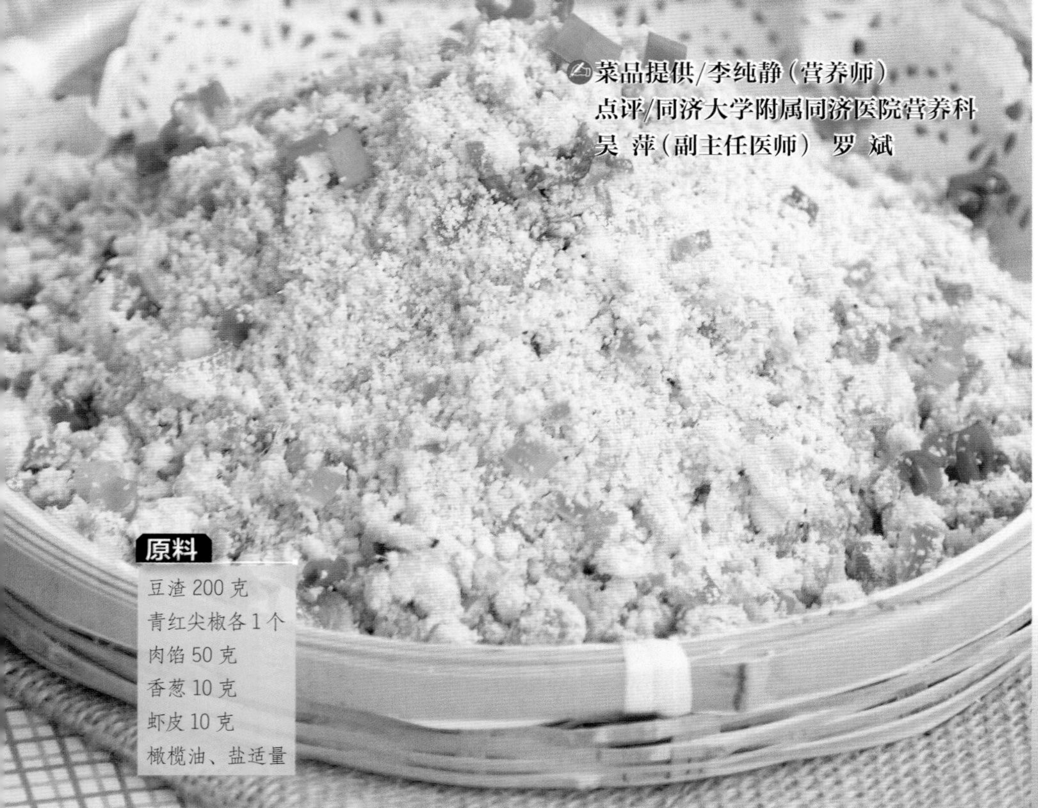

原料

豆渣200克
青红尖椒各1个
肉馅50克
香葱10克
虾皮10克
橄榄油、盐适量

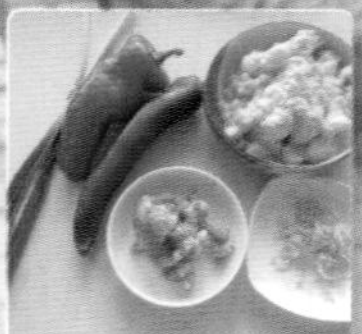

Tips：用橄榄油烹炒食物时要控制油温，油温过高会破坏橄榄油的营养成分。

豆渣作为大豆制品生产中的副产品，长期以来一直没有得到很好的利用。随着科学的发展，人们已从营养学的角度重新认识豆渣，将其视为一种新的保健食品源。研究证实，豆渣含水分85%，碳水化合物（纤维素、多糖等）8%，蛋白质3%，脂肪0.5%，还含有一定量的钙、磷、铁等矿物质。经常食用豆渣，可以降低血液中的胆固醇含量，减少糖尿病患者对胰岛素的消耗。

随着我国经济的快速发展，居民的饮食逐渐西方化，主要表现为“三高一低”，即高盐、高糖、高油、低膳食纤维。豆渣富含膳食纤维，是一种不能被人体消化的营养物质，可对于人体而言，不可或缺，尤其在大肠癌和肥胖发病率逐年增高的情况下，多吃豆渣可防癌、减肥。豆渣中的异黄酮也有降脂、降压及防治脱发、皮肤粗糙等作用。这么看来，不起眼的豆渣营养丰富、有益健康，那就将它变废为宝吧！

小炒豆渣

做法：青红尖椒切成圈，香葱切段。锅烧热后倒入橄榄油，放入肉馅炒出油，放入青红尖椒炒香，加豆渣小火慢炒成颗粒状。加盐、虾皮，起锅时放入葱花即可。

点评：不起眼的豆渣还能做菜，这款精致又简单的小炒豆渣就是用豆渣作为主要原料烹制的一道美食。一般来说，原味豆渣都带有浓郁的豆腥味，但经过烹炒后，不仅豆腥味全无，而且特别酥香，用来拌饭更是极佳。青红尖椒、香葱不仅可以去腥提香，还可以作为菜色的点缀。肉末和虾皮提供优质蛋白质和丰富的钙质，使菜肴的口感更加丰富。用橄榄油烹炒，丰富的单不饱和脂肪酸有增强消化、缓解便秘的功效。

Tips：同理，也能用豆渣及豆浆和面做各种包子、花卷、窝窝头等。但不适合用来做蛋糕、饼干类，因为这些面点所需的蛋白质含量较低。

原料

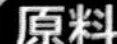

面包粉300克
湿豆渣100克
干酵母8克
脱脂奶粉15克
豆浆100毫升
黄油15克
白砂糖15克
盐8克

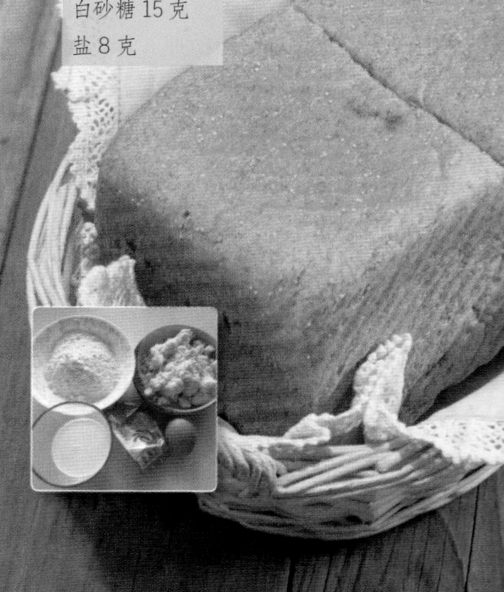

豆渣煎饼

原料

豆渣 100 克
面粉 200 克
韭菜 200 克
鸡蛋 1 个
橄榄油、盐、黑胡椒粉适量

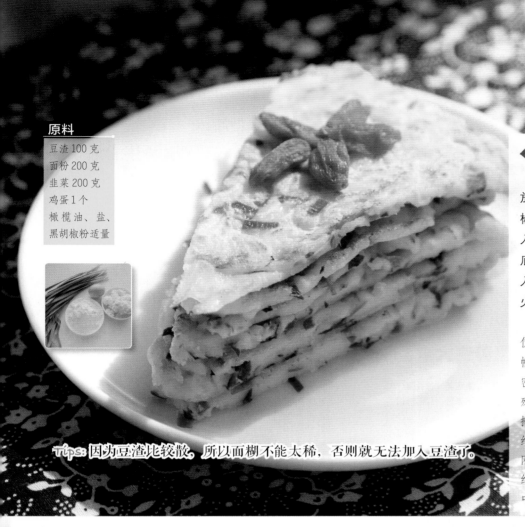

做法： 韭菜切末。碗中放入面粉、鸡蛋、盐、黑胡椒粉、清水，搅拌成糊，加入豆渣与韭菜末，拌匀。平底锅烧热后，加橄榄油，倒入适量的面糊，摊成饼，小火慢慢煎至两面金黄即可。

点评： 用豆渣制作的煎饼不仅能产生特殊的柔软口感，还能大幅度提高饱腹感，降低煎饼的能量密度。制作中使用黑胡椒粉和有特殊香味的韭菜，可以在一定程度上掩盖豆渣本身的豆腥味。韭菜富含维生素，200 克韭菜的 β 胡萝卜素刚好是一天所需的量，维生素 C 和维生素 A 的含量也较丰富，有“菜中之荤”的美誉。PM

Tips：因为豆渣比较散，所以面糊不能太稀，否则就无法加入豆渣了。

豆渣面包

做法： 豆渣和豆浆混合均匀（慢慢加豆浆），把除黄油外的所有材料放入面包桶里，将面团揉至扩展阶段后再放黄油。揉好的面团放在发酵盆里一次发酵至原面团体积的 2 ~ 3 倍后排气，分割，滚圆，松弛 15 分钟。调整面团的形状，放在吐司盒里 2 次发酵，至吐司盒 8 分满时，放到已预热到 190℃的烤箱内，中下层烤 45 分钟即成。

点评： 豆渣制作成豆渣面包更增美味。用豆浆来和面做面包，豆浆中的各种氨基酸、B 族维生素和卵磷脂能够让面包发酵得更好，口感更松软，蛋白质含量明显增加，矿物质含量更加丰富，香气也更浓郁。试想一下，当你的家人清晨醒来，看到的不是吃厌的粥、泡饭或买来的食物，而是一个独特美味又营养健康的自制豆渣面包，绝对会是一天美好的开始。

豆渣饭

做法： 小油菜切末。锅中水烧开后，放入剩饭，煮开后倒入豆渣，煮至剩饭变软、汤汁变浓稠。把小油菜末放入豆渣饭中，加适量盐，搅匀即可。

点评： 用豆渣煮出来的米饭不仅有大豆的清香，还能增强米饭的营养价值，延缓血糖升高，对便秘和“三高”者均有好处。豆渣能和谷类中的氨基酸互补，从而提高蛋白质的利用率。米饭中适当添加小油菜，不仅可以增加膳食纤维含量，促进肠道蠕动，缩短粪便在肠腔停留的时间，而且小油菜所含的大量胡萝卜素和维生素 C，也有助于增强机体免疫能力。

Tips：制作豆渣饭时，豆渣不宜过多，否则煮出来的饭容易发硬，口感不佳。

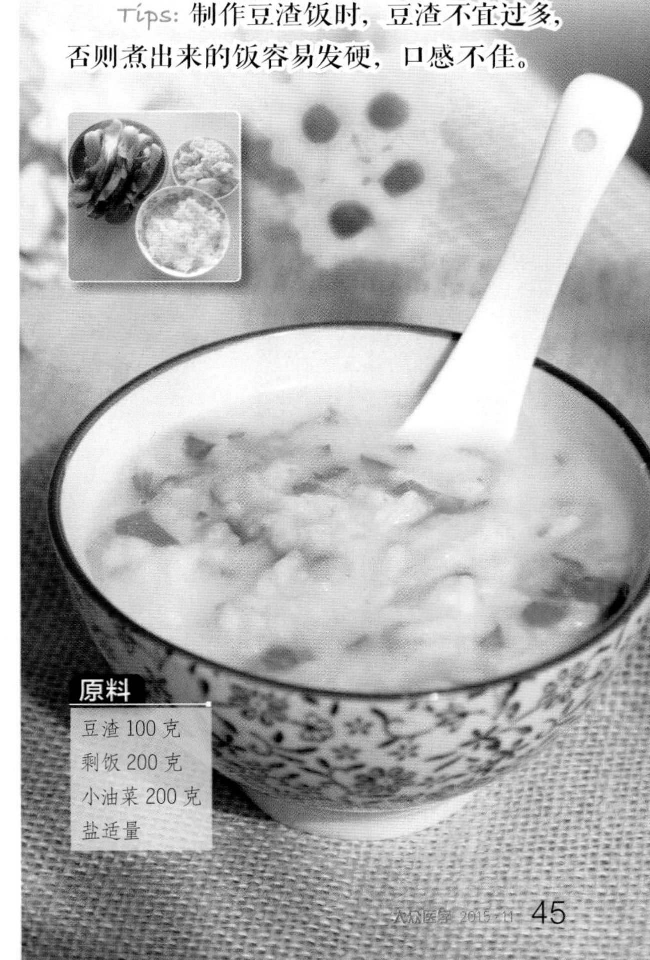

原料

豆渣 100 克
剩饭 200 克
小油菜 200 克
盐适量

2015年度系列"订阅有奖"中奖名单（2）

"年终奖"开奖

2015年年终订阅抽奖活动已经开始。由于获奖人数众多，我们将分三期陆续刊出获奖名单。

订阅"年终奖"奖项分设健康奖、养生奖。

请抓紧订阅2016年《大众医学》，并记得汇订阅单据至编辑部，参加2016年度系列"订阅有奖"活动。

以下5人获得《中国养生大全》1本

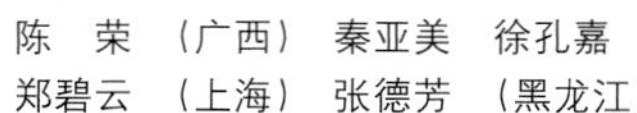

陈　荣（广西）　秦亚美　徐孔嘉
郑碧云（上海）　张德芳（黑龙江）

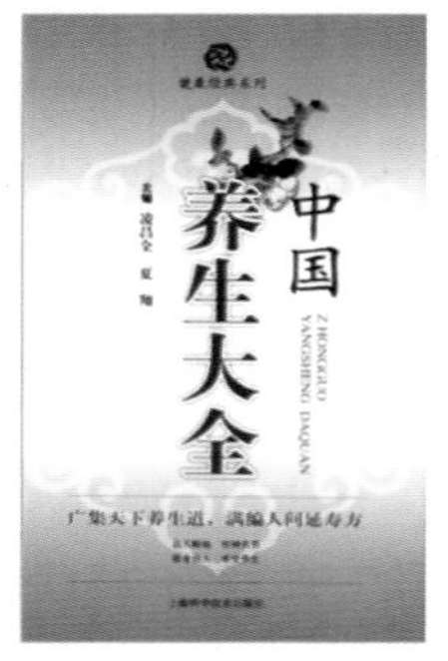

《中国养生大全》

《中国养生大全（精）》集养生文化、方法、运用之大成，内容全面、系统，文字深入浅出、雅俗共赏，融科学性、文化性、可读性、实用性于一体。作者均为资深中医专家，确保了内容的准确性和本书的权威性。读者一书在手，可以修身，可以治人，在享受养生文化的同时，亦可得到强身祛病、延年益寿的利益，不亦乐乎！

以下5人获得《中国进补大全》1本

齐　松（吉林）　陈　斗（江苏）
胡应贵　徐振达　傅一萍（上海）

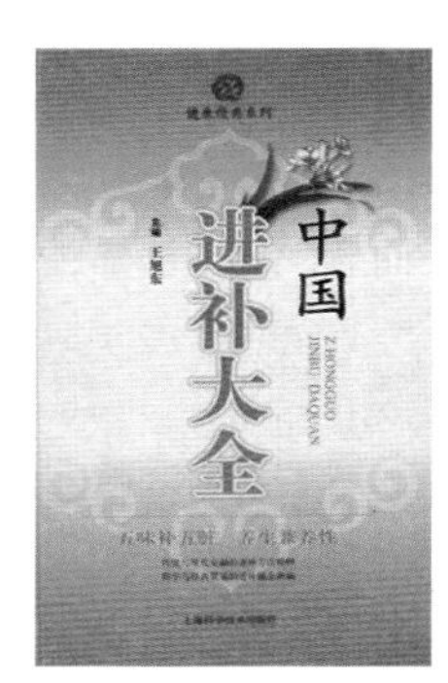

《中国进补大全》

《中国进补大全》集中国古今补益理论和方法之精华，涉及中医养生保健、延年益寿、益智健脑、美容减肥等内容，系统介绍了中医的补益机制和方法，突出中药、方剂、食物、药膳的进补，扼要介绍虚损导致的常见病证及其治疗。

以下5人获得《中国药酒大全》1本

孙志忠（辽宁）　赵瑞芳（陕西）　张伯渔（上海）　高　岩（天津）　汤晓清（浙江）

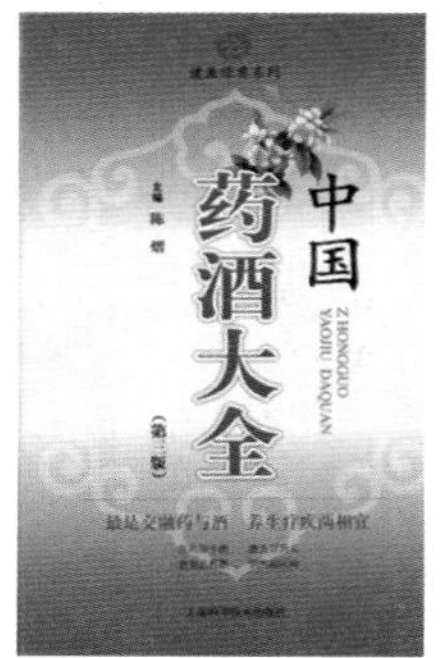

《中国药酒大全》

本书内容翔实，取材严谨，文字精练，方便实用，比较详细地阐述了正确使用药酒的方法。书后附有解酒方和古今度量衡比较表，为读者安全有效地选用药酒提供方便。

以下5人获得《中国药茶大全》1本

秦浩棠（广西）　张学军（山东）　梅　珍　史定华（上海）　陈献地（浙江）

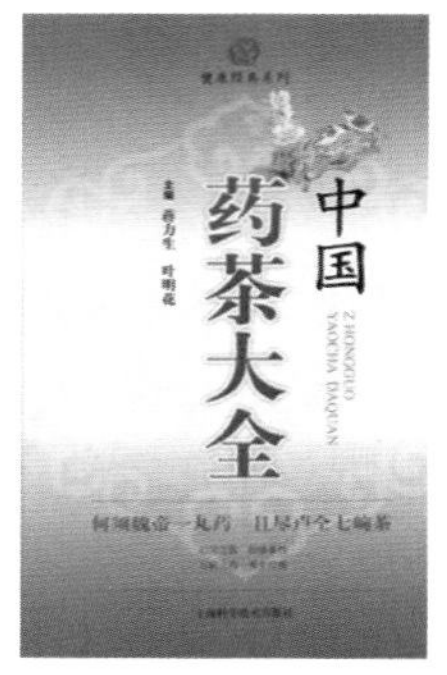

《中国药茶大全》

本书内容丰富、实用性强，既可为百姓家居应用药茶提供经验指导，也可供专业的医药保健及科研人员多元防治疾病参考和借鉴。

以下5人获得《中国食疗大全》1本

王俊光（辽宁）　张崇亨　丁开明　王保妹（上海）　汪永盛（浙江）

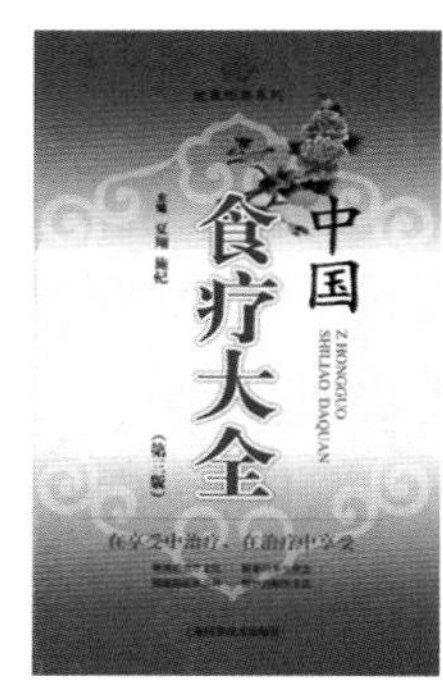

《中国食疗大全》

本书博采众长，广泛收集的各种食品、中药都是常用之品，制作方法简便易行，十分适合社会各阶层健康人士阅读选用，也适合于各类患者和家属阅读选用。

2015年度系列“订阅有奖”中奖名单（2）

年度大礼

回馈《大众医学》忠实订户

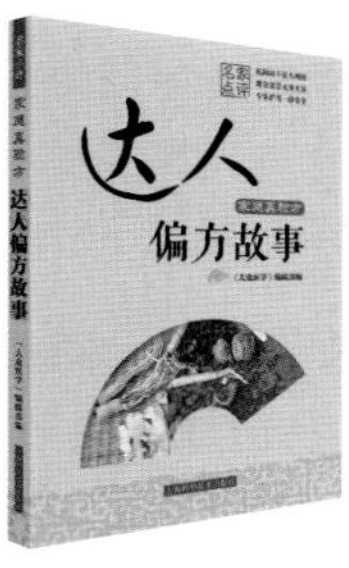

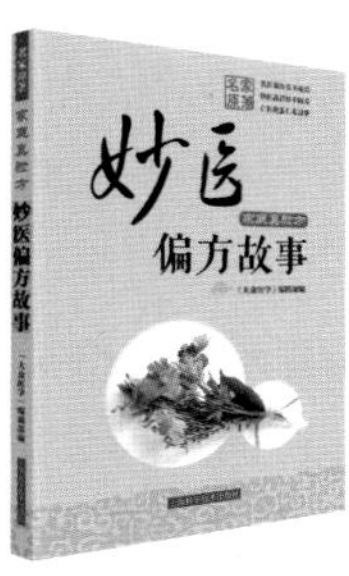

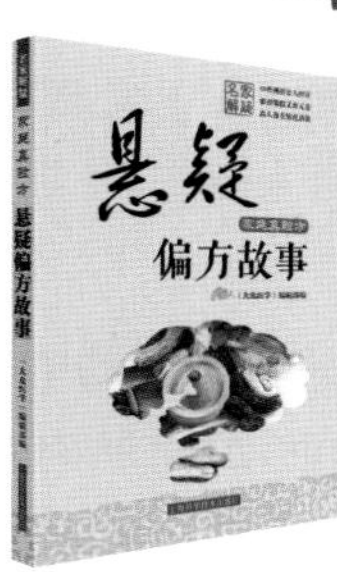

《家庭真验方——偏方故事系列》

◆ 偏方故事汇 ◆ 分享体验会

以下50人获得《偏方故事》大众医学家庭真验方丛书 3 本

汪世英（安徽） 张春玲 张 颖 刘彩云（北京） 耿 迪（福建） 黄 琦
刘 娇 陈华伟（广东） 刘宗胜 胡钊芳（广西） 赵文杰 陈文学（河北）
张新芳（河南） 夏 彦（湖北） 陆丹伟（湖南） 王忠礼 董文涛（吉林）
成汝芳 吕志凤（江苏） 尹 一 李太平（山东） 李向军（陕西） 陈 芳
夏文杰 倪蓓贤 路昊阳 李朝敏 周鸿生 王斐雯 马晓玲 倪宏祥 唐 毓
谢 丹 朱凌风 梁 进 孙艳胜 张海虹 代 玥 张效赢 杨大勇 顾卓燕
顾 菲 仲思文 俞霞仙 周 峰 钱 银（上海） 荣 诚（四川） 杨志浩
卢 琦 高关林（浙江）

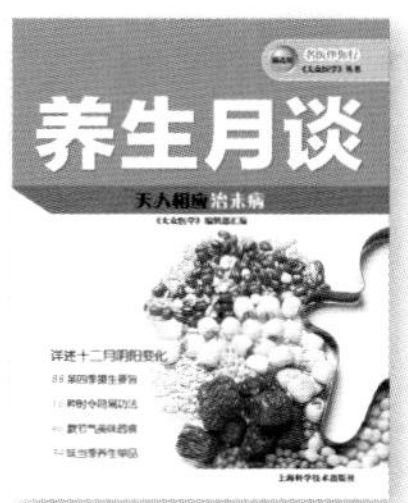

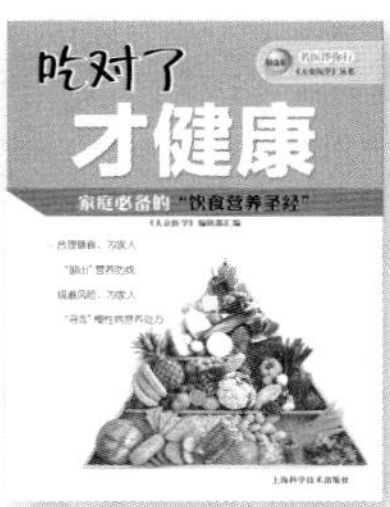

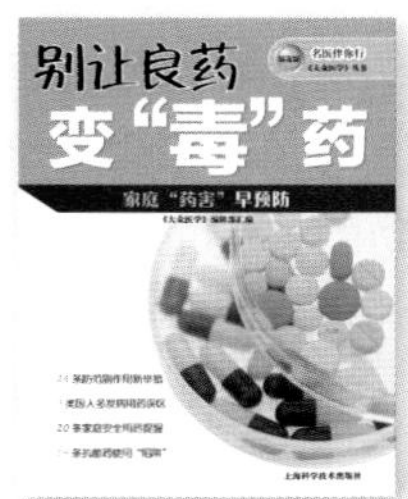

《名医伴你行》大众医学丛书（精选版）

◆ 忠实于医学，回归于生活。《大众医学》65 年精华，近百位专家联袂奉献。

以下50人获得《名医伴你行》大众医学丛书 3 本

樊 静 戎晓平 汤慧丽 程龙兵 黄小妹 薛佩芬 朱 勤 岑 巍 方美华
徐 静 姚文健 顾 湘 杨志萍 莫胜华 孙 敏 骆 平 韩菊蓓 朱慧雯
王秋宝 何 铮 郑巾杰 翁柏毅 姜 琳 沈 源 王义元 陆俊毅 钱煜生
王晓宇 夏 超 陆永德 解民强（上海） 陈 娟 鹿 璐（四川） 王敏瑜
张秀英（浙江） 蔚静宜 吴祖文 潘 潘（江苏） 余杨洋 朱代山（安徽）
李 燕 王 明（北京） 李延芙 陈志均 朱志雄 孔 芸 刘 动（广东）
孙 伟（湖北） 董志明（重庆） 张秋艳 （山东）

2015年第11期“读者健康中心”幸运会员名单

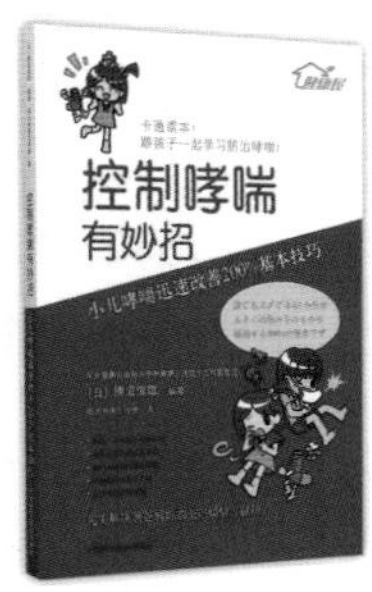

《控制哮喘有妙招》

为了让孩子的哮喘不要发作，父母本身具备正确知识是非常重要的。本书中也特别多花一些版面说明希望家长务必了解的部分，譬如基本的药物知识、居家护理能够做到的事、父母在医生与学校之间身为桥梁的角色等。

通过正确用药，切实地维护环境，几乎所有的哮喘都是能够管理的。就算患哮喘的孩子，想要和其他孩子一起上学，拥有无障碍的生活也绝非难事。本书将根据最新的指引、研究，详细地说明控制哮喘的方法。

上海科学技术出版社出版

以下50人获《控制哮喘有妙招》

王采芹（安徽） 王新华 朝 鲁（北京） 王亚梅 陈幼容 陈 航（福建） 洪奇训
（广东） 肖定文（广西） 周 虹（贵州） 宋竹青（河北） 罗泽中（湖南） 李 震
丁辞源 万玉华 刘小凤（江苏） 邓水生 黄占琴（江西） 陈 珍 朱国涛（辽宁）
谢玉凤 杨可兴（山东） 师顺喜 许双全（山西） 张春贵 苗东翔（陕西） 林家宜
王涵青 李德龙 朱霞仙 王根华 章观忠 汤庭龙 施玲丽 蔡春如 俞蓓莉 王莉萍
姜友谊（上海） 周洪中 刘孝先（四川） 伍 华 邓 玲（云南） 王玲玲 周燕兰
孙显钧 罗建荣 周鹏飞（浙江） 丁书冬（黑龙江） 田晓琴 冯正弘 王晓凤（内蒙古）

以下50人获《依恋：人生之安全港湾》

白庆珠 钟 杨（安徽） 陈建伟（福建） 罗万珍（广东） 周建丹（广西） 朱兆龙
（贵州） 郭曙日（河北） 罗忠良 刘利军（湖南） 解婷雯 张 媚 龚 岭 彭 达
陈姿红 倪受文（江苏） 罗自雄（江西） 李梦乔（辽宁） 郑 烈（宁夏） 马东来
唐丽华（山东） 高继红 蒋喜莲（山西） 刘 宁（陕西） 周洁琼 时育红 石兰芳
刘 刚 龙金云 刘一民 郭思聪 华晓红 陈运良 朱晓明 董小影 马鑫荣（上海）
吕玉宁 王 莉 雷善泽（四川） 张加玲 周月寅 彭淑桃（浙江） 郑成栋 张抗美
黎昌琳（重庆） 王建辉 河 南 马 壮 苏 伟 李文秀 李 蕾（黑龙江）
武志强（内蒙古）

《依恋：人生之安全港湾》

依恋是一生建构的过程，母亲的抚养质量是孩子是否能够形成安全型依恋的决定性因素。母亲是否能够提供敏感性的照顾，是否能够接受孩子、与孩子进行良好的沟通，决定着孩子安全感的形成和发展。本书的目的是要让人们尤其是父母了解依恋对人生的重要意义，在儿童发展的早期给予充分的关注，创造条件让孩子形成安全的依恋，这样孩子今后的人生发展将会顺利，他们会因此而受益无穷。

华东师范大学出版社出版

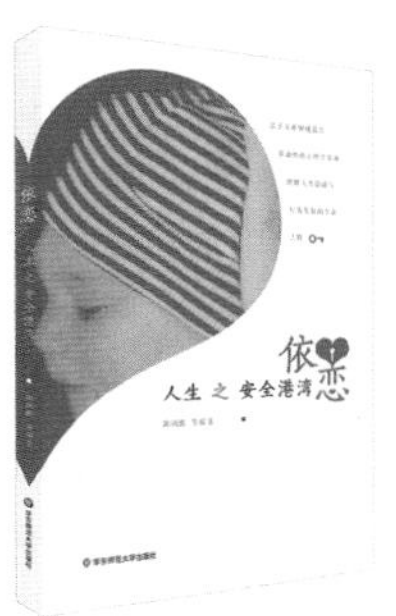

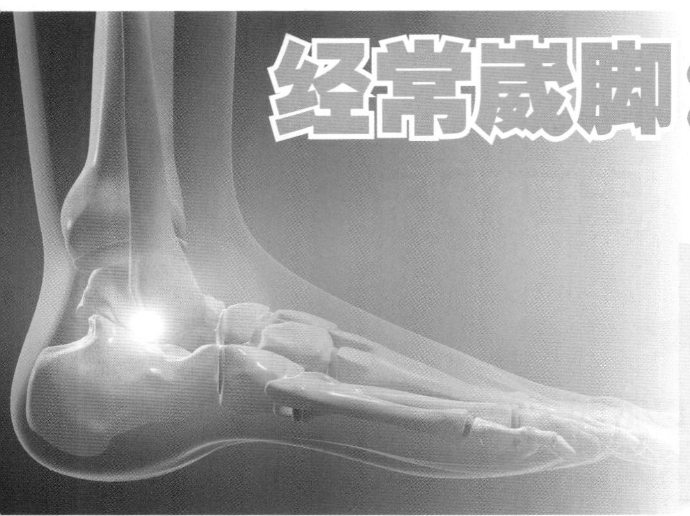

经常崴脚：当心踝关节不稳

✍ 苏州大学体育学院教授　张秋霞

生活实例

张女士是一位上班族，今年39岁了。因为工作单位离家不远，她每天都是走路上下班。她觉得这样能锻炼身体，可谓一举两得。她是个运动爱好者，经常打打排球、羽毛球什么的。但目前有一个问题一直困扰着她，她总是崴脚。起先她不太在意，但随着时间的推移，崴脚的频率越来越高。她到医院咨询后，医生说她患了慢性踝关节不稳。

慢性踝关节不稳是指多次反复发生踝关节损伤，然后逐渐发生的局部疼痛、局部控制力和本体感觉能力减弱等问题。慢性踝关节不稳，一种情况是踝关节周围的稳定结构受损（一般是指韧带松弛），导致关节活动超出正常范围；另一种情况是指踝关节反复发作“肌无力感”，关节运动的随意控制失常，但踝关节运动幅度尚在正常范围内。

慢性踝关节不稳是多次反复发生踝关节损伤所致。在一般人群中，踝关节扭伤多发生在14~24岁的男性和超过30岁的女性。近一半的踝关节扭伤发生在体育活动中，其中参与篮球、橄榄球和足球活动时发生的概率最高。外踝扭伤的再发生率很高，踝关节反复扭伤与不稳互为因果，1/3的踝关节扭伤患者会发展成为慢性踝关节不稳定。

四原因易致踝关节不稳

慢性踝关节不稳是因为反复踝关节损伤造成的。那么，哪些因素会导致踝关节损伤呢？

1. 运动鞋、活动场地、运动项目：运动中，场地坑坑洼洼不平，不合适的鞋，都容易造成踝关节损伤。篮球、排球、体操等运动中的下落动作都会使踝关节承受巨大压力，易造成踝关节损伤。

2. 身高、体重、年龄：身高和体重的增加会使得踝关节在运动中压力增大，易造成踝关节损伤。随着年龄的增加，踝关节的活动度、肌肉力量、协调性等会减弱，易造成踝关节损伤，长此以往，踝关节反复扭伤会形成慢性踝关节不稳。

3. 对踝关节扭伤的忽视：有接近50%~55%的踝关节扭伤病人，并不寻求医生和专家的治疗，常常低估扭伤的严重性。

4. 预防意识不够：踝关节作为人体重要的负重关节，患者没有做好充分的损伤预防工作，在参加体育活动时，经常忽略准备活动，从而增加了踝关节损伤的概率。

掌握扭伤处理方法

正确处理急性扭伤，能防止踝关节的反复损伤，从根本上预防踝关节不稳。急性期24小时内可将踝部浸入冷水中，或用冷毛巾敷于患处，每次10~20分钟，6小时1次，可收缩血管，消肿止痛。24小时之后则需热敷，以促使局部血液循环加快，组织间隙的渗出液尽快吸收，从而减轻疼痛。踝关节扭伤后早期宜卧床休息，下地时持拐以防止踝关节负重，不能过早活动，休息应在2周以上。为了稳定关节病人可坐于椅上，小腿下垂，以窄绷带套住第四五趾，由患者自己向上牵拉，使踝关节背伸外翻。

Tips

慢性踝关节不稳发生后，患者会对踝关节不信任，产生心理阴影，不愿意在地面上进行行走，患者必须主动克服此困境，加强踝关节训练，严防踝关节不稳影响日常生活。

防止踝关节疲劳

慢性踝关节不稳者在生活中应注意以下几个方面，提高预防意识。在日常体育活动中，首先要选择合适的鞋具。其次，要选择在平坦的地面进行活动。还要避免长时间的大强度运动，预防踝关节疲劳而损伤。体育活动时，要提前做好充分的准备活动，尤其是踝关节的准备活动。最后，要持之以恒加强踝关节功能性康复，如活动范围、肌肉力量、本体感觉、平衡能力等训练。可做一些增强踝关节周围肌肉力量的活动，如负重半蹲、跳绳、负重提踵等。PM

秋冬季：湿疹复发 要保护好皮肤

上海交通大学医学院附属瑞金医院皮肤科 赵肖庆 郑 捷(教授)

问题：湿疹因何年年复发

我在几年之前就患上了湿疹，后来到一家医院皮肤科治了，总算是治愈了。谁知，这种毛病很喜欢复发，特别是到了秋冬季的时候。根据我总结的经验，最近几年一到秋冬季就会发病。为此，天气一凉起来我就开始犯愁。请问这到底是怎么回事？如何才能彻底根除这种令人烦恼的皮肤病呢？

点评：打破恶性循环是关键

湿疹临床表现多样，有皮肤起疹、瘙痒等等，而其诱发因素也很多。湿疹有不同的类型(亚型)，而不同类型各有其好发季节。比如，“干性湿疹”好发于寒冷、干燥的冬季，尤其是中老年人；而“汗疱疹”好发于夏季，这种类型多始于青少年时期。

湿疹的复发是让很多患者烦恼不已的一个问题。湿疹病因复杂，而影响湿疹复发的因素也很复杂。目前公认的复发因素是皮肤屏障的破坏和由此引起的皮肤炎症反应，而两者又可以相互影响。比如，因皮肤瘙痒而搔抓，搔抓导致皮肤屏障破坏而发生炎症，炎症又会使瘙痒等症状加重，搔抓进一步加剧皮肤屏障功能的破坏，又加剧皮肤炎症……这就是“搔抓－皮肤屏障破坏－炎症反应”的恶性循环。

建议：保护皮肤、减少刺激

1. 修复破坏表皮屏障，减少外界刺激 在夏季，要避免过多出汗，应穿着细软的全棉衣物(特别是接触皮肤的贴身衣物)。等入秋后，可以在浴后使用“皮肤屏障修复剂(即保湿剂)”。尽管涂抹一两次不能止痒，但是坚持数次，就会感觉到效果。这对减少湿疹的复发、减少激素的用量相当重要。也可选用医院研制的配方。

2. 适时恰当涂药，控制异常炎症反应 湿疹的主要治疗药物是外用激素。不同皮肤损害需要不同类型的外用激素。急性期发红、瘙痒明显的皮疹，可以外用含有薄荷樟脑的激素溶液，比如“复方曲安奈德搽剂”等。尽管市面上的各种花露水也有清凉止痒的作用，但是并不能控制病理性炎症甚至会加重炎症。对于慢性肥厚的损害，单纯使用溶液制剂无效，需要使用作用更强的乳膏，如“氯霉素倍他米松”或市售的“艾洛松”等。PM

延伸阅读

湿疹防治：避免2大误区

盲目忌口

民间有流传，说有多种“发物”，如家禽、海鲜、奶、蛋、咸菜、笋等等，吃了会加重湿疹。但迄今为止并无可靠医学证据证实特定食物与湿疹有确切关联。“忌口”有其合理性，因为确实有很少一部分患者吃了某种特定食物可诱发湿疹，但更多的则是误传。“发物”“忌口”的说法实际上源于我国封建社会。那时御医如果未能治愈皇室成员的疾病，可引来杀身之祸。因此，御医往往将未能治愈疾病的原因，推诿于患者贪吃了某种食物。御医这么做也是为了自保，但此类托词流传于民间，也就形成了“忌口”之说。实践中，是否需要忌口，自我总结和体验是最重要的。

恐惧激素或滥用激素

部分患者，对外用激素存在恐惧心理。他们认为，外用激素会导致发胖等不良反应，所以不按医生指导用药，结果导致疾病不能控制或加重。还有部分患者，不遵医嘱，长期自行使用强效激素甚至系统应用激素，结果导致皮肤萎缩、继发感染等多种副作用。其实，按照医嘱正规外用激素，一般不会有副作用发生。因此，和医生充分沟通，理解并执行医生指导，是控制湿疹的重要前提。

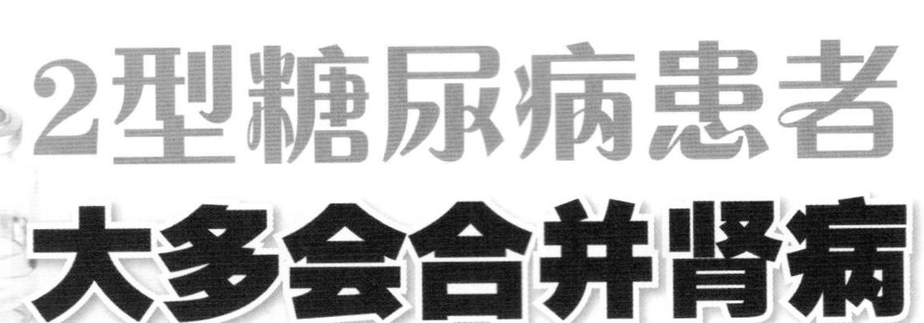

2型糖尿病患者大多会合并肾病

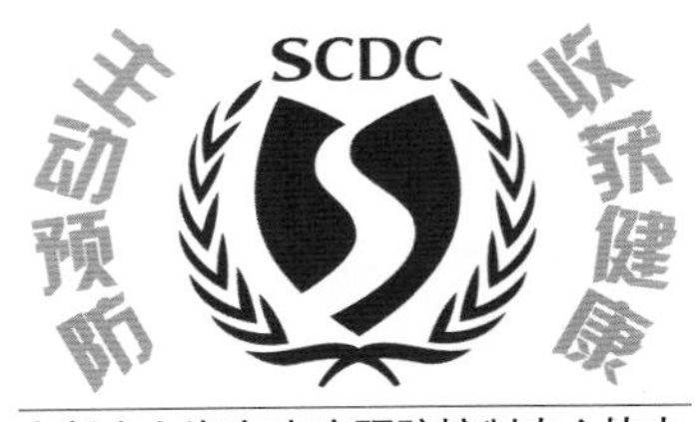

本版由上海市疾病预防控制中心协办

上海市疾病预防控制中心慢性非传染性疾病与伤害防治所　黎衍云　汪晶

中国的糖尿病患病率高达 9.7%，我们身边每 10 个人就有 1 个糖尿病患者。糖尿病肾病作为糖尿病主要的微血管并发症之一，可引起尿蛋白排泄异常，最终导致肾功能衰竭，多见于病程 10 年以上的糖尿病患者，已成为糖尿病患者死亡的重要原因之一。2002 年，中华医学会糖尿病学分会研究发现，我国住院糖尿病患者中并发临床肾脏病（包括慢性肾功能不全及尿毒症）者占 33.6%；2008 年，复旦大学的调查结果显示，上海市市区 30 岁以上 2 型糖尿病患者的慢性肾病患病率为 63.9%；2012 年，江苏省调查显示，南京市市区 30 岁以上 2 型糖尿病患者的慢性肾病患病率为 31.0%。虽然这些流行病学调查在地域、时间、对象及研究方法上存在差异，但都共同反映出，我国 2 型糖尿病患者中慢性肾病的患病率非常高。

糖尿病肾病，进展速度是其他肾病的14倍

糖尿病肾病最大危害是肾功能减退，导致尿毒症，从而需要进行透析、肾脏移植等肾脏替代治疗。研究显示，糖尿病肾病进展至终末期肾功能衰竭的速度是其他肾脏病的 14 倍。

除了糖尿病肾病本身的危害，与其他糖尿病患者相比，合并糖尿病肾病患者的心血管事件和全因死亡率都明显升高。

关注两点，早期识别糖尿病肾病

糖尿病肾病共分五期，其中Ⅰ～Ⅲ期均无明显症状，仅表现为微量白蛋白尿。Ⅳ期为临床肾病期，可以出现大量蛋白尿、水肿、高血压和肾功能减退等症状。Ⅴ期为终末期肾功能衰竭，即尿毒症，是糖尿病患者死亡的重要原因之一。如果在Ⅰ～Ⅳ期进行积极干预，是可以阻止和延缓病情进展的。

糖尿病肾病早期较为隐匿，容易漏诊。要想做到早期识别，主要应关注以下两点。

● **尿中微量白蛋白增加** 微量白蛋白尿是糖尿病肾病的早期表现，而普通的尿常规检查有时会出现漏诊情况。因此，建议糖尿病患者定期检查 24 小时尿蛋白、尿白蛋白排泄率、尿白蛋白肌酐比等，一旦出现异常，尽早进行干预。

● **腰酸、脚肿、泡沫尿** 如果出现晨起眼睑、腿脚肿胀，腰部酸痛，尿中泡沫增加，一定要警惕肾脏病的出现，及早就医，进行相关检查和治疗。

做好五项，防治糖尿病肾病

糖尿病肾病Ⅰ～Ⅳ期是可逆转和部分逆转时期，因此定期筛查、早期干预、尽早治疗是关键。糖尿病肾病的防治主要有以下几个关键点。

● **改变生活方式** 包括戒烟、适当运动、控制体重等。

● **控制血糖、血压** 早期降糖可以逆转慢性肾脏病，研究显示，强化血糖控制可延缓 70% 的糖尿病肾病恶化。因此，强化控制血糖达标十分重要。对于大多数糖尿病患者来说，血糖控制目标为：糖化血红蛋白 <6.5%，空腹血糖 4.4~6.7 毫摩 / 升，餐后 2 小时血糖 <7.8 毫摩 / 升。在控制血糖的同时，应将血压控制在 130/80 毫米汞柱以下。

● **合理饮食** 包括控制热量、限制蛋白质和食盐的摄入、优质蛋白质饮食、补充充足的维生素和微量元素，以及适当多吃水果、蔬菜、低脂乳品等。

● **适度运动** 糖尿病肾病患者运动应该从低强度、低运动量开始，以中、低强度运动为主，避免憋气动作或高强度运动，以防止血压过度升高。推荐散步、太极拳、骑自行车等运动。

● **定期监测** 糖尿病患者应该定期监测血糖、血压，定期复查 24 小时尿白蛋白、肾功能、眼底、血脂等，出现异常尽早干预。PM

尿道下裂：哪种手术方式最佳

上海交通大学医学院附属第九人民医院泌尿外科 姚海军 郑大超 王忠（教授）

读者给《大众医学》杂志发的一封邮件

收信 写信 返回 回复

我们是一对心情非常焦虑的夫妇，有一件事想请教专家。我家孩子尿道口位置不正常，当地医院诊断为尿道下裂，说需要手术，但几家医院的医生说法并不一致。有的说手术越早越好，也有的说可以再等等；有的医生建议一次性手术解决问题，也有的建议分成两次手术。请教专家，手术在什么时候进行为好呢？到底是一期还是分期手术好？能不能一期手术解决问题，毕竟分两次手术会更加麻烦。

尿道下裂是指尿道异位开口于阴茎腹侧——这和尿道海绵体发育不良有关。尿道下裂有三大特点：①尿道开口异常，指尿道外口没有位于龟头中央；②包皮分布异常，包皮集中在背侧，呈现头巾样改变；③常伴有阴茎弯曲。此外，部分患者还常合并隐睾、阴茎阴囊转位、阴茎或（和）龟头发育不全，甚至性腺发育不良等。

尿道下裂患者多数没有明显症状，但一些严重的患者需要像女性一样蹲位排尿，成年后很可能无法进行正常的性生活、不能生育。除了生理上的影响外，尿道下裂还会对患者心理造成伤害。患者懂事后发现生殖器较常人不同，常会出现自卑心理，影响融入社会。

手术是尿道下裂唯一的治疗方法。手术的目的不仅仅是重建一个完整尿道，更重要的是恢复患者的自信，帮助他健康成长、融入社会。那么，什么时候手术最合适呢？

手术时机的选择牵涉到手术成败。国外一般推荐患儿在6~18个月手术，可有效平衡手术效果和心理创伤的关系。国内一般认为1岁左右可手术，且必须在患者懂事之前完成手术——最好能在患儿3~5岁之前完成所有尿道下裂相关手术，包括并发症的处理。考虑到东西方人阴茎发育的差异，笔者认为阴茎的发育情况是决定手术时机的必要条件，而年龄可作为一个重要的参考项目。具体手术时机可因人而异，建议带患者当面咨询有经验的泌尿外科或儿科医生。

尿道下裂手术方式有数百种，常用的有十多种。尿道下裂不存在绝对的最佳术式，有经验的医生会根据患者自身特点以及自己所擅长的术式来进行个体化设计。从手术策略上讲，一期手术的手术时间短、费用低、患者“受罪”少，是绝大多数患者及其父母所期望的。但是，仍有一部分患者需要通过分期手术来获得满意的疗效——这些患者或是重度尿道下裂，或是尿道板严重发育不良，或是既往曾有多次失败手术史导致“材料”（如包皮、阴茎及阴囊皮肤等）缺乏。这类患者进行分期手术，一方面可以降低手术复杂度，从而提高成功率，另一方面可以通过“拆东墙补西墙”的方式解决尿道重建所需材料不足的难题。

总之，治疗尿道下裂最关键的是有一个合理的治疗策略和一个成熟的手术团队。PM

Tips

尿道下裂的特征十分明显，患者出生后简单的体检即可发现异常。但在国内某些经济欠发达的偏远地区，有部分患者一出生就被当成女孩抚养，直至青春期阴茎开始发育才发现并非真正女性。

临床实例

目前大多数患者可采取一期手术治疗，少部分严重尿道下裂患者则优先考虑分期手术。当然，患者自身条件结合医生出色的手术技巧也能够打破常规。例如，有一个患儿患有重度尿道下裂：阴茎发育畸形，尿道口位于阴囊中部，阴囊裂开酷似女性大阴唇，一眼看上去难以辨别“雌雄”，同时蹲位排尿。多家医院因患儿年龄太小、病况复杂未予接治。患儿父母求助于我科。按照过去的经验，有些医生可能采取分期手术。而我们结合该患者实际情况，在仔细分析患儿局部条件后，决定大胆采用一期尿道成形技术进行手术，一次性解决了尿道重建和阴茎畸形矫正两个难题，使得这个男宝宝病情得以痊愈。

家庭健康：离不开“优先法则”

✍中南大学湘雅二医院精神卫生研究所　李则宣　黄任之

生活实例

高先生是独生子，母亲从他小时就特别溺爱他。由于家庭条件一般，高先生自小就体会到母亲的难处。也许正是出于这方面的原因，等高先生成家后，他小心侍奉母亲。每天给母亲添饭、捶背、梳头、洗脚；好吃的大部分留给母亲，妻子儿子只能分到很少一点。他每次出差，都会给母亲带上各种土特产。另外，每年都给母亲过生日，除了隆重的生日宴会，他还会购买昂贵的衣物和保健品送给母亲。相比之下，在妻子和儿子的生日里，他们只能得到一个蛋糕。对此，妻子非常不高兴，觉得高先生不太在意自己的小家庭，对妻儿照顾不周；而高先生觉得自己并没有错，指责妻子不孝顺婆婆。两人为此经常吵架，小孩也经常因为他们吵得厉害而吓得躲在桌子下。天长日久，夫妻俩发现孩子的性格越来越孤僻……

医生的话

家庭和谐与心理健康关系密切，而且家庭和谐对子女下一代的教育也非常重要。从高先生的事例可以看到，家庭的“系统”是比较复杂的——家庭系统里不但有夫妻二人各自的原生家庭（高先生原来的家庭和妻子原来的家庭），也有夫妻二人建立的新家庭（高先生夫妻和儿子）。面对这样的家庭体系，高先生并没有处理好，于是带来了很多问题，导致家庭矛盾重重，影响到孩子的健康成长。

家庭中的优先法则

心理学家研究后发现，在家庭的系统中，其成员应该遵循一定的“优先法则”，否则，家庭里的“爱的流动”就会出现紊乱，带来整个家庭系统的病态运行。

这个优先法则就是：在一个家族系统里，后出现的家庭系统优先于先前存在的家庭系统。

每个人都是与自己的父母生活在原生家庭里，然后离家、恋爱、结婚，建立了自己新的家庭系统。因此，自己的婚姻关系和家庭应该优先于包括父母的原生家庭。简单地说，婚后应该让父母为自己的小家庭让位。

显然，高先生违背了这一优先法则，他将过多的资源和关注放在了原生家庭里，将自己的母亲看得过于重要，他和母亲关系的过分紧密，导致妻儿产生“始终不被重视”“局外人”的无价值感。他们嫉妒高先生的母亲，甚至恨她的存在阻挠了他们应该得到的家庭温暖。由于夫妻关系和亲子关系淡薄，高先生的儿子始终无法获得来自父亲的认同和支持，他会觉得自己是“多余的”，封闭自己成了他保护自己的武器，最终性格变得孤僻。

结语

面对现状，高先生必须尊重家庭的优先法则，让整个家庭生活健康起来。尊敬和爱护母亲并没有错，但不能将新生家庭的位置摆在其次。高先生应该首先重视搞好自己和妻子、儿子的关系，再多照顾自己的母亲。相信他的母亲也不会不理解他的做法。PM

延伸阅读

养育孩子，也有一种优先法则

同样，即使在新的小家庭里，也同样有另一种优先法则存在。夫妻缔结婚姻，才有了子女。因此，夫妻关系应该优先于亲子关系。但在目前的很多独生子女家庭里，往往是将孩子置于夫妻关系之上，尤其是母亲，理所当然将大部分关注放在了孩子身上，无暇顾及自己和配偶的心理需要。如何照顾孩子成了夫妻交流的唯一话题。直到孩子长大成人，离开了家，依然不能将注意力转移到对方身上。此时家庭系统难以维持平衡，就会出现危机，甚至婚姻解体。所以，在养育孩子时，也要遵循优先法则：即夫妻关系优先于亲子关系。当然，这并不是说不重视孩子的教育与培养。

治疗时机：不育患者要思考的问题

✍北京协和医院泌尿外科教授　李宏军

诊室见闻：5个大夫给出5种治疗方案

小余是一个25岁的男性青年。在进行婚前例行检查时，意外地发现精液内居然没有精子。尽管睾丸发育很好，生殖激素检查结果也不错，遗传检查未见异常，但是无精子的严酷现实还是给他和女友以及双方家长带来了巨大的震动。

在随后的求医之路中，患者看过许多男科专家，但是获得的治疗方案都不尽相同。第一位医生是西医大夫，他建议患者采用药物注射治疗；第二位是中医专家，建议处方中药进行肾虚调理；第三位的西医大夫建议进行手术探查，必要时考虑进行附睾输精管显微吻合来解决可能存在的梗阻问题；第四位的西医大夫检查了一下，居然没有发现输精管，诊断为先天性双侧输精管缺如，建议附睾穿刺；第五位西医大夫建议睾丸显微取精+冻精，保存生育种子(精子)。最后，计划结婚的两个准新人来到我诊室，希望要个说法，哪一个方案更加可取。

双方的痛苦和挫败感不言而喻。我还注意到了女友对小余极大的失望和明显的不耐烦。在全面分析病情后，病情基本明确，患者是因为生殖道发育问题而导致无精子，即属于梗阻性无精子症。其睾丸的发育没有任何问题，睾丸内存在好精子是大概率事件。我最终给出的治疗决定是：等待观察，暂时不采取任何措施。一开始，这让他们十分不解且感到失望，但是在听到我的全面解释后，他们释然了。

医生的话：治疗时机的把握相当重要

一旦患病，绝大多数患者都关心诊断的准确性和治疗的有效性，这无可厚非。但是，很多患者却对治疗时机疏于考虑，最终没有能够让他们获得应有的理想结果。实际上，前面5个专家的治疗建议都是建立在对病情了解的基础之上，都有一定道理。但是无论采用任何治疗方法，都难以让患者获得理想结果。为什么这样说呢？

首先，患者尚未正式结婚，在未婚的状况下过多地考虑生育问题，并不适当。而且，治疗不育症需要一定条件。国家对选择辅助生殖技术(ART)明确规定，婚后一年以上(这是法律规定的诊断不育症的最低年限)的不育患者才可以接受辅助生殖技术。如果在婚前就立即开展治疗，具有很多不确定性。比如，一旦非常艰难地治疗成功(精液里出现精子)，或者直接取精拿到了十分珍贵的精子。但是，由于患者是未婚或不够不育诊断年限，就不会有医疗机构肯为其完成后续的辅助生殖技术，白白地浪费了治疗成果。

因此，科学合理的做法是首先与女友坦诚商议：在要孩子和婚姻之间，两个人的感情是否会胜出，是否还要结婚，是否愿意通过辅助生殖技术在婚后实现生育目的……一旦得到女友的理解和支持，这个男人将是非常幸运的。在结婚一年后，再通过辅助生殖技术实现生育后代的愿望。即使女友提出分手，也不应该对其苛责，此时男士要振作起来，重新寻找志同道合的女友。事例中的小余是梗阻因素导致的无精子症，获得精子应该是很容易的事情，婚后通过辅助生育技术实现生育也不是什么难事，关键要看其女友是否愿意与其共患难。PM

Tips

医疗决策不仅出于医学考虑，治疗时机的选择也非常重要，要顾及治疗时机对患者后续生活和家庭的影响。对不同疾病、家庭和个体来说，治疗时机的选择会千差万别，这是每一个医生和患者经常要面对的。但永远也没有最完美的答案，只能期望每次都尽可能完美地把握时机。

卵巢癌深藏不露 能否早发现

山东大学齐鲁医院妇产科 黄文倩 张师前（主任医师）

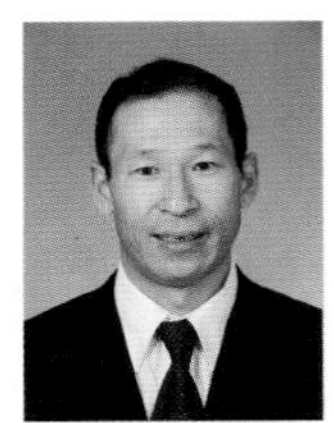

专家简介

张师前 山东大学齐鲁医院妇产科主任医师，教授，博士生导师。山东省抗癌协会妇科肿瘤分会副主任委员，山东省疼痛研究会妇产科专业委员会主任委员，山东省老年医学会妇科专业委员会主任委员，山东省医师协会女性盆底功障碍防治医师分会副主任委员。长期潜心于妇科疑难、复杂疾病的诊治，擅长子宫颈癌、卵巢癌、子宫内膜癌等妇科肿瘤的综合治疗，以及女性盆底功能障碍、生殖道畸形等的手术治疗。

专家门诊：周三上午

生活实例

几个月前，61岁的李女士感觉到肚子胀，吃不下饭，她以为是带孙子累的，就没太在意，不过邻居们都说她瘦了不少。儿子带她去消化科就诊，做了许多检查，没有发现异常，医生给她开了几盒药，吃药后也没有什么效果。最近一周，她肚子胀得更厉害了，还出现了腰痛、腹痛的症状。某一天睡前，她揉着自己的小肚子，突然发现里面有一个硬块，这次她心生担忧，次日一早便去医院就诊。妇科B超检查显示盆腔左侧有肿块，边缘不清，形态不规则，实性部分可见血流信号，并且合并大量腹水，化验发现血清CA125值升高。综合临床体征与上述检查结果，医生初步考虑李女士患有卵巢癌，并为李女士进行了剖腹探查术，病理检查证实为卵巢上皮癌ⅢC期，大网膜、横膈下、肠系膜等盆腹腔均有转移灶。术后，她还需要接受至少6个周期的化疗。

让李女士不明白的是，为什么明明几个月前还只是“肚子胀”，几个月后却变成了“晚期肿瘤”？如果在第一次就诊时就能发现，是不是有更大的治愈希望？

众所周知，卵巢癌、子宫内膜癌和宫颈癌是妇科三大恶性肿瘤。其中，卵巢癌发病率最低，但死亡率最高。近十年来，我国卵巢癌发病率有上升趋势，多见于围绝经期妇女。其高危因素包括：未生育、初潮过早、绝经过晚、遗传因素、激素替代治疗、高脂饮食、肥胖等。

卵巢癌，发现时往往已是晚期

卵巢癌早期症状并不明显，患者出现症状就医时往往已经到了晚期。

早期卵巢癌常合并消化道症状，如腹胀、食欲不振，腹痛常不明显。有的患者可以出现外阴及下肢水肿，或者月经周期的改变。随着疾病的进展，肿瘤逐渐增大，症状越来越明显。

晚期卵巢癌患者常常合并腹水，腹部膨隆，触诊可触及质硬包块。患者迅速消瘦，乏力，甚至形成恶病质。肿瘤增大会出现明显的压迫症状：压迫神经可出现腰腹疼痛，压迫膀胱出现排尿困难，压迫直肠出现便秘或排便困难。

CA125+阴超，有望更早发现卵巢癌

卵巢癌的主要治疗方法是手术加化疗，辅以放疗及中药治疗。早期卵巢癌术后5年生存率可达70%~90%，而晚期患者5年生存率不足30%。目前，全世界范围内仍缺乏有效的卵巢癌筛查手段和早期诊断方法，大部分早期患者是在体检或良性肿瘤术中无意发现的。目前主要的筛查方法有两种。

一种是糖类抗原CA125，是卵巢上皮癌的指标，但是其敏感性高、特异性差，在非卵巢恶性肿瘤、子宫内膜异位症、胸腹水等疾病中也可升高，且早期卵巢癌患者有50%CA125可以不升高。

另一种是经阴道超声（TVS），它可以更精确地测量卵巢的体积，且无创，但是由于超声本身的局限性，不能分辨良性还是恶性，不能发现卵巢大小正常情况下的病变，且主观性强，作为筛查手段，假阳性率高、特异性差。

综合以上两种筛查方法的特点，有学者提出将两种方法联合应用，进行卵巢癌的早期筛查。目前，相关临床研究正在进行中。PM

专家提醒

对于女同胞来说，早期发现卵巢癌，定期体检必不可少。围绝经期妇女如果出现不明原因的腹胀、消瘦，特别是有腹水，如果胃肠道检查无异常，应进一步进行妇科B超检查，看看是否患有卵巢癌，以避免延误最佳治疗时机。

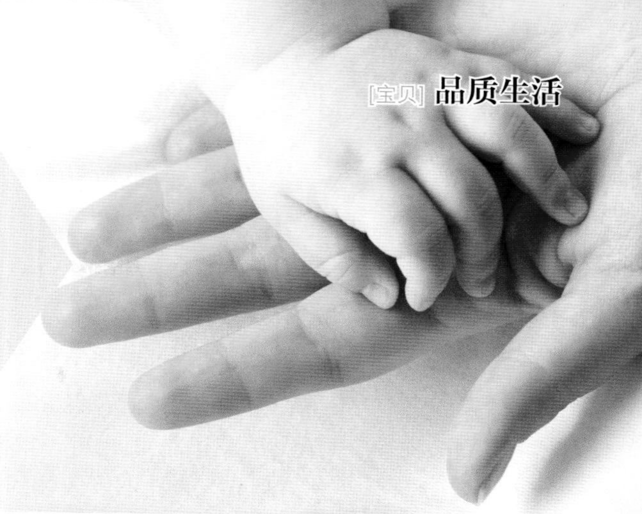

本刊上期《哥哥肺炎夭折　弟弟又患奇怪肺炎》一文刊出后，有不少读者特别是小儿家长咨询原发性免疫缺陷病的相关问题。我们发现，大众对这种疾病还不了解，本文总结了几种常见的疑惑，请专家加以解答。

原发性免疫缺陷病大多可治

复旦大学附属儿科医院临床免疫科主任医师　王晓川

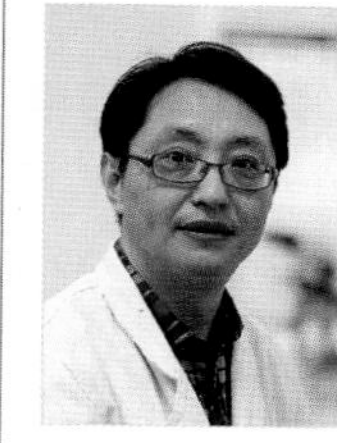

专家简介

王晓川　复旦大学附属儿科医院临床免疫科主任，主任医师，教授，博士生导师。中华医学会儿科学分会免疫学组副组长，中国医师协会儿科医师分会风湿免疫学组副组长，中国免疫学会临床免疫分会委员。擅长各种原发性免疫缺陷病、免疫低下、过敏性疾病等小儿免疫疾病的诊治。

专家门诊：周三上午，周五下午

疑惑1：我们夫妻家族中从来没有原发性免疫缺陷病，孩子应该也不可能发生吧？

大部分已知的原发性免疫缺陷病是具有遗传性的，但并不意味着家族中一定有过这种疾病的发生。其原因错综复杂，第一，遗传本身类型多样，比如，完全可以有父母携带异常基因而不发病，这是因为他们各有一个正常基因可以弥补，而他们都将异常基因传给孩子，孩子没有正常基因来弥补不足，就会发病。第二，基因突变可以是胚胎、受精卵时期新发生的。第三，家族中以往有这样的病例，只是过去的医疗条件还不能诊断清楚。因此，当孩子被诊断为原发性免疫缺陷病时，应向医生仔细咨询这种疾病的遗传特点，而不是通过简单的常识来判断。

疑惑2：孩子抵抗力差，总是生病，多吃点营养品、保健品能增强抵抗力吗？

有些孩子经常生病，家长会认为孩子的抵抗力差。这一点原则上没错，但盲目使用各种号称能增强抵抗力的营养品、保健品就不对了。首先，这些营养保健品的效果大多并未得到科学的证实。第二，提高免疫力，不是吃些所谓“增强抵抗力”的营养保健品就能有效果的，反而可能会给孩子造成不必要的损害。条件许可的，最好能请临床免疫科医生对孩子进行评估，做到“对症下药”。

疑惑3：都是肺炎、发烧，为什么别的孩子好了，我的孩子却越治越重？

免疫出了问题一般都是通过其他系统表现出来的，最常见的表现是感染，最多的是肺炎。免疫正常和有缺陷的孩子都可能会发生肺炎，而且起初并无不同，但是有免疫缺陷的孩子患肺炎后病情往往比较重，治疗起来困难，甚至越治越重，而且容易反复发生。因此，当出现肺炎越治越重等情况时，应进行免疫力的相关检查，看看是否存在免疫缺陷。

疑惑4：医生说我的孩子有原发性免疫缺陷病，要做基因检测，有必要吗？

如果一种疾病可以通过基因检测进行诊断，那么基因检测是十分必要的，不仅患儿本身要进行基因检测，如果发现问题，家族相关成员也应该进行基因检测。这么做，一方面有助于明确疾病本质，有利于选择正确的治疗方法，并且对疾病的预后有一个较为清晰的了解。另一方面，知道基因问题之后，如果家族中有异常者，生育时可以利用现在已经具备的产前诊断技术进行产前诊断，避免再次生育患病的孩子。生活中，因忽视这个问题而发生不幸的情况时有发生。

疑惑5：原发性免疫缺陷病有办法治疗吗？

只要早期诊断、正规治疗，大部分原发性免疫缺陷病都是可治的，部分甚至可以根治，而有些轻症则不必治疗。大约一半原发性免疫缺陷病属于体液免疫缺陷，通过定期静脉使用丙种球蛋白，可维持健康状态，正常生长发育、学习、工作及结婚生育健康的孩子。其他许多种类的原发性免疫缺陷病都有一定的治疗手段，近年来国内逐渐开展的干细胞移植，可使部分原发性免疫缺陷病得到根治。PM

立冬微导引 挽肘侧推去寒气

中国中医科学院医学实验中心博士 代金刚
中国健身气功协会常委 张明亮

立冬，为一年二十四节气中的第十九个节气，也是冬季的第一个节气，每年太阳运行至黄经 225 度时即为立冬。立冬既有冬季开始的意思，同时也有一年将要结束、万物收藏的意思。立冬时节，大自然及人体的阳气都开始逐渐地蛰伏起来。从外面看，似一片萧条与死寂，但其内里则生生不已，蕴藏着无限的生机。

二十四节气导引法中的立冬挽肘侧推式，通过旋腰起到健腰强肾的作用，手臂和肩的动作则可以提升阳气，提高抗寒能力。

立冬挽肘侧推式

身体左右转动的练习，可以调整带脉、调和肝胆。整个功法补益心气、温补肾水，有利于改善失眠、记忆力减退等症。

1. 采用坐姿，可以盘坐或端坐在凳子上，两手自然覆按于两膝（图 1）。

2. 右掌经体前划弧至左侧，掌心轻轻覆按在左肘内侧（图 2）。

3. 接上式，右掌不动，左掌中指带动左臂向前、向上伸展，致肩平，指尖向前，掌心向下（图 3）。

4. 接上式，左臂向左侧水平外展，同时臂外旋，转掌心向上，身体亦随之左转（图 4）。

5. 接上式，左臂屈肘内收，右掌随之松开，两臂屈肘下垂，两掌立于肩前，掌心相对，指尖向上（图 5）。

6. 接上式，身体向右水平转动，至极限时，略停，身体其他部位不动（图 6）。

7. 接上式，两掌以小指一侧引领，向右前方缓缓推出，两臂平行、与肩同高，逐渐转掌心向前、指尖向上；同时头面缓缓水平向左转动，目视左前方，至极限时，略停（图 7）。

8. 接上式，两掌指尖前伸，放平，掌心向下，身体其他部位不动（图 8）。

9. 接上式，左掌带动左臂向左前方水平外展，同时头颈转回正前方，两臂向身体左右 45° 侧伸，与肩相平，掌心向下，目视前方（图 9）。

10. 接上式，沉肩坠肘，松腕舒指，下落还原，两手覆按两膝，目视前下方，呼吸自然，全身放松（图 10）。

11. 开始进行对侧练习，动作同上，左右方向相反。

12. 如上左右各做一次为一遍，共做三遍。

立冬起居养生

早睡晚起，日出而作

保证充足的睡眠，有利于阳气潜藏、阴精蓄积。衣着厚薄、居室温度的高低宜适中，衣着过多过厚或室温过高过暖都有碍阳气在体内潜藏，遭受风邪寒毒侵袭引发各种疾患。PM

扫描二维码，收看其他 11 月微导引
小雪微导引“扭动”微循环

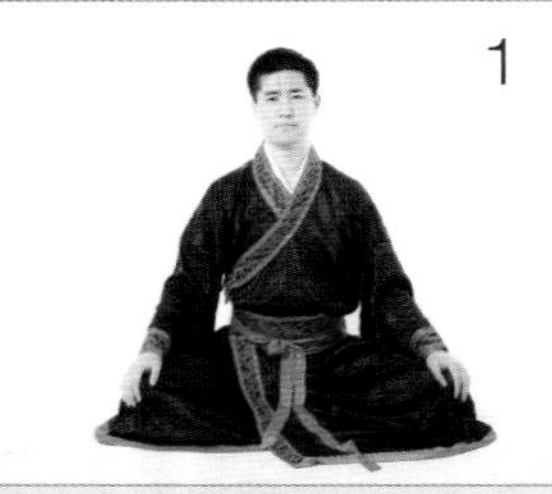

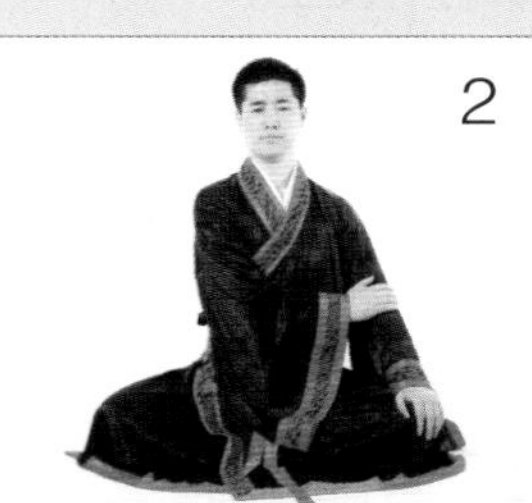

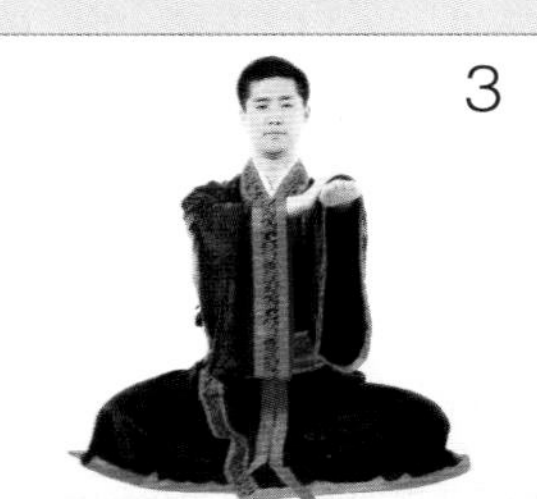

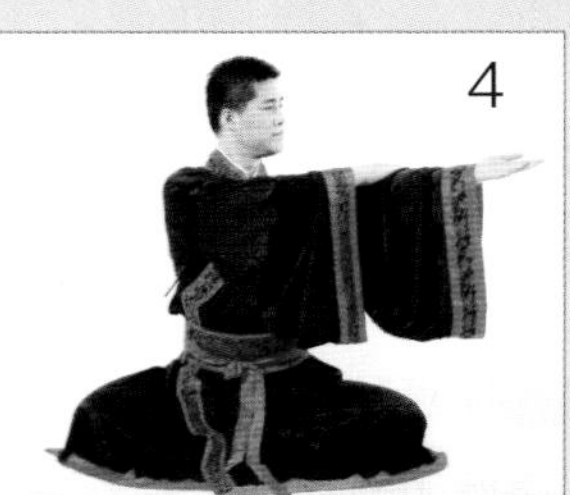

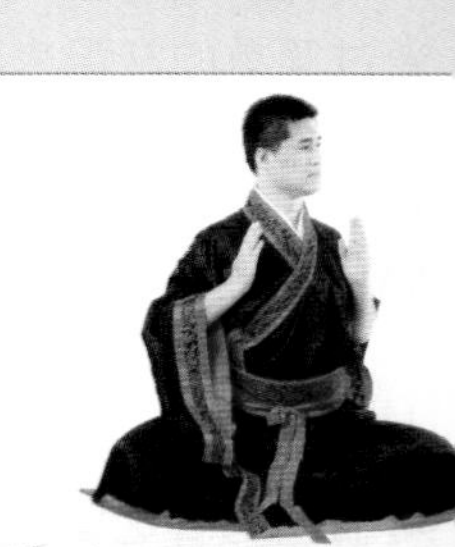

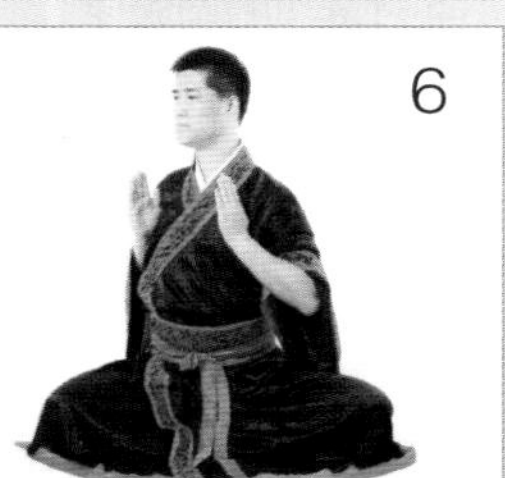

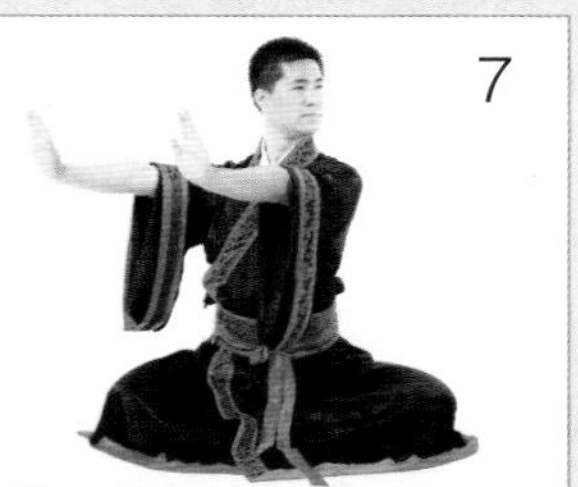

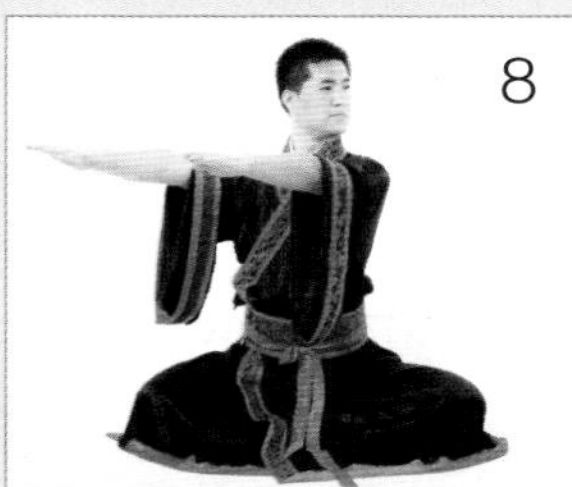

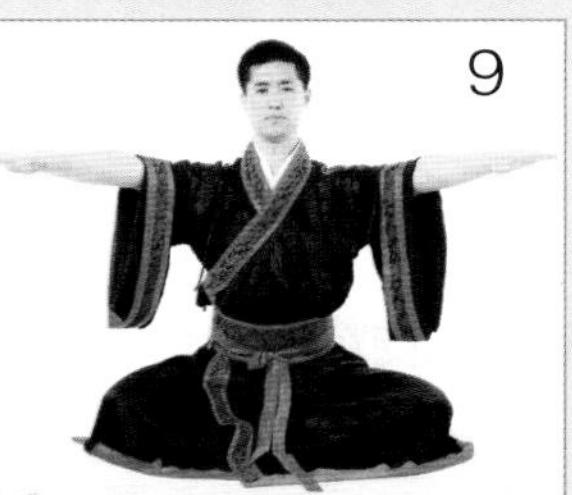

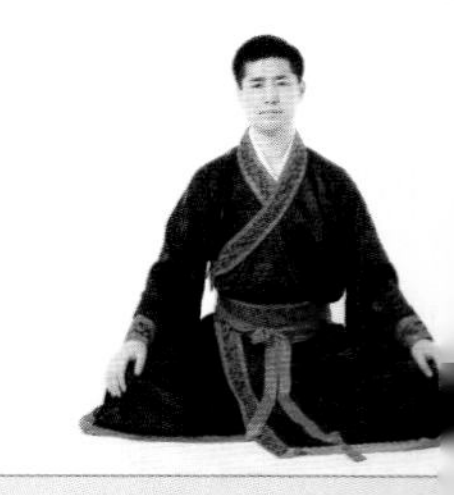

网购膏方为何难现“卖家秀”

上海中医药大学附属曙光医院肾病科、上海市中医药研究院中医肾病研究所主任医师 高建东

如今，每年初冬请中医专家定制膏方的人日益增多。但随着网上购物的流行，很多人为了方便、省事，就自己在网上购买膏方调理。那么，网上购买膏方是否靠谱呢?

网购膏方能辨证吗

中医是以辨证论治、天人合一为特色的医学，强调个体化医疗，重视个人体质的差异，可以说同样一种疾病，根据不同的证型和自身特点，不同的病人，处方也是不同的，甚至用药有可能截然相反，故有“一人一方”的特点。

网上购买膏方就像卖衣服，样式、尺码大都是固定标准的，有人可能合身，有人穿着可能别扭，但很少有人能穿出“卖家秀”的好效果。进补的关键是与个人体质相适应，否则会引发不适症状，甚至旧病加重。而请中医专家详细辨证，就像裁缝“量身定做”，再请老字号中药店选用道地药材代为加工，才会有很好的养生祛病效果。

网购膏方有“开路”方吗

所谓的“开路”是指在服用膏方前，先由医师详细询问病史，辨证分析，给予处方，在正式服用膏方前，以汤剂的形式服用，并观察服药后的反应，为开好膏方做准备，从而更好地提高疗效。此外，因为膏方大多为滋腻补品，进食膏方对胃肠也是一种负担，有些人需要在进食膏方前先用中药调理脾胃，以使膏方更好地吸收；体内有宿痰、旧瘀及痰湿等旧患的人也要在进补膏方前清除旧患，防止闭门留寇。另一方面，体质过虚患者未经“开路”易出现虚不受补，得不偿失。

“开路方”体现了中医对人体健康的认真负责，更体现了对于膏方的谨慎态度——这是“药方”，而非人人可吃的食物。显然，这是网上购方做不到的。

网购膏方能量体用药吗

打开网购膏方页面，可以看到延年益寿(老人)方、男人方、女人方、小儿方等不同人群的产品宣传。有些中医常识的人应该知道，这样的分类是很有问题的。

仅从男女老少而言，用药有不同特点。如老年人脏气衰退，气血运行迟缓，脾胃功能较差，膏方中多佐行气活血、健脾开胃之品；妇女以肝为先天，而且易于肝气郁滞，故宜补血养肝，辅以疏肝解郁之药；男性以肾为主，易中阳不足而化湿，多兼顾补肾化湿；中年人负担堪重，又多七情劳逸所伤，治疗时多需补泻兼施；小儿为纯阳之体，不能过早服用补品，如果确实需要，多以甘淡之品调养，如四君子汤、六味地黄丸等。

但除此以外，男女老少又有诸多个体差异和疾病不同，均需详细分析。对体质，除了有古代“五行人”的不同分类，现代又有平和质、气虚质、阳虚质、阴虚质、痰湿质、湿热质、血瘀质、气郁质、特禀质等分类法，还因年龄、性别、生活境遇、先天禀赋、后天调养等不同而各有差异。

膏方用药，既要考虑根据气血阴阳的失衡，“形不足者，温之以气”，“精不足者，补之以味”，又应根据病者的症状，针对瘀血、痰浊等病理产物，适当加以行气、活血、化痰等药，疏其血气，令其条达，而达到阴阳协调。只有根据个体制订不同的治疗计划，才能达到“阴平阳秘，精神乃治”的目标。

网购膏方能保留病案吗

因膏方服用时间长，医者必须深思熟虑，立法力求平稳，不能小有偏差。若考虑不周，膏方调治不符合服用者的阴阳寒热，则会进一步引起机体的偏差。所以膏方之制订一定要适合个体的基本生理或病因病机，准确辨证施治。

中医专家在为求医者定制膏方时，会提醒对方保存好病案，来年就可以让医生在辨证处方的基础上更有把握，在以往膏方的基础上进一步修改完善，保持治疗的持续性。这一点，即使有订单搜索功能的网购显然也是办不到的。PM

> 膏方处方应一人一方、药物尽可能选用道地药材，严格规范操作，如此精细加工的膏方最终才能成为上品。

大名鼎鼎的山药常出现在我们的餐桌上，说它是有“亲和力”的中药不为过吧。这样的中药，如果能自己种自己吃，岂不美哉？不少读者、网友尝试栽种，方法不同，结果也不同。

看来家中花盆和大田里种植的山药，“命运”各不同。为何家里种的山药很难挖出块根自食，而那些种植过程中结的“小疙瘩”山药豆又是什么？还有，山药为什么可药可食，哪种山药更营养？

谁能种出好吃的山药

文/本刊记者　寿延慧

1号读者：家中花盆里的铁棍山药

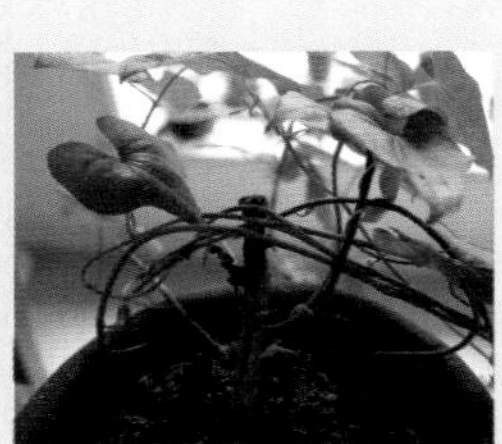

胡希（江苏）：这是我家花盆里种的铁棍山药，栽培至今3个月。

现状：还未完全长好，也没吃到自己的劳动成果。

2号网友：家种山药和它的“副产品”

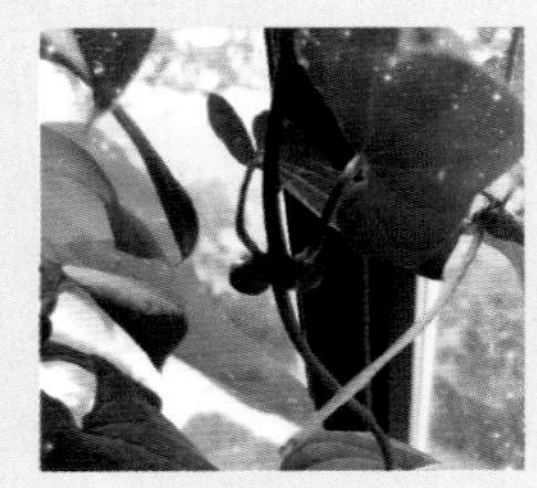

微笑如此灿烂：家里种的山药枝条上结出了“小疙瘩”，这是山药豆？尝了尝，还真是。我本以为山药豆是长在山药上，就像芋头似的呢。

现状：还没开始挖山药，却意外收获了好些山药豆。

3号网友：大田里的山药

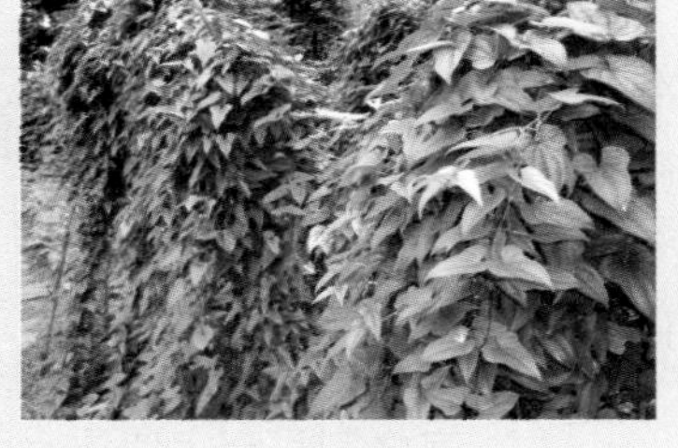

青草记：4月，我在大田里种下山药豆，给足底肥。7月为它搭架子，长势很好。看，多茂盛！

现状：10月初，山药结了好多山药豆，原来山药豆很好种。10月末时已叶藤全枯，于是开挖山药。没想到山药好种却难挖，露出地面的“细脖子”七八厘米，地下部分居然深达30厘米，所以前面几颗全被挖碎。我总结经验发现，要先挖大坑再细挖，最后收获山药5斤多，用来煨汤，味道好极了。

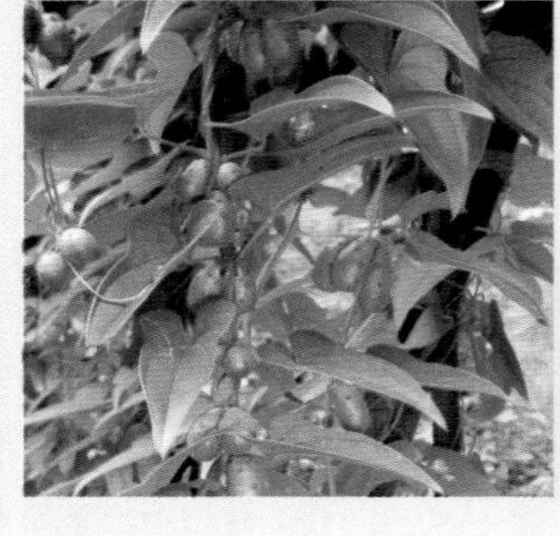

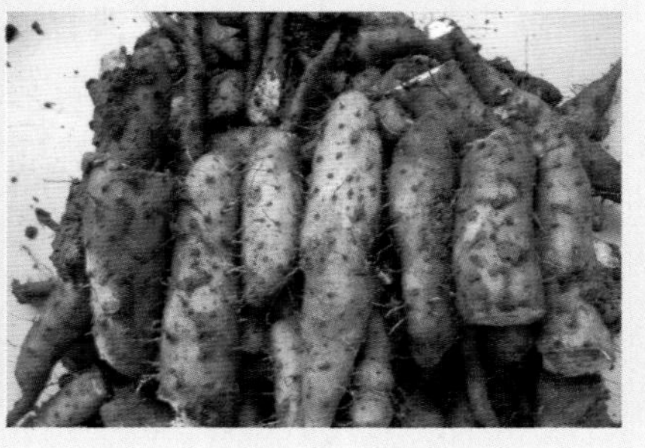

山药，为薯蓣科薯蓣属多年生的藤本植物，植株地下生长的肉质块根就是我们日常所见的山药，一般呈长细条状。不同品种的山药，粗细和长短各不相同。山药，既是餐桌上的美味，又是不可多得的保健食材，在历代本草中，均被视为补虚佳品、食疗上品，已列入我国卫计委公布的药食两用名录中。

缓缓地补益，多多的营养成分

中医认为，山药对人体的补益作用有着独特之处，即作用和缓、不寒不热，既补气又养阴，且补而不滞、滋而不腻，为平补调养常用之品。在很多补益名方（如薯蓣丸、六味地黄丸、归脾丸）中，山药都是不可缺少的成分。从明代流传至今的益寿食品八珍糕也是由研为细末的山药、山楂、麦芽等八味中药加米粉制成，用于治疗老人、小孩的脾胃虚弱、食欲不佳、腹泻，效果显著。

现代研究表明，山药含有多种对人体有益的营养成分，如蛋白质、皂苷、多糖、可溶性纤维、人体必需的8种氨基酸，以及丰富的微量元素锌、铁、硒等，经常食用可抗衰老、降血糖、改善消化吸收功能。山药还含有大量的黏蛋白，具有特殊的保健作用，可防止脂肪沉积于心血管，保持血管弹性，阻止动脉粥样硬化过早发生。

怀山药更营养更好吃

除少数热带地区外，几乎各地都栽培山药。目前市场上常见的山药一般可分为怀山药与菜山药（较粗），怀山药又可细分为铁棍山药、小绒毛山药、白皮山药等许多品种。很多人误以为怀山药就是铁棍山药，其实铁棍山药只是怀山药的一个品种，专指以古怀庆府（今河南省焦作市境内）所产山药。

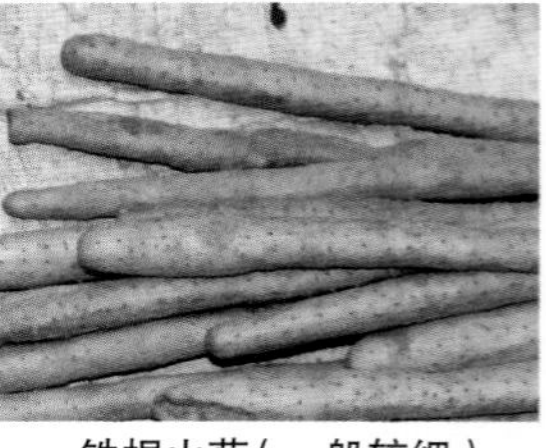

铁棍山药（一般较细）

常食怀山药、普通菜山药都对人体有好处，只不过怀山药

山药易种难得，丰收山药豆易得

支持专家/中国医学科学院药用植物研究所　孙明舒　许　扬（教授）
供图/上海中医药博物馆　曹海峰

密度较大，同样大小的怀山药明显比菜山药重很多。菜山药水分含量多，易折断，用指甲掐一下会有很多水分溢出；而怀山药含水量较少，基本掐不出水分，且不易折断。因此，怀山药所含的山药多糖、蛋白质、皂苷和铁、钙、锌的含量都远高于菜山药，口感也更好。

栽种山药容易，取来食用却难

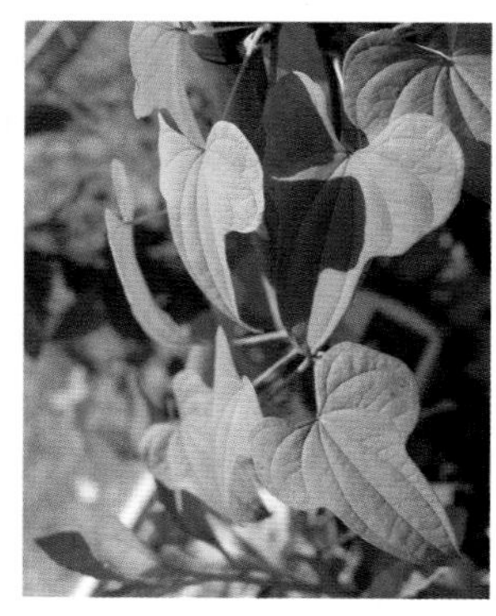

山药适应性强，易于种植，喜有机肥，需多加肥。可以用山药、山药豆和山药块来种植山药。利用山药豆培养的种苗，植株生长旺盛，种植第一年地下根茎小，不能食用，通常用来育苗以供来年栽培。

不过，山药的根较深，要求土层较深厚且土壤环境疏松肥沃、排水良好，对土地的消耗极大，而且地上部分生长旺盛，大量形成的山药豆会抑制地下块茎的生长，家庭种植一般无法使其根系舒展生长，也难以提供充足的养分。所以，如果自种山药的目的在于自食山药，恐怕不太现实。

家种山药不能缺——通风、养分、光照

虽说如此，但可将山药作为家庭阳台植物来栽培，侧重于绿化，顺便取食山药豆（山药豆是什么? 请看下文）。

多通风　家庭种植山药一般没什么病害，只要注意通风即可。通风能带来新鲜的空气，利于植株健壮生长，减少病虫发生。

养分充足　在栽植时施入腐熟有机肥作基肥，在春夏季山药茎蔓生长旺盛、山药豆膨大期要多施肥，保证养分充足，植物才会生机盎然。

光照恰当　在家庭栽培时抹去植株下部的侧芽，剪切去侧枝，加以绑扎牵，将其引导至向光的最高处沿一条水平线生长，并修剪控制。夏季可以遮挡部分过强的光照，冬季落叶后保证室内的充分光照，不失为阳台上一道美丽的风景。

山药作菜上餐桌

山药有多种食用方式，可炖可蒸，可煮可炒，可糕可饼。推荐几款菜色，适合家庭制作。

1. 山药菠菜汤　山药、菠菜各适量。山药去皮、切片，菠菜切段、焯水。山药煮 20 分钟后放入菠菜煮熟，加盐等调味，滴入香油即可。

2. 醋熘山药片　酱油、鸡精、料酒、蒜末、醋、白糖、淀粉、清水适量，兑成芡汁。切片山药 400 克，加 20 克盐拌匀，放置 10 分钟后清水洗净，滑炒捞出。芡汁入锅，加山药片，推炒起锅。此菜味微酸，清淡爽口。

3. 山药粥　适量鲜山药（或山药豆）、大枣、粳米煮粥，加糖。或用山药、小米煮粥，加糖。可健脾，益肾，止泻。

4. 山药枸杞羊肉汤　切块羊肉 500 克加料酒放置 10 分钟，放入锅中，加生姜，大火煮沸，去浮沫、生姜。加 200 克已去皮切块的山药和一小把枸杞，文火煮 1 小时至肉烂汤浓。放入适量食盐等调味，起锅。羊肉、山药、枸杞合用能温脾、温肾、散寒。

家种山药意外的收获——山药豆

山药豆是近几年渐渐进入人们视野的保健食材，其实就是山药地上藤叶腋间生长的肾形或卵圆形的珠芽，名“零余子”，又称“山药籽”，俗称“山药豆”“山药蛋”。家庭盆栽的山药生长出藤蔓之后，可发现在叶腋间长出很多山药豆。所以，即使家栽山药无法收获地下的块根部分，也可收获不少山药豆，为家种增添乐趣。

山药豆与山药的保健及营养成分基本相同，口感滑润绵软，有股淡淡的清香，它的吃法也有意思。

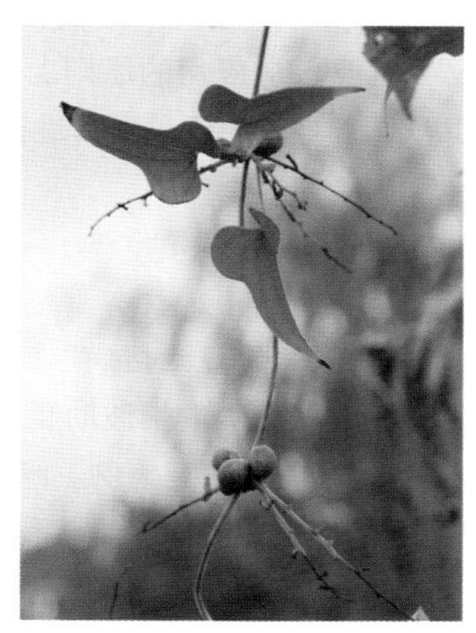

1. 洗干净，煮熟，直接当零食吃。
2. 仿照土豆炖肉，做成山药豆炖肉。
3. 做成糖葫芦，冬天吃起来别有风味。
4. 改良版“糖雪球”，用山药豆替代山楂。做法：山药豆煮好，白糖加水熬成糖浆后加入山药豆，翻炒，使山药豆的表面裹满糖，再滚些白芝麻，冷却后即可食用。PM

食疗不简单、不百搭、不立效

✍陕西中医药大学副教授，陕西中医药大学第二附属医院
预防保健科副主任、食疗营养室主任　辛　宝

大家对食疗存在很多误解，或认为它“很简单，用起来不费神”，或认为“它的效果立竿见影”，或认为它“平易近人，人人都能分享”。这些误解不澄清，不仅无法使食疗达到防病治病的目的，还可能让大家过分依赖食疗，泥足深陷……

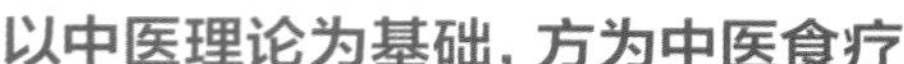

以中医理论为基础，方为中医食疗

以中医的理论和思维为基础，才是真正的中医食疗。中医食疗的体系不单是对某种有一定治疗效果食物的关注，从摄食行为、膳食结构、饮食偏好等的综合的保健干预体系才是中医食疗的精粹所在。食疗包含药膳，但一味食物、一道药膳不能完全代表食疗；食疗也不仅以治疗疾病为目的，更体现“未病先防，既病防变，病后防复”的中医“治未病”理念。

那么，食疗方中一定含中药材吗？食疗是方法，它的应用是以食物为中心，而不是以“药”为中心。中医素来强调药食同源、药食两用，在“药”“食”的认识上，中医的角度是相同的。同为自然的馈赠，只是偏性和效果上的不同罢了。但是从应用的原则上来说，《中华人民共和国药典》中还是对其进行了区分。

一颗绿豆的故事：一个食疗方，不养百种人

曾经，“绿豆治百病”闹得满城风雨，一颗绿豆在张悟本的推波助澜之下一夜成为“神药”，此处就以绿豆为例。绿豆作为一种食材，中医认为其清热、消暑、利水、解毒，可治疗暑热烦渴、疮毒痈肿等病症，还可以解毒，同时作为豆类，也是现代营养中推荐的食物，如果食疗合理，确实可以起到防病治病、养生保健的作用。但这不是绝对的，如常有四肢冰凉乏力、腰腿冷痛、腹泻便稀等虚寒体质者，食用绿豆反而会加重症状，甚至引发腹泻（严重者脱水），从而因气血停滞引起关节肌肉酸痛，因胃寒及脾胃虚弱引起慢性胃炎等消化系统疾病。所以，一个人常服绿豆可起到保健效果，但绝不等于放之四海而皆准，当年的张悟本最终翻船是必然的。

这样的“百搭食疗方”观念，毋庸置疑是错误和片面的。中医强调三因制宜，即因人制宜，因时制宜，因地制宜。食疗方的选择也需要根据个人的体质、病情的发展、环境气候的变化，甚至饮食的偏好进行选择，盲目机械地认为“一种食疗方适合百种人”是错误的，也不是真正的中医食疗。

“久服”常在眼前，“立效”却不多见

“只要采用食疗方法，就能立刻见效或有特效”也是错误的认识，是有些人过分夸大食疗效果时常用的说法。

一种食材、一道药膳，在人体内发挥作用，必须通过生理系统的整体调节、饮食营养的消化吸收，这样长时间的作用蓄积才能形成影响。翻开古代医家讲述预防保健食材的著作，大多都有“久服”“常用”的字眼，而很少见到“立效”的描述。《神农本草经》言花椒“去寒痹，坚齿发，明目。久服，轻身好颜色，耐老增年通神”，就是一个很好的例子。

食疗绝不是传说中的仙丹妙药，可以立刻见效。而且即便是仙丹妙药，也不是所有人吃了都能“羽化成仙”。现在所谓的食疗补品、高档药膳，大多只起到安慰剂的作用，要想其发挥作用，不是看价格、宣传，而要看适不适合你的身体，并要长期使用。

自创抗动脉硬化方靠谱吗

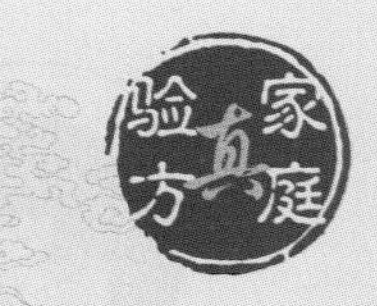

唐成明

我非常喜爱《大众医学》，经常从贵刊专家文章中受益。有一次看到专家说橘皮与升药同用则升，与降剂同用则降；又说虎杖、决明子等含丰富的白藜芦醇，有抗动脉硬化作用。受此启发，我将虎杖、决明子和青皮三味中药配在一起，制成细末，每天 4~5 克开水冲泡三五次，天天当茶喝。

我自觉喝此茶后周身通泰，最神奇的是，给一位肝癌患者喝此茶后，两个月不到，他面部和周身的褐色斑块就几乎全消散了。不知我的自创方是否合理？PM

中药组方不能“拉郎配”

上海中医药大学教授　达美君

这位读者自创的“抗动脉硬化方”，从组成药物的性味、功效分析，有一定活血祛瘀、清热利湿、解毒散结作用，可用于动脉硬化由气滞湿热引致瘀结的早期病症，但禁忌证颇多。

方中虎杖性味苦寒，功效活血定痛、清热利湿，兼能解毒，常用于痹症、跌打损伤、湿热黄疸。决明子甘苦微寒，具清肝明目、润肠通便之功，近代亦用于降胆固醇、降血压、防治高血压和动脉硬化。但近代研究发现，决明子有一定肝毒性，故不宜剂量过大、不建议久服。

橘皮（陈皮）苦而辛温，理气，同补药则补、同泻药则泻、同升药则升、同降药则降，是配伍提效良药。但这位读者所用之青皮，与温和的陈皮功效不同，其辛散温通、苦泄下行，性较峻烈，可疏肝胆、破气滞、破坚癖。青皮破气耗气，气血虚弱者不宜服用。且近年研究还发现，青皮有升高血压作用，不建议高血压患者服用。

综上所述，此自创方不宜久服、不宜大剂量服、亦不可用于身体虚弱者，且体质偏寒者不宜、脾虚便溏者不宜。其抗肿瘤作用也不大，考虑到决明子的肝毒性，不建议肝癌患者服用。

此自创方虽理论上对湿热型动脉硬化患者有保健作用，但活血化瘀之力不足，且无补益之效。同时，方中青皮对高血压患者可能也有隐患。老年动脉硬化患者更适用黄芪、丹参、三七等可靠安全的益气通脉药，中药处方讲究君臣佐使，不要望文生义、随意搭配。PM

适合在前，原则在后

对于想要食疗的人，首先应考虑你是不是适合食疗，其次考虑食疗的原则。

食疗的应用优势在于对某些饮食因素为主导的慢性疾病的预防保健，以及对某些需要营养支持的危重病症康复期的对症干预，而且应遵循整体为用、辨证施食、三因制宜的原则。整体为用的原则就是食疗归根结底是通过饮食调节人体自身的脏腑功能活动，通过长期的饮食调整来提高机体自身抗病康复的能力，以达到去除疾病的目的，它不关注某个具体的脏器，比如现代医学上所说的心脏、肝脏等，而关注融合现代医学整个生理功能为一体的脏腑系统的功能作用。同时，食疗也应综合考虑多个影响因素，根据具体的病症具体地应用，做到辨证施食，既考虑食物的性能和效用，又考虑不同病症表现下的食物选择。

饮食养生不单指食疗，养生也不单靠饮食

养生的方法很多，饮食尤为关键，食疗更多地关注饮食因素对于疾病发生发展变化造成的影响。而要谈到饮食养生，就不单纯是食疗了。饮食养生还包括饮食的均衡、健康的饮食生活方式、远离不良的饮食嗜好、运动和饮食的平衡问题。所以，用食疗的方法饮食可以起到预防保健的作用，但饮食养生绝不单单如此。

养生追求的目标是生命数量和生命质量的统一，也就是既要活得长，也要活得好，所以即便不按食疗的方法养生，只要你能找到适合自己的方法，也可以达到养生的目的。PM

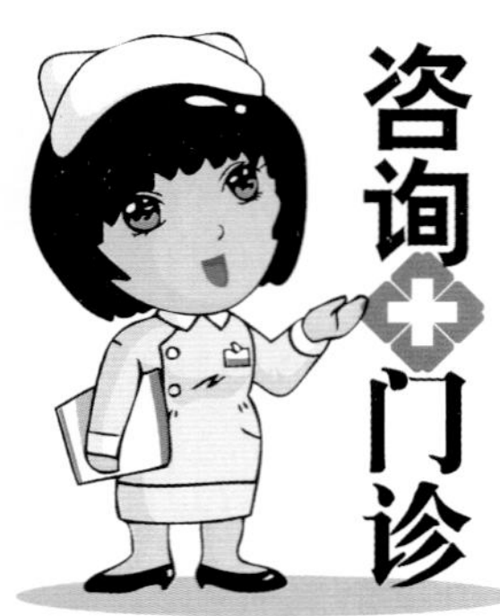

网上咨询：popularmedicine@sstp.cn
（专家门诊时间以当日挂牌为准）

局部放疗是否影响全身

我儿子5岁，得了肾母细胞瘤，手术后还要化疗和放疗。放疗怎么做？局部放疗会产生全身影响吗？

江苏 任女士

上海交通大学医学院附属上海儿童医学中心血液/肿瘤科主任医师汤静燕：放疗是用高能量的X线来杀伤或抑制肿瘤细胞的生长，癌细胞比正常细胞生长迅速，所以更容易被杀死。放疗通常会对照射局部的正常组织造成一定的影响，所以医生会尽量避免正常组织受损。在放疗前，医生通常会对所需照射的范围做出标记，然后将其他部位用铅罩遮盖保护。放疗本身是无痛的，但是它会带来一系列的全身或局部副作用。放疗局部的皮肤可能出现干燥和过敏，产生类似于日光灼伤后的瘙痒或蜕皮现象，因此需保持局部皮肤清洁，可用温水及柔软物品清洁，也可适当使用烫伤膏涂搽。放疗也可能导致全身并发症，如乏力、感染、贫血、食欲不佳、口干、脱水、食管炎、肠炎等，保持足够的睡眠、合理营养、适量饮水及适度运动是防治这些并发症的有效方法。

特需门诊：周五上午

肠镜检查前要做哪些准备

最近我参加了社区大肠癌的筛查，发现大便有隐血，医生建议我去医院进行肠镜检查。我想了解一下，进行肠镜检查之前需要做哪些准备工作？清肠怎么清？

上海 黄先生

上海中医药大学附属龙华医院肿瘤五科副主任医师顾贤：肠镜检查前三日内饮食宜清淡，前一日不要吃富含纤维的蔬果，检查当日需禁食。肠镜检查前需要做肠道准备，常用清肠药物有硫酸镁、聚乙二醇电解质散（如舒泰清、合爽）等。如：使用聚乙二醇电解质散清肠，需在检查当日早上四五点钟将聚乙二醇电解质散溶液约2 000毫升在1.5小时之内喝完，其后将会有水样便排出，大便次数因人而异。待大便呈透明无色状，表明肠道准备成功。反之，若仍排出含有粪便或粪水样液体，应及时告诉肠镜检查医护人员，以做进一步的肠道处理。

专家门诊：周二全天

意外怀孕曾服药，留还是流

我今年28岁，本来打算过两年再要宝宝，可这次月经没有按时来，测了一下居然怀孕了。前段时间，我曾因感冒吃了2天“头孢”，大概是在最后一次月经来潮后的20天左右。现在我非常纠结，我吃的药物对胎儿有影响吗？这个宝宝到底该留还是流？

浙江 郑女士

复旦大学附属妇产科医院主任医师姚晓英：你大概是在排卵后一周左右服用了2天的“头孢”，服药时间在受精卵着床之前，你的用药对本次妊娠的影响不大。首先，着床前，受精卵与母体组织尚未直接接触，还在输卵管腔或宫腔的分泌液中，故母体用药对胚胎影响不大；其次，你使用的是“头孢”类药物，属B类药，目前无致畸反应的报道，孕妇可服用。不过，需要强调的是，妊娠是一较长的过程，相关因素复杂，不能保证一定能获得生长发育完全正常的孩子，如果决定要把宝宝留下，一定要按时进行产前检查，注意随访。

专家门诊：周一上午、周五下午（黄浦院区），周四全天（杨浦院区）

糖尿病孩子如何预防并发症

我儿子10岁，最近被诊断为1型糖尿病。听说1型糖尿病也要注意预防并发症，具体应该怎么做呢？

安徽 张女士

上海交通大学医学院附属儿童医院内分泌科副主任医师朱志颖：患1型糖尿病的青少年也需要注意预防并发症，主要需注意如下几方面。①改变生活方式，如：保持体重在一定范围、每天适度锻炼30分钟左右、多喝水少吃盐等。②注意保护皮肤，及时处理溃疡和创伤，以防发生严重感染。③餐后刷牙并使用牙线，定期去医院检查口腔，以防发生牙龈疾病。④每天洗脚并注意检查，剪脚趾甲时注意不要损伤周围皮肤。⑤定期检查视力和肾功能。

专家门诊：周一、周三下午（北京西路院区），周二下午、周五上午（泸定路院区）

健康100岁 真的不是梦

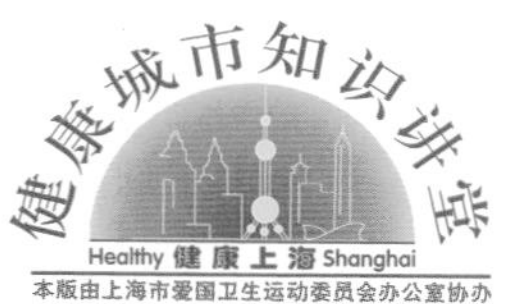

本刊记者 王丽云

在上海市闸北区临汾街道阳曲路570弄小区，有一个“自然养生，健康100岁”健康自我管理小组，虽然成立只有短短2年多的时间，但已获得诸多荣誉，连续2年被上海市爱国卫生运动委员会评为健康自我管组小组示范点。

统分结合，不同患者各取所需

阳曲路570弄小区60岁以上的老年人有近千名，很多老人患有慢性病，有些会去正规医院诊治，而有些却迷信保健品和各种广告宣传，上当受骗之后又懊悔不已，结果不仅是经济拮据、平添烦恼，还会加剧病情进展。为了改变这种现状，2013年初，居委会邀请了部分老年志愿者共同商量，决定筹办关爱老年人、贴近居民生活的养生项目，命名为“自然养生，健康100岁”，并邀请社区医生及相关人员作为顾问。

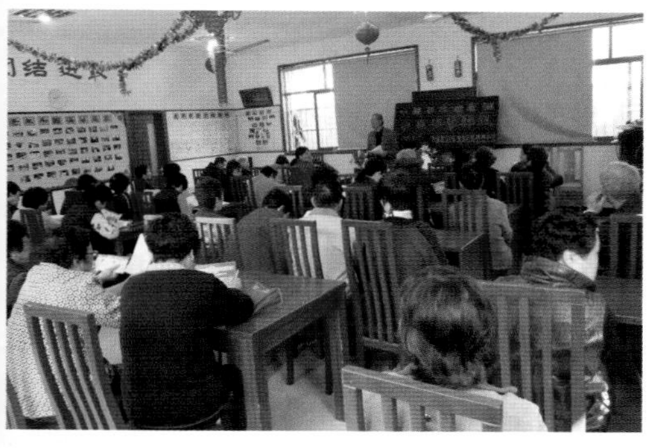

为了让健康管理更有针对性，“自然养生，健康100岁”健康自我管理小组分3个：高血压健康自我管理小组、糖尿病健康自我管理小组、开心俱乐部（肿瘤健康自我管理小组），人数为10多人、20多人不等。每月一次的大讲座，3个小组的成员共同参加，其他每周的活动各组分别进行。

为了有序、有效开展健康自我管理活动，居委会和志愿者每年、每季度都会制定详细的活动计划和方案，并将主要内容制成展板挂在墙上。2年多来，“自然养身，健康100岁”健康自我管理小组已开展数十次大的健康讲座，内容涉及健康生活、养生保健的方方面面，如：“改变不良生活习惯”“高血压防治”“糖尿病并发症的防治”“脑卒中防治”“做饭怎样既美味可口又科学合理”“如何识别假冒伪劣食品”“上下消化道养护和夏季合理饮食”“食品卫生安全知识”“学做养心护心操”等。除此之外，收看“养生堂”等养生保健节目、参观药厂、郊外踏青、健步走、慢跑等活动也丰富多彩，在为组员输送健康知识养分的同时，也丰富了他们的生活，让他们更开心、更有信心。

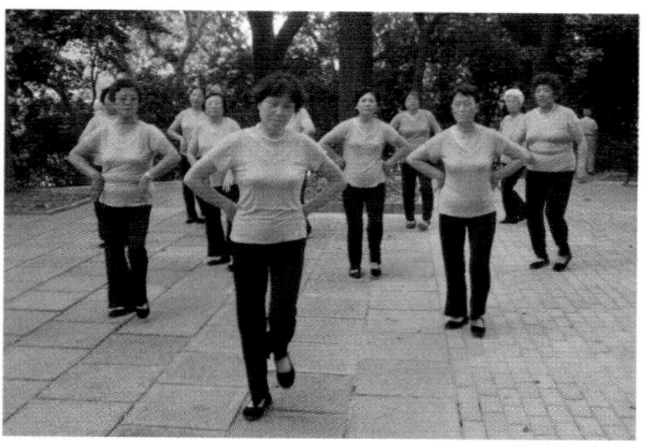

增进健康，个人家庭都从中受益

2年多以来，“自然养生，健康100岁”健康自我管理小组的成员，从中学到了很多健康知识和理念，切切实实感受到了自身和家人的健康变化。

志愿者范先生今年72岁，一直负责小组活动的总结记录，2007年曾因胆囊结石住院手术，2010年发现胆管结石再次手术。参加健康自我管理小组后，范先生学习到很多保健知识，认识到胆结石复发的原因很大程度上源于不合理的饮食习惯。从那以后，他认真改变生活方式，吃得杂、吃得均衡、控制油盐、走出家门、多去公园、多参加活动、想得开少计较，结石再也没复发，人越活越年轻。

64岁的谢女士是湖南人，以前对健康没什么概念，饮食重油重色，有高血压、糖尿病家族史，自己也患有高血压，但不知道如何控制和预防。参加健康自我管理小组后，她学会了正确服用降压药，了解了高血压、糖尿病的相关防治知识并积极改变生活方式，如今血压稳定控制在120/80毫米汞柱以下。最令她自豪的是，在她的影响下，她先生戒烟了，她说：“这是我家最大的收获！”

64岁的李女士也坦言，参加健康自我管理小组获益良多。她先生以前也是无烟不欢，自从几年前因心脏病住院后，在她的劝说下，先生戒烟了，加上饮食、运动控制，近两年体检各项指标都在正常范围。鉴于她家的健康大变化，李女士家庭被评为“十佳健康家庭”。PM

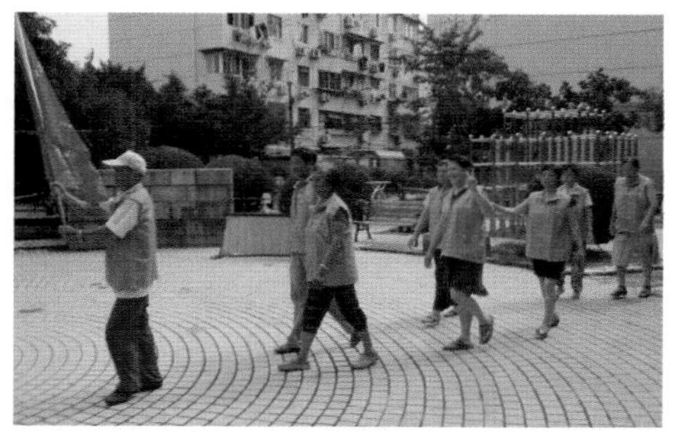

预防出生缺陷：孕、产前筛查最关键

2015 年 9 月，由上海市儿童健康基金会、中国福利会国际和平妇幼保健院联合主办，罗氏诊断产品（上海）有限公司支持的“预防出生缺陷”宣教公益活动项目在上海正式启动。中国福利会国际和平妇幼保健院院长黄荷凤教授表示：“随着社会与环境等因素影响，出生缺陷疾病已日渐成为中国儿童残疾乃至死亡的主要原因。预防出生缺陷工作的重点是要提升大众对孕、产前筛查的了解与重视，倡导公众主动进行孕、产前优生健康检查，从源头做好预防工作，控制‘出生缺陷’的发生，提高我国民族素质。”据悉，为推动孕、产前筛查的普及推广工作，保障中国育龄人群和新生儿的健康，罗氏诊断提供了孕早期唐氏综合征筛查、甲状腺功能筛查、TORCH 筛查、肝炎 / 梅毒检测、贫血检测、先兆子痫检测，以及维生素 D 检测等筛查项目，为临床决策提供快速、准确的参考信息。

“朗视界 沐光明”公益基金：爱，要让你看见

为帮助湿性老年性黄斑变性（AMD）患者得到更有效的治疗和更高质量的生活，由中华社会救助基金会和成都康弘药业集团共同发起的“朗视界 沐光明”公益基金患者援助项目实施一年多以来，已为近 2000 名患者提供了援助，帮他们“看见”光明。AMD 是一种退行性眼底疾病，分干性和湿性，其中，湿性 AMD 是老年人致盲的重要危险因素，若得不到及时治疗病情会逐渐加重。目前，治疗湿性 AMD 最有效的方式是抗 VEGF（血管内皮生长因子）疗法，通过给眼玻璃体注射药物，阻断疾病进展。过去，治疗黄斑变性的抗 VEGF 药物主要依赖进口，现在，我国已研制出疗效相仿的康柏西普眼用注射液（朗沐），使治疗费用大幅下降。上海交通大学附属第一人民医院副院长、中华医学会眼科学分会眼底病学组组长许迅教授参与了康柏西普一到三期的临床试验，他介绍，该药完全具有中国自主知识产权，疗效和安全性都得到了国际高度评价。

“心脏团队”理念和模式在上海首次展现

2015 年 9 月 10 日 ~13 日，中华医学会“第十七次心血管大会暨第九届东方心脏病学会议（CSC&OCC2015）”在上海世博中心和国际会议中心举办。作为本次会议的组成部分之一，由德达医疗集团旗下上海德达德西门诊部主办，上海医学会心血管病专业委员会协办的首届“心血管病预防与康复新进展学习班”9 月 10 日在上海世博中心举办。这是国内首次展现“心脏团队”的理念的继续教育项目，得到了来自国内外心血管领域学术权威的参与和大力支持。“我们将建立国内首支多学科协作‘心脏团队’，以介入心血管医生、心外科医生、影像科医生、心脏手术及导管医生、麻醉及重症监护医生为核心，以临床营养学、临床心理学、心脏康复及其他心血管相关医疗服务为辅助。”全国大血管外科专业委员会主任委员、德达医疗“心脏团队”的学科带头人之一的孙立忠教授表示。

高敏感检测：让急性“心梗”诊疗更“快”一步

近年来，我国急性心肌梗死死亡率呈快速上升趋势，已严重危及人民的生命健康。中华医学会心血管病学分会主任委员霍勇教授指出：“随着心脏生物标志物的临床应用不断深入，心肌肌钙蛋白（cTn）在早期诊断心肌梗死以及对心脏疾病进行危险分层、预后的重要价值日益凸显，而高敏感心肌肌钙蛋白（hs-cTn）检测能够发现过去容易被漏诊的微小心肌损伤，有助于临床更早期诊断心肌梗死，从而快速筛查心血管事件高危患者，优化临床治疗决策。”据悉，罗氏诊断产品（上海）有限公司自主研发的新一代 hs-cTn 检测方法，在灵敏度、分析精密度方面较之前的检测方法均有显著提高，能更敏感地探查既往易被漏诊的微小心肌损伤，能更早期诊断出心肌损伤包括心肌梗死，并且其诊断时间大大缩短，挽救患者的生命。

乳腺癌精准预防布局大健康

2015 年 9 月 1 日，由宜朗健康发起的“乳腺癌精准预防布局大健康——暨乳腺癌防治联盟签约仪式”在上海落下帷幕。宜朗健康管理咨询（上海）有限公司是一家专注肿瘤预防的专业健康管理机构，为了响应中国妇女发展基金会女性肿瘤预防基金的号召，宜朗健康旗下美智安女性肿瘤精准预防中心，联合国药控股国大复美药业有限公司、中国人民健康保险股份有限公司、美年大健康产业（集团）股份有限公司、上海市同济医院乳腺肿瘤预防门诊共同布局乳腺癌精准预防大健康产业，形成全国首家跨行业多渠道的战略联盟，打造一个贯穿公益组织、医疗机构、健康管理机构、商业保险机构和终端客户的闭环系统，探索并建立专属中国人的乳腺癌预防健康管理模式，普及乳腺癌精准预防理念，从而提升大众风险意识，降低乳腺癌发病率和死亡率。

《中国早期食管癌筛查及内镜诊治专家共识意见》发布

2015 年 9 月 17 至 20 日，“食管癌内镜早防、早诊、早治高峰论坛”在上海第二军医大学附属长海医院举行，同时发布了由中华医学会消化内镜学会和中国抗癌协会肿瘤内镜专业委员会组织国内相关学科专家制定的《中国早期食管癌筛查及内镜诊治专家共识意见》。中华医学会消化内镜学分会主任委员李兆申指出：“目前，超过 90% 的食管癌患者确诊时已进展至中晚期，总体 5 年生存率不足 20%。而早期食管癌通常经内镜下射频消融微创治疗即可根治，患者 5 年生存率可超过 95%。”目前新的射频消融技术（RFA），借助内镜手段快速切除巴瑞特（Barrett）食管上皮组织，降低食管癌风险。BarrxTM 射频消融系统是目前治疗消化道平坦型上皮内瘤变、食管鳞状细胞上皮内瘤和巴瑞特食管的新技术，优点是医生的操作时间短、安全性高；患者的创伤小、恢复快、痛苦少。

治脑梗死：支架“取栓”可显著获益

近日，脑卒中区域预防与救治网络项目推进会议在上海举行。第二军医大学附属长海医院临床神经医学中心主任刘建民教授表示，急性缺血性卒中（俗称脑梗死）是卒中最常见的类型，其治疗关键在于尽早开通阻塞血管。目前，静脉溶栓是国内外公认的治疗急性缺血性卒中最有效方式。但是，静脉溶栓对大血管闭塞的再通率低，疗效并不令人满意。目前，国际上提倡采取支架取栓治疗，这一新技术可将治疗时间窗延长，特别适用于大血管闭塞的危重患者。据悉，美敦力（上海）管理有限公司研发的 Solitaire FR 血流重建装置是我国首个被批准用于缺血性脑梗死治疗的支架取栓装置。在五项全球临床试验中，该支架取栓治疗的安全性和有效性获得了以大量患者为基础的临床数据的支持。

第八届国际功能食品大会在江苏无锡举行

2015 年 9 月 20~23 日，第八届国际功能食品大会暨展览会在江苏无锡举办。美国加州大学营养学家罗伯塔霍尔特博士指出：经过 20 多年的大量研究发现，核桃对心脏健康有诸多益处，包括降低总胆固醇、降低低密度脂蛋白胆固醇、提高高密度脂蛋白胆固醇、降低血压、减少 C 反应蛋白、改善动脉功能。实验发现：连续四周每天摄入 40 克美国加州核桃后，有效促进血浆环氧化物的产生，提升微血管功能。2011 年，经过美国心脏协会的认证，核桃成为有助心脏健康的食品。2012 年，欧盟正式认可核桃有维持心血管健康的作用。与其他坚果比较，核桃的特别之处在于它的主要成分为多不饱和脂肪酸以及大量亚麻酸（ALA）。专家建议，每天吃一把核桃肉（约 28 克）对保护心脏健康，预防糖尿病、癌症、代谢综合征，以及体重控制、改善认知功能、抗衰老等都有好处。

乙肝肝硬化：何为“乱投医”

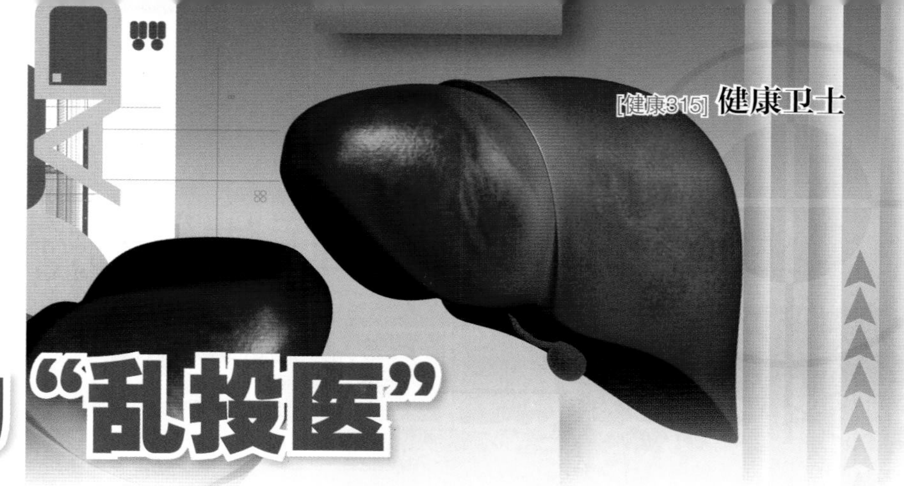

复旦大学附属华山医院感染科教授　尹有宽

随着医学的快速发展，乙肝肝硬化目前已不再是“不治之症”。患者只要选择正规医院和合理的治疗方案——抓住抗病毒治疗这一关键环节、保持肝脏血流量及对症处理，病情完全可以稳定，甚至肝硬化可以得到逆转。但不少病人病急乱投医，盲目求治，只会加重病情，增加后期治疗的难度。

从“祖传秘方”到“基因疗法”

现在，发达的网络已成为不法之徒兜售各种“祖传秘方”的便捷途径。在南方某市一家区级医院，曾有一个宣称治疗乙肝大小三阳转阴、逆转肝硬化率颇高的“祖传疗法”诊室。这里门庭若市，医生以很快的速度给排成长队的病人诊治，而后把他们交给护士处理。看病的流程，就像机械化生产中熟练工人的操作。患者每周来三次，每次扎7针。先抽血，在病人抽出的血浆中加入医院自制的秘方药液后，再输回病人体内。然后，再以所谓中医方法“灸”6个穴位——把膏药贴在患者前胸和后背穴位上。24小时之后，再用针将那里鼓起来的水疱挑破。这种治疗方式每月需要1 000元，但最后毫无疗效。三年后，当地政府部门逮捕了这些不法庸医。

实际上，宣称“可根治乙肝，逆转肝硬化”的“医生”们，大多打着“祖传秘方”“中草药”的幌子。之所以如此，权威人士分析认为有以下原因：①中药人人可开，无论是正规的从业医生还是江湖游医。②多种多样的中草药，经过不同搭配组合，可演变成无穷无尽的方剂。③老百姓对中草药过分信赖——相当多的国人依然不恰当地认为中草药可去病根，治疗一些西医无法根治的疑难杂症，且安全性高。④中草药成本低、利润大。其实，“祖传秘方”不值一驳，因为违背了最基本的科学常识——乙肝病毒是在20世纪60年代才被发现的，我们的老祖宗又如何先知先觉地搞出治疗乙肝肝硬化的秘方呢?

另一方面，在基因技术大火特火的现在，不少医疗机构又发布“基因治疗”乙肝肝硬化的信息。然而，患者所不知道的却是，乙肝基因治疗尚处于实验室和临床前期阶段，基因制备、载体选择、导入技术等都须在高技术条件、精密实验室中进行和完成，这是一般诊所和个体医院根本无法实现的。现在市面上大部分所谓基因技术缓解或逆转肝硬化，都是打着高科技幌子骗钱骗人的把戏。

红外照射　“活血治疗”有用吗

慢性乙肝患者张某47岁，患病多年，从未治疗过。一周前检查出肝硬化，立刻就在当地一家医院住院治疗。医生给的治疗方案是恩替卡韦抗病毒治疗，每天三瓶保肝抗酶输液，另外做每次耗费数百元的红外照射治疗（那位医生说这样可以“活血”）。在住院期间，张某的血白蛋白水平从入院时的35跌到29.7，并出现腹水。医生建议输白蛋白和血浆。家属很疑惑：“为何治疗一周，花了那么多钱，吃药、打针，还做了红外线照射，病人血白蛋白没升反而降了呢? 而且还出现了腹水，是不是治疗方案有问题呢? ”遂转去上海某大型三甲医院咨询，才知道所谓红外线照射治疗肝硬化，完全就是无中生有的骗局。

住院后，作为乙肝肝硬化患者，到处奔波做各种检查，尤其是反复前往红外照射室进行照射治疗，根本无法得到充分休息。作为肝硬化患者，最重要就是适当卧床休息，使得肝脏血供增加，而不是在医院内来回奔波。那样会平白无故增加肝脏负担，结果反使病情加重，出现肝硬化失代偿。PM

◎ 乙肝肝硬化患者没必要对病情过分担心，通过抗病毒治疗病情可以好转，同时配合医生合理的治疗方案以及充足的休息，可达到肝硬化逆转。

◎ 肝病不可怕，可怕的是治疗不科学，发现症状或已确诊为乙肝肝硬化，应及时去正规医院接受科学规范化治疗。

◎ 亲属要对患者多一分理解，多一分关爱，家人关怀是病人最需要的。

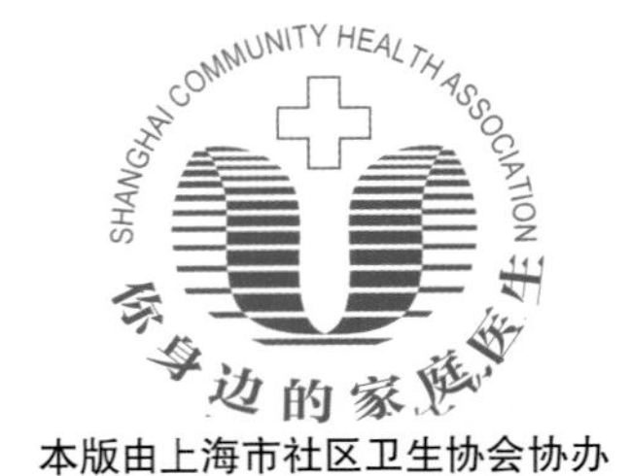

本版由上海市社区卫生协会协办

"上海市十佳家庭医生"徐先锋

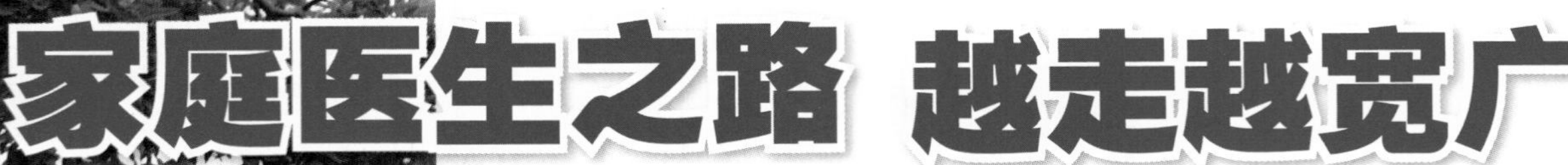

家庭医生之路 越走越宽广

文 本刊记者 王丽云

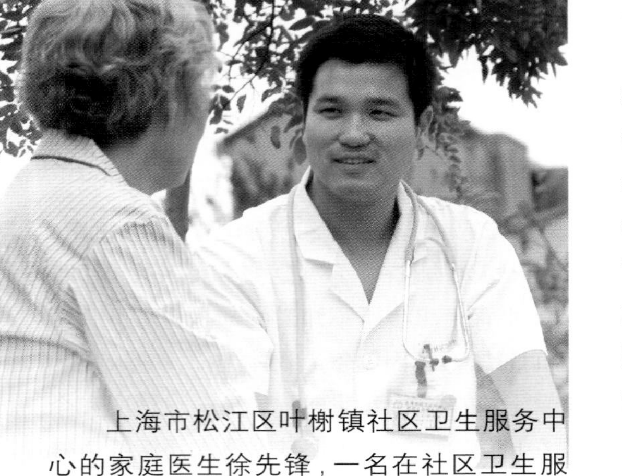

上海市松江区叶榭镇社区卫生服务中心的家庭医生徐先锋，一名在社区卫生服务岗位扎根了10多年的全科医生，2011年走上了家庭医生之路。在4年多的时间里，徐先锋带领着他的家庭医生服务团队走村串户，从乡间到地头，从村民课堂到老年活动室，从起初的无人问津到如今2000多名村民的主动签约，从村民们一开始对家庭医生的不理解到现在的信任、支持甚至欢迎。一路走来，徐先锋走进了辖区村民的心里，走出了越来越宽广的家庭医生之路。

居民健康守护者

作为一名家庭医生，为了能更好地为居民服务，徐医生时时不忘刻苦钻研业务，努力提升自身能力，不仅完成了上海市家庭医生骨干培训班的学习，还利用业余时间参加了心理咨询师培训，取得了国家心理咨询师资质。5年多来，他用真心、爱心和耐心为居民提供廉价、优质、便捷、温馨的健康服务，慢慢获得了大家的认可和信任。如今，在他服务的大庙村，他已经拥有了一支忠实的村民"粉丝团"，"上演"着一幕幕温情的医患故事。

大庙村的薛阿姨以前住在市区的时候就听说过家庭医生，但她不愿签约。因为她觉得大医院的专家也没啥大本事，何况是"卫生院的小医生"。之前，薛阿姨有个困扰她多年的顽疾——反复尿路感染，曾到好几家大医院看过，一直不见好转，时间久了还出现了失眠、焦虑的症状。一次偶然机会，她回乡下小住时到卫生室配药，埋怨起自己的老毛病。徐医生意识到薛阿姨的"老毛病"极有可能与糖尿病有关，经过测血糖等检查，发现薛阿姨果然患有糖尿病。通过一段时间的治疗和心理疏导，困扰薛阿姨多年的"顽疾"和心病彻底消除了，她索性搬回了叶榭老家住。如今，薛阿姨不仅是徐医生的忠实粉丝，他俩还成了"忘年交"。

金阿婆患有老慢支，有一年春节后出现发热、咽痛、乏力等症状，咳嗽也渐渐加重，金阿婆和家人都以为是老毛病发作了，就服用以前配的"头孢"。吃了一个多星期的药，体温降下去了，却出现了胸闷、心慌、气急等症状，几乎不能平卧。当金阿婆的家人给徐医生打电话时，正发高热的徐医生以最快速度赶到金阿婆家里，经过一番询问和体检，凭着对既往病情的了解，徐医生意识到金阿婆并不是简单的"老毛病"发作，而是感冒后并发的心肌炎，并且还出现了急性心衰。病情危急，徐医生一边让金阿婆家人联系救护车，一边从附近的卫生服务站借来便携式吸氧装置，还通过社区卫生服务网络联系了松江区中心医院的专家，并一路陪同金阿婆进了急诊室。正如徐医生的判断，金阿婆得的是病毒性心肌炎并发急性心衰。经过几个小时的抢救，金阿婆转危为安，而徐医生的衬衣却早已湿透。

健康知识传播者

2007年底，徐先锋荣获"最受欢迎的社区高血压防治健康教育传播者"称号，并被上海市健康教育所聘为健康教育讲师团成员。从那以后，他更积极参与社区健康宣教工作，还参与了叶榭镇的村民"小学校"工程。8年来，他组织开展各类健康讲座100多场次。针对居民文化水平普遍不高的情况，徐医生讲课一般都用方言，PPT课件也会制作一些通俗易懂的图片，举些生活中常见的例子，很受欢迎。

单位科研领跑者

叶榭镇地属农村，社区卫生的科研水平比较薄弱，为了改变这一现状，徐先锋和同事们积极请教专家、翻阅文献、申报课题。2011年，"叶榭镇糖尿病现状调查及干预"顺利结题后，他又主持开展了与精神分裂症患者康复相关的课题，并参与多项其他课题的研究，引领单位的科研建设迈上新台阶。PM

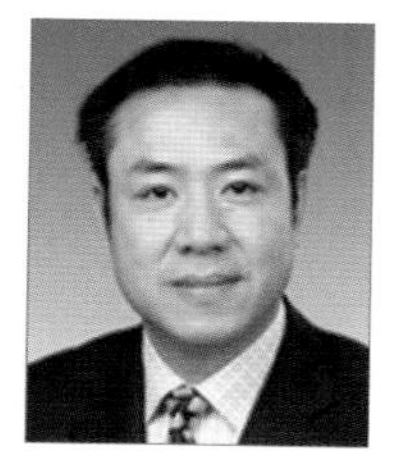

孙 锟

上海交通大学医学院附属新华医院院长

小儿心血管科主任医师，教授

“妙笔”书写着医者之心

“仁心”跳动在笔下字间

更多科室的更多好医生，在《大众医学》微信“好医生”版块中。

TA的擅长

主要从事小儿心血管病的诊疗工作，尤其擅长复杂先天性心脏病的超声诊断和介入诊疗，以及胎儿先天性心脏病的超声心动图诊断。

TA的文摘

预防“先心病”，从方方面面入手

先天性心脏病（简称“先心病”）是小儿最常见的先天性出生缺陷之一，发生的主要原因可分为遗传和环境两类，其中遗传和环境相互作用占 90%。

要预防先心病的发生，糖尿病、癫痫等患者应在医生指导下决定怀孕的时间；妊娠前适当增加营养，加强体育锻炼，以增强抗病能力；夫妻双方在怀孕前应戒烟戒酒；长期接触放射线或接受放射线治疗者要在脱离放射线半年后再妊娠；经常接触各种农药、化学药物的妇女应加强防护措施，不用或少用四环素、磺胺和激素类药物，不用含激素的化妆品。准妈妈在怀孕期间（尤其怀孕早期）要注意预防感冒，保证正确合理的饮食结构，避免接受 X 线检查，少使用电脑等带辐射的器材，勿乱服药。

小儿有以下表现，要警惕“先心病”

1. 经常感冒，反复出现支气管炎、肺炎；
2. 喂奶困难或拒食、呛咳，常出现吃吃停停、呼吸急促、面色苍白、憋气等；
3. 皮肤持续发绀，鼻尖、口唇、指（趾）甲床处最明显；
4. 能走路的孩子，在行走或玩耍时，常主动蹲下片刻（蹲踞现象）；
5. 较年长的小儿手指及脚趾末节粗大、颜色变暗；
6. 儿童诉说易疲乏，体力较差，平素多汗，口周发青，咯血；
7. 发育不正常，表现为瘦弱、营养不良、发育迟缓等；
8. 出现胸痛、晕厥。

患有“先心病”，该怎么办

“先心病”经心电图、心脏 X 线摄片、彩色多普勒超声心动图等检查，多数可以确诊，部分患者需进行心脏导管检查等进一步确诊。怀疑孩子患“先心病”时，应尽快找小儿心血管专科医生进行检查，以详细了解其类型、心脏畸形的部位和严重程度，选择适当的年龄进行手术治疗。

TA的咨询

室间隔缺损有自愈的可能吗

咨询者：我的孩子现在 9 个月，常呼吸急促，喝奶时出汗较多，是不是心功能不全？多普勒超声检查结果提示室间隔缺损（膜周流入道），请问有自愈的可能吗，可否只接受介入治疗？开胸手术创伤太大，我们不忍心孩子那么小就受这种罪。

孙锟：膜周流入道的室间隔缺损有 46% 的可能性在 4 岁以前自然愈合，但要根据不同的情况。请来院确诊。室间隔缺损的孩子容易出现上呼吸道感染和肺炎，要注意。如果室间隔缺损分流量大，可能有心功能不全的表现，如吃奶时吃吃停停、多汗、生长发育落后等。

咨询者（15 天后）：今天非常感谢孙医生为我儿子诊查，还特地跑到医技楼为他做心脏超声检查，仔细清楚地向我们讲述病情。幸好孩子现在有好转的趋势，不用手术，过半年我们再找您复诊。

孙锟：不客气。另外需要注意，除非有预防接种的常规禁忌证，否则“先心病”患儿仍要坚持常规预防接种。

哪些“先心病”可暂缓“动刀”，哪些“先心病”必须尽早手术？请扫描右侧二维码收看。 PM

怎样找到TA

医院：上海交通大学医学院附属新华医院小儿心血管科

新浪微博：孙锟医生　　新浪博客：孙锟的博客

新浪微官网：http://apps.weibo.com/2455679082/8rYBCZ5a

网站：好大夫在线 http://drsunkun.haodf.com/

男护士长的秘诀：侧耳倾听

文 中国人民解放军第二炮兵总医院胃食管反流科护士长　宋 庆

“沉疴数载莫奈何，无人告知有华佗。
一朝斩断反流根，夕阳美景乐如何。”

这是科室一位被胃食管反流病折磨了十几年的患者所作的诗。生平从来没有写过诗的他，在一次成功的微创手术后，躺在病床上一气呵成地书写出来，尽情抒发术后愉悦的心情。大家可能会问，胃食管反流病并不是难治性疾病，而且他接受的还是微创手术，何以诗兴大发、如此愉悦呢？说来话长……

倾听——患者的故事

首先，请容许我自我介绍。鄙人性别男，职业：护士，职务：护士长，工作近十年来一直兢兢业业，任劳任怨。你也许好奇：男护士长，平时都做些什么？以前我在急诊室工作的时候，上班就是抢救、抢救、抢救。当我们把病危患者争分夺秒地从死亡线上抢救过来的时候，内心的喜悦无以言表，旁人很难体会。而今我在病房工作，节奏慢许多，其中一部分时间我用来倾听、倾听、倾听。我所接触的患者基本都患有胃食管反流病，虽然这不是什么大病，但非常折磨人，时间长了，患者会出现焦虑、抑郁，而且很多家人不能理解患者的痛苦。

当患者信任我，需要倾诉的时候，我会微笑地注视他，耐心地听他说。很多患者倾诉后，紧张焦虑的情绪会有很大程度地缓解。我想，现今医患纠纷频发，其中很大原因在于沟通不畅。如果每个科室都有这么一个人能抽出一点时间了解患者的所思所需，或者压根不需要做什么，只要带着耳朵听，就能化解很多矛盾。

老刘的故事

言归正传，在文首这位“诗人”患者住院的日子里，我与他相谈甚欢，倾听了他十几年间曲折的就医经历，我暂称他为老刘吧。

十几年前，老刘的爱人生日之际，家宴上推杯换盏、开怀畅饮，酒足饭饱后老刘觉得胃撑得难受，想通过运动来消化食物。然而，他用错了方法——举哑铃。举着举着，猛然间胃部不适，好像食物一下子蹿了上来。从此之后，老刘时不时泛酸水、感到胃灼热，夜间症状加重，常常难以平躺着入睡。数年间，他的生活中多了一个“伴侣”——抑酸药，随身携带，不离不弃。

之后，老刘的症状愈发加重，遂在某医院接受胃镜检查，发现贲门松弛，患有反流性食管炎。住院若干天后，老刘的症状没有好转，只要停药，胃灼热、反流就会卷土重来。为此，老刘尽量不吃晚餐，生怕夜间反流；为了减轻反流症状，夜间睡觉他还得把床头抬高 10~15 厘米，日子过得可谓苦不堪言。

接下来的这些年，老刘的反流、烧心渐渐演变成左胸、后背疼痛，受尽煎熬，还不断出现夜间爆炸式的咳嗽，严重影响工作生活。其间，他跑遍了国内各大知名医院，用他的话来说：“除了妇产科和儿科，基本所有的科室我都去过了，能检查的也都检查了，排除了冠心病、支气管哮喘，结果令人沮丧，依然原因不明，医生们百般无奈，只好将他打发到疼痛科……”讲到这里，我俩不约而同地摇头苦笑。

倾听——信任的声音

作为患者倾诉的对象——护士长，也就是我而言，如果我说：我能理解患者的经历和心情，或许会让你觉得有些不真，但我的内心深处确实可以深深地体会如今患者求医治病之艰难。我们科室有将近 95% 的患者来自外地，患者经常对我说的一句话是：“我们从外地来，举目无亲，不容易啊！”我很理解这句话背后有多少艰辛，所以我常对他们说：“我也是从外地来的，我能理解你。有什么事，你找我。”

很多患者都有艰辛的求医经历，甚至可以写一本书。或许因为我是男性的缘故，与男患者沟通没有任何障碍，同时又得到多数中老年患者的青睐。利用这一先天优势，很多时候，我需要做的仅仅是听，耐心地、不时点点头地、始终面带微笑地倾听。因为患者的倾诉，是对我的信任，让我感到重任在肩，也让我感同身受。PM

你是胃食管反流病患者吗？扫描二维码，测一测。

患有胃食管反流病，应该如何治疗？扫描二维码，收看“对策”。

今年4月，“大众医学”微信公众号推送第一期“我心目中的好医生”获奖微答卷，之后在微信平台上开奖，这是一个长期有效、持续颁奖的活动，邀请读者、网友线上推选心目中的好医生、书写好医生的故事；8月，应广大网友的要求，我们将好医生的故事搬上《大众医学》杂志，开通来信投稿。

自此之后，一个个好医生的名字以另一种形式送到《大众医学》编辑部，我们阅读着每一个裹在信件中的温暖故事，体会着读者写下这些文字时的欣慰、激动、感恩，感受着一股股由患者或其家属书写出来的好医生的力量。

这封读者来信沉甸甸，因为它承载的不仅是一个故事，还有一个遗愿。

他让“晚癌”患者像运动员一样活了七年

臧錬文（上海）

2005年，我丈夫因胃癌住进上海交通大学医学院附属新华医院，主治医生是普外科的张文杰医生。我们与张医生素昧平生，医院里一个认识的人也没有，心里很着急。

没钱没关系，可是遇上他

张医生在手术前找家属谈话，详细介绍了手术方案以及可能发生的情况。我也向他坦诚我们家的实际情况：“我们夫妻俩均已退休，为治病已经辗转了两家医院，这次来新华医院求诊是最后的希望。”

谈话时，我悄悄地从包里拿出一只装有2 000元现金的红包，准备给张医生，谁知他看到后立刻起身。“如果你想要我开刀的话，就请把红包收起来，否则我就走。”一边说，他一边真的往外走。

我只好拉住他，收起红包连说：“不送不送。”

张医生坐回了原位，语重心长地对我们说：“你们退休工人本来收入就不多，再患上这种病，更需要用钱，我们当医生的怎么忍心收下？你们放心，我会把你们当成自家人，尽力做好手术。”

手术成功，换来七年健康

张医生这样说，也是这样做的。虽然已有几处淋巴结转移，但是手术非常成功，加之张医生建议术后辅以化疗、中医等方法，让我的丈夫生存了七年之久。更难能可贵的是，在这七年中，他健康如常人，经常参加自行车骑游，简直是一个奇迹。

2012年，由于病灶复发又转移至其他脏器，病情到了危急时刻，我们又找到张医生。张医生用内镜微创法为丈夫做了胆道支架术，缓解了他的痛苦、延缓了病情发展。

“他是世界上最好的医生”

在丈夫最后的日子里，他念念不忘的是张医生，总是念叨张医生救了他，他说：“张医生是世界上最好的医生。”是的，每周三我们前往张医生专家门诊开药时，许多患者家属都会不约而同地谈论张医生的医术、医德，想要联名写表扬信给他。

丈夫病故后，我一直没有心情将张医生的故事写下来。这次看到《大众医学》征集好医生故事，借此机会，完成我丈夫的遗愿：好好谢谢优秀的张文杰医生，也让更多人了解张医生的精湛医技和崇高医德，使一名胃癌晚期患者像健康人，不，像运动员一样生存了七年。

愿天下所有医生都像张医生一样仁慈、高尚。PM

“我心目中的好医生”有奖征文

你有敬佩、感激的医生吗，你有真实的好医生故事吗？请写下他/她的名字和故事参与活动吧，获奖征文将刊于“大众医学”微信或杂志，还可获得奖金100元。

参与方法：

1. 线上推荐：扫描二维码，关注“大众医学”微信，点开下拉菜单“好医生”中的“网友推选”，根据提示参与活动
2. 邮件推荐：popularmedicine@sstp.cn（请注明“推荐好医生”）
3. 来信推荐：上海市钦州南路71号《大众医学》编辑部“推荐好医生”（200235）

医生的光荣与梦想

——瑞金名医们的成长故事

本刊记者　黄 薏

近日，上海交通大学医学院附属瑞金医院“医学体验营”活动第四季完美收官。23名来自高中或刚刚升入医学院的“医二代”们分组观摩了普外科微创手术、心导管手术、超声科B超室、ICU查房、肿瘤科查房，以及病理科操作，学习了心肺复苏和烧烫伤处理，还与瑞金医院六位中青年骨干专家进行座谈交流，听专家们讲述自己的从医之路，并从医生们讲述的故事中体会到了治病救人的成就感和满足感。今天，让我们也来听听医生们的心声吧！

医学有着独特的魅力

讲述者：瑞金医院重症医学科主任医师　瞿洪平

1985 年参加高考前，我有幸拿到了一所名牌大学的奖学金。只要我的高考成绩达到该校的录取分数线，就可以如愿就读该校的城市规划专业。遗憾的是，由于发挥失常，我落到了第二志愿，当时的上海第二医科大学。然而，就是这次“意外”，在不经意中成就了我 24 年的快乐行医之路。在工作的第十个年头（2000 年），我作为特邀嘉宾出席那所名牌大学的重大活动。当我提及自己的高考经历时，有人问我：“如果时光可以倒流，你会改变目前的选择吗？”我没有任何犹豫地回答说：“不会！”因为我眼中，医学具有其独特的魅力。相较于其他行业，医学与社会的关系最为密切。医学是一门科学，包罗万象，涵盖了各类学科。除了基础医学、临床医学、药理学等专业学科外，医学中还渗透着数学、社会学、人文、哲学、心理学等。所以，医生在某种程度上需要具备“十项全能运动员”的素质。

作为重症医学科医生，我们面对的多是突发、紧急，甚至灾难性的情况，需要以娴熟的技能、冷静的头脑来快速判断和紧急应对各种惊心动魄、悬念起伏、过程曲折的救治过程。踏上从医的道路，就意味着需要不断地学习知识和更新信息，提升各种能力，虽然辛苦，还要牺牲许多陪伴家人的时间，但每当把重症病人从死亡线上抢救过来，这种幸福感是任何职业都无法比拟的。

做人民健康的守护者

讲述者：瑞金医院心脏内科主任医师　吴立群

我从小对学医有浓厚的兴趣，填报高考志愿时，全部填报了医学院，从医的决心非常坚定。我的祖父是一名中医，在县城很受尊重。有一次，一位病人在县医院看病，怎么都看不好，后来祖父运用中医的方法治好了这位病人。那时候，我觉得医生是一份很了不起的职业，能够治病救人，能够得到别人的尊重。还有一个原因是，我小时候患有严重的缺铁性贫血，经常要去医院打针，和医生、护士接触多了，就对医院这个地方有了亲切感。毋庸置疑，从医是一条漫长而艰辛的道路，但只要热爱，就不会觉得辛苦。当你的付出和努力得到国家、社会和病人的认可，就是最好的回报。这种精神上的满足感，是无法用金钱或其他任何事物替代的。前不久，我在门诊遇到了一位老病人。这位病人刚从澳大利亚回国，挂我的专家号并不是为了看病，而是为了向我说声“谢谢！”说实话，我已经不太记得这位病人了。病人说，他在找我看病之前，一直被心脏房颤所困扰，虽然做过手术，但效果并不好。一年前，我为他做了心脏射频消融手术，房颤再也没有复发过。这次回国，他专程来向我道谢，还一直关照我说，医生工作太辛苦，一定要注意营养。我非常感动，心中有一种说不出的温暖和成就感。

为病人解除病痛是我最大的快乐

讲述者：瑞金医院肿瘤科研究员　张俊

学医的过程是点滴积累的过程。从成长到成熟，从小医生变身大专家，不是一蹴而就的，需要慢慢积累。学医道路上的快乐有很多，如某篇文章的发表、导师的赞许、同行的肯定等。对我而言，真正让我感到快乐的，是凭借我的知识和能力帮助病人缓解病痛。

1991 年，我考入上海第二医科大学七年制英文班，开始了学医生涯。毕业后，我选择在瑞金医院工作，不仅仅在于她的规模和名气，还在于其一百多年来沉淀下来的文化，更包括了医学前辈们传承下来的扎实的医疗技术和严谨的医德医风。当时，我们都自豪地将其称为“瑞金 style”。之后，我有幸跟着消化道肿瘤专家朱正纲教授学习，在胃肠肿瘤领域找到了一片发展天地。

对许多晚期肿瘤病人而言，目前的医疗水平还无法达到完全治愈的程度，更多的治疗在于缓解病痛。我们病区是肿瘤规范化治疗病房，是上海市首家获得癌痛规范化诊疗的示范病房。我们的工作是对肿瘤病人进行症状控制、缓解病痛，以及展开新药临床研究，让病人有机会得到更多更新的药物治疗，同时还需要融入一些人文关怀的内容，给予病人心灵上的支撑，为他们树立信心。我曾接诊过一名 70 多岁来自无锡的病人，就诊时胃部肿瘤巨大，无法手术，只能放一根鼻饲管到小肠，靠营养液来维持生命。我们没有放弃，在与病人家属充分沟通后，我们对病人进行了“非常规化疗”，仅使用一种化疗药，并将原先三周一次大剂量输注拆分为小剂量单周输注，减少其毒性和副作用。经过 2 个月的治疗，病人能吃东西了，鼻饲管拔了，人胖了，状态也越来越好。原先是轮椅推着来的，后来竟可以走路了。

我常常说，肿瘤科医生在治瘤，更是在看病，既要用医学的手段来治疗疾病，也要以哲学的思维来探究疾病的奥秘，更要以慈善的光芒来弥补智慧的不足。若是心怀仁爱，日行一善，从医道路上，即使再苦再累，只要能够帮到病人，就能感受到从医的价值所在。

珍惜从医那份淡淡的幸福

讲述者：瑞金医院超声诊断科主任医师　詹维伟

我也是一个“医二代”，我的父母都是感染科医生。记得小时候，一个叔叔总在春节期间来我家拜年。后来，我才知道，他是我母亲从死亡线上抢救回来的一个病人，每当过了大年三十，他就觉得自己又多活了一年，非常感恩我母亲。作为“医二代”，我时常去父母的医院，看到他们的辛苦，也感受到他们治病救人的快乐，耳濡目染，我也决心要做一名医生。

随着时间的推移，我越来越深地体会到当医生的乐趣，也越来越喜爱这份辛苦又快乐的事业。超声检查的不确定因素很多，与检查医生的经验、手势、取图等关系很大，同一个人、同样的病灶，检查结果可以相差很大。打个比方，做超声检查有点像烧中国菜，“盐几许、火候几何”，似乎难有统一的标准。更何况，超声科医生与每位病人接触的时间非常有限，平均每人不过几分钟。要在这几分钟内准确地找到疾病的“蛛丝马迹”，靠的是扎实的基本功。

我时常感到幸运，能在瑞金医院这个大平台开展工作，借助医院的综合实力优势，不断进行摸索，在超声诊断方面取得突破性的成绩，得到了病人和行业内的认可。随着超声医学的发展，通过几代“超声人”的不断努力，我们的工作范围也从原先单一的术前的诊断，不断扩充到如今的术前诊断、术中治疗、术后评估，可谓全程参与病人的诊疗工作，学科的重要性不言而喻。

超声科医生既服务于病人，也服务于临床医生。作为超声科医生，能够为临床医生提供合理建议，让他们少走弯路，也让病人免去不必要的痛苦，令我感觉自己的工作非常有意义。曾经有一名病人，在当地医院查出甲状腺癌，特意赶到瑞金医院接受手术。术前，我受外科医生的委托，为病人复查颈部超声。经仔细观察，我发现这名病人已出现了淋巴结转移，便建议医生在手术同时进行颈部淋巴结清扫，以免病人将来还要接受二次手术。果然，术中冰冻病理检查证实了我最初的判断。

当医生的确很辛苦，但回过头看看，更深入内心的是一种实现自我价值的幸福感。

医生的第一张处方应该是对病人的关爱

讲述者：瑞金医院普外科副主任医师　臧　潞

说起当初为何从医，我的答案非常简单——因为父母希望我成为医生。当初，我虽然对医学并没有多少兴趣，但始终觉得医生是一份受人尊重的职业。考入医学院后，我非常认真地学习每一门课程，成绩名列前茅，对医学的热爱也不断升温。毕业后，我凭借优异的成绩进入瑞金医院普外科工作，并成为了郑民华教授的学生。在郑民华教授及诸多前辈的言传身教下，我的业务水平不断提高，前辈们对病人的关爱之心，更令我敬佩不已。

我觉得，医生的第一张处方，应该是对病人的关爱。虽然外科医生的工作非常忙碌，既要做手术，又要随时观察病人的病情，加班加点、彻夜不眠是家常便饭，但对病人的关爱，一点都不能少。

有一次，我走在马路上，一位老先生突然拉住了我，激动地对我说："臧医生，十年前我得了肠癌，你给我开过刀。现在我的身体很好，也没有复发，谢谢您！"说实话，由于治疗过的病人太多，我已经对这个病人没有印象了。不过，当看到这位肠癌病人如今健康地生活着，我从心底里感到高兴和欣慰！

去年，我在云南从事援滇工作时，收治了一名30岁左右罹患胃癌的彝族妇女。我为她实施了胃癌切除手术，手术切口仅两厘米。术后，病人恢复情况良好。为了表示感谢，这位病人的丈夫从200公里外的家乡果园背了80斤核桃送到医院。我十分感动，为了不辜负夫妻俩的一番心意，我收下了这份"贵重"的礼物。同时，为了不给贫困的他们增加经济负担，我悄悄塞给他们600元钱。

外科医生的工作是辛苦的，但每当救活一位病人、治好一例病患，心中都会有莫大的满足感和幸福感。也正是因为这种巨大的精神财富，让我坚定地在外科医生这条道路上走下去。虽然现在经常看到医患纠纷的新闻报道，但那只是极个别的情况，大多数病人都怀有一颗感恩的心。

每一份病理报告，都是责任

讲述者：瑞金医院病理科副主任医师　袁　菲

在我很小的时候，父亲就为我描绘了一幅职业蓝图，成为一名医生。父亲总说，世界上的各种职业，最有意义的莫过于教师和医生，他是一名教师，希望家里还能有一名医生。

我的成长轨迹非常顺利，如愿考入上海第二医科大学临床医学专业，毕业后留在了瑞金医院病理科。人们常说，病理科是疾病诊断的"终结者"，我也体会到了病理科医生的"一锤定音""一字千斤"，更感受到病理科医生肩上这份沉甸甸的责任。可以说，每一份病理报告背后都承载着一个病人、一个家庭的希望。我曾和同事一起救治过一名在走道里晕厥的病人家属，她就是因为拿到了一份诊断为恶性肿瘤的病理报告而伤心晕倒。我也曾在一段日子里反复接待一对中年夫妇，因为他们始终无法接受才上中学的独子罹患横纹肌肉瘤，一种恶性程度很高的肿瘤。工作时，我审慎地去面对每一张切片，特别是出具恶性肿瘤的诊断时，更是慎之再慎之。有时，我在显微镜下对着切片反复查看，反复斟酌，希望那是好的细胞，然而很多时候，结果依然是如此无情。报告上那触目惊心的字眼，病人和家属眼中绝望的神情，让我揪心不已。但作为一名病理科医生，我不能被情绪左右，必须理性地给予一个准确、客观的结论，因为这是为病人提供帮助的最有效方法。

作为病理科医生，我们很少与病人面对面接触，很少听到病人当面说一句"医生，谢谢你！"但我们心中的成就感并不会因此而减少。因为我知道，每一个成功治疗方案的背后，都有一份精准的病理报告给予支撑。如果病理报告出错，就会导致内科医生错误用药、外科医生错误手术。我们手中的笔是如此之轻，但我们写下的字，又是如此沉重而有分量。PM

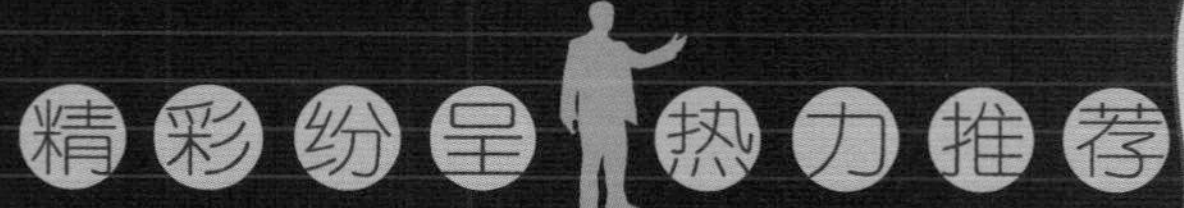

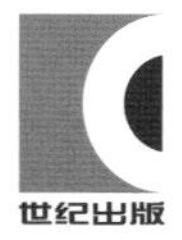

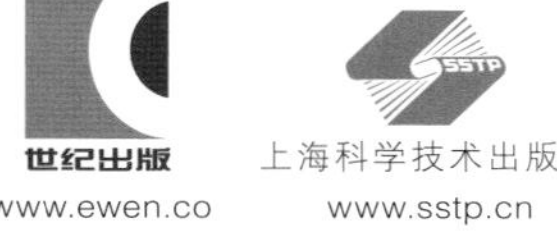

世纪出版
www.ewen.co

上海科学技术出版社
www.sstp.cn

上海科技出版社
"天猫"旗舰店

好书推荐

《控制哮喘有妙招——小儿哮喘迅速改善200%基本技巧》

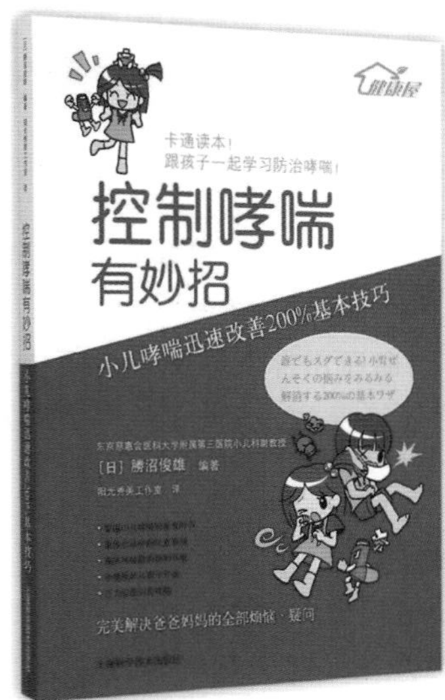

新书简介

为了让孩子的哮喘不要发作，父母本身具备正确知识是非常重要的。本书中也特别多花一些版面说明希望家长务必了解的部分，譬如基本的药物知识、居家护理能够做到的事、父母在医生与学校之间身为桥梁的角色等。

通过正确用药，切实地维护环境，几乎所有的哮喘都是能够管理的。就算患哮喘的孩子，想要和其他孩子一起上学，拥有无障碍的生活也绝非难事。本书将根据最新的指引、研究，详细地说明控制哮喘的方法。

控制哮喘的原则在于管理

日常生活环境要严加控制

- 感冒与哮喘的区别在哪里
- 出现呼噜声就是哮喘吗
- 过敏与哮喘有何关系
- 什么样的孩子容易患哮喘
- 能否注射疫苗
- 到几岁之前可以缓解
- 药物使用方法正确吗

小儿哮喘迅速改善200%基本技巧尽在书中……

【图书信息】

书名：控制哮喘有妙招

——小儿哮喘迅速改善200%基本技巧

书号：978-7-5478-2682-9

定价：35.00元

作者：东京慈惠会医科大学附属第三医院副教授

[日]沼俊雄 编著　　阳光秀美工作室 译

以上图书在全国各大书城、新华书店及当当网、亚马逊网、京东网、"天猫"上海科学技术出版社旗舰店有售，另可通过邮购方式购买。

作者介绍

沼俊雄：日本国籍，东京慈惠会医科大学附属第三医院小儿科副教授、东京女子医科大学小儿科学教室客座教授，亲临医疗第一线，是从事小儿气喘患者诊疗的气喘治疗专家。

邮购地址：上海市钦州南路71号邮购部

邮编：200235

电话：021－64845191

网址：www.sstp.cn

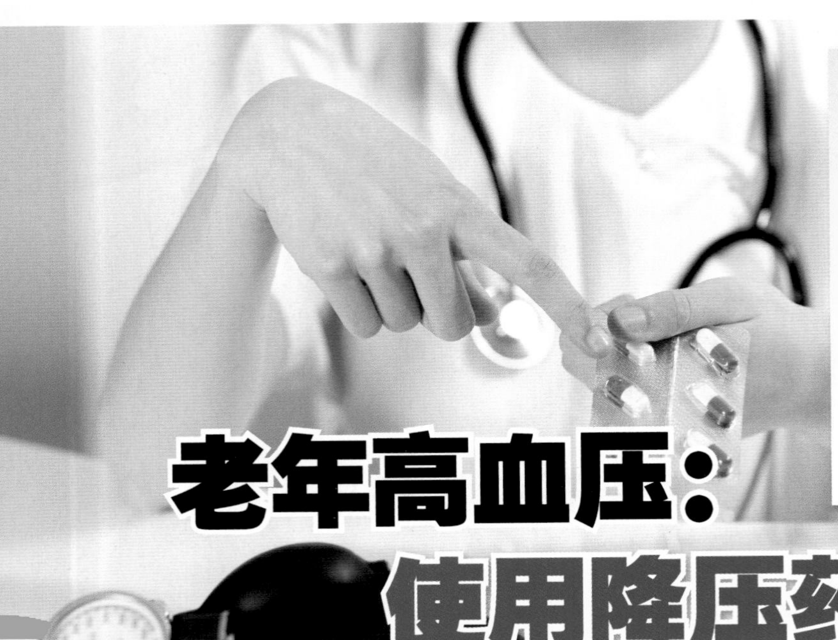

生活实例

万阿姨今年67岁，患高血压已经20多年。平时，她服用蒙诺（福辛普利钠）、络活喜（苯磺酸氨氯地平片）等降压药，血压控制稳定。三个月前，因儿子出车祸去世，她受到很大打击，血压“上蹿下跳”，尤其是早晨和晚上，收缩压高达200毫米汞柱以上，还睡不好觉。无奈，她只好来到某三甲医院高血压科就诊，一量血压，200/78毫米汞柱，这可怎么办？其实，万阿姨是典型的老年高血压。那么，什么是老年高血压，老年高血压有哪些临床特点，应该怎样使用降压药？

老年高血压：使用降压药 坚持四原则

上海交通大学医学院附属瑞金医院副教授　陶　波

老年高血压是指年龄在65岁及以上，血压持续或3次以上（非同日坐位血压），收缩压≥140毫米汞柱和（或）舒张压≥90毫米汞柱者。老年高血压起病缓慢，进展慢，症状多不典型或无明显自觉症状，常在体检中或并发脑血管病时才被发现。此外，老年高血压还有如下一些临床特点。

收缩压增高为主，脉压增大　占老年高血压的60%。随着年龄的增长，老年人收缩压不断升高，舒张压在60岁以后则缓慢下降，从而表现为脉压增大。脉压是反映动脉弹性的指标，老年人脉压增大是重要的心血管事件预测因子。脉压越大，心血管事件发生概率越大，总死亡率也相应增加。

血压波动大，易发生体位性低血压　老年高血压患者动脉壁僵硬度增加，顺应性降低，颈动脉压力感受器敏感性降低，即自身稳定血压的能力降低。因此，随情绪和季节变化，血压易出现较明显波动，血压“晨峰”现象和餐后低血压者亦较多。而体位变化容易发生体位性低血压，尤其是伴有糖尿病、低血容量以及应用利尿剂、扩血管药物或精神类药物的患者，更容易发生体位性低血压。

常见血压昼夜节律异常　老年高血压患者夜间血压较日间血压下降幅度不足10%的发生率，高达60%以上。

常与多种疾病并存　老年高血压常伴发动脉粥样硬化、高脂血症、糖尿病、肾功能衰竭、老年痴呆等疾病，冠心病、中风等心脑血管意外发生率和复发率明显增加。

降血压：需遵循四大原则

由于老年高血压有自己独特的特点，因此，患者在使用降压药时应遵循以下四项原则：小剂量开始、优先选择长效制剂、联合用药、个体化用药。

1. 小剂量开始，降压不宜过低、过快　随着年龄的增加，肾血流量逐渐减少，肾脏对药物清除能力趋于下降。若给予老年人和青年人同样剂量的药物，老年人会因肾脏对药物的清除率降低，而致血中药物浓度升高，导致降压过低、过快。此外，老年患者动脉壁僵硬度增加，对血压变化敏感性随之降低，极易发生体位性低血压。

使用小剂量降压药物，有助于防止发生药物不良反应。治疗时应从小剂量开始，并监测立位血压，以避免发生体位性低血压，特别是体质较弱、对药物不良反应比较敏感的患者，尤应如此。

特别提醒

不要骤然减药

在治疗取得效果需要减药时，老年高血压患者也应从小剂量开始逐步减药，若骤然减药甚至停药，很可能引起血压反跳，出现头痛、头晕及交感神经兴奋等停药综合征，重者甚至导致高血压脑病、脑卒中发生。

2. 尽量选择长效降压药 老年高血压常见昼夜节律异常及血压"晨峰"现象。因此，老年高血压患者应尽可能使用一天一次给药而有持续 24 小时降压作用的长效药物，可以有效控制夜间血压以及"晨峰"血压，更有效预防心脑血管并发症发生。如使用中、短效制剂，需每天 2~3 次用药，容易漏服，从而影响疗效。

3. 两种或多种药物联合使用 联合治疗是利用不同种类降压药的不同降压特点和机制，达到 1+1>2 的疗效。目前认为，小剂量联合治疗比大剂量单药治疗降压效果好，不良反应少，更有利于保护心脑肾靶器官。同时，可提高患者用药依从性和成本 / 效益比。当使用单药常规剂量不能降压达标时，应采用多种药物联合治疗。老年高血压患者由于总体血压水平较中青年患者高，常需服用两种以上降压药，才能使血压达标。

4. 个体化用药 老年高血压患者常伴发多种疾病，因此，临床上医生常根据老年患者个体特点选择不同作用机制的降压药。一般，老年高血压患者以收缩压增高为主，使用利尿剂和钙离子拮抗剂，降低收缩压疗效较好；预防卒中，血管紧张素Ⅱ受体拮抗剂优于 β 受体阻滞剂，钙拮抗剂优于利尿剂；延缓颈动脉粥样硬化，钙拮抗剂优于利尿剂或 β 受体阻滞剂；对于部分存在前列腺肥大的老年男性患者或其他降压药不能理想控制血压的患者，α 受体阻滞剂亦可用于降压治疗。

总之，老年高血压患者的血压控制相对较难，不容易达标。因此，患者应该把自己的血压特点详细告诉医生，以利医生根据以上四大原则不断尝试不同的降压方案，以达到平稳降压目的。例子中的万阿姨则应该从改善睡眠、舒缓情绪方面入手。不妨请心理专科医生协助治疗，适当服用抗心理疾病药物，往往会收到意想不到的效果。PM

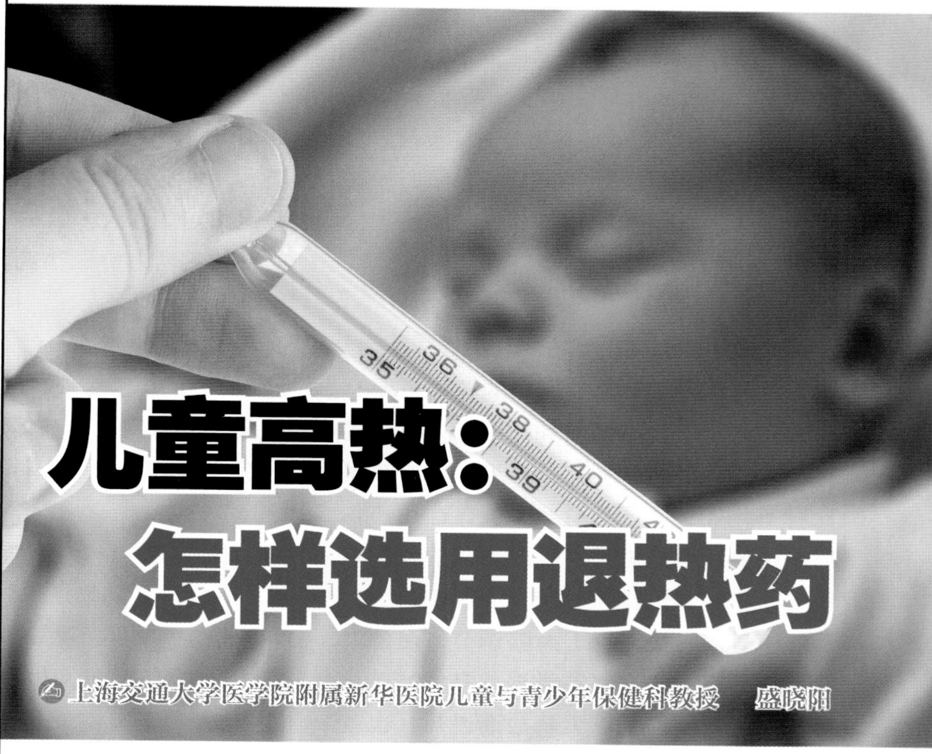

儿童高热：怎样选用退热药

上海交通大学医学院附属新华医院儿童与青少年保健科教授 盛晓阳

发热是宝宝生病时最常见的症状之一。每当宝宝受到病毒或细菌侵犯而引起感冒、腹泻等各种疾病时往往都伴有发热。宝宝发热往往来势凶猛，体温很快会超过 39 ℃，甚至 40 ℃，少数宝宝还会在发热初期，体温上升过程中出现全身抽搐、惊厥等，称为"高热惊厥"。宝宝发热，尤其是高热时，妈妈难免担心、焦虑。但事实上，发热只是疾病的表现而已，宝宝发热时的体温高低并不直接与疾病的严重程度相关。

服退热药：体温超38.5 ℃+状态差

宝宝发热时，尤其在高热时，大量水分通过皮肤蒸发，心跳、呼吸加快，使消耗增加。如果体温高、时间长，往往会使宝宝感觉不舒服，影响食欲、情绪和睡眠等，严重时还可能因为大量水分的快速丢失而引起脱水。因此，宝宝发热时，妈妈需要密切观察宝宝的体温变化，同时关注宝宝的精神状态等，必要时采用药物或物理降温，让宝宝体温下降。

目前建议，不应该单一地看体温计的读数，而是应该同时考虑体温高低以及宝宝的全身状况。当耳道或肛门测量的体温不超过 38.5 ℃时，大多数宝宝似乎感觉不到不舒服，活动如常，食欲和精神状态也良好，此时，不必服用退热药，只需要加强观察，让宝宝多喝水和注意休息就可以了；当耳道或肛门温度超过 38.5 ℃时，大多数宝宝会感觉不舒服，容易哭闹、精神不佳，达到 39 ℃以上时，宝宝往往有烦躁、精神萎靡等表现，此时需要帮助宝宝退热。因此，一般是在宝宝体温超过 38.5 ℃，同时伴有精神状态不佳时考虑服用退热药。

给宝宝测量体温

宝宝测量体温最好以耳道或肛门温度为准，能反映人体的真实体温。而通过腋下、前额等测量的皮肤温度受到较多环境因素的影响，准确性较差。同时，从安全角度考虑，建议家庭采用耳温枪等电子测温仪测量宝宝体温，以避免水银污染。

宝宝退热：认准两类退热药

目前，适用于宝宝退热的药物主要有两大类，对乙酰氨基酚和布洛芬，其他的退热药，如阿司匹林、安乃近、复方氨基比林等均不适用于儿童。家长在选用药物时一定要认准。这两大类退热药的作用机制不同。对乙酰氨基酚类退热药，如泰诺林、百服宁等，直接作用于大脑调节体温的海马系统而退热；布洛芬类退热药，如美林等，通过抑制前列腺素释放而退热。也就是说，这两大类退热药虽然可以有效退热，但并不是针对特定的病原微生物，不能杀灭病原微生物。因此，服用退热药可以使宝宝的体温暂时下降，但可能在不久之后，宝宝的体温又会再次回升。

对乙酰氨基酚和布洛芬类退热药都属于非处方药（OTC），可以在药房买到。需要注意的是，虽然这两大类药物均经过长期临床验证，具有相当的安全性，但还是有潜在的不良反应，如对乙酰氨基酚可能引起肝损害，布洛芬可能引起肾损害。当过量使用时，这两类退热药可能引起更严重的不良反应。因此，在给宝宝服用退热药时，妈妈一定要严格按照说明书或遵照医生处方，不能自行随意增加药物剂量或缩短两次用药间隔时间。

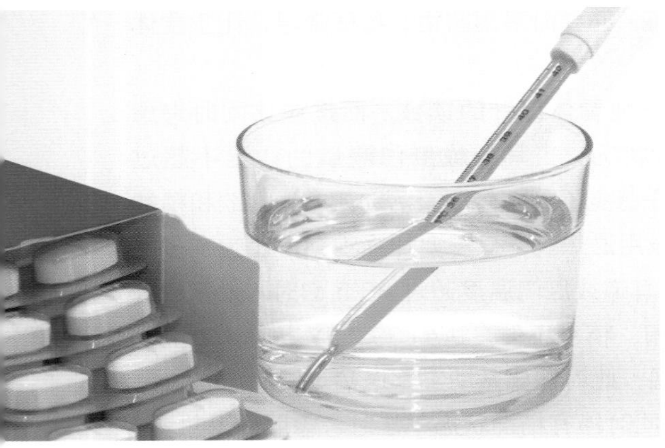

三点注意：①间隔时间不能太短。应每间隔 4~6 小时口服一次，24 小时内不超过 4 次，连续使用不超过 3 天。大多数宝宝在口服退热药后，体温会很快下降，但间隔 4~6 小时后会再次上升，需要再次口服退热药。而大多数由病毒感染等引起的高热在 3 天后会消退。②可交替使用两大类退热药。少数高热宝宝服用退热药后，体温下降又很快上升，此时可在医生指导下，交替使用两大类退热药。③高热不退及时就医。如果宝宝高热持续 3 天以上，则必须去医院就诊。如果是未满 3 个月的小宝宝，或者虽然宝宝体温不高但显得特别烦躁或无精打采，以及宝宝服用退热药体温虽然下降了但仍然精神萎靡，也应该尽早去医院就诊。

体温不高：物理降温助退热

除了应用药物退热外，建议家长采用物理降温方法帮助宝宝退热，特别是宝宝体温不太高时，采用物理降温方法能帮助宝宝控制体温，而在体温较高时，也可以在药物降温的同时辅以物理降温。所谓的物理降温方法，最基础的就是让宝宝少穿点衣服、少盖些被子，保持房间清凉、宜人，让宝宝安静多休息，减少体内热量的产生和蓄积，体温也就不容易上升。

当然，妈妈还可以用温毛巾擦洗宝宝的头面部、颈部、手臂、小腿等，如果宝宝喜欢洗澡也可以洗个温水澡，让皮肤的散热更快，使体温下降。宝宝发热时多喝些稍凉的温水等，可以补充丢失的水分，并加快散热。需要注意的是，曾经流行过的酒精擦浴降温法不适用于宝宝。因为酒精可以通过皮肤吸收进入血液，对宝宝的健康产生不利影响。

值得注意的是，少数宝宝在发热初期会发生高热惊厥。高热惊厥的具体机制还不明确，可能与宝宝大脑不成熟有关。大多数宝宝的高热惊厥都发生在发热初期，体温突然上升时。宝宝发生高热惊厥时，应紧急送医院，但大多不需要进一步治疗。这些宝宝在以后发热的初期，妈妈需要加强观察，尽早采用物理或药物降温，减缓宝宝体温上升的速度。高热惊厥大多是良性的，随着宝宝年龄增长而自然消失，很少在 6 岁以后再发生。这些宝宝往往有比较明确的遗传性，其父母小时候也可能有过高热惊厥。

宝宝发热的缘由？

从根源上来说，发热是由于人体受到细菌、病毒等病原微生物的侵犯，人体免疫系统受刺激，体内各种免疫细胞、细胞因子等被激活和释放，并通过一系列调节、反馈信号作用于人体大脑海马系统，使人体体温的平衡点调高，从而使体温升高。因此，在侵入人体的病原微生物没有被彻底消灭以前，发热会持续一段时间。事实上，宝宝生病时略微升高的体温，可以让免疫系统更好地发挥作用，更有效地抵御病原微生物。PM

三类人慎用氨基葡萄糖

复旦大学附属中山医院骨科副主任医师　周建平

骨关节炎是一种常见的难治性骨关节疾患，以关节软骨破坏为主要特点。膝关节作为负重关节是最易受累的关节之一。以前，骨关节炎的传统药物治疗方法更多的是应用非甾体抗炎药，也就是我们通常所说的消炎止痛药。近年来，改善骨代谢的慢作用药物，如氨基葡萄糖受到国内外学者的普遍重视。

氨基葡萄糖是形成软骨细胞的重要营养素，是健康关节软骨的天然组织成分。正常人可通过葡萄糖的氨基化来合成氨基葡萄糖。但是，随着年龄的增长，人体内的氨基葡萄糖缺乏现象越来越严重。在大多数骨关节炎病人的软骨细胞内，氨基葡萄糖合成受阻或不足，导致软骨基质软化并失去弹性，胶原纤维结构破坏，软骨表面腔隙增多，使骨骼受到磨损及破坏。

补充氨基葡萄糖可减少软骨细胞的损坏，改善关节活动，缓解关节疼痛，延缓骨关节炎症病程。不过，氨基葡萄糖见效较慢，一般需治疗数周后才见效。

疗效佳：氨基葡萄糖+非甾体抗炎药

非甾体抗炎药对骨关节炎病人的炎性表现，如关节肿胀、疼痛、积液及活动受限有较好的治疗作用。在骨关节炎症状较重时，使用非甾体抗炎药可以较快地缓解症状，改善关节功能，但可能出现胃肠道反应，病人耐受性较差。多项临床研究结果表明，轻度膝骨性关节炎，单用氨基葡萄糖口服，可以明显改善病人临床症状；中度以上膝骨关节炎，联合使用氨基葡萄糖和非甾体抗炎药，可以较好改善临床症状。一般地说，在开始 2~3 周内，氨基葡萄糖与消炎止痛药合用，效果更好。

临床证实，联合使用氨基葡萄糖和非甾体抗炎药治疗膝骨性关节炎不仅有很好的疗效，氨基葡萄糖还可能增加非甾体抗炎药的抗炎作用，因此，同时服用非甾体抗炎药的病人，服用氨基葡萄糖的剂量需适当降低。反之，长期使用氨基葡萄糖的病人，则可以减少对于非甾体抗炎药的依赖，减轻非甾体抗炎药的不良反应，延缓疾病进展，提高病人生活质量。需要说明的是，氨基葡萄糖比非甾体抗炎药起效慢，但是，随着时间的推移，氨基葡萄糖效力增加程度超过非甾体抗炎药，到第 8 周时，氨基葡萄糖止痛效果明显超过非甾体抗炎药。

三类人慎用

1.肝肾功能不全病人，需定期检测肝、肾功能

目前，市面上的氨基葡萄糖多是含钾盐或钠盐的复盐制品。氨基葡萄糖是慢作用成分，需长期服用。人体若吸收过量的钾、钠、氯离子，会损害肝、肾功能。因此，严重肝肾功能不全病人，在服氨基葡萄糖期间应定期检测肝、肾功能。

2.糖尿病病人不宜过量服用氨基葡萄糖

研究表明，糖尿病病人口服正常剂量的氨基葡萄糖，不会影响胰岛素的敏感性、空腹血糖和糖化血红蛋白值。但过量服用氨基葡萄糖，则可能会使血糖上升，改变糖化血红蛋白及胰岛素水平。

3.对蟹、虾、贝类等海鲜食物过敏者慎用

在日常生活中，有许多人对海鲜，尤其是像蟹、虾、贝类等海鲜食物过敏，这些人服用由蟹、虾、贝类加工而成的氨基葡萄糖后，可能会发生过敏反应，出现皮疹、瘙痒和皮肤红斑。因此，对蟹、虾、贝类等海鲜食物过敏者慎用。

有的病人性子急，服氨基葡萄糖 2~3 天，效果不明显，就马上要求医生换药。事实上，氨基葡萄糖并不像消炎止痛药起效那么快，它大约在 2 周左右起效。因此，病人应有足够耐心。临床研究亦提示，持续应用氨基葡萄糖 8 周以上，才能显示一定疗效，而以使用 1 年以上，疗效最为稳定。PM

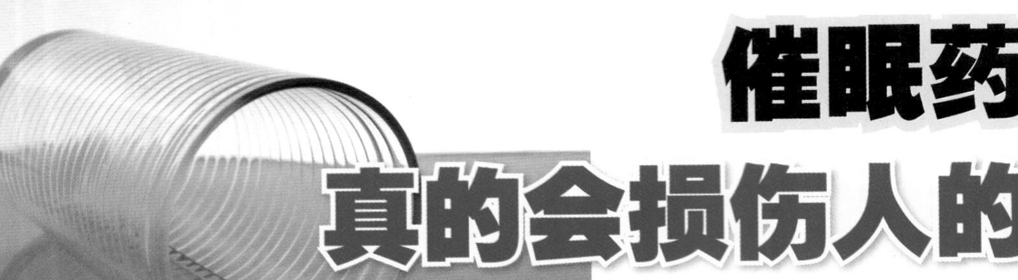

催眠药 真的会损伤人的记忆力吗

上海交通大学医学院附属精神卫生中心 毛叶萌（教授） 徐一峰（教授）

失眠症是最常见的夜间睡眠障碍，无论是原发还是继发状态，它既是一种症状也是一种疾病。目前，失眠的治疗包括药物和非药物两种方式。临床证实，只要患者合理使用催眠药，一般催眠效果良好。遗憾的是，有些催眠药在起催眠作用的同时，会引起各种药物不良反应。例如，有人抱怨说："因为服用催眠药而记不起服药后发生的事"。这是怎么回事呢?

临床上，常用的催眠类药可分为：苯二氮䓬类和非苯二氮䓬类催眠药、抗抑郁类药、褪黑素。其中，与记忆障碍有关的主要是苯二氮䓬类和非苯二氮䓬类催眠药。

苯二氮䓬类催眠药

常用苯二氮䓬类催眠药中，短效药物如咪达唑仑、三唑仑等，半衰期小于10小时，用于入睡困难者。这类药物易形成药物依赖和撤药后反跳性失眠；中效药物如阿普唑仑、艾司唑仑、劳拉西泮等，半衰期在10~20小时，主要用于睡眠不实、多醒为主兼有入睡困难者，用量较大时有延续反应；长效药物如地西泮、氟西泮、氯硝西泮等，半衰期达20~50小时，作用较慢，治疗时间较长，因而易有蓄积作用和延续反应，容易抑制呼吸，主要用于睡眠易醒、不踏实或早醒患者，但不宜连续使用。

不良反应 ①催眠效应可延长到白天，产生一系列，如头晕、嗜睡等反应。②不能记忆信息。③ 停止服药后可引起反跳性失眠。有时，停止服药后，睡眠质量比没有治疗前还要差。④ 可产生依赖，甚至成瘾。

记忆损害 研究显示，苯二氮䓬类催眠药中的咪达唑仑，对患者"长期记忆"的损害，大于对"短期记忆"的损害。

对策：建议患者不要长期使用这类药物，必要时在医生指导下换用其他方式治疗。例如，中医、中药治疗。乌灵胶囊补肾健脑，养心安神；枣仁安神胶囊补心安神，可有效改善患者的失眠状态。

非苯二氮䓬类催眠药

常用非苯二氮䓬类催眠药唑吡坦，半衰期平均2.5小时，老年人半衰期延长到2.9小时，用于治疗各类失眠；扎来普隆同时能促进松果体腺分泌褪黑素，协同发挥镇静催眠作用，半衰期仅1~2小时，主要用于入睡困难者；佐匹克隆和右佐匹克隆，用于入睡困难和睡眠维持困难者。

不良反应 与苯二氮䓬类催眠药相比，非苯二氮䓬类催眠药有相似的促睡眠功效，但较少引起睡眠反弹、耐药、撤药反应和潜在的滥用或成瘾，且很少改变睡眠结构。非苯二氮䓬类催眠药潜在的不良反应包括梦游症、记忆和日间功能改变等。如果长期使用，也可出现耐药性，疗效下降，甚至出现药物依赖。

记忆损害 大多数研究指出，非苯二氮䓬类催眠药对中长期记忆的损害可能超过对短期记忆的影响，尤其对情景记忆损害更为突出。1991年，国内专家研究证实，非苯二氮䓬类催眠药对短期记忆和长期记忆均有明显影响，其影响程度与日剂量和服药时间明显相关；1992年国外专家认为，使用非苯二氮䓬类催眠药一段时间后，患者的短期记忆无影响，而长期记忆受到损害。这可能与短期记忆不能转化为长期记忆，从而不能很好地巩固与存储记忆有关。

对策：建议患者不要长期使用这类药物。睡眠质量好转后，应逐渐减量至停用。

总之，催眠药一般应在某些促睡眠行为，如入睡前听舒缓轻松的音乐、温水泡脚、不喝浓茶（咖啡）等无效以后，再选择应用。患者发生失眠以后，最好及时去医院就诊，在医生指导下谨慎使用催眠药。PM

大众医学手机版（APP）是《大众医学》杂志旗下融合性新媒体平台，适配iOS和Android操作系统的手机和平板电脑，具有图文展示、音频视频、应用下载、内文链接、多渠道分享等功能，带来健康资讯阅读新体验。扫描二维码立即下载。各大应用商店搜索“大众医学”亦可下载。发送短信“大众医学”到“12114”，任意手机均可获得下载链接。

扫描二维码

立即下载

男性不育，精液分析最重要

2015年8月24日，在“上海书展”举行期间，《大众医学》邀请上海交通大学医学院附属仁济医院男科副教授、《中国男科学杂志》编辑部主任戴继灿主讲“锦囊取妙计，健康伴终身”的男性健康公益讲座。2014年，《大众医学》与《中国男科学杂志》联合汇编了图书《男人锦囊——男人特需智慧养生方案》。本次演讲分为前列腺健康和男性生育健康两个部分，本期分享男性生育的话题。

我国约15%育龄夫妇存在生育问题，其中约一半与男方有关。男性不育的病因分为睾丸前因素、睾丸性因素、睾丸后因素，而原因不明的占60%~70%。请存在生育困惑的男性，根据医生的指导，进行相关检查：①精液分析，精液分析在确定不育原因中最重要；②以下部位的超声检查：睾丸、附睾、前列腺、精囊、输精管、精索静脉；③以下几种激素的检查：促卵泡素（FSH）、促黄体生成素（LH）、睾酮（T）、雌二醇（E）、催乳素（PRL）；④病原体检测；⑤遗传学检查；⑥抗精子抗体检测。

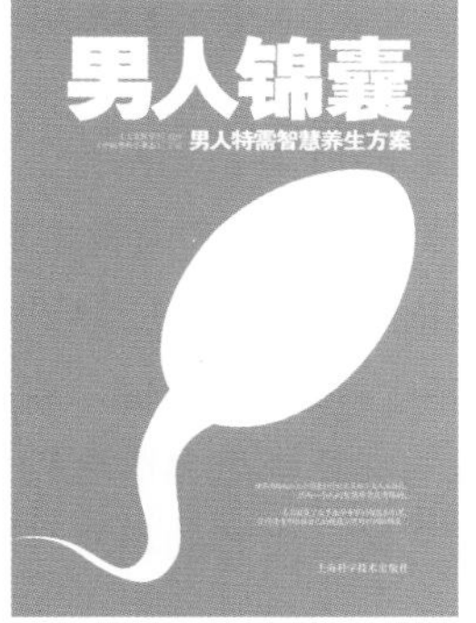

育龄男性，生育保健要“避免”以下几点：避免接触有害的物质，如染料、涂料、油漆、重金属等；避免高温环境，如桑拿、盆浴、紧身内裤；避免吸烟、饮酒；避免影响生育力的药物，如免疫抑制剂、雄激素、抗肿瘤药物；避免熬夜、劳累。

更详细内容请扫描二维码深入阅读。《男人锦囊——男人特需智慧养生方案》中的解读更全面，各大书店及网上书店有售。

请使用特定“标签”搜索那些关联性文章

“大众医学手机版”于2014年底获得“上海市科普教育创新奖”的“科普传媒”一等奖的荣誉，我们的创新措施之一是对客户端呈现的内容“打标签”。若内容涉及“胃、肝脏、子宫、神经系统”等器官或体位，该内容就会在内容数据库的“体位词”的列表中被标注上；若内容涉及“儿童、孕妇、老年人、癌症患者”等不同群体，该内容在“群体词”的列表中就会被标注上。类似的标签还涉及“文献类型”“时间”等，我们会陆续引导大家使用。以“群体词”的“癌症患者”为例，输入“癌症患者”，一系列和癌症治疗、康复、饮食、心理有关的文章都会被检索到。

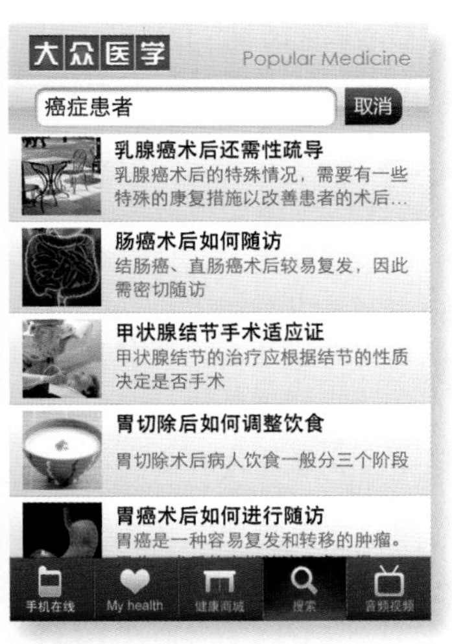

近千个“妙招”等你一试

“妙招”是大众医学手机版“手机在线”板块中的5个栏目之一，目前有近千条妙招等你试一试。这些妙招有的是医者多年经验的精华一瞥，有的是读者历经万难中的偶然获得。他人的经验，未必能正好帮助到你，但是其中的探索必然能给读者在治病和养生中提供有益的借鉴。比如这则“菊花配甘草水去内火”的方法，供你参考，扫一扫可知详情。

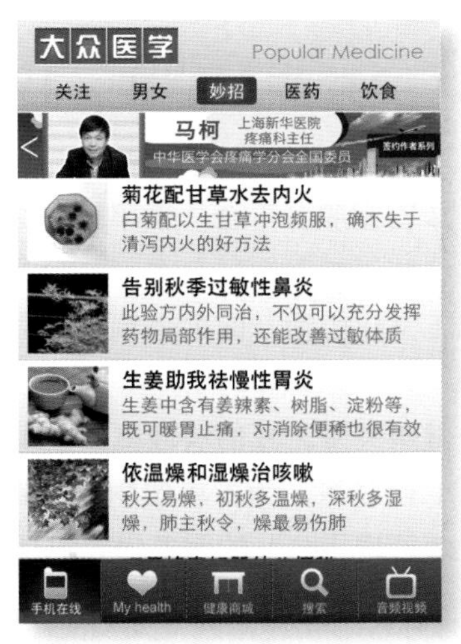

以上内容登录大众医学网站（www.popumed.com），在大众论坛“手机版资讯”版块也可查看。

给读者的一封信

亲爱的读者朋友们，今年有《大众医学》杂志的陪伴，您和您的家人一定收获了不少健康吧！明年，《大众医学》杂志将以更丰富的内容、更清新的版式、更多元化的服务出现在您面前。目前，杂志征订工作已经开始，您可别忘了我们这个好朋友哦！

很多人说，现在网络这么发达，看报纸、杂志，甚至看电视的人都已经很少了。在新媒体时代，报刊等传统媒体确实受到不少冲击。然而不容忽视的是，网络信息鱼龙混杂、真假难辨。尤其在健康养生领域，各种健康谣言、虚假广告充斥在网络和微信朋友圈，很多不明就里的中老年人常因此受骗上当。实际上，医疗保健是一个很特殊的领域，需要有科学的知识和理念为指导，容不得半点虚假，否则就会出大问题。很高兴，您明智地选择了《大众医学》杂志，把她作为全家人的“健康参谋”。《大众医学》杂志从创刊至今，已经有 67 年历史了，我们始终把“科学性”放在首位、把“读者需求”放在心中，杜绝一切虚假信息，也因此赢得了读者的信赖和良好的口碑。

明年，杂志的内容将更加丰富多彩：妈妈喜欢看的营养美食、女性健康、育儿指导；爸爸关心的运动康复、男性健康；爷爷奶奶外公外婆喜欢的中医养生、慢性病保健、就医指导……应有尽有！更重要的是，《大众医学》杂志的文章都是名牌医院的名专家亲笔撰写、文字编辑全部具有大学医学教育背景，内容的科学性完全有保障。

除了杂志，我们还有官方微博和官方微信，微信平台每天都会推送健康科普知识，还会不定期举办各种线上和线下活动。此外，我们还常年为读者提供免费的健康咨询服务，读者如果遇到寻医问药、疾病防治方面的困惑，可以通过信件、电子邮件、电话和微信等渠道，向医学编辑和专家咨询。可以说，订阅《大众医学》杂志，就相当于请了一位“健康管家”。

关于订阅，有不少读者反映，去邮局订阅不太方便。现在也不用担心了，除邮局订阅外，蜘蛛网、杂志铺网站，以及《大众医学》官方微信平台上，都能订阅杂志，非常方便！

我们期待，与您继续相约 2016 年。

关爱职工健康，找“大众健康管理”

“大众健康管理”是《大众医学》杂志专门为企事业单位职工开设的健康管理服务平台。该平台自 2014 年 6 月开通以来，通过举办各种形式的科普讲座、知识竞赛、专家义诊等活动，帮助职工提升健康素养，丰富职工文化生活，促进企事业单位健康发展，受到了众多企事业单位的关注和支持。未来，《大众医学》杂志将陆续走进多家企事业单位，为职工带去健康关爱。我们欢迎更多企事业单位工会、人力资源部相关负责人与我们取得联系，为本单位职工制定系统化、个性化的健康管理方案。“大众健康管理平台”的服务内容包括：

- 个性化课程设计，邀请知名专家举办职工健康讲座、咨询活动
- 编写针对本单位职工的健康手册、读本
- 举办各类健康活动，如健康知识竞赛等
- 定制个性化新媒体产品
- 企业需要的其他健康管理服务

项目负责人：黄薏　熊萍

编辑部电话：021-64848125

敬告读者

每一个月，《大众医学》都会带给您权威、实用、最新的保健知识。出版前，每篇文章都经过严格审查和内容核实。我们刊出这些文章，并不是要取代看病就医，而是希望帮助大家开阔眼界，让自己更健康。

由于个体差异，文章所介绍的医疗、保健手段并不能适合每一位读者，尤其是在诊断或治疗疾病时。任何想法和尝试，您都应该和医生讨论，权衡利弊。

您可以通过以下方式，进一步了解有关专家信息：

1. 登陆《大众医学》网站 www.popumed.com，打开“专家门诊”，在“看病找专家”中键入专家姓名，了解专家专长、联系办法等信息。

2. 发电子邮件至 popularmedicine@sstp.cn 或写信向编辑部咨询。

3. 通过 114 查询相关医疗机构电话，向挂号室或咨询服务台，了解专家近期门诊安排，就医诊治。

敬告本刊作者

1. 本刊稿件一律不退，敬请自留底稿。从稿件投到本刊之日起，三个月后未得录用通知，方可另行处理。如需退稿（照片和插图），请注明。

2. 稿件从发表之日起，其专有出版权、汇编权和网络传播权即授予本刊，同时许可本刊转授第三方使用。本刊支付的稿费包含信息网络传播的使用费。

3. 根据需要，本刊刊登的稿件（文、图、照片等）将在本刊或主办本刊的上海科学技术出版社的网页或网站上传播宣传。

4. 本刊作者保证来稿中没有侵犯他人著作权或其他权利的内容，并将对此承担责任。

5. 对于上述合作条件若有异议，请在来稿时声明，否则将视作同意。

胃肠道肿瘤：发现并“铲除”它

作者简介

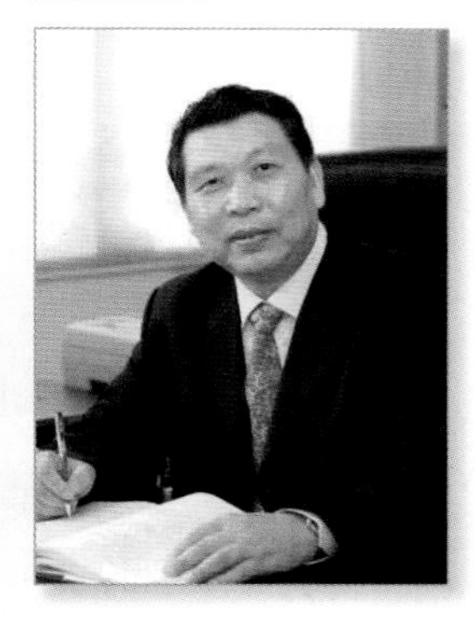

王国斌，华中科技大学同济医学院附属协和医院院长、教授、博士生导师，中华医学会外科分会常委、胃肠学组副组长，中国微创医师协会副会长，湖北省外科腔镜学会主任委员，武汉市科协副主席。

王国斌

胃痛、消化不良、便秘、腹泻等胃肠道不适是每个人都会遇到的问题。很多人觉得，胃肠不适是小毛病，忍忍就过去了。其实，这是一种危险的“错觉”，因为胃肠道恶性肿瘤的临床症状往往与胃炎、胃溃疡、消化不良、便秘等普通胃肠道疾病类似，容易混淆。如果患者不仔细观察，可能会延误治疗，甚至危及生命。古人云，一叶落而知天下秋。普通人如果不警觉疾病的“叶落”，或将难以抵御“生命入秋的萧瑟”。

当前，我国胃肠道恶性肿瘤发病率常年居高不下，胃癌与结直肠癌每年新发病例数已占恶性肿瘤每年总发病人数的1/4。遗憾的是，尽管大家都知道恶性肿瘤要早诊、早治，但实际情况却不尽如人意。以胃癌为例，早期胃癌占所有确诊胃癌中的比重，日本为70%。韩国为55%，我国仅为15%。美国是结直肠癌筛查工作开展最早、政府支持力度最大的国家，其结直肠癌的早期诊断率达20%。我国结直肠癌的早期诊断率还没有确切数据，但一个多中心的研究数据显示，我国三级甲等医院早期结直肠癌的诊断率仍低于10%。也就是说，与先进国家相比，我国胃肠道肿瘤患者确诊时间较晚，需要面临更高的手术风险、更高昂的手术费用，以及更低的生存率。

近年来，随着医疗技术的不断发展，胃肠道肿瘤的早期诊断与治疗成果丰硕。例如，先进的内镜技术可以发现很早期的胃肠道肿瘤，医生在内镜下就能将肿瘤切除，不再需要做外科手术。对于需要进行手术切除的胃肠道肿瘤，现在也可以应用微创的手术方法将其切除，治疗效果等同甚至超过传统开腹手术。因此，要提高胃肠道肿瘤的疗效，关键在于让患者了解相关科普知识，树立肿瘤早期筛查的意识。

对于大众而言，虽然我们不能完全避免胃肠道肿瘤的发生，但重视胃肠道肿瘤的早期征兆，主动参与肿瘤筛查，可以帮助我们避免晚期肿瘤带来的严重后果。这些早期征兆包括：食欲减退，消化不良，吃东西没有胃口，饭量比以前减少；常出现腹胀、腹部不适；经常腹泻或便秘，出现黑便（或像柏油样）或鲜血便；进食不畅，有梗阻感，尤其是进食硬食后，症状更加明显；不明原因明显消瘦；时常感觉乏力、疲惫、气短，尤其是老年人。PM

“如果我们不能完全预防肿瘤的发生，同时又畏惧于中晚期肿瘤的病死率时，最好的办法就是早期发现并铲除它。”

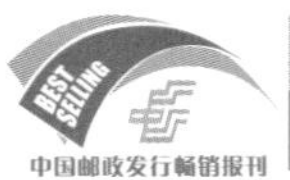

Contents 目录 2015年12月

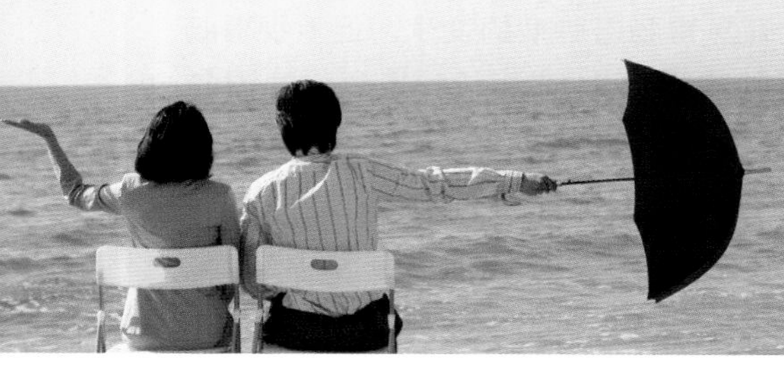

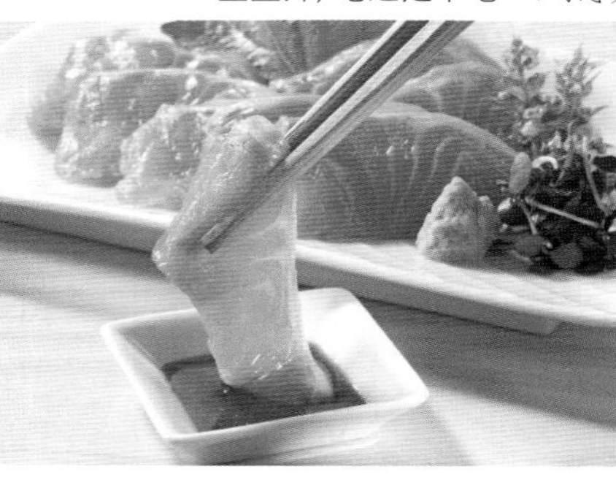

扫描二维码 关注大众医学

发送短信“大众医学”到12114，免费下载大众医学手机版，短信资费0.1元。

大众医学 微信二维码

大众医学手机版（安卓版/iphone版）

鸣谢

本期稿件得到华中科技大学同济医学院编审委员会的支持和帮助，在此谨致感谢！

编委会成员（排名不分先后）

主　编：吴在德（同济医学院前院长、同济医院外科学教授）

执行主编：廖家智（同济医院党委副书记）　彭义香（协和医院党委副书记）

编　委：蔡　敏（同济医院宣传部部长）　黄冬香（协和医院宣传部部长）

汪道文（同济医院心内科主任）　伍　钢（协和医院肿瘤中心主任）

陈孝平（同济医院肝脏外科教授）　胡　波（协和医院神经内科教授）

罗小平（同济医院儿科主任）　邵增务（协和医院骨科主任）

冯　玲（同济医院妇产科教授）　孙家明（协和医院整形外科主任）

刘烈刚（同济医学院营养学系主任）　陶　娟（协和医院皮肤科主任）

本期部分图片由东方IC和达志图片提供　本期封面图片由王悦提供

创刊于1948年　第三届中国政府出版奖期刊奖提名奖　新中国60年有影响力的期刊
上海市著名商标　全国优秀科技期刊一等奖　中国期刊方阵　中国百强报刊

大众医学®（月刊）

2015年第12期 da zhong yi xue

卵巢被称为女性的秘密花园，女人的美丽优雅就在于她的作用。卵巢也是女性身体中较早出现衰老的器官。女性卵巢衰老以绝经为标志，中国女性平均绝经年龄为48~50岁。

传统养生

健康卫士

医患之声

家庭药箱

健康锦囊

2015年总目录

大众医学——Healthy 健康上海 Shanghai 指定杂志合作媒体

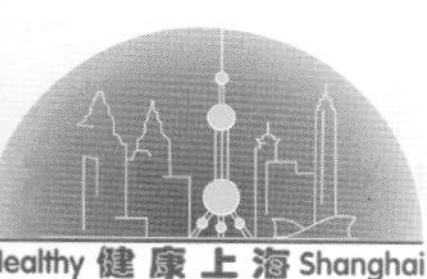

大力推进健康城市建设，上海市爱国卫生工作努力寻求本土化与全球化相结合，提升健康促进的能力与水平。上海市建设健康城市2015年-2017年行动计划实施期间，市爱卫会（健促委）将全面倡导"科学健身、控制烟害、食品安全、正确就医、清洁环境"五大市民行动，进一步加强健康支持性环境建设和市民健康自我管理小组建设。《大众医学》作为指定杂志合作媒体，邀您行动起来、与健康结伴。

名誉主编 胡锦华
主　　编 毛文涛
执行主编 贾永兴
编辑部主任 姚毅华
副 主 编 姚毅华 许 蕾 黄 薏
文字编辑 刘 利 熊 萍 王丽云 寿延慧 刘 硕
美术编辑 李成俭 翟晓峰

新 媒 体
项目经理 夏叶玲
编　　辑 林素萍
美术编辑 陈宇思

主　　管 上海世纪出版股份有限公司
主　　办 上海世纪出版股份有限公司科学技术出版社

编辑、出版 《大众医学》编辑部
编 辑 部 （021）64845061
传　　真 （021）64845062
网　　址 www.popumed.com
电子信箱 popularmedicine@sstp.cn

邮 购 部 （021）64845191
（021）64089888转81826

广告总代理
上海科学技术出版社广告部
上海高精广告有限公司
电话：021-64848170
传真：021-64848152
广告/整合营销总监 王 萱
副 总 监 夏叶玲
业务经理 杨整毅 丁 炜

发行总经销
上海科学技术出版社发行部
电话：021-64848257 021-64848259
传真：021-64848256
发行总监 章志刚
发行副总监 潘 峥
业务经理 张志坚 仝 翀 马 骏

编辑部、邮购部、广告部、发行部地址
上海市徐汇区钦州南路71号（邮政编码200235）

发行范围 公开发行
国内发行 上海市报刊发行局、陕西省邮政报刊发行局、重庆市报刊发行局、深圳市报刊发行局
国内邮发代号 4-11
国内统一连续出版物号 CN31-1369/R
国际标准连续出版物号 ISSN 1000-8470
国内订购 全国各地邮局
国外发行 中国国际图书贸易总公司（北京邮政399信箱）
国外发行代号 M158
印　　刷 上海当纳利印刷有限公司
出版日期 12月1日
定　　价 8.00元
广告经营许可证号 3100320080002
80页(附赠32开小册子16页)

杂志如有印订质量问题，请寄给编辑部调换

资讯分享

饮食营养

世界卫生组织：火腿、香肠、肉干是致癌物

近日，世界卫生组织下属的国际癌症研究机构宣布，加工肉类被归为“人类致癌物”。该机构指出，**有足够证据证明，食用加工肉类会在人类中引发结肠直肠癌。加工肉类指经过腌制、固化、发酵、熏制或其他为增加香味或改善保存而处理过的肉类**。大部分加工肉类含有猪肉或牛肉，但也可能包含其他红肉、禽肉、动物杂碎，及包括血在内的肉类副产品。加工肉类的例子有热狗（熏肉肠）、火腿、香肠、咸牛肉和干肉片或牛肉干，以及肉类罐头和肉类配料及调味汁等。**专家得出结论认为，每天食用50克加工肉制品，患结肠直肠癌的风险将增加18%**。同时，世界卫生组织也建议，不宜过多摄入红肉（指所有哺乳动物的肌肉，比如牛肉、猪肉、羊肉、马肉等），因其亦与结肠直肠癌、胰腺癌和前列腺癌有一定关联。

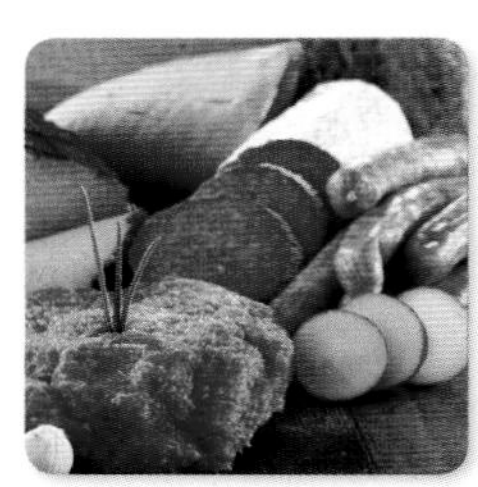

健康数据

世界艾滋病日：“防艾”，学生、青年需提高警惕

12月1日是“世界艾滋病日”。根据国家卫生计生委的数据，目前青年学生中艾滋病病毒感染人数上升较快。**根据2008年的报告，青年学生感染者和病人数是482例，约占报告青年感染人群总数的6%；而到2014年底，青年学生感染者和病人达7 200多例**，同期全国报告存活的青年感染者和病人是36 000多人，即感染者和病人中，青年学生约占青年人群总数的17%。这一人群过去几年感染人数上升的幅度相对快于其他人群。值得注意的是，青年学生中艾滋病病毒传播途径基本以性传播为主。据统计，青年人群性传播比例由2008年的55%增加到2014年的95%，其中男性同性性传播的比例由2008年13%上升到55%，而青年学生当中男性同性性传播的比例由2008年的59%上升到2014年的82%。专家建议，不管哪个人群，包括青年学生，都要重视艾滋病的预防，**首先要洁身自好，其次要提倡对伴侣专一、安全性生活、使用避孕套等预防措施**。同时，有高危行为者，应该主动做艾滋病病毒的检测。

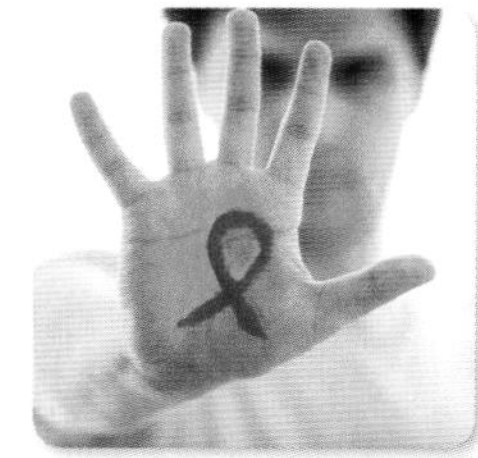

生活方式

做家务：有助增强记忆力

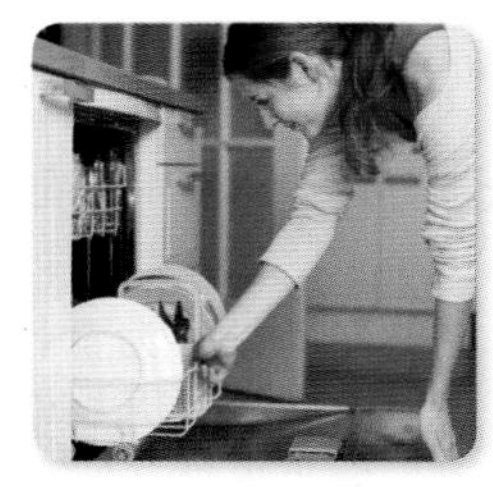

英国和意大利的研究人员对100名15~40岁的男性和女性展开了一项记忆测试。结果发现，女性记事能力明显高于男性。男性虽然记忆力不如女性，但更擅长一心多用和处理复杂的问题。研究人员分析，女性记忆能力相对强，原因可能很多，但其中非常重要的一点是，她们需要长期平衡家庭生活和工作，承担的琐碎事情较多，因而对记忆能力的挑战也很多。比如，**需要经常记忆下班后买菜、做家务、整理房间等烦琐的事。这些都会锻炼她们的记事能力**。研究人员建议，**男性不妨多做些家务或管些家事，那样对提高个人记忆能力很有帮助**。

疾病预防

心梗患者：重视胸痛，珍惜时间

冬季是心肌梗死（心梗）好发的季节。国内一项调查显示，目前大城市的大医院中，只有1/4的急性心梗患者是急救中心送来的。专家指出，**急性心梗患者胸痛要呼叫救护车，而不是叫出租车**。因为急救车不仅运送速度快，而且救护人员能对病情做初步判断，采取一些紧急处理措施。医护人员熟悉哪些医院擅长救治急性心梗，可以在路途中就联系相关医院，并帮助患者就近就医。事实上，救治延迟是我国急性心梗患者死亡的重要因素之一。调查发现，患者院前延迟为5~7小时，而患者心肌坏死情况与时间明显相关。**急性心梗患者发病后6个小时，心肌坏死面积已达80%~90%**。社会民众对急性心梗的认识不足，当出现胸痛等症状时，不少患者会有错误的想法，比如“可以忍一忍，明天早上再说”“自己平素体健，不会得心梗”“这可能只是简单的胸痛、胃痛”“吃着治疗药，可预防不得心梗”等等。专家指出，**出现胸痛，绝对不能大意，心梗救治中，绝对不能拖延，时间就是生命**。

对于救命来说，每分每秒都是极其珍贵，都是在与“死神”赛跑。不同病种的救命时间，从几分钟到几小时不等。

《大众医学》微信公众平台开展了“救命时间猜猜看”活动，让广大粉丝了解、掌握猝死、心梗、脑梗死、溺水这四种疾病的救命时间。

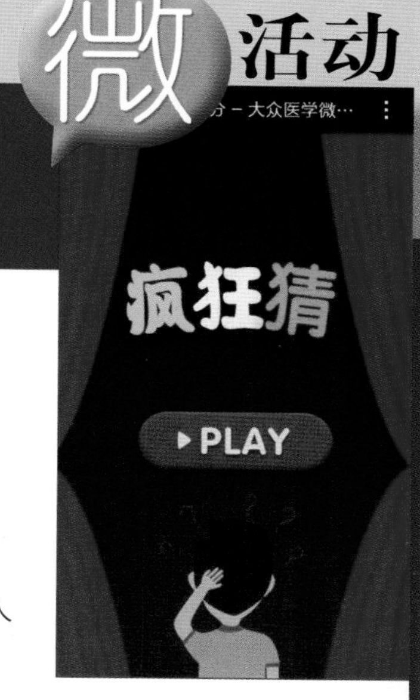

救命时间大揭秘

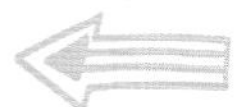

题目一：猝死的救命时间是?

答案：6分钟内

上海中医药大学附属龙华医院主任医师方邦江： 猝死发生后的4~6分钟是救命时间，一旦超过这个时间，脑细胞就会发生不可逆的死亡。脑死亡了，即便心脏恢复了跳动，人也无法清醒。因此，如果身边有人突然倒地不省人事，一定要尽早为其做心肺复苏。

我们可以用“叫叫CABD”来概括心肺复苏的程序，即：“叫”病人——评估意识，观察病人的反应，判断有无呼吸；“叫”——拨打急救电话；Circulation——胸外按压维持循环；Airway——开放气道；Breathing——人工呼吸；Defibrillation——早期除颤。

题目二：心梗的救命时间是?

答案：6小时内

同济大学附属东方医院心内科刘学波： 一旦发生心肌梗死，时间是非常宝贵的。越早采取措施，心肌梗死的面积越小，预后就越好。心肌梗死救治的关键时间是发病后6小时内，而发病后1个小时内治疗效果更佳。

有人认为，心肌梗死患者应该就地抢救，不应该搬运。其实不然，正所谓“时间就是心肌”，心肌梗死发生后，家属应尽快把患者送到附近有条件的医院进行抢救，而不是留在家里。需要提醒的是，由于部分基层医院不具备心肌梗死的抢救条件，故患者一定要选择能够进行溶栓或做介入治疗的医院。

题目三：脑梗的救命时间是?

答案：6小时内

上海市第一人民医院分院主任医师王少石： 目前，医学界认定急性脑梗死的最佳治疗时间是发病后6小时内，最好在3小时内治疗。

脑梗死发作导致脑缺血有一个过程，一般先出现较轻的症状，如手脚无力、语言略有含糊等，以后再进行性加重。对此，旁观者不一定意识到病人已发生了脑梗死，以为休息一下就好了，从而延误治疗。客观上，由于脑梗死的病变部位在脑，发病时病人脑子糊涂，妨碍其正常思维，因此很难下定决心马上就医。

题目四：溺水的救命时间是?

答案：6分钟内

上海市疾病预防控制中心伤害防治科高宁： 救助溺水者，就是和时间赛跑。普通人溺水2分钟后便会失去意识，4~6分钟后神经系统就将遭受不可逆的损伤。最好的方法是立刻拨打120急救电话求助，同时就近寻找长竹竿类的东西，或在救生圈上绑根绳索扔给溺水者，用树枝、树藤、木板等伸向溺水者，将其拉上岸。

如果周围人烟稀少、物资缺乏，你必须要下水救人的话，请务必记得在下水前先脱下衣裤，以免被溺水者抓住一起下沉。特别要避免游到溺水者的正面去拉他。

等你来参与

大家对于以上4种疾病的救命黄金时间，都已经掌握了吧。千万别以为知道这些急救知识就足够了，再给你出些小题目：

鱼刺卡在喉咙里，吃馒头管用吗?

耳朵进飞虫，怎么办?

鼻子突然流血了，要抬头还是要低头?

烧烫伤，涂酱油管用吗?

眼睛有异物，千万不能做什么?

……

想知道答案?

想学习更多急救常识?

扫描下面二维码购买“急救能手在线养成班”（内容不定期更新），一次购买，终身学习!

人到中年
杜绝10大健康隐患

本刊记者/黄 薏
专家支持/华中科技大学同济医学院附属协和医院

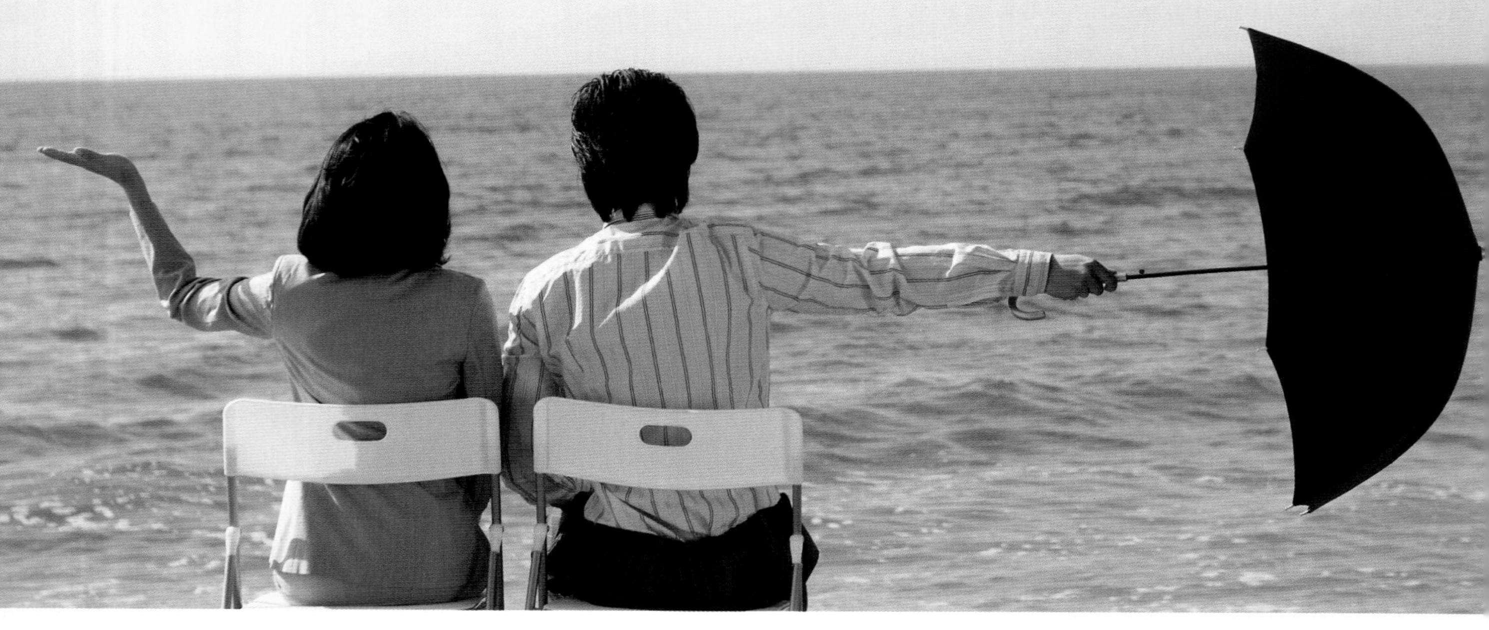

近年来，在不良饮食习惯和生活方式的“催化下”，各种慢性病的发病年龄逐步年轻化，许多老年病越来越多地发生在中青年人身上。尤其是近几个月，中年人猝死事件时有发生，让人唏嘘不已。

中年人群是促进社会经济发展和维护家庭幸福生活的“中流砥柱”，往往承受着比其他年龄段人群更大的压力。人到中年以后，身体各个器官的功能开始退化，再加上缺乏运动、过量饮酒、吸烟、过度疲劳等不健康的生活习惯，令中年人的健康“雪上加霜”。更令人忧虑的是，中年人对自身健康的关注程度远远不及老年人。很多中年人在发生心肌梗死、脑出血，甚至猝死等严重疾病前，往往一直以“健康人”自居，不重视体检，也并不在意机体发出的“预警信号”。

为初步了解中年人的健康状况，本刊近日对华中科技大学同济医学院附属协和医院体检中心近两年的体检数据进行分析，从15 156名45~59岁中年人（7807名男性、7349名女性）的健康体检报告中，筛选出发病率最高的八大疾病，结果如下:

男性检出率最高的 8 种疾病

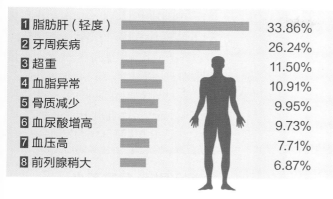

排名	疾病	检出率
1	脂肪肝（轻度）	33.86%
2	牙周疾病	26.24%
3	超重	11.50%
4	血脂异常	10.91%
5	骨质减少	9.95%
6	血尿酸增高	9.73%
7	血压高	7.71%
8	前列腺稍大	6.87%

女性检出率最高的 8 种疾病

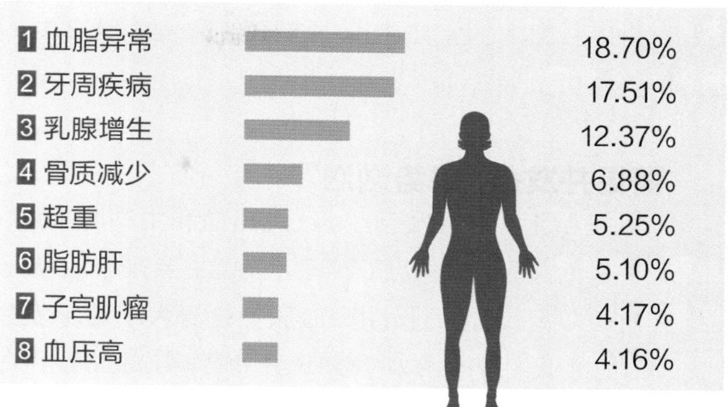

从上述数据中，我们可以看出，除乳腺增生、前列腺疾病、子宫肌瘤这三种与性别相关的疾病外，中年男性与中年女性检出率较高的疾病大致类似，仅排名略有不同。或许在很多人看来，本次“上榜”的都是一些“小毛病”，无须过分担心。殊不知，这些中年时期的“小毛病”，若不充分重视，将会在不久的将来，或者在进入老年期以后，引发“大危机”。比如，体重超重、高血压、高尿酸血症、血脂升高、脂肪肝与心脏病、动脉粥样硬化和糖尿病的发生息息相关；中年时期的骨质减少，往往意味着进入老年期以后，发生骨质疏松及骨质疏松性骨折的危险性大大增加；而中年时期若不及早重视和防治牙周病，不仅将导致晚年时期严重缺牙，甚至“一望无牙”，生活质量大大下降，还会对全身健康造成严重危害。

为帮助广大中年人尽早摆脱健康隐患，避免疾病“偷袭”，本刊特邀医学专家对中年人最容易罹患的 10 种疾病进行点评，并提出有效防治建议。

中年人群：高血压“重灾区”

周子华

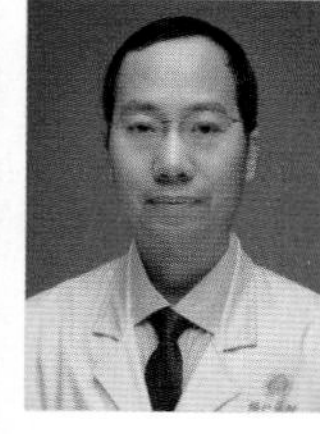

专家简介

周子华 华中科技大学同济医学院附属协和医院心内科教授、主任医师、硕士生导师、西院心内科常务副主任，武汉市医学会心血管专业委员会高血压学组委员，武汉中西医结合学会心血管专业委员会常委。擅长各种心血管疾病的临床诊治，对高血压、冠心病、心力衰竭等疾病的诊治，以及介入术后随访具有丰富临床经验。

专家门诊：周二下午、周三上午（本部）
周一下午、周二上午、周五上午（西院）

在多数人的印象中，高血压是老年人才得的病，实则不然。随着社会经济的发展，我国高血压的发病率越来越高，且有年轻化的趋势。2014 年国家卫计委公布的数据显示：我国高血压患病率为 25.5%，高血压患者数约 2.7 亿。

人到中年，切勿忽视高血压

由于工作紧张、繁忙，生活节奏快，体育锻炼时间少，以及发胖等原因，导致高血压在中年人群的发病率呈快速增加态势。我国高血压的发病年龄以 30~60 岁多见，第一次发现高血压的年龄高峰为 40~49 岁。2005 年北京城乡中年人（40~65 岁）高血压流行情况调查显示，农村高血压发病率为 55.58%，城市高血压发病率为 42.91%。虽然不同地域、不同年龄段中年人高血压的发病率有所不同，但从上述数据可以看出，中年人高血压的发病比例之高。

中年人高血压常无明显症状

中年人由于血管弹性尚好，故大多数中年高血压患者没有症状。即便部分患者在血压很高时有头昏、心悸、疲劳等症状，但往往未引起重视。临床上，相当多的患者只是在体检或发生卒中后才被发现。

即便是血压正常的中年人，也不能掉以轻心，因为你可能正走在罹患高血压的路上。2002 年的调查数据显示，中国 18 岁以上居民正常高值血压（120~139/80~89 毫米汞柱）检出率为

34%，尤以 40~59 岁年龄段检出率最高。而与理想血压人群相比，正常高值血压人群发生高血压的比例更高，发生脑卒中、冠心病等心血管病的危险性增加 52%。

警惕并发症“来势汹汹”

高血压最直接的危害是导致脑出血和主动脉夹层，多因血压过高、血管破裂所致，死亡率极高；间接损害主要是心肌梗死、脑梗死、肾功能损害和心力衰竭，因长期高血压使全身大小动脉发生粥样硬化所致。据统计，我国有超过半数的心血管病发作与高血压相关。中年人是家庭的“顶梁柱”，一旦发生这些并发症，往往会致死或致残，对家庭造成严重打击，增加家庭和社会的负担。

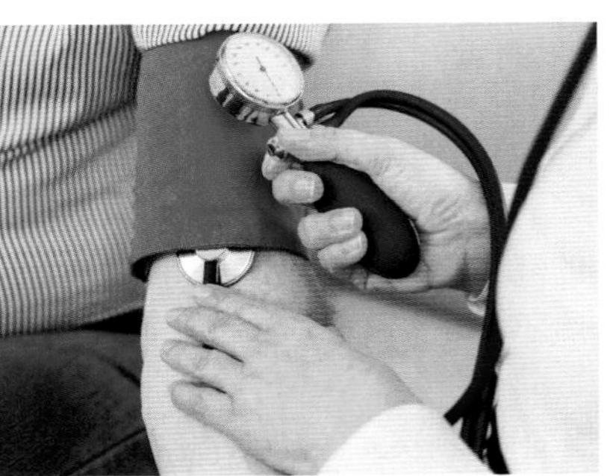

因此，中年人应定期测量血压，坚持每年体检。如果不同日期测量血压 2 次或以上，收缩压≥ 140 毫米汞柱和（或）舒张压≥ 90 毫米汞柱，即可诊断为高血压。一旦确诊为高血压，应立即接受治疗。

科学防治，有章可循

高血压的治疗主要包括非药物治疗和药物治疗。非药物治疗适用于全部高血压患者，主要是生活方式干预，它不仅可以预防或延迟高血压的发生，还可以降低血压，提高降压药物的疗效。具体措施包括：合理膳食、戒烟、限酒、加强运动、减轻体重、减少精神压力、保持心理平衡等。

通常，无并发症的 1 级高血压（160/100 毫米汞柱以下），若生活方式干预有效（血压低于 140/90 毫米汞柱），可继续生活方式干预，无效者应开始药物治疗；有并发症的 1 级高血压和 2 级以上高血压（≥ 160/100 毫米汞柱），一旦确诊，即应开始药物治疗。

高血压的治疗药物较多，应遵循个体化用药的原则，在医生的指导下服药，并定期监测血压，定期复诊，尽早使血压达标；若血压难以控制，应注意排除继发性高血压（继发性高血压占中年高血压的 5%～ 10%）。除治疗高血压外，若合并其他心血管疾病，还应进行调脂、降糖等治疗。若有鼾症，也应进行相应治疗。

特别提醒

据观察，中年高血压患者常有很多错误观点或行为：一是“不愿意用药”，常常有病友对我们说，我没有症状，不想用药；某某某血压 180，这么多年没吃药，也没事；一吃上药，就停不了了，要吃一辈子药；二是有症状时用药，没有症状就停药；三是担心西药副作用大，过分依赖中药；四是虽然能坚持用药，但无法坚持进行生活方式干预，虽然血压高，但仍继续抽烟、酗酒、不锻炼、不控制饮食等。而这些情况，在老年高血压患者中却并不常见。中年高血压患者应引起重视，否则一旦发生并发症，就悔之晚矣！

最近几项抽样调查显示，中国成人脂肪肝患病率为 12.5%～35.4%，脂肪肝已取代病毒性肝炎成为我国居民第一大肝脏疾病。来自香港的研究发现，非肥胖者脂肪肝的发病率为 19.3%，而肥胖者脂肪肝的发病率更高，达 60.5%。

症状很轻，危害不小

很多人认为，脂肪肝是良性病变。实际上，脂肪肝的危害可真不少。今年欧洲一项大型前瞻性队列研究显示，糖尿病合并非酒精性脂肪性肝病，会使肝纤维化风险增加 5 倍以上；欧洲肝脏研究学会预测，脂肪肝将逐渐成为肝癌的主要诱因；还有研究证实，除肝癌外，脂肪肝患者罹患消化系统肿瘤（如结肠

近年来，我国成人肥胖患病率不断攀升。2015 年，我国 18 岁及以上成人超重率为 30.1%，肥胖率为 11.9%，中年人尤其多见。肥胖受遗传、环境等因素影响。很多人进入中年后变胖，与不良生活方式有着很大关系，且随着年龄增长，新陈代谢速度减慢，若不适当减少热量摄入，更易发生肥胖。

肥胖与多种慢性病相关

目前认为，肥胖与下列慢性疾病相关：①心血管疾病，包括心脏病、脑卒中和高血压，肥胖者罹患高血压的风险是体重正常者的 3~4 倍；②代谢性疾病，如糖尿病、脂肪肝等，肥胖者患糖尿病的风险是体重正常者的 2~3 倍；③肌肉骨骼疾病，如关节炎等；④认知功能减低、抑郁症、睡眠呼吸暂停综合征等，与肥胖存在关联；⑤子宫内膜癌、乳腺癌、结肠癌的发病，也与肥胖有关。

广为认知的脂肪肝 不被重视的“大麻烦”

侯晓华

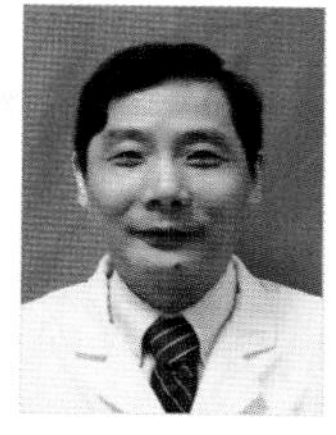

专家简介

侯晓华 华中科技大学同济医学院附属协和医院大内科主任、消化科主任，二级教授、博士生导师，中国医师协会消化医师分会副会长，中华医学会消化病学分会胃肠动力学协作组组长，湖北省医学会消化病学分会副主任委员。擅长消化系统疑难杂症的诊治，特别是肠易激综合征、功能性便秘、胃食管反流病的诊治。

名医门诊：周三下午 **专家门诊**：周四上午

癌）的风险也比正常人高。此外，脂肪肝患者罹患糖尿病、冠心病的概率也明显高于普通人群。

长期治疗才有效

脂肪肝的治疗周期较长，治疗策略是多方面的。由于超重、肥胖是引起脂肪肝的首要原因，故通过生活方式的调整来控制体重是防治脂肪肝的基础。武汉曾经有一个“暴走妈妈”很出名，这位母亲 55 岁，患有重度脂肪肝。为了给患有肝硬化的儿子捐献肝脏，她坚持每天暴走 10 千米，风雨无阻，再加上控制饮食，用 7 个月的时间减掉了数十千克体重，脂肪肝也消失了。虽然“暴走妈妈”的做法有点极端，但至少可以说明一点，控制饮食和加强运动在脂肪肝的治疗中起着十分重要的作用。

脂肪肝患者三餐要规律，保证适量蛋白质摄入，减少油、盐摄入量，适当放慢进餐速度。同时应根据自己的年龄、性别、体能、健康状况等，制定个体化的运动计划。运动要注意循序渐进，长期坚持。

中年发福 福兮？祸兮！

陈璐璐

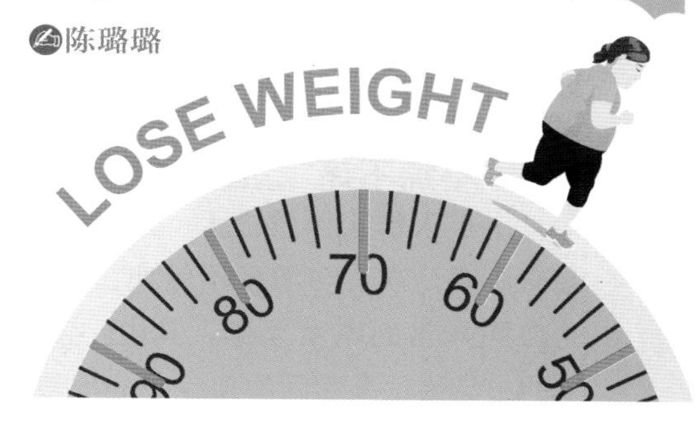

BMI或腰围超标，即为肥胖

BMI（体质指数）和腰围是最常用的判断肥胖的指标。BMI 的计算方法是体重（千克，kg）除以身高（米，m）的平方。目前，世界卫生组织将 BMI ≥ 25kg/m^2 定义为超重，BMI ≥ 30kg/m^2 定义为肥胖。2011 年中华医学会内分泌学分会肥胖学组发布了中国成人肥胖诊断标准：BMI 介于 24.0~27.9kg/m^2 为超重；BMI ≥ 28kg/m^2 为肥胖。男性腰围 ≥ 90 厘米，女性腰围≥ 85 厘米，为内脏型肥胖。

肥胖治疗是一项系统工程

肥胖的治疗主要包括两方面，一是减轻体重的措施；二是对伴发疾病及并发症的治疗。具体措施包括：①医学营养治疗，总体原则为减少总热量摄入，如避免高糖、高脂、高盐饮食，避免暴饮暴食、餐间零食和睡前进餐等；②增加体力活动，肥胖者应每天坚持进行 30~60 分钟有规律、中等强度的有氧运动；③认知行为干预，掌握关于肥胖和体重控制的科学知识，树立信心，采取有效减轻并维持体重的行为措施；④减肥药物治疗，BMI ≥ 24kg/m^2 伴有相关并发症，或 BMI ≥ 28kg/m^2，经 3~6 个月单纯饮食、运动治疗，仍不能减重 5%，甚至体重仍有上升趋势者，可以在医生指导下服用减肥药物控制体重；⑤ BMI ≥ 32kg/m^2 者，可以考虑手术治疗。

专家简介

陈璐璐 华中科技大学同济医学院附属协和医院内分泌科主任、教授、主任医师、博士生导师，中华医学会内分泌学分会常委兼秘书长、肥胖学组组长、脂肪肝学组副组长，中国医师协会内分泌代谢医师分会常委，湖北省糖尿病学会主任委员、内分泌学会常委。擅长糖尿病及其慢性并发症、甲状腺疾病、骨质疏松症、肥胖症等内分泌疾病的诊治。

专家门诊：周一上午

名医门诊：周二、四上午

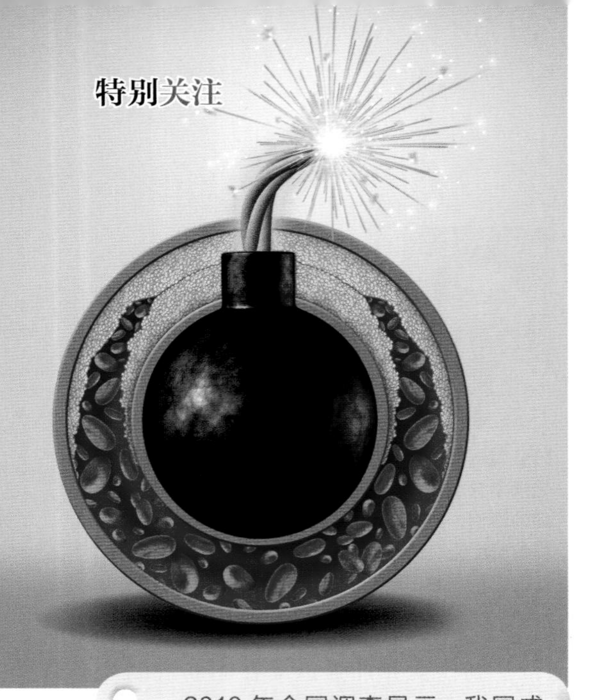

血脂异常：中年人“拔头筹”

文 程 翔　苏冠华

2010 年全国调查显示，我国成年男性和女性高胆固醇血症患病率分别为 3.4% 和 3.2%，高甘油三酯血症患病率分别为 13.8% 和 8.6%，整体人群血脂异常的患病率接近 20%。另一项调查显示，大众普遍对血脂异常的危害认识不足，我国居民对血脂异常的知晓率为 19.22%，治疗率为 39.0%，达标率仅为 25.8%。由此可见，我国血脂异常的防控形势非常严峻。

“不痛不痒”，危害不小

中年人群工作压力大，活动少，社会交际多，饮食习惯多不健康，从而成为血脂异常的高发人群。其中，45~59 岁的中年男性高胆固醇血症患病率最高。高胆固醇血症与动脉粥样硬化的发生息息相关。而动脉粥样硬化是导致冠心病、脑梗死、外周血管疾病的“元凶”。

动脉粥样硬化的形成有两个基本条件：一是低密度脂蛋白胆固醇（LDL-C）升高；二是单核细胞在血管壁聚集和沉积。也就是说，看似“不痛不痒”的血脂异常，其实是导致动脉斑块形成，进而引起动脉粥样硬化性疾病的根源。此外，甘油三酯升高的危害也不容忽视，除增加动脉粥样硬化性疾病的发病风险外，重度甘油三酯升高还可伴发急性胰腺炎，甚至危及生命。

“管住嘴、迈开腿”最关键

饮食治疗和改变不良生活方式是治疗血脂异常的基石，无论是否进行药物治疗，都必须坚持。主要措施包括：①饮食清淡，减少动物脂肪和胆固醇的摄入，少吃或不吃肥肉、动物内脏等，尽量选用植物油；②多吃富含膳食纤维的食物，如谷类食物、水果、蔬菜和豆类，坚持“一口肉，两口饭，三口水果，四口菜”；③减轻体重；④加强体育锻炼，坚持每周 3~5 次、每次 30 分钟左右、中等强度的运动。

合理应用调脂药

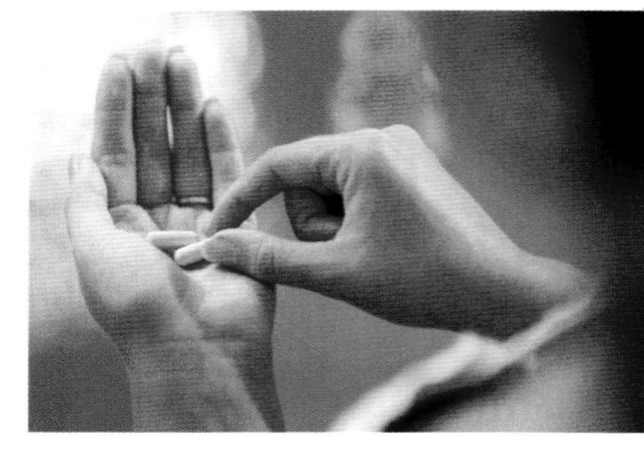

他汀类药物是目前用于调节血脂，尤其是降胆固醇治疗的常用药物。调脂治疗需谨记三个目标值：①要使动脉血管里的斑块不进展，需要使低密度脂蛋白胆固醇（LDL-C）显著降低至 1.4~2.1 毫摩/升；②若要使血管内斑块消退，还需同时升高载脂蛋白 A1（Apo-A1）至 1.35~1.5 克/升，以及高密度脂蛋白胆固醇（HDL-C）至 1.2~1.4 毫摩/升；③单纯甘油三酯（TG）重度升高（>5.6 毫摩/升），推荐使用贝特类调脂药，如非诺贝特、苯扎贝特等。

通常，大多数患者对常用的他汀类或贝特类调脂药物耐受性良好，发生严重副作用的概率很小。单用标准剂量的他汀类或贝特类药物，极少引起肝脏转氨酶明显升高。脂肪肝患者接受调脂治疗后，肝功能反而会好转。

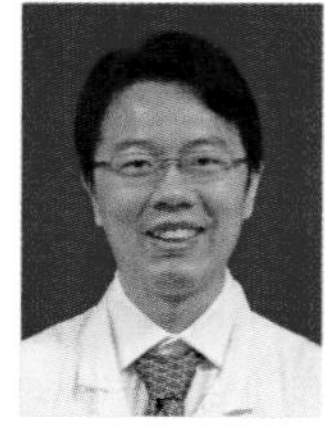

专家简介

程 翔 华中科技大学同济医学院附属协和医院心内科副主任、教授、主任医师、博士生导师，教育部新世纪优秀人才，中华医学会心血管病学分会青年委员，中国病理生理学会心血管专业青年委员会委员，国际心脏研究会（ISHR）中国分会执委会青年委员，湖北省医学会心血管病学分会委员。擅长冠心病介入治疗、心力衰竭等心血管病以及血脂异常的诊治。

专家门诊：周二全天

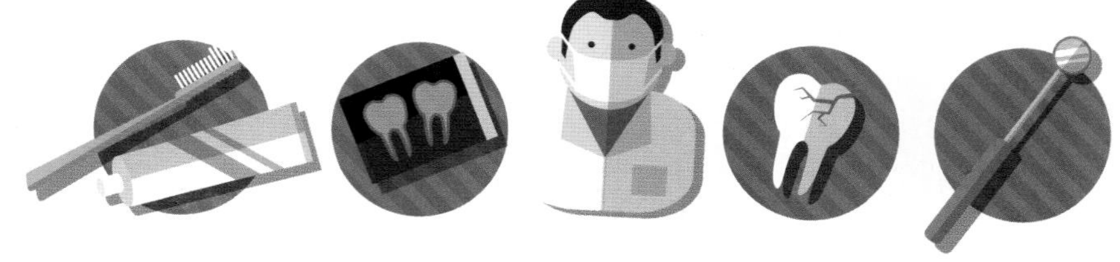

中年人：平均每年因牙周病失牙3颗

✍陈 穗

第三次全国口腔健康流行病学调查显示，我国 80% ~ 97% 的成年人患有不同程度的牙周疾病，45 岁以上中年人平均每年因牙周病失牙 3 颗，每 10 个老年人中，就有 1 个人全口没有一颗牙齿。牙周病引起的牙齿松动、移位和脱落，不仅影响美观、咀嚼及发音功能，更对患者的心理健康产生较大影响。

牙周病的危害不仅仅局限于口腔

牙周病是世界卫生组织提出的需要重点防治的疾病之一，它不仅会导致牙齿的缺失，还与心血管疾病、糖尿病、肺部感染等全身疾病有着密切关系。

近年来，冠心病等心血管疾病已成为导致人类死亡的第一位病因。众多研究表明，牙周病对动脉粥样硬化、缺血性心脏病、心肌梗死和脑血管意外均具有潜在作用。众多研究表明，慢性牙周炎可产生大量炎症因子，可能诱导或加速动脉粥样硬化斑块的形成，从而导致心血管疾病。牙周病还可影响糖尿病患者血糖的控制，增加发生各种并发症的危险性，而积极牙周治疗有助于控制炎症，有效控制血糖。血糖控制差的糖尿病患者罹患牙周病的风险是非糖尿病患者的 3 倍以上，且牙周破坏更为严重，进展更加迅速，牙松动更加明显，失牙也更早。研究者还发现，患有重度牙周炎的糖尿病患者死于心血管疾病或肾病的危险性是有轻微或者没有牙周炎的糖尿病患者的 3.2 倍以上。

近年来的许多研究提示，牙周炎与一些不良妊娠（如早产低体重儿、先兆子痫、胎儿生长发育迟缓和晚期流产）密切相关。患有严重牙周炎的孕妇发生早产的风险比牙周健康产妇高 7.5 倍。

牙周感染与肺炎也存在联系，尤其多见于长期卧床的老年牙周病患者。牙周致病细菌可随呼吸进入下呼吸道和肺部，引起呼吸道疾病或加重原有病情。良好的口腔卫生可有效降低肺部感染的发生率。此外还有研究发现，牙周病可引发消化道疾病及类风湿关节炎等。

识别牙周病的早期信号

牙周病的早期表现为：①牙龈出血，通常表现为刷牙出血、啃苹果等水果时牙龈流血，或晨起口腔有血腥味；②牙龈颜色由正常的粉红色变为鲜红或暗红色；③牙龈萎缩，口腔内有臭味；④牙齿出现轻度松动、移位，特别是上下前牙有呈扇形张开趋势，或者咀嚼时出现牙齿软弱无力等。有上述症状时，应尽早就医，将牙周病扼杀在萌芽阶段。

正确刷牙、定期洁牙是关键

正确、科学的刷牙方法是防治牙周病的关键。宜选择软毛小头牙刷，刷上牙时，应将刷毛斜向上与牙龈表面成 45 度角，轻轻加压，一部分进入牙齿与牙龈间缝隙，一部分在牙龈上，作水平向颤动 10 次，确保每一颗牙齿、每一个面都刷到；刷下牙时，方法类似，每次刷牙至少 3 分钟。近年来的研究发现，即使刷牙方法完全符合要求，也不能完全清除口内的菌斑（刷毛无法进入牙间隙等位置），故应在正确刷牙的基础上，合理使用牙线，并定期进行牙周洁治。

很多人担心，超声波洁牙会损伤牙齿。其实不然。超声洁牙机通过超声振荡去除牙齿表面覆盖的结石，对牙齿结构影响甚微。洁牙时，患者牙龈多伴有红肿，去除牙结石后，牙龈有少量出血是正常现象。洁牙后，暴露的牙根面会有冷热刺激不适，但过段时间就会自行缓解。牙间隙原先塞满结石，结石去除后，牙缝肯定会暴露，故洁牙后更应注意口腔清洁，防止食物残渣将牙缝堵塞，很快再次产生牙结石。

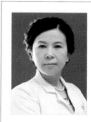

专家简介

陈 穗 华中科技大学同济医学院附属协和医院口腔科副教授、副主任医师、硕士生导师，湖北省口腔医学会理事、牙体牙髓病专业委员会委员。擅长牙周病、口腔溃疡、口腔扁平苔藓、口腔念珠菌感染等疾病的诊治。

专家门诊：周三下午

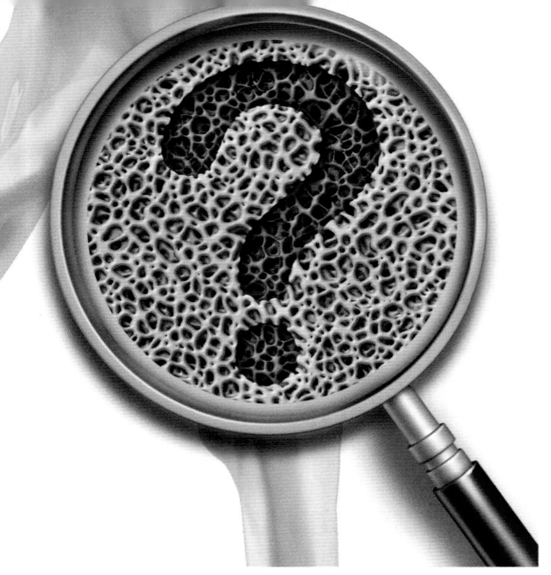

人到中年：骨质疏松“悄然到来”

✍邵增务　浦飞飞

骨质疏松症被称为“悄无声息的流行病”。人到中年以后，很容易出现骨质减少，甚至骨质疏松。对付骨质疏松，应该以预防为主。若从青年时期就注意养成良好的生活方式，可大大降低老年期骨质疏松的发生率。

骨质疏松并非老年人专利

在很多人的心目中，骨质疏松症是老年病。殊不知，部分中年人也可能存在骨质疏松症。骨质疏松症是多种原因引起的疾病，以骨量减少为诊断标准。骨质疏松会使人身材逐渐变矮，弯腰驼背，还有令人烦恼的周身骨痛，尤其是脊柱和骶髂负重部位的疼痛。同时，骨质疏松还会使骨骼强度和韧性下降，一些轻微的外伤就会造成骨折。

随着社会人口的老龄化，老年人逐年增多，骨质疏松性骨折的发生率也逐年增多，给患者及家人带来很大的伤害。但骨质疏松不是老年人的专利，许多中年人存在腰酸背痛等症状，其中部分人实际上就是骨质疏松在“作怪”。骨量减少是骨质疏松的“前奏”，需要引起足够重视，及早采取干预措施。

远离骨质疏松，做好五件事

● **年轻时储备足量的钙**　人的峰值骨量与骨质疏松的发生存在密切关系，峰值骨量越高，往往预示着将来发生骨质疏松的风险越低。骨峰值的形成与遗传、种族、性别、环境、营养、激素和力学负荷等多种因素有关。要提高骨峰值，年轻时就应加强营养，运动量也要足够，争取在 35 岁之前把骨头里的钙“存足”，因为到了 35 岁或 40 岁之后，骨头里的钙很难再继续增加。

● **保证摄入足够的钙**　无论哪个年龄阶段的人，都要注意钙的摄入量，通过多吃含钙食物来补钙，如鸡蛋、鱼虾、豆类、牛奶、海产品等。在我国，很多人都存在钙摄入不足的问题，尤其是绝经后的女性，每天应摄入 1 000 毫克钙。如果无法从食物中摄入足够的钙，可以选择服用钙剂。原则上，所有种类的钙都可以服用，但一定要选择正规厂家生产的钙。平时宜多晒太阳，因为日光中的紫外线照射皮肤后，可形成活性维生素 D。也可以适当补充维生素 D，以促进钙的吸收。

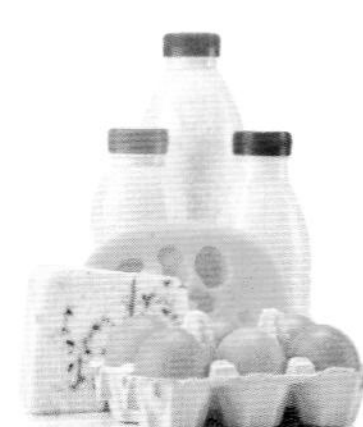

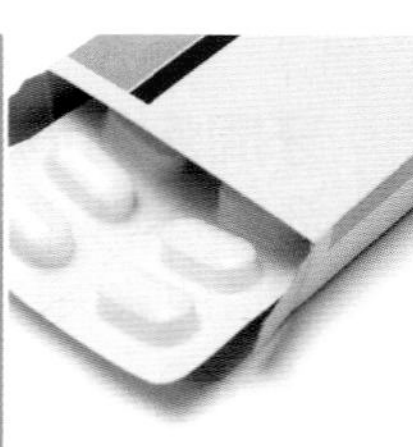

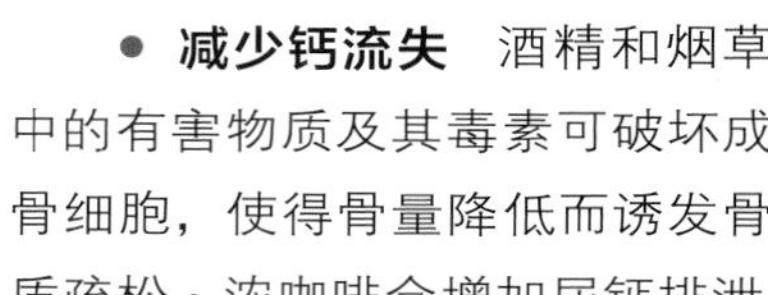

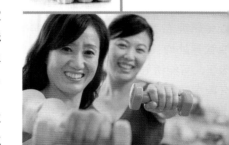

● **减少钙流失**　酒精和烟草中的有害物质及其毒素可破坏成骨细胞，使得骨量降低而诱发骨质疏松；浓咖啡会增加尿钙排泄，影响身体对钙的吸收。此外，摄入过多的盐，亦会增加钙流失。

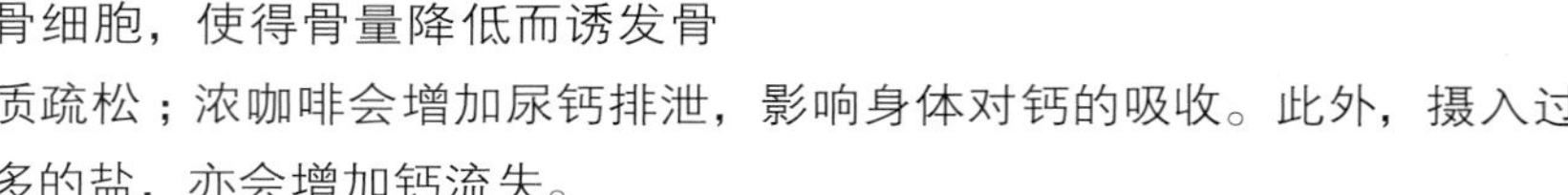

● **多参加体育运动**　坚持运动可增强骨质的强度。坚持进行户外运动，接受适量的日光照射，都有利于钙的吸收。运动中肌肉收缩，也有助于增加骨密度。

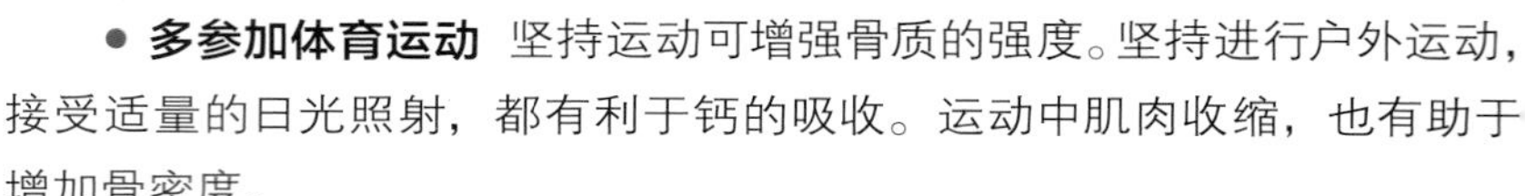

● **药物治疗**　严重骨质疏松者应在医生指导下服用药物（如双膦酸盐）。该药主要通过与其靶细胞——破骨细胞结合，阻止破骨细胞对骨质的分解，维持骨质吸收与骨质形成之间的正常平衡，降低骨折风险。

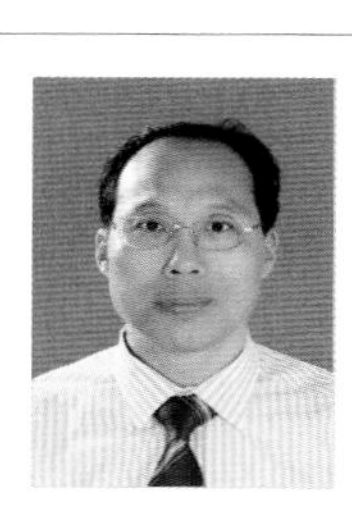

专家简介

邵增务　华中科技大学同济医学院附属协和骨科医院主任、留德博士、教授、博士生导师，协和医院骨疾病研究所副所长，中华医学会骨科学分会骨肿瘤学组委员，中国抗癌协会肉瘤专业委员会骨转移瘤学组副组长，中国中西医结合学会骨伤分会骨肿瘤委员会副主委，湖北省医学会骨科学分会副主任委员。擅长骨科疑难疾病的诊治，尤其擅长四肢、脊柱与骨盆肿瘤的诊治。

专家门诊：周一全天

高尿酸：中年男性的“流行病”

杨 晓

提起痛风，相信大家都不陌生。元朝开国皇帝元世祖忽必烈、生物进化论创始人达尔文、物理三大运动定律发现人牛顿等，都饱受这种疾病的折磨。过去，人们对这种疾病的病因并不十分清楚，只是观察到这种疾病多发生于达官贵人，故痛风又有“帝王病”“富贵病”的别称。随着现代医学的发展，人们已经了解到，痛风是由于人体内尿酸产生过多或因尿酸排泄不良而致血尿酸升高，尿酸盐结晶沉积在关节滑膜、滑囊、软骨及其他组织中而引起的一种反复发作的炎性疾病。换句话说，痛风的“元凶”就是高尿酸血症（HUA）。

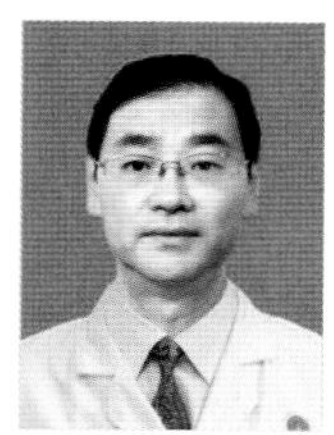

专家简介

杨 晓 华中科技大学附属协和医院肾内科副主任、主任医师，中华医学会肾脏病学分会中青年委员，湖北省中西医结合学会肾脏病分会副主委，湖北省医学会肾脏病学分会常委，武汉市中西医结合学会肾病分会副主委，武汉市医学会肾病分会常委。擅长慢性肾脏疾病的防治。

专家门诊：周一全天

高尿酸“重男轻女”

在正常饮食状态下，不同日期空腹抽血，两次检查均提示血尿酸水平高于 420 微摩 / 升（男性）或 360 微摩 / 升（女性），可诊断为高尿酸血症。近年来，我国高尿酸血症的患病率呈逐年上升趋势，目前约有高尿酸血症患者 1.2 亿，约占总人口的 10%。此病男性多发，男女比例约为 20 ∶ 1，发病年龄呈年轻化趋势。2006 年宁波的一项流行病学调查发现，男性和女性高尿酸血症的患病年龄分别为（43.6±12.9）岁和（55.7±12.4）岁。因此，中年人更应提高对这种疾病的认识。

痛风仅是“高尿酸”的危害之一

最为大家所熟知的高尿酸血症的危害是痛风。痛风可以引起急、慢性和反复发作的关节炎，以及慢性痛风石，严重者可出现关节破坏。血尿酸水平越高，痛风患病率也越高。不过，高尿酸血症并不一定会发展为痛风。只有当尿酸盐结晶在关节部位沉积到一定程度时，才会发生痛风。同时，痛风是否发作还与运动和环境因素有关，故痛风发作的时候，血尿酸水平也不一定会很高。高尿酸血症虽然是痛风的病因，但两者并不能简单地画等号。

尿酸除了可以沉积在关节引起痛风外，还可能沉积在肾脏间质和肾小管，导致肾结石、间质性肾炎和尿路梗阻，引起泌尿系感染和肾功能损害，严重者会发展为尿毒症。

鲜为人知的是，高尿酸血症还是 2 型糖尿病、高血压、心血管疾病发生发展的独立危险因素。研究发现，高尿酸血症患者发生糖尿病的风险较血尿酸正常者增加 95%；血尿酸水平每增加 60 微摩 / 升，高血压发病相对危险增加 13%，因冠状动脉疾病死亡的风险增加 12%。而这些疾病的发生往往是渐进性的，不易被察觉。

降尿酸，“多管齐下”效果佳

高尿酸血症好发于中老年男性、肥胖、有痛风家族史、很少运动、已有心血管疾病和代谢性疾病的人群。国内外指南均建议：合并心血管危险因素和心血管疾病的高尿酸血症患者，应同时进行生活指导及药物降尿酸治疗，将血尿酸长期控制在 360 微摩 / 升以下；有痛风发作的患者，应将血尿酸长期控制在 300 微摩 / 升以下，以防反复发作。具体措施包括：①改变生活方式和饮食结构，荟萃分析表明，饮食治疗可以降低 10%~18% 的血尿酸，或使血尿酸降低 70~90 微摩 / 升。已有高尿酸血症的中年人，饮食应以低嘌呤食物为主，严格控制海鲜、动物内脏等食物的摄入。②增加饮水量，保证尿量在每天 2 000 毫升以上。③戒烟，禁饮啤酒和白酒，红酒也应适量。④每日坚持中等强度运动 30 分钟以上，慢跑、快走、打羽毛球、打乒乓球、打太极拳均可，关键在于持之以恒。痛风发作期应静卧休息，禁止运动。⑤肥胖者应减轻体重，将体重控制在正常范围。⑦碱化尿液，在医生指导下服用碳酸氢钠片或枸橼酸氢钾钠，使尿 pH 值维持在 6.2~6.9。⑧必要时，可在医生指导下合理使用降尿酸药。目前临床常用的降尿酸药物包括抑制尿酸合成的药物（别嘌醇）和增加尿酸排泄的药物（苯溴马隆）。

中年男性：谨防“三大前列腺杀手”

章小平

前列腺炎、前列腺增生和前列腺癌已成为威胁男性前列腺健康的“三大杀手”。在中年男性中，前列腺炎最常见；前列腺增生和前列腺癌多见于55岁以上的男性，但值得警惕的是，这两种疾病的发病年龄也在逐渐年轻化。

前列腺炎是男性的“第二种感冒”

研究表明：50%以上的男性在一生中曾经患过前列腺炎。因其较为常见，有人将前列腺炎比喻成“男人的第二种感冒”。

前列腺炎患者的临床表现多种多样，如尿频、尿急、尿痛和灼热感，可伴尿等待、尿不尽，也可出现会阴、耻骨上区、腹股沟区、生殖器疼痛不适，急性发作者还可有畏寒、高热的表现。部分患者由于慢性疼痛久治不愈，生活质量下降，还可能伴有性功能障碍、焦虑、抑郁、失眠、记忆力下降等。

前列腺液常规检查提示白细胞 >10 个 / 高倍视野，卵磷脂小体数量减少时，有诊断意义。不过，白细胞的多少与症状的严重程度不相关。前列腺液检查异常的患者，接受足疗程、规范化的抗生素治疗是基础，并辅以α受体阻滞剂等药物治疗；前列腺液检查无明显异常的患者，可仅用α受体阻滞剂、植物制剂、非甾体消炎药和M受体阻滞剂等药物。

前列腺增生危害不小

前列腺增生的发病率一般随年龄增加而升高，且城镇发病率高于农村。尿频、夜尿增多是前列腺增生最早期表现。正常成人白天排尿4~6次，夜间0~2次，白天和夜间排尿次数明显增多，分别称为尿频和夜尿增多。中老年人如果在没有明显精神诱因或大量饮水的情况下出现尿频症状，应考虑是否患有前列腺增生。前列腺超声检查有助于诊断。

值得注意的是，随着前列腺增生程度的增加，患者会出现尿急、尿失禁、排尿困难、尿不尽、血尿等症状。如果不及时治疗，尿路梗阻将日益严重，膀胱内的尿液长期排出不畅，很可能会导致膀胱结石、肾积水、泌尿系统感染等问题。若在受凉、饮酒、憋尿、服用药物，或有其他原因引起交感神经兴奋时，可突然发生急性尿潴留，即突发尿液无法排出，下腹部膨胀、疼痛难忍，此时需及时就医，行导尿操作，才能解除症状。

国际上公认的治疗前列腺增生的药物主要有三类，分别是5α还原酶抑制剂、α肾上腺素受体阻滞剂和M受体拮抗剂。药物治疗效果不佳或拒绝接受药物治疗的患者，可以考虑外科治疗。经尿道前列腺电切术是目前治疗前列腺增生的金标准。

前列腺癌，55岁以上男性高发

前列腺癌高发于55岁以上的男性。前列腺癌早期通常没有明显症状，当肿瘤增大，侵犯或压迫尿道、膀胱颈时，会出现下尿路梗阻或刺激症状，严重者可能出现急性尿潴留、血尿和尿失禁。发生骨转移时，会出现骨骼疼痛、病理性骨折、贫血、脊髓压迫导致下肢瘫痪等。直肠指诊、血PSA检查可以进行初步筛查，对可疑前列腺癌的患者，最终确诊需要依靠前列腺活检。手术是治疗前列腺癌的主要方法，辅以内分泌治疗或放疗。近年来，前列腺外放射治疗已成为早期前列腺癌的重要治疗手段之一。

重保养，远离前列腺疾病

前列腺就像一座水库的闸门，把守着膀胱的出口。男性在步入中年以后，尤应关注前列腺的健康与保养。具体措施包括：勤锻炼，增加免疫力，预防细菌侵入，减少感染风险；勤饮水，多排尿；不饮酒，忌辛辣、刺激性食物；注意个人卫生，规律性生活；注意保暖防寒；莫久坐，常活动，避免长时间坐位加重前列腺负担。

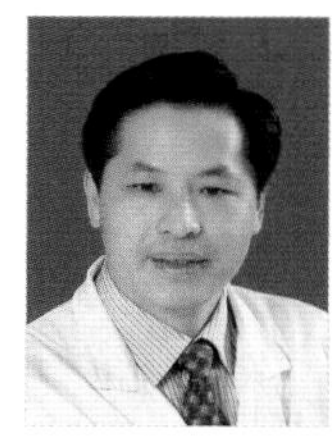

专家简介

章小平 华中科技大学同济医学院附属协和医院泌尿外科主任、教授、主任医师、博士生导师，教育部新世纪优秀人才，中华医学会泌尿外科分会委员，《临床泌尿外科杂志》副主编。擅长泌尿系统肿瘤，特别是膀胱、肾脏、前列腺和肾上腺等肿瘤的诊断及外科治疗，肿瘤微创治疗，以及前列腺疾病、泌尿系结石的诊治。

专家门诊：周一上午 周三上午

乳腺增生：别紧张、要注意

✍黄 韬

乳腺增生症主要见于 25 ~ 45 岁的女性。70% ~ 80% 的女性朋友在自己的一生中会遭遇乳腺增生症。许多女性担心乳腺增生会癌变，常反复就医或长期服药。

乳腺增生是最常见的良性乳腺病

乳腺增生症是乳腺正常发育和退化过程失常导致的一种良性乳腺病，本质上是由于正常乳腺小叶生理性增生与复旧不全，导致乳腺正常结构的紊乱。其病理形态多样、复杂，临床上命名不统一，最常见的名称还是乳腺增生症。

乳腺增生症主要是由于内分泌功能紊乱所致。任何导致性激素或其受体改变的因素都可能增加乳腺增生症的患病风险，如年龄、月经史、孕育史、哺乳史、服用避孕药及饮食结构等。现代医学认为，社会心理因素也是预防和治疗该病的重要因素，患者越紧张、焦虑，症状（如疼痛）就越明显。相反，越放松和理性对待，症状反而会减轻或消失。

乳腺增生与乳腺癌无直接关联

疼痛是乳腺增生症的常见症状，可分为周期性疼痛和非周期性疼痛。周期性乳腺痛与月经周期相关，疼痛通常为双侧，触动或颠簸时加重。非周期性乳腺痛多为单侧、局部疼痛，其余腺体正常，与月经周期明显不相关。乳腺结节状态包括颗粒状结节、条索状结节、肿块状物，以及局限性或弥漫性腺体增厚等，结节常为多个，可累及双侧乳腺，亦可单发，肿块一般较小，形状不一，可随月经周期变化而增大、缩小、消失或变硬、变软。乳头溢液常为透明、浆液性或黄色浆液性，血性溢液少见。

大多数乳腺增生症发生乳腺癌的危险性尚不明确。其中，乳痛症（只有疼痛而无肿块）患者发生乳腺癌的危险性与正常人群并无差异，约为 0.1%；乳腺囊性增生病的癌变率为 1%~5%，只有活检证实为非典型性增生时，发生乳腺癌的危险性才会明显增加（约为 33%），但约 80% 的乳腺非典型增生患者终身都不会发展成为乳腺癌。出现乳头溢液者，多数也与乳腺癌关系不大。出现血性溢液者，有约 5% 与乳腺癌有关。

部分乳腺增生需引起重视

大多数轻到中度乳痛者，经释疑、调理饮食及佩戴合适乳罩后，症状可获改善，无须治疗，定期复查和改变生活方式即可，如避免熬夜、饮酒，消除不良情绪等。

乳房痛每月持续 7 天以上，反复发作长于 6 个月，影响生活者，可服用药物治疗，如月见草油、溴隐亭或丹那唑等，也可采用中成药治疗。需要提醒的是，药物治疗只能缓解乳腺疼痛，不能根治疾病，更不能预防乳腺癌，因此无需长期服药。

乳腺增生症患者若出现乳头溢液（血性或浆液性），或不随月经周期改变的局限性腺体增厚时，应排除是否存在癌前病变或癌变可能，需接受进一步检查，必要时需要活检。若活检提示非典型导管上皮增生、非典型小叶增生、导管内乳头状瘤等，被视为乳腺癌的癌前病变，需要密切随诊和定期复查。若有乳腺癌家族史，同时伴有乳腺不典型增生者，则须高度重视癌变可能，及时干预。

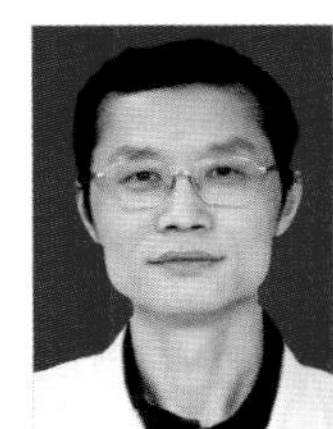

专家简介

黄 韬 华中科技大学同济医学院附属协和医院乳腺甲状腺外科主任、教授、博士生导师，擅长乳腺癌的早期诊断、手术治疗和新辅助治疗，甲状腺癌的手术治疗和综合治疗，腔镜下甲状腺手术，以及乳腺良性肿瘤的微创手术治疗。

专家门诊：周二全天

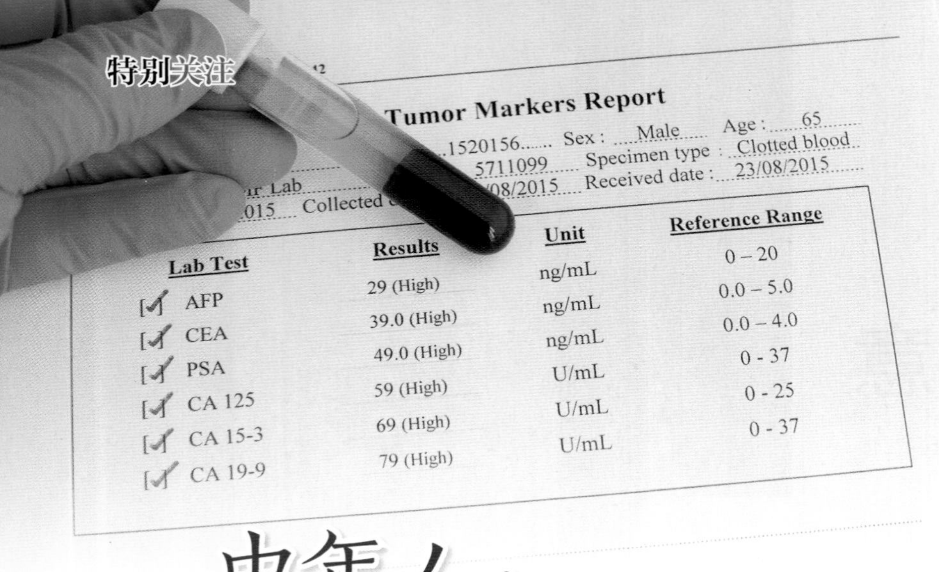

Tumor Markers Report
Sex : Male
Age : 65
Specimen type : Clotted blood
Received date : 23/08/2015
Lab Test
Results
Unit
Reference Range
AFP 29 (High) ng/mL 0 – 20
CEA 39.0 (High) ng/mL 0.0 – 5.0
PSA 49.0 (High) ng/mL 0.0 – 4.0
CA 125 59 (High) U/mL 0 - 37
CA 15-3 69 (High) U/mL 0 - 25
CA 19-9 79 (High) U/mL 0 - 37

中年人：肿瘤筛查不能少

文/伍 钢 刘 俊

虽然在本次调查中，恶性肿瘤的检出率并不是太高，未能“上榜”，但越来越多的中年人被恶性肿瘤“击倒”，已是不争的事实。总体而言，中年人发病率前三位的恶性肿瘤是乳腺癌、肺癌和结直肠癌。

人到中年，恶性肿瘤要早防

近年来，恶性肿瘤的发病率呈逐年上升趋势，且趋于年轻化。有资料显示，我国恶性肿瘤每年发病例数为160万，死亡约130万。平均每5个死亡病例中，就有一人死于恶性肿瘤。人到中年以后，应重视健康体检，了解并观察身体发出的癌症早期预警信号，争取早发现、早诊断和早治疗。

乳腺癌若能早期确诊，治愈率高达95%。但乳腺癌复发率高，我国患者的总体复发率高达40%，而一旦出现复发或转移，不仅治疗难度大增，预后也不佳。影响乳腺癌预后的因素主要包括肿瘤大小和是否有淋巴结转移。一般地说，原发灶越小、没有淋巴结转移或转移数目较少，预后较好。当肿瘤直径大于5厘米时，10年总体生存率约为46.0%，而直径小于1厘米的微小癌，10年总体生存率为90%~99%；有腋淋巴结转移者，预后较差，且转移数目越多，预后越差；如果出现远处转移（如肺转移），则预后最差。另外还有一些因素与乳腺癌的预后相关，如病理组织类型、雌激素受体（ER）和孕激素受体（PR）的表达情况、HER-2表达情况等。影响肺癌预后的因素与乳腺癌大致相同，也是肿瘤大小、是否有淋巴结转移和远处转移。目前，早期肺癌患者的5年生存率比较理想，Ⅰ期肺癌患者术后5年生存率约为70%。然而，由于早期肺癌难以发现，约2/3的患者在确诊时已是中晚期，已有明显的淋巴结转移和远处转移倾向。结直肠癌的发病率逐年上升，是目前最常见的消化系统恶性肿瘤。早期大肠癌患者康复的概率高，晚期患者预后差。

恶性肿瘤“预警信号”

- 吞咽食物时，有进行性吞咽困难、梗阻感或胸骨后不适，提防食管癌；
- 持续性消化不良，腹部长期、反复疼痛，甚至摸到肿块，注意排除消化系统肿瘤，如胃癌、肝癌、胰腺癌等；
- 持续性咳嗽、痰中带血、胸痛、声音嘶哑，应提防是否为肺癌，长期吸烟者更应提高警惕；
- 乳房内摸到肿块，排除乳腺癌；
- 肉眼血便（黑色或红色）或大便隐血试验阳性，不明原因的体重减轻、贫血等，应注意排除结肠癌、直肠癌。

定期筛查，提高肿瘤治愈率

乳腺癌的早期筛查主要包括：专科医生体检、乳腺钼靶和乳腺磁共振检查。40岁以上女性应每年做一次乳腺触诊和乳腺钼靶检查；高风险女性（有乳腺癌家族史者）宜每年做一次乳腺磁共振检查。肺癌筛查主要包括：X线胸片、胸部CT和痰细胞学检查。近年来，低剂量螺旋CT在肺癌的筛查中发挥了重要作用，其辐射剂量比常规胸部CT少，但肺癌的检出率比X线胸片高4倍左右。结肠癌筛查方法主要包括：大便隐血试验和结肠镜检查。前者最常用，简单易行，适用于大规模筛查，但敏感性及特异性较差，可作为初筛方法。结肠镜检查是诊断大肠癌的“金标准”。此外，通过检测血肿瘤标志物，如AFP、CEA、CA125、CA199等，也有助于早期发现肿瘤的“蛛丝马迹”。PM

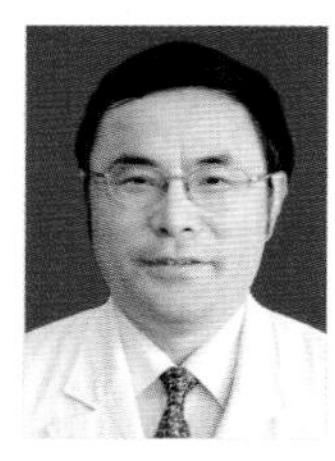

专家简介

伍 钢 华中科技大学同济医学院附属协和医院肿瘤中心主任、教授、主任医师、博士生导师，中华放射肿瘤学会常委，中国医师协会肿瘤医师分会常委，中国抗癌协会淋巴瘤专业委员会常委，武汉市放射肿瘤学会主任委员，湖北省抗癌协会放疗专业委员会主任委员，擅长各种恶性肿瘤的早期诊断与综合治疗。

专家门诊：周二上午　名医门诊：周一下午

脑梗死4.5小时内 静脉溶栓疗效好

华中科技大学同济医学院附属协和医院神经内科教授　胡　波

现状：我国脑梗死患者溶栓率很低

冬季是脑卒中的高发季节，一旦发生脑卒中，该怎么办？对于缺血性脑卒中患者而言，除了保守治疗外，还有一个更有效的保护神经功能的方法，那就是在发病4.5小时内，进行静脉溶栓治疗。遗憾的是，由于就医延迟、溶栓治疗知晓率低等原因，我国急性缺血性卒中患者的溶栓率很低，仅为2%左右。

溶栓绿色通道：抢救“濒危”脑细胞

鉴于脑卒中的高致死率和高致残率，为最大限度地挽救脑卒中患者的生命和神经功能，组建急性脑卒中团队和建立绿色通道是十分必要的。我院神经内科联合神经外科、急诊科、影像科、药剂科等医护人员组成急性卒中团队，参照欧美等发达国家的溶栓指南，制定了实用的静脉溶栓治疗绿色通道。具体流程如下：

第❶步　快速筛查出可疑卒中患者，即由120急救医护人员或分诊护士使用辛辛那提院前脑卒中识别评分量表（表1）进行初筛，一旦发现疑似患者，立即启动绿色通道并通知急性卒中团队，急查血常规、凝血指标、血生化、心肌酶谱、心电图和颅脑CT。

第❷步　急性溶栓团队判断患者是否符合溶栓条件，有无禁忌证。适应证包括：发病时间在4.5小时以内，缺血性卒中，年龄介于18~80岁等。禁忌证包括：存在易出血的因素（如颅内出血史、近三月内有头部外伤、手术或卒中史）、症状提示有蛛网膜下腔出血或有活动性内出血、血小板过低、凝血酶原时间延长，以及处于急性炎症感染期，基础疾病较重，不能耐受溶栓，或有难以控制的高血压（收缩压>185毫米汞柱或舒张压>110毫米汞柱）。

第❸步　急性卒中团队根据临床症状、病史及相关辅助检查评估患者静脉溶栓风险效益比，判断是否适合溶栓。

第❹步　适宜溶栓患者，在签署同意书后，立即进行静脉溶栓治疗。其他患者进行常规抗栓、调脂、稳定斑块治疗。

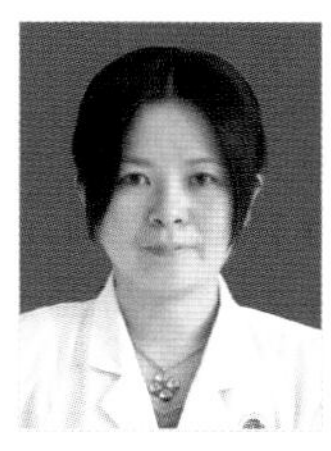

专家简介

胡　波　华中科技大学同济医学院附属协和医院神经内科主任、主任医师、博士生导师，中国卒中学会常务理事，中华医学会神经病学分会委员，湖北省预防医学会卒中预防与控制专业委员会主任委员，擅长脑血管病、运动障碍、头痛、失眠等疾病的诊治。

专家门诊：周二下午、周四上午、周五上午

特别提醒

尽可能缩短从发病到救治的时间，也称“门针时间”（door to needle time，DNT），因为脑梗死缺血区每分钟约有190万个神经元死亡。“时间就是大脑”，应争取将DNT控制在1小时内。

静脉溶栓治疗是把双刃剑，对于一部分急性卒中患者，能起到挽救其生命、避免残疾的关键作用；然而对于另一部分患者，意义可能有限，甚至会导致病情恶化。因此，严格掌握溶栓适应证和禁忌证至关重要。

▼ 辛辛那提院前脑卒中识别评分量表

面部运动： 微笑或示齿	正常：两侧对称 异常：口角歪斜，不对称
上肢运动： 闭眼时双上肢向前伸直10秒及以上	正常：坚持10秒以上 异常：一侧不能运动或较快落下
言语： 重复短语，如“吃葡萄不吐葡萄皮”	正常：语言清楚，没有迟钝 异常：言语不能，含糊不清，重复障碍

★ 如果出现上述任一异常症状，则卒中发生的可能性高达72%。

妇科微创 还女性健康美丽

本刊记者/王丽云
支持专家/复旦大学附属妇产科医院教授　华克勤

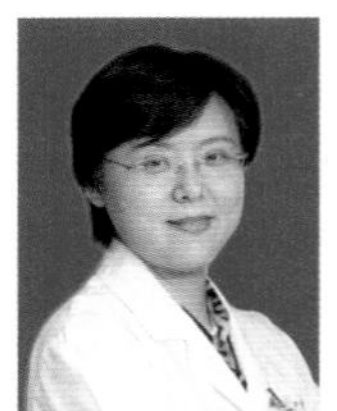

专家简介

华克勤　复旦大学附属妇产科医院主任医师，教授，博士生导师。中华医学会妇产科学分会常委，上海市医学会妇产科学分会候任主任委员。擅长妇科肿瘤内分泌及妇科微创医学的研究，尤其对各种妇科良恶性肿瘤、生殖道畸形、子宫脱垂的微创手术治疗，以及各年龄段月经紊乱、子宫内膜异位症等妇科疑难杂症具有丰富的临床诊治经验。

专家门诊：周二上午（杨浦院区）
周三上午（黄浦院区）

手术是治疗的手段，同时又带来创伤。提高治疗效果、减少手术创伤、加快术后恢复、保留生理功能，是现代妇科手术的发展趋势和目标。20世纪90年代以来，腹腔镜技术在妇科手术中的广泛应用，经阴道手术技术的发展和适应证的拓展，各种新型外科器械和手术材料的应用，将妇科微创手术推进到了一个新的水平。近年来，机器人手术系统开始逐步应用于妇科手术并迅猛发展，这一技术融合了远程控制、计算机三维图像处理、仿生学和人体工程学技术等创新科技，使妇科微创手术进入新的发展时代。如今，有了这些技术的帮助，妇科手术得以规范化、微创化、人性化，患者得以兼顾健康、美观和女性魅力。

妇科微创手术是怎样进行的？哪些妇科疾病可以实现微创手术？妇科微创技术的发展趋势是什么？近日，本刊记者专访复旦大学附属妇产科医院华克勤教授，带大家“看看”她做手术、“听听”她谈心得。

“看一看”　一台“机器人”辅助下的宫颈癌手术

上午8点，复旦大学附属妇产科医院手术室，宫颈癌患者汪女士躺在手术台上，将要接受达·芬奇机器人辅助下的广泛全子宫和双侧输卵管切除术+盆腔淋巴结清扫术+双卵巢悬吊术+阴道延长术。“三头四臂”的达·芬奇机器人已经“穿戴一新”，麻醉医生、手术医生和护士各就各位，正在进行紧张有序的准备工作。

消毒、麻醉、插管……随着达·芬奇机器人的3个机械臂（其中1个机械臂装有三维、高分辨率的立体腔镜，即摄像头，另2个机械臂安装腔镜手术器械）和2个普通腔镜器械通过患者腹部5个0.8厘米左右的小孔分别进入盆腔，手术区域的三维图像同步显示在手术台旁的2个显示器上，处于不同方位的医生和护士都可以方便地观看到。

主刀医生华克勤教授坐在手术室一角的机器人操作平台前，通过手柄控制机器人腔镜臂和手术器械臂，进行分离、切除、电凝、缝合等操作。手术台旁的第一助手丁景新副主任医师操控2个普通腔镜器械，完成暴露视野、牵拉、吸引、冲洗等协助动作，并根据需要将腔镜取出擦拭镜头以保持图像清晰、更换手术器械以满足不同操作的需要等。第二助手则坐在患者尾侧，根据手术需要，利用举宫器控制、改变患者的子宫位置，并进行相关辅助工作。

操作平台前，只见华克勤教授一边目不转睛地盯着屏幕，双手一边不停地操作手柄，脚还不时踩一下踏板，像弹钢琴，又像开赛车，还像打游戏。显示器上放大10~15倍的图像中，可见机器人“左手持分离钳、右手持手术刀”，灵活、精细地根据“指令”在患者盆腔狭小的空间里来回穿梭。在华克勤教授的主导及两位助手的配合下，手术顺利进行：分离血管、切断输卵管、清扫盆腔淋巴结、切除子宫和部分阴道……

然而，顺利中也有抉择：术中快速

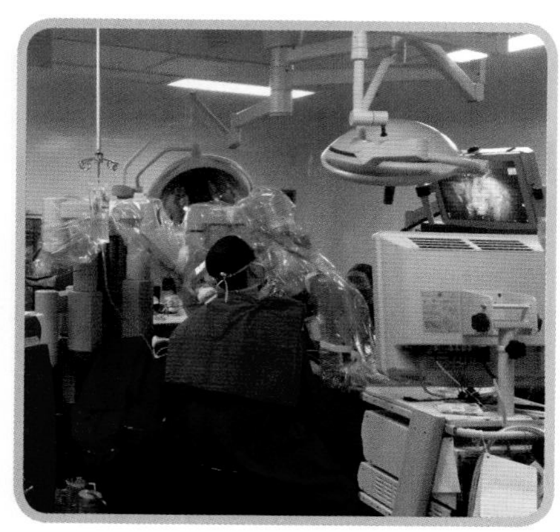

▲ 手术进行中

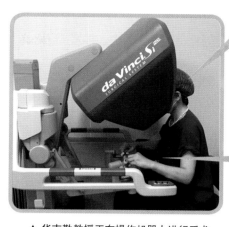

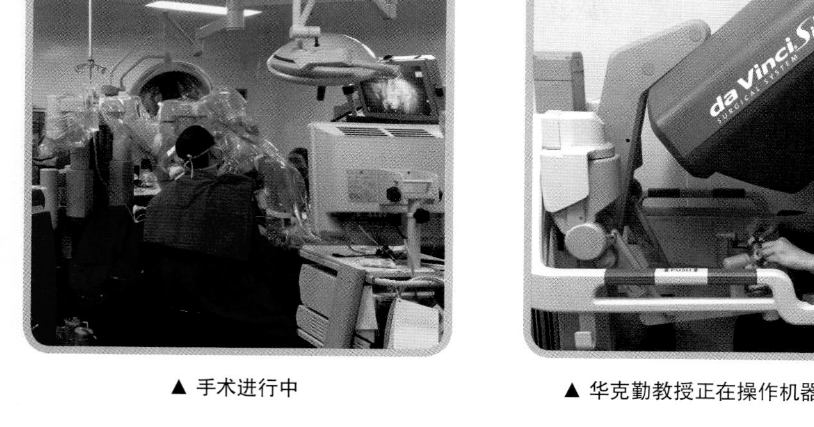

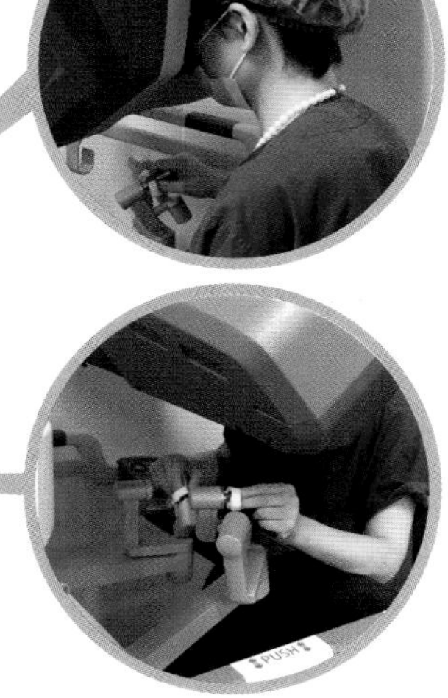

▲ 华克勤教授正在操作机器人进行手术

病理结果显示，患者髂总动脉旁淋巴结已有转移，这表明患者病情较重，术后需要进行放疗，而放疗会“摧毁”卵巢功能，那么原定保留卵巢、延长阴道的方案是否还有意义？当丁医生抛出上述问题时，华克勤教授淡定地回答：“那再看看腹主动脉旁淋巴结是否有转移，如果没有，就把卵巢悬吊到髂总动脉平面以上，从而避免放疗影响，阴道延长仍然可以进行。”此时，手术已经接近尾声，但考虑到患者还年轻，为了提高患者今后的生活质量，华克勤教授选择了坚持。在借助邻近的膀胱和直肠浆膜面进行阴道延长术的同时，腹主动脉旁淋巴结的病理报告出来了，结果是阴性，因此卵巢悬吊术得以按计划进行。手术终于结束，而短暂休息后，华克勤教授和她的团队还将继续进行第二台机器人辅助手术。

记者手记

为患者惋惜。患者今年39岁，4年前剖宫产生下第二个孩子，她还年轻，孩子还小，却已患宫颈癌，如果能定期体检，常规进行宫颈癌筛查，绝不至于发展到肿瘤直径达4厘米并已有盆腔淋巴结转移。

为医者感动。由于患者髂总动脉旁淋巴结已有转移、术后需放疗，为了让患者保持女性特征、生活质量尽可能高一些，医者在长达3个多小时的主体手术后，悉心为患者将卵巢安放到放疗影响不到的位置，并延长残缺阴道，使患者今后的性生活尽量不受影响。

为患者庆幸。如果没有在这里做手术，患者也许需要开放手术，术后腹部留下长长的刀疤；也许会被切除卵巢，术后迅速进入老年状态；也许没有阴道延长术，术后性生活将受到影响。现在，在规范治疗、延长生命的基础上，患者术后肚皮上只会留下4个小瘢痕（另外1个瘢痕位于肚脐，看不出来），并可以继续做美丽女人。

“听一听” 妇科微创 3 大亮点

★ 亮点1 ★ 90%以上的妇科手术可以微创

大众医学：微创技术的发展历程大概是怎样的？目前，哪些妇科疾病可以实现微创治疗？

华克勤：两千多年前，西方医学奠基人希波克拉底曾说，医学干预首先必须尽可能无创伤，否则，治疗效果可能比疾病的自然病程更坏。如今，微创成为最热门的领域之一，如何使微创技术更加规范、科学、有效，一直是医学专家思考的难点和重点。从普通腹腔镜到无气腹腹腔镜、从单孔腹腔镜到机器人腹腔镜，几十年来，外科医师都在努力寻找一种更好的手术方式，既能治疗疾病，又能减轻对患者的伤害、减少患者的痛苦。

妇科微创技术作为现代妇科手术发展的方向，正在日益丰富和完善着传统的治疗模式，腹腔镜、宫腔镜等妇科内镜技术的手术适应证也在不断扩大，在盆腔包块或卵巢囊肿的诊断与处理、子宫内膜异位症、子宫内膜癌、宫颈癌、盆底重建等方面发挥着重要作用。目前，除了严重心肺功能障碍等患者，我院 90% 以上的妇科手术都采取微创技术。

★ 亮点2 ★ 腹腔镜手术创伤小，患者康复快、并发症少

大众医学：与开放性手术相比，腹腔镜手术具有哪些优势？

华克勤：腹腔镜手术的优点是创伤小、出血少、康复快、术后并发症少。

以宫颈癌手术为例，以往，经腹广泛性子宫切除 + 盆腔淋巴结清扫术一直是治疗早期宫颈癌的标准术式；随着腹腔镜技术水平的提高，腹腔镜下广泛性子宫切除或腹腔镜辅助下阴式广泛性子宫切除 + 盆腔淋巴结清扫术已逐渐用于临床。研究表明，腹腔镜下广泛子宫切除术和盆腔淋巴结清扫术治疗Ⅰ期子宫颈癌，患者 5 年生存率达 94% 以上，Ⅱa 期子宫颈癌患者的 5 年生存率达 87.6%，与开腹手术无明显差异。

腹腔镜手术在确保疗效、减少创伤和出血、缩短住院时间的同时，还具有许多开腹手术不可比拟的优点。如：手术器械可在腹腔内灵活操作；手术视野更清晰，视角更灵活，能够显示隐蔽区域，同时还能提供适宜的亮度；显示器显示放大的图像，可以帮助医生操作更精确，更好地辨别内脏神经，从而加以保留；不仅可清扫一定数量的盆腔和腹主动脉旁淋巴结，而且可探查子宫颈膀胱、直肠阴道间隔和子宫旁的浸润情况，避免不必要的二次开腹手术等。

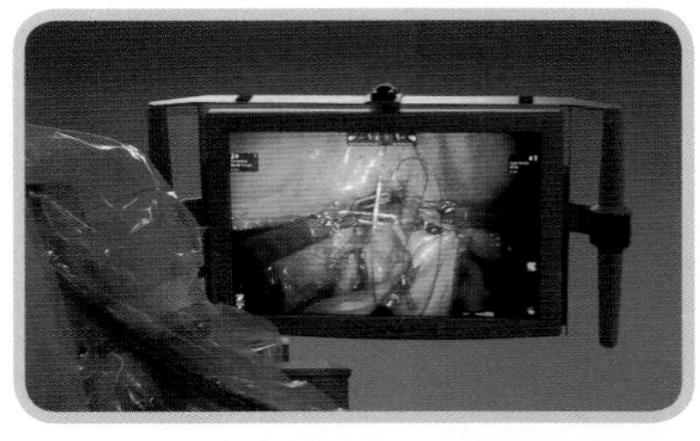

▲ 机器人按“指令”灵活地缝合、打结

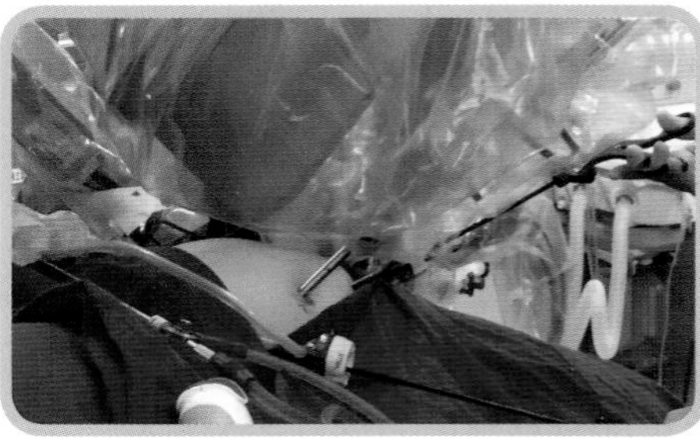

▲ 手术器械通过患者腹部几个小孔进入盆腔

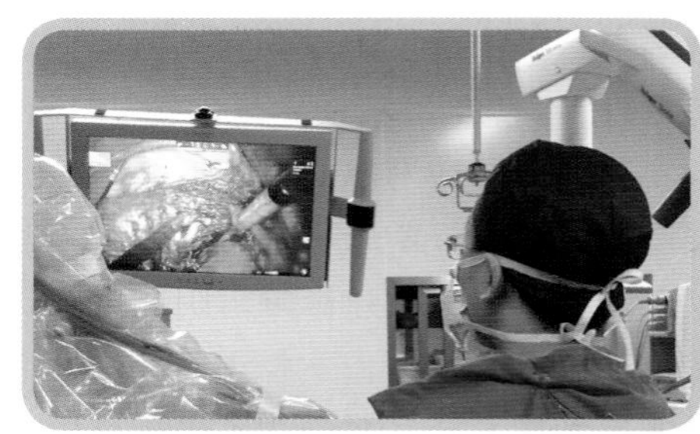

▲ 医生通过放大的图像“看”手术区域

★ 亮点3 ★ 机器人手术更灵活、更精准

大众医学：与一般的腹腔镜手术相比，机器人手术有哪些优点呢？未来，微创技术的发展趋势是什么？

华克勤：机器人手术系统在妇科手术中的应用已有十多年历史，目前临床上广泛应用的是达·芬奇机器人手术系统。除了具有一般腹腔镜手术的优点，达·芬奇机器人还有更多“拿手戏”：其采用的电脑系统可以过滤掉人手的抖动，具有人手难以企及的稳定性、重现性和精确性，突破了人眼局限、人手灵活度界限、微创界限，可辅助完成精细复杂的各类高难度手术，且手术创伤小、出血少、恢复快，显著提升手术的成功率和安全性。对妇科肿瘤患者来说，机器人手术在狭小的盆腔分离神经、淋巴和局部血管旁组织时，更是得心应手，更有助于帮助患者保留生育功能、提高生活质量。此外，使用机器人辅助时，手术医生坐在控制平台旁进行操作，还可以节省体力。

当然，机器人手术比一般腹腔镜手术难度更高，医生需要有丰富的腹腔镜手术经验并经过专业培训。

未来，妇科微创的发展趋势是单孔腹腔镜或机器人技术，对于妇科手术患者来说，术后可以完全不留瘢痕，因为这唯一的孔就是肚脐。

需要特别说明的是，微创技术的发展和完善是长期的过程，虽然机器人手术系统具有这么多优势，但不能替代医生。医学是一门科学，更是一门艺术，每一位医生，特别是外科医生，都应该是艺术家。我们妇科医生，面对的每一个病人都是一个独特的个体，每一台手术都不一样，其中包含着无穷的随机应变。因此，无论何种手术方式，医生扎实的经验、手术技能以及临场判断能力都更为重要。PM

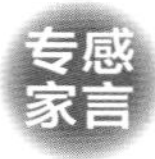

医学的本源是人文关怀，医生、技术、病人、病情，四个方面应该和谐统一。以最小的创伤给予病人个体化、人性化、微创化的治疗，并达到最佳效果，才是微创的真正目的。

“话说前列腺”系列文章之三

一把衡量前列腺增生症状的尺子

第二军医大学附属长海医院泌尿外科教授　孙颖浩
第二军医大学附属长海医院《前列腺疾病100问》编写团队

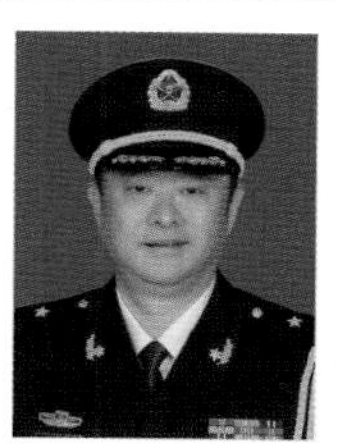

专家简介

孙颖浩　第二军医大学附属长海医院泌尿外科主任医师、教授、博士生导师。第二军医大学校长、全军前列腺疾病研究所所长、长海医院泌尿外科主任。中华医学会泌尿外科分会主任委员。

前列腺增生症患者就诊时都会对自己症状轻重做一个评价。由于每个人对不适的忍耐程度不同，这样的评价带有很强的主观色彩，并不能反映实际症状的重或轻。这就需要一个客观的标准，就如同一把精确的尺子，来对症状的轻重做出准确判断。那么临床上有没有这样的一把“尺子”呢？答案是有的，这就是国际前列腺增生症状评分（英文简称 IPSS）。

实际上，医生在给患者看病时，往往都需要患者根据自己的情况填写前列腺增生症状评分表格（不同医院可能采用不同的表格，但大同小异）。患者在填写时要看清楚，并在医生指导下进行评分，这样才能更加准确地理解评分表中每个项目的含义，让评分更加准确。比如，对症状的评分是指最近一段时间的总体情况。如果患者因为急性尿潴留就诊，症状评分不能根据尿潴留后的情况进行，而要根据最近能够正常排尿时的症状进行评分。

▼ 国际列腺增生症状评分

症状	无	少于1/5时间	少于1/2时间	约1/2时间	多于1/2时间	几乎总是
❶ 过去1个月有排尿不尽感	0	1	2	3	4	5
❷ 过去1个月排尿后2小时以后又要排尿	0	1	2	3	4	5
❸ 过去1个月排尿时中断和开始多次	0	1	2	3	4	5
❹ 过去1个月排尿不能等待	0	1	2	3	4	5
❺ 过去1个月感觉尿线变细	0	1	2	3	4	5
❻ 过去1个月感觉排尿费力	0	1	2	3	4	5
	从不	1次	2次	3次	4次	5次
❼ 过去1个月夜间睡觉时起床排尿次数	0	1	2	3	4	5

将 7 个问题答案的分数累加得到总分。
总分 0~7 分为轻度症状；总分 8~19 分为中度症状；总分 20~35 分为重度症状。

▼ 排尿症状对生活质量的影响

	非常好	好	多数满意	满意和不满意各半	多数不满意	不愉快	很痛苦
按现在的排尿情况，你觉得今后生活质量如何？	0	1	2	3	4	5	6

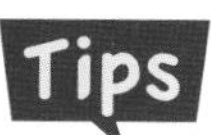

- 根据表格评出的分数，医生能更加清楚地了解前列腺增生症患者的排尿情况，并做出客观评价，同时结合其他检查结果制定最优的治疗方案。
- 在接受治疗后，如果再做一次前列腺增生评分，并与治疗前的评分进行对比，可以评估治疗的效果。
- 建议前列腺增生患者到泌尿外科医生那里做一下评分，以准确了解症状的轻重。PM

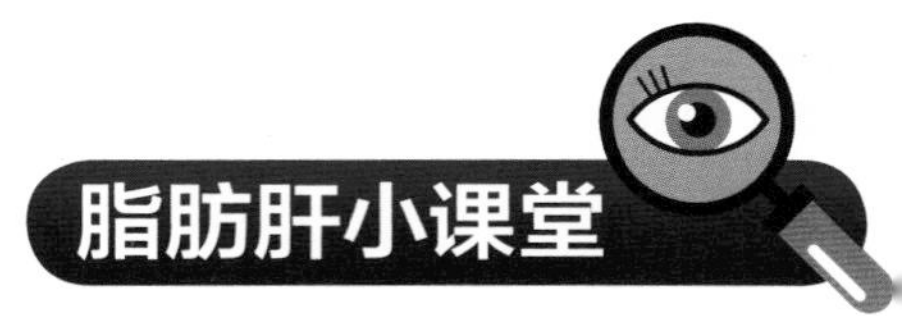

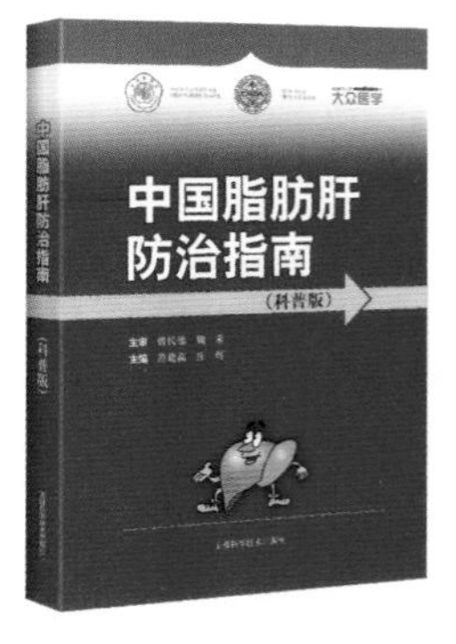

扫码即可购书
八折包邮!

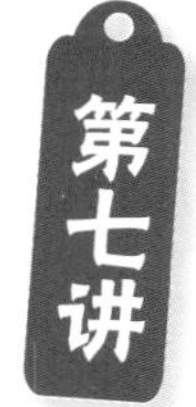
第七讲

患了脂肪肝 怎么运动最合理

✍黄 薏

运动疗法最适合伴胰岛素抵抗和体重超重的脂肪肝患者。单纯饮食控制时，机体的基础代谢率降低，热量消耗减少；若辅以体育锻炼，则可使热量消耗增加。同时，运动还可减少单纯低热量饮食造成的机体蛋白质丢失，促使更多的脂肪分解，使机体的构成发生有益的变化。在减肥的同时，也增强了体质，还有助于控制血糖、降低血脂和血压，并促进肝内脂肪沉积消退。有研究表明，通过增加热量消耗、限制热量摄入所引起的血脂改变，要比单纯限制热量摄入更为理想，因为运动对肝脏脂肪代谢的影响具有较强的针对性。

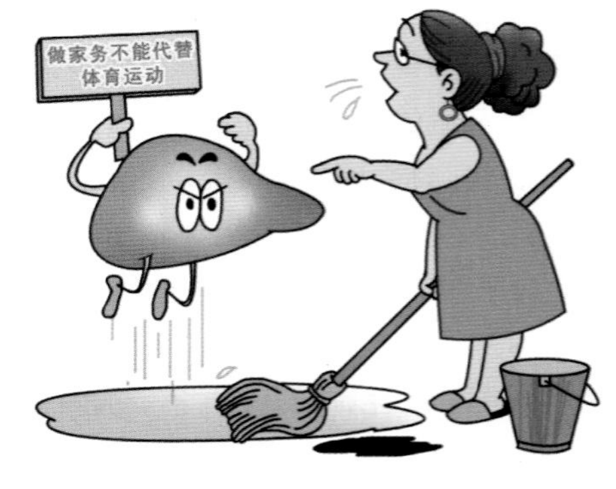
做家务不能代替
体育运动

有氧运动最合适

脂肪肝患者的运动治疗以锻炼全身体力和耐力为目标，宜选择全身性、中等强度、较长时间的有氧运动，适当配以短时间、能承受的无氧运动。患者应根据自己的爱好、原有的运动基础、肥胖程度、体质、居住环境，以及性别、年龄等，选择不同类型的有氧运动项目。应尽量选择不需要特别的技术和器械，无论在什么地方、什么时间，都能实施的运动项目。运动强度不宜过大，动作协调、有节奏为宜。运动方式应持续使用大肌肉群，如慢跑、中速快步行走（既可在室外进行，也可在跑步机上进行）、骑自行车（包括功率自行车）、打羽毛球、跳舞、跳绳、游泳、做操等。另外，某些放松运动，如打太极拳等，不仅可以作为整理阶段的运动项目，也可作为辅助运动方式进行锻炼。

持之以恒最关键

想要获得比较肯定的运动效果，至少需要运动6~8周。由于运动产生的代谢改变是暂时的（如高脂血症患者停止训练4天后，血脂水平会恢复到锻炼前的水平）。同时，若运动频率太低，肌肉力量得不到积累，每次运动后都会出现肌肉酸痛症状，故运动治疗必须有一定的频率，并持之以恒。

家务劳动不能代替体育运动

首先，体育运动有一定的强度和持续时间的要求，家务劳动通常不需要持续很长时间，肌肉运动所产生的反应程度很小。其次，家务劳动的动作结构单调，涉及全身肌肉群的家务劳动少之又少，而体育运动有一定的动作结构要求，需要全身肌肉参与的动作很多。即便是运动强度不大的快步走，也能使心率加快、肺通气量增加，家务劳动通常达不到类似锻炼效果。

值得一提的是，快步走可以产生较好的健身效果，但同样是步行的“逛马路”，则不会产生明显的健身效果。因为快步走有一定的运动强度和持续时间，且是全身性运动，而“逛马路”通常是走走停停，没有持续性和规律性，健身效果欠佳。PM

特别提醒 运动后“很饿”，往往提示强度过大

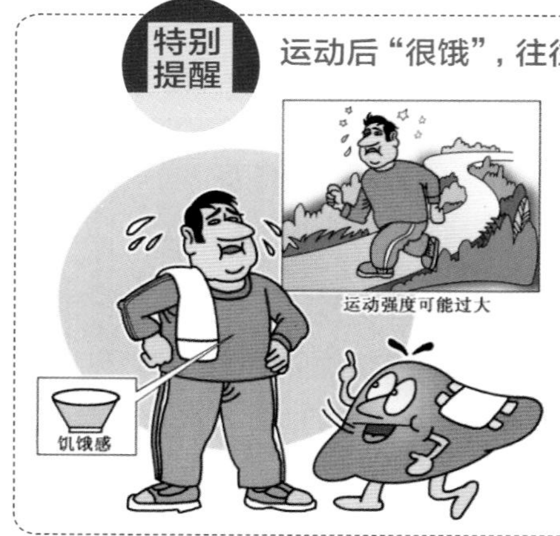
运动强度可能过大
饥饿感

在有氧运动过程中，糖和脂肪都可以作为供能物质，两者的供能比例与运动强度密切相关。当运动强度过大时，糖的供能比例上升，脂肪的供能比例下降。糖消耗过多时，可使血糖水平降低，患者可出现明显饥饿感。而运动时以脂肪酸有氧氧化提供热量时，患者在运动后不会有明显饥饿感。也就是说，运动后食量明显增加，往往提示运动强度过大，反而不利于脂肪的消耗。

目前，中国的糖尿病患者数已破亿，每天就诊于内科的糖尿病患者络绎不绝。然而，得了糖尿病只看内科就够了吗？其实不然。眼病是糖尿病最常见的并发症，每个糖尿病患者必须引起足够重视，定期去眼科就诊。

得了糖尿病 只看内科行不行

上海爱尔眼科医院青光眼白内障眼底病学科　董珺

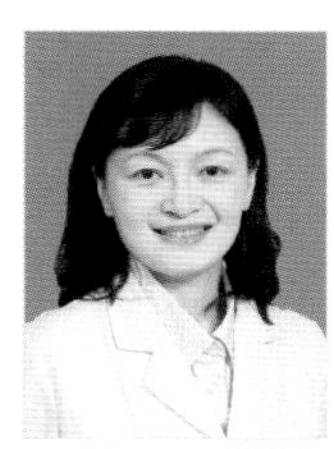

专家简介

董珺　上海爱尔眼科医院青光眼白内障眼底病学科主治医师，医学硕士，擅长白内障、后发障、黄斑变性、黄斑水肿、眼底出血、飞蚊症等疾病的诊治，熟练掌握白内障超声乳化术、白内障联合手术、激光光凝术、微创玻璃体切割术、曲安奈德 / 雷珠单抗注药等治疗。

门诊时间：周一、周五全天

关心血糖，更要关心视力

糖尿病对全身多个系统的损害已经成为导致患者残疾和早亡的主要原因。除了人们所熟知的心脑血管疾病外，高血糖还会引起眼部毛细血管病变，严重时还可导致玻璃体腔内积血和视网膜脱离。这些眼底病变被统称为糖尿病性视网膜病变，简称“糖网病”。

相关数据显示，糖尿病病程在 10~14 年的患者，“糖网病”的发病率为 26%；病程超过 15 年，“糖网病”的发病率将飙升至 63%。病变早期，患者常察觉不到明显不适症状，容易忽视。若病情继续发展，患者会出现视觉上的微小变化。此时若仍然听之任之，病变会加速进展，逐渐出现视力下降，甚至永久性失明。

糖尿病与三种眼病密切相关

● 糖尿病性视网膜病变

“糖网病”的病变过程是一个从量变到质变的过程。随着病情进展，视网膜小血管发生破裂，血液进入玻璃体腔内，会遮挡住部分视线。出血量较少时，患者会看到棉絮状的漂浮物；出血量较大时，患者会看到飞蚊、蜘蛛网样的黑色物体；当出血量达到一定量时，大片视野将被黑色的东西所遮挡。

在视网膜病变早期，可采用激光治疗；视网膜病变严重时，即视野出现大面积遮挡时，则需要使用微创玻璃体切割技术，清除浑浊的玻璃体，恢复屈光间质的透明度。术后，多数患者的视力可有所提高或保持稳定，同时可避免眼底其他并发症的发生。

● 糖尿病性白内障

老年性白内障可谓人尽皆知，但大部分人对糖尿病性白内障一无所知。糖尿病性白内障常发生在血糖控制不佳的患者，其晶状体可在数天、数周或数月内发展为完全混浊。与老年性白内障相比，其病情发展较快，患者往往在出现视物不清、视力下降后不久，就快速进展为视力明显下降，仅剩光感或失明。

白内障超声乳化手术能帮助患者清除浑浊的晶状体，同时植入人工晶状体。术后，患者视力可恢复，也利于医生对眼底病变的观察。

● 新生血管性青光眼

糖尿病看似与青光眼没有太大联系，其实不然。糖尿病患者眼底病变的发展分两个阶段，早期是非增殖性，晚期是增殖性。在增殖性眼底病变阶段，非常容易发生新生血管性青光眼。

在病变早期，眼压正常，仅在虹膜及房角出现细小新生血管时，较为有效的治疗措施是激光全视网膜光凝术。通过光凝技术破坏视网膜新生血管，增加视网膜血管灌注。病变后期若视力尚好，屈光间质清，可使用药物控制眼压。若药物不能控制，可选用巩膜瓣下引流管植入术、滤过手术、睫状体冷凝术来解除高眼压。PM

上海爱尔眼科医院青白眼底病学科由上海爱尔眼科医院首席专家、院长张淳博士领衔，专注于复杂眼科病（包括视网膜脱离、黄斑裂孔、黄斑前膜、黄斑变性、眼底出血、高度近视、飞蚊症等）及复杂白内障联合手术、青光眼的临床治疗。目前，该科成功运用微创玻璃体切割技术及飞秒激光白内障技术，解决眼疾问题。

为帮助更多眼底病患者重见光明，董医师为本刊读者预留了30个免费专家号，有需要的读者请致电咨询本刊健康热线（021—64848006），或登录我刊微信平台，发送“姓名＋联系电话＋预约董珺专家号”进行预约。

“胰岛素抵抗”越来越多

✍华中科技大学同济医学院附属协和医院
内分泌科副主任医师　曾天舒

生活实例

大李是位富态的中年人，事业小有所成，妻子贤惠，女儿聪明漂亮学习好，看上去事事如意。虽然多年前体检发现血脂高、脂肪肝，前两年又发现血糖、血压偏高，但大李没往心里去。不过，最近他开始关注媒体的健康栏目了，倒不是为自己担心，而是为女儿操心：宝贝女儿上初三后学习愈发紧张，月经也开始不规律，量少、周期延长，脸上还长出不少“青春痘”。

对女儿放心不下的大李带着妻子女儿一起去医院体检。结果很快出来了，大李戴上了2型糖尿病、高血压、血脂紊乱、脂肪肝的“帽子”，这些他倒也不奇怪，早听说过“三高”人群，现在自己也算加入了。但是女儿的诊断“多囊卵巢综合征”让大李夫妻一头雾水，从来没有听说过这个病嘛！而且，医生给父女开的药中都有“二甲双胍”，看看说明书，治糖尿病倒是正对路，但女儿没有糖尿病为什么要用呢？医生告诉大李，他女儿存在“胰岛素抵抗”，二甲双胍可以治疗。

胰岛素抵抗：细胞对胰岛素反应迟钝

胰岛素是由胰腺中的胰岛B细胞分泌的，主要功能是帮助身体的各种细胞利用食物中可以产生能量的原料（如碳水化合物、脂肪、蛋白质）通过一系列复杂的生物化学过程获取能量，对机体的物质代谢和能量代谢都发挥着重要作用。如果种种原因导致体内胰岛素太少，或胰岛素量虽然不少但身体组织细胞对胰岛素作用的反应性下降，就会导致物质和能量代谢过程的异常。譬如，进餐后，食物消化吸收形成的葡萄糖如果不能被尽可能地利用，就会使血液循环中的葡萄糖水平升高，血糖升高达到一定程度就是我们大家熟知的糖尿病了。

在很多情况下，体内胰岛素量并不少，但组织细胞却对胰岛素的作用变得迟钝了，这种情况叫作胰岛素抵抗。当身体对胰岛素的敏感性下降时，为了维持机体的正常代谢水平，胰岛不得不分泌更多的胰岛素。一旦胰岛素分泌能力下降，不能产生足够多的胰岛素满足身体需要时，血糖就会升高。由此可见，胰岛素抵抗是发生糖尿病的重要危险因素。

胰岛素抵抗：一半源于遗传，一半因不良生活方式

胰岛素抵抗正在变得越来越普遍。原因很复杂，尚未完全阐明，已知遗传因素十分重要，而肥胖、摄食过多（尤其是大量摄入高碳水化合物、高脂食物）以及缺乏运动等不良生活方式也是造成胰岛素抵抗的重要原因。此外，妊娠、严重感染、外伤等导致的严重生理和心理应激反应，使用糖皮质激素药物等，均可导致胰岛素抵抗。随着年龄的增长，胰岛素抵抗程度会逐渐加重，中年时期体重增加常导致胰岛素抵抗迅速加重。流行病学调查显示，在年轻人中，约10%的人具有胰岛素抵抗的表现，而60岁以上人群高达一半以上存在胰岛素抵抗。

简单地说，约一半的胰岛素抵抗患者是由于遗传因素所致，而另一半胰岛素抵抗患者可能主要由于后天的不良生活习惯所致。

胰岛素抵抗：可致糖尿病，常与代谢综合征并存

胰岛素抵抗除了是2型糖尿病的重要危险因素之外，还常常出现于肥胖尤其是腹型肥胖（中央型肥胖）者；患者常常存在血脂异常，主要表现为血甘油三酯升高，具备抗动脉粥样硬化作用的高密度脂蛋白胆固醇（HDL-C）水平下降，血压升高也十分常见。

除此之外，胰岛素抵抗还与许多疾病有关，如非酒精性脂肪性肝病、黑棘皮病、多囊卵巢综合征等。尤其值得一提的是多囊卵巢综合征（PCOS）。这种疾病已成为育龄女性的常见疾病之一，主要表现为月经不调、不孕、痤疮、男性化的体毛分布（如上唇、鬓角、胸部和腹部中线）等，血中的雄激素水平常常增高。

超重、肥胖者易发胰岛素抵抗

超重或肥胖者容易发生胰岛素抵抗。我们通常使用体质指数（BMI，体重除以身高的平方，单位为kg/m^2）来衡量是否超重，国人体质指数大于24为超重，大于28为肥胖。男性腰围>90厘米、女性腰围>85厘米，称为腹型肥胖。

年龄大于40岁，有2型糖尿病、高血压、动脉粥样硬化性疾病家族史，患有代谢综合征、多囊卵巢综合征、黑棘皮病等，都是胰岛素抵抗的高危人群。准确检测是否存在胰岛素抵抗，需要进行一种叫作葡萄糖钳夹的检查，由于这种检查手段过程复杂、花费较大，能够进行的医院也不多，故仅仅用于医学研究领域。

临床上，医生常常通过体质指数（BMI）、腰围、空腹血糖、空腹血胰岛素以及甘油三酯水平，初步判断患者是否存在胰岛素抵抗。如果患有非酒精性脂肪性肝病和高尿酸血症，也可能提示胰岛素抵抗的存在。

对付胰岛素抵抗：改变生活方式最关键

胰岛素抵抗的干预手段和它所导致的慢性病一样，首要措施是生活方式的改变，必要时需使用某些药物。我们无法改变自己的基因，但是我们可以改变自己的生活方式，生活方式干预的主要内容包括饮食治疗、减轻体重和适当运动，这是胰岛素抵抗的最关键和最基本的治疗手段。

干预胰岛素抵抗可以分成两个部分，一是减少身体对胰岛素的需求，二是增加细胞对胰岛素的敏感性。

● **减少身体对胰岛素的需求** 改变饮食，尤其是减少碳水化合物的摄入。碳水化合物消化吸收后变成寡糖或者葡萄糖，不同食物的碳水化合物吸收速度不同，更容易被吸收的我们称其升糖指数（GI）高。高升糖指数的食物使得进餐后血糖迅速升高，机体不得不分泌更多的胰岛素以维持血糖稳定。典型的高升糖指数食物有果汁、精米精面、大量添加食糖制作的食物（如糕点）、饮料等，而富含纤维素的全麦面包、糙米、蔬菜等则属于低升糖指数食品。

● **增加细胞对胰岛素的敏感性** 大量研究证实，运动尤其是有氧运动，不仅可以减轻体重，还能通过改善细胞的能量代谢进而改善胰岛素敏感性。

尽管生活方式干预效果明显，但一方面单纯生活方式干预的强度可能不够，另一方面长期坚持并非大部分人可以做到，因此必要的药物治疗常常不可缺少。目前，用于改善胰岛素抵抗的药物主要有两大类，双胍类和格列酮类。双胍类化合物目前临床上使用的主要是二甲双胍，其主要作用机制之一是改善机体的胰岛素抵抗，并且具有一定的减重作用。格列酮类目前使用的有罗格列酮和吡格列酮两种。PM

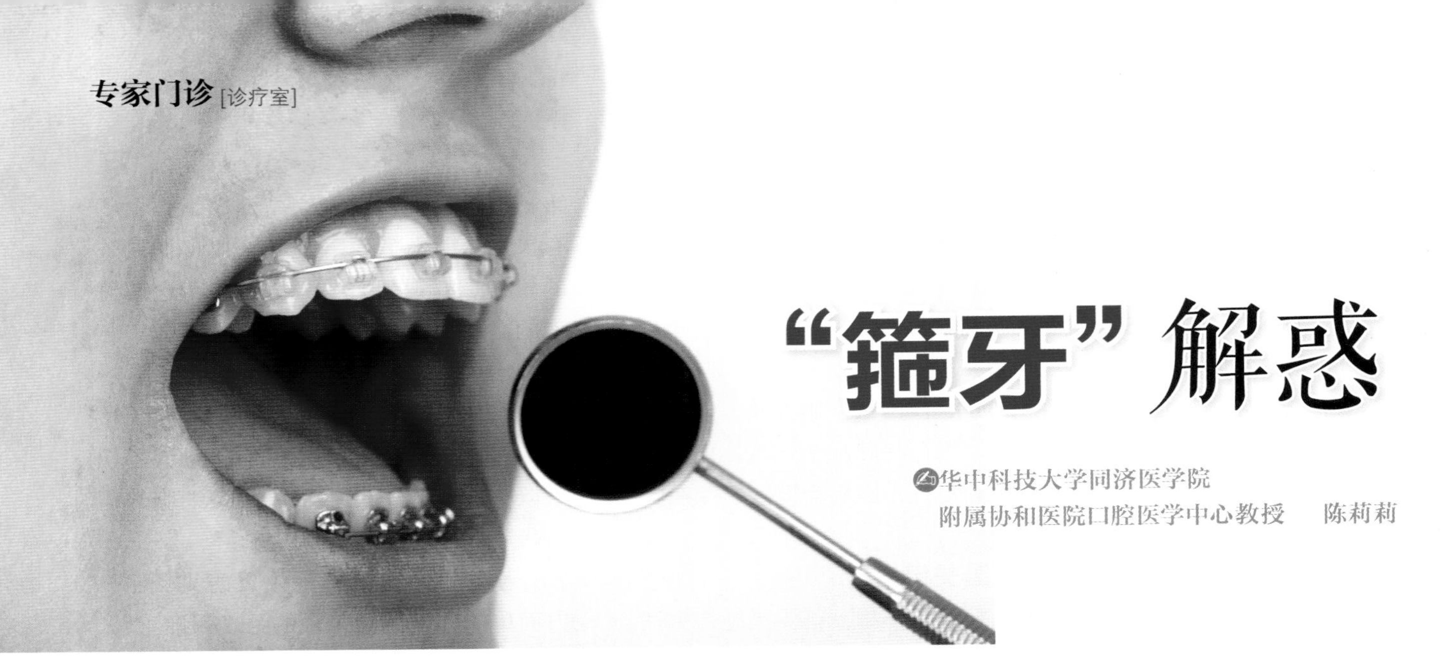

"箍牙"解惑

文/华中科技大学同济医学院
附属协和医院口腔医学中心教授　陈莉莉

何时需要关注孩子的牙齿长得齐不齐？

解答： 在很多人的印象中，牙齿矫正的最佳时期是青春发育期（十二三岁）。然而，我们在口腔正畸门诊经常会遇到一些正值青春期、患有严重"地包天"或"大龅牙、小下巴"的孩子。"地包天"通常是因为上颌骨发育不足、下颌骨发育过度，而"大龅牙，小下巴"则通常是因为上颌骨发育过度，下颌骨发育不足导致。每当看到这些孩子，我们就会感到很惋惜。如果家长能在孩子三四岁的时候就开始关注牙齿和面型的变化，及早解除病因（如吮指、咬唇、吐舌、口呼吸等），使孩子的上下颌骨自然、和谐生长；一旦发现异常情况，尽早咨询牙科医生，并尽早进行治疗，就能避免严重畸形的发生。

孩子牙列不齐，需要等到12岁才能矫正吗？

解答： 传统观念认为，12 岁左右、牙齿全部换完时，才是最佳的矫治时机。实际上，这种观念是片面的。12 岁之前，如果出现前牙反颌（即"地包天"）、大龅牙、小下巴、面部不对称、恒牙逾期不萌、睡眠时张口呼吸、不良唇舌习惯、恒牙早失、乳牙早失或滞留、替牙期牙列严重拥挤等现象，应及时矫正，以免妨碍孩子牙颌及面型的发育。如果等到十二三岁、孩子的生长发育高峰期已过，有些畸形就无法彻底纠正了。近日，我碰到一个令我非常痛心的小患者，十二三岁了，上颌尖牙一直没有萌出。起初，家长没有引起重视，认为时间还不到；后来着急了，到医院检查，经拍片发现，尖牙严重阻生，导致上颌中切牙和侧切牙牙根吸收一半，不得不拔除。可以想象，这将给孩子的一生带来多大的影响。在此提醒家长，如果孩子在替牙期出现牙列严重拥挤，应及时拍摄全口曲面断层片，发现替牙隐患，及时处理。

"箍牙"时为什么要拔牙？拔牙后，剩余牙齿会松动吗？

解答： 前牙严重拥挤的患者通常需要拔牙。以提供足够的间隙来排齐拥挤错乱的牙齿。某些"大龅牙""地包天"患者，也需要通过拔牙来提供空间，以便内收过突的前牙，改善面型。为了保证矫治后能建立良好的咬合关系，牙齿排列左右对称，最常采用的拔牙方案是每个象限拔除一颗不太重要的前磨牙。

由于拔牙后所获得的间隙，将在矫治的过程中被利用，最后会完全关闭，不留牙缝，也不需要镶牙。在正畸治疗过程中，只要患者选择正规正畸医疗机构就诊，拔牙并不会造成牙齿松动，也不会影响神经或产生其他后遗症，但前提是正畸期间一定要好好刷牙，避免牙龈炎、牙周炎的发生。临床上，许多因拔牙引起的问题，往往是矫治设计不当和治疗失误导致。

所以说，拔牙本身并不是问题，不正规治疗才是患者和家属需要提防的。

矫正过程中牙齿会痛吗，能正常吃饭吗？

解答： 牙齿矫正一般不会很疼，刚戴上矫正器或者"加力"以后的两三天内，患者可能会感觉有点牙痛，但不是很严重的疼痛，通常一周内就会消失，医学上叫"适应期"。

"箍牙"过程中，普通饭菜都可以吃，但要避免过硬、过黏和大块食物。苹果、梨、玉米、鸡翅、排骨等食物不能啃，可切成小块后食用。甜食、有色素的食物应少吃。不论吃什么食物，都要注意细嚼慢咽，以免咬到自己或使矫治器松脱。此外，还应注意保持两侧交替咀嚼，以保持口腔清洁及牙齿矫正效果。

现在口腔诊所很多，去哪里做牙齿矫正比较放心？

解答：规范的正畸治疗并不是每个口腔科医生都能做的，口腔专业本科生毕业后，还需要经过3~5年的口腔正畸专科培训，才能成为合格的正畸医生。

牙根吸收是伴随正畸治疗的常见并发症之一。正畸治疗可能会引起轻度的牙根吸收，一般不会造成不良后果，但明显的牙根吸收会影响牙齿的稳定和功能，需要查明原因。我在哈佛学习时，亲眼看到一个在外院矫治失败的病例，上颌两颗大门牙的牙根吸收得只剩下3毫米，舌侧用一根细钢丝把两颗牙粘在一起，而这个孩子只有14岁，让人非常痛心。当然，这种严重的牙根吸收可能并不一定完全是由于不正规的正畸治疗造成，毕竟我们没见到矫治前的牙片，但肯定与正畸治疗存在关联。通常认为，牙根吸收与遗传因素、全身情况、局部解剖因素以及矫治力系统和牙齿移动情况有关。因此，矫治前的检查应分外仔细，矫治过程中也要注意矫治力度。如果发现有牙齿异常松动或牙根过度吸收的情况，应暂停正畸治疗。

特别提醒

牙齿移动的量是有限度的，一般每月移动1.0~1.5毫米，移动太快会导致牙齿松动。有的医生为缩短治疗时间，不遵循科学规律，施加太大矫治力，不但会加重疼痛，还会加剧牙齿松动，严重者会造成患者矫治牙脱落。某些不正规牙科诊所鼓吹"1小时解决大龅牙""七天解决地包天"，是完全没有科学依据的。

矫治器是选进口的，还是国产的，是不是价格越贵越好？

解答：矫治器并非越贵越好，应综合考虑患者的年龄、牙齿畸形情况、对正畸过程中美观的在意程度等多种因素来进行选择。目前，国内较新的矫治器主要有自锁托槽矫治器、传动矫治器、舌侧矫治器和Invisalign（隐形矫治）。

自锁矫治器采用轻力矫治，能够高效移动牙齿，但费用相对较高。我个人建议，非拔牙病例首选自锁托槽，而必须进行拔牙矫治的患者，未必一定要选择价格较高的自锁托槽。复杂病例，尤其是需要改善面型者，首选传动矫治器。较简单或需要大量精细调整者，可选择传统MBT托槽，更为简便实惠。

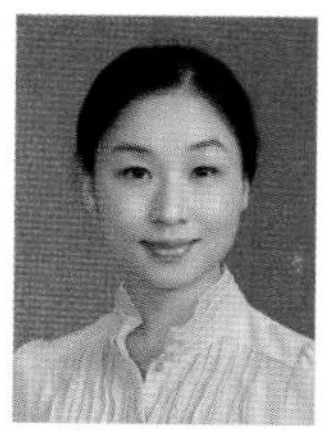

专家简介

陈莉莉 华中科技大学同济医学院附属协和医院口腔医学中心主任、口腔学教研室主任、教授、主任医师、博士生导师，湖北省口腔全科诊疗中心主任，中华口腔医学会全科口腔医学专业委员会副主任委员、正畸专业委员会常委，中国医师协会口腔医师分会常委，湖北省口腔医学会副会长、全科口腔医学专业委员会主任委员、正畸专业委员会副主任委员。长期致力于儿童骨性错颌畸形的阻断性矫治、青少年常见及疑难错颌畸形的矫治、成人错颌畸形个性化设计及治疗，开设隐形、舌侧矫治及口腔医学美容专科门诊。

专家门诊：周二全天、周四上午

舌侧及隐形矫治属于"美观正畸"，适用于正畸过程中对美观问题非常在意的成人，但费用较高。实际上，"牙套"只是一种治疗工具，医生的技术才是决定整体疗效的关键。

成人做牙齿矫正，有什么特殊之处？

解答：正畸不是孩子的专利，对美的追求没有年龄限制，人的牙槽骨一生都处于变化之中，任何年龄段的人都能进行正畸治疗。不过，由于成年人牙槽骨的修复能力弱于青少年或儿童，且成人常伴有龋齿、牙周病，以及一些全身性疾病（如肝炎、糖尿病等），故对正畸医生的技术要求更高。在我的患者中，一半是成人，30~45岁居多，都取得比较满意的效果。成人正畸有其特殊性，个性化设计最重要，医生应做到"有所为、有所不为"，矫治力的控制很关键，需要考虑治疗过程的美观性。

矫正牙齿是一项费时、费力又遭罪的"系统工程"，该注意哪些细节问题？

解答：首先是口腔卫生问题。戴上矫正器后，如果牙齿刷不干净，易造成龋齿或牙周组织炎症。正确的刷牙方法是，每餐饭后刷牙，用刷头小、刷毛软的牙刷，每次刷牙时间不少于5分钟。同时配合使用间隙刷、牙线等，清理牙缝之间的食物残渣，必要时应进行洁治。其次是配合，如配合医生每天更换皮圈、按时复诊等。正畸疗程的长短与配合程度密切相关。第三是保持。矫治结束后，正确佩戴保持器也很关键，否则容易"功亏一篑"。PM

早期股骨头坏死“保头”有新招

✍华中科技大学同济医学院附属协和骨科医院 杨述华 刘先哲

医生手记

三十出头的王先生一个月前出现了走远路和上下楼梯时髋关节疼痛的症状，有时会伴有膝关节疼痛。王先生很担心，立即去医院就诊，经检查确诊为早期股骨头坏死。考虑到王先生的股骨头形态尚正常，我们为他实施了微创手术，术后五天便好转出院了。35 岁的李先生与王先生的症状相似，但一直没有及时去医院治疗，而是强忍疼痛，直到出现明显跛行，才去医院就诊。由于他的股骨头已经塌陷变形，髋关节活动度也不好，我们只能建议他接受关节置换手术。

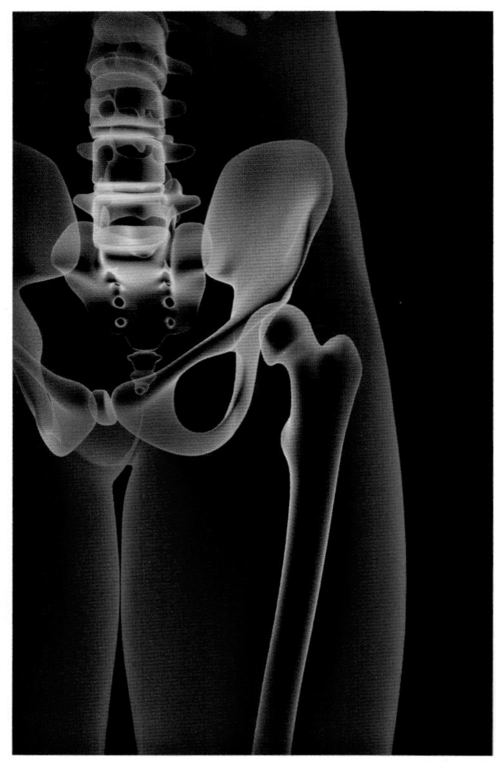

医生的话

股骨头坏死是导致髋关节病残的常见疾患之一，是各种原因造成股骨头血供中断或受损、骨细胞死亡，导致股骨头结构改变、塌陷，乃至关节功能障碍的一种疾病。股骨头坏死的病理过程复杂，早期病情隐匿，患者可无任何症状。随着病变进展，大多数患者会出现不同程度的关节疼痛，开始仅在关节负重时出现，后期休息时也出现疼痛。如果不进行治疗，80% 的患者将在很短的时间内出现股骨头塌陷和骨性关节炎。如果骨坏死逐步进展至关节面塌陷，疼痛将明显加剧，同时伴有髋关节活动受限，患者会出现步态异常，甚至下肢短缩畸形，严重影响髋关节功能，甚至致残。

股骨头坏死：药物无效，关节置换“有期限”

股骨头坏死多见于 30~50 岁中青年人群，严重外伤、酗酒、长期使用激素等都是可能的致病因素。目前，尚无有效药物能阻断股骨头坏死的自然病程。尽管终末期股骨头坏死患者可行全髋关节人工置换，但由于手术创伤大、费用高、假体存在使用寿命等问题，临床医生总是尽可能地推迟进行全髋关节置换手术的时间。尤其是年轻患者，更应尽量延迟实施全髋关节置换术的时间。

早期干预新方法：大大提升“保头率”

股骨头坏死应早诊断，早治疗。股骨头坏死早期，患者刚出现关节活动后疼痛时，股骨头病变一般尚不严重，坏死区域较为局限，股骨头外形正常。此时若进行干预，可显著提高股骨头坏死的治愈率。我科运用成骨支架和诱导因子治疗股骨头坏死，疗效显著，探索出了一条治疗早期股骨头坏死的新路。该方法集骨移植、生物工程、微创等新兴技术于一体，对坏死股骨进行综合治疗。简单手术步骤包括以下几点：

● **减压** 病变早期，股骨头内压力升高，故手术的第一步是打出骨通道，降低周围血管阻力，增加股骨头内血流量，改善股骨头微循环，减轻疼痛。同时，减压时的创伤也是一种刺激，有利于血管再生。

● **清除** 手术第二步是清除阻碍股骨头血管再生的坏死骨和硬化骨，创造一个有利于血管再生、新骨生长的环境。

X线诊断新技术：筛查早期乳腺癌更准更快

中国医学科学院肿瘤医院影像诊断科
周纯武（主任医师）　赵心明（主任医师）

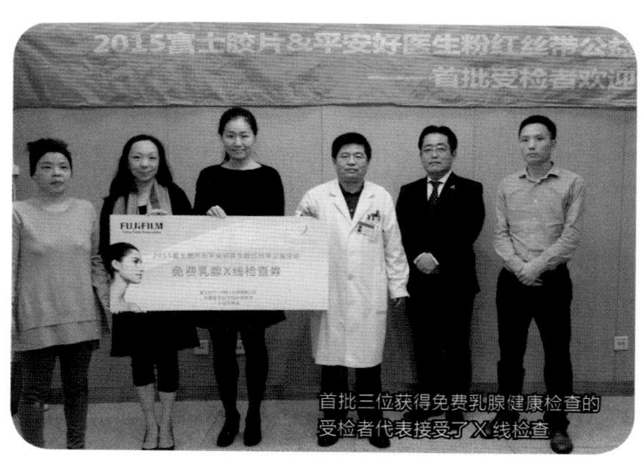

首批三位获得免费乳腺健康检查的受检者代表接受了X线检查

早期筛查乳腺癌，X线检查是首选

早期乳腺癌的5年生存率高于90%，所以女性对乳腺的自我检查有利于早期癌症的发现和治疗。尽管近几年人们的防癌意识有所提高，可不同地方的检测手段和筛查人群参差不齐。例如早期乳腺癌的肿块小，经常伴有微小钙化点，自我检查甚至普通的超声检查都难以查到。

目前国内外都认同X线乳腺检查是目前乳腺癌诊断及筛查首选的影像检查方法，因为X线显示钙化是强项，而对于超声而言则是弱项。

X线检查新技术，病变再难逃

X线检查虽能早发现肿瘤，可传统二维摄影技术有局限性，容易造成组织重叠，约有25%左右的病变被遗漏。

如今，影像学已发展为“三维断层摄影”技术，解决了传统二维造成组织重叠或假象的情况，可以尽可能多地发现病变。

延伸阅读：最新乳腺X线诊断系统，造福更多女性

富士胶片（中国）投资有限公司新推出的数字乳腺X线诊断系统“AMULET”能清晰显示肿块与微小钙化，帮助实现乳腺癌早期筛查；而且图像采集时间短，从而减少辐射剂量。为提高社会各界对乳腺癌的关注并帮助更多的女性守护健康，今年富士胶片携手平安好医生共同组织“粉红丝带——全国免费乳腺X线检查公益活动”，已连续8年参与“粉红丝带”活动的富士胶片首次联合七大城市的合作医院，并通过“平安好医生”App进行在线招募，向上述7个城市发放合计350个免费乳腺检查的名额，申请获得名额的女性将会接受富士胶片医疗最新的数字化X线乳腺诊断系统“AMULET”的免费检查。短短2周时间内，该活动就已接到相关问诊87 748起，共有2 426名女性用户报名参与该活动。而在平时，关于乳腺疾病问诊数量大约为32 082。PM

• **充填** 为阻止软骨塌陷，我科根据人体骨骼生理特点，专门设计了一种以人体肱骨为原材料的支撑架，置于股骨头内，犹如房间的顶梁柱，为软骨提供支撑。为促进骨骼吸收和新骨生成，支撑架被特意设计成中空结构，其中塞满自体骨松质颗粒。这是目前临床上广为应用的生物材料，有良好的骨诱导及骨传导功能，可谓加速愈合过程的生长因子。

由于使用专有器械经皮操作，不破坏局部血供，手术创伤小、时间短、术后恢复快。该手术能显著改善股骨头供血，促使新生骨形成，植入的骨性支撑棒不仅可提供对股骨头的力学支撑，防止股骨头塌陷，其骨质特性更使之能够与自身骨质融合，促进骨修复，逆转股骨头坏死，从而延缓，甚至彻底避免远期关节置换。长期随访显示，该手术疗效优良率达85%左右，大部分患者术后半年内髋部疼痛完全缓解，尤其适合年轻股骨头坏死患者，对缓解症状、推迟全髋关节置换术时间有重要意义。PM

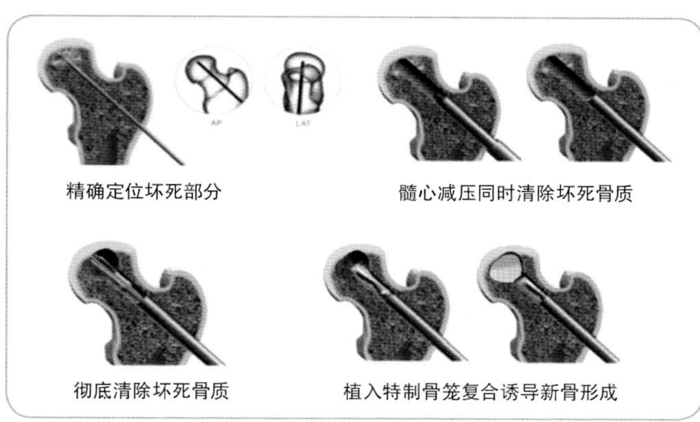

特别提醒

该微创手术仅适用于早期患者，若拖延治疗，等到股骨头坏死区域增大，甚至塌陷变形时再进行手术，不仅手术难度增加，远期效果也会下降，患髋仍可能会发展为终末期股骨头坏死，甚至骨性关节炎，患者将不得不接受关节置换手术。

医生手记

去年冬天，31 岁的白领小张不明原因地突然出现肛门周围疼痛 3 天，在当地医院被诊断为内痔，治疗后无明显好转。在网络上搜索比较了好些医院后，面色苍白、步履蹒跚的小张到我院普外科就诊。经检查后，我们的诊断是直肠异物，紧急为他在肛门镜直视下取出一枚近 2 厘米长枣核。当时，枣核已基本没入直肠壁，只有约 0.3 厘米的尾端露出在肠腔内。事后，小张才回忆起，那段时间他在进行冬令进补，所用的补品中加有大枣。

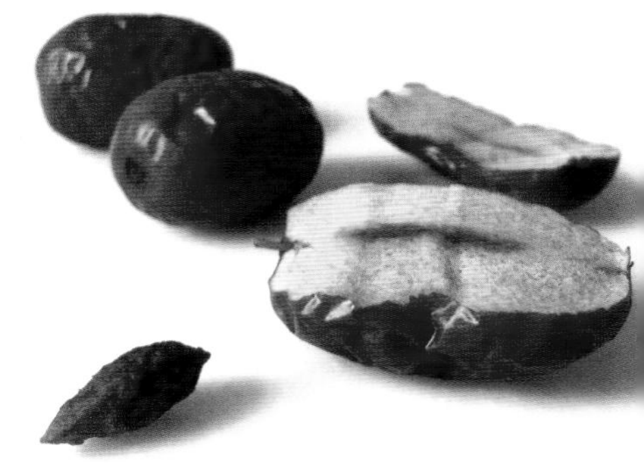

“囫囵吞枣”：不光伤脾胃

上海中医药大学附属曙光医院普外科　黄建平(主任医师)　谢晓峰

大枣，自古以来就被列为“五果”（栗、桃、李、杏、枣）之一，富含蛋白质、脂肪、糖类、胡萝卜素、B 族维生素、维生素 C 以及钙、磷、铁和环磷酸腺苷等营养成分。其中，维生素 C 的含量在果品中名列前茅，具有补血养颜、治疗失眠之功效，为冬令进补的佳品。

枣核两端尖锐，若食用大枣时“囫囵吞枣”，极易造成直肠肛门异物。近年来，随着人们保健意识的增强，冬令进补的人群日益增多，误咽枣核导致直肠肛门异物的情况屡有发生，需要引起重视。万一发生肛门不适，应及时就诊，以免处理不当导致严重并发症。

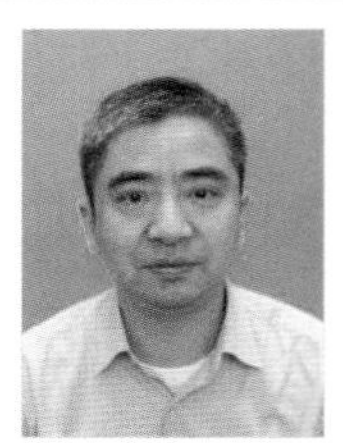

专家简介

黄建平 上海中医药大学附属曙光医院普外科主任，西医外科教研室主任，胆道外科主任，胆道研究室主任，主任医师，教授。擅长运用胆道镜、腹腔镜治疗胆道及各种普外科疾病。

专家门诊：周三下午

肛门直肠异物可致4大症状

由于异物的形状、大小、钝锐、进入途径、损伤性不同，故肛门直肠异物症状各异。食入性异物进入直肠，由于肠腔宽大，故相对安全。如果是圆而钝或者较小的异物，大多可自行随粪便排出，可以仅有一过性肛门坠胀、刺痛、出血，症状轻微甚至毫无症状，常被患者忽略。如果异物带钩刺状、形状不规则、尖锐或其周径超过 3 厘米，则很难经直肠肛管排出。若排便时出现突发性剧痛，需要警惕有异物嵌于直肠下端近肛门处。倘若处理不及时，异物滞留会导致损伤，出现下列症状。

● **梗阻** 异物刺激直肠可引起肠管痉挛或绞痛，部分病人会出现排便困难、腹胀、腹痛、恶心呕吐等结肠梗阻表现。腹部检查或肛门指诊常可触及粪团或异物，腹部立卧位摄片可见“气液平面”。

● **出血** 如果异物边缘锐利，如鱼刺、骨片等嵌插于直肠，会引起便血、肛门坠胀疼痛，排便时加重。出现鲜血便是一个危险的信号，应特别注意观察。

● **穿孔** 异物刺伤直肠或直肠穿孔可有便血、里急后重、肛门下坠、下腹疼痛，出现局限性或弥漫性腹膜炎的临床表现，甚至引起休克、败血症等严重并发症。

● **感染** 肛管异物、损伤较大、刺入较深、残留时间较长，可引起化脓性感染、肛旁或直肠周围脓肿或肛瘘，严重者可能发生全身性感染。

异物大、自行排出困难需手术取出

直肠异物的外科处理应根据异物的性状，进入途径及有无并发症而定。异物小、形状圆而钝、没有肠梗阻及肠壁损伤证据者，可待其自行排出，一般不主张通过服缓泻剂促其自肛门排出，因为这样做可能会使异物进一步嵌顿或引起出血、穿孔等。异物比较大、自行排出有困难者，可在低位硬膜外麻醉或腰麻下，借助直肠镜、乙状结肠镜自肛门将异物取出。一旦从肛门取出异物失败，则需要通过经腹部手术取出。PM

我国是原发性肝癌的发病大国，全球50%左右的肝癌发病和肝癌死亡都发生在中国。究其原因，乙型肝炎（乙肝）病毒感染是罪魁祸首。为此，中国预防乙肝病毒相关性肝癌走出的第一步，是在全国范围内，针对所有新生儿进行乙肝疫苗预防接种。预期在不久的将来，中国肝癌发病率和死亡率都将大幅度减少。当前，防治肝癌的另一重大课题则是，针对已经感染乙肝病毒的病人进行肝癌预防工作。目前认为，已感染乙肝病毒者，可以通过以下三个方法预防肝癌。

乙肝病人牢记三招：让肝癌离你越来越远

华中科技大学同济医学院附属同济医院肿瘤中心教授　于世英

招式一　抗病毒+保肝

临床上的“乙肝－肝硬化－肝癌”三部曲，是指从感染乙肝病毒，患上慢性乙肝，进一步发展到肝硬化，最终罹患肝癌的疾病演变过程。三部曲听起来很恐怖，但并非所有乙肝都必然演变成肝癌。乙肝转变成肝硬化大概是40%，肝硬化转变成肝癌大概是5%。阻断乙肝向肝癌的三部曲演变过程，首先是控制肝炎的发展。导致慢性乙肝向肝硬化发展的主要原因是乙肝病毒大量复制，因而抗乙肝病毒治疗无疑是最关键的治疗方法。所有乙肝病人都需要在肝病专科医生指导下，把乙肝病毒一直控制在最低水平，并把病毒耐药的可能性降到最低。这样才有可能预防严重肝硬化发生，并降低肝癌的发病风险。

另一个措施是保护肝脏功能。肝炎的活动状态与肝硬化的发生呈明显的正相关，与肝癌的发生也有明显的相关性。保护肝脏不受侵害和肝功能正常，也可以降低肝硬化、肝癌的发生风险。

招式二　避免其他“伤肝”危险因素

无论是为减少乙肝本身的风险，还是为减少肝癌发病风险，乙肝病人都应该特别注意保持良好的生活习惯，尽量避免接触损伤肝脏，甚至致癌的危险因素。目前认为，增加肝损伤及肝癌发病的危险因素包括：饮酒、食用黄曲霉毒素污染的食物、吸烟、营养不良、生活不规律等。其中，酒精是促使乙肝病人向肝硬化及肝癌转化的最大危险因素。长期过量饮酒，可能导致肝解毒功能下降，营养素摄入减少，机体免疫功能下降，逐渐形成脂肪肝、酒精性肝炎及肝硬化，最终导致肝癌。

招式三　定期随访早发现癌变迹象

乙肝病人应加强对肝脏的随访检查。一方面是监测乙肝病情变化，另一方面是早期发现癌变。体检虽然不能预防肝癌的发生，但可以早期发现和诊断肝癌，从而争取到早期手术治疗的机会。乙肝病人至少应该每半年进行一次体检。体检内容包括四大项目：①肝脏功能。②乙肝病毒检测。③肝脏影像学检查（超声波，或CT，或磁共振）。④甲胎蛋白（AFP）。甲胎蛋白是筛查肝癌的肿瘤标志物，约75%的肝癌病人表现为血清甲胎蛋白值升高。血清甲胎蛋白检测与肝脏超声检查相结合的方法，不仅能有效地发现早期肝癌，而且经济实用。PM

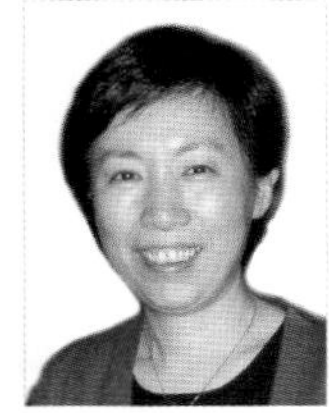

专家简介

于世英　华中科技大学同济医学院附属同济医院肿瘤科教授、主任医师。中国抗癌协会癌症姑息治疗与康复专业委员会主任委员。在长期肿瘤临床诊治中，她力主姑息疗法，坚持癌症治疗以人为本，获得患者的充分理解和信任。

定期体检　筛查乙肝

部分感染乙肝病毒者可能没有任何临床症状，但潜入肝细胞的病毒随时可能对肝脏造成严重影响。这种人往往可能在乙肝发展到肝硬化、肝癌时才被发现。因此，人人都应该定期参加健康体检，查一查自己是否感染乙肝病毒。

需要强调的是，乙肝疫苗预防接种的保护率为90%~95%，但对少数人可能无效。接种乙肝疫苗后，必须产生乙肝病毒表面抗体，且表面抗体的滴度要达到10IU/毫升以上，才能预防乙肝感染。乙肝抗体滴度还会随着时间的推移而降低。因此，接种过乙肝疫苗预防接种的人群，仍要定期体检，筛查乙肝。

自从1931年发现氘元素以来，科学家发现：生物体对氘浓度的变化非常敏感，氘浓度降低可刺激生命体生长，氘浓度过高则可引发生命体的各种损伤。

低氘水：对健康有益的饮用水

✍中国疾病预防控制中心环境所研究员　洪燕峰

人口密集地区：平均氘浓度150ppm

地球上生物体内的氘含量一般是由海水中的氘含量，以及雨和雪蒸发后的降水中的氘含量决定的。一般来讲，越接近极地，水中的氘含量越少，赤道附近的氘含量最高。有关资料表明：赤道区域的氘浓度为155ppm，加拿大北部的氘浓度为135~140ppm，一般地区为150ppm。人口密集的温带地区，平均氘浓度约150ppm，这个地区可以说是平均水平。高山地区氘浓度较低，在海拔4000米地区，氘浓度比平原地区低10%。因此，冰川水是比较好的天然低氘水，但氘含量还是相对偏高。目前，人工生产的低氘水采取的工艺一般为化学交换法、蒸馏法、电解法。上述方法可以把饮用水中的氘含量降低。研究表明，50ppm氘含量的低氘水，性价比较高，适合人体饮用。

氘含量高：对生命体有害

现代医学研究表明，无论水中的氘含量是多少，氘对生命体的生存发展和繁衍都是有害的。生命体对氘没有任何抵御能力，氘一旦进入生命体后很难代谢出去，在体内有累加作用，而水中的氘含量越高，对生命体的毒害越大，高含量的氘对人体的遗传、代谢和酶系统等有不良影响。也就是说，包括人类在内的各种动植物生命体始终受到不同程度氘的危害，只不过这些生命体现在对于自然界中150ppm浓度的含氘水已经产生了适应性。科学家研究了氘对人体健康的影响后认为：人体内每天会发生无数次化学反应，而氢键作为最普遍的化学键，几乎参与了生命体内所有的反应和构成，也是遗传物质DNA的基本化学键。氘置换氢原子可以在DNA的螺旋结构中产生附加应力，造成双螺旋的相移、断裂、替换，使核糖核酸排列混乱，甚至重新合成，出现突变。

低氘水：对健康有益

现实生活中，水中正常的氘含量一般不会引起非常明显的危害性，但只要我们将正常水中的氘含量稍微降低一些，它对人体健康的作用是有益的。氘含量较低的水，称为低氘水，它对维护人体健康、防治癌症和心血管疾病等慢性病具有一定意义。俄罗斯医学科学院癌症科研所与俄罗斯科学院医学生物问题研究所进行的动物实验研究发现，长期饮用低氘水，可在一定程度上抑制动物恶性肿瘤的发展，并延长动物的寿命。医学专家在进行大量的临床研究后揭示了低氘水活化人体细胞的分子机制。他们认为，低氘水是生命的激活剂，能激活人体细胞及机能，改善新陈代谢。

总之，通过科学研究，人们逐渐认识到：不管饮用水中氘含量有多少，对生物体都是有害的。而低氘水有益于生命体的生存和繁衍，对人体健康有诸多好处。PM

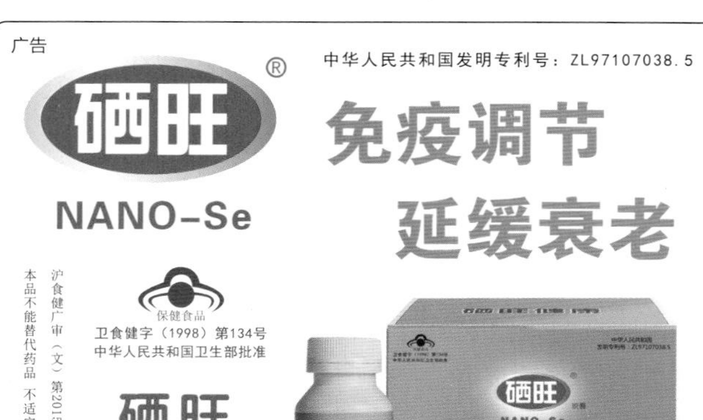

硒是人体中最重要的抗氧化酶——谷胱甘肽过氧化物酶的重要成分，具有防癌、抗衰老、保肝、防心血管病、防糖尿病、防白内障、增进免疫功能等作用。那么，硒与癌症的关系究竟如何，防癌有何依据？

硒与癌症

北京大学附属肿瘤医院教授　徐光炜

缺硒：与癌症发生有一定关联

美国亚利桑那大学对 1312 例癌症患者进行了 12 年的对照试验，研究证明，每天补充 200 微克硒元素，可使肝、肺、大肠及前列腺癌的死亡率下降 50%。我国江苏启东属于肝癌高发区，当地政府曾采取多项措施以降低肝癌发病率，其中一项就是政府组织大规模的补硒工作，使当地人群血液中硒含量达到正常水平。补硒人群的肝癌发病率下降为 25.4/10 万，而该地肝癌发病率曾达 51.9/10 万，下降幅度近 50%。中央电视台曾报道，江西省宜春市温汤镇由于土壤及水中硒的含量较高，当地居民无癌症发生。相关专家曾给当地长寿老人做全面体检，结果发现他们的血硒含量达 100 微克 / 升（正常人 35~87 微克 / 升）。

硒与癌症的关系大致可归纳为：土壤中含硒量越低，居民癌症死亡率越高；血硒水平低，癌症死亡率高；癌症患者的血硒含量低于健康者，癌症患者的发硒含量只及健康人的一半。缺硒可能使人们患癌的概率增加，且癌症的恶性度较高，易发生远处转移，生存期也因此较短。研究亦证实，硒可防止癌细胞的产生，还可抑制它的发展，其作用不可低估。也正由于硒有上述功能，给进行放化疗的癌症患者补硒，不但能增强免疫力，减轻药物毒反应，还可降低耐药性产生。例如，使用化疗药物顺铂的同时补硒，可降低其毒性而不影响其抗癌作用，甚至减少化疗副作用。

“补硒防癌”推论：尚须严格对照研究

通常，海鲜和动物内脏是硒含量最丰富的食物来源，肉类、奶制品及谷物也能提供一些，植物含硒量则完全取决于其土壤中的含量。中国 70% 以上土地的土壤中缺硒。近年来，由于环境污染，致使土壤中硒的含量减少，从而降低了植物中硒的含量。市场上各种富硒产品或保健品的流行，其卖点并不在于“满足人体需求”，而是“多吃防癌”。当然，由于硒与癌症的发病存在一定的关联，从而得出“补硒防癌”的推论也颇合理，但究竟能否起到防癌奇效，尤其在机体并不缺硒的前提下，能否具有人们所期盼的防癌或治癌功效，尚须做严格的随机对照研究，才能得出可靠的科学结论。至于在不缺硒的情况下，如将硒作为食品强化剂是否有百利而无一害呢？事实并非如此。若每克膳食中的硒含量超过 3~4 微克或更多，则可能导致硒中毒，出现食欲差、四肢无力、毛发和指甲脱落、贫血等症状。

总之，“额外补硒”是否能防治癌症，尚须进行严格的随机对照研究，目前尚难下肯定性结论，更需注意硒过量导致的硒中毒。PM

干果：休闲小食品 营养又保健（五）

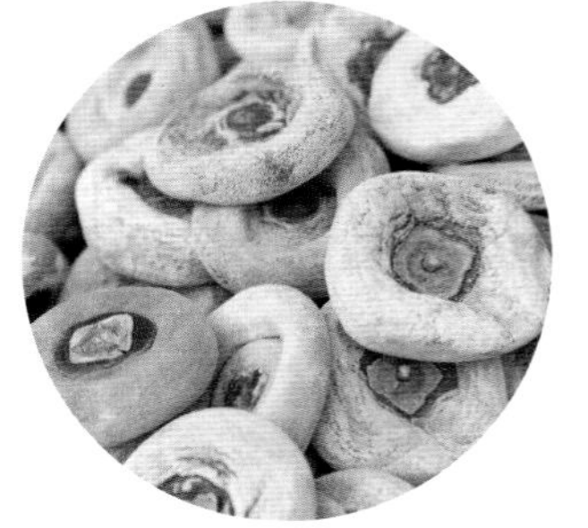

柿饼

上海市营养学会 蒋家騉

干果是果实成熟后经过自然风干、晒干或者烘干，带有果肉的果品，最常见的是桂圆、荔枝干、莲子、红枣、柿饼、葡萄干等。干果含有丰富的葡萄糖、果糖、维生素、矿物质、膳食纤维及特有的功效成分，经常食用对增强人体体质、预防疾病有很多好处。

柿饼，是将成熟的柿子用刀削去柿皮，晾晒约45天，再装入缸或瓮中，捂15~20天或更长时间而制成。捂得时间越长，白霜变得越多，柿饼品质就越好，也不易腐烂。

保健功效 中医认为，柿饼味甘涩、性寒，有清热润肺、生津止渴、健脾化痰的功效，用于治疗吐血、咯血、肺热咳嗽、口干口渴、呕吐、痔漏、痢疾等，对肝炎也有一定的疗效。

现代医学证实，柿饼中的有机酸等有助于胃肠消化，能增进食欲；柿饼含有大量维生素和碘，能辅助治疗因缺碘引起的地方性甲状腺肿大；柿饼能促进血液中酒精（乙醇）氧化，减少酒精对机体的伤害；柿饼有助于降低血压、软化血管、增加冠状动脉血流量、改善心血管功能，而且对高血压、便秘、痔疮等疾病也有一定的疗效。常食柿饼，还可以养颜、减少黄褐斑。柿饼上的白霜，中医称为柿霜，主要成分是甘露醇、葡萄糖、果糖等，能治咽喉干痛、口腔溃疡、肺热咳嗽、咯血等症。

选购须知 应该说人人均可食用柿饼，尤其适宜大便干结、高血压患者及长期饮酒者。不过，平时便溏、体弱多病、产后、外感风寒者，以及慢性胃炎、消化不良、胃大部切除术后和糖尿病患者不宜食用。而且还要注意两点：其一，不要空腹吃柿饼。因柿饼含有较多的鞣酸及果胶，空腹食用柿饼，在胃酸的作用下会形成大小不等的“胃柿石”。如果胃柿石无法自然被排出，会造成消化道梗阻，严重的出现上腹部剧烈疼痛、呕吐等症状。其二，不要多吃，每天一个中等大小（约100克）的柿饼最适合。因柿饼中的鞣酸能与食物中的钙、锌、镁、铁等矿物质形成不被人体吸收的化合物，多吃柿饼容易导致这些矿物质缺乏。

温馨提示 优质的柿饼，个大，扁圆，颜色鲜亮，表面不破损，无腐烂变质。柿霜厚且白的说明柿饼质量最好，柿霜薄且灰白色的次之，表面发黑或无柿霜的最差。选购柿饼时，还要注意辨别是否系假冒的柿饼柿霜，假冒柿霜是人工撒上的石灰粉，一抖就掉；真正的自然上霜的柿饼结霜层不易脱落。质量好的柿饼肉质为棕红色，有光泽，无核或少核，肉质软糯香甜，没有涩味，无渣或少渣。如果柿饼肉质太软，表示水分比较多。如果柿饼口感硬，甜味淡，有残渣和涩味，则不要购买。PM

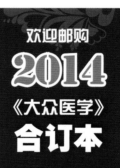

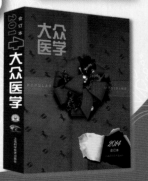

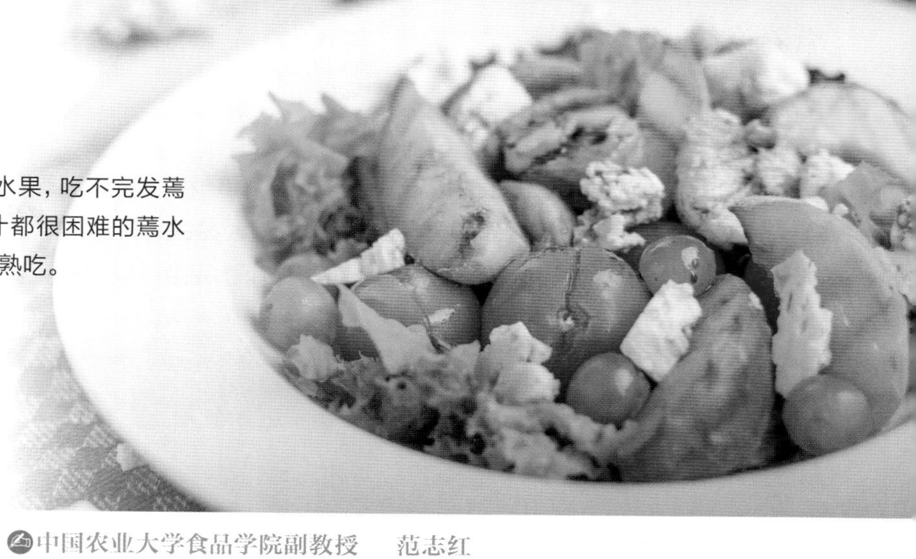

有时候，特别是节日期间，很多人家里堆满了水果，吃不完发蔫或变色，成了鸡肋——食之无味，弃之可惜。连榨汁都很困难的蔫水果，到底把它们怎么办好呢？最简单的方法就是水果熟吃。

水果熟吃并不另类

文 中国农业大学食品学院副教授　范志红

水果熟吃，营养素有得有失

很多人认为，水果富含维生素 C，熟吃会损失维生素，很可惜。其实，平时剩下的那些传统水果，维生素 C 含量并不高。比如苹果、梨、桃之类，维生素 C 含量仅有 1~5 毫克 /100 克。再说，熟吃水果所损失的主要是维生素 C，而矿物质、膳食纤维并不损失，抗氧化物质的损失也不大。所以，对于那些维生素 C 含量比较低的水果来说，蒸熟、煮熟吃并不那么可惜。

水果熟吃，还解决了其中的多酚、单宁等物质对消化功能的影响，也破坏了水果中的蛋白酶，避免伤害到消化道。水果中的纤维软化之后，对肠道的刺激作用也会减小。实际上，水果那一点点小缺点对消化功能强的健康人都没有影响，尤其是对糖尿病患者来说，降低消化速度还有利于控制餐后血糖。但是，对体弱和消化功能差的人来说，却“扛不住”水果的小缺点，如果你吃了生水果之后觉得不舒服，那么，不妨换个方式，试一试吃熟水果。现实生活中，确实有一些食欲不振、胃肠功能特别弱，或者吃凉水果就腹泻的老年人，如果改吃熟苹果、熟梨、烤香蕉，会觉得胃肠很舒服。虽说少了点维生素，但还是能得到水果中的很多营养素，如钾元素、果胶。

水果熟吃，其实味道也很美

也有很多人会说，水果烧熟了软塌塌的，口感真的难以接受啊！其实，这是传统吃法“先入为主”留下的成见，蒸熟、煮熟、烤熟的水果同样很好吃的。在欧美国家，香蕉蛋糕、苹果派，哪个不是闻名世界的美食；在中国，水果丁醪糟汤也是江南地区的传统甜食。下面介绍一些水果的“熟吃法”。

把蔫苹果洗净、去核切块，大枣去核，再加几片山楂，一起放入电压力锅，加半碗水，压力煮 8 分钟，等恢复常压就可以吃了。简简单单的苹果大枣汤，不用加糖，香甜美味。这道甜食还有很好的开胃作用，消化不良的人饭前喝 1 小碗，顿感特别舒服，绝不比饼干、蛋挞之类的甜品逊色。同样，桃子、梨之类，也可以这样烧熟。需要注意的是，因为用电压力锅能完全密闭烹调，不会损失水分。如果用普通锅小火煮，大约需要煮 20 分钟以上，水果才会变软；还有，因水分蒸发，要多放些水，至少 1 碗。煮水果汤的秘诀在于水量，若加水多了，汤的味道会变酸，不加糖又不好吃；加了糖，健康价值就降低了。

苹果还有多种熟吃法。比如，苹果切片，烤一下，吃上去软软的，干干的，甜蜜蜜的；把苹果切成丝，加入面糊中做成煎饼，也是孩子喜欢的美味。还有，把苹果切块，放进红烧肉里炖；苹果直接切成丁，在起锅时与牛肉丁混在一起装盆，这些都会给肉菜带来令人惊喜的美味。

当然，如果把猕猴桃、草莓等维生素 C 丰富的水果做熟吃，实在有点可惜。即使不考虑维生素 C 的损失，有时候因“熟水果”口感太软塌，也很难产生美食感。假如确实觉得有的水果口味不佳，太酸或太涩，不妨加点鲜枣、甜瓜之类配合，打成混合浆；也可以加少量炼乳和牛奶，打成奶昔。这样的饮品人人都喜欢，尤其是孩子和老人。PM

特·别·提·醒

熟吃水果时，特别容易把食量加上去。吃一个生苹果体积很大，而吃一个熟苹果一点不觉得饱，因为加热之后，植物细胞壁软塌下来，质地会特别柔软，咀嚼容易，饱腹感也会下降。

对食欲旺盛、高血压、高血脂、糖尿病和肥胖者来说，还是生吃水果比较好。不仅因为水果中含有维生素，更因为生吃水果能够起到控制食欲、提高饱腹感和延缓消化的作用。

烹煮食物在切配过程中，总能剩下不少“边角料”，收集起来往往一大袋，多数会被丢弃，无用武之地。

有句俗话说“家厨眼中无废料”，很多被轻易丢弃的厨房“边角料”，不仅营养价值高，而且在中医学中也有一定作用。如果这些厨房“边角料”被赏识，完全可以“大翻身”，发挥大作用。

厨房“边角料”大翻身

上海中医药大学副教授、高级营养师　孙丽红

“边角料”1：玉米须

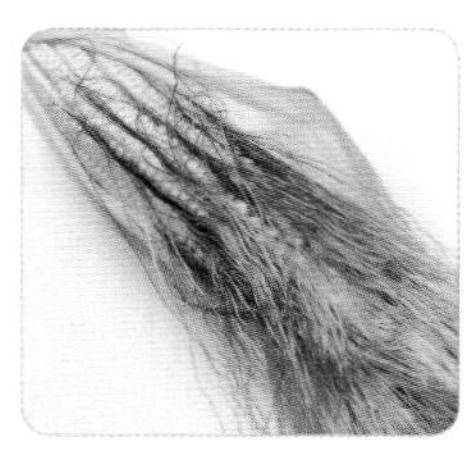

煮玉米前，先把玉米须扔掉，似乎是顺理成章的事。然而，现代医学研究证明，玉米须含大量的维生素K、谷固醇、豆固醇、生物碱等成分，有很好的降血脂作用。

在中药里，玉米须又称“龙须”，可利尿消肿、平肝利胆，对各种原因引起的水肿均有一定作用，也有利于减肥。

推荐用法

- 将留须的玉米放进锅内，煮熟后倒出汤水，即“龙须茶”。“龙须茶”口感不错，经济又实惠，可以作为全家的保健茶，特别适合于高脂血症、高血压、高血糖的患者饮用。
- 小便不利、腹水、水肿时，可用玉米须煎汤饮用。
- 玉米须20克、山药50克，加水煮粥食用，有很好的利尿消肿作用。

“边角料”2：芹菜叶

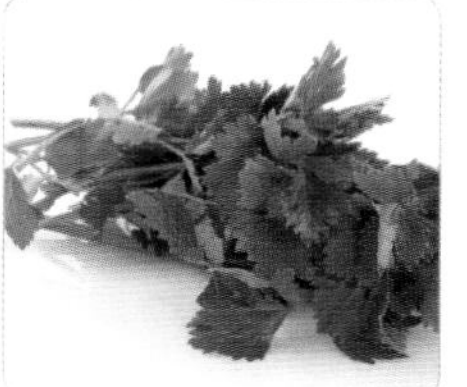

芹菜茎常被用来烹煮食用，芹菜叶却无人问津。但从营养学角度来说，芹菜叶比芹菜茎的营养价值高：芹菜叶中的胡萝卜素含量是芹菜茎的88倍，维生素C含量是芹菜茎的13倍，维生素B_1含量是芹菜茎的17倍，蛋白质含量是芹菜茎的11倍，钙含量是芹菜茎的2倍有余。

芹菜叶的药用价值也很高，有平肝降压作用，对原发性及更年期高血压有一定益处；其镇静作用，有助于安定情绪，消除烦躁；其含有丰富的膳食纤维，可以促进肠道蠕动，防止肠癌发生，还可中和尿酸及体内的酸性物质，在一定程度上可预防痛风。

中医学认为，芹菜叶味甘苦，性凉，具有平肝清热、除烦消肿、润肺止咳的作用，可治疗头晕、黄疸、水肿、小便热涩不利等病症。

推荐用法

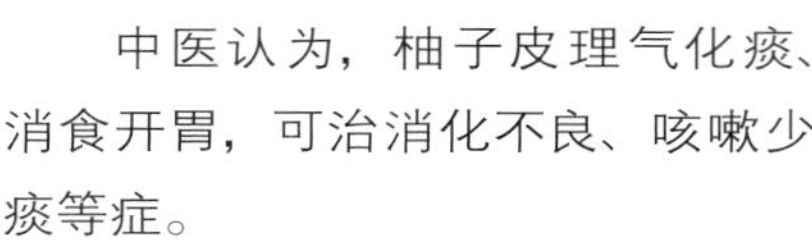

芹菜叶别具芳香，能增强食欲，可炒、拌、炝或做配料，也可做成饺子馅等。适量芹菜叶与鸡蛋煮汤食用，或芹菜叶拌豆腐干等，均美味可口。

“边角料”3：柚子皮

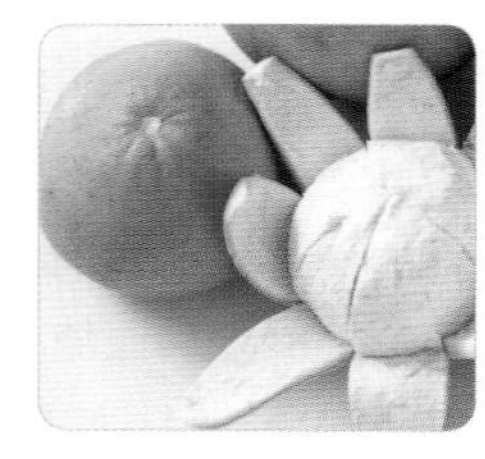

柚子皮含有丰富的蛋白质、维生素及钙、磷、镁等人体必需的营养成分。

中医认为，柚子皮理气化痰、消食开胃，可治消化不良、咳嗽少痰等症。

推荐用法

- 咳嗽不愈时、支气管炎患者，可将柚子皮切碎，每次取5克左右，泡茶饮用，止咳效果甚佳。
- 身体出现风疹时，可将鲜柚皮捣烂，敷于患处，能止痒消肿。
- 柚子皮有一股清香，放入冰箱，可除异味。

“边角料”4：葱白

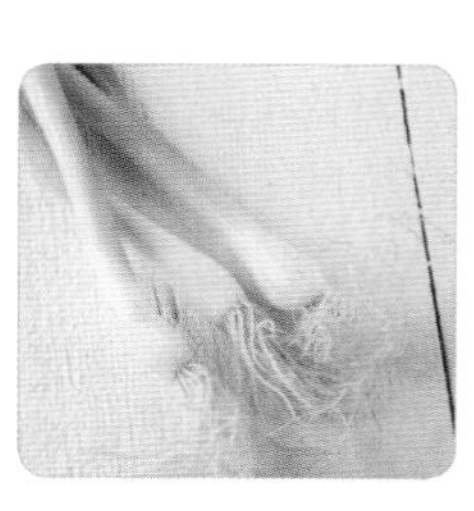

葱白是葱近根部的鳞茎，随时可采，食用方便。葱白含脂类、多糖类、纤维素、原果胶、维生素C、胡萝卜素、维生素B_1、维生素A、亚油酸、油酸、大蒜辣素等成分。现代研究发现，葱白有一定的抗菌作用。

中医学认为，葱白辛温，具有发汗解表、散寒通阳、解毒散结的作用，可用于治疗感冒风寒、腹泻、阴寒内盛等症。

推荐用法

- 感冒风寒者，可用葱白与生姜煮汤饮用，有祛风散寒、发汗解表的作用。
- 葱白与淡豆豉煮汤饮用，可祛除风寒之气。
- 腹部冷痛、小便不通者，可将葱白炒热，外敷脐腹。
- 身体局部出现疮痈疔毒者，可将葱白捣烂敷于患处，也可适当加入蜂蜜，解毒散结效果更好。

"边角料"5：生姜皮

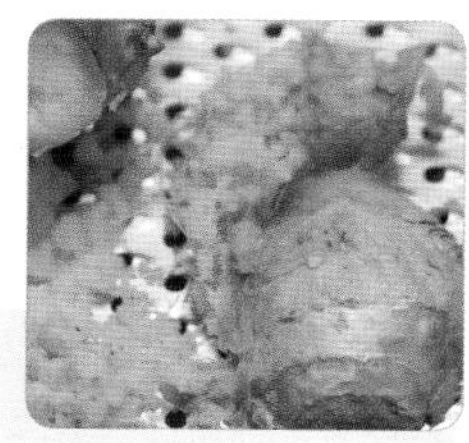

生姜皮是生姜根茎切下的外皮，味辛性凉，有和脾行水的作用。

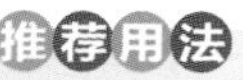

推荐用法

生姜皮5~10克，煎水服用，可治疗水肿。

"边角料"6：柿蒂

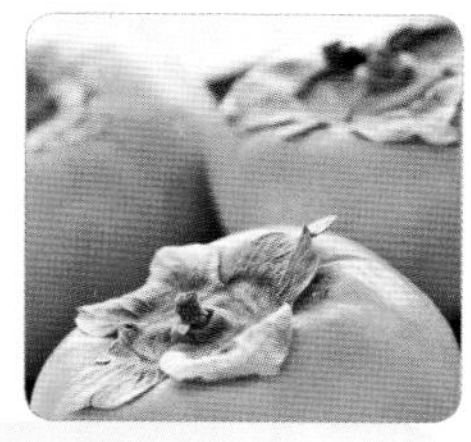

柿蒂为柿树科植物柿的干燥宿萼，即柿子把，具有降逆止呃的作用，可用于治疗呃逆症。

推荐用法

柿蒂与生姜煎汤服用，对胃寒见呃逆者有益。

"边角料"7：白萝卜叶和白萝卜皮

白萝卜叶和萝卜皮是一组常被忽略的厨房"边角料"，因大家对它们的营养价值不够了解而常被白白浪费。

【白萝卜叶】民间俗语曰："萝卜缨子是个宝，止泻止痢效果好。"萝卜缨子即萝卜叶，味道虽有点辛辣，还带点淡淡的苦味，但大量研究证明，白萝卜叶的营养价值在很多方面高于白萝卜根。白萝卜叶所含维生素C比白萝卜根高2倍以上；钙、镁、铁及核黄素等含量比根高3～10倍；膳食纤维含量很高，可预防便秘、结肠癌。

中医学认为，白萝卜叶具有消食理气、清肺利咽、散瘀消肿的功效，主治食积气滞、呃逆、泄泻、咽喉肿痛、损伤瘀肿等症。《本草纲目》记载：莱菔（即萝卜），根、叶同功，生食升气，熟食降气。

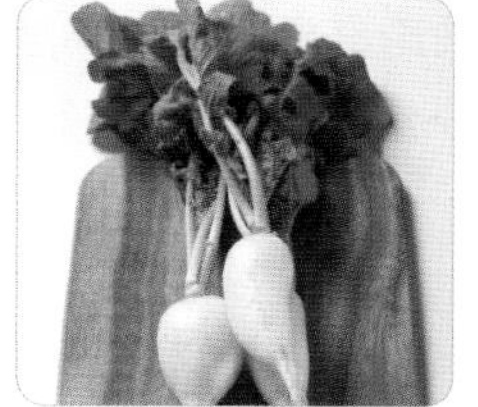

【白萝卜皮】白萝卜皮含有芥辣素，可以消炎、杀菌。

中医学认为，白萝卜皮可顺气、化痰、止咳、解毒生津，用于治疗风热感冒、腹胀、消化不良，还可消水肿。

推荐用法

- 将萝卜叶煮熟，切碎，用油稍煸炒，加适量糖、醋、盐拌匀食用。腹泻、胃肠道不适者不妨一试。
- 萝卜叶煮水，饮用时加点糖（改善口味），常喝可预防动脉硬化。
- 预防感冒，可将白萝卜皮煮食。
- 咽喉炎、扁桃体炎患者，可将白萝卜皮捣汁与姜汁同服。
- 水肿时，可将白萝卜皮切碎，煮粥食用。

"边角料"8：冬瓜皮和冬瓜子

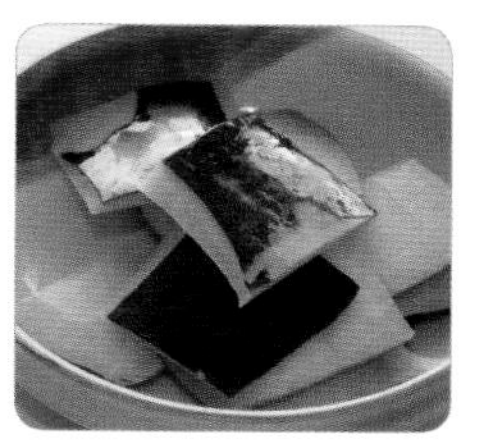

冬瓜皮和冬瓜子分别为冬瓜的果皮和种子。很多人食用冬瓜时，都把冬瓜皮和冬瓜子扔掉，其实它们都有很好的药用价值。冬瓜皮能利水消肿；冬瓜子性味甘寒，可清肺化痰、排脓。

推荐用法

- 冬瓜皮与赤豆、茯苓一同煎服，利水消肿效果较好。
- 肺热咳嗽者，可用冬瓜子煎汤服用。

"边角料"9：橘皮、橘核、橘络

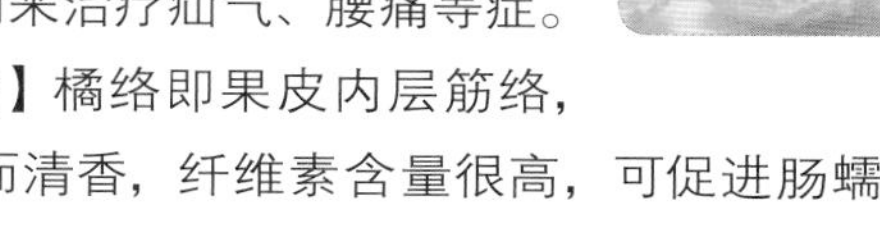

橘皮、橘核、橘络也能废物利用？是啊，橘子可浑身是宝。

【橘皮】干燥后即陈皮，有理气、调中、燥湿、化痰之功。

【橘核】味苦，有理气止痛的作用，可用来治疗疝气、腰痛等症。

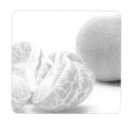

【橘络】橘络即果皮内层筋络，味道甘甜而清香，纤维素含量很高，可促进肠蠕动，有预防肠癌的作用；含有较多的芦丁，对改善中老年人血管弹性、防止内脏毛细血管出血有很好的作用。

推荐用法

- 肝气不舒、情绪不畅、乳房结块者，可用橘核熬羹。准备橘核10克、丝瓜络（成熟丝瓜的网状纤维）50克、鸡蛋1个，将橘核研成粉，丝瓜络煮水，在丝瓜络水中加入橘核粉再煮，加入打匀的鸡蛋，加少许盐即可。
- 橘叶和橘络适量，煮沸代茶饮，对前列腺炎、下腹胀痛者有益。PM

大多数西方国家，饮食模式中摄入的饱和脂肪酸高，因而西方人的心血管疾病患病率高。令人不解的是，法国人心血管疾病的患病率相对较低，于是，这一现象被认为与法国人经常饮用红酒相关。基于“法国悖论”现象，红酒被酒商大力宣传，红酒的健康效应被夸大，“天天喝红酒，疾病不上身”，人们甚至把红酒误认为是一种保健品。事实上，红酒虽有一定的健康效应，但远没有想象中那么显著，红酒的作用被过度“神化”了。

红酒，被放大的健康效应

华中科技大学同济医学院公共卫生学院营养与食品卫生学系　罗 纲　郝丽萍（副教授）

喝红酒——果真能防治心血管疾病、防治脑血栓？

有人统计，相比较不饮酒者，少量或适量饮酒者罹患心血管病的风险较低，而酗酒者会有更高的风险。研究结果表明，饮酒减少心血管疾病患病风险的作用主要体现在：增加高密度脂蛋白胆固醇含量、减少血液黏稠度和纤维蛋白原的浓度、增加纤维蛋白原溶解和减少血小板聚集、改善内皮细胞功能、减轻炎症反应及促进抗氧化效应等。

那么，红酒与诸如啤酒、白酒之类的酒精饮品相比较，真的具有更好的健康作用？美国心脏病协会指出，现有数据并不足以推荐饮酒（或者专指红酒）作为预防心脏疾病的策略，也没有证据表明红酒相对于啤酒、白酒之类酒精饮品更有优势。心血管疾病的主要危险因素包括年龄、不良饮食习惯、缺乏运动、吸烟、精神压力过大等。来自丹麦的一系列追踪调查也发现，与啤酒、白酒饮用者相比，红酒饮用者饮酒更为适度，并且有着更为健康的生活方式——抽烟更少、锻炼更多、吃更多健康的食物等，由此带来的健康效应，很大程度上被误以为是红酒的功效。因此，这并不足以证明红酒的健康效应更高。红酒对心血管疾病虽有一定的预防效果，但并没有想象中的那么显著。若想仅仅通过饮用红酒预防心血管疾病，那是不可取的。

哪些营养成分被“神化”——晒一晒，红酒中多酚物质、白藜芦醇的健康功效

● **美容美颜**　在红酒的广告宣传中，特别能打动女士的是红酒具有卓越的美容美颜功能，理由是红酒含有丰富的多酚物质和白藜芦醇，具有超强的抗氧化功能，能提高新陈代谢，淡化色素，使皮肤变得更加白皙和光滑。研究表明，红酒中多酚类化合物（含量900~2500毫克/升）种类比较丰富，包括黄酮类（750~1060毫克/升）的槲皮素、花青素的衍生物，以及非黄酮类（240~500毫克/升）中的原儿茶酸、白藜芦醇。虽然这些多酚类化合物确实具有抗氧化的生物功能，但这些功能证据多来自于动物实验，实验中多酚类化合物存在的形式与红酒中不一定相同，并且给予的剂量远高于红酒中的浓度水平，由于这些因素的影响，并不能充分说明多酚类化合物对于人体的功能。另外，多酚类化合物在体内的代谢吸收也贯穿整个消化过程，并受消化道微环境的影响，存在明显的个体差异。到目前为止，国内外的人群研究没有明确支持红酒的美容养颜这一功能。因此，单从多酚类化合物的生物功能方面而推论红酒具有美容养颜功能有些牵强，红酒的美颜作用更多的是商家的炒作。想要美容美颜，更适合平时多喝水、多吃新鲜的水果蔬菜等。

● **抗衰老**　宣称喝红酒能抗衰老、延年益寿，是迎合了人们追求长寿的愿望。其中，最重要的一个“噱头”便是白藜芦醇。白藜芦醇存在于葡萄、桑葚、花生等食物，以及虎杖、藜芦等药用植物中。研究发现，白藜芦醇能激活“长寿”蛋白，延长低等生物如酵母、果蝇、蠕虫等寿命。美国国家老化研究所针对小鼠的动物实验结果认为，白藜芦醇虽能减轻由于衰老带来的高胆固醇及炎症损伤，但不能影响小鼠的生存率和存活时间，不能调节老化的进程。然而，这些实验结果只存在于动物实验之中。科学家也进行了一些人群调查，令人遗憾的是，目前为止的证据并没有显示白藜芦醇能够延长人类的寿命。

据测定，红酒中的确含有白藜芦醇，不同种类的红酒中白藜芦醇含量不同，并且都非常低。即便白藜芦醇真能延长人类的寿命，用外推法将动物实验剂量换算到人的剂量，那么，相当于每天喝红酒要超过1000杯。这是一个不切实际的饮用量。更何况，动物实验研究结果不能直接外推到人类。

因此，靠喝红酒延寿是一种不靠谱的宣传，是“神化”了白藜芦醇的功效。

“如饮酒，应限量”——饮酒不以预防疾病为目的

饮酒，要控制总量和方式。那么，这个量是多少呢？中国营养学会建议，成年男性适量饮酒的限量值为一天饮用酒的酒精量不超过 25 克，相当于啤酒 750 毫升，或葡萄酒 250 毫升，或 38 度的白酒 75 克，或 50 度白酒 50 克；成年女性一天的饮用酒的酒精量不超过 15 克，相当于啤酒 450 毫升，或葡萄酒 150 毫升，或 38 度的白酒 55 克。然而，并不是说只要饮酒不超过限量值，对机体就没有伤害。由于个体代谢乙醇的差异，这样的标准并不适合每个人。比如，喝酒脸红，是由于缺乏乙醛脱氢酶，导致酒精代谢产物乙醛在体内堆积，造成面部潮红、出汗、心跳加速等不良反应。因此，饮酒的限量值对于他们来说并不合适。中国人在交际应酬中，“酒”是很好的助兴剂，酒逢知己千杯少。在应酬中，有些人喜欢狂饮，把一周的饮酒量一次喝完，这样的饮酒方式会对机体造成一系列急性损伤，出现急性酒精中毒，甚至急性酒精性肝炎或脂肪肝，危及生命，同时也会引发一些慢性损害，长期影响身体的健康。

中国营养学会推荐“如饮酒，应限量”。言外之意，本来不喝酒的人，不要饮酒；任何人，不建议以预防疾病为目的开始饮酒或频繁饮酒。

饮酒时，最好饮用低度酒，如啤酒、红酒或黄酒。其实，红酒中的生物活性物质——多酚类化合物，也可通过日常饮食中的蔬菜、水果获得，而且摄入量更高。PM

长寿，始于健康的生活方式

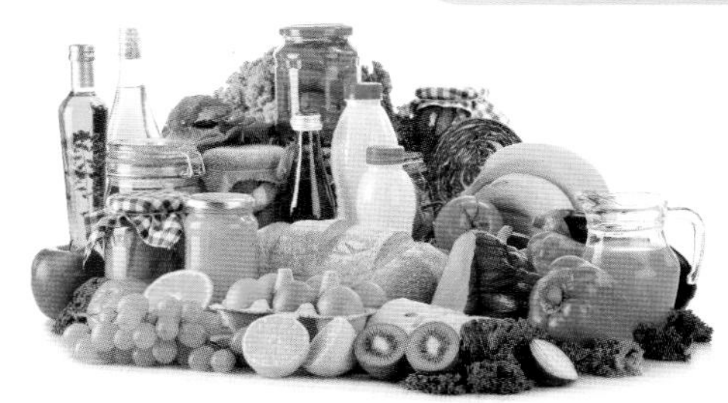

健康的生活方式是长寿最重要、最基本的要素。每一天，饮食要营养合理，摄入各种谷物、蔬菜、水果、奶类、适量肉和鱼等，不要过多摄入饱和脂肪酸、反式脂肪酸、高胆固醇食物。此外，每天应积极锻炼身体，改变久坐等静态的生活习惯。

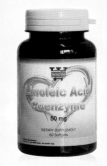

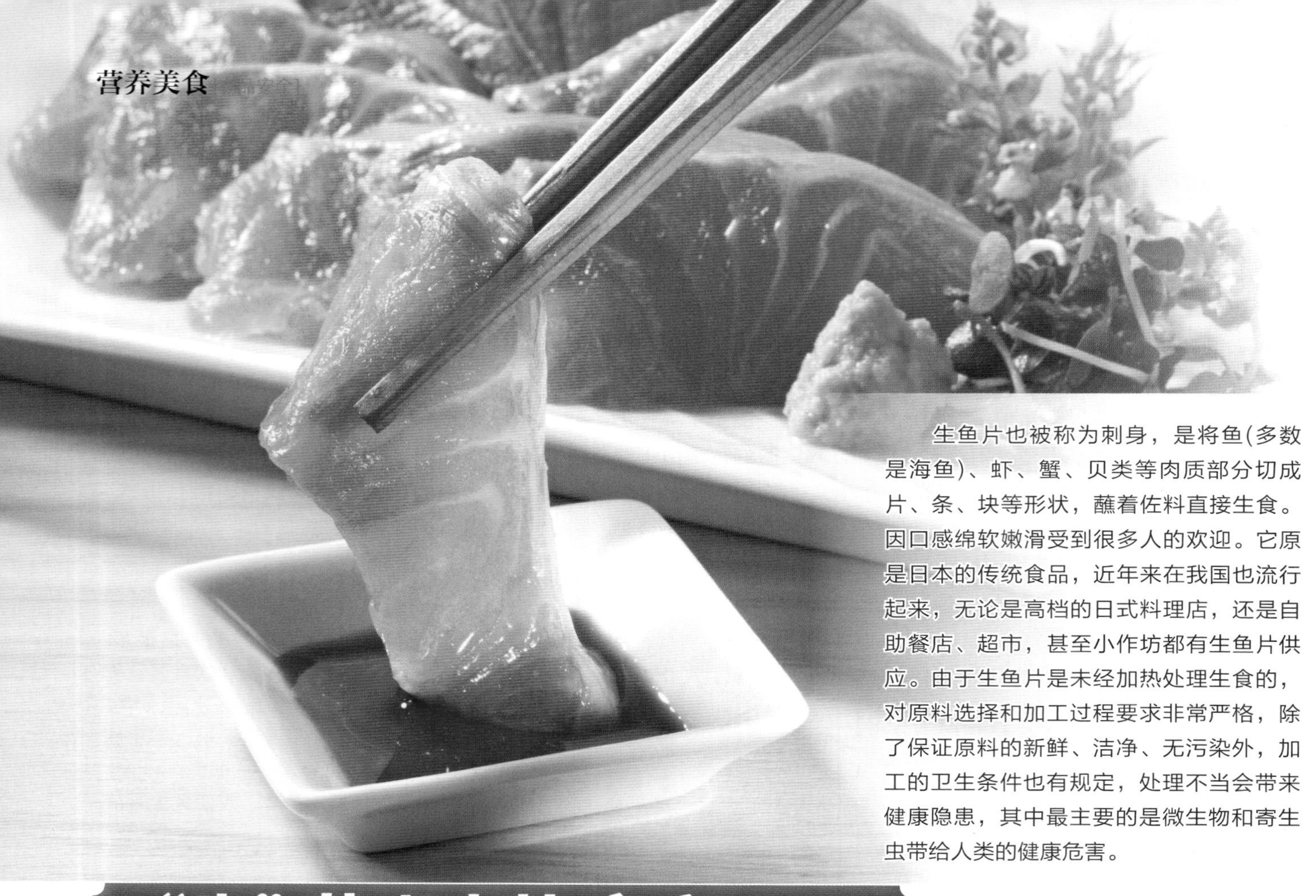

生鱼片也被称为刺身，是将鱼(多数是海鱼)、虾、蟹、贝类等肉质部分切成片、条、块等形状，蘸着佐料直接生食。因口感绵软嫩滑受到很多人的欢迎。它原是日本的传统食品，近年来在我国也流行起来，无论是高档的日式料理店，还是自助餐店、超市，甚至小作坊都有生鱼片供应。由于生鱼片是未经加热处理生食的，对原料选择和加工过程要求非常严格，除了保证原料的新鲜、洁净、无污染外，加工的卫生条件也有规定，处理不当会带来健康隐患，其中最主要的是微生物和寄生虫带给人类的健康危害。

“生”惹出来的疾病——生鱼片，吃还是不吃

马志英

警惕8 生鱼片最容易被微生物“占有”

沙门菌是最常见的致病菌。据检测，最有可能污染生鱼片的微生物有沙门菌、单增李斯特菌、金黄色葡萄球菌、副溶血弧菌、霍乱弧菌等致病菌。其中，沙门菌是生鱼片最常见的致病菌。今年 6 月，有两批进口挪威三文鱼被我国质量监督检验检疫部门检出有霍乱弧菌和金黄色葡萄球菌，重量各为 3 吨左右。近期美国 11 个州暴发沙门菌感染，而导致这次食源性疾病暴发的元凶是金枪鱼寿司，据悉绝大多数患者因为吃了超市销售的生鱼片寿司后被感染。

为什么吃生鱼片会引起沙门菌感染呢? 因为沙门菌是最常见的食源性致病菌之一，我国由沙门菌引起的食源性疾病居细菌性食源性疾病的首位。过去，沙门菌引起中毒的食品种类以蛋、禽、肉类为主。沙门菌在 65℃加热 15~20 分钟就被杀死，达到 100℃时立即死亡，故经由我国传统加热方法制作的肉禽类产品发生沙门菌感染的食物中毒事件较少。近年来，由于生食的流行，由沙门菌引起的食物中毒事件时有发生，尤其是像生鱼片一类的即食食品，由于未经加热，一旦被沙门菌污染，极易引起食物中毒。

由沙门菌引起的食物中毒症状以急性肠胃炎为主，重症者则可呈暴发型，伴有迅速脱水，严重的引起休克和肾衰竭，甚至死亡。

◆ 安全提示 ◆

目前，国际食品法典委员会和欧盟等国家地区均规定，在餐饮业现制现售的即食食品中，不得检出沙门菌。我国正在制定针对餐饮业现制现售即食食品的微生物限量标准，该标准将分门别类列出在餐饮业加工、制作的冷食、热餐、自制调味品、自制饮品中的微生物限量。

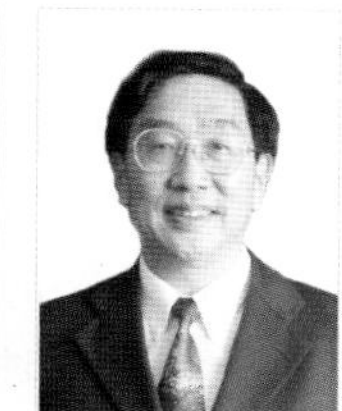

专家简介

马志英 上海市食品研究所技术总监，教授级高级工程师，上海市食品协会专家委员会主任，上海市食品学会食品安全专业委员会主任。长期从事食品生化、食品工艺和食品安全方面的科研工作。

当心：生鱼片中“深藏不露”的寄生虫

● 国人感染异尖线虫病的潜在危险性很大

除微生物外，寄生虫也是生鱼片的重要危害来源，其中以异尖线虫为多。我国出入境检验检疫部门曾多次从进口的真鲷、竹荚鱼等冰冻鱼中检出活的异尖线虫。国内有关部门曾经组织过十几次对海鱼感染异尖线虫的专项调查，结果发现我国海域内的海鱼普遍感染异尖线虫，在国内市售海鱼中，发现鲐鱼、小黄鱼、带鱼等小型鱼体肌肉或器官组织内的异尖线虫幼虫感染率高达100%，从东海和黄海获得的30种鱼和2种软体动物所带幼虫率为84%。可见，我国人群感染异尖线虫病的潜在危险性很大。

● 异尖线虫感染分两种

异尖线虫是属于线虫的一种寄生虫，通体白色。日本等太平洋地区国家居民喜吃生鱼片、腌海鱼，于是，异尖线虫感染病例也较多。人体感染异尖线虫后，有急性和过敏性两种病症。急性异尖线虫感染是由大量活虫进入体内所造成。这些活虫钻入人体组织中，造成组织肿胀、出血甚至炎症，进而使患者出现恶心、腹痛以及呕吐等症状。晚期患者可见胃肠壁上有肿瘤样物，虫体也可在腹腔、泌尿系统、皮下组织等处形成肿物。当食入少量异尖线虫幼虫时，这些幼虫进入肠道后会死亡，但这些幼虫是一种过敏原。当再次食入异尖线虫时，因免疫反应，人体会发生高强度的过敏反应。与急性病症相比，过敏性异尖线虫病的危害更为严重，发生率也高很多。

◆ 安全提示 ◆

杀死异尖线虫的最有效方法是加热，加热到60℃以上，就可将其杀死。过去，我国很少有吃国产海鱼造成异尖线虫病的报道，这可能与食用海鱼的加热烹调习惯有关。

为了保持生鱼片的食用价值，目前国际上仍然以冷冻法为主。美国规定，生食的海鱼必须在 -35℃冷冻 15 小时，或是 -20℃冷冻7天后才能食用；欧盟标准，生食的海鱼要求 -20℃冷冻超过 24 小时。如果冷冻温度和时间达不到要求，或者解冻后长时间放在室温下，以及在解冻后期流通加工环节的污染等情况下，或者是用未经冷冻处理的新鲜海鱼做生鱼片，容易导致鱼肉中含有寄生虫的可能性大大提高。

吃生鱼片：牢记四点防范攻略

生鱼片虽然好吃，但是要防范低温流通即食食品的安全性，稍有疏忽就会带来健康隐患。提醒大家注意以下几点：

❶ 在“放心、安全”的餐饮店享用

选择有食品监管部门公示的质量安全可靠的餐饮店吃生鱼片、寿司等食品。不吃无证小店小摊或非规范制作、没有卫生保障的生鱼片、金枪鱼寿司等。值得一提的是，淡水水产品都不能生吃。目前还发现，有些不法经营者用国产养殖的虹鳟鱼冒充三文鱼，因为虹鳟鱼的肉与三文鱼相似，但这种鱼是淡水养殖的，易受污染，不能做生鱼片。

❷ 购买有可靠“低温保障”的产品

在超市购买生鱼片、寿司等即食食品，应尽量选择正规品牌、有可靠低温保障的产品，并注意生产日期和保质期。食用前，注意是否有变质情况。

❸ 不吃“未经冷冻”处理的新鲜海鱼

食用未经冷冻处理的新鲜海鱼制作的生鱼片，感染异尖线虫的风险极大。特别值得一提的是，常用的食盐、醋、酱油、芥末等调料以及白酒都不能在短时间内有效地杀死细菌和寄生虫。

❹ “预处理”要避免交叉污染

家庭厨房中，加工生鲜海产品和生肉类食品后，务必将砧板洗净晾干。生鲜肉类、鱼类均应视为可能受污染的食物，应避免污染别的食物。PM

鲜菇的“美味碰撞”

菌类食物的品种很多，所含脂肪低、能量低，含有多种人体必需的氨基酸、多种维生素（特别是B族维生素）及矿物元素，如钙、铁、锌、硒等。除营养特点外，菌类还含有多种具保健功能的成分，因此兼具强身、食疗作用。

很多研究表明，存在于大型食用菌中的多糖，或药用真菌中的某些多糖组分，可活化巨噬细胞刺激抗体产生，从而提高人体免疫力，增强人体对癌细胞的抵抗力。

菌类的食用方法很多，根据食用菌的特点及饮食需求，可采用炖、烧、炒、煲汤、凉拌等方法，烹出各具特色、营养丰富、美味可口的佳肴。

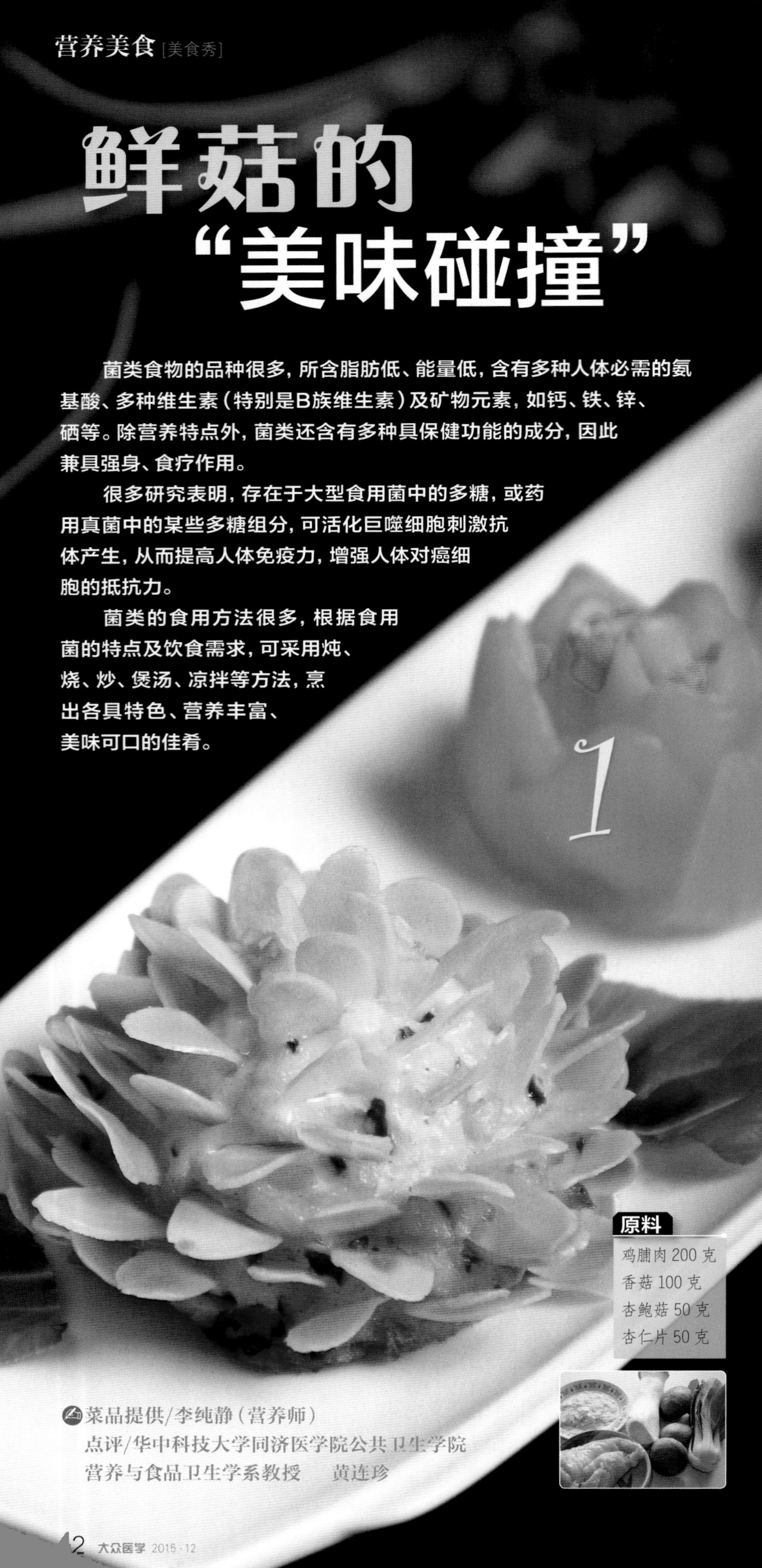

1

原料

鸡脯肉200克
香菇100克
杏鲍菇50克
杏仁片50克

菜品提供/李纯静（营养师）
点评/华中科技大学同济医学院公共卫生学院营养与食品卫生学系教授　黄连珍

① 山珍松塔

做法： 杏鲍菇与香菇切末，焯水。鸡脯肉用刀剁成茸，放入杏鲍菇末、香菇末，加姜粉、盐、淀粉，搅匀并打发上劲成肉馅。把打发好的肉馅做成松塔状，将大杏仁镶嵌在上，放入锅蒸，蒸熟后端出。将蒸熟的松塔放进热油，待杏仁呈金黄色时捞出装盘即可。

点评： 这款菜品的食材搭配和烹饪方法合理，既营养又健康，而且造型独特，色香味形俱全。

香菇和杏鲍菇均含有人体必需的多种营养成分，特别是香菇多糖，有抑制胆固醇、降压、抗衰老等作用。香菇中含有30多种酶，有助消化、调节代谢功能的作用。鸡肉富含优质蛋白质，脂肪含量较低，不饱和脂肪酸含量高，可提供多种维生素（主要是维生素A和B族维生素），含有大量的微量元素如铁、锌、硒等。杏仁富含抗氧化营养素、蛋白质及多不饱和脂肪酸，有益于心血管健康。

② 凉拌金针菇

做法： 葱、香菜切段，小红椒切圈，蒜切末，放入碗中，倒入2勺生抽酱油和醋，加一点白糖、花椒油、橄榄油，调匀。金针菇洗净、切去根部，焯水，捞出沥干，摆在碗中，淋上调好的调料汁即成。

点评： 这款菜品味道鲜美，爽脆适口，营养丰富，烹饪方法简单快捷，一般人都能操作。

金针菇富含赖氨酸，被称为“高赖氨酸的菌类”。膳食中如有金针菇，不仅可以提高主食大米中蛋白质的质量，还有利于儿童骨骼和智力发育。金针菇属高钾低钠食品，有益于老年人的心血管系统；其所含的生物活性物质具有提高人体免疫力、抑制肿瘤，以及抗疲劳、抗菌消炎等作用。

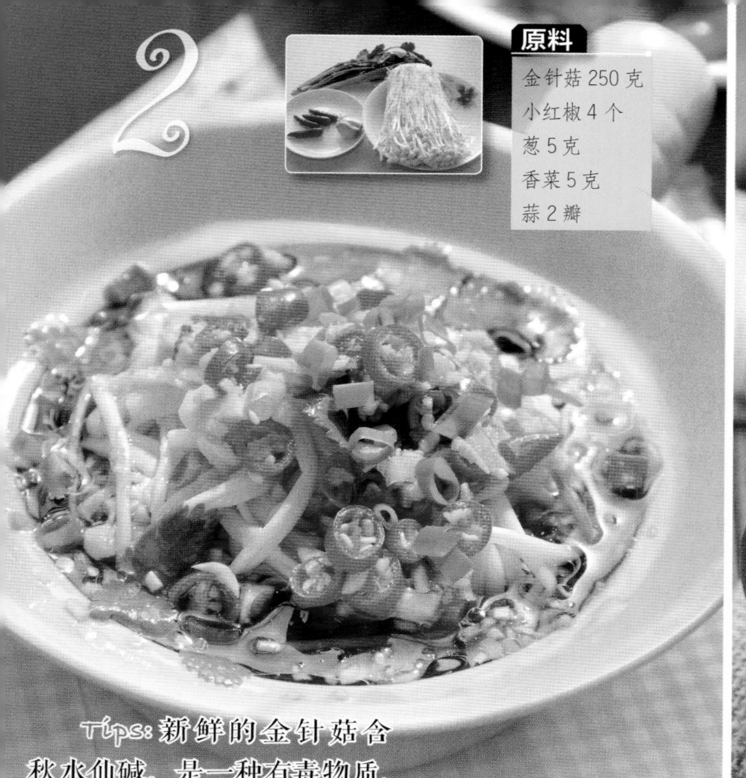

原料

金针菇 250 克
小红椒 4 个
葱 5 克
香菜 5 克
蒜 2 瓣

Tips：新鲜的金针菇含秋水仙碱，是一种有毒物质，须经充分煮沸，毒性方能被破坏，制作时应注意。

原料

杏鲍菇 100 克
蟹味菇 50 克
青红椒各 50 克
竹笋 100 克
猪里脊肉 75 克
姜、蒜各 10 克

③ 双菇拌虫草花

做法： 荷仙菇、虫草花、蟹味菇、芦笋洗净，焯水，捞出沥干水分，倒入核桃油、原浆米醋，根据自己的口味适量放盐，搅拌均匀后装盘即成。

点评： 这款菜品含多种营养素和保健成分，烹饪方法合理，操作简单，经常食用有利于疾病预防。

荷仙菇含有丰富的多糖，具有免疫调节、抗癌、提高造血功能及抵抗某些真菌的作用。虫草花富含氨基酸、维生素、微量元素、虫草素、甘露醇、超氧化物歧化酶（SOD）、多糖等化学成分，具有增强人体免疫功能、提高抗病能力等作用。蟹味菇有独特的蟹香味，富含营养成分及多种有益于人体健康的活性成分，可提高人体免疫功能、抗癌、降脂等。芦笋富含维生素、微量元素、甾体皂苷，属高钾低钠、低脂食品，对心血管和肿瘤有一定的预防作用。

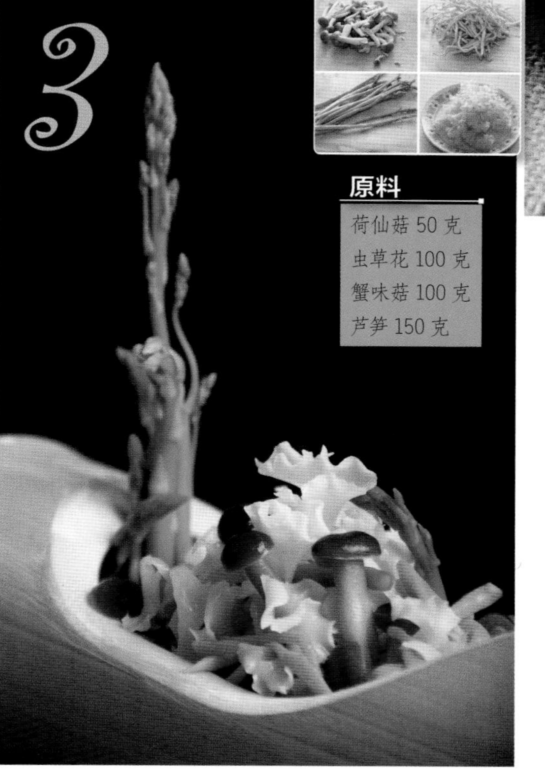

原料

荷仙菇 50 克
虫草花 100 克
蟹味菇 100 克
芦笋 150 克

④ 三鲜蘑菇煲

做法： 姜、蒜切末。里脊肉切长条，加淀粉、盐、料酒腌制 10 分钟。杏鲍菇、青红椒、竹笋洗净，切长条。蟹味菇去根，掰开洗净。杏鲍菇、蟹味菇、竹笋焯水备用。将腌制后的里脊肉入锅炒至颜色发白后盛出。重新起锅，倒入油，加姜末、蒜末爆香，放入蚝油，炒匀后加入适量清水，放入杏鲍菇、蟹味菇、竹笋，焖煮 5 分钟，放里脊肉、青红椒翻炒即可出锅。

点评： 这款菜品以菌类、猪里脊肉、竹笋为主料，通过合理的方法烹制而成，营养丰富，味道鲜美。

杏鲍菇和蟹味菇除了富含营养成分外，还含有多种有益于人体健康的活性成分，具有多种生理功能，如提高人体免疫功能、抗癌、降脂等。蟹味菇口感佳，有独特的蟹香味，诱人食欲。竹笋富含烟酸和膳食纤维，具有低脂、低糖等营养特点，有特别的香味，可增强人体免疫力、促进消化、通便，有利于心血管健康等。猪里脊肉富含优质蛋白质、脂肪酸、维生素 B_1、维生素 B_2、烟酸、维生素 A、铁等，肉质较嫩，易消化。

2015年度系列“订阅有奖”中奖名单(3)

“年终奖”开奖

订阅“年终奖”奖项分设健康奖、养生奖。

请抓紧订阅2016年《大众医学》，并记得将订阅单据邮寄至编辑部，参加2016年度“订阅有奖”活动。

以下5人获得《中国养生大全》1本

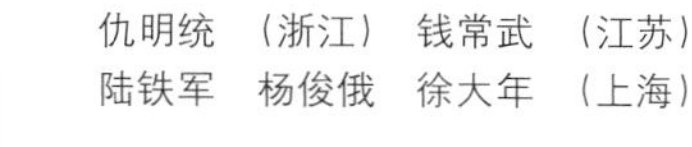

仇明统（浙江） 钱常武（江苏）
陆铁军 杨俊俄 徐大年（上海）

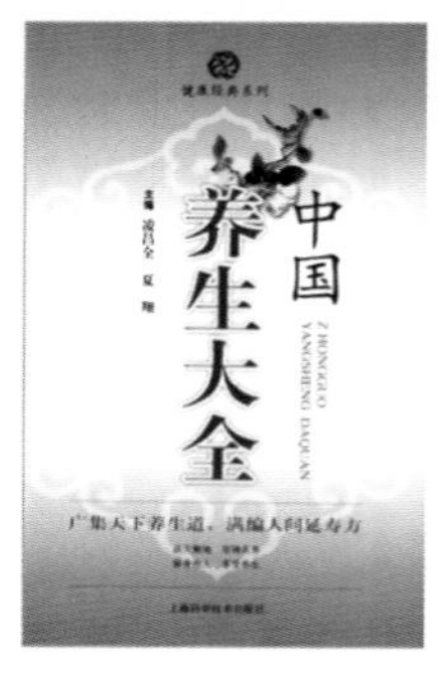

《中国养生大全》

《中国养生大全(精)》集养生文化、方法、运用之大成，内容全面、系统，文字深入浅出、雅俗共赏，融科学性、文化性、可读性、实用性于一体。作者均为资深中医专家，确保了内容的准确性和本书的权威性。读者一书在手，可以修身，可以治人，在享受养生文化的同时，亦可得到强身祛病、延年益寿的利益，不亦乐乎！

以下5人获得《中国进补大全》1本

宋多佳（四川） 徐正 潘元鸿（上海） 林玉梅（福建） 王迪斐（甘肃）

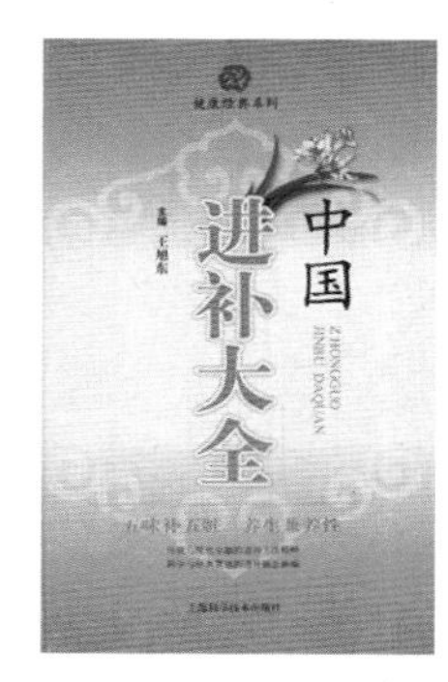

《中国进补大全》

《中国进补大全》集中国古今补益理论和方法之精华，涉及中医养生保健、延年益寿、益智健脑、美容减肥等内容，系统介绍了中医的补益机制和方法，突出中药、方剂、食物、药膳的进补，扼要介绍虚损导致的常见病证及其治疗。

以下5人获得《中国药酒大全》1本

苏雅群（山西） 郭则华（浙江） 玉虹（广西） 王厚德 董权港（上海）

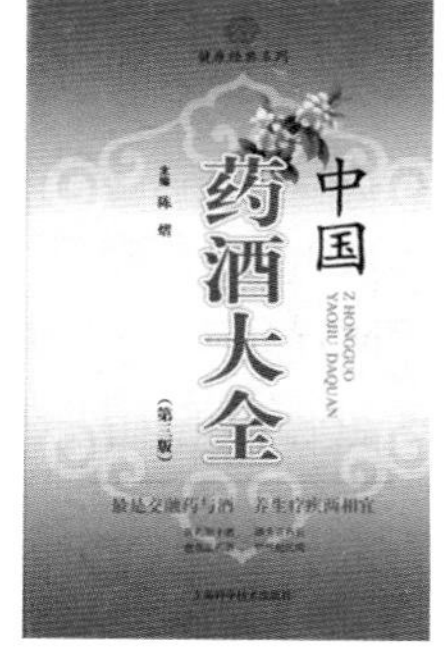

《中国药酒大全》

本书内容翔实，取材严谨，文字精练，方便实用，比较详细地阐述了正确使用药酒的方法。书后附有解酒方和古今度量衡比较表，为读者安全有效地选用药酒提供方便。

以下5人获得《中国药茶大全》1本

季文兰（江苏） 李希仁（甘肃） 宋忠俊 蒋务新（上海） 吕国强（浙江）

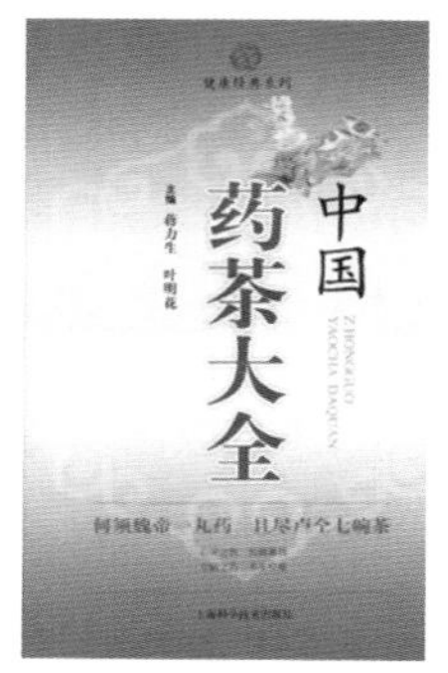

《中国药茶大全》

本书内容丰富、实用性强，既可为百姓家居应用药茶提供经验指导，也可供专业的医药保健及科研人员多元防治疾病参考和借鉴。

以下5人获得《中国食疗大全》1本

戴爱莲（福建） 李尊永 石玲娣 文定良（上海） 顾维琛（江苏）

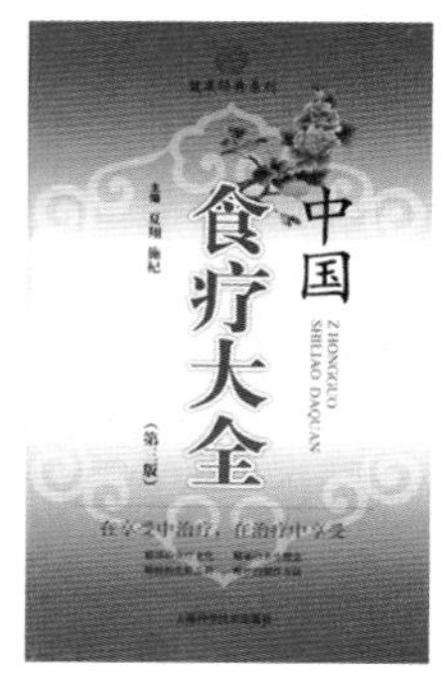

《中国食疗大全》

本书博采众长，广泛收集的各种食品、中药都是常用之品，制作方法简便易行，十分适合社会各阶层健康人士阅读选用，也适合于各类患者和家属阅读选用。

2015年度系列“订阅有奖”中奖名单（3）

年度大礼

回馈《大众医学》忠实订户

养生奖 100名

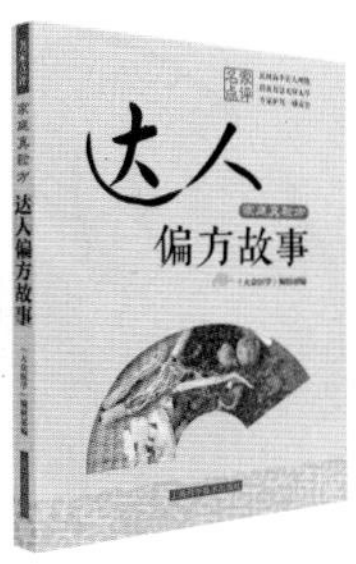

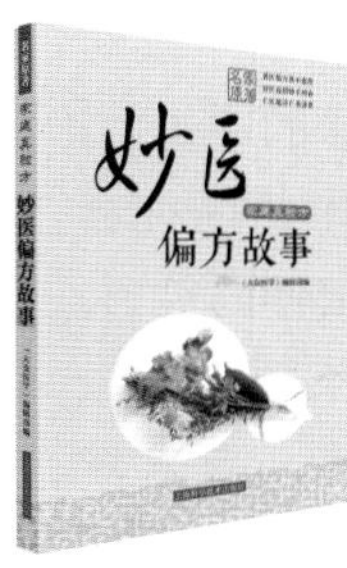

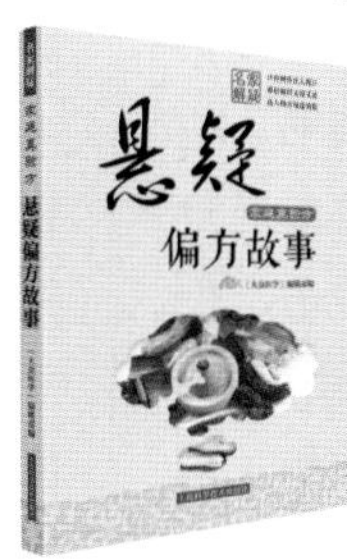

《家庭真验方——偏方故事系列》

◆ 偏方故事汇 ◆ 分享体验会

以下50人获得《偏方故事》大众医学家庭真验方丛书3本

马晓玲 陆俊毅 姚文健 朱　勤 周　峰 王晓宇 程龙兵 朱凌风 夏文杰
张效赢 韩菊蓓 孙艳胜 郑巾杰 沈　源 倪宏祥 莫胜华 孙　敏 倪蓓贤
陈若愚 陆永德 顾　湘 钱煜生 范张文 顾　菲 仲思文 汤慧丽 周园淇
俞霞仙 夏　超 蔡会珍 来　颖 樊　静 姜　琳 （上海） 白升龙 刘彩云
张　颖 （北京） 王敏瑜 童　珊 杨志浩 （浙江） 夏　彦 （湖北） 吕志凤
程仕琼 （江苏） 刘宗胜 （广西） 刘　娇 李延芙 孔　芸 吕　晨 （广东）
余杨洋 安　徽 汪　泉 （重庆） 荣　诚 （四川）

以下50人获得《名医伴你行》大众医学丛书3本

薛佩芬 解民强 梁　进 杨大勇 李朝敏 何　铮 朱慧雯 周鸿生 陈　芳
路昊阳 王斐雯 岑　巍 方美华 顾卓燕 谢　丹 徐　静 杨志萍 张海虹
骆　平 王义元 王秋宝 翁柏毅 戎晓平 黄小妹 （上海） 王　明 李　燕
张春玲 周　鸣 （北京） 陈　晶 卢　琦 陈鹏杰 张秀英 （浙江） 赵文杰
（河北） 张新芳 （河南） 孙　伟 （湖北） 潘　潘 蔚静宜 成汝芳 （江苏）
鹿　璐 陈　娟 （四川） 胡钊芳 （广西） 朱志雄 刘　动 陈志均 （广东）
王忠礼 （吉林） 李向军 （陕西） 尹　一 （山东） 耿　迪 （福建） 汪世英
朱代山 （安徽）

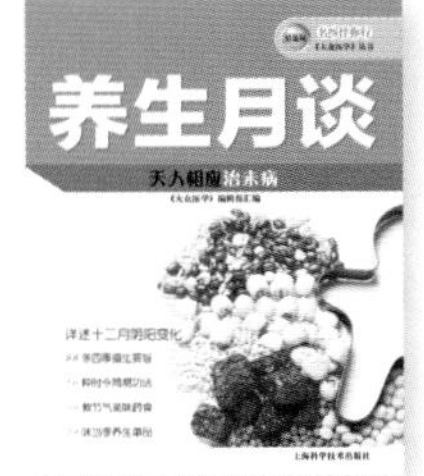

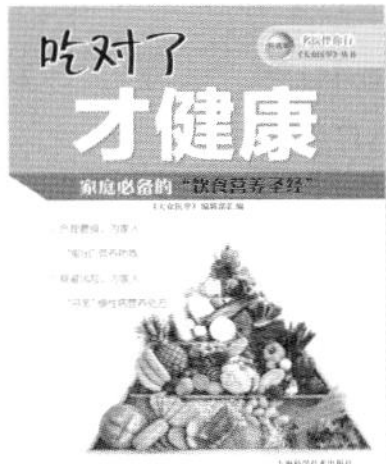

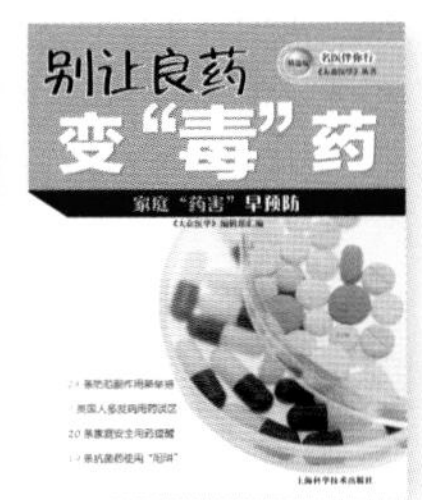

《名医伴你行》大众医学丛书（精选版）

◆ 忠实于医学，回归于生活。《大众医学》65年精华，近百位专家联袂奉献。

2015年第12期“读者健康中心”幸运会员名单

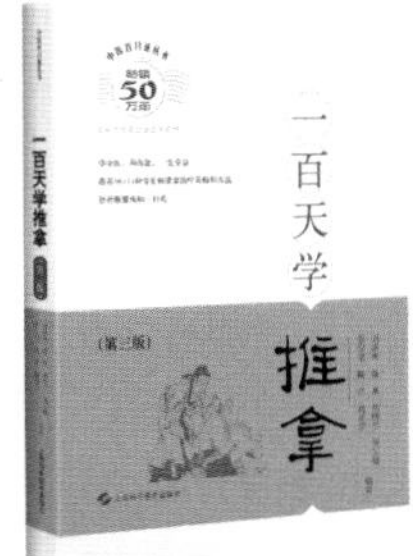

《一百天学推拿》

《中医百日通丛书·一百天学推拿》（第三版）是一本融知识性与操作性为一体的推拿普及图书，全书介绍了包括小儿类推拿手法在内的常用手法25种，内、外、妇、儿、骨伤等各科70余种常见疾病的诊治和保健方法，绘有240多幅插图，形象地介绍了推拿穴位、手法、检查方法、疾病治疗等，以便帮助读者学习。希望本书能成为广大中医爱好者学习推拿的良师益友。

上海科学技术出版社出版

以下50人获《一百天学推拿》

陈应济 骆江南 （安徽） 范　骏 刘卫芳 张云雯 张祖淼 董国华 裴文珍 丁玉珍
郝　英 王凤媛 李漪涟 （北京） 林东武 （福建） 黄爱玲 陈洪燕 （广东） 李望潮
张世贤 （河南） 张凤起 刘　刚 （吉林） 吴　遵 苏　翔 郁　瑾 解向勇 马克敏
陈卉荣 （江苏） 李　娜 周美艳 刘　镇 张晓燕 （辽宁） 陈凤文 （山东） 王淑芳
（山西） 陈金荣 代靖亮 周大可 徐惠瑞 姚逸民 何桐森 陆菊芳 李加禄 余心宇
（上海） 程双双 李太勋 （四川） 梁文琳 （天津） 陆新华 郑凯琪 张明杰 张美珍
张南兴 （浙江） 温北芳 （黑龙江） 郝世海 （内蒙古）

以下50人获《中国脂肪肝防治指南（科普版）》

许　涛 李爽麟 李　映 苏　明 郭少军 关健生 关景昭 周德隆 张家骥 杜志国
邓慧敏 王邦南 孟　卫 王苏平 王秀娟 裴玉环 王　培 （北京） 杨学潾 （福建）
朱惠仪 （广东） 劳百恒 （广西） 王志才 （河北） 谢伦国 （湖北） 王明喜 （江苏）
杨黎军 （山东） 张建军 王建社 李嘉明 （山西） 宋金凤 （陕西） 许明娜 孙玉娥
郁　巍 王　伟 刘　真 滕丽华 邓召祥 尤中兴 王雅云 杨惠萍 陈国炳 马贤富
杨文龙 （上海） 陈启明 （四川） 王环文 黄煜华 （天津） 胡庆华 杨育芬 （浙江）
常福玉 钟　毅 （重庆） 李　清 尹　凡 （安徽）

《中国脂肪肝防治指南（科普版）》

本书由中华医学会肝病学会分会脂肪肝和酒精性肝病学组、中国医师协会脂肪肝专家委员会组织基础与临床、肝脏与内分泌、西医与中医等多领域专家共同撰写，由上海科学技术出版社《大众医学》编辑部负责编校和出版，是中国首部科普性的脂肪肝防治指南。

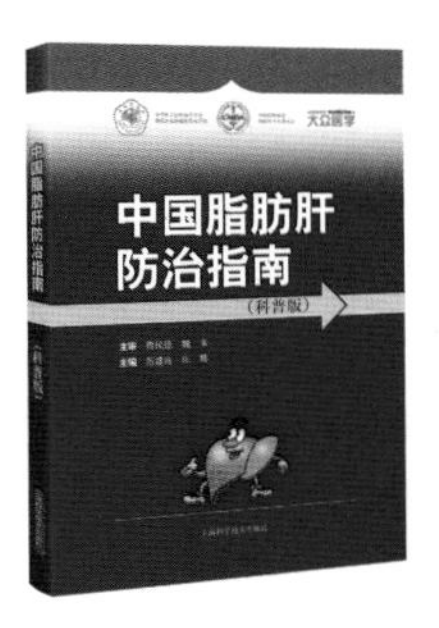

主编：范建高 庄 辉
上海科学技术出版社出版

一封读者的邮件：

我平时特别喜欢打篮球。但不知道怎么回事，我打球时手指总是“吃萝卜干”，然后手指关节会肿，很痛，好长时间才会好。我总结了一下，似乎大拇指受伤的次数最多。这种情况发生多次后，我慢慢对打球有些戒心了。请教专家，如何才能防止打球时手指受伤呢？

打篮球：如何不“吃萝卜干”

浙江体育职业技术学院附属体育医院骨伤科　胡小卫

“吃萝卜干”是打球时手指受伤的一种民间戏称，是篮球运动中最常见的损伤，多发生于大拇指的掌指关节及第二至五指的指间关节。它的医学专业术语叫指间关节或掌指关节挫伤，多由于打球前准备活动不足、传接球技术不正确等原因引起。当手指受到侧向外力冲击、使手指发生侧屈或过伸时，都可造成指间关节或掌指关节两侧的副韧带、关节囊损伤。严重时可发生韧带断裂、关节囊撕裂、撕脱骨折和关节脱位，影响手指功能。

Tips

如何判断“吃萝卜干”后的损伤程度？

- 单纯侧副韧带和关节囊挫伤表现为关节轻度肿胀、疼痛、屈伸功能障碍，压痛以手指两侧为主。
- 有关节畸形，发生背侧移位，则可能为关节脱位，及早就医。
- 剧烈肿胀，甚至有瘀血斑，指尖叩击痛阳性，发生关节内撕脱性骨折可能性大，需要及时就医、拍片确诊。

莫忽视看似轻微的损伤

有严重的损伤，一般都会去医院就诊；而看似轻微的损伤易被忽视，错过早期治疗时机。如果患指未得到良好休息，局部慢性炎症、肿胀长期消不掉，最终可致组织增生、关节变粗。

“吃萝卜干”后正确的处理方法是：受伤后即用冰敷或将手指伸进装有冰和水的桶内 20 分钟，然后对受伤关节加压包扎 5 小时左右。48 小时内可以多次冰敷，以达到消肿、减少渗出的作用。48 小时后，可采用热敷或活络油等外用。另外，中医艾灸效果显著。

需要特别提醒的是，严重的损伤（如骨折、关节脱位等）需要用夹板外固定 3~4 周，否则易导致习惯性关节脱位或撕脱的骨折块不愈合。

三个提醒，不再“吃萝卜干”

要做手部准备活动　做充分的准备活动，特别是手部的准备。业余篮球运动中，大家对运动前的热身准备活动重视不够，是引发运动损伤的重要原因。有些人虽然做了简单的大关节、大肌肉群的牵拉活动，但手指的柔韧性运动往往被忽视。而做好手部准备活动是预防手指扭挫伤的必要措施。

纠正错误接球动作　正确的接球姿势是：手指自然分开，两手拇指相对呈八字形，手指朝向前上方，两手呈半圆形；当手触球后，两臂随球后引，以缓冲来球的冲击力。很多球迷往往会把手指伸向前方，手指不放松、过度伸直、与来球方向一致，正面冲击力常使手指受到损伤。

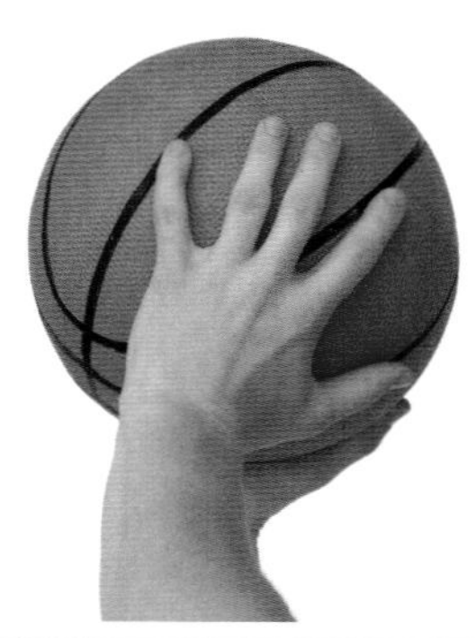

正确的接球和拿球手形，有助于预防手指关节受伤。

集中注意力，防手型变化　由于身体位置不停移动，注意力极易受外界影响，传接球的手型可变化并造成损伤。另外，常发生“吃萝卜干”情况的关节，可以用运动贴布加强保护。PM

Tips

手指操：运动前的手部准备活动

手指操可疏通手部经络气血，改善血液循环，增强手指关节的灵活性和手部肌肉力量，提高手指关节的抗伤能力。主要有五个动作：①擦手运动。两手手掌相对或掌背相贴，相互摩擦，以发热为度。②压指运动。两手十指指腹相贴，适度用力，一压一松，做有节律的运动 15~20 次。③拔指运动，两手除大拇指外的其余手指相扣夹紧，用力拔伸和手指旋转活动 15~20 次。④击拳运动，两手握拳，掌指关节相对，用掌骨头击打对侧手的掌指关节间隙穴位。⑤抓空拳。手指用力握拳并伸展开，重复 15~20 次。

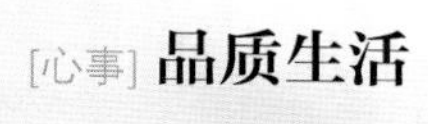

妊娠后期情绪不佳 警惕产前抑郁

昆明医科大学附属精神卫生中心
临床心理科主任医师　杨蜀云

妊娠30周后，易发抑郁焦虑

在妊娠过程中，由于体内环境及生活环境的改变，常常会导致一些孕产妇心理状态失衡，产生焦虑、抑郁情绪，即出现围产期抑郁或焦虑。

以往研究认为，产后较产前更容易发生抑郁或焦虑。近年来研究发现，产前抑郁或焦虑的发生率并不比产后少，且产前抑郁者，产后抑郁的可能性也增高。近年来，产前抑郁的发病率呈上升趋势（上升率为每年 9%），而产后抑郁每年的上升率为 2%~3%。

在妊娠中后期，即在妊娠 30 周至分娩这段时期，孕产妇产前抑郁焦虑程度往往最为严重。原因可能是：妊娠 30 周前，由于离分娩日期尚早，孕产妇生理及行动上的不适比较小；孕产妇受分娩压力带来的心理影响相对较小，焦虑、抑郁水平也相对较低。而妊娠 30 周后，随着预产期临近，孕产妇对分娩风险、胎儿健康的担心会增强，加之身体负荷逐渐加重，妊娠并发症也容易出现，这些都易导致情绪不稳，抑郁或焦虑情绪加重。

Tips

围产期抑郁或焦虑是指从妊娠开始，尤其是妊娠晚期到产后 1 年内发生的抑郁或焦虑，包括产前抑郁、焦虑和产后抑郁、焦虑。以往，研究者们更偏向于对产后抑郁、焦虑的研究，故产后抑郁、焦虑已为大众所熟知，而产前抑郁、焦虑还未被大众普遍认识。

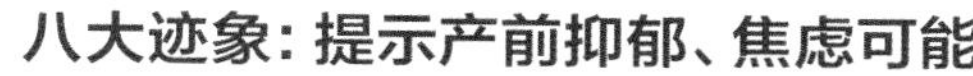

八大迹象：提示产前抑郁、焦虑可能

研究发现具有以下情形者通常更易发生产前抑郁焦虑：高龄产妇；孕妇的家族中三代以内的直系亲属有精神病史；孕妇年龄过小，性格内向，与丈夫及家人关系不融洽；有流产史，家庭经济状况较差，对居住环境不满意；孕期未坚持工作，期望生男孩，非计划内怀孕，社会支持少的孕妇。

Tips

产前抑郁、焦虑不仅严重影响孕妇的身心健康、社会功能、婚姻家庭及生活质量，还会影响婴儿的认知、情感、行为、个性发展及母婴关系。因此，孕产妇的产前精神健康状况应得到关注。

孕妇及家属应该留意以下八大迹象：情绪低落、心情莫名烦躁、兴趣降低或缺乏、活动减少、注意力难以集中、记忆力减退，（严重者）食欲不振、睡眠障碍（入睡困难、易醒多梦、睡眠质量差）等。

情绪不佳，多与亲友沟通交流

怀孕期间，若偶尔出现情绪低落、心情烦躁、睡眠差、食欲不振等轻度的产前抑郁或焦虑情绪症状，不用担心。孕妇可以通过自身调节来改善这些症状，例如多与亲朋好友沟通、向其倾诉，以得到更多的支持。同时可以多听听音乐，多参加户外活动，与大自然接触，放松身心，进行自我调节。

如果孕妇情绪低落、兴趣减退、注意力下降、烦躁不安、行为懒散、食欲不振、睡眠差等症状持续 1 周及以上，症状不能通过自我调节得到改善，应求助专业心理咨询机构或精神科门诊等专业机构人员的帮助。PM

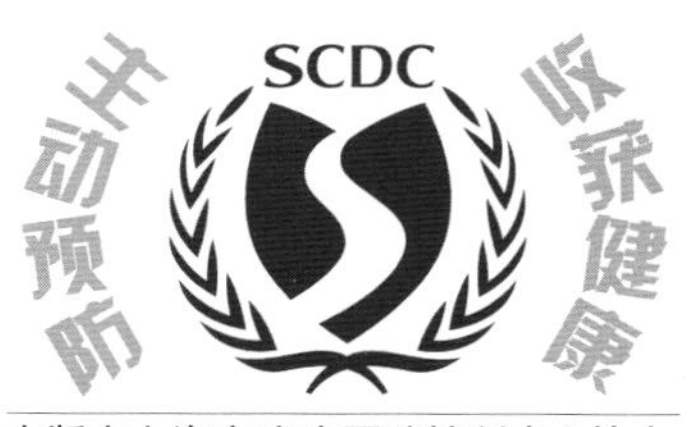

本版由上海市疾病预防控制中心协办

冬至是我国农历中的一个重要节气，也是一个传统的民俗节日。您是否知道，冬至是二十四节气中最早确定的一个？它与春节有着怎样千丝万缕的关系？又包含着哪些鲜为人知的健康意义？

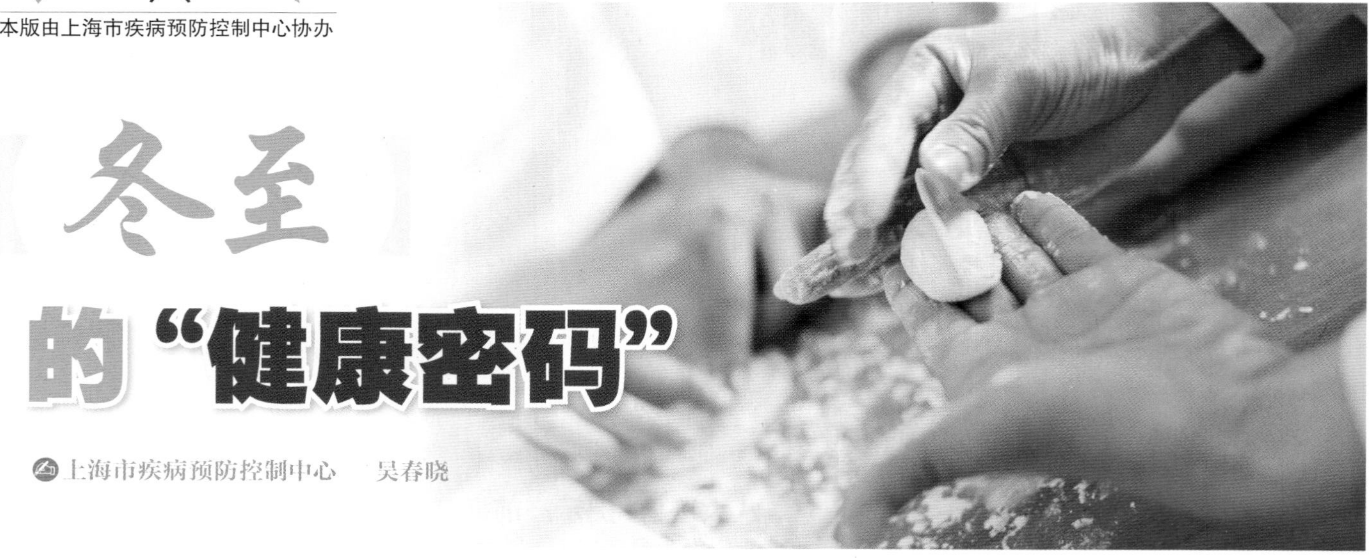

冬至的“健康密码”

上海市疾病预防控制中心 吴春晓

冬至大如年，曾代表一年的终点和起点

我们常说，农历二十四节气是我国古代人民天文学和农学智慧的结晶，但很多人并不了解。

我国古代习惯使用以月亮圆缺变化为观测周期的阴历，但同时也使用为农事而制定的二十四节气（所以被称为农历），其测定依据是根据太阳的运动规律。据考证，“冬”字源于古代的“终”字，在甲骨文中类似“∧”这样一个字形，形象地描绘用于测量日照长度的土圭（一种构造简单、直立在地上的杆子）的影子达到了最长，到了尽头，所以称之为“终”。冬至那天，太阳直射南回归线，北半球白天最短、黑夜最长，冬至过后，太阳慢慢地向北回归线转移，白天又开始长了。而“至”在中国的语言文字中又是极致的意思，随后就会否极泰来。

由于其独特的易观测性，所以上古时不仅先确立了“冬至”，也将其确定为一年周而复始的终点和起点，至今民间还保留着“冬至如大年”的说法。

祭祖扫墓，寒冬也要外出锻炼

如今，冬至日保留下来的传统习俗，最先让人想到的可能是祭祖扫墓。除了寄托一下对先人的哀思，还有鼓励外出的深意，天寒地冻也不例外。在日头最短、寒气最重的日子，鼓励大家勇敢地走出家门，接受大自然的考验，这和现在鼓励冬天要特别注意开窗通风、外出锻炼是一个道理。

吃水饺，冬日里驱寒保暖

冬至期间注意防寒保暖尤为重要。中国人过节免不了讲究吃，冬至吃什么？有句俗话叫“冬至馄饨夏至面”，也有“冬至到，家家户户吃水饺”的俗语，还有吃狗肉、羊肉、赤豆糯米饭、糯米糕和甜酒酿的习俗。总的来说，就是要吃些有温补、暖血、滋润和御寒功效的食物。那么，有人会提出疑问：冬至大家吃得最普遍的馄饨和水饺，有上述御寒功效吗？而且，光靠吃就能解决御寒问题吗？

其实在古代，馄饨和水饺并无区别。传说水饺是由古代“医圣”——东汉末年的著名医学家张仲景发明的，他在冬至时节看到很多穷人被冻伤而发善心舍药，他舍的“药”就是水饺。吃点能够温饱的暖食，是可以起到一定驱寒效果的。

实际上，我认为，驱寒首推水饺，其健康教育意义远大于实际功效。因为人最容易冻伤的是耳朵和脚趾，水饺在造型上像耳朵，也称“娇耳”；在包水饺的细节上，最初的“讲究”是要捏出5个褶皱，看起来就像5个脚趾头，而且“饺子”与“脚趾”谐音。如此生动形象地传递健康教育知识，足见老祖宗的良苦用心。PM

私处长"疣"哪种方法能有效去除

南京医科大学第一附属医院皮肤科教授 骆丹

读者在《大众医学》杂志网站论坛发的帖子

两个月前，我发现阴道口和小阴唇长了一些小肉芽。后到医院检查，被确诊为尖锐湿疣。医生开了药，但治疗效果并不好，而且最近病情似乎复发、加重了。我查了很多资料，发现现在尖锐湿疣治疗方法很多，比如光动力疗法、冷冻、激光、电灼、免疫调节，等等。那么，应该选择哪一种疗法，才能最有效地去除疣体呢？

尖锐湿疣是由人乳头瘤病毒（HPV）感染引起的一种疾病。人是HPV唯一宿主，尖锐湿疣主要以性接触传播，且传染性强。生殖器和肛周是好发部位，皮损初为小的红色丘疹，后逐渐增大形成疣状突起，通常无特殊感觉。

尖锐湿疣传统治疗方法大致分为三种：外用药物治疗、物理治疗、免疫及抗病毒治疗。但是，任何一种方法都只能去除已发生的疣体，或减少复发次数，不能保证彻底治愈不复发。复发指的是治疗后6个月内，在原病灶或病灶周围出现新发疣体，醋酸白试验阳性。

研究发现，潜藏在病灶周围的病毒及亚临床感染是尖锐湿疣复发的根源，与以下因素有关：①HPV在宿主中存在免疫逃逸。②宿主细胞免疫功能低下。③临床上缺乏有效的抗HPV感染的药物，多采用物理治疗，治标不治本。④治疗通常可以去除肉眼可见的疣体，而尖锐湿疣患者疣体周围的正常皮肤均有HPV感染，主要集中在以原疣体为中心直径1~2厘米范围内，特别是距原皮损中心1厘米的范围。

尖锐湿疣单一治疗疗效欠佳，特别是单纯药物治疗，病灶难以清除，疗程长、治疗不彻底。而物理治疗虽可清除病灶，但对以上易发因素不能完全处理好，复发率仍高。因此，提倡以物理治疗为主，药物治疗为辅的综合治疗。综合治疗既能破坏明显的疣体病灶、杀灭病毒，达到治疗效果，也能对潜伏在疣体周围组织中的病毒发挥作用，防止疾病复发。

这位网友提到的光动力、微波、激光、冷冻等治疗方法，都属于物理治疗。其中，冷冻治疗单次花费最少，治疗后创面比较浅表，愈合快、不易有瘢痕，但复发率大于50%。而电灼需要行局部麻醉，创面一般需要15~20天左右愈合。

光动力疗法，是指最新的5-氨基酮戊酸光动力疗法(ALA-PDT)。此法治疗尖锐湿疣疗效肯定，但价格较昂贵。通常每周治疗1次，3次为一个疗程。一般治疗3次后，疣体复发率小于10%。光动力疗法对病毒感染的增殖细胞灶具有高度选择性，能有效清除HPV亚临床感染和隐性病灶，具有复发率低、无创、温和、无瘢痕增生、安全性好、可重复的优点。尤其是特殊部位（如尿道、宫颈）的尖锐湿疣，无尿道狭窄等副作用，可作为治疗方式上的首选。由于皮损局部药物的吸收和光照所达皮损的深度有限，故对于皮损较大、疣体数量较多的患者，需要重复治疗，治疗费用也随之增加。为降低复发率且最大程度减少治疗次数，可先采用激光、冷冻等方法快速清除肉眼可见疣体，再行光动力疗法治疗，后予药物巩固疗效。

抗病毒、免疫调节剂等药物的使用是降低尖锐湿疣高复发率的重要方法。特别是对于频繁复发的病例，物理治疗后进行免疫调节剂卡介菌多糖核酸肌注、5%咪喹莫特乳膏外用等或者局部注射抗病毒药物5-Fu（5-氟尿嘧啶），均可有效降低复发率。对于女性宫颈尖锐湿疣，α-2b干扰素栓阴道深部给药，可直接作用于皮损部位，抑制病毒复制，临床疗效满意，且用药简便、安全，患者易接受。但是，局部外用药治疗常会造成局部的红肿糜烂，而且干扰素、抗病毒药物等花费高，治疗效果差异很大，部分仍存在争议。

虽然各种治疗方法都不能保证一次性彻底根除，但尖锐湿疣患者也莫过分担忧，因为人体对体内的HPV亦存在"自净作用"。配合合理的治疗，平均一年左右可根除。当然，一定要到正规医院、在有经验的皮肤性病科医生指导下进行治疗。PM

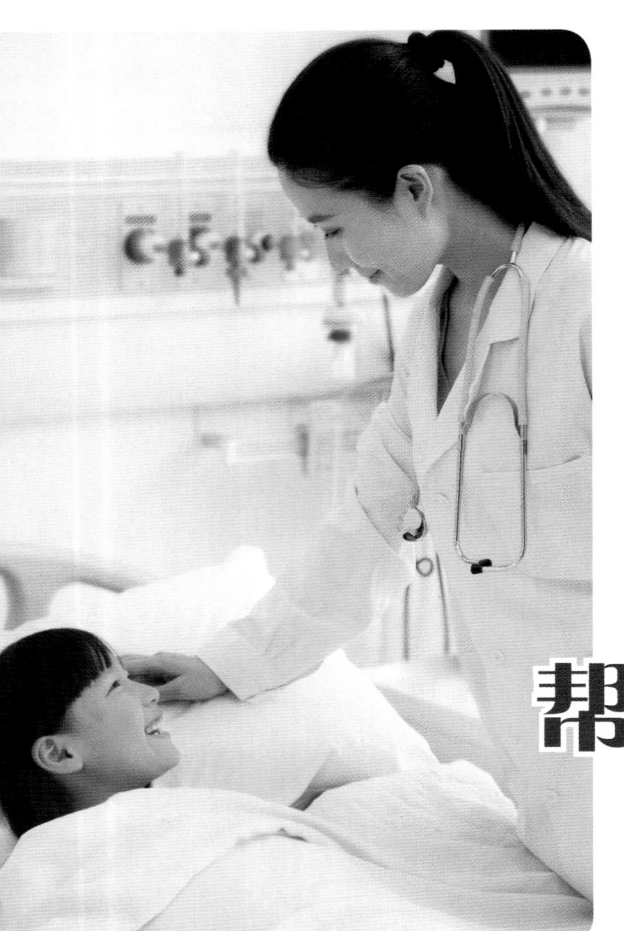

自2010年起，华中科技大学同济医学院附属同济医院儿科遗传代谢病研究室暨遗传代谢性疾病诊断中心，面向全国广大遗传代谢病患者及高危人群，以完善的生化、酶学、分子综合平台为依托，建立了“遗传代谢病高危筛查和综合诊疗体系”，探索了我国常见遗传代谢病疾病谱及临床特征；牵头成立了我国首个遗传代谢病高危筛查诊治协作网络，促进了遗传代谢病高危筛查诊断体系的推广应用以及各医疗单位的合作。目前，上海、北京、广州、杭州等多个医疗中心及第三方检验机构已广泛开展遗传代谢病高危筛查诊断和新生儿疾病筛查，诊断和防治水平不断提高。

那么，什么是遗传代谢病？其发病率如何，有哪些特点呢？

五大特点 帮你认识遗传代谢病

华中科技大学同济医学院附属同济医院儿科　金圣娟　罗小平（教授）

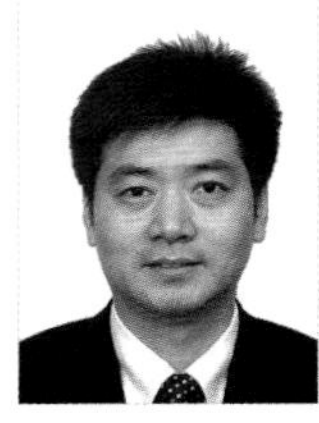

专家简介

罗小平　华中科技大学同济医学院遗传代谢病诊断中心主任，同济医院儿科学系主任，主任医师，教授，博士生导师。中华医学会儿科学分会副主任委员，中华医学会儿科学分会内分泌遗传代谢病学组组长，亚太儿童内分泌学会前主席，亚洲遗传代谢病学会常务理事。擅长儿童内分泌疾病、遗传代谢病及新生儿疾病的研究和诊治。

专家门诊：周二下午、周五上午，周一下午（特需），周四下午（光谷院区）

遗传代谢病，又称先天性代谢缺陷病，是一类比较少见甚至罕见的疾病，对很多人来说还十分陌生。遗传代谢病是由于基因突变引起酶缺陷、细胞膜功能异常或受体缺陷，从而导致机体生化代谢紊乱，引起一系列临床症状的一组疾病。

特点一：有一定遗传性

这类疾病具有一定的遗传性，多为常染色体隐性遗传，少数为常染色体显性遗传或X连锁伴性遗传，多数患者的家族中可能存在遗传代谢病史，但也有部分病例为散发性。

迄今为止，已经有600余种经典的遗传代谢病被发现，单一遗传代谢病的发生率较低，但群体患病率高，新生儿中发病率约为1/5000。遗传代谢病常引起新生儿死亡，存活患儿亦可存在多种严重的后遗症，如多发畸形、癫痫、脑瘫、智力缺陷、语言运动发育迟缓等，给患儿家庭和社会造成巨大的医疗、心理和经济负担。因此，遗传代谢病的早发现、早诊断、早治疗显得尤为重要。

特点二：病情轻重不一、症状复杂多样

根据代谢途径及发生缺陷的物质，遗传代谢病可分为小分子病和细胞器病，前者包括糖、氨基酸、脂类、金属代谢障碍等，后者包括溶酶体贮积症、过氧化物酶体病、线粒体病等。

代谢病起病急缓不等，病情轻重不一，患儿可以在新生儿期急性起病并迅速出现昏迷甚至死亡，也可以在出生时表现正常，生后随着奶类的摄入和辅食的添加才逐渐出现病症，并且进行性加重。

遗传代谢病的临床表现复杂多样，因年龄和性别不同尚存在差异，可累及多个器官和系统，表现为生长发育落后、骨骼畸形、肝脏肿大或肝功能不全、特殊面容和气味、低血糖、呕吐、腹泻以及

预测：女性"秘密花园"何时枯萎

华中科技大学同济医学院附属同济医院妇产科
王世宣（教授） 罗爱月 杨书红

卵巢，女性魅力的秘密发源地

卵巢被称为女性的秘密花园，女人的美丽优雅就在于她的作用。卵巢也是女性身体中较早出现衰老的器官。成年女性的卵巢中有数十万个卵泡，就如土壤中的"种子"，这些种子的生长、发芽（即卵泡的生长、发育），分泌了女性激素，就像是身体中的"肥料"，滋养女性的各个器官，维系着身体的健康和美丽。其中，雌激素不但有利于强健骨骼，而且能使血脂平衡、保护血管不易硬化，还能使皮肤饱满、滋润、有光泽。卵泡生长成熟并最终排卵，若邂逅精子并受精，就形成受精卵；同时成熟卵泡分泌的激素滋养子宫内膜这片沃土，为受精卵的"着陆"做好准备，如此，女性得以开始孕育子代的使命。若成熟卵泡排卵后未能受精，则进一步形成黄体并退化，同时所分泌的激素使子宫内膜增生、转化并周期性脱落出血，这就是女性月经的"来历"。

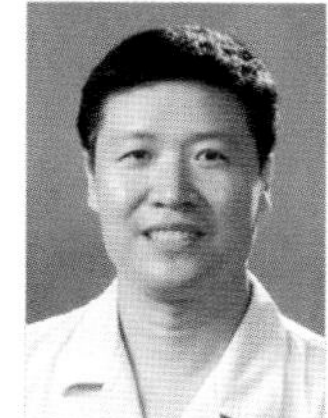

专家简介

王世宣 华中科技大学同济医学院附属同济医院妇产科副主任，主任医师，教授，博士生导师。中华医学会妇科肿瘤学分会委员，中国国际医学交流促进会妇儿专业委员会常务委员，湖北省医学会妇产科学分会主任委员，湖北省医学会妇科肿瘤学分会副主任委员。擅长妇科肿瘤、女性衰老的诊治和研究。

专家门诊：周二上午，周四上午（特需），周五上午（光谷院区）

不到40岁，卵巢衰老已开始

随着时间的流逝，"种子"分批生长成熟，不断消耗，其产生的"肥料"也日益减少，身体各器官所得滋养减少，就出现各种表现，即所谓的卵巢衰老。

女性卵巢衰老以绝经为标志，中国女性平均绝经年龄为48~50岁。而实际上，平均37.5岁以后，因卵泡数量急剧下降，卵巢功能就明显减退，生育能力随之衰退，即预示着卵巢衰老的发生。当发

神经系统症状，如智力低下、语言障碍、嗜睡、惊厥、肌张力低下和共济失调等。

特点三：诊断需依靠实验室检查

遗传代谢病的临床症状没有特异性，诊断尚需依靠各项实验室检查，循序渐进、抽丝剥茧方可揭开神秘面纱。目前，高效液相色谱（HPLC）、气相色谱－质谱联用（GC–MS）、串联质谱（Tandem MS）、酶学分析以及分子遗传学技术等实验技术已经得到了广泛的临床应用。

特点四：仅少数可治可控

遗传代谢病种类繁多，病情复杂，仅少数得以治疗或控制，大部分仍然缺乏有效的治疗手段。因此，为降低遗传代谢病的发生，提高人口素质，应广泛开展以预防为主的工作。

特点五：新生儿筛查是早发现的关键

新生儿筛查是早期发现、早期诊断遗传代谢病的重要措施。我国自20世纪80年代初开始相关工作，1995年将新生儿筛查纳入母婴保健法，2000年后发展迅速。目前，筛查的病种主要为苯丙酮尿症和先天性甲状腺功能减退症，部分地区含葡萄糖－6－磷酸脱氢酶（G–6–PD）缺陷以及先天性肾上腺皮质增生症等。

近年来，随着气相色谱－质谱联用、串联质谱的应用，部分大中城市已开始利用干血滴滤纸片，对包括氨基酸、有机酸尿症和脂肪酸氧化缺陷等在内的30余种遗传代谢性疾病在数分钟内同时进行筛查，大大提高了筛查效率，使新生儿疾病筛查在内容和质量上都提高到一个新的水平，加速了遗传病的防治进程。

新生儿筛查仅仅是新生儿筛查体系中的一个重要组成成分，而不是全部。对于筛查阳性的患者，必须迅速召回，进一步进行明确诊断、及时治疗、随访监测、遗传咨询，这样才能有效地降低遗传代谢病的伤残率和死亡率。同时，还要及时检测出遗传携带者，做好优生优育工作，有效减少遗传病的发生。PM

现皱纹与色斑开始在脸上悄然浮现，伴随失眠、焦躁、莫名哭泣、无端恼怒、头痛、瘙痒、健忘、潮热出汗、月经紊乱等，都是卵巢衰老的表现。当卵巢彻底“罢工”后，“肥料”所剩无几，“土壤”贫瘠，女性容易出现反复泌尿系统感染、夫妻生活不和谐、骨质疏松、骨折、高血压、心脏病、老年痴呆等，这些虽然是“人老珠黄”的自然规律，但罪魁祸首其实是源于卵巢的“不作为”。

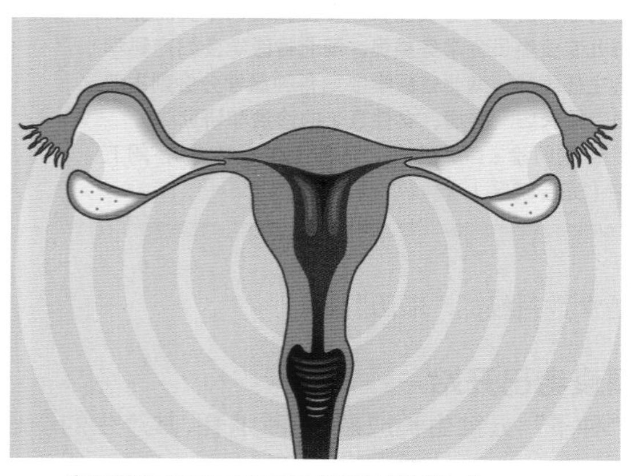

新指标可及早了解卵巢状态

目前，临床上关于卵巢衰老的评价与诊断，主要依靠卵泡数目的直接检测、评估卵巢功能的内分泌学指标等。卵泡数目的检测主要是计算窦状卵泡数，了解卵巢内所剩“种子”的数量。内分泌学指标的变化则反映了卵巢的功能状态，可了解卵巢生产“肥料”的能力。较常用的指标为卵泡刺激素（FSH）和雌二醇（E2），但 FSH 升高在绝经十年前或几近绝育时才出现，只能作为短期预测，无法较早预知卵巢衰老。

我科研究发现了预测卵巢衰老的新指标：抗苗勒管激素（AMH）和抑制素 B（inhibin B），该指标在绝经前 15~5 年成对数级下降，之后低到不可测，因此可更早了解卵巢衰老的情况。

此外，我们在全国大样本多中心的研究中制定了中国女性卵巢衰老的新标准。正常情况下，19~35 岁女性的 AMH 参考值为 3.27±2.49 ng/ml（纳克 / 毫升），36~42 岁女性的 AMH 参考值为 1.90±1.93 ng/ml，≥ 43 岁女性的 AMH 参考值为 0.72±1.04 ng/ml；抑制素 B 的参考值为 19.67~147.62 pg/ml（皮克 / 毫升）。如果低于以上参考值，则为卵巢衰老。这样，通过简单的血液检查，就能了解卵巢产 AMH 这种“肥料”的能力，提前获知卵巢功能状态，有效“计划生育”，及早防治卵巢衰老。目前，我国已有不少大医院开展这两项指标的检测。

卵巢早衰诊断三要素

卵巢衰老通常发生在 48~50 岁，若卵巢在 40 岁以前“下岗”，或因某些原因导致“种子”（卵泡）过早消耗殆尽，或虽有“种子”却未能生长发育，而不能分泌激素，身体器官失去滋养，提前出现上述衰老症状，即所谓的“卵巢早衰”。其中，有不明原因的“原发性卵巢功能不全”，也有因手术、化疗、放疗等医疗行为破坏卵巢功能而导致的继发性卵巢早衰。

卵巢早衰的诊断需满足以下 3 条：

①年龄 <40 岁；

②闭经时间≥ 4 个月；

③卵泡刺激素（FSH）>40mIU/ml（毫单位 / 毫升）。

近年来，卵巢早衰发病率逐年升高，目前已超过 1%，并有年轻化趋势。部分患者尚处于青春期或刚逾 20 岁，甚至从未有过正常月经周期即被查出卵巢早衰。卵巢早衰使女性提前进入更年期，若不积极干预，不但会使女性失去特有的美丽及生育功能，而且一切老年性疾病都将提前来到。目前研究表明，长期接触染发剂等某些化工原料可能导致卵巢早衰。

真正的卵巢保养从健康生活方式开始

卵巢是身体的重要器官之一，而器官主要由细胞组成，细胞能否再生决定了器官的“保鲜”时间。卵巢是卵泡（“种子”）的储备库，“种子”的数量与质量决定了卵巢衰老程度，如果消耗速率加快、质量降低，则卵巢衰老加速；而调控影响卵泡耗竭的因素有望延缓卵巢衰老。

影响卵巢衰老的因素包括：吸烟、饮酒、经济条件、孕期营养、体重、产次等。因此，保养卵巢可从改善生活条件、养成良好习惯开始，如戒烟、控制体重、适当运动等。

科学的发展更为延缓卵巢衰老提供了契机，我们卵巢衰老课题组通过近 10 年的研究已证实：热量限制、抗氧化损伤可改善卵巢环境，延缓卵巢衰老；某些中药能够“保鲜”卵巢；调控卵巢衰老的关键基因与小分子 RNA 能够减缓卵泡的消耗速率。随着医学的发展，更多科学的卵巢保养方法将有望造福女性。

美容院的所谓卵巢保养，意图通过按摩让药物进入卵巢的方法是无效的。因卵巢位于盆腔深部，按摩等手段只能促进精油及所谓的“药物”在皮肤的吸收，不能直接按摩卵巢，更达不到保养卵巢的目的。PM

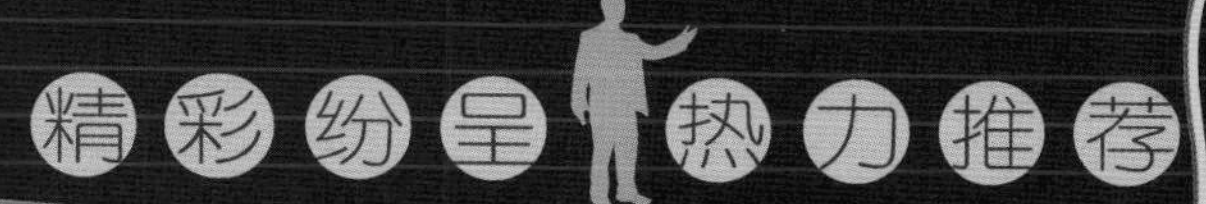

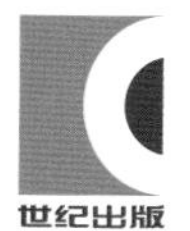

www.ewen.co

上海科学技术出版社

www.sstp.cn

上海科技出版社
“天猫”旗舰店

好书推荐

中医百日通丛书（第三版）优惠套装

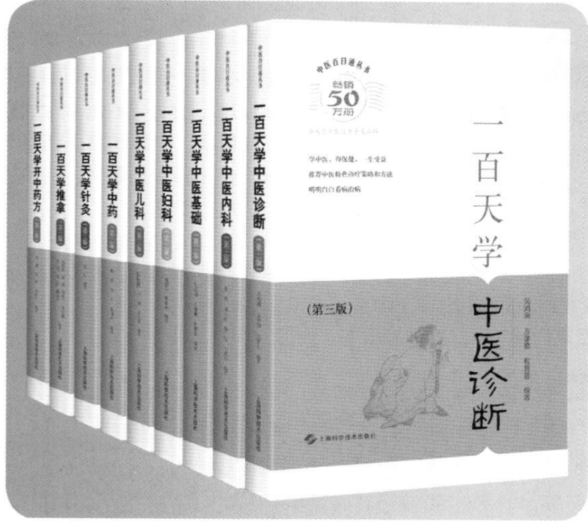

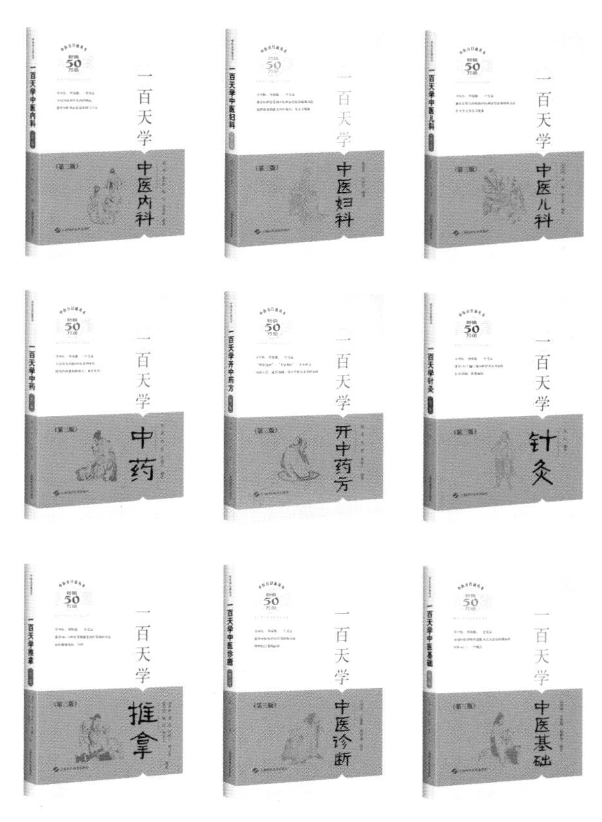

【图书信息】

书名：中医百日通丛书（第三版）优惠套装

书号：ISBN　978-7-5478-2589-1-A

定价：268.2 元

内容提要

实践证明，学中医，得健康，一生受益。

作为广大中医爱好者学习中医的权威读本，"中医百日通丛书"自 1996 年由上海科学技术出版社出版发行第一版以来，影响深广，深受广大中医药爱好者欢迎，至今畅销 50 万余册。

“中医百日通丛书”（第三版）9 种书包括：《一百天学中医内科》《一百天学中医妇科》《一百天学中医儿科》《一百天学中药》《一百天学开中药方》《一百天学针灸》《一百天学推拿》《一百天学中医诊断》《一百天学中医基础》。

9 种书的作者皆为苏沪两地的名老中医，目前都奋战在临床第一线，在广大中医药爱好者中有较强的权威性和号召力。

“中医百日通丛书”（第三版）9 种书内容安排较为合理，相信广大读者朋友们在坚持学习 100 天后（每种书皆采取每周学习 5 天，共 14 周学完），一定会对简便廉验的中医药养生保健、防病治病的智慧了然于胸，收获康健。

以上图书在全国各大书城、新华书店及当当网、亚马逊网、京东网、“天猫”上海科学技术出版社旗舰店有售，另可通过邮购方式购买。

邮购地址：上海市钦州南路 71 号邮购部
邮编：200235
电话：021 － 64845191
网址：www.sstp.cn

小小少年，也有烦恼

河南中医学院第一附属医院小儿脑病诊疗康复中心
周 正（主任医师） 秦文翠

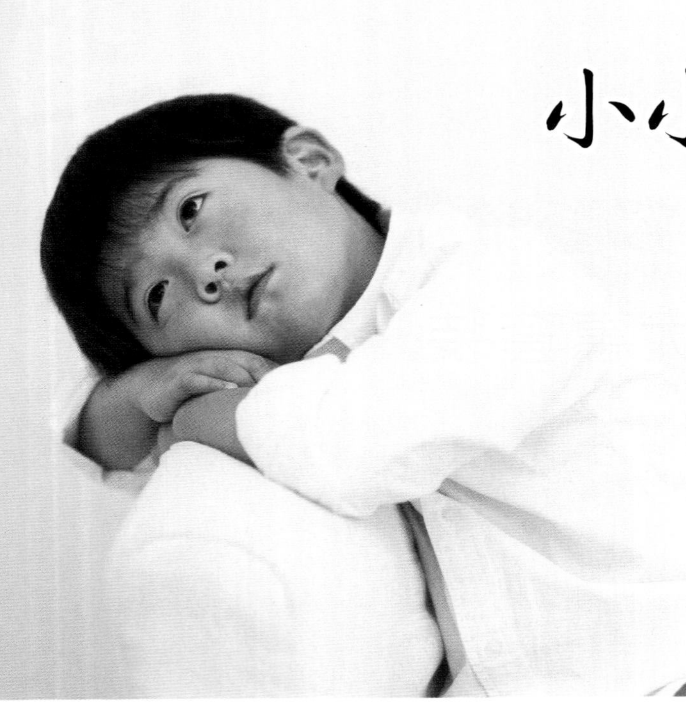

专家简介

周 正 河南中医学院第一附属医院儿科三区（小儿脑病诊疗康复中心）主任医师，教授，硕士生导师。世界中医药联合会儿科理事，中国民族医药学会儿科理事，河南省中医药学会儿科常务委员，河南省残疾人康复协会孤独症专业常务委员。

医疗专长：擅长中医、中西医结合治疗小儿脑瘫、癫痫、脑炎、智力低下、发育落后、多动症、抽动症、自闭症等疑难病症。

专家门诊：周二、周五下午，周三、周六上午

孩子小小年纪，为什么总说“心烦”

周六，趁女儿晶晶（化名）放假，曹女士带她一早来到医院。一走进诊室，曹女士就担忧地说：“孩子今年12岁，最近她总说‘心烦’。我和她爸爸发现她学习时坐不住，成绩每况愈下，时而沉默不语，时而焦虑烦躁，甚至大吵大闹，突然发脾气。我们觉得女儿的脾气越来越古怪。”

在我们的询问下，曹女士仔细回忆女儿的近况：“晶晶心烦易怒、坐卧不安的情况出现在2个月前，近20天有加重趋势。”再细问，原来2个月前，晶晶因一件事感到“出丑”、受委屈，自此心烦易怒、坐卧不宁、频频叹气、容易哭，而且精神不集中、少寐多梦、心情抑郁，近日精神好转，但伴有胸闷。

详细询问病情，结合量表评定，“望闻问切”四诊合参后，我们诊断曹女士的千金患有情绪障碍，中医称“脏躁”。

曹女士一听，顿时吓一跳：“这是什么病，能治好吗？”

孩子情绪异常，家长别轻易责怪

成长中的孩子，尤其处于青春期的孩子，有时会出现这样的情绪：

1. 无端的紧张和害怕、情绪低落，常常担心有事情将要发生，心慌、坐立不安，甚至感到自己会失控或者发疯；也会经常责怪自己，认为任何事情都很难做。

2. 注意力不能集中，思维能力下降，记忆力减退，对学校和班级组织的各项活动不感兴趣。

3. 不信任他人，愤愤不平，易激惹。

4. 感情非常容易受到伤害，常有自卑感，总感到比不上他人。

5. 不愿处于陌生环境，在公共场合感到很不舒服。

6. 多伴有食欲不振、睡眠差、多梦、易惊醒或入睡困难。

孩子的这些情绪常会影响正常的学习、生活，也影响与同学、老师和家长的沟通。可是，家长和老师不要因此责怪孩子，要以“童心”对待，产生“共情”，多与孩子沟通，寻找情绪发生的原因。如有必要，可前往医院请医生诊治，用药物治疗，并配合心理辅导。

古方今用，能治“烦心病”

在西医中，晶晶的“烦心病”属于情绪障碍、焦虑症。

在中医理论中，这是肝郁脾虚之脏躁证。医圣张仲景在《金匮要略》中记载“妇人脏躁，喜悲伤欲哭，象如神灵所作，数欠伸，甘麦大枣汤主之”，指出因情志抑郁或思虑过度，肝郁化火伤阴，致内脏阴液不足而发脏躁，表现为悲伤欲哭、精神失常、疲惫、频打呵欠等心脾不足症状，故用甘麦大枣汤主治。《内经》记载“肝苦急，急食甘以缓之”，因为心、肝、脾关系密切，所以中医治疗

情志病的法则是疏肝健脾、养心安神，就如甘麦大枣汤中的小麦养心安神，甘草、大枣甘润补中缓急。

于是我们为晶晶开方，以甘麦大枣汤合四逆散加减治疗。一段时间后，曹女士带着女儿前来复诊。服药后，晶晶的症状稍好转，我们让她继续服用原来的药方以巩固治疗，药尽而痊愈；并嘱咐曹女士，要让孩子放松，保持愉悦心情，避免劳累及情绪波动，并进行适当的心理辅导。

孩子以后不再烦心，还要靠家长

增强自信 首先要了解并消除病因，改善家庭与学校的环境，减轻患儿的压力，增强成长的基石——自信。

社会技能不能少 提高孩子的社会技能，包括基本沟通、情绪控制、压力处理、合作、解决问题以及处理冲突等能力，这样可以及时化解孩子心理上的冲突。

受了委屈，可以哭 教孩子学习放松技巧、情绪表达，学会倾诉。有时恰当、合适的痛哭，对心灵上的创伤、情绪的调节有积极作用。“受了委屈，不准哭”是最残忍的手段。

心理上的准备 在心理专家的指导下，找到引发情绪障碍等心理原因，让孩子改变看待问题的方式，从心理上做出克服情绪障碍的准备和努力。

融入人群 耐心教育引导，帮助患儿克制情绪上的障碍，树立勇敢、坚强、健全的性格，鼓励他们积极参加集体活动，改善情绪，增进与他人的交往，从而更好地适应环境。只有当孩子融入社会，与他人和谐共处、共同成长，才能获得幸福感和满足感。PM

针灸治视神经萎缩是骗局吗

上海中医药大学附属龙华医院副主任医师　徐 红

我老伴十年前患了视神经萎缩，看过很多大医院的眼科专家，都说这是世界难题，没有好的办法。听人介绍去过某市神经科总院、某国研中医门诊部，都说自己有特效疗法，结果钱财花费无数，没见一点效果。最近又听人说针灸治疗视神经萎缩有特效，不知道是否又是一场骗局。

什么是视神经萎缩

视神经萎缩不是一个独立的疾病，是视神经病损的最终结果。系指大脑外侧膝状体以前的视神经纤维、视神经节细胞及其轴突，在各种病因影响下发生变性和传导功能障碍。该病主要临床表现为视力减退、视野缩小、视盘呈灰白、苍白或蜡黄色。

导致视神经萎缩的病因复杂多样，如炎症、缺血、压迫、外伤、中毒、脱髓鞘以及遗传性疾病等均可引起。临床上一般分为原发性和继发性两类。

针灸疗效确切

视神经萎缩长期以来被医学界视为难治病。从 20 世纪 50 年代后期开始，该病就一直为针灸界所重视，医师们从不同方面寻求提高针灸疗效的途径。

现在，针灸治疗该病的主要方法有：体针、穴位注射、头皮针、穴位激光照射、耳穴贴压等。针灸治疗视神经萎缩的重点在于改善和维持剩余视功能、防止其进一步恶化。从已有的国内外实践看，针灸的效果是确切的。

经验难能可贵

我的导师、以针灸治疗眼底病著称的张仁主任医师近四十年的临床经验总结提示：针刺综合疗法能不同程度改善视神经萎缩患者的视力、视野和视觉电生理等。但疗效与以下几个因素有关：

一是患者的年龄和病程，通常年龄越小疗效越好，病程小于 3 个月的疗效较好。

二是患者自身疾病严重程度，通常外伤、炎症受损严重、视神经病变明显的患者预后较差。

三是坚持治疗与否，持之以恒也是获得较好疗效的关键。

电针结合穴位注射

张师的经验是以新明Ⅰ为主穴，配合配穴进行电针治疗，电针结束后再用药物穴位注射。药物选用甲钴胺注射液或复方樟柳碱注射液，每次选一种。

治疗初期，每周治疗 3~4 次，病情稳定后逐渐减少治疗次数，最后是每周巩固维持治疗 1 次。一般开始治疗时，效果十分显著，但随着疗程的增加，效果往往变得不明显。此外，临床发现视力的恢复与眼电图的改善并不同步。这就要求患者树立信心、坚持治疗，不半途而废。

进阶学习和收藏

扫描二维码，获知经验穴新明1号穴和配穴及手法详解，并收藏全文

情绪良好视力好

值得一提的是，视神经萎缩患者的日常调摄特别重要。其中最首要的是保持乐观的心态。俗话说“眼睛是心灵的窗户”“肝开窍于目”，经络中肝经和心经直接通眼，这两条经络是直接受情绪影响的。许多患者得知自己患此难治病后，情绪极端低沉消极，这种不良情绪可导致眼部病情的急转直下。

其实大可不必这样。有研究提示，人类中枢神经系统只要有 10% ~ 15%神经结构完整，就可保持 85% ~90%功能，即残余很小数目的神经组织都可能具有相当大的潜能。如仅需 10%的视网膜功能正常即可达到视力 0.5。

在视神经萎缩过程中，有部分视神经发生了不可逆的损害，但也有部分视神经未受影响，还有部分视神经纤维处于不同程度的可逆状态。通过及时的治疗，可使部分神经纤维的功能得到逆转，使正常的部分得到较好保护，这样病情就得到了控制，生活质量受的影响就不会很大。

吃好、睡好，眼睛好

此外，良好的生活方式对眼睛保健也很重要。我们古人就认识到丧明的原因与饮食、情绪、用眼过度、身体透支等密切相关。故眼睛的保健，饮食上要少吃葱、蒜等辛热刺激食物；减少电脑、手机等视屏终端的使用；没事的时候经常闭目养神，做做眼保健操，极目远视；不熬夜，早睡早起。

及时正确治疗、身心健康，又有良好的生活和用眼习惯，才有望拥有一双明亮的眼睛。PM

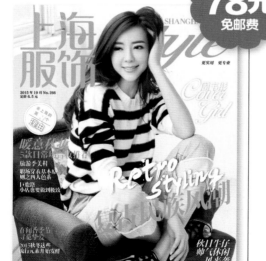

大雪微导引 活通内与外

✍中国中医科学院医学实验中心博士 代金刚
中国健身气功协会常委 张明亮

大雪，为一年二十四节气中的第二十一个节气，也是冬季的第三个节气，每年太阳运行至黄经 255 度时即为大雪。2015 年大雪节气从 12 月 7 日到 12 月 21 日。按照中医的养生理论，大雪节气的养生应该顺应自然的特点，以养藏为主。古人说："大者，盛也，至此而雪盛也。"到了这个时候，雪往往下得大、范围也广，故名大雪。

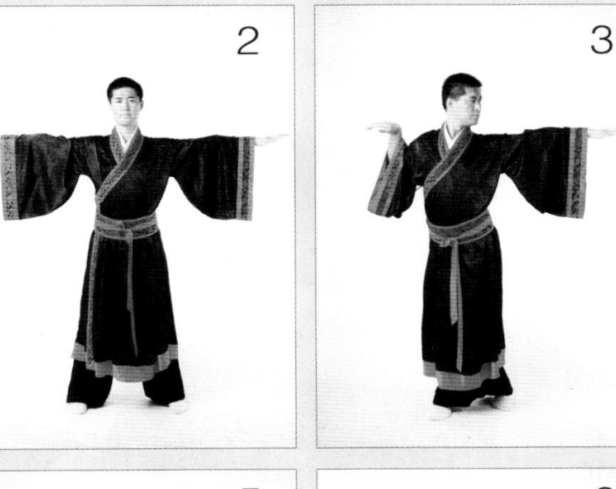

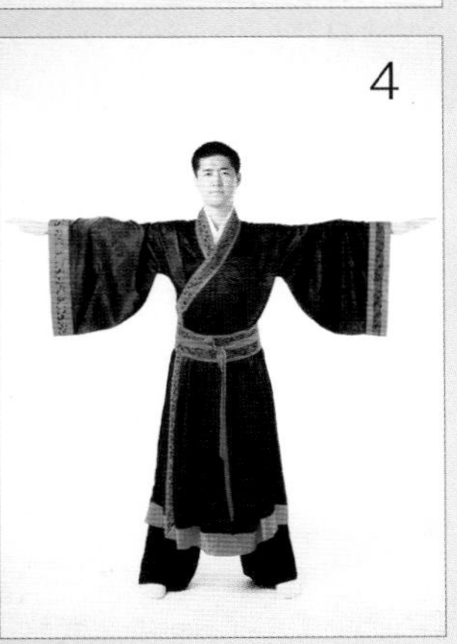

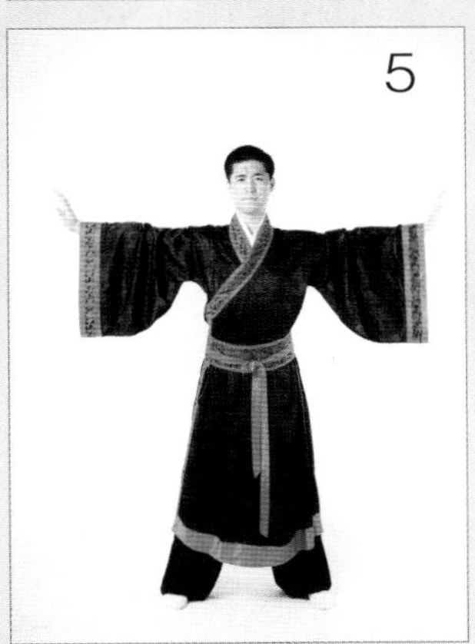

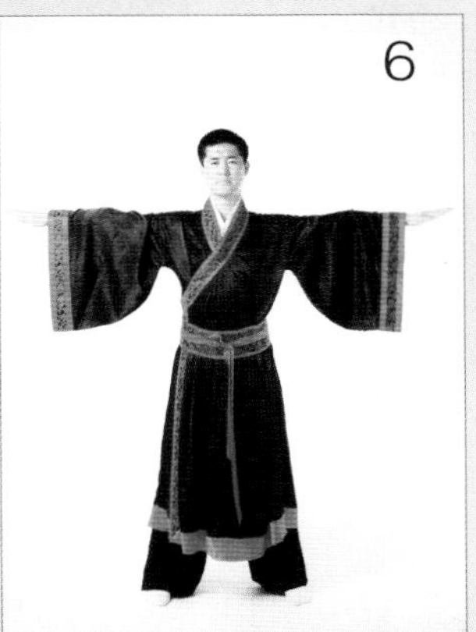

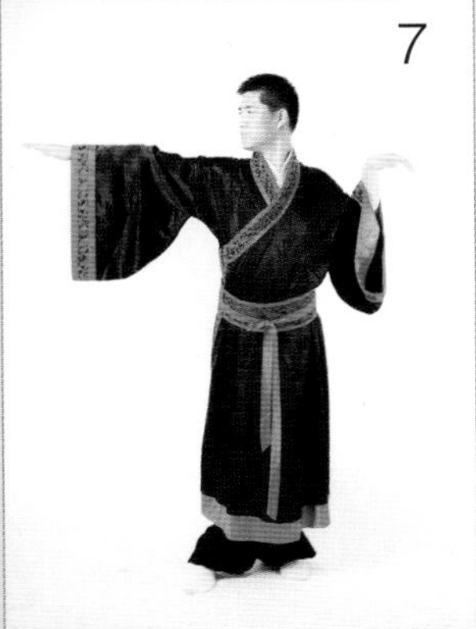

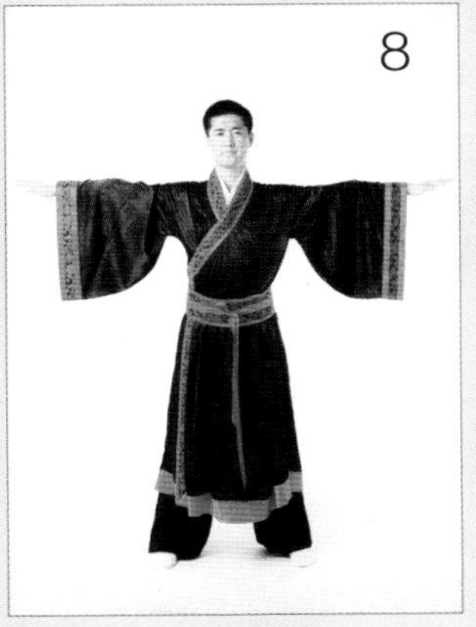

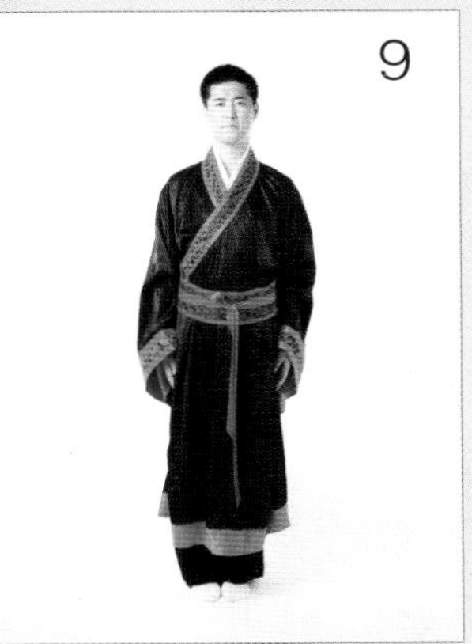

唐末宋初陈抟老祖陈希夷编制了二十四节气导引法，其中的大雪活步通臂式导引术，是二十四节气导引术中两个站式导引术之一，是唯一有着步法、身法变化练习的导引术。从外而言，以锻炼腰腿、肩臂为主；对内而言，则以调补心肾为主，以与大雪节气相应。演练起来两臂如蛇行蛹动、节节贯通，步法则有插步、盖步、左右变换，动作上下相随、姿态优美，宛若舞蹈一般。

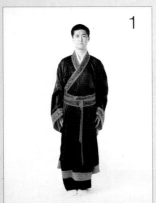

活步通臂式

通臂可以有效疏通手三阴、手三阳经脉，促进阴阳经脉气血交汇。步法变化的练习，可以提高腰、腿的灵活性，达到补肾、壮腰、健腿等的功效。

1. 两脚并拢，自然站立，两臂自然下垂，头正颈直、竖脊含胸，呼吸均匀，思想安静，全身放松（图 1）。

2. 左脚向左侧开步，两脚距离略宽于肩，两脚平行，脚尖向前，同时以中指带动，两臂向左右伸展至与肩平，成"一字势”，掌心向下（图2）。

3. 接上式，右脚向左腿后方“插步”，同时左肩催动左臂依次向左侧水平伸展，从肩至臂、肘、腕、掌、指，节节贯穿，力达指尖，右臂随之内收，头颈左转，目视左侧（图3）。

4. 接上式，左脚再向左侧开步，同时两臂伸展成“一字势”，头颈转正，目视前方（图4）。

5. 接上式，十指向远、向上伸展，两掌立掌，掌心向外，指尖向上，以掌根带动两臂尽力伸展，动作略停（图5）。

6. 接上式，十指远伸，两掌放平，掌心向下，还原成“一字势”（图6）。

7. 接上式，左脚经右腿前方向右侧“盖步”，同时右肩催动右臂向右侧水平伸展，从肩至臂、肘、腕、掌、指，节节贯穿，力达指尖，左臂随之内收，头颈右转，目视右侧（图7）。

8. 接上式，右脚向右侧开步，成“一字裆”，同时两臂侧伸成“一字势”，头颈转正，目视前方（图8）。

9. 接上式，两臂下落，还原体侧，同时左脚收回，并步站立，呼吸调匀，思想安静，全身放松（图9）。

10. 接上式，做反方向练习，动作方法同前，唯脚的左右方向相反。

11. 如上左右各做一次为一遍，共做三遍。

大雪养生

早睡晚起，日出而作

大雪时节是身体进补的大好时节，大雪至冬至期间，可食用一些滋阴补血，滋肝补肾，生津除烦，清胃涤肠，滋补强身，祛寒育肾的食物。大雪时节，万物生机潜藏，不宜扰动阳气，锻炼方面应动中求静，保持心情沉静愉悦，起居方面应早睡晚起，避免受寒，居室温度宜保持在16~20℃，湿度宜保持30%~40%。PM

扫描二维码，收看其他12月节气微导引
冬至微导引 升嘶降嘿调真阳

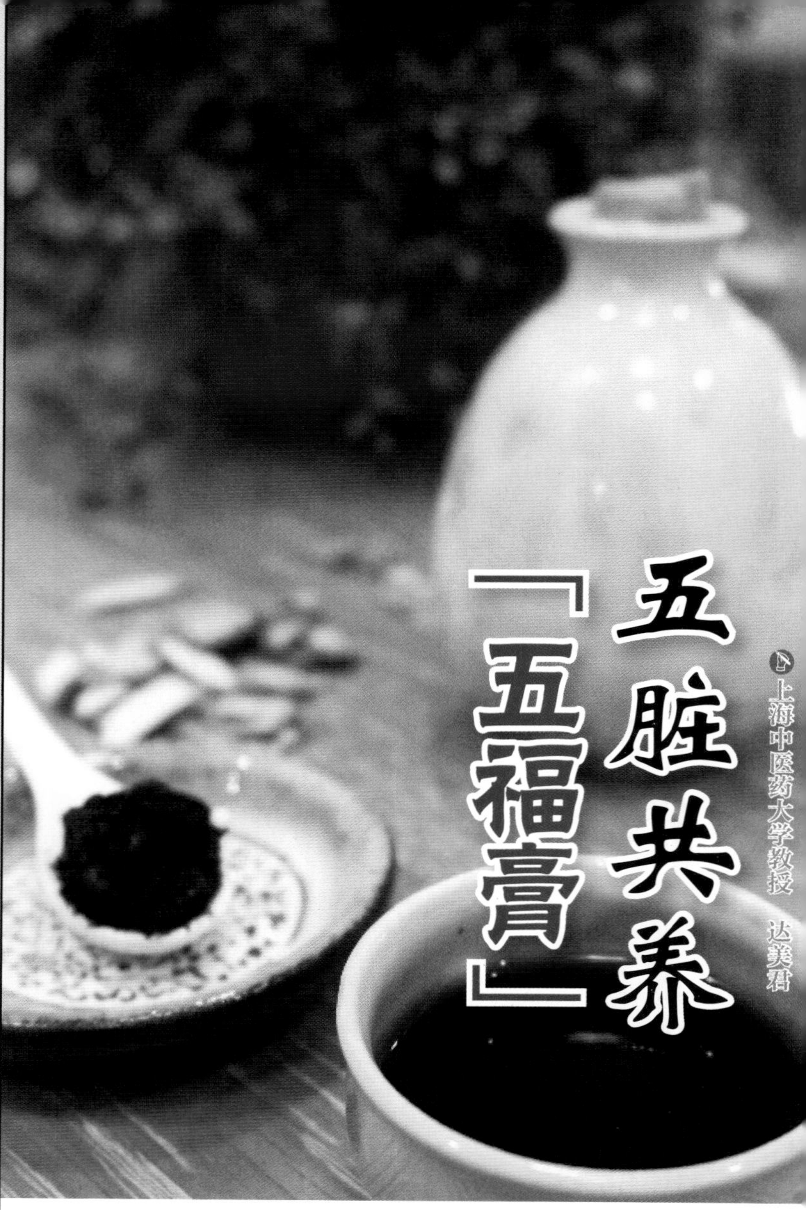

五脏共养“五福膏”

上海中医药大学教授 达美君

古方

方名：五福饮（明·张介宾《景岳全书》）

组成：人参随意，熟地随意，当归二钱至三钱，白术一钱五分，炙甘草一钱

制法：水二盅，煎七分

功效：益气养血

主治：五脏气血亏损者

改良做法：本方原为煎服方，每日煎制、服用，比较烦琐，可改为膏滋方。取人参50克研末，备用。取熟地200克、当归100克、白术30克，加水煎，先后取汁2~3次；合并药汁，文火煎沸至稠，缓缓加入参末，搅匀；可加入适量蜂蜜收膏。每服1~2匙，温水冲服，日2次。

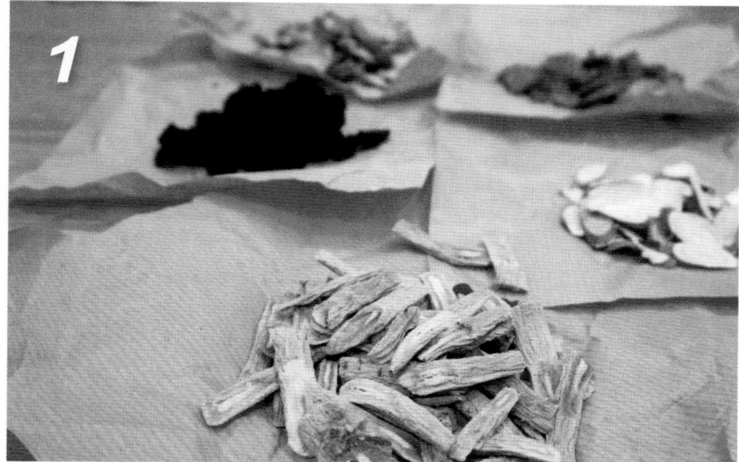

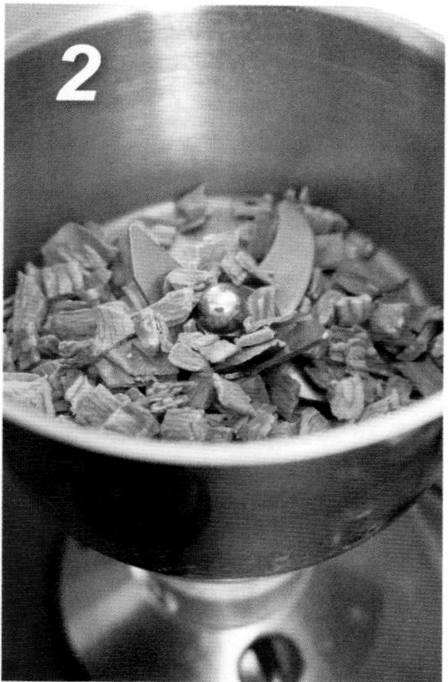

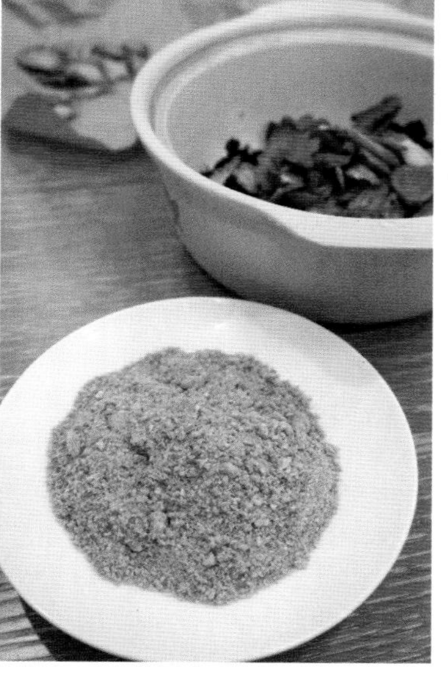

DIY　制作、拍摄/家庭真验方

改良做法

1. 人参太名贵，以功效相近、平民化的党参代替，当然量要大一点，约 200 克

2. 党参先切段，再研粉，备用

3. 其余诸药加水煎，先后取汁 2~3 次；合并药汁

4. 药汁以文火煎沸至稠，缓缓加入参末，搅匀

5. 收膏效果很好，准备的蜂蜜没用上，这样糖尿病患者也适用了

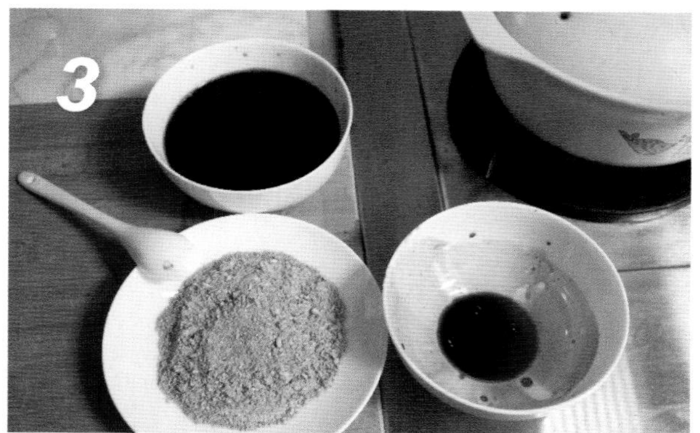

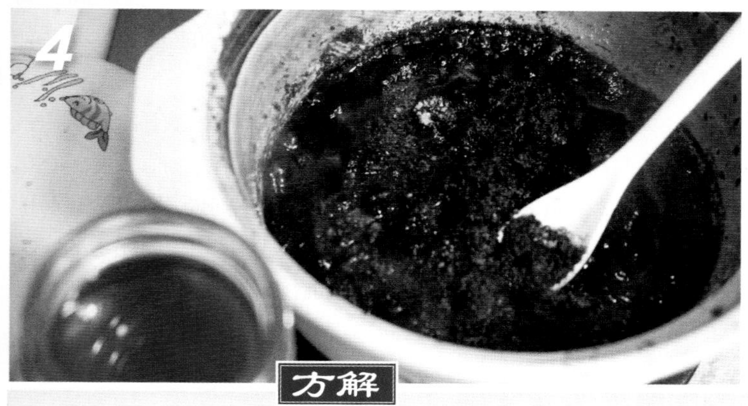

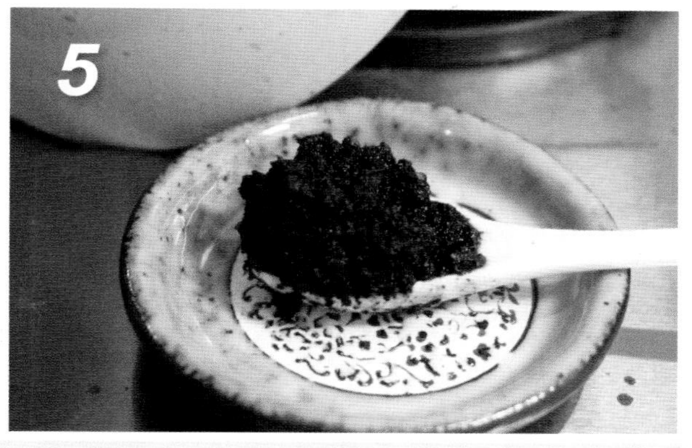

方解

五福饮是明代名医张介宾之名方，药物仅 5 味，却能滋养五脏，药简功实。仔细分析，五福饮可谓是名方八珍汤（四君子汤、四物汤合方）的简略方。

方中人参、白术、甘草，即四君子汤之去茯苓，更专于益气健脾、养心补肺；熟地、当归，即四物汤之去甘草、川芎，滋养肝肾之精血。

其中主药当推人参、熟地，人参有健运之功，熟地秉静顺之德，一阳一阴，相为表里，合白术、甘草、当归，益气补血、温阳滋阴、五脏共养。PM

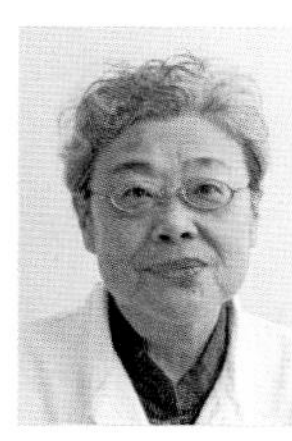

专家简介

达美君　上海中医药大学教授，原中医文献（古医籍）研究室主任。从事中医药文献研究及临床诊疗工作，擅长心血管病、消化系统疾病、虚证、疑难症的治疗和调养。

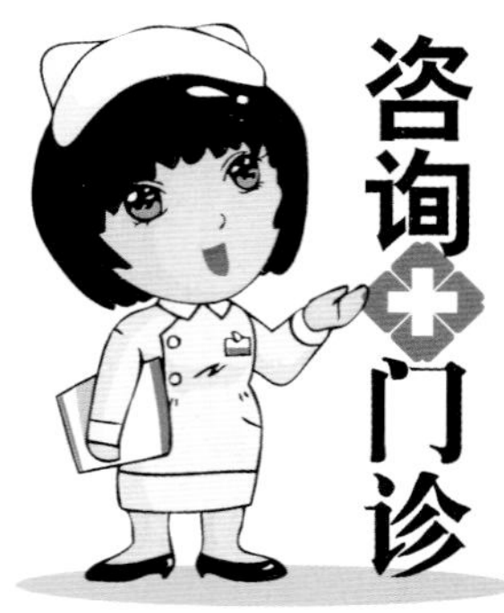

网上咨询：popularmedicine@sstp.cn
（专家门诊时间以当日挂牌为准）

接种疫苗被感染概率大吗

刚刚当上妈，发现宝宝一出生就要面对各种疫苗，联想到有接种卡介苗等疫苗发生严重全身感染的报道，我想了解一下，接种疫苗发生感染的概率大吗，是不是医生技术或疫苗本身有问题造成的？

上海　张女士

复旦大学附属儿科医院临床免疫科主任医师王晓川：接种疫苗后出现严重疫苗感染的情况，发生概率可能是十万分之一或者更少。接种卡介苗后发生感染，人们通常会认为是疫苗出了问题，也有家长会怪接种医生技术不过关。这当然是问题的一个方面，但当发生严重的全身卡介苗感染时，更大的可能是孩子本身的免疫存在缺陷。预防接种是预防严重传染性疾病的必要手段，每个孩子都应该按照要求进行接种，但存在原发性免疫缺陷病的儿童接种疫苗应该有所禁忌，基本的原则是不能接种活疫苗。遗憾的是，对于每个刚出生的孩子，目前我国还不能立即诊断其是否患有原发性免疫缺陷病，这就难免会有部分存在原发性免疫缺陷病的孩子被接种卡介苗等活疫苗，以至于接种后发生严重疫苗感染。

专家门诊：周三上午，周五下午

PM2.5会带来哪些健康危害

冬季雾霾天比较多，雾霾的主要成分是PM2.5吗？家里有人吸烟，会不会产生PM2.5？PM2.5对人体健康有哪些威胁？

浙江　王女士

上海市疾病预防控制中心肿瘤防治科陆殷昊：雾霾的主要成分是颗粒物和气态污染物。气态污染物包括含硫、含氮、碳氢和卤素化合物；颗粒物根据粒径大小不同分为可吸入颗粒物（粒径大于2.5微米，小于10微米，简称PM10）和细颗粒物（粒径小于或等于2.5微米的颗粒物，简称PM2.5）。在室内，二手烟是PM2.5的主要来源。

颗粒物的大小与它们导致健康问题的可能风险直接相关。粒径在10微米以上的颗粒物会被鼻黏膜阻挡，不会进入呼吸道；PM10能够进入上呼吸道，但部分可被上呼吸道的纤毛阻挡，部分可随痰液排出体外，对人体健康的危害相对较小；而PM2.5具有更强的穿透力，更不容易被呼吸道黏膜所吸附或经由咳嗽排出体外，能够深入到细支气管和肺泡，甚至进入血液循环，从而诱发哮喘、慢阻肺、肺癌等呼吸系统疾病和动脉硬化、心肌梗死、脑卒中等心脑血管疾病，以及新生儿出生缺陷与过早死亡等，对人体健康危害很大。

孕期产前检查要做多少次

跨入孕妇行列，听说整个孕期要进行很多次产前检查，具体要检查多少次，主要检查内容是什么？

上海　刘女士

上海交通大学医学院附属仁济医院产科主任医师林建华：怀孕后，一般在孕6~8周初诊；孕12~36周，每4周检查一次；孕37周后，每周检查一次。如果有异常情况，需根据病情，缩短检查间隔时间。每次产检要监测孕妇的基本情况，如血压、心率、尿蛋白等，监测胎儿生长情况，如宫高、腹围、胎心等。定期的辅助检查包括血、尿、心电图、超声等，以判断孕妇脏器功能是否能承受妊娠，以及胎儿生长、羊水量、胎盘位置及成熟度等。孕中期还要进行一些特殊的疾病筛查，如：孕12~14周的早期唐氏筛查和孕16~20周的中期唐氏筛查（如果唐氏检查结果属于高危，还要进一步抽取羊水进行染色体检查）、孕22~24周的胎儿结构畸形的超声筛查、孕24~28周的孕妇糖尿病筛查。孕晚期检查的重点是防止胎儿缺氧，孕30周后要求孕妇每天数胎动，孕35周后要定期做胎心监护。

特需门诊时间：周二下午，周四、周五上午（东院）；周一下午（西院）

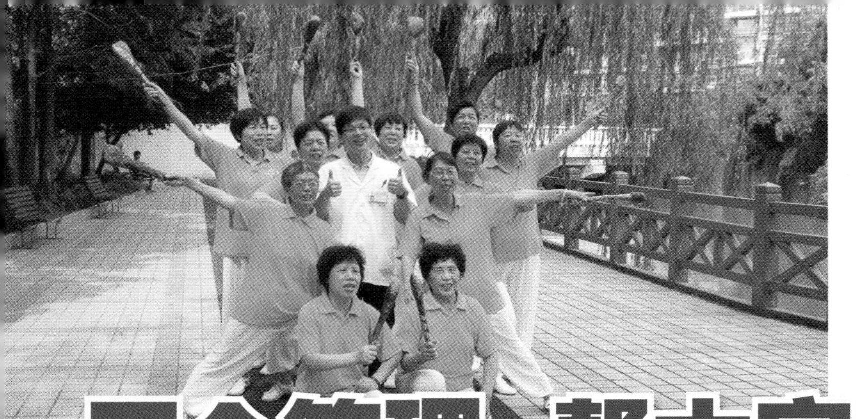

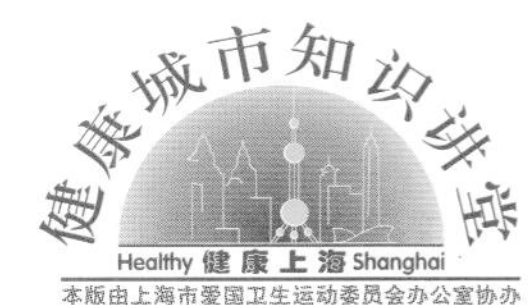

三个管理 帮大家获得真健康

文 本刊记者 王丽云

上海市长宁区绿园一村居委会健康自我管理小组成立于 2007 年 8 月，经过 8 年多的发展，小组成员已由最初的 18 人壮大到现在的 53 人。第一任组长董宪华和第二任组长陈本大是健康自我管理小组的核心人物，他们一致认为，小组工作的宗旨是向成员宣传健康生活方式的理念并促进大家认真实践，最终让大家的生活更健康、更幸福、更和谐。多年来，小组的各项工作都围绕这个宗旨开展，前任组长董宪华将其归纳为“三个管理”：人员管理、活动管理和效果管理。

人员管理：有吸纳有表扬有分层

多年来，小组每月举办一次固定活动，另有与健康节日、时令等相关的各种不定期活动。为了达到既定目标，小组对组员是有要求的，每次固定活动都要考勤，连续 6 次无故缺勤的可能被取消组员资格。同时，小组也敞开门欢迎居民加入，连续 6 次参加小组活动的“听众”将被吸纳为组员。小组成立 8 年多来，前后共有 224 人加入小组。为了增加积极性，小组每年都要评出几名积极分子，在年终进行表扬和奖励；对学习有体会、健康自我管理有成效、积极与大家交流经验的组员，小组也会予以表扬和奖励。

目前，除了 53 名正式组员之外，还有 10 名荣誉组员，他们是以前的老组员，现在因年龄太大或身体不好而不能每次参加活动，小组对他们没有考勤要求。53 名正式组员又细分为示范组和核心组：示范组有 30 人，小组对他们的要求是在生活中一定要认真践行健康生活方式；核心组有 8 人，包括组长、小组长等核心成员，相当于整个小组的决策层。核心组的各个成员在工作中分工合作、各有侧重，共同推进小组的各项活动有序进行。现任组长陈本大说：“在我们小组，不是一个人‘独唱’，而是形成了一个‘大合唱’的良性局面。”

活动管理：万变不离健康

如何让大家主动学习健康知识并认真实践，是核心组的重头工作。几年来，他们想了不少办法，也总结了一些经验。

首先，小组活动的形式多样化。在疾病防治等健康知识的学习中，主要是请指导医生做讲座，也有集体学习。针对一些组员年龄大、文化程度低的情况，小组还经常组织智力竞赛、猜字游戏、剪贴报、联谊会等活动，既突出重点又通俗易懂、寓教于乐，十分受欢迎。

其次，在内容上、方法上强调人性化与可行性。小组成员比较复杂，每个人的需求不同，小组“决策层”十分注重听取大家的意见，尽最大可能满足大家的要求。比如，2008 年提出控盐、控油时，组员程阿姨本以为自己烧菜时用盐量不多，但三个月后一算，她家的用盐量为推荐值（每人每天 6 克食盐）的 2 倍，这使她大吃一惊，从那以后开始严格控盐、控油，取得了很好效果。又如，小组自创自编的经络操，道具是一个小拍子，可用家中一些废旧材料制作，但有些人手脚不便，有些人没有材料，小组通过努力在居委会帮助下解决了材料问题，又组织专人指导大家制作，使小组成员都有了小拍子。小组的经络操多次到区镇展示，广受好评，吸引了更多居民前去学习。现在，为了更方便沟通和学习，老先生老太太们还用起了微信，建起了微信群。在健康自我管理小组这个大家庭中，他们有所得、有所乐，互相学习互相提高，健康生活指数上了一个大台阶。

效果管理：人人都有一本家庭健康档案

小组所有活动的目的都是为了让组员增进健康。那么，健康的改变从何体现呢？从 2009 年开始，小组在上海市首创“家庭健康档案”，要求大家详细记录家庭成员的体检信息、饮食、血压、血糖、用药等情况，定期进行比较总结。通过这种“日记”“月记”形式，大家看到了健康自我管理带来的效果，都表示会更积极地追求健康。PM

"上海市十佳家庭医生"刘忠仁

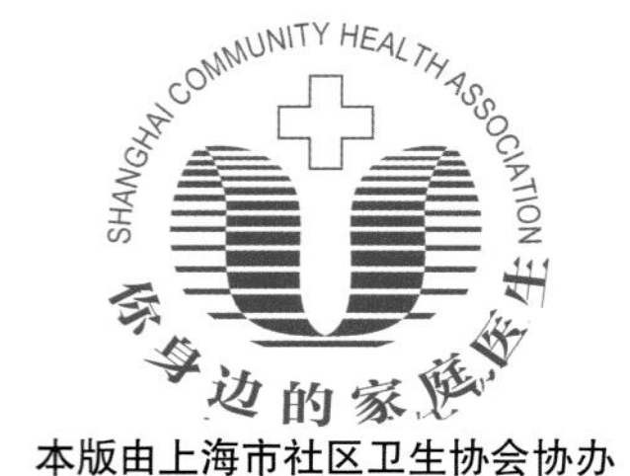

本版由上海市社区卫生协会协办

家庭医生服务走向精细化、个体化、整体化

本刊记者　王丽云

上海市黄浦区五里桥街道社区卫生服务中心的家庭医生刘忠仁是上海市第二批全科规范化培养毕业生，从事家庭医生工作5年来，他深深爱上了这个专业，把满腔热忱化作精细化、个性化、整体化卫生服务洒向了社区居民。

精细化服务：做大医院做不到的事

80岁的郑老太患有严重糖尿病，2年前并发大面积重度褥疮。由于家人缺乏足够的医疗知识，未能提供有效的家庭护理，当刘医生收到预约上门诊治时，郑老太的臀部褥疮直径已达20厘米，深约10厘米，局部组织坏死，皮肤发黑、流脓，散发出阵阵恶臭。老人曾辗转于三家大医院都被告知没有条件收治入院，家属无奈中想到了社区卫生中心的家庭医生。面对痛苦绝望的病人、愁眉紧锁的家属，刘医生对病情的顾虑一闪而过，果断接收了这一棘手病例，并制订了详细的治疗方案。

初期治疗进展非常缓慢，刘医生经常利用午休时间上门为郑老太清除局部坏死组织、消毒、换药，并给家属讲授褥疮护理知识。通过7个多月的不懈努力，郑老太的深度大面积褥疮痊愈了！家属动容地说："没想到，到大医院求治无门的'绝症'，普普通通的家庭医生却给治好了！"

个性化服务：赢得特殊人群信任

五里桥街道有个特殊的小区，里面住着许多老干部，他们医疗资源丰富，家庭医生签约率低。82岁的残疾独身军人董阿姨就是其中一位，刘医生第一次上门访视时，老人淡淡地告诉他："我有专人接送到三级医院就诊，而且给我看病的都是大主任，我不需要像你这么年轻的社区医生！"

面对冷冰冰的拒绝，刘医生选择了坚守，他反复上门和老人的保姆聊天、向邻居了解老人情况。刘医生的数次上门终于让董阿姨打开了心扉，道出了血压控制不稳定的烦恼。从那以后，刘医生每周上门为董阿姨进行健康体检，指导合理饮食和用药。半年后，董阿姨的血压平稳了，心情也开朗不少。一天下午临近下班时，董阿姨突然打通刘医生手机诉说心慌不适，刘医生二话没说立即赶到，体检发现董阿姨心率很快、伴有频发早搏，且有明显胸闷、气促表现，询问后得知她自行停药了！情况十分危急，刘医生立即将董阿姨从4楼背至1楼，再用轮椅推至附近的综合医院就诊。

经历了这些事，董阿姨很是感激，不仅主动要求签约家庭医生，还在她的老伙伴群里做起了宣传员，宣传家庭医生的仁心仁术。

整体化服务：搭建信息技术应用平台

"刘医生，签约后我们能享受到啥服务呀？""你签约这么多家庭，忙得过来伐？"面对社区居民日益增多的需求，刘医生感到光靠个人的力量是有限的，应该通过信息化的手段来提升家庭医生的工作效率和服务内涵。

于是，刘医生和他的团队做出了诸多努力：将医保政策、社区卫生服务中心相关为民服务政策编写成小册子发给签约居民；在街道推出的利用电脑操作的一本通服务中，深化社区卫生服务内容，更好地进行慢病随访和健康宣教；利用微信公众平台发布疾病防治和急救视频等内容；在IPTV中安装专家门诊预约板块，居民可以通过IPTV预约医联体内二、三级医院的专家和社区卫生服务中心的全科门诊……通过信息化手段，刘医生和他的团队为社区居民建立了健康自我测试、慢病自我管理的健康教育新模式，同时也解决了一个又一个社区卫生服务"最后一公里"的问题。PM

扫一扫，观看刘医生主演的微电影《自家人》

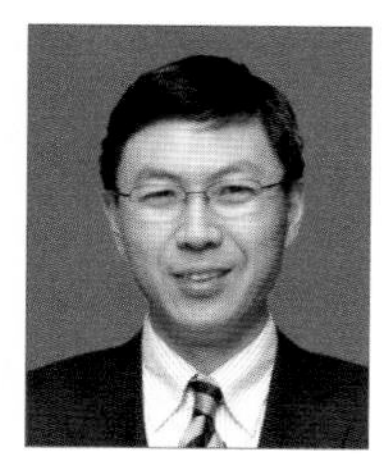

魏 来

北京大学肝病研究所所长

北京大学人民医院副院长

肝病科主任医师，教授

“妙笔”书写着医者之心
“仁心”跳动在笔下字间

更多科室的更多好医生，在《大众医学》微信“好医生”版块中。

TA的擅长

各型病毒性肝炎、肝硬化及肝硬化失代偿、酒精性肝病、非酒精性肝病、自身免疫性肝病、药物性肝炎、脂肪肝以及器官移植术后肝损伤等的治疗。

TA的咨询

乙肝患者何时可以停药

网友：我被诊断为乙肝已有16年。5年前检查结果显示肝功能异常，HBV DNA（乙肝病毒基因）较高，开始服用抗病毒药拉米夫定，之后每次检查都显示肝功能正常，HBV DNA低于检测下限，乙肝“两对半”检查结果为乙肝病毒表面抗原阳性、e抗体阳性、核心抗体阳性。请问我何时可以停药？

魏来：恭喜你，治疗效果很好。等到乙肝病毒e抗原阴性、e抗体阳性、经半年治疗依然保持HBV DNA阴性，再经过半年治疗还是这样，就可以停药了。停药后可能会复发，需每3个月复查一次。服用拉米夫定治疗时，需每半年检查一次，以防耐药。

乙肝疫苗应多久注射一次

网友：我七八年前注射过一次乙肝疫苗，现在查乙肝病毒表面抗体13mIU/ml（毫单位/毫升），医生说低于10 mIU/ml为阴性。据说乙肝疫苗可以每十年注射一次，是否如此？

魏来：只要乙肝病毒表面抗体转为阴性或弱阳性，就可以注射疫苗，几年打一次并不一定，关键在于乙肝病毒表面抗体是否具有保护作用。

乙肝病毒携带者多久检查一次

网友：我十多年前被查出是乙肝病毒携带者，肝功能一直正常，请问我应该多久检查一次？

魏来：肝功能一直正常是好事。在这种情况下，肝脏一般不会有进展性病变，请每半年检查一次

生气会引起转氨酶升高吗

网友：生气会引起转氨酶升高，对吗？

魏来：不会。导致转氨酶升高的原因很多，除乙肝外，常见原因是丙肝、脂肪肝、酒精性肝病。

乙肝会不会遗传

网友：我好担心乙肝会遗传给孩子，怎么办？

魏来：乙肝不会遗传，可孩子出生后不注射疫苗就可能会被传染乙肝。

患者对TA的评价

清晨5点的回复

患者：今天打开邮箱，看到昨天我给魏来教授写的“丙肝新药咨询”邮件已被回复，竟是清晨5点多回复的，让我万分感动。

录下治疗方案，让患者少走弯路

患者：因为患者本人无法前往北京请魏大夫面诊，所以我拿着病案去门诊找魏大夫。魏大夫按照病案逐项给予建议，主动提议全程录音，以便传递给地方医院。听他的学生说，魏大夫为攻克一个疑难病症项目，已经好几个晚上没有好好休息了，看着他忙碌的身影，祝好人一生平安！

不厌其烦地倾听与讲解

患者：魏大夫医术高超，还非常耐心地听我的自述，一遍又一遍不厌其烦地讲解，让我录音后回家慢慢听，我从未见过这么好的大夫。PM

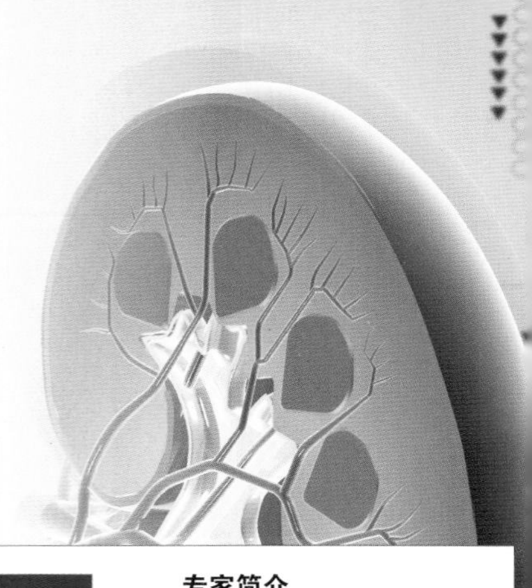

猝不及防的肾绞痛

华中科技大学同济医学院附属协和医院泌尿外科　章小平（主任医师）　肖行远

急诊室的故事

清晨，王女士刚起床不久，右侧腰间猝然一阵剧痛袭来，放射至小腹及大腿内侧，并伴有恶心感。一时间，王女士疼得无法站立，赶紧请假，在家人陪同下，赶到医院就诊。经询问病史、查体和尿常规检查，医生初步诊断王女士患有急性肾绞痛。经镇痛处理后，王女士才慢慢缓过神来，连连感叹道，自己平时身体很好，不想被这肾绞痛，几乎痛掉半条命！经进一步检查，王女士肾绞痛的病因被找到：右输尿管上段结石伴右肾积水。

医生的话：肾绞痛，又称肾、输尿管绞痛，是由于某种病因（如输尿管结石）导致肾盂、输尿管平滑肌痉挛或管腔部分梗阻所造成，其发生与身体是否强壮无关。特点是突然发生剧烈疼痛，疼痛从患侧腰部开始，沿输尿管向下腹部、腹股沟、大腿内侧、睾丸或阴唇放射，可持续几分钟或数十分钟，甚至数小时不等。发作时，常伴有恶心、呕吐、大汗淋漓、面色苍白、辗转不安等症状，严重者可导致休克。一旦痉挛或梗阻解除，症状会很快缓解。

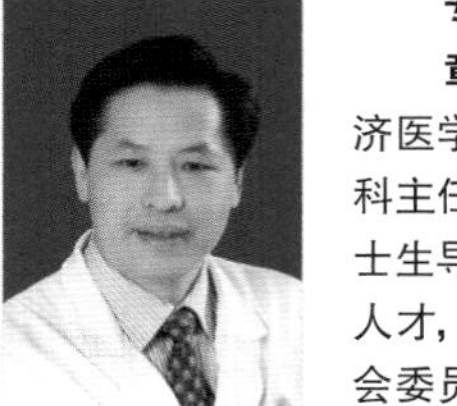

专家简介

章小平　华中科技大学同济医学院附属协和医院泌尿外科主任、教授、主任医师、博士生导师，教育部新世纪优秀人才，中华医学会泌尿外科分会委员，《临床泌尿外科杂志》副主编。擅长泌尿外科肿瘤，特别是膀胱、肾脏、前列腺和肾上腺等脏器肿瘤的诊断及外科治疗，肿瘤微创治疗，以及前列腺疾病、泌尿系结石的诊治。

最常见病因：结石

可以说，肾绞痛大都是由结石所致，且大部分发生在输尿管。因此，肾绞痛其实大都是输尿管绞痛。输尿管和肾盂的缺血、炎症，也可引发肾绞痛症状，但较为罕见，且一般都有明确的外伤史、结核病史或手术史。

必做检查：尿常规

尿常规是肾绞痛诊断中的一个必查项目，尿液中检出红细胞具有诊断意义。但需注意，如果只是少量红细胞或女患者处于月经期间，则不能作为诊断依据。凡有过肾绞痛发作者，应经常化验小便，如发现有血尿，即便无绞痛发作，也说明病变仍存在。必要时，可做泌尿系统CT、静脉肾盂造影等检查。

确诊“利器”：泌尿系统彩超

由于肾绞痛常伴有恶心、呕吐、腹痛、腹胀等消化道症状，容易与常见的急腹症，如急性阑尾炎、急性胆囊炎和急性胰腺炎相混淆。女患者还应除外卵巢囊肿蒂扭转、宫外孕、急性输卵管炎等。泌尿系统彩超是确诊肾绞痛的“利器”，一旦发现上尿路结石，伴或不伴有肾积水，诊断即可成立。

应急处理：解痉止痛

在急症期，医生一般进行对症处理。若疼痛能忍受，通常给予口服止痛剂和解痉药物。若疼痛难以耐受，则需要肌内或静脉注射解痉药物，如阿托品等，一般15~20分钟起作用。若疼痛非常剧烈、经上述处理无法缓解，则需注射杜冷丁哌替啶或吗啡，通常15~20分钟起效，可维持4~6小时，但不宜多次使用，以免成瘾。需要注意的是，在没有确诊之前，不能反复使用止痛药，以免影响对病情的观察，甚至延误诊断。

缓解期处理：去除结石

明确诊断后，可根据结石的大小分别处理。通常，直径<0.7厘米的结石，自行排出的可能性很大，可动态观察；直径>0.7厘米的结石，或小结石无法自行排出，症状持续或加重，肾积水有扩大的情况时，应积极干预，可选用体外冲击波碎石、输尿管镜钬激光碎石等。近年开展的输尿管硬镜、软镜等技术，可以在体表无切口的条件下，处理输尿管结石和肾结石，效果显著。PM

中医调理治不育有效率达99%???

安徽医科大学第一附属医院
泌尿外科副主任　张贤生

读者情报：

我是一名不育男性，常为此事背负很重的思想负担。去很多医院治疗过，效果也不太理想。最近在电视上看到某不孕不育专科医院的介绍。据称，该院用中医调理的方法治疗男性不育，三个月后患者就让妻子怀孕了。而且成功率达99%。这一下就点燃我治疗好疾病的愿望。不过咨询了一下，治疗费用很高。请问专家，现在中医调理治疗不育，是否效果很好，能保证治愈吗？

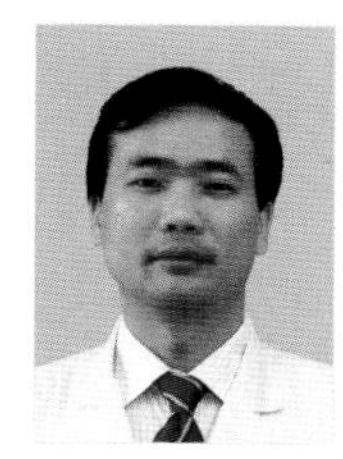

专家简介

张贤生 安徽医科大学第一附属医院泌尿外科副主任，医学博士，硕士研究生导师。中华医学会男科学分会委员、中国中西医结合学会男科学分会全国委员、安徽省中西医结合学会男科学专业委员会主任委员。

中医调理治疗男性不育，是否有99%的有效率呢？要回答这一问题，必须要懂得不育是怎么回事。一个不争的事实是：目前，男性不育症的发病原因尚不完全清楚。研究显示，遗传、高温、辐射等相关因素，均可导致男性不育。根据精液检查的结果，可将男性不育分类为无精子症、重度少精子症、少精子症、精子数正常性不育症、多精子症，以及精子无力症等。

男性不育原因一览表

类型	具体疾病或因素	导致不育的原理
染色体异常	如男性假两性畸形、染色体异常致睾丸生精障碍等	影响精子的产生
内分泌疾病	如促性腺激素释放激素缺乏、选择性黄体生成素缺陷症、高泌乳素血症、肾上腺皮质增生症等	影响精子产生
生殖道感染	如严重的前列腺炎、附睾炎、睾丸炎、尿道炎	影响精子输送
输精管道梗阻	先天性和后天性的梗阻	影响精子输送
睾丸生精功能异常	隐睾、小睾丸、无睾、病毒性睾丸炎、精索静脉曲张，毒素、磁场、高热和外伤等理化因素	影响精子产生
精液异常	精子结构异常和精浆异常	影响精子的运动、获能和顶体反应等（影响卵子受精）
免疫性不育	男性自身产生抗精子抗体和女性产生抗精子抗体	影响精子活力及对卵子的穿透力（影响卵子受精）
男性性功能障碍	勃起功能障碍、早泄、不射精和逆行射精	影响卵子受精
药物因素	西咪替丁、柳氮磺吡啶、雷公藤、螺内酯、呋喃妥因、尼立达唑、秋水仙碱、各种激素类药物和癌症化学治疗药物（如某些烷基化合物）	暂时或永久对精子生成造成损害
手术因素	如尿道瓣膜手术、膀胱颈部切开术、腹膜后淋巴结清除术或较大的腹膜后手术	可能引起逆行射精或射精障碍
不良生活习惯和职业因素	长期穿紧身裤、嗜烟和酗酒、接触有毒物质、频繁的热水浴、房事不当或过频、经常长途和过度劳累地骑自行车；放射线损害等	影响睾丸生精或影响精子质量
其他	纤毛滞动综合征（儿童时期患慢性呼吸道疾病，成年后其精子尾部纤毛异常）	精子向前游动能力弱，影响受精

患不育之后，急于治好疾病的心情可以理解。但在具体求医治病的过程中，还是要保持客观理性。因为男性不育的原因很多，也比较复杂。首先应尽可能积极地寻找病因，然后再针对病因进行治疗，否则往往效果不会理想。遗憾的是，目前仍有将近一半以上的男性不育患者查不出病因，治疗也相当棘手。中医调理只能是一种辅助方法，也许能改善精子质量，提高精子活力，但对于无精症患者，可能效果不理想。现在很多非正规的医疗机构，通过虚假宣传吸引不育患者。患者要提高警惕，最好在正规医院完善检查，接受有针对性的治疗，避免被虚假和夸大的广告所吸引而走上不正确的治疗道路。PM

去年11期“医患之声”栏目刊载了一位黄姓读者的文章《执迷不悟的我，苦口婆心的他》（扫描二维码收看全文）。通过这篇文章，我们认识了一位苦口婆心劝说患者的好医生，也见识到文中李毅宁医生为“不滥用抗菌药物”所做的努力。在该文作者执迷不悟之时，李医生从未放弃，让她最终走出滥用抗菌药物的误区与困境。

后来，李医生读了这篇文章，他写了这样一封信——

亲爱的患者，请给自己留条后路

文 福建医科大学附属第二医院泌尿外科主任医师　李毅宁

临床中，医生常遇到多重耐药菌感染的患者，当这些患者出现危症感染时，医生手中却没有有效的抗菌药物可以用。即使是剖宫产、关节置换等常规手术，患者出现感染相关手术并发症的风险也会因此倍增。

记得30年前，我刚当医生时，发现“三素（抗生素、激素、维生素）”被广泛使用，不仅部分医生喜欢这样用，大部分患者就诊时也要求这样治疗。随着对医学的进一步了解，我才发现这样的治疗其实犯下了很大的错误。有些疾病并不是细菌感染引起的，却常被要求使用抗菌药物，如肾结石、肿瘤、病毒性感染等。

这种对抗菌药物的盲目“崇拜”，使很多患者深受其害，印象最深的病例就是那位年轻的黄姓患者。

其实，我国抗菌药物滥用的现象很严重。但凡身体有任何不适，大家就喜欢直接用抗菌药物。回顾喹诺酮类药物在中国的使用：从PPA（吡哌酸）到环丙沙星、氧氟沙星，再到莫西沙星，仅仅几年的时间，各个级别的抗菌药物就已被使用，直至耐药。

作为泌尿外科医生，我常常面对滥用抗菌药物的患者，如慢性非细菌性前列腺炎患者，一听到有炎症，就非要用抗菌药物不可，而事实上很多疾病呈慢性炎症表现，并不等于是细菌感染。而且抗菌药物对病毒感染并没有效果，比如感冒。再者，人体本身就有免疫机制，可以应付一些常见的感染。

如今，我国对滥用抗菌药物开始有所警惕，所有医疗机构都在控制抗菌药物的使用。人体内存在着几百种细菌，部分细菌对身体是有益的。人体内的细菌都处于一种动态平衡中。因为身体有抵抗力，对外来有害的细菌能起到一定的杀灭作用，炎症的本质是人体具有抵抗力的表现，也是种修复过程。例如感染时出现发热，其实是人体的免疫机制在起作用。又如以上病例中的小黄，仅仅尿常规里有白细胞，多次的培养并没有找到细菌，症状又是一过性的，但她每次都要求用强效抗菌药物治疗，对身体是有害的。长期滥用抗菌药物常导致耐药菌的出现，或菌群失调导致条件致病菌出现，使轻的感染发展到重症感染，又常因为耐药，而让医生对治疗束手无策。

因此，患者不滥用抗菌药物，是实实在在地给自己留后路。而在临床中，医患关系的现状使医生较难抵挡患者再三的要求。所以当你寻找到一位可信的医生时，请相信他可以带着你攻克难关，不要把抗生素当成“包治百病”的神药。PM

扫描二维码收看
《执迷不悟的我，苦口婆心的他》

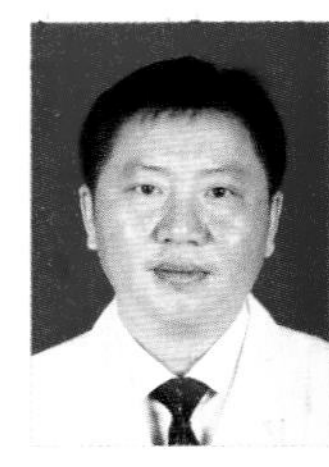

专家简介

李毅宁　福建医科大学附属第二医院泌尿外科主任，主任医师，副教授。中华医学会福建省泌尿外科学会副主委，福建省中西医结合泌尿外科学会副主委兼前列腺疾病学组组长，中华医学会泉州市泌尿外科学会副主委。

医疗专长：膀胱癌、前列腺癌、肾癌等泌尿系肿瘤，前列腺增生，男性不育及男性性功能障碍等。

专家门诊：周一上午（鲤城院区），周五上午（东海院区）

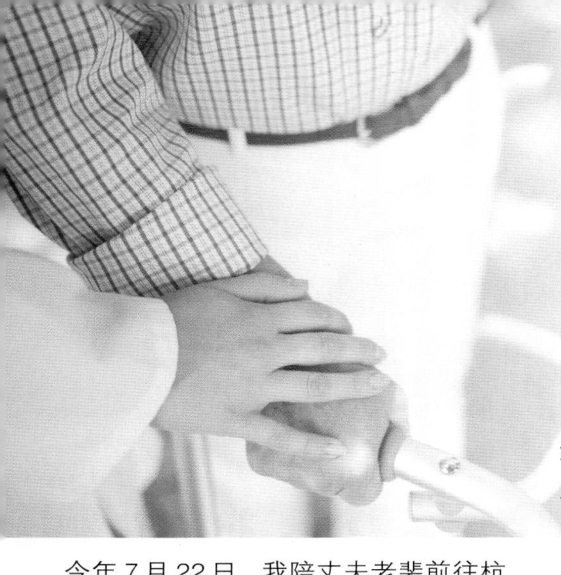

老裴的癌症康复之路

章桂华（浙江）

今年7月22日，我陪丈夫老裴前往杭州市红十字会医院取胃镜报告和血常规报告，并请我丈夫的主刀医生——该院普外科的韩石平主任医师诊断。当韩主任告诉我们结果良好，祝贺老裴胃癌根治术后的半年关已“闯关成功”，手术和化疗达到了预期的效果时，我热泪盈眶，感激的心情无以言表。

看病最初，步履艰难

去年11月9日，我陪老裴到杭州市红十字会医院进行胃镜检查。我清楚地记得那天的情景：老裴脸色苍白、步履艰难地坐上前往医院的公交车，下车后我扶着他走几步、歇一下，从车站到医院百余米的路，他几乎是挣扎着才撑到的。

医院的胃镜初步结果显示“幽门梗阻”，那时我才突然明白，为什么老裴几天内就走不动路了：患有十余年帕金森病的他，因为幽门梗阻，胃被“堵”住，每日数次服用的治疗帕金森病的药物潴留在胃内，难以被人体吸收并发挥作用，所以帕金森病的运动迟缓症状无法得到有效控制，使他的行动变得异常困难。

胃癌，晴天霹雳

当天他便入住消化科病房，2天后病理诊断显示患有胃（窦）溃疡型中低分化腺癌，属胃癌中晚期。这一结果对我来说真是晴天霹雳！命运对老裴太不公平了：他早年患有肝炎，又于2005年接受过一次肺部大手术，多年来一直遭受帕金森病的折磨，如今又患上如此重病！

但老裴也是幸运的，这所医院是他苦海中的方舟，消化科医生的诊断快速又准确，经过一段时间的清胃、护胃治疗后，他们马上联系了外科，我们因此见到了真诚亲切的金弢主任医师和临床经验非常丰富的韩石平主任医师，也看到了新的希望和依靠。

康复路上他们的付出

老裴的情况很特别，他的肺功能较弱，帕金森病突然加重，手术前已禁食多日，综合来看，他的体质特别虚弱。韩、金两位医生为老裴制定了细致的医疗方案，仅术前准备就难度不小。他们先后请消化科、呼吸科、神经内科、中医科的医生会诊，采用中西医结合的方式，在8天内将老裴的身体状况调整到可以接受手术的状态。

12月4日，韩、金两位医生为老裴进行了成功的胃癌根治术。术后，由于老裴身体方面的原因，他恢复得较常人更困难、更缓慢。韩、金两位医生为了老裴的康复，充分考虑了各种可能性，团队里的医生们付出了大量的心血。

我日日陪伴老裴，日日目睹医生、护士们在满员的病房中辛苦地工作着：外科医生手术多，人累脑也累；护士经常小跑着工作，在护士长李娜的带领下，出色地完成各项常规护理，还十分关注每一位患者，老裴就多次听过她们的饮食健康教育课。

术后，老裴又接受了多次化疗，从今年1月至6月，我陪老裴进进出出外科病房，一如既往地感受着这个大家庭的温暖，感受着医生、护士对患者无微不至的关心。我们庆幸选对了医院，这里有特色治疗方法、高超的医术、暖心的态度，所有种种，使老裴稳稳地走上康复之路。

我觉得哪一个行业都有它不尽如人意的一面，医院也不例外。但是我相信，仍有许许多多的医生、护士正直地坚守着职业信念，杭州市红十字会医院外科10楼的医生护士们正是这样一群人。PM

“我心目中的好医生”有奖征文

你有敬佩、感激的医生吗，你有真实的好医生故事吗？请写下他/她的名字和故事参与活动吧，获奖征文将刊于“大众医学”微信或杂志，还可获得奖金。

参与方法：

1. 线上推荐：扫描二维码，关注“大众医学”微信，点开下拉菜单“好医生”中的“网友推选”，根据提示参与活动
2. 邮件推荐：popularmedicine@sstp.cn（请注明“推荐好医生”）
3. 来信推荐：上海市钦州南路71号《大众医学》编辑部“推荐好医生”（200235）

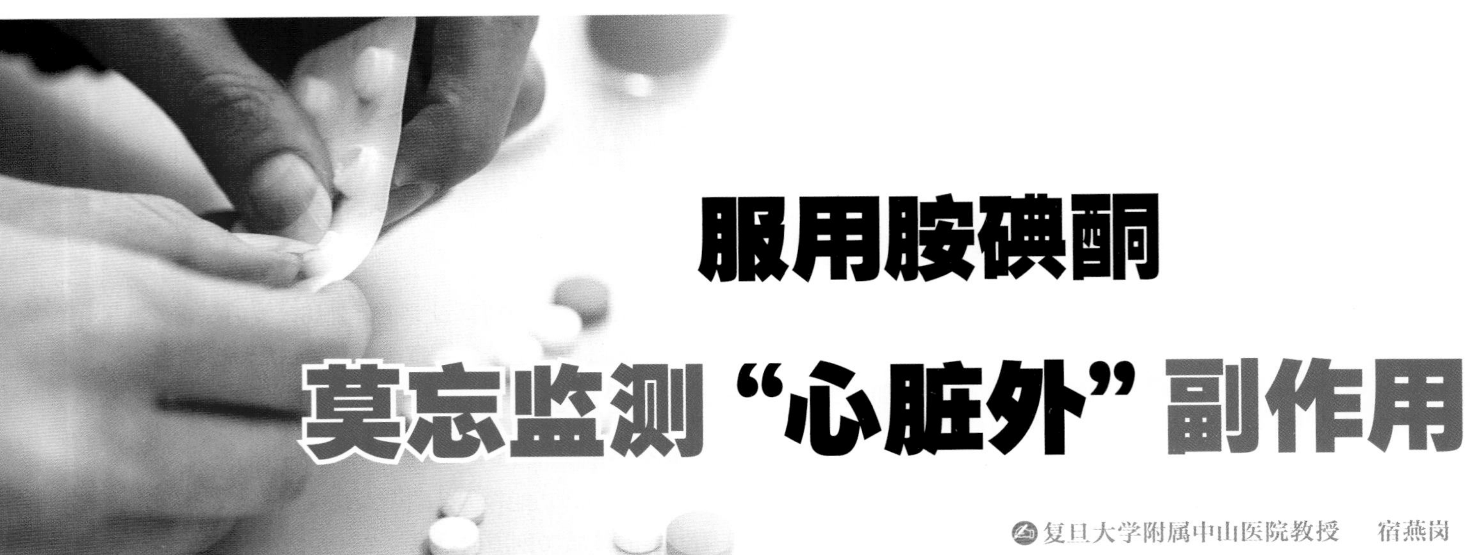

服用胺碘酮 莫忘监测"心脏外"副作用

复旦大学附属中山医院教授 宿燕岗

20世纪80~90年代，胺碘酮在心内科使用非常普遍，是常用的抗心律失常药物之一。胺碘酮可用于室上性快速心律失常，如房性早搏、房性心动过速、心房扑动和心房颤动，以及室性快速心律失常，如室性早搏、室性心动过速的防治。

使用胺碘酮期间需定期监测血压及心电图。若发现用药后心率持续小于每分钟50次，且伴有相关症状，或静脉滴注胺碘酮时，血压明显下降，应停药观察，必要时及时就医，由医生酌情处理。

研究证实，胺碘酮的心脏外副作用多于其他抗心律失常药物，可以累及甲状腺、肝脏、肺、眼部等多个组织器官。因此，使用胺碘酮的患者必须加强对其"心脏外"副作用的监测。

1. 甲状腺功能 胺碘酮可引起甲状腺功能亢进或减退。患者在服药后半年左右应抽血复查一次甲状腺功能。如明显异常，医生会建议患者停用胺碘酮，停药后甲状腺功能多能自行恢复正常。当然，如果因为心脏病情严重，如出现危及生命的恶性心律失常，且其他抗心律失常药物不能取代胺碘酮时，医生会嘱咐患者继续使用胺碘酮，同时应用治疗甲状腺功能异常的药物。

2. 肺功能 肺部不良反应多发生在长期大量服药者（每日0.8~1.2克），可能会出现肺间质纤维化而影响肺功能，少见但严重。临床表现有胸闷气短、干咳及胸痛等，严重者可致死。肺部发生上述病症者需停药并用肾上腺皮质激素治疗。患者每6~12个月应进行胸部X线平片检查。

3. 其他 肝功能损伤少见，患者可每6~12个月抽血化验肝功能。胃肠道表现为便秘，少数人有恶心、呕吐、食欲下降。另外，个别患者会出现角膜黄棕色色素沉着，停药后逐渐消失，患者可做眼科检查。皮肤光敏感与疗程及剂量有关，皮肤色素沉着，停药后经较长时间（1~2年）才能逐渐消退，而其他过敏性皮疹，停药后消退较快。

目前，胺碘酮的应用适应证多局限于心力衰竭患者的心律失常防治以及部分症状性房颤患者的预防，对于不伴有器质性心脏病的症状性室性或房性早搏等治疗，多不再使用胺碘酮。PM

特别提醒

不要骤然减药

一般来说，抗心律失常药物的治疗安全范围较窄，有致心律失常作用，甚至致死。故心律失常的治疗主要应针对原发病，去除心律失常的诱因。目前大规模临床研究证实，无症状的心律失常不必使用抗心律失常药物，用药不但无益，反而有害。

下列情况，不适宜使用胺碘酮

胺碘酮可抑制心脏传导系统多个部位的兴奋性，且含有一定的碘量。因此，以下情况为其禁忌：①窦房结功能不全及房室传导阻滞患者；②长QT间期综合征、心肌明显肥厚患者；③碘过敏、甲状腺功能明显异常及肝肾功能不全者；④ 孕妇；⑤哺乳母亲，胺碘酮及其代谢产物、碘，在母乳中的浓度高于其在血液中的浓度，有导致新生儿甲状腺功能低下的危险。

分散片、普通片剂、胶囊区别在哪里

复旦大学附属华山医院副主任药师　李中东

普通片剂、胶囊是人们常用的药物剂型。现在，在医生处方的药物中，还有另外一种药物剂型——分散片。例如，阿莫西林，就有阿莫西林分散片、阿莫西林普通片剂、阿莫西林胶囊三种剂型。也就是说，同一种药物，同时存在分散片、普通片剂、胶囊三种剂型。那么，什么是分散片？同样一种药物，分散片、普通片剂、胶囊三种剂型，区别在哪里？

优缺点大比拼

分散片崩解迅速

分散片是将药物成分微粉化后，与崩解剂（如微晶纤维素、低取代羟丙甲基纤维素等）、表面活性剂和溶胀辅料（如预胶化淀粉）等混匀压制而成的圆形或异形片剂，具有服用方便（既可吞服，也可加水分散后服用，还可口中吮服）、崩解迅速、吸收好和起效快等特点，能降低药物不良反应，提高某些药物的疗效，但价格也较贵。崩解迅速是分散片最显著的特点，一般它在接触水后5分钟之内几乎完全分散均匀，尤其适合儿童、老年人以及吞服药片或胶囊有困难的病人。

普通片剂剂量准确

将药物成分与适宜的辅料通过一定的制剂技术制成外观光洁、色泽均匀的片状或异形片状剂型。它有适宜的硬度，便于口服，在胃液中15分钟左右崩解。片剂是一种固体制剂，生产的机械化、自动化程度较高，剂量准确。

胶囊掩盖不良气味

胶囊是将药物粉末或颗粒直接填装于囊壳中，不受压力等因素影响，当囊壳化开以后，药物成分可在胃肠道中迅速分散、溶出和吸收。由于有的药物必须在肠内溶解，故需要将其装填在肠溶胶囊剂中，以保证药物在肠道溶解而发挥效力。胶囊具有掩盖药物不良气味、外形整洁美观等优点。胶囊进入人体后，从胶囊外壳融化到里面药物充分溶解，至少需要15~30分钟。

疗效没有差别

可以说，分散片、普通片剂、胶囊三种剂型，主要是为了适应不同的治疗需求，而在制备工艺上有区别。制备分散片时，要对原辅料进行微粉化处理，增加了生产工序；要选择好的崩解剂，成本较高；质量标准控制难度增大；要选择阻湿效果更好的包装材料，提高了生产成本。因而，分散片的价格要贵一些。例如，某品牌的阿莫西林三种制剂，价格如下：阿莫西林分散片，规格0.25克×12片×2板/盒，约12元；阿莫西林片剂，规格0.25克×12片×2板/盒，约5元；阿莫西林胶囊，规格0.25克×12粒×2板/盒，约8元。

同样一种药物，采用分散片、普通片剂、胶囊三种不同剂型，对药物效果有没有影响呢？相对于分散片而言，普通片剂、胶囊剂的体内崩解速度较慢，一定程度上会影响药物的吸收，起效会慢一些。分散片可缩短达到药物浓度峰值的时间，起效更快。那么，起效快是不是等于疗效更好呢？当然不能这样武断地下结论。在临床药理学专家看来，同一病人，正常情况下，在一定时间内，分散片的药物吸收总量与普通片剂和胶囊剂是相当的，没有区别。据此可以推断，它们的最终疗效应该是相近的。也就是说，分散片虽然溶解快、起效快，但其药物利用率以及治疗效果与普通片剂和胶囊差不多。

总之，无论是服用分散片，还是服用普通片剂、胶囊，病人均应遵守医嘱。PM

三种药物剂型服用注意事项

1. 服用分散片时，病人取站位或座位，吞服后，要饮用足量的水，以利尽快将药物送入胃部。不要干吞，以免药物停留在食管部位。因为崩解后的药物浓度高，易腐蚀食管。需要注意的是，分散片不是泡腾片，没有矫味剂，溶于水后的口感和气味不会太好。因此，一般不建议溶于水中服用。

2. 服用普通片剂要整片吞服，不要嚼碎或嚼碎后服用。除药物的酸碱性会损伤食管外，锋利的碎片也可能刮伤食管。

3. 服用胶囊要整粒服用，不可打开胶囊壳而只服用其中的药粉。因为失去胶囊壳保护的药物，可能味觉极差，也可能伤害口腔、腐蚀食管等。

服抗抑郁药：打消三种疑虑

首都医科大学附属北京安定医院教授　李占江

专家简介

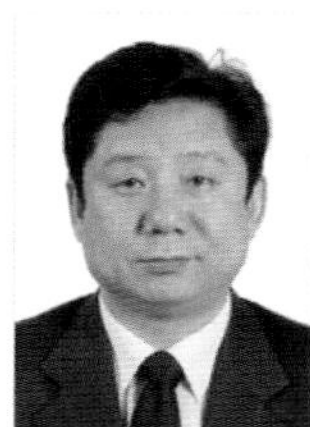

李占江　首都医科大学附属北京安定医院主任医师、教授、博士生导师。中国心理卫生协会认知行为治疗专业委员会副主任委员，北京市住院医师规范化培训精神科专家委员会主任委员。主要研究领域为焦虑抑郁障碍与认知行为理论与治疗。

医生手记

王艳今年 28 岁，是一名普通的公司白领。半年前，王艳开始变得不爱交流，总是闷闷不乐。母亲也觉得女儿变了，平时女儿喜欢做瑜伽，可现在很少见她练，甚至连和朋友吃饭、逛街也少了很多。母亲以为是女儿工作压力太大，于是拼命给女儿做好吃的，可女儿却总说“我不饿”“我不想吃”，总是吃不了几口就放下筷子。有好几次母亲发现王艳出房门时脸上挂着眼泪，两只眼睛红红的。母亲看在眼里，急在心里，终于忍不住想问个究竟。王艳低下头，泪水又忍不住落了下来，低声地对母亲说：“妈，我心情不好，最近老是想不好的事，觉得活着挺没意思的，有时候真觉得还不如死了好。”母亲听完，抱着女儿哭了起来，边抹眼泪边说，“丫头，不管有什么事也不能想不开啊，是不是谁欺负你了？”王艳摇摇头，缓缓地说：“妈，没谁欺负我，我就是高兴不起来，晚上总睡不着觉，一到 4 点就醒，还总做噩梦，经常梦见自己死了。”

母亲担心女儿这样下去会出事，赶紧把女儿带到了医院，经专科医生诊断，王艳确实患了抑郁症，医生建议进行系统的药物治疗。一听到服药，王艳和母亲都皱起了眉头，王艳从小就讨厌服药，母亲面露难色，问道：“大夫，非得服药吗？我们带她出去旅游散散心，情绪会不会就好转起来？”医生听罢，停下手中的笔，抬头看着这一家人：“她得的是情绪方面的疾病。大脑会分泌一些物质来调控我们的情绪。正常人大脑分泌的这种物质水平稳定，情绪比较平稳。如果大脑分泌出现紊乱，我们的情绪就也会跟着失控。比如说，使人高兴的物质分泌少了，人就会出现情绪低落，也就是人们常说的抑郁。需要通过服药，增加这种物质在人体里的含量。”

王艳回家后便开始按照医生的嘱咐服药，睡眠开始逐渐好转。1 周后，王艳回医院复查，母亲焦急地问医生：“大夫，这个药会不会有依赖啊？”医生指着处方说：“您看，这第一个药是抗抑郁药，作用是提高情绪，一般不会产生依赖性，可以长期服用；这第二个药是安定，作用是帮助睡眠，有一定的依赖，但一般只是短期使用，等睡眠改善后就可以停药，不会产生依赖。如果是长期失眠，可以定期更换安眠药种类，也不会产生依赖。”

又过了 1 个月，王艳的表情不再那么沉重，哭的次数也少了，有时甚至还能主动跟母亲聊会天。到医院复查时，王艳主动向医生述说了自己的病情变化，同时也道出了心中的疑虑：“大夫，抗抑郁药有副作用吗？会不会把人吃傻？”“姑娘，你自己想想，现在你思考问题的速度，跟你服药以前相比，有什么变化吗？”“好像……反应比之前快一点了。”“记忆力呢？”医生又问。“也比之前好一些了。”“嗯，长期临床显示，服抗抑郁药并不会把人吃傻，反而是抑郁症状好转以后，反应迟钝、记忆力下降等症状会得到相应减轻。从某种程度上说，抗抑郁药还会让你变得更加聪明。另外，随着医学的进步，现在的抗抑郁药的副作用已经越来越小，多数都比较轻微，如果对生活没有明显影响可以不用处理。当然，如果明显影响生活的话，也可以通过调整药物剂量和种类减轻或避免影响。”

又过了 2 个月，王艳的病情有了很大转变，已经不需要安眠药来辅助睡眠，情绪也有了很大的改观，脸上有了笑容，不再以泪洗面、愁眉苦脸，周末还和同学一起去吃饭、逛街，跟家人的交流也越来越多。王艳想，自己都好了，就不用再服药了，于是向医生咨询是否能停药。医生告诉王艳：“抑郁症反复发作很常见，不光要治疗，还要预防复发。你是第一次出现抑郁发作，在恢复正常以后，通常还要再巩固治疗 6~12 个月。”

医生点评：抑郁症是一种很常见的疾病，抗抑郁药也是治疗抑郁症的常用方法。然而，在抑郁症的治疗过程中，很多人都有类似王艳的疑虑。第一是认为抗抑郁药有依赖性。其实，抗抑郁药物一般不产生依赖性，而安定类药物是有依赖性的，但多可以通过医生指导避免依赖的产生。第二是认为抗抑郁药有副作用，会把人吃傻。长期临床证实，服用抗抑郁药并不会把人吃傻，且随医学发展，抗抑郁药的副作用已经越来越小。第三是认为症状缓解，就是病好了，不用再服药。事实上，医生建议，如果患者是第一次患抑郁症，通过抗抑郁药治疗恢复正常以后，还需要巩固治疗 6~12 个月，以防止复发。PM

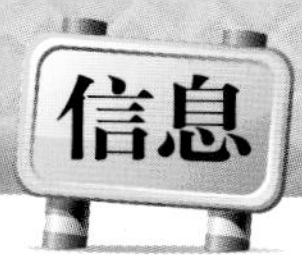

2015 企业健康管理高峰论坛成功举办

近日，“2015 企业健康管理高峰论坛”在上海召开。本次论坛演讲及讨论主题包括：提升健康管理以促进员工敬业度、以创新的健康项目来推动企业的合规性和投资回报率、培育企业健康以及安全文化、建立积极健康的安全文化等精彩内容。来自上海市疾控中心的专家，以及微软、惜安健康、IBM、通用电气等公司的相关人员参与了本次论坛。惜安健康咨询有限公司首席执行官陈川女士表示，员工的健康状况与企业的生产力息息相关。在我国，企业健康管理仍处于起步阶段，与国外相比还有很大差距。如何帮助企业进行有效的健康风险评估，如何以更有效的方式帮助企业开展和实施健康管理和促进，是惜安健康的愿景和使命。

呵护母婴皮肤健康

新晋爸妈对“辣妈”“萌宝”形象的追求使母婴皮肤全护理备受关注，因此，强生（中国）医疗器材有限公司邀请业界权威专家参与主题为“爱的橡皮擦——强生医疗媒体开放日”活动，就产后“新妈”的剖宫产伤口护理以及 0~3 岁婴幼儿皮肤护理的相关话题进行科普讲解，纠正产后母婴的皮肤护理误区。上海交通大学医学院附属上海儿童医学中心皮肤科陈戟主任强调：新生儿的角质层薄、皮肤屏障脆弱，不建议仅用清水沐浴，而应选用婴儿专用的沐浴露有效清洁皮肤，进而保护皮肤屏障的完整性。上海交通大学医学院附属新华医院儿童与青少年保健科盛晓阳教授指出：户外活动可刺激婴幼儿的感官发育，但应注意防护皮肤，尤其是秋冬季，可选用含食物滋养成分的婴儿防皴滋养产品，不仅深层滋养婴幼儿的幼嫩肌肤，更有助于舒缓因皮肤屏障受损而引起的不适。

中国心律失常患者参加“长跑赛”

通常，正常人心脏每分钟搏动 60 至 100 次，如果心脏电信号发放停止或延迟、传导紊乱或传导速度有异常等都可以引起心脏正常节律的改变，形成心律失常。心律失常主要分为心动过速和心动过缓两类。心动过缓又可分为病态窦房结综合征和房室传导阻滞。对这一患者群体来说，在符合起搏疗法适应证的情况下安装心脏起搏器，并坚持定期随访，可以使一部分人恢复正常的生活和工作，乃至适量的体育锻炼，比如慢跑。近日，上海市一位缓慢性心律失常患者在征得为他植入心脏起搏器医生同意的情况下，在美国明尼阿波利斯市参加了慢病患者体育赛事、美敦力“全球英雄”长跑赛，并获得组织者颁发的“全球英雄”称号。他的经历向人们证明，起搏疗法可以减轻患者的病痛，而体育活动则可以帮助患者改善疾病管理和生活方式。据悉，美国明尼阿波利斯市是美敦力全球运营总部所在地，参赛者所有费用由美敦力基金会承担。

第三届东方儿科大会在上海召开

2015 年 10 月，由上海市医学会儿科分会、上海市护理学会儿科专委会主办的第三届东方儿科大会暨第一届中美儿科高峰论坛在上海召开。会上，中国儿科学界的领军人物与来自美国辛辛那提儿童医院、波士顿儿童医院、斯坦福儿童医院等的国外专家一起，共同探讨了世界及中国儿科医学的发展与挑战，并着眼大数据时代的儿科医疗，共同探讨如何精准化地给予个体化治疗，如何利用互联网、生物信息学来优化儿科医疗决策方案。除了主旨演讲，大会还安排了 16 个分论坛介绍各专业领域的学术进展，大到数十万人群的多中心研究，小到遗传代谢性疾病的个案研究，上至儿科医学的未来发展，下至疾病的诊治方案都一一呈现。

本届东方儿科大会还向全国儿科工作者和全社会发出了“关注基层儿童医疗保健”的倡议书。儿童健康工程是一项民生工程，惠及未来。儿童发展是国家社会经济发展与文明进步的重要组成部分，保障儿童的健康发展，对于提高全民族的素质、建设人力资源强国、实现“中国梦”，具有重要的战略意义。

生活实例

68岁的陈阿婆平时身体较好，很少去医院看病，从不测量血压，也未发现过血压升高。前天晚上，陈阿婆生气后突感心慌、头晕、恶心，家人赶忙将她送往附近的医院，护士测量血压为180/90毫米汞柱，医生给她含服了一片硝苯地平普通片，20分钟后，陈阿婆的血压开始下降，1小时后测血压90/50毫米汞柱，出现面色苍白、胸闷、视物不清、烦躁不安、心动过速、四肢冰冷。陈阿婆家人紧急将她转到某三甲医院，经心内科医生快速输液抢救后转危为安。医生说，陈阿婆不应口服硝苯地平片，而应服用珍菊降压片甚至少量安定类镇静剂，可使血压平稳下降；或密切观察血压，而不是着急使用降压药。

四类人慎用硝苯地平普通片

上海交通大学医学院附属瑞金医院高血压科教授　郭冀珍

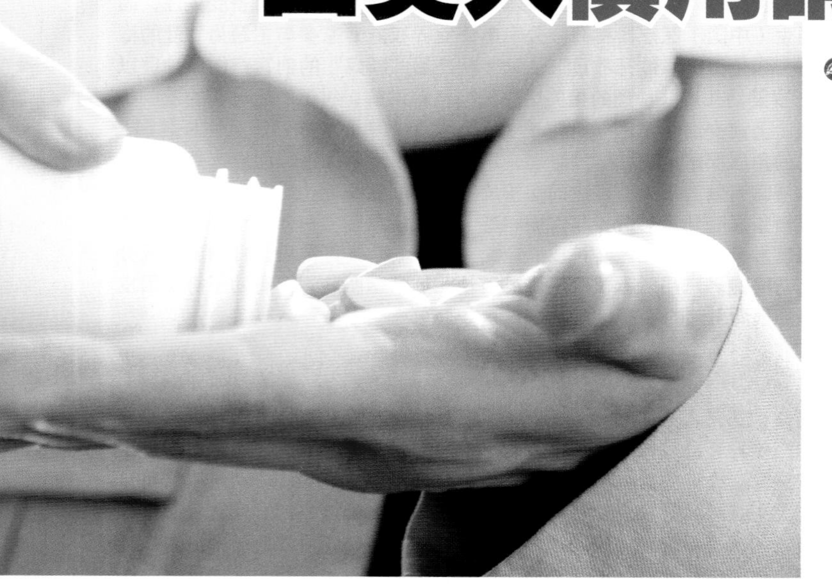

硝苯地平普通片是近 50 年来常用的降压药，被人们称为“黄药片”“心痛定”，是一种有效的短效降压药，起效快，仅 20 分钟即有效；维持时间短，4~8 小时作用消退。硝苯地平普通片具有强烈的扩血管作用，可导致患者出现面部潮红、头痛等症，同时，它还具有激活交感神经的作用，可引起心悸（伴有或不伴有心动过速）、失眠等症。据此，下列四类人群应慎用短效硝苯地平普通片。

1. 血压轻中度升高的老年患者　老年人对环境的适应能力差，血压波动较大。当情绪激动、劳累或气候寒冷，血压会有所上升。对初发的老年患者反复测压会加速其紧张，致使血压忽高忽低。若此时自作主张服用硝苯地平普通片降压，即使只服 1 片也会发生过度降压效应，甚至可能由 170~180/90~100 降到 80/50 毫米汞柱，造成“覆水难收”的危险局面。

2. 平时不常看病的老年人　平时不常去医院看病的老年人，突然到了医院，看到穿白大衣的医生，无形中有一定的心理压力，在医生测血压时会发生一种假性高血压——白大衣高血压，回家后自测血压又正常了。这种白大衣高血压常见于老年初发高血压患者或者血压正常的老年人。此时，应密切观察血压，谨慎使用降压药，尤其是短效硝苯地平普通片。

3. 中青年高血压患者　中青年高血压患者大多工作或生活压力大，生活方式无规律，交感神经处于极度兴奋状态。发现血压升高后，如服用短效硝苯地平普通片，会进一步加剧交感神经激活，不仅降压效果不好，还会诱发心动过速，甚至发生心绞痛等严重后果。

4. 中年女性　更年期前后的中年女性大多处于内分泌调节不平衡、自主神经调节功能紊乱状态，交感神经兴奋性容易升高。有的女性患者服用短效硝苯地平普通片，如一天三次，一次 1~2 片后，可出现交感神经激活，表现为明显的面部发红、心动过速、失眠、下肢水肿等症状，影响生活质量。

需要说明的是，硝苯地平普通片价格低廉，降压疗效比较好，在我国广大农村及居民中使用较广泛。但是，由于硝苯地平普通片是短效制剂，降压作用快而持续时间较短，长期断断续续服用易引起血压忽高忽低，对血管壁造成损害，时间长久反会发生全身血管硬化。因此，目前主张长期服用降压药的患者最好选择长效降压药。必要时，在医生指导下调整使用降压药的种类和服药时间。目前公认，硝苯地平普通片可用于高血压紧急状态用药，或只是配合长效降压药而作为医生进行个体化降压治疗的一种选择。PM

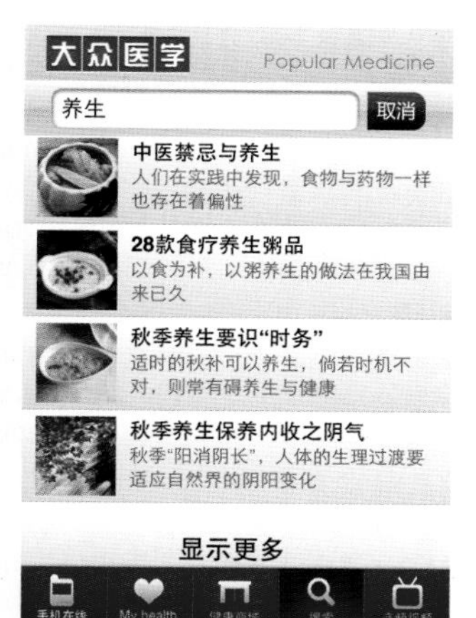

《大众医学》手机版（APP）是《大众医学》杂志旗下融合性新媒体平台，适配 iOS 和 Android 操作系统的手机和平板电脑，具有图文展示、音频视频、应用下载、内文链接、多渠道分享等功能，带来健康资讯阅读新体验。扫描二维码立即下载。各大应用商店搜索“大众医学”亦可下载。发送短信“大众医学”到“12114”，任意手机均可获得下载链接。

扫描二维码

立即下载

全球 1/6 的人一生中会经历一次卒中

复旦大学附属华山医院神经内科教授　董 强

每年 10 月 29 日是“世界卒中日”，我国创立了“中国卒中教育日”以加强社会对卒中的识别和预防，日期定在每年 11 月 20 日，谐音是“1（要）120”。

世界范围内，70%~80% 是因血管堵塞而引起的缺血性卒中，20% 是出血性卒中。但中国人出血性卒中相对多一点，约占 30%。“世界卒中日”曾经有过一个口号叫 1/6，全球 6 个人中间有一个人在一生中间会经历一次卒中事件，全球 6 秒钟有一个人正在发生卒中，6 秒钟有一个人死于卒中。卒中实际上离我们很近，每一个人都有卒中的可能，总体上来讲是随着年龄的增长，卒中的概率增加。卒中危险因素有高血压、糖尿病、血脂增高带来的动脉粥样硬化、同型半胱氨酸增高、高尿酸等。卒中的十大危险因素中，排在第一位的是高血压。我国有高血压病人约 2 亿，这些病人的血压控制率并不理想。糖尿病人群也在逐渐增加，接近 9 000 万，这样加起来有接近 3 亿的卒中或者心脑血管病高危人群，需引起大家重视卒中的危险因素。

更多董强教授关于卒中的科普讲解请扫描二维码进一步了解。

《大众医学》手机版获得上海市“推进公民科学素质示范项目”称号

2015 年 10 月，上海市公民科学素质工作领导小组办公室公布了第二批“推进公民科学素质示范单位”和“推进公民科学素质示范项目”名单。《大众医学》手机版是 2014 年下半年公布的第一批“推进公民科学素质示范项目”项目之一，今年获得了统一颁发的荣誉证书。《大众医学》手机版延续《大众医学》的宗旨，将科学、全面、实用的医学保健知识奉献给大众，使用户能通过智能终端设备阅读、收藏、分享。用户不仅能提高自身医学素养，还能影响周边的人。

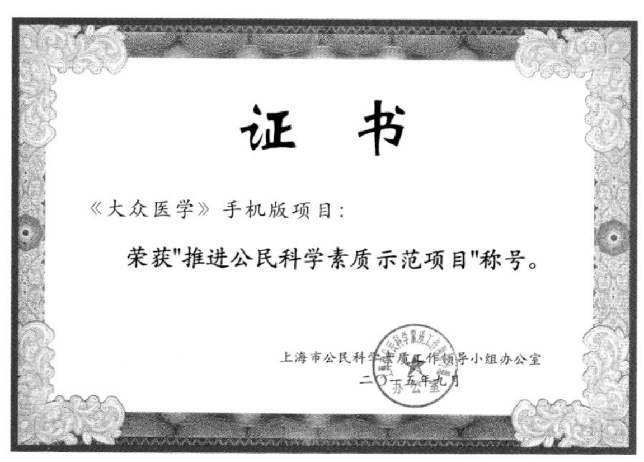

证　书

《大众医学》手机版项目：

荣获"推进公民科学素质示范项目"称号。

上海市公民科学素质工作领导小组办公室

二〇一五年七月

做健康管理领域内容供应商

大众医学手机版具备精准化知识挖掘的内容数据库，在自己研发的“适合大众传播需求的健康文献主题标引法”指导下，对每个数据条目进行多维度标引，可以迅速、精准地找到目标内容，服务特定用户群体。目前数据库有近 2 500 万字的健康资讯，内容涵盖中医、西医、心理、营养等多个领域，并可根据需要动态更新入库，能满足大规模、个性化内容定制服务。这一健康资讯服务已经在特定细分领域展开，比如专注备孕的微信公众号平台“备孕邦”等。

详情请咨询《大众医学》新媒体项目经理夏叶玲，手机 18616550198。

以上内容登录大众医学网站（www.popumed.com），在大众论坛“手机版资讯”版块也可查看。

2015年总目录

【大众话题】

【营养美食】

营养经

食品安全

神奇厨房

美食秀

硒与健康

【品质生活】

自测

美容

康复

运动

2015年总目录

减肥

整形诊室的百味人生

体检

宝贝

预防

红颜

百姓问性

性事

心事

【传统养生】

我说养生

节气微导引

古方DIY

家庭真验方

中药园

海派中医

保健

【健康卫士】

咨询门诊

健康城市知识讲堂

急救120

家庭医生

好医生

健康315

警戒通报

手机版资讯

【医患之声】

【家庭药箱】

用药宝典

【健康锦囊】

保险与健康息息相关

健康知识进万家

近日，“聚力健康，聚爱未来”健康知识进千万家行动在北京正式启动，会上发布了《科学就医·合理用药》健康知识手册。中国太平洋人寿保险股份有限公司董事长徐敬惠，上海科学技术出版社社长毛文涛，全国肿瘤防治研究办公室副主任陈万青，中国抗癌协会副秘书长刘端祺，应邀成为“健康知识传播荣誉大使”。经培训合格的中国太平洋人寿保险股份有限公司营销员将成为健康知识进千万家行动的“健康知识宣讲员”。

《科学就医·合理用药》健康知识手册以国家卫生计生委倡导的科学就医、合理用药核心信息为基础内容，在中国健康教育中心指导下，由《大众医学》杂志组织专家团队进行编撰，对就医、用药过程中的一些常见问题进行了解读，对可能存在的就医、用药误区进行了剖析。中国健康教育中心副主任宋军指出：“《科学就医·合理用药》知识手册既是‘健康知识宣讲员’的培训教材，也是将来‘健康知识宣讲员’面向公众开展健康教育宣讲的依据。”

合理用药刻不容缓

启动会上，北京天坛医院药学部主任赵志刚分析了国民的安全用药情况。据介绍，国内一项网络药品安全知识问卷调查显示，全部答对者仅 6%；中国每年有 250 万人因用药或药物不良反应致病住院，其中高达 20 万人死于用药不当，相当于每天坠毁多架波音 777 客机；另据中国科协一项调查显示，86.7% 受调查者曾有自我用药的经历，69.7% 的人曾随意增减疗程或自行更换药物，近 30% 的家长自作主张给孩子服用减量的成人药品或抗生素，北京、上海、重庆等地聋哑学校中，70% 的儿童是因用药不当导致伤残，而且目前仍以每年 3 万多人的速度增加。

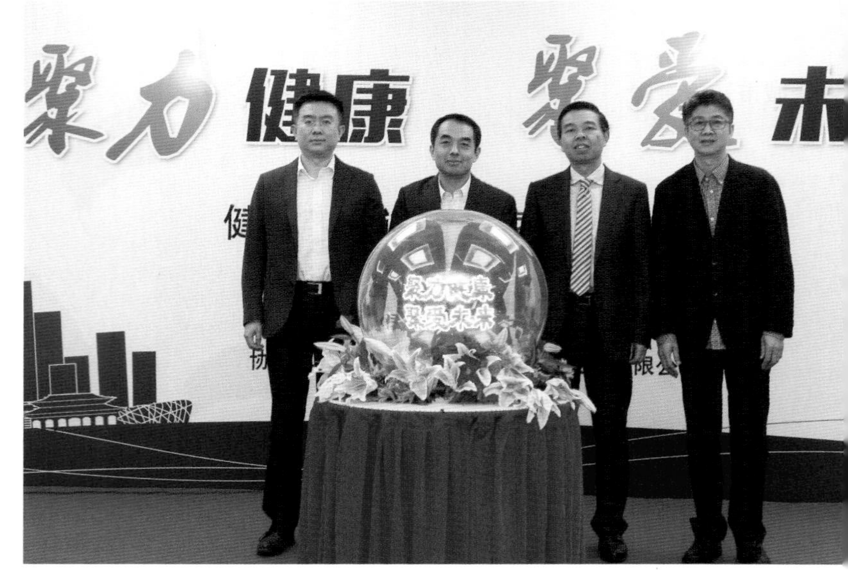

药物确实给人类健康带来了很多好处，但使用不当却可能变成致命的毒药。所以，如何让百姓学会安全合理用药，已经刻不容缓。

构建多元化医疗保险

近几年来，国家对保险的重视程度越来越高，先后颁布了《关于加快发展现代保险服务业的若干意见》（简称“新国十条”）、《国务院办公厅关于加快发展商业健康保险的若干意见》等政策，提出要使保险成为政府、企业、居民风险管理和财富管理的基本手段，成为政府改进公共服务、加强社会管理的有效工具，改善民生保障的有力支撑。值得关注的是，国家卫生计生委制定的科学就医核心信息释义中包含“参加适宜的医疗保险，了解保障内容，减轻疾病带来的经济负担”内容，体现了国家鼓励健康医疗保险发展的最新政策。对此，中国太平洋人寿保险股份有限公司副总经理钱仲华表示：“国家政策、个人认知对健康保险的日渐重视，为保险业的发展创造了巨大空间，也激励着保险业积极发挥企业责任，创新构建多层次、多元化的保险产品和保障体系，给予公众更完善的健康支持。”启动会上，中国健康教育中心与中国太平洋人寿保险股份有限公司的代表分别就过去三年中卫生领域与保险领域的“跨界合作”进行了回顾总结，各界代表对双方合作产生的社会效益给予了高度评价。未来三年，双方将以“聚力健康，聚爱未来”健康知识进千万家行动为契机，继续深化合作，深入开展健康知识传播。PM

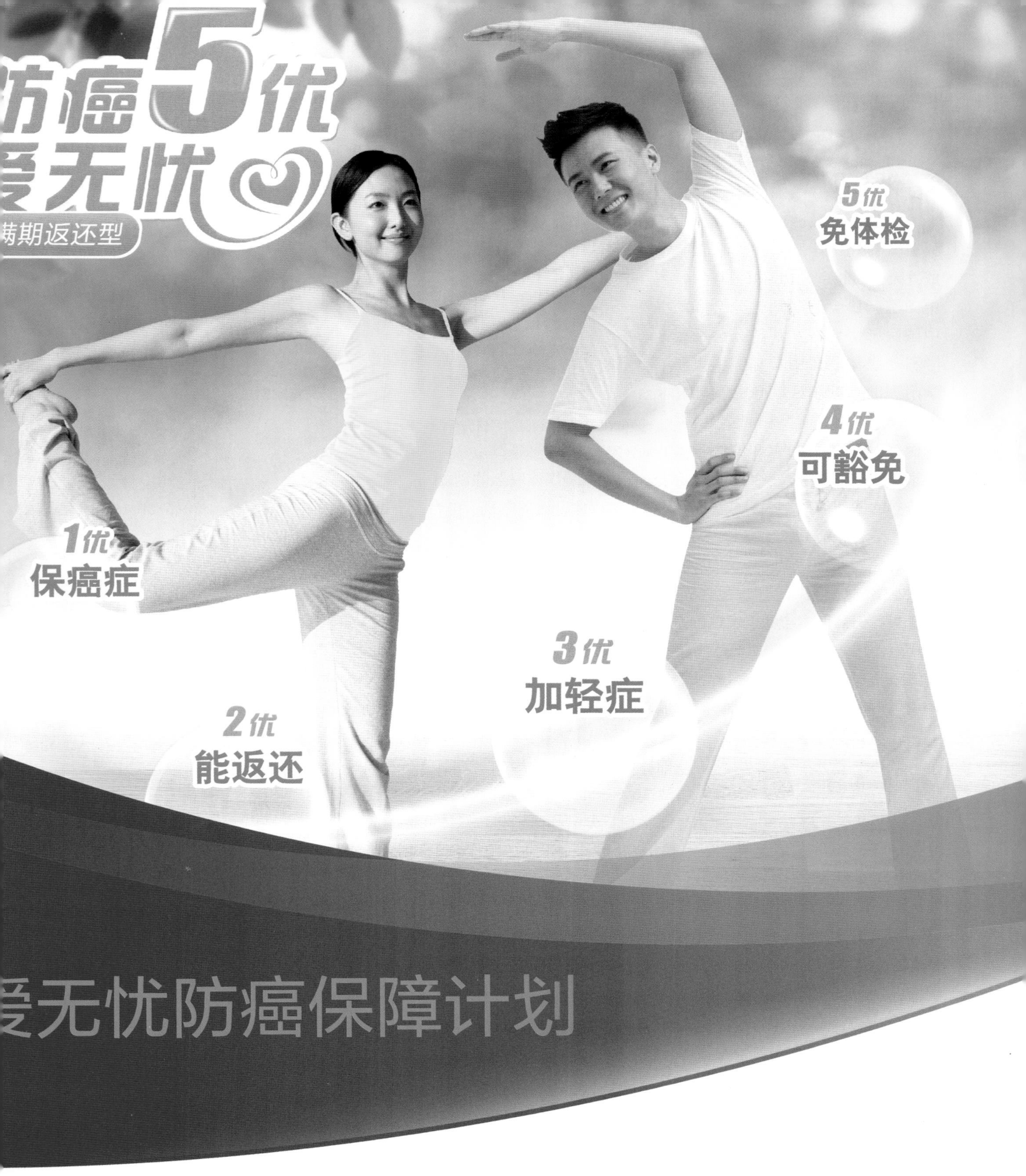

《大众医学》杂志加入中国医师协会医学科普媒体联盟

近日，中国医师协会医学科普分会和医学科普媒体联盟成立大会在北京成功召开。据悉，中国医师协会医学科普分会和中国医师协会医学科普分会医学科普媒体联盟由首都医科大学附属北京朝阳医院急诊科郭树彬教授牵头组建。中国医师协会医学科普分会由108位医学专家组成，郭树彬教授当选首任会长。医学科普媒体联盟的创立堪称医学科普界的一项创举，联盟成员来自50多家媒体，涵盖电视、电台、报纸、网络、杂志等领域。

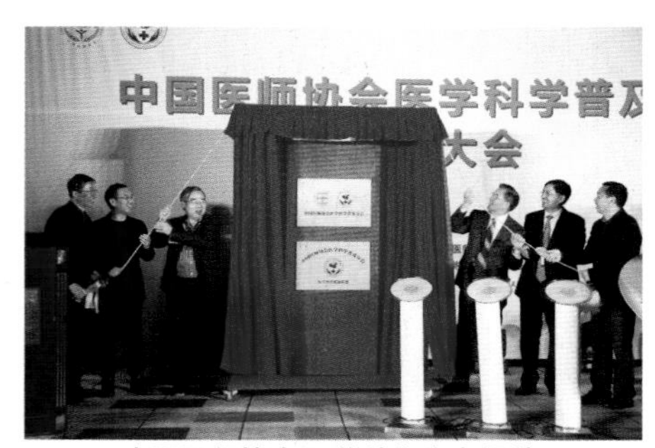

中国医师协会医学科普分会揭牌

郭树彬会长指出，随着医学技术的不断发展，医学界对疾病的认识和诊治水平已经有了很大提高。然而与西方发达国家相比，我国民众的医学科普素养仍偏低，与欧美发达国家存在较大差距，医学科普教育工作任重而道远。以猝死为例，由于我国群众普遍缺乏心肺复苏急救的相关培训，无法在第一时间识别和抢救猝死患者，因此我国猝死患者的抢救成功率极低，仅为1%~2%；而在欧美国家，由于大多数人接受过心肺复苏等急救技能的培训，其猝死患者的抢救成功率较高，达16%。郭会长表示，本次医师协会医学科普分会和医学科普媒体联盟的成立，将大大提高医学科普传播的科学性、权威性和影响力，将使更多群众因此受益。

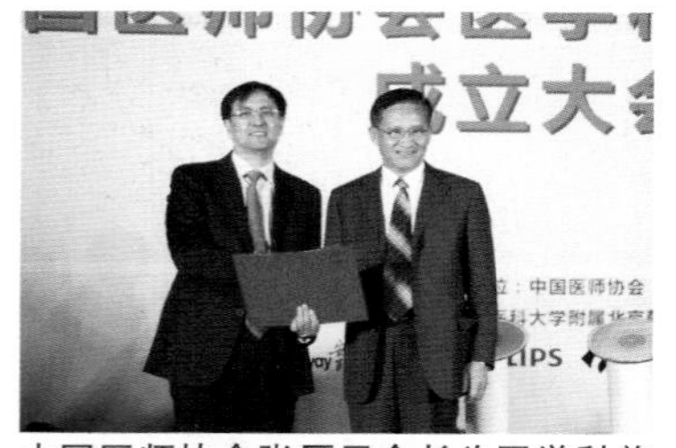

中国医师协会张雁灵会长为医学科普分会郭树彬会长颁发证书

国家卫计委宣传司司长毛群安表示，随着新媒体的迅速发展，人们获得健康信息的渠道越来越多。与此同时，各类虚假健康信息充斥在人们周围，真伪难辨。实际上传递给老百姓的健康科普信息应该是成熟的、安全的、有效的，更是有准入标准的。为规范健康信息的生成和传播，国家卫计委已经发布了《健康科普信息生成与传播指南》。而要使该指南真正“落地”，必须依靠专业医务人员和专业的健康媒体。中国医师协会医学科普分会和医学媒体联盟的成立，开创了中国医学科普传播的新时代，对推动我国医学科普事业的发展、提升中国居民健康素养具有积极意义。

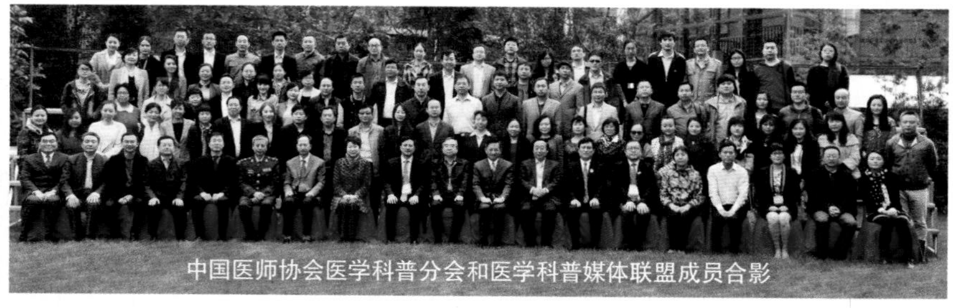
中国医师协会医学科普分会和医学科普媒体联盟成员合影

作为中国医师协会医学科普媒体联盟成员，《大众医学》杂志将继续秉承“让医学归于大众”的办刊宗旨，与学会专家密切配合，为广大中国老百姓带来更多、更好的医学科普精品。

敬告读者

每一个月，《大众医学》都会带给您权威、实用、最新的保健知识。出版前，每篇文章都经过严格审查和内容核实。我们刊出这些文章，并不是要取代看病就医，而是希望帮助大家开阔眼界，让自己更健康。

由于个体差异，文章所介绍的医疗、保健手段并不能适合每一位读者，尤其是在诊断或治疗疾病时。任何想法和尝试，您都应该和医生讨论，权衡利弊。

您可以通过以下方式，进一步了解有关专家信息：

1. 登陆《大众医学》网站www.popumed.com，打开“专家门诊”，在“看病找专家”中键入专家姓名，了解专家专长、联系办法等信息。

2. 发电子邮件至popularmedicine@sstp.cn或写信向编辑部咨询。

3. 通过114查询相关医疗机构电话，向挂号室或咨询服务台，了解专家近期门诊安排，就医诊治。

敬告本刊作者

1. 本刊稿件一律不退，敬请自留底稿。从稿件投到本刊之日起，三个月后未得录用通知，方可另行处理。如需退稿（照片和插图），请注明。

2. 稿件从发表之日起，其专有出版权、汇编权和网络传播权即授予本刊，同时许可本刊转授第三方使用。本刊支付的稿费包含信息网络传播的使用费。

3. 根据需要，本刊刊登的稿件（文、图、照片等）将在本刊或主办本刊的上海科学技术出版社的网页或网站上传播宣传。

4. 本刊作者保证来稿中没有侵犯他人著作权或其他权利的内容，并将对此承担责任。

5. 对于上述合作条件若有异议，请在来稿时声明，否则将视作同意。